内容提要

本书为中医药学高级丛书之一，是由全国十余所中医药院校中长期从事中药学教学和研究的骨干教师及科研精英编写而成。本书在保持第一版的优势和特色的基础上，博采了近十年国内外中药学在教学、科研、医疗等方面的新进展、新技术和新成果。

该书分总论、各论、附录三部分。总论部分系统介绍中药学的基本知识、基本理论等。各论部分收载了五百余种常用中药，按功效分为二十一类，系统介绍了各药的别名、来源、采收炮制、商品规格、药性、功效、应用、用法用量、使用注意、鉴别用药、药论、现代研究等内容。其中药物的来源、药性、功

中医药学高级丛书

中药学

（下册）

第 2 版

主　　编　高学敏　钟赣生
常务副主编　李钟文　张俊荣　周民权
副 主 编　（以姓氏笔画为序）
吴庆光　邱颂平　张一昕　张德芹
周祯祥　郭建生　唐德才

图书在版编目（CIP）数据

中药学：全2册/高学敏等主编．—2版．—北京：人民卫生出版社，2012.12

（中医药学高级丛书）

ISBN 978-7-117-16412-2

Ⅰ.①中…　Ⅱ.①高…　Ⅲ.①中药学　Ⅳ.①R28

中国版本图书馆CIP数据核字(2012)第262548号

中药学（上、下册）

第2版

主　　编： 高学敏　钟赣生
出版发行： 人民卫生出版社（中继线 010-59780011）
地　　址： 北京市朝阳区潘家园南里19号
邮　　编： 100021
E - mail： pmph @ pmph.com
购书热线： 010-59787592　010-59787584　010-65264830
印　　刷： 三河市宏达印刷有限公司
经　　销： 新华书店
开　　本： 787×1092　1/16　　**总印张：** 128
总 字 数： 3195千字
版　　次： 2000年11月第1版　2024年1月第2版第19次印刷
标准书号： ISBN 978-7-117-16412-2/R・16413
总 定 价： 280.00元

中医药学高级丛书

中药学(第 2 版)
编写委员会

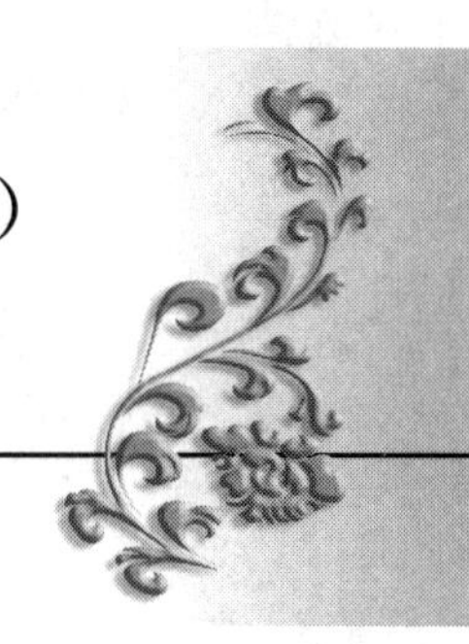

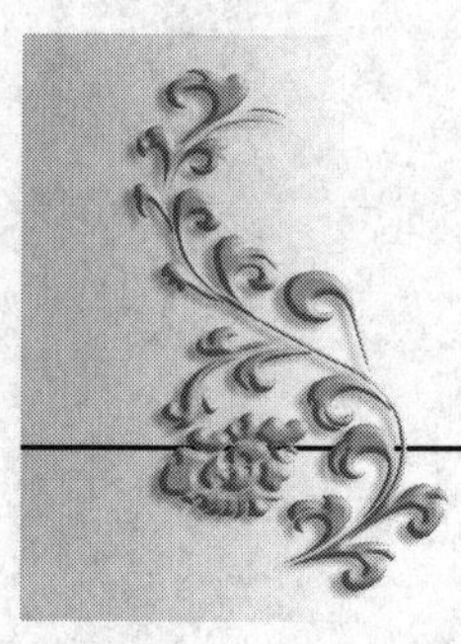

中医药学高级丛书

中药学(第1版)
编写委员会

主　编

高学敏

副主编

许占民　李钟文

编　委

刘为民　陈齐光　张俊荣
周民权　贺兴东　钟赣生

编写人员

王洪飞　白　玉　刘为民　许占民
宋树立　陈齐光　陈赞育　邱颂平
吴庆光　吴勇军　张一昕　张俊荣
张建军　李钟文　李盛青　李　波
李卫真　李　萍　周民权　杨传标
胡素敏　贺兴东　高学敏　钟赣生
贾德贤　龚树生　潘志强　鲁跃邦

出版者的话

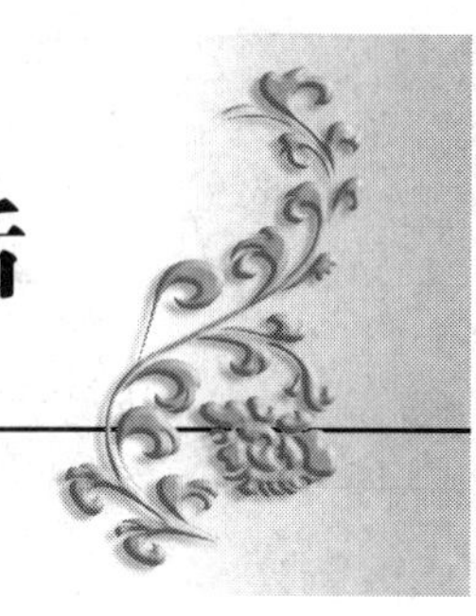

《中医药学高级丛书》(第1版)是我社在20世纪末组织编写的一套大型中医药学高级参考书,内含中医、中药、针灸3个专业的主要学科,共计20种。旨在对20世纪我国中医药学在医疗、教学、科研方面的经验与成果进行一次阶段性总结,对20世纪我国中医药学学术发展的脉络做一次系统的回顾和全面的梳理,为21世纪中医药学的发展提供借鉴和思路。丛书出版后,在中医药界反响很大,并得到专家、学者的普遍认可和好评,对中医药教育与中医药学术的发展起到了积极的推动作用,其中《方剂学》分册获得"第十一届全国优秀科技图书三等奖",《中医内科学》获第16批全国优秀畅销书奖(科技类)及全国中医药优秀学术著作一等奖。

时光荏苒,丛书出版至今已十年有余。十余年来,在党和政府的高度重视下,中医药学又有了长足的进步。在"读经典,做临床"的学术氛围中,理论探讨和临床研究均取得了丰硕的成果,许多新观点、新方法受到了学界的重视,名老中医学术传承与经验总结工作得到了加强,部分疑难病及传染性、流行性疾病的中医诊断与治疗取得了突破性进展。在这种情形下,原丛书的内容已不能满足当今读者的需求;而且随着时间的推移,第1版中存在的一些问题也逐渐显露。基于上述考虑,在充分与学界专家沟通的基础上,2008年,经我社研究决定,启动《中医药学高级丛书》的修订工作。

本次修订工作在保持第1版优势和特色的基础上,增补了近十几年中医药学在医疗、教学、科研等方面的新进展、新成果。如基础学科方面,补充了"国家重点基础理论研究发展计划(973计划)"的新突破、新成果,进一步充实和丰富了中医基础理论,反映了当前我国中医基础学科研究的新思路、新方法;临床学科方面,在全面总结现代中医临床各科理论与研究成果的基础上,更注重理论与临床实践的结合,并根据近十年来疾病谱的变化,新增了传染性非典型肺炎、甲型H1N1流感、艾滋病等疾病的中医理论与临床研究成果,从而使丛书第2版的内容能更加适合现代中医药人员的需求。

本次修订的编写人员,在上一版专家学者的基础上,增加了近年来中医各学科涌现出来的中青年优秀人才。可以说此次修订是全国最具权威的中医药学家群体智慧的结晶,反映了21世纪第1个10年中医药学的最高学术水平。

本次出版共21种,对上一版的20个分册全部进行了修订,新增了《中医急诊学》分册。工作历时二载,各位专家教授以高度的事业心、责任感,本着求实创新的理念投入编写或修订工作;各分册主编、副主编所在单位也给予了大力支持,在此深表谢意。希望本版《中医药学高级丛书》,能继续得到中医药界专家和读者的认可,成为中医药学界最具权威性、代表性的重要参考书。

由于本套丛书涉及面广,组织工作难度大,难免存在疏漏,敬请广大读者指正。

人民卫生出版社

2010年12月

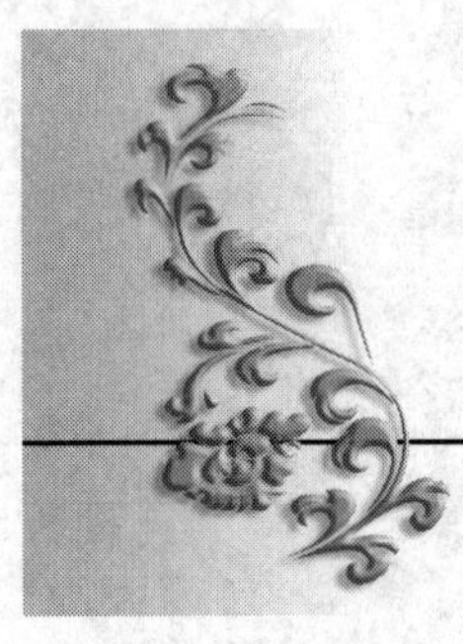

2 版前言

《中医药学高级丛书·中药学》自2000年面世以来，得到中医药教育、科研、医疗等学术界专业人员的一致认可和高度好评。

随着现代科技和生命科学的飞速发展，中外医药学的不断交融，中药学在资源、种植、化学成分、药理毒理、临床应用等方面的研究均已深化。为了及时总结中药学的研究成果，我们对第1版的《中医药学高级丛书·中药学》进行了修订。

本书的目录和体例，仍按原书编排，即全书分总论、各论、附录三大部分。总论部分共10章，重点介绍中药基本理论。各论部分共21章，各章节中的药物的【来源】、【药性】、【功效】、【应用】、【用量用法】及药材标准等项，均参照2010年版《中华人民共和国药典》（书中简称为《中国药典》）和《临床用药须知·中药饮片卷》（2010年版）进行修订，适当补充新的效用，并加以阐释。药物的【现代研究】项中化学成分、药理作用、临床报道、不良反应等内容，均以最新的文献报道为主进行撰写，力争反映中药学研究的新应用、新进展、新成果。附录3篇，仍为临床常见百种病证用药简介、中药药名笔画索引、中药药名汉语拼音索引。

本书的修订工作在第1版编写人员的精心策划和带领下，组织北京中医药大学、成都中医药大学、广州中医药大学、南京中医药大学、天津中医药大学、湖南中医药大学、福建中医药大学、南方医科大学中医药学院、河北医科大学中医学院、首都医科大学等十余所高校中长期从事中药学教学和研究的骨干教师及科研精英组成编委会，旨在保证本书的学术性、专业性、实用性和新颖性。

本书的修订得到了人民卫生出版社的大力支持和各编写单位的鼎力协助，在此致以深深的谢意！

由于水平和时间有限，错漏之处在所难免，恳请广大读者予以指正，以便进一步完善、提高。

《中医药学高级丛书·中药学》第2版编委会

2012年8月

1 版序

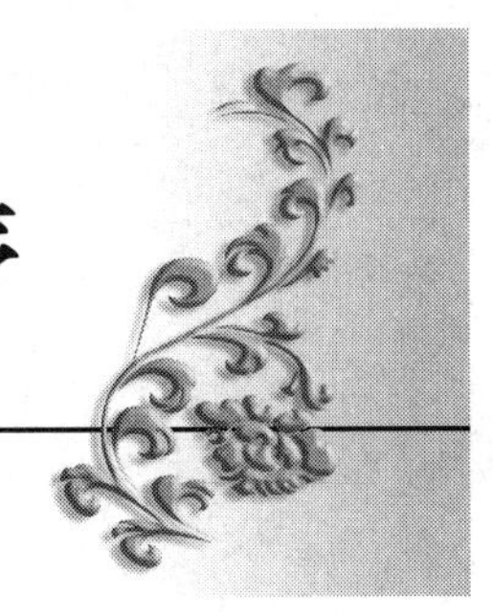

中药的发明和应用，在中国有几千年的历史，它对中华民族的健康繁衍，对国家的繁荣昌盛都发挥了巨大的作用。近年的调查结果表明，我国现有中药材多达12 800余种，堪称天然药物的王国！

当今世界，人们为了征服严重危害人类健康的多种疾病，为了摆脱化学合成药物的不良影响，为了追求健康、提高生命质量，日益重视和推崇天然疗法，珍爱生命，回归自然，已成为时代的潮流，从而使以天然药物为主要治疗手段的中医药学倍受瞩目。

我国古代医药学家在长期的中药采制、加工及医疗实践中，建立了系统的药学理论，积累了丰富的用药经验，近代学者运用现代科学技术对中药资源、炮制、制剂、化学、药理、毒理及现代临床应用作了更为深入的研究与总结，从而形成了对于传统中药多视角、全方位的认识，有关资料收载于历代本草书籍及多种现代文献中，汇成了巨大的资料信息库。将其系统、科学地加以整理、归纳与总结，对于全面而客观地认识传统中药，对于中药学的教学、科研、临床及中成药的研制与生产具有重要意义。以现代的目光，全面、客观地审视传统的内容，使古义与新知结合，继承与发展并重，是实现中医药现代化的重要途径，也是本书的主要编写思路。

全书收录了临床常用中药531种，而文字量高达260多万字，足见其内容之丰富，资料之翔实。在继承历代本草精华的基础上，充分吸收了现代研究成果，系统、全面地阐述了中药的传统药性理论、药物化学、药理学、毒理学、古今临床应用、中药新药研制与开发等多方面的内容，既展示了古代本草学的知识精粹，又反映了现代中药学的研究成果，强调理论联系实际，注重辨证与辨病用药的有机结合，突出辨证用药的理法特色。本书体例新颖，条理明晰，论理深刻，文字流畅，基本实现了编写的科学化、系统化和规范化，在编写内容深度、广度方面，较好地反映了本学科发展的水平。

本书是从事中医药教学、医疗、科研、生产等领域专家学者的重要参考书，也是供研究生及其他高层次中医药教育使用的理想教材。深信本书的出版将为弘扬祖国医药学，为促进中医药学术发展，为中医药更好地服务于人类健康事业作出贡献。

佳作问世，同道共享，欣然命笔，乐之为序！

肖培根

戊寅年仲秋于京

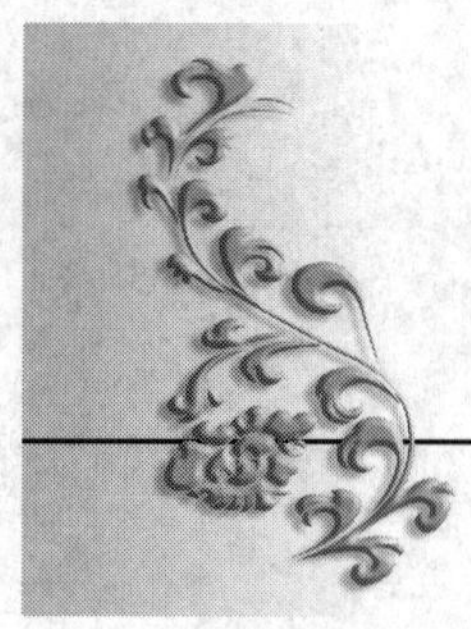

1版编写说明

本书包括总论、各论、附录三部分。

一、总论

系统介绍中药学的基本知识,内容如下:

1. 中药的起源和中药学的发展　明确劳动创造医药的概念,介绍历代中药学发展成就及其代表作;骨干本草及专科本草的主要内容及学术价值;近代本草学发展成就及各分支学科发展状况,为学习中药学打好文献基础。

2. 中药的命名和分类　介绍中药、本草、草药、中草药、民族药、中成药的名称概念;中药的命名规律;中药的分类方法。

3. 中药的产地、采集与贮藏　介绍产地与药效的关系;道地药材的概念;如何正确对待道地药材;如何研究道地药材生产以保证临床需要,并介绍适时采集中药的目的与方法,以及根据药材的不同性质如何搞好中药材的贮藏与管理。

4. 中药的炮制　介绍中药炮制的概念、目的和方法以及近代中药炮制机理概况。

5. 中药的性能　为总论的重点,主要介绍中药药性及药性理论的概念,阐明中药治病的机理。包括以下五部分:

(1) 系统介绍四气的概念、产生过程、历史沿革、指导临床用药的意义,近代有关四气理论的研究进展。

(2) 五味的概念、产生过程、历史沿革、指导临床用药的意义、气味配合规律、五味用药理论的近代研究概况。

(3) 升降浮沉的概念、产生过程、历史沿革,影响药物升降浮沉的因素,指导临床用药的意义,近代有关升降浮沉用药理论的研究概况。

(4) 归经的概念、产生过程、历史沿革,中药归经的方法,对指导临床用药的意义;归经必须与四气五味、升降浮沉结合起来,全面分析,才能掌握药性的重要性;近代有关中药归经理论的研究概况。

(5) 中药的毒性:介绍中药毒性及毒药的概念;如何正确对待中药毒副作用;引起中药中毒的原因;中药中毒的临床表现及防治方法;掌握中药毒性对指导临床用药的意义。

6. 中药的配伍　介绍中药配伍的概念、产生由来,七情配伍用药规律及其发展;药对的出现,配伍用药的意义;近代有关中药配伍机理的研究。

7. 中药应用禁忌　介绍中药应用禁忌的概念及主要内容;从文献、临床、实验方面论述如何正确对待配伍禁忌、妊娠禁忌;从药性、病情方面介绍证候禁忌,阐明饮食禁忌的科学内涵。

8. 中药剂量剂型与用法　介绍中药剂量的概念、计量方法及影响确定中药剂量的因素;中药的用法,介绍古今计量换算方法,中药的煎服法及根据不同剂型选择不同服法等内容。

9. 中药化学成分与疗效的关系　介绍研究中药化学的目的，中药主要化学成分分类及其生物活性。

10. 中药新药研制与开发　介绍中成药发展的历史，中成药发展现状，中成药发展的前景，中药新药的研制思路、方法及策略。

二、各论

共收载全国各地区常用中药 531 种，按照功效不同分为 21 章介绍，每章先列本类药物的概念、作用、适应证、分类、配伍规律、使用注意及简要介绍本类药物近代现代理论研究概况等内容。每味药物按以下各项分述：

1. 正名　每味药名以《中国药典》1995 年版第一部及各省现行《中药材标准》和本草学沿用已久的名称为正名，并注明汉语拼音名。

2. 别名　写出文献记录异名(注明文献出处)、地方用药名。

3. 来源　按顺序先写药物正名、始载本草典籍名称、释名，牵强附会者不用；继之介绍药物基原，动植物药标明种(科)属、入药部位，矿物药标明矿物名称及药物加工方法；写出中文名、拉丁名，列出详细产地，说明来源于野生品种还是栽培品种。

4. 采收炮制　以《中华人民共和国药典》、《中药大辞典》、《中国药材商品学》为准，介绍采集时间、入药部位、采集方法；以《中国药典》及《炮制规范》为依据，简要介绍炮制方法。

5. 商品规格　按《中国药典》、《中国药材商品学》简要介绍道地药材的商品规格特点，以示药材的真伪优劣，并介绍有关药材的质量标准。

6. 药性　按《中国药典》和规划教材、本草文献及临床实际为准介绍药性即药物性味、归经、有毒无毒，不得阙如，力求与功效应用统一。

7. 功效　以《中国药典》和规划教材、本草文献及临床实际为准，运用中医药理论来概括介绍药物功效。对需要补充介绍的药物新功效，列于主要功效之后。既注意与《中国药典》及规划教材的连贯性，又可根据临床实际反映药物功效新进展。

8. 应用　根据药物功效，以《中国药典》、规划教材及本草文献和临床实际为准运用中医药理论来概括主治病证，按主次先后予以介绍。对药典、规划教材未载而临床延伸应用，确有疗效者，也予补充介绍，以全面反映临床应用的实际情况。介绍临床应用时，每项先写明主治病证名称，再运用中医药理论阐述用药机理；继之列出主治病证的症状特点，并有选择地引用古今医家实际应用有效的名方，作为配伍用药的范例。附方所选配伍用药一般不超过 3 味，无成方者介绍配伍用药一般不超过 6 味。总之，介绍临床应用时，重点突出辨证用药的理法特色，全面详尽介绍该药临床应用的特点。

9. 用法用量　以《中国药典》和规划教材、本草文献及临床实际为准，介绍成人 1 日内服剂量；对炮制后功效变化者，说明其区别用法，对有毒中药注明其剂量标准及用法，保证安全有效地使用药物。

10. 使用注意　从证候、配伍、妊娠、饮食禁忌及毒副作用五个方面说明使用注意。

11. 鉴别用药　介绍功效相近、同一来源不同用药部位的药物及同一药物的不同炮制品种药物的鉴别应用特点。

12. 药论　由著名本草、名家医案、本经注释等文献中选择摘录论述精辟、言简意赅的药论，以进一步阐述药物作用机理、主治病证特点，提供传统的理论依据，加深对药物药性功效主治的理解，更好地指导临床用药。

13. 现代研究　主要包括化学成分、药理作用、临床报道、毒副作用四部分。

（1）化学成分：参阅《中国药典》、《中药大辞典》、《中药化学》及最新研究成果等资料，系统介绍该药的主要成分、有效成分及毒性成分等物质基础，为临床用药提供科学依据。

（2）药理作用：参阅《中药药理与应用》、《中药现代研究与应用》、《中药大辞典》等书及中药药理最新研究成果等文献资料，全面系统介绍该药药理作用，力求与传统功效相一致，为临床用药提供科学依据。

（3）临床报道：选用单方或以该药为主药的复方、疗效确切的临床报道，力求与传统临床应用及药理研究相吻合，系统全面地反映近代临床应用的进展情况。

（4）不良反应：介绍毒性、半数致死量、中毒机理及临床表现、中毒原因及预防、中毒救治。

三、附录

1. 临床常见病证用药简介　根据全书所载531种中药功效主治，临床应用特点，以常见病证为纲，系统介绍每种病症临床常用药物，为临床用药提供方便。

2. 中药药名笔画索引。

3. 中药药名汉语拼音索引。

目　录

总　论

各　论

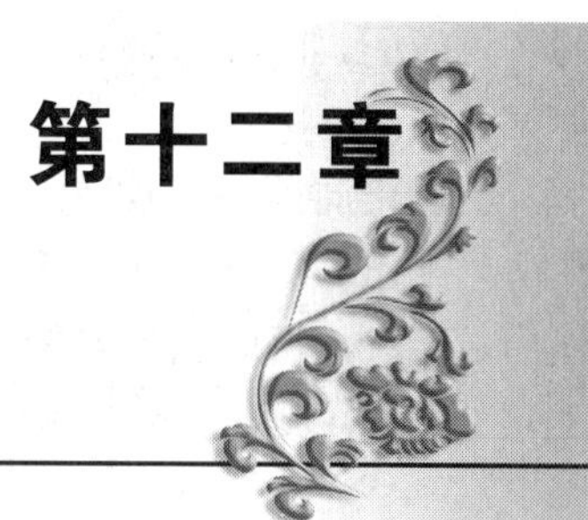

第十二章

活血化瘀药

凡以通利血脉、促进血行、消散瘀血为主要功效，用于治疗瘀血病证的药物，称活血化瘀药，或活血祛瘀药，简称活血药或化瘀药。其中活血作用较强者，又称破血药，或逐瘀药。

活血化瘀药，性味多为辛、苦、温，部分动物类药味咸。因肝藏血，心主血，故活血化瘀药主入心、肝两经。味辛则能散、能行，味苦则通泄，且均入血分，故能行血活血，使血脉通畅，瘀滞消散。即《素问·阴阳应象大论》所谓"血实者宜决之"之法。活血化瘀药通过活血化瘀作用而产生多种不同的功效，包括活血止痛、活血调经、活血消肿、活血疗伤、活血消痈、破血消癥等。

活血化瘀药适用于一切瘀血阻滞之证。瘀血既是病理产物，又是多种病证的致病因素，且致病的病种广泛。所以活血化瘀药的主治范围很广，遍及内、外、妇、儿、伤等各科。如内科的胸痛、腹痛、头痛，痛如针刺，痛有定处，体内的癥瘕积聚，中风不遂，肢体麻木以及关节痹痛日久；伤科的跌仆损伤，瘀肿疼痛；外科的疮疡肿痛；妇科的月经不调、经闭、痛经、产后腹痛等。

活血化瘀药，依据其作用强弱的不同，有和血行血、活血散瘀、破血逐瘀之分。按其作用特点和临床应用的不同，分为活血止痛药、活血调经药、活血疗伤药、破血消癥药四类。

临床上在应用活血化瘀药时，除根据各类药物的不同效用特点而随证选用外，尚需针对引起瘀血的原因进行配伍，以标本兼治。如寒凝血脉者，当配温里散寒、温通经脉药；热灼营血，瘀热互结者，宜配清热凉血、泻火解毒药；痰湿阻滞，血行不畅者，当配化痰除湿药；风湿痹阻，经脉不通者，应伍祛风除湿通络药；久瘀体虚或因虚致瘀者，则配补益药；癥瘕积聚，配伍软坚散结药。由于气血之间的密切关系，气为血之帅，气行则血行，在使用活血祛瘀药时，常须配伍行气药，以增强和提高其活血散瘀的功效。

本类药物行散力强，易耗血动血，尤其是药性强烈的破血逐瘀药，不宜用于妇女月经过多以及其他出血证无瘀血现象者；对于孕妇尤当慎用或忌用，以防引起出血流产。

现代药理研究表明，活血化瘀药具有改善血液循环，特别是微循环，以促进病理变化恢复的作用；具有抗凝血的功能，以防止血栓及动脉硬化斑块的形成；能改善机体的代谢功能，促使组织的修复和创伤、骨折的愈合；能改善毛细血管的通透性，减轻炎症反应，促进炎症病灶的消退和吸收；能改善结缔组织代谢，既促进增生病变的转化吸收，又使萎缩的结缔组织康复；又能调整机体免疫，有抗菌消炎作用。

第一节 活血止痛药

本类药物大多具辛行辛散之性，活血每兼行气，有良好的止痛作用，主治气血瘀滞所致的各种痛证，如头痛、胸胁痛、心腹痛、痛经、产后腹痛、痹痛及跌打损伤瘀痛等。亦可用于其他瘀血证。

活血止痛药各有其特点，在应用时应根据疼痛的不同部位和病情，选择相应的药物，并作适当配伍。如肝郁血瘀者，选兼具理气疏肝作用之品，并配其他疏肝理气药；外伤科痈肿伤痛，选兼消肿作用者，并配活血疗伤、活血消痈之品；妇女经产诸痛，配养血活血调经之品。

川芎 Chuanxiong

【别名】山鞠穷(《左传》)，芎䓖(《神农本草经》)，香果(《吴普本草》)，胡䓖(《名医别录》)，马衔芎䓖(陶弘景)，雀脑芎、京芎(《图经本草》)，贯芎(《珍珠囊》)，抚芎(《丹溪心法》)，台芎(《本草蒙筌》)，西芎(《本草纲目》)，杜芎(《现代实用中药》)，川芎䓖(《中药处方名辨义》)，小叶川芎(《全国中草药汇编》)。

【来源】川芎，始载于《神农草本经》，列为上品。历代本草均有收载。原名芎䓖。《本草纲目》称："人头穹窿穷高，天之象也。此药上行，专治头脑诸疾，故有芎䓖之名。……出蜀中者，为川芎……皆因地而名也。"为伞形科植物川芎 *Ligusticum chuanxiong* Hort. 的干燥根茎。主产于四川，云南、湖南、湖北、贵州、甘肃、陕西等省亦有出产。多为人工栽培。

【采收炮制】5月采挖根茎，除去泥沙，晒后烘干，再去须根。炮制时除去杂质，分开大小，洗净，润透，切厚片，干燥。生用或酒炒。

【商品规格】商品中分川芎和抚芎两种。川芎优于抚芎，但二者均同等入药。川芎分一、二、三等。以个头大、质坚、断面黄白色、油性大、香气浓郁者为佳，黄色中等，青色者为次。种于平坎上称坎川芎。以个大、肉多、外皮黄褐而内有黄白色菊花心者为最优。

按《中国药典》(2010年版一部)规定：本品水分不得过12%，总灰分不得过6%。

【药性】辛，温。归肝、胆、心包经。

【功效】活血行气，祛风止痛。

【应用】

1. 胁肋胀痛，胸痹心痛　本品既能活血祛瘀以通脉，又能行气化滞以止痛，无论气滞、血瘀疼痛均可使用。对于瘀血停滞，胸胁刺痛，常与桃仁、赤芍等配伍，如《医林改错》血府逐瘀汤；用于肝气郁结，胁肋胀痛，常与柴胡、香附等同用，如《景岳全书》柴胡疏肝散；对于中风偏瘫，肢体麻木，常配黄芪、地龙等药，如《医林改错》补阳还五汤；若心脉瘀阻，胸痹心痛，常配丹参、桂枝、三七等。近代以川芎有效成分或川芎为主的复方治疗冠心病心绞痛，有较好疗效。

2. 跌损伤痛，疮疡肿痛　川芎善能通达气血，活血定痛，为伤科跌仆损伤，外科疮疡痈肿常用之品。对跌仆损伤，常配三七、乳香、没药等同用；对疮疡脓成不溃，因正虚而不能托毒外出者，常配黄芪、当归、皂角刺等药，如《外科正宗》托里消毒散。

3. 月经不调，经闭痛经　本品味辛性温，能升能降，具有通行血脉、行气止痛之效。张元素谓川芎"上行头目，下行血海"。《本草纲目》谓之"血中气药"。故临床各科大凡由瘀血阻滞或血瘀气滞所致的各种痛证，均可用其治疗。《灵枢·海论》曰："冲脉者，为十二经之海。"谓冲脉为十二经脉会聚之处。由于冲脉能调节十二经气血，故又有"冲为血海"之称。妇女月经来潮，与冲脉的调节功能有密切关系。川芎能下行血海，为妇科活血调经之要药。对瘀血阻滞、月经不调者，可与益母草、当归、白芍等药配伍，如《医学心悟》益母胜金丹；若血热者可再加牡丹皮、生地黄；血寒者加肉桂；倒经鼻血者加牛膝、白茅根。瘀血内阻，经行腹痛，或有血块，色紫黯，或闭经者，常配桃仁、红花等药，如《医宗金鉴》桃红四物汤；若冲任虚寒，瘀血内阻，经行少腹冷痛者，常配桂枝、吴茱萸等药，如《金匮要略》温经汤。

4. 产后瘀痛　本品既能活血祛瘀，又能止痛，又可用于产后恶露不行，少腹疼痛，证属血虚有寒，兼夹瘀滞者，常配当归、桃仁、炮姜等，如《傅青主女科》生化汤；治疗产后乳痛，名悬乳，可与当归为末，浓煎频服。并以蓖麻子粒捣细末，贴顶心；用于难产，可与当归、牛膝、龟甲等药同用。

5. 头痛、牙痛　本品辛香升散，能上行头目，祛风止痛，为治头痛要药。前人有"头痛不离川芎"之说。其治头痛，无论风寒、风热、风湿、血虚、血瘀均可随证配伍用之。若外感风寒头痛，常配白芷、防风、细辛等药，如《太平惠民和剂局方》川芎茶调散；若风热头痛，可配菊花、石膏等同用，如《卫生宝鉴》川芎散；对风湿头痛，常配羌活、藁本等药，如《内外伤辨惑论》羌活胜湿汤；对血瘀头痛，常配桃仁、麝香同用，如《医林改错》通窍活血汤；若血虚头痛，可与当归、熟地黄、白芍等配伍应用。又可用治牙齿疼痛，如《普济本事方》以川芎配细辛为末，揩牙，以治牙痛。

6. 风湿痹痛　本品能通行血脉，行气止痛，对于风寒湿痹，肢体关节疼痛之症，常配独活、姜黄等药，如《医学心悟》蠲痹汤。

7. 目赤肿痛　本品秉升散之性，能上行头目而止痛。治小儿脑热，好闭目，太阳穴痛或目赤肿痛，《全幼心鉴》用其配薄荷、朴硝为末，取少许吹鼻中。

【用法用量】 煎服，3～10g，研末吞服，每次 1～1.5g。

【使用注意】 阴虚火旺、多汗及月经过多者，应慎用。

【药论】

1.《神农本草经》："芎䓖，味辛温，主中风入脑，头痛，寒痹，筋挛缓急，金创，妇人血闭无子。"

2.《珍珠囊》："芎䓖上行头目，下行血海，故清神四物汤所皆用也。"

3.《脾胃论》："头痛必用川芎。如不愈，加各引经药。太阳羌活……厥阴吴茱萸，少阴细辛是也。"

4.《本草汇言》："芎䓖，上行头目，下调经水，中开郁结，血中气药。尝为当归所使，非第治血有功，而治气亦神验也。凡散寒湿、去风气、明目疾、解头风、除胁痛、养胎前、益产后，又癥瘕积聚、血闭不行、痛痒疮疡、痈疽寒热、脚弱痿痹、肿痛却步，并能治之。味辛性阳，气善走窜而无阴凝粘滞之态。虽入血分，又能去一切风、调一切气。……若产科、眼科、疮肿科，此为要药。"

【现代研究】

（一）化学成分

川芎含苯酞衍生物、双苯酞衍生物、生物碱、有机酸类和有机酸酯类等化学成分。苯酞衍生物主要有川芎内酯、川芎酚等，双苯酞衍生物主要有二藁本内酯等。生物碱主要有川芎嗪，即四甲基吡嗪等。有机酸主要有阿魏酸、瑟丹酸等。有机酸酯主要有苯乙酸甲酯、瑟丹酸内酯等。此外，川芎尚含香草醛 5′，5-双氧基呋喃醛、β-谷固醇、维生素 A 等成分。

（二）药理作用

1. 对心血管系统的作用

（1）对心脏的作用：川芎煎剂对离体蟾蜍和蛙心脏，能使收缩振幅增大、心率稍慢。川芎嗪对离体豚鼠心脏和在缺氧前或缺氧时灌注的离体豚鼠心脏有抑制心肌收缩功能作用[1,2]。川芎 20g/kg 或 30g/kg 灌胃，也使在体蛙心振幅增大、心率减慢；40g/kg 时则可使蛙心停搏。川芎嗪 80mg/kg 能明显增加大鼠心排出量。川芎嗪静脉注射对麻醉犬也有强心作用，并伴有心率加快。预先给予普萘洛尔或利血平化，作用则完全消除。推测川芎嗪可能是通过交感神经间接兴奋 β 受体所致[3]。给麻醉犬静脉滴注川芎嗪 1、2、4mg/(kg·min)，出现心率加快，心收缩力加强，血管扩张。滴注 1mg/(kg·min)时，心率、LVP 和 dp/dt_{max}增加，2mg/(kg·min)时，心率、LVP、dp/dt_{max}及冠脉流量明显增加。剂量增至 4mg/(kg·min)时，还出现 LVEDP、CI、心肌氧耗和脑血流增加，冠脉和脑血管阻力及外周阻力降低。给清醒高血压犬滴注川芎嗪 4mg/(kg·min)及 1 次静脉注射 20mg/kg 也可引起心率加速。普萘洛尔能对抗川芎嗪对麻醉和清醒犬的上述作用，而利血平则不能完全对抗[4]。川芎嗪静脉注射可使家兔缺血心肌免受再灌注损伤[5]。川芎哚 150mg/kg 给家兔灌胃，有非常明显的对抗脑垂体后叶素引起的急性心肌缺血缺氧作用[6]。通过培养乳鼠心肌细胞^{45}Ca内流的影响实验表明，川芎大剂量时有显著抑制钙内流作用[7]。机制分析认为主要是阻滞了电压依赖性钙通道而非特异性受体竞争性拮抗剂，故认为川芎嗪是一种新的钙拮抗剂[8]。川芎嗪对心肌缺血再灌注损伤具有明显的保护作用，并能增加血 SOD 活性，抑制 LDH 及 MDA 含量的上升。

（2）对冠脉流量的影响：川芎及其提取物均有扩张冠脉、增加冠脉流量、降低心肌氧耗等作用。川芎对大鼠离体心脏，给药 15～30 分钟冠脉流量增加；显著抑制离体大鼠心肌缺血模型冠脉痉挛，增加冠脉流量[9]。川芎乙醇提取物冠状动脉或股动脉注射，川芎生物碱 25mg/kg、50mg/kg 或酚性部分 50mg/kg、75mg/kg，川芎嗪 7.5mg/kg、15mg/kg、30mg/kg 麻醉犬静脉注射，均使冠状血管扩张，冠脉流量增加。给麻醉犬静脉滴注 1～4mg/(kg·min)时，冠脉血流量显著增加[4]。同位素^{86}Rb示踪法显示大剂量川芎哚能显著增加清醒小鼠冠脉血流量[6]。

（3）对脑循环的作用：川芎能显著增加兔脑血流量，其作用优于罂粟碱和低分子右旋糖酐。川芎嗪可使麻醉犬脑血流量显著增加，血管阻力下降。川芎防治脑缺血的作用机制，与提高血浆和脑脊髓中强啡肽 A1-13 样免疫活性物质，抑制脑缺血时体内血小板的激活，纠正循环中 TXA_2-PGI_2平衡失调有关[10,11]。

（4）对微循环的影响：川芎能改善软脑膜微循环和流态，增加脑血管搏动性血容量[12]。川芎注射液能改善小鼠耳廓微动脉血流态，增大管径。家兔静脉注射川芎嗪 40mg/kg，使肠系膜微循环血流加速，微血管开放数目增多，亦明显改善实验性微循环障碍的家兔球结膜和软脑膜循环[12]。川芎注射液对甲皱、球结膜、软脑膜微循环障碍均有明显改善作用，表现为使血流速度增快、流态改善、血细胞解聚，毛细血管内或小静脉内血栓溶解，毛细血管网开放数增加[13]。先滴注去甲肾上腺(NA)使血管收缩，然后再滴注川芎嗪。结果证明滴川芎嗪 1 分钟后即能增加金黄地鼠颊囊微循环微动脉口径、流速及流量，3 分钟时恢复到实验前水平，并持续至实验结束。局部滴注亦呈相似结果[14,15]。

（5）对外周血管和血压的影响：川芎、川芎总生物碱和川芎嗪使麻醉犬血管阻力下降，使脑、股动脉及下肢血流量增加。川芎生物碱、酚性部分和川芎嗪能抑制氯化钾与肾上腺素对家兔离体胸主动脉条的收缩作用。川芎浸膏、水浸液、乙醇水浸液、乙醇浸出液和生物碱对犬、猫、兔等麻醉动物，不论肌内注射或静脉注射均有显著而持久的降压作用。水浸液给肾型高血压犬或大鼠灌胃，亦有明显降压作用。麻醉犬冠脉给药或静脉注射川芎制剂均可使血管阻力降低、血压下降[16]。川芎嗪有扩张肺血管、降低肺动脉压和肺血管阻力作用[17-19]，体外实验表明，川芎嗪对正常及高血压大鼠血管平滑肌 Ca^{2+} 内流有抑制作用。体内则呈明显激活正常大鼠血管平滑肌 Ca^{2+} 内流，抑制高血压大鼠血管平滑肌 Ca^{2+} 内流作用[20]。家兔静脉注射川芎嗪后胃黏膜血流量明显增高[21]。

2. 对血液系统的作用　川芎嗪在体外对 ADP、胶原、凝血酶、花生四烯酸所诱导的家兔血小板聚集有强烈抑制作用[22-24]。对已聚集的血小板有解聚作用，并能降低对 ADP 诱导血小板电泳减缓率和聚集率，其作用与阿司匹林和双嘧达莫相同[23,24]。川芎嗪通过增加血小板或血浆内 cAMP 含量（浓度）抑制血小板聚集[25,26]。又可通过置换其血小板膜上的 Ca^{2+}，使膜负电荷增加，从而使血小板聚集受抑制[27]。川芎嗪有提高红细胞和血小板表面电荷、降低血液黏度、改善血液流变性作用[28]。川芎嗪静脉给药能明显降低家兔全血黏度[29]。并能抑制兔及大鼠血栓形成。川芎及川芎嗪影响血小板功能及血栓形成可能是通过调节 TXA_2/PGI_2 之间的平衡。阿魏酸亦有明显抗血小板聚集作用，静脉注射后能抑制 ADP 和胶原诱发的血小板聚集，阿魏酸还能抑制血小板 TXA_2 的释放，升高血小板内 cAMP 含量[30]。

3. 对平滑肌的作用　家兔离体妊娠子宫试验表明，川芎浸膏使子宫收缩增强，终成挛缩；大剂量反使子宫麻醉，收缩停止[31,32]。川芎煎剂 15g/kg 或 20g/kg 经十二指肠给药，对兔在位子宫亦呈明显收缩作用[33]。另据实验报道，川芎嗪经口服可显著抑制动情期大鼠子宫的活性，表现为子宫自动收缩频率和幅度均明显降低。川芎有效成分丁烯基酞内酯和丁基酞内酯有很强的抑制子宫收缩作用，对动物气管平滑肌具有显著的松弛作用[34]。阿魏酸与中性成分亦有解痉作用[3]。

4. 对泌尿系统的作用　川芎嗪可使兔实验性肾小球肾炎的每日尿蛋白下降，对减轻肾小球病变、抑制新月体形成及肾小球纤维化具有一定作用。川芎、川芎嗪、阿魏酸及挥发油预先应用能减轻甘油所致的家兔肾衰竭[35]。

5. 对呼吸系统的作用　川芎嗪对白三烯 C4、D4，组胺，前列腺素 $F_{2\alpha}$，吲哚美辛等致喘介质所致的豚鼠离体气管条、肺动脉条和过敏肺组织等平滑肌痉挛均有一定抑制作用[36]。川芎嗪 120mg/kg 静脉给药能预防、保护肾上腺素所致的大鼠实验性水肿[37]。吸入川芎嗪对胰蛋白酶气溶胶法豚鼠肺气肿有较好防治作用[38]。

6. 对中枢神经系统的作用　川芎有明显镇静作用。川芎挥发油少量时对动物大脑的活动具有抑制作用，对延脑呼吸中枢、血管运动中枢及脊髓反射中枢具有兴奋作用。川芎煎剂分别给大鼠、小鼠灌胃均能抑制其自发活动，使戊巴比妥钠引起的睡眠时间延长，并能对抗咖啡因（20mg/kg）的兴奋作用，但不能对抗戊四氮所致的大鼠惊厥[16]。有人认为川芎的镇静作用系其所含阿魏酸所致。川芎水提液 10g/kg 灌胃对醋酸所致小鼠扭体反应有明显抑制作用[39]。

7. 抗放射作用　川芎煎剂对动物放射病实验治疗有一定的疗效。其水溶性粗制剂对大鼠、小鼠及犬的放射性照射与氮芥损伤均有保护作用。川芎嗪对于减少放射引起的纤维组织增生，减轻放射性肺纤维化、放射性皮肤纤维化、放射性肠粘连均有作用[40]。

8. 其他作用　川芎口服可促进骨折大鼠和家兔的骨折愈合和血肿的吸收。川芎有抗维生素 E 缺乏症的作用。川芎嗪能增加麻醉兔的肾血流量，并能利尿。川芎嗪能抑制 DNA 合成[41]。体外试验川芎对大肠、痢疾、变形、伤寒、副伤寒杆菌及铜绿假单胞菌、霍乱弧菌等有明显抑制作用。对某些致病性皮肤真菌也有抑制作用。阿魏酸钠有抗脂质过氧化和降低补体溶血，抑制补体 C3b 与红细胞膜结合的作用[42]。

(三)临床报道

1. 治疗冠心病

(1) 川芎碱注射液每日10ml加入5%~10%葡萄糖250ml中静脉滴注,治疗冠心绞痛30例,显效率62.9%,总有效率为92.5%。

(2) 以川芎为主药制成气雾剂,治疗冠心病47例。寒证用寒证心痛气雾剂(肉桂、川芎、香附),热证用热证气雾剂(牡丹皮、川芎、冰片),每次向舌下黏膜喷雾1~2下(相当生药0.1~0.2g),共观察79例次,总有效率分别为88%和85%,其中显效率为50%和53%,心电图有效率为41%和38%,在3分钟内达止痛效果者均在50%以上。

(3) 在常规西药治疗基础上,治疗组(46例)采用黄芪注射液联合川芎嗪注射液,对照组(46例)给予复方丹参注射液治疗,治疗冠心病不稳定型心绞痛,疗程均为2周。结果治疗后心绞痛总有效率治疗组为82.6%,对照组为67.4%[43]。

2. 治疗缺血性脑血管病

(1) 用10%川芎注射液30ml加入5%葡萄糖盐水500ml中静脉滴注,每日1次,2周一疗程,按神经功能缺损积分减少及实际生活能力改善评定疗效,川芎组(134例)总有效率(86.6%)高于右旋糖酐组(86例,62.8%)。中医辨证以属风痰瘀血痹阻脉络证和气虚血瘀证者为优[44]。

(2) 以川芎嗪80~160mg加入5%葡萄糖注射液500ml中静脉滴注,每日1次,10~15次为一疗程。以后以80mg肌内注射,日1次,40~60次后结束治疗,治疗102例,总有效率为88.23%,疗效明显优于以低分子右旋糖酐为主综合治疗者[45]。

(3) 每日用磷酸川芎嗪80~100ml加5%葡萄糖500ml静脉滴注1次,10次为一疗程,未完全恢复者隔3~7天,续治一疗程。治缺血性中风急性期66例、恢复期154例、后遗症期47例。结果基本痊愈82例,显效109例,有效55例,无效21例。

(4) 川芎嗪80mg加5%葡萄糖注射液250ml缓慢静脉滴注,每日1次,10~15次为一疗程,滴3~5日后进行第2个疗程。治脑血管病头痛299例,痊愈169例,显效64例,有效39例,无效7例,总有效率97%[46]。

(5) 用复方川芎注射液(川芎、赤芍、丹参、当归)治疗脑血栓形成和脑栓塞400例,观察其血液流变学、脑血管造影、心电图、尿常规、血尿素氮、肝功能,结果除肝功能在治疗后无明显变化外,其余各项指标均有改变,血液流变学四项指标显著改变,总有效率为94.5%[47]。

(6) 用川芎1号碱为主治疗急性闭塞性脑血管病50例,一般经两疗程(14天)治疗后,改善肢体偏瘫、运动功能障碍者有效率为90%,能下地步行、自理生活者占66%,病死率为6%。

(7) 川芎嗪注射液240~380mg入5%葡萄糖注射液中静脉滴注,每日1次,15天为一疗程,间隔5~7天再行第2个疗程,治疗脑梗死48例,总有效率95%以上[48]。

(8) 丹参川芎嗪治疗急性脑梗死68例并与复方丹参组(对照组)进行比较。结果丹参川芎嗪治疗急性脑梗死总有效率近95.59%,较对照组的总有效率80.95%高,且前者有明显降脂作用[49]。分别用黄芪联合川芎嗪(观察组)和曲克芦丁(维脑路通)(对照组)治疗急性脑梗死(ACI)患者,结果观察组总有效率高于对照组[50]。

(9) 将78例短暂性脑缺血频繁发作患者随机分为2组,其中治疗组40例,应用丹参川芎嗪注射液10ml加入0.9%生理盐水200ml静脉滴注,每日1次;对照组38例,应用血塞通注射液10ml加入0.9%生理盐水200ml静脉滴注,每日1次。2组疗程均为14天。结果治疗组的有效率为95.00%，对照组为57.89%[51]。

(10) 对符合新生儿缺氧缺血性脑病(HIE)诊断的72例患儿随机分为两组。治疗组给予川芎嗪，对照组给予纯能量合剂。结果川芎嗪注射液治疗组优于对照组[52]。

(11) 使用葛根素注射液合川芎嗪注射液对椎-基底动脉缺血性眩晕急性发作期病人进行治疗，取得满意疗效，尤其在症状改善与康复时间方面更为明显[53]。

3. 治疗颅脑外伤

(1) 治疗脑外伤综合征：以川芎嗪40～80ml加入5%葡萄糖300～500ml中静脉滴注，每日1次，10次一疗程，停药2天进行下一疗程。共治26例。结果痊愈4例，显效8例，好转13例，无效1例[54]。

(2) 每日以川芎嗪注射液2支加入500ml葡萄糖注射液中静脉滴注，日1次，治疗外伤性头痛23例，10日为限。结果显效7例，有效16例[55]。

4. 防治偏头痛

(1) 以川芎注射液每次肌内注射2ml(相当生药2g)，每日1次，10次为一疗程，治疗及预防偏头痛67例，显效25例，有效37例，无效5例[56]。

(2) 用加味四物汤(基本方：当归、川芎、熟地黄、白芍、白芷、香附、延胡索等)治疗血管性头痛100例，显效55例(55%)，有效39例(39%)，无效6例(6%)，总有效率为94%，其中以血瘀血虚型效果最好[57]。

(3) 60例偏头痛患者给予服用川芎茶调冲剂治疗。经1个疗程治疗后，所有患者临床症状均有不同程度好转，对所伴有的头晕、耳鸣、睡眠障碍也有较好效果，未见明显不良反应[58]。

5. 治疗重症肺心病

(1) 17例肺心病患者，采用西医疗法配合川芎嗪1000～2000mg加入低分子右旋糖酐500ml中静脉滴注，日1次，另以本品200～400mg稀释后缓慢静脉注射，日1～2次。总药量为2400mg/d，10日为一疗程。用药1～3个疗程后，治愈(重症)4例，缓解好转10例，死亡3例。

(2) 74例慢性肺心病急性加重期患者随机分为治疗组和对照组，两组患者选择西医常规治疗，治疗组加用川芎嗪与坎地沙坦酯治疗2周，治疗后两组患者血浆黏度、全血黏度比较差异均有统计学意义；治疗组治疗后血pH、动脉血氧分压、二氧化碳分压、血氧饱和度明显优于对照组[59]。

(3) 对照分析川芎嗪治疗组与常规治疗组在临床表现、血气指标、血液流变学方面的疗效。结果川芎嗪组在全血、血浆比黏度，红细胞电泳时间、纤维蛋白原等血液流变学指标，以及临床表现、血气指标方面，显著好于对照组[60]。

(4) 60例慢性肺心病急性加重期患者随机分为川芎嗪治疗组和对照组，结果川芎嗪治疗组临床疗效及肺功能改善优于对照组。川芎嗪治疗组治疗后血一氧化氮(NO)升高、内皮素-1(ET-1)降低更为显著[61]。

6. 治疗支气管哮喘

(1) 以川芎嗪针剂3支(每支含生药50mg)加入葡萄糖注射液500ml中静脉滴注，共治发作期30例，显效11例，有效14例，无效5例，总有效率为83.3%[62]。

(2) 以川芎嗪40～80mg，氨茶碱0.25g，一次静脉滴注，对50例支气管哮喘进行治疗观察。结果治疗组总有效率96.0%，对照组74.0%。其疗效显著优于常规用氨茶碱的对照组[63]。

7. 治疗重症肝炎 以川芎1号碱80～240ml溶于10%葡萄糖注射液200～400ml中静脉滴注，每日1次，待病情平稳后渐停其他药物，持续治疗2～3个月。共治15例。结果8例死亡，其甲皱微循环始终无改善，存活的7例则均有改善，且药量由80mg/d增至240mg/d时改善更明显，因而本药可作为以气滞血瘀为主的重症肝炎的治疗药物。

8. 治疗慢性肾炎 采用川红注射液(每毫升含生药川芎0.5g、红花0.3g)配合常规药物加入10%葡萄糖溶液500ml中静脉滴注，每日1次，连续2～8周，治疗5例慢性肾炎伴血非蛋白氮升高者(大于45mg%)，结果治疗组较对照组(常规治疗，5例)非蛋白氮下降显著。

9. 治疗妊娠高血压

(1) 用川芎嗪注射液120～160mg加入5%葡萄糖500～1000ml/d一次静脉滴注。治疗41例，结果总有效率为82.9%[64]。

(2) 在有效镇静、解痉、降压、低流量吸氧等治疗的基础上，给予静脉滴注川芎嗪注射液治疗1个疗程。结果抑制纤溶、改善微循环的效果显著[65]。

10. 治疗功能失调性子宫出血 川芎24～48g，白酒30ml制成煎剂。每日1剂，分2次服。共治29例，一般2～3剂血止，最少2剂，最多十剂。随访4个月以上未见复发[66]。

11. 治疗肾综合征出血热 在常规治疗的基础上加用川芎嗪80mg/d，1次静滴，疗程3～5天。结果与对照组相比，治疗组肾衰发生率低、尿蛋白消失早、PLT与BUN复常快、血与尿β_2-MG升高幅度低，并发症减少，治愈率提高[67]。

12. 预防食管静脉曲张破裂出血 采用川芎嗪配伍普萘洛尔预防，结果用药1周后Qpv、Qsv显著下降，于4周后Qpv、Qsv、Dpv、Dsv下降[68]。

13. 治疗糖尿病并发症

(1) 65例2型糖尿病周围神经病变病人随机分成对照组和治疗组，对照组30例口服常规降糖药及阿司匹林，治疗组35例另加川芎茶调冲剂，治疗4周后，治疗组糖尿病周围神经病变显效率54.3%，总有效率91.5%，治疗后周围神经传导速度显著增加[69]。

(2) 将128例2型糖尿病周围神经病变患者随机分为2组。治疗组63例、对照组65例，在控制血糖的基础上，治疗组给予川芎嗪注射液静脉滴注治疗3周，对照组给予静脉滴注甲钴胺治疗3周。结果，治疗组总有效率为87.3%，对照组为90.8%，且与治疗前比较，2组治疗后运动神经传导速度、感觉神经传导速度均有明显的改善，说明川芎嗪治疗2型糖尿病周围神经病变疗效肯定[70]。

(3) 选择糖尿病肾病患者68例，随机分为观察组(32例)和对照组(36例)，两组均予基础的糖尿病饮食及药物控制，观察组加用川芎嗪治疗连续4周。结果观察组治疗后血肌酐、尿素氮、肌酐清除率、24小时尿蛋白定量、血浆黏度、纤维蛋白原、胆固醇、甘油三酯、内皮素等各项指标均较治疗前及对照组治疗后明显改善[71]。

14. 治疗慢性乳腺病 于每个月经周期的第7、15、23天在期门、气海、三阴交、肝俞穴位注入20%川芎注射液0.5ml/次，9次为一疗程，治疗50例，总有效率为96%[72]。

15. 治疗扁平疣 10%川芎及防风注射液各3ml，混合后注入双侧血海、风池，每次1.5ml，每日或隔日1次。治14例，痊愈6例，显效5例，好转2例，1例未坚持治疗。痊愈者停药1～2年未复发[73]。

16. 治疗银屑病 以磷酸川芎嗪注射液150ml加入10%葡萄糖500ml内静脉滴注，每日 1 次。治 10 例红皮症型银屑病患者，连用 7 天皮疹逐渐吸收，潮红渐退，连用两个月痊愈[74]。

17. 治疗小腿结节性疾病　用盐酸川芎嗪 120mg 静脉滴注，15 次为一疗程。共治 38 例，结果第 1 个疗程治愈 18 例，好转 17 例；第 2 个疗程治愈 14 例，好转 4 例；第 3 个疗程好转 4 例[75]。

18. 治疗骨质增生

（1）川芎末加醋混入少许凡士林调匀局敷，隔日换药 1 次，治 20 例，获良效。

（2）川芎 15g、生草乌 5g，研极细末，装入与足跟相适的药袋垫入患足鞋跟，厚度 0.3～0.5cm，上洒少许酒精保持湿度。5～7 日换药 1 次，疼痛消除后巩固 1 周，结果治愈 135 例，占 90%，有效 12 例，占 8%，无效 3 例，占 2%[76]。

19. 治疗闪腰岔气（腰肌劳损、肋间神经痛）　川芎、木香各等量，研细末和匀，6g/d，两次，冲服。治 122 例，结果全部治愈[77]。

20. 治疗新生儿硬肿症

（1）用川芎红花注射液代替肝素，每次 0.1～0.3g/kg 加入 10%葡萄糖静脉注射，每日 2～4 次，共治 20 例。结果 16 例痊愈，1 例好转，3 例死亡[78]。

（2）川芎注射液每日 6～10mg/kg，加入 10%葡萄糖 80～100ml 静脉滴注，1 次/日，并配合西医疗法，平均用药 10 天。共治 26 例，结果 12 例显效，12 例有效，2 例效果不显。

21. 防治青少年近视　以 0.35%川芎嗪盐酸盐治疗青少年近视，疗程 4 周，治 100 例，结果视力恢复正常者 17%，总有效率为 53.8%[79]。

22. 治疗突发性耳聋　川芎嗪 400mg，静脉滴注，联合体外反搏治疗 34 例，总有效率 79.4%，对照组尿激酶 4 万 U 静脉滴注治疗 30 例，有效 53.3%[80]。

23. 治疗胎儿生长受限　34 例随机分为川芎嗪组 17 例（A 组）和营养支持组 17 例（B 组），另外选择同期定期产检并分娩的正常孕妇 30 例作为正常妊娠对照组（C 组）。A 组给予营养支持治疗的同时加用川芎嗪注射液治疗，B 组仅予以相同的单纯营养支持治疗，7 天为一疗程；C 组除左侧卧位外，不予以其他处理。治疗后 A 组测量的胎儿各生长径线值、新生儿出生体重明显高于 B 组，而脐血流阻力指标与 B 组相比明显下降[81]。

24. 治疗消化性溃疡　165 例随机分为治疗组和对照组。治疗组（A 组）84 例以川芎嗪注射液＋奥美拉唑肠溶胶囊（洛赛克）＋呋喃唑酮＋阿莫西林（羟氨苄青霉素）治疗，7 天为一疗程；对照组（B 组）81 例同 A 组去川芎嗪，疗程同前。结果胃镜检查和 Hp 状态 A 组无论是治疗后 2 周、还是 4 周疗效均优于 B 组[82]。

25. 用于断指再植术后　用川芎嗪注射液静滴及川芎嗪片口服作为断指再植术后抗凝用药，结果优 23 例，占 82.15%，良 2 例，占 7.14%，可 2 例，占 7.14%，差 1 例，占 3.57%，总优良率 89.29%[83]。

26. 治疗急性胰腺炎　在常规治疗的基础上加用川芎嗪（TMP 组），结果 TMP 组血清淀粉酶水平显著低于常规组，腹痛和腹部压痛缓解的时间也比常规组缩短[84]。

27. 预防腰椎间盘突出术后硬膜外粘连　386 例随机分为 4 组，98 例行常规术式（A 组）。96 例术中硬脊膜和神经根外涂抹川芎嗪（B 组），96 例术中涂抹玻璃酸钠（C 组），96 例术中涂抹玻璃酸钠和川芎嗪混合液（D 组）。随访 12～36 个月，平均（17±5.4）个月，有效随访 352 例，以上各组分别为 89 例、85 例、87 例和 91 例。结果术后 3 个月 A 组明显低于其他 3 组，其他 3 组差异无显著性；术后 6、12 和 24 个月 A 组明显低于 B 和 D 组，A 组低于 C

组;C组低于B和D组,差异有显著性;B组和D组差异无显著性[85]。

28. 预防儿童过敏性紫癜肾损害 63例分为川芎嗪治疗组(35例)和对照组(28例)。所有患者均进行治疗前后和追踪随访紫癜、胃肠道症状、关节症状及尿常规监测。结果治疗组紫癜性肾炎发生率为22.9%(8/35例),而对照组为53.6%(15/28例),前者明显低于后者;对于两组紫癜性肾炎病人,治疗组病情明显轻于对照组;川芎嗪能明显缩短过敏性紫癜患儿紫癜消失时间及胃肠道和关节症状的缓解时间,且能预防儿童过繁性紫癜复发($P<0.05$);治疗组无不良反应发生[86]。

29. 其他 以川芎每日3～9g,煎服或作浸剂、酊剂使用,可用治眩晕、高血压及产后恶露不尽[87]。用川芎煎服可用治脑震荡后遗头晕症。

(四) 不良反应

1. 毒性 川芎水溶性粗制剂对小鼠腹腔与肌内注射的LD_{50}分别为65.86g/kg和66.42g/kg[16]。川芎嗪小鼠静脉注射的LD_{50}为239mg/kg。小鼠每日口服5mg/kg或10mg/kg,连续4周,其体重、血象、肝肾功能及病理组织学检查均未见明显异常。

2. 中毒机制及症状 临床应用川芎制剂未发现明显毒副作用。动物实验报道用川芎浸膏连续注射妊娠大鼠和家兔,可使胎仔死于子宫中,但不坠下。对小肠的交感神经有麻痹作用,能抑制小肠蠕动。中毒症状主要表现为消化道症状及过敏反应。如恶心呕吐、胸闷、皮肤瘙痒及丘、斑疹等。极少数妇女出现经期提前、经量增多[88,89]。另有报道服用川芎1小时后,出现腹痛及尿血的异常改变[90]。有报道高血压Ⅲ期并发脑梗死患者静滴川芎嗪注射液时出现过敏性休克[91]。

3. 中毒原因及预防 川芎中毒的原因主要为用量过大或应用不当。在一般情况下,川芎入煎剂比静脉给药相对安全。故在静脉给药时宜从小剂量开始,然后递增。否则有可能出现过敏反应等不良反应。川芎入中药复方煎剂用量一般可用至10g左右,单用研末吞服则以不超过3g为宜。

4. 中毒救治 出现恶心、呕吐等消化道症状者,可服用藿香正气水。出现皮疹等过敏反应者,肌内注射异丙嗪,或静脉注射葡萄糖酸钙,口服氯苯那敏、泼尼松等抗过敏治疗[89]。亦可用黄芩10g、生甘草15g、绿豆30g,水煎内服。

参考文献

[1] 陈立峰,王瑰萱,李群爱,等.水仙苷和川芎嗪对心脏血液动力学作用的比较[J].中国药理学报,1987,8(2):123.

[2] 熊舸,楼巍,郑渺,等.川芎嗪对无缺氧和缺氧的离体豚鼠心脏的作用[J].同济医科大学学报,1987,16(3):214.

[3] 王炳章,杨鸣岗,庞雷,等.川芎嗪对麻醉犬心血管作用的初步观察[J].药学学报,1979,14(10):624.

[4] 曾贵云,周远鹏,张丽英,等.川芎嗪对犬心脏血流动力学的作用[J].药学学报,1982,17(3):182.

[5] 赵根尚,汤宁,李光泽.超氧化物歧化酶及川芎嗪对家兔缺血心肌再灌注损伤的影响[J].中西医结合杂志,1988,8(5):284.

[6] 华英圣,马桂华,刘丽波,等.川芎Ⅲ号碱的药理作用的初步研究[J].中医药学报,1989,17(2):40.

[7] 高志平,李连达,李映欧,等.活血化瘀治则的药理学研究(五)——川芎与人参或丹参配伍对培养乳鼠心肌细胞^{45}Ca内流的影响[J].中国药理学通报,1987,3(6):365.

[8] 王玉良,巴彦坤.川芎嗪的化学成分及药理作用现状[J].中西医结合杂志,1985,5(5):291.

[9] 高志平，李连达，王杨慧. 川芎与人参或丹参配伍对大鼠离体心脏灌流的影响[J]. 中国药理学通报，1987，3(6)：363.

[10] 刘众，史荫绵，陈达仁，等. 川芎对急性实验性脑缺血大白兔血浆、脑脊液中强啡肽 A1-13 含量的影响[J]. 中西医结合杂志，1990，10(3)：160.

[11] 刘众，史荫绵. 川芎对急性实验性脑缺血大白兔血浆中 β-TG、PF_4 及 TXB_2、6-酮-$PGF_{1\alpha}$ 含量的影响[J]. 中西医结合杂志，1990，10(9)：543.

[12] 史荫绵，张亚霏，郑惠民，等. 川芎对球结膜和软脑膜慢性微循环障碍影响的实验研究[J]. 中华医学杂志，1980，60(10)：623.

[13] 中国人民解放军 157 医院西学中班. 活血化瘀资料选编[M]. 北京：人民卫生出版社，1982：91-97.

[14] 薛全福，戴顺龄，吴云清，等. 川芎嗪、丹参对金黄地鼠颊囊微循环的作用[J]. 中华医学杂志，1986(6)：334.

[15] 薛全福，戴顺龄，吴云清，等. 川芎、黄芪对金黄地鼠颊囊微循环的作用[J]. 中华医学杂志，1986(7)：409.

[16] 王浴生. 中药药理与应用[M]. 北京：人民卫生出版社，1983：123-124.

[17] 陈柏好，车东媛. 青霉胺和川芎嗪对大鼠低氧性肺动脉高压的影响[J]. 中华结核和呼吸杂志，1990，13(5)：268.

[18] 王迪浔，邹爱平，杨光田，等. 川芎嗪防治肺动脉高压的研究(摘要)[J]. 医学研究通讯，1990，19(6)：20.

[19] 袁小剑，等. 川芎嗪对大鼠急性和慢性缺氧性肺动脉高压的抑制作用[J]. 中国医学科学院学报，1988，10(1)：31.

[20] 文允镒，许顺滨，等. 川芎嗪及丹参对正常大鼠动脉平滑肌 Ca^{2+} 内流动力学影响[J]. 中国医学科学院学报，1988，10(6)：420.

[21] 王毓明，贾黎明. 川芎嗪对胃粘膜血流量影响的实验临床研究[J]. 江苏医药，2000，26(1)：44-45.

[22] 秦为喜，齐治家. 川芎嗪对血小板聚集功能的影响及其作用机制的探讨[J]. 中国生物化学与分子生物学学报，1985(3)：59-64.

[23] 北京制药工业研究所. 川芎有效成分研究(Ⅱ)-四甲吡嗪(川芎嗪)的药理研究[J]. 中华医学杂志，1977，57(8)：464.

[24] 杨益阶. 川芎嗪对 ADP 诱导血小板聚集的影响[J]. 湖北医学院学报，1982，3(4)：51.

[25] 周序斌，等. 川芎嗪对人类血小板的药理作用[J]. 药学学报，1985，20(5)：334.

[26] 华英圣，刘丽波，桑树荣. 川芎Ⅲ号碱(Perlolyrine)-川芎哚对小鼠血浆中 CAMP 含量的影响[J]. 中医药学报，1987(6)：37.

[27] 聂松青，谢宗琴，林克椿，等. 川芎嗪对兔血小板膜流动性、电泳迁移率的影响及其与抗凝作用的关系[J]. 药学学报，1985，20(9)：689.

[28] 中医研究院西苑医院内科. 川芎一号碱对冠心病患者血小板影响的电子显微镜观察[J]. 中华内科杂志，1976，15(2)：89.

[29] 罗光，申翠，杨旭，等. 川芎嗪和山莨菪碱对兔全血粘度及红细胞变形性的影响[J]. 中华医学杂志，1987，67(11)：607.

[30] 徐理纳，徐德成，张向嘉，等. 阿魏酸钠抗血小板聚集作用机理研究对 TXA_2-PGI_2 平衡的影响[J]. 中国医学科学院学报，1984，6(6)：414.

[31] 朱颜. 中药药理与应用[M]. 北京：人民卫生出版社，1958：117.

[32] 胡光慈，等. 实用中医药理学[M]. 上海：锦章书局，1956：219.

[33] 南京药学院. 中草药学[M]. 南京：江苏人民出版社，1976：781.

[34] 国家医药管理局中草药情报中心站. 植物药有效成分手册[M]. 北京：人民卫生出版社，1986：

157-158.

[35] 潘文舟,杨健,徐登仁,等.川芎对实验性急性肾衰时肾血浆流量的影响[J].第二军医大学学报,1982(3):196.

[36] 张瑞祥,张劲农,陶晓南,等.川芎嗪对几种致喘介质所致离体豚鼠气管条收缩作用的影响[J].中国药理学通报,1990,6(3):187.

[37] 戴顺龄,等.川芎嗪防治大鼠实验性肺水肿的电镜观察.中西医结合杂志[J].中西医结合杂志,1987,7(11):676.

[38] 王刚,张雅莉.川芎嗪对实验性豚鼠肺气肿的防治作用[J].中西医结合杂志,1990,10(4):227.

[39] 万阜昌,黄道斋,刘志忠.川芎、抚芎、金芎和东芎的药理活性比较[J].中药药理与临床,1990,6(5):34.

[40] 陈学忠,孙文勇,叶望云,等.川芎嗪、丹参对体外培养成纤维细胞的作用[J].中西医结合杂志,1987,7(9):547.

[41] 肖静.川芎嗪药理研究进展[J].华西药学杂志,1993,8(3):170.

[42] 许金明.川芎药理实验研究及应用[J].中成药,1989,11(1):37.

[43] 李乙根.黄芪注射液联合川芎嗪注射液治疗冠心病不稳定型心绞痛46例临床观察[J].新中医,2008,40(6):35-36.

[44] 陈达仁,史荫绵,田桂琴,等.川芎与低分子右旋糖酐治疗急性缺血性脑卒中的对照研究[J].中医杂志,1990(7):28.

[45] 万帮华,万邦华,余绍组.川芎嗪治疗急性缺血性脑血管病的临床研究[J].武汉医学,1983(1):63.

[46] 彭家胜,王蕴玲.川芎嗪治疗脑血管病头痛279例临床体会[J].人民军医,1991(3):49.

[47] 于忠甫.复方川芎注射液治疗脑血栓形成和脑栓塞400例疗效分析[J].中西医结合杂志,1986,6(4):234.

[48] 刘玉梅,王君.川芎嗪治疗脑梗塞48例[J].陕西中医,1997,18(9):412.

[49] 殷玲,尹新洁.丹参川芎嗪治疗急性脑梗死的临床观察[J].中国医院药学杂志,2008,28(19):1703-1704.

[50] 李秋英.黄芪注射液联合川芎嗪治疗急性脑梗死临床观察[J].山东医药,2008,48(22):48-49.

[51] 张兵,王岩,刘春光.丹参川芎嗪注射液治疗短暂性脑缺血频繁发作40例临床疗效观察[J].中国药房,2008,19(6):453-454.

[52] 王耀华.川芎嗪治疗新生儿缺氧缺血性脑病临床观察[J].时珍国医国药,2006,17(4):502,504.

[53] 周红,李红,钟毅,等.葛根素注射液合川芎嗪注射液治疗椎-基底动脉缺血性眩晕急性发作期的临床观察[J].中国急救医学,2001,21(2):109.

[54] 李一仪.川芎嗪治疗脑外伤综合征的疗效观察[J].武汉医学院学报,1983(1):88.

[55] 杨林.川芎嗪静滴治疗外伤性头痛23例[J].内蒙古中医药,1987(1):14.

[56] 王苏,蒲道学,吴雯珠,等.川芎治疗偏头痛67例疗效观察[J],云南中医杂志,1980(4):11.

[57] 周超凡,于智敏.加味四物汤治疗血管性头痛的临床观察与体会[J].中国中药杂志,1995,20(11):698.

[58] 张文记,李华,陈建华.川芎茶调冲剂治疗偏头痛临床观察[J].中国临床康复,2003,7(32):4424.

[59] 赵敏,刘学成,王凤云,等.川芎嗪联合坎地沙坦酯治疗慢性肺心病急性加重期疗效观察[J].中国全科医学,2010,13(20):2275-2277.

[60] 王红嫚,杨玉林,薛关生,等.川芎嗪治疗慢性肺源性心脏病急性加重期的临床观察[J].辽宁中医杂志,2008,35(6):893-894.

[61] 黄美杏,陈学远,谭玉萍,等.川芎嗪对慢性肺心病急性加重期患者肺功能与血管活性物质的影响[J].实用医学杂志,2005,21(13):1479-1480.

[62] 邵长荣，肖沪生，陈凤鸣，等.川芎嗪静脉滴注治疗发作期支气管哮喘[J].上海中医药杂志，1990，24(8)：18.

[63] 涂喜汉.川芎嗪治疗支气管哮喘持续状态临床观察[J].时珍国医国药，2006，17(10)：9.

[64] 钱晓华，黄玉兰.川芎嗪治疗妊娠高血压综合征临床分析[J].中西医结合杂志，1991(9)：533.

[65] 王雪峰，赵苗青.川芎嗪及复方丹参注射液辅助治疗妊娠高血压综合征60例临床分析[J].第一军医大学学报，2003，23(9)：969-971.

[66] 张和平.川芎治疗功能性子宫出血29例[J].陕西中医，1990，11(4)：150.

[67] 康振兴，肖红.川芎嗪治疗肾综合征出血热的临床研究[J].中成药，2000，22(5)：351-353.

[68] 李孝生，沈鼎明，邹建忠，等.川芎嗪配伍心得安预防食管静脉曲张破裂出血的临床对照研究[J].世界华人消化杂志，2000(Z1)：16.

[69] 陈健，刘铁球.川芎茶调冲剂辅助治疗Ⅱ型糖尿病周围神经病变临床分析[J].中药材，2001(7)：542-543.

[70] 梁家利，周静，王士伟，等.川芎嗪治疗2型糖尿病周围神经病变63例临床观察[J].新中医，2008，40(3)：24-25.

[71] 曾健英，罗正茂，张建林.川芎嗪治疗糖尿病肾病68例[J].广东医学，2005，26(7)：1004-1005.

[72] 姚林，康永贞.川芎注射液穴注治疗慢性乳腺病50例[J].江苏中医，1990，11(3)：11.

[73] 高振明.川芎防风注射液治疗扁平疣14例[J].湖北中医杂志，1982(1)：30.

[74] 纪黎明.磷酸川芎嗪注射液治疗红皮症型银屑病10例报告[J].天津中医，1990(3)：9.

[75] 周忠福.盐酸川芎嗪治疗38例小腿结节性疾病的观察[J].临床皮肤科杂志，1987，10(2)：97.

[76] 王书谦.芎乌粉治疗跟骨骨刺150例[J].河北中医，1990(6)：16.

[77] 胡荣.芎香散治疗“闪腰岔气”122例报告[J].新疆中医药，1989(3)：35.

[78] 王浴生，等.中药药理与应用[M].北京：人民卫生出版社，1983，1.

[79] 胡晓兰，等.防止青少年近视药-川芎嗪盐酸滴眼剂的研究[J].中草药，1983(5)：16.

[80] 任义先，李静美，黄庆山.川芎嗪联合体外反搏治疗突发性聋34例疗效观察[J].中国中医急症，1996，6(1)：8.

[81] 张正娥，王燕，张元珍，等.川芎嗪治疗胎儿生长受限的临床疗效[J].武汉大学学报：医学版，2008，29(4)：538-541.

[82] 程世开，肖梦彬.川芎嗪治疗消化性溃疡临床观察[J].广东医学，2001，22(3)：261-262.

[83] 姚珍松，梁德.川芎嗪在断指再植术后的应用观察[J].新中医，2002，34(4)：19-20.

[84] 金太欣，张家衡.川芎嗪与奥曲肽治疗急性胰腺炎的临床疗效比较[J].中国普通外科杂志，2007，16(10)：1019-1020.

[85] 王锡阳，李康华，李雄，等.川芎嗪、玻璃酸钠预防腰椎间盘突出术后硬膜外粘连的临床研究[J].中国现代医学杂志，2006，16(13)：2026-2028.

[86] 胡小英，许华，许双虹，等.川芎嗪对儿童过敏性紫癜肾损害预防作用的临床研究[J].辽宁中医杂志，2004，31(8)：663-664.

[87] 朱颜.中药药理与应用[M].北京：人民卫生出版社，1958：117.

[88] 江苏新医学院.中药大辞典(上册)[M].上海：上海科学技术出版社，1986：221.

[89] 丁涛.中草药不良反应及防治[M].北京：中国中医药出版社，1992：353-354.

[90] 胡朋灿.服偏方川芎蛋致不良反应一例[J].中医药学报，1991(5)：46.

[91] 刘景昀，刘景钟.川芎嗪注射液致严重过敏反应1例[J].山东医药，2004，44(8)：13.

延胡索　Yanhusuo

【别名】延胡(《雷公炮炙论》)、玄胡索(《济生方》)、元胡(《药品化义》)、元胡索(《中药处方名辨义》)。

【来源】 延胡索，始载于《本草拾遗》。《本草纲目》引王好古语曰："本品玄胡索，避宋真宗讳，改玄为延也。"为罂粟科植物延胡索 *Corydalis yanhusuo* W. T. Wang 的干燥块茎。主产于浙江、江苏、湖北、湖南等地。多为栽培。

【采收炮制】 5～6 月间茎叶枯萎时采挖。除去须根，洗净，置沸水中煮至恰无白心时，取出，晒干。切厚片或捣碎，为生延胡索。以醋炙或同醋煮，为醋延胡索。

【商品规格】 商品分元胡、瓣元胡、全叶元胡。每品各分为一、二等。以个大饱满、质坚硬而脆、断面黄色发亮、角质、有蜡样光泽者为佳。个小、质松、断面色灰黄、中心呈白色者为次。本品为浙江特产，尤以金华地区所产质佳。

按《中国药典》(2010 年版一部)规定：本品总灰分不得过 4%，水分不得过 15%。饮片含延胡索乙素($C_{21}H_{25}NO_4$)不得少于 0.040%。

【药性】 辛、苦，温。归肝、脾经。

【功效】 活血，行气，止痛。

【应用】

气滞血瘀，诸种痛证：本品辛散温通，能活血行气，为止痛佳品。《本草纲目》谓其："能行血中气滞，气中血滞，故专治一身上下诸痛，用之中的，妙不可言。"故无论何种疼痛，均可配伍应用。治气滞血瘀所致之胸胁、脘腹疼痛，临床常与川楝子配伍同用，如《素问病机气宜保命集》金铃子散；治寒凝血滞胃痛，可配高良姜、炮姜等药；治气滞胃痛，可配木香、柴胡等药；治妇女痛经、产后血瘀腹痛，可与当归、川芎、红花、香附等同用；治肝郁气滞、胁肋胀痛，可与柴胡、郁金等药配伍；治小儿寒疝腹痛，可配吴茱萸、小茴香等同用；治风湿痹痛，可配桂枝、当归、秦艽等同用；治胸痹心痛，可配瓜蒌、薤白，或丹参、川芎同用；治肠痈腹痛，可配金银花、连翘、败酱草等药同用；治跌打损伤，常与乳香、没药、自然铜配伍；治偏正头痛，可与川芎、白附子同用；治下痢腹痛，可单用米饮调服。

另外，本品味辛能行，能宣通郁滞，利气通络，对肺气郁滞，胸闷咳嗽，《仁存堂经验方》以之配伍枯矾为末含服。由于本品能宣通经络，利气通利小便，对小儿小便不通，可与川楝子等分为末内服，如《小儿药证直诀》捻头散。

【用法用量】 煎服，3～10g，研末服，每次 1.5～3g。

【使用注意】 孕妇忌服。

【药论】

1.《雷公炮炙论》："心痛欲死，速觅延胡。"

2.《本草纲目》："延胡索，能行血中气滞，气中血滞，故专治一身上下诸痛。"

3.《本草求真》："延胡索，不论是血是气，积而不散者，服此力能通达，以其性温，则于气血能行能畅，味辛则于气血能润能散，所以理一身上下诸痛，往往独行功多。"

4.《本草汇言》："玄胡索，凡用之行血，酒制则行；用之止血，醋制则止；用之破血，非生用不可；用之调血，非炒用不神。"

【现代研究】

(一) 化学成分

本品主含生物碱，现已提出二十余种。按其结构可分为原小檗碱型生物碱、小檗碱型生物碱、原阿片碱型生物碱和阿朴芬型生物碱四类。计有延胡索甲素、延胡索乙素(即消旋四氢巴马汀)、延胡索丙素、延胡索丁素、延胡索庚素、延胡索辛素、延胡索壬素、延胡索癸素、延胡索子素、延胡索丑素、延胡索寅素、黄连碱、去氢延胡索甲素、延胡索胺碱、去氢延胡索胺碱、古伦胺碱、狮足草碱、二氢血根碱和去氢南天竹啡碱。延胡索止痛作用以乙素和丑素作用最强。另含大量淀粉及少量黏液质、树脂、挥发油和中性物质。

（二）药理作用

1. 对中枢神经系统的作用

（1）镇痛、麻醉作用：小鼠电刺激法证明，灌服延胡索粉有镇痛作用，其效价为阿片的1/10[1]，持续时间约2小时，并确定其成分为生物碱。另外，采用热板法、电刺激法和醋酸扭体法，证明延胡索及其甲素、乙素、丙素、丑素均有明显的镇痛作用，且以乙素、丑素最强，甲素次之[2-5]。豚鼠皮内注射*dl*-四氢巴马汀可使局部刺激疼痛减低，蟾蜍离体神经法观察到*dl*-四氢巴马汀使神经干动作电位振幅降低，表明该药具有局部麻醉作用。大鼠对乙素和丑素的镇痛作用能产生耐受性，但速度比吗啡慢了50%[6]。以小鼠、猴代替试验，则未发现有成瘾性[7]。醋制后生物碱含量明显增加，镇痛作用也有很大增强[8]。

（2）催眠、镇静与安定作用：经兔、鼠、犬、猴等动物试验，证实较大剂量延胡索乙素有明显的催眠作用[9-12]。延胡索乙素能明显降低小鼠自发活动与被动活动，明显增强环乙巴比妥钠的催眠作用。乙素还能对抗咖啡因和苯丙胺的中枢兴奋作用，对抗戊四氮所致的惊厥，但却能增强士的宁所致的惊厥，对电休克无对抗作用[10,11]。丑素的镇静安定作用较乙素为弱，癸素则更弱[11]。

通过对延胡索中枢作用原理进行分析，左旋四氢巴马汀是新化学类型的DA受体阻滞剂，左旋四氢巴马汀的镇痛和镇静催眠作用主要是阻滞脑内DA受体的功能，并与ACh受体和GABA能系统有一定关系[13]。

2. 对心血管系统的作用

（1）对心脏的作用：延胡索全碱对离体兔心具有减慢心率的趋势，对豚鼠随剂量加大其减慢心率作用增强。乙素、丑素和脱氢延胡索碱均能使麻醉猫心跳变慢[14]。麻醉犬静注延胡索醇提取液，心排出量和冠脉流量均明显增加。消旋体四氢巴马汀对麻醉开胸犬静注后，心肌收缩力加强，收缩速度加快，此作用与药物作用于交感神经末梢并在短时间内大量释放去甲肾上腺素递质有关[15]。本品醇提物有显著扩张离体兔心和在体猫心的冠状血管、降低冠脉阻力与增加血流量的作用。小鼠腹腔注射可使心肌对^{86}Rb的摄取量明显增加。并可明显提高动物对常压或减压缺氧的耐受力[16]。去氢延胡索甲素(DHC，亦称去氢紫堇碱)能在正常和缺氧情况下，显著地抑制心肌钙离子浓度的增加，降低*RyR*基因的转录和蛋白表达，起到降低心肌细胞内钙的作用，从而起到心肌保护的作用。

（2）抗心律失常作用：延胡索总碱5mg/kg或10mg/kg静注，能对抗脑垂体后叶素所致豚鼠异常心电图[17]。延胡索注射液能对抗乌头碱所致的心律失常。静注延胡索碱Ⅰ、碱Ⅱ对室性期前收缩疗效较好，对房性、交界区性期前收缩效果不明显；碱Ⅱ对房性、交界区性期前收缩治疗作用较好，对室性期前收缩疗效较差。二药作用高峰期在药后5分钟左右，持续期约20分钟，40～60分钟基本消失[14]。

采用细胞内固定微电极技术观察*dl*-四氢巴马汀对兔窦房结细胞、豚鼠乳头肌细胞的作用，发现其能降低上述细胞的动作电位和减慢频率，并呈浓度依赖性负性肌力作用[18]。其作用机理主要为阻滞Ca^{2+}内流，且对Na^{+}内流，K^{+}外流也有阻滞作用。延胡索碱预处理可显著缩小大鼠心肌缺血再灌注的心肌梗死面积，对缺血再灌注心肌损伤有保护作用[19]。延胡索碱及其人工合成品THP、T-溴化乙氧苯四氢巴马汀(EBP)、四氢小檗碱、苄基四氢巴马汀(BTHP)、千金藤定(SPD)等生物碱亦具有抗心律失常以及抑制哇巴因和电刺激下丘脑诱发的心律失常作用[20]。延胡索可减少心肌缺血再灌注损伤模型大鼠的心律失常发生率，并能抑制损伤心肌细胞的凋亡[21]。

(3) 对血压、血管和心电图的影响：延胡索碱注射液静脉注射后，收缩压、舒张压均轻度降低，以大剂量组降低舒张压的作用显著。降压作用以药后0～20分钟最强，50～60分钟回到药前水平[22]。麻醉犬静注延胡索醇提物能使外周阻力降低、血压下降，延胡索乙素、癸素、丑素、寅素及脱氢延胡索碱分别可使麻醉猫血压下降或略降[14]，其降压机理主要是通过抑制电压依赖性钙通道而舒张血管，再即是对 α_1、α_2 受体的阻滞和儿茶酚胺含量的降低作用，还能抑制5-羟色胺引起的升压作用[23]。左旋四氢巴马汀能使5-HT所致兔离体肺动脉环量效曲线右移，对NE、KCl所致收缩也有拮抗作用。左旋四氢巴马汀对KCl、$CaCl_2$、NE和15-MPGF所致兔动脉收缩呈非竞争性拮抗作用，且其作用可能与 Ca^{2+} 拮抗作用有关。

静注不同剂量的延胡索碱Ⅰ、碱Ⅱ注射液，碱Ⅰ引起心电图T波增宽，QTC延长，碱Ⅱ引起心电图P波、QRS波时间增宽，P-R、QTC延长，而且剂量越大，变化越显著[22]。延胡索全碱静脉注射能使Q-T间期延长，T波稍增高；而麻醉猫分别静脉注射延胡索丑素、脱氢延胡索碱，均发现心电图T波有低平、双向及倒置现象[14]。

3. 对消化系统的作用

(1) 抗溃疡作用：延胡索全碱肌内注射具有抗大鼠幽门结扎性溃疡、水浸应激性溃疡和组胺溃疡作用，对醋酸溃疡作用弱，而对利血平溃疡无效[24]。从朝鲜产延胡索(C. bulbosa)中提制的制剂coryloid具有显著的对抗大鼠实验性胃溃疡作用，其主要有效成分是去氢延胡索甲素。Coryloid或DHC皮下注射均能抑制大鼠因禁食、应激或化学药剂所致实验性胃溃疡。

(2) 抑制胃分泌作用：肌内注射延胡索全碱，对幽门结扎大鼠能够显著抑制胃液分泌、降低游离酸和总酸酸度[24]。乙素大剂量给药可明显抑制巴甫洛夫小胃狗的胃液分泌，胃液酸度及消化力亦有减弱的。去氢延胡索甲素能减少大鼠胃液分泌和胃酸、胃蛋白酶的量[14]。以上作用及抗胃溃疡作用机理，可能系通过中枢-脑下垂体-肾上腺系统而发挥作用。

(3) 对胃肠运动的影响：正常成人口服相当于10g生药的延胡索浸膏对胃肠活动无显著影响[11]，延胡索浸剂能使豚鼠离体小肠产生兴奋作用，并能引起家兔在体小肠暂时性兴奋，对家兔及大鼠离体小肠作用不显著。该浸剂尚可拮抗ACh、毛果芸香碱及 $BaCl_2$ 对家兔、豚鼠和大鼠离体小肠所产生的肠张力升高作用[25]。延胡索生物碱低浓度能使兔离体小肠兴奋，高浓度则抑制[14]。乙素在 1.2×10^4 IU浓度时能抑制兔离体肠管活动，并能阻断ACh、$BaCl_2$ 及脑垂体后叶素和5-HT对肠肌的兴奋[12]。

(4) 肌肉松弛作用：溴化甲基延胡索乙素对兔静脉注射的平均最小垂头剂量为(3.011±0.002)mg/kg，它是作用于神经肌肉接头后的非去极化型神经肌肉阻断药，新斯的明能明显对抗甲基延胡索乙素的阻断作用。左旋四氢巴马汀(L-THP)对 $BaCl_2$、KCl、5-HT、His、ACh所致的离体豚鼠气管螺旋条收缩有明显抑制作用。*dl*-四氢巴马汀能明显对抗催产素和KCl所引起大鼠离体子宫的收缩反应，对高 K^+ 去极后 Ca^{2+} 所引起的子宫收缩有明显松弛作用。以上作用多与钙拮抗作用有关[26]。

(5) 对垂体-肾上腺皮质系统功能的影响：乙素能使幼年小鼠胸腺萎缩，并能明显降低大鼠肾上腺中维生素C含量，而去垂体或以戊巴比妥钠麻醉大鼠后，则上述作用消失，提示其作用部位可能在下视丘。连续给药6日后则产生耐受性[27]。

4. 其他作用

(1) 对内分泌系统的影响：延胡索乙素、巴马汀均具有兴奋动物垂体-肾上腺系统，刺激垂体促肾上腺皮质激素分泌的作用[28]。

(2) 抗菌、抗炎作用：左旋延胡索乙素能减少 LPS 诱导的 ICAM-1 和 E-selectin 表达；延胡索氯仿提取液对镰刀属、盾壳霉属、平脐蠕孢属、炭疽菌属等相应细菌均有很高的抑菌活性。延胡索生物碱还有抑制 HIV-1 型病毒逆转录酶的活性[29-31]。

(3) 提高抗应激能力：延胡索总碱除了有一定的镇静作用，还能提高小鼠的抗疲劳能力及耐缺氧能力，从而提高了机体的抗应激能力[32]。

(4) 抗肿瘤：延胡索总生物碱体外具有较强的抑制肿瘤细胞增殖作用，其机制可能与诱导细胞凋亡、改变细胞周期时相分布、改变 HepG2 细胞 miRNA 表达谱有关[33]。

(三) 临床报道

1. 用于镇痛　延胡索乙素注射剂，每次皮下注射 60～100mg，对内脏疾病所致疼痛、神经痛及月经痛等均有较好的缓解效果，对头痛和脑震荡头痛的疗效也较好。但对外科性锐痛和周围神经痛较内科钝痛为差。乙素的特点是无明显的耐药性和成瘾性[34]。

2. 用于局部麻醉　以 0.2%延胡索碱注射液，采用局部浸润麻醉法作为局麻剂，共做门诊手术 105 例，效果满意者 98 例(93.4%)、局麻作用较差者 6 例(5.7%)。另报告用 0.3%～0.6%延胡索乙素注射液作局麻，试用 220 例均获良效。颈丛麻醉甲状腺手术中复合延胡索乙素 90mg 肌注，可减轻心血管不良反应，取得良好的临床效果[35]。给予中药敷脐方(肉桂、当归、延胡索、红花、盐炒小茴香、细辛)，治疗原发性痛经，痊愈 16 例，总有效率 80%[36]。

3. 治疗急慢性扭挫伤　用醋制延胡索、广木香、郁金各等份，研细末，温开水送服，每次 15g，每日 3 次，治疗腰部、胸背部及四肢急性挫伤 153 例，慢性扭挫伤 168 例，病程 1～27 天，结果全部获愈[37]。

4. 治疗浅表性胃炎

(1) 以延胡止痛片(延胡索、白芷等药组成)，每次 6 片，每日 3 次，5 天为一疗程，治 127 例，服 1～2 个疗程。结果 1 个疗程内显效 92 例(74.4%)，1～2 个疗程好转 28 例(22%)，无效 7 例(5.55%)，总有效率 94.4%。

(2) 以白花蛇舌草 50g，延胡索 10g，水煎 2 次，分 3 次饭前服，20 天一疗程。少数加复方氢氧化铝片。共治 82 例，结果痊愈 65 例，好转 14 例，无效 3 例，有效率达 96.3%[38]。

5. 治疗胃溃疡　用延胡索制剂“Coryloid”口服，每日 90～120mg(相当于生药 5～10g)，治疗 461 例胃溃疡、十二指肠溃疡、慢性胃炎病人，有效率达 76.1%。

6. 治疗冠心病

(1) 延胡索 80%醇提物制成针剂，或片剂称“可达灵”，经治疗各类冠心病 575 例，其中心绞痛 424 例，急性心肌梗死 148 例，对心绞痛症状总有效率 83.2%，显效率 44.4%，心电图改善总有效率 52.9%，显效 26.8%。急性心肌梗死的病死率从一般为 32.2%降至 14.1%。

(2) 脱氢延胡索 5～10mg，每日 3 次，口服，治疗急性心肌梗死 74 例，经 4～8 周治疗后，心律失常的发生率低于西药对照组，治疗中未见任何不良反应[39]。

7. 治疗心律失常

(1) 用延胡索治疗心律失常 48 例及期前收缩 27 例，均有较好疗效。每日 3 次，每次用 5～10g，对房性期前收缩有较好治疗作用；10g 以上，能够控制阵发房颤发作，并能减慢心房颤动的心室率，进而使一些持续性房颤转复为窦性心律。

(2) 一患者误服较大剂量延胡索2次，每次15g，无意中将持续9年的慢性房颤复转，并在房颤复发后，再次用药同样复律成功。以后又以同一剂量治另一病人，于服药第7天房颤复转，但出现一度房室传导阻滞，减量后P-R间期较前缩短，提示该药可能影响房室传导。

8. 治疗早期高血压　每天服延胡索乙素3～4次，每次50～100mg，1～2个月为一疗程，服药后先使自觉症状如头晕、头痛改善或消失，而后血压也下降。对早期病人疗效较好，对Ⅲ期疗效较差。

9. 治疗失眠　临睡前服延胡索乙素100～200mg，20～30分钟内即可入睡，次日无头昏头晕等不良反应。

10. 治疗雷诺病　采用芪附延胡索汤（黄芪、附子、延胡索、姜黄、当归、白芍等），日1剂。治疗雷诺病28例，治愈18例，占64.3%；好转8例，占28.6%；未愈2例，占7.1%。总有效率92.9%[40]。

11. 治疗脑外伤后遗头痛　自拟益气通络汤（党参、黄芪、川芎、延胡索、郁金、赤芍、菊花、白芍、当归、地龙等）加减治疗脑外伤后遗头痛59例。临床治愈32例，占54.24%；显效15例，占25.42%；有效9例，占15.25%；无效3例，占5.09%；总有效率为94.91%[41]。

12. 慢性前列腺炎　采用增瀑颗粒（台乌药、延胡索、木香、青皮等）治疗慢性前列腺炎患者中气滞血瘀型患者36例，临床痊愈6例，显效11例，有效9例，无效5例，总有效率83.9%[42]。

（四）不良反应

1. 毒性　延胡索醇浸膏小鼠口服LD_{50}为(100±4.53)g/kg。延胡索乙素、丙素、丑素给小鼠静脉注射LD_{50}分别为146mg/kg、151～158mg/kg、100mg/kg[2]。含延胡索总生物碱0.61%的粗浸膏，小鼠灌服的LD_{50}为2840(2500～3230)mg/kg。癸素腹腔注射小鼠LD_{50}为127mg/kg。溴化甲基延胡索乙素静注LD_{50}为(15.29±3.48)mg/kg。

延胡索醇提取物给家兔灌胃，连续1个月，动物精神状态、食欲等均正常，对重要脏器无损害。豚鼠连续静注延胡索全碱，直至呼吸麻痹死亡，其最小致死量为(240.3±21.5)mg/kg。脱氢延胡索碱5mg/kg、10mg/kg、15mg/kg，大白鼠腹腔注射连续20天；15mg/kg、30mg/kg、50mg/kg，灌胃给药连续30天，血象、肝、肾功能和重要脏器未见异常改变[28]。

2. 中毒机理及症状　正常兔静注乙素20～40mg，呼吸短暂兴奋，剂量增大至60mg/kg时，呼吸呈现抑制[34]。猴一次灌胃乙素180mg/kg，先出现短时兴奋，继而较严重的抑制，极度镇静和较深度的催眠作用，感觉并不丧失，随后发生四肢震颤性帕金森综合征，心电图和呼吸均正常，尿中有管型，数天后可恢复。当每天灌服85mg/kg，连续2周，除出现镇静、催眠作用外，于第4～7天的反应基本与灌胃180mg/kg者相似，肉眼观察内脏无明显变化，组织病理检查发现心脏和肾脏有轻度混浊肿胀[12]。豚鼠连续静脉注射全碱可致呼吸麻痹而死亡[14]。延胡索乙素对人体不良反应较少，对肝和肾功能、血压、心率均无明显影响。在治疗量时，可能有眩晕、乏力，偶有恶心，去氢延胡索甲素不良反应也较低，少数病例有发疹、腹部胀满、腹痛、恶心等反应[13]。另有引起传导阻滞的报道。

3. 中毒原因及预防　延胡索中毒的原因一是用药剂量过大，一是给药时间过长，且多为单体静脉给药所致。经口服对人体毒性较小。如出现毒副作用，即应立刻停药。由于延胡索单用药力较高，中毒可能性大，为预防其中毒反应，可在用量、剂型及其配伍方面予以注意。

参考文献

[1] 吕富华,方达超,张覃沐.延胡索的止痛作用[J].中华医学杂志,1955,41(10):928-930.

[2] 金国章,胥彬.延胡索的药理研究Ⅰ.延胡索素甲、乙和丑的镇痛作用[J].生理学报,1957,21(2):150.

[3] 金国章,唐希灿,胥彬.延胡索药理研究Ⅷ.延胡索乙素同型物的化学结构和疗效关系[J].药学学报,1962,9(8).481-486.

[4] 乐开礼.普鲁托品的镇静、镇痛作用.中国药理学报,1981,2(1):16.

[5] 周国梁,胡兵,俞浩.延胡索及其不同配伍镇痛作用研究[J].中兽医医药杂志,2006,25(1):28-29.

[6] 胥彬,金国章.延胡索的药理研究Ⅱ.延胡索素乙和丑的耐药性[J].生理学报,1957,21(2):158.

[7] 金国章,王月娥,张振德,等.延胡索的药理研究——XIII.延胡索乙素对动物成瘾性的试验[J].生理学报,1978,30(1):67.

[8] 李小芳,罗庆洪,任文.延胡索炮制前后生物碱含量测定及镇痛作用的对比研究[J].湖南中医药导报,2001,7(5):253-255.

[9] 唐希灿,金国章,胥彬.延胡索的药理研究 Ⅶ.延胡索乙素对狗胃液分泌的影响及其催眠作用[J].药学学报,1962,9(3):145.

[10] 金国章,邹冈,唐希灿,等.延胡索的药理研究 Ⅵ.延胡索素乙对中枢神经系统的作用[J].生理学报,1960,24(2):110.

[11] 唐希灿,金国章,胥彬.延胡索的药理研究 Ⅸ.延胡索丑素和癸素的中枢神经系统作用[J].生理学报,1962,25(2):143.

[12] 金国章,唐希璨,胥彬,等.延胡索的药理研究Ⅴ.延胡索素乙的毒性和对平滑肌的影响[J].药学学报,1960,8(4):186.

[13] 王浴生.中药药理与应用[M].北京:人民卫生出版社,1983:449,454.

[14] 马胜兴,陈可冀.延胡索研究概况[J].中西医结合杂志,1985,5(12):759.

[15] 刘东,赵更生.dl-四氢巴马汀对犬心脏血流动力学作用[J].药学学报,1987,22(7):537.

[16] 赵昕,汤浩.脱氢紫堇碱对正常和低氧豚鼠心肌细胞内钙的影响[J].中国应用生理学杂志,2003,19(3):222-225.

[17] 王义明.延胡索全碱对心血管作用的药理研究[J].辽宁中医,1976(1):42.

[18] 赵东科,赵更生,邱培伦.dl-四氢巴马汀与戊脉安对豚鼠左心房的作用比较[J].药学学报,1986,21(6):407.

[19] 李荣.延胡索碱及延胡索复方抗冠心病室性心律失常的实验与临床研究[D].广州:广州中医药大学,2007.

[20] 赵翠仙,杨来秀,王晓东.延胡索碱的药理学研究概况[J].内蒙古科技与经济,2001,11(2):125-126.

[21] 李俊哲.桃仁红花煎治疗冠心病室性早搏疗效观察及延胡索抗心律失常实验研究[D].广州:广州中医药大学,2007.

[22] 马胜兴,陈可冀,王荣金.延胡索碱治疗过早搏动的临床研究[J].中华心血管病杂志,1983,11(1):6.

[23] 李清福,董蜀华,梁西.左旋四氢巴马汀对心脏及血压的影响[J].西南国防医药,2001,11(4):303-304.

[24] 王义明,张效禹,李云兴,等.延胡索全碱抗溃疡作用的实验研究[J].辽宁中医杂志,1980(1):36.

[25] 吴燕宝,张覃沐,王瑜茜,等.延胡索浸剂对胃肠道活动影响的研究[J].药学学报,1963,10(4):193.

[26] 赵东科,赵更生.dl-四氢巴马汀在子宫平滑肌上的钙拮抗作用[J].西安医科大学学报,1990,11

(3):217.

[27] 刘耕陶,雷海鹏. 延胡索乙素对大鼠垂体促肾上腺皮质激素(ACTH)分泌的刺激作用[J]. 药学学报,1963,10(8):474.

[28] 黄璐琦,王永炎. 中药材质量标准研究[M]. 北京:人民卫生出版社,2006:187-209.

[29.] 张仲苗,耿宝琴,雍定国,等. dl-四氢巴马汀抗大鼠胃溃疡作用[J]. 中国药学杂志,2005,40(12):902-904.

[30] 申晓慧,李翔国. 延胡索、白头翁提取液的离体抑菌作用测定[J]. 延边大学农学学报,2006,28(1):35-40.

[31] Wang HX,Ng TB. Examination of lectins,polysaccharopeptide,polysaccharide,alkaloid,coumarin and trypsin inhibitors for inhibitory activity against human immunodeficiency virus reverse transcriptase and glycohydrolases [J]. Planta Med,2001,67(7):669-672.

[32] 白雪,肖海涛. 延胡索总生物碱对小鼠抗应激能力的研究[J]. 贵阳医学院学报,2008,33(2):139-140.

[33] 张国铎,活性指导下中药独活与延胡索抗肿瘤有效成分的分离及其抑瘤作用研究[D]. 南京:南京中医药大学,2009.

[34] 金国章,陈瑞婷,王道苑,等. 延胡索的药理研究(Ⅳ)延胡索素乙和丑对循环和呼吸的影响[J]. 药学学报,1958,6(1):26.

[35] 杨焕杰,乔建军,王立文,等. 不同剂量延胡索乙素在甲状腺手术中的临床探讨[J]. 西北国防医学杂志,2006,27(6):456-457.

[36] 李仲平,张永鹏,田翠时. 中药敷脐法治疗原发性痛经 60 例[J]. 陕西中医,2005,26(5):400-401.

[37] 方观杰. 延胡木金散治疗急慢性扭伤挫伤 321 例[J]. 浙江中医杂志,1988,23(3):114.

[38] 杨承第,吴品奎,李德明. 蛇草延胡汤治疗浅表性胃炎 82 例小结[J]. 湖南中医杂志,1992,8(2):33.

[39] 梁爽林. 脱氢延胡索治疗急性心肌梗塞临床观察[J]. 天津中医,1989(4):3.

[40] 陈红英. 芪附延胡索汤治疗雷诺病 28 例临床观察[J]. 河北中医,2008(30):1173.

[41] 胡成杰,王林静. 自拟益气通络汤治疗脑外伤后遗头痛 59 例[J]. 四川中医,2004,22(11):50.

[42] 常德贵,江立行,张培海,等. 中药增瀑颗粒治疗气滞血瘀型慢性前列腺炎的临床疗效观察[J]. Journal of MSAD,2007,4(11):16.

郁金 Yujin

【别名】黄郁(《石药尔雅》),马蒁、黄流(《本草纲目》),黄姜(《新华本草纲要》),温郁金、黄丝郁金、白丝郁金(《中药志》),广郁金(《中药材商品知识》),玉金(《中药处方名辨义》)。

【来源】郁金,始载于唐《药性论》。《本草纲目》引朱震亨语曰:“古人用治郁遏不能升者,恐命名因此也。”为姜科植物温郁金 *Curcuma wenyujin* Y. H. Chen et C. Ling、姜黄 *Curcuma longa* L.、广西莪术 *Curcuma kwangsiensis* S. G. Lee et C. F. Liang 或蓬莪术 *Curcuma phaeocaulis* Val. 的干燥块根。前二者习称“温郁金”和“黄丝郁金”,其余按形状不同习称“桂郁金”或“绿丝郁金”。主产浙江、四川、江苏、福建、广西、广东、云南等地。多为人工栽培。

【采收炮制】冬季茎叶枯萎后采挖,摘取块根,除去泥沙及细根,蒸或煮至透心,干燥。切片或打碎,生用或矾水炒用。

【商品规格】商品有黄郁金(广郁金)、黑郁金(温郁金)、白郁金(白丝郁金)、绿郁金(绿丝郁金)之分。均以个大、质坚实、外皮皱纹细、断面色黄者为佳。一般以黄郁金质高品优。

黄、绿、白、黑郁金各分为一、二等。

按《中国药典》(2010 年版一部)规定:本品水分不得过 15%,灰分不得过 9%。

【药性】辛、苦,寒。归肝、心、肺、胆经。

【功效】活血止痛,行气解郁,清心凉血,利胆退黄。

【应用】

1. 胸胁刺痛,胸痹心痛　本品味辛能散能行,既能活血散瘀,又能行气解郁以止痛。《本草汇言》称:"其性轻扬,能散郁滞,顺逆气,心肺肝胃气血火痰郁遏不行者最验。"故气滞血瘀之胸、腹、胁痛,用之尤效。常与木香同用,偏气郁者倍木香,偏血郁者倍郁金,即《医宗金鉴》颠倒木金散;临床亦常与丹参、柴胡、香附等配伍使用。治气滞血瘀胸胁痛,常与桂心、枳壳等药同用,如《医学心悟》推气散;治胸胁损伤,胸闷疼痛,可配丹参、延胡索、杏仁等药,如《实用中药与方剂》疏肝宣肺汤;治胁下癥瘕痞块,常与鳖甲、牡蛎、莪术配伍;治寒凝厥心痛,小肠膀胱痛不可忍,可配朱砂、附子、干姜同用,如《奇效良方》辰砂一粒金丹。

2. 经闭痛经、乳房胀痛　本品解郁调经,可用治肝郁气滞的经行腹痛、乳房胀痛等症,常配伍柴胡、白芍、当归等药,如《傅青主女科》宣郁通经汤;还可用治产后心痛,单用烧炭存性,米醋调服即效。

3. 热病神昏,癫痫发狂　本品辛散苦泄,能解郁开窍,且其性寒,兼有清心之功。故治湿温病湿浊蒙闭心窍者,常与石菖蒲、栀子、连翘等配伍,如《温病全书》菖蒲郁金汤;治癫痫、癫狂属痰气闭阻心窍者,可与白矾同用,如《外科全生集·新增马氏试验秘方》白金丸;亦可与川芎、防风、猪牙皂角等药配伍,如《摄生众妙方》郁金丹。

4. 血热出血证　本品苦寒泄降,能顺气降火而凉血止血,且有止血而不留瘀之特点。故对于吐血、衄血、尿血、妇女倒经等属血热瘀滞者均可施用。如治热盛吐血,可配牛膝、牡丹皮、栀子等同用,如《医学心悟》生地黄汤;治热伤血络之尿血、血淋,常配小蓟、白茅根等药;亦可与生地黄、蒲黄配伍,如《普济方》郁金散。

5. 湿热黄疸　本品性寒入肝胆经,能清湿热而利胆退黄。治湿热黄疸,常与茵陈、栀子、大黄配伍。另外治肝胆结石症,可与金钱草、茵陈、木香等药配伍,如《中西医结合治疗急腹症》胆道排石汤;亦可与熊胆、鸡内金、海金沙等药配伍使用。

【用法用量】煎服,3～10g;研末服,2～5g。

【使用注意】不宜与丁香、母丁香同用。

【鉴别用药】郁金的药材品种有广郁金(黄郁金)与川郁金(黑郁金)之分。广郁金主产于四川,为姜黄的块根,色鲜黄;川郁金主产于浙江温州,又名温郁金,为郁金的块根,色黯灰。二者功效相近,然广郁金偏行气解郁,川郁金偏活血化瘀。

【药论】

1.《本草纲目》:"治血气心腹痛,产后败血冲心欲死,失心癫狂。蛊毒。""郁金入心及包络,治血病。"

2.《本草正》:"止吐血,衄血;单用治妇人冷气血积,结聚气滞,心腹作痛。"

3.《本草经疏》:"郁金,本入血分之气药。其治以上诸血证者,正谓血之上行,皆属于内热火炎,此药能降气,气降……则血不妄行。"

4.《本草备要》:"行气,解郁,泄血,破瘀。凉心热,散肝郁,治妇人经脉逆行。"

【现代研究】

(一) 化学成分

郁金块根主含挥发油,包括莰烯、樟脑、倍半萜烯,并含姜黄素。从温郁金中已经分离并鉴定19个姜黄素类化合物，其中以姜黄素、去甲氧基姜黄素和双去甲氧基姜黄素最为常见[1]。并含姜黄酮和芳香基姜黄酮。另含淀粉、脂肪油、橡胶、黄色染料、葛缕酮及水芹烯。其有效成分为对-甲苯基-甲基羟甲基姜黄素。姜黄块根、广西莪术块根含挥发油。姜黄块根中尚含姜黄素等。

（二）药理作用

1. 对心血管系统的作用

(1) 对动脉粥样硬化的影响：每日口服郁金水煎剂10g左右，对胆固醇引起的动脉粥样硬化的家兔，用药100天后血清胆固醇较对照组升高，磷脂升高较明显，β-脂蛋白、三磷酸甘油酯稍有上升，但与对照组无差别。郁金粉按134mg/100g给予实验性动脉粥样硬化的大鼠，血胆固醇及C/P值均有轻度上升，但能减轻家兔或大鼠主动脉及冠脉内膜斑块的形成及脂质沉积[2,3]，而患有高胆固醇血症的家兔，口服其乙醚提取物后，3周内就可使血胆固醇由266mg/dl下降至36mg/dl，C/P比值也相应下降，主动脉重量亦明显减轻，动物体重增加。有人却证明郁金能降低高胆固醇血症动物的总胆固醇和磷脂，防止动脉粥样硬化的发生[4,5]，其中尤以姜黄醇提物和姜黄素的作用最明显。但亦有人报道姜黄提取物对胆固醇无影响[6]。

(2) 抗心律失常作用：其提取物镁钾络合物13.3～26.6mg/kg静脉给药对毒毛花苷G（哇巴因）与$CaCl_2$诱发的豚鼠心律失常有明显对抗作用。进一步研究发现，其还有降Ca^{2+}及提高Mg^{2+}、K^+浓度作用，对心肌收缩力及心率均有抑制作用。

2. 对血液系统的作用　100%水煎剂给家兔口服5mg/kg，2次/天，连续3天，发现能明显降低切变率下的全血黏度和红细胞聚集指数，显著提高红细胞的变形指数[6]。实验证明其还能明显抑制ADP诱导的血小板聚集。郁金还能显著地扩张大鼠肠系膜微循环和动静脉，其醇提物对纤维蛋白原亦有明显影响，推测其“活血”作用可能与降低血浆纤维蛋白原含量有关[7]。

3. 对免疫系统的影响　从郁金的热水提取物中提得的三种多糖Ukoman A、B、C，分别给小鼠腹腔注射，通过碳廓清除法测其吞噬指数，发现低剂量时它们均显示极强的单核-吞噬细胞系统激活活性。而从郁金中得到的新多糖Ukoman D. 同样得到了以上的结果。用郁金挥发油制成的郁金Ⅰ号注射液对正常小鼠免疫功能研究发现其对非特异性免疫影响不大（表现在对碳粒廓清无明显影响，而且脾本身重量改变也不大），而对特异性免疫却有明显的抑制作用（体液免疫：PFC和溶血素均明显下降；细胞免疫：淋巴细胞增殖被抑制）[8]。此外本品的提取物还能抑制混合淋巴细胞反应和自然杀伤细胞的活性。

4. 对肝、胆的影响　对大鼠急性中毒性肝炎模型，腹腔注射温郁金0.5mg/100g，4个月后检查肝功发现，sGOT、WBC、γ-球蛋白、脾脏PFC均明显下降，而RBC、Hb、总蛋白量、白蛋白均明显升高。组织学检查，病变明显减轻，多数肝细胞恢复正常，坏死肝细胞多已修复，说明郁金有保护肝细胞、促进肝细胞再生、去脂和抑制肝细胞纤维化作用，而且对大鼠炎症反应及免疫功能均有抑制作用。如郁金能对抗CCl_4和牛乳糖胺所造成的肝损伤[9,10]，能使肝炎小鼠升高的PFC和溶血素含量都降低；其乙醇提取物能显著抑制用原代培养的大鼠肝细胞损伤；此外，其挥发油还可诱导肝脏微粒体细胞色素P-450，提高肝脏对肝毒物的生物转化功能，并可一定程度地对抗或减轻毒物对肝的破坏作用；而且，本品还可通过提高肝内还原性谷胱甘肽的含量等抗氧化能力，通过抑制脂质过氧化而抑制这一过程。

5. 对消化系统的影响　40%郁金水煎剂治慢性浅表性胃炎发现，在十二指肠上段 HCO_3^- 和血清胰泌素均因胰泌素能刺激胰管分泌大量的水及 HCO_3^-，中和进入十二指肠的 H^+，降低十二指肠液的酸度，推测这可能是其治疗十二指肠溃疡的原因之一。此外，郁金还能刺激胃酸分泌，但对血清胃泌素无影响；并促进胆汁分泌和排泄，减少尿内尿胆原；兴奋离体肠管；保护胃肠黏膜[11]。

6. 抑菌抗炎作用　多种实验证明，郁金本身有抗炎作用[12,13]。其对甲醛造成的大鼠实验性亚急性炎症有明显的抗炎作用，但对琼脂肉芽肿（大、小鼠）则无明显作用，推测其抗炎作用可能与拮抗 PG 有关[12]。研究证明，其抗炎作用与免疫功能有关，但对细胞免疫无太大关系。200%郁金水浸剂可明显降低其血浆皮质醇的含量，说明其作用不是由促进内源性皮质激素的释放而产生的[13]。姜黄素类化合物通过减少中性粒细胞的浸润，抑制脂质过氧化反应，降低丝氨酸活性抑制结肠细胞的炎症反应[14]。姜黄素类化合物通过抑制前列腺素合成、抑制溶酶体酶和琥珀酸脱氢酶活性而产生抗炎活性[15]。

Dahl TA 等证明，郁金对多种细菌均有抑制作用，对革兰阴性菌的抑制作用强于革兰阳性菌。此外，其挥发油对红色毛癣菌、白色念珠菌等十余种皮肤真菌有一定抑制作用[16]；郁金水浸剂（1∶3）亦有同效[2]。

7. 抗肿瘤作用　温郁金姜黄素类化合物可以用于预防和治疗肿瘤，对于多种肿瘤细胞的产生、增殖、转移均具有抑制作用，如结肠癌、胃癌、肝癌、乳腺癌、前列腺癌、皮肤癌、白血病等。姜黄素类化合物的抗肿瘤效应是通过保护正常细胞对抗各种致癌因素或抑制肿瘤细胞发展的某些环节而起作用的，其亦具有直接杀灭癌变细胞的能力。姜黄素类化合物对结肠癌发生、发展的各个阶段均有抑制作用。在姜黄素抑制结肠癌的研究，发现在致癌物质处理前、处理同时以及处理后给予姜黄素都可以抑制肿瘤的发生、发展[17]。姜黄素类化合物能将细胞阻断在 S-G2/M 阶段，阻止其进入细胞循环周期的下一步，引起细胞凋亡[18]。姜黄素类化合物的作用机制就是显著抑制结肠癌 mRNA 及 COX-2 的蛋白表达[19]。姜黄素类化合物可以抑制 LPS 导致的 NO 增加，从而抑制乳腺癌[20]。并可以抑制某些与入侵相关的基因的表达，在 mRNA 和蛋白酶水平上降低 MMP14 的表达和 MMP12 的活性[21]。

8. 抗艾滋病（HIV）作用　姜黄素能抑制 HIV-1 慢性感染的 HIV-1 LTR 活性和病毒复制，提示姜黄素对处于前病毒状态的病毒有作用，姜黄素可能直接或间接作用于影响 HIV-1LTR 活性调节因子，同时可能通过抑制转录因子 NF-κB 的活化在其抗 HIV 复制的过程中起作用[22]。

9. 配伍研究　丁香与不同品种郁金配伍能减弱小鼠胃排空时间，丁香与郁金配伍能减少家鸽呕吐次数的作用（$P<0.05$），而对呕吐潜伏期无明显影响[23]。郁金可减弱丁香挥发油的抑制小鼠胃排空的药理作用，呈相恶关系。但可增强丁香挥发油的镇痛作用而呈相使关系[24]。用阿托品或多潘立酮模拟胃肠运动抑制或亢进，丁香配伍郁金后丁香煎液对小鼠胃排空及小鼠印度墨汁推进的药理作用可被郁金煎液减弱，呈现丁香恶郁金的关系。丁香配伍郁金后对病理模型动物发生相恶关系的有效成分主要存在于水煎液中[25]。郁金可加强丁香降低正常小鼠及多潘立酮性胃肠运动亢进小鼠血浆胃泌素及胃动素含量的作用，且这种相使的作用既存在于挥发油中，也存在于水煎液中[26]。

10. 其他　梁氏用含郁金的 1 号、2 号注射液，给小鼠腹腔注射发现，1 号液能明显增加肝、脾、心的 cAMP，增加心肌营养性血流量，导致心脏冠脉扩张，而 2 号液只增加脾的

cAMP,对心、肝无作用[27]。本品还能兴奋子宫(豚鼠离体),对晚期妊娠子宫的自发性收缩有抑制作用,其他如抗早孕、镇痛、抗蛇毒、抑制血管平滑肌的增生、抗氧化、抗诱变等作用。

(三) 临床报道

1. 治疗冠心病心绞痛　①郁金、薤白、茯苓、白芍、元胡、甘草各15g,木香5g,枳实、桂枝、厚朴、川芎各12g,水煎3次,每日服2次,疗程7～65天。治疗13例,显效5例,有效6例。②用舒心散(郁金、三七、赤芍及少量乳酸心可定)治疗40例血小板聚集力明显减弱,血小板黏附力下降,20例血小板伸展功能明显受抑。

2. 治疗低蛋白血症　郁金、丹参、黄芪各20～60g,大枣、当归、五味子、连翘、木香各15g,三七10g,鳖甲15～45g,随症加减,水煎或制蜜丸每次10g。治疗54例,显效30例,总有效率85.2%[28]。

3. 治疗脑外伤综合征　郁金、陈皮、当归、桃仁、牛膝各10g,赤芍、生地各15g,川芎、柴胡各7g,红花2g,随症加减,每日1剂,水煎服。治疗47例,痊愈30例,好转17例[29]。

4. 治疗中风　郁金、石菖蒲、远志各15g,丹参30g,鼻饲、灌肠、口服等多种途径给药,治疗20例:其中脑出血5例,蛛网膜下腔出血2例,高血压脑病1例,脑梗死12例。痊愈13例,好转7例。平均住院23天[30]。

5. 治疗痫症

(1) 郁金21g,白矾9g,天竺黄、琥珀各6g,朱砂、苏薄荷各3g。研细末过100目筛,装胶囊,成人每服3g,小儿1.5～2g,日3次,3周见效者继用,直至不发病,然后渐减药量再服1个月左右。曾治愈数十例患者[31]。

(2) 郁金、石菖蒲、丹参各40g,香附20g,制成片剂,每片含生药2.8g,每服15～25g,日2次,同时选用1种西药,用药剂量折算成平均每日为585mg氯丙嗪,治疗精神分裂症204例,治愈64例,显著进步70例,进步49例,无效21例,且不良反应少。

(3) 郁金、龙胆、枳实、桃仁、茯神各10～15g,天竺黄、胆南星各8～12g,黄芩、木通各10～12g,大黄10～100g,芒硝10～45g,随证加减,日1剂,分3次服。10天为一疗程,服药1或2个疗程。治疗50例,痊愈43例,有效5例,无效2例[32]。

6. 治疗血管神经性头痛　丹参、川芎、郁金、赤芍、地龙、远志、石菖蒲,水煎服,治疗5例均获痊愈。

7. 治疗期前收缩　川郁金粉(或片),开始5～10g,日3次,渐增至每次10～15g。共治室性期前收缩52例,基本治愈14例,显效11例,好转9例,无效18例;交界性期前收缩2例,治愈1例,1例无效。

8. 治疗脑血栓形成　郁金、水蛭、川芎、按2∶1.5∶3的比例混合粉碎制片,每片重0.3g,每日6片分3次服,7天为一疗程,每间隔2天,共服8个疗程。结果243例中基本痊愈99例,显效73例,进步35例,无效36例[33]。

9. 治疗高脂血症　白金丸(郁金7份,白矾3份,加50%蜜水制丸),每服6g,日2～3次,20日为一疗程,共治疗344例,一般2～3个疗程即效。

10. 治疗高血黏综合征　郁金、丹参、黄芪各30g,川芎、赤芍各20g,当归25g,水煎服,日1剂,2周为一疗程。治疗50例,显效(血流变指标正常,临床症状消失,治疗在3周内)30例,有效17例,无效3例[34]。

11. 治疗传染性肝炎　郁金粉每次5g,日3次。共治33例(急性22例,慢性11例),结果自觉症状消失者21例,减轻者11例,1例无改变,疗程平均31天[35]。

12. 治疗肝血管瘤　郁金、柴胡、赤芍、白芍、枳壳、甘草、丹参、刘寄奴各 10g，鳖甲 6g。肝质硬者加三棱、莪术、黄芪，神疲乏加党参、茯苓、白术，结石加大黄、金钱草，胁胀痛加丝瓜络、金橘叶。日服 1 剂。配用蜈蚣 12 条，参三七 15g，土鳖虫 30g，研细装胶囊，每服 3 粒，日 3 次。治疗 21 例，临床治愈 4 例，显效 12 例，好转 5 例[36]。

13. 治疗胆红素增高症　郁金 15～30g、赤芍 30～90g、明矾 10～15g、川黄连 8～10g(或炒麦芽 10～15g)。随证加减，但全方不超过 6 味，组方超过 4 味时，酌情加大赤芍、郁金用量。共研细末为蜜丸重 9g，每日 1～2 丸，1 个月为一疗程，治疗 92 例，经 1～4 个疗程，痊愈 61 例，有效 25 例，无效 6 例[37]。

14. 治疗胆系感染胆石症　大黄 5～30g、黄芩 15g、姜黄 10～20g、郁金 20～60g、金钱草 20～40g、金银花 15～30g、鸡内金 12g、威灵仙 20～60g。随症加减，治疗 34 例，临床痊愈 24 例，好转 9 例，无效 1 例。

15. 治疗急性胆囊炎　郁金、柴胡、黄芩、半夏、木香、枳壳、大黄、元明粉、茵陈、败酱草、元胡、甘草、栀子。加减治疗，绝大多数于 3～5 天症状明显减轻，2～4 天体温恢复正常，4～7 天压痛消失，6 例加用了青霉素治愈，而单用中药的 48 例平均 11 天获愈[38]。

16. 治疗乳癖　郁金、柴胡、丹参、天冬、仙灵脾、生甘草等。根据月经周期变化，加减服用汤药。共治疗 260 例，显效 139 例，有效 84 例，无效 37 例[39]。

17. 治疗自汗症　广郁金 30g，五倍子 9g，共研细末，每次用 10～15g，蜂蜜调成药饼 2 块，贴两乳头，纱布固定，每日换药 1 次，疗效颇佳。

18. 治疗急性扭挫伤　郁金、醋制延胡、广木香各等份共研细末，温开水送服，每日 15g，分 3 次服用。321 例患者病程 1 天～27 个月，腰部胸背部及四肢急性损伤共 153 例，慢性扭挫伤共 168 例，结果全部治愈[40]。

19. 治疗中耳炎　广郁金 1 枚，麻油少许，冰片 0.3g。取郁金蘸麻油少许放洗净的缸片上磨汁，再放冰片调匀使用。用此油滴耳，日 3 次，一般 1 枚即愈[41]。另报道：取初产妇乳汁 10ml，持郁金 1 个研磨乳汁变稠，先用过氧化氢溶液冲洗耳道，再滴入磨好的乳汁 2～3 滴，每日 2 次，10 日为一疗程，治疗十余例均愈[42]。

参考文献

[1] 邢丙聪，邵清松，胡润淮. 温郁金姜黄素类化合物的研究进展[J]. 安徽农业科学，2009，37(16)：7516-7518.

[2] 江苏新医学院. 中药大辞典(上)[M]. 上海：上海科学技术出版社，1986：1316.

[3] 颜正华. 中药学[M]. 北京：人民卫生出版社，1991：537.

[4] 黄良月，张白嘉，刘常五. 姜黄素抗高脂血症的实验研究[J]. 中成药研究，1987(5)：44.

[5] 薛春生，何高琴，秦采玲，等. 姜黄抗动脉粥样硬化作用的初步实验研究[J]. 新医药学杂志，1978(9)：54.

[6] 段文卓，宫海民. 五种活血化淤药物对家兔血液流变学的影响[J]. 潍坊医学院学报，1991，13(2)：112.

[7] 黄再峰，曹家骏，赵嗣音，等. 姜黄醇提取物对血液流变及血脂影响的临床观察[J]. 上海中医药杂志，1981(4)：32.

[8] 李凌夫. 郁金 1 号注射液对正常小鼠免疫功能的影响[J]. 中医药学报，1987(2)：39-41.

[9] 贾宽，杨保华，梁德年，等. 郁金挥发油对小鼠中毒性肝炎模型免疫功能的影响[J]. 中国免疫学杂志，1989，5(2)：121.

[10] 黄洪志. 中药姜黄根茎的抗肝毒原理[J]. 中成药研究，1985(5)：46.

[11] 陈少夫，李宇权. 郁金对十二肠液中 HCO_3^{-2} 及血清胰泌素的影响[J]. 中国医科大学学报，1992，21(2)：126-129.

[12] 郭晓庄，陈敏珠. 郁金对大鼠的抗炎作用[J]. 药学通报，1982，17(6)：1.

[13] 陈敏珠. 郁金抗炎作用机制的探讨[J]. 药学通报，1982(7)：12.

[14] UKlLA，MALTY S，KARMAKAR S，et al. Curcumin，the major component of food flavour turmeric，reduces mucosal injury in trinitrobenzene sulphonic acid-induced colitis[J]. Br J Pharmacol，2003，139(2)：209-218.

[15] SRIVASTAVA OP，KIRK MC，SRIVASTAVA K. Characterization of covalent multimers of crystallins in aging human 1ens[J]. J Bio Chem，2004，279(12)：10901-10909.

[16] 曹煜，周先保. 姜科姜黄属植物挥发油抗真菌实验研究[J]. 贵阳医学院学报，1988，13(2)：157-159.

[17] KAWAMORI T，LUBET R，STEELE VE，et al. Chemopreventive effect of curcumin，a naturally occurring anti-inflammatory agent，during the promotion/progression stages of colon cancer[J]. Cancer Res，2004，59(3)：597-601.

[18] CHEN H，ZHANG ZS，ZHANG YL，et al. Curcumin inhibits cell proliferation by interfering with the cell cycle and inducing apoptosis in colon carcinoma cells [J]，Anticancer Res，2004，19(5)：3675-3680.

[19] I GOEL A. BOLAND C R. CHAUHAN D P. Specific inhibition of cyclooxygenase-2(COX-2) expression by dietary curcumin in HT-29 human colon cancer cells [J]. Cancer Lett，2001，172(2)：111-114.

[20] Onoda M，Inano H. Effect of curcumin on the production of nitric oxide by cultured rat mammary [J]. Nitric Oxide，2000，4(5)：505-515.

[21] CHEN HW，YU SL，CHEN JJ，et al. Anti-invasive gene expression profile curcumin in lung adenocarcinoma based on a high through-put microarray analysis[J]. Mol Pharmacol，2004，65(1)：99-110.

[22] CHEN H. MAO H. Advances in research on the function of anti-HIV of curcumin derivatives [J]. Foreign Medical Sciences，1998，20(4)：21-23.

[23] 王红梅，赵怀舟，张玲. 丁香配伍郁金对胃肠运动影响的药理实验研究(Ⅰ)——丁香与不同品种不同比例郁金配伍[J]. 时珍国医国药，2003(14)：513-515.

[24] 王红梅，赵怀舟，张恒. 丁香配伍郁金对胃肠运动影响的药理实验研究(Ⅱ)——丁香配伍郁金不同有效部分[J]. 时珍国医国药，2003，14(10)：587-589.

[25] 王红梅，赵怀舟，王象礼. 丁香配伍郁金对胃肠运动影响的药理实验研究(Ⅲ)——丁香配伍郁金对病理模型的影响[J]. 时珍国医国药，2003，14(11)：654-655.

[26] 赵怀舟，王红梅. 丁香配伍郁金对胃肠运动影响的药理实验研究(Ⅳ)——丁香配伍郁金对胃肠激素的影响[J]. 时珍国医国药，2003，14(12)：715-716.

[27] 梁德年，韩志芬，华英圣，等. 温郁金 1 号及 2 号注射液对小鼠心、肝、脾脏器 cAMP 含量的影响[J]. 中医药学报，1986(1)：40.

[28] 李邦阔. 中药治疗低血浆蛋白症 54 例[J]. 北京中医，1986(6)：4366.

[29] 吴协兵. 醒脑消瘀法治疗脑外伤综合征 47 例临床报告[J]. 湖南中医杂志，1990，6(3)：44.

[30] 张凯福. 化痰开窍醒神汤治疗中风 20 例[J]. 湖北中医杂志，1984(2)：14.

[31] 朱建军. 痫症验方[J]. 新中医，1984(8)：27.

[32] 张启元，邱荣琼. 龙郁承气汤治疗癫狂 50 例[J]. 陕西中医，1985，6(12)：539.

[33] 周里. "血栓解"治疗脑血栓形成 243 例临床总结[J]. 北京中医，1987(6)：24.

[34] 赵树民，李香兰，王大力，等. 降粘六味汤治疗高血粘综合征 50 例[J]. 辽宁中医杂志，1989，13(9)：14.

[35] 罗振麟. 郁金粉治疗传染性肝炎 33 例报告[J]. 江西中医药，1960(12)：21.

[36] 陈宏生.疏肝消积散治疗肝血管瘤 21 例[J].浙江中医杂志,1992,27(4):152.
[37] 李秋贵,贾太平,张军,等.赤芍郁金丸治疗胆红素增高疗效观察[J].中医杂志,1990,31(11):37.
[38] 毕庆丰,张学深,黄蔓新.中医药治疗急性胆囊炎 54 例[J].吉林中医药,1987(5):12.
[39] 章琴韵.乳增 362 方治疗乳癖 260 例[J].中医杂志,1988,29(9):64.
[40] 方观杰.延胡木金散治疗急慢性扭伤挫伤 321 例[J].浙江中医杂志,1988,23(3):114.
[41] 张道诚.郁金治疗中耳炎[J].中医杂志,1965(10):46.
[42] 靳新领.化脓性中耳炎验方[J].国医论坛,1992,7(4):32.

姜黄　Jianghuang

【别名】宝鼎香(《本草纲目》),黄姜(《生草药性备要》),毛姜黄(《全国中草药汇编》),川姜黄、广姜黄、色姜黄(《中药材商品知识》)。

【来源】姜黄,始载于《新修本草》。历代本草均有收载。因其形似姜而色黄故名。为姜科植物姜黄 *Curcuma Longa* L. 的干燥根茎。主产于四川、福建、广东、浙江、江西等地。此外,广西、湖北、陕西、台湾、云南等地亦产。多为栽培。

【采收炮制】冬季茎叶枯萎时采挖,洗净,煮或蒸至透心,晒干,除去须根,润透后切厚片,干燥后生用。

【商品规格】商品有川姜黄、建姜黄、广东长形姜黄和圆形姜黄等。习惯认为广东、四川产者品质较佳。均以长圆形(芽姜黄)断面橙色、质坚实者为佳。

按《中国药典》(2010 年版一部)规定:本品水分不得过 16.0%;总灰分不得过 7.0%;酸不溶性灰分不得过 1.0%,挥发油不得少于 7.0%(ml/g)。饮片含挥发油不得少于 5.0%(ml/g);含姜黄素($C_{22}H_{20}O_5$)不得少于 0.9%。

【药性】辛、苦,温。归脾、肝经。

【功效】破血行气,通经止痛。

【应用】

1. 胸胁刺痛,胸痹心痛　本品味辛、苦,性温,既入血分能活血化瘀,又入气分能行气散滞,为破血行气之品,临床多适用于肝郁气滞之胁肋疼痛,以及肝郁血瘀之腹痛,常与白芍、当归、延胡索、红花等同用,如《证治准绳》姜黄散;治心腹痛,可配当归、木香、乌药同用,如《圣济总录》姜黄散;临床亦常配延胡索、乌药、桂心同用,如《丹溪心法》推气散。

2. 痛经经闭,癥瘕　本品能破血行气,用治血瘀经闭癥瘕,可与丹参、莪术等同用;若配伍白芍、当归、红花等,亦可用治产后腹痛。

3. 风湿臂痛,跌仆肿痛　本品辛散温通,能行气血,通经止痛,对于风湿兼瘀之肢臂疼痛用之尤宜。常与羌活、防风、当归等药配伍,如《杨氏家藏方》蠲痹汤;亦可与羌活、白术、防己等药配伍,如《太平惠民和剂局方》五痹汤。用治跌打损伤肿痛,常配桃仁、苏木、乳香等同用,如《伤科方书》姜黄汤。

4. 疮痈肿痛,牙痛　本品既能活血化瘀,又可消肿止痛,治疮痈肿痛,常配伍大黄、白芷、天花粉等为末外用,如《外科正宗》如意金黄散;治牙痛难忍,可配伍细辛、白芷研末外擦,如《百一选方》姜黄散。

【用法用量】煎服,3～10g,外用适量。

【鉴别用药】姜黄与郁金来源与功效相似,块根作郁金,根茎为姜黄,二者皆为活血行气止痛之品,均可用治血瘀气滞之胸胁心腹瘀痛及癥瘕痞块等症,然姜黄性温,破瘀力强。又横行手臂，通经止痛，可治风湿臂痛、疮痈肿痛及牙痛等症。郁金性寒，行气力胜，又可清心解郁、利胆退黄、凉血止血，用治热病神昏、癫痫痰闭、湿热黄疸、结石及血热出血等证。

【药论】

1.《新修本草》："主心腹结积，疰忤，下气，破血，除风热，消痈肿，功力烈于郁金。"

2.《日华子本草》："治癥瘕血块，痈肿，通月经，治跌仆瘀血，消肿毒，止暴风痛，冷气，下食。"

3.《本草纲目》："治风痹臂痛。""姜黄、郁金、蒁药三物，形状功用皆相近。但郁金入心治血，而姜黄兼入脾，兼治气，蒁药则入肝，而兼治气中之血，为不同尔。"

4.《本草述》："治气证痞证，胀满喘噎、胃脘痛、腹胁肩背及臂痛，痹，疝。"

【现代研究】

（一）化学成分

姜黄根茎含姜黄素、去甲氧基姜黄素、去二甲氧基姜黄素。从日本产的新鲜根茎中分得6种新的倍半萜烯类成分及已知其他化合物。从坦桑尼亚样品中分得苏旦红 R. Gonda R 等，新近分得3种具网状内皮组织活性的多糖 Ukonan A、Ukonan B 和 Ukonan C。尚含2种新的酚性倍半萜烯酮类化合物 Turmeronol A 和 Turmeronol B。姜黄中含挥发油，因产地和采收时间而含量差异较大。油中主要含 α-蒎烯、β-蒎烯、柠檬烯、桉叶素、松油烯、芳樟醇、龙脑、樟脑、松油醇、丁香烯、丁香酚、姜黄烯、姜烯、莪术醇、莪术酮 C、姜黄酮、芳姜酮、吉马酮、莪术二醇等。色素中除三个主要成分姜黄素、去甲氧基姜黄素等外还有胭脂树橙和降胭脂树素。微量元素有 Fe、Zn、Mn、Cr、Ni、Co 和 Si。

（二）药理作用

1. 对心血管系统的影响　姜黄素静脉注射对血压无明显影响，对肾上腺素、组胺和乙酰胆碱引起的血压亦无明显影响。用姜黄素灌胃能对抗垂体后叶素静脉注射，引起的大鼠心电图 S-T、T 波变化，灌胃还能增加小鼠心肌营养性血流量[1]。给狗静脉注射 7.5mg/kg 的姜黄素，可见明显而短暂的降低血压的作用，阿托品、抗组胺药物以及 β-肾上腺素能拮抗剂均不能阻断上述降压作用，姜黄素对离体豚鼠心脏具有抑制作用。

2. 对血液系统的影响　姜黄素能抑制胶原和肾上腺素所引起的血小板聚集，但对大鼠胸主动脉合成前列腺环素（PGI_2）却无影响，故推测：姜黄素可能具有抗 TXA_2 的作用。正常人体外实验姜黄素能显著抑制血小板聚集，抑制率为35.4%。大鼠灌胃5天后与对照组相比，血小板聚集作用减弱，血浆黏度和全血黏度降低。其中以 40mg/(kg·d)组抑制血小板聚集作用最强，抑制率34.6%。在低切变率（37.5 S^{-1}）条件下，降低全血和血浆黏度作用显著，而高切率（150s^{-1}）时，无显著性差异[2]。

3. 抗早孕作用　姜黄水煎剂腹腔注射或皮下注射 10g/kg，每日1次，连续2天，对小鼠各期妊娠都有明显作用，终止妊娠率为90%～100%，而对照组胚胎发育正常。家兔于妊娠早期、中期、晚期腹腔注射或皮下注射姜黄水煎剂 8g/kg，每日1次，连续2～3天，8只早期妊娠家兔和4只中期妊娠家兔亦全部流产。对照组6只家兔全部正常妊娠。姜黄水煎剂 10g/kg 腹腔注射或皮下注射对未成熟小鼠无雌激素活性和抗雌激素活性。姜黄 10g/kg 所致的终止动物早期妊娠作用可被黄体酮拮抗，姜黄 10g/kg 还可明显抑制假孕小鼠创伤性子宫蜕膜瘤的生长，推测姜黄引起动物早期流产作用的机制，可能是由于其具有抗孕激素活性和宫缩作用。姜黄粉石油醚、95%乙醇和水提物按 100mg/kg 于妊娠1～7天连续灌胃，对雌性大鼠的终止妊娠率分别为100%、70%、100%。出生的幼鼠无畸形。上述3种提取物对硫酸铜诱发的兔排卵均无影响[1]。

4. 抗肿瘤作用　姜黄醇提物能抑制鼠Dalton氏淋巴腹水瘤细胞生长。0.4mg/ml时能抑制中国仓鼠卵巢细胞生长，并对淋巴细胞和Dalton氏淋巴细胞具有细胞毒性作用，并能减少动物肿瘤的生长，其活性成分主要是姜黄素。姜黄素可明显减少在巴豆油促进下，7，12-二甲基苯蒽诱发小鼠产生乳头癌的机会，也能抑制由20-甲基氯蒽诱导的肿瘤形成。姜黄素还能减少突变原致癌的可能性，姜黄素还能抑制TPA的诱癌作用。因此，姜黄素可以作为一种抗癌剂[3]。姜黄水提物及其有效成分，对多种化学致癌因子的致癌作用均有抑制，能降低尿液中致瘤因子的含量，影响致瘤因子的代谢激活和失活过程。有人用10μmol/L的姜黄素与2nmol/L的TPA一起局部应用，对TPA激发的^{3}H-胸腺嘧啶嵌合入表皮DNA中的抑制率为94%。膳食姜黄素对*N*-亚硝基甲基苯甲基胺(NMBA)诱导的大鼠食管癌在促发阶段和发展阶段均有抑制作用；喂饲含1%姜黄素的饲料可明显抑制由放射诱导的雌性妊娠大鼠乳腺癌的发生；连续口服姜黄素6天(20μg/kg)可以抑制高度恶性的大鼠腹水肝细胞癌的生长[6-8]。姜黄素杀伤作用对肝癌增殖期细胞较敏感，属于优势杀灭增殖期细胞的周期时相非特异抗癌药，诱导肿瘤细胞凋亡是其重要的作用方式；姜黄素还可明显提高自然杀伤细胞、淋巴因子激活的杀伤细胞活性，增加脾内$CD4^+$、$CD8^+$细胞的数目，从而调节细胞免疫功能[9,10]。

5. 降血脂作用　姜黄醇或醚提取物、姜黄素和挥发油灌胃对实验性高脂血症大鼠和家兔都有明显的降血浆总胆固醇和β-脂蛋白的作用，并能降低肝胆固醇，纠正α-脂蛋白和β-脂蛋白比例失调，但对内源性胆固醇无影响，对降血浆甘油三酯的作用更为显著，能使血浆中甘油三酯降低至正常水平以下。高蔗糖饮食能引起大鼠产生高脂血症，姜黄素能对抗此高脂血症产生。灌服姜黄素能降低肝重，减少肝中甘油三酯、游离脂肪酸、磷脂含量及血清总甘油三酯、VADL+LDL甘油三酯、VLDL+LDL胆固醇和血中游离脂肪酸的含量，也能提高血清总胆固醇和HDL胆固醇含量。姜黄素能抑制脂肪酸的合成[1,3]。国外也有报道，大鼠用姜黄素和胆固醇的混合饲料喂养，其血清和肝脏胆固醇水平仅是对照组大鼠的1/3和1/2。

6. 抗炎作用　姜黄素能对抗角叉莱胶诱发的大鼠脚趾肿胀，在30mg/kg范围内有剂量依赖性，而剂量在60mg/kg时则抑制这种抗炎作用。姜黄素钠可逆地抑制尼古丁、乙酰胆碱、5-羟色胺、氯化钡及组胺诱发的离体豚鼠回肠收缩[3]。另报道，其对多种实验性炎症模型均有不同程度的抑制作用。此作用在摘除大鼠双侧肾上腺后大大下降，故认为皮质激素参与了姜黄素的抗炎作用。也有人报道本品抗炎活性部分与抑制花生四烯酸合成有关，姜黄素能抑制大鼠多形核中性粒细胞白三烯的形成，在实验性胰腺炎中发现姜黄素可减轻组织中中性粒细胞浸润，改善其病变程度[11,12]。体外研究表明，姜黄素还可抑制肺脏炎性细胞前炎症细胞因子[肿瘤坏死因子(TNF)-α、白介素-1B和白介素-8]的产生，可能对未成熟儿慢性肺疾病起治疗作用[13]。

7. 抗病原微生物作用　姜黄素对细菌有抑制作用。挥发油有强力抗真菌作用。姜黄能延长接种病毒小鼠的生存时间[1]。姜黄水浸剂(1∶3)能不同程度地抑制多种皮肤真菌[5]。

8. 利胆作用　姜黄提取物、姜黄素、挥发油、姜黄酮以及姜烯、龙脑和倍半萜醇等，都有利胆作用，能增加胆汁的生成和分泌，并能促进胆囊收缩，而以姜黄素的作用为最强[1]。

9. 抗氧化作用　姜黄素对NIH小鼠脑、心、肝、肾、脾五大脏器的脂质过氧化作用都有明显对抗作用。姜黄素和 4-Hydroxycinnamoyl（geruloyl）methane，bis（4-Hydroxycinnamoyl）methane 均有抗氧化作用，以姜黄素最好，对亚油酸的空气氧化的 50%抑制浓度为 1.83×10^{-2}%和 1.15×10^{-2}%，均高于维生素 E。

10. 光效应作用　姜黄素在通常情况下杀菌能力较弱，但当给予光照射时，微克当量的姜黄素就显示出很强的光毒性反应。革兰阴性菌对于姜黄素光毒性的抵抗力比革兰阳性强。姜黄素的这种光毒性只有在有氧情况下才能产生。因此姜黄素可作为一种光敏化药物应用于牛皮癣、癌症、细菌和病毒性疾病的光疗。姜黄素还能对易光解的药物起稳定的作用[1]。

11. 对消化系统的作用　姜黄根粉能增加胃液中黏蛋白的含量，有助于胃黏膜免受刺激剂的伤害。姜黄醇提取物可抑制大鼠胃分泌和保护胃十二指肠黏膜受幽门结扎、80%乙醇、0.6M HCl、0.2M NaOH 和 25%NaCl 的冷物质刺激引起的损伤。姜黄其作用与明显增加大鼠胃壁黏液分泌及胃肠的非蛋白巯基含量有关。

姜黄可拮抗四氯化碳、D-半乳糖胺、过氧化物及离子载体所引起的细胞毒作用，进而保护肝细胞。深入研究发现 1mg/ml 浓度的姜黄素可使由四氯化碳引起的 GPT 和 GOT 的增加分别降低到未给药的对照组的 53%和 20%，D-半乳糖胺引起 GPT 的增加则被减少到对照组的 44%。

12. 抗蛇毒素的作用　从姜黄中分离出的一种成分，可对抗蛇毒素的出血作用及其对小鼠的致死作用。免疫学研究还发现，这种成分对人白细胞的增殖和杀细胞作用有抑制作用。

13. 其他作用　姜黄素可抑制 PGs 的生物合成。姜黄还可杀蝇[1]。姜黄的氯仿和乙醚提取物体外对发癣菌和石膏样小孢子菌有抑制作用。Turmerond A 和 B 可抑制大豆脂氧合酶，其 IC_{50} 分别为 16μmol/L 和 19μmol/L。这两种化合物在 200ppm 浓度时可防止亚油酸的自动氧化。

（三）临床报道

1. 治疗软组织损伤　用姜白软膏（姜黄、白芍、天花粉、赤芍）贴敷患处，2～3 日换药 1 次。共治 200 例，结果显效 124 例，有效 73 例，无效 3 例[4]。

2. 治疗慢性乙肝　黄芪、姜黄、田基黄、板蓝根、山药、茯苓。随证加减，2 个月为一疗程。治疗 172 例，显效 88 例，有效 65 例，无效 19 例。

3. 治疗跟骨骨刺　姜黄、赤芍、栀子、白芷各 12g，穿山甲 6g，冰片 3g。研细醋调成膏状敷于患处，外用塑料薄膜包扎固定，夜敷日除，药干加醋，每料连敷 3 夜。1 个月为一疗程，治疗 10 例均痊愈[14]。

4. 治疗肩周炎　姜黄、羌活、白术、甘草。随证加减，治疗多例，一般服药 10～20 剂，少数需服药 30 剂以上[15]。

5. 治疗疥疮　姜黄、僵蚕各 15g，大黄 10g，蕲蛇、蜂房各 30g，共研细末，分 18 包，以土茯苓 100g 煎水 100ml，送服 1 包，日 3 次，小儿酌减，配合外用药。治疗 150 例，服药 1 周痊愈[16]。

6. 治疗慢性阻塞性黄疸　姜黄、丹参、虎杖、威灵仙、地肤子，随证加减。治疗 20 例，3 个月后，痊愈 11 例，好转 6 例[17]。

7. 治疗萎缩性胃炎　姜黄、肉桂、吴茱萸、枳壳、川芎、红花、桃仁、三棱、莪术各 10g，丹参 30g，甘草 6g。水煎服日 1 剂。随症加减，治疗 910 例，基本治愈 637 例，占 70%，好转

245 例，占 26.9%，无效 28 例[18]。

8. 治疗高脂血症　姜黄、茵陈各 15g，制首乌、生山楂各 30g，草决明 20g，黄柏 12g，泽泻、黄连各 10g，大黄、制没药各 6g。随症加减，观察 50 例，疗效肯定[19]。另：大黄、姜黄、蒲黄、决明子、山楂、首乌，按一定比例制成糖浆，糖含量 20%，每服 30ml，日 3 次。另用水蛭粉 2g 冲服，治疗 60 例，疗效明显优于对照组[肌醇烟酸酯片（烟酸肌醇片），每次 0.4g，每日 3 次口服][20]。

（四）不良反应

小鼠每只灌胃姜黄醇浸液 40～100g（生药），观察 3 天，未发生死亡。以姜黄浸膏 5g/kg、2g/kg 和 0.5g/kg 拌入饲料中饲喂大鼠，30 天后体重、食量和活动未见异常。取心、肝、肾、主动脉、肾上腺做病理学检查，均未见明显病理改变。姜黄素小鼠灌胃的 LD_{50} 大于 2g/kg[1]。

参考文献

[1] 王浴生. 中药药理与应用[M]. 北京：人民卫生出版社，1983：846.

[2] 佟丽，孟庆尧. 姜黄素对血小板聚集及血液粘度的影响[J]. 第一军医大学学报，1990，10(4)：364.

[3] 许实波，唐孝礼. 姜黄素的药理作用研究概况[J]. 中草药，1991，22(3)：141.

[4] 劳立芳，肖从新. 姜白软膏治疗软组织损伤 200 例疗效观察[J]. 时珍国药研究，1992，3(1)：11.

[5] 曹仁烈，孙在原. 中药水浸剂在试管内抗皮肤真菌的观察[J]. 中华皮肤科杂志，1957(4)：286.

[6] Ushida J，Sugie S，Kawabata K，et al. Chemopreventive effect of curcumin on *N*-nitrosomethylbenzylamine-induced esophageal carcinogenesisin rats[J]. Jpn J Cancer Res，2000，91(9)：893-898.

[7] Inano H，Onoda M，Inafu ku N，et al. Potent preventive action of curcumin on radiation-induced initiation of mammary tumorigenesis in rats[J]. Carcinogenesis，2000，21(10)：1835-1841.

[8] Busquets S，Carbo N，Almendro V，et al. Curcumin，a nature-product present in turmeric，decreases tumor growth but does not behave as an anticachectic compound in a rat model[J]. Cancer Lett，2001，167(1)：33-38.

[9] 厉红元，车艺，汤为学. 姜黄素对人肝癌增殖和凋亡的影响[J]. 中华肝脏病杂志，2002，10(6)：449-451.

[10] Churchill M，Chadburn A，Bilinski RT，et al. Inhibition of intestinal tumors by curcumin is associated with changes in the intestinal immune cell profile [J]. J surg Res，2000，89(2)：169-175.

[11] Araujo CAC，leon LL. Biological activities of Curcuma longa L[J]. Mern Inst Oswaldo Cruz，2001，96(5)：723-728.

[12] Cukovsky I，Reyes CN，Vaquero EC，et al. Curcurmin ameliorates ethanol and nonethanol experimental pancreatitis [J]. Am J Physiol Castointest Live Physiol，2003，284(1)：G85-95.

[13] Literat A，Su F，Norwicki M，et al. Regulation pro-inflammatory cytokine expression by curcumin in hyaline membrane disease(HMD)[J]. Life Sei，2001，70(3)：253-267.

[14] 龙礼华. 跟骨骨刺[J]. 广西中医药，1985，8(6)：32.

[15] 刘晨. 姜黄散加味治疗肩关节周围炎[J]. 江苏中医杂志，1985，6(4)：7.

[16] 贺遵讽. 蝉蜕蜂房散治疗疥疮 150 例[J]. 湖南中医杂志，1986，2(6)：32.

[17] 沈有庸. 丹虎五味汤治慢性阻塞性黄疸的体会[J]. 浙江中医学院学报，1987，11(5)：22.

[18] 马山，梁方信，王尚瑞，等. 胃友治疗萎缩性胃炎 910 例临床报告[J]. 中医杂志，1989，30(9)：32.

[19] 黄承财，洪鸾. 降脂汤治疗高脂血症疗效观察[J]. 山东中医杂志，1990，9(3)：15.

[20] 关启文，马福家. 三黄降脂糖浆治疗高脂血症 60 例临床观察[J]. 实用中医药杂志，1993，9(4)：6.

乳香 Ruxiang

【别名】 熏陆香(《名医别录》),马尾香、乳头香(《海药本草》),塌香(《梦溪笔谈》),西香(《本草衍义》),天泽香、摩勒香、多伽罗香、浴香(《本草纲目》),滴乳香(《中国药材商品学》)。

【来源】 乳香,始载于《名医别录》,列为上品。历代本草均有收载。因其系树脂渗出,垂滴如乳头,极香,故名。为橄榄科植物乳香树 *Boswellia carterii* Birdw. 及同属植物 *Boswellia* bhaw-dajianaBirdw. 的树皮渗出的树脂。分为索马里乳香和埃塞俄比亚乳香,每种乳香又分为乳香珠和原乳香。主产于印度、土耳其,地中海南岸的埃及、利比亚、突尼斯等地。多为栽培。

【采收炮制】 春、夏季将树干的皮部由下向上顺序切伤,并开水沟,使树脂由伤口渗出,流入沟中,数天后凝成干硬的固体,收集即得。炮制时,将原药材除去树皮杂质,敲碎如黄豆大小,生用或炒用。

【商品规格】 商品按性状分为滴乳、乳珠、原乳、乳香米、乳香末等。以滴乳最佳。现多分为原乳香、一号乳香珠、二号乳香珠、豆乳香、统乳香规格。以质脆、色淡黄,搓之粉末粘手,气芳香者为佳;色发红者质次。

按《中国药典》(2010 年版一部)规定:杂质,乳香珠不得过 2%,原乳香不得过 10%;取本品 20g,索马里乳香含挥发油不得少于 6.0%(ml/g),埃塞俄比亚乳香含挥发油不得少于 2.0%(ml/g)。

【药性】 辛、苦,温。归心、肝、脾经。

【功效】 活血行气止痛,消肿生肌。

【应用】

1. 血瘀气滞,心腹诸痛,风湿痹痛,跌打损伤　本品辛散温通既能活血化瘀,又能行气散滞,为气滞血瘀病证常用之品,尤多用于各种痛症,故临床应用范围甚广。治妇女经闭、痛经及产后腹痛,常与当归、桃仁、红花等配伍;治气滞血瘀之胃脘痛,可与川楝子、延胡索、木香等同用;治瘀血阻滞之心腹疼痛、癥瘕积聚,常配伍丹参、当归、没药等药,如《医学衷中参西录》活络效灵丹;治风湿痹痛,肢体麻木,常与羌活、独活、秦艽等药同用,如《医学心悟》蠲痹汤。治跌仆损伤、瘀滞作痛,常与没药、血竭、红花等药为末内服,如《良方集腋》七厘散;亦可与没药、䗪虫、苏木等药配伍,如《伤科大成》活血止痛汤。

2. 疮疡、痈疽、疔毒、肠痈　本品能活血消肿止痛,祛腐生肌,对疮疡溃破,久不收口者,常与没药为末,外敷患处,如《外科摘要》海浮散;亦常与没药、儿茶、血竭等研末外敷,如《医宗金鉴》腐尽生肌散。本品又可活血止痛,消痈散结,对于痈疽疔毒,红肿热痛,常与金银花、白芷、穿山甲等配伍,如《校注妇人良方》仙方活命饮;亦可与金银花、天花粉、连翘等药同用,如《杂病源流犀烛》仙传化毒汤;亦可配伍没药、雄黄、麝香同用,如《外科全生集》醒消丸。治热盛血瘀,肠痈腹痛,可与紫花地丁、红藤、牡丹皮等同用,如《中医方剂手册》(山西省中医研究院编)红藤煎。

【用法用量】 煎服,3～10g。外用适量。

【使用注意】 孕妇及无瘀滞者忌用。因味苦气浊,易致恶心呕吐,故胃弱者慎用。

【药论】

1.《名医别录》:“疗风水毒肿,去恶气。”“疗风瘾疹痒毒。”

2.《日华子本草》:“止霍乱,心腹痛。煎膏止痛长肉。”

3.《本草纲目》："消痈疽诸毒，托里护心，活血定痛，伸筋，治妇人难产，折伤。""乳香香窜，入心经，活血定痛，故为痈疽疮疡，心腹痛要药……产科诸方多用之，亦取其活血之功尔。"

4.《本草汇言》："乳香，活血去风，舒筋止痛之药也。……又跌仆斗打，折伤筋骨，又产后气血攻刺，心腹疼痛，恒用此，咸取其香辛走散，散血排脓，通气化滞为专功也。"

【现代研究】

（一）化学成分

主含树脂、树胶及挥发油。树脂的酸性部分主要含α-乳香酸及其衍生物，中性部分含α-乳树脂素、β-乳树脂素的衍生物如α-香树酮，树脂尚含绿花白千层醇、乳香萜烯及氧化乳香萜烯，树胶主要含多聚糖，分离得多聚糖Ⅰ，水解得阿拉伯糖、半乳糖及糖醛酸，挥发油呈淡黄色、芳香，含蒎烯、二戊烯、α-水芹烯、β-马鞭草烯醇、马鞭草烯酮。

（二）药理作用

乳香具有镇痛、消炎、抗阴道滴虫及升高白细胞作用。所含蒎烯有祛痰作用。乳香能明显减轻阿司匹林、保泰松、利血平所致胃黏膜损伤及应激性胃黏膜损伤，降低幽门结扎性溃疡指数及胃液游离酸度[1]。有文献记载乳香树脂为镇痛的有效部位，药理实验证明，乳香树脂镇痛作用显著，毒性不明显，挥发油无明显的镇痛效果，而毒副作用显著[2]。但也有人认为挥发油具有抗菌、消炎、镇痛作用。

（三）临床报道

1. 治疗肝炎后肝区疼痛　以中药浓缩煎剂（乳香、没药、鳖甲、五灵脂）用数层纱布浸湿其热液，敷于肝区，与加热的石蜡，外加毛毯保温，约半小时。治肝炎后肝区疼痛32例。结果疼痛痊愈21例，明显好转6例，进步3例，疗效不显著2例[3]。

2. 治疗乳核　用乳没冰黄膏（乳香、没药、大黄研极细末，入冰片研匀，合鸡蛋清调膏）敷贴患处，加布固定，外用热水袋敷半小时。24小时后换药，直至乳核消失为止。共治乳核38例，结果痊愈36例，好转2例[4]。

3. 治疗急性阑尾炎　以生乳香、生没药等量研末，陈醋、75%乙醇各半调成糊状，贴患处。治30例。结果治愈22例，好转6例，无效2例。总有效率93.3%。一般贴敷1～3次即可收到明显疗效或痊愈[5]。

4. 治疗各种感染　用三杰生肌膏（乳香、没药、炉甘石、麻油、黄蜡制膏）敷于创面，2～3日换1次，直至痊愈。治疗各种感染450例，结果痊愈433例，基本痊愈14例，无效3例。疗程6～67天，平均17.5天。无不良反应及其他并发症[6]。

5. 治疗肛裂　用乳没膏（乳香、没药、丹参、冰片研极细末，75%乙醇，蜂蜜熬膏）外敷创面，无菌纱布固定，共治疗32例。结果止血时间2～6天，平均止痛时间4～5天，31例均痊愈，平均时间7天，仅1例因伴较大痔创面未愈合[7]。

6. 治疗烧烫伤　以乳香、没药、冰片共研细末，加蜂蜜调成糊状，外涂。烧烫伤后有水疱者，将水疱刺一小孔排完水再涂。每天1次。共治40多例，疗效较满意，对Ⅰ～Ⅱ度烧烫伤，一般5～10天可愈，稍重者20天内可愈。该法对Ⅲ度烧烫伤效果尚不理想。

7. 治疗Ⅲ期压疮　对照组8例19处，局部以0.2%呋喃西林外敷；治疗组10例23处，局部先敷以0.5%聚维酮碘10分钟再敷以乳香没药膏。两组换药后均烤灯20分钟，同时结合全身综合治疗。结果治疗组创面结痂最短3天，最长7天，平均（4.58±1.50）天；而对照组创面结痂为7～18天，平均（12.60±3.00）天，两组差异具有显著性意义。可见0.5%

聚维酮碘加乳香没药膏治疗Ⅲ期压疮可缩短病程,减轻病人痛苦及经济负担[8]。

(四) 不良反应

本品对胃肠道有较强的刺激性,可引起呕吐、腹痛、腹泻、肠鸣音亢进等副反应。此外,还可引起过敏反应。表现为胃脘不适、乏力、发热、卧寐不安、全身皮肤潮红、皮疹瘙痒、烦躁不安、耳部红肿、周身肌肉抽掣等症状。

为了预防上述毒副作用的产生,临床宜对孕妇、胃弱及痈疽已溃者忌服,治疗时对出现胃肠刺激症状者可用阿托品、维生素 B_6、维生素 C 及诺氟沙星、土霉素。必要时可予 10% 葡萄糖加维生素 B_6、维生素 C 静脉滴注。对过敏者可给予氯苯那敏、异丙嗪等抗过敏药。重症者加用氢化可的松或地塞米松静脉滴注[9-11]。

参考文献

[1] 金岚. 新编中药药理与临床应用[M]. 上海:上海科学技术文献出版社,1995:142,156,257.

[2] 赵志扬,洪筱坤,凌罗庆. 乳香挥发油有效成分的研究[J]. 上海中医药杂志,1985(4):47-48.

[3] 沈锡林. 中药煎剂热敷合并蜡疗治肝炎后肝区疼痛[J]. 江苏中医,1962(8):29.

[4] 贺伟峻. 乳没冰黄膏治疗乳核[J]. 陕西中医,1982,3(6):41.

[5] 鄢声浩. 生乳没外敷治急性阑尾炎 30 例临床小结[J]. 湖南中医杂志,1988(6):15.

[6] 孙从宪. 三杰生肌膏的临床应用及生肌敛口中药外敷作用的实验研究[J]. 中西医结合杂志,1986(7):26-30.

[7] 伍菊英. 乳没膏治疗肛裂 32 例[J]. 湖南中医学院学报,1985(4):20.

[8] 尚扬. 0.5%聚维酮碘溶液加乳香没药膏治疗Ⅲ期压疮疗效评价[J]. 时珍国医国药,2008,19(2):482-483.

[9] 毛克臣,李卫敏,郑立红. 乳香、没药引起过敏反应的报道[J]. 中药与方剂,2004,23(1):38-39.

[10] 侯梅荣. 乳香没药致消化道不良反应 2 例[J]. 中草药,2003,34(2):165.

[11] 丁涛,等. 中草药不良反应及防治[M]. 北京:中国中医药出版社,1992:354.

没药 Moyao

【别名】 末药(《本草纲目》)、明没药(《中国药材商品学》)。

【来源】 没药,始载于宋《开宝本草》,历代本草多有收载。为橄榄科植物地丁树 *Commiphora myrrha* Engl. 或哈地丁树 *Commiphora molmol* Engl. 的干燥树脂。分为天然没药和胶质没药。主产于热带地区、非洲东南部及阿比西尼亚、印度等地。多为栽培。

【采收炮制】 冬、夏季采收由树皮裂缝或伤口渗出的淡白色树脂,树脂接触空气后逐渐凝固呈红棕色硬块。去净树皮及杂质,打碎,干燥,生用或炒、醋炙用。

【商品规格】 商品按形状过去分为:明没药、没药珠、全没药、黑香、马皮没药五种,以没药珠最佳。现多分 1～4 等及等外规格。按地区分有非洲没药、阿拉伯没药及也门没药等。其中以非洲没药品质最优,也门没药香气最差。均以质脆、有油质光泽、色棕红、香气浓而持久者为佳。

按《中国药典》(2010 年版一部)规定:杂质天然没药不得过 10%,胶质没药不得过 15%;总灰分不得过 15.0%;酸不溶性灰分不得过 10.0%;取本品 20g(除去杂质),含挥发油天然没药不得少于 4.0%(ml/g),胶质没药不得少于 2.0%(ml/g)。

【药性】 辛、苦,平。归心、肝、脾经。

【功效】 活血止痛,消肿生肌。

【应用】

1. 瘀血阻滞，心腹诸痛，跌打损伤　本品味苦性平，活血止痛之功与乳香相似，对于瘀血阻滞之心腹疼痛，癥瘕积聚，跌打损伤瘀滞肿痛，二药常相须为用。治血瘀心腹痛不可忍者，可与乳香、穿山甲、木鳖子同用，如《宣明论方》没药散；治妇人血瘀经闭，可配伍干漆、肉桂、芫花等药，如《太平圣惠方》没药丸；治血瘀胃脘疼痛，可与延胡索、五灵脂等同用，如《丹溪心法》手拈散；《御院药方》治筋骨损伤，以之与乳香米粉，酒调成膏摊贴；《金匮钩玄》以之配伍血竭、滑石为丸内服，治腹内血块。

2. 疮疡痈疽、疔疮肿痛、无名肿毒　本品功类乳香，外用能消肿生肌敛疮，治疗疮疡溃破，久不收口，常与乳香研末外用。本品又能活血止痛，散瘀消肿，治痈疽疮毒，可与乳香为末外用，如《疡医大全》海浮散；治疔疮、无名肿毒，可与血竭、乳香、雄黄等配伍，如《疡医大全》舌化丹。

3. 痔疮肿痛　本品活血消肿止痛，用治痔疮肿痛，常与明矾、麝香等药研末干敷，如《圣济总录》消毒没药散。

【用法用量】煎服，3～10g。外用适量。

【使用注意】孕妇忌用。因味苦气浊，脾虚胃弱者慎用。与乳香配伍则应减量。

【鉴别用药】乳香、没药均为树脂类药物，功用相近。二者均能活血止痛、消肿生肌，同治血瘀经闭、痛经、心腹瘀痛、跌打损伤及痈疽疔疮、溃疡不敛诸症。同为外、伤科常用之品，且常相须为用，然乳香偏于活血行气、血瘀气滞者用之，没药则以散瘀止痛之功见长，瘀血阻滞者多用之。

【药论】

1.《日华子本草》："破癥结宿血，消肿毒。"

2.《开宝本草》："主破血止痛。疗杖疮、诸恶疮、痔漏卒下血、目中翳晕痛肤赤。"

3.《本草纲目》："散血消肿，定痛生肌。""乳香活血，没药散血，皆能止痛消肿，生肌，故二药每每相兼而用。"

4.《医学衷中参西录》："乳香、没药二药并用，为宣通脏腑、流通经络之药，故凡心胃胁腹肢体关节诸疼痛皆能治之。又善治女子经行腹痛，产后瘀血作痛，月事不以时下。其通气活血之力，又善治风寒湿痹，周身麻木，四肢不遂及一切疮疡肿痛，或疮硬不痛。外用为粉以敷疮疡，能解毒、消肿、生肌、止痛，虽为开通之品，不至耗伤气血，诚良药也。"

【现代研究】

（一）化学成分

没药所含成分因产地不同而有差异。商品没药含挥发油、没药树脂、树胶，少量苦味质，并含没药酸、甲酸、乙酸及氧化酶。挥发油含丁香酚、间甲基酚、枯茗酚、β-罕没药酚，其中一种罕没药脂酚含原儿茶酸、儿茶酚、罕没药氧化树脂。树脂与阿伯胶相似，水解则生成阿拉伯糖、半乳糖、木糖。

（二）药理作用

1. 对子宫的作用　没药对离体子宫先呈短时间的兴奋作用，使子宫张力提高，收缩频率增加，然后呈抑制现象[1]。

2. 降血脂作用　没药含油树脂部分能降低雄兔高胆固醇血症的血胆固醇含量，并能防止斑块形成[1]。

3. 抑菌作用　没药水浸剂对堇色毛癣菌、同心性毛癣菌、许兰黄癣菌等多种致病真菌有抑制作用。挥发油对真菌有轻度抑制作用[1,2]。

4. 其他作用 没药有局部刺激作用,能兴奋肠蠕动[3]。

(三) 临床报道

1. 治疗高脂血症 以没药胶囊(每粒含没药浸膏 0.1g),每次 2~3 次,每日 3 次,全日量相当于原生药 2~3g,疗程 2 个月,共治疗 52 例,结果与对照组比较表明,没药有明显的降胆固醇(总有效率为 65.7%)和血浆纤维蛋白原作用,并对高凝状态所致继发性纤溶亢进有治疗作用[4]。

2. 治疗急性腰腿扭伤 用乳没糊剂(乳香、没药等分为末,30%乙醇调糊)外敷,每日 1~2 次。治疗急性腰腿扭伤,获得满意疗效,一般 3~5 天即愈。

3. 治疗血吸虫病 没药树的提取物、挥发油、树脂或树胶都可作为治疗血吸虫病的药物。没药提取物或树脂可以制成明胶胶囊供口服[5]。埃及 Pharco Pharmaceuticals 公司的驱虫药,从没药(Commiphora molmol)中衍生的 Mirazid(I)已投放市场。埃及卫生部将该药定为用于治疗血吸虫病及片吸虫病的药物。在一项有 204 例血吸虫病病例的试验中,该药的治愈率为 91.7 %,且耐受良好。未愈的病例再次用该药治疗,治愈率可提高到 98.09%。另一项对片吸虫病人的试验中,用药后 3 周及随访 3 个月粪便中即不能探测到虫卵[6]。

(四) 不良反应

没药对局部有较强的刺激性,内服未经炮制或炮制不当,可引起胸中烦闷、卧寐不安、呕吐、腹痛腹泻等不良反应。制没药的主要不良反应为过敏反应,表现为周身不适、面部潮红、全身皮疹、瘙痒,并可伴见恶寒发热,眼睑、颜面或下肢浮肿。

为预防上述毒副作用,孕妇忌用,胃弱者慎用。治疗时,若出现胃肠刺激征,一般停药后可自行消失,必要时服用复方氢氧化铝片或阿托品,并以 10%葡萄糖盐水加维生素 C、维生素 B_6 静脉滴注,口服土霉素。若过敏者,可同氯苯那敏、苯海拉明或异丙嗪等抗过敏药合用;严重者可肌内注射肾上腺素 0.5mg,或用氢化可的松 100mg(或地塞米松 10mg)加于 10%葡萄糖注射液 200ml 中静脉注射[7]。

有学者研究没药对鼠的毒性,短期 24 小时,长期 90 天。小鼠急性毒性实验中,在 3g/kg 剂量下没有观察到毒性指标,没有死亡,但小鼠的运动能力下降。长期毒性实验中,100mg/(kg·d)对大鼠不具有慢性毒性,但给予没药后体重增加明显,重要器官的平均重量与对照组比较,差异无统计学意义。治疗组睾丸、附睾、精囊的重量与对照组比较显著增加,对精子无毒性效应,红细胞和血红蛋白水平显著提高。生化研究方面,与对照组比较肌酸激酶同工酶 MB 和血清谷草转氨酶有很小的下降,其他指标没有变化[8]。

参 考 文 献

[1] 金岚. 新编中药药理与临床应用[M]. 上海:上海科学技术文献出版社,1995:40,108,414.

[2] 李广勋. 中药药理毒理与临床[M]. 天津:天津科技翻译出版公司,1992:238.

[3] 江苏新医学院. 中药大辞典(上册)[M]. 上海:上海科学技术出版社,1986:1168.

[4] 洪允祥,鲍军,夏舜英,等. 没药治疗高脂血症临床观察[J]. 中医杂志,1988(6):36.

[5] 陈蕙芳. 没药治疗血吸虫病[J]. 国外药讯,2001(1):33.

[6] 金伟华. 没药驱虫药在埃及上市[J]. 国外药讯,2003(6):36.

[7] 丁涛,等. 中草药不良反应及防治[M]. 北京:中国中医药出版社,1992:354.

[8] Rao RM, Khan ZA, Shah AH. Toxicity studies in mice of Commiphora molmol oleo-gum-resin[J].

Ethnopharmacology,2001,76:151-154.

五灵脂　Wulingzhi

【别名】 药末(《药谱》),寒号虫粪(《开宝本草》),寒雀粪、懒老婆屎、五灵子(《中药志》),糖五灵脂(《中药材商品知识》),灵脂(《中药处方名辨义》),蝙蝠粪、寒号鸟粪(《中国药材商品学》)。

【来源】 五灵脂,始载于《开宝本草》。因其似凝脂而受五行之灵气,故名。为鼯鼠科动物复齿鼯鼠 *Trogopterus xanthipes* Milne-Edwards. 的干燥粪便。主产于河北、山西、甘肃、河南等地。多为野生,亦有家养。

【采收炮制】 全年可采,但以春、秋为多。以春季采得者品质较佳。采得后除去沙石、泥土等杂质,晒干。按形状分为"灵脂块"和"灵脂米"。炮制时,块状者砸成小块即为五灵脂。若取净五灵脂炒热,喷醋,再炒至微干有光泽为度,取出晾干,即为醋五灵脂。

【商品规格】 商品有灵脂块(糖灵脂)和灵脂米之分。灵脂块以黑褐色、糖心润泽、油香大、有光亮,其中夹有豆粒状者为佳品;灵脂米以纯净、不光泽、体轻、断面黄绿色者为佳。一般认为灵脂块质佳。

【药性】 苦、咸、甘,温。归肝经。

【功效】 通利血脉,活血止痛,散瘀止血。

【应用】

1. 瘀血阻滞,胸腹诸痛　本品苦咸温通疏泄,专入肝经血分,长于通利血脉,散瘀止痛,为治血瘀诸痛之要药。如胸、胁、脘、腹刺痛,痛经、经闭,产后瘀滞腹痛及骨折肿痛均可施用。尤多用治血瘀痛经、经闭、月经不调及心腹疼痛,且常与蒲黄配伍应用,如《太平惠民和剂局方》失笑散;治胸痹心痛,常配川芎、丹参、三七等同用;治脘腹瘀痛,可与延胡索、香附、没药配伍,如《医学心悟》手拈散;治骨折肿痛,可配白及、乳香、没药研末外敷,如《乾坤生意秘韫》方;治妇女产后闪伤,可与当归、川芎、白术等药配伍,如《妇科玉尺》五灵脂汤。

2. 血瘀崩漏,吐血、便血　若瘀血内阻、经脉不通,则血不循经而外溢。五灵脂苦泄温通,能化瘀止血,对于瘀滞出血者用之尤宜。如治妇女血瘀崩漏,月经过多,色紫多块,少腹刺痛者,可单用醋炒,研末,温酒送服,如《永类钤方》五灵脂散。亦可与参三七、蒲黄、生地等同用;治吐血不止,《本草纲目》则以之配伍黄芪为末冲服;治便血鲜红,《永类钤方》配伍乌梅、侧柏叶同用。

3. 虫蛇咬伤　本品能解毒消肿,对于虫蛇咬伤,既可内服,亦可外用。如治蜈蚣、蛇蝎毒虫伤,《金匮钩玄》以五灵脂末涂之。亦常配雄黄等同用。

【用量用法】 煎服,3～10g,包煎。或入丸、散。外用适量。

【使用注意】 血虚及无瘀滞者慎用。孕妇慎用。"十九畏"载:人参畏五灵脂,一般不宜同用。

【药论】

1.《开宝本草》:"主疗心腹冷气,小儿五疳,辟疫,治肠风,通利血脉,女子月闭。"

2.《本草衍义补遗》:"能行血止血,治心腹冷气,妇人心痛,血气刺痛。"

3.《本草蒙筌》:"行血宜生,止血须炒。通经闭及治经行不止;定产妇血晕,除小儿疳蛔。"

4.《本草纲目》:"止妇人经水过多,赤带不绝,胎前产后,血气诸痛,男女一切心腹、胁肋、少腹诸痛。疝痛，血痢，肠风腹痛；身体血痹刺痛，肝疟发寒热，反胃，消渴及痰涎挟血成窠，血贯瞳子，血凝齿痛，重舌，小儿惊风，五痛，癫疾；杀虫，解药毒及蛇蝎蜈蚣伤。”

【现代研究】

(一) 化学成分

五灵脂中的主要化学成分为三萜类化合物，其次是酚酸及含氮化合物，以及二萜、维生素等。属三萜类化合物的有三对节酸，五灵脂三萜酸Ⅰ、Ⅱ、Ⅲ；3-氧-顺-对-苦马酰托马酸，坡模醇酸，2α-羟基乌苏酸，加可莫酸，马斯里酸，3-氧-反式-对-苦马酸马斯里酸，乌苏酸，托马酸，欧斯咖啡酸和3-氧-对-苦马酰托马酸。酚酸及简单单萜、二萜酸有邻苯二酚，苯甲酸间羟苯甲酸，原儿茶酸，3-蒈烯-9，10-二甲酸，五灵脂二萜酸。属含氮化合物的有尿嘧啶，尿素，6-氧嘌呤（次黄质），尿囊素，L-酪氨酸，尿酸。此外，五灵脂中尚有维生素A样物质、树脂及5-甲氧基-7-羟基香豆素等。

(二) 药理作用

1. 对血液流变性的影响　大鼠静脉注射五灵脂制剂2.5g/kg，可抑制血小板聚集，抑制率为10%～30%，强度中等。采用五灵脂煎液按5.0g/kg灌胃7天，能显著降低急性血瘀和气虚血瘀模型大鼠在1.92s^{-1}、9.6s^{-1}、38.4s^{-1}和192s^{-1}切速下的全血黏度、血浆黏度、血细胞比容和加快红细胞电泳时间[1]。

2. 对微循环的影响　五灵脂水提物（1g/ml）0.5ml加5μl肾上腺素局部给药，对小鼠肠系膜实验性微循环障碍显示可促进微动脉血流恢复，抑制微动脉收缩发生率，减轻微动脉径的收缩程度，并促进收缩后的恢复，使局部微循环恢复时间明显缩短。与对照组比较差异显著，提示有良好的改善微循环作用[2]。

3. 降低心肌细胞耗氧量　五灵脂水提液200μg/ml细胞悬液可使体外培养的乳鼠心肌细胞耗氧量减少10.4%[3]。

4. 抗应激性损伤　以五灵脂煎液5.0g/kg灌胃7天，能明显提高小鼠的游泳时间，提高耐缺氧、耐寒和耐高温能力[4]。

5. 增强免疫功能　给小鼠灌服五灵脂煎剂0.25、1g/只，连续15日，可明显提高T淋转功能，增强正常机体免疫功能[5]。采用五灵脂煎液5.0g/kg连续灌胃1周，对正常及环磷酰胺造成的免疫功能低下小鼠，可明显增加其胸腺指数，增强腹腔巨噬细胞吞噬功能，促进溶血素抗体形成[6,7]。1g/只五灵脂煎剂给小鼠灌胃可明显提高腹腔注射兔抗小鼠淋巴细胞血清小鼠的T淋转功能，并调节异常升高的Ts功能值，使之恢复至正常，但对IL-3活性、B淋转值，以及NK活性作用不明显[8]。

6. 抗炎作用　乙酸乙酯提取物灌胃给药能明显抑制醋酸引起的小鼠腹腔毛细血管渗出。腹腔注射对小鼠棉球肉芽组织增生有明显的抑制作用。腹腔注射对二甲苯所致的小鼠耳壳肿胀、角叉菜胶所致大鼠足肿胀有显著抑制作用。能明显降低炎症组织的前列腺素E（PGE）含量。但对血清皮质酮水平无显著影响，表明其抗炎作用可能与抑制PGE的合成与释放有关[9]。

7. 抗溃疡作用　己酸己酯萃取物具有抑制胃酸分泌、保护胃黏膜、预防实验性胃溃疡的作用。五灵脂对胃黏膜有保护作用，其作用机制主要有两种方式：一是抑制胃泌素释放，从而减少胃酸分泌对胃黏膜的损害；二是调节改善胃黏膜血流，增加胃黏膜的防御功能[10,11]。李庆明等[12]报道，五灵脂素可治疗十二指肠溃疡。从中医证型来看，治疗组肝胃不和型12例，痊愈11例（占91.66%）；胃阴不足型4例，痊愈3例（占75%），脾胃虚弱型18

例，痊愈10例（占55.6%），表明“五灵脂素”对肝胃不和型的疗效最佳。治疗组仅个别有轻微口干、便秘，未有因不良反应而中断治疗者。

8. 清除自由基的作用　自由基在体内生成过多或清除过程慢，则过剩的自由基可对机体的生物大分子进行破坏，导致组织器官功能紊乱，由此诱发多种疾病，并加速衰老过程。体内自由基清除机制以SOD作用最重要，SOD活性愈高，自由基清除速度愈快。五灵脂水煎剂在体外测定有抑制超氧阴离子自由基的作用，因为其可以激活体内SOD的活性[13,14]。

9. 五灵脂与人参的配伍关系研究

（1）对毒性的影响：采用人参与五灵脂合煎后给小鼠灌胃或腹腔注射，均未见小鼠死亡[15,16]。以人参五灵脂煎液在相当于成人剂量300倍的情况下灌胃不具毒性，但腹腔注射小鼠则有毒性增加趋势。大鼠亚急性毒性显示，人参与五灵脂配伍对白细胞总数及分类、血小板计数、血红蛋白含量、血清谷丙转氨酶活力、尿素氮等均无明显影响[17]。

（2）对药效的影响：人参按5、6、10g/kg灌胃能显著延长小鼠游泳及耐常压缺氧时间，明显提高在寒冷和高温状态下的小鼠存活率[4,16]。但人参、五灵脂按80g/kg灌胃则能使小鼠游泳时间缩短，耐缺氧能力下降，其药效分别小于红参、五灵脂单一品种[15]。人参五灵脂合用不增加CCl_4造成的急性肝损伤小鼠肝脏毒性，也不降低人参的护肝作用。人参五灵脂配伍对正常小鼠免疫器官发育、单核吞噬细胞的吞噬功能、溶血素抗体形成等都有显著增强作用，对环磷酰胺造成的免疫功能低下，小鼠胸腺、脾脏重量，对溶血素抗体形成也有明显促进作用[6]。同时又可提高腹腔巨噬细胞吞噬率和吞噬指数[7]。人参配伍五灵脂对急性血瘀和气虚血瘀大鼠的全血黏度、血细胞比容及红细胞电泳时间有显著改善作用[1]。

10. 其他作用　五灵脂、连翘组成的复方对小鼠及豚鼠实验性结核病有一定治疗作用。其水浸剂（1∶2）在试管内对多种真菌有不同程度的抑制作用[18]。

（三）临床报道

1. 治疗儿枕痛（产后子宫复旧不全）　醋炙五灵脂，研细末，每服6g，黄酒送下，每日3次，通常服1天痛减，2天痊愈。

2. 治疗急性痛症　以五灵止痛散（含冰片、五灵脂、炒蒲黄等药），每次0.3～0.6g，口服或舌下含服，痛时即用。治疗554例，结果显效194例，有效298例，无效62例。止痛服药后最快10分钟，完全止痛一般30～60分钟。止痛时间服1次药后可维持30分钟～12小时，多数能维持2～3小时[19]。

3. 治疗毒蛇咬伤　五灵脂2份，雄黄1份，研细末，每次用黄酒冲服6g，用时外敷创口，每日3次，再配合内服食醋、扩创、吸毒等法。病重者除加重药量外，再根据临床症状辨证施治。结果治疗10例，皆愈[20]。

4. 治疗病毒性肝炎　用茵陈失笑散（茵陈、五灵脂、炒蒲黄等）治疗病毒性肝炎200例，（其中急性139例，慢性61例）治愈140例，好转50例，无效10例。

5. 治疗子宫内膜增生不孕症　用失笑散（五灵脂、蒲黄）加味治疗子宫内膜增生不孕症，获良效。

6. 五灵脂与人参（党参）同用的临床应用　采用人参五灵脂配伍治疗胃溃疡、胃脘痛、慢性胃炎、十二指肠球部糜烂性炎症、慢性结肠炎均获较好疗效，无1例出现毒副作用[21-24]。用人参、五灵脂配伍白术、丹参、酸枣仁等治疗冠心病疗效满意[21,23]。另外，人参与五灵脂配伍尚可用治肝癌、声带癌、子宫肌瘤、卵巢囊肿、肝脾肿大及痞积等[24-26]。党参与五灵脂配伍可用治慢性支气管炎、妇科出血症、月经不调和跌损骨折等[27-29]。

7. 在心脑血管疾病中的应用 秦玉梅报道，西药配合失笑散治疗血栓所致的偏瘫患者，3 日四肢转暖，15 日后患肢基本恢复，并能下床活动[30]。

8. 在妇科疾病中的应用：五灵脂配合蒲黄、没药、血竭等药治疗膜样痛经 80 例。结果痊愈者 65 例，占 80％，好转 18 例，占 15％，无效者 4 例，占 5％[31]。治疗子宫膜样异位 30 例，痊愈 12 例，显效 16 例，无效 2 例，总有效率为 93％[32]。

9. 抗溃疡作用 五灵脂素（胶囊）治疗十二指肠溃疡，可以取得 70.79％的痊愈率及 91.18％的总有效率。用药安全，无不良反应[33]。

（四）不良反应

采用五灵脂液按成人剂量 300 倍灌胃，7 日内无一只动物死亡。小鼠腹腔注射五灵脂注射液 LD_{50} 为 42.60g/kg，95％的可信限为 38.61～46.79g/kg。大鼠亚急性毒性显示，以五灵脂煎液 1.20g/kg 连续灌胃 60 天，对大鼠白细胞总数及分类、血小板数和血红蛋白含量无明显影响。但五灵脂 12.0g/kg 组可降低血小板数。两剂量组均不影响血尿素氮，不影响大鼠生长发育，对心、肝、肾实质脏器亦无明显影响，但可降低血清谷丙转氨酶值[17]。

参考文献

[1] 鲁耀邦，唐惕凡，丁果元，等. 人参五灵脂配伍对急性血瘀和气虚血瘀大鼠血液流变学的影响[J]. 中国中西医结合杂志，1995，15(增刊)：88.

[2] 翁维良，王汀华，王怡，等. 20 种活血化瘀药对实验性微循环障碍影响的观察[J]. 中西医结合杂志，1984，4(9)：555.

[3] 连达，李映欧，孙红，等. 34 种活血化瘀药对培养乳鼠心肌细胞耗氧量的影响[J]. 中西医结合杂志，1989，9(5)：292.

[4] 鲁耀邦，郭国华，张鹤鸣. 人参与五灵脂配伍对小鼠抗应激性损伤能力的影响[J]. 湖南中医学院学报，1994，14(4)：35.

[5] 樊良卿. 20 味活血化淤药对免疫活性细胞影响的实验研究[J]. 浙江中医杂志，1992，27(3)：123-125.

[6] 鲁耀邦，郭国华. 人参五灵脂配伍对正常小鼠免疫功能的影响[J]. 中药材，1994，17(8)：34.

[7] 郭国华，鲁耀邦. 人参五灵脂水煎液配伍对免疫低下小鼠免疫功能的影响[J]. 中草药，1994，25(5)：253.

[8] 樊良卿，杨锋. 丹皮等活血化瘀对细胞免疫功能低下小鼠的免疫调节作用[J]. 浙江中医杂志，1992，27(4)：180-182.

[9] 王世久，宋丽艳，刘玉兰，等. 五灵脂乙酸乙酯提取物抗炎作用研究[J]. 沈阳药学院学报，1994(1)：49.

[10] 幸庆明. 五灵脂对胃粘膜保护作用的临床与实验研究[J]. 中国中西医结合杂志，1996(2)：90.

[11] 程志安，李庆明，王雄文. 五灵脂萃取物对实验性胃溃疡及胃酸分泌的作用[J]. 中山医科大学学报，1997，18(1)：47-50.

[12] 李庆明，孙维峰. 五灵脂素治疗十二指肠溃疡 34 例临床研究[J]. 实用医学杂志，1994，10(1)：49-50.

[13] 陈月开，王海雄，袁勤生. 五灵脂对小鼠血液中 SOD 活性的影响[J]. 中国生化药物杂志，1994，15(3)：161.

[14] 卜淑敏，张海森，卜淑彦，等. 五灵脂对小鼠组织 SOD 活性的影响[J]. 山西大学学报：自然科学版，2000，33(2)：156-158.

[15] 李宗铎，张益群. 人参畏五灵脂的实验研究[J]. 河南中医，1991，11(2)：39-40.

[16] 常敏毅. 十九畏的药理研究-急性毒性实验[J]. 中药通报,1985,10(12):40-42.
[17] 郭国华,鲁耀邦. 人参与五灵脂配伍对实验动物毒性的影响[J]. 中国中药杂志,1994,19(4):247.
[18] 冉先德. 中华药海[M]. 哈尔滨:哈尔滨出版社,1993:1166.
[19] 金岚. 新编中药药理与临床应用[M]. 上海:上海科学技术出版社,1993:384.
[20] 贾明本. 五灵脂雄黄合剂治愈毒蛇咬伤[J]. 江苏中医,1965(11):33.
[21] 凌一揆,林森荣. 对中药十八反、十九畏的文献考察[J]. 上海中医药杂志,1982(1):24.
[22] 蒋瑞峰. 应重新考证"十九畏"——党参配五灵脂临床试验[J]. 广东医学,1985,6(6):32.
[23] 林森荣. 人参与五灵脂同用的体会[J]. 山东中医学院学报,1982,6(3):53.
[24] 王保来. 人参与五灵脂可相伍运用[J]. 甘肃中医学院学报,1993(4):45.
[25] 沈士药,董淑俠. 中药配伍禁忌药物在临床上的应用[J]. 中医药学报,1988(5):23.
[26] 周复生. 应用"化症回生丹"治愈子宫瘤两例报告[J]. 中医杂志,1956(4):195.
[27] 谢恬. 党参伍灵脂在妇科出血证中的应用[J]. 上海中医药杂志,1988(11):19.
[28] 赵明珊. 人参五灵脂配伍治验[J]. 陕西中医,1985,6(15):224.
[29] 周超. 五灵脂党参合用的粗浅体会[J]. 四川中医,1985(2):49.
[30] 秦玉梅. 失笑散在心脑血管病的应用[J]. 中药通报,1986,11(5):57.
[31] 丁秀贝. 没竭失笑散治疗膜样痛经 80 例[J]. 福建中医药,1993(6):36.
[32] 林君玉. 失笑归竭汤治疗子宫内膜异位 30 例小结[J]. 江苏中医,1990,11(8):14.
[33] 李庆明,孙堆峰. 五灵脂治疗 12 指肠溃疡 34 例临床研究[J]. 实用医学杂志,1994,10(1):49-50.

第二节　活血调经药

本类药物大多辛散苦泄,具有活血祛瘀之功,尤善调畅血脉而以调经为其特点。主治血瘀痛经、经闭、月经不调以及产后瘀滞腹痛等症;亦可用于瘀血所致的其他痛证、癥瘕以及跌打损伤、疮痈肿毒等。

妇女瘀滞经产之证,多与肝之疏泄功能有关,疏泄功能正常则气血调畅,经有定时,经行调畅。故在使用活血调经药时,常须配伍疏肝理气之品同用;如为血瘀痛证,则又当配伍活血止痛之品同用。

丹参　Danshen

【别名】郄蝉草(《神农本草经》),赤参、逐马(《名医别录》),赤参、木羊乳(《吴普本草》),山参(《日华子本草》),奔马草(《本草纲目》),红根(《中国药用植物志》),紫党参(《南京民间草药》),山红萝卜(《浙江中草药》),靠山红、红参(《江苏药用植物志》),烧酒壶根、野苏子根(《东北药用植物志》),蜜罐头(《河北药用植物志》),血参根、朵朵花根、蜂糖罐(《山东中药》),活血根(《江苏药用植物志》),紫丹参、阴竹黄、壬参、红根赤参、夏丹参、五凤花、四方梗、红根红参、大叶活血根(《新华本草纲要》),长鼠尾草(《中药大辞典》)。

【来源】丹参,始载于《神农本草经》,列为上品。《本草纲目》谓:"五参五色配五脏……丹参入心曰赤参。"因其外皮紫红色或砖红色,故习称紫丹参或丹参。为唇形科植物丹参 *Salvia miltiorrhiza* Bge. 的干燥根及根茎。主产于四川、山西、河北、江苏、安徽等省。此外,辽宁、陕西、河南、湖北、浙江、福建、山东等省亦产。多为野生,亦有栽培。

【采收炮制】春、秋二季采挖,除去杂质及残茎,洗净,润透,切成厚片,干燥。生用或酒炙用。

【商品规格】商品因产地不同分为丹参、南丹参、甘肃丹参。以四川栽培的丹参质量最好。按粗细分为一、二等。皆以紫红、条粗、质坚实、无断碎条为佳。

按《中国药典》(2010 年版一部)规定:本品含水分不得过 13.0%,总灰分不得过 10.0%,酸不溶性灰分不得过 10.0%,含丹酚酸 B($C_{36}H_{30}O_{16}$)不得少于 3.0%。

【药性归经】苦,微寒。归心、肝经。

【功效】活血通经,祛瘀止痛,凉血消痈,清心除烦。

【应用】

1. 月经不调,经闭痛经,产后瘀痛　丹参功擅活血祛瘀,微寒性缓,乃妇科通调经水常用之品。《妇人明理论》谓"一味丹参散,功同四物汤"。《重庆堂随笔》也称:"丹参,为调经产后要药。"因其性偏寒凉,临证以血热瘀滞者更为适宜。临床常用于月经不调、血滞经闭、痛经及产后瘀滞腹痛。可单用本品研末酒调服,如《妇人良方》丹参散;亦常与红花、桃仁、益母草等同用。倘遇寒凝血瘀,可与吴茱萸、肉桂等同用。

2. 血瘀心痛、脘腹疼痛、癥瘕积聚、跌打损伤、痹证　本品善能通行血脉,祛瘀止痛。《本草正义》谓:"丹参,专入血分,其功在于活血行血,内之达脏腑而化瘀滞……外之利关节而通脉络。"故临床可用治多种血瘀病证。用治血瘀气滞所致之心腹刺痛,胃脘疼痛,常与檀香、砂仁同用,如《时方歌括》丹参饮;治血瘀胸痹心痛,可与红花、川芎、赤芍等同用,如《新编药物学》冠心二号。亦可与三七、降香同用,如《中国药典》(1995 年版一部)冠心丹参片;治癥瘕积聚,常配三棱、莪术、鳖甲等药;治跌打损伤,肢体瘀血作痛,常与当归、乳香、没药等同用,如《医学衷中参西录》活络效灵丹;治风寒湿痹,多与防风、细辛、独活同用。如属热痹,则常配忍冬藤、赤芍、桑枝等药。

3. 温热病,热入营血　本品药性寒凉,具清热凉血之功。如温热病热入营血、高热神昏,烦躁、斑疹隐隐,可用本品与生地黄、玄参、竹叶等配伍,如《温病条辨》清营汤。

4. 疮疡痈肿　本品性寒清热,又能活血,有清热祛瘀消痈肿之功。如治乳痈初起,可与金银花、连翘、瓜蒌等同用,如《医学衷中参西录》消乳汤;亦可配伍白芷、赤芍、猪脂,熬膏外用,如《刘涓子鬼遗方》丹参膏;若瘰疬疮疡,溃久不敛者,又可与生黄芪、白芍、乳香等药同用,如《医学衷中参西录》内托生肌散。

5. 风疹、皮肤瘙痒　本品能凉血、活血、养血,对于血热、血虚所致皮肤痒疹亦常应用。若风疹,可与生地黄、荆芥、紫草等配伍;治肤生瘖瘟,苦痒成疥,可与苦参、蛇床子煎水外洗,如《太平圣惠方》丹参汤;治皮肤风热赤痒,搔破生疮,可与苦参、防风、白花蛇等同用,如《证治准绳》丹参散;治血虚肌肤失润,皮肤瘙痒,可与熟地黄、当归、白芍等同用。

6. 热病心烦　丹参药性凉善入心经,能清心热除烦安神,治热入心包之心烦不寐,甚或昏迷,可与连翘、金银花、麦冬等同用。

7. 心悸怔忡,失眠健忘　本品能祛瘀血而促新血再生。《妇人明理论》称:"四物汤治妇人病,不问产前产后,经水多少,皆可通用。惟一味丹参散主治与之相同,盖丹参能破宿血,补新血,安生胎,落死胎,调经脉,止崩中带下,其功大类当归、地黄、川芎、芍药故也。"故后世有"一味丹参,功同四物"之说。临床用治心血不足,虚烦心悸失眠,常与生地黄、酸枣仁、当归等药配伍,如《摄生秘剖》天王补心丹;若治血虚健忘,可与熟地黄、远志、人参等药同用,如《素问病机气宜保命集》二丹丸;治瘀血不去、新血不生之心悸怔忡,可与红花、当归、三七等同用。

【用量用法】煎服,5～15g。活血化瘀宜酒炙用。

【使用注意】反藜芦。

【药论】

1.《名医别录》:“养血,去心腹痼疾结气,腰脊强,脚痹;除风邪留热,久服利人。”

2.《日华子本草》:“养神定志,通利关脉。治冷热劳,骨节疼痛,四肢不遂;排胀止痛,生肌长肉;破宿血,补新生血;安生胎,落死胎;止血崩带下,调妇人经脉不匀,血邪心烦;恶疮疥癣,瘿赘肿毒,丹毒;头痛,赤眼;热温狂闷。”

3.《滇南本草》:“补心定志,安神宁心。治健忘怔忡,惊悸不寐。”

4.《重庆堂随笔》:“丹参,降而行血,血热而滞者宜之,故为调经产后要药。”

【现代研究】

(一) 化学成分

丹参主含脂溶性成分和水溶性成分。脂性成分中属醌类邻位醌的有丹参酮Ⅰ,丹参酮ⅡA,丹参酮ⅡB,隐丹参酮,羟基丹参酮,丹参酸甲酯,次甲基丹参醌,紫丹参甲素,紫丹参乙素,丹参新酮,异丙基邻位菲醌 RO-09-0680,二氢丹参酮Ⅰ,丹参醇Ⅰ,丹参醇Ⅱ,丹参醇Ⅲ,3α-羟基丹参酮ⅡA,降丹参酮,1,2,15,16-四氢丹参醌。属醌类中对位醌的有异丹参酮Ⅰ、Ⅱ,异隐丹参酮,丹参醌 A、B、C。脂溶性成分中属酮类的有二萜萘嵌苯酮,丹参螺旋缩酮内酯及一内酯化合物。在脂溶性成分中,尚有丹参酚、丹参醛等。水溶性成分中主含丹参素,丹参酸甲、乙、丙,原儿茶酸,原儿茶醛。此外,丹参中尚含有黄芩苷,β-谷固醇,隐丹参酮,熊果酸,胡萝卜苷,原儿茶醛,异阿魏酸,二氢丹参酮Ⅰ,维生素 E 等。

(二) 药理作用

1. 对心血管系统的作用

(1) 对心脏的影响:低浓度丹参能抑制离体灌流蟾蜍心脏的心肌收缩,减少能量消耗而不损伤心肌[1]。丹参注射液能使豚鼠或家兔离体心率减慢,心肌收缩首先有短暂抑制,而后有所加强。白花丹参及复方丹参作用与丹参注射液一致。丹参煎剂、注射剂亦能使麻醉犬心率减慢。丹参酮ⅡA 磺酸钠能抑制离体鼠心肌收缩力,但可轻度增强大鼠在位心脏心肌收缩力[2]。而丹参酮ⅡA 和缬沙坦本身对心肌细胞蛋白质的合成以及原癌基因 c-fos mRNA 的表达没有影响,但能抑制血管紧张素的作用,逆转血管紧张素Ⅱ所致的心肌细胞肥大[3]。丹参注射液对烫伤大鼠早期心肌损害可在一定程度上降低血清 CK-MB 水平以及心肌组织含水量,改善线粒体超微结构[4]。丹参素异丙酯(IDHP)能改善缺血/再灌注损伤心肌能量代谢,减轻心肌细胞线粒体结构损伤[5]。丹参酮ⅡA 可以抑制过氧化氢诱导的心肌细胞损伤,增加总抗氧化能力(T-AOC)、SOD 活力、GSH-Px 活力、CAT 活力[6]。另外亦有静脉注射复方丹参注射液对在位大鼠和兔心心肌收缩力和心率均无影响的报道[7]。

(2) 对心肌缺血和心肌梗死的作用:对垂体后叶素引起的家兔或大鼠急性心肌缺血,丹参煎剂、复方丹参注射液、β-(3,4-二羟基苯基)乳酸能改善或对抗其心电异常。丹参注射液与麦冬合用,此种作用更为明显。复方丹参注射液能减轻冠脉或其分支结扎犬的急性期心肌缺血损伤程度,并加速其恢复[8]。大鼠腹腔注射丹参水提物(5g/kg)对结扎冠脉引起的急性心肌缺血有明显预防作用,可使左室心肌缺血面积显著缩小[9]。以微米狭窄器造成冠脉前降支临床狭窄 15 分钟,左心房注射丹参注射液,可使心肌缺血时左心室舒张功能损害减轻,且以 CBF 改善在先。丹参静脉注射能使左冠脉结扎兔缺血心肌闰盘的损伤明显减轻,术后死亡率也较低[10]。在结扎左前降支冠脉大的冠状动脉内注射丹参酮ⅡA 磺酸钠,发现有缩小犬心梗范围的作用,但对心外膜心电图无明显保护作用。在猫心梗模型上证实丹参酮ⅡA 磺酸钠有缩小梗死区作用,但原儿茶醛无效。丹参酮腹腔注射能明显抑制注射盐酸异丙肾上腺素致兔心肌坏死后中性粒细胞(嗜中性白细胞)溶酶体酶释放、吞噬和黏附,减少血清及心肌 MDA 升高心肌 SOD 的活性,抑制白细胞向心肌缺血区的浸润及心肌中 PGE_2 合成[11]。丹参对心肌缺血和再灌注损伤时脂质过氧化物形成有抑制作用,并能增加缺血后再灌注缺血区的局部血流量[12]。丹参素对过氧化阴离子有清除作用,阻止线粒体膜脂质过氧化,从而保护心肌线粒体膜不为操作损伤[13]。丹参注射液和丹参酮ⅡA磺酸钠亦有抗自由基作用[14,15]。另报道以丹参注射液静脉滴注治疗 24 例冠心病患者,发现其能明显降低血清脂质过氧化物(LPO)含量并相应升高超氧化物歧化酶(SOD)活性。丹参颗粒剂对实验性缺血心肌具有保护和治疗作用,抑制血小板聚集和对抗血栓形成,明显减低缺血心肌 S-T 段的抬高,缩小大鼠心肌梗死范围、改善大鼠缺血心肌的收缩功能、增加离体大鼠心脏冠脉流量,抑制缺血心肌中丙二醛(MDA)含量升高和血清乳酸脱氨酶(LDH)的升高,明显提高诱导形成血栓小鼠的存活率及抗兔血小板聚集作用[16]。

(3) 对心肌肥厚的影响:丹参酮ⅡA可通过下调心肌细胞 AT1 基因表达、阻止心肌细胞的钙离子内流发挥逆转心肌肥厚的作用[17]。丹参酮ⅡA通过抑制 PKC 蛋白的表达、促进心肌局部 NO 的产生及内皮型一氧化氮合酶(eNOS)基因表达,起到阻止、逆转高血压心肌肥厚的发展[18,19]。丹参酮ⅡA能抑制 AngⅡ诱导的心肌细胞肥大,其作用与其抑制了原癌基因 c-fos、c-myc 和 c-jun 的表达有关[20,21]。

(4) 对心肌电活动的影响:丹参酮ⅡA磺酸钠可使豚鼠、家兔和猪离体心肌动作电位时程缩短,主要为降低慢反应电位除极速率,而对 0 相上升速率影响较小,显示有与维拉帕米相似的 Ca^{2+} 阻滞作用[22-24]。另外,丹参酮ⅡA磺酸钠能使心肌梗死犬心梗后 ST 段恢复较快[25]。

(5) 对冠状循环的影响:紫花丹参和白花丹参注射液能使豚鼠及家兔的离体心脏冠状动脉扩张,冠脉流量增加。麻醉犬或猫,静脉滴注丹参注射液 3～4g/kg,冠脉血流量明显增加,冠脉阻力明显下降,但心肌耗氧量有所增加。对实验性急性心肌梗死犬和猫,离体猫、猪的冠状动脉,恒速灌注丹参素能明显扩张冠状动脉,使冠状动脉血流量显著增加,但原儿茶醛、丹参二萜酸混合物则可引起冠状动脉血管明显收缩。丹参酮ⅡA磺酸钠亦有相似作用,采用冠状动脉血管灌注法,发现静脉注射丹参酮ⅡA磺酸钠使冠脉结扎犬 5 小时后的心肌梗死区无血供面积明显缩小或消失,在缺血区和非缺血区有侧支吻合血管开放[26]。复方丹参可使缺氧灌流液所致心力衰竭的冠脉流量增加 18.6%。冠心病在常规治疗基础上应用复方丹参滴丸可以明显改善血管内皮功能,对心肌缺血和缺血后再灌注损伤有预防性干预作用,使内皮素(ET)含量明显下降,肱动脉血管内皮依赖性舒张功能和 NO 含量明显升高[27]。

(6) 对外周血管和血压的影响:丹参煎剂、注射剂及复方丹参注射液予麻醉犬或兔静脉给药,均显示不同程度的降压作用[25],而丹参酮ⅡA磺酸钠则出现血压轻度升高[1]。丹参能明显增加肾动脉血流量[28]。丹参煎液对蟾蜍全身血管及兔耳血管均有扩张作用。丹参水煮醇沉剂对犬股动脉亦有微弱的直接扩张作用[29]。丹参对家兔肺动脉收缩和舒张压有明显降低作用[30]。并能明显缩短去甲肾上腺素诱发的肺动脉高压的维持时间。

(7) 对微循环的影响:丹参注射液使家兔外周微循环障碍病理模型微循环血流显著加快,毛细血管网开放数目增多,血液流态改善[31]。丹参注射液和丹参素均能增加微循环障碍病理模型兔眼和肠系膜微血管的交点数,有利增加局部组织微循环的血液灌流及侧支循环的建立[32]。在相同的家兔微循环障碍模型及小鼠肠系膜微循环障碍模型实验中,给丹参素后可明显增加家兔球结膜毛细血管数。降低兔血浆乳酸含量，并见到丹参素能扩张小鼠处于收缩状态的肠系膜微动脉，加速血液流速，从而消除肠系膜血液的瘀滞。采用激光多普勒微循环流速测定仪观察丹参液对犬肠系膜微循环的影响，亦证明丹参有增加微循环血流的作用。对应用高分子右旋糖酐在家兔中造成外周微循环障碍、微循环血流缓慢、血细胞聚集的模型，丹参可使其血液流速显著加速，毛细血管网开放数目明显增多，细胞有不同程度的解聚[33]。丹参对局部滴注去甲肾上腺素后的金黄地鼠颊囊微循环无论在微动脉口径、微循环的流速、流量和毛细血管方面均有改善作用。其次微静脉的情况类似。丹参能降低黏附分子 CD11a/CD18、CD11b/CD18 表达，抑制中性粒细胞（PMN）与内皮细胞（EC）黏附，改善兔的微循环及减轻 PMN-EC 黏附所致的组织损伤，有助于急性胰腺炎兔的早期治疗[34]。丹参对急性坏死性胰腺炎（ANP）大鼠肠损伤具有良好的保护作用，其使 ANP 大鼠的肠组织血流量明显增加，同时肠黏膜损伤明显好转，血清 PLA_2 活性及血栓素 A_2（TXA_2）与前列环素（PGI_2）比值也显著降低[35,36]。

2. 对血液系统的影响

（1）对血小板功能及血栓形成的影响：正常家兔在注射丹参素后，可抑制血小板功能和凝血功能，促进纤溶活性，对体外血栓形成有抑制作用，其中以抑制血小板和凝血功能较强[37]。大鼠和小鼠静脉注射丹参酮ⅡA 磺酸钠后，体外血栓形成时间延长、血栓长度缩短，血栓干重和湿重减轻，血小板黏附及聚集功能降低，复钙时间、凝血酶原时间和白陶土部分凝血活酶时间呈明显抑制[38]。丹参酮ⅡA 静脉乳剂可以降低大鼠血液黏滞度，减少红细胞的聚集，改善红细胞的变形能力，抑制血栓形成[39]。丹参影响血小板功能的作用机理与抑制血小板肌动蛋白激活 Mg^{2+}-ATP 酶活力和抑制血小板合成 TXA_2 有关[40]。

（2）对凝血过程的影响：丹参可通过作用于多种凝血因子而呈抗血液凝固作用。丹参素静脉注射有抗家兔内、外凝血系统功能和促进纤维蛋白降解的作用[40]。丹参促进纤溶的作用可能是通过激活纤溶酶原—纤溶酶系统的作用而达到的。丹参促进牛内皮细胞分泌纤溶酶原激活物，提高 PGI_2 的产生量，降低其抑制物的活性[41]。

（3）对血液流变性的影响：丹参能使冠心病、急性心肌梗死、陈旧性心肌梗死、肺心病患者血液黏稠明显降低，红细胞电泳时间、血细胞比容（血球压积）、纤维蛋白原等均有不同程度改善[42-45]。丹参注射液能抑制大鼠输卵管上皮细胞细胞间黏附分子蛋白的表达和改善大鼠的血液流变性[46]。

（4）对红细胞膜的作用：丹参酮ⅡA 磺酸钠有保持体外循环中犬红细胞形态、抗溶血作用。对低渗性红细胞膜溶血有保护作用，而且对热（50℃）、低 pH、皂素性引起的溶血和免疫性淋巴细胞参与羊红细胞溶血也有一定作用[47]。大鼠溶血试验表明，丹参酮ⅡA 磺酸钠的稳定红细胞膜抗溶血作用和抑制钙调蛋白（CaM）功能有相关性。其对大鼠红细胞溶血的抑制率为 100％，对 CaM 的抑制率为 71.8％。丹参酮ⅡA 磺酸钠还有保护蛋白变性的作用。并提高红细胞膜的机械强度，从而发挥保护红细胞作用[47]。

3. 对血脂和动脉粥样硬化斑块形成的作用　口服丹参煎剂可降低动脉粥样硬化家兔血和肝中的甘油三酯，而对模型大鼠则无降脂作用。对实验性动脉粥样硬化，丹参组与对照组的主动脉粥样硬化面积差异极显著。主动脉壁胆固醇的含量丹参组显著低于对照组，6 周后给药组的甘油三酯、高密度脂蛋白、低密度脂蛋白均显著低于对照组[48]。复方丹参对高血脂家兔模型血清胆固醇、中性脂肪、β-脂蛋白亦有明显降低作用。丹参及白花丹参能抑制家兔实验性冠状动脉大分支粥样斑块的形成。丹参素对内源性胆固醇的合成有抑制作用，并能抑制氧化低密度脂蛋白的生成[49]。

4. 对肝脏的作用

（1）对肝损伤的保护及肝细胞再生的促进作用：丹参注射液对 CCl_4 所致的动物急性肝损伤有保护作用，表现为降低 SGPT、改善微循环、增加肝脏血流量、防止和减轻肝脏变性及坏死、减轻炎症等[50,51]。丹参注射液对大鼠部分肝切除后 DNA 合成及细胞分裂增殖有促进作用，具有促进肝再生能力。丹参可使大鼠部分肝切除后肝再生度、核分裂象指数、AFP 检出率均增高，说明丹参具有促进肝再生作用。丹参素可以促进大鼠减体积肝移植后肝脏再生，并有助于肝功能的早期恢复，其使肝再生率、肝组织 PCNA 标记指数，血清 ALT 明显降低．血清 ALB 明显升高[52]。丹参可刺激血浆纤维联结蛋白（PFN）水平的升高，从而提高其单核-吞噬细胞系统的吞噬功能及调理素活性，防止肝脏的免疫损伤，达到保护肝细胞和促进肝细胞再生的作用[53]。此外，丹参对体外培养肝细胞 DNA 合成有增强作用[54]。大鼠离体肝脏保存时，丹参可以诱导血红素氧合酶-1 过表达，可能是丹参对肝脏保护作用的机制之一[55]。丹参能显著提高肝细胞线粒体内细胞色素 aa3、细胞色素 C、能荷和 SOD 水平；明显改善大鼠烧伤后肝细胞线粒体呼吸功能，减少氧自由基的产生[56]。

（2）抗肝纤维化作用：丹参能使体外培养的成纤维细胞发生显著的形态学改变，并能抑制细胞核分裂和增殖。丹参能明显降低大鼠实验性肝硬化胶原蛋白含量及血清球蛋白含量，增加尿羟脯氨酸排泄量[51]。丹参有促进肝纤维重吸收作用和对肝脏微循环障碍有良好的纠正作用[57]。

5. 促进组织和再生的作用　用自制骨折器造成小鼠大股骨中段闭合骨折，骨折后每天用丹参注射液 0.5ml 灌服，发现生理盐水组与丹参组小鼠的中段股骨钙沉积不断升高，而股骨上、下二段反而下降，丹参组下降更显著。说明丹参可以从邻近骨组织中调动比生理盐水更多的钙，以更好地满足新骨形成对钙的需要，从而使骨折愈合加速。观察丹参注射液对小鼠骨折愈合中钙再吸收的影响发现，注射 ^{45}Ca 后不同时间造成大股骨中段骨折后，生理盐水组小鼠骨折部位的放射活性低于相应健侧；丹参组小鼠中这种变化变得更为显著[58]。丹参注射液可使家兔骨折部位骨痂形成提前，且更为致密。骨生成细胞分布部位及数量增加；成纤维细胞除有外形改变外，细胞的蛋白质合成活动更为旺盛，细胞的正常变性过程也加快，细胞外胶原纤维增多，并进入成纤维细胞的胞质内；有增多的破骨细胞出现在不同的骨痂部位，促进骨的改建。另外，成纤维细胞肿胀的线粒体内出现众多的致密钙颗粒，从而使骨痂有更多更早的钙盐沉积[59]。家兔前肢桡骨骨折实验中也证明丹参可促进骨折愈合[60]。采用鸡胚额骨分离细胞进行体外培养，将不同浓度丹参于培养液中培养后，发现丹参能促进骨细胞样细胞成熟，分泌胶原性物质和 AIP，并使钙盐在胶原基质上沉积，形成骨小结节。但是浓度过高能导致对成骨细胞样细胞的生长抑制[61]。另外，家兔皮肤切口后肌内注射丹参注射液，结果丹参组的巨噬细胞及成堆异物巨细胞的出现均早于对照组，丹参组的血管肉芽组织、胶原性肉芽组织以及瘢痕性肉芽组织的出现也均显著早于对照组，说明丹参能促进皮肤切口愈合[62]。

6. 对肿瘤的作用　丹参注射液静脉注射对大鼠 Walker256 癌细胞血行播散有促进作用[63]。丹参与环磷酰胺合用对小鼠肉瘤 180 有显著抑制作用。当与小剂量环磷酰胺合用时，可使瘤组织内 DNA 含量明显减少，但对瘤组织 RNA 含量没有影响。应用丹参注射液与环磷酰胺合用治疗 615 小鼠白血病，在所用剂量下未看到合并用药有增效作用。对艾氏腹水癌的治疗则显示不利影响。丹参对 Lewis 肺癌细胞的自发转移有明显促进作用，但对原发瘤生长没有影响。此外，丹参对接种 Lewis 肺癌的 C57BL 小鼠血清唾液酸的升高有抑制作用。丹参酮ⅡA 作用人肺腺癌 A549 细胞后，具有抗 A549 作用，其诱导细胞凋亡可能与钙依赖性通路和 MT-1A 表达下调有关[64]。采用电镜观察表明，丹参对癌细胞表面有很强的作用，它能阻止植物凝集素与癌细胞表面受体发生作用。改变癌细胞微绒毛表面积在全部质膜表面中所占比例下降及微绒毛极化现象的增加，提示丹参可活化肿瘤细胞，增加运动性，也影响肿瘤细胞的扩散和转移[65]。但亦有报道丹参可延长 Ehrlich 腹水癌小鼠的存活时间[66]。用琼脂平板法证实丹参对小鼠艾氏腹水癌有抗肿瘤效应。从丹参分离出的有明显抗肿瘤活性成分紫丹参甲素，对小鼠 Lewis 肺癌、黑色素瘤 1316 和肉瘤 180 有不同程度的抑制作用。另有研究报道，通过放疗合并丹参等组成的活血化瘀方对鼻咽癌、食道癌所进行的前瞻性对照试验的结果说明丹参等组成的活血化瘀方在临床上并未促进食道癌和鼻咽癌病人癌瘤的远部位转移[67]。丹参酮ⅡA 磺酸钠对接种于小鼠肌肉的 Lewis 癌的生长及肺转移没有促进作用[68]。丹参酮ⅡA 作用后的肝癌细胞可见凋亡小体形成，血管内皮生长因子（VEGF）表达和分泌量明显减少[69]。丹参酮ⅡA 抑制人肝癌细胞 SMMC-7721 的细胞增殖，促进其凋亡，使细胞内表皮生长因子（EGF）及其受体（EGFR）表达下调[70]。丹参酮ⅡA 及其纳米微粒（TS-NP）能够抑制小鼠肝癌细胞生长，延长生存期，抑制肿瘤生长因子 β_1、上调 p38 促分裂原活化蛋白激酶的表达，抑制肝癌细胞增殖，诱导细胞凋亡[71]。丹参素可诱导人胃癌 MGC803 细胞出现 G_2/M 期阻滞并诱导细胞凋亡，细胞中 CyclinB1 蛋白表达下调，Caspase-3 和 Caspase-6 的活性显著升高[72]。丹参酮Ⅰ可下调 Bcl-2 基因表达，上调 Bax 基因表达，阻滞 HepG2 细胞周期于 G_0/G_1 期并诱导细胞凋亡[73]。

7. 对中枢神经系统的作用　白花丹参和紫花丹参对小鼠有明显的镇痛作用。复方丹参能使兔大脑皮质自发电活动减少，重复刺激引起的后发放的阈值提高，感觉刺激的诱发电位增大[74]。丹参腹腔注射可使小鼠自主活动减少。与氯丙嗪和甲丙氨酯合用时作用增强。与戊巴比安钠合用时，能增强睡眠的百分率。丹参的抗惊厥作用不明显，但对抗苯丙胺精神运动兴奋作用却较显著[75]。家兔脊髓损伤后早期应用复方丹参注射液治疗，不仅加重了脊髓的损伤和出血，而且促进了神经元的坏死。但在脊髓损伤后 4～8 小时应用复方丹参液可改善微循环，抑制脊髓后晚期纤维结缔组织增生，减少血栓形成，并使部分神经元免于变性[76]。在清醒犬侧脑室内注入微量丹参素，产生脑电波慢波和犬的镇静作用，说明丹参素为丹参引起中枢镇静的一个有效成分。另有研究丹参酮ⅡA 能引起 51 个交感神经节中的 19 个产生超极化反应，提示其可通过抑制交感神经节细胞使交感紧张性降低，使血管扩张。但另有少数神经节细胞在丹参酮ⅡA 作用下产生去极化反应。丹参酮ⅡA 预处理能够促进胶质细胞酸性蛋白（GFAP）的表达，减轻局灶性脑缺血模型大鼠的神经损伤[77]。复方丹参具有下调神经细胞 nNOS、iNOS 表达，减少 NO 生成，抑制细胞凋亡，减轻缺血再灌注对大鼠大脑皮质神经细胞损伤的作用[78]。复方丹参可上调神经细胞 Bcl-2 mRNA 的表达，抑制神经细胞凋亡，减轻缺血再灌注对大鼠大脑皮质神经细胞的损伤[79]。丹参可下调大鼠全脑缺血再灌注后的 PTEN 蛋白表达，从而抑制细胞的凋亡，保护神经元[80]。

8. 对耐缺氧能力的影响　腹腔注射复方丹参和丹参酮ⅡA 磺酸钠可显著延长小鼠常压缺氧下的存活时间。丹参素亦有相似作用，其延长耐缺氧时间与氯丙嗪相近[81-83]。丹参、丹参酮，β-(3,4-二羟基苯基)乳酸、丹参茎叶 70％乙醇提取物，均能提高小鼠在低压缺氧下的存活率或延长生存时间[84]。丹参酮ⅡA 磺酸钠可使兔离体左心室乳头肌在缺氧条件下，电刺激收缩幅度下降一半所需时间明显延长[2]。丹参能防止或减轻缺氧心肌超微结构的变化,对缺氧心肌有保护作用[85]。复方丹参注射液能明显减少犬血清中 CK、LDH、丙二醛释放,增加 SOD 活性;缩小心肌梗死范围,增加心肌供血供氧,从而改善心肌缺血缺氧的状况[86-88]。冠心丹参口腔崩解片具有显著的抗心肌缺血缺氧作用,能显著延长小鼠常压耐缺氧和气管夹闭的存活时间[89]。

9. 抗炎及对免疫系统的作用　丹参酮灌胃对组胺所致小鼠毛细血管通透性增高,对蛋清所致大鼠急性关节肿,对渗出性甲醛腹膜炎反应,对明胶所致小鼠的白细胞游走和亚急性甲醛性关节肿都有明显抑制作用。并可使血中的 $PGF_{2α}$ 和 PGE 含量减低[90]。体内、外法均证明丹参酮可使白细胞趋化性发生明显抑制[90,91]。丹参注射液对角叉莱胶所致的大鼠足跖部炎症也有明显抑制作用。对多形核细胞释放 β-葡萄糖醛酸的抑制作用亦很显著。肌内注射丹参注射液后中性粒细胞的趋化性明显降低[92]。小鼠肌内注射丹参煎剂连续 5 日能增加吞噬鸡红细胞的巨噬细胞数[93]。丹参对体外绵羊红细胞溶血模型有抑制作用,且呈量-效关系。丹参注射液能降低小鼠腹腔巨噬细胞的吞噬百分率及吞噬指数,能使淋巴细胞的转化率下降并抑制正常小鼠迟发型超敏反应。但对小鼠的血清溶菌酶、中性粒细胞的吞噬作用和抗体形成细胞无明显影响[94]。复方丹参制剂对小鼠以人 A 型红细胞抗原免疫的盐水凝集抗体、木瓜酶血凝抗体均能产生明显的抑制作用。丹参除能改善体液免疫功能外,还具有调节蛋白代谢和免疫的功能。据此有人把丹参制剂应用于器官移植,并获得一定效果。

10. 抗菌作用　丹参 1∶1 煎剂体外对金黄色葡萄球菌、大肠杆菌、变形杆菌、福氏痢疾杆菌、伤寒杆菌等均有抑制作用[95]。对钩端螺旋体在体外和半体内亦有抑制作用。总丹参酮、隐丹参酮、丹参酮ⅡB、羟基丹参酮ⅡA、二氢丹参酮、丹参酸甲酯对金黄色葡萄球菌及其耐药菌株和丹参酮Ⅰ、ⅡA、隐丹参酮、羟基丹参酮ⅡA 及总丹参酮对人型结核杆菌(H37RV)均有较强的抑制作用[96,97]。丹参酒精浸剂 1∶100 000 对结核菌有抑制作用,对实验性结核病小鼠的治疗有效,但对患该病的豚鼠无效。丹参水浸剂、总丹参酮对某些癣菌有不同程度的抑制作用[96,98]。此外,丹参在试管内能抑制霍乱弧菌的生长[98]。

11. 其他作用　丹参注射液、丹参水提物和甲醇提取物对小鼠肺纤维化模型有抑制作用,并认为其有效成分为低脂溶性物质。丹参水溶液灌胃给药对利血平溃疡有明显保护作用,对乙酸性慢性溃疡有促进愈合作用[99]。丹酚酸 A 对于由猪胃黏膜中获得的 H^+,K^+-ATP 酶的抑制呈剂量依赖性,IC_{50} 为 5.2×10^{-7} mol。丹参能增加胃黏膜血流和电位差,减少氢离子的逆扩散,有保持黏膜屏障完整性,增加其防御功能的作用[100]。此外,丹参对兔肾近曲小管上皮细胞具有保护作用。丹参有抑制弹性蛋白酶活力的作用[101]。丹参酶有较温和的、通过卵巢起作用的雌激素活性,并有抗雄性激素的作用[102]。丹参对实验性肠粘连有一定的预防作用。

(三)临床报道

1. 治疗脑血管病

(1) 25%葡萄糖 40ml 加丹参注射液 20ml(每毫升含生药 1.5g)静脉推注,2 周为 1 个疗程,无出血倾向者治疗 2~3 个疗程,并配合支持疗法。共治缺血性脑血管病 120 例。结果两组分别为基本治愈 25、20 例,显效 18、10 例,有效 15、18 例,无效 2、12 例,总有效率分别为 96.6%、79.9%。两组比较有显著性差异。

(2) 丹参注射液 30ml(含生药 45g)加 10%葡萄糖 10ml 静脉注射,每日 1 次,20 日为 1 个疗程。对 48 例脑血栓患者及 20 例脑血栓先兆者进行治疗,结果疗效显著,减少了后遗症的发生，且能解除中风先兆。

(3) 以丹参注射液8ml(含生药12g)静脉滴注，治疗缺血性中风48例，有效83.72%，无效13.96%，明显优于传统西药对照组。

(4) 用丹参注射液静脉滴注治疗脑血栓形成46例，有效率93.5%，优于低分子右旋糖酐对照组。

(5) 复方丹参注射液4ml(含丹参、降香各4g)加入2.5%葡萄糖或生理盐水40ml缓慢注入瘫痪肢体对侧颈动脉内，隔日1次，共治疗5次。共治疗脑出血10例，脑血栓19例，脑栓塞1例。结果基本痊愈1例，显效8例，有效20例，无效1例，总有效率96.7%[103]。

(6) 丹参注射液8～10支(每支相当生药2g)加入10%葡萄糖500ml中静脉滴注，每日1次，10次为1个疗程；交替应用20%甘露醇和50%葡萄糖注射液降低颅压，每日3～4次，连用3～5日。共治疗蛛网膜下腔出血24例，结果痊愈16例，显效5例，有效2例，死亡1例，平均住院天数为16.8天[104]。

(7) 用丹参注射液(上海第一制药厂生产，每毫升相当生药3g)10～30g加5%～10%葡萄糖注射液500ml中静脉滴注，每日1次，3周1个疗程，颅压大于或等于23.52kPa加20%甘露醇125ml静脉滴注或静脉推注，每日1～2次。结果共治疗急性期蛛网膜下腔出血42例，痊愈36例(85.71%)，显效4例(9.53%)；无效或死亡2例(4.76%)，总有效率40例，占95.24%[105]。

2. 治疗冠心病

(1) 以丹参60%、葛根30%、延胡索10%为比例制成片剂，4周为1个疗程，一般用1～2个疗程。与硝酸戊四醇西药组37例对照。结果本组与对照组总有效率分别为87.5%、56.6%；硝酸甘油停减率83.78%、54.05%；心电图改善率47.50%、23.78%[106]。

(2) 丹参注射液(相当于生药16～32g)加入5%葡萄糖注射液500ml静脉滴注，日1次，14～30天为1个疗程。治疗冠心病56例，临床症状改善总有效率为88.6%，心电图改善占66.6%。

(3) 用丹参舒心片每日口服3次，每次2片。治疗冠心病323例，症状改善总有效率为80.9%；心电图改善有效率为57.3%，其中慢性冠脉缺血病变疗效似较优于心肌梗死病变，二级梯运动试验阳性及可疑阳性病例，疗效高于一般心电图缺血病例；部分病例血总胆固醇下降。

(4) 用丹参酮ⅡA磺酸钠注射液治疗冠心病108例，心绞痛症状改善率为86%，疗程与改善率成正比，心电图改善率为54.7%[107]。

(5) 丹参50g，40度白酒浸泡7天。早晚各服1次，每次20～50ml，治冠心病疗效满意[108]。

3. 治疗肺心病

(1) 对肺心病发作期患者26例在急性感染控制后，采用丹参注射液30ml加入10%葡萄糖注射液或5%低分子右旋糖酐500ml中静脉滴注，每日1次，10～14天为1个疗程。观察治疗前后右心功能和血液流变学的变化，结果射血前期时间缩短，右室射血期时间延长和Q-T时间缩短；血液流变学五项检查均有一定程度改善，其中全血黏度和红细胞电泳改善比较明显[109]。

(2) 用复方丹参注射液12ml静脉滴注，每日1次，10～14次为一疗程。治疗肺心病合并心衰者13例，一般6天即见明显疗效，14天左右心衰基本控制[110]。

(3) 丹参注射液 20ml 加入 5%葡萄糖 250ml 静脉滴注,每日 1 次,10 天为 1 个疗程,共治疗 119 例。结果显效 69 例,好转 46 例,无效 4 例[111]。

4. 治疗小儿病毒性心肌炎　复方丹参注射液(每毫升含生药 1.5g),婴儿用 4ml,学龄前 6ml,8～10 岁 8ml,大于 11 岁 10ml,加入 10%葡萄糖内静脉滴注,日 1 次,10 日为 1 个疗程,疗程间隔 3～5 日,或 1 个疗程后用复方丹参片或三参汤。并配合使用维生素 C、能量合剂治疗病毒性心肌炎 112 例。结果临床治愈 96 例,显效 11 例,好转 4 例,无效和死亡 1 例[112]。

5. 治疗视网膜中央静脉阻塞病　以复方丹参液 20ml 加入 5%葡萄糖注射液中静脉滴注,日 1 次;球后注射本品 1ml,隔日 1 次,10 日为 1 个疗程。共治疗 15 例 15 只眼,治愈 10 例 10 只眼,好转 3 例 3 只眼,无效 2 例 2 只眼[113]。

6. 治疗股骨颈骨折　复方氨基酸 250ml,丹参液 20ml(20g),加入 10%葡萄糖溶液中静脉滴注,每天 1 次,4 天为 1 个疗程,隔 4 天后再行下一疗程,共 4～5 个疗程。共治 65 例,痊愈 50 例,好转 6 例,无效 6 例,总有效率 90.32%[114]。

7. 治疗急慢性肝炎

(1) 以丹参注射液(每毫升含生药 1.5g)静脉滴注,每日 1 次,每次 15～20ml,2 周 1 个疗程。治疗急性病毒性肝炎 104 例,痊愈为 81.74%,总有效率达 97%。

(2) 用丹参注射液(每毫升相当生药 1.5g)肌内注射,每次 4ml,每日 1 次。共治 27 例,结果与对照组比较(葡醛内酯、中药辨证汤剂)有明显区别,3 个月(一疗程)后 GPT、TTT、胆红素正常者 11 例。说明丹参注射液对肝细胞的再生、炎症消退坏死组织吸收作用迅速[115]。

(3) 用 50%丹参注射液 1ml 作肝俞、脾俞等穴位注射,治疗肝脾均肿大伴压痛的迁延性、慢性肝炎 20 例,结果肝脏回缩 16 例(80%),脾脏完全或明显回缩者 18 例(90%),肝脾回缩的同时自觉症状改善。

(4) 2～5 岁者每日上午用 25%葡萄糖 40ml 加复方丹参注射液 6ml 静脉注射,下午肌内注射 5ml;5 岁以上者用 12～20ml 加 10%葡萄糖静滴,结果治疗小儿慢性肝炎总有效率 64%。肝活检证明,对慢性迁延性肝炎较慢性活动性肝炎效果更佳。

(5) 丹参注射液 10ml 静脉滴注 10 天,后改服丹参片 3 片,日三次,治疗老年急性病毒性乙型肝炎 28 例,显效 27 例,有效 1 例。

8. 治疗晚期血吸虫病肝脾肿大　将丹参制成 30%～50%药剂,每日口服生药剂量为 18～45g,30～42 日为 1 个疗程。治疗后肝脏缩小者 44.4%,变软者 55.5%,脾脏缩小者 48.8%,变软者 53.6%。

9. 治疗恶性淋巴瘤　在化疗 COP 方案基础上治疗期间,加用丹参注射液静脉滴注,治疗恶性淋巴瘤 7 例,完全缓解 1 例,部分缓解 3 例,稳定 1 例,进步 1 例。疗效优于 COP 对照组[65]。

10. 治疗脉管炎　以内服白花丹参酒剂为主,辅以中药汤剂内服或外敷患处,治疗血栓闭塞性脉管炎 113 例,治愈 28 例,显著好转 61 例,进步 20 例[116]。

11. 治疗硬皮病　以丹参注射液静脉滴注治疗硬皮病 16 例,显著好转占 37.6%,好转占 31.2%,总有效率为 68.8%,平均治疗时间 43.3 天[117]。

12. 治疗雷诺病　用虎参肢丸(丹参、壁虎等分)治疗 14 例,结果痊愈 11 例,好转 1 例,无效 1 例,中途停药 1 例[111]。

13. 治疗红斑性肢痛症　以丹参与川芎注射液各 2ml 肌内注射，每日 2 次，治疗 8 例，结果全部获效，一般用药 1.5～5 天症状消失[118]。

14. 治疗下肢麻木　本组为腰椎间盘突出症、椎管狭窄或腰臀部劳损等病患者，用丹参注射液 16ml(每毫升含生药 2g)加入 5%葡萄糖注射液中静脉滴注，每日 1 次，10 日为 1 个疗程，共治 35 例，结果近期治愈 17 例，有效 16 例，无效 2 例[119]。

15. 治疗流行性出血热

(1) 用丹参液口服，每次 2ml，每日 2 次，加用平衡盐液。同时用丹参注射液 10～15ml 加入平衡盐液或 10%葡萄糖 500ml 中静脉滴注，每日 2 次。治疗流行性出血热 63 例，无一例因尿毒症死亡[120]。

(2) 在常规治疗基础上应用复方丹参注射液，每日 10～12ml，静脉滴注 4～7 天。治疗流行性出血热 70 例，结果大多数患者顺利度过了休克和少尿期，并发症极少发生，死亡率明显减低。

(3) 用复方丹参注射液 10～12ml，加入 10%葡萄糖溶液 500ml 静脉滴注，并配合综合治疗，共治 60 例。结果总越期率 88.3%，死亡率 1.7%，疗效明显优于综合治疗对照组[111]。

16. 治疗过敏性紫癜　以复方丹参注射液(每 2ml 内含丹参、降香各 2g)40ml 加入 5%葡萄糖注射液中静脉滴注，每日 1 次，并辅以支持疗法。共治疗 10 例，结果治愈 8 例，好转 2 例[121]。

17. 治疗急、慢性肾炎

(1) 以复方丹参注射液(每毫升含丹参、降香生药各 1g)肌注，每次 2ml，每日 2 次。较重症每日用 2～3ml，加入 10%葡萄糖注射液 200～300ml 中静脉滴注。结果临床治愈 22 例，治愈率为 91.73%。平均住院 95 天。随访半年以上无复发[122]。

(2) 将 74 例慢性肾功能不全患者分为两组。对照组 38 例，用常规治疗；治疗组 36 例。用常规治疗加复方丹参注射液 16～20ml 加入 5%葡萄糖 250～500ml 中静脉滴注，每日 1 次，2 周为 1 个疗程。结果治疗组在血尿素氮下降、肌酐下降、肌酐廓清率和尿量增加方面与对照组比较有显著性差异。

(3) 复方丹参注射液 0.5～1ml/(kg·d)，以 5%葡萄糖稀释后静脉滴注，同时辨证施药。共治小儿紫癜性肾炎 24 例，结果治愈 18 例，好转 5 例，无效 1 例[123]。

(4) 丹参片剂每日口服 3 次，每次 2 片(每片含生药 1g)，或静脉滴注丹参注射剂 9～15g/d，每日 1 次。同时口服雷公藤多苷，按每日每千克体重 1mg，分 2～3 次口服。结果治疗儿童紫癜性肾炎 13 例，浮肿和高血压均消除；15 例血尿均转阴性；10 例蛋白尿均转阴性[124]。

(5) 用自制丹参注射液(每 2ml 含生药 3g)，每次 16～20ml，加入 5%葡萄糖注射液 500ml 中静脉滴注，每日 1 次，14 天为 1 个疗程。共治 48 例，结果对肾功能轻度不全有效率为 80%，中度不全为 62.5%。重度不全的有效率为 65.5%[125]。

18. 治疗慢性肾衰竭　丹参注射液 24～30ml 加入葡萄糖 500ml 静脉滴注，每日 1 次，4～6 周为 1 个疗程，共治 21 例慢性肾衰患者，结果患者主观症状改善，食欲好转，体重增加，恶心、呕吐消失，尿量明显增多，尿素氮下降。

19. 治疗糖尿病

(1) 丹参注射液 10～14ml(每毫升含生药 1.5g)加入 50%葡萄糖 20ml 中静脉推注，每日 1 次，20 日为 1 个疗程，疗程间隔 10 日，期间用复方丹参片 1 日 3 次口服，治疗糖尿病周围神经炎 37 例。结果优 7 例，良 22 例，中 3 例，差 5 例[126]。

(2) 以复方丹参注射液 8～12ml 加入 0.9%氯化钠注射液 500ml，每日 1 次静脉滴注，并结合对症治疗，治疗 28～42 日，共治疗 120 例。结果显效 50 例，好转 55 例，无效 15 例。血糖含量由(199.33±5.05)mg 降至(150.3±36.95)mg，治疗前后比较有显著差异[127]。

(3) 复方丹参注射液 12ml 加入 0.9%生理盐水 500ml 中静脉滴注，每疗程 20 天。治疗糖尿病并发末梢神经炎 325 例，结果可使其症状明显改善，疗效达 81.8%。

20. 治疗神经衰弱失眠症　将丹参注射液注射于足三里等穴。治疗失眠症 100 例，总有效率 61%[128]。

21. 治疗精神分裂症　丹参注射液按每日 10ml 1 次静脉滴注，以后渐增至每日 14～20ml 1 次。按常规用氯氮平，另单用氯氮平治疗作对照组。结果两组痊愈各 1 例，显效分别为 4、1 例，有效 1、4 例。显效以上分别占 83.3%、33.5%[129]。

22. 治疗颈神经及脊髓病变　丹参注射液 16ml，加入 10%葡萄糖 500ml 静脉滴注，每日 1 次，2～3 周为 1 个疗程，疗程间隔 1 周。共治 82 例，含腰神经受压症 45 例、颈神经根受压 25 例、脊髓压迫症 6 例、脊髓肿瘤切除术后 4 例、脊髓侧索硬化症 2 例，结果显效 19 例，有效 57 例，无效 6 例，总有效率 92.6%[130]。

23. 治疗颅脑外伤后神衰综合征　复方丹参片每次 3 片，每日 3 次，8 周为 1 个疗程，共治 122 例，结果显效 14 例，好转 96 例，无效 12 例，总有效率为 90.2%[111]。

24. 防治支气管哮喘

(1) 口服丹参片(上海中药三厂生产，每片含生药 1g)，每次 3～4 片，每日 3 次。小儿每次 2～3 片，每日 3 次。防治支气管哮喘 101 例，6 个月为 1 个疗程。哮喘发作时加用氨茶碱。结果临床治愈 5 例，显效 34 例，有效 57 例，无效 5 例，总有效率为 94%。

(2) 丹参片(每片含生药 1g)，每次 2～3 片，每天 3 次，连服 6 个月，防治小儿支气管哮喘 15 例。结果显效 6 例，有效 8 例，无效 1 例。

25. 治疗小儿肺炎　以丹参注射液(每毫升含丹参、降香各 1g)加入含有抗生素的 10%葡萄糖注射液 150～250ml 中静脉滴注，患儿小于 6 个月加 1ml，6 个月～5 岁加 2～4ml，6～10 岁加 4～6ml，11～14 岁加 6～8ml，每日 1 次，治疗 100 例，结果肺部啰音消失时间明显缩短[111]。

26. 治疗迁延性肺炎　丹参素 40～60mg 静脉滴注，每日 1 次，5～9 天为 1 个疗程，并配合西医疗法，共治疗 13 例以单纯西药无效的小儿迁延性肺炎，结果治愈 7 例，好转 6 例[131]。

27. 治疗百日咳脑病

(1) 用丹参注射液每日 1～2 支(每 2ml 含生药 2g)静脉滴注，治疗百日咳脑病 28 例。21 例在用药当天惊厥停止，其中 5 例在滴注过程中惊厥未再复发。痉挛性咳嗽较治疗前减轻者 21 例，其中阵咳次数减少约在一半者 10 例，稍有减轻者 7 例，无明显改变者 7 例。

(2) 复方丹参注射液 2ml 肌内注射，每日 1 次；氯霉素按 40～50mg/(kg·d)计算分 4 次口服，3 天为 1 个疗程。治疗 25 例经链霉素、氯丙嗪、镇咳药物治疗无效的百日咳患儿。结果 3 天有效者 21 例；6 天痊愈 2 例，有效 2 例；9 天痊愈 23 例，有效 2 例，12 天均痊愈[132]。

28. 治疗新生儿硬肿症　以复方丹参注射液按 0.5ml/kg 加入 10%葡萄糖溶液 10ml 内静脉推注。轻型每日 1 次，重型每日 2 次，其余治疗同一般硬肿症的治疗方案。共治疗 120 例，结果治愈 95 例，好转 20 例，死亡 5 例。

29. 治疗婴幼儿秋冬季腹泻　以复方丹参注射液(每 2ml 含丹参、降香各 2g)每次 2ml，于双侧足三里作穴位注射，每次 1ml，每日 1 次，并采取对症治疗。结果治疗小儿腹泻 30 例均告愈[133]。

30. 治疗休克　用丹参注射液静脉注射治疗心源性休克及心搏骤停 2 例，症状迅速好转。认为丹参注射液在抢救突发的危重患者，如加酚妥拉明、多巴酚酊胺、间羟胺(阿拉明)等药物同用，可奏奇效[134]。

31. 治疗血管性头痛　用复方丹参注射液治疗血管性头痛 53 例，结果痊愈 34 例，好转 11 例，无效 8 例。

32. 治疗宫颈糜烂　以丹参酮(膜剂)治疗宫颈糜烂 111 例，结果轻中度糜烂的治愈率为 57.66％，显效率为 33.33％，未发现其毒性、刺激性及过敏反应。

33. 治疗盆腔炎　用丹参(全草溶液 15ml)直流电导入，每日 1 次，15 次为 1 个疗程。共治疗 83 例。结果痊愈 31 例，显效 27 例，好转 21 例，无效 4 例。

34. 治疗白细胞吞噬功能低下　丹参注射液 20ml、生脉饮注射液 40ml 加入 5％葡萄糖注射液 250ml 中静脉滴注，每日 1 次，共 14 天，治疗患有慢性疾病，或肿瘤术后，体质虚弱、易于感冒的患者 32 例。结果中性粒细胞吞噬功能与治疗前比较有明显提高，与年龄相近健康人对照组比较仍较低，其中吞噬率有明显差异，而吞噬指数无明显差异[111]。

35. 治疗口腔黏膜白斑　局部麻醉后将丹参注射液 2～4ml 注射于患区黏膜下，隔日 1 次，7 次为 1 个疗程，一般 3 次见效。

36. 治疗神经性耳聋　取丹参注射液 20～30ml 加入 5％葡萄糖注射液 500ml 静脉滴注，每日 1 次，两周为一疗程。治疗 100 例神经性耳聋患者。结果痊愈 28 例(28％)，好转 45 例(45％)，无效 27 例(27％)，总有效率 73％[135]。

37. 治疗慢性鼻炎

(1) 用丹参液作鼻甲黏膜注射治疗过敏性鼻炎 50 例，显效 33 例，好转 10 例，无效 7 例，总有效率为 86.0％。

(2) 以 1％丁卡因局麻后，用丹参注射液于双侧下鼻甲黏膜注射 1ml，5 日 1 次，4 次为 1 个疗程。经 0.5～3 个疗程后，显效 35 例，有效 45 例，无效 10 例，总有效率为 98％。

(3) 用 10％丁卡因局麻，然后以复方丹参注射液 1ml 行下鼻甲黏膜注射，5 天 1 次，4 次为 1 个疗程。治疗慢性单纯性鼻炎 30 例，结果痊愈 23 例，显效 6 例，好转 1 例。另以丹参注射液 1～2ml 缓慢注入鼻甲黏膜下，每日 1 次，10 次为 1 个疗程。治疗萎缩性鼻炎 81 例，结果显效 69 例，好转 8 例，无效 4 例。

38. 治疗酒渣鼻　取复方丹参注射液(丹参、降香)4ml，于每侧上下迎香穴各注射 1ml，隔日 1 次，5 次 1 个疗程。隔 5 天再行下 1 个疗程。共治 20 例，治愈 16 例(80％)，有效 4 例(20％)。

39. 治疗过敏性鼻炎　用丹参液作下鼻甲黏膜下注射，共治疗 50 例，显效 33 例，好转 10 例，无效 7 例，总有效率为 86.0％[136]。

40. 治疗痤疮

(1) 丹参酮片(每片 0.25g)每次 3～5 片，每日 3 次，口服。共治疗酒渣性及囊肿性痤疮 23 例。结果痊愈 8 例，显效 13 例，好转 2 例，多数患者服药 10～60 天，少数 3～6 个月，10～20 个月后随访 12 例，仅有 1 例复发。以酒渣性痤疮疗效较囊肿性为好，服药无不良反应。

(2) 丹参酮每日 3g,6 周为 1 个疗程。共治疗 19 例,结果疗效优者 2 例,良者 9 例,中等者 5 例,差者 3 例。与对照组比较有极显著差异,本组治疗痤疮病情分级明显降低,对脓疱疗效最佳,丘疹和结节次之,对粉刺和囊肿疗效最差[111]。

41. 治疗慢性喘息型支气管炎 丹参注射液结合西药治疗老年性慢性喘息型支气管炎 33 例,与常规西药组对照,治疗组显效 26 例,总有效率 97%,明显优于对照组。

42. 治疗青光眼 用丹参制剂肌内注射,治疗中期及晚期青光眼 94 人 116 只眼,治疗后 58 只眼视力有不同程度的进步,视力不变者 49 只眼,视力下降者 9 只眼。

43. 治疗慢性外耳道炎 口服丹参酮胶囊 3 天,4 粒/次,连续服用 14 天,治愈 47 例,好转 8 例,无效 5 例,总有效率 91.7%[137]。

44. 治疗短暂性脑缺血频繁发作 丹参川芎嗪注射液 10ml 加入 0.9%生理盐水 200ml 静脉滴注,每日 1 次,14 天一疗程。治疗 40 例,显效 8 例,有效 30 例,无效 2 例,总有效率 95.00%[138]。

45. 治疗急性脑梗死 患者在常规治疗的基础上,使用丹参川芎嗪注射液 10mg 加入 5% 葡萄糖 250ml 静滴,每日 2 次,14 天一疗程。共治疗 68 例,痊愈 13 例,显效 29 例,好转 23 例,无效 3 例,总有效率为 95.59%[139]。

46. 辅助治疗长骨干骨折并发脂肪栓塞综合征 采用纠正低氧血症、激素、抗凝、抗休克、抗感染及纠正水电质平衡紊乱等综合治疗为主;治疗组加用丹参注射液 20ml 加入 5% 葡萄糖 250ml 静滴,1 次/日,共用 10～14 天。治疗 27 例,其中基本痊愈 8 例,显著进步 12 例,进步 4 例,无效 3 例,有效率 88.89% [140]。

47. 治疗慢性肾衰竭 在常规治疗的基础上,治疗组将丹参酮ⅡA 磺酸钠注射液 50mg 加入 50%葡萄糖注射液 250ml 或木糖醇注射液 500ml 中静滴,1 次/日,共用 4 周。丹参酮ⅡA 磺酸钠注射液能改善 CRF 患者的高黏滞血症、微炎症反应、微循环障碍,改善肾功能,延缓肾衰竭进展[141]。

48. 治疗新生儿寒冷综合征伴心肌损害 采用常规治疗并在此基础上,观察组加用丹参注射液 1～2ml/(kg・d)及小剂量多巴胺 5μg/(kg・min)治疗。结果观察组(33 例)治疗总有效率(90.91%)显著高于对照组(61.90%)[142]。

49. 治疗糖尿病周围神经病变 丹参注射液 16ml 加入生理盐水 500ml 静脉滴注,甲钴胺片(弥可保)500μg 肌注,均为 1 次/日,共 4 周;结果治疗组(30 例)显效率和总有效率分别达 56.67% 和 90%[143]。

50. 治疗重症急性胰腺炎 采用常规治疗再分别加用丹参或大黄加丹参治疗。结果肠鸣音恢复明显快,器官损害数减少[144]。

51. 治疗变态反应性鼻炎 给予鼻敏口服液口服,30ml/次,3 次/日,同时用复方丹参注射液双侧下鼻甲注射,每侧鼻甲注射 1ml,隔日 1 次,5 次为限。共治疗 30 例,其中显效 9 例,好转 18 例,无效 3 例,总有效率为 90.0%[145]。

52. 治疗复发性阿弗他溃疡 采用丹参复方双链酶药膜治疗复发性阿弗他溃疡(RAU)镇痛效果好,能缩短溃疡愈合时间[146]。

53. 治疗新生儿缺氧缺血性脑病 采用综合疗法的此基础上,加用复方丹参注射液 2ml/次,加入 10%葡萄糖注射液 30ml 中静滴。2 次/日;纳洛酮 0.2mg/次,加入 10%葡萄糖注射液 20ml 中静滴,2 次/日。7 天为 1 个疗程。结果 60 例中,显效 38 例,有效 18 例,总有效率为 93.3%[147]。

54. 治疗新生儿寒冷损伤综合征　在综合治疗基础上给予复方丹参注射液，剂量 0.5～1ml/kg，加入低分子右旋糖酐注射液剂量 10ml/kg 中静脉滴注，每日 1 次，7 天为 1 个疗程，有并发症者给予对症处理。结果治愈 35 例，显效 10 例，有效 2 例，无效 1 例，总有效率 97.9%[148]。

55. 辅助治疗急性冠脉综合征　在常规治疗的基础上给予丹参酮ⅡA 磺酸钠 80mg 加入 5%葡萄糖注射液 250ml 静脉滴注，每天 1 次，14 天为 1 个疗程。结果显效 22 例，有效 20 例，无效 3 例，总有效率 93%(42/45)[149]。

56. 其他　以丹参酮制剂治疗各种化脓性感染及外科感染，如急性扁桃体炎、蜂窝组织炎、乳腺炎、骨髓炎、丹毒、手足感染，手术后感染等，均有较好效果[150,151]。单用丹参注射液或与鸡血藤合用，治疗银屑病、硬皮病、神经性皮炎、湿疹、瘙痒病、荨麻疹、白塞氏综合征及结节性红斑等，均取得不同程度疗效。用丹参注射液治疗暴发型流脑 DIC 55 例或丹参代替肝素治疗早期 DIC 38 例，获较好疗效。对流行性出血热合并 DIC 的患者，在扩容、纠酸等基础上，以丹参注射液治疗，获得良效。近年来，丹参也常用来辅助治疗诸多疾病。

（四）不良反应

1. 毒性　丹参煎剂给小鼠腹腔注射，48 小时内，43g/kg 组未见动物死亡，而 64g/kg 组 10 只中 2 只死亡。丹参水提乙醇溶解部分小鼠腹腔注射 LD_{50} 为(80.5±3.1g)(生药)/kg[75]。小鼠腹腔注射丹参或复方丹参注射液的 LD_{50} 分别为(36.7±3.8)g/kg 和(61.5±5.3)g/kg；家兔每日腹腔注射丹参注射液 2.4g/kg 或复方丹参注射液 3g/kg，连续 14 日，未见毒性反应，血象、肝肾功能和体重均无异常改变。小鼠每日灌胃 2%丹参酮混悬液 0.5ml，连续 14 日，大鼠每日灌胃 2.5ml，连续 10 日，也未见毒性反应[150]。

2. 中毒机理及临床表现　丹参能抑制消化液的分泌，使用后可见口咽干燥，恶心呕吐，长期服用可发生胃痛、胃纳减退等，丹参能抑制凝血，激活纤溶，改善血液流变性，抑制血小板聚集，有报道个别晚期血吸虫病肝脾肿大患者在服用大剂量丹参后发生不明原因的上消化道出血。丹参可引起过敏反应，口服或注射均有发生。过敏症状以全身皮肤瘙痒、皮疹、荨麻疹为多见，有的还伴见胸闷憋气，呼吸困难，甚者出现恶寒，头晕，全身酸疼不适，恶心呕吐，烦躁不安，随即面色苍白、肢冷汗出、血压下降，甚至发生昏厥等休克状态。亦有报道肌注丹参注射液可引起支气管哮喘，于用药十余分钟出现心慌、喘咳、气急、头昏、烦躁不安、不能平卧、大汗、颜面苍白、呼吸急促、双肺广泛性哮鸣音、心率增加等症状。

3. 中毒原因及预防　丹参中毒原因主要为误用、过剂及与病人过敏体质有关。预防方法一是对妇女月经过多及患者有出血倾向者忌服；二是不宜与藜芦、牛奶、黄豆及西药细胞色素同用，以免降低丹参作用。亦不宜与抗癌药如博来霉素(争光霉素)同用，因可促进肿瘤转移。

4. 中毒救治　在使用丹参过程中，如出现胃痛、食欲减少者，宜停药，并可口服复方氢氧化铝片、溴丙胺太林(普鲁本辛)等，重者可皮下注射阿托品；发生上消化道出血时，可给予止血剂、维生素、大黄粉或三七粉等，静脉滴注 H_2 受体阻滞剂如西咪替丁，必要时补液、输血，如有内出血休克，除扩容外，用升压剂；发生过敏时，立即肌注肾上腺素或地塞米松，以及异丙嗪等抗过敏药，静脉滴注 10%葡萄糖盐水 500ml 加氢化可的松 200mg。中药可用生脉散(人参、麦冬、五味子)加减煎服[152]。

参考文献

[1] 朱洪生，姜廷锋，王一山，等. 丹参对心脏缺血停跳时心脏保护效能的研究[J]. 上海第二医学院学

报,1984,4(3):177.

[2] 王志敏.丹参酮ⅡA磺酸钠对心肌和溶血的作用[J].生理学报,1980,32(1):18.

[3] 谢辉,张宏考,刘继军,等.丹参酮ⅡA对心肌细胞肥大的影响[J].中国临床康复,2006,7(27):63-65.

[4] 唐益忠,陈侠英,王永杰,等.丹参对烫伤大鼠早期血清CK-MB的变化的影响[J].安徽医科大学学报,2003,38(5):369-371.

[5] 程亮星,岳云宵,王世祥,等.丹参素异丙酯对离体大鼠缺血/再灌注损伤心肌的影响[J].中国药理学通报,2010,26(8):1045-1049.

[6] 杨萍,李杰,周凤华,等.丹参酮ⅡA对过氧化氢损伤心肌细胞的保护作用及机制研究[J].时珍国医国药,2010(1):3-5.

[7] 范世藩,孙立群,王志华,等.复方丹参对冠心病快速疗效的实验分析[J].药学学报,1979,14(4):199.

[8]上海第一医学院附属中山医院,等.医药工业,1976(6):4.

[9] 邓若玄,方三曼,韩宝铭,等.丹参对大白鼠冠状动脉结扎引起心肌缺血的预防作用[J].中国中西医结合杂志,1992,12(7):424.

[10] 范世藩,王文萍,王志华,等.丹参对兔急性缺血心肌闰盘损伤的作用[J].药学学报,1979,10(7):416.

[11] 李晓辉,唐汝愚.丹参酮抑制嗜中性白细胞功能与其防治心肌梗塞作用的关系[J].中国药理学报,1991,12(3):269.

[12] 韩畅,王孝铭,张国义.丹参对缺血和再灌注损伤心肌脂质过氧化和局部血流量的影响[J].哈尔滨医科大学学报,1990,24(4):262.

[13] 张力.王孝铭,梁殿权.丹参对缺血性再灌注大鼠心肌线粒体膜的保护作用[J].哈尔滨医科大学学报,1989,23(4):256.

[14] 杨卫东,朱鸿良,赵保路.丹参的氧自由基清除作用[J].中国药理学通报,1990,6(2):118.

[15] 胡天喜,陈季武,李承珠.用化学发光法检测丹参、红藤、当归、黄芪等中药制剂的抗自由基作用[J].上海中医药杂志,1988(9):28.

[16] 刘冬,高明堂,吴勇杰,等.丹参颗粒剂对实验性缺血心肌的保护作用和对凝血系统的影响[J].中药药理与临床,2008,24(1):43-47.

[17] 李永胜,王照华,王进,等.丹参酮ⅡA对腹主动脉缩窄大鼠肥厚心肌血管紧张肽受体及细胞内游离钙离子浓度的影响[J].中国急救医学,2008,28(6):515-518.

[18] 李永胜,王照华,严丽,等.丹参酮ⅡA对大鼠肥厚心肌NO产生及eNOS基因表达的影响[J].中国中药杂志,2008,33(12):1446-1450.

[19] 李永胜,王照华,严丽,等.丹参酮ⅡA对左心室肥厚的逆转作用及其机制[J].中华高血压杂志,2007,15(11):900-903.

[20] 周代星,梁黔生,何雪心,等.AngⅡ诱导的心肌肥大中c-fos,c-jun mRNA变化及丹参酮ⅡA的影响[J].中国中药杂志,2008,33(8):936-939.

[21] 江凤林,冯俊,郑智.丹参酮ⅡA对AngⅡ诱导的心肌肥大中c-fos、c-myc和c-jun mRNA表达的影响[J].中国药理学通报,2007,23(1):55-59.

[22] 范铮.丹参酮ⅡA磺酸钠对心肌电和机械活动的影响[J].中国药理学报:英文版,1986,7(6):527.

[23] 岳平,王孝铭,梁殿权.丹参酮ⅡA磺酸钠对心肌钙反常的保护作用[J].中国病理生理杂志,1987,3(3):154.

[24] 刘启营,陈维洲,魏丕敬,等.常咯啉对分离的成年豚鼠心室肌单细胞的电生理作用[J].中国药理学报,1989(10):526.

[25] 江文德，陈玉华，王迎平，等. 丹参素及另两种水溶性丹参成分抗心肌缺血和对冠状动脉作用的研究[J]. 上海第一医学院学报，1982，9(1)：14.

[26] 江文德，刘维莞，刘维莞. 丹参酮ⅡA磺酸钠与心得安对心梗冠状动脉侧支循环的作用[J]. 中国药理学报，1981，2(1)：29-33.

[27] 玄春花，孙洪斌，丁大植. 复方丹参滴丸对冠心病介入治疗术后心肌微循环的影响[J]. 时珍国医国药，2008，19(11)：2797-2798.

[28] 沈寅初. 丹参、肌苷对家兔肾血流量及腹主动脉压的影响(摘要)[J]. 贵州医药，1988，12(3)：149.

[29] 徐理纳，曹立德，尹钟诛，等. 22种活血化瘀药对狗外周血流量的作用[J]. 新医药学杂志，1976(5)：38.

[30] 孙慧兰，孙耀武，周文琪，等. 丹参对正常家兔肺动脉压的影响[J]. 昆明医学院学报，1984，5(3)：5.

[31] 何瑞芝. 丹参的药理作用及临床应用[J]. 云南医学，1986，7(4)：241.

[32] 金惠铭，陈达信，阎友珍，等. 丹参素对微循环障碍家兔微血管和血浆乳酸含量的影响[J]. 中西医结合杂志，1985，5(5)：270.

[33] 上海第一医学院生理教研组微循环研究组. 丹参治疗微循环障碍的实验研究[J]. 中华内科杂志，1977，2(4)：207.

[34] 沙建平，祝彼得，徐艳，等. 丹参对兔急性胰腺炎早期中性粒细胞与内皮细胞黏附抑制作用的实验研究[J]. 中国中西医结合急救杂志，2003，10(5)：279-281.

[35] 张建新，程国祚，李龙，等. 丹参对急性胰腺炎大鼠肠微循环的影响及其保护作用[J]. 中华肝胆外科杂志，2002，8(12)：753-754.

[36] 张建新，瞿建国，李龙，等. 急性坏死性胰腺炎并发肾损害的机制及对丹参的效应[J]. 中华急诊医学杂志，2003，12(2)：97-99，102，T001.

[37] 李承珠，杨诗春，赵凤娣. 丹参抑制体外血栓形成机理的实验研究[J]. 上海第一医学院学报，1979，6(3)：144.

[38] 李承珠，杨诗春，赵凤祥，等. 丹参酮ⅡA磺酸钠对大鼠和小鼠血栓形成、血小板凝集及血凝作用[J]. 中国药理学报，1984，5(1)：39-40.

[39] 周娟，王守涛，何晓静，等. 丹参酮ⅡA静脉乳剂对大鼠血液流变学及血栓形成的影响[J]. 沈阳药科大学学报，2008，25(2)：144-147.

[40] 李承珠，等. 丹参素对血小板释放血管收缩物质的影响[J]. 中西医结合杂志，1984，4(9)：565.

[41] 顾杨洪，张彩英，黄桂秋，等. 丹参和丹参素对牛内皮细胞抗凝和纤溶功能的影响[J]. 上海第二医科大学学报，1990，10(3)：208-211.

[42] 周洪奎. 丹参对肺心病患者右心功能和血液流变学的影响[J]. 中西医结合杂志，1984，4(4)：220.

[43] 俞兵，戴瑞鸿，王受益. 心虚证病人心钠素水平的初步观察及其临床意义的探讨[C]. 中国中西医结合研究会心血管病专业委员会成立大会暨第一次学术交流会论文摘要汇编，1988：31.

[44] 邹其俊，李坦春，冯家炳. 复方丹参静脉滴注治疗高血粘症[J]. 广东医学，1986，7(5)：49.

[45] 栾志和，秦川秋，林延鹏，等. 大剂量静注丹参液的血液流变学观察[J]. 山东医药，1988，28(12)：1.

[46] 朴海兰. 丹参对输卵管炎性阻塞大鼠输卵管ICAM-1蛋白及血液流变学的影响[J]. 山东医药，2009，49(1)：36-37.

[47] 王志敏，陈立信，张月芳，等. 丹参酮ⅡA磺酸钠对心肌和溶血的作用[J]. 生理学报，1980，32(1)：18.

[48] 牟永方. 丹参和小剂量醋柳酸预防实验性动脉粥样硬化的初步观察[J]. 中华老年医学杂志，1987，6(4)：256.

[49] 孙锡铭，蔡海江，宋素云，等. 丹参素的新药理作用[J]. 中草药，1991，22(1)：21.

[50] 韩德五,马学惠.丹参对实验性肝硬变等的防治作用[J].临床肝胆病杂志,1988,4(3):38.

[51] 王祯苓,赵元昌,尹镭,等.活血化瘀药物防治实验性肝病的研究[J].中医杂志,1982(1):67.

[52] 吕和平,薛涛,孙运鹏,等.丹参素对大鼠减体积肝移植肝脏再生的影响[J].实用医学杂志,2011,27(1):26-28.

[53] 戚心广,稻垣豊.丹参、赤芍对实验性肝损伤肝细胞保护作用机理研究[J].中西医结合杂志,1991,11(2):102.

[54] 徐萃华.丹参对体外培养肝细胞[甲基-3 氢]胸腺嘧啶核苷掺入的影响[J].药学通报,1987,22(9):535.

[55] 王恺,周喜洋,黄明文,等.丹参对大鼠离体肝脏血红素氧合酶-1 表达的作用[J].广东医学,2010,31(15):1946-1948.

[56] 邱振中,李锐,邱财荣,等.丹参对烧伤大鼠肝细胞线粒体呼吸功能的影响[J].中国中西医结合急救杂志,2006,13(3):156-158.

[57] 叶荣森,唐奇光.丹参等药物对实验性肝脏微循环障碍纠正作用的初步观察[J].中西医结合杂志,1987,7(7):420.

[58] 刘季兰,张菊英,柴本甫.丹参注射液对骨折愈合过程中钙吸收的影响[J].中西医结合杂志,1985,5(7):418.

[59] 柴本甫,汤雪明.活血化瘀药丹参治疗骨折的超微结构研究[J].中西医结合杂志,1987,7(7):417.

[60] 胡美珠,张菊英,刘秀兰,等.丹参注射液对家兔桡骨骨折后肢体血容量的影响[J],中华外科杂志,1979(17):33.

[61] 徐荣辉,柴本甫,等.丹参注射液对鸡额骨分离细胞培养生长影响的组织化学观察[J].中西医结合杂志,1991,11(11):668.

[62] 徐荣辉.丹参对兔皮肤切口愈合影响的组织化学观察[J].中草药,1982,13(12):15.

[63] 李承珠,杨诗春,赵风娣,等.活血化瘀中药丹参对大鼠 Walker256 癌细胞血行播散的影响[J].肿瘤,1983(2):66.

[64] 戴支凯,石京山,吴芹,等.丹参酮ⅡA 诱导人肺腺癌 A549 细胞凋亡[J].中国药理学通报,2010,26(11):1505-1508.

[65] 张玉五.丹参抗癌机理初步研究[J].西安医科大学学报,1986,7(4):403.

[66] 张玉五,孙喜才,万素清.破症活血药的抗癌作用初步观察[J].上海中医药杂志,1965,4(2):6.

[67] 蔡伟明,胡郁华,张宏兴,等.活血化瘀中药并用放射治疗鼻咽癌前瞻性对照试验观察的报告[J].中医杂志,1983,24(9):36.

[68] 刘明章,黄贻穗.丹参酮ⅡA 磺酸钠对 Lewis 癌无促进生长与转移作用[J].中国药理学报,1991,12(6):534-537.

[69] 符寒,和水祥,徐俊丽,等.丹参酮ⅡA 对肝癌细胞血管内皮生长因子表达的影响[J].西安交通大学学报:医学版,2009,30(1):115-118.

[70] 翟学敏,和水祥,任牡丹,等.丹参酮ⅡA 对人肝癌 SMMC-7721 细胞 EGF 及其受体表达的影响[J].浙江大学学报:医学版,2009,38(2):163-169.

[71] 李琦,王炎,范忠泽,等.丹参酮ⅡA 及其纳米粒诱导肝癌细胞凋亡及对 p38MAPK、TGFβ_1 信号蛋白表达的影响[J].肿瘤,2008,28(1):8-12.

[72] 杨华,程金建.丹参素对胃癌 MGC803 细胞周期的影响及凋亡诱导作用[J].山东医药,2010,50(36):28-30.

[73] 郑国灿,李智英.丹参酮Ⅰ抗肿瘤作用及作用机制的实验研究[J].实用肿瘤杂志,2005,20(1):33-35.

[74] 范世藩,王文萍,王志华,等.丹参对兔急性缺血心肌间盘损伤的作用[J].药学学报,1979,10

(7):416.

[75] 张慧云,欧阳蓉.丹参对中枢神经系统的抑制作用[J].药学学报,1979,14(5):288.

[76] 梁声琼,周祥庭,聂正明.丹参对家兔实验性脊髓损伤的作用[J].河南医学院学报,1984,19(4):16.

[77] 陈卫银,孙承铭,王会民,等.丹参酮ⅡA预处理对局灶性脑缺血再灌注损伤大鼠神经保护作用及GFAP表达的影响[J].山东医药,2011,51(8):35-37.

[78] 王建社,李凯丽,董大翠,等.大鼠脑缺血再灌注后大脑皮层神经细胞NOS表达与细胞凋亡及复方丹参的保护作用[J].解剖学杂志,2009(2):200-203.

[79] 王建社,董大翠,李丽军,等.复方丹参对大鼠脑缺血再灌注后大脑皮层神经细胞凋亡和Bcl-2 mRNA表达的影响[J].神经解剖学杂志,2006,22(6):661-664.

[80] 吉利春,魏大琼,李静.丹参对全脑缺血后神经元PTEN表达的保护机制[J].中国临床康复,2006,10(47):52-54.

[81] 江文德,陈玉华,王迎平,等.丹参素及另两种水溶性丹参成分抗心肌缺血和对冠状动脉作用的研究[J].上海第一医学院学报,1982,9(1):13.

[82] 陈维州,王志敏,董月丽,等.复方丹参对动物耐缺氧和心脏血流动力学的研究[J].药学学报,1979,14(6):326.

[83] 陈维州,董月丽,汪长根,等.丹参酮Ⅱ-A磺酸钠的药理研究[J].药学学报,1979,14(5):277.

[84] 徐理纳,尹钟洙,欧阳蓉.活血化瘀冠心Ⅱ号方及其组成药对抗心肌缺血和增强缺氧耐力的实验研究[J].药学学报,1979,14(8):461.

[85] 熊照阳.丹参的作用原理与治疗效应[J].浙江中医杂志,1982,17(3):141.

[86] 徐立,沈祥春,方泰惠,等.复方丹参注射液对麻醉犬心肌缺血的影响[J].中药新药与临床药理,2002,13(1):9-11.

[87] 张玉方,赵春景.丹参酮ⅡA磺酸镁对大鼠急性心肌梗死的保护作用及机制[J].重庆医科大学学报,2009,34(12):1676-1678.

[88] 李文宏,罗晓健,余日跃,等.应用遥测系统观察复方丹参片对犬急性心肌缺血的保护作用[J].时珍国医国药,2010,21(4):777-779.

[89] 李森,孟凡英,关冬梅,等.冠心丹参口腔崩解片对缺血缺氧心肌的保护作用[J].沈阳药科大学学报,2007,24(12):773-775.

[90] 高玉桂,王灵芝,唐冀雪.丹参酮的抗炎作用[J].中西医结合杂志,1983,3(5):300.

[91] 高骥援,王淑芬,张克坚,等.丹参酮对人白细胞趋化性影响的观察[J].中西医结合杂志,1985,5(11):684.

[92] 严仪昭,陈祥银,曾卫东,等.丹参注射液抗炎症作用的实验研究[J].中国医学科学院学报,1986,8(6):417.

[93] 王凤莲.丹参注射液对小白鼠吞噬细胞功能影响研究小结[J].兰州医学院学报,1979(2):13.

[94] 吕世静,黄槐莲.丹参注射液的免疫药理作用[J].中国实验临床免疫学杂志,1992,4(2):41.

[95] 王浴生.中药药理与应用[M].北京:人民卫生出版社,1983:228.

[96] 房其年,张佩玲,徐宗沛.丹参抗菌有效成分的研究[J].化学学报,1976(3):197.

[97] 中国医学科学院药物研究所.丹参抗菌作用的研究[J].新医药学杂志,1978(3):27.

[98] 刘寿山.中药研究文献摘要(1820-1961)[M].北京:科学出版社,1975:113.

[99] 李和泉,徐椿兰,聂桦.丹参抗溃疡作用有效成分的初步探讨[J].中国医科大学学报,1988,17(2):113.

[100] 严仲瑜.丹参对胃粘膜屏障的作用[J].中华外科杂志,1990,28(5):298.

[101] 周双文,霍建民,石玉枝,等.丹参、川芎嗪抑制弹性蛋白酶活力的初步观察[J].哈尔滨医科大学学报,1989,23(2):149.

[102] 高玉桂，王灵芝，唐冀雪．丹参酮的性激素样活性[J]．中国医学科学院学报，1980，2(3)：189．

[103] 李果烈，马传礼，龙庆余，等．颈动脉注射复方丹参液治疗 30 例脑血管意外[J]．上海中医药杂志，1987(10)：26．

[104] 张存志，陈启俊．丹参治疗蛛网膜下腔出血 24 例临床分析[J]．河北中医，1988(1)：6．

[105] 张存志，陈启俊．丹参注射液治疗急性期蛛网膜下腔出血 42 例临床观察[J]．新中医，1992，24(7)：33．

[106] 孙永智．丹参葛根元胡片治疗冠心病 40 例临床疗效观察[J]．北京中医，1986(5)：25．

[107] 上海丹参 201 临床协作组．丹参酮ⅡA 磺酸钠注射液治疗 108 例冠心病疗效观察[J]．中草药通讯，1978(1)：37-39．

[108] 李志顺．丹参酒治疗冠心病[J]．四川中医，1991(3)：19．

[109] 周宏奎．丹参对肺心病患者右心功能和血液流变学的影响[J]．中西医结合杂志，1984(4)：220．

[110] 双德旺，卢俊德．复方丹参注射液治疗肺心病并心衰的初步体会[J]．江西医学，1987(01)：45．

[111] 金岚．新编中药药理与临床应用[M]．上海：上海科学技术文献出版社，1995：5，35，76，197，223，321，488．

[112] 王万春．丹参治疗小儿病毒性心肌炎 112 例的临床分析[J]．实用中西医结合杂志，1991(5)：283．

[113] 李建国．复方丹参注射液治疗视网膜中央静脉阻塞临床观察[J]．新中医，1990，22(7)：27．

[114] 唐玲丽．复方氨基酸和丹参静脉滴注促进股骨颈骨折愈合[J]．中西医结合杂志，1992，12(7)：441．

[115] 白玉良，范庄严，施祖莉，等．丹参注射液治疗慢性活动性肝炎疗效观察[J]．中西医结合杂志，1984，4(2)：86．

[116] 张百铭．白花丹参为主治疗血栓闭塞性脉管炎 113 例临床观察[J]．山东中医学院学报，1979(2)：40．

[117] 秦万章，李树莱，朱光斗，等．丹参治疗硬皮病 16 例的临床观察[J]．新医药学杂志，1978(8)：48．

[118] 郭翔．丹参、川芎注射液治疗红斑性肢痛症[J]．新医学，1981(5)：280．

[119] 牛守国．35 例继发性下肢麻木治疗小结[J]．上海中医药杂志，1987(11)：16．

[120] 阎晓萍，李佩珍．丹参静脉注射液在流行性出血热治疗中的应用[J]．陕西中医，1984(2)：13．

[121] 张连坤，李朝晖．大剂量复方丹参治疗过敏性紫癜 10 例报告[J]．河北中医，1992，14(1)：4．

[122] 谢意华，高景富，罗述南．复方丹参注射液治疗小儿急性肾炎 24 例[J]．四川中医，1988(8)：9．

[123] 卢焰山．丹参治疗慢性肾功能不全临床疗效观察[J]．湖北中医杂志，1990(4)：14．

[124] 余惠兰．雷公藤加丹参治疗儿童紫癜性肾炎疗效分析[J]．江苏中医，1991，12(11)：6．

[125] 张镜人，郑秀春，杨虎天，等．丹参治疗慢性肾功能不全 48 例临床分析[J]．上海中医药杂志，1981(1)：17．

[126] 胡同斌．丹参注射液静注治疗糖尿病周围炎 37 例[J]．新中医，1989(2)：23．

[127] 高静洁．复方丹参注射液治疗糖尿病 120 例[J]．北京中医，1991(6)：26．

[128] 戴建林．丹参穴位注射治疗失眠症 100 例[J]．四川中医，1986(4)：42．

[129] 胡佰文．丹参注射液静脉点滴治疗精神分裂症 6 例[J]．山东中医杂志，1991(1)：24．

[130] 杨志良，侯宝兴．丹参注射液治疗神经系统病变 82 例[J]．上海中医药杂志，1987(2)：28．

[131] 时毓民，金勤立．丹参素治疗迁延性肺炎 13 例疗效观察[J]．中医杂志，1982(12)：27．

[132] 武重威，陈俊涟．复方丹参注射液加氯霉素治疗百日咳痉咳[J]．山东医药，1983(2)：14．

[133] 杨建平．复方丹参注射液穴位注射治疗婴幼儿秋冬季腹泻[J]．中西医结合杂志，1992，12(3)：184．

[134] 俞国瑞．丹参注射液对心源性休克及心搏骤停的疗效探讨 附 2 例临床报告[J]．中西医结合杂志，1986，6(6)：368．

[135] 胡元香，葛英华，张亚力，等. 丹参注射液治疗神经性耳聋 100 例的疗效观察[J]. 中医杂志，1991，32(12)：28.

[136] 张冠生，兰一荣，房丽云，等. 下鼻甲粘膜下注射丹参液治疗过敏性鼻炎[J]. 中医杂志，1984(9)：43.

[137] 刘君，王家东. 丹参酮治疗慢性外耳道炎 120 例临床观察[J]. 中国中药杂志，2008，33(15)：1898-1899.

[138] 张兵，王岩，刘春光. 丹参川芎嗪注射液治疗短暂性脑缺血频繁发作 40 例临床疗效观察[J]. 中国药房，2008，19(6)：453-454.

[139] 殷玲，尹新洁. 丹参川芎嗪治疗急性脑梗死的临床观察[J]. 中国医院药学杂志，2008，28(19)：1703-1704.

[140] 周宗波，周利民. 丹参注射液辅助治疗长骨干骨折并发脂肪栓塞综合征临床观察[J]. 山东医药，2008，48(37)：97-98.

[141] 高华，高阳. 丹参酮ⅡA 磺酸钠注射液治疗慢性肾衰竭临床观察[J]. 山东医药，2011，51(5)：80-81.

[142] 徐世琴. 丹参及小剂量多巴胺治疗新生儿寒冷综合征伴心肌损害 33 例疗效观察[J]. 山东医药，2010，50(5)：72-73.

[143] 李希圣，林夏鸿，陈国瑞. 丹参与弥可保联合治疗糖尿病周围神经病变的观察[J]. 中国组织工程研究与临床康复，2001，(23)：31-32.

[144] 汤可立，石承先. 大黄和丹参在重症急性胰腺炎治疗中的作用[J]. 世界华人消化杂志，2009(14)：1481-1483.

[145] 姜锦林，陈普艳，谭君武，杨强，王振端. 鼻敏口服液内服联合复方丹参注射液局部注射治疗变态反应性鼻炎 30 例[J]. 时珍国医国药，2008，19(12)：3041-3042.

[146] 傅进友，秦海燕，刘静. 丹参复方双链酶药膜治疗复发性阿弗他溃疡的临床初步研究[J]. 实用口腔医学杂志，2009，25(2)：278-280.

[147] 王淑桂. 丹参联合纳洛酮治疗新生儿缺氧缺血性脑病疗效观察[J]. 中国妇幼保健，2008，23(4)：569-570.

[148] 刘忠兴. 复方丹参注射液联合低分子右旋糖酐注射液治疗新生儿寒冷损伤综合征疗效观察[J]. 实用医学杂志，2008，24(6)：1072.

[149] 肖劲夫，邓杰，龚丽娅，等. 丹参酮ⅡA 磺酸钠治疗急性冠脉综合征临床疗效观察[J]. 实用医学杂志，2008，24(2)：209-210.

[150] 高晓山，金润. 丹参酮治疗化脓性感染综合报告[J]. 中草药通讯，1978(4)：33.

[151] 郑彩霞. 丹参酮软膏治疗外科感染[J]. 赤脚医生杂志，1979(11)：24.

[152] 丁涛，等. 中草药不良反应及防治[M]. 北京：中国中医药出版社，1992：351-353.

红花　Honghua

（附：番红花）

【别名】红蓝花(《金匮要略》)、黄蓝(《本草纲目》)、红蓝(《古今注》)、红花草(《履巉岩本草》)、红花菜(《救荒本草》)、刺红花(《四川中药志》)、草红花(《陕西中药志》)。

【来源】红花，始载于《开宝本草》。原称红蓝花。苏颂《图经本草》云："其花红色，叶颇似蓝，故有蓝名。"为菊科植物红花 *Carthamus tinctorius* L. 的干燥管状花。主产于河南、浙江、四川等地。以河南、四川产量最大，多为栽培。

【采收炮制】夏季花由黄变红时采摘，拣净杂质，除去茎叶、蒂头，晒干或阴干，生用。

【商品规格】商品按产地不同分为怀红花(河南)、杜红花(浙江)、草红花(四川)、金红花

(江苏)、云红花(云南)。各地红花均分为一、二等货。以花瓣长、色红黄、鲜艳,质柔软者为佳。

按《中国药典》(2010年版一部)规定:杂质不得过2%;水分不得过13.0%;总灰分不得过15.0%;酸不溶性灰分不得过5.0%;本品按干燥品计算,含羟基红花黄色素A($C_{27}H_{30}O_{15}$)不得少于1.0%,含山柰素($C_{15}H_{10}O_{6}$)不得少于0.050%。

【药性】辛,温。归心、肝经。

【功效】活血通经,祛瘀止痛,化滞消斑。

【应用】

1. 经闭痛经,妇人难产,产后瘀痛　本品辛散温通,专入肝经血分,善能活血祛瘀,通调经脉,为妇科血瘀证常用药物。且常与当归、川芎、桃仁等相须为用。治妇人经闭,常与桃仁、当归、赤芍等同用,如《医宗金鉴》桃红四物汤。亦可与当归、莪术、肉桂等合用,如《卫生宝鉴》和血通经汤;治妇人痛经,可单用酒煎,如《金匮要略》红蓝花酒。亦可配伍赤芍、延胡索、香附等药;若治产后瘀滞腹痛或血晕,可与荷叶、蒲黄、牡丹皮等配伍,如《活法机要》红花散;治妇人难产或胞衣不下,可与牛膝、川芎、当归等同用,如《新方八阵》脱花煎。

2. 癥瘕积聚　本品能活血消癥,祛瘀止痛。亦可用于癥瘕积聚,常与三棱、莪术等药配伍。

3. 血瘀心腹胁痛　本品善活血通脉、祛瘀止痛。若治心脉瘀阻,胸痹心痛,可配丹参、薤白、桂枝等同用;治瘀滞腹痛,常与桃仁、川芎、牛膝等同用,如《医林改错》血府逐瘀汤;治疗瘀血留于胁下,胁肋刺痛,可与桃仁、柴胡、大黄等药配伍,如《医学发明》复元活血汤,对于寒凝血瘀,胃脘久痛,可与丁香、木香、五灵脂等合用,如《中国医学大辞典》胃痛散。

4. 跌打损伤,瘀血肿痛　本品善能通利血脉,能活血祛瘀,消肿止痛,对伤科跌损瘀痛,常用为要药。治跌打损伤,瘀血肿痛,可用红花油或红花酊涂擦。亦常与桃仁、乳香、没药同用。或与肉桂、川乌、草乌研末外敷,如《疡医大全》神效散。

5. 瘀血阻滞,斑疹色黯　本品能活血通脉,化滞消斑。若因热郁血滞而致斑疹色黯者可配紫草、大青叶等药,如《麻科活人书》当归红花饮。

6. 疮痈肿毒　本品有活血消肿之功,治疮痈肿毒,可与金银花、连翘、赤芍等药同用。

【用法用量】煎服,3~9g,外用适量。

【使用注意】孕妇慎用。

【药论】

1.《开宝本草》:"主产后血运口噤,腹内恶血不尽,绞痛,胎死腹中。"

2.《本草衍义补遗》:"红花,破留血,养血。多用则破血,少用则养血。"

3.《本草经疏》:"红蓝花,乃行血之要药。"

4.《药品化义》:"红花,善通利血经脉,为血中气药,能泻而又能补,各有妙义。若多用三、四钱,则过于辛温,使血走散。同苏木逐瘀血,合肉桂通经闭,佐归、芎治遍身或胸腹血气刺痛,此其行导而活血也。若少用七、八分,取其味辛,以疏肝气,色赤以助血海,大补血虚,此其调畅而和血也若止用二、三分,取其色赤入心以配心血,解散心经邪火,令血调和,此其滋养而生血也;分量多寡之义,岂浅鲜哉。"

【现代研究】

(一) 化学成分

红花含红花醌苷、新红花苷和红花苷等苷类。红花苷经盐酸水解得葡萄糖和红花素。

红花含红花黄色素。从色素中分离出红色素和黄色素。红花及其油中含有棕榈酸、肉豆蔻酸、月桂酸，以及以棕榈酸、硬脂酸、花生酸、油酸、亚油酸和亚麻酸等脂肪酸组成的甘油酸酯类。红花还含有 $15\alpha,20\beta$-二羟基-Δ4-娠烯-3-酮，并分离出二十九烷，β-谷固醇及 5 个待鉴定的结晶。

此外，红花中还含有木脂素类、脂肪油、红花多糖，另含 16 种氨基酸，其中赖氨酸含量最高为 0.8%，含硫氨基酸含量最低。

（二）药理作用

1. 对心血管系统的作用

（1）对心脏和冠脉流量的作用：红花有轻度兴奋心脏、降低冠脉阻力增加冠脉流量和心肌营养性血流量的作用[1]。煎剂 0.5g/kg 静脉注射可轻度兴奋在位犬心。注射液有明显减慢离体兔心率作用。红花浸剂具有使麻醉猫心脏迅速恢复正常跳动而不易发生颤动的优点[2]。冠脉窦插管法证实，红花注射液 10mg/kg 静脉注射能使在位犬心冠脉流量增加 60.4%。水提液 10mg/kg 静脉注射，流量增加 58.5%，醇提液 10～30mg/kg 静脉注射则无明显作用[3]。测定小鼠心肌对 ^{86}Rb 的摄取能力表明，红花可轻度增加小鼠心肌营养性血流量[4]。

（2）对实验性心肌缺血的作用：在兔、大鼠、犬等造成实验性心肌缺血或心肌梗死的动物模型上，红花及其制剂均有不同程度的对抗作用。红花煎剂腹腔注射对垂体后叶素引起的大鼠或家兔急性心肌缺血有明显保护作用，但煎剂口服对大鼠无对抗作用[5]。红花可使反复短暂阻断冠状动脉血流造成麻醉犬急性心肌缺血的程度明显减轻，心率减慢，并保护急性心肌梗死区的“边缘区”而缩小梗死范围及降低边缘区心电图 ST 段抬高的幅度，从而改善缺血心肌氧的供求关系[6,7]。

（3）对血管、血压和微循环的作用：红花煎剂对蟾蜍血管和兔耳血管有不同程度的血管收缩作用。但亦有轻度扩张蟾蜍全身血管的报道。用含微量去甲肾上腺素或肾上腺素的乐氏液灌流离体兔耳与豚鼠后肢血管时，红花注射液有明显扩张血管作用[8]。对整体麻醉犬红花有较弱的血管扩张作用[9]。红花煎剂、水提液、提取的白色结晶体溶液及红花黄色素等对麻醉犬、猫或兔均有不同程度的降压作用。红花黄色素及黄Ⅱ、Ⅲ对高分子右旋糖酐所致兔眼球结膜微循环障碍有明显改善作用[10]。

2. 对血管内皮细胞的作用　红花萃取液能有效地降低内皮细胞 H-胸腺嘧啶掺入率，且呈剂量依赖关系。表明红花能阻止内皮细胞过度增生，稳定血管内膜，从而防止动脉粥样硬化[11]。

3. 对实验性脑缺血再灌注损伤的影响　红花制剂对脑缺血再灌注损伤时血浆 SOD 活性明显低于假手术对照组，而 MDA 浓度则明显高于对照组，脑组织超微结构也发生异常改变，红花提取液可能通过清除氧自由基而减轻这一损伤[12]。以红花为主的活血化瘀汤（由红花、桃仁、丹参、赤芍组成）对实验大鼠脑缺血再灌注损伤有保护作用，减轻大鼠局部脑缺血再灌注损伤的炎症反应[13]。

4. 抗凝血、抑制血栓形成的作用　红花醇提取物体外可使犬全血凝固时间与血浆（缺血小板）复钙时间明显延长，血清凝血酶原时间明显缩短，而凝血酶时间显著延长。红花黄色素能延长家兔血浆的复钙时间、凝血酶原时间和凝血酶时间[14]。红花黄素对内源性和外源性凝血有明显的抑制作用，可显著延长凝血酶原时间和凝血时间，对凝血过程诸多环节如血小板黏附、血栓形成和纤维蛋白交联等有抑制作用。红花注射液治疗慢性肺心病急性期患者，结果显示红花治疗后高切变率下全血黏度、低切变率下全血黏度、血浆黏度、红细胞聚集指数、红细胞比积、纤维蛋白原均较治疗前显著下降，患者血液抗凝血酶Ⅲ活性、纤溶酶原活性及 t-PA 活性均较对照组明显升高[15]。红花、红花黄色素、醌苷母液、黄Ⅱ、黄Ⅲ等能抑制二磷酸腺苷(ADP)或胶原诱导的兔血小板聚集，且以黄Ⅲ作用较强[16]。

5. 对细胞内外钙离子的调节　对心肌肥厚大鼠的实验研究显示，西红花酸通过调节 Na-K ATP 酶和 Ca-Mg ATP 酶的活性从而改善压力超负荷大鼠心肌肥厚的作用[17]。红花提取液可拮抗脑缺血诱导的 Ca^{2+}/CaM-PKⅡ活性抑制，防止脑缺血致神经细胞内 Ca^{2+} 超负荷而造成的脑损伤[18]。应用红花黄素能使幼鼠减压缺氧缺血实验模型病损率有 66%无损伤，呈现对神经元细胞缺血缺氧有较强的保护作用[19]。

6. 对血脂的作用　红花油经口服能使正常大鼠、恒河猴血清总胆固醇降低，但可使小鼠和家兔血脂升高，并不能预防家兔主动脉及冠脉粥样硬化斑块的形成。口服红花油能使高胆固醇血症家兔血清总胆固醇、总脂、甘油三酯及非酯化脂肪酸水平降低[20]。用 4%红花油的普通饲料喂高胆固醇血症的小鼠 30 天有降血脂和肝脂作用。

7. 对耐缺氧能力的影响　红花注射液、醇提物、红花苷，能显著提高小鼠的耐缺氧能力[3]。红花醇提液能明显提高颈动脉结扎所致的大鼠急性缺血乏氧性脑病动物模型的存活率，并显著改善缺血性脑损害所致病理体征和脑组织化学、脑电图、肌电图和异常改变。

8. 对平滑肌的作用　红花煎剂对小鼠、豚鼠、兔与犬的离体子宫均有兴奋作用。对已孕子宫的作用比未孕者更为明显。在摘除卵巢的小鼠阴道周围注射红花煎剂，可使子宫重量明显增加；提示有雌激素样作用[21]。红花煎剂对肠管平滑肌主要呈兴奋作用，并对 ACh 所致离体肠管痉挛有解痉作用[22]。

9. 对中枢神经系统的作用　小鼠腹腔注射红花黄色素对注射阈下剂量的戊巴比妥钠或水合氯醛小鼠，均能提高其入睡率，并能明显减少尼可刹米引起的小鼠惊厥反应率和死亡率，但不能对抗戊四氮、咖啡因和硝酸一叶秋碱引起的惊厥和死亡。红花又能减轻脑组织中单胺类神经介质的代谢紊乱，使下降的神经介质恢复正常或接近正常。红花黄色素对小鼠热板法及醋酸扭体法实验证明具有镇痛效应，并增强巴比妥类及水合氯醛的中枢抑制作用，减少尼可刹米性惊厥的反应率和死亡率，说明红花黄色素具有镇痛、镇静和抗惊作用[23]。

10. 对免疫活性的影响　体外淋转实验表明，红花多糖与 T 细胞致有丝分裂原 ConA 有协同作用，对 B 细胞致有丝分裂原 Dextran sulfate 无明显影响。红花多糖能明显对抗泼尼松龙的免疫抑制作用，它对泼尼松龙抑制小鼠的免疫增强作用较对正常小鼠的作用更为明显[24]。另外，红花黄色素降低血清溶菌酶含量、腹腔巨噬细胞和全血白细胞吞噬功能；体外红花黄色素 0.03～3.0mg/ml，0.1～2.0mg/ml 和 0.1～2.5mg/ml 抑制 ^{3}H-TdR 掺入的 T、B 淋巴细胞转化，MLC 反应、IL-2 的产生及其活性[25]。

11. 其他作用　红花 50%甲醇及水提取物能抑制角叉菜胶所致的足肿胀，提示有抗炎作用。红花能抑制变形链球菌附着能力，菌斑形成量减少，细菌总蛋白下降，菌斑中胞外葡聚糖含量降低[26]。本品煎剂能减少灌流豚鼠肺的流量，有收缩支气管作用[1]。红花具有增乳作用及促进子鼠发育作用。

(三) 临床报道

1. 治疗缺血性脑血管病

(1) 以 50%红花液 15ml(含生药 75g)，加入 10%葡萄糖注射液 500ml 静脉滴注，每日 1 次，15 天为一疗程，共治 137 例，总有效率 94.7%。但可能出现过敏性皮疹、月经过多及全身无力等不良反应。

(2) 采用红花与莪术制成的莪红注射液 20～60ml 加入 5%葡萄糖 500ml 静脉滴注，每日 1 次，10～15 次为 1 个疗程，共治 137 例，痊愈 95 例，占 69%；显效 25 例，占 18%，好转 14 例，占 10%；无效 3 例，占 2%[27]。

2. 治疗冠心病

(1) 50%红花注射液加入葡萄糖注射液中静脉注射或静脉滴注或肌注，治疗冠心病 100 例，对心绞痛改善的有效率为 80.8%，心电图显效者 26%，好转者 40%；对于高血压、脑动脉硬化等原因引起的头痛、头晕、心悸等症状也有一定改善[28]。

(2) 以红花注射液(每毫升相当生药 0.5g)15ml 加 5%葡萄糖注射液 200ml 静脉滴注，每日 1 次，半月为 1 个疗程，共 2 个疗程。治冠心病 62 例，结果心绞痛总有效率为 76.7%，心电图总有效率为 65%，同时血液流变学指标也显著改善。

(3) 以丹参注射液和红花注射液(每毫升均含生药 1g)肌内注射，每次 2ml，每日 2 次，疗程 25～30 天，结果丹参注射液总有效率 87.5%，红花注射液总有效率 89.2%(均为 32 例)。两种注射液均能缓解心绞痛，对降低血清胆固醇、心电图恢复也有一定疗效。

(4) 红花醇提物片剂治疗冠心病 40 例，其中显效 18 例，改善 16 例，疗效较好。有效例心绞痛改善，活动耐量明显增加，心电图好转[29]。

(5) 红花、观音座莲，按 1∶2 比例组成，浓煎，每次 30ml，每日 2 次，3 个月为 1 个疗程，共治 88 例，结果心电图显效 12 例，有效 57 例，无效 18 例，恶化 1 例。心绞痛 30 例中，显效 12 例，有效 15 例，无效 3 例。

3. 治疗流行性出血热　20%红花、泽兰注射液 20～30ml，加等量 25%或 50%葡萄糖注射液静脉滴注，每天 1～2 次。结果痊愈 39 例，死亡 1 例。出血现象 7 天内停止者 39 例，血小板计数 12 天内恢复正常者 36 例，DIC 阳性 9 例中均在 3 天内转阴[30]。

4. 治疗十二指肠溃疡　红花 60g，大枣 12 枚，煎服，连服 20 剂。治疗各种证型的十二指肠球部溃疡 12 例，均近期治愈。

5. 治疗慢性肾炎　川芎红花注射液(每毫升含生药川芎 0.5g，红花 0.3g，钾离子 14.4mol/L)0.5ml/kg，加入 10%葡萄糖溶液 500ml 中静滴，每日 1 次，用 2 周至 2 个月。结果川红注射液治疗后非蛋白氮较治疗前有明显下降。

6. 治疗非终末期尿毒症　30%红花葡萄糖注射液。每次 60～100ml，每日 1 次静脉滴注，7 天为一疗程。共治疗 98 例。结果显效 50 例，有效 12 例，无效、死亡各 18 例。

7. 治疗静脉炎　红花、甘草等量研粉，50%酒精调匀后敷于患处，每日换药 1 次。治疗静脉注射引起静脉炎 69 例，结果显效 43 例，有效 26 例。

8. 治疗局部硬结肿块　以 10%红花消结酒(红花 10g，以 70%酒精 100ml 浸泡备用)，每日 1～2 次，每次 5 分钟，局部涂擦。560 例均未出现硬结肿块。用 30%的红花消结酒直接涂擦于肿痛处，日 3～4 次，对已出现局部硬结的患者 150 例治疗，一般硬结在 3～7 天内完全消失，大块硬结，使用 10～15 天全部治愈[31]。

9. 治疗多形性红斑　红花注射液 4ml 肌注，7 天一疗程，共治 30 例，治愈 21 例占 70%，有效 9 例占 30%[32]。

10. 治疗神经性皮炎　用红花注射液局部封闭治疗神经性皮炎 70 例，痊愈 25 例，好转 35 例，无效 10 例，有效率为 85.7%[33]。

11. 治疗扁平疣　单味红花 9g，沸水连续冲泡，一日内服完。次日重新冲泡，连续 10 日为一疗程。治疗扁平疣36例,治愈率为91.6%。

12. 治疗外伤及褥疮

(1) 红花酊(0.5%)局部外敷,治砸伤与扭伤。对亚急性腱鞘炎834例中806例有效,占96.6%。

(2) 红花、凤仙花各50g,白矾少许,加60度白酒浸泡24小时制成醇提液。共治25例,24例有效。

(3) 红花、白芍、栀子各9g,研为细末,加蛋清调成糊状制成复方红花糊剂,局部敷用治疗急性关节扭伤30例,皆有效[34]。

(4) 红花水浸液(约30%)外搽,共用506例,预防褥疮的发生皆有效。

13. 治疗青少年近视眼

(1) 10%红花眼药水治疗253例(506只眼),视力恢复正常(1.0～1.5)者38只眼(7.5%),视力增进一行或一行以上但未达1.0者371只眼(73.32%),97只眼无效[35]。

(2) 红花、潼蒺藜制成颗粒冲剂(每包含生药11g)。10岁以下者每服6g,10岁以上者每服12g,每日2次,15天一疗程,共服三个疗程。共治假性近视105例(285只眼),痊愈达76只,占26.7%,显效52只,占18.2%,好转141只,占49.5%,无效16只,占5.6%[36]。

14. 治疗突发性耳聋　红花液2～4ml肌注,8～10天为1个疗程。疗程间停止肌注3～5天,改为口服。共治疗本病20例,痊愈6例,显效3例,进步5例,无效6例。

15. 治疗月经失调　红花、当归酊剂(含红花6.3%、当归12.7%),每次2～3ml,每天3次饭后服,获一定疗效。

16. 治疗产后腹痛　红花10g,以米酒1碗煎减余半内服,治疗产后腹痛2例,均3剂痊愈。

17. 治疗传染性肝炎　红花注射液肌内注射治疗传染性肝炎100例,有明显降低谷丙转氨酶效果。

18. 治疗椎基底动脉供血不足性眩晕　天麻素针1g,红花注射液针20ml分别加于0.9%氯化钠注射液250ml中静滴,疗效显著[37]。

19. 治疗急性脑梗死　红花注射液40ml加生理盐水250ml静脉滴注,每日1次,1个疗程15天。共治疗40例,有效率90%[38]。红花注射液20ml加入5%葡萄糖注射液500ml静脉滴注,治疗84例,有效率90.47%[39]。

20. 治疗老年慢性肾衰竭　控制血压、低蛋白饮食、纠正贫血及尿毒清冲剂,且每天给予红花注射液40ml加入5%葡萄糖注射液250ml中静脉滴注,10天为1个疗程。共治疗32例,有效率78%[40]。

21. 治疗无症状性高脂血症　桃仁红花煎(丹参、川芎、桃仁、红花、制香附、延胡索各9g,赤芍、青皮、当归、生地黄各12g)水煎服,每天1剂,疗程共4周。共治疗43例,疗效明显[41]。

22. 治疗糖尿病的并发症　红花注射液加用爱维治注射液治疗30例,20天疗程后治疗组显效率为73.3%[42]。红花注射液治疗糖尿病肾病,观察到肾病改善外还分别观察到高黏血症改善和尿液中微量白蛋白排泄减少[431,44]。应用红花注射液治疗糖尿病周围神经病变,结果显示对糖尿病周围神经病变都取得了一定的疗效[45-49]。

(四) 不良反应

1. 毒性　煎剂小鼠腹腔注射1.0g/kg以下无毒性反应,1.2g/kg为最小中毒量;2.0g/

kg 为最小致死量。LD_{50} 为(2.4±0.35)g/kg。腹腔注射及 20.7g/kg 灌胃，中毒症状有萎靡不振、活动减少、行走困难等。红花醇提物静脉注射的 LD_{50} 为 5.3g/kg[3]。红花黄色素静脉注射、腹腔注射和灌胃的 LD_{50} 分别为 2.35、5.49 和 5.53g/kg，当剂量增至 7g/kg 腹腔注射或 9g/kg 灌胃，小鼠则 100%死亡。亦有报道红花黄色素 8g/kg 灌胃无明显中毒症状[16]。用 6%红花粉饲料喂养小鼠一个月以上时体重正常；8%～10%时则体重减轻；加大剂量均可引起死亡。用红花黄色素给小鼠腹腔注射 7 天，其亚急性 LD_{50} 为 9.41g/kg。家鼠每天灌胃 0.55g/kg 共 10 天，及混入饲料按 0.015～1.5g/kg 喂养幼龄大鼠 3 个月，结果血象和肝、肾功能无明显改变，心、肝、肾、胃肠等脏器的形态也未发现异常[50]。以 50%红花注射液给家兔点眼，对结膜无刺激性：试管内实验无溶血作用。用细菌突变实验表明，红花提取液有明显的致突变作用[1]。

2. 中毒机理及症状　红花对肠管及子宫均有兴奋作用，对神经系统有兴奋作用，并偶可引起过敏反应。故中毒后临床表现有腹部不适、腹痛、腹泻，甚或胃肠出血、腹部绞痛等；有些妇女用药后月经略有增加。当中毒发生时，可出现神志委靡不清、震颤，严重者可致惊厥，呼吸先兴奋后抑制，以致循环、呼吸衰竭；少数病人出现头晕、皮疹和一过性荨麻疹等反应[51]。

3. 中毒原因及预防　红花中毒的主要原因：一是误用，一是用量过大。因此，临床对于孕妇应忌用，有溃疡病及出血性疾患者亦应慎用。同时，临床用量(煎服)以 3～9g 为宜。

4. 中毒救治

(1) 一般疗法：早期以生理盐水洗胃，继服通用解毒剂(药用炭 20g，氧化镁 10g，鞣酸 5g，水 100ml)或静脉滴注 5%葡萄糖盐水及葡萄糖注射液加维生素 C。有出血者，可在葡萄糖注射液中加入氨甲苯酸、6-氨基己酸或酚磺乙胺等。发生惊厥者，给予镇静剂如苯巴比妥钠肌内注射或水合氯醛灌肠等。循环呼吸衰竭时，选用循环呼吸兴奋剂，如尼可刹米、洛贝林(山梗菜碱)以及强心剂毛花苷丙、毒毛旋花素 K。发生过敏时，可给予 10%葡萄糖酸钙静注，并口服异丙嗪、氯苯那敏。局部药疹可用炉甘石洗剂外搽[51]。

(2) 中医疗法：出现腹痛、腹泻者，可用陈皮 10g、白芍 15g、防风 10g、白术 10g，水煎服。若循环呼吸衰竭，可用人参 30g、附子 10g，水煎服。如发生过敏反应，外用可选用复方醋酸地塞米松乳膏，内服可用荆芥 10g、防风 10g、生地黄 15g、当归 10g、蝉蜕 6g、知母 10g、苦参 15g、苍术 10g、牛蒡子 10g、紫草 15g、木通 6g、甘草 3g，水煎服。若惊厥，抽搐者，可用全蝎 3g、蜈蚣 3g，研末冲服。另外，亦可采用针灸治疗，如腹痛可取足三里、合谷等穴，惊厥可取阳陵泉、内关等穴。

参考文献

[1] 高其铭. 中药红花的药理研究概况[J]. 中西医结合杂志，1984，4(12)：738.

[2] 王浴生. 中药药理与应用[M]. 北京：人民卫生出版社，1983：463.

[3] 武汉市冠心病协作组. 红花药理作用试验研究[J]. 武汉新医药，1974(2)：26.

[4] 医科院药物所. 放射性同位素在基础医学中的应用[M]. 北京：原子能出版社，1979：116.

[5] 徐理纳，尹钟洙，欧阳蓉. 活血化瘀冠心Ⅱ号方及其组成药对抗心肌缺血和增强缺氧耐力的实验研究[J]. 药学学报，1979(8)：461.

[6] 周远鹏. 红花和当归对实验性心肌缺血的影响[J]. 中国医学科学院学报，1981(3)：36.

[7] 王炳章，杨鸣岗，庞雷，等. 红花对实验性心肌梗塞犬不同梗塞区心肌缺血程度的影响[J]. 药学学报，1979，14(8)：474.

[8] 李世英，时德，吴凯南，等. 红花对周围血管作用的初步研究[J]. 中华医学杂志，1979，59(9)：550.

[9] 徐理纳，曹立德，尹钟洙，等. 22 种活血化瘀药对狗外周血流量的研究[J]. 新医药学杂志，1979(5)：38.

[10] 鲍善芬. 红花油对小鼠实验性高胆固醇血症的影响的初步试验[J]. 药学通报，1984，19(5)：59.

[11] 范柳，王素粤，张旭静，等. 川芎、当归、红花和人参萃取液对低切应力环境下血管内皮细胞凋亡的影响[J]. 解剖学杂志，2003，26(3)：239-241.

[12] 王淑君，王万铁，熊建华，等. 红花注射液对家兔脑缺血再灌注损伤时氧自由基变化的影响[J]. 温州医学院学报，2003，33(3)：153-155.

[13] 何锐，王慕真，邓婉青，等. 活血化瘀汤对大鼠脑缺血-再灌注后免疫炎症反应的影响[J]. 中国神经精神疾病杂志，2003，29(4)：287-289.

[14] 黄正良. 红花黄色素的抗凝作用研究[J]. 中草药，1987，18(4)：22.

[15] 金晔，徐东明. 徐伟平. 红花注射液综合治疗对慢性肺心病急性期血液流变学的影响[J]. 中国中西医结合杂志，2000，20(6)：430-432.

[16] 沈翠娟. 红花的研究[J]. 山西医药杂志，1979(1)：46.

[17] 沈春祥，钱之玉. 西红花酸对压力超负荷致心肌肥厚大鼠 ATPase 及胶原的影响[J]. 中草药，2003，34(6)：534-537.

[18] 胡书群，张光毅. 红花黄色素对脑缺血 ca/CaM-PK i 活性抑制作用的影响[J]. 徐州医学院学报，1995，15(3)：225-227.

[19] 柏惠英. 秦月琴. 红花对脑减压缺氧缺血幼鼠脑神经元的保护作用[J]. 中草药，1992，23(10)：531-533.

[20] 赵志功. 红花油对家兔实验性动脉粥样硬化的延缓和逆转影响的病理形态学观察[J]. 河北省医学科学院院报，1981(5)：27.

[21] 贾汉卿，陈美琳. 红花性激素样作用的观察[J]. 佳木斯医学院学报，1980(2)：18.

[22] 遵义医学院急腹症研究组. 中药对家兔离体小肠运动的影响[J]. 新医药学杂志，1976(12)：39.

[23] 黄正良，高其铭，崔祝梅. 红花黄色素的药理研究[J]. 中草药，1984，15(8)：34.

[24] 黄虹，俞曼雷，霍世康. 红花多糖的免疫活性研究[J]. 中草药，1984，15(5)：21.

[25] 陆正武，刘发，胡坚，等. 红花总黄素对免疫功能的抑制作用[J]. 中国药理学报，1991，12(6)：537.

[26] 凌均启，樊明文，魏国贤. 植物红花抑制变形链球菌附着的实验研究[J]. 华西口腔医学杂志，1989(4)：217.

[27] 姜英如. 红花液治疗脑血栓 137 例疗效观察(摘要)[J]. 山西医药杂志，1983(5)：297.

[28] 王宏山，叶太然. 复方莪红注射液与低分子右旋糖酐加丹参治疗缺血性脑血管病比较[J]. 人民军医，1988(2)：49.

[29] 岳建荣. 丹参、红花治疗冠心病初步观察与研究[J]. 山西医药杂志，1990，19(2)：105.

[30] 李绍球. 红花泽兰注射液治疗流行性出血热 40 例临床应用初步探讨[J]. 中医药学报，1988(5)：35.

[31] 李胜琴，周光诚. 红花消结酒临床应用[J]. 河北中医，1990，12(3)：18.

[32] 刘华昌，王径珊. 红花注射液治疗多形性红斑疗效观察[J]. 山东医药，1988，28(5)：28.

[33] 交通部北京铁路医院皮肤科. 中药红花注射液局部封闭治痛神经性皮炎[J]. 新医学，1974，5(12)：609.

[34] 田文博. 复方红花糊剂治疗 30 例急性关节扭伤[J]. 人民军医，1975(2)：71.

[35] 吴伯琨，聂晶，赵举德，等. "红花眼药水"治疗青少年近视眼 253 例(506 只眼)疗效初步观察报告[J]. 河北医药，1981(3)：5.

[36] 陶根鱼，李军，梁晓庆，等. 中药近视灵冲剂治疗青少年假性近视疗效观察[J]. 陕西中医学院学报，1990，13(2)：46-48.

[37] 丁洪涛. 红花注射液联合天麻素治疗椎基底动脉供血不足性眩晕的临床观察[J]. 实用医学杂志，2008，24(17)：3040-3041.

[38] 康志雄. 红花注射液治疗脑梗死 40 例临床疗效观察[J]. 实用医学杂志，2007，23(15)：2418-2419.

[39] 吴忠杰. 红花注射液治疗脑梗塞疗效观察[J]. 辽宁中医杂志，2006，33(5)：571.

[40] 樊相军，刘春君，谢京. 红花注射液治疗老年慢性肾功能衰竭 32 例临床观察[J]. 中华中医药杂志，2007，22(2)：127.

[41] 曾庆明，陈孝银，徐云生，等. 桃仁红花煎治疗无症状性高脂血症 43 例临床研究[J]. 新中医，2002，34(6)：20-22.

[42] 毛林华. 中西医结合治疗糖尿病周围动脉粥样化闭塞症 60 例疗效观察[J]. 中西医结合心脑血管杂志，2003，1(10)：393-394.

[43] 赵弋于. 红花注射液治疗糖尿病肾病合并高黏血症 38 例[J]. 广西中医药，2003，26(2)：16-17.

[44] 王洪坤，徐显吉. 红花注射液对早期糖尿病肾病微量白蛋白排泄率的影响[J]. 中国社区医师，2002，18(23)：23-23.

[45] 陈发胜，孙丰雷，魏爱生，等. 红花注射液治疗糖尿病周围神经病变的机制探讨[J]. 中西医结合心脑血管病杂志，2003，1(8)：456-458.

[46] 陈发胜，孙丰雷，魏爱生，等. 红花注射液治疗糖尿病周围神经病变的机制初探[J]. 河北中医，2003，25(10)：734-736.

[47] 张炜，严萍萍. 红花注射液治疗糖尿病周围神经病变临床观察[J]. 上海中医药杂志，2002，36(8)：11-12.

[48] 樊树雄，张冬青，张建华. 红花注射液治疗糖尿病周围神经病变的临床观察[J]. 中华实用中西医结合杂志，2003，16(5)：634-634.

[49] 李永新. 红花注射液治疗糖尿病周围神经病变 56 例[J]. 内蒙古中医药，2003，22(2)：17.

[50] 黄正良，崔祝梅. 红花黄素的毒理学研究[J]. 甘肃医药，1983，4(04)：18.

[51] 丁涛. 中草药不良反应及防治[M]. 北京：中国中医药出版社，1992：361-363.

附：番红花

番红花，始载于《饮膳正要》。原名洎(一作咱)夫兰，又名藏红花。为鸢尾科多年生草本植物番红花 *Crocus sativus* L. 的干燥花柱头。原产于西班牙、法国、荷兰、印度及伊朗等国，早年经印度传入我国西藏，故名番红花或藏红花。现我国已有生产，多为栽培。常于 9～10 月选晴天早晨采收花朵，摘下柱头，烘干。商品分干红花和湿红花，以干红花品质较佳。性味甘微寒，归肝、心经。有与红花相似的活血祛瘀、通经作用，而力量较强，可用治妇女经产血瘀、跌仆肿痛、胸膈痞闷、伤寒发狂、忧思郁结等症，又兼凉血解毒之功，尤宜于温热病热入血分发斑，热郁血瘀，斑色不红活者。煎服，1～1.5g。孕妇忌用。

桃仁　Taoren

【别名】桃核仁(《神农本草经》)，山桃仁(《中药材手册》)，大仁、毛桃仁(《中药正别名》)，单桃仁(《中药处方名辨义》)。

【来源】桃仁，始载于《神农本草经》，列为下品。历代本草均有收载。李时珍谓："桃性早花，易植而子实，故字从木、兆。十亿日兆，言其多也。或云从兆谐声也。"为蔷薇科植物桃 *Prunus persica*(L.)Batsch 或山桃 *Prunus davidiana*(Carr.)Franch. 的干燥成熟种子。果实成熟后采收，除去果肉和核壳，取出种子，晒干。主产于四川、云南、陕西、山东、河北、山西、河南等地。野生或栽培。

【采收炮制】果实成熟时采收，除去果肉及核壳，取出种子，去皮，晒干，生用，燀用或炒用。

【商品规格】商品分桃仁和山桃仁两种，以粒饱满、完整、外皮红棕色、内仁白色者为佳。

以山东产品为优。

按《中国药典》(2010年版一部)规定:酸值不得过10.0%;羰基值不得过11.0%;本品每1000g含黄曲霉素B_1不得过5μg,含黄曲霉素G_1、黄曲霉素G_2、黄曲霉素B_1和黄曲霉素B_2的总量不得过10μg;本品按干燥品计算,含苦杏仁苷($C_{20}H_{27}NO_{11}$)不得少于2.0%。

【药性】苦、甘,平。有小毒。归心、肝、大肠经。

【功效】活血祛瘀,润肠通便,消痈排脓,止咳平喘。

【应用】

1. 经闭癥瘕,产后瘀痛　本品味苦,善入心肝血分,能活血通经,祛瘀止痛,常用于瘀血阻滞,血行不畅所致之经闭、痛经,产后瘀滞腹痛,癥瘕痞块及跌打瘀肿等症。治血瘀经闭、痛经,常配红花、当归、川芎等同用,如《医宗金鉴》桃红四物汤;若用治瘀血蓄积、癥瘕痞块,可配桂枝、牡丹皮、赤芍等同用,如《金匮要略》桂枝茯苓丸,亦可配三棱、莪术等药;若体内瘀血较重,需破血逐瘀者,可配伍大黄、芒硝、桂枝等同用,如《伤寒论》桃核承气汤;治产后瘀滞腹痛,常配炮姜、川芎、当归等同用,如《傅青主女科》生化汤。

2. 跌打损伤,瘀血肿痛　本品祛瘀作用较强,亦为跌打损伤之常用药物,临床常与当归、红花、大黄等药同用,如《医学发明》复元活血汤;治从高坠下,腹中瘀血满痛者,可与䗪虫、蒲黄、大黄等同用,如《备急千金要方》桃仁汤。

3. 肠燥便秘　本品体润多脂,有润燥滑肠之功。治脾胃伏火,大便秘涩,不思饮食,可与当归、火麻仁、大黄等药配伍,如《兰室秘藏》润肠丸;治津枯肠燥便秘,可与杏仁、郁李仁、柏子仁等同用,如《世医得效方》五仁丸。

4. 肺痈、肠痈　本品善泄血分之壅滞,对于热毒壅聚,气血凝滞之内痈者,用之能活血祛瘀,消痈排脓。治肺痈,可与苇茎、薏苡仁、冬瓜仁等同用,如《备急千金要方》苇茎汤;治肠痈,可配大黄、芒硝、牡丹皮等药,如《金匮要略》大黄牡丹皮汤。

5. 咳嗽气喘　本品苦降肺气,能止咳平喘,治疗咳嗽气喘,可单用煮粥食;亦常与杏仁同用,如《圣济总录》双仁丸。

【用法用量】煎服,5～10g,捣碎用。

【使用方法】孕妇忌用,便溏者慎用。有毒,不可过量。

【鉴别用药】桃仁、红花均能活血调经,祛瘀止痛,均可用治血瘀经闭、痛经、产后瘀滞腹痛、癥瘕痞块及跌损瘀肿等瘀血阻滞之证,二者同为妇科、伤科常用之品,且常相须为用。然红花辛散温通,长于化瘀故又可治寒凝血瘀,斑疹色黯之症。桃仁苦泄,长于破瘀,故血瘀重症多用桃仁,且又能消痈排脓、润肠通便、止咳平喘,还可用治肺痈、肠痈、肠燥便秘及咳嗽气喘等症。

【药论】

1.《神农本草经》:"主瘀血,血闭癥瘕,邪气,杀小虫。"

2.《本草纲目》:"主血滞风痹,骨蒸,肝疟寒热,产后血病。""桃仁行血,宜连皮尖生用;润燥活血,宜汤浸去皮尖炒黄用,或麸同炒,或烧存性,各随本方。"

3.《本草经疏》:"桃仁性善破血,散而不收,泻而无补,过用之,及用之不得其当,能使血下不止,损伤真阴。"

4.《药品化义》:"桃仁,味苦能泻血热,体润能滋肠燥。若连皮研碎多用,走肝经,主破蓄血,逐月水,及遍身疼痛,四肢木痹,左半身不遂,左足痛甚者,以其舒经活血行血,有去瘀生新之功。若去皮捣烂少用,入大肠,治血枯便闭,血燥便难,以其濡润凉血和血,有开结通滞之力。”

【现代研究】

（一）化学成分

桃仁中主含脂质体、甾体、氨基酸、黄酮及其糖苷类化合物等。桃仁中含有中性脂质体：三脂酰基甘油，1，2-二脂酰基甘油醇，1，3-二脂酰基甘油醇，单脂酰基甘油醇，游离脂肪酸，固醇酯等。另尚含多种磷脂，如磷脂酰胆碱、磷脂酰乙醇胺、磷脂酰丝氨酸等。甾体及其糖苷主要有：24-亚甲基环水龙骨醇，柠檬甾二烯醇，β-谷固醇和菜油固醇 25∶1 的混合物等，桃仁中含有天门冬氨酸、苏氨酸、丝氨酸、谷氨酸、脯氨酸、甘氨酸、丙氨酸、蛋氨酸、异亮氨酸、亮氨酸、色氨酸、苯丙氨酸、赖氨酸、组氨酸、精氨酸、缬氨酸等多种氨基酸及 γ-氨基丁酸等，并含有由上述多种氨基酸组成的蛋白质。桃仁内含有的黄酮及其糖苷有儿茶酚、洋李苷、橙皮素 5-*O*-葡萄糖苷、柚皮素、山柰酚，及其葡萄糖苷、二氢山柰酚、山柰素葡萄苷、槲皮素葡萄糖苷。此外，桃仁中尚含葡萄糖、蔗糖、果糖、甲基-β-D-呋喃果糖苷、甲基-β-D-吡喃葡萄糖苷、野黑樱苷、苦杏仁苷等。

（二）药理作用

1. 对心血管系统和血液系统的作用　50％桃仁提取液静脉注射可立即增加麻醉家兔脑血流量，降低脑血管阻力。桃仁能明显增加犬股动脉血流量并降低血管阻力，明显增加离体兔耳血管灌流量，改善动物的血流动力学状况[1]。桃仁提取物能改善雄性大鼠肝脏表面微循环并促进胆汁分泌[2]。此外，桃仁可使小鼠出血及凝血时间显著延长[1]。桃仁煎剂给公鸡口服，对实验性体外血栓的形成有明显的抑制作用。桃仁水煎液具有纤溶促进作用。从桃仁中分得的三油酸甘油酯具有抗凝血活性，烟酸可扩张小动脉，cAMP 具有抑制血小板聚集作用，但其所含的维生素 K 参与体内凝血酶原的合成以供正常凝血需要[1]。桃仁水提物、苦杏仁苷、桃仁脂肪油对二磷酸腺苷（ADP）诱导的血小板聚集都有不同程度的抑制作用[3]。桃仁石油醚提取物能降低急性心肌梗死大鼠心电图 ST 段的抬高，抑制血清中肌酸磷酸激酶、乳酸脱氢酶的升高，减少心肌梗死面积[4]。

2. 对酪氨酸酶的作用　50％桃仁乙醇提取物对酪氨酸酶的抑制作用最好且不影响酶促反应的平衡[5]。桃仁的乙醇提取物能够促进黑色素瘤细胞酪氨酸酶蛋白的成熟、稳定及运输[6]。

3. 兴奋子宫平滑肌作用　桃仁能促进初产妇子宫收缩及出血，其作用比槐角生物碱更好。桃仁提取物对豚鼠子宫有收缩作用。

4. 通便作用　桃仁中的脂肪油可润滑肠道，利于排便。但研究未发现桃仁提取物刺激肠壁增加蠕动而促进排便的现象[1]。

5. 镇咳作用　桃仁中苦杏仁苷口服后水解产生 HCN 能抑制颈动脉体和主动脉体的氧化代谢而反射性使呼吸加深，使痰易于咳出，从而使呼吸运动趋于安静，起到镇咳平喘的作用[1]。

6. 镇痛作用　口服桃仁水煎剂能抑制小鼠扭体反应。苦杏仁苷对实验性炎症的镇痛作用为氨基比林的 1/2。

7. 抗过敏作用　桃仁能抑制抗体的产生，抑制溶血空斑形成细胞的产生。桃仁水提物能抑制小鼠血清中皮肤过敏抗体及鼷鼠脾溶血性细胞的产生。其乙醇提取物口服能抑制小鼠含有皮肤过敏性抗体的抗血清引起的 PCA 反应的色素渗出量[7]。

8. 抗炎作用　桃仁水溶性组分中分离到的蛋白质 PR-A、PR-B 有强烈抑制浮肿的作用，其蛋白质 F、G、PR-B 对小鼠耳部急性炎症有显著抑制作用。其抗炎机理是对炎症化学介质缓激肽的抑制，即蛋白酶抑制作用[8]。桃仁煎剂对大鼠 fett-pellet 诱发内芽肉芽肿形成有显著抑制作用，其提取物能抑制大鼠背部注入角叉菜胶形成肉芽肿内的渗出液量及渗出液中 PGE_2 的含量[1]，桃仁可明显抑制鸡蛋清所致的大鼠足爪肿胀[9]。

9. 抗菌作用　100%和 50%桃仁甲醇提取物在 1000mg/ml 时有抑制鸟结核分枝杆菌发育生长的作用[10]。

10. 驱虫作用　桃仁中的脂肪油（扁桃油）有驱虫作用，对蛲虫的驱虫效果为 80.8%，对蛔虫为 70%[7]。

11. 抗癌作用　对移植入人的腺上皮瘤小鼠，苦杏仁苷能延长其存活时间。研究还表明苦杏仁苷的水解产物 HCN 和苯甲醛对癌细胞有协同破坏作用。苦杏仁苷能帮助体内胰蛋白酶消化癌细胞的透明样黏蛋白，使白细胞能接近癌细胞，吞噬癌细胞。此外，苦杏仁苷对肿瘤细胞有一定的选择性[1]。

12. 抗氧化作用　桃仁水溶性组分中分离到蛋白质 PR-B 有相当强的 SOD 样活性，PR-B 对豚鼠腹腔巨噬细胞中过氧阴离子的产生有抑制作用，并随剂量的加大而增强[1]。

13. 护肝作用　桃仁能使血吸虫病性肝硬化家兔的肝胶原量减少，纤维细胞融合，汇管区纤维化减少，肝内小血管，尤其是门脉分支明显持续性扩张[1]。同时对大鼠实验性肝纤维化有防治作用。桃仁所含苦杏仁苷是主要抗肝纤维化成分，能提高肝脏血流量和提高肝组织胶原酶活性，促进肝内的胶原分解代谢，减少肝内的胶原含量。桃仁提取物结合虫草菌丝可抑制肝炎后肝硬化病人肝窦毛细血管化，使肝内微循环阻力下降，门静脉压力下降，增加肝细胞的血液供应，有利于受损细胞的修复[11]。山桃仁水煎提取物能有效地阻止血清中Ⅰ、Ⅱ型前胶原的沉积，从而预防肝纤维化的形成[12]。桃仁提取物和虫草菌丝具有抗血吸虫病肝纤维化作用，可有效地促进肝纤维化逆转，改善门脉高压，调整机体异常的免疫状态[13]。

14. 抗硅沉着病作用　桃仁提取物能显著抑制硅沉着病大鼠胶原蛋白合成和减少血清铜蓝蛋白，有延缓硅沉着病纤维化的作用[14]。

15. 免疫调节作用　桃仁提取液合人工虫草菌丝对肝炎后肝硬化异常患者细胞免疫和体液免疫均获得较明显的改善和调整[15]。

16. 其他作用　桃仁能缩短戊巴比妥钠所致的睡眠潜伏期，又能使戊四氮的毒性大大增加[1]。将桃仁提取液滴入实验性小梁切除术的家兔眼内具有抑制炎症细胞及成纤维细胞（纤维母细胞）增生的作用[16]。

（三）临床报道

1. 治疗脑血管意外　以桃仁、栀子仁各 7 枚，麝香 0.3g，研细末，白酒适量调糊敷于手心（劳宫穴，男左女右），外以胶布固定。7 日换药 1 次。治疗 1 例脑血管意外中西医治疗效果不显著者，1 剂症平[17]。

2. 治疗高血压

（1）桃仁、杏仁各 12g，栀子 8g，胡椒 7 粒，糯米 14 粒，与药共捣，加鸡蛋清 1 个调糊分 3 次用。每晚临睡时敷贴于涌泉穴，日 1 次，每次敷 1 足，两足交替敷贴，6 次为 1 个疗程。共治 10 例，结果 7 例血压降至正常，诸症均消失[18]。

（2）以桃仁、川芎、生蒲黄、延胡索组方，治疗妊娠高血压 27 例，有效率 92.5%[19]。

3. 治疗流行性出血热　以泻下通瘀合剂（大黄、桃仁、芒硝、枳实、生地、麦冬）水煎服，每日1剂，呕吐剧烈不能进药者，保留灌肠，每日2～3次。治疗流行性出血热少尿期86例，总有效率96.5%。

4. 治疗关节扭伤　以桃仁、栀子按1∶3比例研细末，70%酒精或白酒调糊，外敷患处包扎，日换药1～2次。治疗32例，一般敷药2～4天肿胀与疼痛消失。

5. 治疗血吸虫病性肝硬化　用苦扁桃仁苷注射液500mg静脉滴注，隔日1次，总剂量22.5g，总疗程90天。结果桃仁组肝脏缩小3mm以上者11/20例。

6. 治疗脉管炎　丹桃红注射液(丹参、桃仁、红花)治疗脉管炎50例，临床上取得良好疗效。

7. 治疗急性肾衰竭　以桃仁、益母草、大腹皮、大黄组成肾福宝，每剂100mg，轻症每日2剂，重症每日3剂，尿量增至正常后每日1剂，冲服。疗程1～3个月。共治疗61例，痊愈35例，显效21例，无效5例。

8. 治疗慢性肾盂肾炎　以桃仁、大黄、桂枝、芒硝、甘草组方，便溏者去芒硝，尿急、尿频者加滑石，每日1剂水煎服。共治46例，治愈24例，好转15例，无效7例[20]。

9. 治疗特发性血尿　桃仁、当归、芍药、牡丹皮、玄明粉、大黄组方，水煎服，每日1剂。共治22例，痊愈17例，无效5例。

10. 治疗盆腔脓肿　以桃仁、牡丹皮、大黄、芒硝、冬瓜子随症加减，水煎，每日1剂，分3次服。共治20例，痊愈10例，显效8例。无效2例。

11. 治疗慢性盆腔炎　以桃仁、大黄、牡丹皮、冬瓜子、芒硝为末，米醋拌匀，装入布袋趁热敷小腹，每袋药用2～3天，早晚各40分钟，6～9天为一疗程。治疗50例，结果痊愈42例，好转6例，无效2例。

12. 治疗急性乳腺炎　以薄硫膏(桃红泥、硫酸镁、穿山甲粉、薄荷油、凡士林调匀)外敷患处，包扎并用胶布固定，每日1次，连敷1周。共治50例，治愈率100%。

13. 治疗唇裂　以桃仁捣泥，加猪油和匀，以棉签蘸药膏外涂患处，每天2～3次。用此法治疗冬春之季风寒燥气所致之唇裂，效果满意，一般3～4日即愈[21]。

14. 治疗蛲虫病　以桃仁、大黄、桂枝、甘草、芒硝(冲服)水煎服，每日1剂。共治482例，痊愈430例，显效52例。

15. 治疗小儿疳积　以桃仁、杏仁、栀子仁、白胡椒研末，用蛋清、白酒调糊敷脐，2天换药1次，1周为一疗程。以此法治疗小儿疳积98例，痊愈93例，好转5例。

16. 治疗狂犬咬伤　以桃仁、䗪虫、生大黄、蜂蜜(冲服)煎服，早、晚空腹服。一般5～10剂，重者20剂。共治疗45例，随访2～10年均未发病[22]。

17. 治疗药物流产后淋漓不净　当归桃仁汤(当归、桃仁、川芎、炮姜、益母草、败酱草、灵芝、蒲黄、甘草)在孕囊排出后开始用水煎服，每日1剂，分早晚服用，5～7天为1个疗程，另配合抗生素口服。共治疗76例病人，其中显效率为77.63%，有效率为93.42%[23]。

18. 治疗急性出血性中风　在常规对症支持治疗的基础上，并根据证类诊断进行辨证施治，方中加桃仁10g、红花10g、牛膝15g、丹参20g、田三七10g活血化瘀，2周为一疗程，共2个疗程。共治疗20例，总有效率为95%，其中显效率为56%[24]。

19. 治疗单纯性胸腰椎体骨折后肠麻痹　桃仁承气汤加减，每天1剂，水煎服。3天为1个疗程，一般治疗1～2个疗程。共治疗30例，有效率为96.67%[25]。

20. 治疗粘连性肠梗阻　在一般性治疗的基础上使用中药。分为峻下法和缓下法两种。峻下法以复方大承气汤及桃仁承气汤为代表方，适用于体质较强壮，一般情况较好，麻痹性或单纯性肠梗阻早期的病例。结果，56 例病人成功率为 91.07%，平均住院时间 2.8 天[26]。

（四）不良反应

1. 毒性　按寇氏法计算小鼠急性毒性，口服光核桃和山桃仁 LD_{50} 分别为（42.81±0.02）g/kg、（25.42±0.03）g/kg。桃仁水煎剂小鼠腹腔注射的 LD_{50} 为（222.5±7.5）g/kg。内服常用量为 5～12g，超过此量易中毒[27]。桃仁中蛋白成分 PR-B，小鼠静脉注射 1600mg/kg 时有 1 例死亡（n=5）。亚急性毒性实验以雄性大鼠 0.25g/（kg·d）或 0.5g/（kg·d）连服 21 日，结果均未发现毒性反应。长期毒性实验，对连续给药的大鼠做血象、生化及心、肝、肾、胃等病理学检查，结果均未见明显毒性反应[1]。

2. 中毒机理及症状　桃仁毒性主要是大量的苦杏仁苷在体内分解出较多的氢氰酸（HCN）。HCN 是剧毒物质，人的致死量大约 0.05g。吸收入体内的 HCN 一部分经肺呼出，大部分自肾排泄。侵入体内的 HCN 离子作用于细胞，迅速与细胞色素氧化酶相结合，阻断了其中 Fe^{2+} 成铁的受逆电子作用，使细胞色素 A 和 C 进行的 80%～90%生物氧化还原作用陷于停顿，致使组织细胞无法利用红细胞所携带的氧，引起组织窒息，产生细胞中毒性缺氧症，对于中枢神经系统的作用是先兴奋后麻痹。呼吸麻痹是 HCN 中毒致死的主要原因，据报告吸入 HCN 1mg/kg 体重即可迅速致死。此外，HCN 对皮肤有局部麻醉作用和对黏膜有刺激作用。桃仁中毒症状首先是对中枢神经的损害，出现头晕、头痛、呕吐、心悸、烦躁不安，继则神志不清、抽搐，并能损害呼吸系统引起呼吸麻痹而危及生命。此外，尚有报道接触桃仁可引起过敏，表现为皮肤刺痒，出现红疹块等[28]。

3. 中毒原因及预防　桃仁毒性以口服毒性最大，故其中毒原因多为口服剂量过大或使用不当。因此，为预防其产生毒副作用，临床用量不宜过大，并应加强宣传，禁止儿童食用。同时，孕妇忌服，血虚血燥及津液亏虚者慎服[28]。

4. 中毒救治

（1）一般疗法：轻度中毒者，静脉注射 10%～20%硫代硫酸钠 2～5g。重症者先以 1∶5000 高锰酸钾或 3%过氧化氢溶液洗胃。迅速吸入亚硝酸异戊酯 3～4 支，每隔 2 分钟吸入 30 秒，继续将 3%亚硝酸钠注射液按 6～12mg/kg 静脉注射，随后再注射 50%硫代硫酸钠 25～50ml。必要时，半小时后可重复给药一次。重症患者亦可予细胞色素 C，每次 15～30mg，肌内注射或静脉注射，每日 3～4 次，有助于酶的功能恢复。近年认为依地酸二钴、组氨酸钴、谷氨酸钴等有机钴盐类，是治疗氰化物中毒的有效解毒剂。可用 3%溶液，按剂量 5～15mg/kg 溶于 50%葡萄糖中缓慢静脉注射。并可在其后静脉注射 50%硫代硫酸钠溶液 25～50ml 以增加疗效。根据循环系统和呼吸功能情况，可给予吸氧、人工呼吸、呼吸兴奋剂、强心剂及升压药物等。对外用捣敷灼伤皮肤者，可用高锰酸钾溶液冲洗，然后再用硫化铵溶液洗涤[29,30]。

（2）中医疗法：可取杏树皮 60g，削去外皮，煎汁温服，或生萝卜或白菜 1000～1500g 捣烂取汁，加红糖或白糖适量，频频饮服；或甘草、黑大枣各 120g，水煎服；或绿豆 60g，水煎，加砂糖内服；或桂枝、乌药、赤芍各 9g，红花、生地各 15g，朱砂 1.5g（冲），水煎，早晚分服[27,29]。

参考文献

[1] 张秋海. 桃仁的研究进展[J]. 实用中西医结合杂志，1991，6（3）：163.

[2] 张清波，顾克仁，王玉润. 用激光多普耳血流量仪及胆汁流量计测定桃仁提取物对肝脏微循环的影

响[J]. 上海中医药杂志,1985(7):45.

[3] 朱萱萱,朱芳,施荣山,等. 桃仁、防己提取物对大鼠血小板聚集作用的研究[J]. 中医药研究,2000,16(3):44.

[4] 耿涛,谢梅林,彭少平. 桃仁提取物抗大鼠心肌缺血作用的研究[J]. 苏州大学学报:医学版,2005,25(2):238.

[5] 闫军,李昌生,陈声利,等. 14 味中药对酪氨酸酶抑制作用的探讨[J]. 中国药房,2003,14(7):442.

[6] 孙秀坤,许爱娥. 7 种中药乙醇提取物及补骨脂素对人黑素瘤 YUGEN8 细胞酪氨酸酶的影响[J]. 中华皮肤科杂志,2006,39(6):328.

[7] 中国医学科学院药物研究所. 中药志(第三册)[M]. 2 版. 北京:人民卫生出版社,1984:89.

[8] 方新德,沈培芝,张礼邦,等. 桃仁的蛋白质活性成分研究[J]. 中国中药杂志,1986,11(11):37.

[9] 刘灿辉,李伯友,谢玉琼. 光核桃仁和山桃仁的药理研究[J]. 中药药理与临床,1989,5(2):46.

[10] 庄司顺三. 桃仁的化学、药理学和生物化学[J]. 国外医学:中医中药分册,1987,9(4):31-36.

[11] 徐列明,朱剑亮,刘成,等. 桃仁提取物合虫草菌丝对肝炎后肝硬化肝窦毛细血管化的逆转作用观察[J]. 中西医结合杂志,1994,14(6):362.

[12] 张晓平,陈建明,强世平,等. 山桃仁水煎提取物对肝纤维化小鼠血清Ⅰ、Ⅱ型前胶原的降解作用[J]. 福建中医药,2002,33(4):36.

[13] 刘平. 肝硬化及肝纤维化的中医药治疗[J]. 肝脏,2002,7(1):33.

[14] 洪长福,娄金萍,周华仕,等. 桃仁提取物对大鼠实验性矽肺纤维化的影响[J]. 劳动医学,2000,17(4):218.

[15] 朱剑亮,刘成,刘平,等. 桃仁提取液合人工虫草菌丝对肝炎后肝硬化免疫机能异常的调节作用[J]. 中国中西医结合杂志,1992,12(4):207.

[16] 汪素萍,方军,嵇训传,等. 桃仁提取液抑制巩膜瓣下小梁切除术后滤床纤维母细胞增殖的实验研究[J]. 上海医科大学学报,1993,20(1):35.

[17] 赵凤金,赵希明. 手心用药治疗中风口眴语涩[J]. 陕西中医,1983(1):44.

[18] 蔡先银,周少华. 中药敷贴涌泉穴治疗 10 例高血压[J]. 湖北中医杂志,1983(2):31.

[19] 田浴尘. 活血化瘀法临床应用及其研究进展[J]. 山东中医学院学报,1978(增刊):19.

[20] 刘国强. 桃仁承气汤治疗慢性肾盂肾炎 46 例[J]. 吉林中医药,1986(4):10.

[21] 王继平. 桃仁脂膏治唇裂[J]. 四川中医,1990(7):43.

[22] 沈占尧,李辉. 狂犬灵防治狂犬咬伤[J]. 浙江中医杂志,1984(10):465.

[23] 韩爱华. 当归桃仁汤治疗药物流产后淋漓不净 76 例[J]. 中华医学写作杂志,2003,10(15):1400-1401.

[24] 刘佳. 活血化瘀法在急性出血性中风中的临床应用研究[J]. 中华现代临床医学杂志,2005,3(2):160-161.

[25] 马志杰,吴锦才,张少光. 桃仁承气汤加减治疗单纯性胸腰椎体骨折后肠麻痹 30 例疗效观察[J]. 新中医,2005,37(7):27-28.

[26] 丁伟,闫绍宏,王新民. 中西医结合治疗粘连性肠梗阻 56 例报告[J]. 中华临床医学研究杂志,2003(72):11997-11998.

[27] 高渌纹. 实用有毒中药临床手册[M]. 北京:学苑出版社,1993:107,113.

[28] 丁涛. 中草药不良反应及防治[M]. 北京:中国中医药出版社,1992:358.

[29] 余明干. 中药的中毒与防治[M]. 重庆:重庆大学出版社,1993:247.

[30] 李广勋. 中药药理毒理与临床[M]. 天津:天津科技翻译出版公司,1992:254.

益母草　Yimucao

【别名】 益母、茺蔚、益明(《神农本草经》),郁臭草(《本草拾遗》),益母艾(《生草药性备要》)，坤草(《青海药材》)，益母蒿(《东北药用植物志》)，四棱草(《中药志》)，月母草(《四川中药志》)，鸡母草(《湖南药物志》)，三角胡麻(《全国中草药汇编》)。

【来源】益母草，始载于《神农本草经》，原附茺蔚子条，名茺蔚茎，列为上品。《本草纲目》条曰："此草及子皆充盛密蔚，故名茺蔚。其功宜于妇人及明目益精，故有益母、益明之称。"为唇形科植物益母草 *Leonurus heterophyllus* Sweet 的新鲜或干燥地上部分。全国大部分地区均产。多为栽培。

【采收炮制】鲜品春季幼苗期至初夏花前期采割；干品夏季茎叶茂盛、花未开或初开时采割，除去杂质，洗净，润透，切段后干燥，生用或熬膏用。

【商品规格】商品均为统装。以质嫩、叶多、色灰绿者为佳；质老者不宜药用。

按《中国药典》(2010 年版一部)规定：本品按干燥品计算，水分不得过 13.0%，总灰分不得过 11%，含盐酸水苏碱($C_7H_{13}NO_2 \cdot HCl$)不得少于 0.50%，含盐酸益母草碱($C_{14}H_{21}O_5N_3 \cdot HCl$)不得少于 0.050%。

【药性】苦、辛，微寒。归肝、心包、膀胱经。

【功效】活血调经，利水消肿，清热解毒。

【应用】

1. 月经不调，产后瘀痛　本品苦泄辛散，善入血分，善能活血祛瘀而通经，为妇人经产血瘀之要药。故有益母之名。《本草求真》云："行血，祛瘀生新，调经解毒，为胎前、产后要剂。"对于因血瘀所致之经闭、痛经、月经不调，益母草有活血通经之效。皆可以其单味熬膏冲服，如《上海市药品标准·上册》(1980 年版)益母流浸膏、益母草膏。亦可配伍当归、芍药等同用，如《医学心悟》益母胜金丹、《集验良方》益母丸。对于产后恶露不尽，瘀滞腹痛，或妇人难产、胎死腹中，因本品有祛瘀生新、通经复旧之功，可单味煎汤或熬膏服用。或配川芎、麝香、乳香等药，如《傅青主女科》送胞汤。本品能祛瘀生新，对于妇女瘀阻胞宫，久不受孕，可加红糖或蜜枣，或鸡蛋、鸡炖服。本品能化瘀、凉血、止血，对于气血瘀阻之崩漏下血，常与当归、熟地黄、白芍等同用，如《成方切用》益母四物汤。

2. 癥瘕积聚　本品能通行血脉，散瘀消肿，对于妇人腹有癥瘕，可配伍牡丹皮、丹参、莪术等药。

3. 跌打损伤、瘀血肿痛　本品能活血散瘀而止痛，对于跌损瘀痛，可配伍川芎、当归等药内服。

4. 水肿、小便不利　本品有利尿消肿之功。又因其有活血化瘀作用，对水瘀互阻之水肿尤为适宜。对于一般水肿，可单用，亦可与白茅根、泽兰等同用。对于血热及瘀滞之血淋尿血，可与车前子、石韦、木通同用。

5. 疮痈肿毒、皮肤痒疹　本品苦寒能清热解毒，对疮痈肿毒、皮肤痒疹，可单用外敷或外洗，亦可配伍黄柏、蒲公英、苦参等煎水内服。

【用法用量】煎服，10～30g。或熬膏用。外用适量捣敷或煎汤外洗。

【使用注意】孕妇及血虚无瘀者慎用。

【药论】

1.《神农本草经》："茎主瘾疹痒，可做浴汤。"

2.《新修本草》："敷丁肿，服汁使肿毒内消，又下子死腹中，主产后胀闷。"

3.《本草拾遗》："主浮肿下水，兼恶毒肿。"

4.《本草纲目》："活血、破血、调经、解毒。治胎漏难产，胎衣不下，血晕，血风，血痛，崩中漏下，尿血，泻血，疳、痢、痔疾，打扑内损瘀血，大便小便不通。”

【现代研究】

（一）化学成分

本品主含益母草碱，还含水苏碱、益母草定、亚麻酸、β-亚麻酸、油酸、月桂酸、苯甲酸、芸香苷及延胡索酸等。另据报道，全草尚含有4-胍基丁酸、精氨酸、香树精豆固醇、谷固醇等。最近又分离出一种新的二萜化合物 Prehiopanolone。

（二）药理作用

1. 对子宫的作用　益母草煎剂、酒精浸膏及所含益母草碱对兔、猫、犬、豚鼠等多种动物的子宫均呈兴奋作用。益母草煎剂对兔离体子宫，无论未孕、早孕、晚期妊娠或产后子宫、子宫瘘等，均呈兴奋作用。益母草总碱对豚鼠离体子宫有兴奋作用。益母草水浸膏及乙醇浸膏对离体及在位子宫均有显著的兴奋作用。但对在位子宫，兴奋前先有一短时间的抑制作用。经乙醚提取后之水溶液，则无此抑制作用[1,2]。益母草碱对动情前期或卵巢切除后肌注雌二醇的大鼠离体子宫亦有先抑制后兴奋作用。益母草碱的子宫收缩作用可持续几小时，但冲洗后可恢复。阿托品不影响其收缩作用。益母草碱甲对兔和猫离体子宫也有明显兴奋作用，而对兔在位子宫无作用。益母草兴奋子宫的有效成分主要存在于叶部，根部作用很弱，基部无效。口服益母草煎剂对小鼠有一定的抗着床和抗早孕作用。

2. 对肠平滑肌的作用　小剂量益母草碱能使兔离体肠管紧张性弛缓；振幅扩大，大剂量则振幅变小，而频率增加。

3. 对心血管系统和血液系统的作用

（1）对心脏和冠脉流量的作用：小剂量益母草碱对离体蛙心有增强收缩作用，但大剂量则反呈抑制现象。离体豚鼠心脏循环灌注和麻醉狗静注益母草呈增加冠脉流量和减慢心率作用[3,4]。离体心肌细胞培养亦显示益母草提取物能减慢心肌细胞簇搏动频率，并能减慢去氧肾上腺素（新福林）及异丙肾上腺素引起的心率加快。

（2）对心肌保护作用：益母草注射液可显著降低心肌组织丙二醛含量，增强超氧化物歧化酶和谷胱甘肽过氧化物酶活性，改善心电图的缺血表现[5]。益母草注射液可通过增加心肌组织中 Ca^{2+}-ATP 酶、Na^{+}-K^{+}-ATP 酶、Mg^{2+}-ATP 酶活性，减少心肌细胞内 Ca^{2+} 含量[6]。

（3）降低血黏度，扩张微小血管，改善微循环：静脉注射益母草，可显著改善冰水冰浴制作大鼠血瘀模型血瘀状态[7]。体外实验证明较低浓度益母草注射液（100～200mg/ml）能使猪冠脉螺旋条轻微扩张[8]。益母草在体内能降低血管阻力，直接扩张血管壁，增加麻醉犬股动脉血流量[9]。益母草治疗异丙肾上腺素诱导的微循环障碍后，可使血液流速、流态都有明显改善，闭锁的毛细血管重新开放，局部血流恢复正常[10]。益母草治疗的犬心肌梗死范围明显小于对照组，病变程度亦较轻。电镜观察也表明益母草对心肌亚微结构，特别是线粒体具有一定保护作用[11]。益母草通过扩张输入支管径及增加输入及输出支流速，缩短袢顶直径，增加管袢数，使缺血及缺血边缘区形成侧支循环[12]。

（4）抑制血小板聚集、抗凝，抗血栓形成：益母草能维持烫伤大鼠血小板聚集比值于正常范围，而对照组比值明显减低；冰敷应激实验中预注益母草，大鼠心肌小血管血小板聚集物出现率明显减少[13]。益母草中所含的前益母草素能竞争性地抑制血小板上 PAF 受体产生抗凝作用[14]。益母草制剂能降低纤溶作用，从而抑制血栓形成[14]。益母草煎剂喂饲大鼠，可通过抑制血小板功能，降低内、外凝血功能，促进纤溶活性3个环节抑制体外血栓的形成[15]。通过观察20余味常用活血化瘀中药对纤溶的影响，结果显示益母草的纤溶活性最强。体外试验直接观察到益母草能抗血栓形成，缩短血栓栓子长度，减少血栓干湿重量[16,17]。家兔双侧膝内侧动脉切断后吻合，制作微小血管血栓动脉模型。在益母草组肉眼观察血管内壁损伤部位未见明显血栓形成。扫描电镜观察益母草组仅有少量红细胞和血小板聚集[18,19]。

(5) 降脂与抗动脉粥样硬化作用：益母草使实验性家兔动脉粥样硬化斑块模型血胆固醇水平明显降低，斑块明显减轻[20]。益母合剂(益母草：山楂为1：1)具有抗实验性鸡动脉粥样硬化形成作用[21]。益母草注射液治疗无症状心肌缺血患者，治疗后除血液流变学各项指标均有明显改善外，血胆固醇、甘油三酯水平也明显下降[22]。

4. 利尿作用　益母草中的水苏碱能显著增加大鼠尿量，其作用均在2小时内达到高峰。分析尿液中的离子表明，2种生物碱成分均能增加 Na^+ 的排出量，减少 K^+ 的排出量，Cl^- 排出量也有所增加，故益母草可作为一种作用缓和的保 K^+ 利尿药使用[23]。

5. 对免疫系统的作用　6.25、25.00g/kg 益母草水煎剂可极显著提高小鼠淋巴因子活化杀伤细胞的活性，6.25g/kg 益母草水煎剂还可显著提高自然杀伤细胞的活性[24]。益母草注射液能明显增强失血性休克大鼠肠系膜淋巴管自主收缩频率及收缩性，扩张微淋巴管口径，使微淋巴的活性增强，对失血性休克时的淋巴微循环障碍有非常好的改善作用[25]。益母草素对由刀豆素A引起活化的T淋巴细胞有明显地促进其增殖的作用，其作用是单独使用Con A的5～8倍[26]。

6. 对呼吸中枢的作用　麻醉猫静注益母草碱后，呼吸频率及振幅均显著增加，但大剂量时呼吸则由兴奋转入抑制，且变为微弱而不规则，其机理可能系对呼吸中枢的直接兴奋作用[27]。

7. 抗微生物作用　水浸液试验稀释法1：13～1：10对许兰毛菌、羊毛状小孢子菌红色表皮菌、星状诺卡菌均有抑制作用；煎剂用平板稀释法，对大肠杆菌、志贺菌有抑制作用，益母草所含苯甲酸(安息香酸)对多种真菌和酵母菌有抑制作用，其最小抑菌浓度为0.05%～0.1%[28]。

8. 其他作用　益母草治疗狗缺血型初发期急性肾衰竭具有显著效果[29]。兔静注益母草碱1mg/kg，可见尿量显著增加。益母草碱对蛙神经肌肉标本呈箭毒样作用。益母草碱在较高浓度时能使兔血悬液发生溶血作用。

(三) 临床报道

1. 治疗月经不调等　益母草煎服每日15～20g，流浸膏每日3次，每次2～3ml。治疗月经不调、产后子宫出血、子宫复旧不全、月经过多。结果益母草浸膏与麦角浸膏对子宫复旧作用相同。治疗恶露过多优于麦角。但收缩子宫作用发生缓慢，服药后1小时内加强者占16.4%，2小时加强者占25%，且作用强度不随剂量加大而增强。

2. 治疗急性肾炎浮肿　益母草90～120g，小儿酌减，水煎服，日3次，利水消肿作用显著，对急性肾炎的近期疗效较佳[30]。

3. 改善心肌供血，缓解心绞痛　益母草注射液治疗80例冠心病心绞痛患者，结果显示4周后患者心绞痛、胸闷、气短等症状及心电图缺血改变均得到不同程度改善[31]。临床研究也证实益母草可改善心肌供血，缓解冠心病心绞痛的症状，且未见任何毒副作用[32-36]。

4. 治疗高黏血症

(1) 益母草注射液15ml(含生药75g)加5%葡萄糖500ml静脉滴注，日1次，15次为一疗程，共观察 14 例，结果全血黏度、血浆黏度、全血还原黏度、血细胞比容（血球压积）在一疗程后与治疗前比较有显著差异[37]。

（2）益母草注射液 12～15ml（每毫升含生药 5g）加入 25%葡萄糖 250ml 每日静脉滴注 1 次，15 日为 1 个疗程，共治 105 例，结果有效率为 94.5%[38]。

（3）益母草注射液治疗血瘀高血黏症患者 105 例。临床症状多数得到缓解。血液流变血指标如全血比黏度、全血还原比黏度指数、全血还原比黏度、红细胞变形能力 TK 值、血小板聚集率、纤维蛋白原含量及红细胞电泳时间均有明显改善[39]。

5. 降血脂　益母草能有效地降低血胆固醇和甘油三酯水平[33-37]。冠心病患者用益母草注射液治疗 15 天后，血胆固醇水平和甘油三酯下降，治疗前后有显著差异[33]。用益母草配山楂肉等组成降脂方治疗高脂血症 35 例，降脂作用明显、快速。

6. 治疗高血压　益母草煎剂、酊剂或水浸出液均可用于治疗原发性高血压[33]。用益母草配臭梧桐、豨莶草、夏枯草制成复方臭梧桐片治疗高血压 56 例，服药 1 天血压就能下降，第 10 天作用达到高峰。

7. 治疗中心性视网膜脉络膜炎　益母草（干品）120g，煎服。共治疗 24 例，一般 15 日左右见效[40]。

8. 预防剖宫产术后出血　剖宫产术中胎儿娩出后，立即子宫壁注射益母草注射液 2ml（40mg），经 200 例临床观察，无 1 例出现不良反应，对血压无影响，对前置胎盘、妊娠高血压综合征等高危产妇安全有效[41]。

9. 治疗月经期偏头痛　益母草注射液 2ml（含益母草碱 40mg）每日 1 次肌注，于每月行经前 7～10 天开始给药，至经期结束后停药。连续治疗 3 个月。共治疗 68 例，显效率为 64.7%，总有效率为 88.2%[42]。

10. 用于药流及产后子宫复原　采用宫复合剂（炮姜、当归、川芎、益母草、桃仁、炒山楂、丹参、甘草），能有效减少药流后的出血量和出血持续时间[43]。

此外，用益母草配炒地榆等制成消炎止带丸治疗慢性宫颈炎，各种阴道、子宫内膜炎及输卵管炎，经连续服药 10 天后，白带由稠变清，量由多变少，下腹胀痛及腰背酸痛亦见减轻。用益母草膏每日 2 次，每次 30g，可治疗荨麻疹。益母草配合针灸治疗产后尿潴留 3 例，亦获满意疗效。

（四）不良反应

1. 毒性　本品毒性较小。成年雄鼠喂以含 50%益母草干粉的饲料 80 天，未显示毒性作用或生育能力改变。小鼠静脉注射益母草注射液 LD_{50} 为 30～60g/kg。慢性毒性试验，未见动物的心、肝、肺、肾的病理损伤[28]。大鼠腹腔注射益母草碱，每次 2mg，连续 4 天，无明显不良反应。蛙皮下注射益母草碱的 MLD 为 0.4～0.6g/kg。兔皮下注射益母草总碱，每日 30mg/kg，连续 2 周，对进食、排便和体重均无影响。小鼠静注益母草总碱的 LD_{50} 为（572.2±37.2）mg/kg。但有报道益母草能影响肾功能，造成肾组织损伤，严重者甚至可致人中毒死亡，从而限制了其临床广泛应用。益母草提取物连续灌胃大鼠 15 天，结果表明，益母草大剂量应用不仅对大鼠肾脏有毒性，而且对大鼠肝脏也表现出较明显的毒性作用，且其毒性影响短期内并非完全可逆，所以临床应用益母草要严格控制其剂量[44]。

2. 中毒机理及症状　益母草碱对中枢神经系统有先兴奋后麻醉作用，特别能引起呼吸中枢兴奋；本品并能作用于末梢血管平滑肌，使小动脉扩张，血压下降。动物实验显示，益母草碱对蛙神经肌肉标本呈箭毒性样作用，可阻断运动终板的 N-胆碱反应系统，使介质

(ACh)对运动终板不再产生其原有的去极化作用,因而使肌肉不再收缩而松弛。另外,益母草碱有麦角样收缩子宫作用。一般在服药后4～6小时出现中毒症状,中毒量为90～150g。主要表现为突感全身乏力、疼痛酸麻,下肢呈瘫痪状态;重度中毒并有大汗,血压下降,甚或虚脱。呼吸增快、增强,重症可出现呼吸麻痹。此外,尚有腰痛、血尿。孕妇中毒可引起流产[45]。

3. 中毒原因及预防　主要为超剂量用药和孕妇误用。因此,按规定剂量用药和孕妇慎用为预防益母草中毒的关键所在。

4. 中毒救治

(1) 一般疗法:早期催吐、洗胃,或静脉滴注5%葡萄糖盐水,促使毒素排泄。血压下降,可用去甲肾上腺素静脉滴注以维持血压达正常水平。另外,亦可应用B族维生素及维生素C或其他对症处理。

(2) 中医疗法:可用赤小豆30g、绿豆30g、甘草15g,水煎服。脉沉肢冷者,以党参3g、附子9g、干姜6g、甘草9g,水煎两次,合并,早晚分服,连服3～6剂[44]。

参 考 文 献

[1] 张发初,刘绍光,张耀德.益母草流浸膏对于子宫之效用[J].药理研究报告,1935,1(1):103.

[2] 袁玮.益母草药理作用的研究[J].中华医学杂志,1954,40(9):692.

[3] 上海中医学院冠心病研究协作组.益母草对大鼠异丙肾上腺素性心肌缺血的治疗作用及机理研究[J].中医杂志,1980(10):68.

[4] 李连达.活血化瘀研究论文选编[C].北京:中医研究院,1982:86.

[5] 郑鸿翱,陈少如,尹俊.益母草对兔心肌缺血再灌注损伤时氧自由基的影响[J].汕头大学医学院学报,1997,10(2):10-12.

[6] 陈少如,陈穗,郑鸿翱,等.益母草治疗心肌缺血或再灌注损伤及其机制研究[J].微循环学杂志,2001,11(4):16-19.

[7] 丁伯平,熊莺,徐朝阳,等.益母草碱对急性血瘀证大鼠血液流变学的影响[J].中国中医药科技,2004,11(1):36-37.

[8] 吴惜贞.益母草注射液对猪冠脉螺旋条影响的实验研究[J].汕头大学医学院学报,1997,10(1):17-18.

[9] 陈济民.益母草研究概况[J].沈阳药学院学报,1991,8(4):296-298.

[10] 上海中医学院冠心病研究协作组.益母草对大鼠异丙肾上腺素性心肌缺血的治疗作用及机制研究[J].中医杂志,1980,22(10):68-69.

[11] 李连达,高风辉.活血化瘀及益气活血方药对犬实验性心肌梗塞的影响[J].新医药学杂志,1978(7):57.

[12] 颜建中,陈少如.益母草治疗冠心病疗效观察[J].汕头大学医学院学报,2000,13(1):20-22.

[13] 贾筠生,张陈福,王楠,等.益母草抗血小板聚集作用的实验研究[J].上海中医药杂志,1983,8(1):45-47.

[14] Pang S, Tsuchiya S, Horie S, et al. Enhancement of phenylephedrine-induced contraction in the isolated rat aorta with endothelium by H_2O-extract from an oriental medical plant leonuri herba[J]. Jpn J Pharmacol,2001,86(2):215-220.

[15] 李承珠,杨诗春,赵风娣,等.益母草、赤芍、当归、三棱、莪术、泽兰对大白鼠血液凝固作用影响[J].中西医结合杂志,1982,2(2):111.

[16] 黎就明.益母草注射液、益母草碱水苏碱等对影响离体血标本粘度的观察[J].实用中西医结合杂

志，1992，5(7)：411-412.

[17] 张陈福，朱晓梅．宫斌，等．益母草抗血小板聚集的机制研究[J]．中西医结合杂志，1986，6(6)：39-40.

[18] 尹俊，王鸿利．益母草对心肌缺血大鼠血液流变学及血栓形成的影响[J]．血栓与止血学，2001，7(1)：13-15.

[19] 袁忠治，李继云，王琰．中药益母草预防和抑制微小血管血栓形成的作用[J]．深圳中西医结合杂志，2003，13(3)：148-150.

[20] 卢开柏，宋举武，彭永安，等．泽泻、益母草、黄精对实验性家兔动脉粥样硬化消退的研究[J]．地方病通报，1996，11(suppl.)：4-6.

[21] 黄兆宏，何耕兴，李慧萍．益母合剂抗动脉粥样硬化作用的初探[J]．中医药，1989，20(12)：15-16.

[22] 董仁寿，陈少如，黄俊益，等．益母草注射液治疗无症状性心肌缺血的临床观察[J]．汕头大学医学院学报，1998，11(1)：6-7.

[23] 晁志，马丽玲，周秀佳．益母草中生物碱成分对大鼠的利尿作用研究[J]．时珍国医国药，2005，16(1)：11-12.

[24] 徐庆乐，杨锋，沈翔．三味活血化瘀中药对小鼠 NK，LAK 细胞活性影响[J]．上海免疫学杂志，1996，16(3)：141.

[25] 刘艳凯，魏会平，杜舒婷，等．益母草注射液对失血性休克大鼠转归时淋巴循环的干预作用[J]．中国微循环，2006，10(5)：349-351.

[26] 顾月丽，顾江红．益母草药理作用的研究进展[J]．中国中医药科技，2008，15(4)：320-321.

[27] 朱颜．中药的药理与应用[M]．北京：人民卫生出版社，1958：217.

[28] 李广勋．中药药理毒理与临床[M]．天津：天津科技翻译出版公司，1992：242-243.

[29] 顾梯成，杜玲珍，龙楚瑜，等．益母草治疗狗急性肾功能衰竭[J]．上海第二医科大学学报，1988，8(3)：219.

[30] 陆铭策．益母草治疗急性肾炎浮肿[J]．云南中医中药杂志，1984(2)：48.

[31] 李德玮，王哲身，邱洪琪，等．益母草治疗冠心病心绞痛 80 例[J]．陕西中医 1984，5(10)：11-12.

[32] 颜建中，陈少如．益母草治疗冠心病疗效观察[J]．汕头大学医学院学报，2000，13(1)：20-22.

[33] 董仁寿，陈少如，黄俊益，等．益母草注射液治疗无症状性心肌缺血的临床观察[J]．汕头大学医学院学报，1998，11(1)：6-7.

[34] 黄俊益，董仁寿，颜建中．从微循环和血液流变学变化探讨益母草对冠心病的疗效机理[J]．中国血液流变学杂志，1995，5(3)：16-19.

[35] 陈少如，陈穗，郑鸿翱，等．益母草治疗心肌缺血或再灌注损伤及其机制研究[J]．微循环学杂志，2001，11(4)：16-19.

[36] 郑周伟，陈少如．益母草片治疗心肌缺血的临床观察[J]．中医药信息杂志，2000，7(2)：19.

[37] 吴桂卿，康昌清，魏宗法．益母草治疗高粘血症的临床观察[J]．河北医药，1991，13(1)：31.

[38] 邹其俊．益母草治疗血瘀高粘血症的临床及实验研究[J]．中国中西医结合杂志，1988，8(10)：635.

[39] 邹其俊，冯家炳．毕儒刚，等．益母草治疗血淤高血粘症临床观察[J]．山西医药杂志，1989，18(1)：13-14.

[40] 张钢纲．常用中草药新用途手册[M]．北京：中国中医药出版社，1993：279.

[41] 王莉．益母草注射液预防剖宫产术后出血的临床观察[J]．中国妇幼保健，2008，23(14)：2033-2034.

[42] 巫顺秀，许楚芸，陈显光，等．益母草注射液治疗月经期偏头痛的临床研究[J]．辽宁中医杂志，2004，31(12)：1013-1014.

[43] 郭清平，潘杰，张全英，等．宫复合剂的制备及临床应用[J]．苏州大学学报：医学版，2002，22(4)：

396-397.

[44] 罗毅，冯晓东，刘红燕. 大剂量益母草对大鼠肝、肾的亚急性毒性作用[J]. 中国药师，2009，12(9)：1180-1182.

[45] 余朋千. 中药的中毒与防治[M]. 重庆：重庆大学出版社，1993：232-233.

泽兰　Zelan

【别名】 虎兰、龙枣(《神农本草经》)，虎蒲、都梁香(《名医别录》)，小泽兰(《雷公炮炙论》)，水香(《吴普本草》)，地瓜儿苗(《救荒本草》)，红梗草(《滇南本草》)，风药、孩儿菊、地笋(《本草纲目》)，红孩儿(《本草纲目拾遗》)，蛇王草、蛇王菊、捕斗蛇草(《岭南采药录》)，接古草(《植物名汇》)，地藕、旱藕、地石蚕(《新华本草纲要》)，地环秧、地卤秧(《河北药材》)，甘露秧(《中药材手册》)，草泽兰(《陕西中药志》)，地叭啦、地环(《中国沙漠地区药用植物》)。

【来源】 泽兰，始载于《神农本草经》，列草部中品。历代本草均有记载。陶弘景曰："生于泽旁，故名泽兰。"为唇形科植物毛叶地瓜儿苗 *Lycopus lucidus Turcz. var. hirtus* Regel 的干燥地上部分。我国大部分地区均产，主产于黑龙江、辽宁、浙江、湖北等地。野生与栽培均有。

【采收炮制】 夏、秋两季茎叶茂盛时采割，晒干。除去杂质，略洗，润透，切段，干燥后生用。

【商品规格】 商品有泽兰梗与泽兰叶之分，大部分为全草统装，一般不分等级，以叶多茎实、带有花枝、色黄绿，不破碎者为佳。

按《中国药典》(2010年版一部)规定：水分不得过13.0%；总灰分不得过10.0%；用热浸法测定(以乙醇为溶剂)浸出物不得少于7.0%。

【药性】 苦、辛，微温。归肝、脾经。

【功效】 活血调经，散瘀消痈，利水消肿。

【应用】

1. 血瘀经闭，产后瘀痛　本品辛散温通，行而不峻，善能活血调经，为妇人经产血瘀证之要药。若血瘀月经不调、经闭、痛经、产后腹痛，常与当归、丹参、益母草等配伍使用，如《医学心悟》泽兰汤，以本品与当归、牛膝、茺蔚子等同用，可用治经闭。《备急千金要方》泽兰汤，则以本品配当归、白芍、生地等药，治产后恶露不尽，瘀阻腹痛。若血瘀而兼血虚者，可与当归、熟地黄等同用。血瘀而见血热者，可与牡丹皮、赤芍等同用。

2. 跌打损伤，瘀血肿痛　本品有活血化瘀消肿之功。《集简方》治跌打伤痛，单用本品捣敷；亦常与当归、红花、桃仁等药同用，如《医学心悟》泽兰汤。治损伤初期，红肿热痛，常与大黄、黄柏、三七等共为细末，开水或蜜调敷，或煎水熏洗。治胸胁损伤瘀痛，可与丹参、郁金、延胡索等同用。

3. 疮痈肿痛，毒蛇咬伤　本品辛散苦泄，能活血散瘀消肿。治疮痈肿毒，可单用捣敷及煎服，亦可与金银花、黄连、赤芍等同用。如《外科全生集》夺命丹。治毒蛇咬伤，可单用，煎用或鲜药捣敷。

4. 水肿、腹水　本品既能活血，又能利水消肿，对瘀血阻滞，水瘀互结之水肿尤为适宜。如治产后小便淋漓，身面浮肿，可配防己同用，如《随身备急方》。若腹水身肿，则可与茯苓、白术、车前子配伍。

【用法用量】 煎服，10～15g。外用适量。

【使用注意】血虚及无瘀滞者慎用。

【鉴别用药】益母草、泽兰均有活血调经、散瘀消痈、利水消肿之功，二者同治妇人经产血瘀、跌损瘀肿、疮痈肿毒、水肿等症，且同为妇人经产血瘀证之要药。然益母草辛散苦泄之力较强，微寒又能清热解毒，故活血祛瘀、清热解毒、利水之功较泽兰为强，临床亦较泽兰为常用。泽兰微温辛散苦泄之力较弱，活血、消痈、利水作用与益母草相似，但其力较缓。

【药论】

1.《神农本草经》："主妇人内衄，中风余疾，大腹水肿，身面四肢浮肿，骨节中水，金疮，痈肿疮脓。"

2.《药性论》："主产后腹痛，频产血气衰冷或成劳，瘦羸，又治通身面目大肿，主妇人血沥腰痛。"

3.《本草纲目》："泽兰走血分，故能治水肿，除痈毒，破瘀血，消癥瘕，而为妇人要药。"

4.《本经逢原》："泽兰，专治产后血败，流于腰股，拘挛疼痛，破宿血，消癥瘕，除水肿，身面四肢浮肿。《本经》主金疮痈肿疮脓，皆取散血之功。为产科之要药，更以芎、归、童便佐之，功效胜于益母。"

【现代研究】

（一）化学成分

泽兰中主要含有挥发油0.2%～0.4%。其中主要有：已醛，顺式-3-已烯1-醇，反式-2-已烯-1-醇，已醇-1，α-侧柏烯，α-蒎烯，β-蒎烯，莰烯，苯甲醛，香桧烯，辛烯-3-醇，月桂烯，α-水芹烯，冰片烯，β-侧柏烯，对-聚伞花素，柠檬烯，β-水芹烯，γ-松柏烯，α-异松油烯，二甲基苏合香烯，紫苏油烯，别罗勒烯，芳樟醇，正壬醛，反式-松香芹醇熏衣草醇，松油烯-4-醇，对-伞形花素-α-醇，α-松油醇，水杨酸甲酯，桃金娘烯醇，菖酮，辣薄荷酮，乙酸冰片酯，牻牛儿醇乙酸酯，δ-榄香烯，α-荜澄茄素，β-荜澄茄素，乙酸橙花醇酯，胡桃烯，β-波旁烯，δ-榄香烯，α-佛手柑油烯，反式丁香烯，异戊酸苄酯，γ-荜澄茄烯，(E)-牻牛儿醇丙酮，蛇麻烯，β-芹子烯，γ-榄香烯，β-没药烯，γ-衣兰烯，δ-荜澄茄烯，橙花叔醇，丁香烯氧化物，酞酸二乙酯，邻苯二甲酸二丁酯，乙酸金欢花醇酯，苯甲酸苄酯，植物醇。另含糖类，如葡萄糖、半乳糖、蔗糖、棉子糖、水苏糖、果糖、泽兰糖。三萜类，如齐墩果酸、白桦脂酸、3-表马斯里酸、欧斯咖啡酸、2α-羟基乌苏酸、委陵菜酸。此外，尚含黄酮苷-刺槐苷/蒙花苷、酚类、氨基酸、有机酸、皂苷、羟质和树脂等。

（二）药理作用

1. 抗血栓形成　泽兰水煎剂15～20g大鼠灌胃，能使体外血栓干重明显减轻，血小板聚集功能明显减弱，白陶土部分凝血活酶时间延长，但对凝血酶原时间无影响，对纤维蛋白及优球蛋白溶解时间无影响[1]。泽兰及毛叶泽兰水提物2g/kg腹腔注射能明显改善模拟失重引起的家兔微循环障碍，加快微血管内血流速度，扩张微血管管径；4g/kg口服给药能降低血液黏度，纤维蛋白原含量和红细胞聚集指数的异常上升幅度，改善血液流变学[2]。此外，泽兰有强心作用[3]。

2. 改善微循环　泽兰2g/kg腹腔注射，10分钟可使头低位悬吊3天的血瘀证家兔耳廓微循环明显改善，能扩张微血管管径，使血流速度明显加快[4]；泽兰0.5g/kg腹腔给药可增加正常家兔球结膜微毛细血管的开放数目；对高分子右旋糖酐＋兔脑粉制备的病理模型，可明显改善微血流流态，粒线流、断线流和絮状流明显减少，功能毛细血管中，无论是交点计数，还是全视野都明显增加[5]。

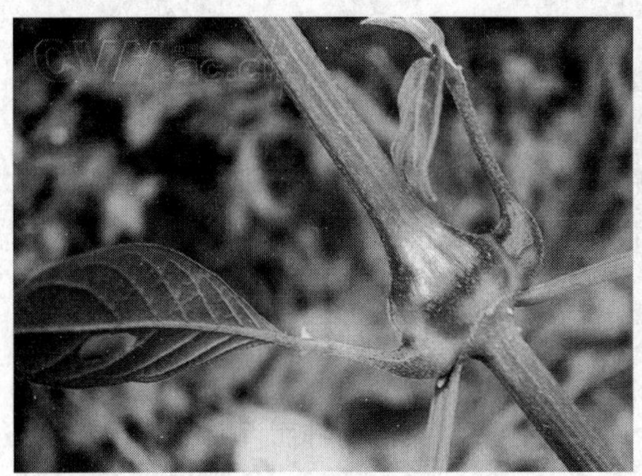

牛膝

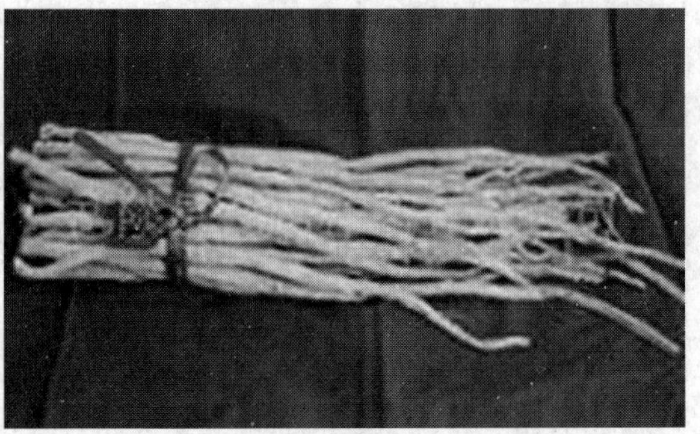

怀牛膝药材

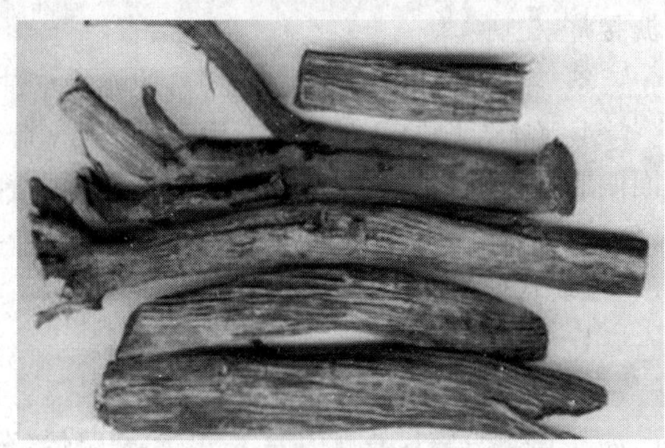

川牛膝药材

3. 护肝作用 泽兰具有抑制肝脏胶原纤维增生、降低四氯化碳中毒大鼠 sGOT 和有效地对抗肝损伤、肝纤维化及肝硬化，并可纠正肝损伤过程中肝脏出现的多种异常病变和肝功能异常的作用。对四氯化碳所致小鼠的肝硬化，泽兰有抑制肝脏胶原纤维增生，降低四氯化碳中毒小鼠 sGPT 和 sGOT 的作用和显著提高血清总蛋白和白蛋白含量的作用[6]。

4. 抗溃疡 泽兰提取物对无水乙醇诱导小鼠胃溃疡具有保护作用。泽兰醇提取物（甲醇浸提）具有很强的抗氧化活性，通过提高 SOD 活性，阻止胃黏膜脂质过氧化反应，增强清除氧自由基的能力，从而起到胃组织保护作用[7]。

（三）临床报道

1. 治疗痛经 泽兰、川断各 14g，香附、赤芍、柏子仁各 12g，当归、延胡索各 10g，牛膝 3g，红花 2g，每日 1 剂分 2 次服。共治痛经 120 例。结果治愈 104 例，好转 13 例，无效 3 例，总有效率为 97.5%[8]。

2. 治疗产后腹痛 泽兰叶 30～60g，水煎服，加红糖适量，每日 1 剂。治疗产后腹痛 20 例，结果 19 例痊愈，1 例无效。

3. 治疗流行性出血热

（1）20%泽兰注射液和 20%红花注射液，用于流行性出血热发热 DIC 阴性患者，无一例发生 DIC。

（2）泽兰红花注射液静注，每天 1～2 次，治疗流行性出血热 40 例。结果出血现象 7 天内停止者 39 例；血小板计数 12 天恢复正常 30 例；DIC 阳性 9 例中 8 例均在 3 天内转阴。40 例中，痊愈 39 例，占 97.5%，死亡 1 例[9]。

4. 治疗急性乳腺炎、腮腺炎 泽兰陈皮汤（以泽兰为主）治疗急性乳腺炎、腮腺炎取得满意效果[10]。

5. 治疗痔疮 活血黄兰汤（大黄、泽兰、赤芍、鱼腥草）水煎外用熏洗，外涂新加双柏膏

（大黄、侧柏叶、泽兰、薄荷、冰片，共研末，水蜜调成糊状）。共治痔疮 40 例，结果治愈 30 例，好转 23 例，无效 1 例[11]。

6. 治疗慢性气管炎、肺气肿、早期肺心病　泽兰片（泽兰叶一味）每日 4 次，每次 7 片，服药 3～6 个月为 1 个疗程，共治 41 例慢性气管炎、肺气肿、早期肺心病患者，结果症状改善及肺灌注扫描总有效率为 80.65％和 95.65％，血小板凝聚率治疗前后有显著统计学意义。平均有效率为 58.06％[12]。

7. 治疗慢性前列腺炎　大黄泽兰栓（大黄、泽兰、黄柏、白花蛇舌草、丹参、红花、苏木、王不留行、乳香、没药、三棱、水蛭、皂角刺），采用单味中药配方颗粒混匀制成栓剂，10g 为 1 枚，1 次/日，连续肛门用药 4 周。共治疗 60 例，显效率 53.3％，总有效率为 90.0％[13]。

参 考 文 献

[1] 李承珠. 益母草、赤芍、当归、三棱、泽兰对大白鼠血液凝固作用的影响[J]. 中西医结合杂志，1982，2(2)：111.

[2] 刘新民，沈羡云. 泽兰对模拟失重引起家兔血瘀症的改善作用[J]. 中草药，1991，22(11)：501.

[3] 金岚等. 新编中药药理与临床应用[M]. 上海：上海科学技术文献出版社，1995：293.

[4] 刘新民，高南南，于澎仁，等. 泽兰对模拟失重引起家兔血瘀症的改善作用[J]. 中草药，1991，22(11)：501-503.

[5] 张义军，康白，张伟栋，等. 泽兰对家兔血液流变性及球结膜微循环的影响[J]. 微循环学杂志，1996，6(2)：31-32.

[6] 谢人明，张小丽，冯英菊. 泽兰防治肝硬化的实验研究[J]. 中国药房，1999，10(4)：151-152.

[7] 贲亮，徐铁，周微，等. 泽兰提取物对乙醇致小鼠胃溃疡保护作用[J]. 时珍国医国药，2010，21(3)：589-590.

[8] 周黎明. 泽兰汤治疗痛经 120 例[J]. 陕西中医，1988，9(12)：541.

[9] 李绍球. 红花泽兰注射液治疗流行性出血热 40 例临床应用初步探讨[J]. 中医药学报，1988(5)：35.

[10] 冷长春. 泽兰赤芍陈皮汤的临床应用[J]. 黑龙江中医药，1989(3)：46.

[11] 黄洪坤. 活血化瘀法治疗肛肠疾病的体会(附暂订活瘀黄兰汤治疗痔疮 54 例疗效小结)[J]. 新中医，1981(11)：22.

[12] 郭一钦，李传福. 泽兰片用于早期肺心病疗效观察[J]. 中成药，1991，13(3)：20.

[13] 陈定雄，莫秋柏，宾彬，等. 大黄泽兰栓治疗慢性前列腺炎的临床研究[J]. 时珍国医国药 2009，20(4)：1013-1014.

牛膝　Niuxi

【别名】牛茎（《广雅》），百倍（《神农本草经》），山苋菜、对节菜（《本草纲目》），鸡胶骨（《闽东本草》），怀牛膝（《本草便读》）。

【来源】牛膝，始载于《神农本草经》，列草部上品。《本草纲目》引陶弘景语曰："其茎有节，似牛膝，故以为名。"苋科植物牛膝 *Achyranthes bidentata* Bl. 的干燥根，习称"怀牛膝"，主产于古时怀庆府一带，即今河南武陟、温县、孟县、博爱、沁阳、辉县等地，为四大怀药之一，河北、山西、山东、江苏及辽宁等省也有出产。苋科植物川牛膝 *Cyathula officinalis* Kuan，又分两种，其中甜牛膝主产于四川、云南、贵州等省，麻牛膝主产于四川西部，贵州、云南、福建等省亦产。野生与栽培均有。

【采收炮制】怀牛膝冬季茎叶枯萎时采挖，除去须根及泥沙，捆成小把，晒至干皱后，用硫黄熏二次，将顶端切齐，晒干。川牛膝秋冬二季采挖，除去芦头、须根及泥沙，炕或晒至半干，堆放回润，再炕或晒干。生用或酒炙用。

【商品规格】栽培比野生的品质为优。怀牛膝商品按大小分为头肥、二肥及平条等规格，现仅分一、二、三等。以身干、皮细、肉肥、条长、色灰黄、味甘者为佳。川牛膝商品过去有头拐、二拐等规格，目前按大小分为一、二、三等和统装、等外。皆以身干、条大质柔软、油润、色黄棕色者为佳。

按《中国药典》(2010年版一部)规定：怀牛膝水分不得过15.0%，总灰分不得过9.0%；用热浸法（水饱和正丁醇为溶剂）测定的浸出物不得少于6.5%，按干燥品计算，含β-蜕皮甾酮($C_{27}H_{44}O_7$)不得少于0.030%。川牛膝水分不得过16.0%；总灰分不得过8.0%；用冷浸法（照水溶性浸出物测定法）测定的浸出物不得少于65.0%。

【药性】苦、甘、酸，平。归肝、肾经。

【功效】活血通经，引火（血）下行，补肝肾，强筋骨，利水通淋。

【应用】

1. 痛经经闭、产后腹痛、胞衣不下　本品入血分，性善下行，能活血祛瘀而通经，对妇人瘀滞痛经、经闭、月经不调及产后腹痛、难产、胞衣不下诸症每多应用，诚如《本草正义》所谓“所主皆气血壅滞之病”。如治妇人血瘀经闭、痛经、月经不调，常与桃仁、当归、红花等配伍，如《医林改错》血府逐瘀汤；亦可配伍川芎、三棱、莪术，如《妇科准绳》三棱丸；如治胞衣不下，可与当归、瞿麦、冬葵子等同用，如《备急千金要方》牛膝汤。

2. 跌打损伤、瘀滞作痛　本品能散血破瘀以疗伤，故跌打损伤亦多应用。如治金疮作痛，《梅师方》以生牛膝捣敷；治跌损骨折，内痛外肿，可与骨碎补、自然铜等药同用，如《仙授理伤续断秘方》大红丸；如治扭挫伤筋，可与续断、红花、当归等药同用，如《伤科补要》舒筋活血汤、壮筋养血汤。

3. 上部火热证　本品味苦泄降，能导火热下行，以降上炎之火。对于因热迫血溢所致之吐血、衄血，可与小蓟、白茅根、栀子等同用；治火热上炎、阴虚火旺所致之牙龈肿痛，口舌生疮，可与熟地黄、知母、石膏等药同用，如《景岳全书》玉女煎；治疗肝阳上亢、肝风内动所致之眩晕头痛、目赤等症，可与赭石、生牡蛎、生龟甲等药配伍，如《医学衷中参西录》镇肝熄风汤。

4. 腰膝酸痛，下肢痿软　本品既能补肝肾、强腰膝，又能活血通经，利关节，故善治下部腰膝关节酸痛等症。治腰膝筋骨酸软无力，可与川椒、炮附子等共为粗末，浸酒饮服或糊丸服，如《景岳全书》酒浸牛藤丸，亦可配伍续断、杜仲、补骨脂等药，如《扶寿精方》续断丸，治肝肾亏虚，感受风寒湿邪，腰膝疼痛，常与独活、桑寄生、杜仲等药配伍，如《备急千金要方》独活寄生汤；治湿热下注，两足麻木，下肢痿弱，常配黄柏、薏苡仁、苍术同用，如《全国中成药处方集》四妙丸。

5. 淋证、水肿，小便不利　本品性善下行，能利尿通淋。若治热淋、血淋、石淋，可与滑石、瞿麦、冬葵子等药配伍，如《备急千金要方》牛膝汤；治水肿、小便不利，可与车前子、泽泻、茯苓等药配伍，如《济生方》加味肾气丸。

6. 癥瘕积聚　本品能活血通脉以消散癥瘕。治腹内血结，暴得癥瘕，疼痛难忍，《补缺肘后方》单用酒煎服；亦可与干漆、生地黄合用，如《三因方》万病丸。

此外，本品又能苦泄清热，消痈散肿。还可用治痈疽疮疖、喉痹、咽痛。如治痈疖已溃，可单用捣敷，治喉痹、咽痛，《本草纲目》以之配艾叶同用。

【用法用量】煎服，6～15g。活血通经、引火（血）下行、利水通淋宜生用；补肝肾，强筋骨宜酒炙用。

【使用注意】孕妇及月经过多者忌用，肾虚遗精、滑精、脾虚泄泻者慎用。

【鉴别用药】牛膝有川牛膝和怀牛膝之分。二者均能活血通经、引火(血)下行、补肝肾、强筋骨、利尿通淋。但川牛膝偏于活血祛瘀、通利关节，怀牛膝偏于补肝肾、强筋骨。

【药论】

1.《神农本草经》："主寒湿痿痹，四肢拘挛，膝痛不可屈伸，逐血气，伤热火烂，堕胎。"

2.《滇南本草》："止筋骨疼，强筋舒筋，止腰膝酸麻，破瘀堕胎。"

3.《本草纲目》："治久疟寒热，五淋尿血，茎中痛，下痢，喉痹口疮齿痛，痈肿恶疮伤折。""牛膝乃足厥阴、少阴之药。所主之病，大抵得酒则能补肝肾，生用则能去恶血，二者而已。"

4.《医学衷中参西录》："牛膝，原为补益之品，而善引气血下注，是以用药欲其下行者，恒以之为引经。故善治肾虚腰疼腿疼，或膝疼不能屈伸，或腿痿不能任地。兼治女子月闭血枯，催生下胎。又善治淋疼，通利小便，此皆其力善下行之效也。……愚因悟得此理，用以治脑充血证，伍以赭石、龙骨、牡蛎诸重坠收敛之品，莫不随手奏效，治愈者不胜记也。"

【现代研究】

（一）化学成分

牛膝主含三萜类、甾体类、多糖类成分。三萜类成分为三萜皂苷，水解后可生成齐墩果酸和糖。甾体类有蜕皮甾酮、牛膝甾酮、紫茎牛膝甾酮。多糖类有一个活性寡糖，系由六个葡萄糖残基和三个甘露糖残基构成。还含有一个免疫活性的肽多糖(ABAB)，由D-葡萄糖酸、D-半乳糖、D-半乳糖酸、L-阿拉伯糖和L-鼠李糖组成。此外，牛膝含有精氨酸、甘氨酸、酪氨酸等十二种氨基酸，以及生物碱类、香豆素类等化合物和铁、锰、铜、锌及钴等微量元素。

（二）药理作用

1. 免疫调节作用

(1) 对正常小鼠的免疫调节作用：牛膝多糖(ABPS)能提高小鼠单核巨噬细胞功能，显著增加小鼠血清溶血素水平和抗体形成细胞数量，但对DNFB诱导的变态反应无显著影响[1]。

(2) 对荷瘤小鼠的免疫调节作用：牛膝多糖50mg/(kg·d)腹腔注射7天能使S180荷瘤小鼠天然杀伤细胞活性上升；对细菌脂多糖0.1mg/kg诱生的血清肿瘤坏死因子-α显著增加；牛膝多糖50～80μg/ml体外可增强巨噬细胞对S180的杀伤作用。小鼠腹腔注射牛膝多糖100、200mg/(kg·d)×8天，可以增强H-221腹水型肝癌小鼠的NK细胞和IL-2激活的淋巴因子，激活杀伤细胞的抑瘤活性，并显著提高小鼠的TNF-α与白细胞介素-2的产生水平，其效果与ip猪苓多糖注射液40mg/(kg·d)×8天相当[2,3]。

(3) 对老年鼠的免疫调节作用：牛膝多糖在体外可以提高老年小鼠T淋巴细胞的增殖能力和IL-2的分泌，50～800mg/L体外给药或100mg/kg腹腔注射可提高老年大鼠腹腔巨噬细胞TNF-α及NO的产生和NOS的活性，提高LPS诱导的PMφ TNF-α及NO的产生和NOS的活性[4]。

2. 抗衰老作用　怀牛膝可延长家蚕的龄期，减轻家蚕体重，并减缓家蚕身长增长[5]。怀牛膝水煎液可明显提高小鸡自发活动，对早期胚发育有明显促进作用[6]。牛膝水煎液灌服小鼠7天，可以明显改善戊巴比妥钠所致的记忆障碍，使跳台法首次跳下的潜伏期明显延长，5分钟内错误次数明显减少，使Y形臂法第3天正确反应率明显提高，且可以明显延长小鼠负荷游泳时间；灌服30天，可显著提高衰老模型小鼠超氧化物歧化酶活力，降低血浆过氧化脂质水平[7,8]。运用血清药理学方法，以体外培养的人胚肺二倍体成纤维细胞为材料，牛膝药物血清组细胞繁殖总数、吸光度值、^{3}H-TdR 掺入量等均明显高于对照组，从而表明牛膝药物血清有显著的促细胞增殖能力[9]。

3. 抗病毒作用　牛膝多糖硫酸酯中 A-6 的抗Ⅰ型单纯疱疹病毒效果较佳，优于对照药物安西他滨(环胞苷)、亚磷酰乙酸[10]。体外抗病毒实验初步表明牛膝多糖硫酸酯有很强的抑制乙型肝炎病毒和乙型肝炎 e 抗原的活性，对Ⅰ型单纯性疱疹病毒也有明显的抑制力[11]。

4. 抗肿瘤作用　牛膝多糖 50～100 mg/kg ip 能显著提高 S180 荷瘤小鼠 LAK 细胞活性，50～800μg/ml 体外对 S180 细胞无直接的胞毒作用，但能增强 Mφ 对 S180 的杀伤作用[1]。牛膝总皂苷体外对艾氏腹水癌细胞的细胞毒作用逐渐增强，体内对小鼠 S180 腹水型及肝瘤实体瘤的抑制率分别为 56.0%和 46.2%[12]。

5. 对生殖系统的作用

(1) 对子宫的作用：离体实验显示，对于家兔的未孕或已孕子宫、收缩无力的小鼠子宫等牛膝均有兴奋作用，而对猫子宫则未孕者弛缓，已孕者兴奋。0.125～1.0mg/ml 的牛膝总皂苷均有明显兴奋大鼠子宫平滑肌的作用。表现为子宫收缩幅度增高，频率加快，张力增加，子宫收缩面积较给药前显著增高。采用牛膝总皂苷 0.5mg/ml 对未孕大鼠子宫颈、子宫角作用进行比较，结果给药后对大鼠宫颈张力除有一定增加外，收缩振幅及频率无明显变化；而对大鼠子宫角则有明显作用，表现为张力增加，收缩振幅增高，频率加快[13]。通过采用吲哚美辛和氯丙嗪作阻断剂探讨牛膝总皂苷对大鼠子宫兴奋的作用机理，提示牛膝兴奋大鼠子宫可能与促进前列腺素及 5-HT 释放有关[14]。

(2) 抗生育作用：怀牛膝苯提取物 50～80mg/kg 对小鼠皆呈明显抗生育、抗着床及抗早孕作用；氯仿提取物 80～120mg/kg 呈明显抗生育、抗早孕作用，但无明显抗着床作用。当剂量增至 500mg/kg 或以上时，孕鼠率为零，呈现 100%抗生育作用。对怀牛膝抗生育有效成分进一步筛选，得到脱皮固醇[15]。

6. 对心血管系统的作用　牛膝醇提取物对离体蛙心、麻醉猫有一定的抑制作用，水煎液对麻醉犬心肌亦有抑制作用。牛膝能直接扩张蛙血管，其煎剂或醇提液对麻醉犬、猫、兔等均有短暂降压作用，并可使犬肾容积缩小。血压下降时伴有呼吸兴奋。降压无快速耐受现象，其机制主要在于组胺的释放，同时也与心脏的抑制及扩张外周血管有关[16]。但从粗毛牛膝全草中分离得到的一个含有两种生物碱的混合物却能使麻醉犬血压升高，呼吸兴奋，心脏收缩加强。

7. 抗炎和镇痛作用　牛膝对巴豆油致小鼠耳廓肿胀和甲醛致大鼠足跖肿胀均有显著抑制作用[17]。对酒石酸锑钾或醋酸所致“扭体反应”有明显抑制作用[16,18]。用小鼠甲醛致痛模型对不同产地牛膝的镇痛作用筛选，发现河南产怀牛膝镇痛作用最佳[19]。牛膝根 200%提取液有较强的抗炎消肿作用[20]。

8. 对肠管的作用　煎剂对小鼠离体肠管呈抑制作用。醇提液对家兔离体十二指肠、空肠和回肠有兴奋作用[13]。牛膝对豚鼠肠管有加强收缩作用。静脉注射对麻醉犬及正常或麻醉兔的胃运动，于短暂兴奋后转为抑制[21]。

9. 利尿作用　麻醉兔或犬静脉注射牛膝煎剂或醇提液有轻度利尿作用。粗毛牛膝之混合物碱对大鼠则表现一定抗利尿作用。

10. 对蛋白质同化作用　牛膝含昆虫变态甾体激素，具有强的蛋白质合成促进作用。小鼠腹腔内或经口投予蜕皮甾酮或牛膝甾酮后，发现肝脏中氨基酸合成蛋白质的量显著增加，其效果与强蛋白同化激素-4-氯睾酮的作用相似。杯苋甾酮的作用也比上述激素强。另外，蜕皮激素活性极弱的红核甾酮对于小鼠肝脏的蛋白质也呈强的促进作用。进一步又发现蛋白合成促进作用在于微粒体或多聚核蛋白体上[22,23]。

11. 其他作用　促脱皮甾酮能使高血糖素、抗胰岛素血清、四氧嘧啶等所致高血糖降低。并能改善肝功、降低血浆胆固醇，以及缩短桑蚕龄期等[24]。

（三）临床报道

1. 用于扩张子宫颈管

（1）试用牛膝扩张宫颈管，经 78 例临床观察，其中早孕人工流产 73 例，过期流产 2 例，葡萄胎 3 例。认为牛膝对子宫具有垂体素样作用[25]。

（2）用树枝状牛膝，劈成直径 0.1～1.5cm、长 5～6cm 的小棒，两端修圆下端用 10 号医用丝捆扎，消毒后视宫颈口大小、不同酌情外用。另可用维生素 B_1 100mg 加生理盐水 4ml 作合谷（双）、长强等穴位封闭，以促进宫缩。结果共治疗宫颈扩张困难 128 例，宫颈扩张Ⅰ级 21 例，占 16.4%，宫颈扩张Ⅱ级 50 例，占 39%，宫颈扩张Ⅲ级 39 例，占 30.5%，宫颈扩张 18 例，占 14.1%。

2. 治疗功能失调性子宫出血　川牛膝每日 30～45g，水煎顿服或分两次服，治疗功血 23 例，一般连服 2～4 日后血即停止。23 例中除 2 例子宫内膜炎加用抗生素取效外，其余均单用牛膝治愈。服药最少 2 剂，最多 9 剂，以 3 剂为多。随访 3 个月以上未见复发。

3. 用于中期妊娠引产　治疗前口服求偶素及阴道擦洗三天。用药前，外阴、阴道、宫颈消毒，将系有尾线的消毒牛膝条或牛膝条束送入宫颈口，术毕在阴道深部填塞消毒纱布以防其脱出。一般在用药后 10～12 小时后，宫颈口自行张开，以后依次扩张情况每隔 10～12 小时左右另换渐次增粗的牛膝条束，直至宫口逐渐开大，有规律的宫缩不断增强为止。一般换药 2～4 次后，胎儿可自行娩出。共引产 124 例，成功者 120 例，达 96.6%[26]。

4. 治疗鼻衄　用牛膝、赭石、仙鹤草三味等量为主，治疗急性鼻衄 110 例，均获痊愈。

5. 治疗乳糜尿　牛膝 90～120g，芹菜种子 45～60g，水煎服。共治 21 例，控制症状者 14 例，显效 4 例，无效 3 例，总有效率 86%。

6. 治疗小儿肺炎　以鲜土牛膝绞汁内服，少数病例配伍其他中药，治疗小儿肺炎 26 例，痊愈 24 例，死亡 2 例。

7. 治疗麻疹合并喉炎　牛膝 20g，甘草 10g，水煎服。结果治愈 117 例，占 98.3%；10 例重症喉炎中 8 例痊愈[27]。

8. 治疗术后肠粘连　牛膝 50g，木瓜 50g，浸泡于 500ml 白酒中，7 天后饮用，每晚睡前饮用 1 次。共治 13 例，收到满意效果[28]。

9. 治疗小儿急性咽炎、扁桃体炎　口服复方土牛膝颗粒（广东土牛膝、山芝麻、岗梅根、野菊花、水杨梅根、淡竹叶、一点红），每次 5～10g，3 次/日，3 天为一个疗程，临床疗效满意[29]。

10. 治疗关节炎　单味牛膝 50g 水煎内服，50g 水煎液冷却后用毛巾敷于患处，内服外洗的方法治疗关节炎，疗效显著。并认为牛膝剂量在 40g 以上方可奏效[30]。

11. 用于预防肿瘤化疗所致的白细胞减少　将牛膝中提取的多糖精制而成牛膝精胶囊，在Ⅱ期临床试验中，对 45 例恶性肿瘤患者采取双盲随机对照分组，观察牛膝精胶囊预防化疗所致白细胞减少的作用。结果治疗组有效率（60.0%）与对照组有效率（26.7%）比较有显著性差异[31]。

(四) 不良反应

促脱皮甾酮小鼠腹腔注射的LD_{50}为6.4g/kg,牛膝甾酮为7.8g/kg,灌服时二者均79g/kg。上述样品煎剂按60g/(kg·d)灌胃1次,连续30天,动物(小鼠)血象,肝、肾功能,主要内脏及体重、活动等与正常对照组比较,均未发生异常[18]。

参考文献

[1] 唐黎明,吕志筠,章小萍,等.牛膝多糖药效学研究[J].中成药,1996,18(5):31.

[2] 田庚元,孙孝先,李寿桐,等.从中药牛膝中提取牛膝多糖的方法[P].中国专利:1037714,1989-12-06.

[3] 宋义平,刘彩玉,周刚,等.牛膝多糖对小鼠细胞免疫功能的影响[J].中药新药与临床药理,1998,9(3):158.

[4] 李宗锴,李电东.牛膝多糖的免疫调节作用[J].药学学报,1997,32(12):881.

[5] 李献平,刘世昌.四大怀药对家蚕寿命及生长发育的影响[J].中国中药杂志,1990,15(9):51.

[6] 全宏勋,邹丹,张国钦,等.麦饭石、牛膝对早期鸡胚发育的影响[J].河南中医,1993,13(5):208.

[7] 马爱莲,郭焕.怀牛膝对记忆力和耐力的影响[J].中药材,1998,21(12):624.

[8] 马爱莲,郭焕.怀牛膝抗衰老作用研究[J].中药材,1998,21(7):360.

[9] 袁秀荣,颜正华,侯士良,等.怀牛膝药物血清对人胚肺二倍体细胞增殖的影响[J].中国中医药信息杂志,2000,7(6):22-23.

[10] 郑民实,江惟苏,李文,等.牛膝多糖硫酸酯抗Ⅰ型单纯疱疹病毒的实验研究[J].中国医院药学杂志,1996,16(11):483.

[11] 田庚元,李寿桐,宋麦丽,等.牛膝多糖硫酸酯的合成及其抗病毒活性[J].药学学报,1995,30(2):107.

[12] 王一飞,王庆端,刘晨江,等.怀牛膝总皂苷对肿瘤细胞的抑制作用[J].河南医科大学学报,1997,32(4):4.

[13] 朱和,车锡平.牛膝总皂苷对动物子宫平滑肌的作用[J].中草药,1987,18(4):17.

[14] 朱和,车锡平.怀牛膝总皂苷对大鼠离体子宫兴奋作用机理的研究[J].中药药理与临床,1988,4(1):11.

[15] 陈月容,申晓东.怀牛膝抗生育化学成分的研究[J].西安医科大学学报,1990,11(4):338-340.

[16] 王筠默.怀牛膝的药理研究[J].上海中医药杂志,1965(3):31.

[17] 史玉芬,郑延彬.牛膝抗炎、抗菌作用的研究[J].中药通报,1988,13(7):43.

[18] 郑宝灿,陈忠科.怀牛膝多倍体、单体和二倍体的药理作用比较[J].药学通报,1988,23(11):666.

[19] 戴伟礼,李根池.小鼠甲醛致痛模型筛选中药牛膝的镇痛作用[J].中成药,1989,11(10):29.

[20] 史玉芬,郑延彬.牛膝抗炎、抗菌作用的研究[J].中国中药杂志,1988,13(7):44.

[21] 江苏新医学院.中药大辞典[M].上海:上海科学技术出版社,1979:417.

[22] ヒキノヒロシイヤ,锅谷将,野本享资,他.昆虫变态物质の连续投与の高等动物におよぼす影响[J].药学杂志,1969,89(2):235.

[23] 曳野宏.牛膝の药理[J].汉方医学,1985,9(7):1.

[24] 江苏省蚕业研究所生理病理研究室.应用昆虫激素类似物增加桑蚕产丝量的研究[J].昆虫学报,1974,17(3):290.

[25] 徐道甄,楼湘蓉.试用怀牛膝扩张子宫颈管78例临床观察[J].江苏中医,1963(1):23.

[26] 钟德惠.中药牛膝用于中期妊娠引产[J].贵州医药,1985,9(3):10.

[27] 姜经典.牛膝甘草汤治疗麻疹合并喉炎119例临床观察[J].中级医刊,1987,22(9):48.

[28] 王永发，李玉海，万孝臣. 牛膝木瓜酒治疗术后肠粘连[J]. 新中医，1981(5)：29.

[29] 徐庆文，孙一帆，梅全喜，等. 复方土牛膝颗粒治疗小儿急性咽炎、扁桃体炎临床疗效观察[J]. 中国药房，2007，18(30)：2372-2374.

[30] 吴敏田，马素平，张传启. 牛膝内服外洗治疗膝关节炎[J]. 河南中医药学，1995，10(4)：60.

[31] 王为，秦叔逵，何泽明，等. 牛膝精胶囊预防肿瘤化疗所致白细胞减少Ⅱ期临床观察[J]. 肿瘤防治研究，1998，25(5)：402.

鸡血藤 Jixueteng

【别名】血风藤(《中药志》)，血藤、血风(《全国中草药汇编》)，山鸡血藤、血节藤(《中药材商品知识》)，鸡血屯(《中国药材商品学》)。

【来源】鸡血藤，始载于《本草纲目拾遗》。因其藤汁红如鸡血，故名。为豆科植物密花豆 *Spatholobus suberectus* Dunn 干燥藤茎。主产于广西、云南等地。广东、江西亦产。野生。

【采收炮制】秋、冬二季采收，除去枝叶及杂质，润透，切片，晒干。生用或熬膏用。

【商品规格】商品一般均为统装。以中等条粗如竹竿，略有纵棱、质硬、色棕红、刀切处有红黑色汁痕为佳。以云南产品为优。

按《中国药典》(2010 年版一部)规定：水分不得过 13.0%，总灰分不得过 4.0%；用热浸法(乙醇为溶剂)测定醇溶性浸出物不得少于 8.0%。

【药性】苦、甘，温。归肝、肾经。

【功效】活血调经，舒筋活血，补血。

【应用】

1. 月经不调，经闭痛经　本品苦甘性温，善入肝经血分，既能活血，又可补血，故凡妇人血瘀及血虚之月经病均可应用。若治血瘀月经不调、经闭、痛经，常与当归、川芎、香附等同用；治血虚经闭及月经不调，则可与熟地黄、当归、白芍等配伍。

2. 风湿痹证　本品既能行血补血，又能舒筋活络，对风湿痹痛兼血虚或瘀滞者均可选用。如因于血虚者，可配桑寄生、怀牛膝、独活等药；因于血瘀者，则可与羌活、威灵仙、川芎等同用。

3. 肢体乏力，麻木瘫痪　本品能活血养血，通经活络。对于年老体衰，血不养筋，肢体麻木者，可与杜仲、木瓜、白芍等用；对外伤后，患肢乏力，反复疼痛者，可与续断、五加皮、狗脊等同用；对中风后肢体瘫痪，可与黄芪、红花、地龙等同用。

4. 血虚萎黄　本品补血而不滞血。对于血虚萎黄，可与黄芪、当归、熟地黄等同用。亦可单用熬膏服。

【用法用量】煎服，10～15g，大剂量可用 30g，或浸酒服，或熬膏服。

【药论】

1.《本草纲目拾遗》："其藤最活血，暖腰膝，已风瘫。""壮筋骨，已酸痛，和酒服……；治老人气血虚弱，手足麻木，瘫痪等症；男子虚损；不能生育及遗精白浊；男妇胃寒痛；妇人经水不调，赤白带下，妇女干血劳及子宫虚冷不安胎。"

2.《饮片新参》："去瘀血，生新血，流利经脉。治暑痧，风血痹症。"

3.《现代实用中药》："为强壮性之补血药，适用于贫血性之神经麻痹症，如肢体及腰膝疼痛，麻木不仁等。又用于妇女月经不调，月经闭止等。有活血镇痛之效。"

【现代研究】

（一）化学成分

鸡血藤中主要含有异黄酮类、三萜及甾体等类型的化合物等。其中属异黄酮、查耳酮类及其他酚类化合物的有刺芒柄花素，花柄花苷，樱花素，大豆黄素，阿夫罗摩辛，卡亚宁，异甘草素，四羟基查耳酮，甘草查耳酮甲，苜蓿酚，9-甲氧基香豆雌酚，3，7-二羟基-6-甲氧基二氢黄酮醇，表儿茶精、原儿茶酸。属甾体及其糖苷的有 β-谷固醇，胡萝卜素苷，7-酮基-β-谷甾酮，油菜固醇，豆固醇，鸡血藤醇；$\triangle^5$ 豆固醇-3β，6α-二醇。属三萜类的有表木栓醇、木栓酮等。另外，鸡血藤中尚含有钙、锌、铜、铁、锰、钼、硒、硅等元素。

（二）药理作用

1. 对血液系统的作用　鸡血藤提取物的体外实验结果证明其具有抗凝和促进纤维蛋白溶解的作用；纤维蛋白平板纤溶实验证明鸡血藤具有抗纤维蛋白溶解的作用；家兔注射鸡血藤提取物后，连续测定全血凝固时间，较注射前明显缩短；连续测定纤维蛋白原和纤维蛋白裂解产物，纤维蛋白较注射前减少，纤维蛋白裂解产物增加。从上述时间结果可见，鸡血藤具有促凝（激活ⅩⅡ因子）、抗凝（抗凝血酶）、纤溶（激活纤溶酶原）、抗纤溶的作用，也就是具有适应原样的作用[1]。密花豆藤煎剂（100%）对实验性家兔贫血有补血作用，能使血细胞增加，血红蛋白升高。其作用较香花崖豆藤作用强。但亦有报道鸡血藤煎剂（2g/kg）对失血性贫血家兔末梢细胞、血红蛋白（血红素）及网织红细胞的恢复无明显影响[2]。鸡血藤对用腹腔注射盐酸苯肼和^{60}Co 照射的方法形成的骨髓抑制性贫血模型小鼠，具有可升高动物的红细胞、血红蛋白、红细胞容积和红细胞分裂指数的作用，并对早期红系祖细胞和晚期造血红系祖细胞的增殖有明显的刺激作用[3]。鸡血藤能使乙酰苯肼、环磷酰胺所致的溶血性贫血和失血性贫血小鼠的 RBC、Hb 明显升高甚至接近正常值，对抗小鼠骨髓有核细胞总数下降，促进红细胞生成素的产生[4]。鸡血藤水提液能明显恢复环磷酰胺模型小鼠骨髓的造血组织容量、血窦容量及巨核细胞数，抑制脂肪组织容量的增加[5]。对环磷酰胺引起的骨髓嗜多染红细胞微核率的聚增以及外周血白细胞、红细胞和血红蛋白的降低有显著的抑制或缓解功效[6]。经灌胃鸡血藤后诱导制备的脾细胞条件培养液、肺细胞条件培养液、腹腔巨噬细胞培养液、骨骼肌条件培养液能明显促进正常小鼠和贫血小鼠骨髓细胞增殖[7]。鸡血藤对放、化疗引起的贫血小鼠外周血白细胞数、骨髓有核细胞数与粒系细胞分裂指数下降均有升高作用，对粒单系祖细胞的增殖有明显的刺激作用[8]。鸡血藤乙醇提取物对环磷酰胺、^{60}Co照射后血象损伤小鼠，可升高白细胞、红细胞、血红蛋白、红细胞容积和血小板[9]。鸡血藤可刺激小鼠骨髓细胞增殖，提高 IL-1、IL-2、IL-3 的分泌能力，但对脾细胞增殖没有明显影响[10]。鸡血藤总黄酮对血虚模型小鼠造血功能具有促进恢复的作用[11]。通过促进机体分泌 IL-3 促进红系造血，与 EPO 水平无关[12]。鸡血藤活性成分 SS8 可显著刺激骨髓抑制小鼠造血祖细胞的生长，随时间延长、剂量增加，刺激作用逐渐加强[13]。鸡血藤中活性成分儿茶素可促进正常及骨髓抑制小鼠骨髓细胞 G_0/G_1 期细胞比例下降。$S+G_2/M$ 期细胞比例增加，并可使脾细胞内 IL-6 mRNA 和 GM-CSF mRNA 表达显著上调[14]。从鸡血藤乙酸乙酯部位中分离得到没食子儿茶素、芒柄花素、儿茶素、焦性黏液酸、丁香酸、Demethylvestitol、间苯三酚、芒柄花苷、表儿茶素 9 个单体化合物，可通过刺激骨髓抑制小鼠造血祖细胞的增殖。缓解由^{60}Coγ 射线照射小鼠后引起的造血祖细胞内源性增殖缺陷，进而促进骨髓抑制小鼠外周血象的恢复。其中儿茶素的刺激增殖活性相对最强，对各系造血祖细胞均有明显刺激作用，是鸡血藤补血活血的主要物质基础[15]。

2. 对心血管系统的影响 50%鸡血藤煎剂对蟾蜍离体和在体心脏微呈抑制作用。给麻醉家兔0.43～0.5g生药/kg煎剂和犬0.3g生药/kg煎剂均可引起血压下降；但对离体兔耳及蟾蜍血管却呈收缩作用[16,17]。鸡血藤乙醇提取物具有扩血管作用，其机理可能与细胞膜上的电压依赖性 Ca^{2+} 通道或受体操纵性 Ca^{2+} 通道的抑制有关[18]。鸡血藤有抑制心脏和降低血压作用，还可降低血栓湿重，具有抗血栓形成作用[19]。鸡血藤的热水提取物有强的血小板聚集抑制作用，推测鸡血藤抑制血小板聚集的大部分成分是缩合鞣质[20]。

3. 对血脂的影响 鸡血藤可降低血浆总胆固醇，对高密度脂蛋白胆固醇，可升高HDL2-C/HDL3-C，延缓动脉粥样硬化[21]。鸡血藤对高脂模型大鼠具有降血脂、抗脂质过氧化的双重作用[22]。鸡血藤水煎剂8g/kg灌胃给药14天，对高脂饲食所致高脂血症鹌鹑可降低胆固醇，升高高密度脂蛋白与胆固醇的比值；能显著降低HDL3-C水平，提高HDL2-C/HDL3-C。对鹌鹑主动脉、头臂动脉粥样硬化病变有明显的对抗作用[23,24]。

4. 抗炎及对免疫系统的作用 鸡血藤水提物对小鼠因2,4-三硝基氯苯所致的接触性皮炎有显著的抑制作用。对SRBC所致足跖迟发超敏反应及2,4,6-三硝基氯苯所致的皮肤迟发超敏反应均有显著的抑制作用[25]。丰城鸡血藤酊剂给大鼠灌胃2g/kg，对甲醛性“关节炎”有明显抑制作用[17]。鸡血藤水煎剂1mg/ml对正常小鼠脾细胞白细胞介素Ⅱ(IL-2)的产生有促进作用，对IL-2产生降低的环磷酰胺模型有显著增强作用，但对IL-2产生超常的硫唑嘌呤模型呈现显著抑制作用[26]。鸡血藤能明显提高小鼠LAK、NK细胞活性[27]，对小鼠T淋巴细胞转化功能和IL-2活性有抑制作用[28]。对正常小鼠脾脏淋巴细胞产生IL-2有轻微的促进作用，对环磷酰胺免疫抑制模型组的IL-2降低有提高作用。而对硫唑嘌呤免疫超常模型组的IL-2增多呈现抑制作用，对异常免疫功能显示双向调节作用[29]。

5. 抗肿瘤作用 鸡血藤水提物对人高转移巨细胞肺癌PG、人肠腺癌HT-29、人肺腺癌A549、人胰腺癌PANC-1、人肝癌SMMC-7721、大鼠小肠上皮细胞癌IEC-6等6种肿瘤细胞系均有一定生长抑制作用，黄酮类化合物可能是其抗肿瘤的有效成分[30]。鸡血藤水煎醇提液提高荷瘤小鼠(S180)NK和LAK细胞活性，抑制巨噬细胞活性，其抗瘤作用可能与NK及LAK细胞活性提高有关[31]。鸡血藤黄酮类组分体外对人肺癌(A549)和人大肠癌(HT-29)细胞系具有直接抗肿瘤作用，细胞周期阻滞是其药效作用机制之一[32]。鸡血藤抗肿瘤有效部位(SSCE)对人肺癌A549细胞具有直接杀伤作用，主要表现为非凋亡性程序化细胞死亡[33]。鸡血藤含药血清对白血病细胞株L1210肿瘤细胞增殖及其诱发的移植性肿瘤具有抑制作用[34]。

6. 抗病毒作用 鸡血藤提取物对单纯疱疹病毒Ⅰ型有强的作用。其50%细胞病变抑制浓度、50%细胞致死浓度和50%酶活性抑制浓度分别为46.0、630、0.2μg/ml。鸡血藤水提物的聚酰胺柱层析成分具有极强的抑制HIV-RT活性作用，当浓度为21μg/ml时，可完全抑制HIV-RT的活性[35]。鸡血藤水提液在Vero E6细胞中对肠道病毒具有明显的抑制作用，直接杀灭柯萨奇B3病毒CVB3，而且还可进入细胞或吸附在细胞表面，达到抑制或杀伤病毒的效果[36]。

7. 抗氧化作用 鸡血藤浓度为5mg/ml时抗氧化活性抑制率为94.9%，浓度为1mg/ml时抑制率为94.8%，说明鸡血藤具有很强的抗氧化活性[37]。鸡血藤总黄酮提取液对Fenton体系产生的·OH自由基有很好的清除作用[38]。鸡血藤醇提物能浓度依赖性抑制诱导的大鼠心、肝、肾MDA生成，浓度依赖性抑制酵母多糖A刺激大鼠中性粒细胞生成 O^{2-}，浓度依赖性抑制 H_2O_2 诱发大鼠红细胞氧化溶血，通过清除·OH、O^{2-} 及 H_2O_2 发挥抗氧化作用[39]。鸡血藤水提取液能抑制肝匀浆 MDA 的生成，抑制蛋白质的糖基化作用[40]。

8. 其他作用 大鼠腹腔注射鸡血藤酊剂有镇静催眠作用，煎剂灌胃，能促进小鼠肾脏及子宫的能量代谢及合成代谢，还能促进小鼠对水及氯化物的排泄[17]。鸡血藤注射液 8g/kg 灌胃或 13g/kg 腹注对小鼠有明显的抗早孕作用[41]。

（三）临床报道

1. 治疗冠心病 藤川合剂（鸡血藤、川芎）治疗冠心病 38 例，分甲乙两组同时进行，甲组先服双嘧达莫 2 周后继续服用藤川合剂 2 周，乙组服藤川合剂后服双嘧达莫，结果双嘧达莫及藤川合剂均对冠心病的 ST-T 改变与心绞痛有明显疗效，但两药之间无显著差别[42]。

2. 治疗白细胞减少症 成人每天口服鸡血藤糖浆 10ml 或丸剂 5 粒，日服 3 次，连续 3～5 天，儿童酌减，共治 30 例，效果满意。

3. 治疗血小板减少 鸡血藤、土大黄、仙鹤草各 30g。治疗血小板减少 30 例，结果 30 例原出血症状均消失，完全缓解者 19 例，部分缓解者 10 例，无效 1 例[43]。

4. 治疗闭经 鸡血藤糖浆 10～30 ml，日服 3 次，疗程 1～4 周。治疗 190 例，近期有效 65 例[17]。

5. 治疗乳腺增生 鸡血藤为主，辅之麦芽、山楂、通草，制成冲剂。每次一包（相当于生药 30g），每日 3 次，两个月一疗程，停药半年复查。结果 860 例（含男性 22 例），1 个疗程，半年未复发者 192 例（22%），显效（结节缩小 2/3 以上）521 例（61%），有效（结节缩小达 1/2 以上）141 例（16%），无效 6 例（1%）。近期有效率 99%。

6. 治疗失眠 鸡血藤丹栀逍遥汤（鸡血藤、牡丹皮、栀子、当归、白芍、柴胡、黄芩、炒白术、朱茯神、酸枣仁、炙远志等）水煎服。15 日为 1 个疗程，治疗 2 个疗程。共治疗 30 例，显效率为 31.7%，有效率为 93.3%[44]。

7. 治疗长春新碱致神经毒性 鸡血藤汤（鸡血藤、白芍、生地黄、丹参、女贞子、黄芪、太子参、当归、白花蛇舌草等）每天 1 剂，7 天为 1 个疗程，用药 1～2 个疗程。共治疗 21 例，结果治愈 17 例，显效 3 例，无效 1 例[45]。

（四）不良反应

鸡血藤注射液给小鼠腹腔注射的 LD_{50} 为 101.5g/kg[10]。犬静脉注射鸡血藤 4.25g/kg 中毒死亡[17]。鸡血藤注射液无过敏反应，亦无溶血及局部刺激作用[41]。

参考文献

[1] 李翠琴，杨祖才，王振生，等. 鸡血藤提取物对抗凝与纤溶影响的实验研究[J]. 中医杂志，1980，(4)：78-80.

[2] 张淑芳，王殿俊，屠鉴清，等. 丹参、当归、鸡血苉对贫血家兔末梢红细胞、血色素及网织红细胞的影响[J]. 中国医院药学杂志，1989，9(9)：387.

[3] 陈宜鸿，刘屏，张志萍，等. 鸡血藤对小鼠红细胞增殖的影响[J]. 军医进修学院学报，1999，20(1)：12-13.

[4] 罗霞. 陈东辉，余梦瑶，等. 鸡血藤煎剂对小鼠红细胞增殖的影响[J]. 中国中药杂志，2005，30(6)：477-479.

[5] 罗霞，陈东辉，余梦瑶，等. 八珍汤和鸡血藤对环磷酰胺所致小鼠骨髓造血微环境损伤的影响[J]. 四川大学学报：自然科学版，2006，43(2)：441-444.

[6] 薄芯，杜明莹，戌梅. 沙参、砂仁、猪苓、莪术和鸡血藤对环磷酰胺毒副反应影响的实验研究[J]. 中

国中医药科技,1997,4(3):153-154.

[7] 陈东辉,罗霞,余梦瑶,等. 鸡血藤煎剂对小鼠骨髓细胞增殖的影响[J]. 中国中药杂志,2004,29(4):352-355.

[8] 陈宜鸿,刘屏,张志萍,等. 鸡血藤对小鼠粒单系血细胞的影响[J]. 中国药学杂志,1999,34(5):305-307.

[9] 刘屏,陈宜鸿,张志萍. 鸡血藤对环磷酰胺、60 钴照射后动物血象的影响[J]. 中药药理与临床,1998,14(3):25-26.

[10] 余梦瑶,罗霞,陈东辉,等. 鸡血藤煎剂对小鼠细胞分泌细胞因子的影响[J]. 中国药学杂志,2005,40(1):27-30.

[11] 邓家刚,梁宁,林启云. 鸡血藤总黄酮对血虚模型小鼠造血功能的影响[J]. 中草药,2007,38(7):1055-1056.

[12] 邓家刚,梁宁,李学坚,等. 鸡血藤总黄酮对血虚小鼠 IL-3、EPO 影响的实验研究[J]. 中国药物应用与监测,2007,(6):21-22.

[13] 王东晓,陈孟莉,殷建芬,等. 鸡血藤活性成分 SS8 对骨髓抑制小鼠造斑祖细胞增殖的作用[J]. 中国中药杂志,2003,28(2):152-155.

[14] 刘屏,王东晓,陈若芸,等. 儿茶素对骨髓细胞周期及造血生长因子基因表达的作用[J]. 药学学报,2004,39(6):424-428.

[15] 刘屏,工东晓,陈桂芸,等. 鸡血藤单体化合物对造血祖细胞增殖的调控作用研究[J]. 中国药理学通报,2007,23(6):741-745.

[16] 吴葆杰. 中草药药理学[M]. 北京:人民卫生出版社,1983:200.

[17] 江苏新医学院. 中药大辞典(上册)[M]. 上海:上海科学技术出版社,1977:1026-1028.

[18] 江涛,唐春萍,李娟好,等. 鸡血藤对大鼠主动脉收缩反应的影响[J]. 广东药学院学报,1996,12(1):33-35.

[19] 王秀华,刘爱东,徐彩云. 鸡血藤抗血栓形成作用的研究[J]. 长春中医学院学报,2005,21(4):41.

[20] Nishio T, Iwasaki T, Kobayakawa J, et al. Effect of "Ji-Xue-teng" (non-Roman script word: Spatholobus subrectus Dunn, Leguminosae) on Platelet[J]. Natural Medicines, 2000, 54(5): 268-271.

[21] 王巍,王晋桦,赵德忠,等. 鸡血藤、鬼箭羽和土鳖虫调脂作用的比较[J]. 中国中药杂志,1991,16(5):299-301.

[22] 张志苹,刘屏,丁飞. 鸡血藤对高脂血症大鼠血浆超氧化物歧化酶和脂质过氧化物的影响[J]. 中国药理学会通讯,2000,17(3):15.

[23] 王巍,王晋桦,赵德忠,等. 活血化瘀药调脂作用的研究[J]. 中西医结合杂志,1988,8(10):620.

[24] 王巍,王晋桦,赵德忠,等. 鸡血藤、鬼箭羽和土鳖虫调脂作用的比较[J]. 中国中药杂志,1991,16(5):299.

[25] 徐强,赵红,王蓉,等. 数种中药对迟发型变态反应的影响[J]. 中药药理与临床,1993,9(4):30.

[26] 熊晓玲,李文. 部分扶正固体中药对小鼠脾细胞 IL-2 产生的双向调节作用[J]. 中国实验临床免疫学杂志,1991,3(4):37.

[27] 胡利平,樊良卿,杨锋,等. 鸡血藤对小鼠 LAK、NK 细胞的影响[J]. 浙江中医学院学报,1997,21(6):29-30.

[28] 杨锋,樊良卿,沈翔,等. 八味活血化瘀中药对小鼠细胞免疫调节作用的量效关系研究[J]. 中国实验临床免疫学杂志,1997,9(1):49-52.

[29] 熊晓玲,李文. 部分扶正固本中药对小鼠脾细胞 IL-2 产生的双向调节作用. 中国实验临床免疫学杂志,1991,3(4):37-40.

[30] 唐勇,王笑,何薇,等. 鸡血藤提取物体外抗肿瘤实验研究[J]. 中国中医基础医学杂志,2007,13(4):306-308.

[31] 戴关海，杨锋，沈翔，等. 鸡血藤对 S180 小鼠细胞毒细胞活性影响的实验研究[J]. 中国中医药科技，2001，8(3)：164-165.

[32] 唐勇，何薇，王玉芝，等. 鸡血藤黄酮类组分抗肿瘤活性研究[J]. 中国实验方剂学杂志，2007，13(2)：51-54.

[33] 唐勇，富琦，何薇，等. 鸡血藤抗肿瘤有效部位诱导 A549 肺癌细胞非凋亡性程序化死亡的研究[J]. 中国中药杂志，2008，33(6)：2040-2044.

[34] 梁宁，韦松基，庞宇舟，等. 鸡血藤含药血清对 L1210 细胞的影响[J]. 中国民族医药杂志，2008(7)：49-52.

[35] 孟正木，小野克彦，中根英雄，等. 八种中草药的抗病毒活性研究 fJ1. 中国药科大学学报，1995，26(1)：33-36.

[36] 郭金鹏，庞佶，王新为，等. 鸡血藤水提物体外抗肠道病毒作用研究[J]. 实用预防医学，2007，14(2)：349-351.

[37] 谢学明，钟远声，李熙灿，等. 22 种华南地产药材的抗氧化活性研究[J]. 中药药理与临床，2006，22(1)：48-50.

[38] 黄锁义，罗建华，张丽丹，等. 鸡血藤总黄酮的提取及对羟自由基的清除作用研究[J]. 时珍国医国药，2007，18(9)：3-4.

[39] 刘俊林. 鸡血藤醇提物清除氧自由基的实验研究[J]. 卫生职业教育，2006，24(2)：128-129.

[40] 潘春芬，肖秀华，田恩圣，等. 鸡血藤体外对肝匀浆 MDA 生成及蛋白质糖基化作用[J]. 中华医学全科杂志，2004，3(3)：26-27.

[41] 周长坚，许琳. 鸡血藤注射液的抗生育和安全性试验[J]. 福建中医药，1988，19(4)：45.

[42] 李鹤龄，李昌棣. 变异型心绞痛 7 例报告[J]. 新医学，1978，9(4)：176.

[43] 刘少翔，陈志峰. 复仙汤治疗血小板减少 30 例疗效观察[J]. 浙江中医杂志，1989，24(8)：349.

[44] 宁华，彭南双. 鸡血藤丹栀逍遥汤治疗失眠 60 例临床观察[J]. 中华现代中西医杂志，2005，3(7)：629-630.

[45] 李燕，王秀芹，赵晓英. 鸡血藤汤治疗长春新碱致神经毒性 21 例[J]. 新中医，2002，34(11)：52-53.

王不留行　Wangbuliuxing

【别名】禁宫花、剪金花(《日华子本草》)，不留行、王不流行(《吴普本草》)，金盏银台(《本草纲目》)，金剪刀草(《稗史》)，吊心草(《中药材商品知识》)，麦蓝子(《甘泉县志》)，奶米(《全国中草药汇编》)，道灌草、大麦牛、兔儿草、麦加菜、王牡牛(《中药大辞典》)，王不留、留行子(《中国药材商品学》)。

【来源】王不留行，始载于《神农本草经》，列草部上品，《本草纲目》云："此物性走而不住，虽有王命不能留其行，故名。"为石竹科植物麦蓝菜 *Vaccaira segetalis* (Neck.)Garcke 的干燥成熟种子。主产于河北、辽宁、山东、黑龙江、山西、湖北等省。此外，湖南、河南、安徽、陕西、江西等地亦产。多为野生，亦有栽培。

【采收炮制】夏季果实成熟、果皮尚未开裂时采割，晒干，打下种子，除去杂质，置文火上清炒至大多数爆开白花。

【商品规格】商品不分等级、均为统货。以籽粒饱满、色黑者为佳。习惯认为产于河北邢台者质优。

按《中国药典》(2010 年版一部)规定：本品水分不得过 12.0%；总灰分不得过 4.0%；按干燥品计算，含王不留行黄酮苷($C_{32}H_{38}O_{19}$)不得少于 0.40%。

【药性】苦，平。归肝、胃经。

【功效】活血通经，下乳消痈，利尿通淋。

【应用】

1. 血瘀经闭、痛经、难产　本品善于通利血脉，走而不守，功能活血通经，用治经行不畅、痛经及血滞经闭，常配当归、香附、红花、川芎等同用。治妇人难产，或胎死腹中，可与酸浆草、茺蔚子、五灵脂等同用，如《普济方》胜金散。

2. 产后乳汁不下，乳痈肿痛，疔肿疮疡等，本品秉苦泄宣通之性，行而不住，能行血脉，通利乳汁。治产后乳少，常配穿山甲等同用，如《卫生宝鉴》涌泉散；若产妇产后气血亏虚，乳汁稀少，则可配黄芪、当归或当归、猪蹄等同用。本品又可活血消痈，消肿止痛，对乳痈肿痛，可配蒲公英、夏枯草、瓜蒌等同用；治疔肿初起，《濒湖集验方》以之配伍蟾酥为丸服；治痈肿疮疡，可与甘草、葛根、当归配伍，如《医心方》王不留行散。

3. 跌打损伤、瘀血肿痛　本品有活血消肿之功。治跌打损伤、瘀血肿痛，常与红花、桃仁、乳香等同用。亦可配伍赤芍、生南星、川乌等药煎汤熏洗患部，如《实用伤科中药与方剂》熏洗药。

4. 血淋、热淋、石淋　本品有利尿通淋作用。治血淋不止，《东轩产科方》以之配当归、川续断、白芍等配伍，治诸淋及小便不利，《外台秘要》则配以石韦、瞿麦、冬葵子等同用；治石淋尿痛，可与金钱草、海金沙、滑石等配伍，如《北京市中草药制剂选编》驱尿石汤方。

另外，本品能入血分而有止血之功。治金疮出血，可与桑白皮、干姜、黄芩等内服或外用，如《金匮要略》王不留行散；治便后下血，《圣济总录》则单用为末，水煎服。

【用法用量】煎服，5～10g。外用适量。

【使用注意】孕妇慎用。

【药论】

1.《神农本草经》："主金疮，止血逐痛，出刺，除风痹内寒。"

2.《名医别录》："止心烦鼻衄，痈疽恶疮，瘘乳，妇人难产。"

3.《本草纲目》："利小便。""王不留行能走血分，乃阳明冲任之药，俗有'穿山甲、王不留，妇人服了乳长流'之语，可见其性走而不住也。"

4.《本经疏证》："人身周流无滞者，血也。观《本经》、《别录》取治金疮血出鼻衄，仍治妇人难产，可见其能使诸血不旁流逆出，其当顺流而下者，又能使之无所留滞，内而隧道，外而经脉，无不如之。则痈疽恶疮瘘乳，皆缘血已顺流，自然轻则解散，重则分消矣。"

【现代研究】

（一）化学成分

王不留行种子含多种皂苷，包括王不留行皂苷、棉根皂苷元；单糖，包括 D-葡萄糖、L-阿拉伯糖、D-木糖、L-岩藻糖和 L-鼠李糖；呫吨酮，包括 1，8-二羟基-3，5-二甲氧基-9-呫吨酮、王不留行呫吨酮、麦蓝菜呫吨酮。此外尚含淀粉、脂肪、蛋白质及微量元素、氨基酸、类脂、脂肪酸及王不留行黄酮苷等。

（二）药理作用

1. 抗早孕作用　初步实验发现王不留行有抗早孕作用，有效率为 80%。连续予王不留行煎剂 15 日后，发现王不留行能使雌性小鼠血浆和子宫组织中第二信使 cAMP 含量明显升高。提示王不留行对小鼠具有抗着床抗早孕作用[1]。

2. 抗肿瘤作用　腹腔给予王不留行的水提液和乙醚萃取液，发现两种萃取液的抗肿瘤活性完全相同。

3. 对主动脉环张力的作用　王不留行水煎液可浓度依赖性地引起家兔动脉血管静息张力的增加。用 10^{-7} mol/L 酚妥拉明、10^{-5} mol/L 维拉帕米、10^{-6} mol/L 苯海拉明或无钙 K-H 液温育后均可明显减弱王不留行的收缩作用[2]。王不留行用于耳穴贴压治疗胆囊、尿道结石和便秘以及血压异常。王不留行提取物对离体子宫平滑肌也有收缩作用[3]，王不留行增加主动脉平滑肌静息张力的机制可能与平滑肌细胞上的肾上腺素能 a 受体、维拉帕米敏感的 L-型钙通道及细胞外 Ca^{2+} 和组胺 H_1 受体有关，而与血管内皮细胞和 M 受体无关。

4. 其他作用　除去钾质的王不留行水煎剂对子宫有兴奋作用，能促进乳汁分泌。

（三）临床报道

1. 用于晚期妊娠引产　王不留行、急性子较大剂量煎汤内服，用于晚期妊娠引产 4 例，均不同程度获得成功[4]。

2. 治疗缺乳症　王不留行 15g，穿山甲 15g，煎服，每日 1 剂。辅以清炖猪蹄，每晚临睡前吃肉喝汤。治疗无乳症 5 例，均获不同程度的下乳效果。能供应婴儿每日需乳量[5]。

3. 治疗急性乳腺炎

（1）蒲公英 50g，王不留行 25g，每日 1 剂。共治疗 28 例，皆服 1 剂即明显好转，服 2～3 剂痊愈，无 1 例化脓[6]。

（2）王不留行 15 粒，生半夏半粒，白芥子 5 粒，生姜少许，捣烂，用两层纱布包成椭圆形，塞入患乳对侧鼻孔，每日 1 次，每次 2～3 小时，一般 1 日内症状减轻，3～5 日内可愈[7]。

4. 治疗泌尿系结石　二子化瘀排石汤（王不留行、急性子、川牛膝、枳壳、生鸡内金、石韦、萹蓄）治疗泌尿系结石 95 例，治愈 65 例，有效 19 例，无效 11 例，总有效率为 88.4%[8]。

5. 治疗肋间神经痛　在患者患侧肋间神经分布区中寻找最明显的压痛点，局部以 75% 酒精棉球消毒，贴上王不留行关节止痛膏，按摩 30～60 秒，每日按摩 4～6 次。共治疗肋间神经痛及提策尔病（肋软骨炎）35 例，结果疼痛症状完全消失 31 例，疼痛症状基本消失 2 例，疼痛症状减轻 1 例，症状未见减轻 1 例。

6. 治疗带状疱疹

（1）王不留行 30g，文火焙干呈黄褐色，研细末，用 1～2 个鸡蛋清调成糊状，做局部涂抹，一日三次。结果用药后疼痛停止，3～5 天痊愈者 28 例，6～7 天痊愈者 4 例，其余虽时间稍长些，但均痊愈[9]。

（2）生王不留行 12g，文火炒至爆花，研极细末，用香油调成糊状，涂于患处，每日 2～3 次。治疗 13 例，一般用药后 10～20 分钟疼痛明显减轻，1～2 天疱疹干缩，3～5 天脱屑痊愈，无不良反应[10]。

（3）口服复合维生素 B，每次 2 片，每日 3 次；口服吲哚美辛 25 mg，每日 3 次。同时给予王不留行籽 1 粒耳穴贴压，4 天更换 1 次，两耳交替贴穴，嘱患者每日按压 4～6 次，每次 1 分钟，使耳廓有热、胀、痛感，手法不可过重，以防压破皮肤。共治疗带状疱疹后遗神经痛 60 例，痊愈率为 60.0%，愈显率为 83.3%[11]。

7. 治疗儿童屈光不正　耳穴贴压王不留行籽结合同视机治疗儿童治疗儿童屈光不正，每次贴 1 侧耳穴，3 天后换对侧耳穴。嘱患儿每日按压穴位 10 次，每次 1～2 分钟。连续治疗 20 天为一疗程，休息 3～7 天继续治疗，共治疗 4 个疗程或以上。对轻、中、重度弱视患儿有效率分别为 100%、79.8% 和 71.0%[12]。

8. 治疗原发性痛经　取耳穴神门、子宫、内分泌、皮质下、交感、肾。一般单侧耳穴贴压，两耳交替，每天更换1次，疼痛剧烈者双耳贴压。将王不留行粘压在相应耳穴敏感点上，每穴按以中、重强度刺激0.5～1分钟，使局部产生痛、热、胀感。并嘱患者每日自行按压5～6次，每次按压1～2分钟。于痛经发生当时开始治疗，直至疼痛缓解后3天为止。治疗3个月经周期。共治疗60例，总有效率91.7%[13]。

9. 治疗阻塞性睡眠呼吸暂停　取穴：神门、交感、皮质下、心、肺、脾、肾、垂前。将有王不留行药籽的0.4cm×0.4cm的胶布，贴在耳穴上，并用手按压，使之固定。每天按压3～5次，每次每穴按压10～20下，10天为一疗程。结果治疗后比治疗前临床症状明显改善，PSG各项指标明显改善[14]。

（四）不良反应

近年有报道内服王不留行煎剂致光敏性皮炎1例，临床表现为日光下引起面部、眼睛及双手明显水肿性皮炎，经对症治疗恢复。

参 考 文 献

[1] 郭敏一，李淑莲，华英圣，等. 王不留行是一种有希望药物[J]. 中医药学报，1988(3)：49.

[2] 张团笑，牛彩琴，秦晓民. 王不留行对家兔离体主动脉环张力的影响及其机制[J]. 中药药理与临床，2004，20(4)：28-29.

[3] 李淑莲，苏之明，赵瑛，等. 抗着床抗早孕中药初选[J]. 中医药信息，1995，12(6)：21-22.

[4] 金岚，等. 新编中药药理与临床应用[M]. 上海：上海科学技术出版社，1995：417，450.

[5] 方选书. 王不留行、穿山甲汤治乳汁缺乏[J]. 赤脚医生杂志，1975(8)：26.

[6] 孙光卿. "蒲留饮"治愈28例乳腺炎[J]. 江西中医药，1986(2)：46.

[7] 陈海潮. 药物塞鼻法治疗乳痈[J]. 吉林中医药，1989(1)：20.

[8] 张学能，陈泽霖，吴榕洲，等. 二子化瘀排石汤治疗泌尿系结石95例观察[J]. 中医杂志，1986，27(11)：36.

[9] 王巧云，刘鹤松. 王不留行治疗带状疱疹[J]. 云南中医杂志，1986，7(2)：7.

[10] 王翠娥. 乳痈初期验方[J]. 山东中医杂志，1983(2)：42.

[11] 吴波，蒋存火，周群英，等. 耳穴贴压合穴位注射治疗带状疱疹后遗神经痛[J]. 中国针灸，2007，27(11)：807-809.

[12] 费传统，徐英杰，徐淑清，等. 耳穴贴压结合同视机治疗儿童屈光不正性弱视[J]. 中国针灸，2008，28(4)：270-272.

[13] 吴仁定，张划代，林凌峰. 耳穴贴压治疗原发性痛经疗效观察[J]. 中国针灸，2007，27(11)：815-817.

[14] 王晓红，袁雅冬，王保法，等. 耳穴贴压治疗阻塞性睡眠呼吸暂停的临床研究[J]. 中国针灸，2003，23(7)：386-388.

月季花　*Yuejihua*

【别名】 四季花(《益部方物略纪》)，月月红、胜春、瘦客、斗雪红(《本草纲目》)，月贵花、月记(《南越笔记》)，月月开、月月花(《贵州民间方药集》)，艳雪红、绸春花(《泉州本草》)，月季红(《陕西中药志》)，月光花、铜锤子、四季香(《闽东本草》)，勒泡(《湖南药物志》)。

【来源】 月季花，始载于《本草纲目》。因其"花深红，千叶厚瓣，逐月开放"，故名月季花。为蔷薇科植物月季 *Rosa chinensis* Jacq. 的干燥花，主产于江苏、山东、河北等地，以江苏产量大、品质佳。栽培或野生。

【采收炮制】 全年均可采收，花微开时采摘，除去杂质，阴干或低温干燥。

【商品规格】商品以紫红色、半开花的花蕾，不散瓣，气味清香者为佳。以产苏州者为最优。

按《中国药典》(2010 年版一部)规定：含水分不得过 12.0%，总灰分不得过 5.0%。

【药性】甘，温。归肝经。

【功效】活血调经，疏肝解郁。

【应用】

1. 月经不调，经闭痛经　本品质轻升散，善入肝经血分而能行血活血。对于血瘀月经不调、经闭、痛经，可单用开水泡服，亦可与丹参、当归、香附同用。

2. 痈疽肿毒、跌损瘀肿，瘰疬　本品能活血消肿解毒，治痈疽肿毒，跌损瘀肿，可单用捣敷或研末冲服。治瘰疬肿痛未溃，可与夏枯草、贝母、牡蛎等配伍同用。

3. 肝郁气滞、胸胁胀痛　本品能疏肝解郁以止痛。对肝郁气滞、胸胁胀痛，可与柴胡、香附、薄荷同用。

【用法用量】煎服，3～6g，不宜久煎。亦可泡服或研末服。外用适量。

【使用注意】多用久服可引起腹痛及便溏腹泻。孕妇慎用。

【药论】

1.《本草纲目》："活血，消肿，敷毒。"

2.《分类草药性》："止血，治红崩、白带。"

3.《现代实用中药》："活血调经。治月经困难，月经期拘挛性腹痛。外用捣敷肿毒，能消肿止痛。"

4.《泉州本草》："通经活血化瘀，清肠胃湿热，泻肺火，止咳，止血止痛，消痈毒。治肺虚咳嗽咯血，痢疾，瘰疬溃烂，痈疽肿毒，妇女月经不调。"

【现代研究】

（一）化学成分

主含挥发油，大部分为萜醇类化合物，主要为牻牛儿苗醇、橙花醇、L-香茅醇及葡萄糖苷。另含有没食子酸。其中黄酮类化合物有槲皮苷、山柰素-3-*O*-鼠李糖苷、槲皮素及山柰黄素[1]。

（二）药理作用

本品所含没食子酸体外有抗菌作用，抑菌浓度为 5mg/ml[2]。

月季花黄色素是一种有效的活性自由基清除剂，对超氧阴离子自由基、羟自由基有一定的清除效果，清除作用在一定的范围内随色素浓度的增加而增加；随时间的延长清除作用减弱，趋于平缓[3]。

不同质量浓度(1、0.1、0.01g/L)的月季花水提物则可减少 NO、MDA 释放。提高 SOD 水平，显著提高细胞存活率，提高胰岛素分泌功能量[4]。

（三）临床报道

1. 治疗痛经、闭经以及不孕　用月季饮(月季花 30～90g，公鸡 1 只，炖服)，每月 1 剂经前服用。治疗痛经、闭经，以及结婚 3 年以上因女方月经不调或生殖器官发育较差所致的不孕，有一定疗效[5]。

2. 治疗肌内注射硬结　用月季花粉调糊后敷于硬结部位，外用纱布包裹后胶布固定。一日 2～3 次，每次 1 小时。3 天为一疗程，两个疗程为限。共治疗 40 例，总有效率 97.5%[6]。

（四）不良反应

临床报道服用过量月季花可引起剧烈腹痛，头冒冷汗。但停药或减少用量则消失。

参 考 文 献

[1] 徐文昭. 月季花花瓣的黄酮类成分的研究[J]. 南京中医药大学学报：自然科学版，2000，16(4)：225-226.

[2] 黄泰秦. 常用中药成分与药理手册[M]. 北京：中国医药科技出版社，1994：631.

[3] 茹宗玲，李安林，张换平. 月季花黄色素清除超氧自由基和羟自由基作用研究[J]. 化学研究与应用，2009，21(9)：1331-1334.

[4] 刘英发，王宪明，王敏伟. 月季花水提物对外源性一氧化氮损伤的胰岛细胞的保护作用[J]. 沈阳药科大学学报，2006，23(2)：109-113.

[5] 张兆智. 月季饮在妇科临床上的运用[J]. 浙江中医学院学报，1978(4)：46.

[6] 赵忠菊，郭春景. 月季花粉外敷治疗肌内注射硬结[J]. 现代医药卫生，2005，21(24)：3494.

凌霄花　*Lingxiaohua*

【别名】紫葳（《神农本草经》），芰花（《吴普本草》），堕胎花（《植物名实图考》），藤罗花（《天宝本草》），藤萝草、追罗（《分类草药性》），倒挂金钟（《岭南采药录》），红花倒水莲、吊墙花、五爪龙、上树龙、上树蜈蚣（《全国中草药汇编》）。

【来源】凌霄花，始载于《神农本草经》，列木部中品。原名紫葳。《本草纲目》条云："俗谓赤艳曰紫葳，此花赤艳，故名。附木而上，高数丈，故曰凌霄。"为紫葳科植物凌霄 *Campsis grandiflora*（Thunb.）. K. Schum. 或美洲凌霄 *Campsis radicans*（L.）Seem 的干燥花。主产于江苏、浙江、江西、湖北等地。多为野生，也有栽培。

【采收炮制】夏秋二季花盛开时采收，除去杂质，晒干或低温干燥。

【商品规格】商品有凌霄花和美洲凌霄花两种，均为统装。以朵大、完整不碎、色赤紫、无杂质者为佳。以苏州的产品最优。

按《中国药典》(2010 年版一部)规定：水分不得过 16.0%，总灰分不得过 8.0%，酸不溶性灰分不得过 2.0%。

【药性】甘、酸，微寒。归肝、心包经。

【功效】活血通经，凉血祛风。

【应用】

1. 血瘀经闭、癥瘕、产后乳肿、跌打损伤　本品辛散行血，能破瘀血、通经脉、散癥瘕、消肿止痛。用治妇女瘀滞经闭，常与当归、红花、赤芍等同用，如《妇科玉尺》紫葳散，亦可单用为末，温酒调服；治瘀血癥瘕积聚，可与鳖甲、䗪虫、牡丹皮等药同用，如《金匮要略》鳖甲煎丸；治产后乳肿及跌打损伤，可单用捣敷。

2. 风疹、皮癣、皮肤瘙痒、痤疮　本品性寒泄热，有凉血祛风之功。对于血分有热、风热痒疹，《医学正传》单用为米酒调服，亦可与刺蒺藜、生地、蝉蜕等药配伍；治风癣、湿癣，可与黄连、白矾、雄黄等研末，姜汁调涂，如《证治准绳》凌霄花散；治痤疮及酒渣鼻，可与栀子等分为末，茶水调服，如《证治准绳》凌霄花散，亦可与硫黄、轻粉、胡桃仁研末外搽，如《杨氏家藏方》紫葳散。

3. 便血、崩漏　本品寒凉清热，对于血热便血、崩中漏下，可单用研末冲服，亦可与地榆、槐花、生地等同用。

【用法用量】煎服，5～9g。外用适量。

【使用注意】孕妇及气血虚弱者忌服。

【药论】

1.《神农本草经》："主妇人产乳余疾，崩中，癥瘕，血闭，寒热羸瘦。"

2.《日华子本草》："治酒齄，热毒风，刺风，妇人血膈，游风，崩中，带下。"

3.《本草纲目》："行血分，能去血中伏火，故主产乳崩漏诸疾及血热生风之证也。"

4.《本草经疏》："紫葳，入肝行血之峻药。故主妇人产乳余疾，及崩中、癥瘕、血闭寒热、羸瘦诸证；至于养胎，决非其性之所宜，用者慎之。"

【现代研究】

（一）化学成分

本品含芹菜素和β-谷固醇，辣红素及花青素-3-芸香糖苷，三十一烷醇，α-，β-香树脂醇，15-巯基-2-十五烷酮，胡萝卜苷，齐墩果酸，桂皮酸[1]，还含水杨酸、熊果酸、阿魏酸等有机酸。

（二）药理作用

50%凌霄花煎剂对福氏痢疾杆菌、伤寒杆菌有不同程度的抑制作用[2]。

芹菜素对平滑肌有中度解痉作用，还有抗溃疡作用。β-谷固醇有降血胆固醇、止咳、抗癌、抗炎等作用[3]。

凌霄花能收缩离体孕小鼠子宫肌条，具有抗生育的功能[1]。

凌霄花水提物能加快老龄大鼠血流速度，扩张小血管管径，增加毛细血管网交叉点，抑制红细胞和血小板聚集，降低血液黏度，改善红细胞功能[4]。

（三）临床报道

1. 治疗原发性肝癌　太子参、八月札、凌霄花、白芍、水红花子各15g，白术、茯苓各10g，白花蛇舌草30g。加用清开灵20～30ml静脉滴注，治疗54例。主症消失率66.5%，肝功能恢复正常率49.2%[5]。

2. 治疗胃肠道息肉　丹参30g，凌霄花、生地榆、半枝莲各15g，桃仁、赤芍、炮山甲、皂角刺、三棱、牡丹皮、槐米、山慈菇、牛膝各12g，日一剂，30日为1个疗程。治疗30例，服药24～65剂，痊愈25例，显效3例[6]。

3. 治疗红斑狼疮　凌霄花、泽泻各20～30g，黄芪15～30g，鱼腥草、白茅根各30g，枸杞子、玫瑰花各15g，秦艽、乌梢蛇各10g，人参6g，白木耳3g，蛋壳4个，玉米须适量。治疗2例，服药4～5个月后基本痊愈，再次查血未发现狼疮细胞[7]。

4. 治疗荨麻疹　凌霄花30g，土茯苓20g，生地、白鲜皮、蒲公英各15g，地肤子、防风、连翘、栀子、金银花各12g，蝉蜕9g，甘草6g。日一剂水煎服。治疗95例，均愈[8]。

5. 治疗酒渣鼻　茵陈30～50g，凌霄花、牡丹皮各10～15g，野菊花、丹参、乌梅各15～30g，山楂20～30g，黄芩、栀子各10g，大黄5～10g，日一剂水煎服，10天为1个疗程。治疗74例，临床治愈42例，显效28例，无效4例[9]。

6. 治疗椎基动脉供血不足性眩晕　凌霄花汤药（凌霄花、丹参、党参各15g，黄芪20g，川芎、白芷各10g，甘草6g），每日1剂，水煎温服，日服3次，每10天为1个疗程。一般治疗2个疗程。共治疗55例，显效36例，有效15例，无效4例。总有效率为92.7%[10]。

7. 治疗脑动脉硬化所致失眠　口服黄芪凌霄胶囊（黄芪、水蛭、桃仁、红花、凌霄花、泽泻、石菖蒲、胆南星等），每次5粒，每日3次。连续服用30日为1个疗程。共治疗200例，总有效率为91.5%[11]。

8. 治疗复发性口疮 凌霄花、黄柏、川芎、丹参、红花、北豆根。共治疗 38 例，经过 10～20 天治疗，痊愈 26 例，有效 11 例，无效 1 例，总有效率为 97.37%[12]。

参考文献

[1] 赵谦，廖矛川，郭济贤. 凌霄花的化学成分与抗生育活性[J]. 天然产物研究与开发，2002，14(3)：1-6.

[2] 李广勋. 中药药理毒理与临床[M]. 天津：天津科技翻译出版公司，1992：258.

[3] 国家医药管理局中草药情报中心站. 植物药有效成分手册[M]. 北京：人民卫生出版社，1986：66，968.

[4] 李建平，侯安继. 凌霄花粗提物对老龄大鼠微循环的影响[J]. 医药导报，2007，26(2)：136-138.

[5] 董海涛. 清开灵注射液合并中医辨证治疗原发性肝癌 74 例临床观察[J]. 中医杂志，1992，33(9)：27.

[6] 马伯涵. 中药治疗胃肠道息肉 30 例[J]. 陕西中医，1991，2(2)：58.

[7] 乔德甫. 红斑性狼疮二例[J]. 河南中医，1983(3)：44.

[8] 黄梅生. 凌霄花合剂治疗荨麻疹 95 例[J]. 广西中医药，1994，17(3)：7.

[9] 郑翔. 茵陈二花汤治疗酒渣鼻 74 例[J]. 湖北中医杂志，1989(1)：21.

[10] 王贤斌，王英. 凌霄花汤治疗椎基动脉供血不足性眩晕[J]. 湖北中医杂志，2002，24(9)：26.

[11] 付革新. 黄芪凌霄胶囊治疗脑动脉硬化所致失眠 200 例[J]. 中医杂志，2006，47(7)：537.

[12] 张昀，尹士起. 复方凌霄胶囊治疗复发性口疮 38 例[J]. 河北中医，2002，24(3)：165.

第三节 活血疗伤药

本类药物，多具辛散苦泄之性，主归心肝血分。善于活血化瘀，消肿止痛，止血生肌。故主要适用于跌打损伤，瘀肿疼痛，骨折筋伤，金疮出血等伤科病证。通过配伍，亦可用治其他血瘀病证。

骨折筋伤之证，多与肝肾有关，故使用本类药物时，常须配伍补益肝肾、强壮筋骨的药物同用，以促进骨折伤损的愈合。

土鳖虫 Tubiechong

【别名】地鳖、䗪虫(《神农本草经》)，土鳖(《名医别录》)，簸箕虫(《本草衍义》)，土元(《中药形性经验鉴别汇编》)，土虫(《吉林中草药》)。

【来源】土鳖虫，始载于《神农本草经》原名䗪虫。为鳖蠊科昆虫地鳖 *Eupolyphaga sinensis* Walk. 或冀地鳖 *Steleophaga plancyi* (Boleny)的雌虫干燥体。主产于江苏苏州、南通，浙江杭州、海宁，湖北襄阳，湖南双峰、涟源，河南信阳、新乡等地。

【采收炮制】于 5～8 月间捕捉，用炒香麦麸撒于地上或用灯光以诱捕之。捕得后，用沸水烫死，晒干或烘干。炮制时，拣尽杂质，以沸水洗净，文火焙干。

【商品规格】商品按其来源有地鳖和冀地鳖两种：按产地分有：苏土鳖(江苏)、金边土鳖(广东、广西)。均为统货，以虫体完整、个头均匀、体肥、色紫褐者为佳。习惯认为江苏的产品最佳。

【药性】咸，寒。有小毒。归肝经。

【功效】破血逐瘀，续筋接骨。

【应用】

1. 跌打损伤，筋伤骨折　本品能活血祛瘀，续筋接骨，为伤科常用药物，尤多用于骨折筋伤，瘀血肿痛。可单用，如《医方摘要》单用本品焙存性，为末，每服二三钱，用治骨折伤痛；临床常与自然铜、骨碎补、乳香等同用，以加强其活血祛瘀、接骨止痛之效，如《杂病源流犀烛》接骨紫金丹；《袖珍方》则以之配自然铜，等分为末，每服二钱，温酒调下，病在上者食后服，病在下者食前服，谓其神效；骨折伤筋后期，筋骨软弱，可与续断、杜仲等强壮筋骨药物同用，能促进骨折愈合和强壮筋骨之效，如《伤科大成》壮筋续骨丸。

2. 血瘀经闭，产后瘀痛　本品破血逐瘀作用较强，又多用于妇人经产瘀滞之症。用治妇女瘀血经闭及产后瘀滞腹痛，常与大黄、桃仁等同用，如下瘀血汤；若见内有瘀血，腹满经闭，肌肤甲错者，可与大黄、水蛭、虻虫等配伍，如《金匮要略》大黄䗪虫丸。

3. 癥积痞块　本品破血逐瘀之功，能消癥散积，可用治瘀血阻滞而致的癥积痞块之症。常配伍柴胡、桃仁、鳖甲等同用，以化积消癥除痞，如《金匮要略》鳖甲煎丸。现代则多以此用治肝硬化、肝脾肿大之症。

4. 重舌木舌　本品味咸入血，能逐瘀而凉血消肿，尚可用治重舌木舌之症。治重舌塞痛，可用地鳖虫和生薄荷研汁，帛包捻舌下肿处；治木舌肿强塞口，《太平圣惠方》以本品五枚，食盐二两，共为末。以水二盏，煎十沸，时时热含吐涎，至瘥乃止。

现代临床上单用土鳖虫或土鳖虫为主的复方用于治疗冠心病、急性腰扭伤、坐骨神经痛、劳伤性胸痛以及晚期肿瘤等病症。

【用法用量】 内服，入汤剂，3～10g；研末服，1～1.5g。

【使用注意】 本品为破血瘀之品，孕妇忌服。

【药论】

1.《神农本草经》："主心腹寒热洗洗，血积癥瘕，破坚，下血闭。"

2.《本草纲目》："行产后血积，折伤瘀血，重舌，木舌，小儿腹痛夜啼。"

3.《本草通玄》："破一切血积，跌打重伤，接骨。"

4.《本草经疏》："治跌打扑伤，续筋骨有奇效。乃中厥阴经药也。血者，身中之真阴也，灌溉百骸，周流经络者也。血若凝滞，则经络不通，阴阳之用互乖，而寒热洗洗生焉。咸能入血软坚，故主心腹血积癥瘕血闭诸证，和血而营已通畅，寒热自除，经脉调匀，……又治疟母为必用之药。"

【现代研究】

（一）化学成分

本品含多种活性蛋白（酶）、氨基酸、不饱和脂肪酸、微量元素、生物碱和脂溶性维生素等。

1. 蛋白质（酶）和氨基酸　蛋白质含量高，所含氨基酸种类齐全。其中人体必需的8种占氨基酸总量34.5%～45.9%，含量高的前8种是丙氨酸、亮氨酸、缬氨酸、天冬氨酸、谷氨酸、赖氨酸、苏氨酸和丝氨酸[1,2]。

2. 脂肪酸　月桂酸、肉豆蔻酸、十四烯酸、棕榈酸、棕榈油酸、十六碳二烯酸、硬脂酸、油酸、亚油酸、花生酸、花生烯酸和山嵛酸。不饱和脂肪酸占总量75%，亚油酸占28.5%[1]。

3. 生物碱　14种生物碱，甾体类1种，氨基酸生物碱类3种，哌啶类2种，其他8种[3]。

4. 脂溶性维生素和无机元素　4种脂溶性维生素A、D、E、K，维生素E含量高达12.5mg/100g鲜品[1]。钙、磷、铁、锌、矾等含量丰富[4]。

5. 高级醇及其衍生物　胆固醇[5]、β-谷固醇、二十八烷醇和鲨肝醇[6]。

6. 其他成分　黄酮类：5，4'-二羟基-7-甲氧基黄酮[5]，核苷类：尿嘧啶和尿囊素[6]。

（二）药理作用

1. 抗凝血和抗血栓作用　延长家兔体内、外血浆白陶土部分凝血酶时间、凝血酶原时间和凝血酶时间[7]，小鼠凝血时间、大鼠凝血酶原时间，以及大鼠颈动脉血栓形成时间，降低大鼠血纤维蛋白原含量，增加血凝块溶解率，缩短大鼠体外血栓长度，减轻血栓湿重及干重[8]。

2. 调节血脂、抗氧自由基及保护血管内皮细胞作用　调节脂质代谢、抗氧自由基、保护血管内皮细胞，降低高脂血症大鼠血清 TC、TG 和 LDL-C，升高 HDL-C；提高大鼠血清 SOD 水平；抑制大鼠主动脉内皮细胞增殖，减少内皮素（ET）合成和释放，降低内皮细胞数和 ET 阳性细胞率[9,10]。

3. 对血液流变性作用　降低全血黏度和血浆纤维蛋白原，抑制血栓形成和血小板聚集，增加红细胞表面电荷，改善红细胞变形能力[11]。降低大鼠血细胞比容（血球压积）、全血高切黏度、全血低切黏度、红细胞聚集指数、红细胞刚性指数，升高红细胞沉降率、血沉方程常数[12]。

4. 抗缺血缺氧　延长心电消失时间和小鼠缺氧存活时间，对抗垂体后叶素致大鼠急性心肌缺血的心电图 ST-T 改变[13]。推迟心脏轻、中、重度缺氧发生时间及缺氧后呼吸停止时间，增强心、脑组织耐缺氧能力[14]。

5. 抑制血管生成及抗肿瘤活性　抑制小鼠 S180 肉瘤[15]。抑制血管生成，抑制人食管癌细胞株 Eca109 和宫颈癌细胞株 HeLa 增殖并干扰其细胞周期[16]。抑制黑色毒瘤、胃癌、原发性肝癌等肿瘤细胞生长[17,18]。抑制大鼠血清对肝癌 HepG-2 细胞体外增殖[19]。

6. 抗突变作用　有抗突变能力，尤其抗移码型基因突变能力[20]。

7. 治疗骨折创伤作用　促进骨折家兔血管形成，改善局部血液循环，增加成骨细胞活性和数量及破骨细胞数量，加速钙盐沉积和骨痂增长，促进骨损伤愈合[21]。促进成骨细胞中成骨相关基因 Cbfal 表达[22]。

8. 对免疫系统影响　提高心肌缺血小鼠和正常小鼠肿瘤细胞花环率，血瘀大鼠和血虚小鼠红细胞 C3b 受体花环率、红细胞 CR1 活性、免疫黏附功能。抑制血虚小鼠血清抗心磷脂抗体 ACAIgG 和 ACAIgA，纠正环磷酰胺致体重下降，增加免疫器官重量[23-25]。

9. 其他　保护 D-半乳糖胺致大鼠肝损伤，有镇痛、消炎和抗凝血作用[26]。抑制人多囊肾病囊肿衬里上皮细胞增殖，阻滞或延缓囊肿发生与发展[27]。

（三）临床报道

1. 治疗冠心病　土鳖虫及复方心电图有效率分别为 50%、71.8%，能提高疗效、缩短疗程[28]。

2. 治疗骨结核　蜈蚣、全蝎、土鳖虫研末煎蛋服，痊愈 8 例，显效 1 例[29]。

3. 治疗高血压　土鳖虫和水蛭粉碎装囊服有效率 90.63%[30]。

4. 治疗骨折　土鳖虫、血竭、骨碎补、自然铜等适用于开放性、闭合性及粉碎性骨折[31]。

5. 治疗急性腰扭伤　鲜土鳖虫捣汁酒冲服显效。土鳖虫研末服，外伤性及肾虚性腰痛有效[31]。

6. 治疗坐骨神经痛　活土鳖虫捣汁饮显效[31]。

7. 治疗劳伤性胸痛　土鳖虫、木香黄酒冲服，显效 38 例，有效 7 例[32]。

（四）不良反应

小鼠腹腔注射土鳖虫总生物碱水提液半数致死量（LD_{50}）(136.45±7.98)mg/kg，动物先表现抖动，进而跳跃、震颤、竖耳，多在10～20分钟死亡[33]。乳剂5ml灌胃7次，大鼠体重无变化，血常规、凝血三项、肝肾功能检测结果较优[34]。

参考文献

[1] 周彦钢，任玉翠，等. 地鳖虫的营养成分分析[J]. 食品研究与开发，1998，19(2)：51-53.

[2] 张勤. 酶法制取土鳖虫氨基酸口服液的研究[J]. 广州食品工业科技，1998，14(3)：20-22.

[3] 田军鹏. 地鳖虫生物碱的提取分离、结构鉴定及急性毒理研究[D]. 武汉：华中农业大学，2006.

[4] "中华真地鳖新食品资源综合开发利用研究"通过了专家鉴定[J]. 食品科学，2004，25(9)：224.

[5] 金向群，严铭铭，黄恩喜，等. 土鳖虫脂溶性成分的研究[J]. 中国中药杂志，1993，18(6)：355-356.

[6] 卢颖，江佩芬. 土鳖虫化学成分的研究[J]. 中国中药杂志，1992，17(8)：487-489.

[7] 贺卫和，成细华，徐爱良，等. 土鳖虫提取液对家兔抗凝血作用的实验研究[J]. 湖南中医学院学报，2003，23(2)：7-9.

[8] 王征，陈晓光，吴岩，等. 土鳖虫溶栓酶抗凝血及抗血栓作用的实验研究[J]. 中国实验诊断学，2007，11(9)：1143-1145.

[9] 于燕，刘继兰，王菊英，等. 土鳖虫水提液对实验性高脂血症大鼠血管内皮细胞的保护作用[J]. 山东大学学报，2002，40(5)：398-400.

[10] 于燕，刘继兰，王菊英，等. 土鳖虫水提物对实验性高脂血症大鼠血管内皮和内皮素的影响[J]. 中国生化药物杂志，2003，24(1)：15-17.

[11] 王怡，翁维良，刘剑刚，等. 动物类活血化瘀药对血液流变性作用的比较研究[J]. 中药药理与临床，1997，13(3)：1-4.

[12] 周春风，莱萌，王秀华，等. 土鳖虫对大鼠血液流变学的影响[J]. 中草药，1994，25(1)：28-29.

[13] 杨耀芳，王钦茂，王明华，等. 土鳖虫总生物碱对动物耐缺氧的影响[J]. 中草药，1989，20(6)：20-21，24.

[14] 黄金保，冯改壮，刘骁驷，等. 土鳖虫抗兔心脑缺氧实验研究[J]. 长治医学院学报，1994，8(2)：102-104.

[15] 郭桅，韩雅莉，陈少鹏，等. 地鳖虫蛋白提取物对小鼠S180肉瘤及鸡胚尿囊膜血管生成的抑制作用[J]. 细胞生物学杂志，2007，29(3)：425-428.

[16] 林静华，吴映娥，蔡应木，等. 地鳖虫纤溶活性蛋白组分的提取及对肿瘤细胞的抑制作用[J]. 国际检验医学杂志，2007，28(12)：1088-1090，1093.

[17] 邹玺，刘宝瑞，钱晓萍，等. 土鳖虫提取液对人胃低分化腺癌细胞BGC2823的抑制作用[J]. 时珍国医国药，2006，17(9)：1695-1696.

[18] 邹玺，刘宝瑞，钱晓萍，等. 土鳖虫脂肪酸乳剂的制备及体内抗肿瘤作用[J]. 肿瘤，2007，27(4)：333-334.

[19] 张微，邹玺，钱晓萍，等. 土鳖虫含药血清对肝癌HepG-2细胞增殖的抑制作用[J]. 中药新药与临床药理，2007，18(4)：257-259.

[20] 陈永培，郑鸣金，黄锦燕，等. 临床常用抗肿瘤中草药的抗突变初步研究[J]. 中国中药杂志，1992，17(7)：431-432.

[21] 罗佩强. 土鳖虫促进骨折愈合的实验研究[J]. 中国骨伤，1992，5(6)：6-7.

[22] 冯伟，傅文，魏义勇，等. 单味中药对成骨相关基因表达的影响[J]. 中医正骨，2004，16(3)：6-8.

[23] 杨耀芳，杨翊雯，王赛前，等. 土鳖虫口服液镇痛、活血化瘀与红细胞免疫研究[J]. 中成药，2003，25(6)：496-498.

[24] 杨耀芳，彭名淑，杨翊雯，等. 土鳖虫对血虚小鼠红细胞免疫功能的实验研究[J]. 中国免疫学杂志，2003，19(10)：686-689.

[25] 杨耀芳，王赛前，封美佳，等. 土鳖虫对血瘀大鼠红细胞 CR1 活性及抗心磷脂抗体水平的影响[J]. 细胞与分子免疫学杂志，2005，21(1)：53-56.

[26] 唐庆峰，吴振廷，金涛，等. 地鳖虫活性物质的超临界 CO_2 萃取及其药效[J]. 昆虫知识，2006，43(3)：375-381.

[27] 徐成钢，梅长林，赵海丹，等. 土鳖虫水煎剂对人多囊肾病囊肿衬里上皮细胞增殖的影响[J]. 第二军医大学学报，2002，23(2)：200-202.

[28] 李国贤，鄢毅，曹美莹，等. 急性心肌梗塞的血栓溶解疗法[J]. 江西医药，1985，(6)：45.

[29] 张宝山. 复方蜈蚣散治疗骨结核十例[J]. 中国中西医结合杂志，1988，8(6)：379.

[30] 王达平，张成梅. 水蛭土元粉剂对冠心病血瘀证自由基的影响[J]. 实用中西医结合杂志，1992，5(5)：291-292.

[31] 赵文海，刘柏龄. 虫类药在骨伤科的应用[J]. 吉林中医药，1991(6)：30-31.

[32] 徐兆山. 水蛭在内科临床的应用概况[J]. 实用中医内科杂志，1990，4(3)：21-22.

[33] 杨耀芳，余则秋. 土鳖虫总生物碱对动物耐缺氧的影响[J]. 中草药，1989，20(6)：20-21，24.

[34] 张微，邹玺，禹立霞，等. 土鳖虫乳剂对 SD 大鼠毒副作用的初步评价[J]. 中国中医药科技，2007，14(6)：427-428.

自然铜　*Zirantong*

【别名】 石髓铅（《雷公炮炙论》）。

【来源】 自然铜始载于《雷公炮炙论》。为硫化物类矿物黄铁矿族黄铁矿，主产于四川、湖南、云南、河北及辽宁等地。

【采收炮制】 全年均可挖采。除去杂质即可。炮制时将纯净自然铜，打碎用，即为生自然铜；取净自然铜，置锅内煅至黯红，醋淬（一般每 10kg 自然铜，用醋 3kg）至表面呈黑褐色，光泽消失，质地酥松易碎，即称为煅自然铜。研末用，或水飞用。

【商品规格】 以黄色、质重、表面光滑、断面白亮者为佳。

【药性】 辛，平。归肝经。

【功效】 散瘀止痛，续筋接骨。

【应用】

1. 跌打损伤，骨折伤筋　本品味辛性平，归肝经入血分，有行血散瘀、续筋接骨之效，尤长于促进骨折的愈合，故为伤科要药。用治跌打损伤，瘀血肿痛，既可内服，亦可外敷。如《张氏医通》自然铜散，即以本品配合当归、羌活、骨碎补、乳香等，为散，醇酒调服。用治跌仆骨折、瘀阻肿痛；《医宗金鉴》八厘散则以之配苏木、乳香、没药、血竭等为散，用治跌打伤痛。

2. 闪腰岔气，心气刺痛　本品散瘀止痛之效，尚可用治多种血瘀气滞作痛。如经验方以之配土鳖虫，等分为末，每服 5 分，开水送下，用治闪腰岔气，腰痛难忍；《卫生易简方》则单用本品火煅醋淬九次，研末以醋调服，用治心气刺痛。

此外，自然铜还可用于防治瘿瘤，如《仁斋直指方》有以本品"贮水瓮中，逐日饮食，皆用此水，其瘿自消"的记载；现代也有报道以本品防治地方性甲状腺肿。又可治心气刺痛（《卫生易简方》）。又可用治疮疡、烫伤，如《圣济总录》自然铜散，以本品配密陀僧，甘草、黄柏研末调涂或干敷，治一切恶疮及水火烫伤。

【用法用量】 内服：入汤剂，10～15g；若入丸散，每次 0.3g。外用适量。

【使用注意】本品为行血散瘀之品，不宜久服，凡阴虚火旺，血虚无瘀者，均应慎用。

【药论】

1.《日华子本草》："排脓，消瘀血，续筋骨。治产后血邪，止惊悸。"

2.《开宝本草》："疗折伤，散血止痛，破积聚。"

3.《本草纲目》："自然铜，接骨之功与铜屑同，不可诬也。但接骨之后，不可常服，即便理气活血可尔。"

【现代研究】

（一）化学成分

含二硫化铁，少量铝、镁、钙、钛、锌，微量镍、砷、锰、钡、铜等。

（二）药理作用

1. 对骨折模型的影响　对大鼠骨密度、骨矿物重量、骨体积等影响明显[1]。使实验性骨折提前愈合，增加骨痂铜含量[2]。提高家兔骨痂 Fe、Cu 含量，增加骨痂生长[3]。提高小鼠骨折组织 ^{45}Ca 和 ^{32}P[4]。加快骨痂生长，增加骨痂横截面积，提高骨痂抗拉伸能力，促进骨痂总胶原合成和钙沉积[5]

2. 抗真菌　抵抗多种病原性真菌，尤其对石膏样毛癣菌病、土曲霉菌等丝状真菌较强[6]。

（三）临床报道

自然铜醋煅治 NeerⅠ型肱骨近端骨折 21 例，21～45 天愈合[7]。手法加外敷自然铜、骨碎补等治疗骨折 106 例，良好者 79 人，尚好者 15 人[8]。

（四）不良反应

小鼠静脉注射自然铜煎剂 LD_{50} 为 1.92g/kg，煅自然铜为 3.83g/kg。生品比煅品砷含量高约 10 倍，故煅淬可降低毒性[9]。醋淬后水溶性成分含量最高，煅淬品水溶性铁和铜均比生品高而毒性成分砷却明显减少[10]。

参考文献

[1] 刘进，张雪华，等. 氟化钠、自然铜、维生素 C 成骨效果的实验研究[J]. 临床口腔医学杂志，1997，13(4)：224.

[2] 张克勤，刘湘秀，李瑞宗，等. 七厘散对骨折愈合作用的初步实验研究[J]. 中华外科杂志，1962，10(5)：305.

[3] 赵利平，房少新，等. 自然铜对家兔骨痂中微量元素的影响[J]. 中兽医医药杂志，2003(3)：39.

[4] 何赞厚，刘庆思，等. 中药驳骨煎剂对骨折小鼠 ^{45}Ca 和 ^{32}P 水平的影响[J]. 广州中医药大学报，1998，15(4)：278.

[5] 徐爱贤，高学媛，等. 磁与自然铜促进骨折愈合的实验研究[J]. 山东中医杂志，2008，27(8)：558-560.

[6] 关洪全. 自然铜抗真菌活性的实验研究[J]. 中药药理与临床，1994，10(6)：20.

[7] 龙智铨，汤梅玲，等. 自然铜不同服法在治疗肱骨近端骨折中的疗效观察[J]. 广西中医药，2002，25(2)：28-29.

[8] 朱普生，朱志惠，朱志兰，等. 中药验方"接骨丹"对骨折愈合的初步观察[J]. 江苏中医，1958(7)：33.

[9] 铁步荣. 自然铜中砷含量的研究[J]. 中国中药杂志，1991，16(6)：341.

[10] 徐中显，王艳，王救山，等. 自然铜炮制条件与溶出成分的关系[J]. 安徽中医学院学报，1997，16(5)：47.

苏木　Sumu

【别名】苏方木(《新修本草》),赤木(《兽医国药及处方》),红柴(《四川中药志》)。

【来源】苏木,始载于《新修本草》。为豆科灌木或小乔木苏木 *Caesalpinia sappan* L. 的心材。主产于广西百色、隆重、龙津,云南景东、元江、麻栗坡、马关、丽江,及海南、台湾等地。

【采收炮制】四季可采伐,但多于秋季采伐,取树干,除去树枝及边材,留取中心部分心材,锯断,晒干。炮制时,将其刨成薄片或砍成小块,亦可打成丝条。

【商品规格】商品为统装。以粗壮质重、色红黄者为佳。以广西的产品为佳。根据中国药典(2010 年版)规定,本品按干燥品计算,含巴西苏木素($C_{16}H_{14}O_5$)不得少于 0.50%,含(±)原苏木素 B($C_{16}H_{16}O_5$)不得少于 0.50%。

【药性】甘、咸、辛,平。归心、肝、脾经。

【功效】散瘀消肿,活血调经。

【应用】

1. 跌打损伤,瘀滞肿痛　本品味辛能散,咸入血分,故能活血散瘀,消肿止痛。用治跌打损伤,骨折筋伤,瘀肿疼痛,常配乳香、没药、自然铜、血竭等同用,如《医宗金鉴》八厘散。古方还单用本品以治破伤风,如《圣济总录》用本品捣罗为细散,每服三钱匕,酒调服之,谓之独圣散。《摄生众妙方》还单用本品研细末外敷,以治断指及皮肤刀矢伤。

2. 血瘀经闭,产后瘀阻　本品活血祛瘀,通经止痛,为妇科经产瘀滞病证常用药物。用于血瘀经闭、痛经,可与川芎、当归、红花等同用,如《类证治裁》通经丸。用治产后瘀滞之证,多作单用,如《新修本草》取苏木五两,以水煮(或酒煮),取浓汁服,用治产后血胀闷欲死者;《肘后方》则以苏木三两,水煎服之,以治产后血晕。

3. 心腹瘀痛,疮痈肿痛　本品有祛瘀止痛作用,现代临床用治心腹瘀痛之症,常配丹参、川芎、延胡索等同用;《濒湖集简方》则单用苏木二两,以好酒一壶,煮熟频饮,以治偏坠肿痛。对痈疮肿痛,则常与金银花、连翘、白芷等清热解毒、消肿之品同用。

【用法用量】煎服,3~10g;外用适量,研末撒敷。

【使用注意】苏木为祛瘀通经之品,月经过多和孕妇忌用。

【药论】

1.《新修本草》:"主破血,产后血胀闷欲死者。"

2.《日华子本草》:"治妇人血气心腹痛,月候不调及褥劳,排脓止痛,消痈肿扑损瘀血,女人失音,血噤,赤白痢并后分急痛。"

3.《本草经疏》:"苏方木,凡积血与夫产后血胀闷欲死,无非心、肝二经为病,此药咸主入血,辛能走散,败浊瘀积之血行,则二经清宁,而诸证自愈。"

4.《本经逢原》:"苏木,阳中之阴,降多升少,肝经血分药也,性能破血,产后血胀闷欲死者,苦酒煮浓汁服之。本虚不可攻者,用二味参苏饮,补中寓泻之法,凛然可宗。但能开泄大便,临证宜审,若因恼怒气阻经闭者,宜加用之。"

【现代研究】

(一) 化学成分

本品化学称为主要为高异黄酮类及其衍生物,还包括巴西苏木素类、原苏木素类、查耳酮类等,及黄酮醇、固醇、脂肪酸和氨基酸等[1-3]。

1. 高异黄酮类　9 个羰基取代苏木酮类衍生物，19 个羟基取代苏木醇类衍生物。

2. 巴西苏木素类　巴西苏木素等 8 个化合物。

3. 原苏木素类　原苏木素 A、B、C。

4. 查耳酮类　5 个查耳酮类化合物。

5. 其他　黄酮醇类：槲皮素、商陆精、鼠李亭等；固醇类：菜油固醇、豆固醇、β-谷固醇；脂肪酸类：棕榈酸、硬脂酸、亚油酸、油酸。

(二) 药理作用

1. 抗肿瘤作用　对人早幼粒白血病细胞株有细胞毒作用，抑制人体肿瘤细胞 HCT-8、KB、A2780[4]。诱导人类慢性髓性白血病 K562 细胞凋亡[5]。延长 H22 腹水瘤模型小鼠生存时间[6]。体外能杀伤 K562 癌细胞。

2. 免疫抑制作用　抑制 SAC 诱导人 B 淋巴细胞增殖，PHA 诱导人 T 淋巴细胞增殖和诱生 IL-2 活性[7]，抑制乙酰胆碱受体抗原诱导特异性免疫反应，下调 T 淋巴细胞功能，缓解实验性重症肌无力小鼠症状[8]。可抑制免疫[9]。

3. 抗心脏移植排斥反应　抑制心脏移植排斥反应，延长移植心脏存活时间，减少移植心脏 ICAM-1、VCAM-1 表达，降低血清活性细胞因子 IL-2、IL-4、IL-10 表达[10,11]。抑制移植心肌组织穿孔素和颗粒酶 BmRNA 表达，降低外周血 IL-2 和 IL-6 含量，调节外周血 CD_4^+/CD_8^+ 异常，抑制心肌细胞过度凋亡[12]。

4. 抗菌消炎作用　抑制金黄色葡萄球菌、溶血性链球菌、白喉杆菌、流感杆菌、副伤寒丙杆菌、百日咳杆菌、伤寒杆菌，副伤寒甲、乙杆菌及肺炎杆菌；具抗炎活性[13]。

5. 抗氧化作用　升高动物肝肾 SOD、过氧化氢酶，降低硫代巴比土酸反应底物[14]。

6. 对心血管作用　能增强离体蛙心收缩力，增大振幅，恢复枳壳煎剂减弱的心收缩力。解除水合氯醛、奎宁、毛果芸香碱、毒扁豆碱、尼可丁等对离体蛙心毒性，心脏未完全停跳前能恢复其跳动[15]。

7. 对中枢神经系统作用　催眠小鼠、家兔及豚鼠，大剂量可致麻醉甚至死亡。有镇痛作用。对抗马钱子碱与可卡因中枢神经兴奋作用[16,17]。

8. 降糖作用　抑制糖尿病合并症醛糖还原酶活性，降低血糖水平。

(三) 临床报道

1. 治疗关节扭伤　苏木、木香、制乳香、制没药等治急性腰扭伤 118 例 4～8 剂痊愈[18]。虎杖、红花、苏木外搽治急性关节扭伤 57 例，治愈 52 例，好转 5 例[19]。

2. 治疗足跟痛症　苏木合剂熏洗合玉女煎内服 48 例，痊愈 29 例，显效 14 例，有效 5 例[20]。苏木、木瓜、陈艾叶等熏洗 103 例，治愈 68 例，有效 24 例[21]。

3. 治疗痛经　60 例痊愈 40 例，显效 1 例，有效 6 例[22]。苏木复方治 50 例，治愈 30 例，好转 16 例[3]。

4. 治疗炎症　外用透骨苏木公英汤治膝关节非感染性滑膜炎 26 例，痊愈 20 例，有效 3 例[23]。透骨草、苏木、红花等外敷治腰背筋膜炎 57 例，治愈 29 例，显效 17 例，有效 9 例[3]。

5. 治疗晚期癌症　苏木合剂治 13 例，显效 11 例，有效 2 例[3]。

(四) 不良反应

苏木水提液腹腔注射小鼠 LD_{50} 为 18.9ml/kg[24]。

参考文献

[1] 王栋，陈超，周珏，等. 苏木的临床药理及化学成分研究进展[J]. 中医药信息，2003，20(3)：15-16.

[2] 徐慧，周志华，杨峻山，等. 苏木化学成分的研究[J]. 中国中药杂志，1994，19(8)：485-486.

[3] 赵焕新，王元书，刘爱芹，等. 苏木研究进展[J]. 齐鲁药事，2007，26(2)：102-105.

[4] 任连生，汤莹，张蕻，等. 苏木水提物抗癌作用机制的研究[J]. 山西医药杂志，2000，29(3)：201-203.

[5] 王三龙，蔡兵，崔承彬，等. 中药苏木提取物诱导 K562 细胞凋亡的研究[J]. 癌症，2001，20(12)：1376.

[6] 徐建国，郭素堂，乔丽娟，等. 苏木提取液抑制肿瘤作用的研究[J]. 肿瘤研究与临床，2006，18(11)：726.

[7] 杨锋，戴关海，等. 苏木对体外人淋巴细胞增殖的抑制作用[J]. 上海免疫学杂志，1997，17(4)：212.

[8] 赖成虹，李作孝，赵振宇，等. 苏木醇提取物治疗实验性重症肌无力小鼠的临床疗效及对其 T 淋巴细胞功能的影响[J]. 中国全科医学，2005(22)：33.

[9] 金鹏，周亚滨，宋琦，等. 苏木有效成分免疫抑制作用的实验研究[J]. 中药材，2007(2)：80.

[10] 候静波，于波，吕航，等. 苏木水提物抗心脏移植急性排斥反应的实验研究[J]. 中国急救医学，2002，22(3)：125.

[11] 崔丽丽，于波，等. 苏木醇提取物对心脏移植急性排斥反应的抑制作用及机制[J]. 浙江临床医学，2006，8(11)：1126.

[12] 周亚滨. 苏木抗免疫排斥机制的研究[J]. 中国医药学报，2004，19(1)：160.

[13] 任连生，张蕻，等. 洋苏木素体内外抗肿瘤作用研究[J]. 山西医药杂志，1994，23(3)：169.

[14] Shrlshailappa B, Sudheer M, Rammanoharsingh RS, et al. Antioxidant activity of Caesalpinia sappan heartwood[J]. BiolPharm Bull，2003，26(11)：1534.

[15] 郑虎占，董泽宏，佘靖，等. 中药现代研究与应用[M]. 北京：学苑出版社，1999：2261.

[16] 南京药学院《中草药学》编写组. 中草药学[M]. 南京：江苏人民出版社，1976：438.

[17] 金岚. 新编中药药理与临床应用[M]. 上海：上海科学技术出版社，1995：305.

[18] 黄赟，潘观霞，等. 二木汤加减治疗急性腰扭伤[J]. 山东中医杂志，2002，21(2)：87.

[19] 朱悦萍，周海平，等. 虎杖红花苏木搽剂治疗急性关节扭伤 57 例[J]. 山东中医杂志，2006，25(10)：681.

[20] 胡宏普. 中医药治疗跟痛症 48 例临床体会[J]. 实用中西医结合临床，2007，7(4)：71-72.

[21] 徐永红. 苏木汤外用治疗足跟痛 103 例[J]. 江西中医药，1998，29(4)：39.

[22] 梁书评，周淑艳，等. 蒙药苏木-6 治疗痛经 60 例[J]. 中国民族医药杂志，2003，12(4)：27-28.

[23] 韩艳，郑世成，张根印，等. 透骨苏木公英汤外用治疗膝关节非感染性滑膜炎 26 例[J]. 陕西中医学院学报，2006，29(1)：38.

[24] 任连生. 苏木抗癌作用的研究[J]. 中国中药杂志，1990，15(5)：50-51.

骨碎补　Gusuibu

【别名】猴姜、胡猻姜(《本草拾遗》)，石毛姜(《日华子本草》)，石岩姜(《草木便方》)，石良姜(《分类草药性》)，毛姜、申姜(《张寿颐》)，碎补(《四川中药志》)，毛生姜、鸡姜(《浙江民间常用草药》)，石庵蕳(《开宝本草》)，过山龙(《植物名实图考》)，毛贯仲(《青海药材》)，马骝姜(《南宁市药物志》)，肉碎补、爬岩姜、岩连姜(《全国中草药汇编》)。

【来源】骨碎补，首载《药性本草》。为水龙骨科多年附生蕨类植物槲蕨 *Drynaria fortune* (Kunze)J. SM. 的根茎。主产于湖南、广东、广西、四川、浙江。

【采收炮制】全年均可采收，除去叶、鳞片及附着的泥沙，干燥后，用火燎去茸毛。炮制时，去净泥沙杂质，洗净，稍浸泡，润透，切片，晒干，即生骨碎补。砂烫骨碎补：取砂子置锅内炒热，加入拣净的骨碎补，烫至鼓起，毛呈焦黄色，迅速取出，筛去沙子，放凉后，除去毛灰即成。

【商品规格】 商品有条、片两种。干货以条大、色棕、毛茸少者为佳。

按《中国药典》(2010 年版一部)规定：以干燥品计算，含柚皮苷($C_{27}H_{32}O_{14} \cdot 2H_2O$)，不得少于 0.5%。

【药性】 苦，温。归肝、肾经。

【功效】 活血续伤，补肾强骨。

【应用】

1. 跌仆闪挫，筋骨折伤　本品能活血散瘀，消肿止痛，续筋接骨，为伤科之要药。用治跌打损伤，可单用本品浸酒服，亦可水煎服；配入复方，疗效更好，如《太平圣惠方》骨碎补散，用治金疮、伤筋断骨、疼痛不可忍，即以本品配伍自然铜、龟甲、没药等为散，温酒调服，有消肿止痛、加速骨折愈合之效。还可捣末外敷，如《百一选方》用骨碎补配生姜(2∶1)同捣烂，以罨患处，干则易之，以治跌打伤损。

2. 肾虚腰痛，久泻不止　本品苦温入肾，有温肾强骨之效。用治肾虚腰痛，骨软脚弱，可与桂心、牛膝、槟榔、补骨脂等同用，如《太平圣惠方》神效方：其温肾作用，尚可用治久泄肾虚，如《本草纲目》单用本品为末，放入猪肾中煨熟食之。

3. 耳鸣耳聋，牙松齿痛　本品补肾强骨之效，尚能聪耳固齿，可治肾虚耳齿诸疾。如《本草汇言》以本品配熟地黄、山茱萸、茯苓、牡丹皮、泽泻等，共研末蜜丸，用治肾虚耳鸣耳聋，齿牙浮动，疼痛难忍。又《雷公炮炙论》用治耳聋，单本品蜜蒸，曝干为末，用炮猪肾空心吃；而《单方验方调查资料选编》则用本品治牙痛，取骨碎补一、二两，打碎蒸服。不可用铁器打煮。本品外用，亦可用治耳鸣、牙痛之症，如《本草图经》治耳鸣耳闭，用骨碎补削作细条，为炮趁热塞耳；《圣济总录》金针丸，用治风虫牙痛，以骨碎补配乳香，等分为末，糊丸，塞耳中。

4. 斑秃、白癜风　本品苦温入肾，用治风盛血虚，发失濡养及血燥风动之斑秃及白癜风症。《福建中草药》以本品与斑蝥调涂，治疗斑秃；亦可单用本品外涂，治疗白癜风症。

此外，骨碎补外用治疗寻常疣和鸡眼。

【用法用量】 煎服，10～15g。外用适量，研末调敷或鲜品捣敷，亦可浸酒擦患处。

【使用注意】 阴虚内热或无瘀者不宜服用。

【药论】

1.《药性本草》："主骨中毒气，风血疼痛。五劳六极，口手不收，上热下冷，悉能主之。"

2.《日华子本草》："主恶疮，蚀烂肉，杀虫。"

3.《本草纲目》："治耳鸣及肾虚久泄，牙疼。"

4.《本草述》："治腰痛行痹，中风鹤膝风挛气证，泄泻，淋，遗精，脱肛。"

【现代研究】

(一) 化学成分

主要为二氢黄酮、黄烷-3-醇及其苷、二聚物和三聚物类、三萜和酚酸等[1]，主要活性物质为柚皮苷。还含甲基丁香酚、β-谷固醇、原儿茶酸、新北美圣草苷、骨碎双氢黄酮苷、环木菠萝固醇醋酸脂、环水龙骨固醇醋酸脂、环鸦片固醇醋酸脂、9，10-环羊毛甾-25-烯醇-3β-醋酸脂、蕨 9(11)烯、豆固醇、石莲姜素、表阿夫儿茶精、菜油固醇等[2]。

（二）药理作用

1. 对骨损伤作用　促进新生小鸡骨生长发育，增大股骨湿重和体积，提高皮质骨内钙、磷、羟脯氨酸和氨基己糖[3]。促进大鼠实验性骨损伤愈合[4]。增加骨痂厚度，提高骨折愈合质量[5]。促进培养中鸡胚骨原基钙化，提高培养组织 ALP 活性和促进蛋白多糖合成[6]。增加 MC3T3-E1 细胞数量和 S 期细胞百分率，减少 G_1 期细胞百分率，促进细胞钙化；升高细胞 ALP 活性，促进细胞骨钙素合成和分泌[7]。增加骨细胞内 ALP、酸性磷酸酶、前列腺素 2 含量；降低骨桥蛋白和骨连接蛋白 mRNA 表达调控，增加破骨细胞移动性[8]。促进骨细胞骨形态发生蛋白（BMP-2）表达[9]。调节骨愈合过程（TGF-β_1）mRNA、（BMP-2）mRNA 基因表达[10]。

2. 对骨质疏松作用　提高血钙血磷水平和股骨头骨密度，激活成骨细胞[11]。抑制糖皮质激素致骨丢失[12]。提高卵巢切除致骨质疏松症骨密度，调整血清 IL-4、IL-6、TNF-α 水平[13]。防治大鼠卵巢切除致骨质疏松症[14]。抑制骨髓体外培养中破骨样细胞生长及破骨母细胞向成熟破骨细胞转化[15]。防治绝经后和卵巢功能低下骨质疏松症[16]。

3. 抗炎作用　具抗炎作用，抑制毛细血管渗透性增高[17]。

4. 对牙齿生长的作用　促进体外培养人牙龈成纤维细胞在牙周病根面上附着和生长[18]。对大鼠实验性牙槽骨吸收疗效明确，能抑制骨质吸收、促进骨质再生[19]。

5. 预防链霉素和卡拉霉素发生不良反应　减轻链霉素致耳蜗一回和二回外毛细胞损伤，对链霉素耳毒性有解毒作用[20]。具脱敏和抗变态反应性能，改善局部微循环和营养供给，促进药物排泄，解除链霉素对第 8 对脑神经损害[21]。对卡拉霉素耳毒性有预防作用[22]。

6. 降血脂作用　预防家兔血脂升高，防止动脉粥样硬化斑块形成。抗实验性高脂血症血管内皮损伤，促进肝、肾上腺内胆固醇代谢过程，降低无粥样硬化区主动脉壁、肝脏、肾上腺胆固醇含量。保护肝及肾上腺细胞器，抗细胞内高胆固醇损伤，增强细胞功能，改变细胞内胆固醇代谢过程[23,24]。

7. 其他　有强心作用，增加小鼠耐低氧能力，镇痛、镇静。降低家兔血小板聚集。诱导激活肝药酶，加速异戊巴比妥钠代谢，缩短催眠时间，使小鼠产生镇静作用。

（三）临床报道

1. 治疗骨质疏松　改善骨质疏松症患者骨痛症状，提高骨密度值，上调血清钙、碱性磷酸酶水平[25]。120 例骨质疏松疗效明显：男 120 例治愈 82 例，显效 8 例；女 120 例治愈 83 例，显效 9 例[26]。255 例原发性骨质疏松症中医证候、骨质疏松症主要症状疗效明显[27]。可提高骨密度，抑制骨吸收，减少骨量丢失[28]。能减轻骨质疏松症骨痛症状，骨密度值上升[29,30]。

2. 治疗膝骨关节炎　续断、骨碎补、五加皮等治肾虚血瘀型膝骨性关节炎 30 例有效率 90.00%[31]。独活、骨碎补、怀牛膝等治膝关节骨性关节炎 166 例，1 个月有效率 91.25%、显效率 81.25%，3 个月显效率 90.00%[32]。伸筋草、骨碎补、五加皮等治疗膝骨关节炎 30 例，显效 10 例，有效 16 例[33]。

3. 治疗氨基苷类毒副作用　鲜骨碎补、生甘草治疗大剂量庆大霉素、链霉素毒副作用 11 例，3～5 天症状缓解[34]。

4. 治疗绝经下肢肌无力　骨碎补煎服合关节腔注射玻璃酸钠治 30 例，下肢肌力提高 12.70，疼痛指数下降 35 分[35]。

（四）不良反应

1. 毒性　大剂量煎服（100g/d、250g/2d）可中毒。

2. 中毒机理与症状 主要表现为口干、多语、有恐惧感、心悸胸闷，继则神志恍惚、胡言乱语，时而欣快，时而悲泣等[36]。

参考文献

[1] Chang EJ, Lee WJ, Cho SH, et al. Proliferative effects of flavan-3-ols and propelargonidins from rhizomes of Drynaria fortunei on MCF-7 and osteoblastic cells[J]. Arch Pharm Res, 2003, 26(8): 620-630.

[2] 吴新安，赵毅民，等. 骨碎补化学成分研究[J]. 中国中药杂志，2005，30(6)：443.

[3] 马克昌，高子范，冯坤，等. 骨碎补提取液小鸡骨发育的促进作用[J]. 中医正骨，1990，2(4)：7-9.

[4] 周铜水，刘晓东，周荣汉，等. 骨碎补对大鼠实验性骨损伤愈合的影响[J]. 中草药，1994，25(5)：249-250，258.

[5] 王华松，黄琼霞，许申明，等. 骨碎补对骨折愈合中血生化指标及 TGF-β_1 表达的影响[J]. 中医正骨，2001，13(5)：6-8.

[6] 王志儒. 用放射性同位素^{45}Ca 对中草药骨碎补治疗骨伤作用原理的探讨[J]. 北京中医学院学报，1980，3(3)：13.

[7] 唐琪，陈莉丽，严杰，等. 骨碎补提取物促小鼠成骨细胞株 MC3T3-E1 细胞增殖、分化和钙化作用的研究[J]. 中国中药杂志，2004，29(2)：164-168.

[8] Sun JS, Chun YL, Dong GC, et al. The effect of Gu-Sui-Bu (Drynariae Rhizoma) on bone cell activities[J]. Biomaterials, 2002, 23(16): 3377-3385.

[9] 冯伟，傅文彧，魏义勇，等. 单味中药对成骨相关基因表达的影响[J]. 中医正骨，2004，16(3)：6-9.

[10] 董福慧，郑军，程伟，等. 骨碎补对骨愈合过程中相关基因表达的影响[J]. 中国中西医结合杂志，2003，23(7)：518-521.

[11] 刘宏泽，王文瑞，等. 丹参与骨碎补注射液防治激素诱发股骨头坏死的实验研究[J]. 中国骨伤，2003，16(12)：726-728.

[12] 马克昌，高子范，张灵菊，等. 骨碎补对大白鼠骨质疏松模型的影响[J]. 中医正骨，1992，4(4)：3-4.

[13] 谢雁鸣，许勇钢，赵晋宁，等. 骨碎补总黄酮对去卵巢大鼠骨密度和细胞因子 IL-6、IL-4、TNF-α 水平的影响[J]. 中国中医基础医学杂志，2004，10(1)：34-37.

[14] 谢雁鸣，鞠大宏，赵晋宁，等. 骨碎补总黄酮对去卵巢大鼠骨密度和骨组织形态计量学影响[J]. 中国中药杂志，2004，29(4)：343-346.

[15] 刘金文，黄永明，许少健，等. 中药骨碎补对大鼠骨髓破骨细胞体外培养的影响[J]. 中医研究，2005，18(7)：5-7.

[16] Jeung JC, Kang SK, Youn CH, et al. Inhibition of Drynariae Rhizoma extracts on bone resorption mediated by processing of cathepsin K in cultured mouse osteoclasts[J]. Int Immunopharmacol, 2003, 3(12): 1685-1697.

[17] 刘剑刚，谢雁鸣，邓文龙，等. 骨碎补总黄酮抗炎作用的实验研究[J]. 中国天然药物，2004，2(4)：232-234.

[18] 刘斌，司徒镇强，吴军正，等. 枸杞和骨碎补对 HGF 体外附着与生长的影响[J]. 中华口腔医学杂志，1992，27(3)：159-161.

[19] 陈莉丽，唐琪，严杰，等. 骨碎补提取液对实验性牙槽骨吸收疗效的研究[J]. 中国中药杂志，2004，29(6)：549-553.

[20] 戴小牛，童素琴，贾淑萍，等. 骨碎补对链霉素耳毒性解毒作用的实验研究[J]. 南京铁道医学院学报，2000，19(4)：248-249.

[21] 王玉亮，胡增茹，李凤婷，等. 骨碎补防治链霉素毒副作用的临床应用[J]. 临床荟萃，2000，15

(15):694.

[22] 张桂茹. 中药骨碎补对卡那霉素耳毒性预防效果的实验研究[J]. 白求恩医科大学学报,1993,19(2):164-165.

[23] 王维新,王敖格,等. 骨碎补降血脂及防止主动脉粥样硬化斑块形成的实验观察[J]. 中医杂志,1980,21(2):56.

[24] 王维新,王敖格,等. 骨碎补对家兔组织内脂质含量的影响[J]. 中医杂志,1981,22(7):67-78.

[25] 何正国. 强骨胶囊治疗Ⅰ型原发性骨质疏松症临床研究[J]. 中华临床医药,2003,4(21):16-17.

[26] 丑钢,余祖光,周俊,等. 强骨胶囊治疗骨质疏松症的临床疗效观察[J]. 中国中医骨伤科杂志,2007,15(9):65-66.

[27] 谢雁鸣,王和鸣,沈霖,等. 强骨胶囊治疗原发性骨质疏松症 162 例多中心随机对照临床研究[J]. 中医杂志,2004,45(7):506-509.

[28] 张文军,徐人顺,李映欧,等. 强骨胶囊治疗原发性骨质疏松症(肾阳虚证)的临床研究[J]. 中药新药与临床药理,2000,11(4):197-201.

[29] 史晓林,刘康,李胜利,等. 自拟强骨饮治疗骨质疏松性骨痛的 44 例临床报告[J]. 中国中医骨伤科杂志,2007,15(2):9-10.

[30] 史晓林. 自拟强骨饮治疗骨质疏松症的 32 例临床报告[J]. 中国中医骨伤科杂志,2006,4(2):57-58.

[31] 田志清,吴官保,徐江平,等. 健肾拈痛汤治疗膝骨性关节炎的临床观察[J]. 湖南中医药大学学报,2008,28(4):53-56.

[32] 叶建勋,叶伟洪,蔡立民,等. 关节通治疗膝关节骨性关节炎的临床研究[J]. 新中医,2005,37(8):17-18.

[33] 齐伟,郝东明,等. 健骨伸筋汤治疗膝骨关节炎的临床观察[J]. 长春中医学院学报,2003,19(2):25.

[34] 杨万朗. 骨碎补治愈氨基糖苷类药物毒副反应[J]. 四川中医,2000,18(11):17.

[35] 田永利,许志宇,葛林,等. 骨碎补对绝经妇女下肢肌力的影响[J]. 山东医药,2009,49(24):15.

[36] 丁涛. 中草药不良反应及防治[M]. 北京:中国中医药出版社,1992:403.

血竭　Xuejie

【别名】麒麟竭(《雷公炮炙论》),麒麟血(《太平圣惠方》),木血竭(《滇南本草》)。

【来源】血竭,始载于《雷公炮炙论》。为棕榈科常绿藤本植物麒麟竭 *Daemonorops draco* Bl. 及同属植物的果实及树干渗出的树脂。主产于印尼、马来西亚、伊朗等国,我国广东、台湾等地也有种植。

【采收炮制】采取果实,置蒸笼内蒸煮,使树脂渗出;或取果实捣烂,置布袋内,榨取树脂,然后煎熬成糖浆,冷却凝固成块状。亦有将树干砍破或钻以若干小孔,使树脂渗出凝固而成。炮制时,拭去灰尘,砸成小块,置于石灰坛内以保持干燥。用时打碎研末。

【商品规格】商品有血竭花、手牌、皇冠牌、五星牌等规格。以血竭花为最佳。进口分一、二等及块装。以外色黑似铁、研粉红如血、火燃呛鼻者为佳。

【药性】甘、咸,平。归心、肝经。

【功效】活血化瘀,止血,敛疮生肌。

【应用】

1. 跌打损伤　本品入血分,有散瘀止痛之功,为伤科要药。用治跌打损伤,筋骨疼痛,常配乳香、没药、儿茶等同用,如七厘散;《太平圣惠方》麒麟竭散,则以之配当归、没药、赤芍、白芷、桂心为散，以温酒调服，用治伤损筋骨，疼痛不可忍。

2. 心腹疼痛　本品散瘀止痛之功，对各种血瘀心腹刺痛，产后瘀滞腹痛及血瘀经闭、痛经等症均可应用，常配当归、莪术、三棱等同用。

3. 外伤出血，疮疡不敛　本品外用有收敛止血、生肌敛疮作用。用于外伤出血、血痔肠风，均可研末外敷患处；亦可配合其他药物同用，如《良方集腋》七厘散，即本品配伍儿茶、乳香、没药等组成，用治外伤出血；本品内服亦有止血之效，如用治上消化道出血，可单用研末内服。若用治疮疡不敛，多入复方应用，如《圣济总录》血竭散，用治恶疮年深不愈，即本品配与铅丹为散，外擦疮口；《博济方》则以之配干地黄、大枣为末外涂，用治瘰疬已破，脓水不止。

【用法用量】内服多入丸散，研末服，每次1～1.5g；外用适量，研末撒敷或入膏药贴敷。

【使用注意】无瘀血者不宜用，孕妇及月经期忌服。

【药论】

1.《新修本草》："主五脏邪气，带下，止痛，破积血，金创生肉。"

2.《海药本草》："主打伤折损，一切疼痛，补虚及血气搅刺，内伤血聚，并宜酒服。"

3.《日华子本草》："治一切恶疮疥癣，久不合者，敷。此药性急，亦不可多使，却引脓。"

4.《本草纲目》："散滞血诸痛，妇人血气，小儿瘛疭。"

【现代研究】

（一）化学成分

含血竭素、血竭红素、去甲基血竭素、去甲基血竭红素、黄烷醇、查耳酮、树脂酸、松脂酸、异松脂酸、松香酸、去氧松香酸、山答腊松脂酸等。

（二）药理作用

1. 止血作用　缩短家兔凝血酶原时间[1]，小鼠出血和凝血时间[2]，及狗肝脏止血时间[3]。

2. 活血作用　降低葡聚糖致家兔急性血瘀模型全血黏度、血浆黏度，加快红细胞电泳时间，抑制大鼠试验血栓形成[4]。抑制花生四烯酸（AA）、腺苷二磷酸（ADP）及血小板活化因子（PAF）诱导血小板聚集[6]。抑制正常小鼠凝血功能，血小板致聚剂诱发小鼠血小板聚集[7]，家兔AA诱导血小板聚集，保护胶原蛋白-肾上腺素诱导小鼠体内血栓形成[2]。抑制家兔血管旁路血栓形成和体外血小板聚集[3]，大鼠实验性静脉血栓，ADP、PAF诱导血小板聚集[8]，大鼠实验性深静脉血栓形成及结扎冠状动脉致急性心肌缺血面积[9]。降低猪肺微粒体中前列腺素合成酶系水平。提高6-keto-$PGF_{1\alpha}$水平，减少TXB_2形成[10]。减轻大鼠皮肤人工创伤性水肿和瘀斑。减少小鼠醋酸扭体反应次数，延长小鼠热板法疼痛反应潜伏期，抑制大鼠角叉菜胶足肿和棉球肉芽肿，增大小鼠耳廓细动脉、细静脉口径，增加毛细管开放量，降低右旋糖酐致血瘀模型家兔全血黏度[11]。

3. 抗炎、镇痛作用　抑制化学致炎剂炎症反应[12]，大鼠IL-1β、IL-6，上调IL-4和IL-10[13]。抑制小鼠巴豆油耳廓炎症、大鼠角叉菜胶足肿胀，降低小鼠腹腔毛细血管通透性。减少小鼠扭体反应次数，对抗大鼠在位子宫己烯雌酚收缩[14]。

4. 调节血糖　降低葡萄糖及肾上腺素致高血糖大鼠血糖水平，四氧嘧啶糖尿病大鼠空腹血糖水平，改善大鼠糖耐力，增加正常大鼠及糖尿病大鼠胰岛素分泌[15]，四氧嘧啶糖尿病小鼠肝糖原含量，降低GSK-3β表达水平[16]。

5. 抑制子宫异位内膜生长　降低大鼠血浆TXB_2、6-keto-$PGF_{1\alpha}$水平，抑制子宫内膜异位生长，促进腺体萎缩[17,18]。

6. 其他药理作用　杀伤肿瘤细胞株 HL-60[19]。降低背根神经节细胞电压门控性钠通道电导[20]。减轻大鼠肺纤维化程度[21]。

（三）临床报道

1. 内科　血竭用于陈旧性心肌梗死有心绞痛症状 19 例，显效 4 例，改善 12 例。复方血竭可治冠心病[22,23]，常规治疗加血竭胶囊治急性心肌梗死 36 例，症状快速改善，降黏肯定[24]。复方血竭可治上消化道大出血[25]。血竭口服及保留灌肠治溃疡性结肠炎 81 例有效率 67.90%[26]。血竭片治结肠炎等各科血证及心血管疾病疗效独特[28]。复方血竭灌肠液治溃疡性结肠炎疗效显著[28]。血竭保留灌肠治慢性结肠炎 12 例，治愈 6 例，显效 5 例，有效 1 例[29]。血竭治急性上消化道出血 42 例，显效 25 例，有效 17 例[30]。复方血竭灌肠剂治放射性直肠炎 17 例，有效率 94%[31]。血竭胶囊治带状疱疹后遗神经痛 25 例有效率 92.0%[32]。

2. 外科　血竭治压疮效著[33-39]。治晚期恶性肿瘤压疮有效率 97.44%[40]。3M 敷贴合血竭治老年性压疮，Ⅰ期能保护皮肤完整性，减少感染，Ⅱ期有效率 96.7%[41]。血竭粉治Ⅱ、Ⅲ期压疮能加速疮面愈合[42-49]。皮肤慢性溃疡 20 例经血竭外敷愈合[50]。血竭油纱外敷治慢性伤口效著[51]。血竭胶囊治糖尿病足溃疡取效优[52]。外敷治糖尿病足溃疡 26 例效著[53]。外用重组人表皮生长因子合血竭治糖尿病大疱病 14 例有效率显著[54]。血竭加酒精外敷治手术刺激致单纯阴囊水肿效著[55]。血竭治鼻咽癌放射性湿性皮炎效显[56]。

3. 妇科　血竭治宫颈糜烂 289 例有效率 82.4%[57,58]。血竭加甲硝唑治宫颈糜烂 66 例，33 例疗效满意，脓带减少快，糜烂面恢复快[59]。

参考文献

[1] 农兴旭. 广西血竭的止血作用[J]. 中国中药杂志，1997，22(4)：240.

[2] 向金莲，程睿，张路晗，等. 血竭的活血和止血作用研究[J]. 华西药学杂志，2000，15(6)：430.

[3] 陈林芳，任杰红，陈维静，等. 血竭的药效学研究[J]. 云南中医中药杂志，1999，20(1)：31.

[4] 黄树莲，陈学芬，陈晓军，等. 广西血竭活血化瘀研究[J]. 中药材，1994，17(9)：37.

[5] 杨丽川，胡建林，张荣平，等. 血竭、包合血竭与复方活化血竭抗血栓作用研究[J]. 中药药理与临床，2008，24(4)：40.

[6] 杨丽川，胡建林，张荣平，等. 血竭、包合血竭与复方活化血竭抗血小板聚集实验研究[J]. 中药药理与临床，2008，24(3)：74.

[7] 程敏，李明亚，金苗真，等. 不同产地血竭凝血和抗血小板聚集作用的比较[J]. 广东药学院学报，2007，23(3)：293.

[8] 贾敏. 血竭总黄酮对实验性静脉血栓及体外血小板聚集的抑制作用[J]. 中药药理与临床，2000，16(3)：18.

[9] 马建建，宋艳，贾敏，等. 血竭总黄酮对血小板聚集血栓形成心肌缺血的影响[J]. 中草药，2002，33(11)：1008.

[10] 朱亮，俞红，冷红文，等. 血竭有效组分对前列腺素合成酶系作用的研究[J]. 江西医学院学报，2002，42(2)：9.

[11] 熊元君，刘满江，刘发，等. 复方血竭止痛擦剂的抗炎止痛与活血化瘀作用[J]. 中药药理与临床，1999，15(3)：30.

[12] 谢文，马克昌，谢艳，等. 不同品种血竭外用时的镇痛抗炎作用[J]. 中医正骨，1999，11(2)：5.

[13] 李楠，王雪明，翟俊山，等. 复方血竭对溃疡性结肠炎大鼠模型结肠组织细胞因子的调节作用[J]. 中国试验方剂学杂志，2008，14(1)：53.

[14] 曾雪瑜,何飞,李友娣,等.广西血竭的消炎止痛作用及毒性研究[J].中国中药杂志,1999,24(3):171.

[15] 张汝学,王金锐,吴春福,等.血竭对大鼠血糖、血浆胰岛素及血脂的影响[J].中药新药与临床药理,2002,13(1):23.

[16] 冯晓帆,柳春,孙延娜,等.血竭乳剂对四氧嘧啶小鼠肝脏中糖原含量和糖原合成酶激酶活性的影响[J].辽宁中医药大学学报,2007,9(3):207.

[17] 汪慧敏,吕洪清,等.复方血竭贴膏对子宫内膜异位症大鼠血浆 $PGF_{2\alpha}$ 及血清 IL-1β 的干预作用[J].浙江中医药大学学报,2007,31(3):301.

[18] 汪慧敏,王倩,等.复方血竭巴布剂穴位敷贴治疗子宫内膜异位症的实验研究[J].中国中医药科技,2008,15(2):83.

[19] 朱慧芬,杨道,王敏,等.不同粒径纳米血竭和普通血竭对肿瘤细胞的体外效应[J].医药导报,2007,26(7):744.

[20] 陈素,刘向明,等.血竭对大鼠背根神经节细胞钠通道电流的影响[J].中南民族大学学报,2003,22(3):37.

[21] 聂莉,郑碧霞,程德云,等.龙血竭对肺纤维化大鼠肺组织 TGF-β/Smads 信号通路分子 mRNA 表达的影响[J].四川大学学报,2007,38(5):802.

[22] 蔡辉,胡婉英,等.复方血竭治疗冠心病血瘀证的实验与临床研究[J].南京中医药大学学报,1992,8(4):216.

[23] 卢文田.血竭胶囊治疗缺血性心脏病 45 例观察[J].临床荟萃,2001,16(12):562.

[24] 王宁波.龙血竭胶囊治疗急性心肌梗死 36 例疗效观察[J].现代中西医结合杂志,2003,12(12):1267.

[25] 李育章.乌及止血散治疗上消化道大出血体会[J].湖南中医药导报,1997,3(4):52.

[26] 李 敏,唐学贵,吴至久,等.血竭治疗溃疡性结肠炎临床研究[J].中成药,2007,29(7):956.

[27] 渠爱香,龙海泳,杨杰,等.龙血竭结肠定位给药系统概述[J].中国民间疗法,2008,9:44.

[28] 吴凯,李楠,张林,等.复方血竭制剂与 5-氨基水杨酸在溃疡性结肠炎临床维持缓解治疗中的疗效比较[J].临床军医杂志,2008,36(4):540.

[29] 艾燕敏,张桂兰,李云朝,等.单剂雨林牌血竭保留灌肠治疗慢性结肠炎 12 例分析[J].云南中医中药杂志,1997,18(1):19.

[30] 吴碧星,林兆恒,张桂兰,等.雨林牌血竭为主治疗急性上消化道出血 42 例[J].云南中医中药杂志,1997,18(1):18.

[31] 翟俊山,王雪明,李楠,等.复方血竭对放射性直肠炎的疗效观察[J].临床消化病杂志,2008,20(4):248.

[32] 蔡红兵,黄少慧,邓燕,等.龙血竭胶囊治疗带状疱疹后遗神经痛 25 例疗效观察[J].新中医,2008,40(7):19.

[33] 朱凌楠.调和龙血竭胶囊粉在三期压疮护理中的疗效观察[J].中国误诊学杂志,2008,8(2):367.

[34] 林御贞,孙淑銮,姚细芬,等.莪术油涂抹创面治疗褥疮的效果观察[J].护理学报,2008,15(3):81.

[35] 沈浩芬.龙血竭胶囊在压疮中的应用[J].中国实用神经病学杂志,2008,11(3):159.

[36] 曾凡荣,黄涛,等.龙血竭外用治疗压疮的效果观察[J].临床护理杂志,2007,6(3):80.

[37] 冉建英,刘立华,等.紫血竭膏防治压疮临床研究[J].实用中医药杂志,2008,24(3):139.

[38] 黄海岩,吴道仙,王郭芬,等.龙血竭胶囊治疗Ⅲ期压疮的疗效观察及护理[J].深圳中西医结合杂志,2008,18(3):190.

[39] 宋元芬.龙血竭粉加 654-2 等外用治疗二、三期压疮临床观察[J].中外健康文摘:医药学刊,2008,5(1):100.

［40］肖春芳. 龙血竭治疗晚期恶性肿瘤患者压疮的效果观察［J］. 临床护理杂志，2008，7(2)：65.

［41］朱敏秋，张桂珍，等. 3M敷贴在龙血竭治疗老年压疮中的应用及效果观察［J］. 中国误诊学杂志，2007，7(29)：7050.

［42］于红，孟晓红，等. 龙血竭粉治疗褥疮的临床观察［J］. 兵团医学，2008(2)：503.

［43］戴璐，刘军民，等. 氯霉素联合龙血竭胶囊治疗骨伤患者并发褥疮的疗效观察［J］. 现代医药卫生，2006，22(4)：583.

［44］白召婵. 龙血竭粉治疗Ⅱ期压疮病人的疗效观察［J］. 家庭护士，2008，6(1)：40.

［45］秦雪兰. 龙血竭胶囊粉与75％酒精溶液治疗Ⅱ、Ⅲ期压疮的疗效观察［J］. 齐齐哈尔医学院学报，2008，29(1)：118.

［46］张久金，郭存霞，程红，等. 龙血竭胶囊在Ⅱ期、Ⅲ期压疮护理中的应用［J］. 河南中医，2006，26(4)：88.

［47］顾恒云，张道春，王宗祥，等. 龙血竭外敷治疗溃疡期褥疮的疗效观察［J］. 淮海医药，2006，24(1)：76.

［48］梁红霞. 龙血竭治疗三期难治性褥疮26例［J］. 现代医药卫生，2006，22(4)：595.

［49］尹小燕，姜波涛，等. 龙血竭治疗脑卒中合并压疮的疗效观察［J］. 护理实践与研究，2008，5(2)：46.

［50］蒋江卫，李爱萍，等. 血竭外敷法治疗皮肤慢性溃疡20例的疗效观察［J］. 医学理论与实践，2008，21(7)：809.

［51］全小明，王小俊，邓宝贵，等. 血竭油纱治疗慢性伤口23例疗效观察［J］. 新中医，2008，40(5)：68.

［52］黄政德，王莘智，贺选玲，等. 龙血竭胶囊治疗糖尿病足溃疡疗效观察［J］. 中国中医药信息杂志，2008，15(7)：72.

［53］宋文信. 龙血竭外敷治疗糖尿病足溃疡33例［J］. 中国药业，2008，17(17)：62.

［54］曲静，丁金芝，赵亮，等. 外用重组人表皮生长因子联合龙血竭治疗糖尿病大疱病效果分析［J］. 现代中西医结合杂志，2008，17(17)：2630.

［55］庄见绘，王洪娟，等. 龙血竭湿敷治疗婴幼儿阴囊水肿32例效果观察［J］. 齐鲁护理杂志，2008，14(7)：7.

［56］侯再花. 龙血竭治疗鼻咽癌患者放射性湿性皮炎的效果观察［J］. 护理学报，2008，15(4)：74.

［57］李青. 血竭大黄散治疗妇产科术后腹部切口脂肪液化及会阴伤口愈合不良临床观察［J］. 中国中西医结合杂志，2008，28(9)：857.

［58］刘立红，李艳玲，李丹燕，等. 中成药龙血竭治疗宫颈糜烂的疗效观察［J］. 医药世界，2006(4)：112.

［59］付越，王宇晗，等. 龙血竭加甲硝唑治疗宫颈糜烂临床疗效分析［J］. 实用医技杂志，2006，13(12)：2049.

儿茶 Ercha

【别名】乌爹泥、乌垒泥、乌丁泥(《本草纲目》)，孩儿茶(《饮膳正要》)，西谢(《中药形性经验鉴别法》)。

【来源】儿茶，始载于《饮膳正要》。为豆科落叶植物儿茶 *Acacia catechu* (L.)Wild. 的去皮枝、干的煎膏。主产于云南、广西等地。

【采收炮制】冬季采收儿茶的枝、干，除去外皮，砍成大块，加水煎煮，过滤后，浓缩成糖浆状，冷却，倾于特制的模块中，干后即成。炮制时拣去杂质，打成小块或研成细粉，生用。

【商品规格】商品过去有方儿茶、老儿茶、新儿茶、半老式等规格。现只分为儿茶膏和方儿茶两种，以色黑略棕、涩味重者为佳。

按《中国药典》(2010 年版一部)规定:本品含鞣质不得少于 70%。水分不得过 17.0%。

【药性】 苦、涩、凉。归肺经。

【功效】 活血疗伤,止血生肌,收湿敛疮,清肺化痰。

【应用】

1. 跌打伤痛,外伤出血　本品性涩,既能活血散瘀,又能收敛止血,可用于多种内外伤出血病证。治外伤出血,可与血竭、降香、白及、龙骨等同用,如《实用正骨学》止血散。用治内伤出血,如吐血(上消化道出血)、衄血、便血、崩漏等,可以单用内服,亦可配明矾,或配三七,或与大黄、虎杖、海螵蛸等合用。

2. 湿疮溃疡,牙疳口疮　本品苦涩性凉,有很好的收湿作用,又能生肌敛疮,故为疮疡外用的常用药物。用治诸疮溃烂,流水不敛,可以儿茶配伍乳香、没药、冰片、血竭、龙骨等为末撒敷,如《医宗金鉴》腐尽生肌散;用治痈疽溃烂,久不收口,可以之配合轻粉、血竭为末外敷,如《疡医大全》生肌散;用治牙疳口疮,可用儿茶配伍硼砂,等分为末,外搽患处。

3. 下疳阴疮,痔疮肿痛　本品苦涩,性主沉降,故其敛疮生肌之效,尚可用治下疳、痔疮等症。如以之研末,或配胡黄连粉,撒敷患处,可治下疳阴疮;若与冰片研末调涂,可用治龟头烂疮;用治痔疮肿痛,可以儿茶为末,配少许麝香,调涂患处。

4. 痰热咳嗽　本品能清化痰热,可用治痰热咳嗽,以儿茶二两、细辛四钱,共研细末,用猪胆一个,炼熟为丸。每服一钱,空腹含化,日四次。亦可与黄芩、桑白皮、前胡、瓜蒌等同用。

5. 湿热泻痢,津伤口渴　本品苦凉,具清热止泻之效。用治湿热泻痢,可单用研末服,亦可配伍黄连、黄芩、黄柏、葛根等合用。又能清热生津,可用于暑热津伤口渴之症,可配制成丹剂含化,或与滑石、甘草、青蒿等同煎服用。

此外,儿茶还可用于治疗肺结核咯血、小儿口腔溃疡、小儿消化不良、婴幼儿腹泻、溃疡性结肠炎等。

【用法用量】 外用适量,研末撒敷或调敷。内服 1～3g,多入丸、散,煎汤则可适当增量。

【使用注意】 入汤剂,宜用布包。

【药论】

1.《饮膳正要》:"去痰热,止渴,利小便,消食下气,清神少睡。"

2.《本草纲目》:"清膈上热,化痰生津,涂金疮,一切诸疮,生肌定痛,止血,收湿。"

3.《本草正》:"降火生津,清痰涎咳嗽,治口疮喉痹,烦热,止消渴,吐血,衄血,便血,尿血,湿热痢血,及妇人崩淋经血不止,小儿疳热,口疳,热疮,湿烂诸疮,敛肌长肉,亦杀诸虫。"

4.《本草备要》:"涂阴疳痔肿。"

【现代研究】

(一) 化学成分

本品主要含酚酸性成分和多聚糖[1-4]。

1. 酚酸　对苯二甲酸甲酯,儿茶酸,儿茶鞣酸,1-及 *dl*-儿茶精,1-及 *dl*-表儿茶精,赭扑鞣质,非瑟素,焦儿茶鞣质和黄酮醇类化合物槲皮素,槲皮万寿菊素。

2. 多聚糖　许多由半乳糖、阿拉伯糖、鼠李糖和葡萄糖醛酸等组成的二聚糖,三聚糖和六聚糖。

还含钙、磷、硅等无机元素,纤维素和半纤维素等。

(二) 药理作用

1. 对心血管系统影响　收缩离体家兔耳血管,对离体蟾蜍心振幅先抑制后兴奋;增强酪氨酸酶活性，抑制酪氨酸脱羧酶和组胺脱羧酶活性，透明质酸酶、胆碱乙酰化酶大鼠脑、肝、心和猪主动脉氧摄取，链激酶对纤维蛋白溶解。降低体内肾上腺素含量、兔血糖、豚鼠骨骼肌张力，延缓羊毛脂致血清胆固醇水平升高，降低血压，增快呼吸[5]。

2. 抑菌作用　抑制革兰阳性菌、革兰阴性菌，抑制金黄色葡萄球菌、表皮葡萄球菌、肠球菌、肺炎克雷白菌、大肠杆菌[6,7]。

3. 抗流感病毒作用　对流感病毒肺适应株 A/FM/1/47(H1N1)感染小鼠死亡有保护作用，延长存活时间[8]。增强小鼠迟发型超敏反应，及流感病毒感染小鼠中和抗体水平[9]。抑制甲型流感病毒感染细胞及鸡胚内甲型流感病毒增生[10]。

4. 抗氧化作用　清除氧自由基和抑制 HX 和 XO 体系产生 O_2^-。抵抗超氧化合物致红细胞溶血，抵抗小鼠肝肾组织过氧化脂质生成[11]。

（三）临床报道

1. 治疗上消化道出血　大黄粉、儿茶粉、三七粉治溃疡病出血有效率 88.2%，大便潜血转阴平均 4.41 天[12]。柏勒树儿茶膏治溃疡、肝病出血 22 例，有效 18 例，无效 4 例[13]。儿茶配白及、阿胶、三七等治上消化道出血 220 例有效 207 例[14]。

2. 治疗消化性溃疡　复方儿茶胶囊治 87 例消化性溃疡，愈合有效率 97.7%，幽门螺杆菌根除率 76.8%[15]。儿茶、鸡内金、呋喃唑酮治胃溃疡、十二指肠溃疡 99 例，治愈 91 例，好转 7 例[16]。儿茶配川楝子、黄芪、砂仁等治 51 例胃、十二指肠球部溃疡，治愈 19 例，显效 17 例，有效 12 例[14]。

3. 治疗溃疡性结肠炎　儿茶保留灌肠 43 例，显效 26 例，有效 12 例[17]。口服及保留灌肠 93 例，痊愈 14 例，显效 42 例，有效 33 例[18]。

4. 治疗真菌性肠炎　儿茶治 24 例，治愈 12 例，显效 8 例，好转 2 例[19]。

5. 治疗小儿腹泻　儿茶止泻滴丸治小儿秋季腹泻 60 例，显效 47 例，有效 10 例，平均 44.13 小时止泻[20]。儿茶治 110 例各种原因腹泻，治愈 91 例，好转 13 例[21]。儿茶膏治慢性腹泻 72 例，痊愈 57 例，显效 10 例，好转 5 例，脾虚型尤好[22]。

6. 治疗肺结核　儿茶、明矾治肺结核咯血多例效好[23]。

7. 治疗妇科外阴溃疡　外用儿茶、冰片加服抗生素、维生素治 50 例，平均 11 天可愈[24]。

8. 治疗宫颈糜烂　儿茶、苦参、冰片治 264 例宫颈糜烂，治愈 27 例，显效 20 例，好转 17 例[14]。

9. 治疗口疮　儿茶、冰片治复发性口疮 120 例全部痊愈[25]。儿茶、鸡内金、维生素 B_2 治小儿口疮 190 例，治愈 155 例，显效 26 例[26]。

（四）不良反应

大鼠口服含儿茶鞣质 3%～5%饲料 1 个月死亡；小鼠静脉注射 200～300mg/kg 可致死；代谢产物焦儿茶精毒性较大；没食子酚鞣毒性较儿茶鞣质大。焦性儿茶酚猫与大鼠口服 50mg/kg 可致惊厥，继之麻痹，48 小时内死于呼吸及循环衰竭；每日口服 30mg/kg 引起贫血，黄疸、肾实质伤害，数周内死亡，有明显高血糖[27]。

参 考 文 献

[1] 于健东，田金改. 儿茶中儿茶素含量测定方法专属性考察[J]. 中药新药与临床药理，2002，13(2)：

100-101.

[2] 王淑敏,李惠琳,刘志强,等.儿茶药材中儿茶素和表儿茶素的高效液相色谱法分析研究[J].时珍国医国药,2006,17(4):490-491.

[3] 楼之岑.生药学[M].北京:人民卫生出版社,1965:197.

[4] 江苏新医学院.中药大辞典[M].上海:上海科学技术出版社,1977:1752.

[5] 周翠萍.儿茶心血管药理作用研究概况 [J].中药药理与临床,1992,8(增刊):58.

[6] 李仲兴,王秀华,岳云升,等.用新方法进行儿茶对 308 株临床菌株的体外抗菌活性研究[J].中国中医药信息杂志,2001,8(1):38-39.

[7] 李仲兴,王秀华,岳云升,等.儿茶等中药对 112 株金葡菌的体外抗菌效果对比[J].中国中医药科技,2000,7(6):395.

[8] 郑群,平国玲,赵文明,等.儿茶提取物抗流感病毒作用的小鼠体内实验研究[J].首都医科大学学报,2004,25(1):32-34.

[9] 郑群,平国玲,赵文明,等.儿茶提取物对流感病毒感染小鼠免疫功能的影响[J].首都医科大学学报,2004,25(2):180-182.

[10] 赵文明,郑群,刘振龙,等.儿茶提取物抗甲型流感病毒作用的实验研究[J].首都医科大学学报,2005,26(2):167-170.

[11] 田金改,于健东,王钢力,等.儿茶对氧自由基的消除作用与抗氧化性的研究[J].中药新药与临床药理,1999,10(6):344-346.

[12] 黄锡琛,陈炳焜,陈阿冰.大黄、儿茶治疗溃疡病出血疗效观察[J].中西医结合杂志,1984,4(4):226.

[13] 广东省植物研究所.儿茶膏治消化道出血 22 例[J].中草药通讯,1972(3):50.

[14] 华青.儿茶的古今应用[J].江苏中医,1991,12(7):41.

[15] 郑日男,朴惠顺,宋成岩,等.复方儿茶胶囊治疗消化性溃疡 87 例[J].中国中西医结合杂志,1999,19(11):692-693.

[16] 张丽丽,于荣令,邢泰生,等.胃疡散治疗消化性溃 114 例临床观察[J].中西医结合杂志,1990,10(2):128.

[17] 陈蕾.儿茶水煎剂灌肠治疗溃疡性结肠炎的临床研究[J].中国民族民间医药,2001,19(16):169-170.

[18] 周怀鸿.儿茶治疗慢性结肠炎 93 例疗效观察[J].广东医学,1984,5(5):25.

[19] 马锦森.儿茶治疗顽固性霉菌性肠炎 24 例[J].江苏中医,1989,10(2):9.

[20] 尹志萍,赵德运,陈建军,等.儿茶止泻滴丸治疗小儿秋季腹泻 60 例疗效观察[J].河北中医,2008,30(2):133-134.

[21] 李珍杰.单味儿茶粉治疗腹泻[J].辽宁中医杂志,1980(5):48.

[22] 余泽勋.自制柏勒儿茶胶囊治疗慢性腹泻 72 例[J].云南中医杂志,1988(1):39.

[23] 伏树藩.二妙散治疗肺结核咯血 82 例[J].云南医药,1989,10(1):65.

[24] 卢影.儿茶治疗妇科外阴溃疡 50 例[J].吉林医学,1980,1(2):32.

[25] 孟凡珍,范献礼,等.儿茶散治疗复发性口疮 120 例[J].中国民间疗法,2002,10(7):23.

[26] 周长军,蔡秀玲,杨玲,等.复方儿茶散治疗小儿口疮[J].中国乡村医药杂志,2004,11(2):49.

[27] 江苏新医学院.中药大辞典[M].上海:上海人民出版社,1977:1753.

刘寄奴 Liujinu

【别名】 金寄奴(《日华子本草》),六月雪(《药材资料汇编》),千粒米、九牛草(《湖南药物志》),南刘寄奴(《全国中草药汇编》)。

【来源】刘寄奴，始载于《新修本草》，传说此药为南朝刘宋刘裕所发现，刘裕小名寄奴，故称其为刘寄奴。为菊科多年草本植物奇蒿 *Artemisia anomala* S. Moore 的干燥地上部分。主产于江苏、浙江、湖南、江西等地。

【采收炮制】7～9 月开花时节，割取地上部分，除去泥土，晒干即得。炮制时，拣净杂质，下半段稍浸，上半段淋水，待润软后，切段，晒干，筛去灰屑。

【商品规格】商品分北刘寄奴、南刘寄奴两种，南刘寄奴以子穗色黄如小米、且密生、叶绿无霉、不发黑、身干、梗红者佳。

【药性】辛、苦，温。归心、肝、脾经。

【功效】散瘀止痛，疗伤止血，破血通经，消食化积。

【应用】

1. 跌打损伤，肿痛出血　本品能散瘀疗伤，止血止痛。用治跌打损伤，瘀滞肿痛，可单用研末以酒调服；亦可配伍骨碎补、延胡索同用，如《千金方》用上三味细切煎服，用治被打伤破，腹中有瘀血；用治创伤出血，可单用鲜品捣烂外敷，或干品研末掺裹；亦可配茜草、五倍子等同用，如《伤科补要》止血黑绒絮。还可用治尿血、便血等症，如《集简方》治大小便血，刘寄奴末空心茶清调服。又李时珍治小儿尿血，取刘寄奴研末服效。

2. 血瘀经闭，产后瘀痛　本品辛散苦泄，能破血通经。用治血滞经闭，可与当归、川芎、赤芍、红花等活血调经之品同用；尤多用于产后瘀阻之症，如《圣济总录》刘寄奴汤，以之配甘草，二味等分，每用五钱，水、酒煎服，用治产后百病。

3. 食积腹痛，赤白痢疾　本品有消积化滞之功，其花穗作用更强。用治暑湿食积，脘腹胀痛，可单用煎服；若用其花穗研末，开水冲服，其效更佳；亦可配伍山楂、麦芽、鸡内金等消导药同用。用治赤白痢疾，可配伍乌梅、干姜同用，等分煎服。赤痢重用乌梅，白痢则干姜加量；亦可单用刘寄奴草煎汁饮。

此外，还可用治疮痈肿痛，如《锦方选集》用刘寄奴配金银花、茯苓、薏苡仁等，水煎服，用治肠痈；《疮疡外用本草》用刘寄奴配伍蒲公英、红花，水煎，趁热洗渍，以治乳痈初起肿痛。

【用法用量】内服，入汤剂 3～10g；外用适量，研末撒或调敷，亦可鲜品捣烂外敷。

【使用注意】刘寄奴为破血通经之品，孕妇忌服。

【药论】

1.《新修本草》："破血，下胀。"

2.《日华子本草》："治心腹痛，下气水胀、血气，通妇人癥结，止霍乱水泻。"

3.《开宝本草》："疗金疮，止血为要药；产后余疾，下血，止痛。"

4.《本草纲目》："小儿尿血，新者研末服。"

【现代研究】

（一）化学成分

含香豆精、异泽兰黄素、西米杜鹃醇、脱肠草素、奇蒿黄酮、奇蒿内酯等。

（二）药理作用

1. 对心血管系统作用　增加豚鼠冠脉灌流量，对小鼠缺氧模型有抗缺氧作用。降低 ADP 诱导血小板聚集电阻值，抑制血小板聚集反应；减轻病理状态大鼠体内静脉血栓湿重，降低血栓形成百分率；减少 ADP 诱导体内血栓小鼠死亡率[1]。延长正常大鼠凝血时间和血浆复钙凝血时间、升高血浆 TT、PT、KTTP 值，降低体外血栓形成长度、聚集指数[2]。

2. 抑菌作用　抑制宋内痢疾杆菌、福氏痢疾杆菌等。

（三）临床报道

1. 治疗妇科血证　刘寄奴、大蓟、小蓟、续断等治月经量多、经期延长、崩漏、经间期出血、产后恶露不绝等100例，平均1.4天出血减少，3.2天出血停止，91.5%恢复正常[3]。刘寄奴复方治经行后期诸证均获捷效[4]。

2. 治疗骨科疾患　刘寄奴内服外敷20例，桡骨下端骨折15例痊愈，股骨干骨折4例好转[5]。刘寄奴、独活、川断等热敷治髌骨软化症32例，50个膝关节有效率94%[6]。

参考文献

[1] 潘颖宜，孙文忠，郭忻，等.南刘寄奴和北刘寄奴抗血小板聚集及抗血栓形成药理作用的比较研究[J].中成药，1998，20(7)：45-47.

[2] 潘颖宜，孙文忠，郭忻，等.南北刘寄奴活血化瘀药理作用的比较研究[J].上海中医药大学上海市中医药研究院学报，1997，11(2)：68-72.

[3] 赵玉萍，屈海蓉，等.刘寄奴散治疗100例妇科血证的临床观察[J].宁夏医学杂志，2009，31(11)：1049-1050.

[4] 邬秀凤.辨证加用刘寄奴治疗经行后期验案举隅[J].深圳中西医结合杂志，2001，11(2)：94-95.

[5] 许昆松.刘寄奴一味治疗骨折20例[J].内蒙古中医药，2007(2)：34-35.

[6] 张快强，刘继华，等.热敷散配合功能训练治疗髌骨软化症32例[J].陕西中医，2005，26(12)：1304-1305.

水红花子　Shuihonghuazi

【别名】水红子，川蓼子。

【来源】水红花子，始载于《名医别录》，原名荭草。为蓼科一年生草本植物红蓼 *Polygonum orientale* L. 的干燥成熟果实。主产于江苏、辽宁、四川、山东、吉林等地亦产。

【采收炮制】于秋季果实成熟时割取果穗，晒干，打下果实，除去杂质。炮制时，将杂质拣净晒干即得。

【药性】咸，微寒。归肝、胃经。

【功效】散血消癥，消积止痛，利水。

【应用】

1. 癥瘕积聚　本品味咸，功能软坚消癥，可用治癥瘕积聚之症，可单味熬膏服用，亦可配伍牡蛎、夏枯草、黄药子等活血化瘀、消癥散结之品同用。近年来，临床上用于各种肿瘤。

2. 食积胀痛　本品又能消积止痛，还可用治食积不消，脘腹胀痛。可单味煎服，也可配伍其他健胃消食之品同用。

3. 水臌，水肿　水红花子既能散瘀软坚，又有利水作用，治疗水臌（肝硬化腹水）最相宜。如《本草汇言》治水气浮肿，用本品生擂汁，饮服；治肝硬化腹水，可将该药熬膏，量痞大小摊贴，并以酒调膏服。也可配伍大腹皮、黑丑水煎内服（《新疆中草药手册》）。

【用法用量】内服，入汤剂15～30g。

【药论】

1.《名医别录》："主消渴，去热，明目，益气。"

2.《本草衍义》："消瘰疬，疮破者亦治。"

3.《滇南本草》："破血，治小儿痞块积聚，消年深坚积，疗妇人石瘕症。"

4.《新疆中草药手册》:"健脾利湿,清热明目。治慢性肝炎,肝硬化腹水,颈淋巴结核,脾肿大,消化不良,腹胀胃痛,小儿食积,结膜炎。"

【现代研究】

（一）化学成分

主要含黄酮类、木脂素类和二苯乙烯类化合物。有槲皮素、双氢槲皮素、荭草苷、β-谷固醇、3,5,7-trihydrochromone、kaempferol、5,7,4′-trihydroxydihy-droflavonol、3-pyridine carboxylic acid、5-dimethoxy-4-hydroxybenzoic acid、3,3-二甲基鞣花酸-4-*O*-13-D-葡萄糖苷、3,3-二甲基鞣花酸、花旗松素等[1,2]。

（二）药理作用

1. 抗肿瘤作用　抑制小鼠艾氏腹水癌和肉瘤180[3]。

2. 抑菌作用　抑制志贺痢疾杆菌和福氏痢疾杆菌[4]。

3. 利尿作用　有明显利尿作用[5]。

4. 调节免疫功能　抑制小鼠细胞免疫和体液免疫功能,缓解小鼠迟发型超敏反应[6]。

5. 抗氧化作用　清除·OH、O_2^-及H_2O_2,抑制Fe^{2+}+抗坏血酸致大鼠心、肝、肾脂质过氧化产物MDA生成,酵母多糖A刺激中性粒细胞生成O_2^-,H_2O_2诱发红细胞氧化溶血[7]。清除·OH,提高SOD及GSH-Px活力[8]。

（三）临床报道

1. 治疗肝硬化　31例用水红花子、山甲、川朴等显效13例,有效15例[9]。

2. 治疗乙型肝炎　水红花子、制大黄、花椒等治100例,痊愈59例,有效40例,HBsAg阴转率59%[10]。

3. 治疗原发性肝癌　水红花子、三棱、莪术等口服配抗癌针剂注射双侧阳陵泉治25例,一年生存率60%,三年生存率16%[11]。

（四）不良反应

水红花子免疫性肝损伤小鼠肝脏病理损伤明显,血清ALT、AST升高,肝组织SOD值下降,MDA升高,具肝毒性,不可长期过量服用[12]。

参考文献

[1] 杜小青,胡静,孔营,等.水红花子化学成分的研究[J].亚太传统医药,2010,6(1):23-25.

[2] 郝宁,康廷国,窦德强,等.水红花子的化学成分研究[J].时珍国医国药,2009,20(2):369-370.

[3] 雷载权,张廷模,等.中华临床中药学[M].北京:人民卫生出版社,1998:1175.

[4] 南京药学院.解放思想,打破框框,教学结合科学实验,充分利用我国药材资源,为劳动人民服务[J].药学学报,1966,(2):93.

[5] 陈方良,崔珉,张素云,等.水红子的利尿作用[J].中医杂志,1979(11):27.

[6] 李莉,陈秋阁,王红梅,等.水红花子对小鼠免疫功能及迟发型超敏反应的抑制作用[J].河南师范大学学报,2009,37(4):125-127.

[7] 葛斌,张振明,许爱霞,等.水红花子醇提物抑制大鼠组织脂质过氧化反应的体外作用研究[J].第三军医大学学报,2007,29(6):516-518.

[8] 雷晓燕,许爱霞,高湘,等.水红花子水提物的抗氧化活性[J].第一军医大学学报,2005,25(7):820-822.

[9] 张友.柔肝汤治疗肝硬化(代偿期)31例临床观察[J].北京中医,1994(3):42.

[10] 尹计山,李庚辰,等.冬虫丸治疗乙型病毒肝炎100例临床观察[J].河北中医,1993,15(3):16.

[11] 林宗广. 中西医结合治疗原发性肝癌 25 例报告[J]. 新医药学杂志, 1979(4): 25.

[12] 杜宇琼, 赵晖, 付修文, 等. 水红花子对小鼠免疫性肝损伤的影响[J]. 中西医结合肝病杂志, 2007, 17(3): 154-156.

马钱子 Maqianzi

【别名】 番木鳖，苦实(《本草原始》)，马前、牛银(《本草求原》)。

【来源】 马钱子，始载于《本草纲目》(原名番木鳖)。为马钱科木质大藤本植物云南马钱 *Strychnose pierriana* A. W Hill 或马钱 *Strychnose nux-vomica* L. 干燥成熟种子。前者主产于云南、广东、海南等地，后者主产于印度、越南、缅甸、泰国等国。

【采收炮制】 冬季采收成熟的果实，除去果肉，收取种子，晒干，除去杂质，即为生马钱子。炮制时取砂子适量，放入锅内炒热，加入纯净的马钱子，烫至鼓起并显棕褐色或深棕色，取出，筛去砂子，割去毛，为制马钱子。将其研粉，即为马钱子粉。取拣净的马钱子，加水煮沸，取出，再用水浸泡，捞出，割去皮毛，微晾，切成薄片，另取麻油少许，置锅内烧热，加入马钱子片，炒至微黄色，取出，放凉，即为油马钱子。

【商品规格】 商品有马钱子和云南马钱子两种，前者为进口商品，后者系国产品，均以个大饱满，质坚肉厚，色灰黄有光泽者为佳。

按《中国药典》(2010 年版一部)规定：按干燥品计算，含士的宁($C_{21}H_{22}N_2O_2$)应为 1.20%～2.20%。水分不得过 13.0%。

【药性】 苦，温。有大毒。归肝、脾经。

【功效】 散结消肿，通络止痛。

【应用】

1. 跌打骨折，红肿作痛　本品有活血散结、消肿止痛作用，用治跌打损伤，骨折肿痛，可配麻黄、乳香、没药，等分为丸，即《急救应验良方》九分散。用时每服九分，酒下，不效过 3 小时再服；并以烧酒适量外敷。亦可与穿山甲等同用，如马前散(《救生苦海》、青龙丸《外科方奇方》)。

2. 痈疽疮毒，咽喉肿痛　本品苦泄有毒，能攻毒散结，消肿止痛。用治痈疽初起，红肿疼痛，可用马钱子配山芝麻(闹羊花子)、乳香各五钱、穿山甲一两，共研末，每服一钱，酒下，即《救生苦海》马前散；《疡医大全》以之配土木鳖、蓖麻仁、密陀僧为膏，名发背对口膏，用治疽痈发背，敷贴患处，初起可消，已成即溃。用治咽喉肿痛，多作散剂应用，如《医方摘要》以之配青木香、山豆根等分为末，吹之，治喉痹作痛；《唐瑶经验方》则马钱子一个，木香三分，同磨水，调熊胆三分，胆矾五分，以鸡毛扫患处，以治缠喉风肿。

3. 风湿顽痹，麻木瘫痪　本品散结通络作用甚强，又能消肿止痛，为治疗风湿痹的要药。用治风湿顽痹、拘挛疼痛、瘫痪麻木等症，可与麻黄、乳香、全蝎、苍术、牛膝等为丸服；《现代实用中药》用马钱子与甘草等分为末，炼蜜为丸服，以治手足麻木、半身不遂；《医学衷中参西录》振颓丸，则以马钱子配人参、当归、乳香、穿山甲等同用，用治偏枯、麻木诸证。

马钱子通过不同配伍还可用于手足癣、三叉神经痛、重症肌无力、呼吸肌麻痹、慢性支气管炎、精神分裂症、癫痫、漏肩风、面神经麻痹、慢性风湿性关节炎、类风湿关节炎、慢性肥大性关节炎、神经性皮炎等多种病症。

【用法用量】 内服宜制，多入丸散，日服 0.3～0.6g。外用适量，研末吹喉或调敷，或醋磨涂。

【使用注意】

1. 本品内服不宜生用，必须经过砂烫鼓起并呈棕褐色或深棕色方可入药，且不可多服久服；本品所含有毒成分能被皮肤吸收，故外用亦不宜大面积涂敷，涂于口腔黏膜时，尤宜谨慎，以防中毒。

2. 孕妇及体虚者忌服。

【药论】

1.《本草纲目》："治伤寒热病，咽喉痹痛，消痞块，并含之咽汁，或磨水噙咽。"

2.《得配本草》："散乳痈，治喉痹，涂丹毒。"

3.《医学衷中参西录》："开通经络，透达关节之力，远胜于它药也。"

4.《中药志》："散血热，消肿毒。治痈疽、恶疮。"

【现代研究】

（一）化学成分

含多种生物碱：番木鳖碱（士的宁）、马钱子碱、异番木鳖碱、异马钱子碱、番木鳖碱-*N*-氧化物、马钱子碱-*N*-氧化物、*β*-可鲁勃林碱、16-羟基-*β*-可鲁勃林碱等，及伪番木鳖碱、伪马钱子碱和番木鳖次碱、*N*-甲基-断-伪番木鳖碱（依卡精）、*N*-甲基-断-伪马钱子碱（奴弗新）。种子 220～260℃加热 3 分钟，剧毒成分番木鳖碱、马钱子碱含量明显降低，异番木鳖碱、异马钱子碱、番木鳖碱-*N*-氧化物和马钱子碱-*N*-氧化物含量增高[1]。

尚含番木鳖苷、绿原酸、棕榈酸、脂肪油、蛋白质、多糖类等[2]。

（二）药理作用

1. 神经系统作用　士的宁和马钱子碱既是有毒成分也是有效成分。首先兴奋脊髓的反射功能，其次兴奋延髓呼吸中枢及血管运动中枢，提高大脑皮质感觉中枢功能，兴奋迷走神经。可穿透血脑屏障对中枢系统产生作用[3]。提高延髓呼吸中枢、血管运动中枢兴奋性，升高血压，加深加快呼吸，提高大脑皮质感觉中枢敏感性[4,5]。

2. 对心血管系统作用　激动 T 型、L 型和 B 型钙通道活动，延长开放时间，缩短关闭时间，增加开放概率，抵消黄嘌呤-黄嘌呤氧化酶破坏心室肌细胞肌丝和线粒体等超微结构，保护心肌细胞[6]。阻断心肌 K^+、Na^+ 和 Ca^{2+} 通道[7]。

3. 镇痛作用　镇痛机制为阻断钠电流[8]。抑制醋酸刺激疼痛[9]。对小鼠有镇痛作用[10]。

4. 抗炎作用　抑制 freund 完全佐剂致大鼠关节炎原发性和继发性病变[11]，棉球肉芽增生和足跖肿胀[12]，大鼠足肿胀、肉芽组织增生[13]。

5. 抑菌作用　抑制许兰黄癣菌、奥杜盎小孢子菌、流感嗜血杆菌、肺炎双球菌、甲型链球菌和卡他球菌[14]。

6. 抗肿瘤作用　抑制原发性肝癌，改善临床症状[15]。抗肿瘤细胞生长和抗氧化[16]。抑制实体瘤模型小鼠体内肿瘤生长，及移植性肝癌模型荷瘤小鼠体内肿瘤生长，刺激和促进造血系统和免疫系统功能，恢复小鼠因接种肝癌 Heps 瘤株致肝肾损伤[17]。抑制小鼠移植性肿瘤 H22 生长[18]。

7. 免疫调节作用　对环磷酰胺致小鼠淋巴细胞增殖及其功能改变有恢复作用[19]。抑制细胞免疫和机体对免疫复合物超敏反应[20]。

8. 抗血栓作用　抑制二磷酸腺苷诱导血小板聚集和胶原诱导血小板聚集[21]。

9. 对软骨细胞增殖和凋亡影响　拮抗 NO 对软骨细胞增殖抑制，促进软骨细胞增殖。

降低 NO 致软骨细胞早期凋亡[22,23]。抑制部分软骨细胞凋亡[24]。

10. 对超氧化物歧化酶和睾酮影响　提高小鼠血清超氧化物歧化酶活力，降低小鼠血清睾酮含量[25]。

(三) 临床报道

1. 治疗脑血管病后偏瘫及面瘫　马钱子治早期脑血管病后偏瘫效显。内服牵正散外敷马钱子散并配针灸治面神经麻痹效良[26]。针刺合马钱子外敷颊车穴治顽固性面神经麻痹 32 例，治愈 24 例，显效 7 例，有效 1 例[28]。

2. 治疗风湿性关节炎　马钱子、全蝎、穿山甲等治风湿性关节炎 70 例，治愈 32 例，显效 20 例，好转 12 例[29]。

3. 治疗癌症疼痛、坐骨神经痛、颈椎病　马钱子、蟾酥等外用对癌症患者有较好止痛效果，能降低血小板，减轻癌症病人高凝、高黏滞状态[30]。制马钱子、全蝎等治骨癌 90 例，完全缓解 20 例，部分缓解 54 例[31]。马钱子组方治坐骨神经痛，治愈 65.7%，好转 15.6%[32]。马钱子治颈椎病 40 例，治愈 37 例，有效 2 例[33]。

4. 治疗阳痿　马钱子、蜈蚣、穿山甲等收效良好[34]。

5. 治疗进行性肌营养不良　马钱子汤口服 3 个月，肌力增加至Ⅳ级，走路较前快，Gowers 征明显减轻；再服 3 个月，症状明显减轻，Gowers 征不明显，走路基本正常[35]。

6. 治疗烧伤后并发化脓性耳软骨炎　生马钱子食醋调糊入脓腔，耳廓红肿外敷，4～11 天治愈[36]。

7. 治疗腰椎间盘突出　马钱子、土鳖虫、川牛膝等治 40 例，痊愈 24 例，显效 10 例，好转 4 例[37]。

8. 治疗脊柱骨质增生　制马钱子、制川乌、乳没等白酒冲服治 25 例，痊愈 5 例，基本痊愈 15 例，好转 5 例[37]。

9. 治疗坐骨神经痛　制马钱子、制乳没、全蝎等治 38 例，痊愈 27 例，显效 9 例。马钱子酒送服治 33 例，痊愈 24 例，显效 7 例[37]。

10. 治疗三叉神经痛　马钱子、川草乌、乳没香油或清凉油调膏贴患侧太阳、下关、颊车或阿是等穴治 134 例，痊愈 98 例，好转 36 例[37]。

11. 治疗慢性支气管炎　马钱子碱片剂治 334 例，有效率 74.9%[37]。

12. 治疗牛皮癣　炸马钱子、焦核桃仁、朱砂为丸，肚脐内用药治 52 例，显效 21 例[38]。

13. 治疗手足癣　香油炸生马钱子，油涂患处治 64 例，60 例痊愈，4 例好转[37]。

14. 治疗带状疱疹　生马钱子去皮食醋调涂治 12 例，半小时疼痛减轻或消失，1 天水疱干凋、红肿及皮疹消退 8 例，2～10 天脱痂痊愈[37]。

15. 治疗关节炎　马钱子、麻黄煎后弃麻黄，沙炒或油炙研末，治慢性风湿性关节炎 58 例，减轻 18 例，缓解 17 例[38]。

16. 治疗精神分裂症　马钱子治 20 例，有效 15 例，妄想型、忧郁型、单纯型有效，躁狂型无效[38]。

17. 治疗痈肿　马钱子油炸去毛为丸，治 1500 例显效[38]。

(四) 不良反应

1. 毒性　成人一次口服约 5～10mg 士的宁可中毒，30mg 可致死亡；士的宁、马钱子碱、马钱子仁小鼠灌服 LD_{50} 为 3.27mg/kg、233mg/kg 和 234.5mg/kg；小鼠腹腔注射 LD_{50} 为 1.53mg/kg、69.77mg/kg 和 76mg/kg [39]。

2. 中毒症状　早期中毒可出现头痛头昏、烦躁不安、口唇发紫、全身肌肉轻微抽搐、精神轻度异常；严重时神志不清、恶心呕吐、腹痛腹泻、全身抽搐、牙关紧闭、苦笑面容、口角流涎、痉笑、角弓反张、颈项强直、两手握固、言语不清、大小便失禁、食欲抑制、吞咽和呼吸困难、口唇发绀[39]，也可出现精神障碍[40]，面神经麻痹，发作伴恐惧感，四肢肌肉松弛、肌力下降[41]。可引起肾损害和尿毒症[42]。

3. 毒理作用

(1) 对中枢神经系统作用：士的宁兴奋整个中枢神经系统，首先兴奋脊髓反射功能，其次兴奋延髓呼吸中枢及血管运动中枢，提高大脑皮质感觉中枢功能[43]。

1) 对脊髓作用：脊髓对士的宁有高敏感性，动物注射硝酸士的宁可增强脊髓反射，剂量增加可现强直性惊厥。中毒剂量士的宁能破坏脊髓的交互抑制过程，出现强直性惊厥。

2) 对延髓作用：士的宁能提高延髓内血管运动中枢、呼吸中枢和咳嗽中枢兴奋性，升高血压，加深加快呼吸。

3) 对大脑皮质作用：小剂量士的宁能加强皮质兴奋过程，使抑制状态病人苏醒。接近中毒剂量士的宁短暂地提高兴奋过程后即发生超限抑制现象。

(2) 对免疫系统作用

1) 马钱子碱对抗体生成影响：腹腔注射马钱子碱对正常小鼠脾抗体分泌细胞水平及血清溶血素水平无影响；对环磷酰胺致小鼠脾抗体分泌细胞水平及血清溶血素水平的降低有回升作用，但不能使其恢复至正常。

2) 马钱子碱对迟发型超敏反应影响：能增强正常鼠迟发型超敏反应，对环磷酰胺致迟发型超敏反应降低有恢复作用。对正常鼠脾指数及胸腺指数无影响，不能使迟发型超敏反应中被环磷酰胺降低的脾指数及胸腺指数恢复正常。

3) 腹腔注射马钱子碱对小鼠脾淋巴细胞增殖影响：对正常 T、B 淋巴细胞增殖无影响；对环磷酰胺降低的脾淋巴细胞增殖，尤其 T 淋巴细胞增殖，可使之恢复正常。

4) 马钱子碱对小鼠脾细胞体外产生白细胞介素-2 能力影响：对体外小鼠脾细胞产生白细胞介素-2 无影响[44]。

(3) 对肾脏作用：马钱子能兴奋延髓呼吸中枢及血管运动中枢，增高血管平滑肌张力，收缩小动脉，升高血压，肾小管上皮因缺血、缺氧坏死[42]。

(4) 对心脏作用：过量服用马钱子可导致心律失常、窦性心动过速等[45]。

4. 预防措施

马钱子须在医生指导下应用，切不可随意自用。应注意：

(1) 防止误吃毒鼠饵及大量含马钱子药片。

(2) 生马钱子具剧毒，切勿口服，应尽量使用制马钱子。

(3) 少入汤剂，多入丸、散、膏等剂型，延长吸收时间，减缓毒性。

(4) 严格控制剂量，分次服药，0.4g/次为宜，士的宁含量控制在 6mg 内，小量渐增[46]。

(5) 配伍药物减低马钱子毒副作用，共同加热过程中，甘草可能与马钱子毒性成分发生沉淀反应而减毒[47]。赤芍亦能减低马钱子毒性，且合用具更强止痛作用[48]。

(6) 避免合用下列药物：酒、汉防己、罂粟壳、麝香、元胡和硝酸一叶萩碱等，因能增强士的宁毒副作用[46]。

(7) 不同产地马钱子的士的宁和马钱子碱含量不同，临床常因更换品种而中毒。建议运用时最好注明马钱子产地。

(8) 用量用法要因人而异,肝肾功能不全、神经系统疾病、高血压和心脏病等应慎用。

(9) 注意监测随访,长期服用者应定期复查血象和肝肾功能等。出现中毒时,如轻感舌麻,微微抽搐,肌肉微颤动,应马上减量或停药。

5. 救治措施

(1) 西医常规治疗[46]

1) 立即将病人安置在黑暗安静环境中,避免外界刺激,引起反射性惊厥发作。

2) 尽快使用中枢抑制药制止惊厥,如戊巴比妥钠 0.3～0.5g,或地西泮 10～20mg 静注,遇呼吸暂停应暂停注射。不宜使用吗啡和咖啡因,前者有兴奋脊髓作用,后者对士的宁有协同作用。

3) 洗胃。用高锰酸钾液(1∶2000)注入胃中,洗出胃内容物。

4) 促进毒物排出。灌入 50%硫酸镁 40～50ml 导泻,加速肠道残留毒物排泄。静推呋塞米,每次 40～80ml,促进毒物从尿液排出,同时应监测水电解质平衡,必要时可血液透析治疗。

5) 呼吸麻痹者及时行气管插管、人工机械呼吸[49]。

(2) 中药治疗

1) 单味中药:甘草 120g 煎汤服,4 小时一次,治马钱子中毒,2 例痊愈[50,51]。肉桂 10g 煎服,抢救一名误服马钱子粉 4g 患者,半小时后症状基本缓解,1 小时后全部缓解,未留后遗症[52]。一口服 10g 生马钱子自杀患者,经吸氧、洗胃、护肝、制酸、保心和能量支持等西医治疗症状无改善。用生姜 200g 捣汁口服,20ml/h,4 小时后牙关症状缓解,张口说话。6 小时后神志清醒,说话自如,症状消失[53]。

2) 复方汤剂:轻度中毒无明显抽搐者,蜂蜜 6g、绿豆 120g、甘草 30g,水煎频服。中度中毒轻度抽搐者,防风 6g、甘草 10g、钩藤 12g、生姜 5g、青黛 2g,冲服或水煎服;严重抽搐者,蜈蚣 3 条、全蝎 6g 研末灌服(小儿减量)。上法治急性马钱子中毒 16 例,显效 9 例,好转 6 例,无效 1 例[54]。五虎追风散加减:白僵蚕 150g、白附子 5g、制南星 5g、蜈蚣 1 条、全蝎 5g、炙甘草 30g 煎汤,1 次/4 小时,连服 2 剂,结合西药对症处理,抢救一马钱子中毒惊厥患者,3 天后痊愈[55]。

3) 针灸治疗:针灸治疗马钱子中毒引起双侧面神经麻痹 8 例,取穴:阳白透鱼腰、太阳透率谷、地仓透颊车、颊车透颧髎。配穴:风池、翳风、合谷、太冲。以透穴为主,先针第一个腧穴,获得针感后,再把针退至皮下,以平刺到要透的腧穴,使其有同样针感,以温和的补法为主。配穴均刺入 0.5～1 寸得气后,以平补平泻法为主。治愈 7 例,显效 1 例[56]。

参考文献

[1] 宋立人,洪恂,丁绪亮,等. 现代中药学大辞典[M]. 北京:人民卫生出版社,2001.

[2] 王琦伟,刘良,黄光照,等. 马钱子的毒理学研究进展[J]. 法医学杂志,2004,20(3):183.

[3] 李晓天,张丽容,王天奎,等. 马钱子碱在小鼠体内的组织分布[J]. 中国临床药理学与治疗学,2006,11(3):342.

[4] PesceME, AcevedoX, BustamanteD, et al. Progesterone and testosterone modulate the convulsant actions of pentylenetetrzol and strych-nine inmiee[J]. Pharmacology & Toxicology,2000(8)7:116.

[5] 过振华,马红梅,张伯礼. 马钱子药理毒理研究回顾及安全性研究展望[J]. 中西医结合学报,2008,6(6):645-649.

[6] 陆跃鸣,陈龙,蔡宝昌,等. 异马钱子碱对心肌细胞作用的单钙通道及透射电镜分析[J]. 安徽中医

学院学报,1999,18(6):47-49.

[7] 李明华,张贵卿,赵德华,等. 马钱子碱对豚鼠心脏乳头慢反应动作电位的影响[J]. 中药药理与临床,1997,13(4):19.

[8] 李明华,张艳,刘巨源,等. 马钱子碱对大鼠海马神经元钠道的影响[J]. 新乡医学院学报,2003,20(6):389-392.

[9] 周爱香. 姚祥珍,沈鸿,等. 复方马钱子片的镇痛作用和毒理试验[J]. 中国实验方剂学杂志,1998,4(4):59-60.

[10] 朱建伟,武继彪,李成韶,等. 马钱子碱镇痛作用及其药效动力学研究[J]. 中国中医药科技,2005,12(3):166-167.

[11] 李明辉,姚志凌,等. 壮筋骨胶囊对大鼠免疫性关节炎的影响[J]. China Pharmecist,2002,5(4):242.

[12] 徐丽君,魏世超,陆付耳,等. 马钱子若干组分治疗实验性关节炎的比较研究[J]. 同济医科大学学报,2001,30(4):564.

[13] 魏世超,徐丽君,张秀桥,等. 马钱子总生物碱对实验性关节炎的影响[J]. 医药学报,2002(3):269.

[14] 黄喜茹,曹冬,等. 马钱子研究进展[J]. 上海中医药杂志,2005,39(1):62-63.

[15] 宋爱英,谭辉,毕俊芳,等. 马钱子浓缩液加碘油肝动脉灌注栓塞治疗原发性肝癌的临床观察[J]. 中国药学报,2007,35(5):28-29.

[16] 陆跃鸣,陈龙,蔡宝昌,等. 马钱子碱与异马钱子碱氮氧化物抗肿瘤细胞生长及抗氧化损伤作用的比较[J]. 南京中医药大学学报,1998,14(6):349-351.

[17] 邓旭坤,蔡宝昌,殷武,等. Brucine 对 Heps 荷瘤小鼠的抗肿瘤作用和毒性的研究[J]. 中国药理学通报,2006,22(1):35-39.

[18] 张蕻,李燕玲,任连生,等. 马钱子天南星对小鼠移植性肿瘤的抑瘤作用[J]. 中国药物与临床,2005,5(4):272.

[19] 赵红卫,翁世艾,朱燕娜,等. 马钱子碱对小鼠淋巴细胞功能的影响[J]. 中国药理学通报,1999,15(4):354-356.

[20] 周爱香,郭淑英,田甲丽,等. 复方马钱子片对免疫功能的影响[J]. 中国实验方剂学杂志,1998,4(4):46-48.

[21] 周建英,卞慧敏,马骋,等. 马钱子碱和马钱子碱氮氧化物抗血小板聚集及抗血栓形成作用的研究[J]. 江苏中医,1998,19(4):41-43.

[22] 张梅,李平,等. 马钱子碱对兔软骨细胞增殖的影响[J]. 安徽中医学院学报,2003,22(3):39-41.

[23] 张梅,李平,陈朝晖,等. 马钱子碱对一氧化氮诱导软骨细胞凋亡的影响[J]. 中国临床康复,2003,7(26):3554-3555.

[24] 张梅,李平,汪健,等. 马钱子碱对 3 种软骨细胞凋亡模型的影响[J]. 中国骨伤,2005,18(7):410-412.

[25] 吴奕富,林久茂,郑良朴,等. 3 种不同炮制的马钱子对小鼠血清超氧化物歧化酶和睾酮的影响[J]. 福建中医学院学报,2004,14(2):24-25.

[26] 况时祥. 脑血管病早期应用马钱子的体会[J]. 四川中医,2004,22(8):20.

[27] 范存瑞. 内服牵正散外敷马钱子散治疗面神经麻痹临床观察[J]. 中西医结合心脑血管杂志,2004,2(3):57-58.

[28] 田文华. 电针加马钱子穴敷治疗顽固性面神经麻痹 30 例[J]. 中国民间疗法,2003,11(5):12.

[29] 申慧明. 自拟速效马钱散治疗类风湿关节炎 70 例[J]. 实用中医内科杂志,2006,20(1):43.

[30] 田华琴,黄光庆,等. 癌理通外敷治疗癌性疼痛 60 例[J]. 陕西中医,2004,25(3):232-235.

[31] 李景梅,王晓婷,等. 癌痛散治疗癌性疼痛 90 例临床观察[J]. 中医药信息,2004,21(2):41-42.

[32] 吕启郁.舒筋活络散治疗坐骨神经痛[J].光明中医,2006,21(4):63.

[33] 杨从刚.马钱乌头汤治疗颈椎病40例[J].实用中医药杂志,2006,22(3):157.

[34] 宋立伟.王以文运用马钱子的经验[J].中医药学刊.2006,24(4):608.

[35] 梁明.马钱子治疗神经肌病的应用体会[J].新中医,2000,32(10):51.

[36] 何友德,肖晓兰,等.马钱子治疗烧伤后并发化脓性耳软骨炎18例[J].中华烧伤杂志,2007,10(5):23.

[37] 赵荣荣.临床中药学[M].北京:北京出版社,2000:516.

[38] 阴健,郭力弓,等.中药现代研究与临床应用[M].北京:学苑出版社,1993:118.

[39] 赵珍东,黄兆胜,等.马钱子的毒副作用研究进展[J].国医论坛,2003,18(1):50-51.

[40] 李宝君.马钱子中毒致精神障碍1例[J],陕西中医,1995,16(7):314.

[41] 王敬祖,马雪梅,等.针灸治疗马钱子中毒引起双侧面神经麻痹8例[J],中医药学报,1998,26(4):33.

[42] 韩进军.马钱子中毒致急性肾功能衰竭死亡1例[J].中日友好医院学报,1999,13(1):14.

[43] 王琦玮,刘良,黄光照,等.马钱子的毒理学研究进展[J].法医学杂志,2004,20(3):183-184.

[44] 赵红卫,翁世艾,朱燕娜,等.马钱子碱对小鼠淋巴细胞功能的影响[J].中国药理学通报,1999,15(4):354-356.

[45] 颜永书,周兰,等.浅析马钱子中毒原因[J].泸州医学院学报,2001,24(4):276.

[46] 贾公孚,李涛,许莉,等.药物毒副反应防治手册[M].北京:中国协和医科大学出版社,2004:954.

[47] 金丽容.甘草对马钱子的减毒作用研究[J].宁夏医学院学报,1996,18(3):6-7.

[48] 李晓丽,宋振华,等.有毒止痛中药配伍浅探[J].中草药,1998,29(6):424-425.

[49] 周毅敏,黄祯平,等.23例马钱子中毒抢救分析[J].中国医师杂志,1998,3(3):34.

[50] 汪德芬,杨颐,吕瑾瑜,等.马钱子中毒致惊厥1例[J].中国中西医结合杂志,2001,21(4):251.

[51] 刘玉芬.马钱子中毒抢救体会[J].实用中医内科杂志,2004,18(3):258.

[52] 李书印.肉桂解救马钱子中毒1例[J].实用中医内科杂志,2000,14(1):29.

[53] 陈玉海,谭焕萍,马宝生,等.生姜解生马钱子中毒1例[J].时珍国医国药,2004,15(10):684.

[54] 赵瑁.中西医结合治疗急性马钱子中毒16例[J].河南中医,2002,22(2):52.

[55] 周英,段莉,等.中西医结合抢救马钱子中毒致惊厥1例[J].实用中西医结合临床,2005,5(1):52.

[56] 王敬祖,马雪梅,等.针灸治疗马钱子中毒引起双侧面神经麻痹8例[J].中医药学报,1998,26(4):33.

第四节　破血消癥药

本类药物,味多辛苦,兼有咸味,具散泄之性,咸入血分。大多药性强烈,故能破血逐瘀、消癥散积。主治瘀血较重的癥瘕积聚。亦可用于血瘀经闭、瘀肿疼痛等症。

在应用破血消癥药时,常须配伍行气破气之品同用,以增强其破瘀消癥之效,或配攻下药以增其攻逐瘀血之力。

本类药物,药性峻猛,且多具毒性,易耗血动血,耗气伤阴,故凡出血病证,或阴虚血亏、气虚体弱及妇女妊娠等证,均当慎用或禁用。

莪术　Ezhu

【别名】蓬莪术(《药性论》),蒁药(《新修本草》),蓬术(《普济方》),莪蒁(《本草备要》),蓬蒁(《本经逢原》),广术(《本草求真》),文术(《四川中药志》)。

【来源】莪术，始载于《药性论》。为姜科植物蓬莪术 *Curcuma phaeocaulis* Val.、温郁金 *Curcuma wenyujin* Y. H. Chenet C. Ling、广西莪术 *Curcuma kwangsiensis* S. lee et C. F. Liang 的干燥根茎。主产于广西、四川、浙江、江西等地。

【采收炮制】于秋冬季节，茎叶枯萎后采收，去净泥土，蒸或煮至透心，干燥后除去须根及杂质。炮制时，除去杂质，用水浸泡，蒸软后切薄片，干燥后用，为莪术；若将净莪术与醋同煮，煮至醋尽透心，取出，稍晾切厚片后干燥，为醋莪术。

【商品规格】按药材长短粗细分为顶五、正五、副五、长条、二面等规格。一般认为安徽产者体重质优。以上均以条粗、洁白、体实、味苦者为佳，条细、体虚、色灰黄者次。

【药性】辛、苦，温。归肝、脾经。

【功效】破血行气，消积止痛。

【应用】

1. 气滞血瘀，癥瘕积聚　本品辛散、苦泄、温通，既入血分，又入气分，能破血散瘀，消癥化积，行气止痛。用治瘀阻日久而成的癥瘕痞块，常常与三棱相须为用，如《寿世保元》莪术散，即以本品配三棱、当归、香附等，用治经闭腹痛，腹中有块；用治胁下痞块，或久疟成母，可与丹参、三棱、鳖甲、柴胡等同用。

2. 血瘀经闭，心腹气痛　本品辛散温通，能破血通经，行气止痛。用于妇女血瘀，经闭、痛经，常配当归、红花、牡丹皮等同用；治月经不调，小腹作痛，精神郁闷，可用莪术配川芎、白芍、当归等以活血调经，柔肝止痛，如《证治准绳》莪术散；经痛兼寒者，可配高良姜、五灵脂、干姜等，以逐瘀散寒，如《普济方》内炙散。治胸痹心痛，可配川芎、丹参等同用。若体虚而瘀血久留不去者，可配黄芪、党参等药以消补兼施。又《卫生家宝方》以此二两（醋煮），木香一两（煨）。为末每服半钱，淡醋汤调下，用治一切冷气，抢心切痛，发即欲死，久患心腹痛时发者；《杨氏护命方》则单用本品研末，每服一钱，空心葱酒送下，以治小肠脏气（疝气）非时痛不可忍。

3. 食积不化，脘腹胀痛　本品辛能行气，有消积止痛作用。治小儿腑热久蒸，肌肉消瘦，可以本品配赤芍、当归、鳖甲同用，如《普济方》神妙宜气丸；若脾失健运，宿食不化，而致脘腹胀痛，可与三棱、木香、枳实等配伍；若脾虚不运，而致脘腹胀痛者，则可配伍党参、白术、山药等同用。

4. 跌打损伤，瘀肿疼痛　本品破血祛瘀，还能消肿止痛，尚可用于跌打损伤的瘀血肿痛，内服、外用均可应用。临床上常与其他祛瘀疗伤之品同用，如《救伤秘旨》十三味总方，以此配三棱、当归、苏木、骨碎补等，用酒煎服，为总治跌打损伤的方剂。又如《医学入门》中七香丸，除治郁闷忧思、气滞腰痛外，还可治闪挫跌仆，即以莪术、甘松、丁香等七味活血理气之品组成。《福建药物志》用莪术、紫荆皮二味，酒调外敷，治疗关节脱臼。

【用法用量】内服，入汤剂 3～15g，醋制后可增强祛瘀止痛作用。

【使用注意】本品破血力强，月经过多及孕妇忌用。

【药论】

1.《药性论》："治女子血气心痛，破痃癖冷气，以酒醋摩服。"

2.《日华子本草》："治一切血气，开胃消食，通月经，消瘀血，止扑损痛，下血及内损恶血等。"

3.《开宝本草》："主心腹痛，中恶疰忤、霍乱，冷气吐酸水，解毒，饮食不消，酒研服之。又疗妇人血气，丈夫奔豚。"

4.《本草经疏》："蓬莪术行气破血散结，是其功能之所长，若夫妇人小儿，气血两虚，脾胃素弱而无积滞者，用之反能损真气，使食愈不消而脾胃益弱，即有血气凝结、饮食积滞，亦当与健脾开胃，补益元气药同用，乃无损耳。"

【现代研究】

（一）化学成分

主要含挥发油、姜黄素及多糖类。姜黄素类主要是姜黄素、脱甲氧基姜黄素、双脱甲氧基姜黄素[1,2]。挥发油含量约2%左右，主要为莪术醇、榄香烯、蓬莪术环氧酮、蓬莪术酮、蓬莪术环二烯、姜黄醇酮、姜黄环氧奥烯醇等半萜烯类[3]。多糖含量33.12%[4]。

（二）药理作用

1. 抗病毒、抗菌作用　抑制肺炎支原体地方株，联用红霉素可增加抑菌效果[5]。抑制流行性感冒病毒A_3及腺病毒7型。降低流感病毒鼠肺适应株和合胞病毒致小鼠肺炎的肺指数，降低死亡率[6]。治流行性腮腺炎效良[7]。

2. 抗肿瘤作用　抑制MCF7、OV-UL-2、MM231、HeLa细胞生长，及RNA合成[8]。诱导多种肿瘤细胞发生凋亡，及人白血病K562细胞凋亡[9,10]。抑制RL-952[11]。

3. 对消化系统作用　改善功能性消化不良大鼠胃排空率、慢波频率变异系数和异常节律指数，改善胃电节律失常，增强胃动力顺应性[12]。可治小儿秋季腹泻[13]。治胆汁反流性胃炎、胃溃疡、糜烂性胃炎，能推动胃肠蠕动，护胃止血[14]。治消化性溃疡收效好[15]。

4. 镇痛抗炎作用　抑制二甲苯耳廓肿胀、毛细血管通透性增加、醋酸扭体，提高小鼠热板法痛阈值[16]。

5. 对心脑血管作用　抗血小板聚集、抗凝血及调节血液流变性[17]。治疗糖尿病性视网膜病变，出血吸收时间、视力变化及血流变改变疗效较好[18]。对抗肾上腺素小鼠肠内膜微动脉收缩，减轻管径收缩程度，改善微循环。增加股动脉血流量，改善心肌收缩力[19]。抑制大鼠ADP诱导血小板聚集，降低血液黏度，缩短红细胞电泳时间。抑制大鼠体内血栓形成[20]。

6. 抗纤维组织增生作用　下调HSCT6细胞基因TMP2、L-6、TGF-β_1、P450a表达[21]。

7. 抗癫痫　延长小鼠氨基脲惊厥潜伏期，影响脑干神经功能使皮质兴奋性阈值提高[22]。

8. 抗慢性宫颈炎　对真菌及酵母样菌作用较强，消炎、止痛、增强机体免疫能力，减少宫颈分泌物[23]。

9. 抑制角质形成　抑制阴道上皮细胞有丝分裂及增殖细胞核抗原表达，促进鼠尾鳞片表皮颗粒层形成[24]。

10. 抗早孕作用　对大鼠、小鼠能抗早孕，对犬能抗着床。阻止小鼠胚胞着床、发育停止，宫腔内可见萎缩退化胚胞游离，着床胚胞死亡，处于被吸收过程[25]。

（三）临床报道

1. 治疗肿瘤　三棱、莪术等加桂枝茯苓丸治卵巢囊肿43例，痊愈12例，显效10例，有效18例[26]。生牡蛎、山慈菇、莪术等治子宫肌瘤46例，4例治愈，31例显效，5例有效[27]。莪术提取液泵植入或静脉滴注治晚期肝癌患者7例，症状减轻6例，症状好转者4例，存活期延长2～3个月[28]。

2. 治疗宫颈糜烂　莪术油联合高频电刀治40例，治愈率97.5%，分泌物及阴道出血减少[29]。莪术、血竭、乳没等治60例，症状明显缓解，单纯型12天，颗粒型18天，乳头型24

天[30]。88例有效率87.5%[31]。

3. 治疗乳腺增生　莪术消癥丸治36例有效率80.55%[32]。三棱、莪术、牡蛎等治80例有效率93.8%[33]。莪术注射液治50例收效良好[34]。

4. 治疗肝病　莪术、当归、茵陈等治淤胆型肝炎30例，肝功能及肿大肝脏平均回缩时间效佳[35]。黄芪莪术汤治早期肝硬化78例效佳[36]。三棱莪术汤治肝硬化腹水40例，腹水消退Ⅰ、Ⅱ级11例，消退Ⅲ级4例，显效20例，好转17例[37]。

5. 治疗消化性溃疡　莪术加减治62例，治愈45例，显效11例，有效5例[38]。

6. 治疗冠心病　黄芪、三棱、莪术等治30例效佳[39]。

（四）不良反应

莪术油注射液小鼠腹腔及肌内注射 LD_{50} 为819.8mg/kg、789.1mg/kg，此制剂吐温-80含量甚高，对莪术油毒性有影响[40]。

临床部分病人可见头晕、恶心、面部潮红、呼吸困难、胸闷。个别有发热、发绀、心慌、乏力等或一过性谷丙转氨酶升高[41]。

参考文献

[1] 王琰，王慕邹，等. 姜黄属常用中药的研究进展[J]. 中国药学杂志，2001，36(2)：80.

[2] 戚爱棣. HPLC法测定姜黄、郁金、广西莪术中姜黄素的含量[J]. 中草药，2002，33(6)：510-511.

[3] 国家中医药管理局《中华本草》编委会. 中华本草[M]. 上海：上海科学技术出版社，1999：626.

[4] 王关林，罗红梅，方宏筠，等. 莪术多糖的分离提取及其生物学活性研究[J]. 营养学报，2004，26(5)：366-368.

[5] 辛德莉，侯安存，等. 中药莪术油对肺炎支原体地方株的体外抑制实验研究[J]. 临床和实验医学杂志，2003，2(4)：228.

[6] 叶寿山，盛晓蓉，等. 莪术油软胶囊抗病毒作用研究[J]. 中药药理与临床. 2005，21(3)：20.

[7] 李正凡. 莪术油葡萄糖注射液治疗流行性腮腺炎42例[J]. 湖南中医杂志，2003，19(1)：47.

[8] 徐立春，边可君，刘志敏，等. 天然药物莪术醇抑制肿瘤细胞生长及RNA合成影响的初步研究[J]. 肿瘤，2005，25(6)：570.

[9] 袁静. 榄香烯诱导人白血病K562细胞凋亡及调控bcl-2蛋白的表达[J]. 中国药理学报，1999，20(2)：103.

[10] 邹丽娟. 榄香烯诱导K562白血病细胞凋亡[J]. 中华肿瘤杂志，2001，23(3)：196.

[11] 赵华，骆云鹏，等. 莪术对人子宫内膜癌作用的光镜及超微结构研究[J]. 重庆医科大学学报，2004，29(2)：176.

[12] 魏兰福，邹百仓，魏睦新，等. 莪术对实验性功能性消化不良大鼠胃排空的影响[J]. 南京医科大学学报，2003，23(4)：350-352.

[13] 郑方周，李玉升，等. 莪术油治疗小儿科季腹泻临床疗效观察[J]. 临沂医学专科学校学报，2003，25(3)：397-499.

[14] 笪家章. 莪术与大黄炭相伍治疗胃系疾病[J]. 湖北中医杂志，2001，23(9)：35.

[15] 杨桂平，丁济民，等. 莪术为主治疗消化性溃疡62例[J]. 湖北中医杂志，2003，25(11)：42.

[16] 宋坤，陆兔林，等. 莪术不同炮制品镇痛抗炎作用研究[J]. 中医药学刊，2005，23(3)：443.

[17] 王普霞，周百祥，等. 莪术不同炮制品活血化瘀作用研究[J]. 中成药，2004，26(11)：905.

[18] 唐犀麟，杨风奇，等. 莪术注射液治疗糖尿病性视网膜病变50例疗效观察[J]. 现代中医药，2005(1)：19.

[19] 程益春. 莪术油对冠心病临床疗效观察[J]. 山东中医学院学报，1978(5)：58.

[20] 申庆亮.莪红注射液抗血栓作用的实验研究[J].中药通报,1988,15(8):48.

[21] 聂广,江远,等.4种莪术有效成分对肝星状细胞T6基因表达的影响[J].中国中西医结合急救杂志,2005,12(3):135.

[22] 王砚,赵小京,等.莪术油抗癫痫作用的实验研究[J].中药药理与临床,2004,20(3):11.

[23] 张文书,李志杰,等.复方莪术油栓治疗慢性宫颈炎60例临床观察[J].邯郸医学院学报,2002,15(2):136.

[24] 宋智琦,韩世新,等.莪术油霜剂外用治疗银屑病的药效学及作用机制研究[J].中国皮肤性病学杂志,2001,15(5):301.

[25] 翁维良.20种活血化淤药对实验性微循环障碍影响的观察[J].中西医结合杂志,1984,4(9):555.

[26] 陈丽.蓬莪术汤加桂枝茯苓丸治疗卵巢囊肿43例[J].中医研究,2008,21(8):32-33.

[27] 盛晓波,赵强,等.牡蛎莪术汤治疗子宫肌瘤46例[J].浙江中医杂志,2004,39(9):113.

[28] 龚丽娟,周霞,等.莪术提取液治疗晚期肝癌患者的观察与护理[J].护士进修杂志,1998,13(7):39.

[29] 吕冬梅.保妇康栓联合高频电刀治疗重度宫颈糜烂40例疗效观察[J].现代医药卫生,2008,24(4):527-528.

[30] 韩云发,韩培军,刘创业,等.复方莪术散治疗宫颈糜烂60例[J].中国医学研究与临床,2007,5(10):61-62.

[31] 陈晓萍,王纬玲,刘蔓莉,等.保妇康栓治疗宫颈糜烂88例[J].陕西中医,2007,28(7):792-793.

[32] 郗超,张茂新,等.莪术消癥丸治疗乳腺增生病36例临床观察[J].吉林医学,2010,31(24):4101-4102.

[33] 刘海容.自拟莪术消症丸治疗乳腺增生症的临床观察[J].临床合理用药,2010,3(18):93.

[34] 张养民,韩文斌,等.莪术注射液治疗乳腺增生50例[J].陕西中医,2001,22(6):361-362.

[35] 刘心想,徐晓霞,等.荡黄汤治疗淤胆型肝炎30例[J].河南中医,1995,15(1):51.

[36] 高荣慧.黄芪莪术汤治疗早期肝硬化的临床观察[J].中医杂志,1990,31(7):31-32.

[37] 赵晓威,尚尔寿,等.三棱莪术汤为主治疗肝硬化腹水40例[J].湖南中医药导报,2001,7(12):590.

[38] 杨桂平,丁济民,等.莪术为主治疗消化性溃疡62例[J].湖北中医杂志,2003,25(11):42.

[39] 李建民.三棱莪术汤治疗冠心病稳定型心绞痛临床观察[J].天津中医药,2007,24(6):470-471.

[40] 王浴生.中药药理与应用[M].北京:人民卫生出版社,1983:872.

[41] 丁涛.中草药不良反应及防治[M].北京:中国中医药出版社,1992:365.

三棱　Sanleng

【别名】荆三棱(《本草拾遗》)、京三棱(《开宝本草》)、红蒲根(《本草图经》)、光三棱(《药材资料汇编》)。

【来源】三棱,始载于《本草拾遗》。为黑三棱科植物黑三棱 *Sparganium stoloniferum* Buch.-Ham. 的干燥块茎。主产于江苏、河南、山东、江西等地。

【采收炮制】冬季至次春,挖出块茎后,去掉茎叶须根,洗净,并削去外皮,晒干后应用。炮制时,将三棱去净杂质,浸泡润透,切薄片并干燥,为生三棱;若将三棱片与醋拌匀,炙至颜色变深,为醋三棱。

【商品规格】以个匀、体重、质坚实、色黄白,去净外皮者为佳。均匀统装货。

【药性】苦、辛,平。归肝、脾经。

【功效】破血行气,消积止痛。

【应用】

1. 气滞血瘀，癥瘕积聚　本品功类莪术，能破血中之气而消散积聚。用治癥瘕积聚之症，可单用取效，如《千金翼方》三棱煎，即单用本品，水浓煎，用酒送服；临床多与其他破血逐瘀之品同用，如《太平圣惠方》以之配大黄，等分为末，醋熬成膏。每日空心生姜橘皮汤下一匙，以利下为度，用治痃癖不瘥，胁下硬如石；又《医学切问》三棱丸，用治积聚癥瘕，以之配大黄、硼砂、干漆、巴豆，等分为末，醋煮糊为丸，如绿豆大，每服三至七丸，量人虚实加减服，空心米汤下。此外，疟邪久踞，可成疟母，结于胁下成痞块，亦可借本品配大黄、䗪虫等，以消癥祛邪，软坚散结，如《幼幼新书》三棱饮。《医林类证集要》妙功丸，亦用本品配川乌、大黄、草果熬膏服以治上症。由于本品攻散之性较为猛烈，易伤正气，加上血瘀日久每兼正气耗损，因此在应用三棱治疗癥瘕积聚时，常应配益气养血健脾之品，攻补兼施，以防伤正。

2. 血瘀经闭，产后瘀痛　本品入肝经血分，既能破血逐瘀，又能行气止痛，亦为妇产科临床常用之品。用治血瘀经闭，小腹作痛，可与莪术、当归、川芎、牡丹皮等同用，如《六科准绳》三棱丸；而《太平圣惠方》三棱丸，则以此配木香、巴豆、芫花、硇砂等为丸，用治产后痞块。又本品加入生化汤中，可加强祛瘀生新效果，如《汉药神效方》三棱散。现代临床则以三棱、莪术为主配五灵脂、肉桂、大黄，名蜕膜散，用于中期妊娠引产后蜕膜残留之症。

3. 食积气滞，脘腹胀满　本品能消食化积，行气止痛，用治食积腹痛，常与莪术、青皮、山楂配伍同用；亦可用治小儿疳积。《证治准绳》、《婴童百问》各有三棱散，皆为治疗小儿疳疾之方，均以三棱、莪术配伍神曲、益智仁、橘红、甘草等使用。若兼脾胃虚弱者，还须配伍党参、白术等健脾补气之品。亦可用于肝郁气滞，日久夹瘀，胁下胀满疼痛症，如《圣济总录》治癖气在胁下痛，即用本品配理气和中的枳壳、甘草。慢性肝炎日久，症见胁痛腹胀，恶心纳差者，也可用本品配活血、理气、柔肝药治之。如《中国当代名医验方大全》治疗慢性肝炎及早期肝硬化，右胁疼痛，以三棱、莪术与柴胡、延胡索、丹参、党参、茯苓等同用。

【用法用量】内服，入汤剂一般用3～10g。醋制有加强止痛的作用。

【使用注意】本品破血逐瘀力强，妇女月经过多及孕妇均应忌用。

【鉴别用药】三棱与莪术均有破血逐瘀之效，又皆能化结消食、行气止痛，对癥瘕积聚，血瘀经闭，食积脘痛之症，临床上常相须为用。然三棱偏入血分，破血之力较莪术强；而莪术则偏入气分，行气消积之力大于三棱。

【药论】

1.《日华子本草》："治妇人血脉不调，心腹痛，落胎，消恶血，补劳，通月经，治气胀，消扑损瘀血，产后腹痛，血晕并宿血不下。"

2.《开宝本草》："主老癖癥瘕结块。"

3.《本草经疏》："三棱，从血药则治血，从气药则治气，老癖癥瘕积聚结块，未有不由血瘀、气结、食停所致，苦能泄而辛能散，甘能和而入脾，血属阴而有形，此所以能治一切凝结停滞有形之坚积也。"

4.《医学衷中参西录》："三棱气味俱淡，微有辛意，莪术味淡微苦，气微香，亦有辛意，性皆微温，为化瘀血之要药。治男子痃癖，女子癥瘕，月经不通，性非猛烈而建功甚速。其行气之力，又能治心腹疼痛，胁下胀痛，一切血凝气滞之症，若与参、芪、术三者并用大能开胃进食，调血和血。若细核二药之区别，化血之力三棱优于莪术，理气之力莪术优于三棱。"

【现代研究】

(一) 化学成分

主要含黄酮类、皂苷类、有机酸及其衍生物、苯丙素类、挥发油类等。

1. 黄酮类 芒柄花索[1]、山柰酚和 5,7,3',5'-四羟基双氢黄酮醇-3-*O*-β-D-葡萄糖苷[2]。

2. 皂苷类 β-谷固醇-3-*O*-β-D-吡喃葡萄糖苷、$\triangle^{5,6}$-胆酸甲酯-3-*O*-α-L-鼠李糖-(1→4)-α-D-吡喃葡萄糖苷[3]、$\triangle^{5}$-胆酸甲酯-3-*O*-β-D-吡喃葡萄糖醛酸-(1→4)-α-L-鼠李糖苷、$\triangle^{5}$-胆酸甲酯-3-*O*-β-D-葡萄糖苷[4]和 β-谷固醇-3-β-D-吡喃葡萄糖醛酸苷[5]。

3. 有机酸及其衍生物 三棱酸[6]、丁二酸和 21 种脂肪酸，十六酸、十八二烯酸，十八烯酸、十八酸含量高，占混合脂肪酸 90%[7]。

4. 苯丙素类 β-D-(1-*O*-乙酰基-3,6-*O*-双阿魏酰基)呋喃果糖-α-D-3'4'6'-*O*-三乙酰葡萄糖苷、β-D-(1-*O*-乙酰基-3,6-*O*-双阿魏酰基)呋喃果糖-α-D-2'4'6'-*O*-三乙酰葡萄糖苷、β-D-(1-*O*-乙酰基-3,6-*O*-双阿魏酰基)呋喃果糖-α-D-2'3'6'-*O*-三乙酰葡萄糖苷、β-D-(1-*O*-乙酰基-3,6-*O*-双阿魏酰基)呋喃果糖-α-D-2',6'-*O*-二乙酰葡萄糖苷、β-D-(1-*O*-乙酰基-6-*O*-阿魏酰基)呋喃果糖-α-D-2'4'6'-*O*-三乙酰葡萄糖苷、1,3-*O*-双阿魏酰基甘油、1,3-*O*-双-对-香豆酰甘油和 1-*O*-阿魏酰基-3-*O*-对-香豆酰甘油[8,9]。

5. 挥发油类 21 种挥发性成分，主要为苯及其同系物含氧衍生物和呋喃化合物衍生物[10]。

6. 其他 β-谷固醇、豆固醇、甘露醇[11]、1-*O*-β-D-葡萄糖基-(2S,3R,4E,8Z)-2-[(2(R)-羟基二十烷基)氨基]-4,8-十八二烯-1,3-二醇等。

(二) 药理作用

1. 抗血小板聚集和抗血栓作用 抗血小板聚集及抗血栓[12]。抑制兔血小板聚集，影响小鼠出血时间[13]。

2. 对血液流变性影响 降低全血黏度、血细胞压积及血沉速率[14]。

3. 镇痛及抗凝血作用 降低醋酸扭体反应次数，提高小鼠热刺激痛阈值。抑制小鼠凝血时间[15,16]。

4. 对心脑血管的作用 抑制兔胸主动脉中膜平滑肌细胞增殖[17]。对血管紧张素Ⅱ受体抑制率 20%～50%，对 HMG 辅酶抑制率 20%～50%，对钙通道阻滞剂受体抑制率 50%～75%[18]。

5. 抗肿瘤作用 三棱修饰的肿瘤细胞疫苗可增强对 B_{16} 小鼠恶性黑色素瘤的抗瘤效应[19]。

6. 保肝作用 提高纤维化大鼠 TP、Alb 含量、A/G 比值，降低 ALT、GGT、IVC、LN、HA，改善肝脏组织病理学变化，保护肝细胞、减轻肝细胞变性坏死，恢复肝细胞结构及功能；减少纤维组织增生，阻止纤维化发展，促进纤维组织降解[20]。

(三) 临床报道

1. 治疗卵巢囊肿 三棱、莪术等治 54 例有效率 91.4%[21-24]。三棱、莪术、延胡索等治囊肿小于 5cm 者有效率 91.2%[25]。三棱、莪术、夏枯草等内服加保留灌肠有效率 96.79%[26]。

2. 治疗子宫肌瘤 炮穿山甲、三棱、莪术等疗效良好[27]。三棱、莪术、大黄等穴位贴敷有效率 83.33%[28]。三棱加少腹逐瘀汤口服，并三棱、莪术、血竭等醇浸液外敷少腹，有效率 97%[29]。黄芪、三棱、莪术等口服有效率 95.8%[30]。

3. 治疗痛经　三棱、莪术治肾虚血瘀膜样痛经效著[31]。三棱、莪术、穿山甲等保留灌肠，药渣热敷小腹，治子宫内膜异位症痛经有效率96.47%[32]。三棱、莪术、白芍等有效率96.0%[33]。

4. 治疗盆腔炎　茵陈、三棱、莪术等灌肠有效率95.9%[34,35]。

5. 治疗乳腺增生病　三棱、莪术、穿山甲等有效率95.9%，乳房肿块缩小或消失[36]。

6. 治疗不孕　三棱、莪术、蒲公英等保留灌肠治输卵管阻塞及盆腔炎性肿块所致不孕收效较好[37]。三棱、莪术、路路通等治输卵管炎变阻塞所致不孕有效率83.6%[38]。三棱、莪术、穿山甲等结合通液术治不孕收效满意[39]。三棱、莪术、丹参等治输卵管梗阻性不孕伴高泌乳素血症，成功妊娠[40]。

7. 治疗腹腔镜术后血肿　抗生素加红花、桃仁、三棱、莪术等疗效良好[41]。

8. 治疗妇科其他疾病　三棱、莪术临证配伍，枯血祛而新血生，经行自通[42]。三棱、莪术伍他药治药流后不全流产见效[43]。三棱、莪术配他药治异位妊娠疗效满意[44]。

9. 治疗慢性肾衰竭　三棱、川芎等治70例，显效10例，有效43例[45]。

10. 治疗冠心病稳定型心绞痛　常规治疗加黄芪、三棱、莪术等治30例疗效优于常规扩冠、抗凝[46]。

11. 治疗骨科疾病　三棱和伤汤治胸部陈伤43例，3～15天治愈[47]。治胸胁迸挫伤120例，优72例，良39例[48]。三棱、莪术、肉桂等治骨折愈合后继发水肿250例收效良好[49]。

(四) 不良反应

三棱水煎剂小鼠480g/kg灌胃后活动减少，静卧不动，第二天恢复正常，未见死亡。小鼠腹腔注射LD_{50}为(233.9±9.9)g/kg，呼吸抑制而死亡，死亡前见短暂抽搐惊跳[50]。

参考文献

[1] 张卫东，杨胜，等. 中药三棱化学成分的研究[J]. 中国中药杂志，1995，20(6)：356-357.

[2] 张卫东，王永红，秦路平，等. 中药三棱黄酮类成分的研究[J]. 中国中药杂志，1996，21(9)：550-551.

[3] 张卫东，王永红，秦路平，等. 中药三棱中新的甾体皂苷[J]. 第二军医大学学报，1996，17(2)：174-176.

[4] 张卫东，王永红，秦路平，等. 中药三棱水溶性成分的研究[J]. 中草药，1996，27(11)：643-645.

[5] 董学，姚庆强. 中药三棱的化学成分及药理研究进展[J]. 齐鲁药事，2005，24(10)：612-613

[6] 张卫东，肖凯，杨根全，等. 中药三棱中的新化合物三棱酸[J]. 中草药，1995，26(8)：125-126.

[7] 张淑运. 三棱化学成分的研究[J]. 中国中药杂志，1995，20(8)：125-126.

[8] Osamu Shirota. Sctsuko and Motoyoshi Satake[J]. Journal of Natural Products，1996，59：242-245.

[9] Osamu Shirota. Sctsuko and Motoyoshi Satake[J]. Phytochemistry，44(4)：695-698.

[10] 陈耀祖，薛敦渊，李海泉，等. 三棱挥发油化学成分的研究[J]. 药物分析杂志，1988，8(5)：271-273.

[11] 张群智，毛淑杰，张淑运，等. 三棱不同炮制品中甘露醇含量的测定[J]. 中国中药杂志，2002，27(6)：430-431.

[12] 陆兔林，叶定江，毛春芹，等. 三棱总黄酮抗血小板聚集及抗血栓作用研究[J]. 中成药，1999，21(10)：511-513.

[13] 毛淑杰，王素芬，李文，等. 三棱不同炮制品抗血小板聚集及对凝血时间的影响[J]. 中国中药杂志，1998，23(10)：504-605.

[14] 党春兰.辛小南,等.三棱对家兔血液流变性的影响[J].河南医科大学学报,1996,31(3):31-32.

[15] 邓英军.三棱不同提取物镇痛及抗凝血作用研究[J].时珍国医国药,1999,16(2):1-3.

[16] 邱鲁婴.三棱总黄酮镇痛作用研究[J].时珍国医国药,2000,11(4):291-292.

[17] 于永红,孟卫星,张国安,等.茵陈、赤芍、三棱、淫羊藿对培养的兔动脉平滑肌细胞增殖的抑制作用[J].湖北民族学院学报:医学版,1999,16(2):1-3.

[18] 王序.现代生物分析法对常用中药筛选的研究[J].北京医科大学学报,1986,18(1):31.

[19] 徐立春,孙振华,陈志琳,等.三棱、莪术提取物的肿瘤细胞疫苗的非特异性抗瘤实验[J],癌症,2001,20(12):1380-1382.

[20] 袭柱婷,单长民,姜学连,等.三棱、莪术抗大鼠免疫性肝纤维化研究[J].中国中药杂志,2002,27(12):929-932.

[21] 吴霞.症瘕康胶囊治疗卵巢囊肿 54 例[J].陕西中医,2004,25(11):993-994.

[22] 李香萍.莪棱消症汤治疗卵巢囊肿 35 例临床观察[J].吉林中医药,2005,25(10):26.

[23] 叶通明.加味理冲汤治疗妇人少腹症瘕 38 例临床观察[J].广州医学院学报,2004,32(2):91-92.

[24] 祝均辉,阳素英,等.三棱茨菇莪苓汤治疗卵巢囊肿[J],湖北中医杂志,2001,23(9):39.

[25] 何平姑,郭红琦,等.消产方治疗卵巢囊肿 113 例[J].陕西中医,2006,27(6):678-679.

[26] 张庆蔚,牛运兰,等.中药内服及灌肠治疗卵巢囊肿 60 例[J].中国民间疗法,2003,11(4):36.

[27] 刘习珍,陈家彬,等.山甲三棱消瘤汤治疗子宫肌瘤 66 例疗效观察[J].现代中西医结合杂志,2000,9(24):2480-2481.

[28] 辛昕,李艳慧,彭战英,等.中药穴位贴敷治疗子宫肌瘤临床观察[J].中国针灸,2006,26(2):113-115.

[29] 李宇燕.中药内服外渗法治疗子宫肌瘤 98 例[J].湖北中医杂志,2002,24(8):38-39.

[30] 姬云海.消瘤丸治疗子宫肌瘤 168 例[J].中华实用中西医杂志,2002,2(15):601.

[31] 刘淑杰,任秀梅,耿洁,等.治疗膜样痛经药对四则[J].中国民间疗法,2002,10(3):50-51.

[32] 马晓玲.化瘀散结法灌肠治疗子宫内膜异位症痛经 85 例[J].陕西中医,2004,25(5):416-417.

[33] 钟小军,钟友念,等.王妃口服液治疗痛经 150 例[J].广西中医药,2005,28(3):47.

[34] 陈桐秀.中西医结合治疗慢性盆腔炎 110 例[J].全国第六届中西医结合妇产科学术会议论文及摘要集,2002:124.

[35] 罗玉娟.茵陈棱莪汤灌肠治疗慢性盆腔炎 47 例[J].陕西中医,2000,21(12):544.

[36] 刘西安.乳瘤散结丸治疗乳腺增生病 586 例[J].陕西中医,2001,22(11):663-664.

[37] 李英梅,宋拴草,等.中药灌肠为主治疗输卵管性不孕及盆腔炎性肿块 56 例[J].陕西中医,2003,24(11):964-965.

[38] 李祥云,胡晓梅,李路,等.峻竣煎治疗输卵管炎变阻塞性不孕 104 例疗效观察[J].中国中医药科技,1998,5(2):112.

[39] 常宝忠,李学庆,张淑杰,等.中药卵管通加通液术治疗输卵管阻塞性不孕症的临床研究[J].中医药信息,2004,21(3):38.

[40] 冯锡明,李祥云,等.输卵管梗阻性不孕伴高泌乳素血症的治疗体会[J].全国中西医结合生殖健康学术研讨会论文及摘要集,2004:92.

[41] 黄华民,魏顺英,青海红,等.中西医结合治疗妇科腹腔镜术后血肿 34 例[J].陕西中医 2006,27(6):680-681.

[42] 夏月根,孙靖峰,等.三棱、莪术临床运用举隅[J].安徽中医临床杂志,2003,15(5):439-440.

[43] 陈爱芬.三棱莪术桃红汤治疗药流后不全流产 100 例[J].中国中医急症,2002,11(4):313-314.

[44] 叶建红.三棱、莪术的药理作用与临床运用体会[J].现代中西医结合杂志,2003,12(23):2559.

[45] 李夏玉,贺学林,陈江华,等.复方三棱汤治疗慢性肾功能衰竭 70 例[J].现代中西医结合杂志,2008,17(32):5043-5044.

[46] 李建民. 三棱莪术汤治疗冠心病稳定型心绞痛临床观察[J]. 天津中医药，2007，24(6)：470-471.

[47] 邱丽红，杨俊，等. 三棱和伤汤加减治疗胸部陈伤 43 例报告[J]. 中医正骨，2006，18(11)：40.

[48] 王鹏. 三棱和伤汤加减治疗胸胁迸挫伤 120 例体会[J]. 中医药导报，2005，11(9)：39，50.

[49] 黄赞，张卫新，等. 三棱肉桂汤治疗骨折临床愈合后继发水肿 250 例[J]. 河南中医，2003，23(1)：38.

[50] 张铁军，苏雅，等. 中药三棱的药源调查及其活血作用研究[J]. 中草药，1991，22(6)：272-274，259.

水蛭　Shuizhi

【别名】马蜞(陶弘景)，马蛭(《新修本草》)，蜞、蚂蟥(《本草图经》)，蚂蝗蜞(《医林纂要》)，蟥蜞(《本草求原》)，水麻贴(《河北药材》)。

【来源】始载于《神农本草经》，为环节动物水蛭科蚂蟥 *Whitemania pigra* Whitman、水蛭 *Hirudo nipponia* Whitman 及柳叶蚂蟥 *Whitemania acranulata* Whitman 的全体。全国大部分地区均有出产。

【采收炮制】夏秋季节捕捉，捕得后洗净，用沸水烫死切段晒干或低温干燥即可。炮制时，将水蛭洗净，切段后晒干，为生水蛭；用武火炒热的滑石粉，加入水蛭段，不断翻动，烫至泡酥取出，筛去滑石粉，放凉即为烫水蛭。

【商品规格】商品分小水蛭、宽水蛭、长条水蛭三种，均为统货。以条粗整、黑棕色、断面有光泽，无杂质者为佳。习惯认为小水蛭最佳。

【药性】咸、苦，平。有小毒。归肝经。

【功效】破血通经，逐瘀消癥。

【应用】

1. 血瘀经闭，癥瘕积聚　本品苦咸入血分，其破血逐瘀作用，功效峻猛，故多用于经闭、癥瘕之重症。常与桃仁、大黄、虻虫等同用，如《伤寒论》抵当汤；也可单用，如《千金要方》治月经不利，或断或来、闭经，产后腹痛、恶露不净或不下，或漏下不止等病证，即单用水蛭炒为末调酒服，恶血消即愈；若证属体虚者，则当配伍人参、当归、熟地黄等补益气血之品同用，如《温病条辨》化癥回生丹；若癥瘕积聚，久治不效者，水蛭亦有奇效，常与三棱、莪术、桃仁配伍，如《医学衷中参西录》理冲丸。

2. 跌打损伤，心腹疼痛　其破血逐瘀作用，对跌损瘀阻之症亦可配用。治一般跌打损伤，可与苏木、自然铜等同用，如《普济方》接骨火龙丹；若跌损瘀血内阻，心腹疼痛，二便不通，则当配伍大黄、牵牛子同用，如《济生方》夺命散。对瘀血内阻所致的腰痛不可转侧，如锥刀所刺，大便黑，小便赤涩，可与当归、桃仁相配，如《仁存方》当归丸；治骨折，可配合外固定，单用本品研末，热酒调服，能消肿止痛(《经验方》)。

此外，本品外用，还可用于疮痈肿毒、目赤、云翳等症。如治疮痈肿痛，本品炒研，同朴硝等份，研末，水调敷患处有效；也可将活水蛭外用吸血，可消痈肿、丹毒；治疗急性结膜炎，用活水蛭 3 条，置于 6ml 生蜂蜜中，6 小时后取浸液贮瓶内备用，每日滴眼 1 次，每次 1～2 滴，其效良好。

【用法用量】内服，入汤剂，一般用 1.5～3g；研末服，每次用 0.3～0.5g。以入丸散或研末服为宜。或以活水蛭放于瘀肿局部以吸血消瘀。

【使用注意】本品破血逐瘀作用峻猛，孕妇及月经过多者忌用。

【药论】

1.《神农本草经》:"主逐恶血,瘀血,月闭,破血瘕积聚,无子,利水道。"

2.《名医别录》:"堕胎。"

3.《本草衍义》:"治折伤。"

4.《本草汇言》:"逐恶血、瘀血之药也。方龙潭曰,按药性论言,此药行蓄血、血癥、积聚,善治女子月闭无子而成干血痨者,此皆血留而滞,任脉不通,月事不以时下而无子。月事不以时下,而为壅为瘀,渐成为热、为咳、为黄、为瘦,斯干血痨病成矣。调其冲任,辟而成娠,血通而痨去矣。故仲景方入大黄䗪虫丸而治干血、骨蒸、皮肤甲错、咳嗽成痨者;入鳖甲煎丸而治久疟疟母,寒热面黄,腹胀而似劳者;入抵当汤、丸而治伤寒小腹硬满,小便自利、发狂而属蓄血证者。"

【现代研究】

(一) 化学成分

主含蛋白质,含17种氨基酸,水解氨基酸含量达49.4%,包括人体必需的8种氨基酸,谷氨酸高达8.3%。活性成分为两大类:一类直接作用于凝血系统,如水蛭素、菲牛蛭素、森林山蛭素等;第二类是其他蛋白酶抑制剂及其他活性成分,如溶纤素、待可森等。还含Zn、Mn、Fe、Co、Cr、Se、Mo、Ni等14种微量元素。

分泌物中含一种组胺样物质,及肝素、抗血栓素等[2]。

(二) 药理作用

1. 抑制血小板聚集　抑制凝血酶同血小板结合,血小板受凝血酶刺激的释放,血小板聚集,及大白鼠血小板黏附和聚集[3]。

2. 抗凝血作用　血液凝固初始阶段阻止凝血酶对纤维蛋白聚合[4]。

3. 促纤溶作用　缩短角叉菜胶诱发小鼠尾部血栓形成长度百分数,降低血浆纤溶酶原激活物活性[5]。

4. 抗血栓作用　溶解血栓,抑制游离和凝血块上的凝血酶[6],影响血栓形成[7]。阻断凝血酶作用,抑制凝血酶诱导人脐静脉内皮细胞损伤及上调血管内皮生长因子mRNA表达[8]。抗血小板凝聚[9]。抑制胶原蛋白肾上腺素诱导小鼠体内血栓和大鼠动静脉旁路血栓形成,提高细胞膜和血小板膜流动性[10]。降低高黏滞综合征患者血液流变学多项指标[11]。

5. 降血脂　降低血胆固醇及低密度脂蛋白[12,13]。

6. 改善血液流变学　降低正常大鼠全血黏度、RBC聚集指数及还原性黏度,及血瘀模型大鼠血细胞比容、全血和血浆黏度[14]。

7. 脑保护作用　保护缺血再灌注大鼠脑损伤[15]。抑制脑细胞凋亡,促进脑水肿吸收,减轻周围炎症反应,改善局部血液循环。降低脑缺血再灌注损伤大鼠脑组织含水量及Ca^{2+}含量,及血清及脑组织MDA、NO含量,提高SOD活性[16]。减少补体沉积,保护脑缺血再灌注免疫损伤[17]。抑制凝血酶致脑水肿[18]。

8. 抗肿瘤作用　抑制凝血酶,抑制纤维蛋白形成,防止肿瘤细胞与纤维蛋白或血小板凝集,充分发挥NK细胞或其他效应细胞作用[19]。抑制体外血小板聚集,及血小板聚集功能亢进头颈部恶性肿瘤的转移[20]。诱导肿瘤细胞凋亡,提高荷瘤小鼠细胞免疫功能,抑制肿瘤生长,延长存活时间[21]。

9. 改善肾功能　减少蛋白尿,缓解肾病综合征临床表现,提高血浆白蛋白,降低血脂,减少肾炎患者血纤维蛋白原、血小板聚集力、尿NAG酸[22,23]。防治肾衰竭[24]。

10. 抗纤维化　抑制 HSC 激活、减少 TGF-β_1生成和降低 TIMP-1 mRNA 表达[25]。缩小日本血吸虫性肝虫卵肉芽肿周长、最大直径及最小直径，减少肝内病灶网状纤维，降低增生纤维组织面积，减轻病灶炎性细胞浸润[26]。

11. 其他方面　终止着床，及早、中、晚期妊娠小鼠妊娠[27]。氨基酸成分是细胞因子产生的启动介质[28]。

（三）临床报道

1. 心脑血管病　水蛭粉治心绞痛 30 例，症状改善 19 例[29]。水蛭静注治急性脑梗死，症状、体征及血脂、血流变学均改善[30]。水蛭、地龙等治短暂脑缺血发作 100 例，有效率 96%[31]。

2. 慢性萎缩性胃炎　香砂四君子汤合当归补血汤加水蛭粉治 66 例，有效率 85.3%[32]。

3. 肝炎、肝硬化　基础治疗合甘利欣加水蛭治慢性病毒性肝炎有效率 98.83%[33]。生水蛭伍他药治肝硬化腹水有效率 96.05%[34]。水蛭配赤芍、丹参等治淤胆型肝炎 1～2 个月，黄疸消退[35]。

4. 肝血管瘤　水蛭、丹参、黄药子等治 62 例，痊愈 38 例，明显进步 18 例[36]。

5. 糖尿病　水蛭粉治 2 型糖尿病，血糖控制良好，糖化血红蛋白下降[37]。水蛭注射液治糖尿病肾病 49 例，有效率 86.7%[38]。

6. 肾病综合征　激素疗法加水蛭粉治原发性肾病综合征，有效率 92.5%[39]。肝素佐水蛭粉治难治性肾病综合征有效率 93.7%[40]。

7. 肾盂积水　生水蛭口服治 20 例，有效率 100%[41]。

8. 断指再植　水蛭吸吮原位缝合治疗 5 例手指和脚趾离断伤，手术取得成功，无 1 指（趾）坏死和远端水肿[42]。

9. 血栓性疾病　辨证论治加水蛭合西医疗法，治下肢深静脉血栓有效率 97.7%[43]。水蛭重用治疗脱疽 81 例，治愈率 60.49%[44]。鲜水蛭外敷治血栓闭塞性脉管炎 60 例，58 例疡面愈合[45]。

10. 肠粘连　水蛭、紫河车、大黄等有效率 100%[46]。

11. 男科疾病　水蛭粉治精液不液化 50 例，治愈 38 例，有效 10 例[47]。水蛭、淫羊藿治阳痿及男性不育效佳[48]。水蛭、虻虫、桃仁配伍利湿补肾药治 15 例慢性前列腺炎，痊愈 12 例，好转 2 例[49]。

12. 黄褐斑　水蛭、益母草、炮穿山甲内服外敷 20 例，痊愈 14 例，好转 5 例[50]。

13. 血管瘤　水蛭治 30 例，治愈 14 例，好转 10 例[51]。

14. 卵巢囊肿　水蛭、炮穿山甲、桃仁等治 44 例，痊愈 36 例，有效 5 例[52]。

15. 输卵管阻塞　丹甲水蛭汤治 30 例有效率 93.3%[53]。

16. 阻塞性输卵管炎　丹参、黄芪、水蛭等治 30 例有效率 83%[54]。

17. 骨质增生症　蜈蚣、地龙、水蛭治 85 例，治愈 41 例，有效 38 例[55]。

18. 腱鞘囊肿　水蛭内服，5～12 天囊肿消失[56]。

19. 瘢痕挛缩　水蛭活血汤内服 31 例，治愈 24 例，有效 4 例[57]。

20. 颜面损伤性血肿　水蛭内服外敷 140 例，128 例痊愈，12 例好转[58]。

21. 急性踝关节扭伤　活水蛭吸取韧带软组织撕裂皮下瘀血，合手法和整复，3～7 天受伤软组织修复[59]。水蛭合西药治筋膜间区综合征、创伤性滑膜炎效佳[60]。

22. 胃癌　水蛭为主治胃癌和食道癌 30 余例，症状改善，生存质量提高[61]。

23. 癌性疼痛　水蛭、柴胡、白芍等治42例有效率92.8%[62]。水蛭、全蝎等治胃癌疼痛100例有效率98%[63]。

24. 乳腺癌　水蛭内服外敷，2周肿块缩小，一月余肿块消失[64]。

(四) 不良反应

水蛭煎剂小鼠皮下注射 LD_{50} 为(15.42±2.04)g/kg[65]。水蛭素静脉或皮下注射无明显毒副作用，血压心率和呼吸速度均无影响，无过敏反应，血浆中未发现水蛭素抗体[66]。蚂蟥煎剂0.5、1.0g/kg给妊娠7～11天小鼠灌胃，胎鼠体重下降，致畸作用显著，死胎、吸收胎比例明显升高；孕鼠体重下降，有堕胎作用[67]。

参考文献

[1] 张玉娟，田景振，郭之平，等. 水蛭研究概述[J]. 食品与药品，2005，7(6)：9-11.

[2]《中国药用动物志》协作组. 中国药用动物志[M]. 天津：天津科学技术出版社，1979：8.

[3] 肖志坚. 水蛭注射液对大白鼠血小板粘附和血小板聚集功能的影响[J]. 锦州医学院学报，2004，25(5)：39.

[4] 高华，任涛，叶盛英，等. 水蛭的抗凝血作用及其临床应用[J]. 中国药师，2001，4(5)：387.

[5] 沙建慧，杨中万，夏文春，等. 水蛭注射液对小鼠血栓形成及血浆纤溶酶原激活物及抑制物的影响[J]. 中成药，2002，24(3)：198.

[6] 李天全. 新一代高效特异抗凝药物-水蛭素[J]. 生物医学工程学杂志，1998，15(3)：306-310.

[7] 李家增. 血栓形成机制[J]. 临床内科杂志，2004，21(12)：793.

[8] 王敏，崔连群，张承俊，等. 凝血酶诱导血管内皮细胞生长因子的表达及水蛭素的抑制作用[J]. 中国新药杂志，2004，13(3)：226-229.

[9] 王文彬，顾袁捷，等. 水蛭对老年冠心病患者血栓素 B_2 和6-酮-前列腺素 $F_{1\alpha}$ 浓度的影响[J]. 陕西中医学院学报，2000，23(3)：36.

[10] 谭毓治，徐彭，张孝友，等. 去头水蛭醇提物抗血栓作用的研究[J]. 中国中药杂志，1999，24(10)：622.

[11] 何小蓉. 水蛭制剂对血液流变学的影响(附56例报道)[J]. 重庆医学，2003，32(5)：601.

[12] 范亚明，张颖，王绿亚，等. 水蛭和水蛭素对实验性动脉粥样硬化的影响及其机理研究[J]. 中国动脉硬化杂志。1995，3(2)：157.

[13] 胡细庭，高积慧，等. 单味水蛭粉治疗高脂血症119例临床观察[J]. 湖南中医杂志，1997，13(3)：16.

[14] 谢艳华，王四旺，崔翰明，等. 水蛭对正常及血瘀模型大鼠血液流变的影响[J]. 第四军医大学学报，1996，17(2)：52.

[15] 高林，柴立辉，文曙光，等. 水蛭注射液通过降低白细胞浸润减轻鼠脑缺血再灌注损伤[J]. 河南大学学报，2005，24(3)：4-6.

[16] 董少龙，刁丽梅，窦维华，等. 水蛭注射液对大鼠脑缺血再灌注损伤的防治作用及其机制[J]. 广西中医药，2004，27(1)：47.

[17] 刘玉华，凌卓莹，张素平，等. 复方水蛭合剂对脑缺血再灌注大鼠脑保护机制的研究[J]. 中国中医急症，2001，10(5)：295-296.

[18] 娄季宇，杨霄鹏，李建章，等. 水蛭素对抗脑出血后脑水肿作用机制的研究[J]. 河南实用神经疾病杂志，2004，7(1)：1.

[19] 于俊阁，胡素坤，等. 血小板与肿瘤转移[J]. 国外医学：肿瘤学分册，1992，19(2)：65.

[20] 黄光武，邝国乾，农辉图，等. 水蛭对人血小板聚集抑制的探讨[J]. 广西医科大学学报，1997，14(4)：21.

[21] 刘京生，苗智慧，董力，等. 水蛭抗肿瘤作用的实验研究[J]. 时珍国医国药，2001，12(10)：884.

[22] 杨宁宁，刘俊，苏兰，等. 水蛭治疗肾病综合征的药理学研究及临床应用[J]. 华西医学，2000，15(3)：388.

[23] 董柯. 中华医学会第四次全国肾脏病学术会议论文摘要汇报[C]. 1994：131.

[24] 任现志，汪受传，翟文生，等. 水蛭治疗系膜增生性肾小球肾炎的探讨[J]. 辽宁中医杂志，2005，32(3)：244.

[25] 晏丹，陈建明，舒赛男，等. 水蛭桃仁煎剂抗实验性大鼠肝纤维化机理研究[J]. 江苏中医药，2005，26(8)：45-48.

[26] 陈建明，强世平，赵冬，等. 水蛭桃仁汤抗肝纤维化的研究[J]. 武汉冶金科技大学学报，1998，21(3)：356-359.

[27] 张英华，杨白玉，王永生，等. 动物药水蛭的药理临床研究[J]. 长春中医学院学报，1994，10(40)：52.

[28] 余昭群，熊良钟，吴祖泽，等. 水蛭中氨基酸成分与人白介素 6 伍用对 ^{60}Co 照射小白鼠造血功能的影响[J]. 中成药，1999，21(4)：189.

[29] 宋代仪. 自拟复方水蛭汤治疗心脑疾病[J]. 四川中医，1995，13(8)：21.

[30] 马黎霞. 水蛭治疗急性脑梗塞疗效观察[J]. 临床医学，2000，20(1)：52.

[31] 邵全亮. 行气祛风汤治疗中风小发作 100 例[J]. 河南中医，1992，12(4)：190.

[32] 庄千友. 水蛭在疑难疾病中应用体会[J]. 中医杂志，1999，40(8)：469.

[33] 鲍宗麟. 水蛭治疗慢性病毒性肝炎疗效观察[J]. 浙江中西医结合杂志，2000，10(9)：519.

[34] 雷经玲. 水蛭治疗肝硬化腹水的探讨[J]. 中西医结合肝病杂志，1994，4(3)：40.

[35] 张伟成. 谈水蛭在肝病中运用[J]. 时珍国医国药，2000，11(1)：75.

[36] 周高龙. 消瘤散治疗肝血管瘤 62 例临床观察[J]. 湖南中医杂志，1994，10(3)：19.

[37] 李守军. 水蛭在 2 型糖尿病中的应用-附 48 例病例分析[J]. 甘肃中医，2005，18(4)：36.

[38] 史伟，唐爱花，等. 水蛭注射液治疗糖尿病肾病[J]. 中国中西医结合肾病杂志，2000，1(2)：115.

[39] 何志义，牛春健，等. 水蛭治疗肾病综合征临床观察[J]. 内蒙古中医药，2004，23(1)：11.

[40] 康友群，骆纯才，等. 肝素与水蛭粉佐治难治性肾病近期疗效观察[J]. 宁波医学，1998，10(5)：233.

[41] 彭桂阳. 水蛭粉治疗肾盂积水 20 例临床观察[J]. 中国民族医药杂志，1997，3(s1)：71.

[42] 江传福. 水蛭吸吮原位缝合治疗断指(趾)-附 5 例报告[J]. 中国乡村医药，2005，12(3)：19.

[43] 张春玲. 刘志杰，等. 中西医结合治疗下肢深静脉血栓形成 30 例[J]. 陕西中医，2002，23(12)：1061.

[44] 韩生先. 重用水蛭治疗脱疽[J]. 陕西中医，1998，19(5)：239.

[45] 李密峰. 鲜水蛭外敷治疗血栓闭塞性脉管炎 60 例[J]. 河南中医，2000，20(4)：69.

[46] 谢中奇. 康宁丸治疗肠粘连 65 例疗效观察[J]. 浙江中医杂志，1995，30(3)：108.

[47] 于爱伟，马爱竹，等. 水蛭粉治疗精液不液化 50 例[J]，中医药学刊，1997，16(6)：12.

[48] 王尽圃，李应保，等. 水蛭可提高精子成活率[J]. 中医杂志，1993，34(2)：70.

[49] 杨仓良，程方，等. 毒性中药古今用[M]. 北京：中国医药科技出版社，1993：171.

[50] 王琳瑛. 水蛭化斑汤治疗黄褐斑 20 例[J]. 中医研究，2000，13(3)：43.

[51] 娄巍巍. 单味水蛭治疗血管瘤 30 例[J]. 中国民间疗法，1999，7(11)：34.

[52] 冯子轩. 水蛭消症散治疗卵巢囊肿 44 例[J]. 山东中医杂志，1996，15(1)：20.

[53] 齐玲玲. 丹甲水蛭汤治疗输卵管阻塞临床研究[J]. 山东中医杂志，1995，14(9)：408.

[54] 蒋树松. 丹参水蛭散治疗阻塞性输卵管炎 30 例[J]. 医学文选，1995，16(1)：47.

[55] 戴义龙. 四龙汤治疗骨质增生症 85 例[J]. 福建中医药，1998，29(4)：18.

[56] 陈旭辉. 水蛭内服治疗腱鞘囊肿 2 例治验[J]. 成都医药，1997，23(3)：184.

[57] 夏世平.水蛭活血汤治疗疤痕挛缩 31 例临床观察[J].实用中医药杂志,1996,12(3):10.

[58] 杨定芳.水蛭治疗颜面损伤性血肿 140 例[J].云南中医中药杂志,1996,17(5):28.

[59] 杨继斌.活水蛭治疗急性踝关节扭伤[J].湖北中医杂志,2001,23(6):37.

[60] 王涛.中药水蛭在骨伤科急症中的应用[J].中医正骨,1999,11(10):44.

[61] 朱曾伯.水蛭治癌、治痛举隅[J].中医杂志,1993,34(5):261.

[62] 马秀红.水蛭的药理及临床应用[J].中国社区医师,2001(12):8.

[63] 李发杰,侯维琪,董玉江,等.胃癌止痛散治疗胃癌疼痛 100 例[J].山东中医杂志,1994,13(10):443.

[64] 潘世庆.水蛭治愈乳腺癌 1 例[J].实用中医内科杂志,1993,7(4):7.

[65] 周世清,彭龙玲,杨亚斯,等.水蛭对实验动物终止妊娠作用[J].中草药,1984,15(3):18.

[66] Markwardt F, Nowak G, Stfirzebecher J, et al. Pharmacokinetics and anticoagulant effect of hirudin in man[J]. Thromb Haemost,1984,52:160-163.

[67] 沈康,虞国茂,郑锦华,等.中药水蛭对小白鼠胚胎发育的影响[J].温州医学院学报,1991(3):139.

虻虫 Mengchong

【别名】蜚虻(《神农本草经》),牛虻(《本草崇原》),牛蚊子(《中药形性经验鉴别法》),牛苍蝇(《浙江中药手册》)。

【来源】虻虫,始载于《神农本草经》。为虻科昆虫复带虻 *Tabanus bivittatus* Matsumura 的雌虫体。各地均有,而以畜牧区最多。主产于广西、四川、浙江、江苏、湖南、湖北等地。

【采收炮制】5～6 月间捕捉,沸水烫或稍蒸,晒干即得。炮制时,拣净杂质,即为生虻虫;若用净虻虫,入文火微炒,即为炒虻虫。一般去翅足炒过用。

【商品规格】以虫体完整,腹黄者为佳。雌虻吸食牛、马、驴等家畜血液,雄虻不吸血,只吸食植物的汁,故一般认为雌虻较雄虻质佳。商品均为统货。

【药性】苦,微寒。有小毒。归肝经。

【功效】破血逐瘀,散结消癥。

【应用】

1. 血瘀经闭,癥瘕积聚　本品苦泄性烈,专入肝经血分,有破血消癥、通利血脉之功。用治血瘀经闭,瘀结成块,可与水蛭、土鳖虫、大黄等同用,如大黄䗪虫丸;《妇人良方》地黄通经丸,则以此配熟地黄、水蛭、桃仁,蜜丸,空心温酒送服,用治月经不行,或产后恶露脐腹作痛。

2. 跌打损伤,瘀滞疼痛　本品又能祛瘀疗伤止痛,用治跌打损伤,《备急千金要方》以虻虫二十枚,牡丹皮一两,为末,酒服方寸匕;临床多配伍大黄、乳香、没药等同用。

【用法用量】内服,入汤剂,1～1.5g;研末吞服,每次 0.3g。

【使用注意】本品为破血逐瘀之品,故孕妇及体虚无瘀者以及腹泻者忌用。

【鉴别用药】虻虫、土鳖虫、水蛭,三者均为破血逐瘀之品,对跌打损伤、血瘀经闭、癥瘕积聚等症,临床多常互相配伍应用。其中虻虫破血之力最强,水蛭则次之,土鳖虫则较缓和。故临床上,土鳖虫应用最广,尤多用于跌打损伤之症;而水蛭、虻虫则多用于血瘀重症,且以癥瘕积聚之症为主。

【药论】

1.《神农本草经》:"逐瘀血,破下血积,坚痞,癥瘕,寒热,通利血脉及九窍。"

2.《名医别录》:"女子月水不通,积聚,除贼血在胸腹五脏者,及喉痹结塞。"

3.《日华子本草》:"堕胎。"

4.《本经逢原》:"虻虫,《本经》治癥瘕寒热,是因癥瘕而发寒热,与蜣螂治腹胀寒热不殊。仲景抵当汤、丸,水蛭、虻虫虽当并用,二物之纯险悬殊。其治经闭,用上物加蜚虻作丸服,以破瘀而不伤血也。苦走血,血结不行者,以苦攻之,其性虽缓,亦能堕胎。"

【现代研究】

(一) 化学成分

主含多糖、多肽类物质[1]。

(二) 药理作用

延长大鼠凝血时间,降低内、外源凝血系统因子活性,增加纤溶系统活力,防止血栓形成和发展[2]。改善大鼠血瘀模型血液流变学异常[3]。增强小鼠耐缺氧,扩张兔耳血管,加强离体蛙心收缩力,改善脑下垂体后叶素治急性心肌缺血。

(三) 临床报道

1. 治疗肺癌合并胸腔积液:泽兰、薏苡仁、虻虫等治 56 例,显效 19 例,有效 26 例[4]。

2. 治疗冠心病心绞痛:虻虫、陈皮治疗 18 例,显效 12 例,好转 6 例,心电图改善有效率 72.2%[5]。

参 考 文 献

[1] 尚庆坤,向前,等.高效制备液相色谱法分离制备虻虫中的多肽样品[J].分析化学,1999,27(8):924-926.

[2] 金伟,王亚威,等.虻虫抗凝血物质的药理研究[J].中医药信息,2000(3):64-66.

[3] 梁进权,宓穗卿,王宁生,等.水蛭、虻虫药对对血瘀模型大鼠血液流变性的影响[J].中药药理与临床,2008,24(3):71-72.

[4] 杨丁友,刘献琳,等.泽兰虻虫汤配合化疗治疗肺癌合并胸腔积液 56 例[J].新中医,1998,30(3):32-33.

[5] 魏振装.博采众长 独辟蹊径[J].首都医药,2005(3):17-20.

斑蝥 Banmao

【别名】斑猫、龙尾(《神农本草经》),斑蚝、龙蚝、斑菌(《吴普本草》),龙苗(《药性论》),羊米虫(《陆川本草》),老虎斑毛、花斑毛、花壳虫、小豆虫、放屁虫(《中药志》),花罗虫(《广东中药》)。

【来源】斑蝥,始载于《神农本草经》。为芫青科昆虫南方大斑蝥 *Mylabris phalerata* Pallas 或黄黑小斑蝥 *Mylabris cichorii* Linnaeus 的干燥全体。全国大部分地区均有,主产于河南、广西、安徽、四川、贵州、湖南、云南、江苏等地,以河南、广西产量较大。

【采收炮制】夏、秋二季于清晨露水未干时捕捉。捕捉时宜戴手套及口罩,以免毒素刺激皮肤、黏膜。捕得后,置于布袋中,用沸水烫死或闷死,晒干。炮制时,除净杂质,即为生斑蝥。取净斑蝥与米拌炒,至米呈黄黑色,取出,除去头、足、翅,为米斑蝥。

【商品规格】商品按来源有南方大斑蝥和黄黑小斑蝥两种,均为统装。以虫体个大、完整、色鲜明者为佳。

按《中国药典》(2010 年版一部)规定:本品含斑蝥素($C_{10}H_{12}O_4$)不得少于 0.35%。

【药性】 辛,热;有大毒。归肝、肾、胃经。

【功效】 破血逐瘀,散结消癥,攻毒蚀疮。

【应用】

1. 经闭,癥瘕　本品能破血通经,消癥散结。用治血瘀经闭,可配伍桃仁、大黄等同用,如《济阴纲目》斑蝥通经丸;近人取其消癥散结作用,以治多种癌肿,具有一定疗效,尤以肝癌为优,可用斑蝥 1~3 只,放入鸡蛋内煮食。

2. 痈疽,恶疮　本品外用可以毒攻毒,消肿散结。用治痈疽肿硬不破,《仁斋直指方》以本品研末,和蒜捣膏贴之,可收攻毒拔脓之效;用治疔疮肿痛,《备急方》用斑蝥一枚,捻破,然后以针画疮上,作米字,以封上,可收拔根之效。其攻毒之效,尚可用治狂犬咬伤,如《医方大成》用斑蝥二十一枚(去头、足、翅),用糯米一勺,分三次炒,去斑蝥,以米为粉,空腹冷水调服。

3. 瘰疬,瘘疮　本品能逐瘀散结,攻毒蚀疮。又可用治瘰疬、瘘疮,如《证治准绳》生肌干脓散,即以此配白矾、白砒、青黛等,研末外掺。亦可用做内服,如《广利方》治瘰疬经久不瘥,用斑蝥一枚,去翅足,微炙,以浆水(或蜜水)一盏,空腹吞之;《本草纲目》治瘘疮有虫,取斑蝥以苦酒浸半日,晒干,每用 5 个,铜器炒熟为末,巴豆一粒,黄犬背上毛二七根炒研,朱砂五分,同和苦酒顿服。

4. 皮肤顽癣　本品攻毒蚀疮之功,亦可用治皮肤癣疮,但因其性烈有毒,故多用于积年顽癣。如《外台秘要》以此半两,微炒为末,蜜调敷之;《永类钤方》则用斑蝥七个,醋浸,露一夜,搽之。近代则以此配甘遂研末,醋调外搽,以治牛皮癣。

5. 疟疾,面瘫,风湿痹痛　本品外敷,有发疱作用,可作发疱疗法,以治多种疾病。如用治疟疾,可以此配麻黄、雄黄、朱砂,共研细末,每次一至三分,调放在膏药上,贴头颈项第二骨节处;用治面瘫(面神经麻痹),用斑蝥一个,研细。水调贴颊部,向左歪贴右侧,向右歪贴左侧,起疱后即取去药;治风湿痹痛,可根据辨证循经取穴,单用本品研末,以前法贴敷。又本品以酒浸外搽,可治斑秃,能促进毛发生长;研末直接外敷患处,可治赘疣等;用治腰腿痛,以本品烘干,研粉。取火柴头大,压体表最痛点上,以胶布固定,5~6 小时后起疱如蚕豆大,24 小时后去药,划破出水,涂以甲紫,不愈再敷;治偏正头风,取斑蝥一个,去头、翅、足,隔纸研细为末,筛去衣壳,将少许贴在膏药上,头左痛,贴右太阳穴;头右痛,贴左太阳穴,足半日取下。

【用法用量】 内服,多入丸散。研末冲服,每次 0.03~0.06g,或入丸散;外用适量,研末贴敷,或作发疱用,或酒、醋浸涂。

【使用注意】 本品有大毒,内服宜慎,必须严格掌握剂量,体弱及孕妇忌服。外用对皮肤、黏膜有很强的刺激作用,能引起皮肤发红、灼热、起疱,甚至腐烂,故不宜久敷和大面积使用。

【药论】

1.《神农本草经》:"主寒热,鬼疰蛊毒,鼠瘘、恶疮、疽,蚀死肌,破石癃。"

2.《药性论》:"治瘰疬,通利水道。"

3.《日华子本草》:"疗淋疾,敷恶疮瘘烂。"

4.《本草纲目》:"治疝瘕,解疔毒,猘犬毒,沙虱毒,蛊毒,轻粉毒。"

【现代研究】

(一) 化学成分

含斑蝥素,并含一种未知物,暂定名为羟基斑蝥素[1]。还含油脂及树脂、蚁酸、色素等。

去头、足和翅虫体含磷、镁、钙，并含铁、铝、锌、铬、锰、镉、锶和铜元素。全虫及头、足、翅等部分也含上述元素和铅元素[2]。

（二）药理作用

1. 抗肿瘤作用　使焦油诱发肿瘤消失[3]。抑制 HeLa 细胞和人食道癌、贲门癌、胃癌及脾肉瘤细胞代谢[4]。

2. 发疱作用　强烈刺激皮肤、黏膜，局部发黄或起疱，组织穿透力较小，作用较缓，仅有中度疼痛，通常不涉及皮肤深层，很快痊愈。对黏膜或皮肤创口作用较剧烈，难痊愈[4]。

3. 升高白细胞作用　刺激骨髓细胞 DNA 合成，升高白细胞。动物实验骨髓白细胞增生活跃[3]。

4. 抗微生物、抗炎作用　抑制黄色毛癣菌等 12 种致病皮肤真菌，杀死丝虫幼虫[5]。

5. 促雌性激素样作用　增加雌兔尿雌激素与黄体酮[6]。

6. 对免疫功能影响　增加小鼠脾淋巴细胞产生白介素-1、2[7]。

7. 其他作用　改善小鼠耳廓微循环、延长凝血时间。有镇痛抗炎作用。能降低怀孕率，增加畸胎率[8]。

（三）临床报道

1. 治疗肝癌　斑蝥能延长原发性肝癌病人生存时间，缓解症状[3]。斑蝥素治原发性肝癌 800 余例，有效率 40%～60%，可改善症状，延长生存时间[9]。

2. 治疗胃癌　斑蝥入鸡蛋蒸熟或煨熟服 60 个，胃痛消失，食欲增加[4]。

3. 治疗体表恶性肿瘤　斑蝥合中药内服外敷 57 例，治愈 37 例，有效 7 例[4]。

4. 治疗病毒性肝炎　斑蝥素口服或外敷肝区治甲型肝炎 100 例，70%患者 2～5 天症状消失，其余 6～8 天症状消失。65%患者 14～20 天肝功能转为正常，其余 21～30 天转为正常[3]。

5. 治疗周围性面神经麻痹　巴豆、斑蝥、生姜贴敷发疱 70 例，痊愈 57 例，好转 9 例[10]。

6. 治疗尖锐湿疣　斑蝥、全蝎、仙人掌等治 105 例，有效率 100%[11]。

7. 治疗儿童传染性软疣　斑蝥素对 300 例患者，有效率 90%以上[12]。

8. 治疗鼻炎　生斑蝥调糊贴印堂穴，过敏性鼻炎 205 例治愈 172 例，显效 27 例；单纯性鼻炎 314 例治愈 274 例，显效 32 例；慢性鼻旁窦炎 43 例痊愈 18 例，显效 13 例；慢性鼻炎 108 例痊愈 63 例，显效 28 例[13]。

9. 治疗白癜风　斑蝥醇浸液外涂 87 例有效率 70%[14]。

10. 治疗斑秃　斑蝥、丁香、苯酚（石碳酸）、酒精，前二味药研细装瓶放入石炭酸、酒精即成，涂搽 62 例，有效率 96.8%[15]。

11. 治疗慢性咽炎　斑蝥、大枣、白糖治 78 例，有效率 92.4%[16]。

12. 治疗急慢性扁桃体炎　斑蝥、乳香、没药等穴位贴敷 69 例，有效率 100%[17]。

13. 治疗风湿性关节炎　斑蝥、雄黄蜂蜜调敷穴位 37 例，有效率 100%[18]。

14. 治疗胃溃疡　斑蝥米炒冲服 7 例，3 日症状消失，溃疡愈合[19]。

15. 治疗肱骨外髁炎　斑蝥散外敷 161 例，有效率 100%[20]。

（四）不良反应

1. 毒性　斑蝥毒性强烈，为剧毒药物。小鼠灌服斑蝥悬液 LD_{50} 131.8mg/kg，水煎剂 457.1mg/kg[21]。药典规定斑蝥常用量 0.03～0.06g，入丸剂或散剂。如果滥用、超量、与酒蒜同用、生用（或炮制不当）、外用面积过大、蓄积、肝肾功能不全、冲服会中毒。中毒剂量为

0.6g，致死剂量为1.5g。主要毒性物质为斑蝥素，系斑蝥酸的内酐，毒性强烈，0.14μg斑蝥素即能诱发皮肤起疱，10mg可严重中毒或致死[22]。斑蝥素小鼠腹腔内注射LD_{50} 1.0mg/kg[23]。

2. 中毒症状

(1) 消化系统：口腔糜烂、牙龈出血、吞咽困难、上腹部烧灼样疼痛或剧痛、呕吐咖啡样液体、黑便等，上消化道出血症状常见。严重可致肝功能损害，出现黄疸，肝肿大，谷丙转氨酶增高。

(2) 泌尿系统：毒素由肾脏排出，可刺激泌尿道。症见尿频、尿血、蛋白尿、管型尿、少尿或无尿、血清非蛋白氮升高、尿道灼痛、排尿困难。严重者可因急性肾衰竭而致死亡。

(3) 神经系统：轻者头晕头痛、发音困难、口唇及四肢麻木、复视。重者抽搐、烦躁、不省人事、二便失禁、双下肢瘫痪、咀嚼无力等。

(4) 循环系统：心慌胸闷、面色苍白、四肢厥冷、脉搏细微、血压下降、心跳减慢、心电图异常、中毒性心肌炎、阿斯综合征、中毒性休克等。

(5) 皮肤症状：外用可致皮肤烧灼样疼痛或剧痛、红肿充血、水疱、糜烂。

(6) 眼损伤：加工炮制斑蝥后出现流泪、眼睑痉挛、高度水肿、角膜溃疡、球结膜充血、视物模糊、虹膜炎等症。

(7) 其他症状：咽部充血、咳嗽或咯血痰、呼吸困难、阴道出血，继发无精症。[24,25]

3. 中毒救治

(1) 给于黏浆性饮料，如牛奶、蛋清等，再行洗胃、催吐；再服蛋清、稀粥。忌用油类食物[26]。

(2)《本草纲目》："斑猫、芫青、亭长、地胆之毒，靛汁、黄连、黑豆、葱、茶皆能解之。"黄柏9g煎汤冷后加入蛋清内服；或黄连3g、甘草9g、绿豆30g，煎汤内服，解斑蝥毒[26]。

(3) 咽部灼痛用鲜天名精和白毛夏枯草绞汁滴咽部，可减轻灼痛。黄豆秆灰15g，研细冷开水冲服。石蒜30g煎服100ml，4小时服用1次。黑豆500g煮汁冷饮，以解毒为度。益元散25g凉开水调服。百部30g、葱白30g水煎服。甘草30g、大青叶15g水煎冷饮。板蓝根30g、黄连3g、甘草9g水煎服。靛汁1汤匙冲服。甘草30g、葱白5节煎汁冷服。绿茶30g煎汤冷服。黄柏15g煎汤冲服鸡子白。生绿豆30g、生甘草9g、生黄连3g水煎服。黄连6g、甘草9g水煎服。黄连4.5g、黑豆30g、葱白4枚、茶叶9g、生甘草9g、滑石30g、琥珀末3g煎服，连服4～6剂[27]。

(4) 药用炭混悬液洗胃，硫酸镁导泻，每半小时口服10%氢氧化铝乳剂10～15g。腹泻严重可服碱式碳酸铋(次碳酸铋)0.3g，或矽碳银0.5g，3次/日。静注生理盐水1500～2000ml，严重酸中毒可先用1/6克分子浓度乳酸钠静脉滴注，或5%碳酸氢钠100ml静注，继续补给液体。高烧、惊厥者皮下或肌内注射镇静剂苯巴比妥钠0.1～0.2g，氯丙嗪25～50mg口服，或50mg皮下或肌内注射，还可用甲丙氨酯、氯氮䓬等镇静药。口服利尿药。酌量补充维生素C及K。肠道出现炎症用氯霉素，0.5g/次，4次/日。口腔黏膜或皮肤发疱部分搽1%甲紫溶液，其他对症治疗[27]。

参考文献

[1] 侯一斌. 斑蝥的气相色谱/质谱和气相色谱/傅里叶变换红外光谱分析[J]. 药物分析杂志，1990，10(5)：268-271.

[2] 王正益，张振凌，等. 斑蝥不同部位微量元素的研究[J]. 中国中药杂志，1990，15(10)：24-25.

[3] 郭常燊. 斑蝥的抗癌作用及临床应用[J]. 丹东医药，2002(4)：45-47.

[4] 肖培根，杨世林，等. 蜈蚣斑蝥-药用动植物种养加工技术[M]. 北京：中国中医药出版社，2000：101-157.

[5] 林峰，洪菁，等. 浅谈斑蝥[J]. 海峡药学，2001，13(4)：67-68.

[6] 王浴生. 中药药理与应用[M]. 北京：人民卫生出版社，1983：1113.

[7] 张俊平. 小鼠体内斑蝥素对白细胞介素Ⅱ和白细胞介素Ⅰ产生的影响[J]. 中国药理学报，1992，10(3)：263-265.

[8] 南京中医药大学. 中药大辞典[M]. 上海：上海科学技术出版社，2006：3190-3192.

[9] 张保国，张大禄，等. 动物药[M]. 北京：中国医药科技出版社，2003：697-727.

[10] 邵长艳，毕臻，等. 巴豆斑蝥膏治疗周围性面神经麻痹 70 例[J]. 江苏中医药，2004，25(2)：33.

[11] 韦艳生. 复方斑蝥酊治疗尖锐湿疣 105 例[J]. 华南药讯，1999，29(1)：56.

[12] Silverberg NB，Sidbury R，Mancini AJ，et al. Childhood molluscum contagiosum：experience with cantharidin therapy in 300 patients[J]. J Am Acad Dermatol，2000，43(3)：503-507.

[13] 叶长青. 斑蝥冷灸治疗鼻炎 670 例[J]. 上海中医药杂志，1990(2)：18.

[14] 刘忠恕. 发泡疗法治疗白癜风 87 例临床观察. 中医杂志，1995，36(10)：608.

[15] 张和平. 斑蝥液治疗斑秃. 中医外治杂志，1997，26(2)：5.

[16] 翼文鹏. 复方斑蝥饮治疗慢性咽炎 78 例观察. 中原医刊，1990，(6)：3.

[17] 王君. 外用乳蛾散治疗慢性扁桃体炎 69 例. 陕西中医，1995，16(11)：493.

[18] 陈惠忠，谷霁萍. 斑蝥发泡灸治疗 37 例风湿痛. 中国针灸，2001，21(7)：440.

[19] 郭培森. 斑蝥应用三则[J]. 中国民间疗法，2002，10(3)：60.

[20] 刘景邦. 复方斑蝥散外敷治疗肱骨外髁炎 161 例小结[J]. 甘肃中医，2000，(5)：36-37.

[21] 丁瑞. 中药樗鸡、红娘子与斑蝥毒性的比较研究[J]. 北京中医，1990(3)：33-35.

[22] 刘天四，刘天郊，等. 斑蝥中毒探析[J]. 中国药学杂志，1992，27(12)：741-742.

[23] Liand YM，Casida JE，et al. Cantharidin-binding protein：identification as protein phosphatase 2A[J]. Proc NatlAcad Sci USA，1992，89(9)：11867-11870.

[24] 梁进权，王宁生，等. 斑蝥的毒性反应及原因分析[J]. 新中医，2003，35(7)：76-77.

[25] 朱天忠，卢长云，等. 斑蝥中毒及其防治[J]. 中医文献杂志，1995(3)：43-45.

[26] 林毅斌. 斑蝥的功效、中毒症状及施救[J]. 海峡药学，2007，19(2)：84.

[27] 金甦. 五种常用有毒虫类中药的毒性及解救方法[J]. 甘肃中医，2003，16(8)：39-42.

穿山甲　Chuanshanjia

【别名】 鲮鲤甲(《名医别录》)，鲮鲤角(《本草衍义》)，川山甲(《三因方》)，山甲(《本草求真》)，甲片(《疡科遗编》)。

【来源】 穿山甲，始载于《名医别录》。为鲮鲤科动物穿山甲 *Manis pentadactyia* Linnaeus 的鳞片。主产于广东、广西、云南、贵州，湖南、浙江、福建、安徽等地亦有分布。

【采收炮制】 全年均可捕捉，捕得后杀死置沸水中略烫，取下鳞甲，洗净，晒干。炮制时，将穿山甲除去杂质，洗净，干燥，即为生穿山甲；取净穿山甲放入炒热的沙子中同炒，不断翻动，烫至泡酥，取出，筛去沙子，放凉，即为炮穿山甲；取净穿山甲，先用沙子烫至鼓起，再用醋淬，取出干燥，即为醋山甲。

【商品规格】 商品一般分大甲片、小甲片两种。按颜色又分铁甲(黑色)和铜甲(棕色)。以半透明、不带皮肉者为佳。习惯认为尾部甲片药效大，以广西产品为佳。

按《中国药典》(2010 年版一部)规定：本品杂质不得过 4%。

【药性】咸，微寒。归肝、胃经。

【功效】活血消癥，通经下乳，消肿排脓，搜风通络。

【应用】

1. 经闭，癥瘕　穿山甲入肝经血分，性善走窜，活血散瘀之力甚强，有消癥通经之效。用治血瘀经闭，少腹坠痛，可与当归、桃仁、红花、赤芍等活血通经药同用，如《经验方》化瘀汤；用治癥瘕痞块，硬痛拒按，则当配伍鳖甲、大黄、赤芍、干漆等破瘀消癥之品同用，如《妇科大全》穿山甲散。

2. 风湿痹痛，中风瘫痪，麻木拘挛　本品能通利经络，透达关节，可用治风湿痹痛，关节不利，麻木拘挛等症，可与当归、独活、蜈蚣、白花蛇等同用；亦可加入五积散中服用。其通利经络、关节之效，又可用治中风瘫痪，手足不举之症，如《卫生宝鉴》以此配大川乌、红海蛤各二两，为末，每用半两，捣葱白汁和成厚饼，随左右贴脚心，缚定，密室安坐，以贴药脚浸热汤盆中，待身麻汗出，急去药。宜谨避风，自然手足可举。

3. 乳汁不通　穿山甲活血通乳作用较强。为治疗妇女产后乳汁不下的常用药物，单用研末，以酒冲服，谓之涌泉散；临床常与王不留行相须为用；若为肝气郁滞而致乳汁不下，乳房胀痛，则可配当归、柴胡、川芎、枳实等同用，如《清太医院配方》下乳涌泉散；若气血虚而乳汁稀少者，可配伍黄芪、党参、当归、白芍等补益气血之品同用。

4. 痈疽疮肿，瘰疬结核　本品能活血消痈，消肿排脓，对于痈疽肿毒未成脓者可使之消散，已成脓者可使速溃，为治疗疮疡肿痛的要药。疮痈初起未成脓者常配伍清热解毒、消肿散结的金银花、白芷、天花粉、赤芍等同用，如仙方活命饮；若疮疡脓成不溃，可配伍托毒排脓的黄芪、皂角刺、当归等同用，如透脓散；若气血亏虚，脓成而不能溃破，则可配托毒排脓之品，如当归、人参、皂角刺、白芷、生黄连等，方如《医宗金鉴》托里透脓汤。若用治痰气互结的瘰疬痰核，则须配伍玄参、浙贝母、夏枯草等同用。此外，临床外用以治风丹作痒、黄水疮、聤耳出脓等，皆借其活血消痈、解毒功能。

【用法用量】内服，入汤剂，一般用 3～10g；研末吞服，每次 1～1.5g。

【使用注意】孕妇及痈肿已溃者忌服。

【药论】

1.《名医别录》："主邪惊啼悲伤……疗蚁瘘。"

2.《本草纲目》："除痰疟寒热，风痹强直疼痛，通经脉，下乳汁，消痈肿，排脓血，通窍，杀虫。""古方鲜用，近世风疟、疮科、通经下乳，用为要药。……谚云：'穿山甲、王不留，妇人食了乳长流。'亦言其迅速也。"

3.《医学衷中参西录》："穿山甲……气腥而窜，其走窜之性，无微不至，故能宣通脏腑，贯彻经络，透达关窍，凡血凝血聚为病，皆能开之。"

【现代研究】

（一）化学成分

1. 氨基酸　天冬氨酸、苏氨酸、丝氨酸、谷氨酸、甘氮酸、丙氨酸、胱氨酸、缬氨酸、蛋氨酸、亮氨酸、异亮氨酸、酪氨酸、苯丙氨酸、组氨酸、赖氨酸、精氨酸、脯氨酸等 17 种，占 60%以上[1]。

2. 无机物　锌、铜、锰、钴、铁、钼、铅、钾、镁、钙、镍、镉[2]、硼、钍、铬、硅、磷、钒[3]等。钾含量最高，人体必需微量元素中锌含量最高。

3. 其他　挥发油、水溶性生物碱[4]、硬脂酸、胆固醇、二十三酰丁烷、L-丝-L-酪环二肽和D-丝-L-酪环二肽，还有两个碳原子数为26和29的脂肪族酰胺[3]。

（二）药理作用

1. 降低血液黏度　降低大鼠血液黏度及延长凝血时间，及小鼠血液黏度及延长凝血时间[5,6]。

2. 对心血管作用　增加大鼠离体工作心脏左心室收缩压、左室内压最大变化速率、心排出量。降低血小板聚集百分率，增强心肌收缩[7]。

3. 抗炎作用　抗小鼠巴豆油耳部炎症[5]。治慢性前列腺炎效著，抑制小鼠二甲苯耳肿胀度及大鼠松节油气囊肉芽增生的急慢性炎症反应，有镇痛作用[8]。

4. 抗肿瘤作用　抑制HL-60细胞生长，诱导其凋亡，激活Caspase-3酶活性，降低bcl-2基因表达[9]。

5. 抗菌作用　抑制大肠埃希菌、肺炎克雷白菌等11个菌种[10]。

6. 催乳作用　促进母鼠单次泌乳量和日泌乳量，升高血清催乳素[11]。

（三）临床报道

1. 乳腺疾病　穿山甲治经前乳胀、乳腺增生、急性乳腺炎效好[12-18]。

2. 白细胞减少症　穿山甲、黄芪、枸杞子等治恶性肿瘤化疗致白细胞减少症47例有效率93.62%[19]。鸡血藤、穿山甲等治白细胞减少症128例有效率92.2%[20]。

3. 泌尿系结石、胆道结石　穿山甲复方治36例有效率80.6%[21]。治20例，排石率65%[22]。炮穿山甲、郁金、海金沙等治胆道结石35例有效率97.1%[23]。

4. 血栓性静脉炎　甲珠、地龙、玄参等治下肢血栓性静脉炎34例，深静脉炎15例，痊愈9例，显效3例，有效2例；浅静脉炎19例，痊愈12例，显效3例，有效2例[24]。

5. 前列腺增生症　穿山甲、川牛膝、甘草等治32例，显效18例，有效12例[25]。

6. 不孕症　穿山甲、桃仁、红花等治疗输卵管阻塞性不孕症43例痊愈率65%[26]。

7. 类风湿关节炎　黄芪、甲珠、制马钱子等治64例有效率96.7%[27]。

8. 治疗前列腺疾病　穿山甲加海金沙、木通等治急慢性前列腺炎；加黄芪、瞿麦等治前列腺增生症，肿大腺体缩小，症状改善[28]。

9. 治疗术后静脉血栓　炮穿山甲配金银花、玄参等效好[29]。

参考文献

[1] 孙家美. 穿山甲鳞甲的氨基酸分析[J]. 中药材，1989，12(2)：34-37.

[2] 王兴文. 穿山甲、蛤蚧不同部位无机元素及氨基酸含量分析[J]. 云南中医学院学报，1991，14(4)：10-12.

[3] 马雪梅. 穿山甲化学成分的研究[J]. 药学学报，1988，23(8)：588-592.

[4] 刘世勤. 穿山甲的化学成分[J]. 中药通报，1988，13(8)：33-34.

[5] 黄泰康. 常用中药成分与药理手册[M]. 北京：中国医药科技出版社，1994：1460.

[6] 高英. 穿山甲与猪蹄甲的成分研究[J]. 中药材，1989，12(2)：34.

[7] 文秀英，徐保国，刘浩，等. 穿山甲对心脏收缩功能和血小板聚集性的影响[J]. 中国中药杂志，1999，24(1)：51-52.

[8] 张艳，明亮，等. 复方穿山甲口服液的抗炎及镇痛作用[J]. 安徽医科大学学报，1995，30(2)：91-93.

[9] 谢新生，张秀丽，赵家军，等. 穿山甲煎液诱导HL-60细胞凋亡的研究[J]. 浙江中西医结合杂志，2001，11(8)：477-479.

[10] 郭毅，高良，等. 穿山甲水煎液的体外抗菌初步观察[J]. 湖南中医学院学报，1998，18(1)：15.

[11] 侯士良，赵晶，董秀华，等. 比较蹄甲、穿山甲泌乳作用实验研究[J]. 中国中药杂志，2000，25(1)：44-46.

[12] 盖亚男，李长见，等. 穿山甲善治乳腺疾病[J]. 中华实用中西医杂志，2001，11(4)：800.

[13] 董西林. 乳痈解毒汤配合抗生素治疗急性乳腺炎症 56 例[J]. 陕西中医，1997，18(2)：58.

[14] 王瑞智. 乳疾散治疗乳腺增生症 83 例[J]. 陕西中医，1995，16(6)：256.

[15] 孙学斌. 乳腺Ⅱ号汤治疗乳腺增生 50 例[J]. 辽宁中医杂志，1987(3)：44.

[16] 尹可华. 山甲全蝎胶囊治疗乳腺小叶增生 250 例[J]. 江苏中医，1993(5)：33.

[17] 李世杰. 乳癖汤的应用[J]. 内蒙古中医药，1987(6)：147.

[18] 席天玉. 催乳散治疗缺乳症 80 例[J]. 中国中西医结合杂志，1992，13(8)：466.

[19] 李钟瑞. 长安生白冲剂治疗肿瘤化疗白细胞减少症 47 例[J]. 陕西中医，1994，15(2)：51.

[20] 刘贵仁. 鸡甲生白汤治疗白细胞减少症 128 例[J]. 陕西中医，1986(6)：147.

[21] 王小君. 穿山甲复方加味磁化治疗泌尿结石 36 例[J]. 山东中医学院学报，1996，20(2)：100.

[22] 李碧. 穿山甲复方治疗泌尿系结石[J]. 山东中医杂志，1982(5)：276.

[23] 马海林. 山甲胆道排石汤的应用体会[J]. 青海医药杂志，1996，26(11)：5.

[24] 高维军. 通脉汤Ⅲ号治疗下肢血栓性静肺炎 34 例[J]. 陕西中医，1994，15(3)：111.

[25] 骆继杰. 山甲汤治疗前列腺增生症 32 例[J]. 光明中医，1994(4)：41.

[26] 高慧明. 通管饮治疗输卵管阻塞性不孕症 43 例[J]. 陕西中医，1994，15(5)：201.

[27] 陈双全. 通痹汤治疗类风湿关节炎 64 例[J]. 陕西中医，1996，17(10)：452.

[28] 冯石松. 穿山甲与前列腺疾病[N]. 上海中医药报，2005(7)：1.

[29] 范东明，程俊鸥，等. 穿山甲治疗妇产科术后静脉血栓形成[J]. 中医杂志，2002，43(3)：172.

（鲁耀邦　吴勇军　李钟文）

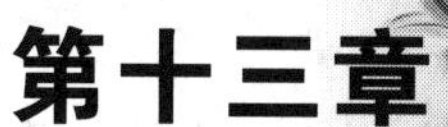

第十三章 化痰止咳平喘药

凡以祛痰或消痰为主要作用的药物，称化痰药；以制止或减轻咳嗽和喘息为主要作用的药物，称止咳平喘药。由于化痰药多兼能止咳，而止咳平喘药也多兼有化痰作用，故将化痰药与止咳平喘药合为一章介绍，统称为化痰止咳平喘药。

咳嗽每多夹痰，而痰多易致咳嗽气喘，故化痰止咳平喘药适用于痰多咳嗽气喘之症。化痰药主要用于痰多咳嗽，咳痰不爽，痰饮眩悸，以及病机上与痰有关的癫痫惊厥、瘿瘤、瘰疬、阴疽流注、中风痰迷等症。止咳平喘药主要用于外感内伤，肺失宣降所引起的多种气喘咳嗽，呼吸困难的病证。

痰，有寒痰、湿痰、热痰、燥痰的不同。在治疗上寒痰、湿痰宜温、宜燥；热痰、燥痰宜清、宜润。同属化痰药，其性质有偏于温燥而宜于寒痰、湿痰者；有偏于凉润而宜于热痰、燥痰者。故本章药物按药性及功效的不同，可分为温化寒痰药、清化热痰药及止咳平喘药三类。

凡外感内伤均能引起痰多与喘咳，因而在治疗时，除应根据病情选择适宜的化痰止咳平喘药外，还应针对各种致病原因，综合观察其表里寒热虚实，而作必要的配伍。如外感咳喘，当配解表药；肺热火郁者，当配清肺降火药；寒邪郁肺者，当配温肺散寒药；脾虚生痰者，当配健脾燥湿药；阴虚火旺者，当配滋阴降火药；肺虚喘咳者，当配补肺益气药；肾虚作喘者，当配补肾纳气药；癫痫惊厥者，当配平肝息风药；瘿瘤瘰疬者，需配软坚散结药；阴疽流注者，应配温阳通滞药。又据气化失司，水液停留，形成痰饮的病机，历代医家皆强调治痰之要在于调气，如刘河间称："治咳嗽者，治痰为先；治痰者，下气为上。"庞安时亦谓："善治痰者，不治痰而治气，气顺则一身之津亦随气而顺矣。"因此，在应用化痰止咳平喘药时，常与行气之品同用，以增强药效。

咳嗽兼咯血者，不宜用强烈而有刺激性的化痰药，否则有促进出血之弊；麻疹初期的咳嗽，忌用温燥而带有收涩作用的化痰止咳药，以免影响麻疹的透发。

药理研究表明，本类药物多有祛痰、镇咳、平喘、抗菌、消炎等作用，部分药物还有补碘、抗癌及强心、利尿、降低血中胆固醇和扩张冠状动脉的作用。

第一节 温化寒痰药

本节药物药性偏于温燥，具有温肺祛寒、燥湿化痰的作用。主要适用于寒痰停饮犯肺，咳嗽气喘，口鼻气冷，吐痰清稀；或湿痰犯肺，咳嗽痰多，色白成块，舌苔白腻者；以及痰浊上壅，蒙蔽清窍所致的癫痫惊厥，中风痰迷等症。临床应用常配伍温散寒邪、燥湿健脾之品，以加强疗效。本节药物温燥而性烈，易伤津助火动血，故凡属热痰、阴虚燥咳及有吐血、咯血倾向者当忌用或慎用。

半夏　Banxia

【别名】 地文、水玉(《神农本草经》),守田、示姑(《名医别录》),羊眼半夏(《新修本草》),和姑(《本草纲目》),蝎子草(《植物名实图考》),麻芋果(《贵州民间方药集》),三步跳(《湖南野生植物》),老和尚头、野芋头(《江苏植药志》),捉嘴豆子、地巴豆(《河北药材》),老鸹眼、天落星(《山东中药》),三叶半夏、闹狗蛋(河南)。

【来源】 半夏,始载于《神农本草经》,列为下品。据《本草纲目》引《礼记·月令》:"五月半夏生,盖当夏之半也。"故名半夏。为天南星科多年生草本植物半夏 *Pinellia teranta* (Thunb.)Breit. 的干燥块茎。主产于四川、湖北、湖南、安徽、山东、河南、江苏等省。野生与栽培均有。

【采收炮制】 夏、秋二季采挖,洗净,除去外皮及须根,晒干,为生半夏;经白矾制者,称清半夏;经生姜、白矾制者,称姜半夏;经石灰、甘草制者,称法半夏。

【功效】 解表散寒,祛风止痛,通窍,温肺化饮。

【商品规格】 一般按粒大小分为三等及统装。以个大、圆形、皮净、色白、质坚实、粉性足者为佳。

按《中国药典》(2010 年版一部)规定:本品按干燥品计算,含总酸以琥珀酸($C_4H_6O_4$)计,不得少于 0.25%。

【药性】 辛,温;有毒。归脾、胃、肺经。

【功效】 燥湿化痰,降逆止呕,消痞散结。

【应用】

1. 痰多咳嗽、风痰眩晕　本品辛温而燥,燥湿化痰,为治湿痰、寒痰之要药。用于痰湿阻肺,咳嗽痰多,色白质稠,胸膈满闷,呕恶眩晕,常与陈皮、茯苓、甘草配伍,如《太平惠民和剂局方》二陈汤;若风痰眩晕,痰厥头痛,胸膈胀闷,多与天麻、白术、蔓荆子等同用,如《医学心悟》半夏白术天麻汤;若寒饮犯肺,咳嗽喘息,吐痰清稀,可与干姜、桂枝、细辛等配用,如《伤寒论》小青龙汤;若痰热犯肺,咳嗽痰黄,黏稠难咯,则与瓜蒌、黄芩、胆南星等同用,如《医方考》清气化痰丸;若痰饮留积不散,胸膈痞塞,胁肋胀满,喘急咳嗽,又与茯苓、枳实、天南星等配伍,如《严氏济生方》导痰汤。

2. 呕吐反胃　本品主入脾胃经,功善降逆和胃止呕,各种原因的呕吐,皆可随证配伍应用,对痰饮或胃寒呕吐尤宜,故为止呕要药。用于痰饮犯胃,恶心呕吐,心下痞闷,常与生姜配伍,如《金匮要略》小半夏汤;若痰热犯胃,或胃热呕吐,常与黄连、陈皮、竹茹同用,如《温热经纬》黄连橘皮竹茹半夏汤;若胃寒干呕,吐涎沫,又与干姜配伍,如《金匮要略》半夏干姜散;若胃虚不纳,反胃呕吐,可与人参、白蜜同用,如《金匮要略》大半夏汤;若胃虚夹饮,妊娠恶阻,可与干姜、人参、生姜汁同用,如《金匮要略》干姜人参半夏丸,或与茯苓、陈皮、旋覆花等配伍,如《备急千金要方》半夏茯苓汤。

3. 胸脘痞闷、痰热结胸　本品辛开散结、化痰消痞。用于寒热互结,或湿热中阻,脾胃虚弱,心下痞满,常与黄连、干姜、人参等同用,如《伤寒论》半夏泻心汤;若痰热结胸,心下硬,按之则痛,又与瓜蒌、黄连配伍,如《伤寒论》小陷胸汤;若痰气郁结,咽中如有炙脔,吞之不下,吐之不出,而成梅核气,则与厚朴、苏叶、生姜等同用,如《金匮要略》半夏厚朴汤;若痰浊阻聚,胸阳不振,心痛彻背,气短不得卧者,可与瓜蒌、薤白配伍,如《金匮要略》栝楼薤白半夏汤。

4. 瘰疬瘿瘤、痈疽肿毒　本品内服能消痰散结，外用能消肿止痛。用于痰湿凝结，瘿瘤瘰疬，常与海藻、连翘、贝母等同用，如《外科正宗》海藻玉壶汤；用于痈疽肿毒，坚硬不溃，可与生川乌、生草乌、芙蓉叶等配伍，如《北京市中药成方选集》铁箍散；用于少阴病，咽中痛，可与桂枝、甘草配用，如《伤寒论》半夏散；若寒痰凝结，咽喉不利，语音不出，又与肉桂、草乌头配伍，如《卫生宝鉴》玉粉丸。

5. 不寐、便秘　胃不和则卧不安，本品能燥湿和胃，故治不寐。用于痰浊内阻，胃气不和，夜不安卧，常与秫米同用，如《灵枢》半夏秫米汤；若胆热犯胃，虚烦不眠，多与竹茹、枳实、陈皮等配用，如《备急千金要方》温胆汤。本品又能散结降浊，通肠和胃，用于中寒内盛，阳气不运，冷积便秘，四肢不温者，又与硫黄合用，以温通寒凝，如《太平惠民和剂局方》半硫丸。

【用法用量】煎服，3～9g；一般制过用。外用适量。

【使用注意】反乌头。其性温燥，故一切血证及阴虚燥咳、津伤口渴者忌服。本品有毒，内服切不可用生品。

【鉴别用药】本品因炮制方法不同，其功用亦异。法半夏长于燥湿化痰，多用于咳嗽痰多之症；清半夏除善燥湿化痰外，又长于消痞和胃，而用于胸脘痞满之症；姜半夏长于降逆止呕，常用于呕吐反胃之症；生半夏有毒，长于消肿散结，只宜外用于痈肿痰核之症。

【药论】

1.《神农本草经》："主伤寒寒热，心下坚，下气，喉咽肿痛，头眩胸胀，咳逆，肠鸣，止汗。"

2.《名医别录》："消心腹胸膈痰热满结，咳嗽上气，心下急痛坚痞，时气呕逆；消痈肿，堕胎，疗痿黄，悦泽面目。生令人吐，熟令人下。"

3.《药性本草》："消痰涎，开胃健脾，止呕吐，去胸中痰满，下肺气，主咳结。新生者摩涂痈肿不消，能除瘤瘿。气虚而有痰气，加而用之。"

4.《医学启源》："治寒痰及形寒饮冷伤肺而咳，大和胃气，除胃寒，进饮食。治太阳痰厥头痛，非此不能除。《主治秘要》云，燥胃湿，化痰，益脾胃气，消肿散结，除胸中痰涎。"

5.《本草纲目》："脾无留湿不生痰，故脾为生痰之源，肺为贮痰之器。半夏能主痰饮及腹胀者，为其体滑而味辛性温也，涎滑能润，辛温能散亦能润，故行湿而通大便，利窍而泄小便，所谓辛走气能化痰，辛以润之是矣。洁古张氏云，半夏、南星治其痰，而咳嗽自愈。丹溪朱氏云，二陈汤能使大便润而小便长。聊摄成氏云，半夏辛而散，行水气而润肾燥。又《太平惠民和剂局方》用半硫丸，治老人虚秘，皆取其滑润也。世俗皆以南星、半夏为性燥，误矣。湿去则土燥，痰涎不生，非二物之性燥也。古方治咽痛喉痹，吐血下血，多用二物，非禁剂也。二物亦能散血，故破伤打扑皆主之。惟阴虚劳损，则非湿热之邪，而用利窍行湿之药，是乃重竭其精液。"

6.《本经逢原》："半夏，同苍术、茯苓治湿痰；同栝蒌、黄芩治热痰；同南星、前胡治风痰；同芥子、姜汁治寒痰；惟燥痰宜栝蒌、贝母，非半夏所能治也。"

【现代研究】

（一）化学成分

块茎含挥发油，内含主成分为3-乙酰氨基-5-甲基异噁唑，丁基乙烯基醚，3-甲基二十烷，十六碳烯二酸，还有2-氯丙烯酸甲酯，茴香脑，苯甲醛，1,5-戊二醇，2-甲基吡嗪，柠檬醛，1-辛烯，β-榄香烯，2-十一烷酮，9-十七烷醇，棕榈酸乙酯，戊醛肟等60多种成分。还含左旋麻黄碱，胆碱，β-谷固醇，胡萝卜苷，尿黑酸，原儿茶醛，姜辣烯酮，黄芩苷，黄芩苷元，姜辣醇，1,2,3,4,6-五-O-没食子酰葡萄糖，12,13-环氧-9-羟基十九碳-7,10-二烯酸及基衍生物等。

又含以α-及β-氨基丁酸、天冬氨酸为主要成分的氨基酸和以钙、钾、钠、铁、铝、镁、锰、铊、磷等为主的无机元素。另含多糖，直链淀粉，半夏蛋白（系一种植物凝集素）和胰蛋白酶抑制剂[1]。

块茎含少量脂肪（其脂肪酸约34%为固体酸、66%为液体酸），又含药理作用与毒芹碱及烟碱相似的生物碱、类似原白头翁素刺激皮肤的物质。并分离出有堕胎作用的结晶性蛋白质——半夏蛋白Ⅰ。

（二）药理作用

1. 镇咳、祛痰作用　生半夏、姜半夏、姜浸半夏和明矾半夏的煎剂，口服0.6～1g/kg或静脉注射，对碘液注入猫胸腔或电刺激喉上神经所致的咳嗽有明显的镇咳作用，药效能维持5小时以上。但比口服可待因1mg/kg的效力略差。有报告认为，半夏的镇咳作用优于浙贝母[2]。也有报告指出，给犬口饲半夏时，不能使气管黏膜的分泌增加，故没有祛痰作用[3]。

2. 镇吐和催吐作用　半夏加热炮制或加明矾、姜汁炮制的各种制剂，对阿扑吗啡（去水吗啡）、洋地黄、硫酸铜引起的呕吐，都有一定的镇吐作用。上述三种催吐剂的作用机制不同，而半夏都可显示镇吐作用，说明其对呕吐中枢有抑制作用[4]。生半夏研末口服，反有催吐作用。生半夏经高温处理，可除去其催吐成分，而其镇吐作用并不受到影响。半夏水浸剂亦无催吐作用。说明半夏的催吐成分不耐高温，难溶或不溶于水，而镇吐成分对热稳定[5]。

3. 抗肿瘤作用　掌叶半夏有效提取物对CaSki和HeLa宫颈癌细胞株的增殖有明显抑制作用，表现在细胞表面及内部超微结构的变化；增殖抑制作用之一是阻断ERK的磷酸化[6]。掌叶半夏总蛋白对SiHa细胞活性的抑制作用不明显，β-谷固醇能抑制人子宫颈癌细胞的活性，使细胞周期聚集在S期，诱导少量细胞凋亡和坏死，对细胞的形态和超微结构有显著的影响。因此，β-谷固醇有希望成为一种安全低毒的抗子宫颈癌药物[7]。

4. 对消化系统的作用　半夏对应激性溃疡有轻微的抑制作用，该作用与其能显著抑制胃液分泌和抑制胃液酸变有关[3]。半夏对家兔有促进胆汁分泌的作用，能显著增强肠道的输送能力。半夏能抑制乙酰胆碱、组胺、氯化钡所引起的肠道收缩[3]。

5. 对循环系统的作用　实验证明，半夏对离体蛙心和兔心有抑制作用，但对豚鼠离体心脏无明显影响。半夏给大鼠和犬静脉注射有一过性的降压作用，如反复给药则产生快速耐药性[3]。半夏煎剂对犬室性心动过速及室性期前收缩的模型有明显的抗心律失常的作用[8]。新西兰兔106只，分为实验组和对照组，实验前2小时，实验组以制半夏水煎浓缩剂10ml灌胃，对照组以生理盐水10ml灌胃，然后制作兔大脑中动脉栓塞—再灌注模型。24小时后处死，制作大脑切片。TTC染色测量梗死面积，肉眼观察是否有再灌注出血。结果实验组发生出血5例，对照组发生出血19例。2组比较有显著性差异。提示制半夏煎剂具有减少兔脑梗死再灌注出血转化的作用[9]。

6. 对实验性硅沉着病的防治作用　给大鼠气管注入含有石英粉的生理盐水混悬液制成硅沉着病模型，连续腹腔注射姜半夏提取液1个月，能抑制硅沉着病的进展，表现为肺干重、湿重减轻，全肺胶原蛋白含量减少，病理改变减轻。预防性给药效果最好，发病后给药亦有一定疗效，约与克矽平的疗效相似，但对硅沉着病组织中SiO_2的含量无明显作用[10,11]。试验证明，姜半夏防治硅沉着病的主要有效成分是炮制过程中加入的明矾（硫酸钾铝），而半夏本身则对硅沉着病无防治作用。半夏和姜对明矾似无增效作用，至于是否有降低明矾毒性的作用，目前尚无一致意见，甚至有认为半夏可加重明矾的毒性[10]。

7. 免疫作用　半夏粗多糖三个剂量组对二硝基氯苯（DNCB）所致小鼠耳廓肿胀程度均

显著低于对照组，且呈效应随剂量上升的趋势。半夏多糖高剂量组对小鼠单核巨噬细胞吞噬功能有促进作用。可见半夏多糖有增强小鼠免疫功能的作用[12]。多糖浓度为 10mg/ml 时，其对羟自由基的清除率达到 71.75%[13]。

8. 其他作用 半夏能显著抑制小鼠的自主运动，对热板法诱发的疼痛有镇痛作用，而对醋酸法诱发的疼痛则镇痛作用不明显[3]。生半夏水提取液对小鼠的中枢神经具有一定抑制作用[14]。半夏与干姜同用，能显著延长环己巴比妥的睡眠时间，对中枢作用比单用半夏和干姜浸剂强，说明二者有协同作用。半夏对家兔有轻度的利尿作用，然而对生理盐水负荷的小鼠未见有利尿作用[3]。半夏对血管通透性亢进有微弱的抑制作用，但对角叉菜胶引起的足跖肿胀未见活性[3]。半夏生物碱对二甲苯致小鼠耳廓肿胀、醋酸致小鼠毛细血管通透性的增加以及大鼠棉球肉芽肿的形成均有明显的抑制作用，生物碱组渗出液中前列腺素 H_2 含量明显低于模型组。说明半夏总生物碱部位对多种炎症模型均有明显的对抗作用，为半夏抗炎作用的主要有效部位之一。且此作用部分是与炎症因子 Xeh_2 的产生和释放受抑制有关[15]。半夏和钩藤乙醇提取物单用和 4∶1 配伍用药能明显抑制青霉素皮质定位注射诱发大鼠惊厥和痫性放电，两药配伍应用的抗惊厥作用优于单用[16]。

（三）临床报道

1. 治疗呕吐 用半夏、枇杷叶、党参、槟榔各 6～10g，茯苓 10～15g，生姜 3～6g，茅根 15～20g，日 1 剂，水煎频频饮之，或加少许白糖调味。治疗 19 例，服药 2～4 剂治愈者 12 例，服药 6～10 剂治愈者 6 例，1 例百日咳呕吐，服药 18 剂而愈[17]。又据报道，将半夏 30g 用清水淘洗数遍至无味为度，置清洁无药味的砂锅内，文火煎煮 45 分钟，去渣取清汤约 100ml，调入已研细好的山药末 30g，煎 3～4 沸，成粥糊状，调入白砂糖适量，稍冷后频频食之，每次量由小渐增，每日 1 剂。并可随症加用他药，治疗重症妊娠恶阻 18 例，全部治愈[18]。

2. 治疗梅尼埃病 法半夏 18～30g，泽泻 60～120g，白术、钩藤各 10g，日 1 剂，水煎 2 次约 400ml，分 3 次服。治疗 28 例，治愈 23 例，好转 4 例，无效 1 例[19]。另报道，用半夏、白术、川芎、茯苓、泽泻、钩藤各 10g，陈皮、甘草各 6g，有热象者加黄芩 10g，头痛加白芷、菊花各 10g。日 1 剂，水煎服。治疗 28 例，均于服药 1 剂后症状明显减轻，服药 2～6 剂痊愈。随访 1～3 年，26 例未见复发[20]。回顾性分析 2005 年 2 月—2010 年 2 月采用半夏白术天麻汤为基础方，随症加减治疗眩晕的患者 100 例的临床资料。结果头晕消失率 85%，目眩消失率 87%，临床总有效率达 92%[21]。

3. 治疗消化道疾患 取半夏泻心汤加减：半夏、黄芩、黄连、干姜、党参、阿胶、小蓟，水煎内服，日 1 剂。治疗胃、十二指肠溃疡出血 48 例，其中呕血 25 例，隐血试验阳性 28 例。病程最长 6 年，最短 2 年。服药 3 剂血止者 31 例，其余 17 例分别服药 5～10 剂后血止[22]，另报道，用半夏 10g，黄芩、干姜、黄连、甘草各 6g，太子参 12g，大枣 5 枚。日 1 剂，水煎服，7 剂为 1 个疗程。随证加减，治疗 70 例消化道疾病（十二指肠溃疡、慢性胃炎、胃肠功能紊乱、肠炎、结肠癌），痊愈 61 例，显效 3 例，无效 6 例[23]。又据报道，用复方半夏胶囊（由半夏、干姜、黄芩、甘草、人参等药物组成），每次 5 粒，每日 3 次，饭前半小时服，20 天为 1 个疗程。治疗非溃疡性消化不良 47 例，结果显效 26 例，有效 12 例，好转 5 例，无效 4 例，总有效率 91.5%，与对照组有显著差异[24]。对 2009 年 11 月—2010 年 5 月收治的消化性溃疡 52 例采用半夏泻心汤加减治疗，视为治疗组；选择同期采用雷贝拉唑片治疗的消化性溃疡 50 例作为对照组，比较两组的疗效及治疗前后的症状积分变化。结果治疗组患者治疗前后的症状积分变化明显优于对照组，且治疗组的总有效率为 98.10%，明显高于对照组的 84.00%[25]。

4. 治疗癌症　以掌叶半夏提取物(水溶性部分)，制成片剂口服，每片相当于生药 10g，每次 2～3 片，日 3 次，饭后服；并配合其栓剂贴敷宫颈，棒剂塞入宫颈管，治疗各期宫颈癌 247 例，疗程均为 2 个月以上。结果近期治愈 63 例，显效 84 例，好转 44 例，总有效率 77.3%，其中Ⅰ期有效率 96.7%，Ⅱ期 74.7%，Ⅲ期 74.2%[26]。另有用鲜半夏剥皮，捣成糊状制丸，每次 2g，置于舌根部咽下，日服 3～4 次。治疗食道贲门癌梗阻 30 例，25 例食管癌梗阻中，显效 9 例，进步 12 例，无效 4 例；5 例贲门癌梗阻中，显效 2 例，用药一般不超过 30 天[27]。

5. 治疗冠心病　生半夏、生南星等份，碾成细末，水泛为丸，每次服用 3.5g，每日 3 次，治疗 50 例，用药后心绞痛显效率为 38.7%，总有效率为 71%；心电图改善率为 30.8%，显效者以痰阻型较多。对心律失常也有一定疗效[28]。又有用清半夏、神曲、焦山楂各 15g，瓜蒌 24g，黄连、鸡内金各 5g，槟榔 10g，麦芽 30g。日 1 剂，水煎服。治疗冠心病症见胸闷气短、胃脘痞满、舌苔黄厚者，3 剂症状减轻，8 剂心电图示心肌缺血明显改善。冠心病伴心房颤动者，用清半夏、竹茹、龙胆、茯神、琥珀、朱砂、太子参等，连服 15 剂，症状大减，1 个月后心电图恢复正常[29]。

6. 治疗病毒性心肌炎　半夏 18g，生姜 24g，茯苓 12g。日 1 剂，水煎服。治疗 11 例，服药 15～40 剂，症状消失，10 例心电图恢复正常[30]。

7. 治疗失眠　清半夏 12g，秫米 60g，水煎，米熟为度，取汁 200ml，轻者日 1 剂，睡前服，重者日 3 剂，早中晚各 1 剂。治疗严重失眠症 20 例，显效 11 例，进步 7 例，无效 2 例[31]。

8. 治疗慢性咽炎　制半夏 500g，浸泡 24 小时后，加热 3～4 沸，捞出半夏，加苯甲醇，过滤分装备用。每次口服 10ml，日 2～3 次。治疗 564 例，痊愈 342 例，好转 170 例，无效 52 例，疗程 8～25 天[32]。又据报道，取半夏、生甘草、桔梗各 30g，研细末，放入苦酒 1000ml 中，浸泡 1 日，兑入鸡子清 4 枚搅匀，每日 30ml，分 3 次噙咽，10 日为 1 个疗程。治疗 180 例，治愈 177 例，显效 8 例，无效 2 例[33]。

9. 治疗食道炎　法半夏、山楂、淡豆豉各 10g，黄连 5g，全瓜蒌 30g，日 1 剂，水煎服。治疗 25 例，痊愈 23 例，好转 2 例[34]。

10. 治疗梅核气　半夏、川朴、桔梗、陈皮、射干、郁金各 10g，麦冬、生地、白芍各 30g，瓜蒌 15g，生草 6g，随症加减，日 1 剂，水煎服。9 剂为 1 个疗程。治疗 237 例，痊愈 144 例，显效 65 例，进步 13 例，无效 15 例，总有效率 93.67%[35]。对 2004 年 1 月—2009 年 10 月期间 2600 例有咽异感症的病人，用半夏沉香旋覆代赭汤煎剂口服 1～2 个疗程[法半夏 10g，厚朴 15g，苏叶 10g，柴胡 10g，白芍 15g，沉香 9g(另煎)，白蔻仁 20g，枳壳 10g，(煨)木香 10g，香附 12g，旋覆花 15g(另包)，赭石 20g(先煎)，甘草 4g。加减：苔黄加黄芩 10g；苔白厚腻伴有排大便困难者加槟榔 8g，胖大海 8g，佩兰 10g；苔薄、少加沙参 12g，麦冬 10g；舌有瘀点加赤芍 12g，丹参 12g]。结果治愈 2272 例，好转 153 例，无效 170 例，1 个疗程治愈者 1612 例，占 62%，其余均在 2 个疗程内，总有效率 93.5%[36]。

11. 治疗甲状腺肿瘤　生半夏 10g，水煎 15 分钟以上。肝郁气滞痰结者加柴胡、郁金、香附；肝郁化热痰结者加栀子、川连、木通；脾虚痰湿中阻者加茯苓、白术、扁豆。隔日 1 剂，可连服 20 余剂，治疗 91 例，痊愈 48 例，进步 15 例，无效 28 例[37]。

12. 治疗百日咳　法半夏、瓜蒌仁、竹茹各 6g，百部 10g，天冬、麦冬各 15g，猪胆膏 1g。

上药煎汤并浓缩至100ml，1岁以内每次10ml，日2次；1～3岁每次10ml，日3次；7天为1个疗程。治疗504例，痊愈412例，进步90例，无效2例[38]。

13. 治疗突发性音哑　用制半夏15g，加水400ml煎20分钟去渣，加苦酒（醋）20ml，待半冷时再加鸡子清2个，搅匀，徐徐含咽，1日1剂。治疗痰火互结，咽部充血水肿之实证失音患者33例，服药2～3天痊愈[39]。

14. 治疗面肌痉挛　生半夏12g，生薏苡仁30g。水煎服，每日1剂，分2次服，连续服用2个月。治疗32例，控制（症状消失，停药后连续观察3个月以上无复发者）1例（占3.1%）；显效（抽搐指数减少75%以上者）15例（占46.9%）；有效（抽搐指数减少50%以上者）4例（占12.5%）；无效（抽搐指数减少不到50%者）12例（占37.5%）。总有效20例（占62.5%）[40]。

15. 治疗室上性心动过速　生半夏、生石菖蒲等份研细末。用时取少许吹患者鼻腔，取嚏3～8次。治疗14例室上性心动过速患者，在取嚏后5～10分钟，恢复正常心律者13例，无效1例[41]。

16. 治疗宫颈糜烂　生半夏研粉过筛，装瓶备用。常规消毒糜烂面，然后再用带线棉球蘸药适量，紧贴糜烂面（勿将药粉撒在阴道壁上），线头露在阴道外，24小时取出。每周上药1～2次，8次为1个疗程。治疗1347例，痊愈603例，显效384例，好转322例，无效38例，总有效率为97.18%[42]。

17. 治疗急性乳腺炎　鲜半夏洗净除去外皮，塞入患乳同侧或对侧鼻孔内，每次1～2小时，日1次，观察40例，治愈36例[43]。

18. 治疗眶上神经痛　半夏、白芷各10g。煎服，治疗眶上神经痛17例，一般5～10剂即止痛，其中治愈8例，显效5例，有效2例，无效2例[44]。

19. 治疗牙痛　生半夏30g，捣碎，置90%酒精90ml中，浸1日即可用。用时以棉球蘸药液塞入龋齿洞内，或涂擦病牙周围。治100例，95%有效[45]。

20. 治疗寻常疣及跖疣　患处用温水泡洗10～20分钟后，用刀片轻轻刮去表面角化层，取7～9月间采挖的鲜半夏（洗净去皮），在疣体局部涂擦1～2分钟，日3～4次。一般只涂擦初发疣（民间称母疣）即可；若继发疣较大较多时，可逐个进行涂擦。治疗215例，痊愈208例，无效7例。30天治愈率96.74%[46]。

21. 治疗抑郁症　将72例青年抑郁症病人且符合郁病肝气郁结证者随机分为两组，治疗组予盐酸氟西汀与半夏厚朴汤加味治疗，对照组予盐酸氟西汀治疗。结果治疗组总有效率97.2%，优于对照组的77.8%；治疗组治疗后汉密尔顿抑郁量表（HAMD）评分优于对照组[47]。

22. 治疗慢性胆囊炎　给予半夏泻心汤加味治疗（处方：半夏、黄芩、川黄连、干姜、柴胡、党参、炙甘草、大枣等）每日一剂，分三次服，十天为一疗程。结果治愈15例，好转10例，未愈3例，总有效率89.3%[48]。

23. 预防造影剂副反应　半夏250g，生姜250g。加水5000ml，文火煎1小时，煎成2500ml，供25个患者服用。脑CT增强扫描前0.5小时口服本品100ml。观察脑膜瘤41例，胶质瘤16例，脑血管病变123例，硬膜下血肿37例，脑炎25例，癫痫111例，脑脓肿21例，转移性肿瘤56例，眼眶肿瘤6例，术后复查24例，未发现病变340例，共800例，结果造影增强后出现恶心、呕吐10例，风疹块13例，瘙痒10例，喷嚏7例，咳嗽4例，胸闷气促、心悸4例，合计出现副反应的有48例，副反应率为6%[49]。

（四）不良反应

1. 毒性　生半夏浸膏给小鼠腹腔注射 LD_{50} 范围为 325mg/kg。生半夏混悬液给小鼠灌胃 LD_{50} 范围为 42.7g/kg，生半夏混液毒性最大，漂、姜浸及煎蒸制毒性次之。矾浸及煎剂毒性最小。内服中毒量 30～90g[50]。半夏全组分的最大给药量(MLD)为 34.8g/kg，水提组分的最大给药量(MLD)为 300.0g/kg，醇提组分的最大耐受量(MTD)为 99.2g/kg，分别相当于临床 70kg 重的病人每千克体重日用量的 270.7 倍、2333.3 倍和 771.6 倍。可见半夏药材具有一定毒性，与药典、文献记载及临床应用相符。半夏醇提组分毒性大于水提组分及全组分，后二者基本安全、低毒[51]。不同产地的半夏总有机酸含量依次为湖北半夏＞山东半夏＞贵州半夏；琥珀酸含量依次为山东半夏＞湖北半夏＞贵州半夏；总生物碱含量依次为湖北半夏＞山东半夏＞贵州半夏；麻黄碱含量依次为湖北半夏＞贵州半夏＞山东半夏；鸟苷含量依次为湖北半夏＞山东半夏＞贵州半夏。毒性大小为：湖北半夏＞山东半夏＞贵州半夏。说明产地对半夏相关毒性物质的含量与毒性大小有一定的影响，且半夏毒性大小与总有机酸、总生物碱含量呈一定相关性[52]。选择 18～22g 健康成年昆明小鼠，雌雄各半，随机分为对照组、生附子组、生半夏组、附子＋半夏组、2 倍附子＋半夏组、2 倍半夏＋附子组、2 倍附子＋2 倍半夏组，采用小鼠急性灌服毒性试验法，连续观察 7 天，记录灌服后小鼠自主活动及行为变化，同时记录小鼠死亡情况、体质量变化及小鼠心、肝、脾、肺、肾各脏器质量及指数变化。结果：与对照组比较，生附子和生半夏能明显影响小鼠自主活动及行为变化，影响小鼠心、肝、肾质量及指数，使小鼠死亡数量增加，经统计学处理存在显著性差异；将生附子和生半夏按不同比例组合后给小鼠急性灌饲，小鼠心、肝、肾质量及指数明显改变，小鼠死亡数量进一步增多，经统计学处理存在显著性差异。结论：生附子和生半夏对小鼠具有毒性作用，二者组合灌饲后其毒性作用明显增加[53]。

2. 中毒机理及症状　生半夏对黏膜有强烈的刺激作用[54]。实验证明，半夏的刺激物质不溶或难溶于水，不易为加热所破坏[4]。生半夏中毒多在服药 30 分钟至 2 小时出现。中毒症状为：出现口内苦涩、流涎、不能发音、头痛、眩晕、恶心、呕吐并有水样腹泻、心悸、乏力，严重者呼吸困难，或呈潮式呼吸，继而呼吸微弱、意识不清、瞳孔散大、对光反射消失、牙关紧闭、血压下降、全身发生痉挛，最后因呼吸中枢麻痹而死亡[55]。有因服生半夏多量而永久失音者[56]。外用生半夏可致过敏性坏死性皮炎[57]。

3. 中毒原因及预防　半夏中毒主要是服用生品所致。故内服应选制半夏，而且要控制用量。

4. 中毒救治

（1）一般疗法：应迅速洗胃，饮服蛋清、面糊或少量稀醋以阻止吸收。痉挛者可给解痉剂；有呼吸麻痹者，应予吸氧，给予中枢兴奋剂。

（2）中医疗法：用白矾末 10g，生姜汁 5ml，调匀，一次服下，或生姜、绿豆各 30g，防风 60g，甘草 15g，水煎 300ml，先含漱一半，后内服一半。皮肤沾染可用甘草水泡洗，或用稀醋洗涤。

参考文献

[1] 国家中医药管理局《中华本草》编委会. 中华本草(8、23 卷)[M]. 上海：上海科学技术出版社，1999：513-514.

[2] 黄庆彰，张昌绍，易鸿匹. 中药的镇咳作用半夏与贝母[J]. 中华医学杂志，1954，40(5)：325-330.

［3］ヒキノヒロシ．半夏的药理［J］．国外医学：中医中药分册，1985，7(5)：24-26.

［4］林兆瑛，陈琼如，喻声亮．中药半夏镇吐作用的研究［J］．中华医学杂志，1958，44(7)：653-655.

［5］马清钧．常用中药现代研究与临床［M］．3版．天津：天津科技翻译出版公司，1995：433.

［6］李桂玲，归绥琪，夏晴，等．掌叶半夏有效提取物对宫颈癌细胞株增殖的抑制作用［J］．中国组织化学与细胞化学杂志，2010，19(1)：53-57.

［7］王莉，杨永杰，归绥琪，等．掌叶半夏主要成分对子宫颈癌细胞生长的抑制作用［J］．复旦学报：医学版，2009，36(6)：675-680.

［8］藤守志，王桂照，傅世英．半夏浸剂抗心律失常作用的实验研究(摘要)［J］．中华心血管病杂志，1983，11(2)：103.

［9］冯喜芳，韩立新，张睿．制半夏煎剂减少兔脑梗死再灌注出血转化的研究［J］．现代中西医结合杂志，2011，20(4)：415-416.

［10］中国医学科学院情报组．全国半夏治疗矽肺研究协会作会．医学研究通讯，1973，(2)：14-16.

［11］中国人民解放军，后字236部队四所．姜半夏对大白鼠实验性的肺防治效果的初步观察［J］．卫生研究，1972，(3)：18-25.

［12］张晓静，王艳艳，王桂英．半夏多糖对小鼠免疫系统的影响研究［J］．中国中医药咨讯，2010，2(36)：18.

［13］郭辉娟，魏定国．半夏多糖提取工艺优化及其清除自由基能力研究［J］．安徽农业科学，2010，38(34)：19341-19342，19345.

［14］周细根，颜峰光，梁生林，等．生半夏水提取液对小鼠中枢神经抑制作用的研究［J］．实用临床医学，2011，12(1)：4，11.

［15］周倩，吴皓．半夏总生物碱抗炎作用研究．中药药理与临床［J］，2006，22(3、4)87-88.

［16］徐宁，王莉，牛争平，等．半夏、钩藤乙醇提取物4∶1配伍对青霉素诱发惊厥大鼠痫性放电的影响［J］．中西医结合心脑血管病杂志，2010，8(3)：322-324.

［17］刘学禄．枇杷叶饮治疗儿童呕吐19例［J］．辽宁中医杂志，1982(9)：36.

［18］陈超．薯蓣半夏粥治疗重症妊娠恶阻［J］．江苏中医杂志，1987(3)：16-17.

［19］何秀彬．重用泽泻、半夏治疗美尼尔氏综合征28例［J］．贵阳中医学院学报，1989(4)：4.

［20］黄卿发．半夏白术钩藤汤治疗耳内眩晕症28例［J］．广西中医药，1981(2)：47.

［21］罗佩杰，刘飞红．半夏白术天麻汤治疗眩晕100例临床观察［J］．中国中医药咨讯，2010，2(34)：158.

［22］闵捷，卢寅熹．半夏泻心汤治疗胃大指肠溃疡出血［J］．上海中医药杂志，1984(2)：23.

［23］黄庭媛，高惠文．半夏泻心汤治疗消化道疾病72例［J］．实用内科杂志，1992，6(3)：23.

［24］陈震，李世荣，岳玉文，等．复方半夏胶囊治疗非溃疡性消化不良疗效观察［J］．中医杂志，1994，35(5)：292.

［25］姚建元．半夏泻心汤加减治疗消化性溃疡52例疗效分析［J］．亚太传统医药，2011，7(2)：108-109.

［26］上海第一医学院妇产科医院，上海第一医学院化学教研组．掌叶半夏治疗子宫颈癌的研究［J］．上海医学，1978(1)：13-14.

［27］黎同山，阎付荣，刘少祥，等．鲜半夏丸缓解食管贲门癌梗阻的疗效观察［J］．新中医，1988(1)：34.

［28］唐荣华．生半夏、生南星治疗冠心病50例临床观察［J］．中草药，1989，20(4)：10.

［29］刘宝云．万宝林老中医治疗胸痹心悸经验［J］．河南中医，1988(2)：37-38.

［30］刘景琪．小半夏加茯苓汤治疗病毒性心肌炎［J］．上海中医药杂志，1983(9)：26-27.

［31］张铁敏．《内经》半夏汤治疗严重失眠20例［J］．中西医结合杂志，1983(5)：299.

［32］甄绍先，王营安．喉痹溶液治疗慢性咽炎180例［J］．浙江中医杂志，1992，27(7)：310.

［33］蔡福养．用咽炎乐治疗564例喉痹［J］．辽宁中医杂志，1981(3)：21.

[34] 沈祖法.栀豉陷胸汤治疗食道炎[J].福建中医药,1982(2):14.

[35] 祝安治.自拟梅核气方治疗梅核气237例[J].陕西中医,1989,10(12):533.

[36] 李正文.半夏沉香旋覆代赭汤治疗咽异感症2600例疗效观察[J].西北药学杂志,2010,25(6):453-454.

[37] 陈婉竺,唐福康.生半夏为主治疗甲状腺肿瘤91例[J].福建中医药,1992(2):39.

[38] 李真真.中药治百日咳504例疗效观察[J].新中医,1986(12):16.

[39] 邵桂珍,王延周.苦酒汤治疗金实不鸣33例[J].湖北中医杂志,1985(5):39.

[40] 李华.熄风化痰中药治疗面肌抽搐96例[J].中西医结合杂志,1991,11(1):43.

[41] 张作记,王开明.半夏菖蒲屑治疗室上性心动过速[J].中医药研究,1990(2):31.

[42] 胡卿发.生半夏治疗宫颈糜烂的研究[J].中级医刊,1983(6):28.

[43] 吴成善.半夏塞鼻治疗急性乳腺炎[J].安徽中医学院学报,1984(2):封四.

[44] 田从众.半夏、白芷治疗眶上神经痛[J].新中医,1980(增刊1):6.

[45] 江苏省中草药新医疗法展览资料选编,1970:118.

[46] 翟所龙.鲜半夏治疗寻常疣及趾疣的疗效观察[J].中国中药杂志,1992,17(2):120.

[47] 周鹏,陈林庆,彭晓明,等.半夏厚朴汤加味联合盐酸氟西汀治疗青年抑郁症临床观察[J].中西医结合心脑血管病杂志,2011,9(2):247-248.

[48] 刘良艳,王秀芳,乔良琦.半夏泻心汤加味治疗慢性胆囊炎28例[J].中国中医药咨讯,2011,3(6):265.

[49] 鲁西,林上奇,吴宝珊.脑CT增强扫描应用姜半夏预防造影剂副反应[J].中西医结合杂志,1992,12(5):299.

[50] 高渌纹.实用有毒中药临床手册[M].3版.北京:学苑出版社,1995:230.

[51] 陆永辉,王丽,黄幼异,等.半夏不同组分小鼠急性毒性的比较研究[J].中国药物警戒,2010,7(11):646-649.

[52] 吕丽莉,黄伟,黄幼异,等.产地对半夏相关毒性物质基础和急性毒性影响的实验研究[J].中国药物警戒,2010,7(11):649-651.

[53] 孙世晓,许蔚,王凤,等.生附子、生半夏配伍后急性毒性的实验研究[J].中医药信息,2011,28(2):104-106.

[54] 中医研究院中药研究所药理室,生药室炮制组.半夏炮制的毒性研究[J].新医药学杂志,1977(7):38-40.

[55] 第四军医大学第一附属医院.中草药中毒与急救.重庆:重庆市医学科技情报站印,1976:94.

[56] 孟景春.从"半夏生用会使人失音吗"一文谈起[J].上海中医药杂志,1957(6):39-41.

[57] 何勤,陈益翠.生半夏致过敏性坏死性皮炎1例[J].四川中医,1986,4(2):56.

天南星 Tiannanxing
（附：胆南星）

【别名】 虎掌(《神农本草经》),南星、虎掌南星(《本草纲目》),蛇包谷(《昆明药植调查报告》),山苞米(《辽宁主要药材》),三棒子、药狗丹(《河北药材》),蛇六谷(《浙江农药志》),野芋头(《中药材手册》),独角莲(湖北、江西)。

【来源】 天南星,始载于《神农本草经》,列为下品。为天南星科多年生草本植物天南星 *Arisaema erubescens* (Wall.)Schott、异叶天南星 *Arisaema heterophyllum* Bl. 或东北天南星 *Arisaema amurense* Maxim. 的干燥块茎。天南星主产于河南、河北、四川、湖南等地;异叶天南星主产于江苏、浙江等地;东北天南星主产于辽宁、吉林等地。野生与栽培均有。

【采收炮制】 秋、冬二季茎叶枯萎时采挖,除去须根及外皮,晒干,为生南星;经生姜、白矾制者，称制南星。

【商品规格】以个大均匀、体坚实、色白、粉性足者为佳。

按《中国药典》(2010年版一部)规定：本品按干燥品计算，含总黄酮以芹菜素($C_{15}H_{10}O_5$)计，不得少于0.050%。

【药性】苦、辛，温；有毒。归肺、肝、脾经。

【功效】燥湿化痰，祛风止痉，散结消肿。

【应用】

1. 痰湿壅滞、顽痰咳嗽　本品燥湿化痰功似半夏，而温燥之性更甚，其祛痰之力较强，湿痰、寒痰、顽痰多用。用于寒痰咳嗽，痰白清稀，可与半夏、肉桂配伍，如《洁古家珍》姜桂丸；若湿痰壅滞，胸膈胀闷，咳嗽痰白，胶黏不爽，则与陈皮、半夏同用，如《洁古家珍》玉粉丸；若顽痰阻肺，痰涎壅盛，咳喘胸闷，常与枳实、半夏、茯苓等配用，如《严氏济生方》导痰汤。

2. 风痰眩晕、中风痰壅、口眼歪斜、半身不遂、破伤风　本品专走经络，善祛风痰而止痉挛。用于风痰壅盛，闭塞清阳，眩晕呕吐，常与天麻、半夏等同用，如《太平惠民和剂局方》化痰玉壶丸；若中风痰壅，风痰留滞经络，半身不遂，口眼歪斜，手足顽麻，多与半夏、川乌、白附子配伍，如《太平惠民和剂局方》青州白丸子；若破伤风，牙关紧闭，身体强直，角弓反张，则与白附子、防风、天麻等同用，如《外科正宗》玉真散。

3. 痈疽疮疖、痰核肿痛、毒蛇咬伤　本品外用有消肿散结止痛之功。用于毒热壅盛，痈疽疮疖，牙龈溃烂，毒蛇咬伤等症，常与雄黄、麝香配伍外敷，如《圣济总录》天南星散；若痰湿凝结，肌生肿核，或软或硬，可单用本品与醋研膏，外贴患处，如《圣济总录》天南星膏。此外，近年来以生南星局部给药治癌肿有一定效果，尤以子宫颈癌更为多用。

【用法用量】煎服，用制南星，3～9g。外用生南星适量，研末以醋或酒调敷患处。

【使用注意】本品性燥走散而有毒，易伤阴液，故阴虚燥咳、热极生风及孕妇忌用。

【鉴别用药】半夏与天南星，功效相似，均能燥湿化痰。然半夏辛散，专理脾胃，能祛痰湿止呕；而天南星辛散力胜半夏，专走经络，散风镇惊，能除经络间之风痰。中风痰眩，半夏、天南星常相须配用。《本草经疏》指出："半夏治湿痰多，南星主风痰多，是其异矣。"《本经逢原》也指出："南星、半夏皆治痰药也。然南星专走经络，故中风麻痹以之为向导，半夏专走肠胃，故呕逆泄泻以之为向导。"

【药论】

1.《神农本草经》："主心痛，寒热，结气，积聚，伏梁，伤筋，痿，拘缓，利水道。"

2.《开宝本草》："主中风，除痰，麻痹，下气，破坚积，消痈肿，利胸膈，散血，堕胎。"

3.《本草纲目》："虎掌天南星，味辛而麻，故能治风散血；气温而燥，故能胜湿除涎；性紧而毒，故能攻积拔肿而治口㖞舌糜。杨士瀛《直指方》云，诸风口噤，宜用南星，更以人参、石菖蒲佐之。""南星得防风则不麻，得牛胆则不燥，得火炮则不毒。"

4.《本草汇言》："天南星，开结闭、散风痰之药也。但其性味辛燥而烈，与半夏略同，而毒则过之。半夏之性，燥而稍缓，南星之性，燥而颇急；半夏之辛，劣而能守，南星之辛，劣而善行。若风痰湿痰，急闭涎痰，非南星不能散。"

5.《本经逢原》："天南星，即《本经》之虎掌也。为开涤风痰之专药。《本经》治心痛、寒热、结气，即《开宝》之下气、利胸膈也。《本经》之治积聚伏梁，即《开宝》之破坚积也。《本经》之治筋痿拘缓，即《开宝》之治中风、除麻痹也。《本经》之利水道，即《开宝》之散血堕胎也。盖缘一物二名，后世各执一例，是不能无两歧之说。"

【现代研究】

（一）化学成分

虎掌的根、茎含多种生物碱和环二肽类化合物成分，已经分离得到：L-脯氨酰-L-缬氨酸酐，L-缬氨酰-L-缬氨酸酐，L-缬氨酰-L-丙氨酸酐，β-咔啉，1-乙酰基-β-咔啉，2-甲基-3-羟基吡啶，尿嘧啶，胸腺嘧啶，烟酰胺，L-脯氨酰-L-脯氨酸酐，L-缬氨酰-L-亮氨酸酐，L-苯丙氨酰-L-丙氨酸酐，L-甘氨酰-L-脯氨酸酐，L-酪氨酰-L-亮氨酸酐，L-酪氨酰-L-缬氨酸酐，L-丙氨酰-L-亮氨酸酐，L-丙氨酰-L-异亮氨酸酐，L-苯丙氨酰-L-丝氨酸酐，L-酪氨酰-L-丙氨酸酐，L-脯氨酰-L-丙氨酸酐，3-乙酰氨基-2-哌啶酮，腺苷，以及掌叶半夏碱A、B、C、D、E。还含胡萝卜苷β-谷固醇，棕榈酸，丝氨酸，缬氨酸，赖氨酸，脯氨酸等30多种氨基酸和镁、铝、锌、铜、硒、钒、钴、钙、磷等20多种无机微量元素[1]。

东北天南星含植物凝集素[1]。从东北天南星块茎中分离得到了6种化合物，鉴定了其中的4种。结构分别为夏佛托苷、异夏佛托苷、蔗糖和松二糖[2]。

（二）药理作用

1. 镇静、镇痛作用　实验观察天南星及炮制品镇痛与毒性的相关性，采用热板法比较镇痛效果，致死时间比较其毒性。结果可见：给药0.5小时痛阈提高百分率，生药及炮制品均在85%以上，生品1.5小时后便有20%死亡，炮制品次日死亡，其他制品痛阈提高百分率在70%以下，3天后死亡。提示：镇痛作用可能是某毒性成分[3]。

2. 抗惊厥作用　天南星冷水浸出物对士的宁引起小鼠惊厥有明显抑制作用，且可明显降低惊厥小鼠的死亡率[4]。提示天南星水溶性成分有一定抗惊厥作用，且这类成分加热可被破坏[5]。

3. 抗肿瘤作用　天南星水提取液在一定剂量下对小鼠移植性肿瘤H的生长有明显的抑制作用，且对小鼠的免疫器官无明显损害，其在肿瘤临床中的应用具有一定的合理性[6]。天南星醇提物及水提物高、中、低剂量组的抑瘤率分别为35.50%、40.40%、25.50%、35.70%、40.60%、24.30%。与生理盐水组比较，高、中剂量组差异有显著性，低剂量组亦有差异，病理检测显示天南星组肿瘤细胞出现不同程度坏死。得出结论：天南星提取物体内对小鼠S180肉瘤的生长有明显抑制作用，并可改善小鼠免疫功能[7]。天南星提取物有诱导SMMC-7721细胞程序性死亡的作用。其生化机制可能是通过激活特定的传导通路caspase途径实现的[8]。采用小鼠腋下接种肿瘤细胞法测定天南星醇提物的抗肿瘤活性；采用MTT法测定了天南星醇提物对小鼠脾细胞的增殖活性。结果可见天南星醇提物对移植性肿瘤（肉瘤S180和肝癌H22）具有显著的抑制作用，而对小鼠脾细胞的增殖具有促进作用，并有较好的剂量依赖关系。提示天南星有可能通过增强机体的免疫力来实现其抗肿瘤活性[9]。分别选用人红白血病细胞株K562、人胃癌细胞株BGC823、人宫颈癌细胞株HeLa，用MTT法测定天南星醇提物和水提物对体外肿瘤细胞的抑制作用。发现对醇提物敏感的最低药物浓度分别为3.9μg/ml、62.5μg/ml和250μg/ml，半数抑制率（IC_{50}）分别为65.07μg/ml、0.59mg/ml和5.11mg/ml；对水提物敏感的最低药物浓度分别为15.6μg/ml、62.5μg/ml和250μg/ml，IC_{50}分别为0.24mg/ml、0.78mg/ml和82.17mg/ml。提示醇提物和水提物体外均有很强的抗肿瘤作用，且水提物的作用高于醇提物[10]。

4. 祛痰作用　沙参、马兜铃、天南星、紫菀的煎剂1g/kg腹腔注射，显著增强麻醉兔呼吸道黏液分泌，说明紫菀、天南星祛痰作用较好，这些药物的祛痰作用可能是由于其含有皂苷之故[11]。

（三）临床报道

1. 治疗癌症　用南星参斛汤：生南星、金银花各 30g，党参、石斛、枇杷叶、生麦芽、枳实各 10g，赭石（先煎）15g，青黛，生甘草各 3g，随证加减，日 1 剂，水煎服。15 剂为 1 个疗程。初治时可慢慢呷饮，如有呕吐，吐后再饮，治疗期间单纯用中药。观察 73 例，39 例临床控制，9 例显效，22 例好转[12]。又据报道，取生南星、生半夏、赭石、石打穿、急性子各 30g，瓜蒌 20g，黄药子、旋覆花各 10g，天龙、蜈蚣各 3g，随证加减。日 1 剂，水煎分 2～3 次服。用于缓解食管贲门癌梗阻 36 例，有效 31 例[13]。

2. 治疗颈淋巴结核　生南星、僵蚕、制没药各 12g，土贝母 15g，玄参、夏枯草、蒲公英各 30g，全蝎、炮穿山甲、白芥子、山慈菇各 10g，瓦楞子 60g，水煎服，日 1 剂。治疗 87 例，痊愈 74 例，进步 11 例，无效 2 例[14]。

3. 治疗流行性腮腺炎　将生天南星研粉浸于食醋中，5 天后外涂患处，每日 3～4 次。治疗 6 例，当天即退热，平均 3～4 天肿胀消失[15]。又据报道，取生南星 1 份，生大黄、黄柏、五倍子、芒硝各 2 份，共研细末，凡士林调成 30％软膏，摊于纱布上，贴敷患处，以胶布固定，每日换药 1 次。75 例患者，全部治愈。用药最多 4 次，最少 2 次，平均 2.8 次[16]。

4. 治疗冠心病　将生南星、生半夏等份研粉水泛为丸，每次 3.5g，日服 3 次。治疗 50 例，结果缓解心绞痛显效率 38.7％，总有效率 71％。心电图改善率 30.8％。26 例合并高血压者，治疗后 11 例血压降至正常，有效率 42.3％。合并高脂血症者 32 例，治疗后甘油三酯下降者 21 例，胆固醇下降者 4 例[17]。

5. 治疗高脂血症　用复方明星片（制南星、决明子、山楂）每次 4～6 片，日 3 次，30 天为 1 个疗程。治疗 127 例（单纯高脂血症 9 例，伴高血压者 41 例，伴冠心病者 28 例，动脉硬化 15 例，糖尿病 7 例，其他 27 例）；降甘油三酯有效率 88.39％，胆固醇有效率 88.98％，β 脂蛋白有效率 81.55％[18]。

6. 治疗中风　取陈胆星、生大黄（后下）、郁金各 10g，芒硝（冲）10～20g，钩藤（后下）30g，石菖蒲 6g。日 1 剂，水煎服。治疗急性中风 26 例，服药 3～11 剂后，基本痊愈 10 例，显效 9 例，进步 5 例，无效 2 例[19]。又有用天南星、秦艽、白芷、当归、天冬、瓜蒌各 15g，白芍、天麻、僵蚕、芒硝、大黄各 10g，随证加减。日 1 剂，水煎服。治疗 32 例，痊愈 30 例，显效 1 例，进步 1 例[20]。

7. 治疗癫痫　胆南星、粉葛、郁金、木香、香附，丹参各 30g，白胡椒（7 岁以下不用），白矾、朱砂各 15g。上药共研细末，日服 2 次，7 岁以下每次 1.5g，7～15 岁每次 3g，16 岁以上每次 7g。30 天为 1 个疗程，服药期间忌茶及辛辣、生冷食品。治疗 48 例，痊愈 43 例，显效 4 例，无效 1 例[21]。

8. 治疗三叉神经痛　用复方三生注射液（生南星、生附子、生川乌、木香、元胡、田七等制成）每次 10ml，加 50％葡萄糖 40ml，静脉注射，日 2 次；或用本品 10ml，加 1％普鲁卡因 0.5ml，取陶道、肺俞、风门、命门等穴交替注射、并辨证加服他药。治疗 18 例，每疗程 30 天，显效 10 例，进步 6 例，无效 2 例。本品用于寒证、阳虚证效果较好[22]。

9. 治疗百日咳　用玉真散加味：胆南星、百部各 75g，生石膏 125g，光杏仁、白附子、炒僵蚕、葶苈子各 50g，川贝母 25g 等制成糖浆，每次 6～10ml，日服 4 次。为治疗百日咳之经验方[23]。

10. 治疗痛风　制南星、威灵仙、制苍术、防风、防已、桃仁、红花各 10g，生麻黄、桂枝各 8g，鸡血藤、雷公藤各 15g，全蝎 3g。水煎服，日 1 剂，病情严重者日 2 剂，可随证加减。治疗

50例，临床治愈1例，显效21例，好转25例，无效3例[24]。

11. 治疗流涎 胆南星1份，吴茱萸3份，研细粉混合。睡前取药粉15g，用陈米醋调成黏厚糊状饼，敷贴涌泉穴，外用纱布扎紧，每次敷贴12小时。治疗100例，均获痊愈[25]。

12. 治疗精液液化不良 胆南星10g，竹茹、枳实、瓜蒌皮、浙贝、瓜蒌仁各30g，茯苓、沙参各20g，昆布、知母、紫菀各15g，甘草5g。日1剂，水煎服。治疗1例，服药1个月后精液液化正常[26]。

13. 治疗急性牙龈炎、牙周脓肿 以南星、三七、白附子等制成的强力消炎胶囊口服，每次2粒，日3次。治疗31例，痊愈19例，显效7例，无效5例[27]。

14. 治疗肋软骨炎 生南星、生半夏、生草乌、狼毒各50g，甘松、山柰各25g，共为细末，以鸡蛋清适量调和后外敷。每日换药1次，一般用药1～2剂（约7～14天）即可痊愈。若用药后出现皮炎，可停药待皮炎消失再敷，或在外敷药内加入异丙嗪25mg[28]。

15. 治疗肩关节周围炎 天南星、生川乌、生草乌、羌活、苍术、姜黄、生半夏各20g，白附子、白芷、乳香、没药各15g，红花、细辛各10g。上药共研细末，加食醋、蜂蜜、白酒、葱白（捣烂）、鲜姜适量，白胡椒30粒（研碎），炒热后用旧布袋装，热敷患肩30分钟，1日2次，连用5～7日[29]。

16. 治疗发际疮（痈） 生南星1枚，米醋适量。将米醋放入粗瓷碗内，用南星在碗底中反复旋转磨汁成糊状，不拘时用棉签蘸搽患处，一般用药4～5天内红肿痛痒症状改善，以至痊愈[30]。

17. 治疗带状疱疹 南星、半边莲、白芷各12g，半夏9g，雄黄6g，冰片3g，共研末，以白酒调成稀糊状，破溃者用茶油调之，外涂患处，每日3～4次，一般1天后症减，3天即愈[31]。

18. 治疗跌打损伤 生南星、川续断、紫荆皮、白芷、泽兰各500g，生栀子、生川乌、赤芍各1000g。将上药共研细末，每300g加凡士林150g，蜂蜜500g，调匀成膏。用时将药膏摊于棉垫（或牛皮纸）上，摊的药膏勿过厚。若有皮肤破损者，须先用敷料盖住，再敷药膏，敷药后用绷带包扎固定。3～4日换药1次。治疗外伤性软组织损伤2000余例，均于数次治愈[32]。

（四）不良反应

1. 毒性 天南星醇浸膏给小鼠皮下注射，可因惊厥而死亡。小鼠腹腔注射天南星成分鬼蒟蒻水浸液LD_{50}为13.5g/kg。对天南星、异叶天南星、虎掌、东北南星、螃蟹七的50%醇提取物加水浸物制剂进行小鼠急性毒性实验，腹腔注射的LD_{50}分别为30、41、46、48、16.5g/kg。本品成人内服中毒量为15～30g[33]。采用家兔眼刺激实验方法，发现生天南星中的草酸钙针晶具有强烈刺激性[34]。

2. 中毒机理及症状 天南星的毒性主要表现为麻辣性，即对黏膜的刺激性，并对神经系统有抑制作用，其机制尚不完全清楚[35]。本品鲜品毒性剧烈，误食常致中毒反应[36]。成人食生南星15g，儿童生食10g可引起中毒。中毒症状：皮肤接触有强烈的刺激作用，初为瘙痒，而后麻木。误食后口腔咽喉发痒，灼辣，麻木，舌疼痛肿大，言语不清，味觉丧失，张口困难，大量流涎，口腔黏膜糜烂以至坏死脱落。全身反应有头昏，心慌，四肢发麻，呼吸开始缓慢不均而后麻痹，严重者昏迷、窒息或惊厥。最后因呼吸衰竭而死亡[35]。

3. 中毒原因及预防 天南星中毒主要是服用生品所致。因而除外用及少数病证用生品入汤剂之外，一般应以制品入药。即使运用生品应以逐渐增量为原则，在密切观察下使用。而且本品与西药镇静剂有协同作用，故二者合用时，应适当减量。

4. 中毒救治

（1）一般疗法：口腔糜烂者可外用甲紫，误食中毒者应迅速洗胃、导泻，服稀醋、浓茶、蛋清等。可给予输液，补充维生素及10%葡萄糖酸钙。呼吸困难者可吸氧，静滴呼吸中枢兴奋剂，必要时行气管切开。外用后皮肤瘙痒者，可用稀白醋洗涤。

（2）中医疗法：急用生姜汁含漱，并内服5ml；或用食醋30～60ml加生姜汁含漱，并内服5ml。或生姜30g，防风60g，甘草15g，清水煎煮，先含漱后内服，可连服数日，至痊愈为止。

参考文献

[1] 国家中医药管理局《中华本草》编委会.中华本草(8·23卷)[M].上海：上海科学技术出版社，1999:507.

[2] 王广树，刘银燕，陈滴，等.东北天南星块茎化学成分的研究[J].特产研究，2009(2):21-22,28.

[3] 刘纯，石莉萍，焦淑萍.天南星及炮制品镇痛作用与毒性相关性的实验观察[J].北华大学学报：自然科学版，2001,2(6):495-497.

[4] 陈小英，成明建，叶志琼.实验研究天南星抗惊厥作用[J].黑龙江医药，2009,22(4):470-471.

[5] 毛淑杰，程立平，吴连英，等.天南星(虎掌南星)抗惊厥作用探讨[J].中药材，2001,24(11):813-814.

[6] 张蕻，李燕玲，任连生，等.马钱子天南星对小鼠移植性肿瘤 H_{22} 的抑瘤作用[J].中国药物与临床，2005,5(4):272-274.

[7] 杨国平，吕小满，甘平，等.天南星提取物对小鼠 S_{180} 肉瘤的抑制作用研究[J].时珍国医国药，2011,22(3):752-753.

[8] 杨宗辉，尹建元，魏征人，等.天南星提取物诱导人肝癌SMMC-7721细胞凋亡及其机制的实验研究[J].中国老年学杂志，2007,27(2):142-144.

[9] 张志林，汤建华，陈勇，等.中药天南星醇提物抗肿瘤活性的研究[J].陕西中医，2010,31(2):242-243.

[10] 张志林，汤建华，刘晓明，等.中药天南星提取物抗肿瘤活性研究[J].山东医药，2009,49(52):44-45.

[11] 高应斗，张灿.沙参、马兜铃、天南星、紫菀祛痰作用的实验[J].中华医学杂志，1956(10):959-963.

[12] 余国飓.自拟南星参斛汤治疗晚期食管癌吞咽梗阻[J].浙江中医杂志，1989(5):200.

[13] 王庆才，李苏.应用南星半夏汤加味缓解食管贲门癌梗阻—附30例临床报告[J].辽宁中医杂志，1991(1):27-28.

[14] 刘志军.软坚消结汤治疗颈淋巴结核87例[J].河北中医，1991,13(1):9.

[15] 广州军区建设兵团六师五团二十九连卫生所.中草药治疗流行性腮腺炎[J].新医学，1972(10):49.

[16] 乔成林.消肿止痛膏治疗流行性腮腺炎75例[J].湖北中医杂志，1989(1):48.

[17] 唐荣华.生半夏、生南星治疗冠心病50例临床观察[J].中草药，1989,20(4):10.

[18] 白洪龙.复方明星片治疗高脂血症127例疗效观察[J].云南中医杂志，1987(1):36-37.

[19] 顾锡镇.通下法治疗急性中风26例[J].南京中医学院学报，1991(3):182.

[20] 王学君.通栓汤治疗中风32例[J].吉林中医药，1992(1):24.

[21] 刘天峰.秘方"痫定"治疗癫痫48例[J].湖北中医杂志，1981(5):48-49.

[22] 王金元.乌星散加减治疗三叉神经痛和耳周疼痛18例临床观察[J].北京中医学院学报，1984(5):29.

[23] 吉增武.介绍验方百日咳糖浆[J].江苏中医,1980,1(6):23.
[24] 汪悦.加减痛风方治疗类风湿性关节炎 50 例临床观察[J].江苏中医,1990(2):1.
[25] 任宏宽,林鸿森.抽薪散治疗小儿口角流涎症[J].新中医,1980(6):29.
[26] 阎树文.男性不育从痰治[J].浙江中医杂志,1993,28(2):59.
[27] 张庆顺,张新娜,王春妮.强力消炎胶囊临床 187 例疗效观察[J].中成药研究,1986(6):21.
[28] 于有智.中药外敷治疗肋软骨炎[J].中医骨伤科杂志,1987,3(2):30.
[29] 湖北公安县中医院骨科.肩周散热敷治疗肩周炎[J].浙江中医杂志,1982(6):270.
[30] 张定洪.生南星醋磨外治发际疮[J].中医杂志,1983,24(1):54.
[31] 许永善.半夏合剂治疗带状疱疹[J].新中医,1981(2):43.
[32] 曹洁陵.外敷消淤止痛膏的临床应用[J].湖北中医杂志,1984(4):23.
[33] 高渌纹.实用有毒中药临床手册[M].3 版.北京:学苑出版社,1995:121.
[34] 吴皓,钟凌云.天南星科有毒中药刺激性作用比较研究[J].中国中药杂志,2008,33(4):380-384.
[35] 杨仓良.毒药本草[M].北京:中国中医药出版社,1993:775.
[36] 洪承森.天南星中毒三例报告 [J].中华内科杂志,1964,12(12):117.

附:胆南星

始载于《本草纲目》。原名胆星。本品为制天南星的细粉与牛、羊或猪胆汁经加工而成,或为生天南星的细粉与牛、羊或猪胆汁经发酵加工而成。性味苦、微辛,凉。归肺、肝、脾经。有清热化痰、息风定惊的功效,且无燥烈之弊。用于痰热咳嗽,咳痰黄稠,中风痰迷,癫狂惊痫等病证。煎服,3～6g。

白附子 Baifuzi

【别名】禹白附、牛奶白附(《中药志》),鸡心白附(《中药材品种论述》),疗毒豆(东北),野半夏(《江西民间草药》),野慈菇(《泉州本草》),红南星、麻芋子(陕西、甘肃)。

【来源】白附子,始载于《中国药用植物志》。为天南星科多年生草本植物独角莲 *Typhonium giganteum* Engl. 的干燥块茎。主产于河南禹县、长葛,甘肃天水、武都,湖北等地;此外,山西、河北、四川、陕西亦产。野生与栽培均有。

【采收炮制】秋季采挖,除去残茎、须根及外皮,用硫黄熏 1～2 次,晒干,为生白附子;经白矾、生姜制者,称制白附子。

【商品规格】以身干、个匀、肥壮饱满、色白、质坚、体重、粉性足者为佳。

按《中国药典》(2010 年版一部)规定:照醇溶性浸出物测定法的热浸法测定。饮片浸出物:用稀乙醇作溶剂,不得少于 15.0%;药材浸出物:用 70%乙醇作溶剂,不得少于 7.0%。

【药性】辛,温;有毒。归胃、肝经。

【功效】祛风痰,定惊搐,解毒散结,止痛。

【应用】

1. 中风痰壅、口眼㖞斜、破伤风　本品辛温燥烈,既能燥湿化痰,更善祛风止痉,为治风痰之要药。用于中风痰壅,口眼㖞斜,半身不遂,常与天南星、半夏、川乌同用,如《太平惠民和剂局方》青州白丸子;若风痰阻滞经络,口眼㖞斜,多与全蝎、僵蚕配伍,如《杨氏家藏方》牵正散;若破伤风,口撮唇紧,身体强直,可与天麻、防风、天南星等配伍,如《外科正宗》玉真散。

2. 风痰眩晕、偏正头痛　本品辛温升散,功善燥湿痰、祛风痰、散风寒,尤善上行头面,而治头面之疾。用于风痰上犯,眩晕头痛,常与天南星、天麻、僵蚕等同用,如《丹溪心法附余》白附子丸;若风寒客于头中,偏正头痛,牵引两目,多与麻黄、川乌、全蝎等配伍,如《普济本事方》白附子散。

3. 痈疽肿毒、瘰疬痰核、毒蛇咬伤　本品有解毒散结之功。用于痈疽肿毒，或跌打损伤，可与生天南星、生川乌、生草乌相配，如《中国药物大全》四虎散，用于毒蛇咬伤，《江西民间草药》将本品与雄黄共研细末，用水或烧酒调涂伤处；《中草药学》将本品与生南星共研细粉，水酒调涂伤处。用于瘰疬痰核，可鲜品捣烂外敷。

【用法用量】 煎服，用制白附子，3～6g。外用生品适量，捣烂熬膏或研末以酒调敷患处。

【使用注意】 本品辛温燥烈有毒，阴虚燥热动风之疾及孕妇忌用。生品一般不作内服。

【鉴别用药】 白附子，最早见于《名医别录》。但据考证，历代本草所载者为毛茛科植物黄花乌头 Aconitum coreanum(Levl)Raip 的块根，称关白附。李时珍对白附子的形态描述道："根如草乌头之小者，长寸许，干者多皱纹，有节。"由此可知，历代本草之白附子，应是关白附。然近代多数地区均以天南星科植物独角莲的块茎，作白附子使用，《中华人民共和国药典》(1995 年版一部)以白附子(禹白附)之名收载。

禹白附与关白附，均能祛风止痉。但禹白附毒性较小，又能解毒散结，现已作为白附子的正品广泛应用；而关白附毒性较大，功效偏于散寒湿、止痹痛，可用于风湿痹痛，现已较少应用。二药不应混淆。

【药论】

1.《中国药用植物志》："治淋巴结结核。"

2.《江西民间草药》："治毒蛇咬伤。"

3.《四川中药志》："镇痉止痛，祛风痰，治面部病，中风失音，心痛血痹，偏正头痛，喉痹肿痛，破伤风。"

【现代研究】

（一）化学成分

块茎含 β-谷固醇、β-谷固醇-D-葡萄糖苷、内消旋肌醇、胆碱、尿嘧啶、琥珀酸、酪氨酸、缬氨酸、棕榈酸、亚油酸、油酸、三亚油酸甘油酯、二棕榈酸甘油酯，白附子凝集素[1]，天师酸，桂皮酸[2]。不同采收期白附子中桂皮酸含量呈现出一定规律的变化；不同产地白附子中桂皮酸的含量范围为 0.74～51.80μg/g；不同农户禹白附子中桂皮酸的含量范围为 0.29～84.06μg/g[3]。皂苷、肌醇、蛋白质、黏液质、草酸钙、蔗糖、生物碱以及相应的甘油酯。

（二）药理作用

1. 镇静、抗惊厥作用　禹白附具有镇静、抗惊厥和安定作用，能显著降低戊四氮所致小鼠惊厥的死亡率，对士的宁所致惊厥死亡也有保护效果[4]。禹白附水溶性部位有明显的减少醋酸引起的小鼠扭体反应次数及协同戊巴比妥钠阈下剂量致小鼠睡眠的作用，禹白附醇溶性部位和脂溶性部位未显示出明显的药理作用[5]。

2. 抗菌作用　实验证明白附子对结核杆菌有抑制作用；动物试验对结核病有良好疗效[6]。

3. 免疫作用　关白附子提取物对人的 T 细胞和单核细胞有免疫增强作用，并通过刺激机体的免疫系统杀伤或吞噬肿瘤细胞和外来抗原，这些活性可应用于临床调节免疫功能和治疗肿瘤等疾病[7]。

4. 抗癌作用　体外筛选法表明，禹白附有抗癌活性[8]。禹白附用 95%乙醇回流提取 3 次，合并乙醇提取液、过滤，减压回收乙醇至含醇量为 30%，脱色、柱层析分为样品Ⅰ及Ⅱ，高压灭菌后装瓶备用。采用昆明系小鼠皮下接种 S_{180} 腹水肉瘤细胞为实验肿瘤模型，观察给药后 10 天的肿瘤生长百分数及脾淋巴细胞转化率，结果表明样品Ⅱ具有明显的抑瘤作用,可能为禹白附抗肿瘤的活性部位[9]。

(三)临床报道

1. 治疗癫痫　用五生丸:生白附子、生半夏、生天南星、生川乌、生黑大豆各30g,共研极细末,水泛为丸。每临睡前生姜茶送服3g。服药1～1.5年,治疗54例。结果治愈3例,好转39例,无效10例,中断治疗2例[10]。

2. 治疗面神经麻痹　制白附子、炙全蝎、焙僵蚕、双钩藤、香白芷各6g,川蜈蚣8条。共研成极细药末,此为成人二天量,每日早晚各服1次,饭后服,每次服时另用防风3～4g煎汁送服药末。孕妇及阴虚体弱者忌服。治疗2例,均获痊愈[11]。僵蚕、白附子、天麻、桔梗各10g,蜈蚣二条,全蝎5g。将以上药物净选、烘干、粉碎,过100目筛,每次冲服5g,每日2次,黄酒为引,如不胜酒者,白开水冲服。治疗单纯性面神经麻痹21例,治愈18例,好转2例,无效1例,总有效率95%[12]。

3. 治疗三叉神经痛　白附子100g,川芎、白芷、僵蚕各200g,全蝎150g,分别研细末,拌匀成愈痛散。每日2次,每服2g,以热酒调服。10天为1个疗程,一般治疗2～3个疗程。共治疗50例,近期治愈33例,显效13例,有效2例,无效2例。治愈后随访1年以上者29例,未见复发者23例,复发者6例[13]。

4. 治疗颈淋巴结核　用外敷法:取鲜白附子20～60g,洗净置瓷器内,捣成泥状。据疮口大小均匀敷于患处,包扎。早晚各换药1次,5天为1个疗程,用于淋巴结核瘘患者。内服法:鲜白附子10～30g,洗净,水煎服,每日1剂,5天为一疗程,此法用于淋巴结核患者。结果45例中,35例淋巴结核治愈31例,好转4例;10例淋巴结核瘘患者,痊愈8例,无效2例。对治愈病例随访数年,均未见复发[6]。

5. 治疗偏头痛　用三生散外敷治疗偏头痛43例,24小时内痛止者40例,2～3天痛止者3例。随访2年无复发者31例。处方:生白附子、生天南星、生草乌各30g,葱白7根,生姜40g。将诸药研末调匀,包以纱布,隔水蒸熟敷患处[14]。

6. 治疗白癜风　白癜风外用方:白附子、白芷各6g,雄黄3.5g,密陀僧10g。共研细末,用切平黄瓜尾蘸药末用力擦患处,每日2次。治疗34例,用药5～6次而愈者13例,8～10次而愈者16例,好转5例[15]。

7. 治疗黄褐斑　白附子、白及、浙贝母各等分,研末调凡士林制成药膏。早晚各涂药1次。治疗137例,痊愈109例,好转24例,无效4例,最快见效用药10天[16]。另据报道,用五白膏:白附子、白及、白芷各6g,白蔹、白丁香各4.5g,密陀僧3g,上药共研极细末,每次用少许药末搅入鸡蛋清或白蜜内调成稀膏,睡前先用温水浴面,继而将此膏涂于斑处,晨起洗净。治疗青年面颊黄褐斑20余例,一般一个月内斑痕可退净[13]。

8. 治疗花斑癣汗斑　生白附子、密陀僧各3g,硫黄6g。上药共研细末,用黄瓜蒂蘸药搽患处,日2次。治疗91例,均获痊愈[17]。

9. 治疗脑血管病　白附子、僵蚕各50g,全蝎15g,蜈蚣30条。如偏于痰者加茯苓、白术、法半夏;偏于风者加天麻、防风、白芷。先将蜈蚣、全蝎酒洗消毒后,与诸药焙干研末,制成散剂,分成15包,每次服半包,早晚各1次,小儿用量酌减。15天为1个疗程。治疗328例脑出血、脑梗死、三叉神经痛、颜面神经麻痹、小儿麻痹后遗症等;痊愈288例,好转21例,无效19例,总有效率为94.2%[18]。又报道,生附子6～9g,半夏、陈皮、菖蒲、郁金、当归、赤芍各12g,红花10g,远志、川芎各6g,随证加减。水煎服,日1剂,治疗脑血管性痴呆多例,疗效满意[19]。

（四）不良反应

1. 毒性　禹白附生品成人中毒量每日 15～30g，致死量每日为 45g，中毒潜伏期约 0.5～3 小时[20]。采用家兔眼刺激实验方法，发现生白附子中的草酸钙针晶具有强烈刺激性[21,22]。生白附子混悬液经口给药具有毒性作用。且随给药剂量的增大和给药时间的延长其毒性明显增大。其半数致死量为 3430.0mg/kg。可信区间为：2695.3～4164.7mg/kg。主要致死原因初步认为是消化道毒副作用，以胃肠胀气为主要表现。这为临床安全合理用药提供了科学依据[23]。

2. 中毒机理及症状　禹白附生用有毒，对口腔及消化道黏膜有刺激作用。其中毒症状可见：口舌发麻，四肢及全身紧束感，全身大汗，口渴舌干，心慌，躁动不安，后出现谵语，呕吐，腹泻，颜面青紫，终至呼吸、循环衰竭而死亡[24,25]。尸解发现，口腔及鼻腔周围大量黑色血痂，前胸及背后有大片水疱。内脏肝、脾、肾、胃肠均充血，肺充血水肿[24]。

3. 中毒原因及预防　禹白附中毒多是由于生品内服或制品用量过大所致，尤其是生品毒性甚大。因此，为防止其中毒，生品一般外用敷贴，制品内服不宜过量。

4. 中毒救治　参照“天南星”条。白附子经超微粉碎后，可基本祛除白附子麻辣刺激性，同时保持其原有的药效[26]。

参考文献

[1] 国家中医药管理局《中华本草》编委会. 中华本草(8·23 卷)[M]. 上海：上海科学技术出版社，1999:530.

[2] 陈雪松，陈迪华，斯建勇. 中药白附子的化学成分研究[J]. 中草药，2000,31(7):495-496.

[3] 蔡中琴，王媛，杨胜亚. 高效液相色谱法测定禹白附中桂皮酸的含量[J]. 中医研究，2005,18(12):13-16.

[4] 邓文龙. 中医方剂的药理与应用[M]. 重庆：重庆出版社，1990:401.

[5] 张振英，杨振翔. 禹白附镇静、镇痛药效部位的实验研究[J]. 中医研究，2007,20(10):14-16.

[6] 王彩霞，巨祥. 鲜白附子治疗颈淋巴结核 45 例[J]. 河北中医，1990,12(2):5.

[7] 单保恩，张金艳，李巧霞，等. 白附子对人 T 细胞和单核细胞的调节活性[J]. 中国中西医结合杂志，2001,21(10):768-772.

[8] 常敏毅. 抗癌本草[M]. 长沙：湖南科学技术出版社，1987:223.

[9] 尹建元，朴春姬，杨建增，等. 禹白附抗肿瘤活性研究(Ⅰ)[J]. 长春中医学院学报，2000,16(2):52-53.

[10] 陈百平. 五生丸为主治疗癫痫 54 例[J]. 浙江中医杂志，1984,19(12):540.

[11] 戴会禧. 加味牵正散治疗颜面神经麻痹(口眼㖞斜)初步判断[J]. 新中医药，1958,9(8):23.

[12] 田再玲，刘兴明. 加味牵正散治疗面神经麻痹 21 例[J]. 陕西中医，2003,24(12):1073-1074.

[13] 吴绍伯. “五白膏”治疗“青年面颊黄褐斑” [J]. 山东中医学院学报，1980(3):67.

[14] 鄢声浩. 三生散外治偏头痛 43 例[J]. 四川中医，1988,6(8):32.

[15] 陈洁. 白癜风外敷方[J]. 山东中医杂志，1985(3):39.

[16] 陈向东，何迎春，吉兆春，等. 三白退斑膏治疗黄褐斑 183 例[J]. 陕西中医，1987,8(2):59.

[17] 吴润德. 治汗斑方[J]. 辽宁中医杂志，1981(5):45.

[18] 陶江. 牵正蜈蚣散治疗神经系统疾病 328 例临床体会[J]. 湖南中医杂志，1990(1):21-23.

[19] 张铁忠，许树强. 化呆汤治疗脑血管痴呆[J]. 北京中医学院学报，1992,15(5):66.

[20] 高渌纹. 实用有毒中药临床手册[M]. 3 版. 北京：学苑出版社，1995:253.

[21] 吴皓，钟凌云. 天南星科有毒中药刺激性作用比较研究[J]. 中国中药杂志，2008,33(4):380-384.

[22] 朱涛,吴皓,张琳,等.禹白附刺激性毒性成分的初步研究[J].南京中医药大学学报,2008,24(2):97-100.

[23] 孙力,胡艳文,于晓红.生白附子混悬液经口给药的急性毒性实验研究[J].中国中医药科技,2010,17(5):437.

[24] 蒋伯琼.单用验方也应谨慎[J].中医杂志,1981,22(5):79.

[25] 赵棣华.中草药中毒急救[M].成都:成都电机工程学院出版社,1989:213.

[26] 李先端,程立平,仝燕,等.祛除白附子麻辣刺激性新技术——超微粉碎[J].中国实验方剂学杂志,2008,14(9):26-29.

芥子 jiezi

【别名】黄芥子、辣菜子(《中药志》),苦芥子(四川),白芥、芥菜籽、白芥末子(山东)。

【来源】白芥子,始载于《名医别录》,列为上品。为十字花科一年生或越年生草本植物白芥 *Sinapis alba* L. 或芥 *Brassica juncea* (*L.*)Czern. et Coss. 的干燥成熟种子。前者习称"白芥子",后者习称"黄芥子"。全国各地均产,以河南、安徽省产量最大。均为栽培。

【采收炮制】夏末秋初果实成熟时采割植株,晒干,打下种子,除去杂质。生用或炒用,同时捣碎。

【商品规格】以粒大、饱满、均匀者为佳。

按《中国药典》(2010年版一部)规定:本品按干燥品计算,含芥子碱以芥子碱硫氰酸盐($C_{16}H_{24}NO_5 \cdot SCN$)计,不得少于0.50%。

【药性】辛,温。归肺经。

【功效】温肺豁痰利气,散结通络止痛。

【应用】

1. 寒痰喘咳、胸胁胀痛　本品辛温走散,温肺散寒,利气消痰,尤善除寒痰停饮。用于寒痰咳喘,痰多清稀,胸膈胀满,食少难消者,常与紫苏子、莱菔子同用,如《韩氏医通》三子养亲汤;若肺寒较甚,咳嗽痰喘,畏寒肢冷,又与干姜、肉桂、苍术等配伍,如《中国药物大全》痰饮丸;若痰饮停滞胸胁,喘咳胸满胁痛,则与甘遂、大戟配伍,以祛痰逐饮、利气止痛,如《三因极一病证方论》控涎丹。

2. 痰湿阻滞、肢体麻木、关节疼痛、阴疽肿痛　本品辛散温通,利气豁痰,散结消肿,通络止痛,尤善除皮里膜外、筋骨经络之间的寒痰凝聚。用于痰湿阻滞经络,肩臂肢节麻痹疼痛者,可与木鳖子、没药、桂心等同用,如《妇人良方》白芥子散;用于寒痰痹阻,阴疽流注,常与肉桂、鹿角胶、麻黄等配伍,如《外科全生集》阳和汤。

【用法用量】煎服,3～9g。外用适量,研末调敷。

【使用注意】本品辛温走散,耗气伤阴,久咳肺虚及阴虚火旺者忌用;本品对皮肤黏膜有刺激性,易发疱,故有消化道溃疡、出血及皮肤过敏者忌用。此外,用量不宜过大,过量易致腹泻。

【鉴别用药】白芥子、莱菔子皆为祛痰之品。然白芥子温肺利气豁痰,主皮里膜外之痰;莱菔子调气和中,行气消痰,主肺、胃、大肠痰食之滞,寒痰、热痰均治。

【药论】

1.《本草纲目》:"白芥子,辛能入肺,温能发散,故有利气豁痰,温中开胃,散痛消肿辟恶之功。按韩懋《医通》云:凡老人苦于痰气喘嗽,胸满懒食,不可妄投燥利之药,反耗真气,懋因人求治其亲,静中处三子养亲汤治之,随试随效。盖白芥子白色主痰,下气宽中;紫苏子紫色主气，定喘止嗽；萝卜子白种者主食，开痞降气。”

2.《本草正》：“白芥子，消痰癖疟痞，除胀满极速，因其味厚气轻，故开导虽速，而不甚耗气，既能除胁肋皮膜之痰，则他近处者不言可知。”

3.《本草求真》：“白芥子，气味辛温，书载能治胁下及皮里膜外之痰，非此不达，古方控涎丹用之，正是此义。盖辛能入肺，温能散表，痰在胁下皮里膜外，得此辛温以为搜剔，则内外宣通，而无阻隔窠囊留滞之患矣。是以咳嗽、反胃、痹木脚气、筋骨痈毒肿痛，因于痰气阻塞，法当用温用散者，无不藉此以为宣通。然此大辛大热，中病即已，久服耗损真气，令人眩晕损目；若肺热阴虚火盛者忌之。”

【现代研究】

（一）化学成分

种子含芥子油苷，内有白芥子苷。含有脂肪油、芥子酶、芥子碱和赖氨酸、精氨酸、组氨酸等氨基酸。又含4-羟基苯甲酰胆碱、4-羟基苯甲胺[1]，对羟苯基乙腈和胡萝卜苷（Ⅱ）[2]，脂肪、蛋白质、黏液质及维生素A类物质。白芥子苷经芥子酶水解，产生异硫氰酸对羟基苄酯（白芥子油）、酸性硫酸芥子碱及葡萄糖。酸性硫酸芥子碱经碱性水解可产生芥子酸和胆碱。

（二）药理作用

1. 抗真菌作用　白芥子水浸剂（1∶3），在试管内对堇色毛癣菌、许兰黄癣菌等皮肤真菌有不同程度的抑制作用[3]。

2. 刺激作用　白芥子苷本身无刺激作用，遇水后经白芥子酶的作用生成挥发性油（白芥子油）[3]。芥子挥发油有刺鼻辛辣味及刺激作用。应用于皮肤，有温暖的感觉并使之发红，甚至引起水疱、脓疱。通常将芥子粉除去脂肪油后做成芥子硬膏使用，用做抗刺激剂（刺激性药物使用于皮肤局部，其作用不仅限于用药部位，并牵涉到其他部位，产生治疗作用时，称为抗刺激作用），治疗神经痛、风湿痛、胸膜炎及扭伤等。使用前先用温水湿润，以加强芥子酶的作用（沸水则抑制芥子酶的作用）。应用时间不超过15～30分钟，皮肤敏感者只能应用5～10分钟。芥子粉作为调味剂，使唾液分泌及淀粉酶活性增加，使心脏体积和心率减少。小量可刺激胃黏膜增加胃液及胰液的分泌，有时可缓解顽固性呃逆。内服大量可迅速引起呕吐，可用于麻醉性药物中毒的治疗[4]。

3. 镇咳平喘作用　白芥子炒制后，镇咳作用明显增强，其对羟基苯乙腈含量明显增高。对羟基苯乙腈具有明确镇咳作用，与空白对照组相比，差异具有统计学意义（$P<0.05$），且中、高剂量对羟基苯乙腈的镇咳作用优于炒白芥子[5]。炒白芥子醇提取物有明显的镇咳作用；白芥子水提取物有良好的祛痰作用；炒白芥子石油醚提取物可显著对抗4%氯乙酰胆碱（氯化乙酰胆碱）诱导的豚鼠哮喘。其镇咳成分极性偏小，祛痰成分极性偏大、水溶性大，平喘成分的极性小、脂溶性大[6]。

4. 抗炎镇痛作用　白芥子醇提物能明显抑制小鼠耳肿胀，对小鼠毛细血管通透性增加有非常显著的抑制作用；并能显著延长小鼠痛反应时间，减少扭体次数[7]。

5. 催乳作用　采用观察哺乳期母鼠泌乳量、仔鼠平均体重以及母鼠乳腺增生的研究方法。结果：白芥子复方（白芥子、黄芪、白芍、川芎、当归、穿山甲、王不留行）能明显增加母鼠泌乳量、增加仔鼠平均体重，并且促进母鼠乳腺增生。提示白芥子复方具有催乳作用[8]。

6. 抑制前列腺增生作用　采用丙酸睾酮诱导的去势雄性小鼠前列腺增生为动物模型。以60%乙醇提取制得的白芥子总提取物和溶剂极性依次递增分离法（乙醚-乙醇-水连续加热回流提取)制得的分段提取物Ⅰ、Ⅱ、Ⅲ为药效研究对象。结果:白芥子总提取物、白芥子分段提取物Ⅰ和Ⅱ均能显著抑制由丙酸睾酮诱发的去势小鼠前列腺增生,明显降低小鼠包皮腺湿重和血清酸性磷酸酶活力[9]。

7. 其他作用　家兔静脉注射芥子生理盐水浸出液,血压先有轻度上升,后则下降,呼吸增快[4]。白芥子粉碎后,过 80 目筛,取 0.05g/穴和 0.01g/穴贴敷在穴位上。观察正常健康人 54 例,发现 2 小时内即可发疱,0.05g/穴的疼痛率最高[10]。

(三)临床报道

1. 治疗面神经麻痹　白芥子适量,开水洗净,研细加开水呈糊状,涂患者面部(口角左歪涂右侧,右歪涂左侧),再用注射针头划破患侧颊黏膜,涂少量芥汁,一般涂药 6~8 小时后面部呈紫褐色,严重时起水疱,此时将药除去,如水疱破裂可按一般外伤处理。治疗 5 例,用药 3~11 天后全部治愈[11]。取白芥子 100g,捣碎,加适量白开水调匀,平摊在纱布上,待药温度接近于体温时,将药敷于患侧面颊部,用绷带固定,然后注意保温,2 小时后取下,切不可超过时间。只用药 1 次。治疗 3 个月内的面瘫 58 例,治愈 57 例[12]。

2. 治疗百日咳　白芥子 25g,蜜炙枇杷叶 15g,苦参 15g,麻黄 7.5g,大黄 2.5~5g。前三味用水 350ml,煎沸后入麻黄、大黄再煎至 45ml,此为 1 周岁小儿 1 日量,分次温服。治疗 224 例,治愈 186 例,好转 32 例,无效 6 例[13]。

3. 治疗慢性阻塞性肺疾病　于夏季初伏、中伏、末伏第 1 日给予穴位贴敷白芥子泥丸(白芥子、洋金花、甘遂、辽细辛、元胡、百部、百合各适量,按比例共研为极细末。上述药物加入鲜姜汁拌匀,并加适量羧甲基纤维素为赋形剂,苯甲酸钠以防霉变,和匀搓成圆柱状备用),3 次为 1 个疗程治疗慢性阻塞性肺疾病(COPD)。于治疗完成后次年 4、5 月间进行综合疗效判定,并于治疗前后测定肺功能。结果:治疗后总有效率达 96%,愈显率为 77%。且患者 VC(%)、FEV_1/FVC(%)、MVV(%)均有明显改善,治疗前后差异有显著性意义($P<0.01$)[14]。

4. 治疗哮喘　白芥子 21g,细辛 21g,延胡索 12g,甘遂 12g,共研粉末,加入少量面粉,用生姜汁调成膏,分别摊在 7 张 5cm×5cm 的油光纸上,把药膏贴在穴位上(大椎、风门、肺俞、膏肓),胶布固定,2~4 小时取下,贴后皮肤有水疱反应。治疗 340 例,其中病程 10 年以上者 157 例,有效 139 例,无效 18 例;病程 10 年以下者 183 例,有效 172 例,无效 11 例[15]。又报道,用白芥子 2 份,细辛、甘遂、仙茅各 1 份,烘干,共研细末,过筛后密封。用时与生姜汁调成糊状,取药适量涂在胶布上,然后敷贴在所选定的穴位上。治疗 325 例,疗效稳定的 95 例,疗效不稳定的 175 例,无效 55 例[16]。根据中医辨证分型选药:寒型用方:白芥子、延胡索、甘遂、细辛、法半夏、胆南星各 5g 研细混匀;热型用方:白芥子、法半夏、胆南星、冰片、地龙、夏枯草、川贝母各 5g 研细混匀。依冬病夏治原则,在秋季伏期进行穴位贴敷治疗,3 次为 1 个疗程。治疗支气管哮喘 66 例,总有效率 93.94%[17]。

5. 治疗肺部啰音　取白芥子 50~100g(依取穴多少),捣碎为末,与等量面粉混合,加水少许调和成糊状备用。取背部双"肺俞"穴,及听诊啰音较密集处 1~2 处。治疗年龄 0~3 岁之间的婴幼儿为主,临床上已无明显发热,咳喘略缓解。听诊肺部双侧或单侧有较明显的水泡音或干啰音。一般贴药 4~6 次后,肺部啰音即可明显减少,10 次左右一般均可消失(对水泡音的消散作用最大),相应的咳喘症状亦会明显好转[18]。

6. 治疗小儿肺炎　两组均给予常规抗炎对症治疗,治疗组在此基础上加用白芥子经皮给药治疗,取白芥子 15g 加工成粉末,配 1~2 倍面粉,用香油调匀成面团状,搓擀前胸、后背皮肤至发红为止，2 次/日。结果：治疗组显效（治疗 3 天后咳喘明显减轻，肺部湿啰音明显减少，胸部 X 线检查肺部炎症吸收好转）126 例，有效（治疗 5 天后患儿上述症状体征明显减轻，或胸部 X 线检查肺部炎症明显吸收）23 例，无效（治疗 5 天后上述症状和体征无明显好转或加重）1 例，总有效率 99.3%；对照组分别为 97、51、3 例，总有效率 98.1%。两组显效率、总有效率比较均有统计学差异[19]。将白芥子 30g、吴茱萸 6g、食盐 50g 等放入锅中热炒 2～3 分钟后，将药物及盐全部倒入自制的布袋中。敷贴于肺的体表投影部位，即前胸、后背等，以患侧为主，辅助治疗小儿支原体肺炎 70 例。另设用抗生素等综合治疗对照组 92 例，热敷组在对照组治疗基础上加白芥子吴茱萸热敷。结果：咳嗽消失时间，热敷组平均为(5.2±2.8)天，对照组平均为(8.5±10.2)天；肺部啰音消失时间：热敷组平均为(3.5±1.62)天，对照组平均为(6.21±11.30)天。提示白芥子吴茱萸热敷疗法对小儿支原体肺炎的辅助治疗疗效确切[20]。

7. 治疗胃脘痛　白芥子、细辛各 40%，甘遂、延胡各 10%，研末，用生姜汁调成花生米大药丸，药心放入少许麝香，用 4cm×4cm 胶布选贴 6 次，每次贴 2～3 小时，每周贴 1 次。选穴在胃经、脾经流注时辰（7～11 时）取该经腧穴为主。治疗 120 例，显效 13 例，有效 88 例，无效 19 例[21]。

8. 治疗胸胁迸伤　白芥子 1.5g，参三七 1.5g，桃仁 1.5g，研细粉末为 1 包，每次 1 包，每日 2 次，用温开水或黄酒送服。治疗 19 例，痊愈 18 例，无效 1 例[22]。

9. 治疗膝肿（鹤膝风）初起　白芥子 60g，研末，用烧酒或黄酒调成糊状，摊布上，包敷患处，干即再换，以局部发疱为止（发疱后应避免感染）治疗 2 例，皆愈[23]。用白芥子散（白芥子 90g，土鳖虫 60g，穿山甲 45g，红花 45g，四药烘干后碾碎成极细粉末过筛，制成散剂）治疗膝关节骨性关节炎 90 例。每次口服 3g。每日 3 次，饭后服用，连续服用 1 个月为 1 个疗程。对照组采用双氯芬酸钠（双氯灭痛）片，每次 2 片，每日 3 次；维生素 C，每次 2 片，每日 3 次。连续服用 1 个月为 1 个疗程。结果：治疗组治愈 50 例，好转 28 例，无效 12 例，总有效率为 86.7%。其中疼痛缓解时间为 5 天，78 例（86.7%）的患者膝关节骨边缘唇样改变和骨赘形成有显著改善。6 例患者关节腔内积液全部消失，但关节畸形无明显改善。经 X^2 检验，治疗组疗效优于对照组[24]。

10. 治疗肩周炎　以白芥子散（白芥子 90g、木鳖子 90g、没药 15g、桂心 15g、木香 15g 共研末而成）内服为主，每次服 3g，1 日 2 次，7 天为 1 个疗程。配以手法理筋治疗寒凝痰滞型肩周炎 30 例，获得良好疗效。2 个疗程内治愈 17 例，显效 5 例，好转 8 例；3 个疗程内治愈 27 例，好转 3 例[25]。

11. 治疗近视眼　白芥子压耳穴（眼、目 1、目 2、肾为第 1 组；太阳、肝、神门以及这三个穴位的耳背相对处为第 2 组），胶布固定，施加压力，使患者感到酸胀或热痛为止，嘱咐患者每日自行按压所贴穴位 3～5 次，每次 3 分钟，两耳交替贴药，间隔 1～2 天换药，5 次为 1 个疗程。如第 1 组穴位疗效不佳时可采用第 2 组穴位。治疗 409 例，贴药 4 次后复查视力，总有效率为 83.5%[26]。

12. 用于减肥　白芥子药粒贴敷耳穴位上，按压 2～3 分钟后用胶布固定，每周换 1 次，5 次为 1 个疗程。休息 1 周再作第 2 个疗程。主穴：饥点、口、肺、脾；配穴：内分泌、直肠下段，肾。治疗肥胖患者 540 例，体重减轻 6kg 以上者 81 例，减轻 1～5kg 者 292 例，无效 167 例[27]。

13. 用于白癜风　治疗组以捣烂的白芥子、对照组以补骨脂酊外涂病灶，每日 3 次，至病灶皮肤充血潮红并出现水疱后改为每日 2 次，连续 3 天，然后停药让其自然愈合。一般 1 个疗程历时 10 天左右，待病灶平复后再重复施治 1 次。整个治疗期间每天上午 10 时及下午 4 时左右各 1 次使病灶接受日光照射，每次 30～60 分钟。2 个疗程结束后停药，3 个月后判定疗效。观察期间不配合其他任何影响色素形成的治疗措施。结果治疗组 50 例中痊愈 8 例、显效 31 例，总有效率 90.0%[28]。

14. 治疗颈椎病　将 160 例神经根型颈椎病患者随机分为治疗组与对照组各 80 例，治疗组用白芥子散(白芥子 90g、䗪虫 60g、穿山甲 45g、红花 45g)外敷，对照组口服颈复康。结果治疗组痊愈 21 例，显效 34 例，有效 16 例，总有效率 88.8%，高于对照组 71.3%的总有效率[29]。

15. 治疗风寒感冒　用随机法将病人分为穴位敷贴治疗组、口服用药对照组各 40 例。穴位敷贴组：白芥子净末一两，延胡索一两，甘遂、细辛各半两，共为细末，过 100 目筛，将药粉混匀，用生姜汁、甘油，按甘油 60ml、生姜汁 40ml、药粉 120g 的比例调成糊状，用 4cm×4cm 膏药，敷肺俞、膏肓俞、心俞、大椎俞。每日 1 次，每次 4～6 小时。对照组：服荆防败毒散。观察 5 天。结果治疗组痊愈 12 例、显效 21 例、有效 6 例、无效 1 例[30]。

参考文献

[1] 国家中医药管理局《中华本草》编委会. 中华本草(3・9 卷)[M]. 上海：上海科学技术出版社，1999：735.

[2] 冯宝民，余正江，李帆，等. 白芥子化学成分的研究[J]. 大连大学学报，2004，25(6)：43-44，55.

[3] 江苏新医学院. 中医大辞典(上册)[M]. 上海：上海人民出版社，1977：716.

[4] 马清钧，等. 常用中药现代研究与临床[M]. 天津：天津科技翻译出版公司，1995：440.

[5] 冯宝民，邱琳，谌启鹏，等. 基于炮效关系研究白芥子镇咳药效物质基础[J]. 中国药理学通报，2010，26(9)：1173-1175.

[6] 张学梅，刘凡亮，梁文波，等. 白芥子提取物的镇咳、祛痰及平喘作用研究[J]. 中草药，2003，34(7)：635-637.

[7] 李小莉，张迎庆，黄通华. 白芥子提取物的抗炎镇痛作用研究[J]. 现代中药研究与实践，2007，2(6)：28-30.

[8] 王建红，谢小梅，闵建新，等. 白芥子复方的催乳作用[J]. 中国医院药学杂志，2001，21(2)：81-82.

[9] 吴国欣，林跃鑫，欧敏锐，等. 白芥子提取物抑制前列腺增生的实验研究[J]. 中国中药杂志，2002，27(10)：766-768.

[10] 宋晓平，姬晓兰. 斑蝥、白芥子发泡规律的研究[J]. 中国针灸，2007，27(2)：126-128.

[11] 潘昌冰. 芥菜籽治疗面神经麻痹[J]. 新医学，1974(10)：532.

[12] 刘秀英. 白芥子治疗面瘫 58 例[J]. 四川中医，2003，21(10)：55.

[13] 彭永礼. 顿咳汤治疗百日咳 224 例的临床报道[J]. 北京中医学院学报，1983(4)：33.

[14] 李菊莲，费新明，范娥. 穴位贴敷法治疗慢性阻塞性肺疾病临床观察[J]. 针灸临床杂志，2009，25(4)：35-36.

[15] 刘玉英. 三伏日灸贴治疗哮喘病 340 例疗效观察[J]. 福建中医药，1983，(5)：12-14.

[16] 马淑惠. 中药敷贴穴位防治哮喘疗效与免疫指标观察[J]. 湖北中医杂志，1985(5)：32-33.

[17] 苟晓红. 白芥子散穴位贴敷治疗支气管哮喘 66 例[J]. 青海医药杂志，2010，40(7)：91.

[18] 李涛，张爱新. 白芥子外用促进肺部啰音消散[J]. 中国新医药，2004，3(2)：108.

[19] 王桂霞，彭红，谢倩. 中药白芥子经皮用药辅助治疗小儿肺炎 150 例疗效观察[J]. 山东医药，2010，5(25)：97.

[20] 陈拥，顾明达，朱盛国，等. 白芥子吴茱萸热敷法辅助治疗小儿支原体肺炎 70 例[J]. 上海中医药杂志，2003，37(9)：40-41.

[21] 刘炳权. 穴位贴药治疗胃脘痛 120 例疗效观察[J]. 云南中医杂志，1988(2)：39.

[22] 阎宗海. 三七散治疗胸胁迸伤[J]. 中成药研究，1983(1)：47.

[23] 安徽省怀远县何集公社卫生所. 酒调白芥子末治疗膝肿(鹤膝风)[J]. 浙江中医杂志，1965，8(10)：18.

[24] 赵昌林，陈孝银. 白芥子散治疗膝关节骨性关节炎 90 例[J]. 中医杂志，2006，47(9)：683.

[25] 徐正发. 白芥子散治疗肩周炎[J]. 浙江中医学院学报，2003，27(3)：45.

[26] 钱崇发. 白芥子耳压治疗近视眼 409 例疗效观察. 云南中医杂志，1987(3)：33.

[27] 杨金荣，张青. 耳穴贴药减肥五四零例[J]. 陕西中医，1983，4(3)：23.

[28] 李卫红. 白芥子"发泡疗法"治疗白癜风 95 例临床分析[J]. 中华现代皮肤科学杂志，2005，2(5)：418-420.

[29] 赵昌林，陈孝银. 白芥子散外敷治疗神经根型颈椎病 80 例临床观察[J]. 江苏中医药，2006，27(8)：34-35.

[30] 杨玉萍，肖慧华，胡国凤. 白芥子散穴位敷贴治疗风寒感冒 40 例[J]. 中国中医药现代远程教育，2009，7(12)：238.

皂荚　*Zaojia*

（附：皂角刺）

【别名】皂角(《肘后方》)，猪牙皂角(《海上集验方》)，牙皂(《本事方》)，乌犀(《本草纲目》)，悬刀(《外丹本草》)，小皂(《本经逢原》)，眉皂、小皂荚(《中药志》)。

【来源】皂荚，始载于《神农本草经》，列为下品。为豆科落叶乔木植物皂荚 *Gleditsia sinensis* Lam. 的干燥果实。主产于山东、四川、云南、贵州、湖北、河南等地。野生与栽培均有。

【采收炮制】秋季采收，除去杂质，洗净，晒干。用时捣碎。

【商品规格】以身干、个小、饱满、色紫褐、有光泽者为佳。

【药性】辛、咸、温；有小毒。归肺、大肠经。

【功效】祛顽痰，通窍开闭，祛风杀虫。

【应用】

1. 顽痰阻塞、胸闷咳喘　本品辛能通利气道，咸能软化胶结之痰，而有辛开温通之力。用于顽痰阻塞，咳逆上气，时吐稠痰，难以平卧者，可单用本品研末，以蜜为丸，枣汤送服，如《金匮要略》皂荚丸；若胸中痰结，胸闷咳嗽，痰稠难咯者，又用本品熬膏，与半夏、明矾、柿饼捣烂为丸，如《太平圣惠方》钓痰膏。

2. 中风口噤、喉痹痰阻　本品味辛而性窜，入鼻则嚏，入喉则吐，既有强烈的祛痰之力，又有良好的通窍开闭作用。用于中风痰厥，昏迷不省，牙关紧闭，常与细辛、薄荷、雄黄共研细末，吹鼻取嚏，以通关开窍，如《世医得效方》通关散；若中风神昏，喉痹痰阻，可与白矾研末，温水调服取吐，以通关窍，如《圣济总录》稀涎散；若中暑昏厥，牙关紧闭，腹痛吐泻，又可与薄荷、藿香、贯众等配伍，如《中国药物大全》暑症片。

此外，本品熬膏外敷可治疮肿未溃者，有散结消肿之效；以陈醋浸泡后研末调涂，可治皮癣，有祛风杀虫止痒之功。又本品味辛，能"通肺及大肠气"，而有通便作用，治便秘，可单用，也可配细辛研末，加蜂蜜调匀，制成栓剂用；亦可与枳壳、麻仁、杏仁等同用，为丸内服，如《世医得效方》皂角丸。

【用法用量】多研末服，1～1.5g；亦可煎服，1.5～5g。外用适量，研末吹鼻取嚏或研末调敷患处。

【使用注意】内服剂量不宜过大，大则引起呕吐、腹泻。本品辛散走窜之性极强，非顽痰证实体壮者不宜轻投。孕妇、气虚阴亏及有出血倾向者忌用。

【鉴别用药】皂荚有猪牙皂与大皂荚之分，大皂荚为皂荚树的成熟果实，而猪牙皂为不育果实，二者效用相似。《本经逢原》指出："大、小二皂，所治稍有不同，用治风痰，牙皂最胜；若治湿痰，大皂力优。"然药用习惯及药材供应均以猪牙皂为主，且《中华人民共和国药典》(1995 年版一部)已作正品载入；而目前大皂荚多作外用药及工业使用，或民间代肥皂洗涤用。

【药论】

1.《本草纲目》："皂角，味辛而性燥，气浮而散。吹之导之，则通上下诸窍。服之则治风湿痰喘肿满，杀虫。涂之则散肿消毒，搜风治疮。"

2.《本草经疏》："皂荚利九窍，疏导肠胃壅滞，洗垢腻，豁痰涎，散风邪，暴病气实者用之殊效。第似中风证，由于阴虚火炎，煎熬津液，结而为痰，热极生风，以致猝然仆蹶，世人多以稀涎散吐之，损其不足，竭其津液，津液愈耗则经络无以荣养，为拘挛偏废之证矣，法所最忌也。"

3.《药品化义》："皂荚，为搜痰快药。凡痰在肠胃间，可下而愈。若蓄于胸膈上，则横入脂膜，胶痼稠粘，消之不能行，泻之不能下，以致气壅喘急，甚则闷、胀、痛齐作，或神呆昏愦，或时常吐浊，但能坐而不得眠，以此同海石为丸，横胸浊痰，使渐消化，搜出凝结，大有神功。"

4.《长沙药解》："皂荚辛烈，开冲通关透窍，搜罗痰涎，洗涤瘀浊，化其粘联胶热之性，失其根据攀附之援，脏腑莫容，自然外去，虽吐败浊，实非涌吐之物也。其诸主治，开口噤，通喉痹，吐老痰，消恶疮，熏久痢脱肛，平妇人吹乳，皆其通关行滞之效也。"

【现代研究】

(一) 化学成分

荚果含三萜皂苷，有皂荚苷，水解后得苷元和皂荚皂苷。此外，尚含蜡醇、廿九烷，正二十七烷、豆固醇、谷固醇、鞣质、阿拉伯糖等[1]。滇皂荚果壳中粗淀粉的含量为 13.1g/100g，总糖的含量为 34.6g/100g；总皂苷含量为 9.7g/100g，果壳的皂苷类型为三萜皂苷[2]。

(二) 药理作用

1. 祛痰作用　用直接测定猫呼吸道分泌量的方法证明，皂荚煎剂 1g(生药)/kg 灌胃具有显著的祛痰作用，但作用强度不及桔梗。对猫呼吸道长时间分泌量的观察发现，本品的祛痰作用以给药后第 1 小时为最强，而在以后的 6 小时中，作用反而减弱。这与桔梗在给药后的 7 小时中，作用逐渐增高的情况不同。皂荚的祛痰作用短促，说明此作用可能是由于所含皂苷刺激胃黏膜而反射性地引起呼吸道分泌液增加的缘故[3]。

2. 抗菌作用　在试管内，皂荚对大肠杆菌、宋内痢疾杆菌、变形杆菌、伤寒杆菌、副伤寒杆菌、铜绿假单胞菌、霍乱弧菌等革兰阴性肠内致病菌均有抑制作用[4]。皂荚水浸剂(1∶3)在试管内对堇色毛癣菌、星形诺卡菌等皮肤真菌均有不同程度的抑制作用[5]。皂荚皂苷粗提物对解脲支原体有较高的抑制活性(MIC_{50} 0.008g·L^{-1})，对 HIV-1 有一定的抑制作用(EC_{50}0.0242g/L)[6]。取牛津杯法测定皂荚提取液(水提液、醇提液，复合液)的抑菌效力、稀释法测定皂荚提取液最低抑菌浓度(MIC)、开放条件下测定皂荚粉末的防腐效用。结果皂荚提取液对白色念珠菌、黑曲霉菌位形成抑菌圈，但对标准株金黄色葡萄球菌、枯草芽胞杆菌、大肠埃希菌均形成大小不等的抑菌圈。皂荚水提液、复合液对上述3种细菌的MIC分别为：125、62.5、62.5mg/ml；醇提液的MIC分别为：250、125、125mg/ml。开放条件下实验结果表明皂荚具有较好的防腐作用[7]。

3. 杀虫作用　皂荚对阴道滴虫有抑制作用，其药物抑制浓度为1∶230，属中度抑制作用药物[8]。机理为：其皂苷能使阴道滴虫胞浆膜变薄，胞浆爆出，致虫体溃灭。

4. 抗癌作用　采用小鼠右腋皮下接种肝癌H22细胞悬液的方法，研究皂荚提取物对小鼠肝癌细胞Smad4、Smad7基因调控的影响，通过实时荧光定量PCR检测肝组织Smad4、Mmad7基因的表达。结果：Smad4、Smad7基因表达：阳性对照组和皂荚提取物高剂量组与阴性对照组比较、皂荚提取物中剂量组和皂荚提取物低剂量组与阳性对照组比较差异有统计学意义。提示皂荚提取物能增强Smad4基因的表达和下调Smad7基因的表达[9]。不同浓度皂荚提取物（100～200μg/ml）对EC9706细胞的增殖有明显抑制作用，并具明显的浓度依赖效应（$r=0.768$）；诱导EC9706细胞凋亡，抑制EC9706细胞bcl-2蛋白表达[10]。

5. 心血管作用　采用结扎大鼠左冠状动脉的方法，造成急性心肌缺血模型，通过对大鼠标准Ⅱ导联心电图，心肌梗死面积及血清中天冬氨酸转氨酶（AST）、肌酸激酶（CK）、乳酸脱氢酶（LDH）、超氧化物歧化酶（SOD）和丙二醛（MDA）的测定，探讨皂荚皂苷对大鼠心肌缺血的影响。结果：皂荚皂苷25、50、100mg/kg 3个剂量组大鼠预防性灌胃给药5天，与模型组比较，都不同程度降低心电图标准Ⅱ导联ST段抬高幅度；皂荚皂苷25、50、100mg/kg剂量组的心肌梗死面积分别为（28±8）%、（24±10）%和（19±6）%，均显著小于模型组大鼠（38±9）%；模型组大鼠的血清AST、CK、LDH活力明显高于假手术组，而升高的酶活力可以被预先给予各给药剂量的皂荚皂苷所降低；与模型组比较，增加了血清中SOD活性及降低血清中MDA含量。结论：皂荚皂苷对结扎大鼠左冠状动脉造成的急性心肌缺血有显著的防治作用[11]。皂荚皂苷（50、25、12.5、6.25μg/ml）剂量组可显著降低缺氧/复氧损伤心肌细胞内AST、CK、LDH释放量及MDA的生成，并能提高SOD活性。提示皂荚皂苷具有明显的抗缺氧/复氧损伤，保护心肌细胞的作用[12]。

（三）临床报道

1. 治疗哮喘　红枣500g，蒸熟去皮核，捣成泥，大皂荚90g，研细末和入做丸，如绿豆大，焙干，每日3次，每次3g，温开水送服。1周后哮喘渐平，咳嗽，咳痰均减。一般用药3个月诸症皆平[13]。

2. 治疗乳腺炎　干皂角研成细末，用75%酒精或白酒调湿，用一层纱布包成圆形小药包塞到患乳同侧鼻孔内，12小时后取出。如为双侧乳腺炎，可以交替塞闻，病人感到鼻孔内有轻微刺辣感，鼻涕增多，无其他不良反应。治疗43例，其中早期36例，全部治愈。对已有脓肿形成者，可使脓肿更局限[14]。

3. 治疗急性肠梗阻　葛根、皂角各500g，加水4000ml，熬40分钟，去渣置于火炉上，使汤药不致烫伤为度。另用10层纱布制成33cm×33cm的纱垫4块，浸药液后，将其置于腹部持续热敷。每日2～3次，每次反复更换持续1小时，如病情需要，次日重新取药使用，并根据病情，适当选用抗生素，纠正水及电解质紊乱，持续性胃肠减压。如症状加重应积极准备手术。治疗44例，治愈37例，好转1例，无效6例[15]。

4. 治疗亚急性盆腔炎　皂角刺30g，大枣10枚，煎半小时以上，弃渣取药液300～

400ml,再加粳米 30g,煮成粥状,分 2 次服用。治疗亚急性盆腔炎效果显著[16]。

5. 治疗小儿厌食症　干皂荚洗净切断,放锅中先武火后文火煅存性,剥开荚口,以内无生心为度,研细末装瓶备用。每次 1g,每日 2 次。用糖拌匀吞服。治疗 110 例,痊愈 86 例,好转 18 例,无效 6 例。有效病例平均疗程 5 天[17]。

6. 治疗耵聍栓塞　取皂荚 30g,加水 4000ml,文火煎取 2000ml,过滤,加防腐剂。用于滴耳,每次 2～3 滴。治疗 500 余例,快者 2～3 小时内可使耵聍软化,当天冲洗;最慢 3～4 天亦可软化溶解[18]。

7. 治疗肺结核　皂荚粉 500g,米粉 500g(蒸熟后混合)加蜂蜜或饴糖适量,制成绿豆大小小丸(每 4 粒皂荚丸 0.03g),每服 8 粒,每日 2～3 次。治疗 14 例,获得良效。其中单服皂荚丸者 6 例,计痰阴转率为 100%;临床症状基本消除者 4 例,显著减轻 2 例。口服皂荚丸配合大蒜注射液者 8 例,计痰阴转率为 100%,基本治愈 1 例,基本消除 4 例,显著减轻 3 例[19]。

8. 治疗扁平疣　大皂荚 50g(打碎),浙贝母 15g,土茯苓 30g,白鲜皮 30g,野菊花 100g,薄荷 15g,橘子叶 30g。水煎取药液半脸盆,待水温稍降后用毛巾浸渍药液洗敷面部,40～60 分钟左右,每日早晚各 1 次,1 剂可用 2 天,第 2 天加热后再用,一般 6～8 天见效明显,治疗扁平疣和青年面部痤疮[20]。

(四) 不良反应

1. 毒性　皂荚有溶血作用,但高等动物一般对其吸收很少,故口服并无溶血毒性。所含的皂荚苷对胃黏膜有强烈的刺激作用,若胃黏膜被破坏而吸收中毒,可产生溶血和其他组织细胞毒作用,特别是中枢神经系统,可致先痉挛后麻痹,最后呼吸衰竭死亡。

2. 中毒机理及症状　初感咽干、上腹饱胀及灼热感,继之恶心、呕吐、烦躁不安,腹泻,大便多呈水样,带泡沫,并有溶血现象,出现面色苍白、黄疸、腰痛、血红蛋白尿及缺氧症状等,同时出现头痛、头晕、全身衰弱无力及四肢酸麻等。严重者可出现脱水、休克、呼吸麻痹、肾衰而致死亡。

3. 中毒原因及预防　用量过大,误食种子或豆荚,及注射用药均可致毒性反应。

4. 中毒救治

(1) 一般疗法:中毒早期应立即催吐、洗胃,并口服牛乳、蛋清等以保护胃黏膜,必要时可导泻;静脉补液,维持水、电解质及酸碱平衡,并促进毒素排泄;有溶血征象者,应用碳酸氢钠以碱化尿液,严重者输血、给氧,酌用可的松类激素,如氢化可的松或地塞米松等;并作对症处理。

(2) 中医疗法:中药解毒:以生姜 9g、香芋 9g、赤芍 9g、乌药 9g、藿香 6g、羌活 6g、大腹皮 12g,水煎服。或以黄柏 9g,甘草 6g,煎服。

参考文献

[1] 国家中医药管理局《中华本草》编委会. 中华本草(4・11 卷)[M]. 上海:上海科学技术出版社,1999:480.

[2] 冯武,刘嘉宝,武力,等. 滇皂荚果壳化学成分的研究[J]. 云南林业科技,2003(2):69-71.

[3] 高应斗,朱寿彭,张昌绍,等. 中药的祛痰作用[J]. 中华医学杂志,1954(5):331-336.

[4] 贾元印,王淑哲,张桂芳. 大皂角与猪牙皂化学分析的初步比较[J]. 中药通报,1987,12(11):35.

[5] 曹仁烈,孙在原,王仲德,等. 中药水浸剂在试管内抗皮肤真菌的观察[J]. 中华皮肤学杂志,1957

(4):286-292.

[6] 赵声兰，陈朝银，董其江，等. 皂荚皂苷的提取及其抗 HIV、抗解脲支原体和抗菌作用的研究[J]. 陕西中医，2007，28(7)：923-925.

[7] 李东，徐智敏，孟金凤，等. 皂荚中天然防腐成分的防腐作用研究[J]. 南京中医药大学学报，2011，27(1)：89-91.

[8] 周邦靖，赵呈明. 五十种中草药对阴道滴虫在试管内抑制作用的观察[J]. 浙江中医杂志，1980(11，12)：567.

[9] 杜进军，张赤志，许汉林，等. 皂荚提取物对肝癌细胞小鼠 Smad4 及 Smad7 基因调控的影响[J]. 中西医结合肝病杂志，2010，20(3)：164-165，177.

[10] 陈晓杰，薛乐勋，杨胜利. 皂荚提取物对人食管鳞癌细胞 EC9706 的生长抑制作用研究[J]. 癌变·畸变·突变，2008，20(4)：272-274.

[11] 丁云录，王岩，赫玉芳，等. 皂荚皂苷对大鼠心肌缺血的影响[J]. 中国新药与临床杂志，2006，25(2)：110-113.

[12] 丁云录，陈声武，宋宇，等. 皂荚皂苷对心肌细胞缺氧复氧损伤的保护作用[J]. 中药新药与临床药理，2007，18(6)：442-444.

[13] 刘彩云，姚玉兰. 金匮皂荚丸治愈顽固性哮喘[J]. 浙江中医杂志，1985，20(1)：18.

[14] 许怀瑾. 皂角闻药治疗产后急性乳腺炎 43 例报告[J]. 中华医学杂志，1973，53(11)：685-686.

[15] 王绵云. 葛根、皂角温热敷治疗急性肠梗阻有效[J]. 河南医学院学报，1965，总(22)：203.

[16] 施慕文. 皂角刺治疗亚急性盆腔炎. 上海中医药杂志，1984(3)：21.

[17] 汪贻魁. 皂荚散治疗小儿厌食症 110 例[J]. 湖北中医杂志，1987(1)：25.

[18] 江苏新医学院. 中药大辞典(上册)[M]. 上海：上海人民出版社，1977：1145.

[19] 刘虔. 中药皂荚丸治疗肺结核的疗效观察[J]. 广东中医，1960(11)：506-507.

[20] 邢景便，吴晓锋. 中药外洗治疗扁平疣[J]. 河南中医，2003，23(6)：56.

附：皂角刺

始载于《本草图经》。为皂荚树的棘刺。性味辛温，归肝、胃经。功能消肿托毒，排脓，杀虫。用于痈疽初起或脓成不溃；外治疥癣麻风。本品辛散温通，药力锐利，直达病所，为消疮排脓所常用，脓成可排，未成能消。对疮疡痈脓已成将溃之际用之最宜，常与穿山甲配伍。此外，尚有搜风杀虫作用，以治麻风、疥癣等症。煎服，3～10g；外用适量，醋蒸涂患处。痈疽已溃者忌用。

桔梗　Jiegeng

【别名】荠苨、房图(《名医别录》)，梗草、白药、卢如(《吴普本草》)，苦梗(《丹溪心法》)，苦桔梗(《本草纲目》)，大药(《江苏省植物药材志》)，和尚头花根(东北)，苦菜根(河北)，包袱花(山东)，土人参(福建)。

【来源】桔梗，始载于《神农本草经》，列为下品。因此草之根结实而梗直，故名。为桔梗科多年生草本植物桔梗 *Platycodon grandiflorum*(Jacq.)A. DC. 的干燥根。全国大部分地区均有生产。以东北、华北产量较大，称为"北桔梗"；以华东地区产品质量较好，称为"南桔梗"。原为野生，近年来各地已引种栽培，但性状略有差异。

【采收炮制】春、秋二季采挖，洗净，除去须根，趁鲜剥去外皮或不去外皮，切片，晒干。生用。

【商品规格】药材一般分为四个等级。以身干、条长肥大、质坚实、色白、味苦者为佳。北桔梗较轻泡，心肉之间多间隙，皱缩较甚，质较差；南桔梗粗细均匀，多为长条形(长条板)，质较坚实，心肉贴结，表皮白净，品质较好。

按《中国药典》(2010 年版一部)规定:本品按干燥品计算,含桔梗皂苷 D($C_{57}H_{92}O_{28}$)不得少于 0.10%。

【药性】苦、辛,平。归肺经。

【功效】宣肺,利咽,祛痰,排脓。

【应用】

1. 咳嗽痰多、胸闷不畅　本品辛宣苦泄,功善开宣肺气,祛痰宽胸,且性平不燥,故咳嗽痰多,无论外感内伤、属寒属热皆可应用。用于风寒咳嗽,痰白清稀,常与苏叶、杏仁、陈皮等同用,如《温病条辨》杏苏散;或与百部、紫菀、白前等配伍,如《医学心悟》止嗽散。用于风热咳嗽,痰黄而稠,多与桑叶、菊花、杏仁等配用,如《温病条辨》桑菊饮;若痰热壅肺,咳喘胸闷,可与半夏、栀子、枳壳等配伍,如《杂病源流犀烛》桔梗二陈汤。用于肺失宣降,气滞痰阻,胸闷痞满,又常与枳壳配伍,如《类证活人书》桔梗枳壳汤。

2. 咽痛音哑　本品能宣肺利咽开音。用于肺气不宣,咽痛音哑,可与甘草同用,如《伤寒论》桔梗汤;或与硼砂、诃子、冰片等配用,如《统旨方》清音丸。用于风热犯肺,咽喉肿痛,多与荆芥、薄荷、牛蒡子等配伍,如《医学心悟》加味甘桔汤;若痰热闭肺,声哑失音,又与桑白皮、贝母、前胡等同用,如《统旨方》清咽宁肺汤;若肺肾阴亏,虚火上炎,咽燥口干,咳嗽失音,常与生地、玄参、麦冬等配伍,如《慎斋遗书》百合固金汤。

3. 肺痈胸痛、咳吐脓痰　本品辛开上行,善宣肺利气以排壅滞于肺之脓痰。用于热毒壅肺,肺痈胸痛,咳吐脓痰,气味腥臭者,常与金银花、连翘、红藤等同用,如《景岳全书》桔梗杏仁煎;或与栝楼仁、贝母、薏苡仁等配伍,如《济生方》桔梗汤;亦可配鱼腥草、冬瓜仁等以加强清肺排脓之效。

4. 胸中气陷、下痢后重　本品功能载药上浮,故医胸中气陷;又可开提肺气而行大肠气滞,故疗下痢后重。用于胸中大气下陷,气短不足以吸,常与黄芪、升麻、柴胡等同用,如《医学衷中参西录》升陷汤;用于大肠气滞,下痢后重,多与羌活、枳壳、陈仓米等配伍,如《普济方》仓廪散。

【用法用量】煎服,3～10g。

【使用注意】本品药性升散,凡气机上逆,呕吐眩晕,或阴虚久咳及有咳血倾向者均不宜用。本品用量过大易致恶心呕吐。

【鉴别用药】《神农本草经》载桔梗一名荠苨,为一物。《名医别录》把桔梗与荠苨分为二物,称荠苨为甜桔梗;《本草纲目》也说荠苨即甜桔梗。因此曾一度将荠苨与桔梗混用。现认为桔梗与荠苨虽为同科植物,但实属二药,荠苨为疏花沙参 Adenophora remotiflora Miq 的根,不可与桔梗相混。

【药论】

1.《本草通玄》:"桔梗之用,惟其上入肺经,肺为主气之脏,故能使诸气下降,世俗泥为上升之剂不能下行,失其用矣。"

2.《本草崇原》:"桔梗,治少阳之胁痛,上焦之胸痹,中焦之肠鸣,下焦之腹满。又惊则气上,恐则气下,悸则动中,是桔梗为气分之药,上中下皆可治也。"

3.《本草求真》:"桔梗系开提肺气之药,可为诸药舟楫,载之上浮,能引苦泄峻下之剂,至于至高之分成功,俾清气既得上升,则浊气自克下降,降气之说理根于是。"

4.《重庆堂随笔》:"桔梗,开肺气之结,宣心气之郁,上焦药也。肺气开则腑气通,故亦治腹痛下利,昔人谓其升中有降者是矣。然毕竟升药,病属上焦实证而下焦无病者,固可用也；若下焦阴虚而浮火易动者，即当慎之。其病虽见于上焦，而来源于下焦者，尤为禁剂。昔人舟楫之说，最易误人。夫气味轻清之药，皆治上焦，载以舟楫，已觉多事。质重味厚之药，皆治下焦，载以上行，更属无谓。故不但下焦病不可用，即上焦病，亦惟邪痹于肺、气郁于心，结在阳分者，始可用之。如咽喉痰嗽等症，惟风寒外闭者宜之。不但阴虚内伤为禁药，即火毒上升之宜清降者，亦不可用也。”

【现代研究】

（一）化学成分

根主要含桔梗皂苷。水解产生皂苷元为三萜酸的混合物，其中一种为远志酸，另一种为桔梗皂苷元尚含桔梗酸 A、B 及 C，菊糖，桔梗聚糖，葡萄糖及植物固醇，如菠菜固醇、α-菠菜固醇-β-D-葡萄糖苷等。另含蜜桔素，桔梗酸 A 内酯-3-O-β-3-D-葡萄糖苷[1]。桔梗中含有 K、Ca、Fe、Mg、Zn、Mn 等多种微量元素[2]。用热水浸提、乙醇沉淀、DEAE-纤维素柱层析的方法从桔梗中提取并纯化桔梗多糖，用苯酚-硫酸比色法测定多糖含量，实验所得桔梗中多糖的含量为 26.6%[3]。从桔梗脂肪油中分离鉴定出 34 种脂肪酸，其中不饱和脂肪酸 15 种，主要有亚油酸（42.79%）、棕榈油酸（0.30%）、11-二十碳烯酸（1.53%）、亚麻酸（14.02%）等；饱和脂肪酸 19 种，主要有棕榈酸（13.71%）、硬脂酸（1.36%）、花生酸（0.79%）、山愈酸（1.78%）、木蜡酸（1.38%）、二十六烷酸（3.14%）、二十八烷酸（3.51%）等[4]。

（二）药理作用

1. 祛痰作用　桔梗煎剂给麻醉犬口服 1g/kg 后，能使呼吸道黏液分泌量显著增加，作用强度与氯化铵相似。对麻醉猫亦有促进呼吸道黏液分泌的作用。其机理是由于桔梗中所含皂苷，能刺激胃黏膜，引起轻度恶心，反射性地引起呼吸道分泌亢进，从而使痰液稀释，易于排出。桔梗的根、根皮、须根、茎、叶、花果均有非常显著的祛痰作用[5]。

2. 镇咳作用　桔梗根提取物给大鼠腹腔给药有明显镇咳作用。桔梗水提物 750mg/kg 腹腔注射，在机械刺激豚鼠气管黏膜实验中，可使镇咳效果达 60%[6]。

3. 抗炎与免疫增强作用　口服桔梗粗皂苷 200mg/kg，可对大鼠足跖部注射角叉菜胶引起的足肿胀有明显抑制作用。对醋酸引起的肿胀和棉球肉芽肿的形成也有显著的抑制作用。其抗炎强度与阿司匹林相似。口服给予大鼠，还可抑制佐剂性关节炎，降低小鼠的毛细血管通透性。腹腔注射桔梗粗皂苷，30 分钟后可使血 ACTH 和皮质酮含量明显增加，提示其抗炎作用与兴奋垂体-肾上腺皮质功能有关。此外，桔梗浸出物能抑制白细胞游走，增强中性粒细胞的杀菌力，提高溶菌酶活性，粗皂苷部位能促进巨噬细胞的吞噬作用[6]。

4. 抗溃疡作用　粗制桔梗皂苷在低于 $1/5LD_{50}$ 的剂量时，能抑制大鼠胃液分泌且抗消化溃疡。100mg/kg 剂量时，几乎能完全抑制大鼠幽门结扎所致的分泌。十二指肠注入 25mg/kg 粗桔梗皂苷可防止大鼠消化溃疡的形成，作用与皮下注射 10mg/kg 阿托品相当。大鼠口服桔梗提取物或桔梗粗皂苷对应激性溃疡有预防作用，其抑制率 90%以上，可使溃疡指数明显降低[6]。

5. 对心血管作用　将桔梗皂苷给大鼠静注，可引起血压下降，心率减慢，呼吸抑制，其作用不能被阿托品及 H_1、α、β 受体阻断剂所拮抗，提示其可能通过直接地、非特异地作用于血管，引起血管扩张所致。对离体豚鼠心耳，高浓度时呈负性肌力作用，还可增加麻醉犬的冠脉流量和后肢血流量，其强度与罂粟碱相似[6]]。

6. 镇静、镇痛、解热作用　桔梗粗皂苷对正常小鼠和致热小鼠均有显著的降温作用，作用可维持 3～4 小时。可抑制小鼠用腹腔注射醋酸引起的扭体反应，作用强度相当于阿司匹林。还可抑制小鼠的自发活动，延长环己巴比妥钠的睡眠时间；通过爬梯、穿穴、转棒和斜面运动试验表明，它有中枢抑制作用，但对骨骼肌作用似乎不大[6]。

7. 降血脂作用　桔梗总皂苷高剂量组（200mg/kg）能显著降低高脂血症大鼠的 TG、TC 水平（$P<0.01$），同时增加高脂血症大鼠 HDL-C 水平，对 LDL-C 水平也有降低作用[7,8]。

8. 抗肥胖作用　用含有 5%桔梗水提取物的高脂肪饲料饲喂小鼠，与对照组比较。小鼠体重和子宫周围脂肪质量均明显下降；同时肝脏中三酰基甘油的水平也有所降低。研究认为：桔梗总皂苷能抑制胰脂肪酶活性，可以使胰脂肪酶的活性抑制在 41.7%水平上；桔梗皂苷 D、A 和 C 可分别使其活性抑制在 34.8%、3.3%和 5.2%的水平上。而菊糖对胰脂肪酶活性没有抑制作用，也不能抑制高脂肪饲料引起的小鼠肥胖和脂肪肝。因此。桔梗抗肥胖作用可能是由于桔梗皂苷类成分抑制胰脂肪酶活性，从而抑制对食物脂肪的吸收[9]。

9. 抗肿瘤作用　桔梗菊粉给 ICR 系雄性小鼠于 1 周中间日灌胃，然后接种艾氏腹水癌细胞，接种于腹股沟后 30 日，每日口服或腹腔给予菊粉，测定当时肿瘤重量与对照组比较其抑制效果达 30%～40%。对腹水型肿瘤小鼠也有相同作用[10]。

10. 保肝作用　桔梗提取物能够减轻 D-氨基半乳糖/内毒素诱导的小鼠暴发性肝衰竭，对肝脏起到保护作用[11]。桔梗能降低异烟肼（INH）和利福平（RFP）合用致小鼠肝损伤的肝脏指数、降低小鼠血清 ALT 含量、降低小鼠肝匀浆中的 MDA、增加肝匀浆中 SOD 值，减轻肝组织变性、坏死程度，缓解肝组织的病理改变。提示桔梗对 INH 和 RFP 合用所致的小鼠肝损伤具有保护作用，其作用机制可能与桔梗的抗脂质过氧化作用有关[12]。

11. 溶血作用　桔梗皂苷具有显著溶血作用，并受采集时间与栽培年限影响等[13]。

12. 抗菌作用　桔梗不影响口腔致病菌的生长，甘草仅对致龋菌有抑制作用，对 S. mutans MT8148 和 S. sobrinus 6715 的 MIC 为 3.91mg/ml；而桔梗和甘草组成的复方明显抑制 4 种实验菌株的生长，对 S. mutans MT8148 和 S. sobrinus 6715 的 MIC 为 1.96mg/ml，对 P. gingivalis 381 的 MIC 为 3.91mg/ml，B. forsythus 43037 的 MIC 为 7.81/ml[14]。

13. 抗氧化酶活性　观察桔梗皂苷胶囊对改良烟熏法复制慢支小鼠动物模型肺组织抗氧化酶活性和自由基浓度的影响，从抗氧化-氧化系统平衡失调的角度探讨其治疗慢性支气管炎的作用机制。结果：模型组小鼠肺组织中 SOD 活力均比正常组明显偏低；LPO、NO 及 iNOS 合成量均比正常组明显升高。与模型组相比，药物干预各组肺组织中 SOD 活力均明显升高；LPO、NO 及 iNOS 浓度均明显降低。提示桔梗皂苷对机体氧化损伤有明显改善作用[15]。

（三）临床报道

1. 治疗肺炎　桔梗 15g，鱼腥草 36g，煎至 200ml，1 次口服 30ml，每日 3～4 次。治疗肺炎 28 例，均为细菌感染。26 例治愈，X 线阴影 5～22 天内吸收，平均 9.4 天，白细胞恢复正常 3.9 天。如与抗生素同用可起协同作用[16]。

2. 治疗慢性支气管炎　由桔梗、鱼腥草、七叶一枝花、清半夏、罂粟壳为主，配合氨茶碱、苯海拉明压片，每片含生药 0.3g，每次 3 片，每日 3 次。治疗慢性支气管炎 316 例，临床控制 60 例，显效 83 例，好转 107 例，无效 61 例[17]。

3. 治疗肺痈　用《济生方》桔梗汤（桔梗、贝母、当归、瓜蒌仁、枳壳、薏苡仁、桑白皮、防己各 30g，甘草、杏仁、百合各 15g，黄芪 45g）治疗肺痈 2 例获得良好效果[18]。

4. 治疗硅沉着病　将112例硅沉着病患者随机分为治疗组(56例)和对照组(56例),对照组采用常规治疗矽肺宁片4片、每日3次口服,舒喘灵片4.8 mg、每日3次口服,溴己新(必嗽平片)16mg、每日3次口服,蛇胆口服液10ml、每日3次口服,氨茶碱片0.1g、每日3次口服,疗程24周;治疗组在常规治疗基础上每日加用桔梗10g加水煎汤,每日3次温服,疗程24周。结果治疗组的治疗效果明显优于对照组。可见桔梗是一种对硅沉着病患者的治疗起到一定积极作用的安全、有效药物[19]。

5. 治疗小儿喘息性肺炎　桔梗、半夏、枳壳、陈皮各4g,神曲、茯苓各5g,甘草1.5g,为3岁小儿量,每日可服1～2剂,治疗小儿急性痰湿型哮喘63例,总有效率88.9%[20]。

6. 治疗急性扁桃体炎　桔梗10g,生地30g,麦冬12g,甘草5g,水煎服,每日1剂。治疗急性扁桃体炎50例,结果45例全身情况恢复正常,局部炎症消失[21]。

7. 治疗急性咽炎　以桔梗、山豆根、金银花、麦冬以5∶10∶3∶4比例,制成片剂,每片0.3g,每次3～4片,每日3次。治疗急性咽炎26例,临床治愈18例,显效6例,有效2例[22]。

8. 治疗声带小结　生炒桔梗、生煨诃子各5g,生炙甘草2g,生熟地6g,水煎服,每日1剂,治疗声带小结36例,显效18例,有效14例,无效4例[23]。

9. 治疗失音　桔梗、甘草、当归、赤芍、枳壳各9g,柴胡、玄参、生地各12g,桃仁、红花各15g。治疗30例,结果痊愈14例,好转13例,无效3例[24]。

参考文献

[1] 李凌军,刘振华,陈赞,等.桔梗的化学成分研究[J].中国中药杂志,2006,31(18):1506-1509.

[2] 张红梅,王文静.X射线荧光光谱法测定桔梗中的微量元素[J].光谱实验室,2008,25(5):925-926.

[3] 吴彦.桔梗中多糖的提取及测定[J].安庆师范学院学报:自然科学版,2009,15(3):78-79,82.

[4] 宫勋,王建刚.桔梗中脂肪酸成分的GC-MS分析[J].安徽农业科学,2010,38(22):11780-11782.

[5] 赵耕先,黄泉秀,彭国平,等.桔梗不同部位的祛痰作用[J].中药材,1989,12(1):38.

[6] 李殷芳.桔梗化学成分的研究[J].现代东洋医学,1983,4(3):42.

[7] 高云芳,陈超,张海祥,等.桔梗总皂苷对大鼠高脂血症的影响[J].中草药,2000,31(10):764-765.

[8] 徐丽萍.桔梗总皂甙降血脂作用的研究[J].食品工业科技,2007,(8):224,236.

[9] 郑毅男,刘可越,徐宝军,等.桔梗抗肥胖机理试验研究[J].吉林农业大学学报,2002,24(6):42-46,53.

[10] 长尾孝治.参与机体内防御机理的生药的研究—关于桔梗的抗肿瘤作用[J].国外医学:中医中药分册,1984(5):55.

[11] 冯陆冰,马青松,李秀英,等.桔梗提取物对D-氨基半乳糖/内毒素诱导暴发性肝衰竭的影响[J].河北医药,2008,30(11):1674-1675.

[12] 张瑶纾,吴志丽,王焕,等.桔梗对异烟肼和利福平致小鼠肝损伤的保护作用[J].天津医科大学学报,2010,16(4):577-579.

[13] 朱社敏,费远志.各种桔梗溶血作用的比较[J].中草药,1991,22(7):324.

[14] 黄冰冰,樊明文,杨祥良,等.桔梗、甘草及其组成的复方对口腔病原菌生长影响的体外实验[J].实用口腔医学杂志,2003,19(2):148-150.

[15] 陈尘,张满云,孙茌苒,等.桔梗皂苷胶囊对慢性支气管炎小鼠肺组织中抗氧化酶活性和自由基浓度的影响[J].中国中医药科技,2010,17(4):323-324.

[16] 张莲君.鱼腥草桔梗合剂治疗肺炎28例疗效观察(摘要)[J].中华内科学杂志,1963,11(3):250.

[17] 郝朴."咳痰敏"治疗慢性气管炎316例临床观察及药理实验[J].中西医结合杂志,1982,2

(1):27.

[18] 丁建新.济生桔梗汤治疗肺痈2例[J].中国乡村医药杂志,2011,18(2):48.

[19] 田立岩,杨春霞,段军.中药桔梗治疗矽肺临床疗效观察[J].中国职业医学,2007,34(4):307.

[20] 邬克中.枳桔二陈加曲汤治疗小儿哮喘证[J].云南中医杂志,1984(2):29.

[21] 胡熙明.中国中医秘方大全(中册)[M].上海:文汇出版社,1989:680.

[22] 张照林.咽喉消炎片治疗50例急慢性咽炎的体会[J].辽宁中级医刊,1979(6):37-38.

[23] 罗国隆.铁叫子如圣汤加味治疗声带小结36例[J]。新中医,1984(7):35.

[24] 李洪岭.响声汤治疗失音30例[J].河北中医,1990,12(6):23.

旋覆花　*Xuanfuhua*

（附：金沸草）

【别名】盛椹(《神农本草经》),戴椹(《别录》),金钱花(《本草图经》),滴滴金、夏菊(《本草纲目》),满天星(《岭南采药录》),复花(《新疆药材》),小黄花(《河北药材》),金沸花、伏花、全福花(《上海常用中草药》),水葵花、金盏花(《贵州民间方药集》)。

【来源】旋覆花,始载于《神农本草经》,列为下品。为菊科多年生草本植物旋覆花 *Inula japonica* Thunb. 或欧亚旋覆花 *Inula britannica* L. 的干燥头状花序。全国大部分地区均有生产,主产于河南、河北、江苏、浙江等地。均为野生。

【采收炮制】夏、秋二季花开放时采收,除去杂质,阴干或晒干。生用或蜜炙用。

【商品规格】均为统装。以朵大、色浅黄、花丝长、毛多、不散碎、无枝梗者为佳。

按《中国药典》(2010年版一部)规定:照醇溶性浸出物测定法的热浸法测定。饮片浸出物:用乙醇作溶剂,不得少于16.0%。

【药性】苦、辛、咸,微温。归肺、脾、胃、大肠经。

【功效】降气,消痰,行水,止呕。

【应用】

1. 痰多喘咳、胸膈痞闷　本品辛开苦降,咸软温通,入肺而消痰除痞,降逆行水、止咳平喘。凡痰壅气逆,胸膈痞闷,喘咳痰多,无论寒热,皆可应用。用于寒痰咳喘而兼表寒者,常与半夏、麻黄、甘草等同用,如《博济方》金沸草散;若痰热咳喘,胸闷气促,多与桑白皮、桔梗、大黄等配伍,如《圣济总录》旋覆花汤;若悬饮,喘咳胁痛,可与皂荚、枳壳、杏仁等配用,如《太平圣惠方》旋覆花丸;若肝着,胸胁痞闷不舒,甚则痛胀,常欲蹈其胸,则与葱、新绛配伍,如《金匮要略》旋覆花汤,以散痰结、通阳气、活血脉。

2. 呕吐噫气　本品苦降入胃,善降胃气而止呕、止噫。用于胃气虚弱,痰饮内停,胃气上逆,噫气不止,心下痞硬者,常与赭石、人参、半夏等同用,如《伤寒论》旋覆代赭汤;若痰饮停滞中脘,而致呕吐眩晕者,多与半夏、白术、橘红等配伍,如《严氏济生方》旋覆花汤;若妊娠恶阻,心下痞闷,呕吐不食者,又与半夏、生姜、当归等配用,如《严氏济生方》旋覆半夏汤。

【用法用量】煎服,宜布包,3～9g。

【使用注意】本品温散降逆,阴虚燥咳及气虚便溏者不宜用。又因本品有绒毛,易刺激咽喉作痒,而致呛咳呕吐,故须布包入煎。

【鉴别用药】旋覆花与半夏,均能消痰散结、和胃止呕,常相须用于痰饮咳喘、呕逆噫气之症。然旋覆花下气开结行水,痰多黏稠难咯、胃虚湿蕴呕噫、胸胁脘痛者投之;而半夏化痰降逆止呕,配伍适当可疗各种喘咳呕恶,尤以痰白清稀者为宜。

【药论】

1.《神农本草经》:"主结气,胁下满,惊悸。除水,去五脏间寒热,补中,下气。"

2.《本草纲目》:"旋覆所治诸病,其功只在行水、下气、通血脉尔。"

3.《本草汇言》:"旋覆花,消痰逐水,利气下行之药也。主心肺结气,胁下虚满,胸中结痰,痞坚噫气,或心脾伏饮,膀胱留饮,宿水等症。大抵此剂微咸以软坚散痞鞕,性利以下气行痰水,实消伐之药也。《本草》有定惊悸、补中气之说,窃思痰闭心包脾络之间,往往令人病惊,旋覆破痰逐饮,痰饮去则胞络清净而无碍,五志自宁,惊悸安矣。又饮消则脾健,脾健则能运行饮食,中气自受其益而补养矣。"

4.《本草正》:"旋覆花,开结气,降痰涎,通水道,消肿满,凡气壅湿热者宜之。但其性在走散,故凡见大肠不实及气虚阳衰之人,皆所忌用。"

5.《本草求真》:"凡阴虚劳嗽,风寒燥咳,不可误用,用之其嗽必甚,究之味苦咸性主下降。凡心脾伏饮,胁下胀满,胸上痰结,唾如胶漆,风气湿痹,皮间死肉,服之即能有效,又能疏筋敷伤。"

【现代研究】

(一) 化学成分

大花旋覆花开花时期的地上部分含倍半萜内酯化合物大花旋覆花素和旋覆花素,花含槲皮素、异槲皮素、咖啡酸、绿原酸、菊糖及蒲公英固醇等多种固醇。从欧亚旋覆花中分得芦丁、小檗碱、万寿菊苷、异槲皮苷、槲皮苷、山柰酚、菠叶素、6-甲氧基-木犀草素、木犀草素、异鼠李素[1,2]。

(二) 药理作用

1. 抗菌作用　旋覆花中的咖啡酸及绿原酸有较广泛的抑菌作用,但在体内能被蛋白质灭活[3]。

2. 抗炎作用　旋覆花内酯对 $A\beta_{25-35}$ 海马内注射所致阿尔茨海默病(AD)模型大鼠的学习记忆能力下降具有改善作用。这一作用可能是旋覆花内酯的抗炎效应引起的[4]。旋覆花素对 Alzheimer 病(AD)模型组海马 iNOS、NF-κB 基因表达升高,给药组 iNOS、NF-κB 基因表达下降,两组比较统计学差异显著。AD 大鼠在定位航行实验中。逃避潜伏期延长,单位时间内跨越原平台次数减少,空间记忆力受损,与对照组及给药组大鼠比较有统计学差异。结论旋覆花素的抗炎作用可能是改善 AD 大鼠学习记忆能力的作用机制之一[5]。12.5、25 和 50μmol/L 的旋覆花内酯分别使脂多糖诱导的环加氧酶 2mRNA 表达水平降低 35.85%、42.46%和 53.46%;使细胞间黏附分子 1 的表达分别降低 9.77%、40.87%和 46.83%。旋覆花内酯能够拮抗脂多糖诱导的核因子 κB 亚单位 P65 核移位,用该化合物预处理细胞后再用脂多糖诱导时,细胞核内的 P65 水平不再升高。提示旋覆花内酯通过抑制核因子 κB 的活化而抑制促炎基因环加氧酶 2 和细胞间黏附分子 1 在血管内皮细胞中的表达[6]。大花旋覆花内酯(ABL)能抑制脂多糖(LPS)诱导的 IKK 磷酸化活化和由此引发的 IkBa 的磷酸化降解,降低 NF-κB 水平,进而抑制 NF-κB 依赖的炎症因子 iNOS、COX-2、ICAM-1 和 VCAM-1 的表达。提示 ABL 是一种调节 NF-κB 活性的制剂,具有抑制致炎因子表达,上调抑炎因子水平,维持二者平衡的作用,可消除 LPS 诱导的血管炎症反应[7]。

3. 对呼吸系统的作用　小鼠腹腔注射旋覆花水煎剂有显著镇咳与抗炎作用,可抑制小鼠 SO_2 引起的咳嗽,消除巴豆油涂擦耳部诱发的急性炎症,灌胃有明显祛痰作用,促进气管排泌酚红[8]。

4. 对平滑肌的作用　绿原酸能显著增加大鼠、小鼠的小肠蠕动；绿原酸、咖啡酸、奎宁酸均可增加子宫的张力，但该作用能被罂粟碱所取消，而阿托品则对此无明显影响[3]。

5. 对消化系统的作用　绿原酸和咖啡酸口服，可增加人胃中盐酸的分泌量；亦有增加大鼠胆汁分泌的作用[3]。

6. 抗细胞凋亡　旋覆花素可通过调节 Bax、Bcl-2 及 Bax/Bcl-2 比值而起到抗过度训练大鼠肾组织细胞凋亡的作用[9]。

7. 对血管的作用　旋覆花素能显著抑制内皮剥脱术后血管新生内膜的增生，降低内皮剥脱术引起的血清 C-反应蛋白(CRP)、前列腺素 E_2(PGE_2)、丙二醛(MDA)水平的升高，同时增加总抗氧化能力(TAOC)。提示旋覆花素通过发挥抗氧化与抗炎作用，减缓了内皮剥脱后血管新生内膜的增厚[10]。模型组损伤处血管壁血管平滑肌细胞(VSMC)大量增生、新生内膜呈弥漫性增厚、I/M 值增加，NF-κB p65、AP-1 的表达均比对照组明显升高。旋覆花提取物组内膜增生程度显著减轻、I/M 值减少，NF-κB p65、AP-1 的表达均比模型组明显降低，细胞核 NF-κB 减少。提示旋覆花提取物可能是通过抑制 NF-κB p65 和 AP-1 的表达而发挥抗血管炎症反应和抑制内膜增生的作用[11]。旋覆花素能显著减轻血管损伤后内膜增生，抑制 MMP-2 的蛋白水解活性，降低 MMP-2 和 TIMP-2 的表达以及 MMP-2/TIMP-2 比值，并使其接近正常水平。提示旋覆花素对球囊血管损伤后内膜增生的抑制作用与其对 MMP-2/TIMP-2 系统平衡调节有关[12]。

8. 对脑缺血作用　欧亚旋覆花总黄酮(TFIB)(25，50，100mg/kg，ip)能明显改善脑缺血-再灌注后大鼠神经症状，明显减小梗死面积与全脑面积之比，提高缺血脑组织 SOD 活性，降低 MDA 含量。结论：TFIB 对大鼠缺血-再灌注损伤大脑具有显著的保护作用，其作用机制可能与 TFIB 抗氧化作用有关[13]。

（三）临床报道

1. 治疗顽固性呃逆　自拟降逆汤(党参、旋覆花、芍药、茯苓各 15g，赭石、沉香、枳壳、甘草各 10g。肝阳上亢加钩藤、石决明、天麻；瘀血阻络加桃仁、红花；痰浊内阻加法半夏、胆南星、苍术；胃阴虚加石斛、生地、麦冬。其中大便秘结者加大黄、枳实、白术)治疗卒中顽固性呃逆 36 例，全部治愈，其中服 2 剂愈者 6 例，3～5 剂愈者 15 例，6～10 剂愈者 7 例，10～15 剂显效 8 例[14]。

2. 治疗反流性食管炎　用加味旋覆代赭汤[旋覆花 9g，人参(党参)6g，生姜 9g，赭石 15g，炙甘草 6g，制半夏 9g，黄芪 15g，竹茹 9g，三七 6g]治疗反流性食管炎 50 例，对照组口服多潘立酮，10mg/次，每日 3 次。两组病人均连续用药 8 周。结果显示两组总有效率比较有极显著性差异($P<0.01$)，治疗组明显高于对照组[15]。将 55 例胃-食管反流病患者随机分为两组，治疗组采用和胃汤(旋覆花、赭石、陈皮、半夏、枳壳、厚朴等)治疗 35 例，西药常规治疗 20 例为对照组。结果：治疗组总有效率为 94.29%，对照组总有效率为 85%。治疗组疗效明显优于对照组($P<0.01$)[16]。

3. 治疗胆汁反流性胃炎　赭石 30g，旋覆花、黄连各 10g，法半夏 12g，党参、生姜各 9g，甘草 6g，大枣 4 枚，吴茱萸 3g。每日 1 剂，水煎饭后服，每日 3 次。治疗胆汁反流性胃炎 42 例。结果痊愈 23 例，占 54.8%；有效 16 例，占 38%；无效 3 例，占 7.2%[17]。

4. 治疗癔症　旋覆花、党参、法半夏、炙甘草、栀子仁各 10g，赭石、大枣各 30g，生姜 3 片，酸枣仁 10g 为基本方，随证加味。治疗 45 例，治愈 34 例，有效 8 例，无效 3 例。一般服药 10～20 剂后，症状消失，睡眠食欲正常[18]。

5. 治疗咯血 旋覆花 9g，赭石 30g，降香 4.5g，半夏 9g，丹参 30g，生蒲黄 15g，茜草根 30g，水煎服。治疗 13 例，显效 8 例，有效 3 例，无效 2 例[19]。

6. 治疗妇人半产漏下 旋覆花(包)12g，青葱管 6 支，茜草、丝棉(或蚕茧)各 6g，熬砂糖(搅冲)15g，红酒(冲)1 杯，童便(冲)1 杯。前四味水煎去渣，冲入红酒、童便、砂糖，搅匀顿服。治疗 30 余人，均治愈[20]。

7. 用于 HBsAg 转阴 用旋覆花汤治疗乙型肝炎，日 1 剂，服 5 日停 1 日，4 周为 1 个疗程，疗程间隔 5 日，连服 3 个疗程，对 HBsAg 阳转阴有一定疗效[21]。

8. 治疗百日咳 用旋磁百部汤治疗百日咳 110 例，可随证加减。服药 3～5 剂而愈者 41 例，服 6～8 剂而愈者 33 例，服 9～11 剂而愈者 29 例，服 12 剂以上而愈者 7 例。有 8 例因合并肺炎配合西药治愈[22]。

9. 治疗风寒感冒 旋覆花(包煎)、半夏、赤芍各 9g，前胡 12g，麻黄、荆芥各 10g，甘草、生姜各 6g，大枣 3 枚。加减：胸闷痰多，加白芥子、紫苏子各 10g；咽干痒不适或咽痛重者，加射干、蝉蜕各 9g；头痛重，加白芷 12g、川芎 9g；鼻塞流清涕重，加苍耳子、辛夷花各 10g；若全身酸痛、肢节酸楚重，加葛根 15g，羌活 12g。若咳嗽反复发作，属风寒表虚、卫外不固者，加玉屏风散(常规量)；若外寒内热、咳嗽痰黄者，去半夏、荆芥，加石膏 20g，川贝 12g。水煎分早晚 2 次温服，每日 1 剂。小儿量酌减。服完 3～6 剂后评价疗效。结果：治愈 33 例，占 71.7%；好转 11 例，未愈 2 例，总有效率为 95.6%[23]。

10. 治疗消化道肿瘤 以旋覆代赭汤合五汁饮加减治疗消化道肿瘤 43 例，20 例症状消失 1 年未复发，12 例症状消失，有时舌咽有异常感，7 例症状基本消失，4 例需间断服药[24]。

11. 治疗肋间神经痛 旋覆花 12g，豨莶草 10g，桃仁 15g，红花 12g，当归 15g，柴胡 10g，郁金 10g，川楝子 10g，延胡索 10g。日 1 剂，水煎早晚分服。治疗带状疱疹后遗顽固性肋间神经痛 26 例。治愈 23 例，有效 3 例。总有效率 100%。最短 5 日治愈，最长 14 日治愈[25]。

12. 治疗化疗后消化道反应 两组化疗方案均为胃癌 FM 方案，食管癌 LFP 方案，鼻咽癌 FP 方案，乳腺癌 CAP 方案，其中 PDD 每天 20mg/m^2，连用 5 天。治疗组同时服用中药旋覆花代赭汤(旋覆花、赭石各 10g，生姜 3 片，半夏 9g，人参、炙甘草各 6g，大枣 12 枚。胃虚有热加陈皮、竹茹；胃气虚寒加丁香、柿蒂；呕吐酸腐食宿加神曲、鸡内金)。饭后半小时服用，每日 3 次。用至化疗结束后第 5 天。对照组用三九胃泰 1 包，其他服用情况同治疗组。结果治疗组显效 31 例(77.5%)，有效 7 例(17.5%)，无效 2 例(5.0%)。总有效率 95.0%。对照组显效 9 例(22.5%)，有效 10 例(25.0%)，无效 21 例(52.5%)，总有效率 47.5%。两组总有效率比较有非常显著性差异($P<0.01$)[26]。

参考文献

[1] 耿红梅.欧亚旋覆花化学成分的研究[J].时珍国医国药，2008，19(10)：2432-2433.

[2] 耿红梅，张嫡群，吴一兵，等.欧亚旋覆花黄酮类化学成分研究[J].中国药房，2008，19(30)：2373-2374.

[3] 马清钧.常用中药现代研究与临床[M].天津：天津科技翻译出版公司，1995：444.

[4] 王英杰，柴锡庆，韩梅，等.旋覆花内酯抑制 AD 模型大鼠海马环加氧酶 2 和核转录因子 κB 的表达[J].中国药理学通报，2008，24(4)：437-440.

[5] 王英杰，柴锡庆，王文胜，等.旋覆花素抑制 Aβ 诱导大鼠脑海马组织炎性反应[J].中国老年学杂志，2009，29(8)：956-959.

[6] 陈英珠，温进坤，韩梅，等. 旋覆花内酯对人血管内皮细胞环加氧酶2和细胞间粘附分子1表达的影响[J]. 中国动脉硬化杂志，2005，13(2)：129-132.

[7] 狄柯坪，韩梅，温进坤. 旋覆花提取物抑制血管内皮剥脱后内膜增生的实验研究[J]. 中草药，2007，38(1)：85-88.

[8] 王建华，贾桂胜，齐治，等. 中药旋覆花与其他地区习用品的药理作用的研究[J]. 北京中医，1997，16(1)：42.

[9] 吴广礼，黄旭东，容俊芳，等. 旋覆花素及苦碟子对过度训练大鼠肾组织细胞凋亡调控基因的影响[J]. 中国中西医结合肾病杂志，2008，9(9)：769-771.

[10] 孙启玉，孟芳，韩梅，等. 旋覆花素抑制内皮剥脱诱导血管炎症反应的研究[J]. 中国老年学杂志，2007，27(8)：710-713.

[11] 李娟娟，温进坤，韩梅. 旋覆花素抑制血管内皮损伤诱导的基质重构酶表达与活化[J]. 中国应用生理学杂志，2008，24(2)：156-160.

[12] 张佳，尉坤，刘月平，等. 大花旋覆花内酯通过抑制NF-κB活化抗血管炎症反应[J]. 中国病理生理杂志，2008，24(10)：2033-2036.

[13] 耿红梅，祁金龙. 欧亚旋覆花总黄酮对大鼠局灶性脑缺血-再灌注损伤保护作用的实验研究[J]. 时珍国医国药，2008，19(12)：3050-3051.

[14] 曹胭莉，韩祖成. 降逆汤治疗卒中顽固性呃逆36例[J]. 陕西中医，2000，21(9)：400.

[15] 龚雪康. "加味旋覆代赭汤"治疗反流性食管炎50例[J]. 江苏中医药，2002，23(12)：19.

[16] 衣弘，张莉. 和胃汤治疗胃-食管反流病35例[J]. 陕西中医，2004，2(9)：787-788.

[17] 廖加维. 加味旋复代赭石汤治疗胆汁反流性胃炎42例[J]. 四川中医，2001，19(5)：30.

[18] 刘浩江. 旋覆代赭汤加味治疗癔症球45例[J]. 上海中医药杂志，1984(4)：18.

[19] 陈以平. 降气活血法治疗咯血13例[J]. 辽宁中医杂志，1982(11)：44.

[20] 张哲臣. 旋覆花汤加味治妇人半产漏下的体会[J]. 浙江中医杂志，1966，9(2)：20.

[21] 王继安. 旋磁百部汤治疗百日咳10例[J]. 中医杂志，1984，25(11)：36.

[22] 王海，彭西京，李平. 旋覆花汤治疗乙型肝炎HBsAg阳转阴的临床观察[J]. 黑龙江中医药，1990(3)：38.

[23] 袁新顺. 金沸草散加减治疗风寒咳嗽46例[J]. 陕西中医，2004，25(8)：686-687.

[24] 牟克祥. 香附旋覆花汤治疗胸膜腔积液[J]. 四川中医，1984，2(5)：50.

[25] 韩以季. 旋覆花汤治疗带状疱疹后遗顽固性肋间神经痛26例[J]. 河北中医，2007，29(1)：40.

[26] 王建平，李毅华，耿怀成. 旋覆代赭汤治疗化疗后消化道反应40例[J]. 实用中医药杂志，2002，18(2)：22.

附：金沸草

始载于《神农本草经》，列为下品。又名旋覆梗。为旋覆花的地上部分。夏、秋二季采收，洗净，切段，晒干，生用。性味苦、辛、咸，温。归肺、大肠经。功效降气，消痰，行水。用于风寒咳嗽，痰饮蓄结，痰壅气逆，胸膈痞满，喘咳痰多；外治疗疮肿毒。煎服，5～10g；外用鲜品适量，捣汁涂患处。

白前 Baiqian

【别名】石蓝、嗽药（《新修本草》），鹅管白前、空白前、水白前、软白前（《中药材手册》），草白前、柳叶白前（江苏），鹅白前（上海），土白前（湖南）。

【来源】白前，始载于《名医别录》，列为中品，为萝藦科多年生草本植物柳叶白前 *Cynanchum stauntonii*（Decne.）Schltr. ex Lévl. 或芫花叶白前 *Cynanchum glaucescens*（Decne.）Hand.-Mass. 的干燥根茎及根。主产于浙江、安徽、福建、江西、湖北、湖南等省。均为野生。

【采收炮制】秋季采挖，洗净，晒干。切段，生用或蜜炙用。

【商品规格】一般不分等级，均为统装。以根茎及根粗长、断面色粉白、粉性足者为佳。

【药性】辛、苦，微温。归肺经。

【功效】降气，消痰，止咳。

【应用】肺气壅实、咳嗽痰多、胸满喘急　本品辛以行散，苦以泄降，长于降肺气而消痰止咳平喘，且药性微温不燥，无论属寒属热、外感内伤均可使用。用于寒邪犯肺，咳嗽气逆，咳痰不爽，常与陈皮、桔梗、紫菀等同用，如《医学心悟》止嗽散；若痰热壅肺，咳痰黄稠，发热喘急，多与桑皮、杏仁、石膏等配用，如《杂病源流犀烛》桑皮白前汤；若痰多不利，气逆喘息，可与川贝母、胆南星、桔梗等配伍，如《中国药物大全》扫痰丸；若痰饮内停，肺气壅实，咳逆上气，身肿胀满，不得平卧，喉中痰鸣者，则与半夏、大戟、紫菀同用，如《备急千金要方》白前汤；若久患暇呷咳嗽，喉中作声，不得眠：白前，捣为末，温酒调二钱匕，服(《师集验方》)。

【用法用量】煎服，3～10g。

【使用注意】肺肾双虚、摄纳无权的虚喘忌用。

【鉴别用药】白前与桔梗，两药均有较好的消痰作用。然白前以苦温降气为主，适于肺气壅实之胸膈逆满喘急、喉间痰鸣之症；而桔梗以开宣肺气为主，适于肺气郁闭之咳嗽鼻塞，胸满咽痛之症。对于肺气不得宣降之咳喘痰多，胸膈满闷之症，二药常相须为用。

【药论】

1.《名医别录》："主胸胁逆气，咳嗽上气。"

2.《本草纲目》："白前，长于降气，肺气壅实而有痰者宜之。若虚而长哽气者不可用。"

3.《本草经疏》："白前，肺家之要药。甘能缓，辛能散，温能下，以其长于下气，故主胸胁逆气，咳嗽上气。二病皆气升、气逆，痰随气壅所致，气降则痰自降，能降气则病本立拔矣。"

4.《本草正义》："白前，专主肺家，为治咳嗽降气之要药。《别录》谓其微温，以其主治寒痰，则能疏散寒邪，其性质必含温养之气也。然白前治嗽，亦不专于寒嗽一面，即痰火气壅，上逆咳嗽，亦能定之，则又有似乎寒降，是以苏恭竟作微寒。然其所以能止嗽者，则在于平逆顺气，使膈下之浊气不上凌而犯肺金，斯肺气得顺其清肃之性，而咳自除，此以静肃为用，必不可遽谓其温。且古今主治，恒用之于火气逆升之症，无不应手，自当以苏恭微寒之说为长。"

【现代研究】

（一）化学成分

柳叶白前根茎中含有β-谷固醇，高级脂肪酸和华北白前醇。芫花叶白前根中含有白前皂苷A、B、C、D、E、F、G、H、I、J、K，白前皂苷元A和B，白前皂苷元C单-D-黄花夹竹桃糖苷，白前新皂苷A和B及白前二糖[1]。从柳叶白前根和茎中分离并鉴定有2,4-二羟基苯乙酮，间二苯酚，4-羟基-3-甲氧基苯乙酮，4-羟基苯乙酮，齐墩果酸，蔗糖[2]。

（二）药理作用

1. 镇痛、抗炎和抗血栓形成作用　采用常规的炎症和疼痛模型以及电刺激麻醉动物颈动脉的体内血栓形成模型。给小口服灌胃白前醇提物5g/kg和15g/kg，能显著延长热痛刺激甩尾反应的潜伏期，减少由乙酸引起的扭体反应的次数，抑制二甲苯引起的耳肿、角叉菜胶引起的足跖肿胀。此外，它还能显著延长大鼠体内血栓形成时间和凝血时间[3]。水提取物还具有非常显著的抗炎作用，还具有镇痛及抗血栓形成作用[4]。

2. 镇咳、祛痰作用　芫花叶白前各种提取物均有明显的镇咳作用，水、醇提取物又具有明显的祛痰作用。水提取物对乙酰胆碱和组胺混合液诱发的豚鼠哮喘有明显的预防作用。此外,柳叶白前醇、醚提物有较明显的镇咳作用和祛痰作用,水提物有一定的祛痰作用[4]。

(三) 临床报道

治疗慢性气管炎 内服止嗽散加味:荆芥、白前、百部、桔梗、紫菀、陈皮各 10g,炙甘草 6g。随症变化:鼻塞流清涕者,加麻黄 6g;吐黄痰加黄芩 6g,全瓜蒌 15g;喉中有哮鸣声加地龙 10g;咽痒加前胡、牛子各 10g;失音加麦冬、大海各 10g,吐白痰量多加半夏、茯苓各 10g,以上为成人量。每日 1 剂,水煎分 2 次服,6 剂为 1 个疗程。愈后继服六君汤或丸,扶正固本。治疗慢性气管炎因外感复发 75 例,结果基本痊愈 72 例,无效 3 例,总有效率达 96.0%[5]。

参考文献

[1] 国家中医药管理局《中华本草》编委会. 中华本草(6·17 卷)[M]. 上海:上海科学技术出版社,1999:350.

[2] 龚小见,朱海燕,杨小生,等. 柳叶白前化学成分研究[J]. 天然产物研究与开发,2006,18(Suppl):50-51,54.

[3] 沈雅琴,张明发,米自平,等. 白前的镇痛、抗炎和抗血栓形成作用[J]. 中国药房,2001,12(1):15-16.

[4] 高学敏. 中药学[M]. 2 版. 北京:中国中医药出版社,2007:354.

[5] 马艳锦. 止嗽散加味治疗慢性气管炎 75 例[J]. 陕西中医,2006,27(8):908-909.

(郭建生)

第二节 清化热痰药

本节药物药性寒凉清润,具有清热化痰、润燥化痰的作用,某些药物还兼有软坚散结作用。主要适用于热痰壅肺,咳嗽气喘,吐痰黄稠,舌红苔黄腻者;或燥痰犯肺,干咳少痰,咳痰不爽,舌红少苔者;以及痰火郁滞,瘿瘤瘰疬等症。应用时应根据病情适当配伍,如火热偏盛者,配清热泻火药;阴虚肺燥者,配养阴润肺药。本节药物多属寒凉清润之品,易于伤阳助湿,故脾胃虚寒者及寒痰、湿痰皆不宜使用。

瓜蒌 Gualou

【别名】 栝楼、地楼(《神农本草经》),泽姑、黄瓜(《名医别录》),泽巨、泽冶(《吴普本草》),天圆子(《东医宝鉴》),柿瓜(《医林纂要》),药瓜(《四川中药志》)。

【来源】 瓜蒌,始载于《神农本草经》,列为中品。为葫芦科多年生草质藤本植物栝楼 *Trichosanthes kirilowii* Maxim. 或双边栝楼 *Trichosanthes rosthornii* Harms 的干燥成熟果实。前者主产于山东、河南、河北,以山东肥城、长清、淄博所产者质量最佳,名“甜瓜蒌”;后者主产于江西、湖北、四川等地。多为栽培。

【采收炮制】 秋季果实成熟时,连果梗剪下,置通风处阴干。压扁,切丝或切块,生用。

【商品规格】 一般为统货。

按《中国药典》(2010 年版一部)规定:本品含浸出物不得少于 31.0%。

【药性】 甘、微苦,寒。归肺、胃、大肠经。

【功效】 清热涤痰,宽胸散结,润燥滑肠。

【应用】

1. 肺热咳嗽、痰浊黄稠　本品甘寒清润，主入肺经。长于清肺热，润肺燥，涤痰宽胸，主治热痰证和燥痰证，“故热燥之痰为对待之剂”(《本草述》)。对于痰热壅肺之咳嗽胸闷，或咳痰黄稠，不易咯出，胸膈痞满者尤为适宜，常与黄芩、枳实、胆南星等清肺化痰药同用，如《医方考》清气化痰丸；若燥热伤肺，咳嗽痰黄，咳痰不爽，咽干咽痛，多与贝母、天花粉、桔梗等清燥润肺，化痰止咳药同用，如《医学心悟》贝母瓜蒌散；若痰郁胸中，咳痰难出，胸膈作痛，喘满气急者，可与枳实、桔梗、竹沥等宣降肺气，清热化痰药配伍，如《万病回春》瓜蒌枳实汤。

2. 胸痹心痛，结胸痞满　本品善能“荡涤胸中郁热垢腻”(《本草备要》)，“通胸膈之痹塞”(《本草正义》)，大凡“结胸胸痹，非此不治”(《本草思辨录》)。用于痰浊壅塞胸膈，胸阳痹阻，胸痹不得卧，心痛彻背者，常与薤白、半夏、白酒同用，以通阳行气，豁痰开胸，如《金匮要略》栝楼薤白半夏汤；现用于冠心病，胸闷，心绞痛，常与香附、淫羊藿同用，如《山东省药品标准》(1986年)解心痛片。用于痰热互结的小结胸病，正在心下，按之则痛，则与黄连、半夏同用，以清热化痰、散结消痞，如《伤寒论》小陷胸汤。

3. 乳痈肺痈、肠痈肿痛　本品又具清热疗痈、消肿散结之效，凡“一切肺痈，肠痈，乳痈之属火者，尤为相宜”(《本草便读》)。用于热毒壅滞，乳痈初起，红肿热痛者，每与乳香为末，温酒服下，如《卫济宝书》栝楼散；用于肺痈，咳嗽脓血，胸中烦闷，常与薏苡仁、桑白皮、桔梗、贝母等同用，如《严氏济生方》桔梗汤；用于肠痈脓已成，小腹胀痛，常与金银花、连翘、白芷、穿山甲等同用，如《证治准绳》排脓散；用于一切痈疽已溃未溃者，可与甘草、没药同用，如《外科精要》万金散。

4. 大便秘结　本品甘寒质润，有润肠通便之功。用于肠燥便秘，常与火麻仁、郁李仁等润肠通便药同用；用于津亏气滞，大便不通，常与行胃肠气滞之枳壳同用。

【用法用量】煎服，9～15g。

【使用注意】本品甘寒而滑，脾虚便溏及湿痰、寒痰者忌用。不宜与川乌、制川乌、草乌、制草乌、附子同用。

【鉴别用药】瓜蒌在古代使用不分皮、仁，以全果实入药，又称“栝楼实”。现多分开使用。若用其果皮，名“瓜蒌皮”；用其种子，名“瓜蒌仁”；皮仁同用者，名“全瓜蒌”。三者同出一物，其功用同中有异。瓜蒌皮长于清肺涤痰、宽胸散结，多用于痰热咳嗽，结胸胸痹及痈肿；瓜蒌仁偏于润肺化痰、润燥滑肠，多用于燥热咳嗽，肠燥便秘；全瓜蒌既能清肺涤痰、宽胸散结，又能润肠通便，兼具皮、子之功用。

【药论】

1.《本草衍义补遗》：“栝楼实，属土而有水。《本草》言治胸痹，以味甘性润，甘能补肺，润能降气。胸有痰者，以肺受火逼，失降下之令，今得甘缓润下之助，则痰自降，宜其为治嗽之要药也。又洗涤胸膈中垢腻，治消渴之神药也。”

2.《本草纲目》：“仲景治胸痹痛引心背，咳唾喘息，及结胸满痛，皆用栝楼实，乃取其甘寒不犯胃气，能降上焦之火，使痰气下降也。”

3.《本草述》：“栝楼实，阴厚而脂润，故于热燥之痰为对待之剂，若用之于寒痰、湿痰、气虚所结之痰，饮食积聚之痰，皆无益而有害者也。”

4.《重庆堂随笔》：“栝楼实，润燥开结，荡热涤痰，夫人知之；而不知其舒肝郁，润肝燥，平肝逆，缓肝急之功有独擅也，(魏)玉璜先生言之最详。”

5.《本草思辨录》：“栝楼实之长，在导痰浊下行，故结胸胸痹，非此不治。然能导之使行，不能逐之使去，盖其性柔，非济之以刚，则下行不力。是故小陷胸汤则有连、夏，栝蒌薤白等汤则有薤、酒、桂、朴，皆伍以苦辛迅利之品，用其所长，又补其所短也。”

【现代研究】

（一）化学成分

栝楼的成熟果实含三萜皂苷、有机酸、树脂、糖类和色素。从果肉中分出丝氨酸蛋白酶A和B，果肉中含17种氨基酸，以及钾、钠、钙、镁、铜、锌、铁、锰、钴、镍、锶11种无机元素，以钾、钙、镁、铁的含量较高。种子富含油脂，脂肪油含量为26%，其中饱和脂肪酸占30%，不饱和脂肪酸占66.5%，以栝楼酸为主成分。皮含少量挥发油，以棕榈酸的含量最高[1]。

（二）药理作用

1. 对心血管系统的作用　瓜蒌水煮醇沉液1g/ml、5g/ml、10g/ml、30g/ml均能增加豚鼠离体心脏的冠脉流量[2]，较大剂量能减慢心率，抑制心肌收缩力，减慢心率的ED_{50}为(8.91±1.45)mg/ml[3]。瓜蒌皮石油醚、氯仿、乙酸乙酯提取物浓度在30×10^{-3}g/ml时，均可使大鼠主动脉Ca^{2+}内流显著减少。当浓度在3×10^{-3}g/ml时，仅氯仿组阻滞Ca^{2+}内流的作用较显著，提示瓜蒌皮氯仿萃取物具有较好的钙拮抗作用。其水溶组分不仅不使Ca^{2+}内流减少，反使Ca^{2+}内流上升，说明瓜蒌皮水溶物不仅无拮抗作用，而且有激动作用[4]。瓜蒌提取物能延长异丙肾上腺素作用的小鼠常压缺氧存活时间，对抗垂体后叶素所致的大鼠急性心肌缺血作用，并能显著保护缺血后再灌注损伤的大鼠[5]。

2. 松弛血管平滑肌作用　瓜蒌提取物(EFT)能舒张已被氯化钙($CaCl_2$)、高钾和去甲肾上腺素(NE)收缩的兔主动脉条，使NE、氯化钾(KCl)和$CaCl_2$的剂量-效应曲线非平行右移，最大效应降低。EFT松弛血管平滑肌的作用不依赖于阻断α受体或β受体，而是通过阻断钙通道实现的[6]。

3. 抗血小板聚集作用　利用体外抗血小板聚集的活性测试体系对分离得到的化合物进行测定，并与阿司匹林作对照，结果表明，化合物Ⅴ(4-羟基-烟酸)的活性与同剂量的阿司匹林的活性相当，化合物Ⅵ(香叶木素-7-*O*-β-D-葡萄糖苷)的活性是同剂量的阿司匹林活性的2倍，化合物Ⅶ(腺苷)的活性最强，IC_{50}为0.269mmol/L[7]。瓜蒌注射液(终浓度125～250mg/ml)和普萘洛尔(1～2μmol/L)在体外实验能明显抑制ADP或AA诱导的家兔血小板聚集性和YXA_2合成释放反应[8]。

4. 镇咳、祛痰作用　瓜蒌水煎剂对小鼠氨水引咳有明显的镇咳作用，酚红法也显示有较显著的祛痰作用，其镇咳祛痰作用均显示一定的量效关系[9]。

此外，瓜蒌还有抗缺氧、抗溃疡、抗肿瘤、抗菌等作用。

（三）临床报道

1. 治疗咳嗽变异性哮喘　用瓜蒌、贝母各4g，天花粉、桔梗各5g，橘红3g，随证加减，每日1剂，水煎150ml，分3次口服。治疗咳嗽变异性哮喘64例。显效33例，有效29例，无效2例。总有效率96.9%[10]。

2. 治疗放射性肺炎　用贝母、瓜蒌各15g，天花粉、桔梗各9g，茯苓18g，橘红、西洋参各5g。随证加减，水煎日1剂，7天为1个疗程。治疗放射性肺炎56例。治愈41例，好转13例，无效2例，总有效率为96.4%[11]。

3. 治疗阵发性心房颤动　用全瓜蒌、桂心、党参、麦冬、炙甘草，日1剂，水煎，分2次口服，配合西药对症、支持治疗，15天为1个疗程。治疗阵发性心房颤动50例，显效34例，有效13例，无效3例，总有效率94%[12]。

4. 治疗急性乳腺炎　用全瓜蒌45g，加水500ml，温火煎30分钟，取汁200ml，分早晚2次温服。治疗早期急性乳腺炎174例，治愈146例，有效22例，无效6例。总有效率为96.6%。治疗后随访3～4周，全部有效病例未见复发[13]。

5. 治疗老年性便秘　用全瓜蒌、玄参、山药各20g，熟地黄、山萸肉、茯苓、泽泻、当归、枳实、升麻各10g，牡丹皮15g。每日1剂，1个月为1个疗程。治疗中老年虚秘15例，显效10例，有效4例，无效1例，有效率达93.33%[14]。

6. 治疗带状疱疹　用全瓜蒌、生地、生石膏各30g，红花、牡丹皮、赤芍、知母、金银花、连翘、竹叶、甘草各10g。随证加减，每日1剂，水煎服。治疗带状疱疹40例，痊愈36例，显效3例，好转1例[15]。

7. 治疗高脂血症　用瓜蒌、党参、白术、茯苓、山楂、陈皮各15g，薤白12g，半夏、川芎、泽泻、槐米各10g，黄芪30g，水蛭3g，甘草6g。水煎服，日1剂，连服6天，休息1天。4周为1个疗程，连用2个疗程评判疗效。治疗高脂血症60例，显效者34例，有效者20例，无效者6例，有效率为90%[16]。

参考文献

[1] 国家中医药管理局《中华本草》编委会. 中华本草(5册)[M]. 上海：上海科学技术出版社，1999：578-587.

[2] 张艘，沈文芳，朱俊. 瓜蒌对心血管系统的药理作用及临床应用[J]. 中国乡村医药杂志，2007，14(11)：52.

[3] 黄美兰，贝伟剑. 大子栝楼和栝楼的药理作用比较[J]. 广东医药，2000，10(3)：133-134.

[4] 莫尚武，吴玉蓉，杨涛，等. 瓜蒌皮提取物对大鼠主动脉 Ca^{2+} 内流的影响[J]. 四川大学学报，1999，36(2)：328-331.

[5] 吴波，曹红，陈思维，等. 瓜蒌提取物对缺血缺氧及缺血后再灌注损伤心肌的保护作用[J]. 沈阳药科大学学报，2000，17(6)：450-465.

[6] 吴波，王敏伟，陈思维，等. 瓜蒌提取物对离体家兔胸主动脉条收缩的影响[J]. 沈阳药科大学学报，1991，16(1)：24-27.

[7] 刘岱琳，曲戈霞，王乃利，等. 瓜蒌的抗血小板聚集活性成分研究[J]. 中草药，2004，35(12)：1334-1336.

[8] 凌宏，鲁翔，董传仁，等. 瓜蒌、心得安对血小板体外聚集和 TXA_2 合成的影响[J]. 武汉大学学报，1988，9(2)：138.

[9] 阮耀，岳兴如. 瓜蒌水煎剂的镇咳祛痰作用研究[J]. 国医论坛，2004，19(5)：48.

[10] 毛玉香，翁梅芬. 贝母瓜蒌散加减治疗儿童咳嗽变异性哮喘64例[J]. 河北中医，2004，26(1)：51.

[11] 行利，王宗仁，张仲海. 贝母瓜蒌散加味治疗放射性肺炎56例[J]. 中医杂志，2000，41(5)：15.

[12] 高鸿. 瓜蒌桂心汤治疗阵发性心房纤颤50例[J]. 中国中医急症，2002，11(5)：404-405.

[13] 倪爱华，朱会友. 单味全瓜蒌治疗早期急性乳腺炎174例[J]. 安徽中医临床杂志，1998，10(6)：379.

[14] 蒋金仙. 瓜蒌玄参地黄汤治疗中老年虚秘15例[J]. 南京中医药大学学报，1997，13(2)：94.

[15] 王希明. 瓜蒌皮炎汤治疗带状疱疹40例[J]. 实用中医药杂志，2003，19(10)：522.

[16] 赵喜锦. 瓜蒌薤白半夏汤加味治疗高脂血症60例[J]. 河南中医，2003，23(7)：8.

川贝母　Chuanbeimu

【别名】 空草(《神农本草经》)，松贝、青贝、炉贝(《中药材手册》)。

【来源】 贝母,始载于《神农本草经》,列为中品。为百合科多年生草本植物川贝母 *Fritillaria cirrhosa* D. Don、暗紫贝母 *Fritillaria unibracteata* Hsiao et K. C. Hsia、甘肃贝母 *Fritillaria przewalskii* Maxim、梭砂贝母 *Fritillaria delavayi* Franch、太白贝母 *Fritillaria taipaiensis* P. Y. Li 或瓦布贝母 *Fritillaria unibracteata* Hsiao et K. C. Hsia var. *wabuensis*(S. Y. Tang et S. C. Yue) Z. D. Liu, S. Wang et S. C. Chen 的干燥鳞茎,按性状不同分别习称"松贝"、"青贝"、"炉贝"和"栽培品"。主产于四川、青海、甘肃等地。野生与栽培均有。

【采收炮制】 夏、秋二季或积雪融化后采挖,除去须根、粗皮及泥沙,晒干或低温干燥。

【商品规格】 分松贝、青贝、炉贝 3 种规格:松贝一般分 2 等,青贝一般分 4 等,炉贝一般分 2 等。

按《中国药典》(2010 年版一部)规定:本品浸出物不得少于 9.0%。

【药性】 苦、甘,微寒。归肺、心经。

【功效】 清热润肺,化痰止咳,散结消痈。

【应用】

1. 阴虚劳嗽、肺热燥咳　本品性寒味苦,能清泄肺热,化痰止咳,又味甘质润能润肺止咳,善治内伤久咳,燥痰、热痰证。治肺阴虚燥咳者,除单味研粉吞服外,临床多随证配伍应用,如阴虚劳嗽,干咳日久,咳声低微,痰少或无痰,舌红少苔,脉细数者,常与百合、麦冬、阿胶、五味子等配伍以滋阴润燥,化痰止咳,如《圣济总录》贝母丸;燥热咳嗽,咳嗽剧烈,痰少不易咳出,兼见口干咽燥,舌红少津,苔薄黄,脉浮数者,常配知母以清肺润燥,化痰止咳,如《急救仙方》二母散。

2. 瘰疬、乳痈、肺痈　本品具有清热化痰,散结消痈之效。治痰火郁结之瘰疬,常与玄参、牡蛎配伍以软坚散结,如《医学心悟》消瘰丸;治热毒壅盛之乳痈、肺痈,可与蒲公英、鱼腥草等同用。

【用法用量】 煎服,3～10g;研粉冲服,一次 1～2g。

【使用注意】 本品性质寒润,善化燥痰,如属寒痰、湿痰则不宜用。不宜与川乌、制川乌、草乌、制草乌、附子同用。

【药论】

1.《神农本草经》:"主伤寒烦热,淋沥邪气,疝瘕,喉痹,乳难,金疮,风痉。"

2.《本草蒙筌》:"消膈上稠痰,久咳嗽者立效;散心中逆气,多愁郁者殊功。"

3.《本草汇言》:"贝母,开郁、下气、化痰之药也。润肺消痰,止咳定喘,则虚劳火结之证,贝母专司首剂。"

4.《本草从新》:"润心肺,化燥痰。治虚劳烦热,咳嗽上气,吐血咯血,肺痿肺痈。"

【现代研究】

(一) 化学成分

川贝母主含生物碱类成分,包括川贝碱、西贝母碱、青贝碱、松贝碱、松贝甲素、贝母辛、贝母素乙、松贝乙素、梭砂贝母碱、梭砂贝母酮碱、川贝酮碱、梭砂贝母芬碱、梭砂贝母芬酮碱、岷山碱甲及岷山碱乙等[1-5]。川贝母、太白贝母的生物碱成分基本一致,主要组成成分均为贝母辛[6]。瓦布贝母的野生松贝、家种松贝及家种青贝的生物碱成分基本相近,家种品的总生物碱含量与西贝碱含量均高于野生品[7]。川贝母的非生物碱类成分包括 β-谷固醇、E-肉桂酸、单棕榈酸甘油酯、胡萝卜苷、尿嘧啶、胸嘧啶、胞苷、肌苷、尿苷、鸟苷、胸苷、腺苷。梭砂贝母的非生物碱类成分包括E-3,4,5-三甲氧基肉桂酸、E-对-甲氧基肉桂酸、E-肉桂酸、E-对-羟基肉桂酸、E-对-羟基肉桂酸甲酯、阿魏酸、咖啡酸、1-*O*-feruloyl glycerol、*β*-谷固醇、胡萝卜苷、尿嘧啶、胸嘧啶、腺苷[8]。太白贝母有紫外吸收的水溶性成分主要是核苷类,包括尿嘧啶、胞苷、尿苷、鸟苷、胸苷、腺苷和腺嘌呤,其中尿苷、鸟苷和腺苷的含量相对较高[9]。

(二）药理作用

1. 镇咳作用　炉贝粉灌胃能降低小鼠氨水咳嗽反应率[10]。甘肃贝母和暗紫贝母的醇提取物、总碱和梭砂贝母的总碱对氨水引咳法均有镇咳作用[11,12]。

2. 祛痰作用　炉贝粉灌胃能促进小鼠气道酚红排泌[10]。甘肃贝母、暗紫贝母和梭砂贝母的醇提取物、总碱和皂苷灌胃均能促进小鼠气道酚红排泌[11],暗紫贝母的祛痰作用强于太白贝母和梭砂贝母[13]。

3. 平喘作用　炉贝粉灌胃能延长致喘豚鼠出现Ⅳ反应的潜伏期[10]。栽培瓦布贝母、浓密贝母和野生川松贝母醇提物均能较明显抑制致敏豚鼠抗原攻击后气道阻力的增高,栽培瓦布贝母醇提物还能抑制抗原攻击引起的致敏豚鼠肺动态顺应性的降低[14]。栽培瓦布贝母能减少组胺合并乙酰胆碱引喘豚鼠的窒息数[15]。西贝素、西贝素苷等贝母甾体生物碱对卡巴胆碱所致豚鼠离体气管收缩均有较强的抑制作用,使卡巴胆碱的量-效曲线右移[16]。

4. 其他作用　梭砂贝母的总生物碱能明显抑制小鼠二甲苯耳水肿,具有抗炎作用[17]。

(三）临床报道

1. 治疗儿童咳嗽变异性哮喘　用贝母、瓜蒌皮各4g,天花粉、桔梗各5g,茯苓7g,橘红3g,随证加减。每日1剂,分3次水煎服,连用1周,治疗儿童咳嗽变异性哮喘64例,显效33例,有效29例,无效2例[18]。

2. 治疗放射性肺炎　贝母、瓜蒌各15g,茯苓18g,天花粉、桔梗各9g,橘红、西洋参各5g,水煎服,1日1剂,7天为1个疗程。治疗放射性肺炎56例,治愈41例,好转13例,无效2例。治愈时间5～14天,平均8天[19]。

3. 治疗肺癌　贝母、五味子、茯苓、甘草各10g,黄芪、太子参、丹参各30g,内服,配合中西药支气管动脉介入灌注治疗肺癌62例,总有效率达80.64%[20]。

4. 治疗十二指肠溃疡　川贝母、白芍、海螵蛸、枳实、阿莫西林(羟氨苄青霉素)研粉,每日3次,每次5g,连服2周后(一疗程)停服3天,进行第2个疗程,共服药3个疗程。治疗124例患者,其中2周愈合率24.0%,4周愈合率66.6%,6周愈合率95.2%[21]。

5. 治疗乳腺增生　太白贝母、追风七、藤梨根、柴胡、黄芩、赤芍制成胶囊,每粒0.5g,含生药0.67g,治疗50例患者,治愈30例,有效19例,无效1例,总有效率98%[22]。

6. 治疗老年性泌尿系统感染　川贝母12g,当归18g,苦参15g,日1剂,分2次水煎服。治疗老年性泌尿系统感染34例,经用药7～10天后,痊愈25例,总有效率达88.2%[23]。

7. 治疗高脂血症　贝母9g,瓜蒌、天花粉、茯苓、橘红、桔梗各6g,水煎服,每日3次,2个月为1个疗程。50例患者服药1个疗程,治疗前后血清胆固醇、甘油三酯、载脂蛋白A_1有显著性差异,脂代谢紊乱状态得到改善[24]。

8. 治疗脂肪肝　贝母、山楂各30g,泽泻、瓜蒌皮各20g,茵陈、虎杖各10g,日1剂,水煎服,连用3个月。治疗组40例中,治愈20例,显效8例,有效6例,无效6例,优于西药(阿昔莫司胶囊)对照组($P<0.05$)[25]。

9. 治疗慢性病毒性乙型肝炎　以贝母10g,当归10～15g,苦参15～30g为基础方,随证加减,水煎服,1日1剂,分3次服。193例患者经3个月治疗后,肝功能异常轻度97例、中度84例皆恢复正常；重度12例中8例恢复正常，4例因其他原因转住院治疗，未见恶化及死亡者。经PCR法HBV-DNA检测的83例中有29例HBV-DNA转阴(占34.94%)，经HBV-M复检的193例中有77例HBeAg转阴(占39.90%)[26]。

参考文献

[1] 国家药典委员会.中华人民共和国药典临床用药须知:中药饮片卷(2010年版)[M].北京:中国医药科技出版社,2011:851.

[2] 国家中医药管理局《中华本草》编委会.中华本草(8册)[M].上海:上海科学技术出版社,1999:97.

[3] 曹新伟,张萌,李军,等.川贝母生物碱类成分的研究[J].中草药,2009,40(1):15-17.

[4] 李玉美.中药川贝母的研究现状[J].中成药,2008,30(8):1202-1205.

[5] 张荣发.川贝母的研究进展[J].中国药业,2006,15(8):62-64.

[6] 段宝忠,王丽芝,黄林芳,等.川贝母新资源太白贝母中生物碱类成分含量测定[J].中国药学杂志,2011,46(5):382-384.

[7] 杜建红,王艳丽,姜玉,等.瓦布贝母的生物碱成分分析[J].解放军药学学报,2002,18(1):29-33.

[8] 曹伟新,陈四保,陈士林.川贝母中非生物碱类成分的研究[J].世界科学技术-中医药现代化,2008,10(2):83-88.

[9] 黄林芳,段宝忠,王丽芝,等.川贝母新资源太白贝母中水溶性成分的含量测定[J].中国中药杂志,2011,36(5):585-588.

[10] 杜少芬.川贝母、平贝母有效性的比较[J].中药新药与临床药理,1996,7(2):45-46.

[11] 李萍,季晖,徐国钧,等.贝母类中药的镇咳祛痰作用研究[J].中国药科大学学报,1993,24(6):360-362.

[12] 徐慧波,孙晓波,温富春,等.伊犁贝母和梭砂贝母生理活性的初步比较[J].中国中药杂志,2000,25(7):391-393.

[13] 梁惠婵,肖百全,连雪科,等.太白贝母祛痰实验研究[J].中国民族民间医药,2010,19(15):82-83.

[14] 颜晓燕,孟现民,肖洪涛,等.3种川贝母对哮喘豚鼠呼吸动力学影响的研究[J].中国中药杂志,2009,34(20):2655-2659.

[15] 莫正纪,唐心曜,孙中,等.引种栽培瓦布贝母、浓蜜贝母与野生川松贝母的药理作用比较研究[J].中国中药杂志,1998,23(1):14-16.

[16] 周颖,季晖,李萍,等.五种贝母甾体生物碱对豚鼠离体气管条M受体的拮抗作用[J].中国药科大学学报,2003,34(1):58-60.

[17] 徐惠波,孙晓波,温富春,等.伊犁贝母和梭砂贝母生理活性的初步比较[J].中国中药杂志,2000,25(7):391-393.

[18] 毛玉香,翁梅芬.贝母瓜蒌散加减治疗儿童咳嗽变异性哮喘64例[J].河北中医,2004,26(1):51.

[19] 行利,王宗仁,张仲海,等.贝母瓜蒌散加味治疗放射性肺炎56例[J].中医杂志,2000,41(5):314.

[20] 衣弘,吴卫平.益气活血汤配合西药介入治疗肺癌62例[J].陕西中医,2009,30(4):386-387.

[21] 王美侠,徐景泗.溃疡散治疗十二指肠溃疡124例疗效观察[J].淮海医药,1998,16(2):34.

[22] 冯瑞,冯宗林,庄树桐.乳腺康胶囊治疗乳腺增生病50例[J].陕西中医,2006,27(10):1196-1197.

[23] 王莉萍,詹亚梅.当归贝母苦参汤治疗老年性泌尿系统感染34例小结[J].贵阳中医学院学报,2006,28(4):18-19.

[24] 张绍开.50例瓜蒌贝母散治疗高脂血症疗效观察[J].中国老年保健医学,2009,7(4):82.

[25] 鲁亦斌，程井军. 山楂贝母汤治疗脂肪肝的临床观察[J]. 湖北中医杂志，2008，30(9)：21-22.

[26] 唐长金，田乐华. 当归贝母苦参汤为主治疗慢性乙型肝炎 193 例[J]. 安徽中医临床杂志，1997，9(6)：302.

浙贝母　Zhebeimu

【别名】大贝、珠贝、象贝、元宝贝(《中药材手册》)。

【来源】贝母，始载于《神农本草经》，列为中品。为百合科多年生草本植物浙贝母 *Fritillaria thunbergii* Miq. 的干燥鳞茎。主产于浙江省。野生与栽培均有。

【采收炮制】初夏植株枯萎时采挖，洗净，大小分开，大者除去芯芽，习称“大贝”，小者不去芯芽，习称“珠贝”，分别撞擦，除去外皮，拌以煅过的贝壳粉，吸去擦出的浆汁，干燥；或取鳞茎，大小分开，洗净，除去芯芽，趁鲜切成厚片，洗净，干燥。

【商品规格】一般分大贝 3 等及珠贝、浙贝片统货等。

按《中国药典》(2010 年版一部)规定：浙贝母浸出物不得少于 8.0%。

【药性】苦，寒。归肺、心经。

【功效】清热化痰止咳，解毒散结消痈。

【应用】

1. 风热咳嗽、痰火咳嗽　本品性寒味苦，能清泄肺热，化痰止咳，为治风热咳嗽、痰热咳嗽之良药。用治风热之邪犯肺，发热恶风，口渴咽干，兼见咳嗽咳痰，痰稠色黄，不易咳出者，常与桑叶、牛蒡子等同用以疏散风热，化痰止咳；用治痰热郁肺，痰稠色黄，咯之不爽，舌红苔黄腻，脉滑数者，可与桑白皮、款冬花等同用以清泻肺热，化痰止咳，如《圣济总录》贝母汤。

2. 痈肿疮毒、乳痈肺痈、瘰疬痰核　本品苦泄清热解毒，化痰散结消痈，“专消痈疽毒痰”(《外科全生集》)。治疮痈肿毒，红肿疼痛，配金银花、乳香、没药等以清热解毒，活血消痈，如《妇人良方》仙方活命饮；若热毒瘀结于肺，发热，咳嗽，胸痛，咯吐腥臭脓痰，甚则咳吐脓血痰，常配鱼腥草、芦根、冬瓜仁、桃仁等以清热解毒，化瘀排脓；用治瘰疬结核，颈项扪及大小不等的核块，互相串联，连贯如串珠状，常与玄参、牡蛎配伍以软坚散结，如《医学心悟》消瘰丸；治痰火郁结之瘿瘤肿大，常与海藻、昆布等配伍以化痰软坚，如《外科正宗》海藻玉壶汤。

【用法用量】煎服，5～10g。

【使用注意】本品性质寒凉，善治热痰，如属寒痰、湿痰则不宜用。不宜与川乌、制川乌、草乌、制草乌、附子同用。

【鉴别用药】贝母因来源和产区的不同及其性状的各自特点，主要分川贝母、浙贝母、伊贝母、平贝母和湖北贝母五大类。川贝母与浙贝母，归肺、心二经，均具清热化痰，散结消痈功效。然川贝母苦甘微寒，滋润性强，长于润肺化痰，适用于肺热燥咳及阴虚劳嗽；而浙贝母苦寒降泄，长于清化热痰及开郁散结，适用于外感风邪、痰热郁肺所致的咳嗽痰黄黏稠及瘰疬痈肿之症。伊贝母及平贝母之效用类似川贝母，湖北贝母之效用同浙贝母，但效力较次。

另有一种土贝母，系葫芦科植物土贝母 *Bolbostemma paniculatum*(Maxim.)Franquet 的块茎。味苦、微寒，具有解毒散结消肿之功，用于乳痈、瘰疬之症。但无化痰之效，不可代替贝母使用。

【药论】

1.《本草正》：“大治肺痈、肺痿、咳喘、吐血、衄血，最降痰气，善开郁结，止疼痛，消胀满，清肝火，明耳目，除时气烦热，黄疸，淋闭，便血，溺血；解热毒，杀诸虫及疗喉痹，瘰疬，乳痈发背，一切痈疡肿毒。”

2.《本经逢原》：“浙产者，治疝瘕，喉痹，乳难，金疮，风痉，一切痈疡。又同苦参、当归治妊娠小便难，同青黛治人面恶疮，同连翘治项上结核，皆取其开郁散结化痰解毒之功也。”

3.《本草纲目拾遗》：“解毒利痰，开宣肺气，凡肺家夹风火有痰者宜此。”

4.《本草正义》：“象贝母味苦而性寒，然含有辛散之气，故能除热，能泄降，又能散结。”

【现代研究】

（一）化学成分

浙贝母主含生物碱成分，包括浙贝甲素、浙贝乙素、浙贝母酮、贝母辛、异浙贝母碱、浙贝母碱苷、浙贝母丙素等[1,2]。浙贝母的总生物碱含量在 0.1%～0.2%，总皂苷含量在 1.0%～2.0%[3]。浙贝母中含镁、钙、铁、锌、锰、硒、铜、铬、镍等必需微量元素，以及镉、铅、砷等有害元素，其中镉、铜、铅、镁、铬、铁、锌为其特征元素[4,5]。

（二）药理作用

1. 镇咳、祛痰、平喘作用　浙贝母醇提物腹腔注射对电刺激麻醉猫喉上神经引咳具有抑制作用，灌胃给药可使大鼠内分泌液增加[6]。贝母甲素、贝母乙素能抑制卡巴胆碱所致豚鼠离体气管收缩，使卡巴胆碱的量-效曲线右移，对气管 M 受体具有拮抗作用[7]。

2. 镇痛作用　浙贝母乙醇提取物能使醋酸引起的扭体反应减少，对热痛刺激引起的甩尾反应有一定抑制作用[8]。浙贝乙素能显著抑制醋酸所致小鼠扭体的次数，能明显延长热板法所致小鼠舔足反应的潜伏期，其镇痛作用的峰值在给药后 1 小时左右[9]。

3. 抗炎作用　浙贝母能抑制二甲苯所致小鼠耳水肿，角叉菜胶所致足跖肿，醋酸所致毛细血管通透性增高[10,11]。

4. 抗肿瘤作用　浙贝母对 C_{57} 小鼠 Lewis 肺癌有抑瘤作用，降低荷瘤小鼠的胸腺脏/体比，对癌转移灶数目也有抑制作用[12]。浙贝甲素能抑制急性白血病细胞 P-糖蛋白的表达，增加癌细胞内抗癌药物的浓度而逆转白血病细胞多药耐药性[13]。

5. 改善血流动力学作用　浙贝母具有降低全血黏度、明显抑制红细胞的聚集和提高红细胞的变形能力等作用[14]。

6. 耐药逆转作用　浙贝母与多类抗生素联合对耐药菌铜绿假单胞菌、肠杆菌、葡萄球菌等菌株普遍具有抑制作用[15]。

（三）临床报道

1. 治疗慢性咽炎　浙贝母、郁金、枳壳、穿山甲、水蛭、苏木、红花、昆布、海藻、桔梗、玄参、西洋参等各 60～90g，制成胶囊，每粒 0.4g，日 3 次，每次 3～4 粒，治疗 400 例患者，总有效率 96.25%[16]。

2. 治疗非小细胞肺癌　浙贝母、生南星、生半夏、丹参各 15g，桃仁、山慈菇各 10g，太子参、苇茎、生薏仁各 30g，壁虎 6g，治疗 20 例患者，$CD4^+$ 水平、$CD4^+/CD8^+$ 比值均较治疗前显著增高（$P<0.01$），$CD8^+$ 水平则显著下降（$P<0.05$）；与化疗组相比，在咳嗽、血痰、胸痛、气短、乏力等方面有较好的有效性（$P<0.05$ 或 $P<0.01$），能提高患者生存质量（$P<0.05$），无明显毒副作用[17]。

3. 治疗急性白血病　浙贝母散剂 15g，2 次/日，温开水调服，与常规化疗方案合用，治疗 20 例患者，治疗前后 P 糖蛋白（P_{170}）表达和骨髓原始细胞百分比均有显著差异（均为 $P<0.01$）；与单纯化疗组相比，浙贝母、化疗方案合用组的 P_{170} 表达及骨髓原始细胞百分比也均有显著差异（均为 $P<0.01$）[18]。

4. 治疗溃疡性结肠炎 贝母、当归、苦参各1包，每包相当于10g饮片，用100ml温开水溶化，每次服50ml，每日2次，1个月为一疗程。治疗溃疡性结肠炎病例60例，痊愈36例，有效21例，无效3例[19]。

5. 治疗反流性食管炎 将大贝母、海螵蛸各50g与炒糯米500g碾末混合，每次20g加温水30ml，1日4次。32例中，14例治愈，1例显效，11例有效，其疗效与西药（雷尼替丁、硫糖铝合用）对照组无显著性差异（$P>0.05$）[20]。

6. 治疗急性乳腺炎 贝母、白芷、菊花、甘草各24g，水煎服。治疗1252例，服2剂后有效率达100%[21]。

7. 治疗子宫内膜异位症 浙贝母、赤芍各150g，血竭、三七各30g，薏苡仁、山慈菇各240g，没药80g，丹参120g，治疗72例患者，痊愈20例，显效32例，有效14例，总有效率为91.67%[22]。

8. 治疗甲状腺肿瘤 浙贝母、玄参、三棱、桃仁、炒穿山甲各10g，生牡蛎、白芍、鳖甲各15g，夏枯草、海藻、昆布各12g，柴胡6g，甘草3g，治疗66例患者，治愈20例，显效29例，有效11例，总有效率91%[23]。

9. 治疗慢性前列腺炎 浙贝母、苦参、当归、丹参、蒲公英、川牛膝各15g，生蒲黄、川楝子各10g，滑石、荔枝核各12g，穿山甲6g，水煎服，日1剂，分2次服，1个月为1个疗程。1个疗程后，120例患者前列腺炎症状积分与前列腺按摩液镜检积分评定均明显改善[24]。

10. 治疗寻常痤疮 浙贝母粉30g，用开水调成糊状，放凉后外敷，配合生桑白皮、黄芩、栀子等内服，治疗82例患者，临床痊愈28例，显效34例，有效14例，总有效率92.7%[25]。

参考文献

[1] 国家药典委员会. 中华人民共和国药典临床用药须知：中药饮片卷（2010年版）[M]. 北京：中国医药科技出版社，2011：854.

[2] 张贵君. 中药商品学[M]. 北京：人民卫生出版社，2002：172.

[3] 王曙，徐小平，李涛. 川贝母与其他贝母类药材总生物碱和总皂苷的含量测定与比较[J]. 中国中药杂志，2002，27(5)：342-344.

[4] 王艳红，郑有兰. 中药几种贝母中8种无机元素的含量分析[J]. 微量元素与健康研究，2004，21(6)：30-33.

[5] 刘剑敏，王学宝，向铮，等. 主成分分析用于浙贝母中无机元素含量的研究[J]. 广东微量元素科学，2008，15(12)：31-35.

[6] 汪丽燕，韩传环，王萍. 皖贝与川贝和浙贝止咳祛痰的药理作用比较[J]. 安徽医药，1993，14(3)：57-58.

[7] 周颖，季晖，李萍，等. 五种贝母甾体生物碱对豚鼠离体气管条M受体的拮抗作用[J]. 中国药科大学学报，2003，34 (1)：58-60.

[8] 张明发，沈雅琴，朱自平，等. 辛温(热)合归脾胃经中药药性研究(Ⅳ)镇痛作用[J]. 中药药理与临床，1996，12(4)：1-4.

[9] 徐仿周，陈昶，周学琴，等. 浙贝乙素的镇痛活性及身体依赖性的实验研究[J]. 今日药学，2008，18(8)：4-6.

[10] 张明发，沈雅琴，王红武，等. 辛温(热)合归脾胃经中药药性研究(Ⅲ)抗炎作用[J]. 中药药理与临床，1998，14(6)：12-16.

[11] 张明发，沈雅琴，朱自平，等. 浙贝母的抗炎和抗腹泻作用[J]. 湖南中医药导报，1998，4(10)：30-31.

[12] 杨庆，聂淑琴，翁小刚，等. 乌头、贝母单用及配伍应用体内、外抗肿瘤作用的实验研究[J]. 中国实验方剂学杂志，2005，11(4)：25-28.

[13] 胡凯文，陈信义，左明焕，等. 浙贝母逆转白血病(肿瘤)细胞耐药的临床与实验研究[J]. 中国医药学报，2004，19(增刊)：68-70.

[14] 蒋文跃，杨宇，李燕燕. 化痰药半夏、瓜蒌、浙贝母、石菖蒲对大鼠血液流变性的影响[J]. 中医杂志，2002，43(3)：215.

[15] 王蒿，孙颖立，胡凯文. 贝母甲素联合抗生素抑制多重抗生素耐药菌的实验研究[J]. 中国中西医结合杂志，2003，23(6)：208-211.

[16] 时建设，高少民，吕荣华，等. 利咽疏关胶囊治疗慢性咽炎 40 例临床研究[J]. 河北中医，1996，18(1)：4.

[17] 吴玉生，赵媛媛，曹洋，等. 金福安汤治疗中晚期非小细胞肺癌的临床研究[J]. 中成药，2010，32(4)：547-550.

[18] 李伟，胡凯文，苏伟，等. 浙贝母散剂逆转急性白血病多药耐药的临床研究[J]. 北京中医药大学学报，2004，27(1)：63-65.

[19] 王帆. 当归贝母苦参汤治疗溃疡性结肠炎的疗效观察[J]. 医学理论与实践，2008，21(9)：1022.

[20] 朱炳良. 海螵蛸大贝母治疗反流性食管炎 32 例[J]. 世界华人消化杂志，2001，9(9)：1098-1099.

[21] 贾长俊，陈良，陈学良. 自拟白芷贝母汤治疗急性乳腺炎 1252 例[J]. 中国民间疗法，2008，16(4)：24.

[22] 吴凡，张海峰，陈思亮，等. 异位散治疗子宫内膜异位症 72 例疗效观察[J]. 新中医，2003，35(10)：19-20.

[23] 何秀明. 消瘤汤治疗甲状腺肿瘤 66 例[J]. 光明中医，2006，21(7)：85-86.

[24] 王希兰. 经方治疗慢性前列腺炎 120 例[J]. 甘肃中医，2007，20(12)：39-40.

[25] 开雁. 中药内服外敷治疗轻中度寻常痤疮 82 例[J]. 中国实验方剂学杂志，2011，17(1)：227.

前胡 Qianhu

【别名】 水前胡、土当归(《植物名实图考》)，信前胡、官前胡、鸡脚前胡、鸭脚前胡(《现代中药材商品通鉴》)，射香菜(《中国药材商品学》)。

【来源】 前胡，始载于《名医别录》，列为中品。为伞形科多年生草本植物白花前胡 *Peucedanum praeruptorum* Dunn 或紫花前胡 *Peucedanum decursivum*(Miq.)Maxim. 的干燥根。前者主产于浙江、江苏、江西等省，浙江产品为道地药材；后者主产于辽宁、河北、陕西等地。多为野生，也有栽培。

【采收炮制】 白花前胡于冬季至次春茎叶枯萎或未抽花茎时采挖，除去须根，洗净，晒干或低温干燥；紫花前胡于秋、冬二季地上部分枯萎时采挖，除去须根，晒干。

【商品规格】 商品分长条、头子、尾子 3 种规格：长条分 4 等及统货等；头子分 3 等；尾子为统货。

按《中国药典》(2010 年版一部)规定：白花前胡含浸出物不得少于 20.0%；紫花前胡含浸出物不得少于 30.0%。

【药性】 苦、辛，微寒。归肺经。

【功效】 降气化痰，散风清热。

【应用】

1. 痰热喘满、咳痰黄稠　本品苦能降泄，入肺经，既能祛痰以除肺气之壅塞，又能降气止肺气之上逆，为“消痰嗽之要药”(《本草汇言》)。因其性微寒，以治痰热壅肺，肺气不降，喘咳痰稠，胸满痞闷者最宜，常与桑白皮、贝母、杏仁等化痰止咳、降气平喘药同用，如《太平圣惠方》前胡散。若湿痰咳嗽，痰多气急，每与半夏、茯苓、陈皮等燥湿化痰药同用，如《证治准绳》前胡半夏汤；寒痰壅肺，咳喘气短，常与苏子、半夏、肉桂等降气祛痰、温肾补虚药同用，如《备急千金要方》苏子降气汤。

2. 风热郁肺、咳嗽痰多　本品辛散苦降，既能宣散风热，又能降气祛痰，能宣能降，且有宣不过散、降不过下的特点。主要用于外感风热，身热头痛，咳嗽痰多者，常与天花粉、桑白皮、苏子等清肺止咳药同用，如《卫生部药品标准·中药成方制剂》清肺止咳丸。若外感凉燥，头痛恶寒，咳嗽痰稀，宜与苏子、苦杏仁、桔梗等宣降肺气、化痰止咳药同用，如《温病条辨》杏苏散；气虚外感风寒，内有痰饮，咳嗽痰多，胸膈满闷者，可与人参、苏叶、半夏等益气扶正、降气化痰药同用，如《太平惠民和剂局方》参苏饮。

【用法用量】煎服，3～10g，或入丸、散。

【使用注意】阴虚咳嗽、寒饮咳嗽者慎用。

【鉴别用药】前胡与柴胡，素有“二胡”之称，均能宣散风热，用于外感表证，可相须为用，如荆防败毒散。前者主入肺经而偏降，降气化痰，用于风热咳嗽，痰热咳喘。以能宣能降为其特点。柴胡善入肝胆而主升，疏泄少阳半表半里之邪，用治寒热往来。且能疏肝解郁，升举阳气。

【药论】

1.《名医别录》：“主疗痰满，胸胁中痞，心腹结气，风头痛，去痰实，下气。”

2.《本草纲目》：“清肺热，化痰热，散风邪。”

3.《本草汇言》：“前胡，散风寒、净表邪、温肺气、消痰嗽之药也。”

4.《药品化义》：“前胡味苦而辛，苦能下气，辛能散热，专主清风热，理肺气，泻热痰，除喘嗽痞满及头风痛。”

5.《本草正义》：“前胡微苦而降，以下气消痰为长，故能散结而泄痞满。”

【现代研究】

（一）化学成分

白花前胡主含白花前胡甲素、白花前胡乙素、白花前胡丙素、白花前胡丁素和白花前胡戊素[1]，还含多种挥发油[2]。紫花前胡主含紫花前胡素、紫花前胡素CⅠ～Ⅴ、紫花前胡素Ⅰ、紫花前胡苷元、香柑内酯，以及紫花前胡苷、紫花前胡种苷Ⅰ～Ⅴ、紫花前胡皂苷Ⅰ～Ⅴ等[3]。

（二）药理作用

1. 祛痰、镇咳、平喘作用　白花前胡甲素（Pd-Ia）和白花前胡乙素对浓氨水引起的小鼠咳嗽反应均有明显镇咳作用[4]。白花前胡能促进小鼠气道酚红排泄，增加大鼠气道毛细玻管法的排痰量[5]。10mg/kg白花前胡丙素和紫花前胡苷能增加小鼠气管排泌酚红的作用[6]。Pd-Ia还对高钾及乙酰胆碱（ACh）诱发的家兔气管平滑肌均有较强的松弛作用[7]。

2. 解热、镇痛、抗炎作用　白花前胡总香豆素组分（TCP）对酵母引起的大鼠发热有显著解热作用，对热板所致的小鼠疼痛和醋酸所致的小鼠扭体反应均有显著抑制作用，并能对抗二甲苯所致的小鼠耳肿胀和蛋清所致的大鼠足肿胀[8]。

3. 对心血管系统的作用

（1）抗心肌缺血、心肌梗死：白花前胡及Pd-Ia均能明显降低心肌缺血再灌注时血清LDH、AST、CK和CK-MB较高的活性，并呈剂量依赖趋势[9]。白花前胡提取物能明显抑制急性心肌缺血-再灌注(MIR)大鼠血清 IL-6 水平，降低心肌凋亡刺激蛋白 Fas 表达，可能是通过钙拮抗作用或钾通道开放作用抑制核转录因子-κB 途径实现再灌注性损伤的防治[10,11]。白花前胡与 Pd-Ia 十二指肠给药能抗麻醉开胸猫急性心肌梗死，表现为增加冠脉流量，降低左室舒张末压、心率、心肌耗氧量等[12]。

(2) 抗心律失常：前胡水醇提取液(Pd-wa)1g/kg 静脉注射预防给药能使 $BaCl_2$ 诱发大鼠心律失常的持续时间缩短，1g/kg 静脉注射治疗能对抗 $BaCl_2$ 诱发大鼠室性心律失常的发生[13]。预先静脉注射 Pd-wa 1g/kg 可使结扎左冠状引发的大鼠频繁室性期前收缩、二联律、室性心动过速、室颤转变为偶发室性期前收缩、室性心动过速，使室性心律失常的发作程度和持续时间减少[14]。

(3) 扩血管、降血压：前胡丙素(Pra-C)20mg/(kg·d)灌胃(ig)给药 30 天对肾性高血压大鼠(RHR)降压峰值时间为 6 小时，血压从(213±10)mmHg 降至(144±1.5)mmHg，持续至 20 小时[15]。Pra-C 对自发性高血压大鼠血管肥厚也具有抑制作用，并能降低胶原含量及血管异常反应[16]。

(4) 抗心力衰竭：白花前胡提取液(Pd-E)能降低心衰模型大鼠的心脏系数、血压及血清 IL-6 水平[17]，调节因腹主动脉缩窄所致的大鼠肥大心肌细胞凋亡相关基因的表达[18]，降低 ANF 含量，有效改善左室舒缩功能，从而改善机体血液供应，减轻心衰症状[19]。

4. 抗脑梗死、脑缺血作用　白花前胡提取物可降低大脑动脉梗死大鼠血清中 IL-6、IL-8 等炎性细胞因子水平，降低脑梗死范围[20]。前胡甲素可明显改善小鼠神经功能损伤，减小脑梗死体积和减轻脑水肿程度，并能提高脑缺血损伤小鼠血清中超氧化物歧化酶活性，降低丙二醛含量[21]。

5. 改善肺循环作用　白花前胡提取物 PPD 能明显降低野百合碱(MCT)引起的肺动脉高压大鼠的肺动脉压力和血管尺寸等指标，还能有效降低肺循环血液高切表观黏度、低切表观黏度和红细胞聚积指数，且数据分析显示其降低高切、低切表观黏度与降低肺动脉压间均具有相关性，说明 PPD 通过改善肺微循环而有效降低肺动脉高压大鼠升高的肺动脉压[22,23]。高浓度 PPD 可明显降低 MCT 引起的肺动脉高压大鼠炎性细胞浸润、Tenascin-C 表达及血管平滑肌细胞增殖，抑制肺血管对 5-羟色胺的收缩反应[24]。

6. 对离子通道的影响　白花前胡有效成分 8-甲氧基补骨脂素(8-MOP)对去甲肾上腺素(NE)诱发家兔离体肺动脉(PA)及主动脉(AR)引起的依内源性钙收缩有显著抑制作用，对 NE 所致 PA 依外源性钙收缩亦有一定的抑制作用[25]。Pd-Ia 以浓度依赖方式激活人大脑皮质神经元 ATP 敏感钾通道，是一种钾通道开放剂[26]。

此外，TCP 有较强抗氧化作用[27]，还能抑制小鼠肝药酶活性[28]。白花前胡中的挥发油成分对大肠杆菌、伤寒沙门菌和弗氏志贺菌有一定的抗菌活性[29]。白花前胡中角型吡喃骈香豆素(APC)可以诱导人急性髓样白血病 HL-60 细胞分化，推测 APC 可以作为分化治疗白血病的潜在药物[30]。

(三) 临床报道

1. 治疗小儿外感咳嗽　用前胡、百部、紫菀、枳壳各 3～10g，杏仁、桔梗、甘草各 2～6g，荆芥、陈皮各 2～8g，水煎服，每日 1 剂。服用 3～5 剂后观察显示，102 例小儿外感咳嗽中，治愈 73 例，好转 24 例，无效 5 例[31]。

2. 治疗小儿急性支气管炎　用前胡、白前、紫菀、杏仁、芦根各 6g，金银花、连翘、生石膏各 10g，麻黄、红花、生甘草各 3g。随证加减，水煎服，日 1 剂，分 2 次服，3 剂为一疗程。治疗小儿急性支气管炎 60 例，治愈 56 例，好转 4 例[32]。

3. 治疗支气管哮喘 用前胡 15g，黄芩、麦冬、吴茱萸各 9g，大黄、人参、当归、半夏、杏仁各 10g，防风、甘草各 6g，生姜 3 片。随证加减，每日 1 剂，水煎分 3 次服。治疗支气管哮喘 11 例，其中症状消失，3 年内未见复发者 6 例；发作症状明显减轻，1 年内偶尔发作 1 次者 4 例；发作症状有所缓解，每年发作均在 3 次以内者 1 例[33]。

4. 治疗慢性阻塞性肺气肿 用前胡、半夏、川朴各 10g，紫苏子 9g，云苓、陈皮各 15g，川芎 12g，当归、红参（另炖）、沉香（后下）、生甘草各 6g，生姜 3 片。每日 1 剂，水煎分 2 次口服，疗程 4 周。治疗慢性阻塞性肺气肿 96 例，显效 56 例，有效 26 例，无效 14 例[34]。

5. 治疗带状疱疹 用前胡、防己、猪苓、赤芍各 15g，龙胆 12g，栀子 10g，大青叶、板蓝根、金银花各 30g。随证加减，每日 1 剂，水煎，分 2 次服。治疗带状疱疹 50 例，均获愈，服药最少 3 剂，最多 5 剂，平均 4 剂[35]。

参考文献

[1] 张贵君. 现代中药材商品通鉴[M]. 北京：中国中医药出版社，2001：775.

[2] 俞年军，刘守金，梁益敏，等. 不同产地白花前胡饮片挥发油化学成分的比较[J]. 安徽中医学院学报，2007，26(1)：44.

[3] 张斐，陈波，姚守拙. GC-MS 研究紫花前胡挥发油的化学成分[J]. 中草药，2003，34(10)：883.

[4] 张村，李文，肖永庆. 河南与江西产白花前胡主成分药理作用比较研究[J]. 中国中药杂志，2005，30(1)：356.

[5] 刘元，李焕英，姚树汉，等. 中药前胡类祛痰药理作用比较[J]. 湖南中医药导报，1997，3(1)：42.

[6] 刘元，李星宇，宋志钊，等. 白花前胡丙素和紫花前胡苷祛痰作用研究[J]. 时珍国医国药，2009，20(5)：1049.

[7] 关福兰，金万宝，章新华，等. 白花前胡甲素对高钾、乙酰胆碱预收缩的离体家兔气管平滑肌的作用[J]. 中国医科大学学报，1994，23(6)：549.

[8] 王德才，马健，孔志峰，等. 白花前胡总香豆素解热镇痛抗炎作用的实验研究[J]. 中国中医药信息杂志，2004，11(8)：688.

[9] 姜明燕，徐亚杰，沈君，等. 中药白花前胡及其有效成分前胡甲素对大鼠急性心肌缺血/再灌注损伤时血清酶活性的影响[J]. 中国药学杂志，2004，39(6)：475.

[10] 刘晓阳，常天辉，章新华，等. 白花前胡水醇提取物对缺血再灌注大鼠血清 IL-6 水平的影响[J]. 中国医科大学学报，2002，31(4)：255.

[11] 刘晓阳，常天辉. 白花前胡甲素对急性缺血再灌注大鼠心肌 Fas 蛋白表达及血清 IL-6 水平的影响[J]. 沈阳药科大学学报，2002，19(5)：348.

[12] 常天辉，陈磊，姜明燕，等. 白花前胡对麻醉开胸猫急性心肌梗死的影响[J]. 中国医科大学学报，2000，29(2)：84.

[13] 常天辉. 中药白花前胡防治心律失常作用的实验研究Ⅰ：对 $BaCl_2$ 诱发大鼠心律失常的影响[J]. 中国医科大学学报，1991，20(5)：337.

[14] 王玉萍，常天辉. 中药白花前胡防治心律失常作用的实验研究Ⅱ：对大鼠冠脉结扎诱发心律失常的影响[J]. 中国医科大学学报，1991，20(6)：420.

[15] 饶曼人，陈丹. 前胡丙素对高血压大鼠血压及犬血管阻力的影响[J]. 药学学报，2001，36(11)：803-806.

[16] 饶曼人，刘宛斌，刘培庆. 前胡丙素对高血压大鼠血管肥厚、细胞内钙、胶原及 NO 的影响[J]. 药学学报，2001，36(3)：165.

[17] 周丽莎，涂乾，涂欣. 白花前胡提取液抗心力衰竭机制研究[J]. 山东中医杂志，2004，23(5)：300.

[18] 涂乾，张雯娟，涂欣．白花前胡提取液抗慢性压力超负荷大鼠心肌细胞凋亡研究[J]．江汉大学学报，2006，34(2)：71．

[19] 涂乾，涂欣，全国芳．中药白花前胡提取液治疗心衰Ⅰ度患者心功能及血浆ANF含量的影响观察[J]．山西中医，2006，22(3)：25．

[20] 涂欣，王晋明，周晓莉，等．白花前胡提取物对大脑中动脉梗塞大鼠IL-6及IL-8的影响[J]．中国药师，2004，37(3)：163．

[21] 杨武双，滕伯刚，杨立朝，等．前胡甲素对小鼠局灶性脑缺血的保护作用[J]．中国生化药物杂志，2010，31(2)：118．

[22] 洪洋，邢军，王健勇，等．白花前胡对大鼠血流动力学和流变学作用研究[J]．中国医学物理学杂志，2001，18(3)：176．

[23] 周荣，王怀良，章新华，等．白花前胡对肺动脉高压大鼠肺循环血液流变学及血流动力学的影响[J]．中国医科大学学报，2001，30(5)：325．

[24] 杨春光，王怀良，裴汨，等．白花前胡对肺动脉血管的收缩作用[J]．中国公共卫生，2004，20(5)：567．

[25] 金万宝，吴红，孟胜男，等．8-甲氧基补骨脂素对家兔离体肺动脉和主动脉的作用[J]．中国药学杂志，2000，35(1)：16．

[26] Zhang Shen-Li，LI Jin-Ming，XIAO Qing-Huan，et al. Effect of dl-praeruptorin A on ATP sensitive potassium channels in human cortical neurons[J]. Acta Pharmacol Sin，2001，22(9)：813．

[27] 王德才，张显忠，冯蕾．白花前胡香豆素组分体外抗氧化活性研究[J]．医药导报，2008，27(8)：89．

[28] 王德才，赵晓民，李同德，等．白花前胡中总香豆素组分对小鼠肝药酶活性的影响[J]．医药导报，2004，23(8)：522．

[29] 陈炳华，王明兹，刘剑秋，等．闽产前胡根挥发油的化学成分及其抑菌活性[J]．热带亚热带植物学报，2002，10(4)：366．

[30] Zhang JX，Fong WF，Wu J，et al. Pyranocoumarins isolated from peucedanum praeruptorum as differentiation inducers in human leukemic HL-60 cells[J]. Planta Med，2003，69(3)：223．

[31] 张松林．加减止嗽散治疗小儿外感咳嗽102例[J]．安徽中医临床杂志，2001，13(5)：319．

[32] 李秀茹，刘瑞华，张根源．两前止嗽汤治疗小儿急性支气管炎60例[J]．实用中医药杂志，2009，25(6)：378．

[33] 钱小雷．前胡汤治疗哮证体会[J]．江西中医药，2002，33(1)：29．

[34] 李红萍．苏子降气汤加味治疗慢性阻塞性肺气肿[J]．山西中医，2009，25(1)：5．

[35] 甲婷．理气解毒汤治疗带状疱疹50例[J]．中国民间疗法，2005，13(6)：36．

竹茹 Zhuru

【别名】 竹皮(《金匮要略》)，淡竹皮茹(《名医别录》)，青竹茹(《本草经集注》)，淡竹茹(《食疗本草》)，麻巴(《草木便方》)，竹二青(《上海常用中草药》)。

【来源】 竹茹，始载于《名医别录》，列为中品。为禾本科植物青秆竹 *Bambusa tuldoies* Munro、大头典竹 *Sinocalamus beecheyanus* (Munro) McClure var. *pubescens* P. F. Li 或淡竹 *Phyllostachys nigra* (Lodd.) Munro var. *henonis* (Mitf.) Stapf ex Rendle 的茎秆的干燥中间层。青秆竹主产于广东、广西；大头典竹主产于广东、海南及广西；淡竹主产于山东、河南及长江流域以南各地。野生与栽培均有。

【采收炮制】 全年均可采制，取新鲜茎，除去外皮，将稍带绿色的中间层刮成丝条，或削成薄片，捆扎成束，阴干。前者称"散竹茹"，后者称"齐竹茹"。

【商品规格】 统货。

按《中国药典》(2010 年版一部)规定:本品水溶性浸出物不得少于 4.0%。

【药性】 甘,微寒。归肺、胃、心、胆经。

【功效】 清热化痰,除烦,止呕。

【应用】

1. 痰热咳嗽、心烦不眠　本品入肺经,性寒而降,“专清热痰”(《药品化义》),其味甘滋阴,又能润燥化痰。用于肺热咳嗽,痰黄黏稠,可与桑白皮、川贝母、知母等同用,如《中国药物大全》止嗽金丹。因其“甘而微寒,与胆喜和相宜”,“为少阳腑热之药”(《本草思辨录》),又“善除阳明一切火热痰气”(《本草汇言》),故治“胆胃热痰之症,悉能奏效”(《药品化义》)。治胆热犯胃,痰热内扰之心烦不宁,失眠多梦,常与半夏、枳实、陈皮等配伍以理气化痰,清胆和胃,如《备急千金要方》温胆汤。

2. 中风痰迷、舌强不语　本品甘寒清热,滑痰利窍,“能开气化之阴郁,以达之膻中”(《医林纂要》),且“入络以助气血之运行”(《脏腑药式补正》)。用于中风,痰迷心窍,舌强不能言语,常与天南星、枳实、石菖蒲等同用化痰开窍,息风止痉,如《奇效良方》涤痰汤。

3. 胃热呕吐、妊娠恶阻　本品长于清热降逆止呕,“为呕吐呃逆要药”(《药义明辨》)。用于痰热客胃,脘闷呕吐,常配伍黄连、陈皮、半夏等以理气化痰,清热止呕,如《温热经纬》黄连橘皮竹茹半夏汤;若胃虚有热,呕吐哕逆,可与陈皮、生姜、人参等同用以补虚降逆,清热止呕,如《金匮要略》橘皮竹茹汤。治胎热恶阻,呕吐不食,可与半夏、生姜、茯苓配伍以清热降逆止呕,如《医钞类编》清竹茹汤。

【用法用量】 煎服,5~10g。

【鉴别用药】 竹茹与半夏,二药均有化痰止呕之功,对于胆虚痰滞郁结之烦闷不宁、呕吐哕逆之症,常同用,如《备急千金要方》温胆汤。然竹茹性凉而润,以治痰热呕哕为宜,又能清热除烦,故善治痰热郁结之心神不宁;半夏辛温而燥,偏治湿痰呕哕,又能消痞散结,外用消肿止痛。

【药论】

1.《名医别录》:“主治呕啘,温气寒热,吐血,崩中溢筋。”

2.《本草汇言》:“竹茹,清热化痰、下气止呃之药也。如前古治肺胃热甚,咳逆上气,呕哕寒热及血溢崩中诸证。此药甘寒而降,善除阳明一切火热痰气为疾,用之立安,如诸病非因胃热者勿用。”

3.《本草经疏》:“竹茹,甘寒解阳明之热,则邪气退而呕啘止矣。甘寒又能凉血清热,故主吐血崩中及女劳复也。”

4.《药品化义》:“竹茹,轻可去实,凉能去热,苦能降下,专清热痰,为宁神开郁佳品。主治胃热噎膈,胃虚干呕,热呃咳逆,痰热恶心,酒伤呕吐,痰涎酸水,惊悸怔忡,心烦躁乱,睡卧不宁,此皆胆胃热痰之症,悉能奏效。”

5.《本经逢原》:“竹茹,专清胃府之热,为虚烦烦渴、胃虚呕逆之要药。咳逆唾血,产后虚烦,无不宜之。”

【现代研究】

(一) 化学成分

青秆竹和大头典竹含多糖、氨基酸、酚性物质、树脂类及黄酮类成分。淡竹含环腺苷磷酸酶抑制成分:2,5-二甲氧基对苯醌、对羟基苯甲酸、丁香醛、松柏醇酯醛、香荚兰酸、阿魏酸和对香豆酸[1,2]。竹茹中含有丰富的五环三萜类化合物木栓酮、木栓醇、羽扇豆烯酮、羽扇豆烯醇、香树脂醇等,其中代表性成分木栓酮的含量高达 0.688%[3]。

(二)药理作用

1. 抗菌　竹茹对白色葡萄球菌、枯草杆菌、大肠杆菌及伤寒杆菌等均有较强的抑制作用。

2. 清除亚硝酸盐　竹茹中黄酮对亚硝酸盐具有清除能力(IC_{50}=63.95),其清除能力与总黄酮含量呈量效关系[4]。

3. 延缓皮肤细胞衰老　竹茹黄酮在 0.005～0.05g/L 可促进皮肤角质形成细胞增殖,0.005g/L 可促进成纤维细胞的增殖活力;竹茹黄酮在 0.005g/L,内酯在 0.0005g/L、0.005g/L 时可明显地降低丙二醛(MDA)的生成、增高超氧化物歧化酶(SOD)的活性。提示竹茹黄酮和内酯具有良好的抗氧化损伤的作用,且竹茹黄酮可促进皮肤细胞的增殖[5]。

(三)临床报道

1. 治疗呃逆　用竹茹、沙参、麦冬、玉竹、石斛、陈皮、柿蒂、乌梅各 10g,甘草 6g,随证加减。每日 1 剂,水煎分 2 次服,重者每日 2 剂。治疗胃癌放化疗后呃逆 96 例,全部治愈。一般服药 2 剂后呃逆有不同程度减轻,多数服药 5 剂后呃逆症状基本消失,2 例服药 7 剂后呃逆方止。随访月余均未见复发[6]。

2. 治疗胃脘痛　用竹茹、旋覆花各 15g,党参、姜半夏、赭石各 20g,砂仁、紫苏梗、海螵蛸、橘红各 10g,甘草 6g,随证加味。120 例胃脘痛患者中,痊愈 85 例,明显好转 11 例,好转 15 例,无效 9 例,疗程最短 1 周,最长 8 周,平均 43 天[7]。

3. 治疗糖尿病胃轻瘫　用竹茹、陈皮各 12g,大枣 5 枚,生姜 9g,甘草 6g,人参 3g。每日 1 剂,分 2 次饭前服。42 例中显效 21 例,有效 18 例,无效 3 例,疗效优于西药(多潘立酮)对照组(P<0.05)[8]。

4. 治疗慢性肾衰竭　将中药制剂尿毒清胶囊(由竹茹、黄芪、大黄、丹参、半夏、枳壳、土茯苓组成)与西医常规治疗结合,治疗慢性肾衰竭 56 例,总有效率为 83.9%,疗效明显优于西医常规对照组(P<0.05)[9]。

5. 治疗冠心病　用中药竹茹、橘红、法半夏、茯苓、甘草、枳壳、党参、丹参、豨莶草等,联合西药常规治疗冠心病 20 例。总有效率为 85%,疗效与西药阿司匹林、β受体阻滞剂、钙通道阻滞剂或长效硝酸酯类药物相比,无显著差异(P>0.05);中西药联合治疗后气虚证症状积分与西药组相比有显著性意义(P<0.05)[10]。

6. 治疗失眠　用竹茹、乌药、川贝、合欢皮、远志、降香各 6g,清半夏、旋覆花各 6～10g,陈皮 10g,赭石、炙杷叶、茯苓各 10～15g,丹参、赤芍、鸡血藤、生龙齿各 15g,治疗失眠 60 例,总有效率 90%,治疗前后根据阿森斯失眠量表评分比较有显著性差异(P<0.05)[11]。

参考文献

[1] 国家中医药管理局《中华本草》编委会. 中华本草(8 册)[M]. 上海:上海科学技术出版社,1999:399.

[2] 孙媛. 竹茹现代研究概况[J]. 黑龙江医药,2008,21(6):78-79.

[3] 姚晓宝,吴晓琴,张英. 气相色谱法测定竹茹中三萜化合物木栓酮的含量[J]. 药物分析杂志,2004,24(4):387-390.

[4] 吴洪. 竹叶、竹茹对亚硝酸盐的清除能力与总黄酮含量的相关性[J]. 宜春学院学报,2010,32(8):48.

[5] 洪新宇,朱云龙,陈林根,等. 竹茹提取物黄酮和内酯延缓皮肤细胞衰老的效能[J]. 日用化学工业,

2003,33(5):302-304.

[6] 李强,杨柳. 益胃汤合橘皮竹茹汤治疗胃癌放化疗后呃逆96例[J]. 中国中医药信息杂志,2001,8(7):67.

[7] 董靖,常文隽. 和胃降逆汤治疗胃脘痛120例[J]. 陕西中医,2010,31(1):33-34.

[8] 胡艳丽,王桐玲. 橘皮竹茹汤加减治疗糖尿病胃轻瘫42例[J]. 河北中医,2005,27(11):848.

[9] 汤水福,洪钦国,陈刚毅. 尿毒清胶囊治疗慢性肾功能衰竭56例临床研究[J]. 新中医,2008,40(1):35-37.

[10] 叶烨,李俊,丁邦晗,等. 邓老冠心方治疗冠心病气虚证20例疗效观察[J]. 新中医,2010,42(5):15-16.

[11] 陈金鸥,武成天. 心舒汤治疗失眠60例[J]. 陕西中医,2007,28(4):448-449.

天竺黄　Tianzhuhuang

【别名】竹黄(《蜀本草》),天竹黄、竹膏(《开宝本草》),竹糖(《增订伪药条辨》)。

【来源】天竺黄,始载于《日华子本草》。为禾本科植物青皮竹 *Bambusa textilis* McClure 或华思劳竹 *Schizostachyum chinese*. Rendle 等秆内的分泌液干燥后的块状物。主产于云南屏边、马栗坡、西双版纳,广东广宁、阳江,广西等地。原植物系栽培。

【采收炮制】秋、冬二季采收。砍下有竹黄的竹子,剖取竹黄,晾干。惟云南产者以夏季采收为佳。

【商品规格】统装。

按《中国药典》(2010年版一部)规定:本品中粉10g,轻轻装入量筒中,体积不得少于35ml;取本品5g,加水50ml,放置片刻,用湿润后的滤纸滤过,所得滤液不得过44ml。

【药性】甘,寒。归心、肝经。

【功效】清热豁痰,凉心定惊。

【应用】

1. 热病神昏,中风痰迷　本品性寒,既能清心、肝之热,又有豁痰利窍之功,为逐痰凉心定惊良品。用于热病神昏谵语,与牛黄、大黄、黄连等同用以清热开窍,豁痰醒神,如《太平圣惠方》天竺黄丸。治中风痰厥,喘促昏仆,多与猴枣、羚羊角、青礞石等配用以豁痰开窍,祛风定惊,如《全国中药成药处方集》猴枣散。

2. 小儿痰热惊痫、抽搐、夜啼　本品清心豁痰,且味甘力缓和,故"为小儿家要药"(《本草经疏》)。治小儿痰热惊风,四肢抽搐,可与胆南星、朱砂、青黛等同用以清热化痰,息风止痉,如《小儿药证直诀》抱龙丸、利惊丸。

【用法用量】煎服,3～9g。

【使用注意】寒嗽者忌服。

【鉴别用药】天竺黄与胆南星,均能清热化痰,用于痰热咳嗽。天竺黄味甘性寒,清心定惊,用于热病神昏,中风癫痫,偏治心经病;胆南星苦辛性寒,息风止痉,用于中风、眩晕、惊风、痫证,偏治肝经病。

【药论】

1.《日华子本草》:"治中风痰壅,卒失音不语,小儿客忤及痫痰。"

2.《开宝本草》:"主小儿惊风天吊,镇心明目,去诸风热,疗金疮止血,滋养五脏。"

3.《本草汇言》:"天竹黄,豁痰利窍,镇惊安神之药也。李氏曰,其气味功用与竹沥大同小异。第竹沥性速,直通经络,而有寒滑之功;竹黄性缓,清空解热,而更有定惊安神之妙。

故前古治小儿惊风天吊，夜啼不眠，客忤痢疟，及伤风痰闭，发热气促，入抱龙丸，治婴科惊痰要剂。如大人中风，失音不语，入风痰药中，亦屡奏效。”

4.《本草经疏》：“天竺黄，气微寒而性亦稍缓，故为小儿家要药。入手少阴经，小儿惊风天吊诸风热者，亦犹大人热极生风之候也。此药能除热养心，豁痰利窍，心家热清，而惊自平。”

5.《药义明辨》：“天竺黄，本草云清心豁痰，功同竹沥，气味稍缓，说亦近似。第痰生于脾，竹之有黄，似入脾而豁痰为切，与竹沥之走经络而利痰热微有不同，不止气味稍缓也。”

【现代研究】

(一) 化学成分

天竺黄含钠、镁、铝、硅、钾、钙、钛、锰、镍、铁、钡、硫、铜、铅14种无机元素和天门冬氨酸、苏氨酸、丝氨酸、谷氨酸、甘氨酸、丙氨酸、缬氨酸、蛋氨酸、亮氨酸、苯丙氨酸、赖氨酸、组氨酸、精氨酸、脯氨酸14种氨基酸[1]。

(二) 临床报道

1. 治疗癫痫　用天竺黄、全蝎、僵蚕、磁石、红花、郁金、茯苓各90g，胆南星、远志、蝉蜕、车前子各60g，制半夏、天麻各100g，冰片20g，朱砂10g，琥珀30g。上药研成细面，装入胶囊，每次服6g(儿童减半)，每日3次，3个月为1个疗程，儿童及体弱者可停药6～7天，再进行第2个疗程，一般2～3个疗程即可。治疗癫痫122例，治愈81例，好转38例，无效3例，疗效明显优于西药(苯巴比妥)对照组($P<0.01$)[2]。

2. 治疗小儿梦游症　用天竺黄、白芍、麦冬、天冬各12g，赭石、龙骨、磁石各20g，川楝子8g，栀子、胆南星各8g，治疗9～12岁儿童梦游症，5～8岁者药量减半。15天为1个疗程，治疗2～3个疗程，第1个疗程每天服药，第2个疗程后改隔天服药。结果痊愈23例，有效14例，无效2例[3]。

3. 治疗失眠　用天竺黄6g，生龙骨、生牡蛎各15g，石菖蒲、胆南星各12g，五味子、半夏、夏枯草各9g，水煎服。治疗失眠50例，痊愈38例，显效7例，有效1例，无效4例，疗效优于对照组[艾司唑仑(舒乐安定)]，两组临床痊愈率比较有显著性差异($P<0.05$)[4]。

4. 治疗中风病　用天竺黄、光桃仁、丝瓜络各8g，生龙骨、生牡蛎各30g，干地龙、陈胆南星各6g，黑玄参12g，怀牛膝18g，杭白芍10g，云茯苓15g，鸡内金9g，随证加减。每日1剂，水煎分2次服。4周为1个疗程，连续用药2～3个疗程。治疗中风病48例，基本治愈3例，显效28例，有效14例，无效3例[5]。

5. 治疗血管性痴呆　用天竺黄、党参、川芎、石菖蒲各15g，归尾、赤芍、地龙、桃仁、红花、郁金、胆南星、远志各10g，黄芪30g，随证加减。日1剂，水煎分2次服，半月为1个疗程。治疗血管痴呆患者38例，基本痊愈9例，有效24例，无效5例[6]。

6. 治疗小儿咳嗽　用天竺黄、瓜蒌、冬瓜仁、桔梗、杏仁、浮海石、竹沥、陈皮各5g，芦根、黄芩、川贝母各10g，并随证加减。治疗小儿咳嗽70例，用药3～7天，治愈65例，总有效率92.86%[7]。

7. 治疗小儿口疮　取天竺黄6g，五倍子、枯矾各5g，冰片3g等药物研细末，过120目筛后备用。口腔用蒸馏水或洗盐水洗后，外敷散剂适量，每天1～2次，5天为1个疗程。68例中，痊愈58例，好转8例，无效2例[8]。

参考文献

[1] 肖培根. 新编中药志(3卷)[M]. 北京：化学工业出版社，2002：914-918.

[2] 付江. 癫痫消散治疗癫痫 122 例[J]. 河南中医,2004,24(11):50.
[3] 李少春. 镇肝熄风饮治疗小儿梦游症 39 例[J]. 新中医,2007,39(8):69-70.
[4] 马顺利. 安神定志汤治疗失眠 50 例[J]. 现代中西医结合杂志,2008,17(16):2454.
[5] 方鸣. 涤痰通络法治疗中风病 48 例[J]. 安徽中医临床杂志,2002,14(6):455.
[6] 郝卫平. 补阳还五汤加味治疗血管性痴呆 38 例疗效观察[J]. 中国实用医药,2009,4(14):164.
[7] 孟英兰. 自拟中药清肺汤加减治疗小儿咳嗽 70 例[J]. 中国中医急症,2005,14(3):234.
[8] 姜国勋. 自拟口疮散治疗儿童口疮 68 例[J]. 辽宁中医杂志,2004,31(1):55.

竹沥　Zhuli

【别名】竹汁(《神农本草经》),淡竹沥(《名医别录》),竹油(《中草药手册》)。

【来源】竹沥,始载于《名医别录》,列为中品。为禾本科植物青秆竹 *Bambusa tuldoies* Munro、大头典竹 *Sinocalamus beecheyanus* (Munro) McClure var. *pubescens* P. F. Li 或淡竹 *Phyllostachys nigra* (Lodd.) Munro var. *henonis* (Mitf.) Stapf ex Rendle 的新鲜茎竿,经火烤灼而流出的淡黄色澄清液汁。我国南方大部分地区均产。

【采收炮制】取鲜竹竿,截成 30～50cm 长,两端去节,劈开,架起,中部用火烤灼,两端即有液汁流出,以器盛之。现多用安瓿密封保存。鲜用。

【商品规格】以色泽透明、无沉淀者为佳。

【药性】甘,寒。归心、肺、肝经。

【功效】清热豁痰,定惊利窍。

【应用】

1. 痰热咳喘　本品性寒滑利,祛痰力强,俗谓其乃豁痰之品,以治热痰、燥痰最宜。用于痰热咳嗽,胸闷气喘,可单用本品内服以清热豁痰,宽胸平喘,如《中国药物大全》鲜竹沥口服液。若痰稠难咯,顽痰胶结,常与半夏、黄芩等同用以豁痰软坚,化痰散结,如《沈氏尊生书》竹沥达痰丸。

2. 中风痰迷、惊痫癫狂　本品入心、肝经,善泄热涤痰而开窍定惊,"为痰家之圣剂"(《本草衍义》);且其"通达上下百骸毛窍诸处"(《本草衍义》),"善透经络,能治筋脉拘挛"(《本经逢原》),故常用治中风惊痫诸证。若中风口噤,昏不知人,《备急千金要方》单用本品灌服以清热止痉,豁痰开窍;若气虚痰中经络,半身不遂者,可与人参、白术、茯苓等同用以补气化痰,息风止痉,如《医林纂要》四君子加竹沥汤。治小儿惊风,四肢抽搐,可与生姜汁、胆南星、牛黄调服以清热开窍,豁痰定惊。

【用法用量】内服:冲服,30～50g;或入丸剂,或熬膏。外用:适量,调敷或点眼。

【使用注意】本品性寒质滑,对寒痰及脾虚便溏者忌用。

【鉴别用药】竹茹、天竺黄、竹沥均来源于竹,均可清热化痰,用治痰热咳喘。天竺黄、竹沥又可定惊,用治热病或痰热而致的惊风、癫痫、中风昏迷、喉间痰鸣。竹沥寒滑性速,清热涤痰力强,惊痫中风,肺热顽痰胶结难咯者多用;天竺黄性味稍缓,为逐痰开窍定惊佳品,多用治小儿惊风,热病神昏;竹茹长于清心除烦,多用于痰热扰心之心神不宁证。

【药论】

1.《名医别录》:"疗暴中风、风痹,胸中大热,止烦闷。"

2.《本草衍义》:"竹沥行痰,通达上下百骸毛窍诸处,如痰在巅顶可降,痰在胸膈可开,痰在四肢可散,痰在脏腑经络可利,痰在皮里膜外可行。又如癫痫狂乱,风热发痉者可定;痰厥失音，人事昏迷者可省，为痰家之圣剂也。”

3.《本草纲目》：“竹沥性寒而滑，大抵因风火燥热而有痰者宜之，若寒湿胃虚肠滑之人服之，则反伤肠胃。”

4.《本草经疏》：“竹沥，竹之津液也。《经》云大寒，亦言其本性耳。得火之后，寒气应减，性滑流利，走窍逐痰，故为中风家要药。”

5.《冯氏锦囊》：“沥之出于竹，犹人身之血也，极能补阴，长于清火，性滑流利，走窍逐痰，故为中风之要药。”

【现代研究】

（一）化学成分

竹沥主要含天冬氨酸、谷氨酸、丝氨酸、组氨酸、苷氨酸、苏氨酸、精氨酸、丙氨酸、酪氨酸、蛋氨酸、缬氨酸、苯丙氨酸、异亮氨酸、亮氨酸、赖氨酸等15种氨基酸，还含愈创木酚、甲酚、苯酚等酚类，以及甲酸、乙酸、苯甲酸、水杨酸等酸类成分。不同产地的竹沥均含镁、锰、锌、铁、铜、钙、硒、钴、锗、镍等微量元素[1-4]。

（二）药理作用

1. 镇咳祛痰作用　鲜竹沥50ml/kg、25ml/kg能明显延迟枸橼酸所致豚鼠的咳嗽潜伏期，减少咳嗽次数。鲜竹沥20ml/kg能显著延迟氨水所致小鼠的咳嗽潜伏期，减少咳嗽次数。鲜竹沥20ml/kg、10ml/kg能促进小鼠气管酚红分泌，加速兔离体气管黏液纤毛运动[5]。

2. 抗脑出血作用　鲜竹沥灌肠可提高脑出血家兔脑组织Na^{+}-K^{+} ATP酶、Ca^{2+} ATP酶活性，降低MDA及IL-6的水平，提高SOD含量，降低脑水肿含量[6]。

（三）临床报道

1. 治疗支气管扩张　用鲜竹沥50ml(冲服)，苍术、白术、姜半夏、黄芩各10g，侧柏叶、金银花各15g，橘红、制大黄各6g，党参12g，沉香4g，青礞石20g，炙甘草5g，白茅根30g。水煎，每日1剂，分2次服。46例患者中临床控制14例，显效18例，有效10例，无效4例，疗效明显优于西药(乐朗、安络血合用)对照组($P<0.05$)[7]。

2. 治疗哮喘　用鲜竹沥口服液60～90ml雾化吸入治疗支气管哮喘患者350例。其止咳化痰和平喘的效果均明显优于西药(糜蛋白酶粉针剂、氯化钠注射液、肾上腺素注射液、庆大霉素注射液和地塞米松注射液混合雾化)对照组(均为$P<0.01$)[8]。

3. 治疗吉兰-巴雷综合征(GBS)伴痰阻　对9例GBS有痰阻者在综合治疗措施中加用鲜竹沥20ml，每日口服3次，连用3～5天，口服数小时之后患者呼吸道分泌物明显减少，缺氧症状改善，咳嗽、呼吸困难也得到控制。9例患者中，死于呼吸麻痹1例，有瘫痪后遗症1例，7例痊愈，总有效率77.78%[9]。

4. 治疗咽异感症　用鲜竹沥口服液1支/次(30ml/支)，藿香正气水1瓶/次(10ml/瓶)，2次/日，内服。5天为1个疗程。治疗咽异感症106例，一个疗程症状消除者75例，有明显改善者26例，未见改善者5例，总有效率95.2%[10]。

5. 治疗脑出血　将46例高血压性脑出血患者分为治疗组与对照组，对照组采用常规西医治疗；治疗组在此基础上，于发病后3天加用鲜竹沥、大黄保留灌肠。结果治疗组在促进患者脑水肿、颅内血肿吸收及神经功能恢复方面明显优于对照组，有非常显著性差异($P<0.01$)[11]。

6. 治疗呃逆　取竹沥20ml，配等量温开水兑服。1日口服3～4次，小儿用量酌减；如无鲜竹沥，用成药复方竹沥口服液，每次2支(20ml)，日服3次，治疗呃逆，屡治屡验[12]。

参考文献

[1] 熊艳，吴学文，蒋孟良. 两种工艺制备竹沥中游离氨基酸比较[J]. 时珍国医国药，2007，18(3)：631-632.

[2] 李红，蒋孟良，刘党生，等. 紫外法测定竹沥中总酚含量[J]. 中国现代中药，2008，18(8)：16.

[3] 国家中医药管理局《中华本草》编委会. 中华本草(8册)[M]. 上海：上海科学技术出版社，1999：401.

[4] 高吾名. 竹沥油中主要无机元素和氨基酸含量的测定[J]. 中成药，2000，22(8)：553-554.

[5] 蔡华芳. 鲜竹沥镇咳祛痰作用的实验研究[J]. 中国实验方剂学杂志，2007，13(5)：43-44.

[6] 李会琪，杨秀清，缪峰，等. 大黄/鲜竹沥灌肠治疗脑出血的实验研究[J]. 陕西中医，2007，28(10)：1412-1414.

[7] 史锁芳，王德钧，夏俊，等."健脾清肺宁络方"治疗支气管扩张症 46 例临床观察[J]. 江苏中医药，2007，39(11)：30-31.

[8] 陈勇平，刘云. 鲜竹沥雾化吸入治疗哮喘的临床观察[J]. 药学实践杂志，2003，21(1)：5.

[9] 郑光荣，余德文. 鲜竹沥治疗格林-巴利综合征痰阻的体会[J]. 中国中医急症，2002，11(5)：414.

[10] 叶信娣. 藿香正气水合鲜竹沥口服液治疗咽异感症 106 例[J]. 时珍国医国药，2002，13(11)：672.

[11] 范文涛，王倩. 大黄、鲜竹沥灌肠治疗脑出血 23 例[J]. 现代中医药，2007，27(2)：8-9.

[12] 欧阳剑光，谭忠明. 单味竹沥治愈呃逆[J]. 江西中医药，2002，33(2)：11.

海浮石　Haifushi

【别名】石花(《本草衍义》)，浮石(《日华子》)，海石(《丹溪心法》)，浮海石(《玉楸药解》)，水泡石(《东医宝鉴》)，浮水石(《医林纂要》)，水花(《本草拾遗》)，白浮石(《本事方》)。

【来源】海浮石，始载于《本草拾遗》。因其质轻能浮于水面，故名。为水生苔藓动物胞孔科脊突苔虫 *Costazia aculeala* Canu et Bassler 和瘤苔虫 *C. costazii* Audouim 的骨骼；或火山喷出的岩浆形成的多孔状石块。前者习称"石花"；后者习称"浮石"。前者主产于福建、浙江、江苏、广东等沿海地区；后者主产于辽宁、山东、福建、广东等地。二者的功用、外形以及名称相似，古代文献记载多难区分，临床也常常混用。

【采收炮制】石花，于夏秋季捞起，清水洗去盐质及泥沙，晒干；浮石，多附着在海岸边，夏秋季用镐刨下，清水泡去盐质及泥沙，晒干。捣碎、水飞或煅用。

【商品规格】统货。

【药性】咸，寒。归肺、肾经。

【功效】清肺化痰，软坚散结，利尿通淋。

【应用】

1. 痰热咳喘　本品体虚轻浮，主入肺经，性寒清热，味咸软坚，能"清金降火，消积块，化老痰"，故能清热化痰，以化顽痰胶结为其所长。治痰热壅肺，咳喘咳痰黄稠，胶结成块，可单用，如《太平圣惠方》将其研末，炼蜜和丸，以粥送服；也可与贝母、胆南星、白芥子等同用以清热化痰，软坚散结，如《景岳全书》清膈煎。若小儿风湿燥热，咳嗽痰喘，与滑石、薄荷、杏仁、百部等配伍以清热润肺，化痰平喘，如《医学从众录》海浮石滑石散。若肝火灼肺，久咳痰中带血，可与栀子、青黛、瓜蒌仁等药同用以清肝泻肺，化痰止咳，如《丹溪心法》咳血方。

2. 瘿瘤，瘰疬　本品既能软坚散结，又能清化痰火，故善治痰火郁结之瘿瘤、瘰疬。常配海藻、昆布、夏枯草、玄参、贝母、连翘等同用以清热化痰，软坚散结。

3. 血淋，石淋　本品善清肺热而清水之上源，通调水道，故有利尿通淋之功。治湿热蕴结下焦，热伤血络，或炼液成石，致血淋、石淋，小便淋漓涩痛，可单用本品研粉，生甘草煎汤送服以清热解毒，利尿通淋，如《仁斋直指方》海金散。

【用法用量】内服：煎汤，10～15g；或入丸、散。外用：适量，水飞用。

【使用注意】虚寒咳嗽忌服。

【鉴别用药】海浮石与瓜蒌，二药均能清肺化痰，治痰热阻肺，咳喘咳痰黄稠。然海浮石咸寒软坚，以化老痰胶结见长，又能治瘿瘤、瘰疬，且清上通下而利尿通淋；瓜蒌甘寒质润，善治热痰、燥痰，且利气导痰而治胸痹、结胸，清热散结而治诸痈，又能润燥滑肠。

【药论】

1.《本草纲目》引朱丹溪："清金降火，消积块，化老痰。"

2.《本草纲目》："浮石，入肺除上焦痰热，止咳嗽而软坚。清其上源，故又治诸淋。"

3.《药品化义》："海石，味咸能降火，又能软坚，故力降痰热、软结痰、消顽痰；因其体浮，专主上焦心肺之分、咽喉之间消化凝结，化痰丸中必用之药也。"

4.《本草备要》："入肺清其上源，止渴止嗽，通淋软坚，除上焦痰热，消瘿瘤结核。"

【现代研究】

（一）化学成分

海浮石主含硅、铝、钙、铁、钾、钠、镁等常量元素和钛、锰、磷、铜、铅、锌、钴、镍、锶、钡、铌等微量元素。但石花、浮石基源不同，所含化学成分也不尽相同。石花主含碳酸钙，并含少量酸不溶性物质；浮石主含二氧化硅，其次为三氧化二铝[1]。

（二）临床报道

1. 治疗小儿咳嗽　用海浮石、桔梗、冬花、天冬各200g，米壳、贝母（研末）、前胡各100g，白屈菜、枇杷叶、沙参各30g，水煎浓缩至100ml，于80℃加苯甲酸2g，搅拌澄清，滤过分装。6～12个月患儿每次服3ml，1～5岁每次服5ml，5岁以上每次服10ml；每天3次。服药4～7天。369例患儿中痊愈243例，好转105例，无效21例[2]。

2. 治疗小儿声带小结　用海浮石、木蝴蝶、蝉衣各8g，生地、麦冬、浙贝母各9g，连翘、桔梗、皂角刺各12g，海藻、昆布、生牡蛎各20g，并随证加味。每日1剂，水煎服。15天为1个疗程，连用2～3个疗程。同时结合地塞米松、庆大霉素雾化吸入，治疗小儿声带小结52例，痊愈28例，好转20例，无效4例[3]。

3. 治疗咽神经官能症　用海浮石、瓜蒌仁各12g，香附、陈皮、半夏、苏子各10g，厚朴、枳实、前胡、胆星、黄芩各9g，天竺黄3g。水煎分2次服，每日1剂。治疗咽神经官能症50例，治愈28例，好转18例，未愈4例。服药时间最短为15剂，最长为50剂[4]。

4. 治疗肾结石　海浮石、滑石（包）、海金沙（包）、川牛膝各15g，芒硝（烊化）、硼砂、石韦各10g，金钱草25g，琥珀（冲）5g，随证加味。水煎服，每日1剂。14天1个疗程，治疗2个疗程。68例患者中治愈50例，显效10例，有效8例[5]。

5. 治疗脂肪瘤　用海浮石（另包，先煎）、海藻、昆布各50g，香附、青皮各9g，浙贝母、白茯苓各12g，芥子30g，夏枯草21g，皂角刺15g，水煎分2次服，30天为1个疗程，间隔3天后再行下1个疗程。12例脂肪瘤患者服药2个疗程以上，瘤体全部消失者8例，瘤体明显缩小或减少者4例[6]。

6. 治疗痤疮　海浮石、连翘、重楼、牡丹皮各12g，土茯苓15g，木瓜10g，大黄6g，治疗痤疮100例。水煎，每日服3次，6天为1个疗程，一般2～3个疗程。痊愈76例，显效13例，有效8例，无效3例，疗效明显优于西药（甲硝唑、四环素联用）对照组（$P<0.05$）[7]。

参考文献

[1] 郝春来,刘丽华,宁维坤,等.不同成因药用浮石的表征[J].微量元素与健康研究,2007,24(1):36-38.

[2] 魏旭,史欢荣,曹月.中旭止咳糖浆治疗小儿咳嗽369例[J].中国民康医学,2009,21(22):2826.

[3] 张黎云.中西医结合治疗小儿声带小结52例临床观察[J].山西中医,2004,20(4):35.

[4] 焦恒海,李存军.痰郁汤治疗咽神经官能症50例[J].实用中医内科杂志,2001,15(1):42-43.

[5] 魏绪和,楚金平.溶石汤治疗肾结石68例体会[J].黑龙江医药科学,2002,25(2):121.

[6] 曹学宝,周蔼.海藻玉壶汤加减治疗脂肪瘤13例[J].国医论坛,2008,23(3):25-26.

[7] 陈永哲,彭继美,苏慈敏,等.海翘合剂治疗痤疮100例[J].中国中医药科技,2007,14(3):213.

海蛤壳　Haigeqiao

【别名】海蛤(《神农本草经》),蛤壳(《本草原始》)。

【来源】海蛤壳,始载于《神农本草经》,列为上品。为帘蛤科动物文蛤 *Meretrix meretrix* Linnaeus 或青蛤 *Cyclina sinensis* Gmelin 的贝壳。前者主产于广东阳江、电白,山东烟台、青岛,海南岛,江苏,福建等地区;后者主产于江苏南通、启东、海门,浙江宁波、奉化、象山,山东烟台、崂山,福建平潭、长乐等地。

【采收炮制】夏秋季捕捞,去肉,洗净,晒干。捣末或水飞生用,也可煅用。

【商品规格】分为广东、山东、福建、江苏青蛤或文蛤统装等。

【药性】苦、咸,寒。归肺、胃、肾经。

【功效】清肺化痰,软坚散结,制酸止痛;外用收湿敛疮。

【应用】

1. 痰火咳嗽,胸胁疼痛,痰中带血　本品味苦咸,性寒凉,入肺经,清泻肺热,散痰火之结,而止咳喘,化稠痰,善治热痰喘嗽证。用于肺热内盛、痰饮胶结之咳逆喘息,可与瓜蒌仁、海浮石、半夏、陈皮等同用以清热化痰,散结平喘;若痰火内郁,灼伤肺络之胸胁疼痛,咯吐痰血,常与青黛配伍清肝泻火,化痰止咳,如《卫生鸿宝》青蛤丸。

2. 瘿瘤瘰疬　本品咸寒,能软坚散结。用治痰火凝聚之瘿瘤肿块,常与海藻、昆布、瓦楞子等同用以化痰散结,如《证治准绳》含化丸、《验方新编》消瘿五海丸。治瘰疬、痰核,可与玄参、贝母、夏枯草等同用以清热化痰,软坚散结。

3. 胃痛吞酸　本品煅用有制酸止痛之效。现多用于胃或十二指肠溃疡病,胃痛泛酸,可单用研粉服,也可与乌贼骨、甘草、延胡索等同用。

4. 湿疮,烫伤　本品外用有收涩敛疮之功。用于湿疮、烫伤等,可与青黛、嫩松香等研末,麻油调敷患处,如《经验奇方》青金散。

【用法用量】6～15g,先煎,蛤粉包煎。外用适量,研极细粉撒布或油调后敷患处。

【使用注意】虚寒咳嗽不宜用。

【药论】

1.《神农本草经》:"主咳逆上气,喘息,烦满,胸痛寒热。"

2.《药性论》:"治水气浮肿,下小便,治嗽逆上气,项下瘤瘿。"

3.《本草纲目》:"清热利湿,化痰饮,消积聚,除血痢,妇人血结胸。"

4.《本草汇言》:"海蛤粉,化痰饮,下逆气,定喘肿,消胸胁满胀之药也。"

【现代研究】

(一) 化学成分

壳含碳酸钙、壳角质等。其元素种类丰富,包括镁、铁、锰、铜、锌、铬、钼、磷、铅、硼、镉、铝、钛、钴、钡、锶、钒、镓、铈、铍、硒、硅、锆、钇、铌、镧、钠、钾等[1]。

(二) 临床报道

1. 治疗咳嗽　用海蛤壳 15g,青黛、马兜铃各 5g,焦栀子、白菊花、白前、桔梗、川贝各 10g,山豆根、生甘草各 6g,北细辛 4g,炙紫菀 12g。每日 1 剂,水煎服,3 天为 1 个疗程,儿童酌情减量。治疗喉源性咳嗽 66 例,其中 1 个疗程痊愈者 26 例,2 个疗程痊愈者 20 例,3 个疗程痊愈者 13 例,连服 3 个疗程后喉痒咳嗽虽减而未痊愈者 7 例[2]。

2. 治疗慢性喉炎　用海蛤壳 15g,三棱、莪术、泽兰、枳壳各 6g,桃仁、土鳖虫、昆布、海藻、浙贝母、桔梗各 10g,琥珀末(冲服)3g。每天 1 剂,水煎分 2 次服,1 个月为 1 个疗程,连用 3 个疗程未见效者停用。治疗慢性肥厚性喉炎 57 例,治愈 42 例,好转 11 例,无效 4 例[3]。

3. 治疗消化性溃疡　用海蛤壳(先煎)、黄连、煅瓦楞、乌贼骨、浙贝、诃子、蒲黄(包煎)各 10g,白及、元胡各 15g,蒲公英、炙黄芪各 30g,白芍 20g,炙甘草 6g,配合西药,治疗消化性溃疡 54 例,4 周为 1 个疗程,连续服用 2 个疗程。有效率 94.4%,疗效与西药[奥美拉唑肠溶胶囊(洛赛克)、克拉霉素、呋喃唑酮联用]组相比有显著性差异($P<0.05$);且上腹痛、反酸、腹胀、乏力等临床症状改善率均优于西药组(均为 $P<0.05$)[4]。

4. 治疗胆囊息肉　海蛤壳、浙贝母、莪术、木贼、三棱、桑椹各 10～15g,薏苡仁 40～50g,乌梅 15～20g,灵芝 15～20g,香附 15g,九节菖蒲 9g。每日 1 剂,水煎分 2 次温服。45 剂为 1 个疗程,治疗胆囊息肉 4 例,全部治愈[5]。

5. 治疗乳腺增生　海蛤壳、柴胡、白芍、香附、王不留行、白芥子、穿山甲、夏枯草、海藻、丹参、赤芍共研细末,制成水丸,每次服 9g,每日 2 次,连服 1 个月为 1 个疗程。治疗乳腺增生 48 例,治愈 32 例,有效 14 例,无效 2 例[6]。

6. 治疗甲状腺腺瘤　海蛤壳、香附、夏枯草、山慈菇各 20g,海螵蛸、海藻、海带、海昆布、石燕、浙贝母、黄芪各 30g,三棱、莪术、桔梗、夜明砂、赤芍、制半夏各 15g,细辛 6g,穿山甲(冲服)、蜈蚣、蝉衣、全蝎、白僵蚕、泽漆各 10g。每日 1 剂,水煎分 2 次服用,连续服药 2 个月为一疗程。治疗甲状腺腺瘤 64 例,痊愈 14 例,显效 20 例,有效 24 例,无效 6 例[7]。

7. 治疗慢性附睾炎　海蛤壳 30g,川芎、丹参、柏子仁、海藻、黄药子、昆布各 15g,生大黄 10g,黄连 20g。水煎,候温,以 38～40℃为宜,坐浴。每次 15～20 分钟,每日 2 次。同时口服阿奇霉素,14 天为 1 个疗程。治疗 27 例,其中治愈 15 例,好转 11 例,无效 1 例。总有效率及治愈率明显高于单用西药阿奇霉素对照组($P<0.05$)[8]。

参 考 文 献

[1] 张贵君. 现代中药材商品通鉴[M]. 北京:中国中医药出版社,2001:2382.

[2] 何良新. 黛蛤栀铃汤治疗喉源性咳嗽 66 例[J]. 浙江中医杂志,2000,35(4):143.

[3] 林丹娜,郭雄伟. 治疗慢性肥厚性喉炎 57 例[J]. 新中医,2006,38(12):63.

[4] 王妙. 中西医结合治疗消化性溃疡 54 例[J]. 浙江中西医结合杂志,2008,18(2):104-105.

[5] 付艳霞. 薏梅灵贝汤治疗胆囊息肉 4 例[J]. 河南中医,2009,29(9):892.

[6] 周玉华,李学诚. 疏郁消结丸治疗乳腺增生 48 例[J]. 中国民间疗法,2001,9(4):46-47.

[7] 盛辉. 自拟五海六军汤治疗甲状腺腺瘤 64 例[J]. 光明中医,2009,24(10):1912-1913.

[8] 翁剑飞,苏亮珍,魏开建. 自拟子舒汤坐浴治疗慢性附睾炎 27 例[J]. 福建中医药,2002,33(3):49-50.

瓦楞子　Walengzi

【别名】蚶壳(《本草拾遗》),瓦垄子(《丹溪心法》),蚶子壳(《本草蒙筌》),魁蛤壳(《本草品汇精要》),花蚬壳(《浙江中药手册》),瓦垄蛤皮(《中药志》),血蛤皮(《山东中草药手册》),毛蛤蜊(《中药材手册》)。

【来源】瓦楞子,始见于《本草拾遗》。为蚶科动物毛蚶 *Arca subcrenata* Lischke、泥蚶 *Arca granosa* Linnaeus 或魁蚶 *Arca inflata* Reeve 的贝壳。产于江苏,辽宁大连、营口,山东青岛、烟台,福建,广东。

【采收炮制】秋、冬至次年春捕捞,洗净,置沸水中略煮,去肉,干燥。

【商品规格】统货。

【药性】咸,平。归肺、胃、肝经。

【功效】消痰化瘀,软坚散结,制酸止痛。

【应用】

1. 顽痰胶结,黏稠难咯　本品咸能软坚,消痰散结。用于顽痰积结,黏稠难咯,可与瓜蒌、旋覆花、川贝等同用以降气化痰软坚,如《古今医统》用煅瓦楞子与瓜蒌研末,蜜汤调服,或入诸药为丸服用。

2. 瘿瘤,瘰疬　本品味咸软坚,消顽痰,散郁结。治瘿瘤、痰核,常与海藻、昆布等配伍,如《证治准绳》含化丸。治痰火凝结之瘰疬,常配贝母、夏枯草、连翘等,以奏清热化痰散结之功。

3. 癥瘕痞块　本品既能消痰,又能化瘀,有化瘀散结之功,适宜于气滞血瘀及痰积所致的癥瘕痞块。可单用本品火煅醋淬,研粉为丸,如《万氏家抄方》瓦垄子丸;亦可与三棱、莪术、鳖甲等配伍,增强行气活血、软坚消癥之力。现代常以此用治肝脾肿大及消化道肿瘤等。

4. 胃痛泛酸　本品煅用可制酸止痛,常用于肝胃不和,胃痛泛酸者,可单用,也可配伍应用,如《经验方》中其与乌贼骨、陈皮同用。现多用于胃及十二指肠溃疡、胃酸过多,可与甘草、浙贝母、白及等同用,如《中国药物大全》胃溃疡散。

【用法用量】煎服,9～15g,先煎。

【鉴别用药】瓦楞子与海蛤壳,二药均能化痰软坚,常同用,治疗瘿瘤、瘰疬,尤宜于顽痰黏稠病证;又能制酸止痛,用于胃痛泛酸。然瓦楞子兼有化瘀散结之功,可用治癥瘕、积聚、痞块;而海蛤壳尚能利尿。

【药论】

1.《丹溪心法》:"能消血块,次消痰。"

2.《日用本草》:"消痰之功最大,凡痰隔病用之。"

3.《本草蒙筌》:"消妇人血块立效,虽癥瘕并消;逐男子痰癖殊功。凡积聚悉逐。"

4.《本草纲目》:"咸走血而软坚,故瓦垄子能消血块,消痰积。"

5.《医林纂要》:"攻坚破瘀,去一切痰积、血积、气块,破癥瘕,攻瘰疬。"

【现代研究】

(一)化学成分

贝壳中主含碳酸钙,另含少量磷酸钙。毛蚶还含硅酸盐和无机元素铝、氯、铬、铜、铁、钾、锰、钠、镍、磷、硫、硅、锶、锌。泥蚶尚含硅酸盐、硫酸盐、磷酸盐、氯化物、镁和铁。魁蚶还含硅酸盐、硫酸盐、氯化物和少量镁、铁[1]。

(二) 临床报道

1. 治疗癌症　瓦楞子、白芍、丹参、牡蛎各30g,三棱、莪术、郁金、当归各15g,蜂房、全蝎各10g,土鳖虫12g,生甘草3g,料姜石60g,并酌情加味。每日1剂,水煎服。治疗原发性肝癌86例,生存期<半年11例,占12.8%;≥半年23例,占26.7%;≥1年40例,占46.5%;≥2年10例,占11.6%;≥3年2例,占2.3%,1年及以上生存率达60.5%[2]。

2. 治疗乳腺增生　瓦楞子、丹参各15g,柴胡、枳壳、郁金、赤芍、当归、白术各10g,青皮20g,王不留行12g,栀子5g,制成合剂,1日2次口服。1个月为1个疗程。治疗乳腺增生病568例,显效373例,有效185例,疗效明显优于中成药乳癖消对照组($P<0.01$)[3]。

3. 治疗咽异感症　瓦楞子、昆布、云苓、白芥子各20g,郁金、川芎、枳实、砂仁各12g,菖蒲、僵蚕各15g,丹参30g,山甲9g,加减应用,日1剂,水煎分3次服。治疗咽异感症80例,治愈50例,好转22例,无效8例[4]。

4. 治疗反流性食管炎　用煅瓦楞子、赭石、乌贼骨、茯苓、炒鸡内金、焦麦芽各20g,黄连、砂仁、炒枳壳、木香、川厚朴、陈皮、半夏、炒莱菔子、焦建曲各10g,连翘15g,每日1剂,水煎分3次服,连用30剂。治疗反流性食管炎167例,痊愈118例,有效38例,无效11例[5]。

5. 治疗胃、十二指肠溃疡　用瓦楞子、甘草、草豆蔻、延胡索,按3∶1∶2∶2研末混匀。1次服5g,1日3次,治疗4周。207例患者中显效33.3%,有效54.1%,一般9.2%,无效3.4%[6]。

6. 治疗药物性胃炎　用瓦楞子、白及粉、海螵蛸各15g,柴胡、枳壳、甘草、元胡、黄连各10g,白芍、川楝子、连翘各12g,水煎服。治疗药物性胃炎93例,治愈52例,显效20例,好转19例,无效2例[7]。

参考文献

[1] 国家中医药管理局《中华本草》编委会. 中华本草(9册)[M]. 上海:上海科学技术出版社,1999:64.
[2] 李小波,白丽萍,米新. 辨证治疗原发性肝癌86例[J]. 山西中医,2006,22(2):18-19.
[3] 牛凤玲,赵刚,蔡海峰,等. 柴胡疏肝合剂治疗乳腺增生病568例[J]. 陕西中医,2006,27(8):940-941.
[4] 程传云. 消痰化瘀法治疗咽异感症80例[J]. 国医论坛,2000,15(6):32.
[5] 张正标. 李鲤教授连砂保和饮治疗反流性食道炎167例[J]. 中医研究,2006,19(7):46.
[6] 金建立. 复方瓦甘散治疗胃溃疡及十二指肠溃疡207例[J]. 四川中医,2010,28(5):88-89.
[7] 黄朝富. 中药治疗药物性胃炎93例临床分析[J]. 中国实用医药,2008,3(15):137-138.

海藻　Haizao

【别名】 落首(《神农本草经》),藫(《名医别录》),海带花(《中药材手册》),马尾藻(《中国药材商品学》)。

【来源】 海藻,始载于《神农本草经》,列为中品。为马尾藻科植物海蒿子 *Sargassum pallidum*(Turn.)C. Ag. 或羊栖菜 *Sargassum fusiforme*(Harv.)Setch. 的干燥藻体。前者习称"大叶海藻",主产于山东青岛、烟台、日照,辽宁大连等地;后者习称"小叶海藻",主产于福建东山、漳浦、莆田、连江,广东惠阳、海丰等地,浙江舟山、玉环。

【采收炮制】 夏、秋二季采捞,除去杂质,洗净,晒干。切段用。

【商品规格】 一般均为统货,分咸统、淡统等。

【药性】 苦、咸,寒。归肝、胃、肾经。

【功效】消痰软坚散结，利水消肿。

【应用】

1. 瘿瘤瘰疬，睾丸肿痛　本品味咸，长于消痰软坚散结，为治瘿瘤瘰疬之要药。用于瘿瘤初起，或肿或硬，或赤不赤，但未破者，常与昆布、贝母、青皮等消痰软坚、理气散结药同用，如《外科正宗》海藻玉壶汤；用于肝脾气郁，致气瘿结喉，气结如胞，随喜怒消长，甚则妨碍饮食者，常与昆布、青木香、陈皮等行气化痰、散结消瘿药同用，如《疡医大全》四海舒郁丸；用于瘰疬，多与夏枯草、玄参、连翘等清热散结药同用，如《疡医大全》内消瘰疬丸；若痰凝气滞，睾丸肿胀偏坠，痛引脐腹，或坚硬如石，阴囊肿大，常与橘核、川楝子、延胡索等行气化痰、散结止痛之品配伍，如《济生方》橘核丸。

2. 痰饮水肿　本品咸寒，又具清热利水消肿之功。用于水湿停聚，下肢水肿，小便不利，常与牡蛎、泽泻、商陆等软坚行水药同用，如《伤寒论》牡蛎泽泻散。

【用法用量】煎服，6～12g。

【使用注意】不宜与甘草同用。

【药论】

1.《神农本草经》："主瘿瘤气，颈下核，破散结气，痈肿，癥瘕坚气，腹中上下鸣，下十二水肿。"

2.《本草纲目》："海藻，苦能润下，寒能泄热引水，故能消瘿瘤、结核、阴溃之坚聚，而除浮肿、脚气、留饮、痰气之湿热，使邪气自小便出也。"

3.《本草崇原》："海藻，其味苦咸，其性寒洁，故主治经脉外内之坚结。瘿瘤结气，颈下硬核痛痈肿，乃经脉不和而病结于外也。癥瘕坚气，腹中上下雷鸣，乃经脉不和而病结于内也。海藻，主通经脉，故治十二经水肿，人身十二经脉流通，则水肿自愈矣。"

4.《本草新编》："海藻，专能消坚硬之病，盖咸能软坚也，然而单用此一味，正未能取效，随所生之病，加入引经之品，则无坚不散矣。"

5.《本草便读》："海藻，咸寒润下之品。软坚行水，是其本功，故一切瘰疬瘿瘤顽痰胶结之证，皆可用之。然咸走血，多食咸则血脉凝涩，生气日削，致成废疾不起者多矣。"

【现代研究】

（一）化学成分

海蒿子和羊栖菜均含藻胶酸、粗蛋白、甘露醇、灰分、钾、碘。海蒿子另含磷脂酰乙醇胺、马尾藻多糖、抗坏血酸、多肽等。羊栖菜另含马尾藻多糖、ATP-硫酸化酶[1]。

（二）药理作用

1. 降血脂作用　海蒿子活性多糖能明显降低高血脂小鼠血清中总胆固醇（TC）、甘油三酯（TG），并且随着剂量增加降脂作用增强[2]。羊栖菜多糖（SFPS）对高脂血动物模型具有明显的降脂作用，其作用机制可能是减少外源性脂质在胃肠道的吸收[3]。SFPS 及羊栖菜多糖络合物（SFPCM）均能显著降低高血脂模型大鼠血中 TC、TG、低密度脂蛋白胆固醇（LDL-C）的含量，同时提高高密度脂蛋白胆固醇（HDL-C）的含量[4]。

2. 抗肿瘤作用　SFPS 能诱导肿瘤细胞凋亡，可阻滞 SGC-7901 人胃癌细胞由 G0/G1 期进入 S 期，升高细胞凋亡指数（APO）[5]。SFPS 能抑制人大肠癌细胞增殖，诱导 lovo 和 RKO 细胞凋亡。电镜下可见细胞膜表面微绒毛减少、染色质固缩、边集，凋亡小体形成。流式细胞术结果显示，G0/G1 期的细胞比例有不同程度的增高，相应的 S 期细胞比例显著下降（$P<0.01$），而 lovo 细胞的细胞周期时相比例无明显改变[6]。SFPS 能够通过降低 S_{180} 荷瘤小鼠红

细胞内[Ca^{2+}],提高红细胞膜表面的唾液酸含量,唾液酸与Ca^{2+}结合,升高膜表面的Na^+,K^+-ATPase和Ca^{2+},Mg^{2+}-ATPase活性,导致膜电位的上升和电泳合淌度的升高。从而恢复红细胞膜的诸多生物学现象,发挥其免疫功能[7]。SFPS通过抑制Na^+,K^+-ATPase的活性可以通过影响红细胞膜C_{3b}受体吸附性及红细胞免疫促进因子、抑制因子三方面而发挥增强红细胞免疫的作用,从而抑制肿瘤沿血路的转移[8]。

3. 抗病毒作用 SFPS样品对单纯疱疹病毒1型(HSV-1)均有明显的抗病毒作用,且随着纯度的提高,样品抗病毒作用随之增强。其不仅具有直接杀灭病毒作用,而且还可进入细胞或吸附在细胞表面,从而达到抑制或杀伤病毒的效果[9]。

4. 降血糖作用 不同剂量的羊栖菜能明显降低糖尿病大鼠的血糖浓度,且各剂量效应关系明显[10]。SFPS和醇提物对四氧嘧啶糖尿病小鼠有治疗作用,能明显降低糖尿病小鼠血糖水平[11]。

5. 清除自由基作用 羊栖菜提取物对DPPH(二苯代苦味酰自由基)的清除率均随其浓度增加而提高。用Na_2CO_3提取的羊栖菜有效成分清除自由基的效率较高[12]。

此外,海藻还有抗辐射、抗肾纤维化、保护肝脏、降低血压等作用。

(三)临床报道

1. 治疗甲状腺腺瘤 用海藻30g,海带、昆布、浙贝各15g,连翘、川芎、青皮、法半夏各10g,独活、当归、甘草各5g。每天1剂,水煎分2次服。百宝丹2粒,每天3次(可与中药同服)。4周为1个疗程。治疗甲状腺腺瘤34例,痊愈25例,好转7例,无效2例[13]。

2. 治疗脂肪瘤 用海藻、昆布、海浮石(另包,先煎)各50g,香附、青皮各9g,白芥子30g,夏枯草21g,浙贝母、白茯苓各12g,皂刺15g,随证加减,水煎分早晚2次饭后温服,30天为1个疗程,间隔3天后再行下1个疗程。治疗脂肪瘤13例,皮下瘤体全部消失者8例,瘤体明显缩小或减少4例[14]。

3. 治疗乳腺增生症 用柴胡、青皮、川楝子、桃仁各10g,海藻、甘草、当归、郁金各15g,白芍20g,随证加减,每日1剂,水煎分早晚服,15天为1个疗程。治疗乳腺增生症120例,临床治愈38例,显效54例,有效19例,无效9例[15]。

4. 治疗盆腔囊性病变 用海藻、昆布、半夏、川芎、青皮、连翘、贝母各10g,当归、独活各15g,陈皮6g,每日1剂,水煎服。治疗盆腔囊性病变117例,经5天~3个月治疗,治愈96例,有效17例,无效4例[16]。

5. 治疗高脂血症 用海藻、荷叶、茵陈、决明子、生山楂、车前子、川芎、赤芍等制成胶囊,0.25g/粒,每次4粒,每日3次,治疗4周。治疗高脂血症60例,显效32例,有效19例,无效9例,总有效率为85%[17]。

参考文献

[1] 张贵君.现代中药材商品通鉴[M].北京:中国中医药出版社,2001:2263-2265.

[2] 张华锋,高征,罗亚飞,等.海蒿子活性多糖降血脂作用的研究[J].中成药,2009,31(12):1925-1927.

[3] 张信击,程敏,孟倩超,等.羊栖菜多糖降血脂作用研究[J].中国海洋药物,2003,(5):27-31.

[4] 薛风照,张慧,章建程,等.羊栖菜多糖及其络合物调节血脂功能的研究[J].海军医学杂志,2008,29(1):1-2.

[5] 季宇彬,高世勇,张秀娟.羊栖菜多糖体外抗肿瘤作用及其诱导肿瘤细胞凋亡的研究[J].中草药,2003,34(7):638-640.

[6] 陈金星,胡昔城,杨维,等.羊栖菜多糖体外诱导人大肠癌细胞凋亡[J].基础医学与临床,2008,28

(2):153-159.

[7] 季宇彬,汲晨锋,王羽中.羊栖菜多糖对S180荷瘤小鼠红细胞相关生化功能影响的研究[J].中国药学杂志,2009,44(1):22-25.

[8] 季宇彬,孔琪,高世勇,等.羊栖菜多糖对荷瘤小鼠红细胞膜 Na^+,K^+-ATPase 活性的影响[J].哈尔滨商业大学学报,2001,17(1):1-4.

[9] 岑颖洲,王凌云,马夏军,等.羊栖菜多糖体外抗病毒作用研究[J].中国病理生理杂志,2004,20(5):765-768.

[10] 冯磊,沈健,徐明智.羊栖菜降血糖的作用[J].中华预防医学杂志,2001,35(5):324.

[11] 张华芳.羊栖菜提取物的降血糖作用研究[J].时珍国医国药,2006,(2):110.

[12] 韩华,战松梅,单联刚,等.羊栖菜中清除自由基活性物质的研究[J].中国海洋药物杂志,2008,27(3):31-34.

[13] 王尚均,黎钢.海藻玉壶汤合百宝丹治疗甲状腺腺瘤34例疗效观察[J].新疆中医药,2006,24(3):28-29.

[14] 曹学宝,周蔼.海藻玉壶汤加减治疗脂肪瘤13例[J].国医论坛,2008,23(3):25-26.

[15] 彭漫,杨小芹.海藻甘草合用治疗乳腺增生症120例毒副反应观察[J].宜春学院学报,2007,2(6):122-123.

[16] 丁淑琴,何琪,周伟红.海藻玉壶汤治疗盆腔囊性病变117例[J].浙江中医杂志,2010,45(3):219.

[17] 文传智,阚佑赛,罗增发,等.海藻益脉胶囊治疗高脂血症临床分析[J].中国中医急症,2009,18(7):1040-1061.

昆布　Kunbu

【别名】 纶布(《吴普本草》),海昆布(《辽宁药材》),黑昆布、海带(《中国药材商品学》)。

【来源】 昆布,始载于《名医别录》,列为中品。为海带科植物海带 *Laminaria japonica* Aresch. 或翅藻科植物昆布 *Eckloia kurome* Okam. 的干燥叶状体。海带产于辽宁、山东、浙江、福建、广东;昆布产于浙江、福建等沿海地区。均野生于水质肥沃的海区干潮线下的岩礁上,其中海带除有野生外也可人工养殖。

【采收炮制】 夏、秋二季采捞,除去杂质,漂净,稍晾,切宽丝,晒干。

【商品规格】 统货。

按《中国药典》(2010年版一部)规定:本品以干燥品计算,海带含碘(I)不得少于0.35%,昆布含碘(I)不得少于0.20%。

【药性】 咸,寒。归肝、胃、肾经。

【功效】 消痰软坚散结,利水消肿。

【应用】

1. 瘿瘤瘰疬,睾丸肿痛　本品味咸,长于消痰软坚散结,为治瘿瘤瘰疬之要药。用于瘿瘤初起,或肿或硬,或赤不赤,但未破者,常与海藻、贝母、青皮等消痰软坚、理气散结药同用,如《外科正宗》海藻玉壶汤;若瘿瘤已成,日久渐大,无痛无痒,气血虚弱者,常与人参、当归、熟地黄等益气补血药同用,如《外科正宗》滋荣散坚汤。用于瘰疬遍于颏,或至颊车,坚而不溃,热毒偏盛者,常与龙胆、连翘、三棱等清热散结药同用,如《兰室秘藏》散肿消溃汤;用于睾丸肿痛,因下焦寒湿,气滞血瘀所致者,常与海藻、橘核、桂心、延胡索等疏肝暖肾、活血散结药同用,如《济生方》橘核丸。

2. 痰饮水肿　本品有利水消肿之功,但力量较弱,用于水饮停蓄、水肿、小便不利,多与海藻、泽泻、槟榔等同用,以增行水之力。

3. 膈食不下　本品能祛老痰(《本草汇》),用于痰气阻滞,噎膈饮食不下,可与杵头糠、百合等同用,以下气磨积,滑润开结,如《圣济总录》昆布方。

【用法用量】 煎服,6～12g。

【鉴别用药】 昆布与海藻,二药性味与功效相近,皆有消痰软坚散结之功,用于瘿瘤瘰疬等。常相须为用。故《得宜本草》有"(昆布)得海藻,治瘿气、结气"之记载。然昆布之"性更雄于海藻"(《本草从新》),药力稍胜。

【药论】

1.《名医别录》:"主十二种水肿,瘿瘤聚结气,瘘疮。"

2.《本草经疏》:"昆布,咸能软坚,其性润下,寒能除热散结,故主十二种水肿、瘿瘤聚结气、瘘疮。东垣云:瘿坚如石者,非此不除,正咸能软坚之功也。详其气味性能治疗,与海藻大略相同。"

3.《本草汇》:"昆布之性,雄于海藻,噎症恒用之,盖取其祛老痰也。"

4.《本草从新》:"功同海藻而少滑,性雄。治瘿瘤水肿,阴癀膈噎,顽痰积聚,性更雄于海藻,多服令人瘦削。"

【现代研究】

(一) 化学成分

本品含多糖化合物:褐藻酸盐,系褐藻酸及其钠、钾、铵、钙盐等;岩藻依多糖,系含硫酸根、岩藻糖和其他组分的多糖化合物;海带淀粉,系 β-1,3 葡聚糖的直链聚合物。氨基酸成分:海带氨酸、谷氨酸、天门冬氨酸、脯氨酸、蛋氨酸、组氨酸等[1]。

昆布中含有丰富的有机碘[2],富含微量元素,依次为 Fe、Sr、Zn、Mn、Cr、Pb、Cu、Ni 和 Co[3]。

此外,昆布中主要含有特征的二苯骈二氧化合物、昆布醇的二聚体 2-*O*-(2,4,6-三羟基苯基)-6,6'-二昆布醇等[4]。

(二) 药理作用

1. 对甲状腺的作用　昆布对甲状腺激素的合成和释放起着重要的调节作用。但碘的摄入量增加可导致自身免疫性甲状腺病(ATTD)和碘致甲状腺功能亢进(IIT),并诱发具有遗传倾向人群的 ATTD 由隐性转为显性[5]。

2. 降血脂,抗动脉硬化作用　昆布醇提浸膏粉能明显提高实验性高脂血症大鼠血清卵磷脂胆固醇酰基转移酶(LCAT)活性,使血清高密度脂蛋白胆固醇(HDL-C)尤其 HDL_2-C 水平提高,总胆固醇(TC)水平降低。并降低实验性高脂血症大鼠血脂质过氧化物(LPO)含量,提示昆布可以通过提高 LCAT 活性,促进 HDL_3-C 向 HDL_2-C 转化,加速胆固醇的消除而改善血脂代谢紊乱,而且还可以增强机体抗脂质过氧化作用[6]。昆布多糖(TLP)能明显降低肥胖大鼠的体重,减少大鼠腹腔、肾、生殖器周围脂肪,降低 Lee's 指数和肝、肾重量($P<0.05$)。TLP 能明显降低肥胖大鼠血清三酰甘油(TG)、胆固醇(TC)、提高高密度脂蛋白胆固醇(HDL-C)水平($P<0.05$)。海带主要通过增强脂蛋白酯酶(LPL)和肝酯酶(HL)的活性,影响三酰甘油(TG)、总胆固醇(TC)、低密度脂蛋白(LDL)和高密度脂蛋白(HDL)等血脂组分的代谢,而发挥调节血脂水平的作用[7]。

3. 降血糖作用　昆布多糖有明显的降血糖作用,其作用有时效性、剂量性,而且高剂量组的降血糖效果与药物对照组(二甲双胍)在统计学上无明显差异($P>0.05$)[8]。昆布水提物可降低链佐星(链脲菌素)诱导的糖尿病大鼠空腹血糖、血清 MDA,升高 GSH-Px[9]。海带醇提物能降低四氧嘧啶致高血糖大鼠空腹血糖及糖耐量，降低鼠血清 TG、TC 水平[10]。海带多糖还能调节糖尿病小鼠的蛋白质代谢，在降糖的同时促进胰岛细胞分泌胰岛素[11]。昆布寡糖在 2 型糖尿病动物模型上有明显的降低血糖，升高胰岛素，增加体重，降低甘油三酯（TG）、总胆固醇（TC）、游离脂肪酸，升高高密度脂蛋白胆固醇（HDL-C）的作用[12]。

4. 抗肿瘤作用　昆布提取物岩藻黄质（fucoxanthin）对人体 7 种肿瘤细胞具有明显的生长抑制作用[13]。昆布提取物（TLPE）在体外对耐药细胞[B-MD-C1（ADR$^{+/+}$）]有逆转作用，逆转倍数为 4.65，有望成为临床广泛应用的肿瘤细胞耐药的逆转剂[14]。昆布多糖硫酸酯（LAMS）能抑制体外培养的非激素依赖型人前列腺癌细胞株 PC-3 细胞的生长[15]，诱导体外人急性粒系白血病细胞株（HL-60 细胞）凋亡[16]，使乳癌细胞对化疗药物耐受性增加[17]，有效增加肝癌细胞对化疗药物的敏感性[18]，抑制结肠癌细胞增殖[19]。

此外，昆布尚有降血压、抗凝血、抗菌、抗病毒、抗缺氧、抗疲劳、抗肺纤维化、平喘、增强免疫、抗氧化、抗衰老等作用。

（三）临床报道

1. 治疗乳腺增生病　用昆布、瓜蒌各 15g，海藻 18g，夏枯草、生牡蛎各 30g，浙贝、三棱、莪术各 9g，连翘、红花各 12g，甘草、水蛭各 6g，三七粉（冲）1g。每日 1 剂，水煎分 2 次服。于月经来潮第 15 天开始服，连服 12 天为一疗程。经期停服。肝气郁滞型加青皮、香附各 9g；痰凝血瘀型加丹参、昆布用量加重至 30g；冲任不调型加巴戟天、鹿角霜、丝瓜络。治疗乳腺增生病 24 例，治愈 13 例，有效 9 例，无效 2 例[20]。

2. 治疗子宫肌瘤　用海藻、茯苓各 15g，昆布、党参、山药、续断、桑寄生各 12g，丹参、三棱、莪术各 10g，扁豆 9g，随证加减，日 1 剂，水煎服 3 个月为一疗程。治疗子宫肌瘤 34 例，痊愈 9 例，显效 9 例，有效 10 例[21]。

3. 治疗碘缺乏病　用昆布 30g，酸枣仁、枸杞子、海藻、黄药子各 10g。水煎，抽提过滤后高压杀菌，装瓶备用。每日 2 次，每次 180ml，连续 8 周为一个疗程。治疗碘缺乏病 1898 例[其中，地方性甲状腺肿 1548 例，地方性呆小病（地方性克汀病）350 例]，效优者 598 例，效良者 1202 例，无效者 98 例（均为重度神经型地方克汀病患）[2]。

4. 治疗原发性肝癌　用少林佛手昆布胶囊（佛手、昆布、麝香、莪术、冰片、白花蛇舌草），2 粒/次，每日 2 次，3 个月为 1 个疗程。治疗原发性肝癌 50 例，完全缓解 3 例，部分缓解 15 例，稳定 23 例，进展 9 例[22]。

5. 治疗静脉炎　将海带清洗干净，放入清水浸泡 20 分钟，应用时局部敷贴，海带上覆盖塑料薄膜，每次治疗不少于 3 小时，每日至少 2 次，治疗 3 天后观察疗效。治疗盐酸胺碘酮所致静脉炎 33 例，显效 13 例，有效 12 例，无效 7 例，治疗效果显著优于硫酸镁对照组（$P<0.01$）[23]。

6. 治疗眼视网膜震荡　用 2%昆布液行离子导入，每日 1 次，每次 20 分钟，10 次为 1 个疗程。以 1%昆布液点眼，日 4 次，治疗眼视网膜震荡 48 例（52 只眼），治愈率为 71.1%，总有效率为 92.2%；对照组 37 例（40 只眼），治愈率为 55.5%，总有效率为 82.5%。二组比较有显著性差异（$P<0.05$）[24]。

参考文献

[1] 国家中医药管理局《中华本草》编委会. 中华本草（1 册）[M]. 上海：上海科学技术出版社，1999：455-456.

[2] 王力田,闰秀芳,王月贵,等.昆布平衡营养液治疗碘缺乏病 1898 例[J].深圳中西医结合杂志,1997,7(2):41-42.

[3] 汪学昭,毖鹤鸣.海藻和昆布的微量元素分析[J].西北药学杂志,1995,10(3):99-101.

[4] 朱立俏,何伟,袁万瑞.昆布化学成分与药理作用研究进展[J].食品与药品,2006,8(3):9-12.

[5] 孙勤国,陈如泉.含碘中药对甲状腺机能亢进症影响的研究进展[J].湖北中医杂志,2000,22(5):52-53.

[6] 黄兆胜,王宗伟,刘明平,等.昆布对实验性高脂血症大鼠血脂质代谢的影响[J].中国海洋药物杂志,1998,17(1):35-37.

[7] 于竹芹,刘宗宝,龚少兰.海带对实验性高脂血症大鼠降血脂作用及其机制[J].青岛大学医学院学报,2010,46(5):419-422.

[8] 孙炜.昆布多糖对实验性高血糖大鼠治疗作用的研究[J].浙江中西医结合杂志,2004,14(11):667-668.

[9] 王庭欣,王庭祥,庞佳宏.海带多糖降血糖、血脂作用的研究[J].营养学报,2007,29(1):99-100.

[10] 黄荣,王玉琴.海带多糖对实验性大鼠动脉粥样硬化的预防作用[J].南通大学学报,2008,28(5):351-353.

[11] 王庭欣,赵文,蒋东升.海带多糖对糖尿病小鼠血糖的调节作用[J].营养学报,2001,23(2):137-139.

[12] 侯庆华,宋文东,王浩,等.昆布寡糖对 2 型糖尿病大鼠的实验作用[J].广东海洋大学学报,2009,29(4):46-50.

[13] 徐戎,张悦,王倩,等.昆布有效成分岩藻黄质对人体 7 种肿瘤细胞增殖与凋亡的影响[J].中药药理与临床,2009,25(4):21-24.

[14] 李巧敏,单保恩,张静.中药昆布对 B-MD-C1(ADR$^{+/+}$)耐药细胞逆转作用的体外研究[J].癌变.畸变.突变,2007,19(3):219-222.

[15] 邹明畅,崔飞伦,盛玉清,等.昆布多糖硫酸酯对非激素依赖型人前列腺癌细胞 PC-3 的作用研究[J].现代中药研究与实践,2010,24(1):33-36.

[16] 肖青,唐宗山,黄宗干,等.昆布多糖硫酸酯对急性髓性白血病 HL-60 细胞的调控[J].重庆医科大学学报,2003,28(3):328-330.

[17] 董浦江,姚榛祥.昆布多糖硫酸酯对乳癌细胞化疗药物的增敏作用[J].重庆医科大学学报,2004,29(3):398-399.

[18] 董浦江,姚榛祥.昆布多糖硫酸酯对化疗药物治疗肝癌细胞的增敏作用[J].现代医药卫生,2003,19(3):255-256.

[19] 邓学萍.昆布多糖硫酸酯抑制结肠癌细胞增殖[J].第三军医大学学报,2008,30(1):4-5.

[20] 王明松,铁钢.海藻昆布汤治疗乳腺增生病 24 例[J].实用中医药杂志,2004,20(6):292-293.

[21] 贾文芳.海藻昆布汤治疗子宫肌瘤 34 例[J].现代中医药,2006,26(6):7-8.

[22] 杨峰,释延林,释延院.少林佛手昆布胶囊治疗原发性肝癌 50 例临床观察[J].河南中医,2008,28(11):53.

[23] 钱桂云.海带湿敷治疗胺碘酮致静脉炎[J].护理学杂志,2010,(17):16.

[24]叶秀荣,周历,杜桂华,等.昆布离子导入治疗视网膜震荡 48 例临床观察[J].中国中医眼科杂志,1992(4):216.

黄药子 Huangyaozi

【别名】黄药(《刘涓子鬼遗方》),苦药子(《圣济总录》),黄药根(《开宝本草》),金线吊虾蟆(《植物名实图考》),木药子、大苦(《本草纲目》),黄独、零余薯、香芋(《中国药材商品学》)。

【来源】黄药子,始载于《滇南本草》。为薯蓣科植物黄独 *Dioscorea bulbifera* L. 的干燥块茎。主产于湖南长沙、衡阳、邵阳，湖北咸宁，四川温江、绵阳，重庆万县，江苏无锡、苏州，以及安徽、浙江、福建等地。

【采收炮制】秋、冬两季采挖，除去茎叶及须根，洗净，切片，晒干生用。

【商品规格】统货。

【药性】苦，寒；有毒。归肺、肝经。

【功效】化痰散结消瘿，清热解毒。

【应用】

1. 瘿瘤　本品苦寒清泄，能清热化痰，散结消瘿，用于痰火凝结之瘿瘤。若治项下气瘿，单用本品浸酒服(《斗门方》)，或与消痰软坚散结之海藻同用，如《证治准绳》海药散。用于瘿病(甲状腺功能亢进)引起的突眼，多汗心烦，心悸怔忡，口渴，多食，机体消瘦，四肢震颤等，可与黄精、桑椹子、羚羊角等育阴潜阳药同用，如《中华人民共和国卫生部药品标准·中药成方制剂》抑亢丸。

2. 疮疡肿毒、咽喉肿痛、毒蛇咬伤　本品苦寒，有清热解毒、凉血消肿之功。用于疮疡肿毒，可单用本品为末，冷水调敷患处(《简要济众方》)，亦可与金银花、连翘等清热解毒药同用。用于热毒壅聚，咽喉肿痛，可与散风热止痛之白僵蚕同用，如《圣济总录》苦药子散。用于蝮蛇、五步蛇、竹叶青蛇、眼镜蛇、银环蛇等毒蛇及毒虫咬伤，可与重楼、雄黄等解蛇毒药同用，如《中华人民共和国卫生部药品标准·中药成方制剂》红卫蛇药丸。

此外，本品尚有凉血止血之功，可用于吐血衄血等诸出血证。如《太平圣惠方》治吐血不止，单用本品煎服；《简要济众方》治鼻衄不止，单用本品为末，煎阿胶汤服下；《奇效良方》治舌上出血不止，以之与青黛为末服。

【用法用量】煎服，5～15g；研末服，1～2g。外用适量。

【使用注意】本品有毒，不宜过量。如多服、久服可引起吐泻腹痛等消化道反应，并对肝脏有一定损害，故脾胃虚弱及肝功能损害者慎用。

【药论】

1.《开宝本草》："主诸恶肿疮瘘，喉痹，蛇犬咬毒，取根研服之，亦含亦涂。"

2.《本草纲目》："凉血降火，消瘿解毒。"

3.《本草经疏》："黄药根，解少阴之热，相火自不妄动而喉痹瘳矣。蛇犬咬毒，亦血分受热所伤故也。苦寒能凉血，得土气之厚者，又能解百毒也。"

4.《本草汇言》："黄药子，解毒凉血最验，古人于外科、血证两方尝用。今人不复用者，因久服有脱发之虞，知其为凉血、散血明矣。"

【现代研究】

(一) 化学成分

本品含黄药子素A～H，8-表黄药子E乙酸酯，薯蓣皂苷元，薯蓣皂苷，薯蓣毒皂苷，2,4,6,7-四羟基-9,10-二氢菲，2,4,5,6,-四羟基菲，4-羟基-(2-反-3′,7′-二甲基-2′,6′-辛二烯基)-6-甲氧基苯乙酮，4,6-二羟基-2-*O*-(4′-羟丁基)苯乙酮，二氢薯蓣碱，鞣质等[1]。

(二) 药理作用

1. 抑菌作用　黄药子水煎液对金黄色葡萄球菌、大肠杆菌、白色念珠菌的抑制作用较好，黄药子有机溶剂提取液的抑菌作用优于水煎液[2]。黄独水浸剂对堇色毛癣菌、同心性毛癣菌、许兰黄癣菌、奥杜盎小孢子菌、星形诺卡菌等多种皮肤真菌有抑制作用[3]。

2. 抗肿瘤作用　黄药子醇提物(HYZ)对S_{180}(肉瘤)50mg/kg有一定的抑制作用，使小鼠平均瘤重明显低于对照组(生理盐水),大剂量组有显著性差异($P<0.05$)[4]。黄药子石油醚、乙醚、乙醇、水提取物均能抑制荷瘤小鼠的肿瘤生长,延长存活期[5]。黄药子石油醚提取物抑制肿瘤腹水生长,降低肿瘤腹水生成量和肿瘤细胞存活率,用药后肿瘤细胞再次传代,肿瘤腹水的形成时间显著延长[6]。

3. 抗炎作用 黄药子乙醇提取物(ET)在100、200mg/kg对二甲苯诱发的小鼠急性炎症模型有效,且避免了Aspirin用药诱发肝毒性的不良反应,其作用机制可能与抑制炎症组织内炎症因子PGE_2合成有关[7]。黄药子甲醇提取物(EEB)具有体外抑制脂多糖(LPS)刺激小鼠腹腔巨噬细胞生成NO以及iNOS表达的作用,可能是其抗炎机理之一[8]。

4. 对甲状腺肿的影响 黄药子以2%~5%的量混入饲料中,对缺碘饲料所致的大鼠甲状腺肿有治疗作用,推测黄药子的抗甲状腺肿作用可能是因其含有丰富的碘[9]。长期给药28天后,黄药子组(单味黄药子)大鼠甲状腺相对重量、血清T_4、TSH、甲状腺滤泡上皮细胞高度、滤泡腔面积与模型对照组比较无显著性差异($P>0.05$),但血清T_3高于模型对照组,且有显著性差异($P<0.05$),与正常组比较无显著性差异($P>0.05$)。提示黄药子对碘缺乏性甲状腺肿无治疗作用[10]。

此外,黄药子还有抗氧化、抗病毒、抗增殖、调节免疫等作用。

(三)临床报道

1. 治疗甲状腺腺瘤 用黄药子300g研为细末,与白酒1500g和匀,分装于4个500ml盐水瓶中,棉线扎紧瓶塞,放于铁锅中,加水后加温至60~70℃(超过70℃瓶易炸裂),4小时后取出,冷却过滤后即可。每次6ml,每日3次,睡前加服12ml。1个月为1个疗程。治疗甲状腺腺瘤48例,治愈40例,显效5例,有效1例,无效2例[11]。

2. 治疗子宫肌瘤 用黄药子、皂角刺各15g,党参35g,生牡蛎30g,当归、莪术、土鳖虫各12g,川芎、香附、乌药、红花、王不留行各10g,随证加减,每日1剂,水煎,2次分服。治疗子宫肌瘤34例,痊愈12例,显效14例,有效3例,无效5例[12]。

3. 治疗流行性腮腺炎 用黄药子5g捣碎,配于适量捣烂的仙人掌中,加95%酒精5ml调匀,外敷患处,隔日1次,连用3天。配以内服清热解毒散结中药。治疗流行性腮腺炎52例,痊愈50例,好转1例,无效1例[13]。

4. 治疗阴道尖锐湿疣 用黄药子凝胶(由中药黄药子经卡波姆、丙乙醇、三乙胺处理及乙醇提纯加工制成)涂抹病体,以能遮盖疣体为宜,2~3次/日,连用4日/周,连用3周。治疗阴道尖锐湿疣40例,治愈24例,显效6例,有效6例,无效4例。疗效明显优于疣必治软膏对照组($P<0.05$)[14]。

5. 治疗恶性肿瘤 用黄药子(黄独)两种不同提取物治疗恶性肿瘤。其中,治疗组采用有机溶剂提取物,对照组采用传统水提物,每日1次,疗程1个月。治疗组总有效率为56.7%,对照组为16.1%,具有显著性差异($P<0.05$);治疗组不良反应发生率为1.7%,对照组为32.2%,具有极显著性差异($P<0.01$)。提示黄独采用有机溶剂提取比传统水提法治疗恶性肿瘤有效率高,不良反应少[15]。

(四)不良反应

1. 毒性 用黄药子丙酮和乙酸乙酯提取物做急性毒性实验发现,高剂量组小鼠给药后30分钟内出现烦躁、痉挛、打嗝,持续10分钟至数小时,以后活动减少、呼吸急促、精神萎靡,多数小鼠给药后48小时内死亡。其95%可信限的LD_{50}分别为(7.20±1.84)g/kg和(9.22±2.57)g/kg[16]。用200%黄药子水煎剂,小鼠腹腔给药LD_{50}为25.49g/kg,口服给药LD_{50}为79.98g/

kg(按生药量计算)[17]。

2. 中毒原因及预防　黄药子中毒的主要原因是由于过量或长期服用本品所致。据统计，临床每日服黄药子生药30g，总剂量达600～1000g，出现中毒症状及肝功能异常者达53%[18]。因此，预防黄药子中毒，一要严格控制剂量。建议应控制其用量为9g以内，避免超量服用；严格控制疗程，避免长期服用引起的蓄积中毒[19]。二要定期检查肝功能。在使用黄药子及其制剂前后，必须动态观察肝功能。一旦病人出现乏力、纳差、尿黄必须及时检测肝功能，用药期间最好10～15天检测1次肝功能，发现异常须立即停药[20]。三是应在医师指导下严格掌握适应证、用法用量和禁忌证用药；对于老年、儿童及肝肾功能不佳、过敏体质等特殊人群禁用或慎用[19]。四是在运用黄药子时可配伍当归或五味子同用，以减少肝损害的发生。研究结果表明，在当归与黄药子比例为2∶1时，该比例组对黄药子引起的谷丙转氨酶(GTP)、谷草转氨酶(GOT)、碱性磷酸酶(ALP)、总胆红素(TBIL)升高及病理变化的改变有明显抑制作用[21]。五味子与黄药子配伍各剂量组对黄药子相应剂量引起的ALT升高具有较明显的改善作用[22]。

3. 中毒机理及症状　黄药子毒作用的主要靶器官或靶组织为肝和肾，靶细胞为肝细胞与肾小管上皮细胞。中毒机制主要是对肝细胞的直接损伤，使细胞内参与物质代谢的酶如G-6-P，SDH活性受抑制，致肝细胞物质代谢障碍；对肾小管的直接损害，进而引起肾功能的降低[23]。

与黄药子及其制剂相关的安全性问题主要是肝毒性。文献报道与服黄药子氯仿层萃取物引起大鼠肝脏损伤最为明显，主要表现肝细胞破坏、炎细胞浸润[24]。黄药子萃取物中二萜内酯类成分具有肝细胞毒性，电子显微镜观察可见大鼠肝细胞内脂滴和滑面内质网明显增多，线粒体肿胀、髓样改变，肝细胞表面微绒毛融合，肝血窦周围间隙结构不清。其机制可能与该成分引起线粒体的氧化损伤有关[25]。黄药子可引起小鼠GPT、GOT、ALP、TBIL值增高，GST、GSH-Px、SOD活力降低，且呈一定剂量、时间相关性。病理变化可见肝细胞疏松、肿胀、胞核溶解、融合、坏死、汇管区炎细胞浸润，小胆管水肿、增生等。其毒性产生的机理与抑制肝微粒体中抗氧化酶和药物代谢酶活性有关[26]。

黄药子中毒的患者，初期可见咽干口燥、恶心呕吐纳差、腹痛腹泻等消化系统体征，继而出现黄疸、转氨酶升高，严重者还可以出现肝肿大、腹腔积液等中毒性肝炎的症状，甚至神志不清、呼吸困难、瞳孔缩小、心肌麻痹，直至危及生命[27]。含黄药子制剂中毒患者症状出现时间最短15天，最长6个月，多发生在30～60天之间[28]。

4. 中毒救治　一旦发生毒性反应，轻者可以进行洗胃、导泻、内服药用炭、静滴葡萄糖、生理盐水、补充能量合剂、维生素B、维生素C，佐以清热利湿、退黄、健脾的中药；重者加用血制品及凝血酶原复合物。个别肝损伤重、黄疸深者加用肾上腺皮质激素或口服强的松龙60mg[29]。

参考文献

[1] 南京中医药大学. 中药大辞典(下册)[M]. 上海：上海科学技术出版社，2006：2857-2859.

[2] 胡俊峰，马永德，宋跃. 黄药子水煎液体外抗细菌作用的初步研究[J]. 黑龙江医药，2007，20(1)：13-15.

[3] 曹仁烈，孙在原，王仲德，等. 中药水浸剂在试管内抗皮肤真菌的观察[J]. 中华皮肤科杂志，1957，(4)：286-292.

[4] 陈晓莉，吴少华，赵建斌. 黄药子醇提物对小鼠移植瘤的抑瘤作用[J]. 第四军医大学学报，1998，19(3)：354.

[5] 李建恒，张杏红，迟洪华. 黄药子不同方法提取物的抗肿瘤作用研究[J]. 河北职工医学院学报，2000，

17(2):5-7.

[6] 喻泽兰,刘欣荣,Michael McCullochl,等.黄药子抗肿瘤活性组分筛选及作用分析[J].中国中药杂志,2004,29(6):563-567.

[7] 王君明,王再勇,刘海,等.黄药子乙醇提取物抗炎活性研究[J].中医学报,2010,25(6):1127-1129.

[8] 刘佳,王蝉,刘培,等.黄药子甲醇提取物对LPS诱导的小鼠腹腔巨噬细胞释放NO及iNOS表达的影响[J].贵阳中医学院学报,2008,30(2):79.

[9] 徐增莱,丁志遵.黄药子的研究概况[J].中草药,1998,29(2):125-128.

[10] 吴宁,高天舒,李静.黄药子对甲状腺肿大鼠模型影响的实验研究[J].中国临床药理学杂志,2008,24(1):63-67.

[11] 马祥荣.黄药子酒治疗甲状腺腺瘤48例[J].浙江中医杂志,1996,31(9):396.

[12] 王俊鉴.黄药子消症汤治疗子宫肌瘤临床观察[J].实用中西医结合杂志,2002,2(5):31.

[13] 张红卫.黄药子外敷治疗流行性腮腺炎52例临床体会[J].实用医技杂志,2007,14(23):3182-3183.

[14] 王丽群,黄玲惠,马慧娟,等.黄药子凝胶剂治疗阴道尖锐湿疣的临床疗效观察[J].中国现代药物应用,2007,1(1):8-9.

[15] 李建恒,潘颖,于炳旗.黄独不同溶剂提取物治疗恶性肿瘤临床疗效对比研究[J].河北职工医学院学报,2002,19(4):1-2.

[16] 胡振英,史彦斌,罗永红,等.黄药子的体外抑菌及毒性实验[J].动物医学学报,2005,26(10):86-88.

[17] 宋崇顺,刘娴芳,杜玉堂,等.黄药子对肝肾毒性的初步实验[J].中药通报,1983,8(4):34-36.

[18] 杜贵友,方文贤.有毒中药现代研究与合理应用[M].北京:人民卫生出版社,2003:924-929.

[19] 翟为民,张力.黄药子的安全性评价与风险控制措施探讨[J].中国中药杂志,2010,35(17):2355-2359.

[20] 程芳.黄独致中毒性肝炎8例报告[J].江苏中医,1995,16(7):9.

[21] 陈永兰,孟楣,罗欢.黄药子炮制前后4个主要指标变化的研究[J].中医药临床杂志,2010,22(10):887-889.

[22] 杨辉,李多娇,王彦云,等.五味子影响黄药子肝肾毒性的实验观察[J].临床药物治疗杂志,2008(1):29-31.

[23] 苏莉,朱建华,陈利宝,等.亚急性黄药子中毒的实验病理学研究[J].法医学杂志,2003,19(2):81-83.

[24] 谭兴起,阮金兰,陈海生,等.黄药子的肝脏毒性研究[J].中国中药杂志,2003,28(7):661.

[25] 王加志,刘树民,赵艳,等.黄药子中二萜内酯类成分对大鼠肝细胞损作用的实验研究[J].药物不良反应杂志,2009,11(1):13-16.

[26] 李玉洁,刘树民,罗明媚,等.黄药子对小鼠肝脏毒性的表达及其机理研究[J].中国实验方剂学杂志,2005,11(1):40-42.

[27] 杨辉,苑景春.黄药子的临床应用和不良反应综述[J].北京中医,2004,23(2):102-104.

[28] 杨辉,李冀湘,崔向青,等.含黄药子制剂的临床应用及不良反应综述[J].临床误诊误治,2006,19(2):85-87.

[29] 刘树民,李玉洁,张应成.黄药子的现代临床应用及其毒性研究[J].中医药学报,2002,30(2):68-70.

胖大海 Pangdahai

【别名】 安南子、大洞果(《本草纲目拾遗》),通大海(《兽医国药及处方》),大海子(《药物出产辨》),大海(《中药志》),膨大海(《中药商品学》)。

【来源】 胖大海,始载于《本草纲目拾遗》。因本品遇水膨大,如海绵,故名。为梧桐科植物胖大海 *Sterculia lychnophora* Hance 的干燥成熟种子。主产于越南、泰国、印度尼西亚及马来西亚等国，我国广东、海南、云南西双版纳已有引种。

【采收炮制】 4～6 月当果实成熟开裂时，采收种子，晒干。生用。

【商品规格】 为进口商品。以个大、质坚、棕色、有细皱纹及光泽者为佳。其中产于越南者品质最佳，产于泰国者稍次，产于马来西亚者较次。

按《中国药典》(2010 年版一部)规定：本品含水分不得过 16.0%。

【药性】 甘，寒。归肺、大肠经。

【功效】 清热润肺，利咽开音，润肠通便。

【应用】

1. 肺热声哑、干咳咽痛　本品甘寒质轻，主归肺经，长于开宣肺气，清泄肺热，又能利咽开音。因其力较弱，宜于肺热所致之轻症。用于外感风热，肺热内郁之干咳无痰，咽喉燥痛，声音嘶哑，可单味泡服，或与甘草同用，炖茶饮服，如《慎德堂方》治干咳失音方。若肺热较甚，咽痛较重者，可配金银花、玄参等清热解毒利咽药同用。

2. 热结便秘、头痛目赤　本品甘寒清润，功能润肠通便，兼能清泄火热，适用于热结便秘，兼有头痛、目赤、牙痛等火热炎上的病证。若证属轻者，可单用本品泡服即可；证属重者，可与大黄、芒硝等泻热通便药同用。

【用法用量】 沸水泡服或煎服，2～3 枚。

【使用注意】 肺寒咳嗽及脾虚便溏者不宜用。

【药论】

1.《本草纲目拾遗》："治火闭痘，服之立起。并治一切热证劳伤，吐衄下血，消毒去暑，时行赤眼，风火牙痛，虫积下食，痔疮漏管，干咳无痰，骨蒸内热，三焦火证，诸疮皆效。"

2.《本草正义》："善于开宣肺气，并能通泄皮毛，风邪外闭，不问为寒为热，并皆主之。抑能开音治瘖，爽嗽豁痰。"

3.《全国中草药汇编》："清肺热，利咽喉，清肠通便。治慢性咽炎，热结便秘。"

【现代研究】

(一) 化学成分

本品含胖大海多糖：鼠李糖、阿拉伯糖和半乳糖，三者的含量摩尔比例依次为 1∶2.51∶1.28[1]。脂肪酸：亚油酸(37.96%)、软脂酸(24.77%)、油酸(19.77%)和硬脂酸(5.01%)[2]。

(二) 药理作用

1. 抗炎作用　国产和引进胖大海均有明显抗炎作用，在药效强度上无明显差异($P>0.05$)。小剂量时即与氢化可的松组(10mg/kg)的作用相同，但口服无效。提示胖大海抗炎活性成分不能经肠道吸收。研究发现，多糖为国产胖大海的抗炎活性成分[3]。

2. 抗菌作用　胖大海和呋喃唑酮在相同药物浓度下对痢疾杆菌、大肠杆菌的抑杀作用均无显著差异($P>0.05$)，胖大海对痢疾杆菌和大肠杆菌的杀伤强度亦无显著差别($P>0.05$)[4]。

3. 促进肠蠕动作用　国产和引进胖大海均有明显增强小肠蠕动作用，其中，国产胖大海促进蠕动的强度(推进率 0.93±0.03)高于引进胖大海(推进率 0.66±0.06)，有明显差异($P<0.05$)。

4. 防治尿石症作用　胖大海提取液在体外能抑制草酸钙结晶生长指数从 48.2%降至 25.8%，能抑制大鼠肾内草酸钙结晶的生长和聚集，一水草酸钙含量从 5.26mg/g 减至 1.51mg/g 干肾组织($P<0.01$)；尿石症患者尿 GAGs 含量从 29.27mg/24h 提高到 35.94mg/24h($P<0.05$)。提示胖大海在体内外对草酸钙结晶形成有明显抑制作用，能增

加尿石症病人尿中 GAGs 排泄量，对防治尿石症及其复发有应用价值[5]。

（三）临床报道

1. 治疗慢性咽喉炎　用胖大海清凉润喉泡剂（胖大海、木蝴蝶、栀子、菊花、桔梗、甘草、麦冬、参叶、冬果梨），成人每日 2 次，每次用 1 包，开水浸泡至呈茶褐色时频频服用，如水液呈无色无味时换一包再泡再服。10 岁以下儿童减半。5 天为 1 个疗程，3 个疗程为 1 个观察周期，并与阿莫西林（对照组）进行比较。结果：治疗组 112 例，治愈 23 例，好转 78 例，无效 11 例。显效率为 20.5%，有效率 69.6%，无效率为 9.8%。与阿莫西林组相比，疗效有显著性差异（$P<0.05$）[6]。

2. 治疗腹泻　胖大海成人 15～20g，小儿适当减量。若大便以血为主加等量冰糖或白糖，如大便以脓为主加等量红糖。一般肠炎或黑绿稀水便均加红糖。用开水泡 60 分钟后即可饮服，隔 3 小时再加开水泡 1 小时后去掉皮和核，均可吞服。小儿可随时服，连服 3 天，一般均可治愈。服此药期间不需加对症处理的药物。治疗腹泻 560 例，总有效率达 100%，治愈率达 78%[7]。

3. 治疗红眼病　每次用胖大海 2 粒，清水洗净后用适量清水浸泡，使其充分膨胀，然后去核搅拌成烂泥状，睡时外敷于眼，并用纱布块适当固定即可，每晚敷 1 次，连敷 3 晚，在治疗期间停用其他疗法。治疗红眼病 30 例，敷 1 晚红眼消失者 6 例，敷 2 晚红眼消失者 21 例，敷 3 晚红眼消失者 3 例。治愈率为 100%[8]。

参考文献

[1] 陈建民，李文魁，沈一行，等. 胖大海中多糖的成分分析和含量测定[J]. 中药材，1994，17(8)：32-33.

[2] 王如峰，杨秀伟，马超美，等. 胖大海中脂肪酸成分的气-质联用分析[J]. 中国中药杂志，2003，28(6)：533-535.

[3] 杜力军，孙绍美，於兰，等. 国产与进口胖大海对小鼠抗炎和小肠推进作用比较[J]. 中药材，1995，18(8)：409-410.

[4] 余传星，朱玲. 胖大海治疗菌痢的实验研究[J]. 中医药研究，1997(1)：46-48.

[5] 张石生，刘国栋，何家扬，等. 胖大海抑制草酸钙结晶形成的实验结果与临床观察[J]. 中华泌尿外科杂志，1996，17(1)：51-53.

[6] 张兆芳. 胖大海清凉润喉泡剂治疗慢性咽喉炎 112 例[J]. 中医药学刊，2003，21(10)：1649.

[7] 安忠兰，王尚德，任保成. 胖大海治疗腹泻 560 例临床观察[J]. 中医药研究，1994，(5)：12.

[8] 黄平. 胖大海外治红眼病的新发现[J]. 中医外治杂志，1995，(5)：16.

礞石　Mengshi

【别名】 礞石、青礞石（《嘉祐本草》），金礞石、烂石、酥酥石（《中药志》）。

【来源】 礞石，始载于《嘉祐本草》。为变质岩类黑云母片岩或绿泥石化云母碳酸盐片岩，及蛭石片岩或水黑云母片岩。前者称“青礞石”，主产于江苏、浙江、湖南、湖北、四川等地；后者称“金礞石”，主产于河南、山西、河北等地。

【采收炮制】 全年可采，采挖后除去杂石和泥沙。生用或煅用。

【商品规格】 统货。

【药性】 甘、咸，平。归肺、心、肝经。

【功效】 坠痰下气，平肝镇惊。

【应用】

1. 顽痰胶结、咳逆喘急　本品味咸平入肺，质重沉坠，长于下气消痰，为"利痰圣药"，善治顽痰、老痰胶痼之症。用于实热顽痰，咳逆喘急，痰壅难咯，大便秘结者甚为相宜，如《养生主论》礞石滚痰丸，即君以本品，并与沉香、黄芩、大黄等下气降火药同用，使痰火下降，则诸恙荡除。

2. 癫狂惊痫　本品入肝经，味甘缓急，既能攻消痰积，又能平肝镇惊，为治惊痫之良药。用于痰热化风引起的急惊风，症见发热惊厥，痰壅气促者，可用煅礞石为末服，薄荷自然汁入蜜调服，多有效验，如《婴孩宝鉴》夺命散。

此外，本品尚能消食攻积导滞，用于食积诸证。如《太平圣惠方》礞石丸以之与木香、巴豆等利气攻积除癥之品同用，治妇人食癥，块久不消，攻刺心腹疼痛者；《杨氏家藏方》金宝神丹以之与涩肠止泻之赤石脂为伍，用于饮食过多，脏腑滑泄，久积久痢等；《方氏脉症正宗》以之与枳实、木香、白术等行气消积药同用，治大人小儿食积成痰，胃实多眩晕者。

【用法用量】多入丸散服，3～6g。煎汤 10～15g，布包先煎。

【使用注意】本品重坠性猛，非痰热内结不化之实证不宜使用。脾胃虚弱、小儿慢惊及孕妇忌用。

【药论】

1.《嘉祐本草》："治食积不消，留滞在脏腑，宿食癥块久不瘥，及小儿食积羸瘦，妇人积年食癥，攻刺心腹。"

2.《本草纲目》："青礞石，其性下行。肝经风木太过，来制脾土，气不运化，积滞生痰，壅塞上中二焦，变生风热诸病，故宜此药重坠。制以消石，其性疏快，使木平气下，而痰积通利，诸证自除。汤衡《婴孩宝鉴》言礞石乃治惊利痰之圣药，吐痰在水上，以石末糁之，痰即随水而下，则其沉坠之性可知。然止可用之救急，气弱脾虚者，不宜久服。"

3.《本草经疏》："礞石禀石中刚猛之性，体重而降，能消一切积聚痰结，消积滞，坠痰涎，诚为要药。然而攻击太过，性复沉坠，凡积滞癥结脾胃壮实者可用，如虚弱者忌之；小儿惊痰食积实热，初发者可用，虚寒久病者忌之。如王隐君制滚痰丸，谓百病皆生于痰，不论虚实寒热概用，殊为未妥。不知痰有二因，因于脾胃不能运化积滞生痰，或多食酒面湿热之物，以致胶固稠粘，咯唾难出者用之，豁痰利窍，除热泄结，应如桴鼓；因于阴虚火炎，煎熬津液，凝结为痰，或发热声哑，痰血杂出者，如误投之，则阴气愈虚，阳火反炽，痰热未退而脾胃已为败矣，可见前人立方不能无弊，是在后人善于简择耳。"

4.《本草问答》："礞石，必用火硝煅过，性始能发，乃能坠痰，不煅则石质不化，药性不发，又毒不散，故必用煅。"

【现代研究】

（一）化学成分

黑云母片岩主含钾、镁、铁、铝的硅酸盐，尚含钛、钙、锰等杂质；金礞石主含钾、镁、铝的硅酸盐，亦含钒。

（二）临床报道

1. 治疗精神分裂症　用青礞石、夜交藤、磁石各 30g，柴胡、枳实各 15g，白芍、云苓、石菖蒲、郁金各 20g，陈皮、白矾、甘草各 10g，半夏、胆南星各 12g。1 日 1 剂，水煎服，30 天为一疗程，一般治疗 3～5 个疗程。治疗精神分裂症 67 例，痊愈 54 例，显效 8 例，进步 5 例，总有效率为 100%[1]。

2. 治疗癫痫　用礞石愈痫丸（青礞石、赭石、石菖蒲、天南星、天竺黄、路路通、半夏、远志、陈皮、茯苓、厚朴、苏子、槟榔、大黄、琥珀、郁金、生蒲黄、竹茹、猪胆汁）。成人每次口服6g，每日3次；未成年人及年老体弱者酌减。治疗癫痫196例，治愈38例，显效66例，好转72例，无效20例[2]。

3. 治疗性欲亢进症　用礞石24g，知母（盐炒）12g，黄柏（盐炒）、生大黄（后入）各9g，泽泻15g。并随证化裁。水煎，每日1剂，分早、晚2次空腹服。治疗性欲亢进症820例，痊愈739例，有效78例，无效3例，治愈率90.12%[3]。

4. 治疗消化性溃疡　用煅青礞石20g，大黄、乌贼骨各9g，条黄芩12g，沉香（冲服）4g，随证加减，水煎，早晚2次口服，日1剂。治疗消化性溃疡40例，治愈17例，显效11例，好转10例，无效2例[4]。

参考文献

[1] 杨晓，江宏革，陶晓燕. 礞石汤治疗精神分裂症67例[J]. 实用中医药杂志，2001，17(8)：9.

[2] 刘道清，王树谦. 礞石愈痫丸治疗癫痫196例[J]. 中国中西医结合杂志，1996，16(12)：750-751.

[3] 房颖，刘昌青. 礞石知柏黄泽汤治疗性欲亢进症820例[J]. 实用中医药杂志，2006，22(5)：280.

[4] 樊遂明，马冬梅. 礞石滚痰汤治疗消化性溃疡40例[J]. 河南中医药学刊，1997，12(5)：42-43.

猴枣　Houzao

【别名】 猴子枣、羊肠枣（《药物出产辨》），猴丹（《中国医学大辞典》），申枣（《药材资料汇编》），域枣（《中药材手册》），猴结石（《中国药材商品学》）。

【来源】 猴枣，始载于《饮片新参》。为猴科动物猕猴 *Macaca mulatta* Zimmermann 等的胃肠结石。猴枣主要为进口，按来源分为“印度猴枣”和“域枣”，前者来自印度，后者来自马来西亚。我国广西、台湾、西藏、四川亦产。

【采收炮制】 四季均可捕捉，捕杀后，剖腹，取出胃肠中的结石，于通风处晾干。取原药材，砸开后，去除杂质，研极细粉，过100目筛。

【商品规格】 一般为统货。

猴枣的水分应在4.5%以下（烘干法）[1]。

【药性】 苦、咸，寒。归心、肺、肝经。

【功效】 清热镇惊，豁痰定喘，解毒消肿。

【应用】

1. 痰热喘咳，小儿惊风　本品苦寒，长于清心定惊，息风止痉，豁痰定喘，尤为“治热痰最灵捷之圣药”（《药物出产辨》）。主要用于痰热壅盛所致的小儿高热惊风，痰多气急，喘声如锯，烦躁不宁，常与羚羊角、青礞石、天竺黄等同用，如《上海市中药成药制剂规范》猴枣散。

2. 瘰疬痰核　本品咸寒，清热解毒，化痰软坚。用于痰火郁结，瘰疬痰核，常与玄参、贝母、夏枯草等同用，以增强软坚散结之效。

【用法用量】 研细末服，0.3～1g，不入煎剂。外用适量，醋磨涂。

【使用注意】 寒痰及无实热者忌用。

【药论】

1.《饮片新参》：“治虚喘，化痰纳气，治惊痫。”

2.《中国医学大辞典》：“治惊痫，小儿急惊，痰厥，热痰。疗痈疽，瘰疬，痰核，横痃。”

3.《药物出产辨》：“猴枣，生于老猿猴之胃及肝胆间，缘猿猴常食各种山果，积年累月，其精液所结成为石者，形如枣，犹如牛之生黄，狗之生宝。故治效亦相类也。猴枣为治热痰最灵捷之圣药，功胜西黄八宝散，暨诸祛热痰药。”

4.《广西药用动物》：“清热镇惊，豁痰定喘，解毒，消肿。主治痰热惊痫，小儿急惊，瘰疬。”

【现代研究】

（一）化学成分

本品主含谷氨酸、天冬氨酸、缬氨酸、苯丙氨酸等16种氨基酸，磷、钠、钾、镁、钙、铅等24种无机元素[2]。

（二）药理作用

猴枣牛黄散对伤寒菌苗引起的家兔和大鼠发热有明显的解热作用，对氨水刺激引起的小鼠咳嗽有明显的镇咳作用，且与磷酸可待因比较无显著性差异，对药物所致的豚鼠痰多、哮喘、肌肉抽搐有较好的抑制作用[3]。

（三）临床报道

1. 治疗癫痫　用猴枣12g，羚羊角、沉香、磁石、硼砂各3g，天竺黄、石菖蒲各9g，川贝母6g，麝香1.3g，全蝎1g，琥珀2g，共研细为末。1岁以下口服0.36g，每日1次；1～3岁口服0.36g，每日2次；4～14岁口服0.36g，每日3次；15～25岁口服0.72g，每日2次；26～42岁口服0.36g，每日3次。治疗癫痫41例，痊愈12例，显效8例，有效15例，无效6例[4]。

2. 治疗呼吸系统疾病　临床以猴枣为主配方广泛用于呼吸系统疾病取得较好疗效。如用猴枣散，未满周岁0.18g/次，2次/日；1岁以上0.36g/次，2次/日。治疗急性支气管炎200例，急性肺炎120例，结果：急性支气管炎痊愈80例，显效76例，有效32例，无效12例；急性肺炎痊愈52例，显效38例，有效16例，无效14例[3]。用猴枣散，每次0.12g，口服，每日3次。1周为1个疗程。治疗儿童支气管哮喘38例，治愈18例，有效17例，无效3例[5]。在常规治疗（对照组）的基础上，加用珠珀猴枣散治疗反复呼吸道感染，总有效率为95%。疗效明显优于对照组（$P<0.05$ 或 $P<0.01$）[6,7]。

参考文献

[1] 叶桥，黄文青. 猴枣的商品规格及其鉴别[J]. 中药材，1995，18(11)：555-557.

[2] 张贵君. 现代中药材商品通鉴[M]. 北京：中国中医药出版社，2001：2675-2677.

[3] 徐文流，余善强. 猴枣牛黄散治疗痰热壅肺证疗效总结[J]. 中药材，2001，24(2)：153-155.

[4] 任方雄. 猴枣散治疗癫痫41例[J]. 实用中医药杂志，1995(5)：14-15.

[5] 张敏. 猴枣散治疗儿童支气管哮喘38例[J]. 上海中医药杂志，2006，40(11)：42.

[6] 罗海燕. 珠珀猴枣散治疗小儿反复呼吸道感染40例临床观察[J]. 中医药导报，2010，16(3)：19-20.

[7] 陈丽. 珠珀猴枣散治疗小儿上呼吸道感染疗效观察[J]. 儿科药学杂志，2006，12(3)：56-57.

（周祯祥　李晶晶）

第三节　止咳平喘药

本节药物多为辛宣苦降之品，分别具有宣肺祛痰、润肺止咳、降气平喘等功效。适用于外感、内伤等多种原因所致的咳嗽喘息的病证。咳喘的表现及病因较为复杂，有外感内伤之别，寒热虚实之异。外感为六淫乘袭，如风寒袭肺、风热袭肺、燥热袭肺；内伤者，又多因饮食、劳伤、情志、久病所致，并有虚实之分。有邪者为实，如湿痰、寒痰、热痰、燥痰阻肺，肺失宣降；无邪者属虚，如肺阴亏耗，虚火灼肺，或肺肾双虚，摄纳无权，皆可导致咳嗽气喘之症。总之，咳喘有表里、寒热、虚实的不同，临床应用止咳平喘药时，必须针对不同病因，恰当选择配伍药物，方可奏效。

苦杏仁　Kuxingren

（附：甜杏仁）

【别名】杏核仁（《神农本草经》），杏子（《伤寒论》），木落子（《石药尔雅》），杏梅仁（《浙江中药手册》），北杏仁、山杏仁、光杏仁（《中国药材商品学》）。

【来源】杏仁，始载于《神农本草经》，列为中品。为蔷薇科落叶乔木植物山杏 *Prunus armeniaca* L. var. *ansu* Maxim.、西伯利亚杏 *Prunus sibirica* L.、东北杏 *Prunus mandshuriac*（Maxim.）koehne 或杏 *Prunus armeniaca* L. 的干燥成熟种子。我国北方地区多有生产，如山西、陕西、河北、内蒙古、辽宁、吉林、山东等地。野生与栽培均有。

【采收炮制】夏季采收成熟果实，除去果肉及核壳，取出种子，晒干。生用或炒用，用时捣碎。

【商品规格】按种子大小肥瘦分为一、二、三等。以身干、颗粒均匀、饱满、整齐、不破碎者为佳。

按《中国药典》（2010 年版一部）规定：本品含苦杏仁苷（$C_{20}H_{27}NO_{11}$）不得少于 3.0%。

【药性】苦，微温；有小毒。归肺、大肠经。

【功效】降气止咳平喘，润肠通便。

【应用】

1. 咳嗽气喘　本品主入肺经，味苦而降，且兼疏利开通之性，于降肺气之中又兼宣肺之功，功能止咳平喘，为治咳喘之要药。用于风寒袭肺，咳喘痰多，鼻塞声重，常与麻黄、甘草配伍，如《太平惠民和剂局方》三拗汤；若外感凉燥，咳嗽鼻塞，多与苏叶、半夏、茯苓等配用，如《温病条辨》杏苏散；若风热咳嗽，痰黄而稠，可与桑叶、菊花、桔梗等伍用，如《温病条辨》桑菊饮；若外感温燥，干咳少痰，又与桑叶、贝母、沙参等配伍，如《温病条辨》桑杏汤；若痰热壅肺，咳嗽气喘，则与麻黄、石膏、甘草同用，如《伤寒论》麻黄杏仁甘草石膏汤；若肺气不足，痰气壅阻，上气喘急，可与人参、桃仁、桑白皮配伍，如《太平惠民和剂局方》杏参散。

2. 胸膈痞闷　本品有宣肺祛痰、下气宽胸之功。用于痰饮内停，阳气不宣，胸痹短气，常与茯苓、甘草配伍，如《金匮要略》茯苓杏仁甘草汤；若痰湿内阻，胸膈痞闷，多与滑石、半夏、郁金等同用，如《温病条辨》杏仁滑石汤及《暑病证治要略》杏仁宣郁汤。

3. 肠燥便秘　本品含油脂而质润，味苦而下气，故能润肠通便。用于阴虚津枯，肠燥便秘，常与柏子仁、松子仁、郁李仁等同用，如《杨氏家藏方》五仁丸；若气虚津少，肠燥便秘，又与火麻仁、枳实、芍药等配用，如《伤寒论》麻子仁丸；若血虚气滞，大便秘涩，多与火麻仁、阿胶、陈皮等配伍，如《仁斋直指方》润肠丸。

【用法用量】煎服，5～10g，宜打碎入煎，生品入煎剂宜后下。

【使用注意】本品有小毒，用量不宜过大；婴儿慎用。

【鉴别用药】杏仁与麻黄，二药皆入肺经而具止咳平喘之效。然麻黄发散风寒、宣肺定喘；而杏仁降气止咳平喘。二药一宣一降，常相须为用。此外，麻黄兼利水道而消肿满；杏仁润大肠而治肠燥，通前后之异也。

【药论】

1.《神农本草经》:"主咳逆上气雷鸣,喉痹,下气,产乳金疮,寒心奔豚。"

2.《长沙药解》:"肺主藏气,降于胸膈而行于经络,气逆则胸膈闭阻而生喘咳,藏病而不能降,因以痞塞,经病而不能行,于是肿痛。杏仁疏利开通,破壅降逆,善于开痹而止喘,消肿而润燥,调理气分之郁,无以易此。"

3.《本草求真》:"杏仁,既有发散风寒之能,复有下气除喘之力,缘辛则散邪,苦则下气,润则通秘,温则宣滞行痰。杏仁气味俱备,故凡肺经感受风寒,而见喘嗽咳逆、胸满便秘、烦热头痛,与夫蛊毒、疮疡、狗毒、面毒、锡毒、金疮,无不可以调治。"

4.《本草便读》:"凡仁皆降,故(杏仁)功专降气,气降则痰消嗽止。能润大肠,故大肠气闭者可用之。考杏仁之性似无辛味,似乎止有润降之功,而无解散之力,但风寒外束,肺气壅逆,不得不用此苦降之品,使之顺而表方得解,故麻黄汤用之,亦此意耳。"

【现代研究】

(一)化学成分

苦杏仁的种子均含有苦杏仁苷。苦杏仁苷受杏仁中的苦杏仁酶和樱叶酶等β-葡萄糖苷酶的水解,依次生成野樱皮苷和扁桃腈,再分解生成苯甲醛和氢氰酸。苦杏仁含脂肪油(杏仁油)含量为50.1%。其中油酸、亚油酸含量最高,其次是棕榈酸、硬脂酸、亚麻酸、十四烷酸、棕榈油酸和廿碳烯酸。尚含有挥发性成分,主要有苯甲醛、芳樟醇等。苦杏仁中还含有蛋白质和氨基酸。

(二)药理作用

1. 镇咳平喘作用　苦杏仁中的苦杏仁苷在体内能慢慢分解,逐渐产生微量氢氰酸。服用小量杏仁,能起到轻度抑制呼吸中枢,而达镇咳、平喘作用。炒苦杏仁、生后下苦杏仁、焯苦杏仁、生苦杏仁均对氨水引起的小鼠咳嗽具有非常明显的止咳作用,均能减少枸橼酸引起的豚鼠咳嗽次数,延长咳嗽潜伏期;均能延长2%溴化乙酰胆碱和0.4%组胺双盐酸盐引起的豚鼠呼吸痉挛潜伏期[1]。

2. 对消化系统的作用　实验研究发现,苦杏仁苷具有较好的抗溃疡作用。苦杏仁苷能够降低冷浸法所致小鼠胃溃疡的溃疡指数,抑制小鼠束缚-冷冻应激性胃溃疡;苦杏仁苷能够减少醋酸烧灼法所致大鼠胃溃疡的溃疡面积,促进大鼠醋酸烧灼溃疡愈合;苦杏仁苷能够减少幽门结扎所致的大鼠胃溃疡的溃疡面积,能够抑制胃蛋白酶的活性,但苦杏仁苷对胃液量、游离酸度、总酸度没有影响[2]。

3. 抗炎止痛作用　有研究表明杏仁蛋白对角叉菜胶引起的足肿胀有明显的疗效[3]。杏仁能有效地降低炎症时毛细血管的通透性,减少炎性渗出液的生成,改善血液循环,促进炎症吸收。实验表明,苦杏仁苷能抑制佐剂性炎症[4]。

4. 抗肿瘤作用　苦杏仁苷具有良好的抗肿瘤作用,被用做治疗癌症的辅助药物。苦杏仁苷及其水解所产生的氢氰酸和苯甲醛体外实验均被证明有抗癌作用,癌细胞内硫氢化酶较正常细胞少,因此,对苦杏仁苷水解释放出氢氰酸的解毒能力较差[5]。将苦杏仁苷按不同剂量给移植性肝癌小鼠腹腔注射10～14天,其肝癌治愈率分别为72.0%、60.8%、61.0%。移植性肝癌小鼠肝脏微粒体细胞色素P-450含量比正常小鼠显著下降,当苦杏仁苷给药10天,肿瘤生长被抑制的小鼠P-450含量达到正常水平[6]。

5. 抗氧化作用　用超临界法提取经分离纯化后的杏仁油,喂灌高血脂大鼠1个月,结果表明,杏仁油可不同程度提高高血脂大鼠肝、心、肾SOD的活性,降低由高血脂引起的组织 MDA 含量增高效应，表明杏仁油对高血脂大鼠的肝、心、肾具有抗氧化保护作用[7]。此外实验证实，杏仁油还具有一定的清除自由基的能力[8]。

6. 免疫增强作用　苦杏仁苷对人淋巴细胞增殖及其分泌细胞因子有影响，研究证实，苦杏仁苷能显著促进 PHA 诱导的人外周血 T 淋巴细胞增殖，并可促进经 PHA 刺激的外周血淋巴细胞分泌 IL-2 和 γ-IFN，而抑制其分泌 TGF11，从而发挥免疫增强作用[9]。

7. 其他　有研究表明杏仁中具有脂肪油，可以使皮肤角质层软化，有润燥护肤的作用，杏仁可有效地保护神经末梢血管和组织不被细菌侵袭。杏仁水解产生的氢氰酸能抑制体内的酪氰酸酶，具有消除色素沉着的作用[10]。苦杏仁苷可在一定程度上延长肾移植大鼠的存活时间[11]。

(三) 临床报道

1. 治疗气管炎　由蟾蜍、苦杏仁、黄芪、前胡等 9 味药材制成的复方蛤青注射液，具有补气敛肺、止咳平喘等功效，用于肺虚咳嗽，气喘痰多以及老年慢性气管炎等的治疗[12]。

2. 治疗小儿哮喘　临床上用五虎汤加减：麻黄 12g、杏仁 12g、石膏 40g、甘草 9g、桑白皮 15g、生姜 15g、细辛 5g，治疗小儿哮喘，具有宣肺平喘之功效，治疗痰热型哮喘[13]。

3. 治疗上呼吸道感染　由紫苏叶、前胡、桔梗、苦杏仁、麻黄、甘草、陈皮、半夏(制)、茯苓、枳壳(炒)、黄芩等 11 味药材组成的通宣理肺丸，用于感冒咳嗽、发热恶寒、鼻塞流涕、头痛无汗、肢体酸痛，疗效显著[14]。

4. 治疗手足口病　用银翘散去牛蒡子加杏仁滑石方合季德胜蛇药治疗小儿手足口病，疗效明显[15]。

5. 治疗高热症　运用柴胡杏仁汤治疗寒温合病的疑难性高热症，效果良好[16]。

6. 治疗宫颈糜烂　用杏仁油棉球阴道给药治疗 108 例宫颈糜烂患者，结果治愈率 53.7%，总有效率 98%，杏仁油治疗宫颈糜烂疗效显著[17]。由苦杏仁、白矾、蜂蜜等药材组成的止带消糜栓，用于治疗带下量多、宫颈糜烂等疾病，苦杏仁作为其中的君药[18]。

(四) 不良反应

1. 毒性　苦杏仁苷的小鼠静注 LD_{50} 为 25g/kg，大鼠静注 LD_{50} 为 25g/kg，腹腔注射的 LD_{50} 为 8g/kg。口服的 LD_{50} 为 0.6g/kg。小鼠、兔、犬静注和肌注的 MTD 均为 3g/kg，口服均为 0.075g/kg；人静注为 5g(约 0.07g/kg)。人口服苦杏仁 55 枚(约 60g)，含苦杏仁苷约 1.8g(约 0.024g/kg)可致死。苦杏仁苷口服的毒性比静注大 40 倍左右[19]。炒苦杏仁口服的 LD_{50} 为 10.78mg/kg，焯苦杏仁口服的 LD_{50} 为 14.88mg/kg，生后下苦杏仁口服的 LD_{50} 为 15.99mg/kg[1]。

2. 中毒机理及症状　苦杏仁中苦杏仁苷经胃酸或苦杏仁酶和洋李苷酶等作用，放出氢氰酸及苯甲醛等。在体内氰基(CN)与细胞色素氧化酶中 Fe^{3+} 结合，生成氰化高铁细胞色素氧化酶，使细胞色素氧化酶失去传递电子的功能，致呼吸链中断，引起细胞内窒息。中枢神经系统先兴奋后麻痹，呼吸麻痹是主要死亡原因[20,21]。

大多在食后 1～2 小时内出现症状。早期主要表现为消化道刺激症状，口中苦涩，恶心，呕吐，腹痛，腹泻，常为水样便。可伴有头痛、眩晕，烦躁不安，心悸，血压升高，呼吸困难，口唇发绀，全身无力。有的四肢远端疼痛，感觉迟钝，腱反射减弱或消失。严重中毒者可突然晕倒，呼吸急促、微弱，有杏仁味，发绀。瞳孔散大，对光反应消失，牙关紧闭，强直性或阵发性惊厥，血压下降，四肢厥冷，潮式呼吸，呼吸中枢麻痹而死亡。呈“电击型”者，可在几分钟内死亡[20,21]。

3. 中毒原因及预防　苦杏仁中毒的主要原因：一是未经炮制，生品内服；二是过量服用；三是与麻醉、镇静止咳之西药或具有收敛作用的中药同用，导致严重的呼吸抑制。所以为预防苦杏仁中毒的发生，要做到：①加强卫生宣传，苦杏仁有毒，教育儿童不要生吃。医用苦杏仁必须慎重处方，切忌自购服用；②注意炮制，须经加热煮熟，以除其毒性。不宜做散剂冲服；③控制用量，切不可多服。大剂量用药时应常查心电图，因心电图上的毒性反应较毒性症状出现为早；④注意配伍，杏仁一般不宜与收敛药配伍，以防影响药物的体内排泄，加深中毒。亦不宜与麻醉、镇静止咳之西药合用，以免引起严重的呼吸抑制。

4. 中毒救治

(1) 一般疗法：按氰化物中毒处理。特效救治是采用各种产生变性血红蛋白（含 Fe）的药物。主要有亚硝酸盐与硫代硫酸钠联合应用法。首先立即吸入亚硝酸异戊酯，取 1～2 支击碎倾入手帕于口鼻前吸入，每 1～2 分钟一次，可连续用 5～6 支。尽快准备好 3%亚硝酸钠注射液，按 6～12mg/kg 体重静脉注射，注射速度以每分钟 2～3ml 为宜，一旦血压下降，立即肌注肾上腺素。注射后即用原针头换注 25%～50%硫代硫酸钠，注射速度要慢，成人每次 25～50ml，小儿用 20%硫代硫酸钠，每次按 0.25～0.5mg/kg 计。如症状仍未改善，则在 1 小时后重复给药一次。在没有亚硝酸钠等药物时可采用亚甲蓝（美蓝），但疗效较差。近来认为依地酸二钴等有机钴盐类对治疗氰化物中毒有效，一般用 3%溶液，剂量为 5～15mg/kg 体重，加入 50%葡萄糖溶液 40～60ml 中缓慢静注。为增强疗效，还可在其后静注 50%硫代硫酸钠溶液 25～50ml。此外，静脉滴注高渗葡萄糖及大量维生素 C 也可起到治疗作用。对症处理亦很重要。有抽搐时，可选用地西泮、苯巴比妥钠、水合氯醛、氯丙嗪等；呼吸衰竭可以给氧及呼吸兴奋剂；循环衰竭给予强心剂及升压药等。并可根据毒物进入胃肠道时间决定是否采用洗胃或灌肠方法[21,22]。

(2) 中医疗法：用杏树皮 60g，削去外皮，加水 200ml，煮沸 20 分钟，温服；杏树根 60～90g，煎汤内服，每 4 小时一次；生萝卜或白菜 1000～1500g，捣烂取汁，加糖适量，频频饮之；甘草、大枣各 120g，水煎服；绿豆 60g，水煎加砂糖内服；桂枝、乌药、赤芍各 9g，红花、桃仁各 15g，朱砂 1.5g（冲），水煎，早晚分服。

参考文献

[1] 李贵海，董其宁，孙付军. 不同炮制对苦杏仁毒性及止咳平喘作用的影响[J]. 中国中药杂志，2007，3(12)：1247-1250.

[2] 蔡莹，李运曼，钟流，等. 苦杏仁苷对实验性胃溃疡的作用[J]. 中国药科大学学报，2003，34(3)：254-256.

[3] 姚杰良，黎忠民. 浅谈杏仁的临证作用[J]. 实用中医药杂志，2010，26(6)：435-436.

[4] 方伟蓉，李运曼，钟林霖，等. 苦杏仁苷对佐剂性炎症影响的实验研究[J]. 中国临床药理学与治疗学，2004，9(3)：289-293.

[5] 魏金婷，刘文奇. 方药中苦杏仁苷的研究和应用进展[J]. 海南医学院学报，2007，13(6)：589-596.

[6] 车文一，金泰日，张良和，等. 苦杏仁提取物的抗癌作用及其对移植性肝癌小鼠细胞色素 P-450 含量和谷胱甘肽 S-转移酶活性的影响[J]. 延边医学院学报，1987，10(4)：223

[7] 贾凌云，侯天德，张继，等. 杏仁油对实验性高血脂大鼠抗氧化作用的研究[J]. 西北师范大学学报：自然科学版，2008，4(2)：92-98.

[8] 孔浩，张继. 杏仁油及葡萄籽油清除自由基能力研究[J]. 甘肃科技，2008，24(6)：57-58.

[9] 郭君其，盛明雄，谭建明，等. 苦杏仁苷与人淋巴细胞产生细胞因子效应的初步观察[J]. 中国免疫学杂志，2008(2)：135.

[10] 王道芳.浅述桃仁与苦杏仁的药理及临床应用[J].基层中药杂志,2002,16(6)61-62.

[11] 郭君其,王灵杰,叶永峰,等.苦杏仁苷对肾脏移植大鼠存活情况的影响[J].中国中西医结合肾病杂志,2008,9(1):22-24.

[12] 周军辉,刘小民,孙文基.HPLC测定复方蛤青注射液中苦杏仁苷的含量[J].中成药,2004,26(6):514-515.

[13] 吴冬芳.五虎汤治疗小儿哮喘90例[J].实用中医药杂志,2003,19(7):351.

[14] 杨华伟,杨忠奇,赵立诚.通宣理肺冲剂治疗急性上呼吸道感染160例[J].光明中医,2005,20(4):59-61.

[15] 杜玉琳,张建丽.银翘散去牛蒡子加杏仁滑石方合季德胜蛇药治疗小儿手足口病22例[J].浙江中医杂志,2009,44(5):337.

[16] 曹彩云,占玮.寒温合方退高热——刘英锋教授运用柴胡杏仁汤的经验[J].上海中医药杂志,2007,41(3):25-26.

[17] 王建华,徐志荣,徐志安,等.杏仁油治疗宫颈糜烂的临床研究[J].江西中医药,2006(6):32.

[18] 钟文,唐新,谢培德,等.HPLC测定止带消糜栓中苦杏仁苷的含量[J].中成药,2006,28(5):766-767.

[19] 高淥纹.实用有毒中药临床手册[M].北京:学苑出版社,1995:106.

[20] 杨锡阁,宋丹明,岳敏.急性苦杏仁中毒一例报告[J].中华中西医学杂志,2004,2(10):88-89.

[21] 张秀梅.苦杏仁中毒致休克呼吸窘迫一例救治体会[J].中国小儿急救医学,2006,13(1):93-94.

[22] 陈志周,等.急性中毒[M].北京:人民卫生出版社,1985:273.

附：甜杏仁

始见于《本草从新》。为蔷薇科植物杏 *Prunus armeniaca L.* 的栽培品种的干燥成熟味不苦的种子。主产于河北、北京、山东等地。因其原产亚洲西部，植物名由伊朗文音译，而有巴旦杏、叭达杏之名。甜杏仁比苦甜仁粒大而稍薄，又称大杏仁；因苦杏仁又名北杏仁，故甜杏仁又称南杏仁。甜杏仁性味甘平。功能润肺止咳，但药力较为和缓；而其润肠通便之功，较苦杏仁为著。主要适用于肺虚久咳或津伤便秘等症。煎服，5～10g。

百部　Baibu

【别名】 百条根、野天门冬、百奶(《杨氏经验方》)，九丛根(《草木便方》)，九虫根(《分类草药性》)，一窝虎(《江苏植药志》)，九十九条根(《中国土农药志》)，山百根(《中药志》)，牛虱鬼(《闽东本草》)，百部草(山东)，闹虱药(河南)。

【来源】 百部，始载于《名医别录》，列为中品。李时珍说："其根多者百十连属，如部伍，故以名之。"为百部科多年生草本植物直立百部 *Stemona sessilifolia* (Miq.)Miq.、蔓生百部 *Stemona japonica*(BI.)Miq. 或对叶百部 *Stemona tuberosa* Lour. 的干燥块根。商品上前两种称"小百部"；后者称"大百部"。小百部产于安徽、山东、江苏、浙江、湖北、河南等省；大百部产于湖南、湖北、广西、福建、四川、贵州等省。均为野生。

【采收炮制】 春、秋二季采挖，除去须根，洗净，置沸水中略烫或蒸至无白心，取出，晒干。切厚片，生用或蜜炙用。

【商品规格】 均以条粗壮、质坚实、无杂质者为佳。习惯认为小百部优于大百部。

按《中国药典》(2010年版一部)规定：本品水溶性浸出物不得少于50.0%。

【药性】 甘、苦，微温。归肺经。

【功效】 润肺下气止咳，灭虱杀虫。

【应用】

1. 新久咳嗽、劳嗽、顿咳　本品甘润苦降，微温不燥，入肺经而润肺降气止咳，无论外感、内伤、暴咳、久嗽，皆可用之。用于风寒袭肺，久嗽不止，咳痰不爽，常与桔梗、荆芥、紫菀等同用，如《医学心悟》止嗽散；若寒痰壅肺，咳喘气急，多与麻黄、杏仁配伍，如《小儿药证直诀》百部丸；若风热犯肺，咳嗽烦热，可与石膏、贝母、葛根等同用，如《太平圣惠方》百部散；若热伤气阴，久咳不已，又与黄芪、沙参、桑白皮等配用，如《本草汇言》百部汤；若肺痨咳嗽，痰中带血，骨蒸潮热，则与川贝母、阿胶、獭肝等配伍，如《医学心悟》月华丸；若小儿顿咳，咳嗽连声，吼鸣面赤，常与桔梗、杏仁、麦冬等同用，如《中国药物大全》小儿百部止咳糖浆。

2. 头虱体虱、蛲虫阴痒　本品味苦，能燥湿杀虫、灭虱止痒。用于头虱、体虱，可单用本品酒浸涂擦患处，如《中医皮肤病学简编》百部酊；用于蛲虫病，亦可单用本品浓煎，睡前保留灌肠；用于湿热下注，阴部瘙痒，如阴道滴虫，可单用，或配蛇床子、苦参等煎汤坐浴外洗；用于牛皮癣，又与黄柏、白鲜皮、鹤虱等同用，如《医学心悟》百部膏。

【用法用量】煎服，3～9g；外用适量，水煎或酒浸。阴虚劳嗽宜蜜炙用，其余生用。

【使用注意】本品易伤胃滑肠，故脾虚便溏者忌用。

【鉴别用药】《本草纲目》："百部，亦天门冬之类，故皆治肺病杀虫，但百部气温而不寒，寒嗽宜之；天门冬性寒而不热，热嗽宜之，此为异耳。"

【药论】

1.《本草经疏》："百部根，《蜀本》云微寒，《日华子》言苦，《本经》言微温者误也。苦而下泄，故善降，肺气升则喘嗽，故善治咳嗽上气。能散肺热，故《药性论》主润肺。其性长于杀虫，传尸骨蒸劳，往往有虫，故亦主之。疳热有虫，及蛔虫、寸白虫、蛲虫，皆能杀之。"

2.《本草述》："百部，乃先哲多谓其能治久嗽，损庵所云，治久嗽用以保肺者也。以此治暴嗽者，宜于肺气素虚之人，而随分寒热，有以佐之，如寒则生姜，热则和蜜，如治久嗽者加蜜，固为其虚而定有热也，岂漫无区别乎哉！"

3.《本草新编》："百部，杀虫而不耗气血，最有益于人，但其力甚微，用之不妨多也。然必与参、茯、芪、术同用为佳。"

4.《本草正义》："百部，虽曰微温，然润而不燥，且能开泄降气，凡嗽无不宜之，而尤为久嗽虚嗽必需良药。程钟龄《医学心悟》止嗽散，颇有捷效，功力实在紫菀、百部二味，宣通肺气；《千金方》谓一味取汁浓煎，可愈三十年嗽，有自来矣。"

【现代研究】

（一）化学成分

各种百部的根含多种生物碱。蔓生百部的根含有百部碱、百部定碱、异百部定碱、原百部碱、百部宁碱、华百部碱、百部新碱、双去氢原百部碱、异原百部碱、新百部碱、百部二醇。

对叶百部的根含有百部碱、对叶百部碱、异对叶百部碱、斯替宁、次对叶百部碱、氧化对叶百部碱、对叶百部新碱、异对叶百部新碱、对叶百部酮碱。此外，对叶百部尚含有糖、脂类、蛋白质及乙酸、甲酸、苹果酸、琥珀酸、草酸等。

直立百部的根含有百部碱、原百部碱、百部定碱、异百部定碱、对叶百部碱、霍多林碱、直立百部碱。

（二）药理作用

1. 平喘、镇咳、祛痰　百部荆芥合剂对小鼠浓氨水法诱发的咳嗽具有明显的抑制作用，可延长咳嗽的潜伏期，使咳嗽次数减少、排痰量增多，对乙酰胆碱、组胺混合喷雾造成的豚鼠哮喘具有明显的对抗作用[1]。通过柠檬酸喷雾刺激的豚鼠致咳模型，发现五种百部生物碱都有镇咳作用，尤其 tubero-stemonine J 和对叶百部新碱镇咳作用特别显著[2]。研究发现在豚鼠的体外实验中直立百部的水提液对豚鼠的支气管平滑肌有解痉作用，对其作用机理研究发现，百部的解痉作用并不是由于激活 beta-adrenoceptor，而是和毒蕈碱型(muscarinic)受体和二氢吡啶(DHP)结合点相互作用而起到松弛支气管平滑肌的作用[3]。

2. 抗病原微生物作用　体外百部煎剂及酒浸剂对多种致病菌如肺炎球菌、乙型溶血性链球菌、脑膜炎球菌、金黄色葡萄球菌、伤寒杆菌等有不同程度的抑制作用[4]。研究直立百部、蔓生百部、大百部、金沙江百部、细花百部、小叶百部、天门冬、密齿天门冬、湖北大百部等9种百部类药材的抑制结核杆菌的实验，结果表明9种百部类药材和各提取物在1～4周内其抑菌作用无明显变化，抑菌作用比较稳定持久。抑菌由强到弱的顺序为小叶百部、大百部、细花百部、直立百部、密齿天门冬、蔓生百部、湖北大百部、金沙江百部，其中MIC最小值1/3200，最大值1/400(药材g/ml)[5]。

3. 杀虫作用　百部具有较好的杀虫作用，采透明胶纸粘贴法观察百部酊萃取液对人蠕形螨的体外杀灭作用。百部酊萃取液作用3小时蠕形螨开始死亡，作用6小时全部死亡[6]。百部、除虫菊制成的酊剂可作为较好的杀虫剂用于中药储藏[7]。百部煎剂具有较好的杀螨作用，效果优于2%甲硝唑水剂；用20%百部酒精浸液外涂及内服抗螨药综合疗法，可获得满意效果[8-10]。用70%的乙醇浸液杀头虱和阴虱的效力比DDT和除虫菊强。高浓度百部在体外有杀死鼠蛲虫的作用[11]。

4. 其他治疗作用　百部有一定的中枢镇静、镇痛作用。把大百部的提取物用于髓质性甲状腺瘤的实验中，研究结果表明大百部的提取物可以增强癌细胞的凋亡，为具有抗药性的髓质性甲状腺癌的治疗提供了一种新的化疗方法[12]。

（三）临床报道

1. 治疗久咳不愈　百部30g，乌梅、党参、阿胶、罂粟壳、五味子、桔梗、款冬花、桑白皮各10g，川贝5g。水煎取汁300ml，每次服150ml，日2次。随症加味：痰多者加白僵蚕、紫菀各10g，痰少者加全瓜蒌15g、沙参10g，咽痒不适者加射干10g(重者加15g)。1周为1个疗程。治疗久咳不愈150例，疗效满意[13]。

2. 治疗慢性气管炎　用龙蝉黄芩百部汤组方：地龙12g，蝉蜕12g，黄芩15g，百部15g，橘红12g，竹茹6g，桔梗6g，玄参9g，生地9g，麦冬9g，胆星2g，甘草9g，车前子15g，重楼9g，能够治愈慢性气管炎[14]。

3. 治疗变应性鼻炎引起鼻后滴漏综合征　用清金百部汤治疗，桔梗6g，玄参12g，川贝9g，百部9g，生地12g，麦冬9g，牡丹皮9g，白芍9g，生甘草3g，地骨皮6g，灯心草2.5g，用中药免煎颗粒，水冲服，每日2次，连用2周。结果治疗组总有效率为85.00%[15]。

4. 治疗小儿支原体肺炎　采用自拟百部地龙汤加减：百部、地龙、苏子、车前子、葶苈子、黄芩、枳实、桔梗、甘草，治疗小儿支原体肺炎。每日1剂，水煎服，疗效甚佳，且无明显不良反应[16]。

5. 治疗阴虱　生百部30g加75%乙醇100ml，浸泡15天滤出浸液，分装备用，直接涂擦于患处，每日2～4次，30天内治愈。使用百部酊治疗有效率为100%，且疗程短[17]。

6. 治疗人芽囊原虫感染性腹泻　用苦参6g，炙百部6g，槟榔9g，使君子9g，甘草3g。体虚者加茯苓、陈皮、山药、扁豆；腹痛者，加白术、木香；厌食者，加炒麦芽、山楂、鸡内金；发热、便脓血者，加白头翁、黄连、黄芩等，每日一剂，水煎200ml，分2次服，疗程10天。临床总有效率95.65%[18]。

7. 治疗脚气　外洗方取百部20g，苦参30g，徐长卿30g，白鲜皮30g，蛇床子30g，大黄

20g，黄柏 20g，黄连 15g，葱 3 根，加米醋 2000g，浸泡 1 周即得。治疗时以此药液浸泡患处，每日 3～5 次，每次 20 分钟，1 周为 1 个疗程，疗效满意[19]。

8. 治疗婴儿湿疹　用百部 20g，黄连 15g，苍术 20g。200ml 水文火煎至 100ml，放置使用，每日加热 1 次，每日皮损局部涂用 2～3 次，疗程 4 周。结果 106 例患者痊愈 81 例，显效 16 例，有效 6 例，显效率为 91.5%，有效率为 97%[20]。

参考文献

[1] 刘蕾，代立娟，赵玉珍. 百部荆芥合剂药效学实验研究[J]. 黑龙江医药科学. 2005，28(1)：33-34.

[2] Chung HS，Hon PM，Ling. Antitussive Activity of Stemona Alkaloids from Stemona tuberose[J]. Planta med，2003，69：914-920.

[3] Liao JF，Shi CC，Chen SY，et al. Spasmolytic effect of water extract of Stemonae radix on the guinea pig tracheal smooth muscle in vitro[J]. J Ethnopharmacol，1997，57(1)：57-62.

[4] 张亚中，薛玉梅，陶建生. 百部生物碱的研究现状和思考[J]. 中成药，2008，3(2)：248-252.

[5] 丛晓东，徐国钧，金蓉鸾，等. 百部生药学研究Ⅸ 中国百部属植物块根中总生物碱的测定和评价[J]. 药学学报，1992，27(7)：556-560.

[6] 余俊萍，王光西，唐灿. 百部酊萃取液对人蠕形螨作用的体外实验研究[J]. 热带病与寄生虫学. 2008，6(7)：72-73.

[7] 陈旭东. 百部、除虫菊酊驱虫、杀虫实验研究[J]. 时珍国药研究，1996，7(4)：214-215.

[8] 梁裕芬. 李辉. 杀灭人体蠕形螨的中药筛选. 广西中医药，1999，22(2)：40-41.

[9] 崔春权，申成华，郑善子，等. 复方百部霜对毛囊蠕形螨体外杀虫作用的研究[J]. 中国中医药科技，2004，11(6)：352.

[10] 王福兴，米献淼，马印图. 复方百部乳液的制备及杀灭人体蠕形螨的效果观察[J]. 中国中药杂志，1996，21(8)：502-503.

[11] 马清钧，等. 常用中药现代研究与临床[M]. 天津：天津科技翻译出版公司，1995：472.

[12] Rinner B，Siegl V，Purstner P，et al. Activity of novel plant ex—tracts against medullary thyroid carcinoma cells[J]. Anticancer Res，2004，24(2A)：495-500.

[13] 张正阳. 百部十味止咳散治疗久咳不愈 150 例临床观察[J]. 浙江中医杂志，2010，45(10)：742.

[14] 朱德馨，刘文阁. 龙蝉黄芩百部汤在临床中的应用[J]. 中外健康文摘：临床医师，2008，5(8)：65-66.

[15] 滕磊，寻满湘，忻耀杰，等. 清金百部汤治疗变应性鼻炎引起鼻后滴漏综合征的临床疗效观察[J]. 时珍国医国药，2010，21(11)：2956-2957.

[16] 史军，等. 自拟百部地龙汤加减治疗小儿支原体肺炎临床观察[J]. 武警医学，2006，17(4)：288-289.

[17] 包泽明. 百部酊治疗阴虱[J]. 山东中医杂志，2007，26(4)：250.

[18] 梁雪. 苦参百部汤化裁治疗人芽囊原虫感染性腹泻的临床观察[J]. 四川中医，2006，24(9)：50-51.

[19] 许进秀，夏如宁，赵世叶，等. 中药百部苦参汤外洗治灰指(趾)甲 24 例临床观察[J]. 甘肃中医，2001，14(1)：47.

[20] 宋素玲，张爱军. 百部、黄连、苍术煎剂治疗婴儿湿疹 106 例疗效观察[J]. 中国社区医师，2010，35(12)：147.

紫菀　Ziwan

【别名】 紫given茈(《名医别录》)，青菀(《吴普本草》)，返魂草根、夜牵牛(《斗门方》)，紫菀茸

(《本草述》),子菀、小辫、辫紫菀(《中药商品学》),软紫菀、甜紫菀(《中药材手册》)。

【来源】 紫菀,始载于《神农本草经》,列为中品。因其根紫而柔宛,故名。为菊科多年生草本植物紫菀 *Aster tataricus* L. f. 的干燥根及根茎。主产于河北安国、安徽亳县等地。此外,河南、黑龙江、山西等省亦产。多为栽培。

【采收炮制】 春、秋二季采挖,除去有节的根茎(习称"母根")和泥沙,编成辫状晒干,或直接晒干。切厚片,生用或蜜炙用。

【商品规格】 统货,不分等级。以身干、条长、棕紫色、质柔韧、去净地上茎、无泥土者为佳。

按《中国药典》(2010 年版一部)规定:本品总灰分不得过 15.0%;酸不溶性灰分不得过 8.0%;含紫菀酮($C_{30}H_{50}O$)不得少于 0.15%。

【药性】 辛、苦,温。归肺经。

【功效】 润肺下气,消痰止咳。

【应用】

1. 咳喘痰多、新久咳嗽、劳嗽咳血　本品甘润苦泄,辛温不燥,主入肺经,长于润肺下气,开肺郁,化痰浊而止咳逆。其药性平和,故咳嗽无论新久,寒热虚实,皆可用之。用于外感风寒,咳痰不爽,常与百部、桔梗、白前等同用,如《医学心悟》止嗽散;若肺寒咳嗽,日久不愈,多与款冬花、百部、乌梅等配用,如《本草图经》紫菀百花散;若肺热咳嗽,痰黄而稠,可与桑白皮、枇杷叶、杏仁等配伍,如《世医得效方》紫菀膏;若热伤肺络,咳嗽咯血,则与茜草伍用,如《鸡峰普济方》紫菀丸;若肺气虚衰,咳嗽喘息,又与人参、五味子、款冬花等同用,如《广济方》紫菀汤;若肺痨咳嗽,痰中带血,则与阿胶、五味子、贝母等配伍,如《医垒元戎》紫菀散。

2. 小便不利　本品能开宣肺气,通利小肠,而医小便不通。《本草通玄》谓:"小便不通及溺血者,服一两立效",《千金要方》治妇人猝不得小便,单用本品研末冲服。

【用法用量】 煎服,5~10g。外感暴咳宜生用;肺虚久咳宜蜜炙用。

【药论】

1.《本经逢原》:"紫菀,肺金血分之药,《本经》止咳逆上气,胸中寒热结气,取性疏利肺经血气也。"

2.《本草通玄》:"紫菀,辛而不燥,润而不寒,补而不滞。然非独用、多用不能速效,小便不通及溺血者,服一两立效。"

3.《本草正》:"紫菀,辛能入肺,苦能降气,故治咳嗽上气、痰喘,惟肺实气壅,或火邪刑金而致咳唾脓血者,乃可用之。"

4.《药品化义》:"紫菀,味甘而带苦,性凉而体润,恰合肺部血分。主治肺焦叶举,久嗽痰中带血,乃肺痿,痰喘,消渴,使肺窍有清凉沛泽之功。"

5.《本草正义》:"紫菀,柔润有余,虽曰苦辛而温,非燥烈可比,专能开泄肺郁,定咳降逆,宣通窒滞,兼疏肺家气血。凡风寒外束,肺气壅塞,咳呛不爽,喘促哮吼,及气火燔灼,郁为肺痈,咳吐脓血,痰臭腥秽诸证,无不治之。"

6.《本草从新》:"专治血痰,为血劳圣药。又能通利小肠。"

【现代研究】

(一)化学成分

紫菀根含紫菀皂苷 A、B、C、D、E、F、G,紫菀皂苷水解得紫菀次皂苷,再水解可得等分子的常春藤皂苷元，紫菀酮，槲皮素，无羁萜，表无羁萜醇，紫菀酮苷A、B，紫菀苷，环氯亭，紫菀苷A、B、C。挥发油中含毛叶醇、乙酸毛叶醇、茴香醚。此外，尚有芳香族酸、脂肪酸、烃等。

（二）药理作用

1. 祛痰、镇咳、平喘作用　紫菀水煎液、石油醚及醇提液中乙酸乙酯提取物部分都明显增加小鼠呼吸道酚红排出量和减少氨水引发的小鼠咳嗽，延长咳嗽潜伏期。并且从以上两部位中分得的紫菀酮、表木栓醇单体亦表现出明显镇咳祛痰作用[1]。正丁醇提取物也有祛痰作用，从中得到的丁基-D-核酮糖苷可能为其祛痰有效成分[2]。紫菀对组胺和乙酰胆碱引起的气管收缩均有显著的抑制作用，对组胺引起的气管收缩作用最佳浓度为8.23mg/ml。紫菀中所含的琥珀酸、山柰酚、槲皮素均有镇咳祛痰作用，琥珀酸钠适于各种过敏性哮喘以及不适于服麻黄碱（麻黄素）、氨茶碱的患者[3]。

2. 抑菌作用　紫菀煎剂体外实验对痢疾杆菌、伤寒杆菌、副伤寒杆菌、大肠杆菌、变形杆菌和铜绿假单胞菌等均有抑菌作用，但不同报道其作用差异很大。另有报道，紫菀1∶50和1∶100浓度体外实验分别对人型和牛型结核杆菌有抑制作用，并对鼠实验性结核病有一定疗效[4]。

3. 抗肿瘤作用　紫菀所含的表无羁萜醇对小鼠艾氏腹水癌、P388淋巴细胞白病细胞的生长有明显抑制作用[5,6]。制作荷瘤S_{180}小鼠和荷He-PA小鼠模型，用3种浓度紫菀水提取物进行小鼠体内抗肿瘤实验，结果证明紫菀水提取物的抗肿瘤活性有选择性，对荷S_{180}肿瘤增殖有较好的抑制作用[7]。从紫菀中分离出的环五肽对瘤细胞系有中等强度的抑制作用，对成年雄鼠连续给药3天，剂量每天分别为0.5mg/kg、0.5mg/kg、5mg/kg，对肉瘤180细胞增长抑制率分别为40%、26%、45%[8]。

4. 抗氧化活性　紫菀中的槲皮素和山柰酚有显著的抗氧化活性，在1g/L的剂量下，对细胞溶血抑制率分别约为86.3%和84.5%，对脂质过氧化物的抑制率分别约为91.0%和91.4%，对超氧化自由基产生的抑制率分别约为98.6%和97.3%[9]。

5. 其他　有报道从紫菀根中分离出1个酞胺类化合物：*N*-(*N*-苯甲酞基-L-苯丙氨酞基)-*O*-乙酞基-L-苯丙氨醇具有钙拮抗活性[10]。

（三）临床报道

1. 治疗支气管炎　补肺汤：紫菀、党参、熟地黄、黄芪、五味子、桑白皮加减治疗老年慢性支气管炎36例，显效24例，有效11例，无效1例，总有效率97%[11]。

2. 治疗小儿肺炎　止咳散：紫菀、荆芥、桔梗、百部、白前、陈皮、杏仁、贝母、甘草，治疗小儿肺炎30例，临床均治愈[12]。

3. 治疗咳嗽　紫菀露：取紫菀50g（成人量，小儿15～30g），加冰糖50～100g，水煎代茶频服，治疗干咳无痰，对百余例患者进行临床验证，均获满意效果[13]。痉咳方（紫菀、杏仁、百部、半夏、橘红、赭石、蜈蚣、甘草）水煎，每日1剂，治疗百日咳患者20例，其中18例服3剂而愈，2例服12剂而愈[14]。

4. 治疗习惯性便秘　调便汤：生白术、紫菀、升麻，治疗习惯性便秘66例，临床治愈25例，显效35例，好转6例[15]。

参考文献

[1] 卢艳花，戴岳，王峥涛，等. 紫菀祛痰镇咳作用及其有效部位及有效成分[J]. 中草药，1999，30(5)：

360-362.

[2] 秦永琪. 紫菀祛痰成分研究[J]. 药学通报,1984,19(11):58-60.

[3] 王本祥. 现代中药药理与临床[M]. 天津:天津技术翻译出版社,2004:1299-1301.

[4] GUO J, SHAN JS, YAN BS. Study on the antibacterial effect about tubercle bacillus of chinese traditional medicine [J]. Bull Chin Antituberc Assoc, 1964, 5(3): 481-487.

[5] 羽野寿. 极东植物成分之抗癌试验[J]. 医学中央杂志(Ⅱ),1967,224-225.

[6] 徐诺,巢志茂. 紫菀中有细胞毒的三萜[J]. 国外医学:中医中药分册,1998,20(3):52-54.

[7] 贺志安,马兴科,白素平. 紫菀水提取物体内抗肿瘤作用[J]. 新乡医学院学报,2006,23(4):332-334.

[8] Morita H, Nagtashima S, Takeya K et al. Structure and conformation of antitumor cyclic pentapeptides, astin A, B and C from Astertatarieus[J]. Tetrahedron, 1995, 51(4): 1121-1132.

[9] 候海燕,陈立,董俊兴. 紫菀化学成分及药理活性研究进展[J]. 中国药学杂志,2006,41(3):161-163.

[10] 邹澄,张荣平,赵碧涛,等. 紫菀活性酞胺研究[J]. 云南植物研究,1999,21(1):121-124.

[11] 王本祥. 现代中药药理与临床[M]. 天津:天津技术翻译出版社,2004:1299-1301.

[12] 暴桂秦. 止咳散加减治疗小儿肺炎 30 例[J]. 吉林中医药,1995(4):26-27.

[13] 涂建中. 紫菀露治干咳[J]. 四川中医,1986(7):15-16.

[14] 姜润林. 痉咳方治疗小儿百日咳[J]. 江苏中医杂志,1984(5):41-42.

[15] 黄远媛. 调便汤治疗习惯性便秘 66 例[J]. 浙江中医杂志,1997(3):107-108.

款冬花　Kuandonghua

【别名】 冬花(《万氏家抄方》),款花(《疮疡经验全书》),看灯花(《本草崇原集说》),艾冬花(《山西中药志》),九九花(《中药志》),款冬(《中药材手册》)。

【来源】 款冬花,始载于《神农本草经》,列为中品。李时珍谓:"款者至也,至冬而花也",故名款冬花。为菊科多年生草本植物款冬 *Tussilago farfara* L. 的干燥花蕾。主产于河南、甘肃、山西、内蒙古、陕西等省,湖北、青海、新疆、西藏等地亦产。栽培与野生均有。

【采收炮制】 12 月或地冻前当花尚未出土时采挖,除去花梗及泥沙,阴干。生用或蜜炙用。

【商品规格】 规格分一、二等级。以朵大、2～3 朵并连、色粉紫鲜艳、花梗短者为佳。木质老梗及已开花者不可供药用。

按《中国药典》(2010 年版一部)规定:本品含款冬酮($C_{23}H_{34}O_5$)不得少于 0.070%。

【药性】 辛、微苦,温。归肺经。

【功效】 润肺下气,止咳化痰。

【应用】 新久咳嗽、喘咳痰多、痨嗽咳血　本品辛温而润,主入肺经,为润肺下气、止咳化痰之良药。凡一切咳嗽气逆,不论外感内伤、寒热虚实皆可使用。用于寒邪伤肺,久嗽不止,常与紫菀配伍,如《太平圣惠方》紫菀散;若寒饮郁肺,咳而上气,多与射干、麻黄、半夏等同用,如《金匮要略》射干麻黄汤;若燥热伤肺,暴咳痰多,常与知母、贝母、桑白皮等配用,如《圣济总录》款冬花汤;若肺痈胸满,咳吐脓痰,则与桔梗、薏苡仁、甘草配伍,如《疮疡经验全书》款花汤;若肺虚久咳,痰中带血,可与百合同用,如《济生方》百花膏;若肺气虚寒,久嗽不已,又与紫菀、干姜、五味子等同用,如《备急千金要方》款冬煎。

【用法用量】 煎服,5～10g。外感暴咳宜生用,内伤久咳宜蜜炙用。

【鉴别用药】 款冬花与紫菀,二药功用相近,皆有温润肺气、止咳化痰作用。然款冬花长于止咳，而紫菀长于化痰。二药常以蜜炙，相须为用，广泛用于各种咳嗽痰多之症。

【药论】

1.《药品化义》："冬花，味苦主降，气香主散，一物而两用兼备。故用入肺部，顺肺中之气，又清肺中之血。专治咳逆上气，烦热喘促，痰涎稠粘，涕唾腥臭，为诸证之要剂，如久嗽肺虚，尤不可缺。"

2.《本草乘雅半偈》："款冬花用治咳逆上气、善喘、喉痹，因肾苦燥及形寒饮冷，秋伤于湿者始宜。或火热刑金，或肺气焦满，恐益消烁毁伤矣。"

3.《本经疏证》："紫菀、款冬花，仲景书他处不用，独于肺痿上气咳嗽篇，射干麻黄汤中用之。……《千金》、《外台》凡治咳逆久嗽，并用紫菀、款冬者，十方而九，则于此方不可不为要药矣。"

4.《本草正义》："款冬花，主肺病，能开泄郁结，定逆止喘，专主咳嗽，性质功用，皆与紫菀绝似。所以《本经》主治，亦复多同，于寒束肺金之饮邪喘嗽最宜。然气味虽温，润而不燥，则温热之邪，郁于肺经而不得疏泄者，亦能治之，又如紫菀开肺，寒热皆宜之例。"

【现代研究】

（一）化学成分

款冬花含芸香苷（芦丁）、槲皮素、金丝桃苷等黄酮类；倍半萜类包括款冬花素、款冬花酮、新款冬花内酯、异款冬素等；款冬花生物碱主要含肾形千里光碱、千里光宁等。挥发油包括丁基甲醚等；三萜皂苷类包括款冬二醇等；其他成分还有蒲公英黄色素、萄糖、麦芽糖、顺式咖啡酸、反式咖啡酸、酚类、鞣质等。

（二）药理作用

1. 止咳、祛痰、平喘作用　款冬花水煎剂显著止咳，并能明显增加小鼠气管酚红分泌量[1]。款冬润肺膏可明显抑制氨水所致小鼠咳嗽反应，对小鼠气管痰液分泌具有明显的促进作用[2]。款冬花水煎剂不仅具有止咳祛痰作用，还能够延长气管纤毛墨汁移动距离，缓解组胺及乙酰胆碱所致气管痉挛作用[3]。

2. 抗炎作用　款冬花75%醇提取物15g/kg能显著减少二甲苯致小鼠耳肿，且其对角叉菜胶致小鼠足趾肿胀也有明显抑制作用[4]。款冬二醇及山金车二醇是款冬花的抗炎活性成分，能对抗12-*O*-十四酰佛波醇-13-乙酸酯（TPA）和巴豆油引起小鼠耳肿，能显著对抗水浸应激性溃疡形成和盐酸性溃疡形成，抗炎活性与吲哚美辛相当[5]。研究发现款冬花的一种酚酸性化合物可能具有抗炎活性[6]。款冬花中两种黄酮化合物：quercetin3-*O*-B-L. arabinopyr-anoside和quercetin 3-*O*-β-D-glucopyranoside，与槲皮素苷元相比，具有更强的抗氧化活性与潜在的化学保护作用[7]。

3. 对心血管系统作用　研究发现款冬酮具有显著与剂量有关的即刻升压作用。其升压作用与神经节兴奋无直接关系，而与α体兴奋有一定关系，这种兴奋可能是促进神经末梢释放儿茶酚胺递质与收缩平滑肌的综合结果[8]。对失血性休克狗，款冬酮能显著增加外周阻力，其程度大于多巴胺，款冬酮对失血性休克狗不仅升压作用强，维持时间长，并使心肌力量-速度向量环的形态恢复得更接近于正常[9]。款冬花素初步药理实验具有一定的升压作用[10]。研究认为款冬酮有很强的升压作用，且与剂量有关[11]。实验证实，款冬花素、甲基丁酸款冬花酯、14-去乙酰基-3，14-去氢-2-甲基丁酸款冬花酯、款冬酮与新款冬花内酯对血小板活化因子引起的血小板聚集有抑制作用[12,13]。研究发现，款冬花75%乙醇提取物轻度延长颈动脉血栓形成时间，对大鼠凝血时间、凝血酶原时间和部分凝血酶时间影响不明显[14]。14-acetoxy-7β(3′-ethylcrotonoyloxy)-notonipetranone 能够阻滞 Ca^{2+} 通道与膜受体结合作用,具有抑制血小板活化因子聚集作用[15]。

4. 对中枢神经系统的影响　静脉注射款冬酮对麻醉犬、猫和大鼠有较强大的呼吸兴奋作用[9]。

5. 对消化系统作用　款冬花醇提物对蓖麻油、番泻叶所致的小鼠腹泻有一定的抑制作用,可能与其抗炎有关[4]。将款冬花 75%醇提液从十二指肠给予麻醉大鼠,可产生弱小的但持久的促进胆汁分泌作用[16]。

6. 降血糖作用　研究发现款冬花 70%甲醇提取物对麦芽糖酶抑制作用较强,可降低血糖,用于治疗糖尿病[17]。

7. 抗肿瘤作用　款冬二醇明显抑制 DMBA+TPA 诱导的小鼠肿瘤[18]。

(三) 临床报道

1. 治疗小儿肺炎　在西药治疗的基础上,加用款冬花与等量的紫菀及 2 倍质量的冰糖加水煎服。款冬花及紫菀用量为 0～6 个月 3g/d,>6 个月～1 岁 6g/d,>1～3 岁 9g/d。每日 1 剂,疗程 3～5 天,能很好提高疗效[19]。

2. 治疗小儿毛细支气管炎　在西药治疗的基础上,给予紫菀、款冬花、白芷各 3～8g 加梨半颗和冰糖 20g,加水 50ml 蒸 20 分钟取汁分 3 次口服,疗程 5～10 天。能明显缩短治疗时间,提高疗效[20]。

3. 治疗慢性骨髓炎　取款冬花适量,让患者自己将款冬花嚼成糊状,涂于消毒布块上,对有窦道形成的患者用淡盐水清洗干净,按伤面的大小,取适量的药糊涂于消毒布块上,铺平后贴于伤面,然后用纱布固定,每日换药一次。十日为一疗程,休息 2 日后继续外敷。51 例患者治疗后痊愈者 35 例,有效 12 例,无效 4 例,总有效率 92%[21]。

(四) 不良反应

1. 毒性　款冬花对小鼠的 LD_{50} 分别为:煎剂灌服为 124g/kg,醇提液灌服为 112g/kg,醚提物腹腔注射为 43g/kg;款冬酮的小鼠静脉注射的 LD_{50} 为 28.9mg/kg[22]。

2. 中毒机理及症状　款冬花中含有一类肝毒性吡咯里西啶生物碱,如千里光宁、肾形千里光碱、千里光非灵、全缘千里光碱等。款冬花中含有的生物碱有急性毒性、致突、变性、致癌性,其水和醇提物可使肝脏损伤[23]。

急性中毒的临床表现为肝脏静脉闭塞症,而慢性中毒的临床典型特征为肝巨红细胞症和肝纤维化及坏死[24]。有报道一位欧洲妇女在整个怀孕期服用含肝毒性吡咯里西啶生物碱的止咳草药茶剂(含款冬叶、水蜂斗根),结果生产的新生儿患肝脏静脉闭塞症,出生后 38 天死亡[23]。

3. 中毒原因及预防　中毒原因为临床报道为长时间服用含款冬花的制剂导致[23]。鉴于款冬花含有肝毒性吡咯里西啶生物碱的草药的潜在毒性,德国卫生行政部门规定:此类生物碱每日内服不得超过 1μg,外用不得超过 100μg。草药如遵医嘱,日剂量 0.1～1μg 内服或 10～100μg 外用时,每年应用期总计不得超过 6 周,妇女怀孕期和哺乳期不得服用[23]。

4. 中毒救治　对于款冬花中毒采用对症及保守治疗[23]。

参考文献

[1] 高慧琴,马骏,林湘,等.栽培品款冬花止咳化痰作用研究[J].甘肃中医学院学报,2001,18(4):20.

[2] 刘峰林,王晓荣.款冬润肺膏镇咳祛痰作用的实验研究[J].亚太传统医药,2007(2):74-76.

[3] 张建伟,窦昌贵,张勉,等.紫菀、款冬及其配伍的毒性及药效学研究[J].中国临床药理学与治疗学,2007,12(4):405-411.

[4] 朱自平,张明发,沈雅琴,等.款冬花抗炎及对消化系统作用的实验研究[J].中国中医药科技,1998,5(3):160.

[5] 张明发,沈雅琴.款冬花的药理毒理研究概况[J].中南药学,2005,3(3):165.

[6] 刘可越,刘海军,张铁军,等.款冬花中的一酚性新化合物[J].天然产物研究与开发,2008,20:397-398.

[7] Jungsook CHO. Neuroprotective and antioxidant effects of the ethyl acetate fraction prepared from Tussilago farfara L[J]. Biol. Pharm. Bull. 2005,28(3):455-460.

[8] 李一平,王筠默.款冬花酮的升压机理[J].中国药理学报,1986,7(4):333.

[9] 李一平,王筠默.款冬花酮对清醒狗和失血性休克狗血流动力学的影响[J].药学学报,1987,22(7):486.

[10] 王长岱,等.款冬花化学成分的研究[J].药学学报,1989,24(12):913-916.

[11] 应百平,杨培明,朱任宏,等.款冬花的化学成分研究 I 款冬酮的结构[J].化学学报,1987,45(5):450.

[12] 韩桂秋,杨燕军,李长龄,等.款冬花抗血小板活化因子活性成分的研究[J].北京医科大学学报,1987,19(1):33.

[13] 韩桂秋,石巍.款冬花化学成分的研究.北京医科大学学报,1996,5(2):63.

[14] 张明发,沈雅琴,朱自平,等.辛温(热)合归脾胃经中药药性研究(Ⅵ)抗血栓形成和抗凝血作用[J].中国中药杂志,1997,22(11):691.

[15] Hwang SB,Chang MN,Garcia ML,et al. L-652,4692a dual receptor antagonist of platelet activating factor and dihydropridines from Tussilagofarfara L[J]. Ear J Pharmacol,1987,141(2):269.

[16] 张明发,朱自平,沈雅琴,等.辛温(热)合归脾胃经中药药性研究(Ⅰ)利胆作用[J].中国中医基础医学杂志,1998,4(8):16.

[17] H. Gao et al. A. Glucosidase inhibitory effect by the flower buds of Tussilago farfara L[J]. Food Chemistry,2008,106:1195-1201.

[18] Toshihiro Akihisa. Antitubercular Activity of Triterpenoids from Asterraeae flowers[J]. Biol. Pharm. Bull,2005,28:158-160.

[19] 张建亚.款冬花、紫菀冰糖饮佐治婴幼肺炎 120 例[J].现代中西医结合杂志,2009,18(14):1630-1631.

[20] 周燕辉.紫菀、款冬花、白芷佐治毛细支气管炎患儿 100 例疗效观察[J].中外医疗,2010(3):17-18.

[21] 蔡万清,张恒利.款冬花外敷治疗慢性骨髓炎[J].新中医,1989(11):38.

[22] 中国药科大学.中药辞海[M].3 卷,北京:中国医药科技出版社,1997:672.

[23] 曾美怡,李敏民,赵秀文,等.含吡咯双烷生物碱的中草药及其毒性(二)——款冬花和伪品蜂斗菜等的毒性反应[J].中药新药与临床药理,1996,7(4):511.

[24] 濮社班,徐德然,张勉,等.中药款冬花中肝毒吡咯里西啶生物碱的 LC/MS^n 检测[J].中国天然药物,2004,2(5):293.

紫苏子 Zisuzi

【别名】苏子(《本草经集注》),黑苏子(《饮片新参》),野麻子、铁苏子(《江苏植药志》),红苏子、香苏子(《中药材手册》)。

【来源】紫苏子,始载于《名医别录》,列为中品。为唇形科一年生草本植物紫苏 *Perilla*

frutescens(L.)Britt. 的干燥成熟果实。全国大多数地区均产,以湖北、江苏、河南、浙江、河北等省产量较多。多为栽培。

【采收炮制】秋季果实成熟时采收,除去杂质,晒干。生用或炒用。

【商品规格】以粒饱满、色灰棕、油性足者为佳。

按《中国药典》(2010 年版一部)规定:本品含迷迭香酸($C_{18}H_{16}O_8$)不得少于 0.25%。

【药性】辛,温。归肺、大肠经。

【功效】降气化痰,止咳平喘,润肠通便。

【应用】

1. 痰壅气逆、胸闷喘咳　本品性温质润,性主疏泄,善开肺郁,下气清痰,止咳平喘。用于风寒外束,肺气不宣,咳嗽胸闷,痰气不利,常与麻黄、陈皮、杏仁等同用,如《博济方》华盖散;若寒痰壅肺,久咳痰喘,胸膈满闷,多与半夏、厚朴、肉桂等配用,如《太平惠民和剂局方》苏子降气汤;若风寒外束,痰热内蕴,咳嗽痰喘,又与桑白皮、黄芩、麻黄等伍用,如《扶寿精方》定喘汤;若老人湿痰壅滞,咳嗽气喘,食少痰多,胸闷不畅,多与白芥子、莱菔子配伍,如《韩氏医通》三子养亲汤;若食积化热,痰热上蒸,喘咳脘闷,可与葶苈子、青礞石、大黄等同用,如《医宗金鉴》苏葶滚痰丸;若痰壅气阻,呕恶咳喘,则与竹茹、陈皮、桔梗等配用,如《杂病源流犀烛》苏子竹茹汤;若阴虚咳喘,可与地黄汁、杏仁、白蜜等配伍,如《备急千金要方》苏子煎。

2. 肠燥便秘　本品质润多油,能润燥滑肠,同时又能降泄肺气,以助大肠传导。用于肠燥气滞,腹胀便秘,可与火麻仁配伍,以润燥行滞通便,如《济生方》紫苏麻仁粥。

【用法用量】煎服,3～10g。

【使用注意】脾虚便溏者慎用。

【鉴别用药】紫苏子与白芥子,均治寒痰喘咳,二药常相配用。然紫苏子长于降气消痰平喘,善治寒痰壅肺之咳喘;而白芥子长于温肺利气消痰,善治皮里膜外之痰。

紫苏叶、紫苏梗和紫苏子,同出一种植物。然紫苏叶长于发散风寒,而治风寒表证;紫苏梗长于理气开郁,而治脾胃气滞,胸闷呕吐;紫苏子长于降气消痰,而治痰壅气逆,咳嗽痰喘。故《本草述》指出:"盖叶、茎、子俱能和气,但叶则和而散,茎则和而通,子乃和而降,用者其细审之。"

【药论】

1.《药品化义》:"苏子主降,味辛气香主散,故专利郁痰。咳逆则气升,喘急则肺胀,以此下气定喘。膈热则痰壅,痰结则闷痛,以此豁痰散结。"

2.《本草汇》:"苏子散气甚捷,最能清利上下诸气,定喘痰有功,并能通二便,除风寒湿痹。若气虚而胸满者,不可用也,或同补剂兼施亦可。"

3.《本草逢原》:"诸香皆燥,惟苏子独润,为虚劳咳嗽之专药。性能下气,故胸膈不利者宜之,与橘红同为除喘定嗽、消痰顺气之良剂。"

4.《医林纂要》:"苏子功用略同紫苏茎叶,能润心舒肺,下气消痰,除咳定喘,利膈宽肠,温中止痛。凡用子用仁,皆有润意,辛尤润。肺过敛,则气上而不行,辛泻肺,则敛者开而气顺矣。凡下气者,言顺气也,气顺则膈利,宽肠亦以其润而降也。"

【现代研究】

(一)化学成分

紫苏子因产地不同含油率在 30%～50%,主要含不饱和脂肪酸,其中以多烯不饱和脂肪酸-α-亚麻酸（十八碳三烯酸，α-LNA）为主。紫苏子约含有 18 种氨基酸、维生素 B_1 等；还含有 K、Ca、Mg、P 等微量元素。

（二）药理作用

1. 止咳、平喘作用　对小鼠喷雾组胺和乙酰胆碱所致的支气管哮喘，紫苏子油腹腔注射后，能明显延长出现喘息性抽搐的潜伏期，其作用与氨茶碱相似[1]。

2. 降血脂的作用　紫苏子脂肪油有明显的降血脂作用。研究发现大豆肽和紫苏子油制成的制剂降脂肽可以显著降低高血脂模型大鼠的血清中 TC 及 TG 浓度，明显升高 HDL-C 水平[2]。紫苏子油对大鼠脂代谢紊乱有预防作用，对兔实验性高脂血症有改善作用[32]。研究认为紫苏子油对高脂血症大鼠有一定的调整血脂的作用[4]。

3. 促进学习记忆能力　实验证明，通过给子鼠二代富含 α-亚麻酸饲料进行培养，可提高子代小鼠的学习记忆能力，使子代小鼠视网膜中的 DHA 增加，视网膜反射能增强[5]。研究表明紫苏子的脂肪油，可减少小鼠跳台错误次数，能明显提高小鼠水迷路测验的正确百分率，缩短到达终点时间，调节小鼠脑内单胺类神经递质水平[6]。

4. 其他　紫苏子还有抗衰老[7]、抗过敏[8]、抗血小板聚集等作用[9]。

（三）临床报道

1. 治疗慢性阻塞性肺气肿　用苏子降气汤加味：紫苏子 9g，半夏、前胡、川朴各 10g，云苓、陈皮各 15g，川芎 12g，当归、红参、沉香（后）、生甘草各 6g。每天 1 剂，水煎分 2 次服，取得较好疗效[10]。

2. 治疗慢性呼吸衰竭　对症及基础病治疗基础上用苏子降气汤加减：桔梗 15～20g，苏子 10～20g，射干 10～15g，半夏 10～20g，白前 3～10g，炙麻黄 10g，当归 10g，厚朴 10g，桂枝 10g，黄芩 10～15g，甘草 6～10g。水煎服，1 日 1 剂，分两次服，总有效率为 87.5%[11]。

3. 治疗肺心病心力衰竭　给予苏子降气汤加减：紫苏子、桔梗各 12g，当归、前胡各 15g，川朴、炙水蛭、淡附子各 9g，姜半夏 20g，葶苈子 30g，肉桂（冲）5g，干姜、生甘草各 3g。若痰黄稠、大便不畅，加鱼腥草、野荞麦、炒决明子各 30g；痰白呈泡沫状，加白芥子 9g，莱菔子 12g。上方加水 500ml，煎至 200ml，煎液两次混合，分早晚两次分服，每日 1 剂。治疗期间停用其他抗生素、激素、输液等西药。治疗 46 例，结果显效 23 例，有效 18 例，无效 5 例，总有效率为 89.13%[12]。

4. 治疗慢性支气管炎急性发作　对症及基础病治疗基础上，用炙麻黄 5g，生石膏 15g，紫苏子、姜半夏、厚朴、前胡各 15g，苦杏仁、紫菀、款冬花各 10g，炙甘草 6g。气虚者加黄芪，血虚者加当归，痰色偏黄者加黄芩，痰白稀薄加细辛。以 7 天为 1 个疗程，治疗组总有效率为 91.43%，优于西药组[13]。

参考文献

［1］王蕾珍，冉上秉，宋兆仪．紫苏与白苏药理作用的研究［J］．中国中药杂志，1997．22(1)：50-51.

［2］陈栋梁，刘莉，黄刚．紫苏油及大豆肽合剂对大鼠血脂的调节作用［J］．临床心血管杂志，2003，19(1)：30-32.

［3］谭晓华，叶丽明，葛发欢．紫苏子油的超临界 CO_2 萃取及药效学研究［J］．中药材，1999，22(10)：520-523.

［4］郭英，蔡香成，李华娟．紫苏子油和松子油对大鼠机能脂类和脂质过氧化的影响［J］．营养学报，1996，18(3)：268.

［5］徐章华，邵玉芬．α-亚麻酸对大鼠行为、视网膜及肝脑脂肪酸构成的影响［J］．中国公共卫生，2002，

18(3):301-303.

[6] 周丹,韩大庆,王永奇.紫苏子油对小鼠学习记忆能力的影响[J].中草药,1994,25(5):251-252.

[7] 韩大庆,周丹,王永奇.紫苏油抗衰老作用研究[J].中国老年医学杂志,1995,15(1):47-48.

[8] 王永奇,王威,梁文波.等.紫苏油抗过敏、炎症的研究[J].中草药,2001,32(1):83-85.

[9] 董敏,等.炒紫苏子醇提物对血小板聚集活性的影响[J].中国误诊学杂志,2007,7(26):6218-6219.

[10] 李红萍.苏子降气汤加味治疗慢性阻塞性肺气肿[J].山西中医,2005,25(1):5.

[11] 李崇红,丁桃英.苏子降气汤加减治疗慢性呼吸衰竭的疗效观察[J].湖南师范大学学报(医学版),2006,3(2):74.

[12] 刘丰晓.苏子降气汤加减治疗肺心病心力衰竭46例疗效观察[J].中国中医药现代远程教育,2009,7(7):105.

[13] 曹晖.加味苏子降气汤治疗慢性支气管炎急性发作35例疗效观察[J].中国医药指南,2010,8(34):79-80.

满山红　Manshanhong

【别名】 映山红、迎山红、山崩子、靠山红(《东北常用中草药手册》)。

【来源】 满山红,始载于《东北常用中草药手册》。为杜鹃花科多年生常绿灌木兴安杜鹃 *Rhododendron dauricum* L. 的干燥叶。产于东北、内蒙古、山东等地山区。多为野生。

【采收炮制】 夏、秋二季采收,阴干。生用。

【商品规格】 按《中国药典》(2010年版一部)规定:本品按干燥品计算,含杜鹃素($C_{17}H_{16}O_5$)计,不得少于0.080%。

【药性】 辛、苦,温。归肺、脾经。

【功效】 止咳祛痰。

【应用】

咳嗽气喘,痰多清稀　本品辛苦温,入肺脾经,有温肺化痰、止咳之功。用于外邪袭肺,咳嗽气喘,痰白清稀者,《黑龙江常用中草药手册》单用本品粗末,用白酒浸服。现临床治疗急、慢性支气管炎,用满山红油(本品经水蒸气蒸馏得到的挥发油)制成滴丸使用,如《中华人民共和国药典》满山红油滴丸;或与远志、百部、桔梗等同用,如《中国药物大全》复方满山红糖浆。

【用法用量】 煎服,25～50g;用40%乙醇浸服,6～12g。

【药论】

1.《东北常用中草药手册》:"止咳,祛痰。治慢性支气管炎,咳嗽。"

2.《黑龙江常用中草药手册》:"治慢性支气管炎,支气管喘息。"

3.《中华人民共和国药典》(2010年版一部):"用于急、慢性支气管炎。"

【现代研究】

(一)化学成分

满山红叶中含多种黄酮类,有杜鹃素、杜鹃乙素、金丝桃苷、萹蓄苷、杜鹃黄素、棉花皮素、杨梅树皮素和二氢槲皮素。并含挥发油类0.135～0.94ml/100g。其中对止咳、祛痰的有效成分为大牛儿酮;另含桉叶素、愈创木皂及石竹烯、芹子烷和草烯的氢化物($C_{15}H_{30}$,即草烷)等。此外,还含有机酸等其他成分,对羟基苯甲酸、原儿茶酸、香荚兰酸、丁香酸、没食子酸-3-单甲醚、茴香酸;其他杜鹃醇、香豆精类和梫木毒素。

(二)药理作用

1.镇咳、祛痰、平喘作用　满山红镇咳的主要成分为挥发油,祛痰、平喘的主要成分为黄酮类和香豆素类化合物。从挥发油中得到的单体杜鹃酮口服或腹腔注射均具有良好的止咳作用，口服杜鹃酮 160mg/kg（1/5LD_{50}）与口服可待因 60mg/kg 的止咳作用相当。满山红中含有的黄酮类成分杜鹃素，具有止咳、祛痰之功效[1]。杜鹃素能促进兔气管黏膜的纤毛运动，还能使大鼠寒冷性慢性气管炎的气管黏膜下腺体中黏液腺比例呈下降趋势。香豆素成分莨菪亭则有止喘、祛痰作用，莨菪亭（0.02mg/mL）能拮抗组胺、乙酰胆碱或 5-羟色胺引起的豚鼠气管收缩，其作用与氨茶碱相当，对静止气管也有松弛作用。

2. 抗菌作用　满山红水煎剂对 11 种致病菌（金黄色葡萄球菌，白色葡萄球菌，大肠杆菌，铜绿假单胞菌，变形杆菌，副伤寒杆菌，甲、乙舒密茨杆菌，福氏痢疾杆菌和宋内痢疾杆菌）均有不同程度的抑（杀）菌作用，其抗菌作用与黄连相似[2]。

3. 抗炎作用　杜鹃素显著抑制大鼠烫伤性炎症渗出。表现为皮片水肿程度减轻，染料渗出减少。杜鹃素对抗炎症渗出作用强度随剂量增加而增加。腹腔注射杜鹃素 400mg/kg 大致相当于注射水杨酸钠 200mg/kg 的作用[3]。

4. 对心血管系统的影响　满山红挥发油对离体小鼠心脏有减慢心率和降低心肌收缩力的作用，此外还可以显著提高大、小鼠急性减压缺氧的耐受力，增加狗颈内动脉血流量和降低血管阻力。

（三）临床报道

治疗单纯型慢性支气管炎　急慢性支气管炎患者在综合治疗基础上使用口服满山红油胶丸，疗程 30 天，结果总有效率为 88.0%，满山红油胶丸对单纯型慢性支气管炎有较好疗效，对喘息型及合并肺气肿者效果较差。止咳效果显著，并有明显的祛痰效果[4]。

（四）不良反应

长期服用满山红可能对肝脏有一定影响，中毒可产生唾液分泌、恶心、惊厥、呼吸困难、四肢麻痹、心律不齐，甚至挛缩。直接作用于心脏既能增加心脏收缩力，也能因对心脏有触发活性而产生快速心律失常，以致抑制心脏跳动而死亡[5]。有报道满山红滴丸有较低的急性毒性[6]。

参考文献

[1] 李辉，罗中枢，牛锋，等. RP-HPL C 法检测满山红叶及其制剂中杜鹃素含量[J]. 中草药，2002，33(2)：128.

[2] 张德山，李凌夫. 王亚贤. 等. 汶川杜鹃的抗菌实验及镇咳作用的临床观察[J]. 中国药学报，1988(4)：36-38.

[3] Brown BS. Mechanism of grayanotoxin Ⅲ-induced after potentials in feline cardiac purkinje fibers [J]. Eur J Pharmacol. 1981，75(4)：271.

[4] 袁志波，等. 满山红油胶丸止咳祛痰效果的临床观察[J]. 中国实用医药，2009，4(6)：80-82.

[5] 李丽，方芳，陈立峰. 满山红的化学成分及药理作用[J]. 黑龙江医药科学. 2009，32(3)：64-65.

[6] 赵承孝，等. 满山红滴丸急性毒性试验和主要药效学试验[J]. 中国医院药学杂志，2008，28(12)：973-975.

桑白皮　Sangbaipi

【别名】桑根白皮（《神农本草经》），桑皮（《中药材手册》），桑根皮（《中药商品学》），白桑皮（《山西中药志》）。

【来源】桑白皮，始载于《神农本草经》，列为中品。为桑科落叶灌木或小乔木植物桑

Morus alba L. 的干燥根皮。主产于安徽、河南、浙江、江苏、湖南等地。野生与栽培均有。

【采收炮制】秋末叶落时至次春发芽前采挖根部，刮去黄棕色粗皮，纵向剖开，剥取根皮，晒干。切丝，生用或蜜炙用。

【商品规格】以纯根皮、色白、皮厚、质柔韧、无粗皮、嚼之有黏性、成丝团者为佳。

【药性】甘，寒。归肺经。

【功效】泻肺平喘，利水消肿。

【应用】

1. 肺热喘咳　本品性寒降逆，主入肺经，功专清肺火，兼泻肺中水气，而止咳平喘。用于肺热咳嗽，喘逆痰多，常与地骨皮、甘草等同用，如《小儿药证直诀》泻白散；若肺经热甚，咳嗽痰多，多与黄芩、栀子、贝母等配用，如《医林》桑白皮汤；若肺热气虚，喘咳痰多，胸胁胀满，则与人参、连翘、杏仁等伍用，如《袖珍方》人参泻肺汤；若肺气不足，水饮停肺，咳逆上气，喘息不能卧，又与苏子、细辛、五味子等配伍，如《备急千金要方》补肺汤；若久咳不止，气阴两伤者，可与人参、阿胶、款冬花等同用，如《卫生宝鉴》九仙散。

2. 水肿胀满　本品清降肺气，通调水道，而有利水消肿之功。用于肺气不宣，脾虚不运，水气不行，面目一身肌肤悉肿，胀满喘急，小便不利，常与茯苓皮、大腹皮、生姜皮等同用，如《三因极一病证方论》五皮饮。

【用法用量】煎服，6～12g。泻肺行水宜生用，润肺止咳宜炙用。

【使用注意】本品性质寒降，故喘嗽由于肺寒所致者不宜用。

【鉴别用药】桑树的根皮、枝、叶、子实均供药用，而有桑叶、桑枝、桑白皮、桑椹诸品，且功效各异。桑叶疏散肺经风热，并能平肝明目；桑枝清热通络疗痹，尤以热痹更效；桑椹善滋肝肾之阴，而乌发明目；桑白皮泻肺火而行痰水，肺热喘咳、水肿胀满尤宜。

【药论】

1.《名医别录》："去肺中水气，唾血，热渴，水肿，腹满，胪胀，利水道。"

2.《药性本草》："治肺气喘满，水气浮肿，主伤绝，利水道，消水气，虚劳客热，头痛，内补不足。"

3.《本草纲目》："桑白皮，长于利小水，乃实则泻其子也，故肺中有水气及肺火有余者宜之。……元医罗天益言其泻肺中伏火而补正气，泻邪所以补正也。若肺虚而小便利者，不宜用之。"

4.《药品化义》："桑皮，散热，主治喘满咳嗽，热痰唾血，皆由实邪郁遏，肺窍不得通畅，借此渗之散之，以利肺气，诸证自愈。故云泻肺之有余，非桑皮不可。以此治皮里膜外水气浮肿及肌肤邪热，浮风燥痒，悉能去之。同甘菊、扁豆通鼻塞热壅；合沙参、黄芪止肠红下血皆效。"

【现代研究】

（一）化学成分

桑白皮含黄酮类化合物、桑根白皮素、环桑根皮素、桑素、桑色烯、环桑素等；香豆素类化合物，5,7-羟基香豆素、伞形花内脂、东莨菪素、东莨菪内酯(6-甲氧基-7 羟基-香豆素)；多糖类、黏液素、桑多糖甲壳素、壳聚糖；还含有丁醇、桑辛素、桑皮呋喃、谷固醇、鞣质和挥发油等。

（二）药理作用

1. 止咳、祛痰、平喘作用　桑白皮丙酮提取物高剂量组(3g/kg)对氨水引起的咳嗽有明显的镇咳作用，低剂量(1.5g/kg)组无明显的镇咳作用，但可以显著性延长咳嗽潜伏期，无论高剂量和低剂量均可显著性增加小鼠支气管酚红排出量，并呈剂量依赖效应关系[1]。桑白皮丙酮提取物高剂量组能对乙酰胆碱引起的豚鼠痉挛性哮喘有明显的平喘作用，其原理可能是通过提高支气管 NO 含量，松弛支气管平滑肌来达到平喘作用。桑白皮平喘作用的主要有效成分是东莨菪内酯[2]。桑白皮 60%乙醇提取液的丙酮萃取物通过剂量依赖对抗白三烯 D_4(LTD_4)引起豚鼠气管水肿[减少气管组织重量和偶氮蓝(依文氏蓝)渗出量]以及 LTD_4和组胺引起豚鼠气管痉挛性收缩而产生平喘作用[3]。桑白皮生品和蜜炙水提物(分别以 3g 生药/kg 灌胃)对组胺引起豚鼠哮喘均有明显的保护作用，能抑制组胺引起豚鼠离体气管条收缩，其中桑白皮的蜜炙水提物的作用强于其生品[4]。东莨菪内酯(即 6-甲氧基-7-羟基-香豆素)被认为是桑白皮的平喘有效成分[5,6]。

2. 利尿作用　桑白皮 60%乙醇提取物对兔利尿作用最强，进一步研究发现乙酸乙酯萃取物是桑白皮利尿活性部位[2]。

3. 对心血管系统的作用　桑白皮丙酮提取物能使豚鼠肠系膜毛细血管交叉数目明显增加，改善血流状态，增加血流速度；在离体条件下，显著抑制去氧肾上腺素(苯肾上腺素)引起的主动脉血管环的收缩，在预加格列苯脲(优降糖)或普萘洛尔孵育下，其对苯肾上腺素引起的主动脉血管环的收缩作用仍然有舒张作用，并均具有量效关系，但引起去内皮后大鼠胸主动脉环收缩[7]。桑白皮非丙酮提取物能显著性增加毛细血管交叉数目、改善血流状态和血流速度；对离体血管环(主动脉和门静脉)有显著性舒张作用，在预加入优降糖或普萘洛尔后其舒张血管作用性质不变，但去内皮后失去舒张血管作用[8]。桑白皮可以显著延长大鼠的凝血时间，对大鼠体内血栓形成时间以及对凝血酶原时间未见明显影响[9]。桑白皮所含桑根素、氧二氢桑根素及桑酮 C 能够抑制血小板环氧化酶合成血栓素 B_2的形成[10]。

4. 镇痛、抗炎作用　桑白皮 75%乙醇提取物以 15g 生药/kg 对小鼠灌胃，结果表明其能明显延长小鼠热痛刺激甩尾反应潜伏期，但不明显减少乙酸引起的小鼠扭体反应次数[11]。桑白皮水提物(2g/kg)灌胃能明显抑制醋酸所致的小鼠扭体反应，桑白皮水提物涂布能明显抑制二甲苯所致小鼠耳肿胀[12]。桑叶、桑枝对巴豆油致小鼠耳肿胀、角叉菜胶致足浮肿均有较强的抑制作用，并可抑制醋酸引起的小鼠腹腔液渗出。表现出较强的抗炎活性，但桑白皮对小鼠耳肿胀的抑制作用并不明显[13]。桑白皮水煎剂经氯仿萃取的弱碱性提取物为其抗炎作用的有效部位[14]。

5. 抗病毒作用　桑白皮中分离四个黄酮化合物 2′,4′,5-三羟基-3-(γ,γ,γ-羟基-二甲基)丙基-2″,2″-二甲基吡喃-5″,6″:6,7-黄酮(1)、6,3′-二甲氧基-5,7,4′-三羟基异黄酮(2)、7-甲氧基-5,4′-二羟基二氢黄酮醇(3)、6-甲氧基-5,7,4′-三羟基异黄酮(4)。研究发现，化合物 1 和化合物 3 在体外有较好的抑制副流感病毒、流感病毒的致病作用；化合物 1 具有抗呼吸道合胞病毒作用，延缓腺病毒Ⅲ、HSV-1 致病作用；化合物 2 有部分抗病毒作用；化合物 4 能抑制腺病毒Ⅲ、柯萨奇病毒 B_3、HSV-Ⅰ、副流感病毒的致细胞病变作用[15]。桑白皮中的桑根白皮素、Momsin-4-glucoside 和桑酮 H 具有较强的体外抗人 HIV 活性[16]。

6. 降糖作用　桑白皮 75%乙醇提取液能明显抑制猪小肠蔗糖酶活性，使葡萄糖生成减少，阻碍肠道内壁细胞对葡萄糖的吸收，产生降血糖作用[17]。桑白皮水-醇提取物能显著降低糖尿病大鼠血糖[18]。桑白皮可能是通过促进外周组织特别是肝脏的葡萄糖代谢、提高肝细胞对胰岛素的敏感性而达到降糖作用[19]。

7. 对消化系统的作用　桑白皮 75%乙醇提取物 5g/kg、15g/kg 对小鼠灌胃，可明显抑制小鼠吲哚美辛-乙醇性溃疡和水浸应激性溃疡形成[20]。桑白皮75%乙醇提取物对小鼠胃肠推进运动和番泻叶所致小鼠大肠性腹泻影响不明显，但是可明显抑制蓖麻油所致小鼠小肠性腹泻，且止泻作用达8小时以上，4小时腹泻次数减少率分别为65.2%和79.3%[21]。

（三）临床报道

1. 治疗慢性肺源性心脏病　用西药常规治疗的同时，配合内服桑白皮汤加减治疗慢性肺源性心脏病急性发作，起到良好的治疗作用[22]。

2. 治疗急、慢性支气管炎　用桑白皮汤加减治老年慢性支气管炎、肺气肿获得满意疗效[23]。用炙桑白皮、杏仁、黄芩、半夏、川贝、鱼腥草等，治疗急性支气管炎，总有效率为98.5%[24]。

3. 治疗痰热遏肺型喘证　用桑白皮、黄芩、黄连、栀子、浙贝母、北杏仁、鱼腥草、苏子、甘草，随证加减治疗痰热遏肺型喘证，有效率分别为92%[25]。

4. 治疗心衰　用加味葶苈大枣桑白皮汤：葶苈10g，大枣10g，桑白皮20g，茯苓15g，猪苓12g，桂枝10g，白术15g，丹参20g，益母草20g，陈皮6g，炙甘草6g，结合西医常规治疗，观察4周，总有效率93.4%。加味葶苈大枣桑白皮汤能够改善心功能，配合西医治疗可提高治疗右心衰竭及全心衰竭的疗效[26]。

5. 治疗小儿类百日咳综合征　应用桑白皮汤：桑白皮10g，黄芩6g，半夏10g，杏仁10g，贝母10g，苏子10g，葶苈子10g，桃仁10g，甘草6g，加减治疗小儿类百日咳综合征68例，显效25例，有效37例，无效7例，有效率91.8%[27]。

6. 治疗支气管哮喘　用柴胡、枳实、地龙、厚朴各15g，炙麻黄、杏仁、僵蚕、蝉蜕、郁金、炙甘草各10g。喘而汗出、心悸加旋覆花、赭石；闻异味喘甚加白鲜皮；痰黄稠加桑白皮、黄芩、胆南星，呈泡沫状加半夏、陈皮，清稀加炮姜、细辛，白稠加瓜蒌。日1剂水煎服；14日为1个疗程。结果临床治愈5例，显效12效，有效9例，无效4例，总有效率86.7%[28]。

7. 治疗鼻咽癌　用桑白皮、山慈菇各15g，瓜蒌、黄芩、半夏、栀子、浙贝、茜草根、山豆根各12g，白茅根、臭牡丹各30g，苍耳子10g。随症加减，总有效率72.5%[29]。

参考文献

[1] 冯冰虹，苏浩冲，杨俊杰. 桑白皮丙酮提取物对呼吸系统的药理作用[J]. 广东药学院学报，2005，01(21)：47-49.

[2] 徐宝林，张文娟，孙静芸. 桑白皮提取物平喘、利尿作用的研究[J]. 中成药，2005，09(25)：758-760.

[3] 李崧，闵阳，刘泉海. 桑白皮醇提物对白三烯拮抗活性的研究(2)[J]. 沈阳药科大学学报，2004，21(2)：137.

[4] 李崧，王澈，贾天柱，等. 炮制对桑白皮止咳平喘、利尿作用的影响[J]. 中成药，2004，26(6)：71.

[5] 孙静芸，徐宝林，张文娟，等. 桑白皮平喘、利尿有效成分研究 [J]. 中国中药杂志，2002，27(5)：366.

[6] 徐宝林，张文娟，孙静芸. 桑白皮提取物平喘、利尿作用研究 [J]. 中成药，2003，25(9)：758.

[7] 冯冰虹，苏浩冲，杨俊杰. 桑白皮丙酮提取物舒张血管作用机制研究[J]. 中药新药与临床药理，2005，04(16)：247-250.

[8] 冯冰虹，苏浩冲，杨俊杰. 桑白皮非丙酮提取物的药效学研究[J]. 中药材，2005，04(28)：322-355.

[9] 朱自平，张明发，沈雅琴，等. 厚朴、桑白皮的抗血栓及抗凝作用[J]. 西北药学杂志，1997(12)：32.

[10] Kimum Y，Okuda H，Nomura T，et al. Effects of flavonoids and related compounds from mulberry tree on arachidonate metabolism in rat platelet homogenates [J]. Chem Pharm Bull，1986，34(3)：1223.

[11] 张明发，沈雅琴，朱自平，等. 辛温(热)合归脾胃经中药药性研究(Ⅳ)镇痛作用[J]. 中药药理与临床，1996，12(4)：1.

[12] 王鹏. 桑白皮水提物的抗炎镇痛作用[J]. 河南医药信息，2003，2(24)：54-55.

[13] 陈福君，林一星，许春泉，等. 桑的药理研究(Ⅱ). 桑叶、桑枝、桑白皮抗炎药理作用的初步比较研究[J]. 1995，64(12)：222-224.

[14] 冯冰虹，赵宇红，黄建. 桑白皮的有效成分筛选及其药理学研究[J]. 中药材，2004，27(3)：204.

[15] 张国刚，黎琼红，叶英子博，等. 桑白皮抗病毒有效成分的提取分离及体外抗病毒活性研究[J]. 沈阳药科大学学报，2005，03(22)：207-209.

[16] 罗德士，Nemec J，宁冰梅. 桑白皮中抗人艾滋病病毒(HIV)成分的研究[J]. 云南植物研究，1995，17(1)：89-95.

[17] 刘晓雯，刘克武，江琰，等. 部分中药材及调味料对小肠蔗糖酶活性的影响[J]. 中国生化药物杂志，2003，24(5)：229.

[18] 钟国连，邱立明，高晓梅. 桑白皮水、醇提取物对糖尿病模型大鼠血糖和血脂的影响[J]. 实验动物科学与管理，2003，02(20)：24-25.

[19] 汪宁，朱荃，周义维，等. 桑枝、桑白皮体外降糖作用研究[J]. 中药药理与临床，2005，21(6)：35-36.

[20] 张明发，沈雅琴，朱自平，等. 辛温(热)合归脾胃经中药药性研究(Ⅱ)抗溃疡作用[J]. 中药药理与临床，1997，13(4)：1.

[21] 张明发，沈雅琴，朱自平，等. 辛温(热)合归脾胃经中药药性研究(Ⅴ)抗腹泻作用[J]. 中药药理与临床，1997，13(5)：2.

[22] 林宏. 桑白皮汤加减治疗肺心病急性发作期 36 例总结[J]. 湖南中医杂志，2003，19(3)：5-6.

[23] 刘鱼海，何衍贵. 桑白皮汤治疗老年性慢性支气管炎 39 例[J]. 陕西中医，2003(10)：876-877.

[24] 何林禄. 加味桑白皮汤治疗急性支气管炎 130 例[J]. 陕西中医，1998(10)：437.

[25] 周世民. 桑白皮汤加减治疗痰热遏肺型喘证的临床观察[J]. 中医临床研究，2010，9(2)：28-30.

[26] 陈跃飞，等. 加味葶苈大枣桑白皮汤治疗心衰临床观察[J]. 中国中医急症，2007，16(6)：637-638.

[27] 耿久玲. 桑白皮汤加减治疗小儿类百日咳综合征 68 例疗效观察[J]. 中原医刊，2005，21(32)：63.

[28] 张芬兰. 疏肝理肺法治疗支气管哮喘 30 例临床观察[J]. 中国医学文摘，2003，3(16)：203.

[29] 张浩. 中西医结合治疗鼻咽癌 40 例临床观察[J]. 中国医学文摘，2003，3(16)：288.

葶苈子　Tinglizi

【别名】 葶苈、大适、大室(《神农本草经》)，蕇蒿、丁历(《名医别录》)，米蒿子(《江苏、河南》)。

【来源】 葶苈子，始载于《神农本草经》，列为下品。为十字花科一年生或二年生草本植物播娘蒿 *Descurainia sophia* (L.) Webb ex Prantl. 或独行菜 *Lepidium apetalum* Willd. 的干燥成熟种子。前者习称"南葶苈子"，后者习称"北葶苈子"。播娘蒿主产于江苏、安徽、山东等地；独行菜主产于河北、辽宁、内蒙古等地。均为野生。

【采收炮制】 夏季果实成熟时采割植株，晒干，搓出种子，除去杂质。生用或炒用。

【商品规格】 不分等级，均为统货。以粒饱满、均匀、浅棕色、有光泽、无杂质者为佳。

按《中国药典》(2010 年版一部)规定：本品膨胀度，北葶苈子不得低于 12；南葶苈子不得低于 3。本品含槲皮素-3-*O*-*β*-D-葡萄糖-7-*O*-*β*-D-龙胆双糖苷($C_{33}H_{40}O_{22}$)计，不得少于 0.075%。

【药性】 辛、苦，大寒。归肺、膀胱经。

【功效】泻肺平喘，行水消肿。

【应用】

1. 痰涎壅肺，喘咳痰多，胸胁胀满，不得平卧　本品辛开苦降，性寒清热，专泻肺中水饮及痰火而平喘咳。用于痰热壅肺，咳嗽痰喘，常与知母、贝母配伍，如《箧中方》含膏丸；若痰涎壅塞，气逆喘咳，多与大枣同用，如《金匮要略》葶苈大枣泻肺汤；若肺热停饮，面目浮肿，喘逆不得卧，可与桑白皮、地骨皮、大腹皮等配用，如《症因脉治》葶苈清肺饮；若热毒壅肺，咳吐浊痰腥臭，而致肺痈者，又与桔梗、金银花、薏苡仁等伍用，如《张氏医通》葶苈薏苡泻肺汤。

2. 胸腹水肿、小便不利　本品泄肺气之壅闭而通调水道，利水消肿。用于肺失宣降，水气不行，水肿胀满，小便不利，常与牵牛子、椒目、郁李仁等同用，如《外台秘要》葶苈丸；若水热互结，饮停胸胁，咳喘倚息，多与杏仁、大黄、甘遂等配用，如《伤寒论》大陷胸丸；若饮留肠胃，水走肠间，辘辘有声，二便不利，则与防己、椒目、大黄配伍，如《金匮要略》防己椒目葶苈大黄丸；若脾虚气滞，水湿不行，通身虚肿，又与人参、木香、槟榔等同用，如《卫生宝鉴》葶苈木香丸。

现代临床有单以本品研末服，或配以生脉散、参附汤等，治疗肺源性心脏病心力衰竭，见水肿喘满者，有较好疗效。

【用法用量】煎服，3～10g，包煎。

【使用注意】本品性泄利易伤正，只宜于实证，故凡肺虚喘促，脾虚肿满，膀胱气虚，小便不利者，均当忌用。

【鉴别用药】葶苈子有甜、苦之分。甜葶苈为播娘蒿的种子，味淡而下泄之性较缓，功偏泻肺平喘，虽泄肺而不伤胃，痰饮喘嗽、结胸等症多用；苦葶苈为独行菜的种子，味苦而下泄之性较急，功偏逐饮行水，泄肺而易伤胃，用于胸腹积水、喘肿之重症。

【药论】

1.《神农本草经》："主癥瘕积聚结气，饮食寒热，破坚逐邪，通利水道。"

2.《本草经疏》："葶苈，为手太阴经正药，故仲景泻肺汤用之，亦入手阳明、足太阳经。肺属金，主皮毛，膀胱属水，藏津液，肺气壅塞则膀胱与焉，譬之上窍闭则下窍不通，下窍不通，则水湿泛溢为喘满、为肿胀，为积聚，种种之病生矣。辛能散，苦能泄，大寒沉阴能下行逐水，故能疗《本经》所主诸病。"

3.《本草经百种录》："葶苈滑润而香，专泻肺气，肺如水源，故能泻肺即能泻水。凡积聚寒热从水气来者，此药主之。""大黄之泻从中焦始，葶苈之泻从上焦始，故《伤寒论》中承气汤用大黄，而陷胸汤用葶苈也。"

4.《本草正义》："葶苈子，苦降辛散，而性寒凉，故能破滞开结，定逆止喘，利水消肿。《本经》主治，皆以破泄为义。惟寒泄之品，能通利邪气之有余，不能补益正气之不足，苟非实热郁窒，自当知所顾忌。"

【现代研究】

（一）化学成分

播娘蒿种子含强心苷类如毒毛旋花子配基、伊夫单苷、葶苈苷、伊夫双苷；并含挥发油，主要为异硫氰酸苄酯、异硫氰酸烯丙酯、异硫氰酸丁烯酯；尚含脂肪油类，如亚麻酸、亚油酸、油酸、芥酸、棕榈酸、硬脂酸。

独行菜种子含脂肪油、芥子苷、蛋白质、糖类。

（二）药理作用

1. 止咳平喘作用　葶苈子具有止咳平喘作用，芥子苷是止咳有效成分，且研究表明葶苈子炒后芥子苷含量较生品明显升高，且无刺激性[1]。

2. 利尿作用　葶苈子有明确利尿作用，与其加强心肌收缩力，增加肾小球滤过量有关[2]。

3. 强心作用　葶苈子水提取物具有显著强心和增加冠脉流量作用且不增加心肌耗氧量的作用，葶苈子水提取物 0.2mg/kg，能增加心室心肌收缩性和泵血功能，并能增加冠脉流量，与静脉注射异丙肾上腺素 10μg/kg 的作用相似，但对心率、动静脉氧分压差及动静脉氧溶解度无明显影响[3]。对猫心、猫心肺装置、猫心电图等研究显示，葶苈子能使心脏收缩力增强，心率减慢，心传导阻滞，对衰竭心脏可增加输出量，降低静脉压[4]。

4. 抗菌作用　葶苈子所含的苄基芥子油对酵母菌等 20 种真菌及数 10 种其他菌株菌有广谱抗菌作用[5]。研究发现黑芥子苷酶解产物芥子油-异硫氰酸烯丙酯也具有杀菌作用[6]。

5. 抗癌作用　葶苈子对人鼻咽癌细胞和千田子宫颈癌细胞株有极强的抑制作用。葶苈子对艾氏腹水癌小鼠的癌细胞有明显的抑制作用[7]。

6. 调血脂作用　南葶苈子提取物能显著降低高脂血症大鼠的 TC、TG、LDL-C、HDL3-C 水平及 LDL-C/HDL-C 比值，显著升高 HDL-C、HDL2-C 水平及 HDL-C/TC 比值，具有明确调血脂作用[8]。

（三）临床报道

1. 治疗小儿咳喘　以葶苈子为主药，结合临床辨证组方，治疗小儿痰多咳喘 30 例，小儿喘咳证 101 例，小儿喘息性支气管炎 48 例，其总有效率均在 96%以上[9,10]。以降气平喘汤（葶苈子、炙麻黄、半夏、杏仁、苏子等）治疗支气管哮喘 98 例，以麻杏射甘桑葶汤（麻黄、杏仁 射干、甘草 桑白皮、葶苈子等）治疗小儿哮喘发作 150 例，均收到满意疗效[11]。

2. 治疗肺炎　以葶苈子为主药的肺儿安口服液配合红霉素治疗小儿支原体肺炎 80 例，与单纯红霉素治疗对照，治疗组在退热、咳嗽及肺部啰音消失时间、缩短病程方面均优于对照组[12]。

3. 治疗肺心病心衰　在一般对症处理和抗生素控制感染基础上，以单味北葶苈子研末，每日 3～6g，分 3 次饭后服，配合治疗慢性肺源性心脏病并发心衰，效果良好。对肺心病心衰急性发作者，复方葶苈子胶囊疗效明显优于多巴酚丁胺对照组[13,14]。

4. 治疗慢性心力衰竭　在西药治疗基础上加用苓桂术甘汤加减汤药口服。基本方组成为茯苓 15g，桂枝、泽兰各 10g，白术 20g，炙甘草 3g，人参（另包）8g，葶苈子 30g。随证加减，每日 1 剂，早晚饭前各服 100ml，连服 15 天后停药观察，能提高临床疗效[15]。

5. 治疗急性咽炎、咽喉红肿疼痛　单味葶苈子研末冲服，1 日 3 次，每次 3～5g，治疗多例咽喉红肿疼痛患者，取效显著[16]。

6. 治疗青光眼高眼压症　葶苈子单用每日 10g，加水煎成 30ml 煎液，分 2～3 次温服，治疗多例青光眼高眼压症，收到满意疗效[17]。

7. 治疗皮肤损伤　对浅表创伤及褥疮使用葶苈子粉可使创面很快得到控制，不影响结痂，大大缩短了创面愈合时间[18]。

（四）不良反应

按药典测定其有效单体的生物活性，其半数致死量折合生药为 2.125g/kg。葶苈子对在体蛙心可使之停止在收缩期，能使心收缩力加强，心率减慢，心传导阻滞。不良反应仅见有引起过敏性休克的报道。如发生过敏性休克，立即肌内注射 0.1% 肾上腺素，并静脉推注葡萄糖酸钙，口服异丙嗪等进行解救。肺虚喘咳，脾虚肿满者忌服。量不宜大[19]。

参考文献

[1] 刘波，张华. 葶苈子炮制前后芥子苷的含量比较[J]. 中成药，1990，12(7)：191.

[2] 甘肃省新医药学研究所. 中药学[M]. 北京：人民卫生出版社，1982：542.

[3] 吴晓玲，杨裕忠，黄东亮. 葶苈子水提物对狗左心主功能的作用[J]. 中药材，1998，21(5)：243-245.

[4] 江苏新医学院编. 中药大辞典(下册)[M]. 上海：上海科学技术出版社，1986：2320.

[5] 马梅芳，吕文海. 葶苈子近 30 年研究进展[J]. 中医药信息，2005，22(5)：35-36.

[6] 孙凯，李铣. 葶苈子化学成分和药理作用的研究进展[J]. 中草药，2002，33(7)：附 3-附 5.

[7] 常敏毅. 抗癌中药[M]. 长沙：湖南科学技术出版社，2000：482-483.

[8] 刘忠良. 南葶苈子提取物调血脂作用研究[J]. 药学实践杂志，2000，18(1)：15-17.

[9] 李新，杨玉芬，朱燕. 葶苈子为主药治疗小儿痰多咳喘 30 例[J]. 中国基层医药，2002，9(2)：182-183.

[10] 范生军，陈银凤. 麻杏苓葶汤治疗小儿喘咳 101 例[J]. 陕西中医，2002，23(6)：489-490.

[11] 瞿结宗，刘桂芝. 降气平喘汤治疗支气管哮喘 98 例[J]. 陕西中医，2000，21(10)：450.

[12] 张百让，刘征雁. 肺儿安口服液治疗小儿支原体肺炎 80 例[J]. 陕西中医，2003，24(6)：489.

[13] 吴瑞华. 葶苈子合苓桂术甘汤治疗肺心病心衰 24 例[J]. 浙江中西医结合杂志，2000，10(3)：151-152.

[14] 柏正平，卜献春，喻正科，等. 复方葶苈子胶囊治疗肺心病心衰 45 例疗效观察[J]. 湖南中医药导报，2002，8(3)：95-96.

[15] 叶建芳，张晓红，张赖辉. 苓桂术甘汤加减治疗慢性心力衰竭 60 例[J]. 陕西中医，2005，26(7)：163.

[16] 王诗蕴. 葶苈子治疗咽喉疼痛[J]. 河南中医，2000，20(5)：17.

[17] 王恒秀. 葶苈子的临床应用[J]. 河北中医，2003，25(11)：837-838.

[18] 单春艳. 葶苈子粉在浅表创面及褥疮病人护理中的应用[J]. 中国民间疗法，2003，11(11)：39.

[19] 苗明三. 常用中药毒理学[M]. 北京：中国中医药出版社，2000：239.

枇杷叶 Pipaye

【别名】 杷叶、芦桔叶(《中药材手册》)，巴叶、无忧扇(《中国药材商品学》)。

【来源】 枇杷叶，始载于《名医别录》，列为中品。因其叶似琵琶，故名。为蔷薇科常绿小乔木植物枇杷 *Eriobotrya japonica*. (Thunb.) Lindl. 的干燥叶。主产于广东、广西、浙江、江苏等地，福建、江西、湖南、四川等省亦产。多为栽培。

【采收炮制】 全年均可采收，晒至七八成干时，扎成小把，再晒干。刷去绒毛，切丝，生用或蜜炙用。

【商品规格】 以叶片大、完整、棕绿色、叶背面绒毛密生者为佳。江苏、浙江产者称“苏杷叶”，叶片薄、灰绿色、绒毛多；广东产者称“广杷叶”，叶片厚，棕红色，革质，绒毛少。

按《中国药典》(2010 年版一部)规定：本品醇溶性浸出物不得少于 18.0%。本品含齐墩果酸($C_{30}H_{48}O_3$)和熊果酸($C_{30}H_{48}O_3$)的总量不得少于 0.70%。

【药性】 苦，微寒。归肺、胃经。

【功效】 清肺止咳，降逆止呕。

【应用】

1. 肺热咳嗽，气逆喘急　本品味苦能降，性寒能清，功能清肺热、降肺气而化痰止咳。用于肺热咳喘，咳痰黄稠，口苦咽干，常与桑白皮、黄连、甘草等同用，如《医宗金鉴》枇杷清肺饮；若热邪犯肺，久咳伤阴，咳嗽气逆，多与栀子、麦冬、天花粉等配用，如《医宗金鉴》清金散；若痰阻气滞，咳嗽气急，胸膈胀满，则与苏子、杏仁、枳壳等伍用，如《医宗金鉴》宽气饮；若燥伤肺阴，干咳无痰，咽喉干燥，又与桑叶、杏仁、麦冬等配伍，如《医门法律》清燥救肺汤；若劳嗽久咳，可与橘红、薏苡仁、麦冬同用，如《不居集》枇杷叶散，或与大梨、白蜜、莲子肉等配伍，如《验方新编》枇杷膏。

2. 胃热呕逆　本品清泄苦降，能清胃热、降胃气而止呕逆。用于胃热呕逆，烦热口渴，常与黄连、竹茹、陈皮等同用，或与白茅根配伍，如《古今录验方》枇杷叶饮子；若中寒气逆，哕逆不止，饮食不入，多与陈皮、生姜、甘草伍用，如《圣济总录》枇杷叶汤；若气虚胃气上逆，胸痞呕恶，可与人参、茯苓、生姜等配伍，如《普济本事方》枇杷叶散；若小儿胃弱，不时吐乳，则与母丁香同用，如《太平圣惠方》枇杷叶散。

【用法用量】煎服，6～10g。止咳宜炙用，止呕宜生用。

【使用注意】本品清泄苦降，凡肺寒喘咳及胃寒呕哕者不宜用。

【鉴别用药】枇杷叶与半夏，两药均能治肺、胃二经疾患，然二者性质不同。枇杷叶治肺，则在于清降肺热而止咳化痰，多用于热痰及肺燥咳嗽；半夏治肺，实在理脾，善于燥湿化痰，多用于湿痰及寒痰之症。枇杷叶治胃，则在于清降胃热，而治热呕口渴；半夏治胃，则在化痰饮，以和胃止呕哕，多用于痰湿犯胃之恶心呕吐。总之，一为性凉而润，一为性温而燥；一为清降肺胃二经之热为主，一为燥湿化痰为主。

【药论】

1.《名医别录》："主卒啘不止，下气。"

2.《本草经疏》："《经》曰：诸逆冲上，皆属于火。火气上炎，则为卒啘不止。啘者，哕也，其声浊恶而长。《经》曰，树枯者叶落，病深者声哕，病者见此，是为危证。枇杷叶性凉，善下气，气下则火不上升，而胃自安，故卒啘止也。其治呕吐不止，妇人产后口干，男子消渴，肺热咳嗽，喘息气急，脚气上冲，皆取其下气之功。"

3.《本草纲目》："枇杷叶，治肺胃之病，大都取其下气之功耳。气下则火降痰顺，而逆者不逆，呕者不呕，渴者不渴，咳者不咳矣。"

4.《本草汇言》："枇杷叶，安胃气，润心肺，养肝肾之药也。沈孔庭曰：主呕哕反胃而吐食不止，安胃气也；或气逆痰滞而咳嗽靡宁，润肺气也；或虚火烦灼而舌干口燥，养肾气也；或瘟疫暑暍而热渴不解，凉心气也。"

5.《重庆堂随笔》："枇杷叶，凡风温、温热、暑、燥诸邪在肺者，皆可用以保柔金而肃治节；香而不燥，凡湿温、疫疠、秽毒之邪在胃者，皆可用以澄浊气而廓中州。《本草》但云其下气治嗽啘，则伟绩未彰，故发明之。"

【现代研究】

（一）化学成分

枇杷叶的化学成分多样，主要有挥发油、三萜酸类、倍半萜类、黄酮类、多酚类以及糖苷类等化合物。目前从枇杷叶中得到的三萜酸类化合物，大部分为乌苏烷型、齐墩果烷型化合物，乌苏酸、2*α*-羟基-乌苏酸、齐墩果酸、委陵菜酸、23-反式-对-香豆酰基委陵菜酸、23-顺式-对-香豆酰基委陵菜酸、3-*O*-反式-咖啡酰基委陵菜酸、3-*O*-反式-对-香豆酰基委陵菜酸等。

枇杷叶中含有多种挥发油，如橙花叔醇、金合欢醇、α-蒎烯、β-蒎烯、莰烯、月桂烯、对聚伞花素、芳香醇、α-衣兰烯、α 和 β-金合欢烯、樟脑、橙花醇、α-荜澄茄醇、芳樟醇氧化物、顺-β 和 γ-己烯醇、牛儿醇等。枇杷叶中的倍半萜类化合物主要以倍半萜与葡萄糖鼠李糖形成的苷存在，包括链状和单环倍半萜。从枇杷叶中还获得黄酮苷类成分，其苷元主要为山柰酚、槲皮素，糖苷由 1～3 个单糖组成，常见的为葡萄糖、鼠李糖、半乳糖、阿拉伯糖。尚含有苦杏仁苷、鞣质、维生素 B 和 C、山梨糖醇等。

（二）药理作用

1. 抗炎、止咳作用　研究表明枇杷苷、乌索酸和总三萜酸是枇杷叶抗炎、止咳作用的主要成分[1]。枇杷叶中的乌苏酸，2α-羟基齐墩果酸和总三萜酸能明显抑制二甲苯引起的小鼠耳肿胀；乌苏酸和总三萜酸还对枸橼酸喷雾引起的豚鼠咳嗽有明显的止咳作用[2]。枇杷叶三萜酸（75、225、675mg/kg）灌胃给药可明显延长小鼠的咳嗽潜伏期、减少小鼠 2 分钟内咳嗽次数，并可显著增加小鼠气道酚红排泄量；枇杷叶三萜酸（45、135、405mg/kg）灌胃给药可明显延长豚鼠咳嗽潜伏期、显著减少豚鼠 5 分钟内咳嗽次数，并能使磷酸组胺和氯乙酰胆碱（氯化乙酰胆碱）混合液引起的豚鼠喘息潜伏期明显延长，同时可对抗组胺引起的支气管收缩，增加离体豚鼠支气管肺泡灌流量[3]。研究表明枇杷膏 2.5g/kg 和 7.5g/kg 能明显减少枸橼酸引起的豚鼠咳嗽次数，6.6g/kg 和 13.2g/kg 能明显减少辣椒素引起的小鼠咳嗽次数。枇杷膏 6.6g/kg 和 13.2g/kg 能明显增加小鼠气道酚红排泄量，增加蛙上腭纤毛运动，说明枇杷膏具有良好的镇咳和祛痰作用[4]。

2. 降血糖作用　研究报道枇杷叶甲醇提取物分离得到的三萜酸类及倍半萜烯化合物对糖尿病小鼠有明显的降血糖作用，其作用机制可能是刺激胰腺 B 细胞，增加胰岛素的释放水平，从而达到降低血糖作用，但是对四氧嘧啶性高血糖大鼠没有明显降低血糖作用[5]。研究表明枇杷叶提取物与番薯并用能增强降血糖作用[6]。

3. 抗癌作用　枇杷叶中的多酚类对人类口腔肿瘤具有抑制细胞毒性作用。腹腔注射枇杷叶中提取的乌索酸 10.20mg/(kg·d)能明显延长荷瘤 S180 小鼠的生存期。腹腔注射(5、10、20)mg/(kg·d)能使瘤重由对照组的 5.52g 分别降至 3.01、2.25 和 1.78g，肿瘤抑制率分别为 45.5%、592%和 67.8%[7]。枇杷叶中的乌苏酸具有突出抗肿瘤作用，对多种致癌、促癌物有抵抗作用，且对多种恶性肿瘤细胞有明显细胞毒作用和诱导分化作用及抗血管形成作用[8,9]。

4. 抗病毒作用　研究表明，枇杷叶中的 2α，19β-二羟基 3-*O*-乌索酸具有抗 HIV 活性，从中提取的三萜酸类成分对 EBV-EA 病毒也显示活性[10]。枇杷叶中的 3-*O*-反式-咖啡酰萎陵菜酸具有明显降低鼻病毒的感染率，但是对于人类的 HIV-1 和 Sindbis 病毒的复制无明显抑制作用[11]。

5. 美容作用　枇杷叶甲醇提取物有延缓皮肤衰老的作用，起主要作用的是三萜和酚酸类化合物[12]。

6. 抗肾衰竭作用　枇杷叶的水提物和乙醇提取物均能明显改善肾功能，并发现水提物比醇提物的效果好[13]。

7. 其他　枇杷叶还有抗氧化、保肝作用[14-16]。

（三）临床报道

1. 治疗百日咳　用百部 30g，枇杷叶、麦冬各 15g，甘草 18g，川贝母、桔梗各 10g，麻黄 12g。水煎取浓缩滤液约 500ml，加红糖 250g，煎成膏状，为 10 日量，日 3 次冲服。用 3 周，有良好疗效[17]。

2. 治疗口腔溃疡　用甘露饮(枇杷叶、熟地、天冬、枳壳、茵陈、生地、麦冬、石斛、甘草、黄芩共 10 味药物组成)治疗 30 例复发性口腔溃疡,肝胆湿热加青黛;脾胃积热加银花、连翘;便秘加大黄;心火上炎加黄连;溃疡大者加儿茶。结果 29 例均在服药 5～7 剂后治愈[18]。观察 100 例化疗引致的口腔溃疡,治疗组 50 例应用甘露饮加减治疗;对照组 50 例应用西药维生素 B、灭滴灵口服并加西瓜霜外用治疗。结果治疗组总有效率 88%,平均治愈时间为(5.3±1.68)天[19]。

3. 治疗慢性咽炎　应用甘露饮原方,枇杷叶、熟地黄、天冬、枳壳、茵陈、生地、麦冬、石斛、甘草、黄芩加香附、浙贝母各 10g,治疗慢性咽炎 46 例,治疗方法:每天 1 剂,水煎服,7 天为 1 个疗程。经 2～4 个疗程治疗后,治愈 28 例,好转 16 例,无效 2 例[19]。

4. 治疗肥大性龈炎　以甘露饮,枇杷叶、熟地黄、天冬、枳壳、茵陈、生地、麦冬、石斛、甘草、黄芩加夏枯草 10g、元参 10g;气虚明显者加当归、生芪、党参;湿热毒重加蒲公英、紫花地丁,连服 7 天为 1 个疗程。一般服药 2～4 个疗程。配合超声波洁治术治疗肥大性龈炎 31 例。结果 31 例中显效 28 例,有效 2 例,总有效率 96.8%。经 1～3 年随访,个别患者有复发倾向,但症状轻,病程短,再治效果满意[20]。

5. 治疗糖尿病　运用甘露饮,枇杷叶、熟地黄、天冬、枳壳、茵陈、生地、麦冬、石斛、甘草、黄芩加减治疗湿热型糖尿病:伴阴津损伤者加玄参、苍术、全瓜蒌;伴气机阻滞者加柴胡、厚朴、陈皮、白芍、玉竹;伴气阴两伤者加黄芪、太子参、山药、佩兰、玉竹;伴瘀血阻络者加当归、牡丹皮、赤芍、菊花、丹参、白茅根、生三七粉;伴肝肾亏虚者加玄参、枸杞子、女贞子、墨旱莲、牛膝、白茅根、侧柏叶,取效满意[21]。

6. 其他　枇杷叶可用于治疗各种皮肤病,如全身性荨麻疹[22]、过敏性紫癜[23]。枇杷叶做药膳食疗,具有美容、止痛、降低血糖及调节免疫功能等功效[24]。

(四) 不良反应

有 1 例口服大剂量鲜枇杷叶致共济失调的报道[25]。

参 考 文 献

[1] 王立为,刘新民,余世春,等.枇杷叶抗炎和止咳作用研究[J].中草药,2004,35(2):174-176.

[2] 鞠建华,周亮,林耕,等.枇杷叶中三萜酸类成分及其抗炎、镇咳活性研究[J].中国药学杂志,2003,38(10):753.

[3] 葛金芳,李俊,金涌,等.枇杷叶三萜酸的镇咳祛痰平喘作用[J].安徽医科大学学报,2006,41(4):413-416.

[4] 谢强敏,沈文会,吴希美,等.良园枇杷膏对咳嗽反射和纤毛运动的作用[J].浙江大学学报:医学版,2002,31(2):13.

[5] De Tommasi N,De Simone F,Cirino G,et al. Hypoglycemic effects of sesquiterpeneglycosides and polyhydroxylated triterpenoids of Eriobotrya Japonica[J]. Planta Med,1991,57(5):414.

[6] 樱又康秀.枇杷叶提取物与番薯并用的降糖作用[J].国外医学:中医中药分册,2005,27(5):304.

[7] Hideyuki Ito,Eri Kobayashi,Yoshie Takamatsu,et al. Polyphenols from Eriobotrya Japonica and Their cytotoxicity against Human 0ral Tumor cell Lines[J]. Chem Pharm Bull,2002,48(5):687-693.

[8] 夏国豪,章永红,王瑞平.熊果酸抗肿瘤作用研究进展[J].国外医学:肿瘤学分册,2002,29(6):420.

[9] 颜玲,陈会敏.熊果酸的免疫学活性[J].湖北民族学院学报医学版,2005,22(1):51.

[10] Shoko Taniguehi, Yoko Imayeshi, Eri Kohayshi, et al. Production of bioactive triterpenes by Eriobotrya japonica[J]. Phytochemistry, 2002, 59(3): 315-323.

[11] Ito H, Kobayashi E, Li s, et al. Megastigmaneglycosides and an acylated triterpenoid from Eriobotrya Japonica[J]. J. Nat. Prod, 2001, 64(6): 737.

[12] Bonte Frederic, Dumas Marc, Petit Veronique, et al. Stimulation of Fibroblasts glycesam inoglycan synthesis by Eriobotrya japonica extract[J]. Revista Bolivianade Quimica, 2001, 18(1): 73-75.

[13] G. A. El-Hossary, M. M. Fathy, H. A. Kassem, et al. Cytotoxic triterpenes from the leaves of Eriobotrya japonica L. growing in Egypt and the effect of the leaves on renal failure[J]. Bull. Fac. Pharm. (Cairo Univ), 2000, 38(1): 87-97.

[14] Kwon HJ, Kang MJ, Kim HJ, et al. Inhibition of NF kappaB by methyl chlorogenate from Eriobotrya japonica[J]. Mol Cells, 2000, 10(3): 241.

[15] 田丽婷，马龙，堵年生. 齐墩果酸的药理作用研究概况[J]. 中国中药杂志，2002，27(12)：884.

[16] 熊筱娟，陈武，肖小华，等. 乌苏酸与齐墩果酸对小鼠实验性肝损伤保护作用的比较[J]. 江西师范大学学报：自然科学版，2004，28(6)：540.

[17] 马虹. 百枇甘草糖膏治疗百日咳 62 例临床观察[J]. 中华实用中西医杂志，2003，3(16)：873.

[18] 殷玉祥，等. 甘露饮加味治疗复发性口腔溃疡 30 例[J]. 中国中西医结合耳鼻咽喉科杂志，2002(1)：63.

[19] 王丽超. 甘露饮加味治疗慢性咽炎 46 例[J]. 江西中医学院学报，2000(3)：59.

[20] 刘朝晖. 甘露饮配合超声波洁治治疗肥大性龈炎 31 例[J]. 中国民间疗法，2000(8)：27.

[21] 罗燕楠. 甘露饮加减治疗糖尿病湿热证的体会[J]. 中国中医药信息杂志，2002(8)：59.

[22] 姚凌峰. 枇杷叶治急性全身性荨麻疹 2 例[J]. 天津中医药，2003，20(2)：6.

[23] 黄金丁. 枇杷叶治疗过敏性紫癜 38 例[J]. 中国民间疗法，2005，13(1)：49.

[24] 沈尔安. 功效不凡的枇杷叶[J]. 药膳食疗，2004(9)：16-17.

[25] 葛红霞. 大剂量鲜枇杷叶口服致共济失调一例[J]. 广西中医药，2002，25(5)：49.

马兜铃　Madouling

【别名】 马兜零(《蜀本草》)，马兜苓(《珍珠囊》)，兜铃(《本草述钩元》)，水马香果(《江苏植药志》)，葫芦罐(《东北药植志》)，臭铃铛(《河北药材》)，蛇参果(《四川中药志》)，臭瓜蛋(山西)。

【来源】 马兜铃，始载于《药性本草》。因其植物蔓生附木而上，叶脱落时其实尚垂，状如马项之铃，故名。为马兜铃科多年生藤本植物北马兜铃 *Aristolochia contorta* Bge. 或马兜铃 *Aristolochia debilis* Sieb. et Zucc. 的干燥成熟果实。前者主产于东北、华北、陕西、河南等地；后者主产于江苏、安徽、浙江、江西、湖北、湖南等地。均为野生。

【采收炮制】 秋季果实由绿变黄时采收，干燥。生用或蜜炙用。

【商品规格】 一般不分等级，均为统货。以个大、完整、色黄绿、种子充实者为佳。

【药性】 苦，微寒。归肺、大肠经。

【功效】 清肺降气，止咳平喘，清肠消痔。

【应用】

1. 肺热喘咳　本品性寒质轻，主入肺经，味苦泄降，善清降肺气而化痰止咳平喘，凡咳喘痰嗽属肺热气逆者，皆相适宜。用于肺热咳喘，痰壅气促者，常与桔梗、甘草同用，如《普济方》马兜铃汤；若肺热伤津，咳逆烦渴，多与知母、贝母、天冬、麦冬等配用，如《证治准绳》门冬清肺汤；若肺经阴虚火盛，咽喉干燥，干咳少痰，或痰中带血者，则与阿胶、杏仁、牛蒡子等配伍，如《小儿药证直诀》补肺阿胶散；若肺肾阳虚，哮喘痰嗽，可与淫羊藿、百部、知母等同用，如《中国药物大全》新碧桃仙片。

2. 肠热痔血，痔疮肿痛 本品苦寒入大肠经，又能清泄大肠实热而消肿痛。用于大肠积热，肛门肿痛，痔疮出血，常与槐角、地榆、黄芩等配伍；亦可单用本品煎汤，熏洗患处，可达消肿止痛之效。

【用法用量】煎服，3～9g；外用适量，煎汤熏洗。肺热咳喘宜生用；肺虚久咳宜蜜炙用。

【使用注意】本品苦寒易伤胃气，故脾虚便溏及虚寒咳喘均忌用。用量不宜过大，以免引起呕吐。本品含马兜铃酸，可引起肾脏损害等不良反应；儿童及老年人慎用；孕妇、婴幼儿及肾功能不全者禁用。

【鉴别用药】马兜铃、天仙藤与青木香，三药来源于同一植物。马兜铃药用果实，功能清肺化痰、止咳平喘，主要用于肺热喘咳；天仙藤为马兜铃之藤茎，性味苦温，有活血通络之功，多用于风湿痹痛；青木香为马兜铃之根，性味苦微辛而寒，具顺气止痛之效，常用于气滞脘腹疼痛，并有降压作用。

【药论】

1.《药性本草》："主肺气上急，坐息不得，咳逆连连不止。"

2.《开宝本草》："主肺热咳嗽，痰结喘促，血痔漏疮。"

3.《本草纲目》："马兜铃，寒能清肺热，苦辛能降肺气。钱乙补肺阿胶散用之，非取其补肺，乃取其清热降气也，邪去则肺安矣。其中所用阿胶、糯米，则正补肺之药也。汤剂中用多，亦作吐，其不能补肺，又可推矣。"

4.《本草求真》："因苦能入肺降气，因寒能泻热除痰，因辛则于寒中带散，故肺热痰喘，声音不清者服此为宜。"

5.《本草正义》："案宣肺之药，紫菀微温，兜铃微清，皆能疏通壅滞，止嗽化痰。似此二者，有一温一清之分，宜辨寒嗽热嗽，寒喘热喘主治。究竟紫菀本非大温，兜铃亦非大寒，而能抉壅疏通，皆有捷效，洵乎同为肺金窒塞之良药矣。"

6.《本草经读》："马兜铃，虽云无毒，而偏寒之性，多服必令吐利不止也。《内经》云，肺喜温而恶寒，若《开宝》所云肺热咳嗽，为绝少之证，且所主咳嗽痰结喘促证，与血痔瘘疮外证，同一施治，其为凉泻攻坚之性无疑。"

【现代研究】

（一）化学成分

北马兜铃的果实含马兜铃酸A、C、D，马兜铃次酸，马兜铃内酰胺，马兜铃烯，木兰碱，马兜铃碱等。

（二）药理作用

1. 对呼吸系统的作用 1%的马兜铃浸剂给离体豚鼠支气管肺灌流有使其舒张的作用，并能对抗毛果芸香碱、乙酰胆碱及组胺所致的支气管痉挛性收缩，但不能对抗氯化钡引起的痉挛[1]。

2. 抗菌作用 鲜北马兜铃果实及叶在试管内对金黄色葡萄球菌有一定的抑制作用，果实的作用比叶强，除去鞣质后仍然有效，加热后抗菌作用减低或丧失，对铜绿假单胞菌无作用[2]。体外试验表明马兜铃水浸剂(1∶4)对许兰黄癣菌、奥杜盎小孢子菌、羊毛状小孢子菌等常见皮肤真菌有一定抑制作用。研究作用。马兜铃煎剂对铜绿假单胞菌无效，但对史氏痢疾杆菌有抑制作用。马兜铃酸在体外对多种细菌、真菌和酵母菌均有抑制作用[3]。

3. 镇痛作用 用北马兜铃醇提物给小鼠腹腔注射，1 次/日，连续 3 天能明显减少小鼠冰醋酸刺激所致的扭体反应次数，提高小鼠热板法和辐射热照射法痛阈值。末次给药 1 小时后腹腔注射戊巴比妥钠 30mg/kg，小鼠入睡率比对照组明显升高，提示北马兜铃与戊巴比妥钠有协同作用。此外，北马兜铃茎叶也有止痛作用[3]。

（三）临床报道

治疗慢性气管炎 复方马兜铃片组成：马兜铃、黄芩、地龙、桔梗、陈皮、甘草各等量，煎成浸膏，制成糖衣片，每片重 0.3g。第 1～3 个疗程，每次 4 片，日服 3 次；第 4～6 个疗程，每次 6 片，每日 3 次，本方治疗 240 例，经 6 个疗程后，临床控制 126 例，显效 67 例，好转 40 例，无效 7 例，总有效率为 97.1%，显效率为 80.4%[5]。

（四）不良反应

1. 毒性 马兜铃酸对家兔、大鼠和小鼠除肾中毒反应外，还具有胃肠道和肝脏的毒性反应及较强的致突变性和致癌性[6]。马兜铃酸 A 对家兔、山羊、大鼠、小鼠和人体均有毒性作用，特别是对啮齿类动物有强致癌作用。

2. 中毒机理及症状 马兜酸-DNA 加合物的形成是马兜酸致癌致突变的主要分子机制，该加合物能使原癌基因 ras 发生 A-T 颠换突变，使抑癌基因 p53 发生多点突变，最终引起贲门窦的癌变和泌尿道上皮肿瘤的发生。大量临床资料和动物实验已经证明马兜酸具有很强的肾毒性，马兜酸肾病以肾小管坏死、进行性间质纤维化为主要发病特征，目前对马兜酸肾病的发病机制研究表明，马兜酸可致肾小管上皮细胞坏死和凋亡、小管上皮-肌成纤维细胞转化、肾脏缺血缺氧等。马兜酸-DNA 加合物形成是马兜酸致癌致突变作用的主要分子机制，同时有研究者认为此类加合物在肾脏蓄积也可能是 AA 产生肾毒性的机制之一[7]。药代动力学研究提示马兜酸在人体内有蓄积[8]。人体试验中，个别患者食用马兜铃(果)后，有恶心、胃不适或轻度腹泻；高剂量(静脉注射 2mg/kg)试验 10 例癌症患者，出现肾毒性[9]。

3. 中毒原因及预防 有文献报道，马兜铃酸的主要组分马兜铃酸 A 的解毒代谢产物马兜铃内酰胺，在细胞色素 P450 和过氧化物的激化下，与 DNA 形成加成物[10]。马兜铃酸-DNA 加成物的形成，使 DNA 的双链结构受损，进而影响 DNA 的生物化学功能，出现肾损害[11]。

4. 中毒救治 对马兜铃酸的体内毒性应以预防为主，尽量避免服用含马兜铃酸的中草药，若必须服用也应从最小剂量开始，且不宜长期服用。目前对马兜铃酸肾病的治疗以糖皮质激素和中医药对症治疗为主，且已在临床上取得一定疗效[7]。

参 考 文 献

[1] 江苏新医学院. 中药大辞典(上册)[M]. 上海：上海人民出版社，1977：294.

[2] 马清钧，等. 常用中药现代研究与临床[M]. 天津：天津科技翻译出版公司，1995：479.

[3] 黎克湖，李灵芝. 马兜铃属植物的药理学研究[J]. 武警医学院学报，2000，9(3)：230.

[4] 雎大员，吕忠智. 北马兜铃镇痛作用的研究[J]. 白求恩医科大学学报，1995，21(5)：500.

[5] 沈阳军区防治慢性气管炎协作组. 防治慢性气管炎资料[M]. 1973：73.

[6] 姜廷良. 关于马兜铃属某些植物和马兜铃酸的致癌性问题[J]. 中国中医药信息杂志，2002，9(7)：73.

[7] 常菲菲，王友群. 马兜铃酸体内毒性的产生及防治研究进展[J]. 药学进展. 2010，34(3)：117-124.

[8] 曾美怡. 关于马兜铃酸类成分的毒性反应[J]. 中药新药与临床药理，1995，6(2)：48.

[9] 高瑞通,郑法雷. 马兜铃诱导的 LLC-PKL 细胞凋亡及其意义[J]. 中华肾病杂志,1999,15(3):162.

[10] Stiborova M. Aristolactam I metabolite of aristolochic acid activation from an adduct found in DNA of patients with Chinese herb nephropathy[J]. Exp. Toxicol Pathol,1999,51(4):421.

[11] Schmeiser HH,Bieler CA,et al. Detection of DNA adducts formed by aristolochic acid in renal tissue from patients with Chinese herb nephropathy[J]. Cancer Research,1996(5):2005.

白果　Baiguo

（附:银杏叶）

【别名】银杏(《日用本草》),佛指甲(《浙江通志》)。

【来源】白果,始载于《饮膳正要》。因其形似山杏,色银洁白,故名银杏;又因其能供食用,又称白果。为银杏科落叶乔本植物银杏 *Ginkgo biloba* L. 的干燥成熟种子。主产于广西、四川、山东、河南、湖北、辽宁等地。均为栽培。

【采收炮制】秋季种子成熟时采收,除去肉质外种皮,洗净,稍蒸或略煮后,烘干。除去硬壳,生用或炒用,同时捣碎。

【商品规格】按种子大小分 1～3 等。以粒大、壳色黄白、种仁饱满、断面色淡黄者为佳。

【药性】甘、苦、涩,平;有毒。归肺、肾经。

【功效】敛肺定喘,止带缩尿。

【应用】

1. 痰多喘咳　本品涩敛苦降,能敛肺气,平喘咳,消痰涎。其性平和,凡久咳不止,肺气失敛,喘咳痰多者皆可应用。用于哮喘痰嗽,兼风寒引发者,常与麻黄、甘草配伍,如《摄生众妙方》鸭掌散;若外感风寒,肺有蕴热,喘咳痰多者,多与黄芩、半夏、麻黄等同用,如《扶寿精方》定喘汤;若久咳气喘,咳痰不爽,可与川贝母、麻黄、五味子等配用,如《中国药物大全》哮喘丸,亦可与葶苈配伍,如《中国药物大全》银杏露。

2. 带下白浊,遗尿尿频　本品苦涩,收敛固涩,功能止带、缩尿、止遗。用于脾肾亏虚,妇女白带白浊,连绵不断者,常与薏苡仁、山萸肉、山药等同用,如《竹林女科证治》银杏汤;若湿热下注,带下黄稠腥臭,多与黄柏、芡实、车前子等配伍,如《傅青主女科》易黄汤;若下焦虚寒,小便频数或遗尿,又与乌药、山萸肉、覆盆子等伍用,以补肾固涩。

【用法用量】煎服,5～10g。入煎剂宜生用;入丸、散剂宜炒用。

【使用注意】本品有毒,不可多用,小儿尤当注意。生食有毒。

【药论】

1.《本草纲目》:"银杏……其气薄味厚,性涩而收,益肺气,定喘嗽,缩小便,又能杀虫消毒。然食多则收令太过,令人气壅胪胀昏顿。"

2.《本草求真》:"白果,虽属一物,而生熟攸分,不可不辨。如生食则能降痰解酒,消毒杀虫,以浆涂鼻面手足,则去皶皰皯黯油腻,及同汞浣衣,则死虫虱。何其力锐气胜,而能使痰与垢之悉除也。至其熟用,则竟不相同,如稍食则可,再食则令人气壅,多食则即令人胪胀昏闷,昔已有服此过多而竟胀闷欲死者。然究其实,则生苦未经火革,而性得肆其才而不窒,熟则经火煅制,而气因尔不伸。要皆各有至理,并非空为妄谈已也。"

3.《本草再新》:"补气养心,益肾滋阴,止咳除烦,生肌长肉,排脓拔毒,消疮疥疽瘤。"

4.《本草便读》:"上敛肺金除咳逆,下行湿浊化痰涎。"

【现代研究】

(一) 化学成分

白果含黄酮类化合物，如山柰黄素、山柰黄素-3-鼠李葡萄糖苷、七乙酰基山柰黄素葡萄糖苷、槲皮黄素、异鼠李亭、八乙酰基-槲皮黄素-3-葡萄糖苷、芦丁、白果素、银杏黄素、金松素、穗花双黄酮。亦含酚类和有机酸类物质，白果酸、氢化白果酸、氢化白果亚酸、漆树酸；奎宁酸、亚油酸、莽草酸、抗坏血酸。外种皮含有甲酸、丙酸、丁酸、辛酸。

尚含有醇类和其他成分，如α-己烯醇、红杉醇、蒎立醇、二十六醇-1、二十八醇-1、β-谷固醇、二十九烷醇-10、白果醇、银杏A、银杏B、芝麻素、白果酮等。

此外，白果种子含少量氰苷、赤霉素和细胞分裂素样物质。内胚乳中还分离出两种核糖核酸酶。外种皮含有毒成分白果酸、氢化白果酸、氢化白果亚酸、白果酚和白果醇等成分。

(二) 药理作用

1. 对呼吸系统的作用　银杏内酯能拮抗血小板活化因子PAF加血小板收缩豚鼠肺条的作用和拮抗PAF破坏β-肾上腺素受体的作用，提示其可用于支气管哮喘的治疗[1]。测定急性缺氧性肺动脉高压动物模型猪在静脉注射白果注射液前后的血流动力学、血气分析和血中一氧化氮指标的变化，结果发现白果注射液能显著降低缺氧性肺动脉高压和血中NO水平[2]。白果注射液对致敏性小鼠血清中IL-4、IL-5有明显下降，提示是白果是一种良好的平喘中药，可以降低过敏反应血清中IL-4、IL-5的水平，对Ⅱ型辅助性T淋巴细胞(TH_2)有一定作用[3]。用白果注射液对哮喘小鼠模型在足三里注射，结果发现能显著降低哮喘小鼠模型肺质量，同时有效降低肺组织嗜红细胞和白细胞总数。降低血清BALF中IgE、IL-4、IL-5及IL-13的水平[4]。

2. 降低血清胆固醇的作用　研究表明白果脂溶提取部位能降低肝中胆固醇水平、血清中胆固醇水平，而水溶部位潜在地增加血清中胆固醇。因此白果油具有减少血清胆固醇、预防心血管疾病的潜力[5]。

3. 抗菌作用　银杏外种皮总提取物对13种实验真菌有明显抑制作用，5%浓度抑制真菌的有效率为92.3%。1.5g银杏外种皮总提取物抑制真菌生长效果相当于0.5g克霉唑[6]。用0.1%浓度银杏外种皮单体成分银杏甲素及银杏乙素对25种致病性真菌进行抑菌生长试验，结果发现有明显抑制真菌生长作用，抑菌生长有效率分别为92%、53%[7]。

4. 抗氧化作用　白果蛋白能显著地降低小鼠肝匀浆和血清中的脂质过氧化产物MDA的含量，同时在一定剂量条件下对机体内SOD和GSH-Px活力有显著增强作用，能有效清除自由基，保护细胞膜结构和功能的完整，避免细胞受损伤，提示白果蛋白具有较好的抗生物氧化的作用[8]。饮用银杏种仁浆汁30天后，小白鼠红细胞SOD的活力增强[9]。

5. 其他作用　白果清蛋白能抑制体内S180实体瘤和体外S180肿瘤细胞的生长，具有较强的体外清除羟自由基及超氧阴离子自由基的能力。其抑制S180肿瘤生长的作用可能与其抗氧化活性有关[10]。

(三) 临床报道

1. 治疗急性、慢性、喘息性支气管炎、哮喘及咳嗽变异型哮喘　用白果、白及、川贝各50g，研粉分为40份，每日晨起用沸水冲鸡蛋及药粉1份，空腹服，40天为1个疗程。可治疗急性支气管炎迁延数月未愈或慢性支气管炎，以证属久咳肺虚、无明显热象者，疗效显著[11]。取白果、葶苈子各30g，马兜铃9g，生甘草6g，粳米45g，枸骨叶90g。上药共研细末，用生理盐水100ml，调成糊状，制成5分硬币大药饼。选百劳(双)、肺俞(双)、膈俞(双)，将药饼放油纸上，贴敷在上述穴位，胶布固定。隔10日贴1次，30天为1个疗程，一年共贴3次，无论发作期或缓解期均可应用。一般连贴3年。治疗150例热哮病人，痊愈50例，显效

30例，好转60例，无效10例，总有效率为93%[12]。用荆僵白果方治疗咳嗽变异型哮喘：荆芥10～15g，防风10g，桔梗10g，僵蚕10g，薄荷10g，桑叶15～20g，沙参15～30g，麦冬15～20g，玄参10g，炙紫菀10～15g，白果10～15g，生黄芪30g。10天为1个疗程，连服3个疗程，结果总有效率为95.0%[13]。

2. 治疗内耳性眩晕　白果仁60g，干姜12g，焙干共研细末，分成8份，每份9g。每日早晚于饭后以红枣12g，黄芪20g，煎水送服1份。治疗内耳性眩晕效果满意[14]。

3. 治疗乳糜尿　白果仁10枚，射干12g，桔梗、川朴各10g，菖蒲、白及各15g，萆薢30g，甘草5g，随症加减，日1剂，水煎早晚分服，10天为1个疗程，治疗32例，治愈26例，显效5例，好转1例[15]。

4. 其他　用白果250g研细末，冰片20g，装入500ml盐水瓶中，加入60%乙醇400ml 24小时备用，用清水洗脸后，用时摇匀擦于面部，每日3～4次，治疗痤疮。结果治愈44例，好转9例，治愈率83%，总有效率100%[16]。治疗以白果为主的经验方治疗脾虚兼湿热带下病，有较好的疗效[17]。

（四）不良反应

1. 毒性　种仁中的中性成分给小鼠皮下注射460mg/kg，半小时后致惊厥，延髓麻痹，随即呼吸心跳停止而死亡[18]。白果外种皮提取物给小鼠腹腔注射 LD_{50} 为(5.02±0.31)g/kg[19]。生食毒性较大，以绿色的胚芽为最毒。

2. 中毒机理及症状　白果有毒成分是白果酸、白果醇、白果酚、银杏毒，尚有氰苷。外种皮含有银杏毒，直接接触皮肤可引起皮炎，其作用与斑蝥素相似。兔静脉注射银杏毒0.2g/kg，先有短暂的血压上升，而后下降，呼吸困难，动物惊厥而死。此毒质从皮肤吸收，通过肠与肾排泄，引起胃肠炎与肾炎，有溶血作用[19]。小儿白果中毒致多脏器损害[20]。白果所含有机毒素能溶于水，遇热能减少毒性，故白果生食易中毒，口服后致胃肠道刺激症状。毒素吸收后作用于神经系统，先兴奋后抑制。还可引起末梢神经障碍。中毒量小儿自7～150粒，成人自40～300粒不等。中毒出现时间在食后1～12小时不等。中毒症状参照“苦杏仁”条。

3. 中毒原因及预防　白果中毒多因生食、炒食或煮食过量所致，常见于儿童，偶见于成人。因此，应加强卫生宣传，禁止儿童吃白果。注意剂量，临床常用剂量为6～10g，儿童减量。注意勿与西药麻醉剂、镇静止咳剂等同用，以免引起严重的呼吸中枢抑制。入药时须去其外种皮及内层的薄皮与心芽。以煎煮服用较安全。

4. 中毒救治　参照“苦杏仁”条。

参考文献

[1] 董竞成，李明，吴淦桐，等. 银杏内酯拮抗血小板活化因子对豚鼠肺条作用的实验研究[J]. 中西医结合杂志，1997，17(8)：481-502.

[2] 孙依萍，杨玲，林建海. 白果对缺氧性肺动脉高压动物模型的作用[J]. 中国临床医学，2004. 11(6)：974-976.

[3] 姚迪，林建海. 白果对致敏性哮喘小鼠血清中IL-4、IL-5变化的实验观察[J]. 中国医师杂志，2005，增刊：4-5.

[4] 任允卿，李贤，洪权义，等. 白果注射液注射足三里对卵蛋白(OVA)诱导哮喘小鼠的作用[J]. 天津中医药，2005，22(5)：429-431.

[5] 王雪超，张莉. 白果及其提取物对胆固醇代谢的调节作用[J]. 现代药物与临床，2009，24(2)：119.

[6] 徐立春,顾维戎,孙云,等.银杏外种皮总提取物对真菌抑制效应的初步研究[J].中成药研究,1988(9):33.

[7] 徐立春,童鲲,程鹏,等.银杏甲、乙素对真菌生长抑制效应研究[J].中药材,1990,13(2):40.

[8] 黄文,谢笔钧,姚平.白果活性蛋白的抗生物氧化作用研究[J].营养学报,2002,24(2):192-194.

[9] 张卫明,赵伯涛,王红.银杏种仁对小白鼠SOD的影响[J].中国野生植物资源,1995(1):23-24.

[10] 邓乾春,黄文,谢笔钧.白果清蛋白抑制肿瘤活性及其机制的初步研究[J].营养学报,2006,28(3):259-262.

[11] 刘文杰.白白贝散治疗支气管炎[J].中医杂志,1988(3):18.

[12] 李智.贴敷法治疗哮喘800例疗效观察[J].湖南中医杂志,1993(1):27-28.

[13] 冯文杰,李向林,陈丽茹,等.自拟荆僵白果方治疗咳嗽变异型哮喘临床观察[J].中国中医药信息杂志,2010,17(3):77-78.

[14] 汤平."白姜散"治疗内耳性眩晕症的经验[J].江西中医药,1992(6):42.

[15] 潘建华.治乳糜尿验方[J].时珍国药研究,1992(4):181.

[16] 孟凡恩.白果酊治疗痤疮53例[J].中国社区医师,2002,18(17):43.

[17] 方为民.朱祝生教授经验方治疗脾虚兼湿热带下病的临床研究[J].贵阳中医学院学报,2008,30(2):12-14.

[18] 陈冀胜,等.中国有毒植物[M].北京:科学出版社,1987:270.

[19] 游松,等.银杏的化学及药理研究进展[J].沈阳药学院学报,1988,5(2):142.

[20] 王华芳,阮飞,郦建娣.小儿白果中毒致多脏器损害58例分析[J].浙江预防医学杂志,2007,19(7):56.

附:银杏叶

始见于《本草品汇精要》,原名白果叶。为银杏树的叶,秋季叶尚绿时采收,晒干入药。性味甘、苦、涩,平。功能敛肺平喘,活血止痛。用于肺虚咳喘,胸闷心痛等症。现有银杏叶片用于临床。用量3~6g。

矮地茶 Aidicha

【别名】紫金牛(《本草图经》),平地木、叶下红(《李氏草秘》),矮茶、地茶(《植物名实图考长编》),老不大(《浙江民间草药》),矮脚茶、映山红(《上海常用中草药》)。

【来源】矮地茶,始载于《本草图经》。为紫金牛科常绿小灌木植物紫金牛 *Ardisia japonica* (Hornsted)Blume 的全株。主产于湖南、江西、安徽、江苏等地。多为野生。

【采收炮制】全年可采,以秋季采者为好,连根拔起植株,洗净,晒干。切段,生用。

【商品规格】按《中国药典》(2010年版一部)规定:本品含岩白菜素($C_{14}H_{16}O_9$)的量不得少于0.50%。

【药性】微苦、辛,平。归肺、肝经。

【功效】化痰止咳,清利湿热,活血化瘀。

【应用】

1. 新久咳嗽,喘满痰多 本品辛开苦降,有显著的止咳祛痰作用,稍兼平喘之功,对咳喘有痰而属热者尤宜。用于肺热咳喘痰多,可单用,亦可与枇杷叶、野菊花、甘草等同用,如《中国药物大全》复方矮地茶片;若肺痈,咳吐脓痰腥臭,《江西民间草药》与鱼腥草配伍,以增清肺消痈之效;若肺痨咳嗽,痰中带血,多与百部、桑白皮、白及等配伍,如《中国药物大全》抗痨丸。

2. 湿热黄疸 本品有清利湿热退黄、利水渗湿消肿之功。用于湿热黄疸,常与茵陈、栀子、虎杖等同用,以增利湿退黄之效。

3. 跌打损伤、风湿痹痛、经闭瘀阻　本品又有活血化瘀、通经止痛的作用。用于跌打损伤，伤处肿痛，《江西民间草药》单用本品水酒煎服，亦可与当归、红花、苏木等配伍，以加强活血止痛之力；用于风湿痹痛，关节麻木，屈伸不利者，多与威灵仙、防己、八角枫等同用，以增祛风通络之效；用于血瘀经闭，行经腹痛，又与丹参、川芎、益母草等配用，以加强活血调经之功。

【用法用量】 煎服，15～30g。

【药论】

1.《本草图经》："治时疾膈气，去风痰。"

2.《本草纲目》："解毒，破血。"

3.《本草纲目拾遗》："治吐血劳伤，怯症垂危，久嗽成劳。"

4.《草木便方》："治风湿顽痹，肺痿久嗽。"

【现代研究】

（一）化学成分

全株含挥发油0.1%～0.2%。在去油后的残渣中分离得镇咳有效成分矮茶素1号（即岩白菜素）和矮茶素2号。尚含2-羟基-5-甲氧基-3-十五烯基苯醌等化合物及三萜类化合物。叶中含有槲皮苷、杨梅树皮苷、岩白菜素和冬青萜醇。

（二）药理作用

1. 镇咳、祛痰作用　实验发现矮地茶对二氧化硫引咳2分钟内小白鼠的咳嗽次数显著减少，矮地茶对二氧化硫引咳具有明显镇咳作用。矮地茶能显著延长二氧化硫引咳的潜伏期，有明显祛痰作用[1]。

2. 平喘作用　矮地茶中的矮茶素1号和三萜类无平喘作用，而所含黄酮给豚鼠肌注或腹腔注射有明显的平喘作用（氨水喷雾法）。给药后发生轻度惊厥，然而可自行恢复，但灌胃则平喘作用不明显。其所含挥发油亦有平喘作用，但需达中毒剂量时才出现[2]。

3. 抗炎、镇痛作用　矮地茶对二甲苯所致小鼠耳肿胀有明显的抑制作用，对0.7%醋酸所致小鼠扭体反应有明显的抑制作用，有一定的抗炎、镇痛作用[3]。

4. 其他作用　矮地茶有降低大鼠气管-肺组织耗氧量的作用，矮茶素1号作用于含硫氢基必需基团的酶体系，因而降低了组织呼吸，但作用不强[4]。矮茶素1号给每日吸入二氧化硫而产生慢性气管炎的大鼠内服，有一定的预防及治疗作用，表现为杯状细胞减少、炎细胞浸润、肺气肿及肺萎陷程度减轻[5]。

（三）临床报道

治疗支气管哮喘　采用中药"治喘贴"穴位外敷，主要药物为麻黄、细辛、白芥子、矮地茶等，1次/天，每次4～6小时，分别贴于双侧肺俞、膏肓、定喘。同时服用氨茶碱，每次4mg/kg，3次/天，连续治疗4天。观察组66例患儿，结果疾病控显率为92.31%，中医证候控显率为80%[6]。

参考文献

[1] 周大云. 矮地茶镇咳祛痰作用的药理试验研究[J]. 基层中药杂志，1998，12(1)：39-41.

[2] 马清钧，等. 常用中药现代研究与临床[M]. 天津：天津科技翻译出版公司，1995：467.

[3] 刘伟林，杨东爱，余胜民. 矮地茶药理作用研究[J]. 时珍国医国药，2009(12)：3002-3003.

[4] 湖北医学院附属第一医院防治气管炎研究组. 矮茶素1号治疗慢性气管炎的临床观察[J]. 新医药学杂志，1973，(11)：15-16.

[5] 湖南省卫生局，等.矮地茶治疗老年慢性气管炎临床和实验研究资料.1972:47.

[6] 沈志峰，刘小凡，孟晓露.中药外敷治疗儿童支气管哮喘寒饮停肺证88例的临床观察[J].成都中医药大学学报，2005，28(3):30-32.

华山参 Huashanshen

【别名】 热参、白毛参(河南)，秦参(陕西)。

【来源】 华山参，始见于《陕西中草药》。因其形似人参，生长于华山，故名。为茄科多年生草本植物漏斗泡囊草 *Physochlaina infundibularis* Kuang 的干燥根。主产于陕西秦岭、华山，河南嵩县、灵宝、栾川等地。均为野生。

【采收炮制】 春季采挖，除去须根，洗净，晒干。用时捣碎。

【商品规格】 均为统装。以体充实，断面色白者为佳。

按《中国药典》(2010年版一部)规定:本品含生物碱以莨菪碱计算不得少于0.20%。

【药性】 甘、微苦，温;有毒。归肺、心经。

【功效】 温肺祛痰，平喘止咳，安神镇惊。

【应用】

1. 寒痰喘咳　本品性热，有温肺散寒、平喘止咳之功。用于肺气虚寒，痰饮停肺，气逆喘咳，吐痰清稀，气短乏力等症，《陕西中草药》与麦冬、甘草、冰糖配伍;亦可单用本品制成片剂，如《中华人民共和国药典》华山参片。

2. 惊悸失眠　本品甘温微苦，有宁心安神镇惊之功。可用于惊悸失眠、心神不宁等症，《陕西中草药》与桂圆肉、冰糖同用，以补益心脾。

【用法用量】 煎服，0.1～0.2g。

【使用注意】 本品不宜多服，以免中毒。青光眼患者禁用。孕妇及前列腺重度肥大者慎用。

【药论】

1.《陕西中草药》:“补虚温中，安神定喘。……(主治)肺伤体弱，虚寒腹泻，失眠心悸易惊，咳嗽痰喘，盗汗自汗。”

2.《中药大辞典》:“忌铁器、五灵脂、皂荚、黑豆、卤水、藜芦等。”

【现代研究】

(一) 化学成分

华山参含有阿托品类生物碱及其衍生物，总生物碱含量在0.173%～0.542%之间。初步分析，脂溶性生物碱有莨菪碱、东莨菪碱、山莨菪碱等七种;水溶性生物碱有五种，以胆碱为主。非生物碱部分有莨菪亭、莨菪苷、固醇、氨基酸、多糖类、还原糖等。

(二) 药理作用

1. 止咳平喘作用　华山参能抑制气管和支气管黏膜腺体的分泌而减少痰量，同时能缓解支气管痉挛，松弛平滑肌而平喘[1]。以豚鼠组胺法做肺溢流试验，结果表明华山参具有抗组胺和扩张支气管作用。用小鼠浓氨致咳法证明华山参有镇咳作用。小鼠酚红的排出，提示有祛痰作用[2]。

2. 对中枢神经系统的作用　本品煎剂ig或ip给药可使大、小白鼠，犬的活动明显降低，但对它们的肌肉张力，平衡协调运动无影响，这是由于药物对动物中枢神经系统抑制的结果。水或醇提取液皮下注射对小鼠有明显的镇静作用，4g/kg腹腔注射，能协同硫喷妥钠及水合氯醛对小鼠的催眠、麻醉作用；降低苯丙胺、咖啡因对小鼠的兴奋活动[3]。

3. 其他作用　华山参能抑制犬胃肠蠕动；水或乙醇提取物均能解除毛果芸香碱引起的离体兔肠的痉挛；也有对抗它所引起的家兔流涎作用；滴眼时有扩大家兔瞳孔和升高眼压的作用；还有助于因肺气肿引起的心脏病患者心肌的恢复，但对冠状动脉供血不足造成的心肌劳损，服用后似有恶化趋势[3]。

（三）临床报道

治疗哮喘：对 30 例患者一次性喷雾吸入华山参提取物的乙醇溶液。进行平喘疗效观察，全部患者在吸入后均有不同程度的症状减轻。起效时间为即刻至 30 分钟，大多数 10 分钟内见效，疗效持续时间 1～10 小时，多数 3～6 小时[4]。用华山参滴丸每日 3 次．每次 1～2 粒，3 周为一疗程，治疗支气管哮喘，结果表明华山参滴丸确能使机体敏感度降低，气道通畅，使肺功能明显改善，有较好疗效[5]。

（四）不良反应

华山参根形似人参，有人误当人参食用而导致中毒。曾有报道华山参使用发生中毒的病例：轻者出现口干，口麻，头晕，烦躁，牙疼，面色潮红；重者语言不清或躁动谵妄，瞳孔散大，两目及牙关紧闭，口腔出血，心率加快，昏迷，抽搐等[6,7]。有文献报道华山参对动物心脏呈抑制现象，未发现对其他脏器有损害作用[8]。中毒之后，立即催吐、洗胃和导泻，必要时中药治疗，可用甘草、绿豆，水煎服[9]。也可服用生姜水。

参 考 文 献

[1] 颜正华. 中药学[M]. 北京：人民卫生出版社，1991：652.

[2] 河南省防治慢性气管炎热参协作组. 中华内科杂志，1976，(5)：277.

[3] 李松武，赵云荣，庆伟霞. 华山参的研究进展[J]. 济源职业技术学院学报，2005，4(2)：8-10.

[4] 许宏大. 中医药快速平喘概况[J]. 湖南中医学院学报，1987(7)：50-51.

[5] 张霁生，薛蕾，谢椿霞. 华山参滴丸治疗支气管哮喘的临床观察[J]. 天津药学，2001，13(2)：61-62.

[6] 马宏欣. "华山参"中毒 2 例报道[J]. 陕西中医学院学报，1981(4)：34-35.

[7] 聂锡钧，李玉华. 华山参中毒 1 例报告[J]. 河南中医，1984(4)：42.

[8] 郭晓庄. 有毒中草药大辞典[M]. 天津：天津科技翻译出版公司，1995：221.

[9] 朱天忠. 浅议华山参的毒性与中毒解救[J]. 陕西中医，1999(20)：43.

洋金花　*Yangjinhua*

【别名】曼陀罗花（《御药院方》），山茄花（《扁鹊心书》），胡茄花（《本草原始》），大闹杨花（《生草药性备要》），风茄花（《本草求真》），虎茄花（《山东中药》），酒醉花（《陕西中药志》），洋喇叭花（《中药名大辞典》）。

【来源】洋金花，始载于《本草纲目》。为茄科一年生草本植物白曼陀罗 *Datura metel* L. 的干燥花。全国大部地区多有生产，而主产于江苏、浙江、福建、广东等地。多为栽培，亦有野生。

【采收炮制】4～11 月花初开时采收，晒干或低温干燥。生用。

【商品规格】均为统装。以朵大、不带花萼、整齐、质厚、黄棕色者为佳。

按《中国药典》（2010 年版一部）规定：本品含东莨菪碱（$C_{17}H_{21}NO_4$）计算，不得少于 0.15%。

【药性】辛，温；有毒。归肺、肝经。

【功效】平喘止咳，解痉定痛。

【应用】

1. 哮喘咳嗽　本品为麻醉镇咳平喘药，对咳喘无痰，他药不效者用之。用于肺失宣降，哮喘咳嗽，日久不愈者，常与胆南星、五味子、麻黄等同用，如《中国药物大全》哮喘宁片；亦可与川贝、半夏、款冬花等配伍，研末混入熟烟丝中，如寻常吸烟法吸入，如《外科十三方考》立止哮喘烟。现代用于防治单纯型、喘息型慢性支气管炎及支气管哮喘，多与吴茱萸、芥子、丁香等配用，制成橡皮膏剂，穴位贴敷，如《中国药物大全》复方风茄膏。

2. 脘腹冷痛、风湿痹痛、外科麻醉　本品有良好的麻醉止痛作用。用于脘腹冷痛，风湿痹痛，外伤肿痛，单用本品即有止痛之效；用于风湿痹痛，《四川中药志》又与茄梗、大蒜梗、花椒叶配用，煎汤洗患处；用于外科麻醉止痛，可与川乌、草乌、姜黄等同用，亦可与火麻花配伍，如《扁鹊心书》睡圣散。

3. 惊痫癫狂，小儿慢惊　本品有止痉之功。用于癫痫惊风，痉挛抽搐，常与天麻、全蝎、天南星等同用，以增强息风止痉之效，如《圣济总录》干蝎天麻散；若阳厥气逆，狂躁多怒，可与朱砂配伍，如《证治准绳》祛风一醉散。

【用法用量】宜入丸、散剂服，0.3～0.6g；亦可做卷烟分次燃吸，每日不超过1.5g；外用适量。

【使用注意】本品有毒，应严格控制剂量。孕妇、外感及痰热咳喘、青光眼、高血压及心动过速患者禁用。

【药论】

1.《本草纲目》："诸风及寒湿脚气，煎汤洗之。又主惊痫及脱肛，并入麻药。"

2.《本草便读》："止疮疡疼痛，宣痹着寒哮。"

3.《陆川本草》："治咳嗽，跌打疼痛。"

4.《生草药性备要》："大闹杨花，食能杀人，迷闷人。不过用三分，但服俱去心蒂。若食后迷闷，用黄糖可解，甘草亦可。"

【现代研究】

（一）化学成分

洋金花中生物碱总含量达0.43%，为莨菪烷型生物碱。其中以东莨菪碱（天仙子碱）为主，莨菪碱（天仙子胺）次之。此外，还有阿托品及对甲氧基苯甲酸组成的化合物（Datumetine）。另有报告指出，从洋金花中发现了一系列醉茄类甾族内酯类化合物。

（二）药理研究

1. 对中枢神经系统的作用　通过洋金花原生粉灌胃给药，结果表明：洋金花可延长腹腔注射贝美格（美解眠）制备大鼠癫痫模型诱发惊厥的潜伏期时间，降低大鼠死亡率，保护海马神经元[1]。研究表明用洋金花治疗以后会导致病人短时记忆和瞬时记忆障碍，可能与洋金花可阻断中枢胆碱能的M-受体，影响了新获得记忆信息有关[2]。东莨菪碱对大脑皮质及中脑网状结构上行激活系统有抑制作用，小剂量可使实验动物的自主活动减少，一般剂量可使人感觉疲倦、头昏、眼皮重、不想说话，继之进入无梦之睡眠，个别人可产生不安、激动、睁眼、幻觉，乃至谵妄等阿托品样兴奋症状[3,4]。

2. 对吗啡镇痛作用耐受性的影响　洋金花能明显阻止连续应用吗啡出现的镇痛耐受性的发展，恢复小鼠对吗啡镇痛作用的敏感性。表明洋金花对阿片类物质成瘾可能具有较好的治疗作用[5]。

3. 对循环系统作用　东莨菪碱能阻断毒蕈碱型乙酰胆碱受体，性质与阿托品相同，其散瞳、麻痹眼调节及抑制腺体分泌的作用较阿托品强约1倍，可解除血管痉挛，能改善微循环及组织器官的血液灌注，有抗休克功效。研究表明，洋金花对心脑缺血再灌注损伤有防治作用。对大肠缺血再灌注损伤试验表明，洋金花总碱能对抗因缺氧引起的乳酸增加而延长缺氧动物的生存时间，具有升高动脉平均压的作用，还具有增强机体抗氧化能力，抑制过剩自由基引发的脂质过氧化反应，提示洋金花总碱对动物肠缺血再灌注损伤具有保护作用[6]。

4. 抗氧化作用　洋金花总生物碱能提高内源性SOD活力，抑制体内脂质过氧化物的生成，使血液和肠组织MDA含量显著降低，亦使肠组织损伤减轻。提示洋金花总生物碱具有明显的抗氧化作用[7]。

5. 抗炎、镇痛作用　用洋金花和细辛制备的金辛镇痛喷雾剂能显著提高小鼠热板实验中的痛阈，显著抑制二甲苯致小鼠耳肿胀。用洋金花伤膏外敷考察该药抗炎镇痛作用的研究表明：洋金花伤膏25%(W/W)、36%(W/W)、43%(W/W)剂量组对小鼠二甲苯引起的耳廓肿胀度有非常明显的抑制作用，对提高小鼠的痛阈有极为显著的作用。提示洋金花伤膏有明显的抗炎和镇痛作用[8,9]。有报道洋金花有镇痛作用[10]。

6. 对呼吸系统作用　洋金花对实验性气管炎大鼠的气管黏液腺有抑制作用，杯状细胞显著减少，此作用与切断单侧迷走神经的作用相似[11]。静脉注射油酸造成家兔急性呼吸窘迫综合征(ARDS)模型，随后以0.05mg/kg体重东莨菪碱加入生理盐水100ml中维持，持续1小时后，可使动物模型PaO_2及SaO_2下降程度减轻，使血浆中ET-1上升程度减轻，显示东莨菪碱对急性呼吸窘迫综合征家兔模型有良好的治疗效果[12]。

（三）临床报道

1. 治疗慢性气管炎、哮喘　用自制洋金花酊剂治疗慢性支气管炎100例，临床控制率21.0%，显效率12.0%，有效率55.0%[13]。将洋金花全草和细辛等中药浓缩提取为浸膏，然后加渗透剂制成胶布橡胶皮膏，根据中医辨证选穴敷贴，常用穴有膻中、天突、鸠尾、大椎、陶道、定喘、肺俞、膈俞等，24小时更换1次。用此法治疗临床哮喘病人48例，总有效率87.4%[14]。

2. 治疗伤科急症　由洋金花、紫荆皮、大黄、当归、黄芩、防己、秦艽、白芷、甘草等药物组成制备的洋金花伤膏治疗伤科急症，采用患处外敷的方法，每个损伤部位贴1～2张膏药，软组织损伤者每24小时更换1次，骨折患者可配合小夹板或硬纸板固定，每3日更换1次。连续用药12天，结果治疗组总有效率为95.2%[15]。

3. 治疗强直性脊柱炎　以洋金花为主要制成的消痹酒治疗强直性脊柱炎91例，经过6个月治疗，结果临床痊愈45例，显效32例，好转9例，无效5例，总有效率为94.5%。各项临床和实验室指标的改善与治疗前比较均有明显进步[16]。

4. 治疗血栓性脉管炎　对9例血栓性脉管炎患者用自拟解栓灵(洋金花为主药)合用硬膜外腔留置导管推注药液治疗，镇静止痛疗效显著[17]。

5. 治疗跟痛症　用曼陀罗烫洗治疗跟骨骨刺足跟痛疗效较好，且外用安全[18]。

6. 治疗肛肠病　以生大黄和洋金花为主药的肛舒膏治疗肛肠病术后疼痛86例，临床观察发现该药直接涂于患处，起效迅速，疗效确切[19]。

7. 治疗纤维肌痛综合征　应用洋金花酒：洋金花10g，川断50g，淫羊藿50g，桂枝50g，独活50g，赤芍50g，红花30g等，加白酒200ml泡浸一个月备用。服法：每日2次，每次10～20ml，饭后内服外治纤维肌痛综合征132例，两周为1个疗程，4个疗程后，痊愈59例，显效51例，好转13例，无效9例，总有效率93.7%。晨僵、压痛点指数、压痛程度临床指标治疗前后比较均有明显进步，具有显著性差异[20]。

8. 治疗脊柱骨关节炎　用洋金花酒：洋金花10g，川续断50g，淫羊藿50g，桂枝50g，独活50g，赤芍50g，红花30g，威灵仙50g等，加白酒200ml泡浸一个月备用。服法：每日2次，每次10～20ml，饭后内服，外用法：取洋金花酒加温，加适量酒精，用消毒棉球浸湿药液，涂擦颈部及疼痛部位，并在局部轻柔推拿15～20分钟，日3～4次，日用量不超过10ml，治疗脊柱骨关节炎154例，效果较满意。治疗组154例中，临床治愈86例，显效58例，好转8例，无效2例，有效率为98.7%[21]。

9. 治疗类风湿颈椎综合征　用洋金花酒：洋金花10g，杜仲50g，红花30g，地龙20g，白花蛇3条，制乳香20g，葛根50g等药物，加白酒200ml泡浸一个月备用，内服初起每次10～20ml，每日2次饭后服用，有效后改为每日1次；外用时取酒适量，加适量酒精，用消毒棉球浸湿药液，涂擦颈部及疼处，并在局部轻柔按摩15～20分钟，每日3～4次，每日用量＜10ml。内服外用治疗类风湿颈椎综合征112例，临床治愈68例，显效21例，好转10例，无效13例，总有效率88.4%[22]。

10. 戒毒　服用含有洋金花的"舒痛安"胶囊Ⅰ号，第6天改服不含洋金花的Ⅱ号药时，90%的患者无重新觅取海洛因之心理渴求，60%的患者无迁延性症状或仅有轻微反应，表明洋金花有对抗心理依赖的作用[23]。以洋金花为主的复方纯中药戒毒制剂"舒痛安"胶囊，治疗海洛因、哌替啶、黄皮等阿片类毒品依赖6000余例，取得较好的疗效[24]。

（四）不良反应

1. 毒性　小鼠对曼陀罗的耐受量大于4g/kg，小于16g/kg，半数致死量LD_{50}＝6.82g/kg，95%置信区间为[5.71，8.59]，长期毒性考察中发现，在0.1g/kg体重剂量下，给小鼠长期服用未见明显影响，但高于此剂量时，长期服用可能会对肝脏及肾脏造成损害[25]。

2. 中毒机理及症状　洋金花所含生物碱为其有毒成分。其中毒机理主要为抗M-胆碱反应。对周围神经则为抑制副交感神经功能，引起口干、散瞳、心动过速、皮肤潮红等。对中枢神经系统则为兴奋作用，引起烦躁、谵妄、幻听、幻视、惊厥。严重者转入中枢抑制致嗜睡、昏迷。也可影响呼吸及体温调节中枢，产生呼吸困难及发热。致死原因主要是因脑中枢缺氧、脑水肿而压迫脑干，使呼吸中枢抑制或麻痹，呼吸和循环衰竭。故其中毒症状可分为二大类，一为副交感神经功能阻断症状：口干，皮肤干燥，声音嘶哑，心动过速，瞳孔散大，对光反射及眨眼反射迟钝或消失，皮肤潮红等。二为中枢神经兴奋症状：头痛头晕，行路不稳似醉酒样，继则烦躁不安，谵妄，幻听幻视，神志模糊，哭笑无常，阵发性抽搐及痉挛等。此外，尚有体温升高，膝腱反射亢进等。以上症状多在24小时内消失或基本消失，严重者在12～24小时后进入昏睡，痉挛，发绀，最后昏迷死亡[26-29]。

3. 中毒原因　洋金花中毒主要是因误服或用量过大所致。

4. 中毒救治

（1）一般疗法：早期按常规应用高锰酸钾溶液彻底、反复洗胃；硫酸镁导泻以排除毒物。若中毒已超过6小时，洗胃则无意义，此时可以生理盐水高位灌肠，同时配合输液以稀释毒素。解毒剂常用毛果芸香碱3～10mg皮下注射，4～6小时一次，严重中毒，必要时每次3～5mg，每15～30分钟一次，直至瞳孔缩小，口腔湿润后渐减量并停药。亦常用新斯的明0.5～1mg，皮下或肌内注射，3～4小时一次，症状减轻后逐渐减量，或改为口服，每次10～15mg，每日2～3次。亦可选用水杨酸毒扁豆碱，可解除阿托品的毒性作用。常用量为1～2mg，皮下注射，根据病情，15～60分钟一次，症状减轻后渐减量并停药。重症患者，应早期、足量应用肾上腺皮质激素。对症治疗亦属重要，注意镇静、镇痉，防治脑水肿。故对躁狂不安或惊厥者，可选地西泮、氯丙嗪或水合氯醛等。若中毒引起中枢神经抑制时，应给予氧气吸入，必要时可用兴奋剂，如苯甲酸钠、咖啡因等。高热患者可行物理降温，如冰袋降温、乙醇擦澡、冷盐水或冰水灌肠。

（2）中医疗法：用金银花 30g，连翘 12g，甘草 20g，绿豆 50g，水煎服；或用金银花 9g，连翘 15g，川连 3g，生大黄 9g，龙齿 16g，远志、甘草各 6g，至宝丹 1 粒，生绿豆 120g，煎汤代茶；或用复方大青叶注射液（由大青叶、大黄、草河车、金银花、羌活组成），每次肌内注射 4ml。民间解救单方有：茶叶 30g，煎浓汁调豆腐 250g，一次服下；或用生石膏 60g，滑石 30g，水煎服；或多食黄糖，口含米醋。

参 考 文 献

[1] 刘慧霞，刘汉勇. 洋金花抗癫痫作用的实验研究[J]. 山西中医学院学报，2006，7(2)：11-12.

[2] 张理义，高柏良，端义杨. 洋金花治疗对记忆功能及环核苷酸影响的有关因素研究[J]. 中国行为医学杂志，1992，1(2)：33-34.

[3] 江苏中医学院. 中药大辞典[M]. 上海：上海科学技术出版社，1986：1719-1722.

[4] 郭晓庄. 有毒中药大辞典[M]. 天津：天津科技翻译出版公司，1992：401-406.

[5] 刘振明，陈平洋. 洋金花对吗啡镇痛作用耐受性的影响[J]. 时珍国药研究，1996，7(4)：21 26.

[6] 何丽娅，杨海江，王梅娟，等. 洋金花总生物碱对犬肠缺血再灌注损伤时脂质过氧化的影响[J]. 中国病理生理杂志，1994，10(5)：547-548.

[7] 何丽娅，王梅娟，李映红. 洋金花总生物碱抗氧化作用的实验研究[J]. 中药药理与临床，1994，10(3)：32-34.

[8] 张红星，易艳东，刘倩，等. 金辛镇痛喷雾剂抗炎镇痛作用的实验研究[J]. 湖北中医杂志，2006，28(7)：10-11.

[9] 邱召娟，朱萱萱，倪文澎. 洋金花伤膏抗炎镇痛作用的实验研究[J]. 中国中医药科技，2007，14(1)：45.

[10] 张红星，等. 洋金花的镇痛作用及临床应用研究[J]. 湖北中医杂志，2010，32(2)：29-31.

[11] 王浴生. 中药药理与应用[M]. 北京：人民卫生出版社，1983：801.

[12] 唐召力，许健瑞. 东莨菪碱对实验性 ARDS 动脉血气及血浆 ET-1 的影响[J]. 实用心脑肺血管病杂志，2003，11(4)：193-195.

[13] 刘康平. 自制洋金花酊剂治疗慢性支气管炎 100 例[J]. 成都中医学院学报，1993，16(1)：24.

[14] 魏中海，徐秀峰. 洋金花止喘膏治疗哮喘 48 例[J]. 中医药研究，1994(1)：31-40.

[15] 李志伟，诸方受. 洋金花伤膏治疗伤科急症 560 例[J]. 南京中医药大学学报，2005，21(6)：396-397.

[16] 郑春雷. 消痹药酒治疗强直性脊柱炎 91 例[J]. 辽宁中医学院学报，2001，3(4)：281.

[17] 李文通，李华峰，蒲朝晖，等. 血栓性脉管炎的中西医结合治疗[J]. 中国中西医结合急救杂志，2000，7(4)：246.

[18] 周志田，王刚. 曼陀罗烫洗治疗跟骨骨刺足跟痛[J]. 中国民间疗法，2003，11(1)：22.

[19] 易华. 肛舒膏治疗肛肠病术后疼痛 86 例临床观察[J]. 中国中医药信息杂志，2000，7(5)：72.

[20] 郑春雷. 洋金花酒内服外治纤维肌痛综合征 132 例[J]. 四川中医，2001，19(10)：24-25.

[21] 郑春雷. 洋金花酒内服外用治疗脊柱骨关节炎 154 例[J]. 河南中医，2005，25(10)：60-61.

[22] 郑春雷. 洋金花酒内服外用治疗类风湿性颈椎综合征 112 例[J]. 中国民间疗法，2001，9(2)：62.

[23] 蒙桂珍，张玉亮，陈德明. 戒毒[M]. 北京：北京科学技术出版社，2001：121.

[24] 靳小中，陈勇伟. 洋金花在戒毒中的作用[J]. 海军医学杂志，2003，24(1)：36-37.

[25] 王育东.中药麻醉剂——曼陀罗的一般毒理性研究[J].医药月刊,2007,4(12):35-36.
[26] 吴景莲.陈靖华.南淑娟.曼陀罗中毒2例报告[J].山东医药,2001,41(16):15.
[27] 徐宁,冉俊祥,杨占臣.曼陀罗毒性的研究进展[J].检验检疫学刊,2009(1):61-62.
[28] 罗四维.曼陀罗子中毒三例[J].江西中医药,1985(2):46.
[29] 陈荣,徐涛.重症曼陀罗果实中毒一例[J].陕西中医学院学报,1989(1):18.

罗汉果 Luohanguo

【别名】拉汗果、假苦瓜(《广西药植名录》)。

【来源】罗汉果,始载于《岭南采药录》。为葫芦科多年生攀援藤本植物罗汉果 *Siraitia grosvenori* (Swingle)C. Jeffrey ex A. M. Lu et Z. Y. Zhang 的干燥果实。主产于广西、广东和江西等地。多为栽培。

【采收炮制】秋季果实由嫩绿变深绿色时采收,晾数天后,低温干燥。

【商品规格】按《中国药典》(2010年版一部)规定:本品含罗汉果皂苷V($C_{60}H_{102}O_{29}$)计算,不得少于0.50%。

【药性】甘,凉。归肺、大肠经。

【功效】清热润肺,利咽开音,滑肠通便。

【应用】

1. 肺火燥咳 本品为甘凉清润之品,有清热润肺、化痰止咳之功。用于肺热咳嗽,痰黄咽干,可单用本品,如《中国药物大全》罗汉果冲剂;若肺燥咳嗽,咽痛失音,常与玉竹同用,如《中国药物大全》罗汉果玉竹冲剂;若外感风热,咳嗽痰多,多与薄荷、桔梗、桑白皮等配伍,如《中国药物大全》罗汉果止咳冲剂;若湿痰停肺,咳嗽痰多,则与陈皮、半夏同用,如《中国药物大全》罗汉果陈夏冲剂;若肺虚咳喘,可与板栗壳、大力王、路边菊配伍,如《中国药物大全》罗汉果理肺冲剂。

2. 咽痛失音 本品甘凉清润,有利咽开音作用。用于咽痛及失音,可单用本品煎汤饮用。

3. 肠燥便秘 本品清凉润下,功能清热润燥、滑肠通便。用于肺气不宣,阴虚津少,肠燥便秘,可与菊花配伍,如《中国药物大全》罗汉果菊花晶;或与火麻仁、郁李仁、杏仁等同用,以增润肠通便之功。

【用法用量】煎服,9~15g。

【药论】

1.《岭南采药录》:"理痰火咳嗽,和猪精肉煎汤服之。"

2.《广西中药志》:"止咳清热,凉血润肠。治咳嗽,血燥胃热便秘等。"

3.《中药大辞典》:"治百日咳:罗汉果一个,柿饼五钱。水煎服。"

(刘贤武 杨敏)

第十四章

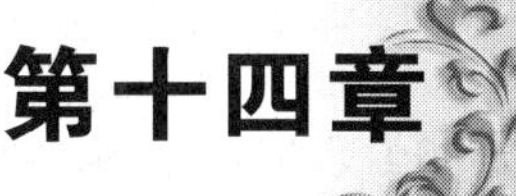

安　神　药

凡以安定神志为主要作用，用于治疗神志失常病证的药物，称安神药。

本类药物主入心经与肝经。《内经》曰："心藏神"、"肝藏魂"，人体的精神、意识、思维活动，与心、肝二脏的功能状态有着密切的关系。《素问·举痛论》云："惊则心无所依，神无所归，虑无所定，故气乱矣。"《景岳全书·杂证谟·不寐》又云："无邪而不寐者，必营气之不足也，营主血，血虚则无以养心，心虚则神不守舍。"说明心神受扰或心神失养，均会导致神识的异常。本章药物有镇惊安神或养心安神之效，故能安定神志，使人的精神、意识、思维活动恢复正常。即《素问·至真要大论》载"惊者平之"，及"虚者补之，损者温之"的治疗法则。

依安神药的性能、功用之不同，一般将之分为重镇安神药和养心安神药两类。分别主治惊则气乱、心火亢盛、肝郁化火、痰热扰心或心脾两虚、阴血不足、心肾不交等原因所引起的心神不宁、心悸怔忡、失眠多梦及惊风、癫狂等病证。某些安神药还兼有解毒、平肝、祛痰、敛汗、润肠等作用，又可分别用治热毒疮肿、肝阳眩晕、痰多咳喘、自汗盗汗、肠燥便秘等症。

使用安神药时，当针对导致神志失常的病因、病机不同，选用适宜的安神药物，并进行适当的配伍，才会取得较好的疗效。如实证心神不安，当选用重镇安神药物。若因火热所致者，则与清心、泻火解毒或疏肝开郁、清泻肝火药物配伍；因痰所致者，则与祛痰、开窍药物配伍；因血瘀所致者，则与活血化瘀药物配伍；肝阳上扰者，则与平肝潜阳药物配伍。一般癫狂、惊风等症，多以化痰开窍或平肝息风药为主，本类药物多作为辅药应用。虚证心神不安，当选用养心安神药物。若心血不足者，须与补血药配伍；心阴虚者，须与补阴药配伍；心阳不振者，须与温补心阳之品配伍；心肾不交者，又与滋阴降火、交通心肾之品配伍。

本类药物多属对症治标之品，特别是矿石类重镇安神药，只宜暂用，不可久服，中病即止。矿物类安神药乃金石之品，易伤胃耗气，如作丸、散服时，须酌情配伍养胃健脾之品；入煎剂时，须先煎、久煎。部分药物有毒，更要慎用，并控制药量，以免引起中毒。

现代药理研究证明，安神药对中枢神经系统有抑制作用，具有镇静、催眠、抗惊厥等作用。某些药物还有祛痰止咳、抑菌防腐、强心、改善冠状动脉血液循环及提高机体免疫功能等作用。

第一节　重镇安神药

本类药物多为矿石、化石、介壳等入药，具有质重沉降之性。重则能镇，重可祛怯，故有镇安心神、平惊定志、平潜肝阳等作用。主要用于心火炽盛、痰火扰心、肝郁化火及惊吓等引起的实证心神不宁、心悸、烦躁、失眠易惊及惊痫、癫狂、肝阳眩晕等症。

朱砂　Zhusha

【别名】丹粟(《山海经》),丹砂(《神农本草经》),真朱(《名医别录》),赤丹(《淮南子》),朱沙(《本草经集注》),汞沙(《石药尔雅》),光明砂(《外台秘要》),辰砂(《本草图经》)。

【来源】朱砂,始载于《神农本草经》,列为上品,历代本草均有收载。本品色朱红,产于岩石中"一点",如沙,故名。为三方晶系硫化物类辰砂族矿物辰砂,主含硫化汞(HgS)。主产于湖南新晃、沅陵、凤凰,贵州万山、务川、铜仁、丹寨,四川酉阳、秀山,广西南丹、灵川、平果等地。以产于古之辰州(今湖南沅陵)者为道地药材。

【采收炮制】随时可采。劈开辰砂矿石,取出岩石中夹杂的少数朱砂,利用浮选法,将凿碎的矿石放在直径约尺余的淘洗盘内,左右旋转,因其比重不同,故砂沉于底,石浮于上,除去石质后,再将朱砂劈成片状或块状。朱砂粉:取朱砂用磁铁吸去铁屑,照水飞法制成极细粉末,晾干或40℃以下干燥。

【商品规格】商品分为四川、湖南、贵州头面、朱宝砂1~3等,豆瓣砂1~3等,碎统等规格。以呈片状者为佳,称为"片砂"或"镜片砂"。依其质地与色泽不同,可分为:①红镜:色鲜红,体重,具光泽,质松脆易碎,品质最优。②青镜:色黯红,或青紫色,质较坚硬,研粉也为鲜红色,品质稍差。

按《中国药典》(2010年版一部)规定:本品含硫化汞(HgS)不得少于96.0%。朱砂粉含硫化汞(HgS)不得少于98.0%。

【药性】甘,微寒。有毒。归心经。

【功效】清心镇惊,安神,明目,解毒。

【应用】

1. 心神不宁、心悸、失眠　本品甘寒质重,寒能降火,重能镇怯,专入心经,既可重镇安神,又能清心安神,为镇心、清火、安神定志之要药。主治心火亢盛,内扰神明之心神不宁、惊悸怔忡、烦躁不眠者,常与黄连、栀子、磁石、麦冬等药合用,以增强清心安神之效。经配伍也可用于其他原因引发的心神不安病证,若心血虚,心神失养,心中烦热、惊悸怔忡者,常与当归、生地黄、炙甘草等补血养心药同用,如《内外伤辨惑论》朱砂安神丸;阴血虚者,又常与酸枣仁、柏子仁、当归等药配伍;治心气不足,心怯善恐,夜卧不安者,常与人参、茯神、石菖蒲等同用,如《杂病源流犀烛》定志丸;若因惊恐,心无所依,神无所归,惊悸不安者,可将本品与龙齿为末,猪心为丸,麦冬汤下,以镇惊安神,如《医宗金鉴》镇心丹。

2. 惊风、癫痫　本品质重而镇,有镇惊止痉之功。故可用治温热病,热入心包或痰热内闭所致的高热烦躁,神昏谵语,惊厥抽搐者,常与牛黄、麝香等开窍、息风药同用,如《温病条辨》安宫牛黄丸、《太平惠民和剂局方》紫雪丹和至宝丹;治小儿惊风,又常与牛黄、全蝎、钩藤等配伍,如《证治准绳》牛黄散;若治癫痫猝昏抽搐,常与磁石同用,如《备急千金要方》磁朱丸;治小儿癫痫,可与雄黄、珍珠等药研细末为丸服,如《小儿药证直诀》五色丸。

3. 疮疡肿毒、口疮喉痹　本品性寒,不论内服、外用,均有较强的清热解毒作用。用治疮疡肿毒,常与雄黄、山慈菇、大戟等同用,如《外科正宗》太乙紫金锭;用治痈疽溃烂,红肿热痛,可与生石膏、冰片等共研细末,撒患处,如《医宗金鉴》生肌定痛散;若口舌生疮、咽喉肿痛、喉痹音哑,可配伍冰片、硼砂等外用,如《外科正宗》冰硼散,取少许吹敷患处有解毒、消肿、敛疮、止痛的功效。

4. 视物昏花、目赤翳障　《神农本草经》云:朱砂主"明目"。故《太平圣惠方》以朱砂粉入青羊胆中，阴干，取出，丸如小豆大，名朱砂丸，每于食后以粥饮下10丸，能令彻视远见；用治两目昏花、视物模糊、心悸失眠者，常与神曲、磁石同用，如《千金方》神曲丸；若目赤肿痛、羞明流泪、云翳障目者，可配炉甘石、珍珠、熊胆、牛黄等同研极细点眼，共奏清热明目、收湿止泪、去翳止痛之效，如《审视瑶函》灵飞散。

5. 消渴证　本品性寒，善清热降火，若与其他滋阴清热药配伍，可用治心虚蕴热，或饮酒过多引发的消渴证，如用朱砂配黄连、生地黄，共为细末，炼蜜为丸如梧桐子大，即《世医得效方》朱砂黄连丸，用时每服50丸，灯心草大枣汤送服。

另外，朱砂可拌染他药同煎，如拌茯苓、麦冬、灯心草等，以增强安神作用。又可作为丸剂外衣，除加强安神功效外，并有防腐作用。

【用法用量】内服，入丸、散剂或研末冲服，每次0.1～0.5g。外用适量。不宜入煎剂。

【使用注意】本品有毒，内服不可过量或持续服用，以防汞中毒。肝肾功能不正常者，慎用，以免加重病情。入药只宜生用，忌火煅，火煅则析出水银，毒性增强。

【鉴别用药】朱砂和灵砂的主要成分均为硫化汞。但朱砂为天然的辰砂矿石，是重镇、清心、安神定志的要药。内服主治心神不宁、心悸、失眠及癫痫、惊风诸证，又能清热解毒，用治疮疡肿毒、咽喉肿痛、口舌生疮等，内服、外用均可；灵砂是人工合成品。系以水银、硫黄为原料，经加热升华而成，含硫化汞99%以上，毒性较朱砂更大。用治疥癣、恶疮，能攻毒杀虫，燥湿止痒。只作外用，不宜内服。

【药论】

1.《神农本草经》："养精神，安魂魄，益气，明目。"

2.《本草纲目》："治惊痫、解胎毒，痘毒，驱邪疟。"

3.《本草正》："朱砂，入心可以安神而走血脉，入肺可以降气而走皮毛，入脾可逐痰涎而走肌肉，入肝可行血滞而走筋膜，入肾可逐水邪而走骨髓，或上或下，无处不到，故可以镇心逐痰，祛邪降火，治惊痫，杀虫毒，祛中恶及疮疡疥癣之属。"

4.《本草从新》："泻心经邪热，镇心定惊……解毒，定癫狂。"

5.《本草汇言》："前人撰本草，遂托神农之名，而谬言治五脏百病，久服通神明，长生不老，能化为汞，岂理也哉？故唐甄氏撰《药性论》，谓其有大毒，若经伏火及一切烹炼，则毒等砒硇，服之必毙。自唐以来，上而人主，下而缙绅，曾饵斯药，杀身之祸，鲜克免者，戒之戒之。"

【现代研究】

（一）化学成分

本品主要成分为硫化汞(HgS)，含量不少于96.0%。此外，含铅、钡、镁、铁、锌等多种微量元素及雄黄、磷灰石、沥青质、氧化铁等杂质。

（二）药理作用

1. 镇静安眠作用　动物学实验对朱砂的镇静安神作用进行了验证。例如朱砂安神丸水煎剂可明显减少失眠大鼠的觉醒时间[1]，延长慢波睡眠、推迟安钠咖所致惊厥[2]。小鼠口服朱砂10g/kg，大鼠口服朱砂50g/kg有对抗苯丙胺、戊四氮类药物的兴奋作用，促进水合氯醛催眠[3]。有研究朱砂对氨基酸类神经递质具有一定的抑制作用，实验结果表明：大鼠服用朱砂后脑组织中5种氨基酸含量均呈降低趋势，GABA和Glu是中枢神经系统内最重要的氨基酸类神经递质。Glu为兴奋性神经递质，具有神经毒性，降低趋势较明显，其主要原因可能与朱砂镇静安神的功效有关[4]。

2. 抗心律失常作用　给家兔分别口服朱砂、朱砂安神丸及去朱砂之安神丸，对氯仿-肾上腺素和草乌注射液所致心律失常的对抗作用，其作用强度依次为朱砂安神丸>朱砂>去朱砂之安神丸，肯定了朱砂在方中的君药地位，并认为朱砂的抗心律失常作用是其镇心安神功效的主要基础之一[5]。

3. 抗焦虑作用　用国际通用的焦虑动物模型，小鼠高架十字迷宫实验确认小剂量朱砂有抗焦虑作用，此神经药理作用可能反映其镇静安神的作用；但高量1g/kg，相当于人治疗剂量的12倍，并不显示出抗焦虑作用。实验测定小鼠脑内的神经递质5-羟色胺(5-HT)及代谢产物5-羟吲哚乙酸(5-HIAA)、去甲肾上腺素NE、多巴胺DA及其代谢产物二羟苯乙酸DOPAC和高香草酸HVA，发现5-HT水平显著降低，但给药小鼠脑内单胺氧化酶MAO-A及MAO-B活性与空白对照组均无显著差异。因此推测朱砂可能通过减少5-HT的合成或释放而非改变5-HT的代谢，进而发挥抗焦虑作用[6]。

4. 对脑损伤的保护研究表明，朱砂在安宫牛黄丸对脑损伤脑电图的激活中发挥作用，同时也在安宫牛黄丸改善脂多糖LPS引起胆碱功能系统功能损伤中发挥作用，在安宫牛黄丸改善LPS脑损伤单胺类递质紊乱中发挥作用，在安宫牛黄丸改善脑损伤神经细胞形态和突触结构中发挥一定的作用[7]。

(三) 临床报道

1. 治疗精神疾病　朱砂7g、琥珀7g，研末装入胶囊，每晚3粒，7天为1个疗程，治疗精神疾病患者。本组患者43例服用1～3个疗程后，症状消失，胃肠功能恢复正常，体重增加，能胜任工作，观察3～6个月未复发。40例服用1～3个疗程后症状改善或好转。3例临床症状无明显改善，总有效率为96.5%[8]。

2. 治疗心律失常　用朱砂安神丸治疗室性心律失常45例。基本方：黄连、朱砂拌茯神、生地、当归、炙甘草。用法：上药随证加减，每日1剂，水煎服，黄连研粉装胶囊吞服，4周为1个疗程。结果：治疗后平均期前收缩次数减少50%以上者27例，有效率为60%；其中18例服药后期前收缩基本消失，显效率40%；15例无效[9]。

3. 治疗病毒性心肌炎　用朱砂安神丸合黄芪生脉散治疗病毒性心肌炎18例。基本方：朱砂拌茯苓、黄芪、丹参、川连、五味子、麦冬、甘草、生地、当归，每日1剂，15天为1个疗程，并随证加减。结果：13例治愈，5例好转[10]。

4. 治疗高血压性脑出血　将安宫牛黄丸[由朱砂一两，牛黄一两，郁金一两，犀角一两(现已禁用)，黄连一两，梅片二钱五分，麝香二钱五分，珍珠五钱，栀子一两，雄黄一两，金箔衣，黄芩一两组成]用于高血压性脑出血的治疗，治疗组40例，对照组38例，两组病人的年龄、性别及出血量无明显差异，其中治疗组昏迷病人16例，对照组14例。治疗结果：治疗组有效35例，无效5例；对照组有效16例，无效12例；昏迷患者中，治疗组死亡4例，对照组死亡10例；清醒时间，治疗组为3～5天，对照组为5～7天。提示加用安宫牛黄丸可使疗效提高，死亡率下降，清醒时程缩短[11]。

5. 治疗焦虑症　焦虑平由朱砂3g、黄连30g、生地18g、柏子仁15g、酸枣仁15g、当归12g、甘草12g组成。将上述药物粉碎，过筛成100目细粉，严格按照《中国药典》中丸剂的有关规定制备成焦虑平丸剂。治疗前患者均停用原用药1周。治疗组服结果：治疗组治愈18例，显著进步91例，好转78例，无效13例，总有效率93.5%[12]。

6. 治疗烧烫伤　烫伤油药方：茹古的(虎杖)500g、都阿能150g、柿尖冬呼(天冬)150g、窝比省(虎耳草)100g、冰片120g、朱砂30g、花生油500g。以上诸药除冰片、朱砂研细粉外，其他药物均放入油内浸泡24小时，然后用文火煎熬至天冬变为褐黑色为度，滤去药渣，待油温降60℃投入冰片、朱砂粉搅匀，油凉后装瓶消毒备用。治疗沸水烫伤50例，热沥青烫伤与电灼伤各45例，痊愈85例，显效30例，好转18例，无效7例。总有效率为95%[13]。

7. 治疗糖尿病足　采用一效膏外用，治疗糖尿病足起到明显促进疮面愈合的作用[14]。一效膏中主要成分为朱砂、煅炉甘石、滑石粉、冰片等。诸药合用，共奏祛湿收敛、生肌止痒之功效。一效膏经长期外用证实，可应用于糖尿病足各个证型且疗效明显[15]。除此之外，一效膏还广泛应用于骨科、皮肤科、肛肠科、神经内科[16]。

8. 治疗骨折及软组织挫伤　自制伤科七厘散加味：朱砂、麝香、冰片各0.36g，血竭30g，红花、乳香、没药各4.5g，儿茶7.2g，共研细末，每次0.2g，早晚各服1次，小儿酌减，疗效肯定[17]。

（四）不良反应

1. 毒性　急性毒性试验表明[18]，按Horn法小鼠静脉注射朱砂煎剂的LD_{50}为12.10g/kg，中毒表现为少动、反应迟钝、肾缺血、肝大。朱砂中的汞在体内的半衰期长达70天，所以朱砂多次给药后会因汞蓄积而产生毒性。动物实验表明：给予小鼠朱砂灌胃10天，其血、肝、肾均有汞蓄积；人工合成硫化汞（无论水飞与否）在血、肝、肾中的汞蓄积水平均高于天然朱砂；小鼠每天给予朱砂9.58g/kg灌胃，连续10～30天，血、肝、肾等器官出现不同程度的病理学改变，且病变随给药时间的延长而加重[19]。汞在脏器的蓄积量以肾脏为高，动物用朱砂灌胃3个月后，肾中汞含量可增高数百倍[20]。朱砂在HgS为98%、可溶性汞为21.5μg/g情况下，给小鼠单次灌胃给药最大耐受量达到24g/kg（等于摄入可溶性汞516μg/kg），相当于人日用量约3000倍，未见明显毒性反应。朱砂超过一定剂量用药达到1个月以上，肾脏和肝脏均可见与朱砂毒性有关的病理改变，其中，肾脏对朱砂更为敏感，因此反复使用朱砂时，建议在可溶性汞含量≤21μg/kg的条件下，朱砂的用药剂量每天不宜超过0.05～0.1g，用药时间不宜超过2周[21]。

2. 中毒机理及症状　朱砂为无机汞化合物，汞与人体蛋白中的巯基有特别的亲和力，高浓度时，可抑制多种酶活性，使代谢发生障碍，并可通过血脑屏障，直接损害中枢神经系统。给孕兔口服定量朱砂后测定所产新生兔血汞水平，结果显著升高，表明朱砂中的汞可透过胎盘屏障进入胎儿体内[22]。朱砂急性中毒，如直接加热形成汞蒸气经呼吸道吸收或煎煮内服由胃肠道大量吸收所致，主要表现为急性胃肠炎和肾脏损害，症见恶心、呕吐，腹痛、腹泻，严重则出现脓血便、少尿、无尿，甚至昏迷、死亡。慢性中毒由长期内服所致，主要表现为口腔黏膜损伤：口腔金属味、口腔黏膜溃疡、牙龈炎；胃肠炎：腹痛腹泻、呕吐血样物；神经系损害：视物模糊、精神紊乱；肾功能损害：少尿、无尿，甚至肾衰竭等[23]。

3. 中毒原因及预防　朱砂中毒的主要原因是长时间、大剂量的内服。口服朱砂，随着服药次数的增多，在体内逐渐蓄积而引起中毒，而短期口服极少引起中毒。天然朱砂较人工合成者毒性小，故内服人工合成品易致中毒。另外，朱砂挂衣入煎剂时，因其不溶于水而脱落沉附于煎器底部，经长时间受热发生化学反应可析出汞及其他有毒物质，增加毒性[24]。炮制方法对其毒性亦有影响。所以，为预防朱砂中毒的发生，需控制剂量，以每次小于0.5g为宜。做到中病即止，不可长期使用。选用天然朱砂，水飞法炮制，温开水冲服，忌入煎剂，才是用药安全的保证。

4. 中毒救治

（1）一般疗法：早期催吐，用2%碳酸氢钠溶液或温开水洗胃。给予牛奶、鸡蛋清等使它们与汞结合成汞蛋白络合物阻止汞吸收，并保护胃黏膜。给予解毒剂，如二巯基丙磺酸钠等。对症处理和支持疗法。

(2) 中医疗法：服用绿豆汤，或黄连解毒汤加金银花、土茯苓等。或用五倍子粉 12～15g，温开水调服。

参考文献

[1] 金阳，王广伟，李廷利. 朱砂安神丸水煎剂对失眠大鼠睡眠时相的影响 [J]. 上海中医药杂志，2008，42(12)：74.

[2] 徐莲英，蔡贞贞，陈顺超. 中药朱砂体内吸收、分布和药效学研究 [J]. 中成药研究，1988，10(5)：2.

[3] 康永，李先荣，程霞. 朱砂对中枢神经系统某些药理作用的研究及其毒性观察[J]. 时珍国医国药，1998，9(6)：532.

[4] 丁敬华，吴辉，张颖花，等. 大鼠服用朱砂后脑内氨基酸类递质含量的变化[J]. 化学研究，2010，21(5)：82-86.

[5] WangQ，YangX，ZhangB，et al. The anxiolytic effect of cinna 2 bar involves changes of serotonin levels[J]. Eur J Pharmacol，2007，565：132.

[6] 魏金锋，尚伟芬，杨世林. 朱砂药理学及毒理学研究概况 [J]. 中草药，1999，30(12)：953.

[7] 朱坤杰. 朱砂雄黄在安宫牛黄丸抗大鼠脑损伤中的作用及机制研究[D]. 北京：北京中医药大学，2007.

[8] 李凌，张春云，邱凤兰. 朱砂、琥珀治疗神经衰弱[J]. 中国民间疗法，2007，15(7)：28.

[9] 刘永生. 朱砂安神丸治疗室性心律失常 45 例疗效观察[J]. 温州医学院学报，1991，21(12)：123.

[10] 李海燕. 朱砂安神丸的方药配伍分析与临床应用[J]. 中国医药指南，2009，7(18)：18-19.

[11] 帅家忠，雷利峰. 安宫牛黄丸治疗高血压性脑出血 40 例临床观察[J]. 安徽医药，2008，12(1)：55.

[12] 井文贵，陈云芳，田双彦，等. 自制焦虑平治疗焦虑症 380 例疗效观察[J]. 山东医药，2006，46(1)：67.

[13] 文明昌，文江波. 苗药烫伤油治疗 140 例烧烫伤临床观察[J]. 中国民族医药杂志，2005，12(6)：13.

[14] 吴春芳. 一效膏(散)治疗糖尿病足 100 例分析[J]. 中医药学刊，2004，22(2)：364.

[15] 李大勇，吕延伟，潭鸿雁. 一效膏对糖尿病肢端坏疽创面愈合的影响[J]. 中国中西医结合外科杂志，2005，11(5)：379.

[16] 梁秀丽. 一效膏治疗褥疮的临床护理探要[J]. 辽宁中医药大学学报，2008，10(9)：125.

[17] 陈淡峰，朱宗明. 伤科七厘散加味治疗骨折及软组织挫伤临床应用[J]. 中国骨伤，2005，18(7)：421.

[18] 岳旺，刘文虎，王兰芬，等. 中国矿物药的急性毒性(LD_{50})测定[J]. 中国中药杂志，1989，14(2)：42-45.

[19] 李国明，李青，王鑫国. 雄黄对小鼠血和骨髓细胞形态学的影响[J]. 中药药理与临床，2000，16(5)：25.

[20] 程增江，赵霖，田鹤，等. 口服雄黄对小鼠脏器中铜、锌、硒含量的影响[J]. 中国中药杂志，2001，26(3)：194.

[21] 梁爱华，王金华，薛宝云，等. 朱砂对大鼠的肝肾毒性研究[J]. 中国中药杂志，2009，34(3)：312-318.

[22] 刘杰，陈斌. 对朱砂妊娠用药的初步探讨[J]. 中成药，1992，14(3)：49.

[23] 周超凡，林育华. 朱砂、雄黄的应用概况及评价[J]. 中医杂志，2009，50(3)：261-264.

[24] 彭平建. 浅论朱砂挂衣入煎问题[J]. 中国中药杂志，1993，18(2)：123.

磁石 Cishi

【别名】玄石(《神农本草经》),磁君(《吴普本草》),延年砂、续未石(《雷公炮炙论》),处石(《名医别录》),拾针、绿秋、伏石母、玄武石、帝流浆、席流浆(《石药尔雅》),瓷石(《太平圣惠方》),熁铁石(《本草衍义》),吸铁石(《乾坤秘韫》),吸针石、慈石(《本草纲目》),活磁石、灵磁石(《外科大成》),雄磁石(《幼幼集成》),摄石(《药物出产辨》),铁石、戏铁石(《中药志》)。

【来源】磁石,始载于《神农本草经》,列为中品,历代本草均有收载,因其取铁如慈母招子,故名。为等轴晶系氧化物类矿物尖晶石族磁铁矿的矿石,主含四氧化三铁(Fe_3O_4)。主产于河北、山东、辽宁、江苏等地。为天然矿石。

【采收炮制】随时可采,开采后除去杂石,选择吸铁能力强者(习称"灵磁石"或"活磁石")入药。磁石采集后放置日久,发生氧化,其磁性便会减退,乃至失去吸铁能力(称"死磁石"或"呆磁石"),影响药效,故应经常用铁屑或泥土包埋以保持其磁性。已失去磁性者与活滋石放在一起,磁性可逐渐恢复。

磁石:取原药材,除去杂质,砸碎。煅磁石:取净磁石,照煅淬法,置耐火容器中,于炉火上用武火煅至红透,醋淬(每磁石 100kg,用醋 30kg),碾成粗粉。

【商品规格】商品分 1～2 等及统货等。以具金属光泽,质坚硬,有磁性,吸铁能力强者为佳。

按《中国药典》(2010 年版一部)规定:本品含铁(Fe)不得少于 50.0%;煅磁石药材,含铁(Fe)不得少于 45.0%。

【药性】咸,寒。归心、肝、肾经。

【功效】镇惊安神,平肝潜阳,聪耳明目,纳气定喘。

【应用】

1. 心神不宁、惊悸、失眠、癫痫 磁石质重沉降,入心经,能镇惊安神;味咸入肾,又有益肾之功;性寒清热,清泻心肝之火。故能顾护真阴,镇摄浮阳,清热泻火,安定神志。主治肾虚肝旺,肝火上炎,扰动心神或惊恐气乱,神不守舍所致的心神不宁、惊悸、失眠及癫痫,常与朱砂、神曲同用,如《备急千金要方》磁朱丸。治小儿惊痫,《圣济总录》以磁石炼水饮之。现用治神经衰弱、贫血,心悸怔忡、失眠者,常与熟地黄、当归、白芍、酸枣仁等补血、安神药同用,有一定疗效。

2. 头晕目眩 本品入肝、肾经,既能平肝潜阳,又能益肾补阴。故常用治肝阳上亢之头晕目眩、急躁易怒等症,可与石决明、珍珠母、牡蛎等平肝潜阳药同用。若阴虚甚者,可配伍生地黄、白芍、天麻等滋阴潜阳药,如《医醇賸义》滋生青阳汤;若热盛者又可与钩藤、菊花、夏枯草等清热平肝药合用。

3. 视物昏花,耳鸣耳聋 肝开窍于目,肾开窍于耳。肝肾不足,阴精亏虚,则耳目失养。《神农本草经》云:磁石主"耳聋"。《日华子本草》云:"治眼昏。"本品入肝、肾经,补益肝肾,有聪耳明目之效。用治肾虚精亏,髓海失养之听力减退、耳鸣耳聋,多配伍熟地黄、山茱萸、五味子等滋肾之品以补肾聪耳,如《重订广温热论》耳聋左慈丸。用治肝肾不足,精血亏虚,目失所养而视物昏花,昏暗不明者,可配伍枸杞子、女贞子、菊花等补肝肾明目之品。现代,有用磁朱丸配伍熟地黄、枸杞子、沙苑子等治疗白内障及视网膜、视神经病变,可使视力得到改善。

4. 肾虚气喘 本品入肾,质重沉降,纳气归肾,有益肾纳气平喘的功效。用治肾气不足，摄纳无权之虚喘，常与五味子、胡桃肉、蛤蚧、赭石等同用，共奏纳气平喘之功；若为肾阴虚者，可与六味地黄汤配伍，以滋阴补肾，纳气平喘，如《经验方》磁石六味丸。

5. 热毒疮痈　本品性寒入心，寒能清热，泻火解毒；《内经》曰："诸痛痒疮，皆属于心。"故《神农本草经》云：磁石"除大热"，《名医别录》云：磁石"消痈肿"。临床用治热毒疮痈，常与金银花、连翘、紫花地丁等清热解毒药配伍，如《乾坤秘韫》治诸般肿毒，用本品配伍金银藤等熬膏贴患处，颇效。

6. 外伤出血　本品煅用，研末外敷有收敛止血之功。《本草纲目》治金疮出血，单用磁石末外敷即效。临床亦可与白及、棕榈炭、紫珠等收敛止血药同用。

【用法用量】煎服，9～30g，宜打碎先煎。入丸散，每次1～3g。外用适量。镇惊安神、平肝潜阳宜生用，聪耳明目、纳气平喘宜醋淬后用。

【使用注意】因吞服后不易消化，如入丸散，不可多服。脾胃虚弱者慎用。

【鉴别用药】磁石、朱砂均为常用的重镇安神药，二药性寒质重入心经，均能镇心安神。然磁石益肾阴、潜肝阳，故常用于肾虚肝旺、肝火扰心所致的心神不宁、烦躁不安、心悸、失眠、头晕头痛等。又能纳气平喘、聪耳明目，主治肾虚气喘及肝肾不足，耳鸣耳聋、视物昏花等病症。朱砂镇心、清心而安神，善治心火亢盛所致的心神不安、胸中烦热、惊悸不眠。朱砂又能解毒疗疮，治疗疮疡肿毒、瘴疟诸证。

【药论】

1.《神农本草经》："磁石，味辛寒，主周痹风湿，肢节中痛，不可持物，洗洗酸消，除大热烦满及耳聋。"

2.《名医别录》："主养肾藏，强骨气，益精除烦，通关节，消痈肿，鼠瘘，颈核，喉痛，小儿惊痫。"

3.《本草纲目》："色黑入肾，故治肾家诸病而通耳明目。一士子频病目，渐觉昏暗生翳，时珍用东垣羌活胜风汤加减法与服，而以磁朱丸佐之，两月遂如故。盖磁石入肾，镇养真精，使神水不外移；朱砂入心，镇养心血使邪火不上侵；而佐以神曲，消化滞气，生熟并用，温养脾胃发生之气。"

4.《本草从新》："色黑入水，能引肺金之气入肾，补肾益精，除烦祛热，治羸弱周痹，骨节酸痛，恐怯怔忡，惊痫肿核，误吞铁针，通耳明目，止金疮血。"

【现代研究】

（一）化学成分

磁石主含四氧化三铁（Fe_3O_4）。其中含氧化亚铁（FeO）31%，三氧化二铁（Fe_2O_3）69%。尚含砷、锰、铬、镉、钴、铜、镍、铅、锌、钛、钡等微量元素。

（二）药理作用

1. 镇静、抗惊厥作用　实验发现，磁石水煎剂对小鼠的自主活动有明显的抑制作用，能明显增加阈下剂量戊巴比妥钠小鼠的入睡率，可显著缩短戊巴比妥钠小鼠的入睡时间并能延长其睡眠时间，说明磁石有镇静催眠作用[1]。通过小鼠实验还发现：磁石能显著抑制醋酸诱发小鼠的扭体反应，降低戊巴比妥钠的阈剂量，缩短入睡潜伏期时间，拮抗戊四氮致小鼠惊厥，延长二甲弗林（回苏灵）致惊潜伏期时间，降低角叉菜胶引起小鼠足肿胀度，缩短出血、凝血时间[2,3]。同时对生、煅磁石药理作用进行了比较，对抑制醋酸诱发的小鼠扭体反应及对戊巴比妥钠的协同作用，煅磁石优于生磁石；对拮抗戊四氮致小鼠惊厥作用，降低角叉菜胶引发小鼠足肿胀度及止凝血作用，生磁石优于煅磁石。亦即在催眠、镇痛方面，煅磁石优于生磁石，在镇惊、抗炎、止凝血方面，生磁石优于煅磁石[2]。

2. 安神作用 按磁石水煎液17.5g/kg(生药量)的剂量，经灌胃途径给予大鼠，连续给药7天后描记大鼠皮质脑电图，观察磁石水煎液对自由活动大鼠睡眠时相的影响。磁石水煎液能延长自由活动大鼠总的睡眠时间(TST)，对SWS1和REMS没有明显的影响[4]。

（三）临床报道

1. 治疗耳鸣 磁石地黄汤加猪肾粉治疗老年耳鸣，总有效率86.7%[5]。另有磁朱丸治疗耳鸣，通过与卡马西平对照观察疗效，结果发现磁朱丸组总有效率为93.75%，卡马西平组为71.42%，两组间存在显著性差异($P<0.05$)，说明磁朱丸治疗耳鸣有较好疗效[6]。

2. 减少癫痫发作 实验证实：磁石加上珍珠母、紫贝齿治疗癫痛，效果良好，方药用磁石、珍珠母、紫贝齿各20g，半夏、茯苓、石菖蒲各12g，旋覆花、天麻各9g，服10剂，癫痫停止发作，精神转佳。能减少癫痫发作，使精神转佳[7]。

3. 治疗系统性红斑狼疮 以磁石丸为基础方加减，治疗系统性红斑狼疮36例，有31例取得缓解疗效。其中优者7例，占19.44%；良者18例，占50%；中者6例，占16.66%；差者5例，占13.85%[8]。

4. 输尿管结石 大量临床实践表明：磁石、海金沙、海浮石、车前子、鸡内金、金钱草、生大黄等，熬制成的磁石二海四金汤，对于输尿管结石患者有明显疗效，84例患者经过治疗后，再予腹部平片或静脉肾盂造影复查，原结石阴影消失者56例，占67 %；16例结石位置下移，但仍在输尿管，占19%；12例无效，占14%。服药1周排出结石者6例，结石大小0.3cm×0.5cm，治疗1个月排出结石者2例，最大结石0.5cm×0.6cm[9]。

5. 治疗顽固性幻听 长期临床实验证明，使用磁石枕治疗顽固性幻听共218例，显效率达75%，明显优于抗精神病药物治疗的对照组(显效率为15%)。本疗法为中药磁石等的药物透入与磁场效应及局部穴位按摩相结合的一种新疗法，在治疗中未发现任何毒副作用。在临床观察的同时，进行了治疗前后的经颅多普勒超声显像检测，其结果表明磁石枕治疗顽固性幻听的疗效与改善脑血流速度的程度呈正相关[10]。

6. 治疗伤科疾病 磁石在伤科中常有应用，如石氏擅长运用草乌、磁石等药治疗伤科临床疼痛之患，且应用范围十分广泛：骨折、脱臼、伤筋、劳损、宿伤、杂病等[11]。

（四）不良反应

本品含毒性成分砷，但含量甚微，古今未见磁石中毒的记载。据报道，本品经炮制后砷的含量明显下降[12]，故可作为安全用药的措施。

参考文献

[1] 李光华，周旭，贺弋. 龙骨、磁石对小鼠镇静催眠作用的研究[J]. 宁夏医学院学报，2001，23(2)：82.

[2] 王汝娟，朱武成，张惠云，等. 磁石的药理作用研究[J]. 中国中药杂志，1997，22(5)：305-309.

[3] 刘淑花，李世纪，于开明. 磁石赭石微量元素及药理作用研究[J]. 微量元素与健康研究，2008，25(4)：18-21.

[4] 郭冷秋，霍荣，李廷利. 磁石水煎液对自由活动大鼠睡眠时相的影响[J]. 时珍国医国药，2008，19(3)：609-610.

[5] 何秀英，贾磊，贾峰. 磁石地黄汤加猪肾粉治疗老年耳鸣[J]. 山东中医杂志，1999，13(12)：569.

[6] 李延亭，游建军. 磁朱丸治疗耳鸣的临床观察[J]. 药学实践杂志，1999，17(2)：91-92.

[7] 楼敏华. 磁石临证配伍举隅[J]. 中国民间疗法，1996，5(4)：12.

[8] 郭朋，刘士敬，徐琦. 磁石丸加减治疗系统性红斑狼疮36例[J]. 北京中医药大学学报，1998，21

(2):59.

[9] 廖安亚.磁石二海四金汤治疗输尿管结石 84 例[J].湖南中医杂志,1996,12(2):41-42.

[10] 刘英涛,孙孟冬,曹幸馀.磁石枕治疗 218 例顽固性幻听的临床疗与实验研究[J].实用中西医结合临床,2006,6(3):33-34.

[11] 邱德华,李浩钢.石氏伤科草乌磁石药对应用举隅[J].江苏中医药,2002,23(10):44.

[12] 铁步荣,牛福喜.炮制对磁石中毒性成分砷含量的影响[J].中国中药杂志,1993,18(4):217.

龙骨 Longgu

(附:龙齿)

【别名】白龙骨(《千金方》),陆虎遗生(《和汉药致》),花龙骨(《简明中医辞典》),生龙骨、煅龙骨。

【来源】龙骨,始载于《神农本草经》,列为上品,历代本草均有收载。《别录》载:"生晋地川谷及太山岩水岸土穴中死龙处。"此可能为本药名称的由来。其为古代大型哺乳动物象类、犀类、三趾马、牛类、鹿类等的骨骼化石或象类门齿的化石。主产于山西、内蒙古、河南、河北、陕西、甘肃等地,以象类门齿的化石(因上带花纹而称为"五花龙骨")质地较优。

【采收炮制】全年可采,挖出后,除去泥土及杂质,贮于干燥处,五花龙骨质酥脆,出土后,露置空气中极易破碎,故常用毛边纸粘贴保护。生用或煅用。

生龙骨:取原药材,除去杂质,打碎。

煅龙骨:取生品敲成小块,装入耐火容器中,武火煅至红透,取出放凉,碾碎。

【商品规格】商品按性状不同分为五花龙骨、白龙骨、土龙骨三种。五花龙骨又分河南、山西、陕西五花块 1～3 等等规格,以体轻、质酥脆、分层、花纹明显、有光泽、吸湿性强者为佳。白龙骨常分 1～3 等及碎统等规格。土龙骨均为统货,一般不分等级。以体轻、质硬、色白、吸湿性强者为佳。

【药性】甘、涩,平。归心、肝、肾经。

【功效】镇惊安神,平肝潜阳,收敛固涩。

【应用】

1. 心神不安、心悸失眠　龙骨质重,入心、肝经,能镇惊祛怯安神,为重镇安神的要药。用治心神不安、心悸怔忡、健忘、失眠、多梦等症,常与石菖蒲、远志等同用,如《备急千金要方》孔圣枕中丹;也常与酸枣仁、柏子仁、朱砂、琥珀等安神之品配伍。

2. 惊风、癫痫、癫狂　本品质重,除入心经重镇安神外,亦入肝经,有镇惊止痉之效。常与牛黄、胆南星、羚羊角、钩藤等清热化痰及息风止痉药物配伍,治疗痰热内盛、惊痫抽搐、癫狂发作者。《普济方》以龙骨、牛黄共为散,治小儿体热烦躁欲惊;《方氏脉症正宗》用龙骨配伍牛黄、钩藤、天竺黄等总和一处,加胆星、竹沥为丸,大人服十丸,小儿服二三丸,俱用生姜汤调灌,治大人、小儿一切癫狂、惊搐、风痫。

3. 肝阳眩晕　"诸风掉眩,皆属于肝。"本品入肝经,质重沉降,有较强的平肝潜阳作用,故常用治肝阴不足,肝阳上亢,阳升风动,上扰清空所致的头晕目眩、烦躁易怒等症,多与赭石、生牡蛎、生白芍等滋阴潜阳药同用,如《医学衷中参西录》镇肝熄风汤。

4. 遗精、滑精、遗尿、尿频、崩漏、带下、自汗、盗汗、外伤出血　本品味涩能敛,有收敛固涩功效,故通过不同配伍可治疗多种正虚不摄滑脱之症。用治肾虚精关不固引发的遗精、滑精,每与芡实、沙苑子、牡蛎等补肾固精药配伍,以固精止遗,如《医方集解》金锁固精丸;治疗心肾两虚，小便频数、遗尿者，常与桑螵蛸、龟甲、茯神等配伍，以缩尿止遗，如《本草衍义》桑螵蛸散；治疗气虚不摄，冲任不固之崩漏、带下，可与黄芪、乌贼骨、五味子等配伍，以益气固冲、止崩漏带下，如《医学衷中参西录》固冲汤；治疗表虚自汗、阴虚盗汗者，常与牡蛎、浮小麦、五味子、生地黄、黄芪等同用，共奏益气固表、滋阴敛汗之功；若大汗不止，手足厥冷，脉微欲绝的亡阳证，可用龙骨、牡蛎配合参附汤以回阳救逆固脱；治外伤出血，可与苎麻叶、诃子等同用，如《普济方》神仙止血散。此外，单味龙骨研末吹鼻，用治鼻衄，颇有效验。

5. 湿疮痒疹、疮疡久溃不敛　本品性收涩，有收湿、敛疮、生肌之效，故可用治湿疮流水、阴囊汗痒等症，常以本品配伍牡蛎研粉外敷；若治疮疡溃久不敛，常以之与枯矾等份，共研细末，掺敷患处以生肌敛疮。

6. 久泻久痢　龙骨味涩，有涩肠之功。《神农本草经》云：龙骨"主泄痢脓血"，《日华子本草》云："涩肠胃、止泄痢。"故可用治泄痢日久不止者，如《肘后方》治久下痢，经时不止而成休息痢者，用单味龙骨水煎服，或以米饮和为丸，每服十丸。《全幼心鉴》治小儿泄泻不止，用白龙骨、白石脂等份，水泛为丸如梧子大，紫苏、木瓜汤送下。

【用法用量】煎服，15～30g，宜先煎。外用适量。收敛固涩宜煅用，其他宜生用。

【使用注意】本品收敛作用较强，若非滑脱不禁或有湿热积滞者均不宜用。

【鉴别用药】龙骨与龙齿来源相同，为古代多种大型哺乳动物骨骼与牙齿的化石，性味相似，均能镇惊安神，用治心神不安、心悸失眠及惊痫、癫狂等症。龙齿偏重于收敛浮阳，功专镇惊安神，作用较强，主要用于癫狂惊痫、心悸失眠、烦躁等心神不安之症，少作他用。龙骨镇惊安神作用较龙齿稍差，又能平肝潜阳，收敛固涩，特别是固涩下焦精气之功较好，对肾虚遗精、带下、月经过多及各种虚汗证常选用本品；尚有收湿敛疮生肌作用，可用于湿疮痒疹及疮疡溃后久不愈合。

【药论】

1.《神农本草经》："龙骨味甘平，主……咳逆，泄痢脓血，女子漏下，癥瘕坚结，小儿热气惊痫。齿主小儿大人惊痫癫疾狂走。"

2.《本草纲目》："益肾镇惊，止阴疟，收湿气脱肛，生肌敛疮。""涩可去脱，故成氏云：龙骨能收敛浮越之正气，固大肠而镇惊，又主带脉为病。"

3.《本草经疏》："龙骨味涩而主收敛，凡泻痢肠澼及女子漏下崩中、溺血等症，皆血热积滞为患，法当通利疏泄，不可使用止涩之剂，恐积滞瘀血在内反能为害也。惟久病虚脱者，不在所忌。"

4.《本草从新》："龙骨，甘涩平……能收敛浮越之正气，涩肠，益肾，安魂镇惊，辟邪解毒，治多梦纷纭、惊痫、疟、痢、吐衄崩带、滑精、脱肛、大小肠利。固精、止汗、定喘、敛疮，皆涩以止脱之义。"

5.《医学衷中参西录》："龙骨，质最粘涩，具有翕收之力，故能收敛元气，镇安精神，固涩滑脱。"

【现代研究】

（一）化学成分

龙骨主要含碳酸钙、磷酸钙，尚含铁、钾、钠、氯、酮、锰、硫酸根等。

（二）药理作用

1. 镇静催眠作用　龙骨的水煎液对小鼠的自主行为活动均有明显的抑制作用；能明显增加阈下剂量戊巴比妥钠小鼠的入睡率，可明显缩短戊巴比妥钠小鼠的入睡时间并能明显延长其睡眠时间；有明显抗惊厥作用。这些结果说明龙骨具有镇静催眠作用，且这些作用与剂量均呈正向相关[1]。

2. 免疫调节作用　龙骨能够增加小鼠免疫器官胸腺和脾脏的相对重量，而且能够明显增强小鼠单核巨噬细胞对血清碳粒的吞噬能力，提高免疫力，加速损伤组织的修复过程。因此龙骨确有增强免疫、加速损伤组织功能的修复[2]。

3. 抗神经损伤作用　龙骨水煎液Ⅰ组小鼠于坐骨神经损伤后第7天和14天爬网漏脚率明显低于生理盐水Ⅰ组；小鼠单核巨噬细胞对血清碳粒的廓清指数及校正廓清指数龙骨水煎剂Ⅱ组明显高于生理盐水Ⅱ组。因此得出天然龙骨水煎液具有促进损伤神经组织功能恢复的作用，并可增强小鼠单核巨噬细胞对血清碳粒的吞噬能力[3]。

（三）临床报道

1. 治疗精神分裂症　56例精神分裂症患者用柴胡加龙骨牡蛎汤[生龙牡各30g，柴胡15g，胆南星10g，桂枝10g，磁石24g，黄芩10g，大黄6g，制半夏10g，茯苓10g，党参10g，石菖蒲10g，远志10g，僵蚕6g(研冲)，煅礞石30g，郁金10g，生姜3g，大枣5枚]为主，配合小剂量的镇静剂进行治疗，总有效率为91%[4]。

2. 治疗汗出不止　对临床上选用龙骨与牡蛎相伍，治疗产后汗出等症，其效亦佳。方药组成：煅龙骨24g，煅牡蛎24g，牡丹皮9g，栀子9g，白芍9g，白薇9g，竹茹12g，浮小麦30g，麻黄根9g，煮半夏4.5g，2剂。嘱忌辛热温燥之品[5]。

3. 治疗崩漏　临床用生龙骨18g(先煎)，生牡蛎18g(先煎)，女贞子15g，墨莲草15g，玄参15g，十灰散9g，地骨皮15g，生地黄15g，熟地黄15g，藕节炭30g，麦冬12g治疗女子崩漏。连服3剂，治以清热凉血，固冲止血，治疗崩漏效果尤佳[5]。

4. 肺痨咯血　处方：生龙骨30g，牡蛎30g，白芍25g，炙甘草10g，白薇18g，附片15g，阿胶18g，白及30g，百部30g，大枣12g。水煎服，每日1剂。治疗肺痨咯血属阴虚火旺者[6]。

5. 遗精　用生龙骨、五倍子、海螵蛸各等份，研末，水调为丸，枣核大小，塞入脐中，用敷料包托，胶布固定，每日1次，早起更换。连用数日，治肾阳不足，精滑不止者[7]。

6. 儿童多动症　基本方为桂枝加龙骨牡蛎汤：桂枝9g，白芍、龙骨、牡蛎各15g，大枣、酸枣仁、莲子心、百合、佛手各10g，甘草2g。治愈18例占64%，显效6例占22%，无效4例占14%，总有效率86%[8]。

7. 扁平疣　用自拟祛疣汤治疗。药物组成：生龙骨(先煎)、生牡蛎(先煎)各30g、木贼、板蓝根、薏苡仁、连翘15g，每天1剂，水煎2次，共煎取药液500ml后，分出100ml留做外洗，其余下400ml早晚2次饭后温服。外洗：用棉签蘸取存液涂擦患处，稍用力以自觉有痛感为度，次数不限。连续治疗4周后，治疗组治愈47例，好转10例，无效27例，总有效率32.5%[9]。

8. 带状疱疹　外敷龙骨膏：药用煅龙骨25g，煅石膏25g，轻粉5g，冰片5g，共研为末，和匀过筛。用香油把细末调成糊状，涂于带状疱疹皮损处，五分钱币厚，每日1次，7日为一疗程，痊愈率达88.8%，有效率达98.9%[10]。

（四）不良反应

据报道，在加工龙骨过程中，因接触龙骨粉致过敏反应2例，表现为裸露部位发痒、出红色疹子、局部浮肿等，经抗过敏治疗而愈[11]。另有报道，服龙骨煎剂致严重心律失常1例，在所服中药复方中，加入龙骨即引起窦性心动过缓、频发期前收缩，部分呈三联律，去龙骨心律即恢复正常，反复几次，得以证实[12]。

参考文献

[1] 游秋云，王平，章程鹏，等.龙骨、酸枣仁对小鼠镇静催眠作用的对比研究[J].辽宁中医药大学学报，2007，9(5)：28-29.

[2] 李光华，周旭，贺弋.龙骨免疫作用的实验研究[J].江苏中医药，2003，24(4)：54-55.

[3] 李光华，余建强，刘红梅，等.龙骨对小鼠抗坐骨神经损伤及单核细胞吞噬廓清率的观察[J].宁夏医学院学报，2004，26(4)：253-254.

[4] 王慧敏.柴胡加龙骨牡蛎汤为主治疗精神分裂症56例[J].中国社区医师，2010，12(8)：105-106.

[5] 王玲，杨声，郑艳.龙骨与牡蛎在妇科的应用[J].福建中医学院学报，2007，17(5)22-23.

[6] 谭孝清.二加龙骨汤应用举隅[J].上海中医药杂志，2011，45(3)：25-26.

[7] 董飞侠.遗精的敷脐疗法[J].开卷有益·求医问药，2003，(4)：55.

[8] 张晓华.桂枝加龙骨牡蛎汤治疗儿童多动症28例[J].四川中医，2003，21(10)：75.

[9] 张小可，铁梅.祛疣汤治疗扁平疣58例[J].新疆中医药，2002，20(6)：27-28.

[10] 王玉.龙骨膏外治带状疱疹90例分析[J].实用中医内科杂志，2004，18(4)：352.

[11] 张礼洪.接触龙骨粉致过敏反应二例[J].中药通报，1987，12(9)：53.

[12] 张兆湘.服龙骨煎剂致严重心律失常1例[J].中药通报，1988，13(11)：51.

附：龙齿

龙齿，始载于《神农本草经》，来源与龙骨相同，为古代多种大型哺乳类动物的牙齿骨骼化石。采挖龙骨时即可收集龙齿，刷净泥土，敲去牙床，碾碎生用，为生龙齿。也可取生品在无烟炉火上或入坩锅内煅至红透，取出，放凉，碾碎入药，称煅龙齿。商品按形状分为青龙齿、白龙齿和龙齿墩3种，以不带牙床、吸湿性强者为佳。习惯认为，青龙齿表面青灰色或棕绿色，有棕黄色条纹，具光泽釉质层，体重，质坚硬，品质最优。龙齿墩质量较次。

本品性味甘、涩，凉。归心、肺经。功效镇惊安神。适用于惊痫癫狂、心悸怔忡、失眠多梦等症。用法、用量与龙骨相同。生龙齿功专镇惊安神，临床多用；煅龙齿则略兼收敛之性。

琥珀 Hupo

【别名】育沛(《山海经》)，虎珀(《汉书》)，虎魄(《广志》)，江珠(《博物志》)，琥魄(《后汉书》)，兽魄、顿牟(《隋书》)，血琥珀、血珀、红琥珀、光珀(《矿物药浅说》)。

【来源】琥珀，始载于《名医别录》，列为上品，其后历代本草均有收载。唐代以前原称"虎魄"。李时珍《本草纲目》载："虎死则精魄入地化为石，此物状似之，故谓之虎魄。"为古代松科松属植物(如松树、枫树等)的树脂，埋藏地下经年久转化而成的化石样物质。主产于广西贵县、云南滕冲、河南安阳、辽宁抚顺等地。

【采收炮制】随时可采，从地下或煤层中挖出后，除去砂石、泥土等杂质。用时捣碎或研成细粉。

【商品规格】按产地不同有云珀(分两等，一等：血珀；二等：柳青。)、广西珀、河南珀、湖南珀、抚顺珀等，均分1～3等。按加工不同分为毛珀、光珀。"毛珀"以色红、质脆、断面光亮者为佳。

【药性】甘，平。归心、肝、膀胱经。

【功效】镇惊安神，活血散瘀，利尿通淋。

【应用】

1. 心神不安、心悸失眠　琥珀主入心、肝二经，质重而镇，具有镇惊安神功效。主治心神不安、心悸失眠、健忘等症，常配伍石菖蒲、远志、茯神等安神之品，如《杂病源流犀烛》琥珀定志丸；治心血亏虚、惊悸怔忡、夜卧不安，常以本品与酸枣仁、人参、当归等补养气血之品配伍，如《证治准绳》琥珀养心丸。

2. 惊风、癫痫　琥珀质重而镇，入肝经，亦有定惊止痉之效。治小儿惊风，常与天竺黄、茯苓、胆南星等清热化痰、息风止痉药同用，如《幼科发挥》琥珀抱龙丸。《仁斋直指方》以本品与朱砂等合用，治疗小儿胎惊；与朱砂、全蝎、麦冬配伍治疗小儿胎痫。若治痰迷心窍引发的精神恍惚及癫痫等症，又常以琥珀配朱砂、天南星等药物合用，如《太平惠民和剂局方》寿星丸。

3. 血瘀证　本品入心、肝血分，有活血通经、散瘀消癥作用，可用于治疗多种瘀血阻滞病证。

（1）痛经、经闭、月经不调：本品活血通经，调经止痛，常与活血化瘀药物配伍，治疗妇女月经、产后病证。如《灵苑方》琥珀散，以之与当归、莪术、乌药等活血、行气药配伍，治疗血瘀气阻之痛经、经闭、月经不调；《太平圣惠方》琥珀煎丸，以本品配水蛭、虻虫、大黄等活血通经之品组成，用治血瘀经闭；《圣济总录》琥珀汤，用本品与牛膝、桃仁、大黄等配伍，治产后恶露不下、血瘀腹痛；《普济本事方》之琥珀散，以之与三棱、莪术、牡丹皮等合用，治疗产后瘀血壅滞，恶露不快，迷闷不醒；单用本品研末冲服，可使瘀血消散，对妇女阴唇血肿，产后血瘀腹痛，均有疗效。

（2）心血瘀阻、胸痹心痛：本品活血散瘀止痛，常与三七同用，研末内服，共奏活血、通痹、止痛之功，治疗血瘀胸痹心痛。近代用治冠心病、心绞痛。

（3）癥瘕积聚：本品活血消瘀破癥，可治癥瘕积聚之症。如李珣方琥珀散，以本品与三棱、鳖甲、大黄等配伍，共收活血消癥、软坚散结之效，而除癥瘕痞块；《太平圣惠方》之琥珀丸，以之与没药、水蛭、三棱等配伍，治产后积聚成血瘕，小腹疼痛；《重订严氏济生方》之琥珀丸，以之与麝香、川乌、鳖甲等配伍，治妇女血瘕，腹中有块攻刺、小腹重痛者。

4. 淋证、癃闭、水肿　《名医别录》云：琥珀"通五淋"。《本草别说》云："治荣而安心利水。"本品有利尿通淋作用，故用治淋证尿频、尿急、尿痛及癃闭、水肿、小便不利等证。证轻者，单用即效，如《仁斋直指方》单用琥珀为散，灯心汤送服。《证治准绳》治石淋、热淋，用本品配海金沙、蒲黄、没药等，共收利尿通淋之功；因琥珀能散瘀止血，所以尤宜于血淋。治疗水肿、小便不利证，《证治汇补》琥珀丸，以琥珀与木香、槟榔、二丑等配伍，共收理气活血、逐水消肿之效。《产科发蒙》治疗脾肾虚寒、小便不利、遍身肿满者，用本品与白术、茯苓、人参、附子等配伍。近代用琥珀末吞服，治肾结石伴血尿者，有一定疗效。

5. 疮痈肿毒、瘰疬、瘿瘤　本品活血散瘀、消肿，并有生肌敛疮之功。用治疮疡溃后，日久不敛者，常与珍珠、血竭、赤石脂等同用，如《张氏医通》珍珠散；若治痈疽发背，脓成未溃之际，恐毒气不能外出以致内攻者，可用本品与黄蜡、白矾、雄黄等配伍，即《外科正宗》琥珀蜡矾丸，能预防毒气内攻、散血解毒。治瘰疬，用本品与白芷、当归、木鳖子等制膏，贴患处，如《太平惠民和剂局方》琥珀膏。治瘿瘤未穿破者，《外科正宗》琥珀黑龙丹，用琥珀与天南星、血竭、麝香等配伍，有破瘀消肿、化痰软坚之效。

此外，还用于眼疾翳障、视物模糊，多与炉甘石、冰片、熊胆等研末点眼。《圣济总录》琥珀煎，以本品与黄芩、黄连、木鳖子等配伍，煎汁点眼，治疗风毒冲目、肿赤痒痛者效佳。

【用法用量】研末冲服，或入丸散，每次 1.5～3g。外用适量。不入煎剂。忌火煅。

【鉴别用药】朱砂、琥珀均归心经而具镇惊安神功效，同治心悸、失眠、多梦、健忘、惊风及癫痫等症，二药均忌火煅，皆应研末冲服或入丸、散剂。然朱砂性寒，兼清热，以心神不安有热者为宜；又能清热解毒，治热毒疮疡、咽喉肿痛、口舌生疮等症。琥珀性平，兼能行血散瘀，治血瘀经闭、痛经、产后瘀阻、癥瘕痞块及心腹刺痛；还能利尿通淋，治淋证、癃闭、水肿。此外，朱砂有毒，不可多服、久服。

【药论】

1.《名医别录》："琥珀，味甘、平，无毒。主安五脏，安魂魄，杀精魅邪鬼，消瘀血，通五淋。"

2.《本草拾遗》："止血、生肌、合金疮。"

3.《本草衍义补遗》："琥珀属阳，古方用为利小便，以燥脾土有功，脾能运化，肺气下降，故小便可通，若血少不利者，反致其燥结之苦。"

4.《本草经疏》："琥珀，专入血分。心主血、肝藏血，入心入肝，故能消瘀血也。""此药毕竟是消磨渗利之性，不利虚人。大都从辛温药则行血破血，从淡渗药则利窍利水，从金石镇坠药则镇心安神。"

【现代研究】

（一）化学成分

主含树脂、挥发油，还含琥珀氧松香酸、琥珀松香酸、琥珀银松酸、琥珀脂醇、琥珀松香醇及琥珀酸等。

（二）药理作用

1. 镇静安神作用　琥珀安神胶囊（含琥珀、酸枣仁等）可减少小鼠的自发活动数，与阈下剂量的戊巴比妥有协同作用，可以使动物入睡，且具有量效关系；与阈剂量的戊巴比妥也有协同作用，可使小鼠睡眠时间延长，但较安定组的小鼠时间短。口服组给予琥珀安神胶囊，大鼠脑电图波形出现同步化高幅慢波，中间夹杂低幅慢波，若给予声音刺激，可出现惊醒反应。1 小时后 P-P 值升高，且琥珀安神丸大剂量组的大鼠频率减少，表明琥珀安神胶囊对中枢系统有一定的抑制作用[1]。

2. 抗溃疡作用　琥珀敛疮膏对皮肤慢性溃疡模型家兔的溃疡缩小作用和溃疡面平均愈合时间，优于威斯克组（阳性对照组）和生理盐水对照组（空白对照组）。4 天后的病理切片提示：琥珀敛疮膏组溃疡处被大量肉芽组织填充，坏死细胞随机化，可见少量瘢痕形成，少量巨噬细胞，创伤表面可见有上皮细胞形成或增生。提示琥珀敛疮膏能减轻炎性细胞浸润，促进上皮细胞增生，从而使溃疡愈合时间缩短[2]。

（三）临床报道

1. 治疗癫痫　用琥珀散（琥珀 12g，硼砂 30g，朱砂 6g 分别研细混匀）治疗癫痫，1～5 岁每次 0.5g，6～9 岁每次 1g，10～15 岁每次 1.5g，成人每次 2g，日服 2 次，30 天为 1 个疗程[3]。

2. 治疗脑损伤后综合征　用琥珀末 3g，蜈蚣 2 条，川芎 6g，当归、地鳖虫、远志各 9g，钩藤、白芍、磁石、茯神各 15g，夜交藤、珍珠母各 30g，治疗伤后 90 天以上仍遗有自主神经紊乱及精神症状者 120 例。6 剂为 1 个疗程，最多用 4 个疗程[4]。

3. 治疗急性泌尿道感染　用琥珀导赤散[琥珀（研末冲服）10g，生地黄 30g，木通 12g，甘草 6g，竹叶 15g]治疗急性泌尿道感染，每日 1 剂，水煎服。12 天为 1 个疗程[5]。

4. 治疗尿路结石　自拟琥珀消石汤，药物组成：琥珀（研极细末冲服）0.5g，金钱草 30g，海金沙 10g，瞿麦 15g，桑寄生 15g，炒续断 15g，三七（打碎）10g，山茱萸 10g，乌药 10g，虎杖

10g，泽泻 10g，熟地黄 15g，蒲公英 10g，蒲黄（包煎）10g。治疗尿路结石 54 例，治愈 49 例（90.7%），显效 5 例（9.3%），总有效率 100%[6]。

5. 治疗肾挫伤　治疗肾挫伤，药用西琥珀（冲）3g，三七粉（吞）、生甘草各 5g，生蒲黄（包煎）、炒地榆、泽泻、酒延胡索、赤芍各 10g，白茅根、大蓟、小蓟各 15g[7]。

6. 治疗新生儿头颅血肿　用珍珠末和琥珀粉以 1∶2 的比例混合，用量 0.5～1.0g，每日 1 次，直接用白开水冲服，一般用至血肿完全吸收[8]。

7. 治疗烧伤　八宝油膏用煅琥珀 20g，冰片 15g，海珊瑚 20g，红朱砂 15g，煅辰砂 15g，血竭炭 20g，炉甘石 30g，煅石膏 20g，诸药合研细末，过 30 目筛成粉入壶。经一定处理后，每日抹药 4～6 次[9]。

8. 治疗腰椎骨质增生　用琥珀软坚膏（由琥珀、乳香、没药、穿山甲、山慈菇、牙皂、全蝎、蜗牛、当归、牛膝、续断、熟地黄、生草乌、生川乌、独活、细辛、马钱子、大黄、三七、广丹、麻油、麝香、阿魏、樟脑、血竭等 20 余味中药配伍而成），贴敷患处或主要疼痛部位，经穴掺药；取鹿角胶、骨碎补、肉桂、鹿茸等研末，贴敷双肾俞、命门穴；伴下肢麻木、疼痛者再贴环跳、承山或委中穴。有效率为 97.66%[10]。

9. 治疗慢性前列腺炎　治疗慢性前列腺炎辨证分型为湿热和肾虚两型。用琥珀胶囊（每颗胶囊内含琥珀末 0.4g）为基本方，每天 2 次，每次 5 粒。湿热者加服知柏地黄丸，每次 6g，每天 2 次；肾虚者加服骨宝丸（主要由杜仲、枸杞、当归等组成），每次 6g，每天 2 次，21 天为 1 个疗程[11]。

10. 治疗皮肤慢性溃疡　治疗组在换药时，先用生理盐水将渗液及坏死组织清除掉，再视疮面大小涂上薄薄的一层琥珀敛疮膏（由琥珀、藜芦、蟾蜍、乳香、没药、白及、白芷、血竭等九味药物组成），1 天 1 次。15 天为 1 个疗程[12]。

11. 治疗妇科急性痛症　用琥珀散：三棱、莪术、牡丹皮、刘寄奴各 15g，乌药、延胡索、当归、生地黄各 20g，五灵脂 20g，琥珀 5g（另包冲服）。每日 1 剂，水煎分早、中、晚 3 次服用，治疗妇科急性痛症[13]。

12. 治疗术后腹痛　用琥珀、三棱、莪术、刘寄奴、牡丹皮各 15g，延胡索、白芍、生地黄各 20g，官桂 10g。腹痛者加全蝎 10g，腹胀重者用加木香、厚朴，上腹部痛者加桃仁、红花。7 天为 1 个疗程。治疗胃部切除术、胆囊切除术、腹部外伤小肠破裂吻合术、阑尾切除术等腹部术后腹痛[14]。

13. 治疗尿潴留　尿潴留可用中药龟板、知母、黄柏各 10g，鹿角胶 10g，熟地黄 10g，白参 6g，当归 10g，牛膝 12g，菟丝子 12g，茯苓 12g，黄芪 18g，每日 1 剂，水煎服。另用蝼蛄 7 只（去头、翼、爪）焙干加琥珀 3g 研粉冲服。效果满意[15]。

14. 治疗精神神经疾病　以二木琥珀汤[琥珀 3g（研细吞服），木蝴蝶 15g，黑木耳 15g，白芍 30g，僵蚕 12g，石菖蒲 9g，蔓荆子 15g，生甘草 6g，珍珠母 30g]治疗癔症、夜游症、三叉神经痛等精神神经疾病，有一定疗效[16]。

参考文献

[1] 陆茵，许慧琪，黄小平，等. 琥珀安神胶囊的药效学研究[J]. 南京中医药大学学报，1995，11(4)：34.

[2] 王建湘，欧阳恒，杨志波，等. 琥珀敛疮膏对皮肤慢性溃疡修复作用的实验研究[J]. 湖南中医学院学报，1999，19(4)：25.

[3] 韦远兴，韦全义，何书珍. 琥珀散治疗癫痫 13 例[J]. 河南中医，1989，9(4)：39.

[4] 田应德，徐邦琮. 中药治疗脑损伤后征群120例[J]. 神经精神疾病杂志，1981，7(3)：186.

[5] 潘北桂. 琥珀导赤散治疗急性尿道感染100例[J]. 广西中医药，1991，14(3)：104.

[6] 谢子琪，冯英和，李国素. 琥珀消石汤治疗尿路结石54例临床观察[J]. 河北中医，2010，32(3)：363-364.

[7] 宋贤武，徐品善. 消瘀利水法治疗肾挫伤[J]. 浙江中医学院学报，1991，15(3)：27.

[8] 朱明华，龚荣. 珍珠琥珀散治疗新生儿头颅血肿[J]. 蚌埠医学院学报，1995，20(6)：417-418.

[9] 林友谊. 八宝油膏治疗烧伤48例[J]. 福建中医药，1998，29(2)：30.

[10] 王荣. 琥珀软坚膏处治腰椎骨质增生128例临床观察[J]. 山西中医，1993，9(1)：31-32.

[11] 冯仰梁. 琥珀胶囊为主辨证治疗精浊72例疗效观察[J]. 湖南中医杂志，2000，16(5)：17-18.

[12] 王建湘，欧阳恒，肖毅良，等. 琥珀敛疮膏治疗皮肤慢性溃疡[J]. 中国中西医结合外科杂志，2000，6(4)：296.

[13] 任卫虹. 琥珀散治疗妇科急性痛症50例[J]. 四川中医，1998，16(10)：47.

[14] 杨兆臣，胡玉书，李春晓，等. 琥珀散治疗腹部术后腹痛120例疗效观察[J]. 中医药学报，2001，29(3)：26.

[15] 孙海鸣，林锦泉，林邦忠，等. 中药汤剂加蝼蛄琥珀散治疗尿潴留8例[J]. 中西医结合实用临床急救，1996，3(1)：32.

[16] 曹东，来圣吉. 二木琥珀散治疗精神神经疾病[J]. 云南中医杂志，1997，18(4)：14.

第二节 养心安神药

本类药物均为植物药，且以种子、种仁等入药为多，具味甘质润之性，有补益、滋养之长。故能滋养心肝、益阴补血、交通心肾，而收养心安神之功效。主要用于阴血不足，心失所养及心脾两虚、心肾不交等引发的虚证心神不宁、心悸怔忡、虚烦不眠、多梦健忘、遗精、盗汗等症。

酸枣仁 Suanzaoren

【别名】枣仁(《药品化义》)、山枣仁(《和汉药考》)、调睡参军(《药谱》)、山酸枣(《全国中草药汇编》)、酸枣核(《江苏省植物药材志》)。

【来源】酸枣仁，始载于《神农本草经》，列为上品，历代本草均有收载，因其果实味酸而形状似枣，故名。为鼠李科落叶灌木或小乔木植物酸枣 *Ziziphus jujuba* Mill. var. *spinosa* (Bunge) Hu ex H. F. Chou 的干燥成熟种子。主产于河北邢台、内丘、临城、平山、赞皇，北京昌平、平谷，河南鹤壁、林县、浚县、宜阳、嵩县，辽宁辽阳、绥中、凌原、建昌，山西襄垣、沁县、永和、吉县、石楼，山东胶南、淄川、五莲、招远、莱芜，陕西宜君、耀县、延长、延川、洛川，甘肃合水等地。多为野生，也有栽培品种。

【采收炮制】秋季果实成熟时采收，将果实浸泡一宿，搓去果肉，捞出，用石碾碾碎果核，取出种仁，晒干，捣碎入药，称酸枣仁。炒酸枣仁：取净酸枣仁，置锅内照清炒法用文火炒至外皮鼓起，色微变深，取出，放凉，用时捣碎。

【商品规格】分河北1～3等，陕西、辽宁净统等规格。以粒大、饱满、有光泽、外皮红棕色、种仁色黄白、富油性、无核壳者为佳。

按《中国药典》(2010年版一部)规定：本品杂质(核壳等)不得过5%，含水分不得过9.0%，总灰分不得过7.0%。本品每1000g含黄曲霉毒素 B_1 不得过5μg，含黄曲霉毒素的总量不得过 10μg。炒酸枣仁:水分不得过 7.0%,总灰分不得过 4.0%。

本品按干燥品计算:含酸枣仁皂苷 A($C_{58}H_{94}O_{26}$)不得少于 0.030%;含斯皮诺素($C_{28}H_{32}O_{15}$)不得少于 0.080%。

【药性】 甘、酸,平。归心、肝、胆经。

【功效】 养心补肝,宁心安神,敛汗,生津。

【应用】

1. 心悸失眠　本品味甘,入心、肝经,能养心阴、补肝血而有安神之效,为养心安神之要药。主治心肝阴血亏虚,心失所养,神不守舍之心悸、怔忡、健忘、失眠、多梦、眩晕等症,常与当归、白芍、何首乌、龙眼肉等补血、补阴药配伍。若治肝虚有热之虚烦不眠,常与知母、茯苓、川芎等同用,以清虚热、安心神,如《金匮要略》酸枣仁汤。若心脾气血亏虚,惊悸不安,体倦失眠者,可以本品与黄芪、当归、党参等补养气血之品配伍应用,如《校注妇人良方》归脾汤。若心肾不足、阴亏血少、心悸、健忘、失眠者,又当与麦冬、生地、远志等合用,如《摄生秘剖》天王补心丹。

2. 自汗、盗汗　本品味酸能敛而有收敛止汗功效,常用治体虚自汗、盗汗,每与五味子、山茱萸、黄芪等益气固表止汗药同用。

3. 津伤口渴　酸枣仁味酸,酸能收敛,故有敛阴生津止渴之功,用治热病伤津、口渴咽干者,常与石膏、知母、生地、麦冬、天花粉等清热养阴之品同用。

4. 骨蒸劳热　本品性味甘平,善补阴血,能养阴退蒸。如《太平圣惠方》酸枣仁粥,取酸枣仁加水,研滤取汁,与粳米、地黄同煮成粥,治骨蒸劳热、心烦不得眠卧者。

【用法用量】 煎服,10～15g。研末吞服,每次 3～5g。本品炒后质脆易碎,便于煎出有效成分,可增强治疗效果。

【药论】

1.《神农本草经》:"酸枣,味酸平,主心腹寒热,邪结气聚,四肢酸痛,湿痹,久服安五脏,轻身延年。"

2.《本草图经》:"睡多,生使;不得睡,炒熟。"

3.《本草纲目》:"酸枣实味酸性收,故主肝病,寒热结气,酸痹,久泄,脐下满痛之证。其仁甘而润,故熟用疗胆虚不得眠,烦渴虚汗之证;生用疗胆热好眠。皆足厥阴、少阳药也,今人专以为心家药,殊昧此理。"

4.《本草汇言》:"酸枣仁,均补五脏,如心气不足,惊悸怔忡,神明失守;或腠理不密、自汗盗汗;肺气不足,气短神疲,干咳无痰;肝气不足,筋骨拳挛,爪甲枯折;肾气不足,遗精梦泄,小便淋沥;脾气不足,寒热结聚,肌肉羸瘦;胆气不足,振悸恐畏,虚烦不寐等症,是皆五脏偏失之病,得酸枣仁之酸甘而温,安乎血气,敛而能运者也。"

【现代研究】

(一) 化学成分

含皂苷约 0.1%,其组成为酸枣仁皂苷 A 及 B。酸枣仁皂苷 B 水解得酸枣仁皂苷元,进一步水解得红子木内酯。另含三萜类化合物白桦酯醇、白桦脂酸及黄酮类化合物。此外,含多量脂肪油和蛋白质、维生素 C 及植物固醇等。

(二) 药理作用

1. 镇静催眠作用　通过酸枣仁水煎液对大鼠脑电图的影响进行研究,表明酸枣仁水煎液可使大鼠总的睡眠时间延长,并选择性使深睡时间明显延长,对异相睡眠影响小,提示在镇静催睡功能上它的不良反应很小[1]。对酸枣仁总生物碱镇静催眠作用的实验研究表明，酸枣仁总生物碱具有明显的镇静作用，显著延长阈上剂量戊巴比妥钠致小鼠睡眠时间，增加阈下剂量戊巴比妥钠睡眠动物数和睡眠时间，说明酸枣仁总生物碱与戊巴比妥钠具有协同作用，提示生物碱可能为酸枣仁中枢抑制作用的有效部位[2]。有关药理实验还证明了酸枣仁中不饱和脂肪酸部分有明显的镇静和催眠作用，可使小鼠的自主活动次数减少，缩短小鼠睡眠潜伏期，延长睡眠持续期，增加小鼠入睡次数，并且随着用药时间延长其作用越明显；酸枣仁还可延长戊巴比妥钠引起的睡眠时间，并且随着用药时间的延长其作用越明显，并未出现耐受现象[3,4]。建立老年阴血亏虚型失眠证候动物模型，观察到酸枣仁总皂苷能明显降低证候模型组大鼠脑皮质及下丘脑 Glu、GABA 的含量，可推测其治疗失眠的机制可能是通过调节 Glu 和 GABA 的含量来减轻脑内兴奋性神经毒性，起到了保护脑神经元的作用[5]。除此之外，对酸枣仁功效成分的含量对小鼠睡眠的改善作用及改善睡眠的初步机理进行了相关研究，表明中剂量酸枣仁粉剂具有改善睡眠的作用，其改善睡眠与小鼠脑中 5-羟色胺含量有关，而无直接睡眠作用和缩短巴比妥钠诱导的小鼠睡眠潜伏期的作用[6]。

2. 抗惊厥作用　酸枣仁还具有明显的抗惊厥作用，有报道酸枣仁皂苷可显著降低戊四氮引起的惊厥率[7]。郑筱祥的研究小组发表多篇文章，报道了枣仁皂苷 A 的中枢神经系统抑制作用，通过离体大鼠海马脑片电位记录，观察到酸枣仁皂苷 A 能够抑制青霉素钠诱导的海马 CA1 区兴奋性放电[8]。以皮质脑电记录和海马谷氨酸（Glu）浓度检测，枣仁皂苷 A（JuA）（0.05g/L and 0.1g/L）可明显抑制青霉素钠对神经元细胞的兴奋作用，降低谷氨酸水平的升高[9]。

3. 抗抑郁、抗焦虑作用　对酸枣仁醇提物抗焦虑的作用机制进行了研究，表明其抗焦虑机制可能与提高小鼠脑内 GABA 含量，增强 GABAAR1 表达，降低 Glu 含量和 NMDA1 表达有关[10]。亦有实验证明酸枣仁对治疗大鼠慢性应激抑郁症有一定疗效，其机理可能是通过降低大鼠脑组织前额叶中 DA、5-HT 的含量发挥抗抑郁作用的，此项研究可为筛选抗抑郁药物及其抗抑郁机理提供基础资料[11]。此后研究还发现酸枣仁总生物碱能缩短小鼠悬尾的不动时间，各剂量组之间存在剂量依赖关系；在拮抗利血平引起的体温下降实验中，给予酸枣仁总生物碱 1 小时后，能有效地拮抗小鼠体温下降，说明酸枣仁总生物碱具有一定的抗小鼠实验性抑郁作用[12]。

4. 对心血管系统的作用　酸枣仁苷类还表现出对心血管系统有明显的保护作用。把酸枣仁总皂苷加入到大鼠的心肌细胞培养液中，浓度达 33μg/ml 时，能明显减少缺氧缺糖、氯丙嗪和丝裂霉素 C 所致心肌细胞释放乳酸脱氢酶，在整体动物和细胞水平上均有抗心肌缺血作用[13]。以酸枣仁总皂苷在 64mg/(ml·d) 腹腔注射，连续 20 天，能明显降低正常饲养大鼠血清的胆固醇总量（TC）和低浓度脂蛋白胆固醇（LDL-C），显著升高高密度脂蛋白胆固醇（HDL-C）和高密度脂蛋白胆固醇第二组分（HDL_2-C）[14]。提示酸枣仁总皂苷可能通过降低血脂和调理血脂蛋白构成对动脉粥样硬化（AS）的形成和发展有抑制作用。酸枣仁油喂服 53 天，可明显降低日本种雄性鹌鹑高脂模型的甘油三酯（TG）、TC、LDL，肝脂肪变性亦明显减轻[15]。酸枣仁成分阿魏酸亦有抗氧化和消除自由基、降血脂及心血管调节作用[16]。

5. 免疫增强作用　酸枣仁多糖能增强小鼠细胞免疫功能，明显促进抗体生成。对放射性引起的白细胞降低有一定的保护作用，能增加单核巨噬细胞的吞噬功能，也能延长被 ^{60}Co 照射小鼠的存活时间。酸枣仁提取物 5g/kg 口服，连续 20 天，能明显提高小鼠淋巴细胞转化值，小鼠溶血素生成也明显高于对照组，能明显增强小鼠巨噬细胞的吞噬功能，明显增加小鼠的迟发超敏反应并能拮抗环磷酰胺对小鼠迟发超敏反应的抑制作用[17]。

6. 其他作用　酸枣仁煎剂 20g/kg 灌胃，能够拮抗大肠杆菌内毒素致热小鼠超氧化物歧化酶（SOD）含量的下降，在全血与肝组织中用药小鼠 SOD 含量均明显高于模型组[18]。总黄酮具有强烈的清除自由基作用，而总皂苷的作用不明显。有报道枣仁总皂苷能减少血脑组织含水量及脂质过氧化物（MAD）含量，使脑组织中的 SOD 活性增高，乳酸含量下降，减轻缺血性脑损伤[19]。另外有研究表明，酸枣仁具有抗肿瘤作用，酸枣仁油以 1.40ml/kg 和 0.35ml/kg 剂量灌胃，能明显延长艾氏腹水癌小鼠的生存天数，生命延长率大于 50%[20]。

（三）临床报道

1. 治疗失眠　用酸枣仁汤加味治疗失眠 28 例，头痛、头晕加天麻、白芍，心烦心慌加栀子、麦冬，痰湿加法半夏、远志，气虚加党参、黄芪，胁痛口苦加郁金、柴胡，口燥咽干，舌红少苔加生地、玄参。临床治愈（睡眠正常或夜间睡眠在 6 小时以上，睡眠深，醒后精力充沛）13 例，显效（睡眠明显改善，睡眠时间增加 3 小时以上）6 例，有效（症状减轻，睡眠时间较前增加不足 3 小时）5 例，无效（症状无改善）4 例，总有效率 85.7%[21]。临床用血府逐瘀汤合酸枣仁汤煎服治疗失眠 50 例，治愈 28 例，好转 17 例，有效率 90%[22]。但需指出的是，酸枣仁作为原方主药，在治疗失眠时，若其用量过小则疗效欠佳，生枣仁一般可用 30～60g 左右，最多可达 130g[23]。

2. 治疗焦虑症　临床上对患者分别用酸枣仁汤和氯硝西泮治疗 4 周后，结果显示酸枣仁汤与氯硝西泮疗程总疗效没有显著差异，但酸枣仁汤的不良反应明显少于氯硝西泮，而且无白天困倦感，从而可提高患者的依从性[24]。由此可得，酸枣仁具有一定的抗焦虑的作用，在临床应用上优于西药氯硝西泮。

3. 治疗更年期综合征　用酸枣仁汤合丹栀逍遥散加减治疗因肝郁血虚而致的更年期综合征 61 例，临床痊愈（以临床症状体征消失为痊愈）41 例，好转（临床症状体征减轻为好转）20 例，无效（临床症状体征无变化）0 例，总有效率达 100%[25]。

4. 治疗室性期前收缩　以逍遥散合酸枣仁汤为主方，治疗女性室性期前收缩 40 例，显效 22 例（55%），有效（期前收缩较原来减少 50%～75%）14 例（35%），无效 4 例（10%）[26]。

5. 治疗多汗症　临床治疗间歇性额部、双手掌、双足跖多汗症，药用枣仁 30g，川芎、云苓各 15g，知母 10g，甘草 6g，黄芪、防风、生山楂各 30g，柴胡 12g。共服 21 剂诸症皆除[27]。

6. 治疗遗精　用加味酸枣仁汤，基本方：炒枣仁 30g，茯苓 15g，知母、黄柏各 9g，川芎、炙甘草各 6g。随证加减：心火过亢加黄连、栀子，肝郁气结加柴胡、香附，肾阴亏虚加山茱萸、龟甲，下焦湿热加滑石、木通。用法：水煎服，每日 1 剂，10 天为 1 个疗程，间隔 2～3 天，观察 2～3 个疗程。结果：治疗 28 例，治愈 25 例，其中 1 个疗程治愈 9 例，3 个疗程治愈 4 例，好转 3 例[28]。

7. 治疗胃肠疾病引起的疼痛　治疗胃肠疾病，如胃炎、肠炎、胃及十二指肠溃疡、胃肠痉挛等引起的疼痛，在辨证论治基础上加酸枣仁、白芍，屡有效验[29]。

8. 治疗多种子时发病　酸枣仁 30g，生甘草 10g，水煎 1 杯，夜间 10 点顿服，治疗半夜子时发病的多种属虚证的疾病 105 例，用药后 1～3 天病愈者 70 例，4～6 天病愈者 25 例，7～12 天病愈者 6 例，显效者 4 例[30]。

（四）不良反应

酸枣仁及其提取物口服时毒性很小，小鼠灌服煎剂 50g/kg 未见中毒症状。大鼠慢性毒性实验也证明酸枣仁的毒性很小[31]。煎服酸枣仁偶可发生过敏反应。刘氏报道 1 例，服药 2 天后出现大片荨麻疹，全身皮肤瘙痒[32]。也可能表现为恶寒发热、关节疼痛等[33]。

参考文献

[1] 王莹，黄莉莉，李廷利. 酸枣仁水煎液对大鼠脑电图的影响[J]. 时珍国医国药，2008，19(6)：1317-1318.

[2] 符敬伟，乔卫，陈朝晖. 酸枣仁总生物碱镇静催眠作用的实验研究[J]. 天津医科大学学报，2005，11(1)：52-54.

[3] 李宝莉，夏传涛. 不同提取工艺的酸枣仁油对小鼠镇静催眠作用的影响[J]. 西安交通大学学报，2008，29(2)：227.

[4] 赵启铎. 酸枣仁油中不饱和脂肪酸的药理实验研究[J]. 天津中医药，2005，22(4)：331.

[5] 张舜波，游秋云，吴丽丽. 酸枣仁总皂苷对老年阴血亏虚型失眠证候模型大鼠脑组织 GLu 及 GABA 含量的影响[J]. 湖南中医学院学报，2009，11(2)：19-21.

[6] 黄维，金邦荃，程光宇，等. 酸枣仁功效成分测定及改善睡眠保健功能的研究[J]. 时珍国医国药，2008，19(5)：1173-1175.

[7] 黄胜英，谢世荣，黄彩云，等. 酸枣仁皂苷的镇静作用研究[J]. 大连大学学报，2002，23(4)：90-92.

[8] 寿彩华，王疆，郑筱祥，等. Inhibitory effect of jujuboside A on penicillin sodium induced hyperactivity in rat hippocampal CA1 area in vitro. 中国药理学报，2001，22(11)：986-990.

[9] 卢英俊，周竣，张韶岷，等. Inhibitory effects of jujuboside A on EEG [10] and hippocampal glutamate in hyperactive rat J Zhejiang Univ SCI. 2005，6B(4)：265-271.

[10] 荣春蕾，代永霞，崔瑛. 酸枣仁对阴虚小鼠焦虑行为的影响[J]. 中药材，2008，31(11)：1703-1705.

[11] 张峰，曹仲伟，张学杰，等. 酸枣仁对慢性应激抑郁大鼠的治疗作用及作用机制探讨[J]. 山东师范大学学报：自然科学版，2005，20(2)：88-90.

[12] 朱铁梁，胡占嵩，李璐等. 酸枣仁总生物碱抗抑郁作用的实验研究[J]. 武警医学院学报，2009，18(5)：420-422.

[13] 陈兴坚，余传林，刘菊芳. 酸枣仁总皂苷对培养大鼠心肌细胞的保护作用[J]. 中国药理学报 1990，11(2)：153.

[14] 袁秉祥，李庆. 酸枣仁总皂苷对大鼠血脂和血脂蛋白胆固醇的影响[J]. 中国药理学通报，1990，6(1)：34.

[15] 吴树勋，李兰芳，郎杏彩. 酸枣仁油及酸枣浸膏降血脂和抗血小板聚集作用的实验研究[J]. 中国中药杂志，1991，16(7)：435.

[16] 任风芝，栾新慧，赵毅民. 酸枣仁药理作用及其化学成分的研究进展[J]. 基层中药杂志，2001，15(1)：46-47.

[17] 郎杏彩，李明湘，吴树勋. 酸枣仁增强小鼠免疫功能的实验研究[J]. 中药学报，1988，13(11)：683.

[18] 袁智聪，等. 酸枣仁对内毒素发热小鼠 SOD 降低的保护作用[J]. 中国中药杂志，1995，20(6)：369-370.

[19] 白晓玲，黄志光，莫志贤，等. 酸枣仁总皂苷对大鼠脑缺血损害及脑组织生化指标的影响[J]. 中国中药杂志，1996，21(2)：110-113.

[20] 袁秉祥，王清莲，等. 酸枣仁油对艾氏腹水癌生存期和体重的影响[J]. 西安医科大学学报，1995，16(3)：295-297.

[21] 张水法. 酸枣仁汤加味治疗失眠 28 例[J]. 实用中医药杂志，2004，20(10)：560.

[22] 杨伟，王嘉惠. 活血化瘀安神法治疗失眠症 50 例小结[J]. 湖南中医药导报，2004，10(8)：20.

[23] 刘政，闫俊霞，孙松生. 孙朝宗应用经方经验[J]. 上海中医药杂志，1998，(12)：26-27.

[24] 单国君，刘晓峰. 酸枣仁汤治疗广泛性焦虑症的疗效观察[J]. 中外医疗，2009，28(15)：101.

[25] 张国斌. 丹栀逍遥散合酸枣仁汤加减治疗更年期综合征 61 例[J]. 吉林中医药，2004，24(6)：23.

[26] 钟跃生. 逍遥散合酸枣仁汤治疗女性室性早搏 40 例临床观察[J]. 现代医院，2004，4(7)：21-22.

[27] 闫亚莉. 酸枣仁汤在皮肤病中的应用[J]. 陕西中医，1993，14(11)：516.

[28] 李广振. 加味酸枣仁汤治梦遗[J]. 实用中西医结合杂志，1991，4(12)：729.

[29] 董明兴. 酸枣仁止痒、止痛的应用[J]. 江西中医药，1994，25(4)：62.

[30] 孙朝宗. 枣仁甘草汤治疗夜半子时发病的研究——附 105 例疗效观察[J]. 山东中医杂志，1988(1)：17.

[31] 黄厚聘，等. 中国生理科学会学术会议论文摘要汇编(药理). 1964，103.

[32] 刘安祥，韩德林，乔志刚. 酸枣仁过敏反应一例[J]. 陕西中医，1993，14(2)：576.

[33] 张炉高，王惠仙. 服用中药致不良反应四例[J]. 中国中药杂志，1989，14(2)：52.

柏子仁 Baiziren

【别名】 柏实、柏树子(《神农本草经》)，柏子、柏仁(《本草经集注》)，侧柏子、侧柏仁(《日华子本草》)。

【来源】 柏子仁，始载于《神农本草经》，列为上品，历代本草均有收载。因其为侧柏树的成熟种仁入药，故名。为柏科常绿乔木植物侧柏 *Platycladus orientalis*(L.)Franco 的干燥成熟种仁。我国大部分省区均产，以山东安丘、陵山、淄川、费县，河南淅川、卢氏、灵宝、淇县，河北平山、迁安、唐县、滦水、武安等为主产地。多为栽培品种。

【采收炮制】 秋、冬二季种子成熟时采收，晒干，压碎，除去种皮，簸净，阴干，为柏子仁。柏子仁霜：取净柏子仁，碾成泥状，用布(少量可用数层吸油纸)包严，蒸热，压榨去油，如此反复操作，至药物不再粘结成饼为度，再碾细。

【商品规格】 统货，分壳统或仁统。按加工方法不同分为柏子仁和柏子仁霜二种。柏子仁以个大、饱满、质软、黄白色、富油性而不泛油者为佳。

按《中国药典》(2010 年版一部)规定：本品照酸败度测定法测定：酸质不得过 40.0，羰基值不得过 30.0，过氧化值不得过 0.26。

【药性】 甘，平。归心、肾、大肠经。

【功效】 养心安神，润肠通便，止汗。

【应用】

1. 心悸失眠　柏子仁味甘质润，不寒不燥，性质和平，主入心经，具有养心安神之功效，多用于心阴不足、心血亏虚以致心神失养之心悸怔忡、虚烦不眠、头晕健忘等症，常与人参、五味子、白术等配伍，如《普济本事方》柏子仁丸；也可与酸枣仁、当归、茯神等同用，如《校注妇人良方》养心汤。若治心肾不交之心悸不宁、心烦少寐、梦遗健忘，常以本品配伍麦冬、熟地黄、石菖蒲等，以补肾养心，交通心肾，如《体仁汇编》柏子养心丸。

2. 肠燥便秘　本品质地滋润，富含油脂，入大肠经，故有润肠通便之功。用于阴虚血亏、老年、产后等肠燥便秘证，常与郁李仁、松子仁、杏仁等多脂种子药物同用，以加强润肠通便作用，如《世医得效方》五仁丸。又如《本草衍义》用柏子仁、火麻仁、松子仁等份同研，熔白蜡丸梧桐子大，以少黄丹汤送服二三十丸，治老年虚秘颇效。

3. 阴虚盗汗　本品甘润，善滋补阴液，故可用治阴虚盗汗证，临床常与牡蛎、麻黄根等止汗药为伍，如前述《普济本事方》柏子仁丸可止盗汗、退虚热。

4. 小儿夜啼惊痫　柏子仁滋养心血、安定神志，止惊痫惊搐。《药性论》云本品“主小儿惊痫”，《太平圣惠方》用柏子仁末，温水调下 6g，治小儿夜啼惊痫，腹满不乳食，大便青白色者，其效甚验。

5. 肠风下血　本品入大肠经、既润肠通便，又止肠风下血，《世医得效方》治肠风下血，百药不效者，用柏子仁十四枚打破，以好酒煎服。若非饮酒所致者，可以艾叶煎汤服之。

6. 脱发　本品入心、肾经，补血益精，滋润毛发，助发生长。用治血虚精亏，头发脱落、面色萎黄、腰膝酸软、头目眩晕者，可以柏子仁合当归等份，研末，炼蜜为丸，每服 6～9g，每日 3 次，有一定疗效。

另外，用本品与香油熬稠膏外搽，对黄水湿疮有效。

【用法用量】煎服，3～10g。外用适量。大便溏者宜用柏子仁霜代替柏子仁。

【使用注意】便溏或多痰者慎用。

【鉴别用药】柏子仁与酸枣仁皆味甘性平，入心经，有养心安神之效，用治阴血不足、心神失养所致的心悸怔忡、失眠、健忘等症，常相须为用。所不同的是，柏子仁质润多脂，能润肠通便而治肠燥便秘；酸枣仁安神作用较强，且味酸收敛止汗作用亦优，体虚自汗、盗汗较常选用。

【药论】

1.《神农本草经》：“柏实，味甘平，主惊悸，安五脏，益气，除风湿痹，久服令人悦泽美色，耳目聪明。”

2.《本草纲目》：“养心气、润肾燥，安魂定魄，益智宁神。”“柏子仁性平而不寒不燥，味甘而补，辛而能润，其气清香，能透心肾，益脾胃。”

3.《本草汇言》：“柏子仁味甘气平，无毒，入足厥阴、少阴，又入手少阴经。润燥补髓，养心神、定惊悸之药也。此药气极芬芳，则脾胃所喜，质极润泽，则肝肾所宜，故前古谓安养五脏，主惊悸，定心神，悦颜色，聪耳目，为延年却病之上剂也。”

4.《本经逢原》：“柏子仁，《本经》言除风湿痹者，以其性燥也。《经疏》以为除风湿之功非润药所能，当是叶之能事。岂知其质虽润而性却燥，未有香药之性不燥者也。昔人以其多油而滑，痰多作泻忌服，盖不知其性燥而无伤中泥痰之患。”

【现代研究】

（一）化学成分

含脂肪油约 14%，并含少量挥发油、皂苷等。

（二）药理作用

1. 对睡眠的影响　采用多导睡眠图描记方法，以脑电图（EEG）、肌电图（EMG）不同变化为睡眠分期的区分指标，研究柏子仁单方对猫觉醒-睡眠节律的影响。在猫腹腔注射柏子仁单方注射液后，猫在睡眠过程中，慢波睡眠期延长。因此得出结论，柏子仁醇法提取后的有效成分可使猫的慢波睡眠时间延长，提示其有效成分有助于猫的入睡，并使深睡时间明显延长，对体力恢复作用很显著[1]。亦有研究表明：柏子仁皂苷和柏子仁油均具有镇静催眠作用，柏子仁皂苷作用在一定范围内随剂量增加镇静催眠作用加强，柏子仁油镇静催眠作用在较低浓度时作用增强，在一定范围内又随浓度的增高而药效学作用降低[2]。

2. 对鸡胚背根神经节生长具有一定的作用　通过活性筛选发现，柏子仁石油醚提取物对鸡胚背根神经节突起的生长有轻度促生长作用[3]。

3. 润肠通便作用 0%～16%含油量柏子仁对小鼠便秘模型的相关指标均无明显影响，小肠推进率随含油量增加而呈现不同程度提高。20%～40%含油量柏子仁霜对小鼠便秘模型的相关指标亦无明显影响。20%～40%含油量柏子仁对小肠推进率影响较为明显，含油量在30%时小肠推进作用明显增强，并随含油量增加，推进作用增强。因而得出柏子仁含油量增加可提高小鼠小肠推进率，但对便秘模型影响不明显。提示其泻下作用缓和，符合临床润肠通便的功效[4]。

（三）临床报道

1. 治疗闭经 闭经可分为虚、实两类，临床常以虚者居多，实者为少，往往是虚实并见，治疗常需攻补兼施，寓攻于补之中。柏子仁丸（柏子仁、卷柏、泽兰叶、熟地、续断、牛膝）加减，验之临床，每获良效[5]。

2. 治疗老年人便秘 柏子仁10～15g，去杂质，研碎煎之，待煮沸后，加入适量蜂蜜。每日1剂，分次饮用，一般1～2天即可排便，并对心悸、失眠、健忘之老年人也有治疗作用，可达到通便健体的目的[6]。

3. 产后血虚所致便秘 组成：柏子仁15g，粳米50g，蜂蜜15g。制法：将柏子仁、粳米共同煮熬成粥，食用前调入蜂蜜即可。具有安神养血、润肠通便之功效，适用于产后血虚所致大便秘结，失眠多梦者[7]。

4. 治疗盗汗 柏子仁汤（柏子仁、党参、白术、制半夏、五味子、牡蛎、麻黄根、浮小麦、大枣）治疗19例盗汗患者。19例患者中经上方服用后，全部治愈。其中服药3剂治愈者5例，服药5剂治愈者11例，服药7～9剂治愈者3例[8]。

5. 治疗失眠 用柏子仁耳穴贴压治疗失眠症300例。300例中，治愈78例，占26.00%；显效110例，占36.67%；进步75例，占25.00%；无效37例，占12.33%。总有效率87.67%。病程短者1～2个疗程治愈，病程长者3～5个疗程显效或治愈[9]。

6. 治疗脱发 黑芝麻、生地、蒸何首乌各30g，柏子仁、旱莲草各15g，侧柏叶12g，当归、知母各9g，水煎服。治疗伴有心悸、失眠、多梦症的脱发患者[10]。

7. 治疗黄水疮 将香油、柏子仁油等量混匀，放沙锅内熬稠，放凉、装入容器内备用。用时先将黄水疮疮面用生理盐水棉棒擦净，涂上香柏油，每日3～5次，2～3天即愈。香油性寒，润燥、解毒、止痛消肿；柏子仁油能润燥生肌。二油配伍可起到立竿见影之效，无毒副作用[11]。

8. 治疗卵巢早衰 运用柏子仁丸加味（柏子仁15g，熟地黄10g，牛膝10g，续断10g，泽兰叶10g，卷柏10g，晚蚕砂15g）治疗的35例病例进行临床分析：经1～3个疗程治疗，痊愈者21例，占60%；显效者11例，占31.4%；无效者3例，占8.6%，总有效率91.4%[12]。

9. 治疗继发性闭经 采用张氏柏子仁丸（柏子仁、牛膝、续断、泽兰、卷柏各15g）为主方并随症加减，治疗继发性闭经。灵活施治，补其不足，通其血脉，通补兼施，使冲任调畅，血海满盈，经水应时而下[13]。

10. 治疗多囊卵巢综合征 全部病例均由加味柏子仁丸治疗，采用中药内服，每日一剂，分早晚二次服用。合并输卵管炎症者，配合药渣外敷小腹部，每次30分钟，1个月为一疗程。药物组成：柏子仁15g，卷柏15g，川牛膝15g，鸡血藤30g，当归25g，香附25g，鳖甲25g，浙贝母15g，鹿角霜15g，熟地黄15g，仙灵脾20g。65例病例中，治愈42例，占65%；有效14例，占22%；无效9例，占14例[14]。

11. 治疗变异型心绞痛 辨证认为久病气虚血亏，血不养心，心神不宁，致心血不荣则痛。治宜养血安神益气，服柏子养心丸，每次 2 丸，每日 3 次。结果：本例服药 1 周，胸痛减轻；1 个月后已无心悸，安睡如常人，胸痛偶发；4 个月后临床症状基本消失[15]。

12. 治疗斑秃　用柏子仁、何首乌、当归制成复方柏子仁丸，用于治疗斑秃 28 例，结果 25 例治愈，3 例好转[16]。

13. 治疗梦游症　用柏子仁、酸枣仁各 10g，柴胡、当归、白芍各 8g，龙齿、石菖蒲各 6g，合欢皮、夜交藤各 12g，水煎服，每日 1 剂。若气郁痰结者加法半夏、竹茹各 6g，阴虚火旺者加知母、牡丹皮各 4g，惊恐不安者加珍珠母 15g、朱砂 2g。共治疗 20 例，结果治愈 15 例，好转 3 例，无效 2 例。治愈病例疗程最长 42 天，最短 10 天，平均 21.8 天[17]。

14. 治疗男性脏躁证　用自拟健脑安神汤（酸枣仁、柏子仁、茯神各 15g，远志 10g，益智仁、紫贝齿、枸杞子各 25g，龟甲、鳖甲、党参各 20g），每日 1 剂，水煎服。气虚重者加黄芪、白术；血虚重者加制首乌、白芍；阴虚重者加淡菜、百合；气郁重者加合欢皮、枳壳。共治疗 41 例，结果痊愈 38 例，占 90.6%；好转 3 例，占 9.4%。服药最多 24 剂，最少 9 剂[18]。

参考文献

[1] 李海生，王安林，于利人. 柏子仁单方注射液对睡眠模型猫影响的实验研究[J]. 天津中医学院学报，2000，19(3)：38-40.

[2] 孙付军，陈慧慧，王春芳，等. 柏子仁皂苷和柏子仁油改善睡眠作用的研究[J]. 世界中西医结合杂志，2010，5(5)：394-395.

[3] 余正文，杨小生，范明. 柏子仁促鸡胚背根神经节生长活性成分研究[J]. 中草药，2005，36(1)：38-40.

[4] 孙付军，宋卫国，虞慧娟，等. 不同含油量柏子仁药效学作用研究[J]. 中华中医药学刊，2010，28(9)：1836-1838.

[5] 张娟. 柏子仁丸治疗闭经琐谈[J]. 湖北中医杂志，1999，21(2)：83.

[6] 李金梅，等. 柏子仁治疗老年人便秘[J]. 山东中医杂志，2005，24(1)：46.

[7] 魏永泉，等. 适宜产后调养的食疗药膳[J]. 中药材，1996，19(1)：48.

[8] 李炳. 柏子仁汤治盗汗 19 例[J]. 中国民间疗法，2001，9(1)：37.

[9] 李平安，王海腾. 柏子仁耳穴贴压治疗失眠症 300 例[J]. 河南中医，2009，18(11)：44.

[10] 舒晓奋. 健美验案四则[J]. 家庭中医药，2005(10)：24.

[11] 宋洪臣，等. 香柏油治疗黄水疮[J]. 中医外治杂志，2000，9(2)：42.

[12] 高翔，张聪毅. 柏子仁丸加味治疗卵巢早衰 35 例[J]. 光明中医，2011，26(3)：505-506.

[13] 蒋艳，杨宗孟. 杨宗孟教授运用柏子仁丸加减治疗继发性闭经经验[J]. 长春中医药大学学报，2008，24(2)：127-128.

[14] 李顺景，胡滨山. 加味柏子仁丸治疗多囊卵巢综合征临床分析[J]. 医药论坛杂志，2009，30(16)：74-75.

[15] 杨道正. 柏子养心丸治愈变异型心绞痛案[J]. 江苏中医，1990，11(3)：18.

[16] 熊和春. 复方柏子仁丸治疗斑秃[J]. 中成药研究，1983(12)：47.

[17] 张邦福. 自拟疏肝养心汤治疗梦游症 20 例[J]. 广西中医药，1986，9(2)：21.

[18] 李志文. 健脑安神汤治疗男性躁症 41 例[J]. 四川中医，1988(5)：30.

合欢皮　Hehuanpi

（附：合欢花）

【别名】 合昏皮（《千金方》），夜合皮（《独行方》），合欢木皮、萌葛（《本草纲目》），青裳衣

(《和汉药考》),芙蓉花树、马樱花(《全国中草药汇编》),绒花树皮、肉痒树皮(江苏)。

【来源】 合欢皮,始载于《神农本草经》,列为中品,历代本草均有收载。《神农本草经》云:"令人欢乐无忧。"《本草衍义》云:"其绿叶至夜则合。"故名。为豆科落叶乔木植物合欢 *Aibizia julibrissin* Durazz. 的干燥树皮。全国大部分地区都有分布,主产于长江流域,如江苏、浙江、安徽等地。有野生,也有栽培品种。

【采收炮制】 夏、秋间采收,剥下树皮,晒干。除去杂质,用清水浸泡洗净,捞出,润透,切块或切丝,干燥。

【商品规格】 商品均为统货,分江苏、浙江、安徽卷统和片统等规格。以皮细嫩,质硬而脆,易折断,外表面密生明显的椭圆形横向皮孔(珍珠疙瘩),内表面平滑、具细密纵纹者为佳。

按《中国药典》(2010年版一部)规定:本品含水分不得过10.0%,总灰分不得过6.0%,醇溶性浸出物不得少于12.0%。照高效液相色谱法,按干燥品计算:本品含(—)-丁香树脂酚-4-*O*-*β*-D-呋喃芹糖基-(1→2)-*β*-D-吡喃葡萄糖苷($C_{32}H_{44}O_{17}$)不得少于0.030%。

【药性】 甘,平。归心、肝、肺经。

【功效】 解郁安神,活血消肿。

【应用】

1. 心神不安、忿郁失眠　合欢皮性味甘平,入心、肝经,善解肝郁为安神之长,故为悦心安神之要药。适宜于情志不遂、忿怒忧郁而致失眠多梦、烦躁不安、心神不宁等症,能使心志欢悦、五脏安和,收解郁安神之效。轻者单用即可,重者常与柏子仁、酸枣仁、夜交藤、郁金等安神、解郁之品配伍应用。

2. 跌打骨折、血瘀肿痛　本品入心、肝血分,有一定的活血化瘀作用,收消肿止痛之效,即《本草纲目》云其"和血消肿止痛"之功。故可用于跌打损伤、筋断骨折、血瘀肿痛之症,如《续本事方》用合欢皮配伍麝香、乳香研末,温酒调服,治跌打仆伤,损筋折骨。临床也常与桃仁、红花、乳香、没药、骨碎补、续断等活血疗伤、续筋接骨药配伍同用。

3. 肺痈、疮痈肿毒　本品有活血消肿之效,故能消散内外痈肿。用治肺痈胸痛、咳吐脓血,单用有效,如《备急千金要方》黄昏汤(即合欢汤);《景岳全书》合欢饮,以本品与白薇同煎服,治肺痈;《本草求真》以本品合阿胶,治肺痿吐血。现临床合欢皮常与鱼腥草、冬瓜子、桃仁、芦根等解毒、排脓之品同用,以增强消痈排脓之效。治疮痈肿毒,常与蒲公英、紫花地丁、连翘、野菊花等清热解毒药同用,《日华子本草》单用本品煎稠膏,治痈疽肿痛取效。

另外,《普济方》治发落不生,用合欢木灰配伍墙衣、铁精、水萍,研匀,生油调涂,每晚1次。《子母秘录》治小儿撮口,用合欢花枝浓煮汁,拭口中,并洗之。

【用法用量】 煎服,6~12g。外用适量,研末调敷。

【使用注意】 孕妇慎用。

【鉴别用药】 合欢皮与合欢花皆味甘性平,有安神解郁之功,用于情志所伤的忿怒抑郁、失眠健忘、烦躁不安等症。所不同者,合欢皮活血消肿作用较强,用于跌打骨折、血瘀肿痛及内、外痈肿,尤善治肺痈;合欢花安神解郁功效较优,尚能理气开胃,用治胸闷食少等症。

【药论】

1.《神农本草经》:"合欢味甘平,主安五脏,和心志,令人欢乐无忧,久服轻身明目,得所欲。"

2.《日华子本草》:"合欢皮煎膏,消痈肿,续筋骨。"

3.《本草纲目》:“和血、消肿、止痛。”

4.《本草汇言》:“合欢皮,甘温平补,有开达五神,消除五志之妙应也。……味甘气平,主和缓心气,心气和缓则神明自畅而欢乐无忧。如俗语云,萱草忘忧,合欢蠲忿,正二药之谓欤。又大氏方,主消痈疽,续筋骨者,皆取其能补心脾,生血脉之功耳,朱丹溪曰,合欢与白蜡同入膏药中用极效。”

5.《本草求真》:“合欢,气缓力微,用之非止钱许可以奏效,故必重用久服方有补益怡悦心志之效矣,若使急病而求治即欢悦,其能之乎?”

【现代研究】

(一) 化学成分

本品含皂苷、鞣质和多种木脂素及其糖苷、吡啶醇衍生物的糖苷等。

(二) 药理作用

1. 解郁安神作用　合欢皮属养心安神药。传统临床应用证明其有安神作用,对精神刺激所致失眠疗效较佳,单用有效,也可入复方使用。但合欢皮的镇静作用在现代研究中引起争议。有学者认为合欢皮不能治失眠[1],有学者不同意其观点[2],认为合欢皮一般剂量(10～15g)可解郁安神,起镇静作用,大剂量则可悦志忘忧,起兴奋作用。有人考察了合欢皮水煎剂对戊巴比妥钠诱导小白鼠产生催眠作用的量效关系,用3种不同剂量(8.25、16.50、80.00g/kg)合欢皮水煎剂给小鼠灌胃。结果表明,中、低剂量(8.25、16.50g/kg)合欢皮水煎剂可协同戊巴比妥钠缩短睡眠潜伏期及延长睡眠时间($P<0.01$),高剂量(80.00g/kg)则对小白鼠有兴奋作用。结论提示合欢皮有双向调节作用[3]。亦有在急性毒性实验指导下,研究了合欢皮总皂苷的镇静作用,结果表明合欢皮总皂苷无延长巴比妥钠所致睡眠时间的作用[4]。Kim等[5]选用大鼠高架十字迷宫模型,对10、50、100、200mg/kg合欢茎皮水提液的抗焦虑作用进行评估。结果表明,在没有增加大鼠自主活动的前提下,单次和连续给药(100、200mg/kg)都能明显增加大鼠进入开臂的次数和在其中的停留时间,提示合欢水提液的抗焦虑作用可能与5-羟色胺能神经系统有关。

2. 抗肿瘤作用　也有报道[6]合欢皮的乙醇提取物具有良好的体内抗肿瘤活性,能明显抑制小鼠荷瘤生长速度,延长荷瘤鼠存活时间,可能具有直接杀伤肿瘤细胞的作用,同时也可能具有调动体内其他抗肿瘤机制,尤其是免疫机制的作用。研究还发现合欢皮提取物能显著抑制HMEC-1的增殖(IC_{50}为30μg/ml)和迁移,并且呈明显的剂量依赖性。在体内同时具有抑制鸡胚尿囊膜和肿瘤组织中血管生成的作用。综合上述实验结果,合欢皮提取物作用是多方面的,它抑制HMEC-1内皮细胞的增殖、迁移和小管形成,降低CD31的表达,多途径抑制新生血管的形成,从而降低肿瘤的病灶面积和抑制肿瘤生长和转移[7]。

3. 免疫调节作用　采用合欢皮的水提物、乙醇提取物、多糖及皂苷给小鼠腹腔注射,分别观察其对实验小鼠红细胞总数、红细胞ICR及C_3、RR、红细胞对白细胞的吞噬促进率、红细胞RFER和RFIR活性、红细胞SOD活性等指标的影响。结果表明,合欢皮多糖和皂苷的红细胞免疫活性较强,合欢皮水提物和乙醇提取物次之,说明合欢皮具有良性调节实验小鼠红细胞免疫功能的作用,其活性成分主要是合欢皮多糖和皂苷[8]。合欢皮乙醇提取物对C57BL/6小鼠细胞增殖能力和吞噬细胞吞噬作用、对EL-4细胞株所致荷瘤鼠白细胞介素-2(IL-2)的生物活性均有明显增强效应[9],合欢皮乙醇提取物还能明显改善红细胞免疫指标,增强机体红细胞免疫功能,且其对红细胞免疫功能的改善是通过红细胞功能的增强(非数量的增减)而实现的[10]。有学者还[11]探讨了合欢皮水提液对小鼠免疫功能的影响,用相当于生药10100和500mg/(kg·d)合欢皮水提液连续小鼠灌胃6天，检测小鼠腹腔巨噬细胞对鸡红细胞(CRBC)的吞噬率和吞噬指数，ConA刺激小鼠腹腔巨噬细胞肿瘤坏死因子(TNF)和脾淋巴细胞IL-2诱生的水平。结果：100mg/(kg·d)合欢皮使小鼠腹腔巨噬细胞的吞噬率、吞噬指数和TNF诱生的水平比对照组分别增加了11.6%、18.7%和17.3%($P<0.05$)，500mg/(kg·d)合欢皮使小鼠腹腔巨噬细胞的吞噬率、吞噬指数和TNF诱生的水平比对照组分别增加了19.4%、28.6%和26.9%($P<0.01$)，500mg/(kg·d)合欢皮使脾淋巴细胞IL-2诱生水平比对照组增加了17.2%($P<0.05$)。表明合欢皮对小鼠非特异性和特异性免疫功能均有增强作用，且剂量大作用强。

4. 对子宫平滑肌的作用　合欢皮冷水提取液0.3ml(每毫升相当于0.13g生药)对5、6个月及足月妊娠的人子宫平滑肌有兴奋作用，可使收缩力、幅度变化增加200%以上，频率变化减少1倍。运动形式与宫缩素近似，为节律性收缩，加大剂量，不出现强直性收缩[12]。

5. 抗生育作用　合欢皮冷水提取物具有显著的抗生育作用，羊膜腔内给药可使中孕大鼠胎仔萎缩，色泽苍白而终止妊娠。人妊娠子宫肌条在合欢皮提取液作用下，收缩张力及振幅均显著增加，而收缩频率明显减少。合欢皮的作用与缩宫素相似，但起效时间较慢，持续时间长[13]。合欢皮抗生育有效成分为皂苷。合欢皮总皂苷1.78mg/kg皮下注射有显著抗着床作用，能减少大鼠妊娠动物数和正常胚胎数，妊娠终止率为86%。于妊娠4～6天给药也有显著抗早孕效果，妊娠终止率为40%。合欢皮总苷宫腔注射可使妊娠6～7天大鼠胎胞萎缩死亡，死亡率88%。70μg/kg腹腔注射(小鼠LD_{50}的1/50)，每日1次，共3日，不能使幼年雌鼠子宫增重，表明其无雌激素样活性[14]。通过合欢总苷对蟾蜍卵母细胞及人绒膜癌细胞的抑制试验，发现合欢总苷并不抑制卵母细胞的蛋白质合成，从它对人绒膜癌细胞的杀伤作用，推断其抗早孕作用机理在于杀伤胚胎的滋养层细胞[15]。

(三) 临床报道

1. 治疗失眠　自拟安睡汤，药用合欢皮15g、丹参15g、黄芪10g、远志10g、茯神15g、石菖蒲10g、酸枣仁15g、三七粉3g(分3次冲服)、珍珠母20g(打碎先煎)、甘草3g。同时用肉桂、吴茱萸、朱砂按15∶13∶1的比例制成敷药，于睡前贴于双足涌泉穴，时间15天。结果：痊愈16例，显效20例，有效18例，无效6例，总有效率占90.00%[16]。

2. 治疗月经后期　重用合欢皮治疗月经后期，方药：合欢皮30g、当归15g、月季花10g。水煎服，每日1剂。嘱于月经周期第15天起服，连续服用，治疗多数都能收到良好疗效[17]。

3. 治疗骨折肿痛　使用大剂量的合欢皮为主药外敷，并以“合欢皮”为君组方内服，治疗骨折肿痛33例。内服中药：合欢皮25g、骨碎补20g、桃仁10g、红花6g。每日1剂，水煎服。外用中药：将合欢皮50g、骨碎补30g、栀子10g，捣烂成泥。加95%酒精调匀，外敷于骨折处，蕉叶覆盖以保持湿润，外用弹力绷带包扎。1天更换1次。可在24小时内明显消肿[18]。

(四) 不良反应

1. 毒性　合欢皮总皂苷的最小致毒量为7.5mg/kg，近似致死量为1500mg/kg，半数致死量(LD_{50})为2164mg/kg。毒性表现为动物活动减少，1500mg/kg以上剂量使小鼠食欲下降，2250mg/kg剂量使小鼠体重明显下降。结果表明合欢皮总皂苷对小鼠有一定的毒性作用[19]。

2. 中毒机理及症状　合欢皮总皂苷毒性主要表现在肝脏、脾脏、肾脏解剖形态的改变。实验动物血液凝固时间较生理盐水组明显缩短，小鼠主要脏器的抗氧化能力较生理盐水组也明显的下降。但到目前为止，合欢皮总皂苷的致死原因尚不清楚，有待进一步研究。本实验结果表明，合欢皮总皂苷致毒原因可能与血液凝固时间缩短和主要器官抗氧化能力下降有关[19]。

参考文献

[1] 贺学泽. 合欢皮不能治失眠[J]. 浙江中医杂志，1987，22(11)：158.

[2] 董映枢. 合欢皮治疗失眠小议[J]. 浙江中医杂志，1988，23(94)：24.

[3] 霍长虹，郝书存，李作平，等. 合欢皮水煎剂催眠作用的药理验研究[J]. 河北医科大学学报，2002，23(4)：216.

[4] 邹坤. 合欢皮化学成分及生物活性研究[博士学位论文]. 北京：北京医科大学，1998.

[5] Kim WK，Jung JW，Ahn NY，et al. Anxiolytie-likeeffeetsofextraetsfrom Albizzia-librissinbarkintheelevated Plus-mazeinrats[J]. Life Sci，2004，75(23)：2787-2795.

[6] 田维毅，马春玲，刘芬，等. 合欢皮乙醇提取物在荷瘤鼠体内抗肿瘤作用的研究[J]. 临沂医专学报，2000，22(1)：5-6.

[7] 花慧，冯磊，张小平，等. 合欢皮提取物抑制血管生成作用的研究[J]. 天然产物研究与开发，2010，22(260)：215-218.

[8] 田维毅，武孔云，白惠卿. 合欢皮红细胞免疫活性成分及其机制的研究[J]. 四川中医，2003，21(10)：17-19.

[9] 田维毅，尚丽江，白惠卿，等. 合欢皮乙醇提取物对荷瘤小鼠 IL-2 生物活性的影响[J]. 贵州医药，2002，26(5)：392.

[10] 田维毅，马春玲，白惠卿，等. 合欢皮醇提物的红细胞免疫效应及体内抗瘤机制研究[J]. 四川中医，2002；20(4)：10.

[11] 王法权，郑卫东，马春玲，等. 合欢皮对小鼠免疫功能的调节作用[J]. 临沂医专学报，2000，22(3)：201.

[12] 阴健. 中药现代研究与临床应用(2)[M]. 北京：中医古籍出版社，1995：168.

[13] 毛福祥，马锦媚. 合欢皮的抗生育作用[J]. 中药药理与临床，1985(1)：211.

[14] 毛福祥，石再琴，田新刚，等. 合欢总苷对大鼠宫腔给药的抗早孕作用[J]. 中国药理学通报，1988，4(2)：120.

[15] 马锦媚，孙秀义，毛福祥，等. 合欢总苷抗早孕作用机理研究[J]. 中国药学杂志，1995，30(2)：111.

[16] 何明安，胡江华. 中药内服外敷治疗失眠症 60 例[J]. 实用中医药杂志，2004，26(7)：464.

[17] 郑其国. 重剂合欢皮在月经病中的运用[J]. 辽宁中医学院学报，2003，5(3)：235-236.

[18] 吴丽霞，吴伟正. 合欢皮治疗骨折[J]. 中国民间疗法，2004，12(11)：26.

[19] 赵建国，刘玲艳，朱颖越，等. 合欢皮总皂苷急性毒理学研究[J]. 天然产物研究与开发，2010(22)：582-586.

附：合欢花

合欢花，始载于《本草衍义》，来源同合欢皮。药用其花序称合欢花，又称夜合花(《本草衍义》)、乌绒(《雷公炮制药性解》)；药用其花蕾称合欢米或夜合米。一般在夏季花半开或未开时采收，及时晒干，生用。

合欢花味甘性平，入心、肝经。有与合欢皮相似的解郁安神、活血消肿功效。其解郁安神之功，常与其他安神药合用，治疗忿怒抑郁、肝气不舒、情志不遂之烦躁郁闷、失眠健忘等症。活血消肿之效，常以本品配伍牛膝、红蓝花等活血止痛药，治疗腰脚疼痛久不瘥者。煎服用量 5～10g。

夜交藤 Yejiaoteng

【别名】棋藤(《南京民间草药》)，首乌藤(《江苏植物志》)，交茎、交藤(《何首乌录》)，药乌藤(江苏)。

【来源】 夜交藤,始载于《何首乌录》,据《本草纲目》记载:“夜则苗蔓相交”,故名。为蓼科多年生蔓生草本植物何首乌 *Polygonum multiflorum* Thunb. 的藤茎或带叶藤茎。主产于河南、湖南、湖北、江苏、浙江等地。多为野生,也有栽培品种。

【商品规格】 商品分江苏、浙江 1～2 等及捆统等规格。以枝条粗壮、均匀、外皮棕红色者为佳。

【采收炮制】 夏、秋采收,割取藤茎,除去残叶、细枝,捆成把,晒干或烘干。用时清水洗润或浸润,切段,晒干,生用。

【药性】 甘,平。归心、肝经。

【功效】 养心安神,祛风通络。

【应用】

1. 心神不宁、失眠多梦　夜交藤味甘能补,入心、肝二经,能补养阴血,养心安神,适用于阴虚血少之失眠多梦、心悸怔忡、头目眩晕等症,常与生地黄、柏子仁、珍珠母等药配伍,如《医醇賸义》甲乙归脏汤;若失眠而阴虚阳亢者,可与珍珠母、龙骨、牡蛎等潜阳安神药配伍。

2. 血虚身痛,风湿痹痛　本品补阴养血祛风,通经活络止痛。用治血虚身痛,常与鸡血藤、当归、川芎等补血、活血通络之品配伍;治风湿痹痛,常与羌活、独活、桑寄生、秦艽等祛风湿止痹痛药同用。

3. 皮肤痒疹　本品有祛风止痒之功,《本草纲目》云:其“主治风疮疥癣作痒”,故常用治风疹疥癣等皮肤瘙痒疾患,多与蝉蜕、浮萍、地肤子、蛇床子等同用,煎汤外洗,共收祛风止痒之效。单用本品也有一定效果。

4. 痈疽、痔疮肿痛　夜交藤活血通络、消肿止痛,《安徽药材》云:“消痈肿、瘰疬和痔疮。”故为消痈肿、疗痔疮之佳品。如《广西民间常用草药》用本品与鸡屎藤各适量,捣烂,敷患处,治腋疽;若痔疮肿痛,常用夜交藤、假蒌叶、杉木叶各适量,煎水洗患处亦效。

【用法用量】 煎服,15～20g。外用适量。

【药论】

1.《本草纲目》:“风疮疥癣作痒,煎汤洗浴,甚效。”

2.《本草从新》:“补中气,行经络,通血脉,治劳伤。”

3.《本草正义》:“夜交藤,濒湖止称茎叶治风疮疥癣,作浴汤甚效,今以治夜少安寐,盖取其能引阳入阴耳。然不寐之源,亦非一端,苟不知从病源上着想,而惟以此为普通用品,则亦无效。但止堪供佐使之助,因是调和阴阳者,故亦有利无害。”

4.《饮片新参》:“养肝肾,止虚汗,安神催眠。”

【现代研究】

(一) 化学成分

含蒽醌类化合物,有大黄素、大黄酚、大黄素甲醚,均以结合型存在,及大黄素-6-甲醚、大黄素-8-*O*-*β*-D-单葡萄糖苷。此外尚含 *β*-谷固醇。

(二) 药理作用

1. 镇静催眠作用　夜交藤水煎液按 20g/kg(生药量)的剂量,经灌胃途径给予大鼠,连续给药 7 天后描记大鼠皮质脑电。结果发现夜交藤水煎液能延长自由活动大鼠总的睡眠时间($P<0.01$),在睡眠时相上主要表现为延长 SWS1 和 SWS2,对 REMS 没有明显的影响。因此夜交藤水煎剂对正常大鼠睡眠周期有一定的影响,具有改善睡眠的作用[1]。

2. 抗焦虑作用　用戊巴比妥钠阈下剂量与夜交藤各提取物合用，观察了夜交藤各提取物与戊巴比妥钠的协同作用。结果显示夜交藤的石油醚和乙醚提取物使小白鼠入睡个数、入睡时间均有增加，其他提取物不明显。因此夜交藤石油醚和乙醚提取物对小白鼠中枢神经系统具有抑制作用[2]。

3. 抗炎、抗菌作用　夜交藤在体外对金黄色葡萄球菌、大肠杆菌、肺炎链球菌、卡他球菌、奈瑟球菌、流感嗜血杆菌和普通变形杆菌有不同程度的抑制作用，在一定浓度下对金黄色葡萄球菌、大肠杆菌、肺炎链球菌、卡他球菌、奈瑟球菌、流感嗜血杆菌有一定的杀菌作用。对慢性炎症模型动物有明显的抗炎作用，但急性炎症动物模型作用不显[3]。

4. 抗动脉粥样硬化作用　夜交藤醇提物可显著降低实验性高脂血症的大鼠血清甘油三酯(TG)和血清总胆固醇(TC)的水平；可显著降低实验性高脂血症的鹌鹑血清总胆固醇的水平，升高高密度脂蛋白(HDL-C)/TC比值，具有调整血脂的作用。动脉粥样硬化(AS)病变的特点是脂质的逐步浸润和沉积，初步认为夜交藤对AS的预防是有效的[4]。

（三）临床报道

1. 治疗失眠　采用夜交藤散(夜交藤、磁石、合欢皮、柏子仁、神曲、灵芝、炙远志、川芎、知母、茯神、炒酸枣仁、生甘草)治疗失眠患者77例，治疗期间，不加用其他西药类镇静安神药。服药期间禁烟酒，忌浓茶、咖啡及辛辣香燥之品。结果：治愈57例，好转17例，未愈3例，总有效率为96.10%[5]。

2. 治疗强直性脊柱炎　采用中医治疗[夜交藤30g、生地黄、百合各10g，黄连6g，陈皮9g，白术10g，茯神10g，酸枣仁(炒)6g，柏子仁(炒)6g，甘草(炙)3g]，同时予柳氮磺吡啶(0.25g/片)，治疗强直性脊柱炎34例。结果表明，本疗法对临床症状体征改善明显，对炎性指标CRP、ESR等均有调节作用，对肝、肾无明显损害[6]。

3. 治疗疥疮　用单味夜交藤外洗治疗疥疮49例，除3例在用夜交藤外洗期间配合硫黄软膏、疥癣灵治愈，2例未坚持用药外，其余44例仅用夜交藤外洗而全部治愈。方法：10岁以上患者用夜交藤200g，加水1000ml浓煎，每日分2次外洗为1日治疗量。10岁以下者用夜交藤100g加水700ml，方法同上[7]。

4. 治疗放射性皮炎　用鲜品适量，捣烂成糊状，局部清洗干净，以药物外敷，每晚1次，疗程3～7天。避免日光及冷热刺激，防止外伤感染，适当增加营养和服用维生素类药物。共治10例，结果干性脱屑者2例，在用药治疗过程中皮肤干痛、瘙痒消失，在继续放疗情况下不再继发皮炎。湿性脱屑者8例，有效7例，无效1例。治疗过程中无过敏现象[8]。

（四）不良反应

有报道服夜交藤致过敏反应2例，均为服含夜交藤的中药复方煎剂所致，方中去夜交藤过敏现象即消失。其中1例表现为全身皮肤发疹、出稀疏疹子，高出皮肤表面。另1例表现为皮肤刺痛发痒，恶寒发热[9]。

参考文献

[1] 闫立地，郭冷秋，刘颖，等. 夜交藤对自由活动大鼠睡眠时相的影响[J]. 辽宁中医杂志，2008，35(3)：466-467.

[2] 孙洲亮，文莉. 夜交藤不同提取物对抗焦虑作用的比较[J]. 中国医院药学杂志，2008，28(2)：164-165.

[3] 宋毅，唐尧，张志勇，等. 夜交藤抗炎抗菌作用的实验研究[J]. 华西药学杂志，2003，18(2)：

114-116.

[4] 黄树莲,陈学芬,陈晓军.首乌藤降血脂作用的实验研究[J].中草药,1991,22(3):117.

[5] 张宏,叶建州.夜交藤散治疗不寐77例临床观察[J].新中医,2010,42,(3):72-73.

[6] 陈小勇,黄旭东,熊时喜.重用夜交藤辨证治疗强直性脊柱炎34例临床观察[J].中医杂志2010,51(增刊):185-186.

[7] 张进安.夜交藤外洗治疗疥疮49例[J].北京中医,1992(3):5.

[8] 段绿化.首乌藤治疗放射性皮炎10例[J].浙江中医杂志,1995,30(2):65.

[9] 章铨荣.中药致敏二例报告[J].浙江中医杂志,1987,22(9):418.

远志 Yuanzhi

【别名】细草、棘菀(《神农本草经》),苦远志(《滇南本草》),葽蕘(《本草经疏》),醒心杖(《记事珠》),小草(《和汉药考》),线茶(《全国中草药汇编》),小鸡根(北方),关远志。

【来源】远志,始载于《神农本草经》,列为上品,历代本草均有收载,李时珍曰:"此草服之能益智强志,故有远志之称。"为远志科多年生草本植物远志 *Polygala tenuifolia* Willd. 或卵叶远志 *Polygala sibirica* L. 的干燥根。主产于山西阳高、闻喜、榆次、芮城,陕西韩城、大荔、华阴、绥德、咸阳,吉林哲里木盟及白城地区,河南巩义、卢氏,河北迁西、平山、平泉、隆化等地,以山西、陕西所产者质量最佳,奉为道地药材,习称"关远志"。多为野生,也有栽培品种。

【采收炮制】春季出苗前或秋季地上部分枯萎后挖取根部,除去残基及泥土,阴干或晒干。若趁新鲜时,选择较粗的根用木棒搂松或用手搓揉,抽去木心,称"远志筒";较细的根用木棒捶裂,除去木心,称"远志肉";最细小的根不去木心,称"远志棍"。远志:原药材除去杂质,略洗,润透,切段,干燥入药。制远志:取甘草(每100kg远志,用甘草6kg),加适量水煎汤,去渣,加入净远志,用文火煮至汤吸尽,取出,干燥。蜜远志:取炼蜜,加入少许开水稀释后,淋于制远志中,稍闷,用文火炒至蜜被吸尽,药色深黄,略带焦斑,疏散不粘手为度,取出放凉。

【商品规格】商品分远志筒、远志肉两种。远志筒又分1～2等;远志肉为统货。外表皮灰黄色至灰棕色,有横皱纹;切面棕黄色。以筒粗、肉厚、皮细者为佳。

按《中国药典》(2010年版一部)规定:本品含水分不得过12.0%,总灰分不得过6.0%,醇溶性浸出物不得少于30.0%。照高效液相色谱法测定,按干燥品计算:含细叶远志皂苷($C_{36}K_{56}O_{12}$)不得少于2.0%,含远志呫吨酮Ⅲ($C_{25}H_{28}O_{15}$)不得少于0.15%,含3,6′-二芥子酰基蔗糖($C_{36}H_{46}O_{17}$)不得少于0.50%。

【药性】苦、辛,微温。归心、肾、肺经。

【功效】安神益智,交通心肾,祛痰,消肿。

【应用】

1. 失眠多梦、心悸怔忡、健忘　远志辛苦微温,性善宣泄通达,既能开心气而宁心安神,又能通肾气而强志不忘,为交通心肾、安定神志、益智强记之佳品。主治心肾不交之心神不安、失眠、惊悸等症,常与人参、生地黄、五味子等药配伍。若因惊恐所致的惊悸不安,常与茯神、龙齿、朱砂等镇静安神药同用,以加强宁心安神作用,如《张氏医通》远志丸。治健忘证,常与人参、茯苓、菖蒲同用,即《备急千金要方》开心散;若于方中再加茯神,即《证治准绳》不忘散,也是治疗健忘证的良方。

2. 痰阻心窍,癫痫惊狂　本品味辛通利,利心窍、逐痰涎,故用治痰阻心窍所致之精神错乱,神志恍惚,癫痫抽搐,惊风发狂等症。临床用于癫痫昏仆、痉挛抽搐者,可与半夏、天麻、全蝎等化痰、息风药配伍;治疗惊风狂证发作,常与石菖蒲、郁金、白矾等祛痰、开窍药同用。

3. 咳嗽痰多 本品苦温性燥,入肺经,能燥湿祛痰止咳。故可用治痰多黏稠、咳吐不爽或外感风寒、咳嗽痰多者,常与杏仁、贝母、瓜蒌、桔梗等化痰止咳药同用。现有多种远志制剂,如远志流浸膏、远志糖浆、远志酊等,用治咳嗽痰多之症均有效果。

4. 痈疽疮毒、乳房肿痛、喉痹 本品辛行苦泄,擅疏通气血之壅滞而消散痈肿,用于痈疽疮毒、乳房肿痛,不论内服、外用,均有治疗效果。内服可单用为末,黄酒送服;外用可隔水蒸软,加少量黄酒捣烂敷患处。味辛入肺,开宣肺气,以利咽喉,如《仁斋直指方》治喉痹作痛,用“远志肉为末,吹之,涎出为度”。

5. 胸痹心痛 远志入心经,辛温宣泄,开郁通痹,故可治胸痹心痛之症。如《圣济总录》远志汤,用远志、菖蒲各 30g,煎服,治久心痛。现代,常用本品与莱菔子、白芥子、王不留行等豁痰行气、活血止痛药配伍,用治冠心病、心绞痛,如冠心Ⅱ号方。

6. 小便赤浊 本品入肾经,助气化,故《滇南本草》云:远志“治赤白浊,膏淋,滑精不止”。《普济方》载治小便赤浊方,即用远志配伍茯神、益智仁,三味为末,酒糊丸梧子大,每空心枣汤送服十丸。

【用法用量】煎服,3～10g。外用适量。生远志祛痰开窍作用较强,多用于痰阻心窍之症;制远志燥性减缓,药性平和,安神益智作用好,多用于心神不安、失眠、健忘。蜜远志化痰止咳作用优,多用于咳嗽痰多。

【使用注意】本品性较温燥,内服刺激性较强,故凡实热或痰火内盛者,以及有胃溃疡或胃炎者当慎用。

【药论】

1.《神农本草经》:“远志味苦,主咳逆,伤中,补不足,除邪气,利九窍,益智慧,耳目聪明,不忘,强志,倍力,久服轻身不老。叶名小草。”

2.《名医别录》:“定心气、止惊悸、益精,去心下膈气,皮肤中热,面目黄。”

3.《药品化义》:“远志,味辛重大雄,入心开窍,宣散之药。凡痰涎伏心,壅塞心窍,致心气实热,为昏瞆神呆、语言蹇涩,为睡卧不宁,为恍惚惊怖,为健忘,为梦魇,为小儿客忤,暂以豁痰利窍,使心气开通,则神魂自宁也。”

【现代研究】

(一)化学成分

本品含远志皂苷 A、B、C、D、E、F、G 和细叶远志素,即 2β,27-二羟基-23-羧基齐墩果酸的 3-β-葡萄糖苷。皂苷水解后可分得两种皂苷元结晶,远志皂苷元 A 和远志皂苷元 B。

还含远志酮Ⅰ、Ⅱ,1,6-二羟基-3,7-二甲氧基呫吨酮,1,7-二羟基-3-甲氧基呫吨酮,1,6-二羟基-3,5,7-三甲氧基呫吨酮,1-羟基-3,6,7-三甲氧基呫吨酮和糖类,5-脱水-D-山梨糖醇,*N*-乙酰基-D-葡萄糖胺。

此外,尚含 3,4,5-三甲氧基桂皮酸,远志醇,细叶远志定碱,脂肪油,树脂等。

(二)药理作用

1. 祛痰作用 远志提取物可促进气道黏液上皮细胞 MUC_5AC 的分泌而无刺激生成的作用,较长时间的使用可使痰液减少[1]。对远志及其蜜制品进行对比研究发现均呈现不同程度的镇咳、祛痰作用[2]。

2. 抗痴呆和脑保护活性 通过制造 D-半乳糖致小鼠衰老模型,发现远志提取物通过清除集体自由基,改善抗氧化功能从而发挥抗衰老作用[3]。研究远志提取物对氢溴酸东莨碞碱所致记忆障碍、戊巴比妥钠所致方向辨别障碍及脑血流量的影响，发现其能显著改善智力障碍和增加脑血流量[4]。在大鼠右侧基底核区定向注射凝聚态 Aβ1-40 和鹅膏蕈氨酸建立 AD 模型，发现远志皂苷对 Aβ 引起的神经细胞凋亡有明显的保护作用[5]。

3. 抗抑郁作用　远志用常规醇提法得远志醇提物（缩写为 YZ）。通过纯化和精制得 YZ-30%（富含蔗糖酯类）、YZ-50%（富含寡糖酯类）、YZ-70%（皂苷类）及 YZ-95%（皂苷类）。采用小鼠强迫游泳、悬尾模型评价远志醇提物的抗抑郁作用，继而采用小鼠悬尾模型考察远志醇提物的时间以及剂量依赖性，最后采用育亨宾增强、高剂量阿扑吗啡拮抗实验动物模型，初步解析远志对神经系统的影响。结果显示 YZ-30%、YZ-50%这两段能明显缩短小鼠强迫游泳及悬尾的不动时间，以 YZ-50%作用最好。YZ-50%（8g/kg）剂量组能明显增强育亨宾对小鼠的毒性作用，YZ-50%剂量组可拮抗高剂量阿扑吗啡降低小鼠体温的作用。因此远志醇提物可以改善小鼠的抑郁状态行为，具有一定的抗抑郁作用，其作用机理可能与阻断单胺类神经递质的重摄取有关[6]。

4. 安神作用　有报道认为，远志糖酯 A、C 是远志安神作用的物质基础，在体内肠道细菌的作用下，远志糖酯 A 能转化成具有镇静活性的 3，4，5-三甲氧基桂皮酸（TMCA）而产生持续的镇静作用[7]。Kawashima 等[8]研究表明，远志活性成分 TMCA 对脑内注射 CRH 引起的应激大鼠模型具有镇静作用，TMCA 可通过显著抑制蓝斑核神经元合成和分泌 NE 发挥镇静作用。

5. 对心血管作用　结扎大鼠冠状动脉左前降支造成心肌缺血再灌注损伤模型，发现远志皂苷可以减轻大鼠心肌缺血再灌注损伤，作用的机制可能和抗氧自由基的形成有关[9]。

6. 免疫调节作用　在小鼠骨髓嗜多染红细胞微核实验和淋巴细胞转化实验中，发现远志具有抗诱变作用，即对遗传物质具有保护作用，并且能提高小鼠脾细胞对 ConA 的反应性，改善由 CP 所致的小鼠脾细胞 ConA 反应性降低，即远志能提高淋巴细胞功能[10]。

7. 抗菌作用　应用微量量热法测定了大肠杆菌在不同浓度的远志总皂苷液中生长的热功率-时间曲线，发现当远志总皂苷液浓度高时，大肠杆菌在指数生长期的生长速率常数明显降低，说明远志总皂苷液对大肠杆菌有抑制作用[11]。

8. 抗诱变作用　有研究[12,13]表明，远志水提取物可使醋酸铅诱发的小鼠精原细胞姐妹染色单体互换频率明显降低和小鼠精子非程序 DNA 合成反应，提示远志对雄性生殖细胞遗传物质损伤有保护作用，即抗诱变作用。

9. 其他作用　除此之外，远志还具有降血脂、血压的作用[14]、抑制酒精吸收作用[15]、多巴胺受体活性[16]、耐缺氧[17]、保肝利胆[18]、抗癌[19]、镇痛[20]、抗凝血[21]以及戒烟等功效。

（三）临床报道

1. 治疗咳嗽　以远志合剂为主，综合措施治疗咳嗽 728 例，治疗组显效率为 58.2%，总有效率为 95.6%。结果表明远志合剂具有较强的镇咳、祛痰作用，能加快临床症状的改善[22]。

2. 治疗心律失常　将 120 例随机分为对照组和治疗组，每组 60 例，对照组治以稳心颗粒，治疗组治以茯苓远志散（茯苓 15g，远志 9g，石菖蒲 12g，白术 12g，陈皮 6g，磁石 30g，龙齿 24g，川芎 9g，丹参 12g，党参 9g，炙甘草 15g）。日 1 剂，水煎取汁 300～400ml，早晚温服。4 周为 1 个疗程，连续服用 4 周。结果治疗组总有效率为 90.00%，对照组总有效率 88.33%[23]。

3. 治疗病毒性心肌炎　自拟黄芪远志汤［黄芪 40g，炙远志 15g，麦冬 15g，五味子 15g，太子参 15g，当归 10g，白芍 10g，莲子 10g，沙参 10g，苦参 5g，炙甘草 10g，炙鳖甲 10g（另煎兑服)，丹参10g，紫草10g，牡丹皮10g，郁金10g，琥珀10g，半夏10g，瓜蒌壳10g]。治疗病毒性心肌炎36例，治愈15例，好转16例，无效5例，总有效率为86%[24]。

4. 治疗疮疡肿毒 治法：取远志50～80g(用量根据病灶大小而定)，去心，放入100g白酒与100g食醋混合液中煮烂，捣为泥，外敷患处，上盖1层塑料薄膜或油纸，胶布固定。24小时换药1次，1周为1个疗程。结果：11例患者经1周治疗，全部有效。其中10例痊愈(红肿热痛消失，体温及血象恢复正常)[25]。

5. 治疗急性乳腺炎 取远志10g，放入适当的容器中，加食用白酒10g，浸泡20分钟后，将容器中的酒点燃，烧至火灭。取容中液体一次服下。轻者，一般4小时后症状减轻，体温下降；重者，6小时后症状减轻，一般可治愈。如不愈可加服12剂。62例患者经本方治疗，全部治愈。其中服1剂治愈32例，服2剂治愈16例，服3剂治愈14例[26]。

6. 治疗神经性耳聋 予复方远志胶囊，药物组成：远志、羚羊角、栀子、牡丹皮、枸杞子、女贞子、甘草。制法：将上述诸药粉碎为粉末，灭菌后装入胶囊，每粒含纯中药0.3g。用法：成人每次2～3粒，每日3次，白开水送服，1个月为1个疗程。儿童用量酌减。本组88例患者经过1～3个疗程的复方远志胶囊治疗后，有79例患者听力得到不同程度的提高，较以往的传统治疗有明显的疗效，这说明复方远志胶囊对受损神经细胞的修复与改善有更明显的作用[27]。

(四) 不良反应

远志的LD_{50}为14.26g/kg，在实验中发现远志灌胃后，小鼠活动减弱、耸毛、食量减少、烦躁，少数出现抽搐及粪便不成形等症状，第2天症状逐渐消失。死亡小鼠大部分胃壁变薄、胃肠胀大，表明大剂量的远志醇提物对胃肠运动有抑制作用，呈现出胃肠毒性[28]。亦有实验[29]证明生远志灌服对小鼠的LD_{50}为15.31g/kg，并发现生远志与甘草随着配伍比例增加，对胃肠运动的抑制作用减弱[30]。

参 考 文 献

[1] 童瑾，周向东. 代表性祛痰中药提取物对气道黏液上皮细胞黏蛋白的影响[J]. 中药药理与临床，2006，22(2)：33-35.

[2] 刘贤武，吴晖晖，王建. 远志及其不同蜜炙品的镇咳祛痰作用对比研究[J]. 时珍国医国药，2006，17(12)：2379-2380.

[3] 闫明，李萍. 远志抗衰老作用研究[J]. 实用药物与临床，2006，9(1)：22-23.

[4] 马立本，汪付田，张晓明. 远志提取物的促智作用研究[J]. 卫生职业教育，2008，26(12)：128-129.

[5] 陈勤，高晨曦，葛礼浩. 远志皂苷对脑定位注射Aβ1-40拟AD大鼠脑内神经形态病理学变化的影响[J]. 激光生物学报，2006，15(3)：295-298.

[6] 黄晓舞，谢婷婷，王东晓，等. 远志醇提物的抗抑郁作用[J]. 中国药物应用与监测，2007，4(4)：22-25.

[7] 聂淑琴. 草药制剂的药理学特性(20)：远志中天然前体药物的筛选[J]. 国外医学：中医中药分册，1996，1(86)：39-40.

[8] Kawashima K，Miyako D，Ishino Y，et al. Anti-stress effects of 3，4，5-trimethoxycinnamic acid，an active constituent of roots of polygala tenuifolia[J]. Biol Pharm Bull，2004，27(8)：1317-1319.

[9] 郭健龙，沈志斌. 远志皂苷对大鼠心肌缺血再灌注损伤的保护作用[J]. 黑龙江医药，2005，18(4)：263-264.

[10] 温得中，张赫炎，朱玉琢，等. 中草药远志对环磷酰胺所致小鼠遗传物质损伤的保护作用和淋巴细胞功能的增强作用[J]. 吉林大学学报：医学版，2006，32(1)：71-73.

[11] 潘晓茹. 远志总皂苷抑菌作用的微量量热法研究[J]. 化学与生物工程,2005,22(8):48-54.

[12] 朱玉琢,庞慧民,高久春,等. 中草药远志对实验性小鼠雄性生殖细胞遗传物质的保护作用[J]. 吉林大学学报:医学版,2003,2(93):258-260.

[13] 庞慧民,高久春,朱玉琢,等. 中草药远志对醋酸铅诱发的小鼠精子非程序 DNA 合成的抑制作用[J]. 吉林大学学报:医学版,2006,3(21):82-83.

[14] 李良东,李洪亮,范小娜,等. 黄花倒水莲提取物抗血脂作用的研究[J]. 时珍国医国药,2008,19(3):650.

[15] 张若明,李经才. 解酒天然药物研究进展[J]. 化学合成,2002,10(4):285-291.

[16] 吴志军,欧阳明安,杨崇仁. 黄花远志的齐墩果烷型三萜皂苷[J]. 云南植物研究,1999,21(3):357-363.

[17] 朱秋萍,李洪亮,范小娜. 黄花倒水莲水提取物耐缺氧作用的研究[J]. 赣南医学院学报,2007,27(4):510-511.

[18] 王小丽,黄真,江丽霞. 黄花倒水莲提取物对小鼠实验性肝损伤的保护作用[J]. 时珍国医国药,2007,18(6):1320-1321.

[19] 李聪,欧阳明安,汪汉卿. 黄花远志黄花皂苷 D 的二维核磁共振谱研究[J]. 波谱学杂志,2000,17(1):41-46.

[20] 胡利红,覃章兰. 呫吨酮类化合物的合成及生理活性[J]. 化学合成,2002,10(4):285-291.

[21] 张耀春,王立为. 远志药理研究进展[J]. 国外医药:植物药分册,2004,19(2):59-63.

[22] 邢汉学,孙元熙. 远志合剂治疗气管炎咳嗽 728 例临床观察[J]. 实用临床医学,2003,4(5):127.

[23] 申艳慧,唐欣荣. 茯苓远志散治疗心律失常临床观察[J]. 长春中医药大学学报,2010,26(6):871-872.

[24] 李学勇. 自拟黄芪远志汤治疗病毒性心肌炎 36 例[J]. 云南中医中药杂志,2008,29(7):72.

[25] 蒲昭和. 远志治疗疮痈效果佳[J]. 家庭中医药,2011,3(3):49.

[26] 宋涛,王海文. 远志治疗急性乳腺炎 62 例[J]. 中国民间疗法,2010,18(6):127.

[27] 张凌云,尹世起. 复方远志胶囊治疗神经性聋 88 例疗效观察[J]. 河北中医,2003,25(11):816.

[28] 陈晓铭,谢荀,孙晶晶,等. 五味子与远志醇提取物的急性毒性和益智药效研究[J]. 实用预防医学,2006,13(4):807-809.

[29] 王建,吴晖晖,武云,等. 生远志及其总皂苷与蜜远志的急性毒性比较研究[J]. 中药药理与临床,2004,20(6):21.

[30] 王建,郭娟,刘贤武,等. 生远志及与甘草不同配伍比例对小鼠胃肠运动的影响[J]. 中药药理与临床,2002,18(5):27-28.

灵芝 Lingzhi

【别名】三秀(《楚辞》),赤芝、丹芝(《神农本草经》),灵芝草(《滇南本草》),木灵芝(《杭州药用植物学》),菌灵芝(《全国中草药汇编》)。

【来源】灵芝,始载于《神农本草经》,列为上品,历代本草均有收载。因本品子实体形如"之"字,属于草类,故名"芝"。如李时珍云:"芝本作之,篆文象草生地上之形。"为多孔菌科真菌赤芝 *Ganoderma lucidum*(Leyss. ex Fr.)Karst. 或紫芝 *Ganoderma sinense* Zhao,Xu et Zhang. 等的干燥子实体。主产于四川、浙江、江西、湖南、广西、广东、福建等地。多为野生,也有人工培育品种。

【采收炮制】野生灵芝于秋季,子实体成熟时采收(人工培育品种,全年可采收),从菌柄下端拧下整个子实体,除去杂质、泥土,剪除附有朽木或培养基质的下端菌柄,洗净,晾干或在 40～50℃烘干,置阴凉干燥处保存。

【商品规格】 统货，按产地分为四川、广西、广东赤芝统装等。以完整、表面红褐色至紫褐色，有漆样光泽者为佳。

按《中国药典》(2010 年版一部)规定：本品含水分不得过 17.0%，总灰分不得过 3.2%，水溶性浸出物不得少于 3.0%。按干燥品计算：含灵芝多糖以无水葡萄糖($C_6H_{12}O_6$)计，不得少于 0.50%。

【药性】 甘，平。归心、肺、肝、肾经。

【功效】 补气安神，止咳平喘。

【应用】

1. 心神不安、失眠、惊悸　灵芝味甘性平，入心经，能补心气、益心血、安心神，故可用治气血不足、心神失养所致的心神不安、失眠、惊悸、多梦、健忘、体倦神疲、食欲不振等症。可单用研末吞服，或与当归、白芍、酸枣仁、柏子仁、龙眼肉等补气血、安心神之品合用。现有多种灵芝制剂如灵芝片、灵芝糖浆、灵芝胶囊等对气血不足、健忘失眠证均有一定疗效。

2. 肺虚咳喘　本品味甘能补，性平偏温，入肺经，补益肺气，温肺化痰，止咳平喘，故可用治痰饮证，见形寒咳嗽、痰多气喘者，尤其对痰湿型或虚寒型疗效较好。可单用，或与党参、五味子、干姜、半夏等益气敛肺、温肺化饮药物配伍以增强疗效。

3. 虚劳证　本品有补养气血作用。《本草纲目》云："疗虚劳。"历代本草均将之作为补益强壮之品。故常用治虚劳短气、不思饮食、手足逆冷或烦躁口干等症，常与山茱萸、人参、地黄等补虚药配伍，如《圣济总录》紫芝丸。

现在临床上常以本品治疗冠心病、慢性气管炎、哮喘、白细胞减少症等，也常用于肿瘤的辅助治疗。

【用法用量】 煎服，6～12g。研末吞服，1.5～3g，每日 2～3 次。

【药论】

1.《神农本草经》："赤芝主胸中结，益心气，补中，增智慧不忘。""紫芝味甘温，主耳聋，利关节，保神，益精气，坚筋骨，好颜色，久服轻身不老延年。"

2.《药性论》："保神益寿。"

3.《本草纲目》："疗虚劳，治痔。"

【现代研究】

(一) 化学成分

灵芝化学成分复杂，已知含糖类(还原糖和多聚糖)、多种氨基酸、蛋白质、多肽、甾类、三萜类、挥发油、香豆精苷、生物碱、树脂、油脂、多种酶类。此外，还含有钼、锌、镉、钴、锰、铁、磷、铜、锗等多种微量元素。

(二) 药理作用

1. 抗肿瘤作用　灵芝具有显著的抑癌、抗肿瘤效果。利用灵芝多糖与化疗药氟尿嘧啶联合使用诱导人肝癌细胞 $HepG_2$ 凋亡作用实验时，发现灵芝多糖与氟尿嘧啶联合使用具有显著的细胞毒作用，灵芝多糖与氟尿嘧啶联合使用，引起细胞色素 C 的释放，活化 Caspase 诱导肝癌细胞凋亡[1]。通过灌胃以相当于人体一天的推荐摄入量 11.7mg/(kg·bw)的 5 倍、10 倍和 20 倍 3 种剂量的灵芝全粉和灵芝精粉对 70 只雄性 ICR 小鼠试验，表明各剂量组具有抑制小鼠 S_{180} 肉瘤生长的作用[2]。研究灵芝三萜对各种癌细胞的生长抑制和诱导凋亡作用时发现，活性三萜对癌细胞的生长有抑制作用，并能诱导细胞发生凋亡[3]。对灵芝属 26 个菌株液体发酵菌丝体三萜体外抑瘤活性研究发现，三萜提取物对 HL-60 和 MCF-7 分别在 50～250μg/ml 及 400～600μg/ml 具有显著体外抑制作用，其三萜提取物能诱导 HL-60 产生凋亡，而非坏死[4]。此外研究灵芝硒多糖的生理活性时发现，SeGLP 对小鼠 Hca-f 肝腹水癌细胞和 S_{180} 胃肉瘤细胞有明显的抑制作用，抑瘤率分别达到达 32%～62% 和 42%～67%，同时，增强小鼠血液和肝组织内 GSH-Px 的活性和 SOD 的活性，并减少血液和肝组织内 MDA 的含量，具有明显的抗氧化功能[5]。

2. 抗衰老作用 在研究灵芝多糖延缓老鼠衰老实验中发现，灵芝多糖可延缓大鼠衰老，提高抗氧化能力，抑制脂质过氧化物的形成。与老年模型组比较，灵芝多糖处理组低、中、高剂量组老鼠的血清及脑组织中总超氧化物歧化酶、肽过氧化物酶均显著增高；低、中、高剂量组与阳性对照组血清中丙二醛、脑组织单胺氧化酶含量均显著降低[6]。灵芝水煎剂能促进血虚小鼠的自发活动，显著提高血虚小鼠脑、肝中的 SOD 活性和显著降低脑、肝、心、脾的 MDA、LPF 的含量，提示灵芝有明显的抗衰老作用[7,8]。研究发现，灵芝硒多糖可明显增加小鼠血浆和肝 GSH-Px、SOD 的活性，降低小鼠血浆和肝脏脂质过氧化产物含量。因此，灵芝硒多糖增强了内源性氧自由基清除系统的功能，降低了体内脂质过氧化产物含量，提高免疫能力和抗氧化能力，增加对癌细胞的抑制[9]。

3. 免疫调节 关于灵芝增强免疫的机理，可能是灵芝提取物能有效促进脾细胞产生白细胞介素，增加抗体细胞的产生，促进免疫细胞增殖[10]。研究灵芝多糖锗对实验性肉瘤和腹腔巨噬细胞活性时发现，灵芝多糖锗可抑制小鼠 S_{180} 肉瘤的生长，能增强荷瘤小鼠腹腔巨噬细胞的活性，增强免疫活性[11]。研究灵芝多糖对调节小鼠免疫功能实验时发现，灵芝多糖可通过增加小鼠的脾脏、胸腺指数，促进 T、B 细胞增殖，提高血清中 IL-2 和 TNF-α 含量，提高小鼠机体免疫力，促进环磷酰胺引起的小鼠免疫功能抑制的恢复[12]。

4. 保肝护肝 研究灵芝三萜对肝纤维化的保护作用时发现，灵芝三萜治疗组能够显著降低大鼠血清中丙氨酸氨基转移酶（转氨酶）、天冬氨酸氨基转移酶、谷氨酰转移酶以及肝组织中 TGF-β_1 mRNA、MMP-2 的表达，病理切片清楚地显示灵芝三萜能够显著减轻大鼠肝纤维化的程度[13]。

5. 降血糖 应用药物建立糖尿病大鼠模型，分组给予不同剂量的灵芝多糖观察大鼠血糖、胰岛素、葡萄糖激酶等指标时发现，灵芝多糖能显著降低血糖，增加胰岛素的分泌，修复胰岛细胞，增加葡萄糖激酶的活性[14]。制备四氧嘧啶致糖尿病小鼠模型及去甲肾上腺素致高血糖小鼠模型，测定血糖水平时发现，灵芝多糖具有明显降血糖作用[15]。

6. 降血脂作用 研究灵芝对大鼠血脂水平的影响时发现，灵芝可有效降低血清中甘油三酯、胆固醇、低密度脂蛋白含量，具有明显的降血脂作用[16]。

（三）临床报道

1. 治疗肿瘤 灵芝孢子粉在肿瘤患者中的应用：①肺癌、卵巢癌、乳腺癌患者 11 例，在放、化疗的同时，服用灵芝孢子粉，提高了肿瘤患者对化、放疗的耐受性，可使化、放疗造成的白细胞减少、脱发、食欲减退、呕吐等不良反应减轻，使治疗得以持续进行。②肺癌、卵巢癌晚期患者各 1 例，前后曾多次化、放疗，最后已无化、放疗指征，经服用超常规剂量的灵芝孢子粉以后，情况有所好转，癌肿扩散得到控制。坚持服用灵芝孢子粉半年后，CT 检查证实残余肿块缩小。到目前为止，他们已服用 1 年多时间，肿块未见增大，体质全面增强，延长了生存时间，也保证了一定的生存质量。③手术及放、化疗以后的肺癌患者 5 例，按照说明书服用灵芝孢子粉 3 个疗程，自觉症状无改变，CT 检查证实残余肿块仍在增大。其中 1 例在大便常规检查时发现粪便内有灵芝孢子[17]。

2. 小儿反复呼吸道感染　治疗服用灵芝参术汤。3岁以下处方：灵芝3g、太子参5g、白术3g；3～12岁处方：灵芝5g、太子参10g、白术5g。每日1剂，水煎分2次口服。

治疗组50例中，显效25例(50.0%)，有效21例(42.0%)，无效4例(8.0%)，总有效率92.0%；对照组50例中，显效13例(26.0%)，有效20例(40.0%)，无效17例(34.0%)，总有效率66.0%[18]。

3. 治疗失眠　灵芝菌液，每次40毫升，日3次治疗心脾两虚型失眠60例，治疗组临床控制15例，显效24例，有效18例，无效3例，控显率65%，总有效率95%[19]。

4. 治疗脂肪肝　采用灵芝袋泡剂治疗脂肪肝病人30例，实验结果得出灵芝具有较好的降低脂肪肝ALT升高作用，同时对高脂血症、脂肪肝也有效，但作用缓慢，应坚持服用1～2个月。使用过程中未发现有不良反应[20]。

5. 治疗高血脂　采用灵芝菌液对30例高血脂进行治疗，实验结果表明灵芝菌液对高血脂人群的血脂和症状均有显著的改善作用[21]。

6. 治疗肾病综合征　采用灵芝注射和激素联合用药治疗肾病综合征，观察治疗前后的临床症状、体征及血、尿、生化、肾功能、肾活检肾组织的病理改变，结果显示临床治愈总有效率显著高于单用激素治疗组，并且病程缩短，复发率减少，药物不良反应也相对减少。表明灵芝能逆转和改善肾功能，减轻肾组织的病理损害[22]。

7. 治疗黄褐斑　将灵芝的水溶液和半胱氨酸加入乳膏基质中制成外用乳膏，治疗黄褐斑，总有效率达到82%，而且不良反应率低。由此可见采用中药灵芝的有效成分和生化药L-半胱氨酸盐酸盐，具有疗效确切、性质稳定、作用温和、刺激性小等优点，特别适合长期应用[23]。

8. 治疗阳痿　每日用灵芝(以紫灵芝为佳)6g，切片，文火久煎取浓汁，晨起空腹服或午饭前1小时服，可加少许冰糖或(和)1个鸡蛋，服药期间停用其他药物。治疗66例阳痿患者，其中治愈25例，显效28例，有效9例，无效4例，总有效率达93.94%[24]。

9. 治疗股骨头缺血性坏死　经验方灵芝活血汤[灵芝5g(单包，不入煎)，丹参、黄芪各30g，当归10g，水蛭6g，全蝎10g，鹿茸2g(冲)，仙灵脾10g，仙茅6g，骨碎补15g，牛膝15g，肉桂6g，白芍12g，白术9g，茯苓9g，甘草6g]，治疗成人非创伤性股骨头坏死48例。灵芝活血汤不仅能明显缓解病人疼痛，改善病人临床症状，并具有较好的改善血液高凝状态作用，降低血脂水平[25]。

（四）不良反应

动物的急性及亚急性毒性试验均表明，灵芝的毒性极低。小鼠腹腔注射赤芝恒温渗滤液LD_{50}为(38.3±1.04)g/kg。

临床口服灵芝无不良反应，但灵芝注射液有过敏反应，一般注射后2～3分钟即出现过敏反应，轻者有荨麻疹、心慌气短、胸闷、腹痛、胃痛、呕吐、喉头水肿，重者出现过敏性休克或过敏性脑炎。为保障人民用药安全，故有建议认为临床应停用灵芝注射液，改用口服剂型[27]。

参考文献

[1] 徐晋，吴丽，徐巧芳．灵芝多糖诱导人肝癌细胞HepG2凋亡的研究[J]．中国当代医药，2009，16(23)：7-9.

[2] 陈宇. 灵芝多糖抗肿瘤试验[J]. 江苏调味副食品，2005，22(4)：14-16.

[3] 郑琳，黄荫成. 灵芝菌丝体活性三萜抗肿瘤活性的研究[J]. 农产品加工(学刊)，2006(8)：92-93.

[4] 周月琴. 二十六株灵芝菌丝体抑瘤三萜的研究[D]. 上海：上海师范大学，2005.

[5] 崔侨. 灵芝硒多糖的分离纯化及其抗肿瘤、诱导肿瘤细胞凋亡作用的研究[D]. 大连：辽宁师范大学，2004.

[6] 王家鹏. 灵芝多糖抗自由基与延缓衰老的实验研究[D]. 济南：山东中医药大学，2002.

[7] 巩菊芳，邵邻相，金雷. 灵芝促学习记忆及抗衰老作用实验研究仁[J]. 时珍国医国药，2003，14(10)：封三-封四.

[8] 召阵邻相. 灵芝对小鼠 SOD 活性、丙二醛和脂褐素含量的影响[J]. 现代中药研究与实践，2003，17(4)：42-43.

[9] 李庆伟，尚德静，崔乔，等. 灵芝硒多糖 ScGLP-1 抗氧化与抗肿瘤作用的研究[J]. 营养学报，2002，24(3)：249-251.

[10] 林志彬. 灵芝抗肿瘤活性和免疫调节作用的研究进展[J]. 北京大学学报：医学版，2002(5)：22-24.

[11] 牛建伟，谢平. 灵芝多糖锗的抗肿瘤及免疫增强作用研究[J]. 中国生化药物杂志，2000，21(4)：189-190.

[12] 李文娟，聂少平，余强，等. 黑灵芝多糖对免疫抑制小鼠的免疫调节作用[J]. 食品科学，2009，30(19)：297-299.

[13] 陈洁，史杨娟，罗琳，等. 灵芝三萜对大鼠肝纤维化的保护作用及其机制研究[J]. 中国医院药学杂志，2008，28(9)：694-697.

[14] 张玲芝，冯磊. 灵芝多糖降血糖的机理探讨[J]. 福建医药杂志，2004，26(3)：137-140.

[15] 黄智璇，欧阳蒲月. 灵芝多糖降血糖作用的研究[J]. 食用菌，2009，31(1)：60-61.

[16] 衣艳君，徐承水. 灵芝降血脂作用的实验研究[J]. 安徽师范大学学报：自然科学版，2001，24(1)：52-53.

[17] 赵敬辉. 对灵芝的理化鉴别开发与临床应用[J]. 中国现代药物应用，2009，3(10)：187.

[18] 刘卉，卞慧敏，溪治斌，等. 灵芝参术汤防治小儿反复呼吸道感染的临床疗效及免疫学观察[J]. 江苏中医药 2009，41(6)：20-21.

[19] 王祥礼，孟昭阳，王翠萍. 灵芝菌液治疗失眠症 60 例[J]. 中国医药学报 2001，16(1)：47-49.

[20] 缪石友，姜伟玲. 灵芝治疗脂肪肝 ALT 升高 30 例[J]. 河北医学，2001，7(7)：642-643.

[21] 唐占府，李鲁扬，王秀琴. 灵芝菌液治疗原发性高脂血症 30 例[J]. 陕西中医，2001，22(8)：464-465.

[22] 李友芸，马跃荣，刘建. 激素联合中药薄芝注射液治疗肾病综合征的临床与实验研究[J]. 四川医学，2003，4(5)：441-443.

[23] 张爱军，葛文娱，王宜涛. 复方灵芝乳膏的制备及对黄褐斑的疗效观察[J]. 中国皮肤性病学杂志，2002，16(4)235-236.

[24] 林呈钱，郑振宇. 灵芝草治疗阳痿 66 例[J]. 福建中医药，1995，26(1)：15.

[25] 孙步伟，贾古友，周传凯. 灵芝活血汤治疗股骨头缺血性坏死的临床研究[J]. 亚太传统医药，2008，4(9)：58-59.

[26] 林志彬. 我国灵芝药理研究现状[J]. 药学学报，1979，14(3)：183-192.

[27] 马全萍，王宗杰. 灵芝致过敏性休克 1 例[J]. 河北职工医学院学报，1996，(1)：43.

缬草　Xiecao

【别名】 鹿子草(《植物学大辞典》)，猫食菜(《新疆药材》)，满山香、七里香、小救驾、拔地麻(《陕西中草药》)、臭草(《全国中草药汇编》)，香草(《陕甘宁青中草药选》)。

【来源】缬草药用历史较短，原散用于民间，二十世纪七十年代才收集整理并进行研究。始载于《科学的民间药草》。为败酱科多年生草本植物缬草 *Valeriana officinalis* L. 的根及根茎。主产于陕西、甘肃、青海、四川、河北等地。为野生品种。

【采收炮制】9～10月间采挖，去掉茎叶及泥土，晒干。

【商品规格】统货。以须根粗长，整齐，外面黄棕色，断面黄白色，气味浓烈者为佳。

【药性】辛、甘，温。归心、肝经。

【功效】安神，理气，活血止痛。

【应用】

1. 心神不安，失眠少寐　本品味甘，主入心经，具有养心安神功效。用治心神不安、失眠少寐、心悸怔忡等症，可与酸枣仁、合欢皮、夜交藤等养心安神药同用；若心脾两虚、气血双亏、心神失养者，可与当归、黄芪、党参、龙眼肉等补养气血药配伍。

2. 惊风、癫痫　《陕西中草药》云：本品"安神镇静，驱风解痉"。缬草镇静而定惊，祛风以解痉，故可用治惊风、癫痫等四肢抽搐、神志失常之疾患。常用缬草酊，每服2～5ml，每日2～3次。缬草酊对神经衰弱、癔症等引起的心神不安也有较好镇静作用。

3. 血瘀经闭、痛经、腰腿痛、跌打损伤　缬草味辛行散，具活血止痛功效，故可用治瘀血内阻之妇女痛经、经闭；痹证日久，瘀血阻滞，腰腿疼痛及跌打损伤，血瘀肿痛等症。治疗血瘀经闭、痛经、月经不调，常与丹参、益母草、泽兰、红花等配伍；若痹证腰腿疼痛、日久不愈者，可与桑寄生、独活、川芎、乳香等同用；治跌打损伤、瘀肿疼痛者，又常与苏木、骨碎补、桃仁、红花、乳香、没药等活血止痛、祛瘀疗伤药配伍应用。

4. 脘腹疼痛　本品味辛，行气活血，故可治疗气滞血瘀之脘腹疼痛。若气滞为主，脘腹胀痛甚者，用缬草与木香、枳壳、延胡索等理气药合用，共奏行气除胀止痛之效；若血瘀为主，脘腹刺痛者，可与五灵脂、蒲黄、赤芍等活血化瘀之品配伍以化瘀止痛。《常用中药八百味精要》用10%缬草酊口服，每次5～10ml，每日3次，治疗胃痛有效。

此外，治外伤出血，可用本品研末外敷。

【用法用量】煎服，3～6g。外用适量。

【药论】

1.《科学的民间药草》："用于神经衰弱，精神不安。"

2.《山东中药》："治妇女经闭，月经困难。"

3.《陕西中草药》："安神镇静、驱风解痉、生肌止血、止痛。治癔病、克山病、心脏病（心肌炎、产后心脏病、风湿性心脏病合并心力衰竭）、腰腿痛、胃肠痉挛、关节炎、跌打损伤、外伤出血。"

【现代研究】

（一）化学成分

缬草含挥发油约0.5%～2%。挥发油的主要成分为异戊酸龙脑酯及龙脑等。又含生物碱，如缬草碱、缬草宁碱等。还含缬草三酯、鞣质、绿原酸、树酯、β-谷固醇等。

（二）药理作用

1. 镇静催眠作用　观察缬草挥发油能明显抑制小鼠的活动，显著加强戊巴比妥及水合氯醛对中枢神经系统的抑制作用，对戊四氮、电刺激所致的小鼠惊厥有明显的对抗作用，并可明显延长硫化氨基脲所致小鼠惊厥的潜伏时间。但对士的宁、印防己毒素所致惊厥，无明显对抗作用[1]。缬草醇提物对小鼠的自发活动具有明显的抑制作用，与戊巴比妥钠有较好的催眠协同作用，可延长小鼠睡眠时间，提高小鼠的入睡率[2]。缬草属植物镇静催眠的作用机制有：GABA受体机制、苯二氮䓬受体机制、腺苷受体机制、神经保护机制[3]。

2. 神经保护作用 当神经受到β样淀粉蛋白（Aβ，25-35）所致的毒性作用，缬草可以保护神经，原因是缬草可以降低神经网络的兴奋性。将小鼠的神经元暴露在Aβ（25-35）达到24～48个小时，然后评价其形态学和生化性质，缬草可以防止神经元容量的减少和相关神经的退化[4]。

3. 抗心肌缺血 发现缬草挥发油能增加实验动物的冠脉流量、改善心肌组织的微循环灌注、缩小心肌梗死范围，提示缬草挥发油有抗心肌缺血再灌注损伤的作用[5]。有研究还发现缬草提取物（V3d）能明显对抗乙酰胆碱—氯化钙诱发的小鼠房颤和氯仿诱发的小鼠室颤等[6]。

4. 防治血管狭窄 血管内膜损伤后血管平滑肌细胞（VSMC）过度增殖、迁移、分泌是引起血管狭窄的关键性因素之一。宽叶缬草能抑制兔VSMC的DNA合成，故有可能成为一种新的预防血管狭窄的药物[7]。

5. 抗肿瘤作用 缬草环烯醚萜类物质具有显著的细胞毒与抗肿瘤作用，尤其是环烯醚萜酯[8]。体外实验表明缬草素对KrebⅡ腹水癌细胞、肝癌细胞、骨髓造血祖细胞和人T_2淋巴细胞有抑制作用[9]。动物学实验证明二氢缬草素与肝癌细胞反应迅速[10]。经药理筛选，缬草素对宫颈鳞癌细胞、胃腺癌细胞、肺腺癌细胞均有杀死作用[11]。有学者还阐明了缬草波春诱导MKN-45胃癌细胞凋亡的机制[12]。

6. 保肝作用 对四氯化碳引起肝损害的兔，每天给予缬草3～5g，经病理切片观察及转氨酶等多项生化指标检测表明，对兔肝脏有相当程度的保护作用[13]。

7. 保护肾脏 缬草油可明显减轻2型糖尿病大鼠的肾小球体积缩小、系膜增生，明显改善2型糖尿病大鼠的肾脏损害，减少蛋白尿，延缓肾功能损害的进展[14]。

8. 抗菌及抗病毒作用 以索氏提取法和水蒸气蒸馏法提取的缬草油为试材，用管碟法和微量稀释法比较两种方法提取的缬草油对供试菌的抑菌活性、最低抑菌浓度（MIC）和最小杀菌浓度（MBC）。结果，两种方法提取的缬草油对细菌和真菌有一定程度的抑制作用[15]。体外实验表明，缬草有抗轮状病毒作用，并认为缬草素类成分可能为其抗病毒的有效成分[16]。

（三）临床报道

1. 治疗失眠 Vorbach用缬草制剂或安慰药治疗了121例患者，疗程4周。结果缬草制剂治疗有效率66.0%，安慰药有效率26.0%。Ziegler用缬草（600mg/d）或奥沙西泮（去甲羟基安定）（10mg/d）治疗202例患者，用CGIS评价，6周后，发现二者有相似的改善睡眠的作用。服用去甲羟基安定的患者不良反应发生率36.0%，服用缬草的患者不良反应发生率28.0%，所有的不良反应都被认为是温和[17]。其他的研究也支持缬草在治疗失眠方面的有效性，失眠和其他睡眠问题在癌症患者中是很普遍的，大概有1/3患者被失眠困扰。催眠类西药长期服用有耐受性、依赖性和不良反应，其使用率有下降趋势，草药镇静的使用在增长。因为使用草药费用少，安全范围宽，所以得到广泛使用。研究较多的植物镇静药有缬草和卡瓦胡椒，结果显示缬草既安全又有效，而卡瓦胡椒有毒性[18]。

2. 治疗焦虑症 在一个双盲试验中，48例成年人被置于一种社会压力下，缬草能减少受试者主观上焦虑的感觉，但没有明显可测的镇静作用[19]。一种缬草制剂（每次50mg，3次/日，该制剂含80%二氢缬草素）同地西泮（每次2.5mg，3次/日）比较，服用4周后，用

HAM-A 方法评价，缬草制剂显示和地西泮相似的明显减少焦虑症状的作用[20]。另一试验用缬草、卡瓦胡椒、安慰药一起比较，54 例健康受试者被置于一种标准化的压力下，前二者降低了收缩压和自我感受到的压力，同时也抑制了在压力下导致的心率增加[17]。

3. 治疗癫痫病 缬草过去作为治疗癫痫的药物被高度推荐。1592 年，Fabio 报道用缬草治疗他自己的癫痫，直到 19 世纪初，它被当做最佳药物治疗癫痫。缬草制剂含有异缬草酸，它的结构类似于抗癫药丙戊酸(valproic acid)，因此它可能有治疗癫痫的功效[21]。

（四）不良反应

在小鼠急性毒性试验中，经十天观察未出现任何中毒症状，无一例死亡，故小鼠经口 LD_{50} 大于 20g/kg，属无毒范围。从一组筛检致突变试验中，小鼠精子畸形试验、骨髓嗜多染红细胞微核试验及 Ames 试验均为阴性，未发现缬草有引起哺乳动物体细胞、生殖细胞畸变和细菌的基因突变作用，表明缬草食用安全[22]。FDA 认定缬草属于使用安全的药物，变态反应很少。在随机试验中，<10%的受试者有急性不良反应，包括恶心、头痛、眩晕、反胃等，长期服用会导致轻度抑郁症。没有报道关于用于小儿、孕妇或哺乳期妇女所出现的问题，安全性方面有待进一步的研究。当每天服用 900mg 缬草，白天仍有镇静作用。在一个双盲交叉试验中，每天服用 600mg 缬草制剂，和氟硝西泮、安慰药比较，在反应时间、机敏、专心上，缬草没有下降的迹象[23]。还有试验结果表明，缬草提取物对大鼠生长发育、营养及健康相关的各个指标，包括体重、进食、血液成分、血生化、脏器系数、组织病理等主要指标均无明显影响，即未见明显的剂量-反应关系，测定值在文献报道的正常范围内。而且，本次使用的最大剂量为 2000mg/kg，相当于人体推荐剂量的 300 倍，在这种试验条件下也未发现缬草胶囊的明显毒性[24]。

参 考 文 献

[1] 徐红，袁惠南，潘丽华，等. 缬草挥发油对中枢神经系统药理作用的研究[J]. 药物分析杂志，1997，17(6)：399-401.

[2] 陶涛，朱全红. 缬草醇提物的镇静催眠作用研究[J]. 中药材，2004，7(3)：209.

[3] 黄宝康，郑汉臣，秦路平. 缬草属植物的镇静催眠作用及机制[J]. Joumal of Pharmaceutical Practice，2007，25(3)：134.

[4] Malva JO. Neuroprotective properties of Valeriana officinalis extracts [J]. Neurotox Res，2004，6(2)：131-140.

[5] 尹虹，薛存宽，叶建明，等. 缬草提取物抗心肌缺血再灌注损伤的实验研究[J]. 微循环学杂志，2000，10(1)：12-14.

[6] 贾健宁，张宝恒. 缬草提取物(V3d)对心血管系统的作用[J]. 广西中医学院学报，1999，16(1)：40-42.

[7] 陈柏华. 宽叶缬草对兔血管平滑肌细胞增殖及迁移抑制作用的实验研究[J]. 数理医药学杂志，2004，17(3)：281-282.

[8] 薛存宽，何学斌，张书勤，等. 缬草环烯醚萜抗肿瘤作用的实验研究[J]. 现代中西医结合杂志，2005，14(15)：1969.

[9] Bounthanh C，Bergmann C，Pbeck JP，et al. Valepotriates，a new class of cytotoxic and antitumor agents [J]. Planta Medica，1981，41：21-28.

[10] Bounthanh C. Valepotriates：a new class of cytotoxic and antitumor agents [J]. Planta Med，1981，41(1)：21-23.

[11] 张人伟. 马蹄香环烯醚萜类成分的分离鉴定[J]. 云南植物研究，1986，8(1)：107-109.

[12] 叶建明，易粹琼，薛存宽. 缬草波春诱导胃癌细胞凋亡与信号分子表达的关系[J]. 中华消化杂志，2004，24(10)：619-620.

[13] 侯团章. 中草药提取物[M]. 北京：中国医药科技出版社，2004：254-255.

[14] 陈玲，贾汝汉，丁国华，等. 缬草油对2型糖尿病大鼠肾脏的保护作用及其机制探讨[J]. 中华肾脏病杂志，2003，19(3)：168-172.

[15] 杨杰，李忠海，黄凌，等. 缬草油体外抑菌活性研究[J]. 时珍国医国药，2009，20(7)：1651-1652.

[16] 郭济贤. 缬草类专题研究. 常用中药材品种整理和质量研究[M]. 第2册. 福建：福建科学技术出版社，1997：490.

[17] Monograph. Valeriana officinalis[J]. Altern Med Rev，2004，9(4)：438-441.

[18] Block K I，Gyllenhaal C. Safety and efficacy of herbal sedatives in cancer care[J]. Integr Cancer Ther，2004，3(2)：128-148.

[19] Kohnen R，Oswald WD. The effects of Valerian，propranolol，and their combination on activation，performance，and mood of healthy volunteers under social stress conditions[J]. Pharmacopsychiatry，1988(21)：447-448.

[20] AndreatiniR，SartoriV A. Effect of valepotriates in generalized anxiety disorder：a randomized placebo-controlled pilot study [J]. PhytotherRes，2002，16(1)：23-27.

[21] EadieM J. Could Valerian have been the first anticonvulsant? [J]. Epilepsia，2004，45(11)：1338-1343.

[22] 詹国瑛，孙建琴，孙晓红，等. 缬草的毒性及致突变性测试 [J]. 癌变·畸变·突变，1996，8(3)：180-182.

[23] Monograph. Valeriana officinalis[J]. Altern Med Rev，2004，9(4)：438-441.

[24] 王丽云，凌宝银，施伟庆，等. 缬草胶囊亚慢性经口毒性试验研究[J]. 江苏预防医学，2008，19(2)：62-63.

（周启林　袁立霞）

第十五章

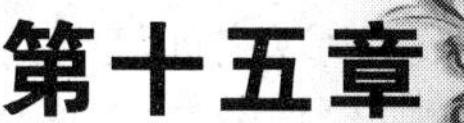

平肝息风药

凡以平肝潜阳、息风止痉为主要作用，主治肝阳上亢或肝风内动病证的药物，均称平肝息风药。又叫平肝药。

素有"介类潜阳，虫类搜风"之说，质重之品可镇潜肝阳。肝为风木之脏，体阴而用阳，故肝阴易虚，肝阳易亢；阴虚阳亢，虚风内动。即《素问·至真要大论》言："诸风掉眩，皆属于肝。"本类药物皆入肝经，多为介类、昆虫等动物药及矿石类药物，故有平肝潜阳、息风止痉之主要功效。

平肝息风药可分为以平肝阳为主要作用的平肝潜阳药和以息肝风、止痉抽为主要作用的息风止痉药两类。然因肝风内动以肝阳化风为多见，且息风止痉药多兼有平肝阳的作用，故两类药物常互相配合应用。主要用于治疗肝阳上亢、肝风内动及肝火上炎等证。部分平肝息风药物以其质重、性寒沉降之性，兼有镇静安神、降逆、清肝明目、凉血等作用，又可用治心神不宁、呕吐、呃逆、喘息、目赤肿痛、血热出血等症。某些息风止痉药物，兼可祛外风、通络，又治疗风中经络之口眼㖞斜、痹证疼痛、麻木、拘挛等疾患。

使用平肝息风药时，应根据引起肝阳上亢、肝风内动的病因、病机及兼证的不同，进行适当的配伍。如属阴虚阳亢者，多配伍滋养肾阴的药物，益阴以制阳；肝火上炎者，多配伍清泻肝火的药物；兼心神不安、失眠多梦者，当配伍安神药物；肝阳化风之肝风内动，应将息风止痉药与平肝潜阳药物并用；热极生风之肝风内动，当配伍清热泻火解毒之品；阴血亏虚之肝风内动，当配伍补养阴血药物；脾虚慢惊者，当配伍补气健脾药物；兼窍闭神昏者，当与开窍药配伍；兼痰邪者，当与祛痰药配伍。

平肝息风药物有性偏寒凉或性偏温燥之不同，故当注意使用。若脾虚慢惊者，不宜用寒凉之品；阴虚血亏者，当忌温燥之品。属贝壳、矿石类入药者，入煎剂时，应打碎先煎、久煎。

现代药理研究表明，平肝息风药的功效主要与下述药理作用有关：

1. 镇静、抗惊厥作用。能制止实验性癫痫的发生，可使实验动物自主活动减少，并能增强中枢抑制剂的作用。

2. 降压作用，并改善头痛、头晕等症状。其平肝潜阳的功效，似与降压、镇静、镇痛等综合作用有关。

3. 解热、镇痛作用。

第一节　平肝潜阳药

凡能平潜肝阳，主要用治肝阳上亢病证的药物，称平肝潜阳药。亦称平抑肝阳药。

本类药物多为介类及矿石类药物，有质重潜降之性，入肝经，故收平肝潜阳之功；而本类药物中一些植物药，重潜之性不著，故有平抑肝阳之效。适用于肝阳上亢之头晕目眩、头痛、耳鸣和肝火上攻之面红、口苦、目赤肿痛、烦躁易怒、头痛头昏等症。亦用治肝阳化风痉挛抽搐及肝阳上扰烦躁不眠者，当分别配伍息风止痉药与安神药。

石决明　Shijueming

【别名】真珠母(《雷公炮炙论》)、腹鱼甲(《本草经集注》)、九孔螺(《日华子本草》)、千里光(《本草纲目》)、鲍鱼皮(《山东中药手册》)、金蛤蜊皮(《山东中草药》)、鲍鱼壳、九孔石决明(《全国中草药汇编》)、珠决明、广决明(《重庆中药》)。

【来源】石决明，始载于《名医别录》，历代本草均有收载。因本品附石生长，功能祛翳明目，故名。为鲍科动物杂色鲍(九孔鲍)*Haliotis diversicolor* Reeve、皱纹盘鲍(盘大鲍)*Haliotis discus hannai* Ino、羊鲍 *Haliotis ovina* Gmelin、澳洲鲍 *Haliotis ruber*(Leach)、耳鲍 *Haliotis asinina* Linnaeus 或白鲍 *Haliotis laevigata* (Donovan)的贝壳。杂色鲍的贝壳又称“光底石决明”，皱纹盘鲍、羊鲍的贝壳又称“毛底石决明”。主产于广东、海南、山东、福建、台湾、辽宁等沿海地区。国外印度尼西亚、非洲、澳大利亚、日本、朝鲜均产。现可用自然苗悬笼海水养殖法生产。

【采收炮制】夏、秋间捕捉，剥除肉后，洗净贝壳，去除附着的杂质，晒干。石决明：除去杂质，洗净，干燥，碾碎。煅石决明：取净石决明置容器内，于无烟炉火中，用武火加热，煅至酥脆时取出放凉，碾碎。盐石决明：取净石决明煅至酥脆，取出，喷淋盐水，干燥，碾碎。

【商品规格】商品按来源分光底石决明和毛底石决明两种。历史规格按产地分为：产于广东、海南者，习称“真海决”；产于东北及山东者，习称“关海决”；产于山东者，习称“大洋石决明”。现行规格一般不分等级，均为统货。均以体形中等大小、壳厚、无破碎、无臭、无残肉、九孔或七孔者为佳，尤以广东的产品最著名，杂色鲍贝壳为主流商品。

按《中国药典》(2010年版一部)规定：本品含碳酸钙($CaCO_3$)不得少于93.0%；煅牡蛎含碳酸钙($CaCO_3$)不得少于95.0%。

【药性】咸，寒。归肝经。

【功效】平肝潜阳，清肝明目。

【应用】

1. 肝阳上亢，头晕目眩　本品咸寒清热，质重潜阳，专入肝经，故有镇潜肝阳、清利头目、止眩晕之效，为凉肝、镇肝之要药。本品又兼有滋养肝阴之功，故对肝肾阴虚，阴不敛阳，以致肝阳亢盛，头痛、眩晕之症尤为适宜。常与白芍、生地黄、牡蛎等养阴、平肝药配伍，如《经验方》育阴潜阳汤。若邪热灼阴，筋脉拘急，手足蠕动，头目眩晕之症，可与阿胶、生地黄、白芍等同用，如《通俗伤寒论》阿胶鸡子黄汤。若肝阳上亢而有热象，头晕头痛、烦躁失眠者，则与夏枯草、黄芩、菊花等清热、平肝药同用，如《常见病中医治疗研究》平肝潜阳汤。故本品既能用于虚证，亦可用于实证。近代，用治高血压属于肝阳上亢者，本品每用为要药。

2. 目赤、翳障、视物昏花　肝开窍于目，本品清肝火而明目退翳，故有“决明”之称，为治目疾之常用药。治疗肝火上炎目赤肿痛，可与黄连、龙胆、夜明砂等同用，如《全国中药成药处方集·五官科》黄连羊肝丸；亦可配伍夏枯草、决明子、菊花等清肝明目之品取效。治疗风热目赤、翳膜遮睛，常以本品与蝉蜕、菊花、木贼等疏散风热明目之品配伍。治风毒气攻入，头眼昏暗及头目不利者，可以本品与羌活、草决明、菊花、甘草等配伍，如《圣济总录》石决明散。《证治准绳》石决明散，以本品配伍木贼、白菊花、谷精草、苍术等，治目生翳障。《集验方》用本品与黄菊花、甘草同用，治羞明怕光。《本草从新》谓："内服疗青盲内障，外点散赤膜外障。"《经验良方》石决明散，以本品配伍薄荷叶、刺蒺藜、荆芥穗、人参等，治眼生外障；《太平圣惠方》石决明散，以本品与乌贼骨、龙脑、真珠末、琥珀同研细末，以铜箸取如大豆大，日三度点之，功能磨障消翳，治眼生丁翳，经久不瘥。至于肝虚血少，目涩昏暗、视物不清属虚证者，每与熟地黄、山茱萸、菟丝子等配伍，如《奇效良方》石决明丸。可见本品明目祛翳之功，既适用于实证又适用于虚证；既可内服取效，又可外用愈疾，只要随证配伍以应病机即可。

3. 青盲雀目　石决明兼具滋养肝阴之效，又用治肝阴血不足，目失所养之雀目夜盲等症。如《眼科龙木论》用本品配苍术、猪肝，治青盲雀目。《审视瑶函》坠血明目饮，用本品配伍生地黄、赤芍、牛膝、白蒺藜等，治阴虚火旺，迫血妄行所致之血灌瞳神。

此外，煅石决明还有收敛、制酸、止痛、止血等作用。可用于胃酸过多之胃脘痛。如研细外敷，可用于外伤出血，如内蒙古《中草药新医疗法资料选编》方。《本草汇言》治锁喉风，以本品火烧醋炙3次，研细末，用米醋调，鹅羽蘸擦喉内，吐痰效。本品兼清肺热，可解肺结核之消耗热。

【用法用量】煎服，6～30g。应打碎先煎。平肝、清肝宜生用，外用点眼或吹喉宜煅用，水飞。

【使用注意】本品咸寒易伤脾胃，故凡脾胃虚寒，食少便溏者慎用。

【鉴别用药】石决明与草决明均具有清肝、明目之功效，对目赤肿痛、翳障等偏于肝热之目疾，皆可应用。然二药不同之处为：石决明咸寒质重，入肝经血分，凉肝镇肝，滋养肝阴，适用于肝阳上亢之眩晕、头痛、耳鸣等症，以及肝阴血不足，目失所养之羞明、目暗、青盲等目疾；而草决明苦寒，功偏清泻肝火而明目，且能通利大便，故对肝经实火，目赤肿痛及眩晕、头痛、大便燥结之症多用之。

【药论】

1.《名医别录》："主目障翳痛、青盲。"

2.《本草经疏》："石决明，乃足厥阴经药也。足厥阴开窍于目，目得血而能视，血虚有热，则青盲赤痛障翳生焉。咸寒入血除热，所以能主诸目疾也。"

3.《海药本草》："疗肝肺风热、青盲内障。"

4.《医学衷中参西录》："石决明味微咸，性微凉，为凉肝镇肝之要药。肝开窍于目，是以其性善明目。研细水飞作敷药，能治目外障；作丸、散内服，能消目内障。为其能凉肝，兼能镇肝，故善治脑中充血作疼作眩晕，因此证多系肝气、肝火夹血上冲也。"

【现代研究】

（一）化学成分

盘大鲍的贝壳含碳酸钙90%以上，有机质约3.67%，尚含少量镁、铁、硅酸盐、磷酸盐、氯化物和极微量的碘；煅烧后碳酸盐分解，产生氧化钙，有机质则破坏。尚含锌、锰、铬等微量元素；贝壳内层具珍珠样光泽的角壳蛋白，经盐酸水解得16种氨基酸。

（二）药理作用

1. 抗感染作用　九孔鲍提取液的抗菌实验表明，石决明对金黄色葡萄球菌、大肠杆菌、铜绿假单胞菌的抑菌效力最强。其贝壳内层水解液，经小鼠抗四氯化碳急性中毒（肝炎模型）实验表明，给药组谷丙转氨酶较对照组明显下降。病理切片观察，对照组肝细胞有明显坏死灶，而给药组肝细胞几无变性。羊鲍鱼汁，于体外有抗金黄色化脓葡萄球菌、抗流行性感冒病毒作用[1]。

2. 抗氧化损伤　通过建立亚硒酸钠性白内障大鼠模型，观察决明退障丸(由石决明、决明子、枸杞、当归、菟丝子、沙苑子、海藻等十余味中药组成)治疗和预防亚硒酸钠对晶状体的氧化损伤作用。结果发现：决明退障丸预防组和治疗组用药后，晶状体混浊程度均较模型对照组减轻，说明决明退障丸可以有效地阻止和延缓硒性白内障晶状体组织混浊变性的发生和发展。预防和治疗白内障，以早期预防给药作用更为显著[2]。

3. 抗肝损伤　研究来自澳洲鲍、皱纹盘鲍、白鲍的 3 种石决明对四氯化碳所致的急性肝损伤的影响。结果发现，3 种石决明均能对抗四氯化碳引起的小鼠急性肝损伤，对急性肝损伤均具有保护作用[3]。

4. 降血压作用　用天麻钩藤饮[天麻 9g，钩藤 12g(后下)，石决明 18g(先煎)，栀子 9g，黄芩 9g，川牛膝 12g，杜仲 9g，益母草 9g，桑寄生 9g，夜交藤 9g，茯苓 9g]、天麻钩藤饮去石决明及石决明水煎液灌胃，治疗自发性高血压雄性大鼠(SHR)。治疗前后测血清钙的浓度，用全细胞模式膜片钳技术记录分析血管平滑肌细胞 L 型电压依赖性钙通道的特性。结果发现：用药 4 周后，石决明组血清游离钙浓度有下降改变，石决明组血清有阻滞血管平滑肌细胞 L 型电压依赖性钙通道内流的趋势。石决明组降低血管平滑肌细胞 L 型电压依赖性钙通道的电流峰值，其机制可能由于高浓度 Ca^{2+} 也具有阻滞 L-型钙离子通道的作用[4]。

5. 中和胃酸　由于石决明主含碳酸钙，是制酸物质，碳酸钙是中和胃酸的有效成分，具有中和胃酸的作用。通过实验证明 1g 石决明粉可以中和浓度为 0.1mmol/L 的人工胃酸 166.2～168.1ml，用于治疗胃溃疡、胃炎等胃酸过多的患者，具有较好的效果[5]。

6. 其他作用　九孔鲍酸性提取液，对家兔体外、体内凝血时间的影响实验表明，均有显著的抗凝作用($P<0.001$)。其贝壳提取液，对小鼠常压下缺氧实验表明：有明显耐缺氧作用；还可使离体小鼠肺的灌流量增加；扩张气管、支气管的平滑肌(扩张率 17%)。通过灌胃及腹腔两种途径，连续给小鼠九孔鲍水煎醇沉淀提取液 1 周后，测定脾脏细胞特异玫瑰花结数目表明，具有免疫抑制作用($P<0.001$)[1]。

(三) 临床报道

1. 治疗高血压　予自拟抑压汤。药物组成：石决明(先煎)18g、天麻 9g、钩藤(后下)12g、熟地黄 24g、制何首乌 9g、山药 12g、川牛膝 12g、益母草 24g、夜交藤 9g、茯苓 9g、泽泻 9g。治疗高血压病人 150 例，其中显效 96 例(64%)，有效 33 例(22%)，无效 21 例(14%)，总有效率 86%[6]。

2. 治疗偏头痛　予石决明汤：石决明(先煎)30g、白蒺藜 15g、山栀子 10g、牡丹皮 10g、生地 12g、枸杞子 15g、当归 10g、川芎 15g、白芷 15g、防风 10g、薄荷(后下)6g、菊花 10g。治疗偏头痛，经治后痊愈(头痛消失，停药 6 个月后未复发)33 例，有效(头痛发作明显减少，程度减轻)10 例，无效 2 例，总有效率 95.5%[7]。

3. 治疗梅尼埃病　206 例确诊患者，均采用眩晕汤(石决明 20g，柴胡、白芍、当归、川芎、天麻、白术、半夏、陈皮、泽泻、钩藤各 15g，茯苓 18g，甘草 6g)治疗，15 剂为 1 个疗程。结果痊愈 135 例，有效 71 例[8]。

4. 治疗帕金森病(综合征)　自拟定震汤[石决明 30g(先煎)、生地 15g、熟地黄 15g、白芍 15～30g、甘草 5g、黄芪 30g、当归 10g、川芎 15g、鸡血藤 20g、僵蚕 10g、地龙 9g、全蝎 3g]，治疗帕金森病(综合征)21 例。显效 8 例，占 38.4%；有效 10 例，占 51.2%；无效 3 例，占 14.2%。总有效率为 89.6%[9]。

5. 治疗局部皮肤破损　应用石决明治疗局部皮肤破损 48 例，发现其能有效地促进止血，改善创面血运，消除局部炎症，显著促进肉芽组织生长。无任何不良反应，值得临床推广使用[10]。

6. 治疗角膜炎　应用石决明散(由石决明 30g、草决明 30g、赤芍 15g、青葙子 15g、麦冬 15g、焦栀子 10g、木贼 15g、大黄 15g、荆芥 10g 组成)加减，联合眼药水点眼，治疗角膜炎及角膜白斑，取得较好的效果[11-13]。

7. 防治白内障　石决明含有人体必需的微量元素。其中锌是维持晶状体内糖代谢过程中，80％的无氧酵解酶系不可缺少的微量元素，并能对抗膜过氧化作用。研究表明，决明退障丸可以有效地阻止和延缓硒性白内障晶状体组织混浊变性的发生和发展，预防和治疗白内障[2]；石决明散加减也可以延缓白内障的进展[13]。

8. 治疗葡萄膜炎　中西医结合治疗葡萄膜炎。在辨病与辨证相结合的基础上，应用石决明散及三仁汤加减(由石决明、薏苡仁、夏枯草、菊花、黄芪各 15g，杏仁、白蔻、龙胆、红花、甘草各 10g，公英、麦芽各 30g，黄连 6g 组成)治疗色素膜炎，能降低激素的用量，减少激素并发症的发生，并降低复发率[14-16]。

9. 治疗椎动脉型颈椎病　中药以天麻钩藤饮为基本方加减(生石决明 20、天麻 12g、钩藤 15g、栀子 15g、黄芩 9g、怀牛膝 15g、杜仲 12g、益母草 9g、桑寄生 12g、夜交藤 15g、茯神 30g)内服，同时合并手法进行治疗。本组 210 例中，治愈 96 例，显效 60 例，好转 44 例，无效 10 例。治愈率 45.7％，总有效率 95.2％[17]。

参考文献

[1] 冉先德. 中华药海(上册)[M]. 哈尔滨：哈尔滨出版社，1993：1458.

[2] 刘静霞，张晓冬，吕瑞民，等. 决明退障丸对亚硒酸钠性白内障大鼠脂质过氧化的影响[J]. 中国中医药科技，2005，12(3)：143-145.

[3] 李小芹，吴子伦，高英杰，等. 三种石决明对小鼠急性肝损伤的影响比较[J]. 中药材 1997，20(10)：521-522.

[4] 陈孝银，汪学军，叶开河. 天麻钩藤饮对 SHR 血清 Ca^{2+} 浓度及血管平滑肌细胞钙通道的影响[J]. 中国病理生理杂志，2008，24(1)：68-72.

[5] 居明乔. 石决明中和胃酸酸量的研究[J]. 基层中药杂志，2001，15(6)：13-14.

[6] 李桂元，高寒琦，胡俊梅. 抑压汤治疗高血压病 150 例[J]. 河北中医，2010，32(9)：1298.

[7] 高晓红. 石决明汤治疗偏头痛 45 例[J]. 中国民间疗法，2002，10(8)：34-35.

[8] 李陈泉，罗树明. 眩晕汤加味治疗梅尼埃病 206 例[J]. 河南中医，2010，30(1)：67.

[9] 李亚莉，卫坚，赵海燕. 自拟定震汤治疗帕金森病(综合征)[J]. 浙江中医药大学学报，2009，33(6)：846.

[10] 王昌荣，田红霞，吕俐. 石决明治疗局部皮肤破损 48 例[J]. 中国民间疗法，2006，14(1)：4-5.

[11] 徐盈. 石决明散治疗角膜炎 102 例报告[J]. 浙江中医学院学报，1992，16(6)：17-18.

[12] 沈雁双，刘玉兰. 石决明散 2 号治疗角膜翳 67 例[J]. 中国中医药科技，2004，11(4)：254.

[13] 唐吕兵. 石决明散在眼科临床应用举隅[J]. 甘肃中医，1999，12(4)：26.

[14] 麻宏军，冯仓怀. 三仁汤在眼科临床应用浅探[J]. 陕西中医学院学报，2007，30(1)：32-33.

[15] 吉敏. 中西医结合治疗色素膜炎 15 例疗效观察[J]. 云南中医中药杂志，2003，24(5)：12-13.

[16] 干健. 石决明散加减治疗青光眼睫状体炎综合征[J]. 湖北中医杂志，2006，28(10)：41.

[17] 许书江. 内外兼治治疗椎动脉型颈椎病 210 例[J]. 中国民间疗法，2010，18(2)：46.

珍珠母 Zhenzhumu

【别名】珠牡、珠母(《本草图经》)、真珠母(《宝庆本草折衷》)、明珠母(《中药志》)、珠贝壳(《青岛中草药手册》)、珍珠贝(《常用中药鉴定大全》)。

【来源】珍珠母,始载于《本草图经》。因能生产珍珠,即珍珠生长之母体,故名。为蚌科三角帆蚌 *Hyriopsis cumingii*(Lea)和褶纹冠蚌 *Cristaria plicata*(Leach)的蚌壳或珍珠贝科动物珍珠贝 *Pteria margaritifera*(L.)、马氏珍珠贝(合浦珍珠贝)*Pteria martensii*(Dunker)等贝类动物贝壳的珍珠层。三角帆蚌和褶纹冠蚌在全国的江河湖沼中均产;珍珠贝和马氏珍珠贝主产于海南岛、广东、广西沿海。

【采收炮制】全年均可采收。捞取蚌、贝壳后,去肉,洗净,放在碱水中煮过,漂净,刮去外层黑皮,晒干。珍珠母:取原药材,除去杂质及灰屑,打碎。煅珍珠母:取净珍珠母置容器内,用武火加热,煅至酥脆,取出放凉,打碎或研粉。珍珠层粉:将珍珠贝壳表面的附着物和表层角质,壳缘等物质清除干净(表层角质的处理主要有物理法和化学法),再用粉碎机等粉碎成细粉或打碎。

【商品规格】均为统货。以块大,色白,有珠光者为佳。

【药性】咸,寒。归肝、心经。

【功效】平肝潜阳,安神定惊,明目退翳。

【应用】

1. 肝阳上亢,头晕目眩　本品咸寒入肝,有与石决明相似的平肝潜阳、清泻肝火作用。用治肝阳上亢,眩晕、头痛病证,常与石决明、牡蛎、磁石等平肝药同用,以加强平肝潜阳之力。用治肝阴不足,阴虚阳亢所致的头痛眩晕、耳鸣等症,常与白芍、生地黄、龙齿等养肝、平肝药同用,如《医醇賸义》甲乙归藏汤;《常用中草药图谱》以本品与制女贞子、旱莲草同用,水煎服,亦效。若肝阳上亢并有肝热烦躁易怒者,可与钩藤、菊花、夏枯草等清泻肝火药物配伍应用。

2. 惊悸失眠、心神不宁　本品质重入心经,有镇惊安神之功。可与朱砂、龙骨、琥珀等安神药配伍,治疗心悸失眠,心神不宁等症。《普济本事方》珍珠母丸,以珍珠母为君,龙齿为佐,参以犀角屑(水牛角粉代之)、当归身、熟地黄、人参、酸枣仁、柏子仁等凉血补血之品,炼蜜为丸,辰砂为衣,用治阴血不足,肝胆虚风,神魂不安,状如惊悸者。《常用中草药图谱》方,以本品配伍远志、酸枣仁、炙甘草,水煎服,治心悸失眠。若以本品配伍天麻、钩藤、天南星等息风止痉药,尚可用治癫痫、惊风抽搐等症。

3. 目赤肿痛,视物昏花　本品性寒清热,入肝有清肝明目之效,为治目疾常用之品。用治肝热目赤、羞明怕光、翳障,常与石决明、菊花、车前子配伍,可清肝明目退翳。用治肝虚目暗、视物昏花,则与枸杞子、女贞子、黑芝麻等配伍,可养肝明目。若属肝虚目昏或夜盲者,可与苍术、猪肝或鸡肝同煮服用。《吉林中草药》用珍珠母 60g、苍术 24g、人参 3g,水煎,日服 2 次,治内眼疾患,如晶体混浊、视神经萎缩等,颇效。近年用珍珠层粉制成眼膏外用,治疗白内障、角膜炎及结膜炎等,均有相当疗效。

4. 吐血、衄血　《吉林中草药》载:珍珠母"止血,治吐血、衄血、崩漏"。本品性寒,入心、肝血分,亦有凉血止血作用,用治血热吐血、衄血。如《中药精华》方:以珍珠母 30g(打碎)、赭石(醋淬)30g、大生地 30g、白茅根 30g,水煎,冷饮,取效。

此外,本品研细末外用,能燥湿收敛,用治湿疮瘙痒、溃疡久不收口、口疮等症。近年用珍珠层粉内服，治疗胃、十二指肠球部溃疡，有收敛制酸止痛之效。

【用法用量】 煎服，10～25g，宜打碎先煎。外用适量。

【使用注意】 本品属镇降之品，故脾胃虚寒、气虚下陷者慎用，又孕妇慎用。

【鉴别用药】 珍珠母、石决明皆为贝类咸寒之品，入肝经，均能凉肝、镇肝、潜阳，对肝经有热、肝阳上亢之头晕头痛、耳鸣，以及目赤肿痛、翳障等症，均可用治。然二药不同之处为：珍珠母尚入心经，有类似珍珠之镇静安神之效，故失眠、烦躁、心神不宁等神志失常疾病常用之；而石决明清肝潜阳中又具滋养肝阴之功，故血虚肝热之羞明、目暗、青盲等目疾，或阴虚阳亢之眩晕、耳鸣等症，用之更相宜。

【药论】

1.《本草纲目》："安魂魄、止遗精白浊，解痘疗毒。"

2.《饮片新参》："平肝潜阳，安神魂、定惊痫，消热痞、眼翳。"

3.《中国医学大辞典》："兼入心肝两经，与石决明但入肝经不同，故涉神志病者，非此不可。滋肝阴，清肝火，治癫狂惊痫、头眩、耳鸣、心跳、胸腹䐜胀、妇女血热、血崩、小儿惊搐发痉。"

4.《青岛中草药手册》："珠贝壳性味功能与珍珠同，唯效力较差。内服对胃及十二指肠溃疡，外用对咽喉炎、口腔炎、黄水疮等症也有一定功效。"

【现代研究】

（一）化学成分

珍珠母中含有磷脂酰乙醇胺，半乳糖神经酰胺、羟基脂肪酸，蜗壳朊，碳酸钙，氧化钙等氧化物，少量镁、铁、硅酸盐、硫酸盐、磷酸盐等。氨基酸测定证明，珍珠层粉角壳蛋白水解后含有17种氨基酸，其中天门冬氨酸、甘氨酸、丙氨酸、亮氨酸含量最高；无机成分测定证明，含Zn、SiO_2、Al_2O_3、CaO、Na_2O、MgO、FeO等17种，而5种珍珠母均以Zn含量最丰富。近年研究表明，碳酸钙虽占98%，但不是珍珠母的主要有效成分，其有效成分是氨基酸类及某些微量元素。

（二）药理作用

1. 对中枢神经系统的作用　将110只雄性SD大鼠随机分为正常组，脑缺血12小时模型组，珍珠母、胆酸、栀子苷、黄芩苷治疗脑缺血12小时组，脑缺血24小时模型组，珍珠母、胆酸、栀子苷、黄芩苷治疗脑缺血24小时组。用ELISA法测定脑缺血12小时后和脑缺血24小时后缺血脑组织MCP-1含量的变化。结果表明：大鼠局灶性脑缺血12小时后，缺血脑组织MCP-1含量较正常组明显增高（$P<0.05$）；珍珠母、栀子苷治疗脑缺血12小时组MCP-1含量较缺血12小时模型组明显降低（$P<0.01$）；胆酸、黄芩苷治疗脑缺血12小时组MCP-1含量较缺血12小时模型组无显著性差异。大鼠局灶性脑缺血24小时后，缺血脑组织MCP-1含量较正常组明显增高（$P<0.05$）；珍珠母、胆酸、栀子苷、黄芩苷组治疗脑缺血24小时组MCP-1含量较缺血24小时模型组明显降低（$P<0.05$或$P<0.01$）。由此可见降低缺血后脑组织MCP-1的含量，可能是珍珠母、胆酸、栀子苷、黄芩苷治疗脑缺血的重要机制之一[1]。

2. 促进骨修复和新骨的形成　珍珠母是一种天然生物材料。研究表明：珍珠母具有生物适应性，可促进骨修复和新骨的形成。其有机相可溶性组分中，含有促骨生成因子，在体外实验中有与骨形态发生因子相似的效应[2]。经多年试验和研究认为：珍珠母有机成分中含有类似于BMPs（骨形态发生蛋白）的信号分子，进入体内后，可以扩散到骨髓中，继而对成骨基质细胞产生一种趋化作用，激活骨髓中的生骨细胞，使其分化，产生成骨细胞，最终诱导新骨形成[3]。

3. 抗衰老作用　利用化学发光分析等方法，对马氏珍珠母贝提取液进行了体内外抗氧自由基研究。结果显示马氏珍珠母贝提取液具有体外清除活性氧、抑制脂质过氧化作用，体内具有提高 SOD 和 GSH-Px 活性的作用[4]。

（三）临床报道

1. 治疗高血压　服珍珠母复方（珍珠母 30g，天麻 15g，决明子 30g，山茱萸 15g，丹参 30g，钩藤 15g，葛根 30g，菊花 20g，制首乌 15g，白蒺藜 15g，夏枯草 30g，泽泻 30g，山楂 30g），每次 100ml，日服 2 次，28 天 1 个疗程。其降压总效率达 85.3%，优于西药对照组。且降压较平稳而持久，改善症状明显。与尼群地平合用则疗效明显提高，有效率达 94.3%。[5]。

2. 治疗失眠　珍珠母眠安汤（珍珠母 60g，酸枣仁 30g，白芍、丹参、郁金各 15g，五味子、甘草 10g，黄连 3～10g）治疗失眠 58 例，治愈（睡眠正常或夜间睡眠在 6 小时以上，睡眠深沉，醒后精力充沛）25 例，显效（睡眠明显好转，睡眠时间增加 3 小时以上，睡眠深度增加）17 例，有效（症状减轻，睡眠时间较前增加不足 3 小时）11 例，无效（症状无改善）5 例。总有效率 91.38%[6]。

3. 治疗肝硬化腹水　重用珍珠母为主药（珍珠母 30g，茵陈 15g，车前子 12g，夜交藤 30g，炒枳实 10g，乌贼骨 20g，仙鹤草 30g，生槐花 15g，生地 20g，茯苓 15g，泽泻 10g，桂枝 15g，麦冬 15g），中西医结合、标本兼治方法治疗肝硬化腹水，收到满意效果[7]。

4. 治疗黄褐斑　治疗组口服珍珠母祛斑合剂（由珍珠母、浙贝母、赤芍、夏枯草、茵陈、红花、白芍、丝瓜络、鸡血藤、六月雪、菊花、青葙子、僵蚕、茯苓、甘草组成，水煎剂，500ml 装），每次 50ml，1 日 2 次，温服。共治疗 110 例病人，取得了较好的疗效[8]。

5. 治疗过敏性皮炎　将珍珠母粉 20g、冰片 2g，共研细末。对有渗液的创面可直接将药粉撒上；对干燥的创面，可加甘油调匀，涂在皮损表面。每日 2～3 次，3～5 天可以治愈。无不良反应[9]。

6. 治疗褥疮　采用珍珠母油膏外敷。先用生理盐水清洗局部，彻底清创后用珍珠母油膏（主要成分是珍珠母和茶油）均匀涂于疮面，然后覆盖无菌纱布。每天换药 2 次，注意疮面避免受压，帮助患者定时更换体位。治疗Ⅲ期褥疮患者 40 例，收到满意效果[10]。

参考文献

[1] 周峻伟，季绍良，李澎涛. 珍珠母、胆酸、栀子苷、黄芩苷对局灶性脑缺血大鼠缺血脑组织单核细胞趋化蛋白的影响[J]. 中国中医药信息杂志，2004，11(6)：500-502.

[2] 陈丽云，苏薇薇. 珍珠母及其可溶性蛋白组分的开发利用[J]. 中药材，2010，25(2)：128-130.

[3] Lopez E，et al. Demonstration of capacity of nacre to induce bone formation by human osteoblasts maintained in vitro. Tissue and cell，1992，24(5)：667.

[4] 龙盛京，岑立烨，覃爱娟，等. 马氏珍珠母贝提取液抗氧自由基作用的研究[J]. 中国生化药物杂志，1999，20(1)：41-43.

[5] 竹青，曹阳，王明如，等. 珍珠母复方治疗高血压病临床疗效观察[J]. 浙江中医学院学报，2001，25(1)：38.

[6] 李燕. 珍珠母眠安汤治疗失眠 58 例[J]. 新中医，2003，35(7)：54-55.

[7] 闫浩，张红霞. 夜交藤、珍珠母在顽固性肝硬化腹水中的应用[J]. 实用中西医结合临床，2005，5

(3):62.

[8] 许文红,朱建凤.珍珠母祛斑合剂治疗黄褐斑110例[J].浙江中西医结合杂志,2005,15(9):564.

[9] 宫丽梅,郭清风.珍珠母方治疗过敏性皮炎[J].中国民间疗法,2002,10(5):26.

[10] 沈丽娟.珍珠母油膏治疗褥疮40例观察[J].浙江中医杂志,2002,9(9):392.

牡蛎　Muli

【别名】 蛎蛤(《神农本草经》),古贲(杨孚《异物志》),左顾牡蛎(《肘后方》),牡蛤(《名医别录》),蛎房、蠔山、蠔莆(《本草图经》),左壳(《中药志》),蠔壳(《浙江中药手册》),海蛎子壳、海蛎子皮(《山东中药》),左牡蛎。

【来源】 牡蛎,始载于《神农本草经》,列为上品,历代本草均有收载。李时珍曰:"蛤蚌之属,皆有胎生、卵生,独此化生,纯雄无雌,故得牡名。曰蛎曰蠔,言其粗大也。"此段认识,虽不尽符合实际,但处于当时历史条件下,成为本药命名的由来,还是合情合理的。本品为牡蛎科动物长牡蛎 *Ostrea gigas* Thunb.、大连湾牡蛎 *Ostrea talienwhanensis* Crosse 或近江牡蛎 *Ostrea rivularis* Gould 等的贝壳。我国从东北到海南的沿海一带均有分布,主产于广东、海南、福建、辽宁、浙江等地。为野生或人工养殖品种。

【采收炮制】 全年均可采收。采得后,去肉、取壳、洗净、干燥、打碎,为生牡蛎。将洗净的生牡蛎置无烟炉火上,照明煅法,煅至酥脆,取出放凉、碾碎,为煅牡蛎。

【商品规格】 均为统货。以个大,整齐,无杂质,不含泥土,不破碎,里面有光泽者佳。通常以左边贝壳质地较优,称为"左牡蛎"。

按《中国药典》(2010年版一部)规定:本品含碳酸钙($CaCO_3$)不得少于94.0%。

【药性】 咸、涩,微寒。归肝、肾经。

【功效】 重镇安神,潜阳补阴,软坚散结。煅用收敛固涩。

【应用】

1. 肝阳上亢、头晕目眩　牡蛎咸寒质重,入肝经,具有平肝潜阳、补肝肾之阴、镇惊等作用。用治阴虚阳亢,水不涵木,头晕目眩、烦躁不安、耳鸣者,常与龙骨、龟甲、白芍等平肝阳药同用,如《医学衷中参西录》镇肝熄风汤。亦用治热病日久,灼烁真阴,虚风内动,四肢抽搐之症,常与生地黄、龟甲、鳖甲等养阴、息风止痉药配伍,如《温病条辨》大定风珠。

2. 心神不安、惊悸失眠　本品质重能镇,有安神之效。故用治心神不安、惊悸怔忡、失眠多梦或心烦不寐诸症,常与龙骨、远志、酸枣仁等配伍,如《杂病广要》深师龙骨汤。治心阳虚烦躁不寐,可以牡蛎与龙骨、桂枝、甘草同用,如《伤寒论》桂枝甘草龙骨牡蛎汤。

3. 痰核、瘰疬、瘿瘤、癥瘕痞块　牡蛎味咸,有软坚散结之功,故适应于痰核、瘰疬、瘿瘤、癥瘕积聚等痰火、瘀血结聚病证。用治痰火郁结的瘰疬、痰核、瘿瘤,常与浙贝母、玄参等配伍,如《医学新悟》消瘰丸;《经验方》以牡蛎、玄参为丸服,治一切瘰疬;《脉因证治》单用本品为末,鸡胆汁为膏,外贴患处以治瘰疬。用治气滞血瘀的癥瘕积聚,常与三棱、莪术、鳖甲等破气、逐瘀之品配伍。近年来,用治肝脾肿大有效,常与丹参、鳖甲、泽兰等配伍应用。

4. 自汗、盗汗、遗精、滑精、遗尿、尿频、崩漏、带下等滑脱诸症　本品味涩,煅后有与煅龙骨相似的收敛固涩作用,用以固脱,治疗多种正虚滑脱病证。若用治自汗、盗汗,常以本品与麻黄根、浮小麦等同用,如《太平惠民和剂局方》牡蛎散;《千金要方》牡蛎散以牡蛎配伍白术、防风共用,治卧即盗汗,兼风虚头痛者;亦可用牡蛎粉扑撒汗处,有止汗之效。若用治肾虚精关不固所致的遗精、滑精、腰膝酸软、下肢无力,常与芡实、莲须、沙苑子等配伍,如《医方集解》金锁固精丸；或以本品与龙骨、桑螵蛸、韭子等配伍，用治肾虚火衰，梦遗滑精、阳痿早泄，如《济生方》秘精丸；亦可以本品与知母、黄柏、白芍等同用，用治阴虚火旺，潮热盗汗，梦遗滑泄者，如《杂病源流犀烛》保精汤。若用治遗尿、尿频，可与桑螵蛸、金樱子、益智仁、龙骨等同用。《幼幼新书》以本品与桑螵蛸、鸡内金、黄芪等配伍，治小儿遗尿；《济生方》菟丝子丸，以本品与菟丝子、肉苁蓉、鹿茸等配伍，用治下元虚冷，遗尿、尿频；《医学衷中参西录》醒脾生陷汤，以本品配伍黄芪、白术、龙骨等，用治中气下陷，尿多不禁或遗尿频作；《乾坤生意》用牡蛎、童便二味煎服，治小便频数。若用治妇女崩漏、带下证，又常与固崩止带的海螵蛸、山茱萸、山药、龙骨等同用。如《医学衷中参西录》安冲汤，以牡蛎配伍黄芪、白术、海螵蛸等药，用治脾虚气陷，冲任失固，经血量多、过期不止或不时漏下者；《济阴纲目》苁蓉菟丝丸，以牡蛎与肉苁蓉、菟丝子、覆盆子等配伍，用治下元虚寒，畏寒肢冷、带下赤白。

近年用牡蛎煎服，治疗肺结核盗汗者，有较好疗效。

5. 胃痛吞酸　本品煅用，有制酸止痛功效，用治胃痛泛酸、呕吐者。如《山东中草药手册》以牡蛎、海螵蛸各15g，浙贝母12g，共研细粉，每服9g，每日3次。颇效。

6. 百合病　本品有益阴作用，《名医别录》云牡蛎“止渴”，故可用治心肺阴虚的百合病，渴不瘥者。临床常与栝楼根配伍，如《金匮要略》栝楼牡蛎散。《经验方》以黄泥裹牡蛎煅通赤，放冷为末，每服3g，用活鲫鱼煎汤调下，治一切口渴饮水者。

7. 外伤出血　本品味涩收敛，有止血之功。如《肘后方》治金疮出血，以牡蛎粉外敷。《补缺肘后方》治病后鼻衄，小劳即作者，用左牡蛎合石膏捣末，酒调服；或制蜜丸如梧子大，温开水送服。

【用法用量】 煎服，10～30g，宜打碎先煎。外用适量。煅牡蛎功偏收敛固涩、制酸止痛，治疗滑脱诸证及胃痛泛酸者宜煅用；其他宜生用。

【鉴别用药】 牡蛎与龙骨功效相近，均有重镇安神、平肝潜阳、收敛固涩作用，同治心神不安、惊悸失眠，阴虚阳亢头晕目眩、烦躁易怒及各种滑脱证候。然而，龙骨入心经为主，以安神功效见长，收敛固涩作用也优于牡蛎，但无软坚散结功效；牡蛎入肝经为主，平肝潜阳功效显著，安神、收敛固涩作用逊于龙骨，又可软坚散结，用治瘰疬、痰核、癥瘕积聚等症。

【药论】

1.《海药本草》：“按《广州记》云：出南海水中。主男子遗精，虚劳乏损，补肾正气，止盗汗，去烦热，治伤热疾，能补养安神，治孩子惊痫。”

2.《名医别录》：“主除留热在关节荣卫，虚热去来不定，烦满，止汗、心痛气结，止渴，除老血，涩大小肠，止大小便，治泄精，喉痹，咳嗽，心胁下痞热。”

3.《本草纲目》：“化痰软坚，清热除湿，止心脾气痛，痢下赤白浊，消疝瘕积块，瘿积结核。”

4.《本草备要》：“咸以软坚化痰，消瘰疬结核，老血疝瘕。涩以收脱，治遗精崩带，止嗽敛汗，固大小肠。”

【现代研究】

（一）化学成分

主含碳酸钙，约占90%；尚含镁、铁、磷酸根、硅酸根、硫酸根、氯离子等，以及有机质和水。煅烧后碳酸盐分解，产生氧化钙等，有机质则被破坏。

（二）药理作用

1. 保肝作用　研究表明：牡蛎汤3个剂量组均能显著降低CCl_4所引起急性肝损伤小鼠

血清 ALT、AST 含量，减轻肝细胞损伤程度，对 CCl_4 引起的小鼠急性肝损伤有保护作用[1]。研究牡蛎提取物对乙醇所致小鼠肝损伤的保护作用。动物实验证明：服用牡蛎粉提取物的小鼠，肝内乙醇脱氢酶的含量较未用药物的小鼠明显增加。在经过 14 天胃管给酒后，未用牡蛎粉提取物的小鼠肝细胞切片显示肝细胞出现脂肪变性，而用药的小鼠肝细胞切片显示未见异常改变[2]。

2. 增强免疫力作用　采用血凝滴度测定牡蛎多糖抑制流感病毒在狗肾细胞（MDCK）中增殖的作用。结果显示：牡蛎多糖能显著降低和抑制狗肾细胞培养流感病毒的血凝滴度[3]。另有报道：经研究发现，牡蛎糖胺聚糖（O-GAG）能显著降低Ⅰ型单纯疱疹病毒（HSV-1）感染小鼠的死亡率，延长其存活时间，并明显提高病毒感染小鼠的胸腺指数和脾指数，增强巨噬细胞吞噬能力。从而对Ⅰ型单纯疱疹病毒感染的小鼠具有一定的治疗作用，并能提高小鼠的免疫功能[4]。

3. 抗肿瘤作用　用牡蛎提取成分，牡蛎天然活性肽（BPO），对人胃癌 BGC-823 细胞凋亡的生物学效应及其对胃癌细胞的作用机制做了研究。结果显示，牡蛎天然活性肽（BPO）能有效抑制胃癌 BGC-823 细胞增殖活动，出现亚 G1 期细胞，细胞进入凋亡现象。表明其具有显著的诱导凋亡作用[5]。

4. 延缓衰老作用　牡蛎水提液能够延缓去卵巢大鼠脑衰老。用 4 月龄的雌性大鼠行双侧卵巢摘除术后，给予牡蛎水提液灌胃 3 个月，测定大鼠脑形态计量学和生化指标。结果发现，牡蛎水提液能使大鼠的纹状皮质分子层厚度增加，分子层厚度和皮质总厚度的比值下降，海马 CA2 区单位面积大锥体细胞数增多，超氧化物歧化酶（SOD）活性增强，而丙二醛（MDA）含量下降，从而起到延缓衰老的作用[6]。

5. 降血糖作用　牡蛎提取物对四氧嘧啶所致小鼠血糖升高有显著的降低作用。用牡蛎提取液给小鼠灌胃，连续 4 周，然后腹腔注射四氧嘧啶。发现牡蛎提取物可显著降低由四氧嘧啶所致的小鼠血糖升高的幅度（$P<0.01$），增加小鼠免疫器官的重量（$P<0.05$），而对正常小鼠血糖无明显影响。提示该药物有磺脲类和双胍类降糖药的降糖特性。能降低糖尿病小鼠血糖，而不影响正常小鼠的血糖[7]。

6. 其他药理作用　通过用牡蛎提取物牡蛎糖胺聚糖对过氧化氢诱导的血管内皮细胞氧化损伤模型的研究发现，牡蛎糖胺聚糖对过氧化氢诱导的血管内皮细胞氧化损伤有保护作用，能有效地防止因血管内皮损伤而引起的高血压、动脉硬化、脑卒中等多种心血管疾病的发生[8]。此外，牡蛎肉提取物可以有效防治泼尼松引起的骨代谢紊乱，可提高大鼠骨钙、骨磷、骨锌、骨铁含量，使血钙降低恢复正常[9]。

（三）临床应用

1. 治疗失眠　用桂枝加龙骨牡蛎汤治疗更年期失眠 18 例。结果显示：患者的失眠、易惊、精力不足、记忆力减退等症状均有不同程度的改善。嘱患者每日 1 剂，水煎服，15 天为 1 个疗程，一般为 1～2 个疗程。结果：治愈 13 例，好转 3 例，无效 2 例，总有效率 88%[10]。

2. 治疗慢性中耳炎　用煅牡蛎粉制“吹药”外用，治疗慢性中耳炎，对 48 例患者进行治疗。药物制备方法：取煅牡蛎粉晒干，研细末，过细筛，备用。用细纸卷筒将少许煅牡蛎粉吹向耳内，每日 1 次，每次吹入药物不宜过多。治疗结果，48 例患者中治愈 20 例，好转 21 例，未愈 7 例，总有效率为 85.4%。临床观察 7～21 天，患者临床症状基本消失，听力恢复正常，鼓膜均有不同程度的修复[11]。

3. 治疗小儿多汗症　牡蛎散加味（煅牡蛎 10～15g，生黄芪 10～25g，麻黄根 3～6g，浮小麦 7～15g，五味子 5～10g）治疗小儿多汗症 318 例，痊愈 264 例，好转 33 例，有效 21 例，总有效率 100%[12]。

4. 治疗子宫肌瘤　牡蛎莪术汤（生牡蛎、夏枯草、王不留行各 20g，莪术、贯众炭、玄参、生半夏各 15g，浙贝母、小青皮、三棱、炙鳖甲各 10g，水蛭、炮甲片、橘核各 5g）治疗子宫肌瘤 46 例。46 例患者中，4 例治愈，31 例显效，5 例有效，6 例无效，总有效率 86.96%[13]。

5. 治疗乳腺增生　用牡蛎 30g，柴胡、枳壳、香附各 10g，浙贝母、生地黄、白术各 15g，炙甘草 6g。治疗乳腺增生病患者 70 例。每天 1 剂，水煎，早晚两次分服；外用 10%硫酸镁水溶液浸毛巾热敷，每天 1 次，每次 20 分钟。1 个月为 1 个疗程，连续治疗 3 个疗程。乳房肿块均有不同程度消失或缩小，疼痛消失或减轻。70 例患者中，治愈 23 例，好转 43 例，未愈 4 例，总有效率 94.28%[14]。

6. 治疗心血管神经症　龙骨牡蛎汤加味（龙骨 30g，牡蛎 30g，黄芩 15g，桂枝 10g，茯苓 10g，大黄 10g，半夏 10g，枳壳 10g，柴胡 10g，竹茹 10g，炙甘草 6g）治疗心血管神经症 52 例，其中治愈 39 例（75.0%），显效 6 例（11.5%），好转 3 例（5.8%），无效 4 例（7.7%），总有效率为 92.3%[15]。

7. 治疗肠易激综合征　桂枝加龙骨牡蛎汤（桂枝 12g，龙骨 15g，牡蛎 15g，白芍 12g，生姜 12g，甘草 6g，大枣 15g）治疗肠易激综合征 66 例，疗效满意[16]。

8. 治疗小儿遗尿　用牡蛎组方治疗小儿遗尿 64 例，另嘱：培养孩子按时排尿习惯，睡前少饮水。3 个疗程后观察疗效。结果：痊愈 50 例，显效 12 例，无效 2 例，总有效率为 96.88%，取得满意疗效[17]。

（四）不良反应

有报道，服用生牡蛎煎液致吐泻 1 例。患者因痰核病（多发性脂肪瘤）就诊，服含生牡蛎的中药复方煎剂后约 10 分钟，突然剧烈吐泻，停药后或方中去牡蛎即无呕吐泄泻现象。患者既往未曾食过牡蛎肉，对鱼、虾、海参等海产品无类似过敏反应[18]。在日常生活中当人们生食或食用加热不彻底的贝类时，就可能受到感染。根据近年来国外报道，许多胃肠炎暴发疫情都与生吃牡蛎等贝类食品有关[19]。Westrell 等也报道了：2010 年 1～3 月，英国、挪威、法国、瑞典、丹麦都曾发生食源性急性胃肠炎疫情，大多数疫情是因为在餐馆中吃了受诺如病毒污染的牡蛎引起[20]。

参考文献

[1] 徐强，桑希生，梁伟. 牡蛎汤对四氯化碳所致实验性肝损伤的影响[J]. 中医药信息，2007，24(2)：57.

[2] 李旭，苑隆国，王晓辉. 牡蛎提取物对小鼠肝脏保护作用研究[J]. 医学研究通讯，2005，34(1)：51.

[3] 李江滨，侯敢，赖银璇. 牡蛎多糖抑制流感病毒增殖的实验研究[J]. 时珍国医国药，2009，20(6)：1346.

[4] 李萌，杜国威，刘赛. 牡蛎糖胺聚糖小鼠体内抗病毒作用的实验研究[J]. 中国海洋药物杂志，2008，2(4)：50.

[5] 李鹏，李琪福，石松林. 牡蛎天然活性肽对人胃腺癌 BGC-823 细胞周期与基因表达的调控[J]. 中国海洋药物杂志，2007，26(6)：3.

[6] 张婉虹，谢华. 牡蛎肉水提液延缓去卵巢大鼠脑衰老的作用[J]. 中国老年学杂志，2007，27(7)：1240.

[7] 王世华，于红霞，王淑娥. 牡蛎提取物对高血糖小鼠保护作用[J]. 中国公共卫生，2006，22(1)：80.

[8] 王海桃，刘赛. 牡蛎糖胺聚糖对损伤的血管内皮细胞功能的影响[J]. 海洋水产研究，2007，5(10)：106.

[9] 苏开鑫，谢华，王宏芬. 牡蛎肉提取物对类固醇性骨质疏松大鼠骨代谢的影响[J]. 中国自然医学杂志，2009，2(4)：97.

[10] 冯雅莉. 桂枝加龙骨牡蛎汤治疗更年期失眠 18 例[J]. 光明中医，2006，21(8)：45.

[11] 王先进，田卓. 煅牡蛎粉外用治疗慢性中耳炎 48 例[J]. 中医药学刊，2009，21(9)：1583.

[12] 秦建平. 牡蛎散加味治疗小儿多汗症 318 例[J]. 青海医学院学报，2003，24(2)：114.

[13] 盛晓波，赵强. 牡蛎莪术汤治疗子宫肌瘤 46 例[J]. 浙江中医杂志，2004，39(3)：113.

[14] 王丽霞，黄素嫦. 柴胡牡蛎汤治疗乳腺增生 70 例疗效观察[J]. 中药材，2006，29(6)：638.

[15] 麦世杰. 龙骨牡蛎汤加味治疗心血管神经症 52 例[J]. 广西医学，2008，30(7)：1069-1070.

[16] 王继建. 桂枝加龙骨牡蛎汤治疗肠易激综合征 66 例[J]. 中国中医急症，2010，19(7)：1226-1227.

[17] 李高照. 麻黄缩泉止遗汤治疗小儿遗尿 64 例[J]. 山西中医，2009，5(5)：21.

[18] 郭龙恩. 服用生牡蛎煎液致吐泻一例[J]. 中国中药杂志，1990，15(9)：58.

[19] Cheng PKC，Wong DKK，Chung TWH，et al. Norovirus Contamination Found in Oysters Worldwide[J]. J Med Virol，2005，76(4)：593-597.

[20] Westrell T，Dusch V，Ethelberg S，et al. Norovirus outbreaks linked to oyster consumption in the United Kingdom，Norway，France，Sweden and Denmark，2010[J]. ro Surveill，2010，15(12)：1-4.

紫贝齿　Zibeichi

【别名】 紫贝(《新修本草》)，文贝(《南州异物志》)，蚜螺(《本草图经》)，紫贝子、南蛇牙齿、狗支螺(《幼幼集成》)，紫贝齿(《中国医学大辞典》)，紫贝止、贝齿(《药材学》)，海巴(《药材通称》)。

【来源】 紫贝齿，始载于《新修本草》，名紫贝。以其“质白文紫，天姿自然，不假外饰而光彩焕烂”，故名。为宝贝科动物阿纹绶贝 *Mauritia arabica*(Linnaeus)、山猫眼宝贝 *Cypraea lynx*(Linnaeus)、蛇首眼球贝 *Erosaria caputserpentis*(Linnaeus)等的贝壳。主产于海南、广东、福建、台湾等省。

【采收炮制】 5～7 月间捕捉，除去贝肉，洗净，晒干。炮制：取原药材除去杂质，洗净、晒干、碾碎。煅紫贝齿：取紫贝齿置容器内，在无烟炉火上煅至酥脆，取出放凉，碾粉或打碎。

【商品规格】 均为统货。分为广东、福建紫贝统装等规格。以紫色、壳厚、完整、洁净者为佳。

【药性】 咸、平。归肝经。

【功效】 平肝潜阳，镇惊安神，清肝明目。

【应用】

1. 肝阳上亢，头晕目眩　本品味咸性平，主入肝经，属贝壳类潜降之品，具有显著的平肝潜阳作用。用于肝阳上亢，头痛眩晕病证，多与石决明、牡蛎、磁石等镇潜肝阳药同用，以增强平肝潜阳之力。

2. 惊悸失眠　本品质重，具有镇惊安神之效。适用于肝阳上扰，心阳躁动之惊悸心烦、失眠、多梦者。每与龙骨、磁石、酸枣仁、茯神等安神药同用，共收安神、平肝之效。亦可用于小儿惊风，高热、抽搐者，可与羚羊角、珍珠母、钩藤、生石膏等清热息风、镇静止痉药同用。

3. 目赤翳障、目昏眼花　肝开窍于目，肝火上炎，则目赤肿痛、目生翳障。本品清肝热而明目，故可用于肝火上炎之目赤翳障、眼目昏花等症。常与菊花、蝉蜕、夏枯草、栀子等清肝明目药配伍。《证治准绳》七宝膏，由紫贝齿配伍珍珠、琥珀、龙脑、石决明等制膏外用，治疗目赤疼痛、目昏翳障等症。《婴童百问》紫贝散，用生紫贝一个，为末，用羊子肝批开，掺药末一钱，线缠，米泔煮熟，入小瓶内盛，乘热熏，候冷取出，星月下露一宿，来早空心服，治小儿痘疹入眼。

【用法用量】煎服，10～15g。宜打碎先煎，或研末入丸散剂。

【使用注意】脾胃虚弱者慎服。

【鉴别用药】紫贝齿、龙齿均入肝经，皆能镇惊安神、平肝潜阳。但紫贝齿味咸性平，具介类潜阳之功，长于平肝潜阳，又具清肝明目作用；龙齿质重味涩，重以去怯，涩可收敛，长于镇静安神，又有收敛固涩之能。

紫贝齿、白贝齿均为宝贝科动物药，均有清心安神、平肝明目的功能。《神农本草经》收载的贝子，大多数本草认为是小贝子，原动物为货贝[Monetaria moneta(L.)]、环纹货贝[M. (orrame taria)annlus]等，古代作货币使用者，现在称之白贝齿。但自清以来，白贝齿逐渐少用。紫贝齿始载《新修本草》，属大型的海贝，故称“形如贝子，圆，大二三寸”，现在称之紫贝齿。因紫、白贝齿来源相近，性味归经及功效基本相同，化学成分亦很相似，故现在有将紫贝齿、白贝齿合并的趋势，而取正名为贝齿。

【药论】

1.《新修本草》：“明目，去热毒。”

2.《本草纲目》：“治小儿斑疹，目翳。”

3.《饮片新参》：“清心，平肝安神，治惊惕不眠。”

4.《本草求真》：“利水通道，逐蛊下血。凡人症患脚气，小儿斑疹目翳，五癃水肿，蛊毒鬼疰，用此的能解除。盖因咸有软坚之力。脚症湿热，用此得以透骨逐邪，和以诸药，使其蒸蒸作汗次第而解也。目翳用此粉点，亦以能除湿热而使血得上营。”

【现代研究】

（一）化学成分

早期报道，绶贝的贝壳含碳酸钙90%以上，有机质约0.47%；尚含少量镁、铁、硅酸盐、硫酸盐、磷酸盐和氯化物。煅烧后，碳酸钙分解，产生氧化钙等，有机质则被破坏。近期贝齿(紫贝齿、白贝齿)化学成分分析表明：固体样品中含常量元素有Na＞K＞Mg≈Al≈Fe，含量较高的微量元素有Sr＞P＞Ce＞Ti＞Pb＞Zn等；水煎液中煎出率较高的元素有Al、Mg、K、Na，人体必需的微量元素有Zn、Fe、Mn、Cu、Sr、Cr、Ni、Mo等，特别是其中Zn的含量较高。氨基酸测定结果表明，含14～16种氨基酸，总含量为0.07%～0.49%，其中人体必需氨基酸占总量的26.60%～42.13%。但在固体样品及水煎液中均检出有害元素Pb、Cd、Be、Bi，应引起注意。

（二）临床报道

1. 治疗老年抑郁症　治疗组20例，应用贝齿蒺藜汤。其方药组成为：紫贝齿15g，刺蒺藜15g，黄芪30g，枸杞子20g，柴胡20g，酸枣仁30g，川芎15g，茯苓15g，栀子15g，甘草5g。每日1剂，水煎2次，共约200ml，早饭前、晚饭后各服100ml。对照组20例，服用圣·约翰草提取物片(路优泰)300mg，每日2次口服。两组均以2～3个月为1个疗程，治疗期间禁生冷、辛辣食物。治疗组治愈5例，显效6例，有效7例，无效2例，总有效率为90%；对照组分别为2、5、6、7例，总有效率为65%[1]。

2. 治疗更年期综合征　滋肾清心汤[紫贝齿(先煎)10g，钩藤15g，牡丹皮10g，莲子心

5g,怀山药、山萸肉、茯苓、熟地黄各10g,浮小麦30g(包煎)]治疗更年期综合征86例,本组显效(服药3个月,主症与次症全部消失)33例,有效(服药3个月,主症消失,次症明显改善)50例,无效(服药3个月,主症与次症均无改善)3例,总有效率为96.5%[2]。

3. 治疗小儿目眨　临床用健脾熄风颗粒治疗小儿目眨,效果满意。健脾熄风颗粒方组成:紫贝齿、钩藤、磁石各30g,白蒺藜、谷精草各15g,山楂、鸡内金、麦芽各12g,党参10g,白术、茯苓、天麻、全蝎、甘草各6g。临床治愈210例,有效42例,无效8例,总有效率96.9%[3]。

4. 治疗溃疡型颈淋巴结结核　紫贝齿散1号:紫贝齿粉20g,红升片30g,黄连10g,梅片3g,麝香0.18g,共研为极细末。紫贝齿散2号:紫贝齿粉20g,黄连10g,梅片1.5g,红升片3g,麝香0.15g,共研为极细末。生肌散:制甘石30g,乌贼骨粉5g,乳香、白蜡各3g,梅片0.3g,共研为极细末。用法:溃疡面常规消毒后,应彻底清创,剪去空皮,剔除腐肉,切开脓袋。如有窦道,应用凡士林纱条蘸取药粉后填入。若创面较深或有窦道,脓性分泌物多,有腥臭味时,选用紫贝齿散1号。脓性分泌物减少或脓液变稀、腥臭味基本消失时选用紫贝齿散2号,至创面肉芽开始红活时选用生肌散[4]。

参考文献

[1] 王新华,张国欣,隋春杰.贝齿蒺藜汤治疗老年抑郁症20例[J].中国中医药科技 2007,14(2):92.
[2] 刘建华.滋肾清心汤治疗更年期综合征86例[J].江苏中医药 2002,23(11):38.
[3] 宋丽云,李兰芳.健脾熄风颗粒治疗小儿目眨[J].山西中医,2010,26(9):7.
[4] 孙明翠,史秀清.以紫贝齿为主外治溃疡型颈淋巴结结核100例[J].四川中医,1996,14(8):46.

赭石　Zheshi

【别名】代赭石(《神农本草经》),赤土(《说文》),代赭(《伤寒论》),血师(《名医别录》),丁头代赭(《本草图经》),紫朱、赭石(《普济方》),土朱(《仁斋直指方》),铁朱(《本草纲目》),红石头(《河北药材》),钉头赭石、钉赭石(《全国中草药汇编》),赤赭石(《四川中药志》)。

【来源】赭石,始载于《神农本草经》,列为下品,历代本草均有记载。赭,赤色也。因其为赭色矿石,又以山西为主产地,属古代之代郡,故名。为氧化物类刚玉族矿物赤铁矿Haematite矿石,主含三氧化二铁。产于许多种矿床和岩石中。主产于山西五台,河北张家口、邯郸。此外河南、山东、湖南、四川亦产。

【采收炮制】开采后,除去杂石、泥土即可。选取表面有乳头状突出的石块,习称"钉赭石"。炮制:代赭石:取原材,除去杂质,砸成碎块或碾成粉末。醋赭石:取净代赭石碎块,置无烟炉火上或适宜的容器中,用无烟武火加热煅至红透后,取出立即倒入醋内淬酥。如此反复煅淬数次,直至酥脆,取出干燥,碾成细粉。每100kg代赭石用醋30kg。

【商品规格】分老式钉赭石和新式钉赭石。老式钉赭石赭褐色,明显有钉,松脆易剥下;新式钉赭石为黑红色,钉极少不明显,坚硬,不易击碎的生块。以断面显层叠状、每层多有钉头、赤红色、无杂石者为佳。

按《中国药典》(2010年版一部)规定:本品含铁(Fe)不得少于45%。

【药性】苦,寒。归肝、肺、胃、心经。

【功效】平肝潜阳,重镇降逆,凉血止血。

【应用】

1. 肝阳上亢,眩晕耳鸣　本品为矿石类药物,质重沉降,长于镇潜肝阳;又性味苦寒,善清肝火，故为重镇潜阳常用之品。用于肝阳上亢所致头晕目眩、耳鸣等症，常配伍生龙骨、生牡蛎、生白芍等平抑肝阳药同用，如《医学衷中参西录》镇肝熄风汤；或配伍怀牛膝、生地黄、山药等滋阴药同用，共收滋阴潜阳之效，用于阴虚阳亢，眩晕耳鸣，如《医学衷中参西录》建瓴汤。近代用治高血压属肝阳上亢者，用之有较好疗效。若肝阳上亢，肝火上升所致的头晕头痛，心烦难寐，本品可配珍珠母、磁石、猪胆膏等清泻肝火药，如《上海市药品标准》脑立清。《日华子本草》谓：本品有"止小儿惊痫"之功，亦因其重镇、清肝之效。如《仁斋直指方》单用本品醋煅，细研水飞，白汤调下，治小儿急、慢惊风，吊眼撮口，搐搦不定；《医学衷中参西录》镇风汤则以本品配伍羚羊角、钩藤、龙胆、僵蚕等，用治小儿急惊风，心火肝风有余之实证。

2. 呕吐、呃逆、噫气　本品质重沉降，为重镇降逆之要药。其中尤善降上逆之胃气而具止呕、止呃、止噫之效。张锡纯赞本品："而降胃之药，实以赭石为最效。"临证凡见胃气上逆之症，均可选本品为主药取效。如《伤寒论》旋覆代赭汤，以本品配伍旋覆花、党参、半夏等，用于胃气虚弱、痰浊内阻所致之噫气频作，反胃呕吐等症；《集验良方》则直接用旋覆花、代赭石这一药对，治疗一切呕吐不止；《医学衷中参西录》以本品为主药，创制许多有效方剂：配伍龙胆、青黛、白芍等，名镇逆汤，治疗胆火犯胃之呕吐；配伍党参、当归、肉苁蓉等，名参赭培气汤，治疗噎膈不能食，大便燥结；配伍甘遂、芒硝、干姜等，名赭遂攻结汤，治疗宿食结于肠间，胃气上逆不降，大便多日不通者。

3. 气逆喘息　本品重镇降逆，亦能降上逆之肺气而平喘。用治哮喘有声，卧睡不得者，如《普济方》单用本品研末，米醋调服取效。若肺肾不足，阴阳两虚之虚喘，每与党参、山茱萸、胡桃肉、山药、芡实等补肺肾纳气平喘药同用，如《医学衷中参西录》参赭镇气汤。若治肺热咳喘实证者，可与桑白皮、苏子、旋覆花等同用。

4. 血热吐衄、崩漏　本品苦寒、质重，入心肝血分，善于降气降火，有凉血止血之效。故用治气火上逆，迫血妄行所致之出血证。可单用，如《头门方》以本品煅醋淬，研细调服，治吐血、衄血；《普济方》用代赭石研为细末，醋汤调服，治崩中淋沥不止。入复方，可配伍祛除病因的药物取效：如因热而胃气上逆所致吐血、衄血、胸中烦热者，以本品生用，配伍瓜蒌仁、竹茹、牛蒡子等，如《医学衷中参西录》寒降汤；若因恼怒气郁，肝胃气逆，血随上溢而致吐衄者，以本品配伍大黄、肉桂，寒热并用，降胃平肝，如《医学衷中参西录》秘红丹。本品煅用，可增强收敛止血之功，故《太平惠民和剂局方》震灵丹，以煅赭石配伍禹余粮、赤石脂、五灵脂等，治崩漏日久，头晕眼花者；《方氏脉症正宗》以醋煅代赭石，柿饼捣为丸，白汤下，治肠风血痢久不愈者。

《名医别录》载：其能"养血气"；张锡纯谓：其大能养血。皆因本品含多量的铁，故兼有养血之功，临床有用治脱发而取效者。

5. 癫痫、癫狂等　本品质重能镇，重可去怯，故有镇惊安神作用，亦为心悸失眠、惊痫、癫狂等神志不宁的常用药物。如《医学衷中参西录》"加味磁朱丸"，以本品与磁石、朱砂、半夏同用，治疗风痰癫痫；"荡痰汤"，以本品与大黄、朴硝、清半夏、郁金同用，治疗痰火内扰，癫狂失心；"荡痰加甘遂汤"，由上方再加甘遂组成，治疗顽痰凝结，癫狂发作，不仅取其镇惊安神之效，亦用其重坠之力，导引痰火下行。

此外，本品性味苦寒，外用有降火解毒之功。如《仁斋直指方》方治诸丹热毒，以本品配伍青黛、滑石、荆芥为末，蜜水调下，又外敷之；《朱氏集验医方》治一切疮疖，以本品配伍铅丹、牛皮胶等分，为末，好酒冲之，澄清服，以渣敷之；《圣济总录》代赭石散治小儿走马疳，以本品醋煅，于疳牙断上贴之；《百一选方》治牙宣，亦以本品配荆芥，为细末揩齿上，以荆芥汤漱口取效。

【用法用量】煎服，10～30g，宜打碎先煎。入丸散，每次1～3g。外用适量。降逆、平肝宜生用，止血宜煅用。

【使用注意】孕妇慎用。又因含微量砷，故不宜长期服用。又忌咖啡、茶叶，以防铁质沉淀，有碍消化。

【鉴别用药】

赭石与磁石皆铁矿石类重镇之品，皆能平肝潜阳、降逆平喘，用于肝阳上亢之眩晕及气逆喘息之症。然赭石主入肝经，偏重于平肝潜阳、凉血止血，善降肺胃之逆气而止呕、止呃、止噫；磁石主入肾经，偏重于益肾阴而镇浮阳、纳气平喘、镇惊安神，故肾虚精亏，眩晕目暗，耳鸣耳聋、肾虚作喘以及惊悸失眠用之尤宜。

又赭石、旋覆花均能平降肺胃二经之逆气而止呕噫、定喘息，为常用降逆之药对。然赭石为金石之品，功专平肝潜阳，清降肝火，凉血止血；旋覆花虽为花类药材，然功专下气消痰水，对痰壅气促、痰结胸痞、饮停肿满多用。

【药论】

1.《神农本草经》："贼风，蛊毒，腹中毒邪气，女子赤沃漏下。"

2.《名医别录》："主带下百病，难产，胞衣不出，堕胎；养血气，除五脏血脉中热，血痹，血瘀，大人小儿惊气入腹，及阴痿不起。"

3.《日华子本草》："止吐血，鼻衄，肠风痔瘘，月经不止，小儿惊痫，疳疾，反胃，止泻痢脱精，尿血遗溺，金疮长肉，安胎健脾，又治夜多小便。"

4.《医学衷中参西录》："能生血兼能凉血，而其质重坠，又善镇逆气，降痰涎，止呕吐，通燥结。"又曰："治吐衄之证，当以降胃气为主；而降胃之药，实以赭石为最效……无论吐衄之证，种种病因不同，疏方皆以赭石为主，而随证制宜，佐以相当之药品，吐衄未有不愈者。"

【现代研究】

（一）化学成分

赭石主含三氧化二铁（Fe_2O_3）。据北京市售赭石的测定，含三氧化二铁51.52%、二氧化硅40.25%、三氧化二铝5.49%、氧化钙1.99%、水分1.16%。另据报道：正品钉头赭石含铁60%以上；无钉头或钉头不明显者，含铁量为53.63%～57.25%。钉头赭石含镉、钴、铬、铜、锰、镍、镁等20多种微量元素；人体必需的14种微量元素，本品含10种。但尚含对人体有害的铅、砷、钛。

（二）药理作用

1. 对血液系统的影响　赭石性寒，宜生血凉血，可降肺胃之气，用以治疗吐血、衄血、下血等出血症。因其含微量元素镍和钴，镍和钴是血纤维蛋白溶酶的组成成分，具有刺激生血功能的作用，能促进红细胞的再生。血镍的变化也与钴在贫血治疗过程中的变化近似。给供血者每135mg镍盐，可使血红蛋白的合成及红细胞的再生明显加速。适量的镍可刺激生血的功能，协助制造血液[1]。

2. 对神经系统的影响　赭石在治疗出血的同时也有极好的止痛作用。因为赭石含有微量元素镍，而镍是体内一些酶的激活剂，这些赭石酶均为生物体内蛋白质和核酸代谢过程中的重要酶，所以赭石镍水平降低时，可能引起机体代谢上的变化，从而导致某些器官功能的障碍。镍可作为神经镇痛剂，治疗神经痛等疾病[2]。

3. 其他作用 有研究表明赭石不仅含有丰富的铁(铁含量在60%以上),还含有十种人体必需的微量元素[3],是很好的补铁剂,具有促进红细胞及血红蛋白的新生,调节人体的内分泌平衡的作用[4]。同时各种微量元素的协同作用,不但可以促进铁的吸收,而且可以提高铁在体内的利用率,能兴奋肠道、增强肠蠕动、促进消化吸收、镇静中枢神经、镇吐、催眠、镇痛、止咳等[5]。

(三)临床报道

1. 治疗高血压 用镇肝熄风汤加减冲服剂,治疗157例本病Ⅰ期与Ⅱ期患者。基本方:钩藤30g,赭石30g,怀牛膝30g,龙骨15g,白芍15g,生龟板15g,黄芩15g,玄参15g,麦冬15g。157例患者中,显效104例,占66.2%,其中1个疗程显效67例,2个疗程显效37例;有效49例,占31.3%;无效4例,占2.5%。总有效率为97.5%[6]。

2. 治疗头痛 六石镇肝汤(珍珠母、龙骨、牡蛎各30~60g,磁石、赭石、石决明各30~45g,半夏15g,枳实6g,竹茹6g,菊花10g,黄连10g,五味子15g,酸枣仁15g,夜交藤15g,百合15g,合欢皮15g,柴胡15g,川芎10g。)治疗头痛162例,显效65例,有效89例,无效8例,总有效率95.1%[7]。

3. 治疗内耳眩晕症 用旋覆代赭汤加减,即旋覆花10g,赭石20g,生姜6g,大枣10g,甘草5g,人参10g,半夏15g。治疗48例内耳眩晕症患者,治愈29例(61%),显效15例(31%),无效4例(8%),总有效率91.7%[8]。

4. 治疗化疗诱发的迟发呕吐 加味旋覆代赭汤(党参15g,代赭10g,旋覆花10g,半夏10g,白术10g,枳壳10g,生姜10g,茯苓30g,砂仁5g,大枣5枚,炙甘草5g)治疗化疗诱发的迟发呕吐50例。本组50例,痊愈38例,占76%;有效10例,占20%;无效2例,占4%。有效率为96%[9]。

5. 治疗咳喘 赭石15g,炙百部、苦杏仁、炙紫菀、浙贝母、桑白皮、葶苈子、瓜蒌各6g,黄连、甘草各3g。每天1剂,水煎服,治疗肺气上逆之咳喘,方中以赭石降逆镇咳[10]。

6. 治疗胆石症胆绞痛 茵陈代赭汤[茵陈蒿30g,赭石30g,枳壳25g,生大黄10g(后下),忍冬藤30g,金钱草30g,郁金12g,焦栀子15g,厚朴10g,延胡索20g,川楝子12g,九香虫10g]治疗胆石症胆绞痛76例。每日1剂,水煎服。用药期间禁用抗生素、利胆药及平滑肌扩张剂。①腹痛、墨菲征改善情况:显效43例,有效25例,无效8例,总有效率89.47%。②结石、炎症改善情况:痊愈31例,显效13例,有效23例,无效9例,总有效率88.15%[11]。

7. 治疗鼻炎 根据张锡纯对赭石的应用体会,在治疗慢性鼻炎中使用赭石,取得了满意疗效。组成为:赭石30g,龙胆10g,柴胡12g,栀子10g,白芍10g,半夏10g,陈皮10g,茯苓10g,龙骨10g,牡蛎10g,丝瓜络8g,枸杞子10g,柏子仁15g[12]。

8. 治疗梅尼埃病 用泽泻赭石汤加味治疗梅尼埃病,方中重用泽泻、赭石,获得较好的疗效。重用赭石取其重镇降逆、平肝潜阳、安神、调节自主神经的功能[13]。

9. 治疗脱发 笔者用赭石治疗脱发,每能收到满意的效果。其基本方为:首乌30g,赤石脂20g,当归15g,生地10g,川芎6g,白芍15g,天麻10g,蝉衣10g,赭石20g(研冲)。赭石其原质系铁氧化合物,更能引浮越之相火下行,能生血兼能凉血。现代药理研究证明,赭石具有镇静作用,并能促进红细胞及血红蛋白的新生,有益于毛发的生长,故为脱发的治疗提供了理论根据[14]。

10. 各类出血 赭石、牛膝、仙鹤草各等量为主,治疗急性鼻血都可以得到痊愈[15]。临床有将其分别用于降气、涤痰、潜阳、下瘀诸法中以治疗咳血、吐血、衄血等血证,疗效满意[16]。亦有自拟降气止血汤治疗上消化道出血，治疗组总有效率95.24%[17]。

11. 治疗癫痫　以开水送服赭石末50g，儿童30g，每日1剂，治疗6例。结果治愈4例，好转2例[18]；又癫痫丸治疗癫痫324例，治愈247例，好转59例，无效18例，总有效率为94.44%。处方：赭石50g，巴豆霜5g，杏仁20g，赤石脂50g。制成小蜜丸豆粒大小，成人每服3粒，每日3次，最多每次5粒，儿童用量酌减[19]。由生赭石、磁石、金礞石组成的三石汤，或由赭石、青礞石、白矾、琥珀、珍珠组成的五石散，多年来治疗癫痫，临床证明有一定效果[20]。另据报道：用赭石治疗小儿癫痫121例，并随机与苯巴比妥治疗的86例作对照。中药组给予同剂量的赭石药末馒头随意食之，两组疗程均为1.5个月。结果，治疗1个疗程后，中药组显效100例，有效15例，效差4例，无效2例，其有效率高于对照组[21]。又愈痫胶囊治疗癫痫大发作100例，获满意效果。本胶囊由生赭石、僵蚕、全蝎、胆南星、郁金、天仙子、丹参、川芎、黄芪、紫河车等制成，每粒含生药0.4g。每次5粒，每日2次，饭后服，小儿酌减，1个月为1个疗程。结果总有效率为95%[22]。自拟复方三仙定痫丸治疗腹痛型癫痫30例，获较好疗效。组成：焦三仙60g，赭石30g，炒大黄、竹茹、生龙骨、生牡蛎各15g，陈皮、僵蚕各10g。研末为蜜丸，每丸重6g。3～7岁1丸，日服3次；8～14岁2丸，日服2次；14岁以上2丸，日服3次。1个月为1个疗程。经3～6个疗程治疗，临床治愈13例，有效15例，无效2例，总有效率93.33%[23]。

12. 治疗食道癌、胃癌　取生赭石250g、桃仁120g、水蛭60g。共研细末，加鸦胆子60g，捣烂混匀。每次10～12g，每日3～4次，掺入藕粉内冲服。治疗食道癌有一定疗效。但应用病例不多[24]。又自拟参赭扶正汤治疗食道癌、胃癌饮食不下，均获满意效果。组成：党参、生赭石、半夏、知母、麦冬、当归、肉苁蓉、甘草，每日1剂，水煎分2次服[25]。

（四）不良反应

有病例服用含赭石制剂，当天即出现皮肤瘙痒、红色粒状丘疹等过敏反应，停药第2天过敏反应逐渐好转继而消失。考虑与患者体质有关，也与赭石中所含少量有毒成分砷有关[26]。亦需注意，赭石（特别四川省赭石）尚含有对人体有害的铅、砷微量元素，应防止使用不当引起对人体的危害。这也是赭石不能久服、中病即止的一大原因[27]。

参考文献

[1] 裴学文. 微量元素与冠心病关系初探[J]. 中国公共卫生，2001，17(4)：302-304.

[2] 戴豪良. 补血中药对贫血大鼠体内微量元素分布的影响[J]. 广东微量元素科学，2000(6)：14-15.

[3] 孙文倩，吴慧峰. 中药赭石的鉴定及化学成分分析研究[J]. 药物分析杂志，1989，9(2)：65-73.

[4] 李仁进. 镇逆降气话赭石[J]. 中国医药卫生，2005，6(9)：95-96.

[5] 陈素行. 常用矿石介类药物的临床运用[J]. 光明中医，2008，23(4)：516-519.

[6] 甘业祟. 镇肝熄风汤治疗轻中度高血压病157例[J]. 中国民间疗法，2005，13(1)：53-54.

[7] 杨德祥. 六石镇肝汤治疗头痛162例[J]. 甘肃中医，2008，21(11)：23.

[8] 李连钰. 旋覆花代赭石汤治疗美尼尔氏病48例[J]. 中国实用医药，2010，5(30)：144-145.

[9] 贺洁，房微，罗亚妮. 加味旋覆代赭石汤治疗化疗诱发的迟发呕吐50例[J]. 光明中医，2009，24(9)：1699.

[10] 李立新. 代赭石临证运用体会[J]. 新中医，2005，37(5)：84.

[11] 马伟明，余丹. 茵陈代赭汤配合耳针治疗胆石症胆绞痛76例[J]. 中国中医急症，2003，12(3)：270.

[12] 陈杰妙. 用代赭石治慢性鼻炎[J]. 天津中医，2002，19(5)：22.

[13] 王玉霞,孙淑霞,白小洁.泽泻赭石汤治疗美尼尔氏病的临床观察[J].中医药学报,2000,28(6):26.

[14] 杨恂.代赭石治疗脱发体会[J].中国中医基础医学杂志,2008,12(1):82.

[15] 刘文成.代赭石六用[J].适用医技,2007,7(9):673-674.

[16] 蔡柳洲,章必文.用代赭石治疗血症的体会[J].中国民间疗法,1999,10(10):27.

[17] 吕启让.自拟降气止血汤治疗上消化道出血42例[J].中国中医急症,2010,19(7):1223-1224.

[18] 胡国臣.中药现代临床应用手册[M].北京:学苑出版社,1993:304.

[19] 王宗起.癫痫丸治疗痫证324例疗效观察[J].吉林中医药,1988(1):10.

[20] 李家铎,谢洪.近十年来我国矿物药研究概况[J].中药材,1990,13(4):44.

[21] 杨安婷,杨亚平.赭石治疗小儿癫痫121例临床体会[J].黑龙江医药科学,1993,16(4):87.

[22] 张尚谦.中药愈痫胶囊治疗癫痫大发作100例[J].陕西中医,1994,15(9):400.

[23] 王明义.自拟复方三仙定痫丸治疗腹痛型癫痫[J].新中医,1994,26(10):26.

[24] 胡国臣.中药现代临床应用手册[M].北京:学苑出版社,1993:721.

[25] 秦贞仑.代赭石的临床应用[J].中国中药杂志,1989,14(11):51.

[26] 冼寒梅.代赭石致皮肤过敏反应1例[J].中国误诊学杂志,2007,7(7):1670.

[27] 康莲薇,熊南燕,韩勤业.代赭石的化学成分与临床应用概述[J].环球中医药,2009,2(6):451.

穞豆衣 Ludouyi

【别名】 黑大豆皮(《本草纲目》),黑豆衣(《江苏植物药材志》),穞豆皮,料豆皮(《中药大辞典》),稆豆衣(《安徽中草药》),稆豆壳,豆稆皮(周风梧《中药学》)。

【来源】 现今商品药材穞豆衣即黑大豆皮,始载于《本草纲目》。为豆科植物大豆 *Glycine max* (L.)Merr. 的黑色种皮,习惯上较小者,又称黑小豆。主产于江西、江苏等地。

"穞豆"原出《本草拾遗》,其原植物历代均有考证,但意见不一,尚无结论。

【采收炮制】 取黑小豆用清水浸泡,待其发芽时,搓下种皮,晒干。其二,取净黑小豆在烫水中一撩,取出放于匾上,用文火烘干,将石磨心垫高,磨至皮肉分离,簸取种皮,晒干。

【商品规格】 一般均为统货。以干燥、色黑、无杂质者为佳。

【药性】 甘,平。归肝、肾经。

【功效】 养血平肝,滋阴止汗。

【应用】

1. 血虚肝旺,眩晕头痛　肝体阴而用阳,以血为本,以气为用,肝血易虚,肝阳必旺,肝旺上扰则眩晕头痛。本品甘平,入肝肾二经,功能滋阴养血,平肝益肾,故对血虚肝旺或肝肾阴虚所致之肝阳上亢,眩晕、头痛等症有效,常与菊花、女贞子、生白芍等药同用。如《安徽中草药》验方,即用本品配伍生地、杞子、菊花,治疗阴虚阳亢头晕、眼花。

2. 虚热盗汗　汗者心之液,阴虚内热,热迫营血,营失内守,使心液外溢以为盗汗。本品有滋肾阴、退虚热、止盗汗之功效,用于阴虚内热,夜间盗汗者。常与地骨皮、生地、浮小麦等同用,共奏标本兼顾之效。

此外,本品又可与扁豆衣等同用,治疗体虚浮肿。

【用法用量】 煎服,6～10g。

【鉴别用药】 大豆种子,嫩时称毛豆,青绿色,一般作食用。成熟种皮黄者为黄豆,黑者为黑豆,黑豆之小者为穞豆。因多作马料,故称料豆。以上诸豆,实只一种,故学名相同。属于品种上的差异而已。

穞豆衣与黑豆源自一体。然穞豆衣功能益肾平肝，养血息风，为肝旺血虚所致之头痛、眩晕的常用药，又能清虚热以止盗汗；黑豆则富含蛋白质等营养物质，食疗上备受重视，其功有三：其一补肾，治腰膝酸软、浮肿等；其二益肌肤，久服令人肥白；其三解毒，包括药毒与食物中毒。

【药论】

1.《本草纲目》："生用疗痘疮目翳，捣烂敷小儿尿灰疮。"

2.《本草纲目拾遗》："壮筋骨，止盗汗，补肾活血，明目益精。"

3.《饮片新参》："清脑，疏风热，治头痛。"

4.《现代实用中药》："为清凉性滋养强壮药，有解毒利尿作用。"

5.《药材学》："养血祛风，明目益精。治阴虚烦热，多汗盗汗，头晕，目昏，风痹。"

【现代研究】

化学成分：穞豆衣含蛋白质、脂肪油、矢车菊苷、飞燕草素-3-葡萄糖苷、果胶、乙酰丙酸和多种糖类。

罗布麻　Luobuma

【别名】吉吉麻(《江苏省植物药材志》)，泽漆麻、红花草、野茶(《陕西中草药》)，茶叶花、野麻、羊肚拉角(《陕甘宁青中草药选》)，红麻(《青岛中草药手册》)，罗布欢的尔(维名)。

【来源】罗布麻，始载于《救荒本草》，名泽漆，其叶做茶吃亦可。但其具体性味、功用则始早见于现代本草《陕西中草药》。因1952年在新疆罗布平原发现大面积本植物，又因其植物纤维为优质麻，遂定名为"罗布麻"。为夹竹桃科多年生草本植物罗布麻 *Apoeynum venetum* L. 的叶或全草。主产于我国东北、西北、华北等地。现江苏、山东、安徽、河北等地有大量种植。

在我国除罗布麻(红麻)外，还有白麻(紫斑中花罗布麻)*A. pictum* (sohneak)Baill 和大花白麻(大花罗布麻)*A. hendersonii*(Hook. f)Woodson. 亦供药用。

【采收炮制】在夏季开花前采摘嫩叶，晒干或阴干。亦有蒸炒揉制后用者。全草在夏季挖取，除去杂质，干燥，切段用。

【商品规格】一般均为统货，分辽宁、内蒙古统装等。以色淡青灰干梗，完整叶片，无灰屑者为佳。

按《中国药典》(2010年版一部)规定：水分不得过11.0%；总灰分不得过12.0%；酸不溶性灰分不得过5.0%；醇溶性浸出物不得少于20.0%。本品按干燥品计算，含金丝桃苷($C_{21}H_{20}O_{12}$)不得少于0.30%

【药性】甘、苦，凉。归肝经。

【功效】平肝安神，清热，利尿。

【应用】

1. 头晕目眩　本品味苦性凉，专入肝经，既有平抑肝阳之功，又有清泻肝热之效，故可治疗肝阳上亢及肝火上攻之头晕目眩、烦躁失眠等症。常单用本品取效，煎服或开水泡汁代茶饮均可。如《陕甘宁青中草药选》用罗布麻9g，开水冲泡当茶饮，治头晕目眩。亦可与牡蛎、石决明、赭石等同用，以治肝阳上亢之头晕目眩；与钩藤、夏枯草、野菊花等配伍，用治肝火上攻之头晕目眩。

其叶有降压、镇静作用，故用治高血压属肝阳上亢者，不仅可降压，且对头痛、眩晕、脑胀、失眠多梦等症状有缓解之效。

2. 水肿，小便不利　本品有较好的清湿热、利小便作用，而其根效果尤佳，治水肿、小便不利而有热者。单用或与车前子、木通、猪苓、泽泻等配伍均可。如《罗布麻药用研究资料汇编》(初集)治水肿方，用罗布麻根12～15g，水煎，早晚分2次服。

3. 心悸失眠　本品兼能养心安神，单用有效。如《新疆中草药手册》罗布麻茶，即用本品冲泡代茶，治疗神经衰弱、脑震荡后遗症心悸、失眠。

此外，治肝炎腹胀，可用本品配延胡索、甜瓜蒂、公丁香、木香等同用，如《河北中草药》验方。治血热吐血、衄血，可用罗布麻根或全草6g，水煎服；《青岛中草药手册》用鲜罗布麻白汁涂伤处，治外伤出血。

【用法用量】水煎服或开水泡服，6～12g。肝阳眩晕宜用叶片，治疗水肿多用根。

【使用注意】不宜过量和长期服用，以免中毒。

【鉴别用药】罗布麻、天麻皆可平抑肝阳。然罗布麻甘苦性凉，长于平肝降压，兼可清热利尿，用治湿热水肿，小便不利；天麻甘微温，长于息风止痉，尚能祛风通络、止痛，用治风湿痹痛，肢体麻木。

【药论】

1.《陕西中草药》："清凉泻火，强心利尿，降血压。治心脏病、高血压、神经衰弱，肾炎浮肿。"

2.《中国药用植物图鉴》："嫩叶，蒸炒揉制后代茶，有清凉去火、防止头晕和强心的功用。"

3.《罗布麻的综合利用》："罗布麻叶纸烟能防治气管炎，在镇咳、平喘、祛痰、改善症状、恢复劳动力方面有一定效果。"

4.《抗衰老中药学》："罗布麻在我国有三个品种，其药用价值广泛，尤其是罗布麻叶，无毒性，除制成药品外，还制成药用茶及药用烟。根据目前的研究，无疑对中老年人的健康将起到一定的保健作用。"

【现代研究】

(一) 化学成分

罗布麻叶主要含黄酮苷、酚性物质、有机酸、氨基酸、多糖苷、鞣质、固醇、甾体皂苷元和三萜类物质。其中黄酮类主要有：槲皮素、异槲皮苷、金丝桃苷、芸香苷、新异芸香苷。有机酸类主要有：延胡索酸、琥珀酸、氯原酸、长链脂肪酸。醇类主要有：正三十醇、β-谷固醇、羽扁豆醇、中肌醇、D-(－)-婆罗醇、β-香树精。酯类有：棕榈酸蜂花醇酯、棕榈酸十六醇酯、羽扁醇棕榈酸酯、莨菪亭、异秦皮定。氨基酸类有赖氨酸、谷氨酸等15种，6种为人体所必需。微量元素主要有铜、锌、锰、铁、硒、锶、溴、钴、铬、钒等。其他尚有正二十九烷、正三十一烷、儿茶素、蒽醌等。

罗布麻根含强心苷，即加拿大麻苷(罗布麻苷，cymarin)、毒毛旋花子苷元和K-毒毛旋花子苷β，另一种待定的乙酰化合物。最近还得到毒毛旋花子苷元的5个新的苷：即Basikuloside、Apofasinoside、Cellostrophanthoside、strophanthidin β-D-digitaloside、strophanthin glucosyl-digitaloside。根中尚含α-爱留米脂醇及对羟基苯乙酮。罗布麻茎含强心苷、月桂酸、槲皮素及异槲皮苷等，其所含铜、铁、锰、铁比叶低。

(二) 药理作用

1. 对心血管系统的作用

（1）对血压的影响：罗布麻叶提取物对自发性高血压大鼠有明显的降压作用，并且在给予剂量100～300mg/kg之间呈明显的剂量依赖关系，其降压作用不是依赖于对交感神经系统和RAAS的抑制作用[1]。将Wistar大鼠肠系膜动脉床制成去血管内皮和未去血管内皮标本，发现罗布麻叶提取物具有内皮依赖性血管松弛作用。此作用呈浓度依赖性，在低浓度时主要是与激活介导K^+通道的内皮细胞衍生的超极化因子（endothelium-de-rived hyper-polarizing factor，EDHF）有关，在高浓度时则是与EDHF和NO产生的舒张作用都有关[2]。另外还有学者发现罗布麻叶提取物对肾性和NaCl导致的盐性高血压大鼠有明显降压作用，其中前者还伴随着显著的尿量增加，尿中Na^+、K^+排出增多和血尿素氮（blood urea nitrogen，BUN）降低；而后者只有BUN的降低，表明罗布麻降低血压的作用与改善肾功能有关。研究也发现异槲皮苷、槲皮素等黄酮类化合物是罗布麻叶提取物降压的主要活性物质[3]。

（2）对心肌收缩力和心率的作用：动物实验证实：罗布麻根提取物中的加拿大麻苷可增强心肌收缩力，使离体及在位猫心的收缩幅度增大，心率变慢，心律不齐，最终心跳停止于收缩期。其作用性质和速度与毒毛旋花子苷相似，表现强心苷样作用，可治疗犬实验性心血管功能不足[4]；减轻心肌炎家兔的急性循环障碍症状，此作用较毒毛旋花子苷为优，能防止心肌及冠状血管硬化，使动脉粥样硬化家兔的心电图变化恢复正常，增加心脏糖原再合成；对垂体后叶素及凝血酶所致的家兔冠脉循环功能不足的动脉粥样硬化亦有疗效[5]。

（3）对血脂作用：罗布麻叶对高脂大鼠血浆中低密度脂蛋白和游离胆固醇的量有显著降低作用，并可提高高密度脂蛋白的量，改善动脉硬化指数，但不能显著降低总胆固醇的量；而烘烤过的罗布麻叶其降脂作用则明显增强，还可显著降低总胆固醇[6]。

2. 对中枢神经系统的作用　用罗布麻叶的醇提物给昆明种小鼠灌胃10天，之后进行常压缺氧实验，观测小鼠的存活时间及脑、心组织在缺氧环境下膜脂过氧化、超氧阴离子和羟自由基含量的变化。实验结果显示，不论是高剂量还是低剂量的罗布麻醇提物均能提高小鼠的抗缺氧能力。检查脑、心组织的脂质过氧化水平时，发现中、高剂量的罗布麻醇提物降低了缺氧环境中小鼠脑、心组织中的TBARS和CD含量，抑制了脂质过氧化。这说明常压缺氧下，罗布麻醇提物延长小鼠存活时间的原因之一，是抑制了细胞脂质过氧化。低剂量的罗布麻醇提物能明显降低缺氧环境中小鼠脑组织中的TBARS和CD含量，却对心脏组织的TBARS和CD含量没有影响，但低剂量的罗布麻醇提物却明显延长了缺氧环境中小鼠的存活时间，这说明罗布麻醇提物对脑组织缺氧损伤的保护作用大于对心脏组织的。同时也说明，缺氧环境下，脑组织的保护比心脏组织更重要[7]。

3. 保肝作用　罗布麻叶水提取物对四氯化碳或D-半乳糖胺或脂多糖所致的小鼠肝损伤有保护作用；其中黄酮醇苷的IC_{50}较低，而儿茶素类的IC_{50}类较高，但被苯丙酮基取代后，活性又增强，因此认为黄酮醇苷是罗布麻叶起肝保护作用的主要有效成分，而且具有一定的构效关系[8]。日本富山化学有限公司已在日本申请了罗布麻叶提取和分离出的化合物对肝病治疗的专利（JP2000-302784A，JP2000302688）。

4. 抗糖尿病血管病变作用　实验表明罗布麻叶提取物可显著抑制AGEs的形成，有效减缓DA，尤其黄烷类成分作用显著[9]。

5. 镇静、镇痛作用　罗布麻含的异秦皮啶和金丝桃苷两个化合物具有镇静作用，能够减少小鼠的自主活动，抑制中枢神经，有一定程度的镇静、镇痛作用[10]。

6. 抗氧化和延缓衰老作用　罗布麻提取物中的黄酮类化合物含有还原性酚羟基，可直接清除氧自由基或抑制自由基形成，抑制脂质过氧化和 Cu^{2+} 诱导的低密度脂蛋白氧化过程，显著消除过氧化亚硝酸盐的活性，对过氧化脂质诱导的 PC-12 细胞氧化应激的抑制作用明显强于贯叶连翘、银杏叶，而经 150～200℃烘烤 2 次后，可增强其超氧化物歧化酶过氧化氢酶和谷胱甘肽过氧化物酶的活性[11,12]。罗布麻茶可延长果蝇寿命，促进家兔及大鼠的免疫功能，减少豚鼠的人工白内障形成，提高老龄鼠超氧化物歧化酶活性，抑制脂质过氧化，增强机体的细胞和体液免疫功能，有一定程度的延缓衰老作用[13,14]。

7. 抗抑郁作用　采用强迫游泳实验发现，罗布麻叶所含的金丝桃苷和异槲皮苷有确切的抗抑郁作用[15]，并已在日本和美国申请专利(JP2002201139A，US20020090403)。进一步研究发现[16]，大鼠在服用罗布麻叶提取物 8 周后，脑内去甲肾上腺素(NE)、多巴胺(DA)的浓度均下降，而 5-羟色胺(5-HT)的浓度未受影响；在小鼠急性实验中发现罗布麻叶浸膏可使脑内 5-HT 及 DA 水平升高，而 NE 水平降低，醇溶性部分比水溶性成分作用更明显，且有增强神经细胞膜脂质流动性的作用。

8. 其他作用　罗布麻还有抗辐射、抑制血小板聚集、乳汁能愈合伤口等作用，用其全草制成的煎剂、针剂和烟剂有松弛平滑肌的作用，对感冒、气管炎有一定的疗效并有解烟毒的作用[17]。罗布麻纤维对白色念珠菌、葡萄球菌、大肠杆菌等有明显的抑制作用，对皮肤病、褥疮、湿疹和妇科疾病有较好的防治作用[18]。

（三）临床报道

1. 治疗高血压　高血压是心血管系统的常见疾病，而罗布麻降压作用疗效确切，作用温和，尤其在改善眩晕、心悸等方面效果好。临床以牛黄降压丸治疗的 52 例作对照，应用罗布麻复合茶(由罗布麻 50g、银杏叶 15g、山楂 20g、菊花 10g、绿茶 5g 组成)治疗原发性高血压(Ⅰ级)病 56 例，连续给药 8 周。治疗组 56 例，显效 27 例占 48.2%，有效 22 例占 39.3%，无效 7 例占 12.5%，总有效率 87.5%。说明罗布麻复合茶能持续有效地降低血压而不影响其心率，能增强食欲并对胃肠无刺激作用，罗布麻能持续有效降压且不良反应小[19]。新疆大花罗布麻叶提取物制成的胶囊治疗本病收到一定疗效，有效率Ⅰ期为 80%，Ⅱ期为 81.5%，Ⅲ期为 54.6%；收缩压平均下降 3.492kPa，舒张压平均下降 2.093kPa，较治疗前有明显差异。头晕、头痛、失眠、肢麻等症状得到改善[20]。

2. 治疗慢性心功能不全　临床上服用罗布麻根煎剂治疗心力衰竭[21]，发现可减慢心率，心电图恢复正常，尿量增加，血压降低，肝脏迅速缩小至正常，还可用于心脏衰竭的水肿及肝硬化腹水。

3. 治疗高脂血症　选择 134 例高血脂患者为观察对象，其中 83 例为治疗组，51 例为对照组。治疗组按规定剂量服用罗布麻叶制剂 3 个月后使血清胆固醇、甘油三酯大幅度降低，降脂总有效率为 75.9%；对照组按规定剂量服用血脂平糖衣片，连用 3 个月，降脂总有效率为 62.8%[22]。

4. 治疗鼻衄　取鲜罗布麻叶、国槐花各等份洗净，放锅内蒸熟，趁热用红糖适量搓匀晒干，包装备用。适用于春、夏、秋季节及长期高温作业所致鼻衄者(急症出血时，需配合局部止血)。每次取 10g 泡水代茶饮服。本组痊愈 97 例占 74.6%，好转 33 例占 25.4%[23]。

5. 老年保健作用　“保健益寿茶”由夏枯草、罗布麻、白菊花、丹参、山楂、红花、太子参、麦冬、五味子、枸杞子 10 味药组成。上方药量等份，共研粗末和匀，每日用白开水浸泡 15g，当茶饮用。3 个月为 1 个疗程，长期饮用更佳。对于高血压、高脂症、高血黏症、糖尿病、冠心病，长期服用效果良好，特别是中老年人服之可防病亦可治病，益寿延年，且无毒副作用[24]。

（四）不良反应

1. 毒性 罗布麻茶小鼠经口 MTD>30.0g/(kg·bw)，属无毒级；罗布麻茶 Ames 试验、骨髓细胞微核试验和小鼠精子畸形试验均未见致突变作用。罗布麻茶大鼠 30 天喂养试验，雌、雄性大鼠低、中、高剂量组的体重、进食量、食物利用率、脏器重量和脏器系数、血液生化和细胞学及病理组织学等各项指标与对照组比较差异均无统计学意义，说明罗布麻茶在该剂量范围内是安全的[25]。大花罗布麻叶提取物 PH-1 对家兔口服 LD_{50} 在 14g/kg 以上。大鼠每天用多于常用剂量的 5 倍(0.3g/kg)、25 倍(1.5g/kg)及 50 倍(3g/kg)灌胃，连续 6 个月后，未见明显毒性反应。另微生物回复突变试验为阴性反应，未见致突变现象[26]。

2. 中毒机理及症状 罗布麻叶制剂内服出现肠鸣、腹泻，偶有胃痛、纳差、口干、口苦；少数病人感腹胀、乏力、气喘、肝痛等。罗布麻根煎剂内服出现恶心、腹泻、心动过缓，个别发生期前收缩[27]。据报道复方罗布麻片和艾司唑仑(舒乐安定)合并过量中毒 1 例，出现恶心、呕吐、嗜睡、共济失调、血压下降、心动过缓、呼吸抑制及昏迷等毒副作用[28]。

3. 中毒原因及预防 本品中毒原因主要是剂量过大，其次是配伍用药不合理。预防：掌握罗布麻根的用量；凡在 1～2 周内用过洋地黄制剂者，不宜应用；同时注意心电图监测，及时处理。

4. 中毒救治 可常规采用催吐、洗胃、导泻；服蛋清、维生素 C；大量饮浓茶及对症处理。出现心脏毒性反应时，按洋地黄中毒处理。

参 考 文 献

[1] Tagawa C, Kagawa T, Nakazawa Y, et al. Studies on Antihypertensive effect of luobuma (Apocynum venetum L.)Leaf Extract(3)[J]. Yakugaku Zasshi,2004,124(11):851.

[2] Kim DW,Yokozaw T,Hattor M,et al. Effects of aqueous extracts of Apocynum venetum leaves on spontaneously hypertensive,renal hypertensive and NaCl-fed-hypertensive rats [J]. J Ethnopharmacol,2000,72(1-2):53.

[3] 周裔彬，张伟，马挺军，等. 罗布麻叶的研究进展[J]. 安徽农业大学学报，2008，35(4):619.

[4] 虞颖映. 罗布麻茶对心血管系统的生物学效应及其安全性评价[D]. 浙江大学，2006.

[5] 张素琼，燕虹，李青山. 罗布麻叶有效部位降血脂及抗动脉粥样硬化的研究[J]. 中西医结合心脑血管病杂志，2007，23(9):831-832.

[6] Kim DW,Yokozawa T,Hattori M,et al. Luobuma leaf inhibits oxidation of low-density lipoprotein in cholesterol-fed rats [J]. 国外医学:中医中药分册，1999，21(4):18.

[7] 徐仰仓，洪利亚，李飞飞，等. 罗布麻对小鼠缺氧损伤的保护作用及机制研究[J]. 江苏中医药，2010，42(7):74-76.

[8] Xiong Q,Fan W,Yokozaw T,et al. Hepatoprotective effect of Apocynum venetumand its active constituents [J]. Planta Med,2000,66(2):127-133.

[9] YokozawaT,NakagawaT. Inhibitory effects of Luobuma tea and I components againstglucose-mediated protein damage[J]. Food Chem Toxicol,2004,42(6):975-981.

[10] Grundmann O,Nakajima J,Seo S,et al. Anti-anxiety effects of Apocynum venetum L. in the elevated plus maze test[J]. J Ethnopharmacol,2007,110(3):406-411.

[11] 徐诺. 罗布麻叶提取物的抗脂质过氧化作用[J]. 国外医学:中医中药分册，1998，20(4):54.

[12] Kim Dw,Yokozawa T,Hattori M,et al. Inhibitory effects of an a queous extract of Apocynum venetum leaves and its constituents on Cu^{2+} induced oxidative modification of low density lipoproein. Phytother Res[J]. 2000,14(7):501-504.

[13] InalME, KanbakG. Antioxidant enzyme activities and malodialdehyde levels related to aging[J]. Clin Chim Acta, 2001, 30(1): 75-80.

[14] Yokozawa T. 罗布麻对加速衰老小鼠抗氧化防御能力降低的改善作用[J]. 和汉医药学杂志, 2001, 18(1): 27-32.

[15] ButterweckV, Nishibe S, SasakiT, et al. Antidepressant effect of Apocynum venetum leaves in a forced swimming test[J]. BiPharm Bull, 2001, 24(7): 848-851.

[16] ButterweckV, SimbreyK, Seo S, et al. Long-term effects of an Apocynum venetum extract on brain monoamine levels and β-AR density in rats[J]. Pharmacology, Biochemistry and Behavior, 2003, 75: 557-564.

[17] 李珍丹, 张录霞, 马兵钢, 等. 罗布麻化学成分提取及药理活性研究进展[J]. 新疆大学学报: 自然科学版, 2007, 24(增刊): 135-138.

[18] 陈珍凤. 罗布麻棉混纺内衣临床疗效观察[J]. 上海中医药杂志, 1998, 10(8): 30-31.

[19] 何念善, 张燕梅. 罗布麻复合茶治疗原发性高血压病 56 例临床观察[J]. 四川中医, 2004, 22(7): 49-50.

[20] 洪秀芳. 新疆大花罗布麻叶治疗高血压病的临床观察[J]. 实用中西医结合杂志, 1991, 4(1): 33.

[21] 钱学射, 张卫明, 顾龚平, 等. 罗布红麻根的临床应用[J]. 中国野生植物资源, 2006, 25(4): 4-7.

[22] 刘顺美. 罗布麻治疗高脂血症疗效观察[J]. 中医杂志, 1988, 29(2): 20.

[23] 王怀荣, 路长春. 玉芝茶治疗鼻衄 130 例[J]. 现代中西医结合杂志, 2006, 15(24): 3441.

[24] 姚普, 张国祥. 保健益寿茶临床应用[J]. 世界中医药, 2009, 4(5): 245.

[25] 李立, 王秋水, 陈东方, 等. 罗布麻茶毒理学安全性评价[J]. 实用预防医学, 2010, 17(10): 2081-2085.

[26] 钱曾年, 顾振纶, 方几希, 等. 大花罗布麻叶的药理学研究——Ⅱ大花罗布麻叶延缓衰老作用的实验观察[J]. 中成药, 1990, 12(3): 28.

[27] 杨仓良. 毒药本草[M]. 北京: 中国中医药出版社, 1993: 730.

[28] 周兴隆. 舒乐安定和复方罗布麻片合并过量中毒 1 例[J]. 江西医药, 1993, 28(5): 320.

生铁落　Shengtieluo

【别名】铁落(《神农本草经》),生铁洛(《素问》),铁液(《名医别录》),铁屎(《千金方》),铁屑(《新修本草》),铁花(《图经本草》),铁蛾(《本草纲目》),铁落花、铁叶(《全国中草药汇编》),铁屎落(《常用中药鉴定大全》)。

【来源】铁落,始载于《神农本草经》,列为中品,历代本草均有收载。因此药为煅铁时所落之物,故名"铁落"。李时珍谓:"生铁打铸皆有花出,如兰如蛾,故谓之铁蛾。"为生铁煅至红赤,外层氧化时被锤落的铁屑。全国各地均产。

【采收炮制】取煅铁时打下之铁落,去除煤土杂质,洗净,晒干。或煅后醋淬用。

【商品规格】统货。以粒度越细越佳。

【药性】辛,凉。归肝、心经。

【功效】平肝镇惊。

【应用】

1. 癫狂　本品辛凉质重,善于平肝,木平则火降,故本品有平肝镇惊之功。常用于肝郁火盛,怒狂阳厥之证,可用生铁落一味煎服,即《素问·病能论》生铁落饮。若治热病痰壅,痰火上扰之狂妄不宁、烦躁不安者,可与远志、石菖蒲、胆南星、朱砂等同用,如《医学心悟》生铁落饮;亦可与青礞石、磁石、天竺黄等同用。近代医家多认为本品为治阳狂之要药。

2. 易惊善怒、失眠　本品质重性降，又入心肝二经，能镇潜浮躁之神气，使心有所主，故有镇惊安神之效。用于暴怒烦躁，易惊失眠，可用本品与甘草同用，煎汤服，如《方氏脉症正宗》验方。

3. 疮疡肿毒　《神农本草经》谓：本品“主风热，恶疮，疡疽疮痂，疥气在皮肤中”。皆因本品辛凉能除心肝二经之火热，故用治热毒疮疡肿痛。如《千金方》以铜、铁屎，用猪脂和之，外敷，治小儿赤丹斑驳。亦可以铁落研末，猪油调外敷。

4. 关节酸痛，或扭伤疼痛　《本草汇言》治贼风流痛关节不能转动，以铁落炒热，投酒中饮之，有止痛之效。铁落疗法，即本品加醋后产生热量，外敷烫患处，有活血祛瘀止痛之效，治疗扭伤疼痛。

【用法用量】煎服，15～30g；或入丸散用。外用，适量，研末调敷。

【使用注意】肝虚及中气虚寒者忌服。

【鉴别用药】生铁落、铁粉、铁锈、铁精来源有异。但盖铁之所生，不离金象，体重直行内降，故性味归经相近，皆能平肝、镇心、解毒，用于惊痫、发狂、疔疮等症。然四药中以生铁落较为常用。生铁落与铁粉功用相近，平肝镇惊为主；而铁锈、铁精兼长于清热解毒，疗疔疮肿毒，外用为多。

【药论】

1. 《神农本草经》：“铁落，味辛平，主风热，恶疮，疡疽疮痂，疥气在皮肤中。”

2. 《名医别录》：“除胸膈中热气，食不下，止烦。”

3. 《日华子本草》：“治惊邪癫痫，小儿客忤，消食及冷气，并煎汁服之。”

4. 《本草经疏》：“铁落，本出于铁，不离金象，体重而降，故《素问》有生铁落饮，以疗病狂怒者，云生铁落，下气疾也。又怒狂属肝气暴升，故取金气以制之也。其主气在皮肤中及除膈中热气；食不下，止烦者，皆制木散热之功也。《本经》又主风热，恶疮，疡疽疮痂疥者，皆肝心火热所致，辛平能除二经之火热，故又主也。苏恭以之炒热投酒中饮疗贼风痉，大明治惊邪癫痫，小儿客忤，并煎服之，悉此意耳。”

5. 《现代实用中药》：“降火、潜阳，治风热、疮疡。为清凉性镇静药，有补血作用，用于神经性心脏病，心悸亢进，睡眠不宁，及狂妄惊痫，而呈面红目赤者，煎服有效。又丹毒、炎肿，醋煅研细，油调涂敷，亦有效。”

【现代研究】

（一）化学成分

生铁落主含四氧化三铁，或名磁性氧化铁（Fe_3O_4或$FeO \cdot Fe_2O_3$）。

（二）药理作用

铁落经火煅醋淬后，变成醋酸铁，使易于吸收，且能促进红细胞的新生和增加血红蛋白的数值，有补血作用。并有一定的镇静作用[1]。

（三）临床报道

1. 治疗躁狂症　治疗组48例，用程氏生铁落饮加减（生铁落50g，天冬15g，麦冬21g，川贝10g，胆南星15g，陈皮15g，远志10g，石菖蒲12g，连翘15g，茯苓20g，茯神20g，玄参30g，钩藤20g，丹参15g，甘草6g）配合西药治疗；对照组43例，单用西药治疗。结果：治疗组愈显率85.4%，对照组愈显率60.5%，两组比较有极显著性差异（$P<0.01$）。治疗组治疗过程中不良反应的发生率明显低于对照组（$P<0.05$）。因此程氏生铁落饮加减配合西药治疗躁狂症的疗效确切，且能明显拮抗西药的不良反应[2]。

2. 治疗抽动-秽语综合征 黄芪赤风汤生铁落饮(生黄芪 10～15g,赤芍 8～10g,防风 3～6g,全蝎 3～5g,天麻 10～20g,钩藤 10～15g,磁石 15～20g,石菖蒲 8～15g,生铁落)治疗抽动-秽语综合征 38 例,每日 1 剂,煎水分服,1 个月为一疗程。2 个月后可再用上药,研末吞服,每次 6g,每日 3 次。另用朱砂、琥珀、三七、甘油调成浆状,每晚外敷神阙穴,早晨取下。也以 1 个月为一疗程,与内服中药同步。治疗 1 个疗程后,痊愈 20 例,显效 12 例,有效 4 例,无效 2 例。总有效率有 94.7%[3]。

3. 治疗梦游症 加味生铁落饮(自拟方):生铁落 100g,丹参 30g,茯神 15g,远志 10g,琥珀 10g,辰砂 5g,柏子仁 20g,制胆星 10g,橘红 5g,钩藤 10g,龙胆 10g,白芍 15g,怀小麦 30g,大枣 15g,炙甘草 10g。治疗 10 例梦游症病人,10 例中治愈 8 例,好转 2 例[4]。

4. 治疗小儿腹型癫痫 内服建中汤加生铁落饮:桂枝、白芍、甘草、生姜、大枣、饴糖、黄芪、当归、全蝎、元胡、生铁落。1 日 1 剂,水煎 2 次服。3 个月后,改为上药研末吞服,每日 3 次,每次 1～5g。并外用贴脐药膏:朱砂、琥珀、三七、肉桂、调以桂氮酮溶剂,每天换 1 次,贴敷 1 个月为 1 个疗程。本组病例治疗半年以上,除发热外,服药不可间断。治疗结果显示有效率为 84.2%[5]。

5. 治疗小儿疳积 加味生铁落饮药物组成:生铁落(先煎)10～30g,苍术、白术、党参、鸡内金、陈皮、黑芝麻(炒)各 4～10g,焦山楂、炒麦芽、炒神曲各 5～10g,槟榔 3～8g,炙甘草 3g。治疗小儿疳积,每日 1 剂,水煎后加红糖适量分 2 次温服。症状改善后,按比例改汤剂为丸剂,每次服 3g,每日 3 次。3 个月为 1 个疗程[6]。

参考文献

[1] 颜正华. 中药学[M]. 北京:人民卫生出版社,1991:704.

[2] 黄维碧,杨茂吉. 中西医结合治疗躁狂症 48 例观察[J]. 实用中医药杂志,2009,25(6):384.

[3] 周丽华,刘传珍. 黄芪赤风汤生铁落饮治疗抽动-秽语综合征临床观察[J]. 江西中医药,2004,35(259):39.

[4] 陈祖周. 加味生铁落饮治疗梦游症 10 例[J]. 江西中医药,2004,10(10):36.

[5] 周丽华,刘传珍. 建中汤加生铁落饮治疗小儿腹型癫痫的临床研究[J]. 实用中医内科杂志,2004,18(3):224.

[6] 马荣华,黄德友. 加味生铁落饮治疗小儿疳积 89 例[J]. 2003,18(1):26.

刺蒺藜 Cijili

【别名】茨(《诗经》),蒺藜(《毛诗传》),蒺藜子、旁通、屈人、止行、豺羽、升推(《神农本草经》),即藜(《名医别录》),白蒺藜(《药性论》),杜蒺藜(《太平圣惠方》),休羽(《本草纲目》),旱草(《本草经解》),三角蒺藜(《本草求真》),三角刺(《中国药植志》),八角刺(《青海药材》),蒺骨子、野菱角、地菱(《江苏植物药材志》),硬蒺藜(《中药材品种论述》)、蒺藜萹荚(《山东中药》),蒺藜狗子(《青岛中草药手册》),吉藜(《常用中药鉴定大全》),七厘(广东)。

【来源】刺蒺藜,始载于《神农本草经》,历代本草有收载。蒺,疾也;藜,利也,其刺伤人,甚疾而利,故名。为蒺藜科一年生或多年生草本植物蒺藜 *Tribulus terrestris* L. 的果实。主产于河南、河北、山东、安徽、江苏、四川、山西、陕西等地。多为野生,现有栽培。

【采收炮制】秋季果实成熟时采收,割下全株,晒干,打下果实,碾去硬刺,除去杂质。炒蒺藜:将净蒺藜置锅内,用文火加热,炒至微黄色,取出放凉,去刺。盐蒺藜:将净蒺藜用盐水拌匀，焖透，置锅内用文火加热，炒至微黄色，取出放凉。每100kg刺蒺藜，用盐2kg。

【商品规格】 统货。分河南、河北、山东、安徽统装等。以颗粒均匀、饱满坚实、色灰白者为佳。

按《中国药典》(2010年版一部)规定：水分不得过9.0%；总灰分不得过12.0%。

【药性】 苦、辛，微温；有小毒。归肝经。

【功效】 平肝疏肝，活血祛风，明目，止痒。

【应用】

1. 头痛眩晕　本品味苦降泄，主入肝经，有平肝潜阳之功。用于肝阳上亢之头晕眼花等症，常与穞豆衣、菊花、生白芍等同用。近代用于高血压之头晕目眩、失眠多梦等症，可与钩藤、珍珠母、菊花、牛膝等同用，以增强本品平肝潜阳之功；《实用蒙药学》蒺藜菊花汤，用刺蒺藜15g、菊花12g、决明子30g、甘草6g，水煎服，治高血压。

2. 胸胁胀痛，乳闭乳癖　肝主疏泄，肝郁则疏泄失常，以致气机郁滞，血行不畅，而发胸胁胀痛，乳汁不通，甚或乳癖等肝气郁结病症。本品苦泄辛散，其性宣行快便，功能疏肝而散郁结，入血分而活血，故可用治上述诸症。如《方龙潭家秘》单用本品一斤，带刺炒，磨为细末，每早、午、晚各服四钱，白汤调下，治胸痹、膈中胀闷不通或作痛。用治肝郁气滞、胸胁胀痛，常与柴胡、香附、青皮等疏肝理气药配伍；用治乳胀、乳闭或乳岩作块肿痛，常与穿山甲、王不留行、瓜蒌等配伍，以增强通经下乳之力；治奔豚疝瘕，可以本品与小茴香、乳香、没药、鳖甲等药同用。

3. 风热上攻，目赤翳障　目病多为风木之邪所致，风盛则目病，风去则目明。本品味辛，入肝经，可疏散肝经风热而明目退翳，用治风热目赤肿痛，多泪多眵或翳膜遮睛等症，为祛风明目之要药。如《方龙潭家秘》以刺蒺藜带刺炒四两，葳蕤三两，共为散，每早食后服三钱，白汤调服，治眼疾，翳障不明；或与菊花、蔓荆子、草决明、青葙子等配伍，如《张氏医通》白蒺藜散。《陕甘宁青中草药选》刺菊汤，以本品配伍黄芩、菊花水煎服，治目赤肿痛；复方刺蒺藜汤，以本品配伍木贼、蝉蜕、菊花等，治角膜云翳。

4. 风疹瘙痒，白癜风　本品辛散苦泄，轻扬疏散，故有祛风止痒之功。《方龙潭家秘》以本品与胡麻仁、葳蕤、金银花同用，治身体风疹；《新疆中草药》两白汤，用白蒺藜配伍白鲜皮、马齿苋煎水烫洗患处，治湿疹瘙痒。若血虚风盛，瘙痒难忍者，应与当归、制首乌、防风等养血祛风药同用。《千金方》单用为末，每服二钱，日二服，治白癜风。

此外，《外台秘要》单用本品内服，治急引腰脊痛；《儒门事亲》当归散，以本品配伍当归可行经；《太平圣惠方》始创刺蒺藜煎汤外洗，治通身浮肿；《救急方》灭瘢方，用本品配伍山栀子外洗，可灭瘢；《本草纲目》单用本品擦牙，治牙齿出血不止；《御药院方》用土蒺藜研末，入盐水温漱，亦治牙齿动摇疼痛。

【用法用量】 煎服，6～10g。或入丸、散剂。外用适量。

【使用注意】 本品辛散，血虚气弱及孕妇慎用。

【鉴别用药】 刺蒺藜生用平肝疏风，用于头痛眩晕；炒蒺藜长于活血祛风，用于目赤肿痛等；盐蒺藜既可平肝解郁，又补肾明目，用于阴虚阳亢，头目眩晕。

刺蒺藜与沙苑蒺藜药名相近而易混淆。须知刺蒺藜苦、辛、平，独入肝经，长于平肝疏肝，又为祛风明目要药以治“上”；沙苑蒺藜甘温，主入肝肾二经，长于补肾固精，为补肝肾明目要药而治“下”。又刺蒺藜辛散苦泄为主，善破癥结、下乳、祛风止痒；沙苑蒺藜甘补性收，善止遗精、遗尿、带下。

【药论】

1.《神农本草经》:"主恶血,破癥结积聚,喉痹,乳难。久服,长肌肉,明目。"

2.《名医别录》:"治身体风痒,头痛。"

3.《本草汇言》:"刺蒺藜,去风下气,行水化癥之药也。其性宣通快便,能运能消,行肝脾滞气,多服久服,有去滞之功。……去滞生新,是其专成,故妇科方中以此催生堕胎,良有以焉。"

4.《本草求真》:"宣散肝经风邪,凡因风盛而见目赤肿翳,并通身白癜瘙痒难当者,服此治无不效。"

5.《植物名实图考》:"蒺藜,近时《临证指南》一书,用以开郁,凡胁上、乳间横闷滞气,痛胀难忍者,炒香入气药,服之极效。盖其气香,可以通郁,而能横行排荡,非他药直达不留者可比。"

【现代研究】

(一)化学成分

早期国外报道,果实含黄酮类化合物山柰酚,山柰酚-3-葡萄糖苷,山柰酚-3-芦丁糖苷,刺蒺藜苷;干果含脂肪油及少量挥发油、鞣质、树脂、固醇、钾盐、微量生物碱等;种子含生物碱哈尔满、哈尔明碱和哈尔醇。从蒺藜地上部分分离出12种甾体皂苷元组成的皂苷,可分为呋固醇和螺固醇两类皂苷,具明显生理活性。

近期国内研究报道,刺蒺藜果实中分得7个化合物,即β-谷固醇、支脱皂苷元、海柯皂苷元、替告皂苷元、曼诺皂苷元、β-谷固醇-D-葡萄糖苷及异鼠李素-3-D-β-龙胆双糖苷。果实尚含蒺藜酰胺和8-甲基氢化茚酮-1。

(二)药理作用

1. 对心血管系统的作用

(1)抗心肌缺血:蒺藜皂苷尚有明显的抗心肌缺血作用。家兔口服10mg/kg,60天,可明显降低血中高胆固醇水平,升高卵磷脂胆固醇比值,抑制动脉、心肌及肝脏的脂质沉着,具抗动脉粥样硬化作用。由白蒺藜全草中提取的3个有效成分为主组成的"脑康",通过降低血脂,改善血液流变学,抑制血小板聚集,调节血栓的 B_2 和前列环素 PGF_{12} 平衡等多种途径,干预AS的发生、发展,并可促使AS消退。疗效优于银杏胶囊[1]。亦用结扎大鼠冠状动脉和静脉注射垂体后叶素两种方法,建立急性心肌缺血模型,证实蒺藜总皂苷对大鼠急性心肌缺血及心肌梗死有明显改善作用,能较好地预防心肌梗死的发生,减少心肌梗死范围,并能降低血液黏度及体外抗血小板聚集[2]。还有发现,蒺藜总皂苷能降低实验性心肌梗死犬的冠状动脉阻力,增加冠状动脉血流量和心肌血流量,明显地减少心肌梗死范围。透射电镜观察,蒺藜总皂苷能明显减轻心肌细胞损伤,对缺血心肌有保护作用[3]。

(2)抗心肌缺血再灌注损伤:蒺藜总皂苷对缺氧再给氧、缺血再灌注心肌有保护作用,认为与提高机体内源性抗氧化能力、降低脂质的氧化有关。采用结扎家兔冠状动脉左前降支造成急性心肌梗死(AMI)再灌注损伤模型,观察蒺藜总皂苷对AMI的治疗作用,发现其能明显保护超氧化物歧化酶(SOD)的活性及减少丙二醛(MDA)的含量,二者呈高度负相关,其作用与普萘洛尔相当[4]。在离体心脏缺氧再给氧模型上,发现[5]蒺藜总皂苷持续灌注可抑制缺氧灌注期冠状动脉流出液中肌酸磷酸肌酶(CPK)活性升高,并提高心肌匀浆中SOD、谷胱甘肽过氧化物酶(GSH-Px)的活性,提示蒺藜皂苷对缺氧再给氧心肌损伤有保护作用,能减轻细胞膜损伤,抑制脂质过氧化反应。缺血再灌注后由于氧自由基的大量产生和肿瘤坏死因子(TNF-α)大量分泌,使一氧化氮(NO)生成量增加,造成心肌细胞线粒体酶活性受到抑制。通过体外培养心肌细胞模拟缺血再灌注模型研究 GSTT 对缺血再灌注损伤心肌细胞的保护作用,发现 GSTT 可显著抑制损伤心肌细胞分泌肿瘤坏死因子 α、白介素-6(IL-6)及 TNF-α 引起的一氧化氮生成量增加,保护心肌细胞线粒体酶活性,减少再灌注后氧自由基的产生,保护细胞膜稳定性,减轻缺血再灌注对心肌细胞的损伤程度[6]。

(3) 调节脂质代谢:蒺藜茎叶粗皂苷制剂 Tribusponin 具有降低胆固醇,阻止动脉、心肌及肝脏脂质沉着等作用[7]。白蒺藜有效组分能明显降低兔动脉粥样硬化模型血清总胆固醇(TC)、低密度脂蛋白胆固醇(LDL-C),调节血栓素 B_2(TXB_2)和 6-酮-前列环素(6-Keto-$PGF_{1\alpha}$)平衡。GSTT 还能降低实验性高脂血症小鼠血清 TC、LDL-C 及肝脏胆固醇、三酰甘油含量;在灌胃 GSTT 同时继续喂食高脂饲料,能有效地阻止血清胆固醇、LDL-C 升高,同时能降低肝脏胆固醇、三酰甘油含量,提高肝脏 SOD 活性[8]。

2. 抗炎作用　内皮细胞与白细胞的黏附在炎症和缺血性损伤过程中均起重要作用,蒺藜总皂苷可剂量依赖性地降低 TNF-α、IL-1β 诱导的脑血管内皮细胞与单核细胞和中性粒细胞的黏附率,还可以抑制 IL-1β 诱导培养牛脑微血管内皮细胞表达 E 选择素,对血管内皮细胞具有保护作用[9,10]。

3. 抗凝血、抗血栓形成　研究证明蒺藜总皂苷对于动脉血栓形成、静脉血栓形成、脑血栓形成 3 种实验性血栓形成均有抑制作用,能显著延长动脉血栓形成时间,减轻静脉血栓干重,具有抗血栓形成作用[11]。观察白蒺藜有效组分对兔动脉粥样硬化和主动脉壁血小板源性生长因子-A 基因表达影响,发现其明显减少粥样斑块病变程度,降低生长因子 PDGF-A mRNA 表达水平,干预动脉粥样硬化[12]。

4. 降糖作用　蒺藜还有降血糖作用,能明显降低四氧嘧啶糖尿病小鼠血糖、血清及胰腺组织过氧化脂质含量,提高四氧嘧啶糖尿病小鼠血清胰岛素水平[13];还可以抑制小鼠糖异生,改善小鼠糖耐量,呈一定量效关系趋势[14]。

5. 抗过敏作用　观察到防风、刺蒺藜、防刺合煎剂,对外源性组胺和右旋糖酐诱导释放内源性组胺动物瘙痒模型的作用及均有显著的止痒作用;对组胺引起的毛细血管通透性增加有明显的抑制作用;能不同程度地抑制二甲基亚砜(DMSO)所致的豚鼠耳肿胀[15]。

6. 抗疲劳作用　刺蒺藜提取物对二甲苯所致小鼠耳壳肿胀有明显抑制作用,延长缺氧情况下小鼠的存活时间及负重情况下小鼠的游泳时间,与对照组比较有均显著性差异。结论:刺蒺藜提取物具有一定的抗炎、耐缺氧及抗疲劳作用[16]。

(三) 临床报道

1. 治疗冠心病　白蒺藜胶囊治疗冠心病心绞痛,中医辨证属心血瘀阻者 30 例。总有效率为 83.33%,对中医证候改善的总有效率为 86.67%,治疗前后硝酸甘油用量的变化及心电图的变化,经比较有统计学意义($P<0.01$)[17]。

2. 治疗缺血性脑血管疾病　近年,国内外对蒺藜化学成分、药理作用与应用进行研究,取得了重要进展。不仅其功效同传统中药学理论和经验颇相吻合,并开发了“心脑舒通”,应用心脑舒通治疗缺血性脑血管疾病近 150 例,对脑血栓导致的肢体瘫痪和失语,以及椎-基底动脉供血不全的眩晕等均有明显疗效,综合疗效达 90%以上[7]。

3. 治疗高黏高脂血症　观察心脑舒通与藻酸双酯钠合用治疗 80 例高黏高脂血症的疗效及血液流变学变化,采用蝮蛇抗栓酶治疗 78 例作为对照组。结果:治疗前后自身结果比较,两组血液流变学、血脂指标明显改善,高密度脂蛋白增加情况治疗组亦优于对照组[18]。

4. 治疗高血压瘀证 以白蒺藜总皂苷为主要有效成分的 901 片，治疗高血压瘀证病人 30 例，观察治疗前后瘀血症状、血液流变性、血脂、血小板聚集等变化。结果提示，901 片能改善瘀血证候，改善血液流变性，减少血小板聚集及降低血脂，为临床延缓高血压终末器官损害，预防中风的发生提供了治疗依据[19]。

5. 治疗白癜风 采用加味白驳丸口服（刺蒺藜、鸡血藤、首乌藤、生黄芪、当归、赤芍、红花、黑豆皮、防风、陈皮、补骨脂）配合外涂白驳酊（补骨脂、菟丝子、细辛）后，接受阳光或长波紫外线照射，治疗白癜风 82 例。结果总有效率为 91.5%[20]。

6. 治疗扁平疣 自拟磁菊除疣汤[磁石、牡蛎（均先煎）、蒲公英、茯苓等各 30g，桑椹、菊花、香附、刺蒺藜、夏枯草各 10g，马齿苋 20g，桑叶 6g，大青叶 15g]配合外洗方，治疗扁平疣 68 例。临床痊愈 51 例，显效 6 例，有效 4 例，无效 7 例[21]。

7. 治疗性功能低下症 蒺藜皂苷有增强男女性功能的作用。心脑舒通治疗男性性功能低下症 38 例，有效率为 85.7[7]。

8. 防治牙本质过敏症 取白蒺藜、葶苈子的提取物制成含药牙膏。临床用于防治牙本质过敏症，1 袋显效率 50%，使用 2 袋后显效率 64%[22]。

9. 治疗色素性皮肤病 临床上常用刺蒺藜治疗白癜风、黑变病、黄褐斑等色素代谢障碍性疾病，效果满意[23]。

10. 治疗慢性荨麻疹 基本方：当归 10g，川芎 6g，白芍 10g，生地 15g，黄芪 15g，荆芥 10g，刺蒺藜 10g，地肤子 10g，白鲜皮 15g，甘草 6g。水煎服，每日 1 剂，早晚分服。第三遍药渣煎洗患处。嘱其禁酒，忌辣椒及生冷食。本组 108 例，经服药 2～6 剂，痊愈（风团消失、瘙痒消失，1 年内无复发）86 例，服 12 剂痊愈 1 例，服 18 剂疗效不显 4 例，有效率 96.3%[24]。

（四）不良反应

1. 毒性 据国外报道，蒺藜含有一定毒性。我国历代本草对本品是否有毒则说法不一[25]。

2. 中毒机理及症状 刺蒺藜植物中含有毒剂量之亚硝酸钾（实际上植物只含硝酸钾，摄入体内后被酶还原成亚硝酸钾），可引起高铁血红蛋白而产生窒息。据国外报道，刺蒺藜植物中毒后出现乏力，思睡，头昏，恶心，呕吐，心悸，脉数，口唇、指甲、皮肤黏膜呈青紫色，严重者出现肺水肿，呼吸衰竭，亦可引起高铁血红蛋白而产生窒息[25]。

3. 中毒原因及预防 应用本品应注意宜忌，血虚气弱、孕妇及过敏者忌用；同时掌握剂量，不可过量服用。

4. 中毒救治 本品中毒可迅速洗胃、导泻；若过敏者，可给予苯海拉明等抗过敏药物；若中毒出现高铁血红蛋白血症时，可给氧，静注细胞色素 C 等。

参考文献

[1] 褚田明.“脑康”防治动脉粥样硬化的实验研究[J].上海中医药杂志，1999(6)：44.

[2] 廖日房，彭锋，李国成，等.蒺藜总皂苷抗大鼠急性心肌缺血和心肌梗死药理作用的研究[J].中药材，2003，26(7)：502-504.

[3] 崔新明，吕文伟，潘力，等.蒺藜总皂苷对实验性心肌梗死犬的心肌的影响[J].电子显微学报，2002，21(5)：531-532.

[4] 曲娴，刘建平，赵素文，等.蒺藜总皂苷对 AMI 家兔血清 SOD 和 MDA 变化的影响[J].中国病理生理杂志，2001，17(11)：1055.

[5] 程纯，徐济民.蒺藜抗心肌缺氧再给氧损伤的实验研究[J].上海第二医科大学学报，1993，13(2)：

174-176.

[6] 侯俊英，王秀华，李红，等. 蒺藜皂苷对缺血再灌注损伤心肌细胞的保护作用[J]. 中国药理学通报，2004，20(4)：418-420.

[7] 钱本余. 蒺藜研究概述[J]. 中成药，1990，12(1)：34.

[8] 褚书地，瞿伟菁，逄秀凤，等. 蒺藜皂苷对高脂血症的影响[J]. 中药材，2003，26(5)：341-344.

[9] 徐江平，李铁军，芮耀诚，等. 蒺藜总皂苷抑制培养的牛脑微血管内皮细胞表达 E 选择素[J]. 第二军医大学学报，1998，19(6)：536-538.

[10] 李铁军，徐江平，芮耀诚，等. 蒺藜总皂苷对 TNF-α 及 IL-1β 诱导内皮细胞黏附的抑制作用[J]. 解放军药学学报，1999，15(1)：18-21.

[11] 倪爱东，徐先祥，蒋斗发，等. 蒺藜总皂苷抗实验性血栓形成作用[J]. 基层中药杂志，2001，15(5)：10-11.

[12] 刘宇，顾仁樾，周端，等. 白蒺藜有效组分对兔动脉粥样硬化和主动脉壁血小板源性生长因子-A 基因表达影响[J]. 中国中医基础医学杂志，2001，7(8)：14-17.

[13] 冯玛莉，武玉鹏，杨艳华，等. 蒺藜的降血糖作用[J]. 中草药，1998，29(2)：107-109.

[14] 李明娟，瞿伟菁，褚书地，等. 蒺藜水煎剂对小鼠糖代谢中糖异生的作用[J]. 中药材，2001，24(8)：586-588.

[15] 陈子珺，李庆生，李云森，等. 防风与刺蒺藜的药理实验研究[J]. 中成药 2003，25(9)：737-710.

[16] 倪 尉，周刚，胡丽玲，等. 刺蒺藜提取物抗炎、耐缺氧及抗疲劳作用的实验研究[J]. 时珍国医国药，2007，18(11)：2778-2779.

[17] 孙卫华，顾仁樾，刘宇. 白蒺藜胶囊治疗冠心病心绞痛的临床观察[J]. 上海中医药杂志，2001，18(7)：17.

[18] 于久权，刘丽欣. 藻酸双酯钠与心脑舒通治疗高黏高脂血症疗效观察[J]. 现代中西医结合杂志，2002，24(12)：2431-2432.

[19] 顾仁樾，周端，陈琼，等. 白蒺藜总皂苷改善高血压病人血液流变性的临床观察[J]. 上海中医药杂志，1995(3)：25-27.

[20] 何华荣. 运用中医经验方治疗白癜风 82 例[J]. 陕西中医学院学报，2010，33(3)：44.

[21] 程春宜. 自拟磁菊除疣汤治疗扁平疣 68 例[J]. 陕西中医，2000，21(3)：128.

[22] 胡国臣. 中药现代临床应用手册[M]. 北京：学苑出版社，1993：710.

[23] 毛常亮，王莒生. 刺蒺藜治疗色素性皮肤病验案举隅[J]. 北京中医药，2010，29(2)：132-133.

[24] 杨少梅. 养血祛风治疗慢性荨麻疹 108 例[J]. 中国民间疗法，2006，14(1)：5-6.

[25] 杨仓良. 毒药本草[M]. 北京：中国中医药出版社，1993：738.

第二节　息风止痉药

凡以平息肝风为主要作用，主治肝风内动痉厥抽搐病证的药物，称息风止痉药。

“外风宜疏散，内风宜平息”，本类药物主入肝经，以息肝风、止痉抽为主要功效。适用于温热病热极动风、肝阳化风、血虚生风等所致之眩晕欲仆、项强肢颤、痉挛抽搐等症；以及风阳夹痰、痰热上扰之癫痫、惊风抽搐；或风毒侵袭引动内风之破伤风痉挛抽搐、角弓反张等症。部分兼有平肝潜阳、清泻肝火作用的息风止痉药，亦可用治肝阳眩晕和肝火上攻之目赤、头昏等症。

此外，某些息风止痉药，尚兼祛外风之功，还可用治风邪中经络之口眼㖞斜、肢麻痉挛、头痛、痹证等疾患。

羚羊角 Lingyangjiao
（附：山羊角）

【别名】高鼻羚羊角(《全国中草药汇编》),羚羊(《中药大全》),羚角(《常用中药鉴定大全》)。

【来源】羚羊角,始载于《神农本草经》,列为中品,历代本草均有收载。原动物为羚羊,以其“角”入药,故名。为牛科动物赛加羚羊(高鼻羚羊)*Saiga tatarica* Linnaeus 的角。主产于新疆西北部、青海、甘肃等地,前苏联产量大。多为野生。

【采收炮制】全年可捕,但以秋季猎取最佳。捕后锯取其角,清洗杂质后晒干。

炮制：

1. 羚羊角 取原药材,除去骨塞,用温水浸润,镑成纵向极薄片,晾干。

2. 羚羊角粉 锉碎,研成细粉。

3. 制汁 临用时用陶器磨盘,加水 30～50ml,用力环磨至成乳汁样,煎药后兑服。

【商品规格】现行规格分为大枝羚羊角、小枝羚羊角、老角、羚角尖、羚羊角粉五种。以质嫩、色白、光润、内含红色斑纹、无裂纹、无底盘者为佳。

【药性】咸,寒。归肝、心经。

【功效】平肝息风,清肝明目,清热解毒。

【应用】

1. 肝风内动,惊痫抽搐 肝主风,性喜动。本品主入肝经,咸寒质重,善能清泄肝热,平肝息风,镇惊解痉,故为治疗惊痫抽搐之要药,尤宜于热极生风所致者。用治温热病热邪炽盛之高热、神昏、痉厥抽搐者,常与钩藤、白芍、生地黄等同用,如《通俗伤寒论》羚角钩藤汤;抽搐甚者,可配伍全蝎、僵蚕、石决明等,增强息风止痉之力,如《温病刍言》羚羊镇痉汤。治妇女子痫,可与防风、独活、川芎、当归等同用,如《济生方》羚羊角散。用治癫痫、惊悸等,可与僵蚕、全蝎、天竺黄、郁金等同用。若治中风肢体不遂、语涩,可与犀角(水牛角代)、羌活、防风、秦艽等同用,如《圣济总录》羚羊角丸。

2. 眩晕头痛 本品味咸质重主降,有平肝潜阳之功。治肝阳上亢所致之头晕目眩、烦躁失眠、头痛如劈等症,常与石决明、龙胆草、生地黄、柴胡等同用,如《医醇賸义》羚羊角汤。若用于高血压,亦可入复方制成片剂用,如复方羚羊降压片,有较好疗效。

3. 肝火上炎,目赤翳障 肝经火盛,上攻眼目,致目赤肿痛、羞明流泪、目生翳障。本品咸寒入肝,善清泻肝火而明目,故用治肝火上炎所致目疾。治肝火上炎,目赤肿痛,常与黄芩、龙胆草、栀子等同用,如《太平惠民和剂局方》羚羊角散。若治热毒聚结,目生翳膜者,可用羚羊角与泽泻、菊花、菟丝子等药配伍,如《太平圣惠方》羚羊角丸。

4. 温热病壮热神昏、热毒斑疹 本品入心肝二经,寒以胜热,故能气血两清,有清热凉血、泻火解毒之效。火热得清而神安,本品又用于温热病壮热神昏,谵语躁狂,甚或抽搐,热毒斑疹等症,常与石膏、寒水石、麝香等同用,如《外台秘要》紫雪;王孟英以羚羊角、犀角加入白虎汤中,称羚犀石膏知母汤,治温热病壮热、谵语、发斑等,有良效。此外,对痘疹后余毒未清,用此解毒消疹,如《本草汇言》用本品磨汁,同黄芪、金银花煎服。

此外,本品有解热、镇痛之效,可用于风湿热痹,常与桑枝、白芍、黄柏、苍术等同用;尚可治肺热咳喘,百日咳等,能清肺热止咳,如羚羊清肺散。近年用羚羊角水解注射液治疗小儿肺炎、流感发热、麻疹以及其他发热病,均有效。

【用法用量】煎服，1.5～3g，单煎2小时以上，取汁服；或研粉服，每次0.3～0.6g；或磨汁兑药服。

【使用注意】本品性寒，脾虚慢惊者忌用。有过敏体质者慎用。

【鉴别用药】羚羊角、钩藤均为平肝息风药，均有息肝风、平肝阳、清肝热之功，常相须用治肝风内动惊痫抽搐、肝阳上亢头晕目眩及肝火上攻之目赤、头痛等症。但羚羊角性寒，清热力强，多用治热极生风；且有清热解毒之效，又用治温热病热毒炽盛或热毒发斑。钩藤性微寒，作用和缓，清热力弱，多用于小儿惊风抽搐；且有疏散风热之性，又可用于外感风热头痛、目赤之患。

【药论】

1.《神农本草经》："主明目，益气起阴，去恶血注下……安心气。"

2.《名医别录》："疗伤寒时气寒热，热在肌肤，温风注毒伏在骨间，除邪气惊梦，狂越僻谬。"

3.《本草纲目》："羚羊角，入厥阴肝经。肝开窍于目，其发病也，目暗障翳，而羚羊角能平之。肝主风。在合为筋，其发病也，小儿惊痫，妇人子痫，大人中风搐搦，及经脉挛急，历节掣痛，而羚羊角能舒之。魂者肝之神也，发病则惊骇不宁，狂越僻谬，而羚羊角能安之。血者肝之藏也，发病则瘀滞下注，疝痛毒痢，疮肿瘰疬，产后血气，而羚羊角能散之。相火寄于肝胆，在气为怒，病则烦懑气逆，噎塞不通，寒热及伤寒伏热，而羚羊角能降之。"

4.《本草从新》："定心神，止盗汗，消水肿，去瘀血，生新血，降火下气，止渴除烦。"

【现代研究】

（一）化学成分

羚羊角主含角质蛋白。其含硫量仅1.2%，是角蛋白中含硫量最少者之一。角蛋白经水解后可得10多种氨基酸。尚含多种磷脂、磷酸钙、胆固醇、维生素A等。此外，含多种微量元素，含量最丰富的是锌，另有铝、铬、锰、铁、铜等。

（二）药理作用

1. 镇静催眠作用　动物实验结果表明，羚珠散（羚羊角、珍珠）对小鼠的自主活动有明显的抑制作用，同时羚珠散对阈下催眠剂量的戊巴比妥钠有协同作用，对催眠作用的异戊巴比妥钠催眠作用具有协同作用。能使戊巴比妥钠引起的小鼠睡眠潜伏期明显缩短，睡眠时间明显延长。故认为羚羊角有中枢镇静作用[1]。

2. 抗惊厥作用　有实验证明羚羊角原粉与水提液均能延长其潜伏期，并降低死亡率[2]。羚羊角口服液有明显的抗电惊厥作用和抗戊四氮引起的小鼠惊厥作用。腹腔注射（40mg/10g）可使脑内5-HT含量显著增高，明显降低小鼠脑内DA水平，表明羚羊角的中枢抑制作用可能与脑内儿茶酚胺减少有关[3]。

3. 解热作用　有研究羚羊角的解热作用使用了4种发热模型，这4种模型按照发热机理不同，可以归为两大类。其中，酵母和内毒素致热属于感染性发热，鲜牛奶和2,4-二硝基苯酚致热属于非感染性发热。从解热实验结果可知，羚羊角对感染性发热有效，但对非感染性发热无效，这与临床上羚羊角主要用来治疗感染性疾病引起的高热是一致的[2]。亦有研究，在解热动物试验中，羚珠散、紫雪散不含羚羊角的复方或用山羊角替代羚羊角的复方对酵母所致大鼠体温升高的影响与原复方相比作用减弱，因此证实羚羊角在中药复方中的重要作用[4]。

4. 镇痛作用　用热板法和钾离子透入测痛法进行镇痛实验，结果80mg/10g具有明显的镇痛作用，羚珠散腹腔注射后15分钟即出现镇痛作用，给药30分钟镇痛作用达到高峰，60分钟仍非常显著[5]。

5. 对平滑肌的作用　羚羊角水煎液对离体家兔十二指肠有兴奋作用，在1∶12.5浓度时呈现张力上升；对离体豚鼠回肠有兴奋作用，1∶100浓度时可见到张力上升，收缩强度随剂量加大而增强；对已烯雌酚（乙烯雌酚）处理的子宫、动情周期子宫及妊娠子宫，呈明显兴奋作用[6]。

6. 抗病毒及免疫功能作用　用复方羚羊角注射液进行体外抗病毒活性检测、抑菌试验以及免疫试验，发现具有抗病毒、抑菌及促免疫功能[3]。

7. 其他作用　羚羊角提取液对实验动物有降压作用，能增加动物耐缺氧能力[7]。

（三）临床报道

1. 治疗各种高热病症　羚桃白虎汤［羚羊角粉2g（冲服），生石膏30g，知母10g，生甘草6g，粳米15g，桃仁10g，板蓝根30g，大黄15g，羌活10g，金银花15g，赤芍15g］每日1剂，水煎，分早、中、晚3次口服。治疗168例，痊愈143例，好转19例，无效6例，总有效率96.43%[8]。

2. 治疗高血压　用羚羊角散（0.6g/管），0.6g/次，2次/日，温开水送服。治疗30例高血压病人，显效15例，有效12例，无效3例，总有效率90%[9]。

3. 治疗血管性头痛　羚羊吹鼻散（羚羊角1g、川芎3g、藜芦1g共为极细末，贮存密封。）以工具盛药吹入鼻内，左痛吹右，右痛吹左，全头痛吹双鼻孔，每日1～2次。共治疗56例，均以突发头痛伴同侧偏盲或彩光、火星、交换感或恶心呕吐、便秘等症，脑血流图异常等为主要临床表现。年龄10～62岁，病程7天～30年。经治疗后51例头痛消失，脑血流图恢复正常，且3年内不复发；5例不同程度头痛消失，但有复发[10]。

4. 治疗发热抽搐病症　在小儿发热抽搐之症控制后，服用单味羚羊角粉10天，以防复发。经21例3年以上追踪，治愈率95%，远期效果满意[11]。

5. 治疗面肌痉挛症　辨证分型以羚羊钩藤汤为主加减治疗100例，均每日1剂，煎汁分2次服。结果总有效率为79%[12]。

6. 治疗出血性脑卒中　以羚羊钩藤汤加减为基本方治疗本病23例，结果基本治愈7例，显效13例，有效2例，无效1例，总有效率为95.7%[13]。

7. 治疗小儿呼吸道感染　羚羊清肺散治疗小儿咳喘实证，疗效满意。本散剂由羚羊角、牛黄、生石膏、平贝、黄芩、大黄、青礞石、朱砂、甘草组成。小儿咳喘30例，经6日治疗，总有效率86.7%[14]；又以本药口服治疗120例，若白细胞增高者，加用抗生素如头孢拉定等，连服2～3天症减，1周后均痊愈[15]。羚羊角注射液（羚羊角、板蓝根、大青叶复合制剂），≤3岁，2ml/次，2次/天，肌注；>3岁，3ml/次，2次/天，肌注治疗小儿病毒性肺炎。治疗50例，治愈39例（78.0%），好转7例（14.0%），无效4例（8.0%），总有效率92.0%[16]。

8. 治疗小儿疱疹性口炎　羚羊角粉（其粉剂经过水磨精制而成）外敷患处，粉末极细，能均匀地吸附在溃疡表面，并起到局部的收敛愈合和止痛作用；同时部分粉末通过唾液进入体内而起到平肝息风、安神的作用。此药使用方法简便可行，一般在使用羚羊角粉后2～3天愈合，较之其他涂敷药物的疗程缩短一半以上，备受患者的欢迎[17]。

9. 控制小儿惊厥发作　羚角钩藤汤（羚羊角2～3g、钩藤6～9g、桑叶3～6g、菊花6～9g、生地黄6～9g、白芍6～9g、浙贝母6～9g、竹茹6～9g、茯苓6～9g、甘草1.5～3g。）剂量根据年龄及病情酌情而定，每日 1 剂，连服 7 天，并嘱患儿若下次有发热症状时服用此方。治疗 25 例，临床痊愈 7 例，好转 16 例，无效 2 例，总有效率达 92%[18]。

10. 治疗哮喘持续状态　羚羊角丝 10～15g，煎煮 10 分钟左右，即可取汁服用。每次煎汁 50ml，可连续煎煮 5～10 次。每 20 分钟即可服 1 次，最多喝 10 次。治疗 3 例患者，均在 6～8 小时内缓解，效果明显[19]。

（四）不良反应

1. 毒性　给小鼠口服灌胃、腹腔注射羚羊角煎剂及醇提液和水解液后观察 120 小时，未出现中毒反应和死亡[20]。

2. 致过敏反应　羚羊角致不良反应多在用药后 5～30 分钟左右出现，主要表现为过敏性休克。羚羊角的化学成分较为复杂，目前，对于应用该药引起的不良反应发生机理尚不清楚。笔者认为可能是因为羚羊角含有角质蛋白，角质蛋白又含有多种异体蛋白，进入人体后引起特异性改变有关，但需进一步研究证实。羚羊角虽然引起过敏反应实属罕见，但由于起病急，病死率高，不容忽视。特别是有过敏体质的患者应用时更要慎重，尽量不与其他药物混合应用，警惕不良反应的发生[21]。

参考文献

[1] 肖洪彬，李冀，宋春燕. 羚羊角口服液的药效学研究[J]. 中成药，1995，17(5)：32.

[2] 卢烺兴，彭蕴茹，汪银银，等. 羚羊角解热抗惊厥作用研究[J]. 中药药理与临床，2007，23(3)：56-57.

[3] 张保国. 羚羊角化学成分和药理研究[J]. 中华临床医药，2003，4(20)：109-110.

[4] 姚楠，李友宾，段金廒. 羚羊角在中药复方中药理作用的试验研究[J]. 2009，31(8)：1292-1293.

[5] 王道生，陈星织. 羚珠散的药理研究[J]. 中成药研究，1984(3)：24-27.

[6] 张卓然. 复方羚羊角注射液的抗病毒免疫的实验研究[J]. 大连医学院学报，1992，14(2)：53-54.

[7] 赵文静，郝丽莉，于庆芝. 实用动物药研究[M]. 哈尔滨：黑龙江科学技术出版社，2003：280.

[8] 周华凤. 羚桃白虎汤治疗外感高热疗效观察[J]. 中国中医急症，2003，12(4)：327-328.

[9] 杨兴才. 羚羊角治疗高血压病的临床研究[J]. 辽宁中医杂志，2004，31(11)：910-912.

[10] 郭传安. 羚羊吹鼻散治疗血管性头痛[J]. 中国中医急症，1997，6(5)：239.

[11] 严可斌，封志强. 单味羚羊角粉治疗小儿发热抽风远期疗效观察[J]. 上海中医药杂志，1994(6)：24.

[12] 陆万仁. 羚角钩藤汤加减治疗面肌痉挛 100 例[J]. 上海中医药杂志，1994(9)：34.

[13] 周菊明，黄水源. 羚角钩藤汤加味治疗出血性脑卒中 23 例[J]. 新中医，1994，26(9)：38.

[14] 韩延春，吕玉霞，钟亚琴. 羚羊清肺散治疗小儿咳喘的临床应用[J]. 中医药学报，1993(6)：23.

[15] 毛彩香，张立常. 羚羊清肺散治疗小儿呼吸道感染 [J]. 河北中医，1994，16(3)：23.

[16] 李辉，毕百玲. 复方羚羊角注射液治疗小儿病毒性肺炎 50 例临床分析[J]. 临床儿科杂志，2003，21(8)：467.

[17] 陆胜祥. 羚羊角粉治疗小儿疱疹性口炎的临床体会[J]. 现代中西医结合杂志，2003，12(10)：1061.

[18] 周永霞，陈可静. 羚角钩藤汤控制小儿高热惊厥发作临床研究[J]. 中国中医急症，2004，13(7)：434-435.

[19] 陈延涛，崔风喜. 单味羚羊角煎剂治疗哮喘持续状态[J]. 吉林中医药，1996(3)：36.

[20] 崔树德. 中药大全[M]. 哈尔滨：黑龙江科学技术出版社，1989：616.

[21] 贾永康，李钢，甄生联. 羚羊角的不良反应 3 例[J]. 内蒙古中医药，2000，19(2)：46.

附：山羊角

山羊角，始见于《本草新编》。为牛科动物青羊 *Naemorkedus goral* ltardwicke 的角。性味咸寒，归肝经。功能平肝、镇惊。适用于肝阳上亢，头目眩晕；肝火上炎，目赤肿痛以及惊风抽搐等症。本品虽功似羚羊角，但作用较弱，用时剂量可酌情增大。用量 10～15g。

牛黄　Niuhuang

【别名】丑宝(《本草纲目》)，犀黄(《外科全生集》)，胆黄(《本经逢原》)，西黄(《中药处方名辨义》)，天然牛黄、京牛黄、东牛黄、西牛黄、管黄、肝黄(《中药志》)，乌金黄、果黄、碎片黄、空心黄、金山牛黄、人工牛黄(《中药材商品知识》)，进口牛黄、澳洲黄、印度黄、蛋黄、吃胆牛黄(《进口药材质量分析研究》)，各一旺(蒙语名)。

【来源】牛黄，始载于《神农本草经》，列为上品，历代本草均有记载。因其为牛的胆结石入药，色黄，涂于指甲上能染成黄色，经久不退，故名。为牛科动物黄牛 *Bos taurus domesticus* Gmelin 的干燥胆结石。习称"天然牛黄"。主产于北京、天津、内蒙古、陕西、新疆、青海、河北、黑龙江等地。产于北京、天津者，习称"京牛黄"；产于我国西北地区者，习称"西牛黄、西黄"；产于我国东北地区者，习称"东牛黄"。国外主产于印度、加拿大、阿根廷、乌拉圭等地。近代，为缓解天然牛黄药源短缺，我国药学工作者，依据天然牛黄的成因机理，在牛胆囊内植入异体，培植成功人工培育牛黄。又有由牛或猪的胆汁，经人工提取出胆酸、胆固醇、胆红素、无机盐等，加工制造而成者，为"人工牛黄"。

【采收炮制】全年有产。在宰牛时注意牛的胆囊、胆管及肝管中有无结石，发现有牛黄，应立即取出，用毛边纸包好，放入灯心草或丝通草内阴干。切忌风吹、日晒或火烘，以防碎裂或变色。阴干后，取出，除去纸包，即得干牛黄。取自胆囊的习称"胆黄"或"蛋黄"，取自胆管及肝管的习称"肝黄"或"管黄"。用时取原药材，除去杂质，研极细粉末服用。

【商品规格】按产地不同分为：京牛黄(北京、天津、河北、内蒙古一带)、东牛黄(东北地区)、西牛黄(西北及河南一带)、金山牛黄(加拿大、阿根廷等国)、印度牛黄(印度产)。按取出部位和形状不同，又分为胆黄和管黄 2 种，以胆黄质量为佳。常分为两等。一等：呈卵形、类球形或三角形，表面金黄色或黄褐色，有光泽，质松脆，断面棕黄色或金黄色，有自然形成层，气清香，味微苦后甘，大小块不分，间有碎块。二等：呈管状或胆汁渗入的各种块黄，表面黄褐色或棕褐色，断面棕褐色，余同一等。

按《中国药典》(2010 年版一部)规定：本品含水分不得超过 9.0%；总灰分不得过 10.0%。按干燥品计算，含胆酸($C_{24}H_{40}O_5$)不得少于 4.0%；含胆红素($C_{33}H_{36}N_4O_6$)不得少于 35.0%。

【药性】苦、甘，凉。归肝、心经。

【功效】清心，豁痰，开窍，凉肝，息风，解毒。

【应用】

1. 热病神昏　本品味苦性凉，入心经与肝经，长于清心、肝之热，有清心、凉肝、开窍醒神之效。故用治温病热盛火炽、热极生风之高热、烦躁、神昏谵语、痉挛抽搐等症。常与黄连、栀子、辰砂等药同用，如《景岳全书》万氏牛黄清心丸。

2. 中风痰迷、小儿惊风　牛黄苦凉，气香、入心，有较强的清心、祛痰、开窍醒神作用，为治痰热蒙闭心窍、神志昏迷、惊痫抽搐之要药。故广泛用治温病热陷心包、中风痰迷或小儿惊痫、痰涎壅盛等痰热阻闭心窍之神昏谵语、壮热烦躁、口噤舌謇、面红气粗、痰涎壅塞等症。

常以本品与麝香、郁金、黄连、栀子等开窍醒神、清热解毒之品配伍，治疗热陷心包、中风入脏之患，如《温病条辨》安宫牛黄丸、《太平惠民和剂局方》至宝丹。《中国药典》牛黄镇惊丸，以本品与胆南星、白僵蚕、天竺黄等清热、化痰、息风止痉之品配伍，治疗小儿痰热惊风甚效。《证治准绳》牛黄散，用本品配伍麝香、钩藤、全蝎等药；《医学入门》牛黄抱龙丸，用牛黄与胆南星、钩藤、麝香等配伍，治小儿痰热急惊均效。

3. 癫痫发狂　本品清热豁痰、开窍醒神之功，亦用治痰蒙清窍之癫痫发作，症见突然仆倒、昏不知人、口吐涎沫、双目上窜、四肢抽搐等。常与麝香、胆南星、天竺黄等配伍，以增强化痰息风、开窍醒神之力，如《万病回春》金箔镇心丸；或以本品与珍珠、远志、胆南星等药配伍，共收豁痰开窍、息风止痉之效，如痫证镇心丹(《中医内科学讲义》上海科学技术出版社，1964:160)。若痰火上扰，心窍被蒙，发为癫狂者，常以本品与青礞石、珍珠、朱砂等配伍，如《寿世保元》清心滚痰丸。《素问病机气宜保命集》牛黄膏，取牛黄与朱砂、郁金、牡丹皮等配伍，治热入血室，发狂不识人者。

4. 口舌生疮，咽喉肿痛、溃烂　牛黄苦凉，为清热解毒之良药，用治火毒郁结之口舌生疮、牙龈肿痛、咽喉肿痛溃烂等症颇效。如《圣济总录》牛黄散，以本品为末，用竹沥调匀，滴入小儿口中，治小儿鹅口，不能吮乳；《证治准绳》祛毒牛黄丸，用本品与雄黄、寒水石、硼砂等配伍，治咽喉肿痛、满口生疮、舌体强硬者；《外科大成》牛黄生肌散，用牛黄与硼砂、珍珠、儿茶等配伍，共为细末，掺患处，治牙龈肿痛、牙疳、臭烂穿腮者；《绛囊撮要》珠黄散，以本品与珍珠共为细末，吹喉，治咽喉肿痛溃烂；《全国中成药处方集》牛黄解毒丸，以本品与黄连、栀子、大黄等配伍，治咽干咳嗽、风火牙痛、大便秘结者。

5. 头晕目赤、暴发火眼、目眦生疮　本品清热泻火解毒，亦用治头晕胀痛、目赤肿痛、暴发火眼、身热口渴之患，常与黄连、生石膏、菊花等清热泻火、清肝明目之品配伍取效，如《全国中药成药处方集》牛黄上清丸。《审视瑶函》小牛黄丸，用本品配伍雄黄、珍珠、朱砂等，治疗目眦生疮、流出脓汁、目胀痛甚之患。

6. 痈疽疔疮　本品苦凉，清热解毒，常用治热毒蕴结之疖肿、疔疮、痈疽等患，每与其他清热解毒药配合应用。如《保婴撮要》牛黄解毒丸，以牛黄与金银花、草河车、甘草同用，治疗胎毒疮疖及一切疮疡；《疮疡经验全书》牛黄蟾酥丸，以本品配伍蟾酥、雄黄、麝香等作丸内服，再以二黄散(牛黄、雄黄、冰片)干掺患处，治各种痈疽疮疡。

7. 乳岩、横痃、瘰疬、痰核、流注、恶疮　本品清热解毒之效颇佳，用治热毒壅盛、郁结之乳岩、横痃、痰核、流注、瘰疬、恶疮等症。每与麝香、乳香、没药同用，以解毒消肿，活血散结，如《外科全生集》犀黄丸。

【用法用量】入丸、散剂，每次0.15～0.35g。外用适量，研细末敷患处。

【使用注意】非实热证不宜用，孕妇慎用。

【鉴别用药】牛黄与羚羊角均为息风止痉药，二者性偏寒凉，入肝经与心经，均有息风止痉、清热解毒之效。用治温热病热极风动和小儿急惊风之高热、神昏谵语、痉挛抽搐病证，以及肝火上攻之头晕目眩、目赤肿痛之患。然羚羊角重在治肝，有息肝风、清肝热、平肝阳等多种作用，主治肝风内动高热、痉抽及肝火目疾；牛黄则重在治心，有清心、开窍醒神、祛痰之长，且解毒力强，主治热入心包、中风、惊风等痰热阻闭心窍之高热、神昏、谵语及恶疮肿毒等疾患。

【药论】

1.《神农本草经》:"主惊痫，寒热，热盛狂痓。"

2.《名医别录》:“疗小儿百病,诸痫热口不开;大人狂癫。又堕胎。”

3.《日华子本草》:“疗中风失音,口噤,妇人血噤,惊悸,天行时疾,健忘虚乏。”

4.《日用本草》:“治大人小儿惊痫搐搦烦热之疾,清心化热,利痰凉惊。”

5.《本草纲目》:“痘疮紫色,发狂谵语者可用。”

6.《本草从新》:“清心解热,利痰凉惊,通窍辟邪,治中风入脏,惊痫口噤,小儿胎毒,痰热诸病,发痘堕胎。”

7.《会约医镜》:“疗小儿急惊,热痰壅塞,麻疹余毒,丹毒,牙疳,喉肿,一切实证垂危者。”

【现代研究】

(一) 化学成分

牛黄含水分3.28%~6.92%,胆酸5.57%~10.66%,脱氧胆酸1.96%~2.29%,胆固醇0.56%~1.66%,以及胆色素、麦角固醇、维生素D、钠、钙、镁、锌、铁、铜、磷等;尚含类胡萝卜素及丙氨酸、甘氨酸、牛磺酸、天冬氨酸、精氨酸、亮氨酸、蛋氨酸等氨基酸;还含黏蛋白、脂肪酸及肽类(SMC)成分。

牛黄含多量胆红素。有谓含量以澳洲产者为最高(6个标本,45.5%~52%),印度产者略次(6个标本,18.7%~38.2%);又有分析出处不明的多种牛黄,含率为10.57%~15.5%。可见市售牛黄的胆红素含率相差很大,约从10%~50%不等。虽然胆红素并非重要的有效成分,但因测定较易,故有主张以其含率作为品评牛黄质量好坏的标准。

(二) 药理作用

1. 对中枢神经系统的作用

(1) 镇静作用:对中枢兴奋药有拮抗作用,对中枢抑制药有协同作用。天然牛黄对中枢神经系统具有镇静作用,可对小鼠自主活动有显著的抑制作用而降低小鼠协调运动功能;能加强催眠药物如戊巴比妥钠的神经中枢抑制作用,延长戊巴比妥钠小鼠催眠时间;减轻吗啡等所致小鼠兴奋;促使阈下剂量水合氯醛翻正反射消失等[1]。其含有的牛磺酸具有中枢抑制作用,可减少小鼠的自主活动和踏轮活动,增强阈下计量戊巴比妥钠对小鼠的催眠作用[2]。

(2) 抗惊厥作用:牛黄具有抑制樟脑、咖啡因、印防己毒素等所致的小鼠惊厥作用,但对士的宁及戊四氮惊厥无效。牛磺酸能明显延长小鼠士的宁引起惊厥的潜伏时间。牛磺酸对戊四氮、毒毛花苷G、荷包牡丹碱、印防己毒素、一氧化氮、氧化铝、4-氨基吡啶、青霉素、高压氧、缺氧、低钙、听源性、L-犬尿氨酸和光诱发等多种因素所致的惊厥亦有抑制作用。但对氨基脲惊厥反有易化作用[3]。

(3) 解热作用:牛黄对正常大鼠体温无降低作用,但可抑制2,4-二硝基苯酚对大鼠引起的发热,降低酵母所致发热大鼠体温。动物试验提示,牛磺酸在下丘脑可能作为介质而调节体温。较大剂量牛磺酸的降温作用可能是由于扩散到与体温调节有关的其他脑区,且其含有的去氧胆酸亦有解热作用[2]。

2. 对心血管的作用　天然牛黄和人工牛黄对血压和心脏具有相同的作用,静脉注射时降低麻醉猫和大鼠的血压,增加在体和离体蟾蜍正常心脏及戊巴比妥钠、普萘洛尔(心得安)、低钙所致心衰模型心脏的心肌收缩力,其中对心衰模型心脏的正性肌力作用最明显;减慢离体蟾蜍心脏的心率[4]。人工培植牛黄能显著或极显著降低大鼠的正常血压,能显著减少离体蛙心的收缩频率和输出量;而对离体蛙心的收缩幅度和大鼠的心电图无显著影响。其对动物心脏和血压的影响与其胆红素含量的多少无正比关系[5]。牛黄调节心脏活动的主要成分可能是牛磺酸，其在心血管方面的作用有：抗心律失常作用；通过抑制钙内流，降低钙含量，对内皮损伤诱导的血管平滑肌细胞的增生有抑制作用；拮抗缺血大鼠心肌肌膜及线粒体 Ca^{2+} ATP 酶、Mg^{2+} ATP 酶及 Na^{+}-K^{+} ATP 酶活性降低的细胞保护作用，起到保护心肌线粒体的功能和防止心肌损伤的作用；还可显著拮抗大鼠的应激性心律失常及心肌收缩、舒张功能的降低，保护心肌组织免受应激损伤；在降压作用同时伴缩血管物质的降低和舒血管物质的增加；对血小板凝集与血栓形成有抑制作用；有降血脂作用[6]。

3. 对消化系统的影响　牛黄有解痉作用，可对抗乙酰胆碱所致小鼠离体小肠痉挛，其中水溶部分的多肽成分 SMC-S_2、SMC-F 等能兴奋离体豚鼠、小鼠小肠，其作用可被阿托品阻断，为毒扁豆碱所增强，可见牛黄对肠道平滑肌的影响是其各组成成分的综合结果[7]。牛黄有很好的利胆保肝作用，熊去氧胆酸能显著促进正常大鼠胆汁流量、胆汁胆红素、胆汁总胆汁酸的分泌，降低胆汁胆固醇的含量；能显著降低血清胆红素、血清总胆汁酸、血清胆固醇水平；对胆汁及血清磷脂水平影响不明显[8]。熊去氧胆酸对肝脏的保护作用机制有：一是可以使血清、肝和胆内的熊去氧胆酸浓度升高，改变这些部位的胆汁成分结构，使胆汁的亲水性增加而细胞毒性减少；二是通过刺激肝胆运输，促使疏水性胆汁酸和其他成分由胆汁排出；三是保护肝细胞以及细胞内的线粒体膜免受高浓度疏水性胆酸的损害的同时，发挥抗凋亡作用。可对抗乙炔雌二醇诱导的肝内胆汁淤积对肝细胞的损伤，有稳定肝细胞膜的作用，维护了肝脏正常的结构和功能，从而使 AST、ALT、ALP 恢复到正常[9]。牛黄主要成分胆汁酸分子能与胆固醇、磷脂等疏水分子形成复合微胶粒，使其溶解，从而促进脂肪、类脂肪及脂溶性维生素的吸收，预防胆结石的形成。

4. 对呼吸系统的影响　牛黄有呼吸兴奋作用，牛磺结合胆汁酸在镇咳祛痰抗炎方面疗效优于游离胆汁酸，能直接扩张支气管，对组胺、毛果芸香碱和乙酰胆碱所引起的气管平滑肌痉挛具有解痉作用，可延长小鼠咳嗽潜伏期及减少 3 分钟内咳嗽次数；明显促进小鼠呼吸道分泌，增加酚红排泌量[10]。

5. 对免疫系统的影响　熊去氧胆酸可抑制胆管上皮的人类白细胞抗原表达，促使原发性胆汁性肝硬化患者的淋巴细胞恢复自然杀伤能力，促使淋巴细胞功能恢复正常[11]。牛磺酸鹅去氧胆酸能提高小鼠外周血中吞噬细胞的吞噬功能、血清溶菌酶含量、溶血素形成以及抑制迟发型变态反应，在增强机体非特异性免疫和特异性免疫功能方面发挥着重要作用[12]。

6. 抗氧化作用　牛黄中的胆红素能清除超氧阴离子自由基，有很强的抗氧化作用，可明显抑制自由基生成和脂质过氧化，在防御氧化毒性方面起着重要作用，是机体拮抗自由基氧化损伤的主要防御机制之一，对生物大分子和细胞膜结构、功能起保护作用，是机体抵抗脂质过氧化、清除自由基的一种天然抗氧化剂[13]。体外培育牛黄能明显延长缺氧小鼠的生存时间，提高缺氧小鼠的脑、肝、心组织及血清 SOD 活性，降低 MDA 含量，并能明显减轻脑组织的病理损伤，具有耐缺氧作用，能提高机体清除自由基的能力，减轻脂质过氧化作用对脑、心组织的损害，从而保护心、脑细胞[14]。

（三）临床报道

1. 治疗中风　安宫牛黄丸[牛黄、郁金、犀角（现已禁用）、麝香、珍珠、栀子等]每次半丸，温开水溶化鼻饲，每日 2 次，3～5 天为 1 个疗程，疗效显著[15]。

2. 流行性乙型脑炎 口服安宫牛黄丸，2～4 岁，每次 1/4 丸，每日 2 次；4～10 岁，每次 1/2 丸，每日 2 次；11 岁以上，每次 1 丸，每日 2 次，5 天一疗程。共治疗 78 例，痊愈率

88.46%，总有效率 97.49%[16]。

3. 治疗癫痫 用皮试针头抽取牛黄醒脑注射液，分别注射大椎、风池(双)、内关(双)、足三里(双)，每穴 0.3ml，隔日 1 次，10 次为 1 个疗程，疗程间休息 1 周。治疗 40 例，结果：近期临床痊愈 14 例，占 35%；好转 25 例，占 62.5%；无效 1 例，占 2.5%，总有效率为 97.5%。40 例分别在治疗前和治疗 2～3 个疗程后进行脑电图检查，其中癫痫放电基本消失者 21 例，好转 11 例，无变化 8 例，脑电图改善率为 80%。疗效与病情轻重、发作频率无关，与年龄关系密切，年龄越小康复越快[17]。又用牛黄三石丸，由牛黄 15g，雄黄、琥珀、全蝎各 60g，赭石、青礞石、郁金各 200g，磁石 600g，珍珠 20g，朱砂 30g，僵蚕、菖蒲、胆南星各 150g，栀子 300g，蜈蚣 60 条组成。共为细末，糊丸如绿豆大。每晚睡前服 1 次，每次 3～5g，发作频繁者可 1 日 2～3 次，1 个月为 1 个疗程。有效率 80%[18]。

4. 治疗脑血栓 用牛黄醒脑注射液 2 号 6ml 加 10%葡萄糖 250ml；精制蝮蛇抗栓酶 1.0U 加入生理盐水 250ml 内。分别静脉滴注，每天 1 次。牛黄醒脑注射液 1 号 4ml 肌注，每日 1 次。21 天为 1 个疗程，间隔 7 天，重复第 2 个疗程，总有效率为 95%[19]。

5. 治疗肺性脑病 对照组 33 例，首选青霉素、链霉素联合用药，进行积极抗炎治疗，配合其他疗法。治疗组 30 例，除按上述方法治疗外，加用复方丹参液及牛黄醒脑Ⅰ、Ⅱ号治疗。将复方丹参注射液 16ml 加入 10%葡萄糖 500ml 内静脉滴入，肌内注射牛黄醒脑Ⅰ、Ⅱ号注射液各 4ml，每日 2～3 次。结果：治疗组死亡 6 例，缓解 24 例；对照组死亡 17 例，缓解 16 例[20]。

6. 溃疡性结肠炎 四神丸每次 1 丸，犀黄丸 1 次 3g，1 天 2 次，7 天 1 个疗程。治疗 51 例，2 个疗程后，好转 16 例，无效 1 例，治愈率为 75%[21]。

7. 非化脓性肋软骨炎 犀黄丸 3～6g/次，口服，每日 1 次。治疗 26 例，7 天后，痊愈 18 例，显效 5 例，有效 3 例[21]。

8. 真菌性阴道炎 10%洁身纯洗液 200ml 冲洗阴道后，置入牛黄解毒片 2 片于阴道深处，每日 1 次，10 天 1 个疗程。停药 2～3 天后，于下次月经周期干净后 2～3 天继续给予巩固性治疗 1 个疗程，并随访 3 个月经周期。治疗 112 例，总有效率 87.5%[22]。

9. 带状疱疹 牛黄解毒片 4～6 片研末，加食醋少许调成糊状。皮肤患处 75%酒精消毒，再涂药厚 0.2cm，每日换药 1 次，同时口服牛黄解毒片 3 粒，每日 3 次，以肌内注射聚肌胞 2ml。治疗 15 例，用药 2～3 天，病变不再发展，水疱枯缩，疼痛显著缓解或消失。12 例于第 1 天水疱干枯，结痂痊愈；3 例 7 天后治愈[23]。

10. 治疗晚期肺癌发热 用安宫牛黄丸治疗热闭心神型晚期肺癌高热患者 25 例。结果实验中的治疗组显效 10 例，占 40.0%；有效 12 例，占 48.0%；无效 3 例，占 12.0%。总有效率 88.0%。对晚期肺癌高热患者有减轻痛苦、改善症状等功效。其机制为物理、药物降温及抗感染。在充分补液，保持水、电解质平衡，吸氧等综合治疗措施后，给予安宫牛黄丸 1 粒，溶于 50ml 生理盐水注射液中，调成稀糊状鼻饲。对体温仍不降且神志无改变者，24 小时后再给 1 粒[24]。

11. 治疗婴幼儿肺炎 报道用安宫牛黄丸，3 个月以下患儿每次服 1/6 丸，3 个月以上患儿每次 1/3 丸，3 次/日。一般口服，昏迷或严重呼吸困难者采用胃管注入。结果：痊愈 48 例，好转 1 例，治愈率 98%[25]。

(四) 不良反应

1. 毒性 采用简化几率单位法，测定天然牛黄和人工牛黄急性 LD_{50}，腹腔给药，观察

72小时内死亡率。测得天然牛黄 LD_{50} 是(479.5±245.1)mg/kg,人工牛黄 LD_{50} 是(562.2±66.5)mg/kg[26]。小鼠30只先饥饿8小时(禁食不禁水),随机分3组,分别静脉滴注15%天然牛黄、10%与15%培植牛黄,给药容量为50ml/kg,4小时后重复给药1次。给药后,多数动物活动明显减少。约3小时后渐恢复正常,继续观察7天,未见毒性反应和死亡。饮食正常,皮毛光滑,行为、活动均正常[27]。但自80年代以来,陆续有牛黄制剂出现毒副作用的报道:主要是服用牛黄解毒片(丸)后,引起的皮肤过敏[27],严重者可以出现过敏性休克或者死亡[28,29];

2. 中毒原因及预防　服用牛黄制剂后毒副作用,一般在药后0.5～2小时出现,中毒、过敏原因主要是超剂量长期服用所致;其次是服药者属特异性或过敏性体质[30]。

3. 中毒救治　停止服药,给予抗过敏、抗休克及对症治疗后,全部治愈。

参考文献

[1] 郭淑民,苏燕生,王汝娟. 牛齿根与牛黄的解热及镇静作用比较[J]. 中草药,1996,27(10):603-605.

[2] 赵文静,郝丽莉,于庆芝. 实用动物药研究[M]. 哈尔滨:黑龙江科学技术出版社,2003:280.

[3] 杨敬格,袁惠南. 牛黄的药理研究概况[J]. 赣南医学院学报,1989,9(3-4):123-127.

[4] 潘善庆,董继萃,王凤仁,等. 新一代人工牛黄的药理与毒理学研究Ⅳ. 对心血管系统的影响[J]. 中国生化药物杂志,1994,15(3):172-176.

[5] 哈斯苏荣,李培峰,关红,等. 胆红素含量不同培植牛黄对动物心脏及血压的影响[J]. 内蒙古农业大学学报:自然科学版,1997,18(4):217-221.

[6] 臧恒昌,翟光喜,张泰松,等. 牛磺酸应用于心血管疾病的研究进展[J]. 中国生化药物杂志,2001,22(4):215-217.

[7] 王本祥. 现代中药药理与临床[M]. 天津:天津科技翻译出版社公司,2002:318.

[8] 薛小平,李东华,刘铮,等. 活血化瘀中药对清热利胆中药利胆作用的增效研究[J]. 天津中医药,2006,23(1):70-72.

[9] 刘红,刘建,李金艳. 熊脱氧胆酸对抗乙炔雌二醇诱发孕大鼠肝内胆汁淤积的作用机制[J]. 现代妇产科进展,2005,14(3):229-232.

[10] 胡霞敏,石朝周. 牛磺结合及其游离胆汁酸在小鼠镇咳祛痰抗炎模型上的作用比较[J]. 中国临床药学杂志,2001,10(2):85-88.

[11] 刘丽萍,贺承山. 熊去氧胆酸治疗肝脏疾病的作用机制和临床应用进展[J]. 解放军药学学报,2004,20(4):283-286.

[12] 何秀玲,李培锋,关红,等. 牛磺酸鹅去氧胆酸对小鼠免疫功能的影响[J]. 中药材,2005,28(12):1089-1092.

[13] 王天成,王振宇,沈惠麒,等. 胆红素和牛黄拮抗正己烷致小鼠脂质过氧化作用的初步研究[J]. 中国工业医学杂志,2004,17(6):356-358.

[14] 蔡红娇,汪世元,刘烈刚,等. 体外培育牛黄耐缺氧和清除自由基作用的研究[J]. 中药药理与临床药理,2003,19(6):20-22.

[15] 邢峰丽,李青,张伟,等. 安宫牛黄丸治疗脑中风34例临床观察[J]. 河北中医,2005,27(1):13-14.

[16] 蔡红娇,张晓琴,麦根荣,等. 含体外培育牛黄的安宫牛黄丸治疗流行性乙型脑炎的临床研究[J]. 中药新药与临床药理,2005,16(3):217-219.

[17] 邹德霖,况琼瑢. 牛黄醒脑注射液穴位注射治疗癫痫病40例疗效观察[J]. 中医杂志,1991,32(12):36-37.

[18] 郭云露.牛黄三石丸治疗癫痫 40 例[J].山西中医,1994,10(4):28-29.

[19] 王润,张姣兰,王静珠.蝮蛇抗栓酶并牛黄醒脑液治疗脑血栓形成 42 例[J].辽宁中医杂志,1994,21(2):79.

[20] 刘海君,梁子强.复方丹参及牛黄醒脑注射液治疗肺性脑病疗效观察[J].中国医刊,1993,28(9):52-53.

[21] 何欣,黄立中.犀黄丸临床应用及实验研究进展[J].湖南中医药导报,2003,9(4):82-89.

[22] 刘宪鸣.牛黄解毒片治疗霉菌性阴道炎 112 例[J].中国中医药科技,2005,12(3):196-197.

[23] 蒋金仙.牛黄解毒片外敷治疗带状疱疹 15 例疗效观察[J].苏州医学院学报,1996,16(6):1168.

[24] 熊春荣.安宫牛黄丸治疗热闭心神型晚期肺癌高热患者 25 例[J].现代诊断与治疗,2005,16(1):10.

[25] 刘文.安宫牛黄丸新用[J].医药与保健,2004,2(4):39-40.

[26] 袁惠南.培植牛黄药理作用的研究[J].中国中药杂志,1991,16(2):105.

[27] 徐志莉,赵俊英.牛黄解毒片致固定型药疹 1 例[J].实用皮肤病学杂志,2011,4(1):56-57.

[28] 褚振中.口服牛黄解毒片致过敏性休克 1 例[J].中国医院药学杂志,2002,22(7):439.

[29] 杨义,孙淑波,雷力力,等.牛黄解毒片致患儿过敏性休克死亡 1 例[J].药物不良反应杂志,2010,12(2):147.

[30] 钱小奇.牛黄解毒丸(片)临床毒副反应的分析[J].中成药,1990,12(12):24.

熊胆 Xiongdan

【别名】狗熊胆、黑瞎子胆(《中药志》),熊瞎子胆、云胆、东胆、金胆、墨胆、压胆、菜花胆、吊胆、铜胆、铁胆(《中药材手册》),扁胆(《中药正别名》),熊胆仁(《中药材商品知识》),进口熊胆(《进口药材质量分析研究》)。

【来源】熊胆,始载于《新修本草》,列为上品,其后,各代本草均有记载。因其为“熊”的胆囊的胆汁入药,故名。为熊科动物黑熊 *Selenarctos thibetanus* G. Cuvier 或棕熊 *Ursus arctos* Linnaeus 的干燥胆汁。主产于黑龙江、吉林、云南、四川、青海、陕西、湖北等地。产于云南者称“云胆”,品质最优;产于黑龙江、吉林者称“东胆”,产量最大。为野生。

【采收炮制】有猎熊取胆与活熊取胆法两种。以往猎熊取胆多在冬季捕捉,猎取熊后,立即剖腹,取出胆囊,用线扎住胆管口,小心剥去胆囊外附着的油脂,挂于阴凉通风处阴干,习称“吊胆”;或用两块比熊胆略大的木板夹扁扎住,吊于通风处阴干,习称“扁胆”或“压胆”;亦有置于石灰缸内干燥者。本品不宜晒干或烘干,以防腐臭。除去皮膜,净仁供药用,称“熊胆仁”或“净胆”。由于目前熊的野生资源日渐减少,现多采用活熊取胆法:首先将熊施胆囊造瘘术,置入引流管并同胆汁瓶(胆汁瓶系只能流入,不能逆流的特制瓶)相接。后每经 24 小时即可取胆汁 1 次,时间在下午 3 时为宜。将取出的胆汁瓶内的胆汁,倒入容器中,置 40℃温箱中 4～5 天,干后收藏。熊胆以个大,胆仁金黄色、明亮,入口融化,清凉而不粘牙,味苦回甜者为佳。用时取胆仁,研细末即可。

【商品规格】

1. 历史规格分档 ①按产地分云南货(胆囊皮壳薄而大,多扁形,胆壳黄亮,干者块黄如琥珀,质松易碎,质较优)、黑龙江或其他地货(取出胆囊吊起,胆汁流于底部,晒干,称吊胆,皮多胆少,分 1～3 等)。②以颜色分档:a. 金珀胆:皮壳光亮,颗粒松脆,手捏之有飒飒之响声,呈金黄色透明光亮如琥珀,味苦回甜。用香针(鉴别麝香的用具之一)打出来的胆内结束,金黄色发亮光,为熊打死后立即取出的胆加工而成的,属上等品。习称“金胆”或“铜胆”。b. 菜花胆：手捏之也有响声，但内容物色黄，而带绿色光泽，质亦较脆，稍次。c. 墨胆：为熊死后较久才取出者，因熊脂浸入胆内而致胆呈黑色。又可分为金墨胆：手捏之有响声，色黑有胶质；油墨胆：有油质，软润成块，手捏之不响。

春猎多菜花胆，夏猎多墨胆，秋、冬猎多金胆。

2. 现行规格标志　分黑龙江 1～3 等及混统；云南毛金胆、毛菜胆、毛墨胆、净胆等规格。一等，干重 50g 以上；二等，干重 35g 以上；三等，干重 35g 以下。

【药性】苦，寒。归肝、胆、心经。

【功效】清热解毒，息风止痉，清肝明目。

【应用】

1. 热极生风，惊痫抽搐　熊胆为苦寒之品，凉心清肝，善清泻肝火，息风止痉，故用治肝火炽盛，热极生风所致之小儿惊风、癫痫、子痫等痉挛抽搐之症。常单用或与朱砂、郁金、白矾等药配伍取效。如《食疗本草》以熊胆二大豆许，和乳汁及竹沥化服，治小儿痰热惊痫，甚良；《世事百谈》用本品以温水化服，治子痫。

2. 热毒疮痈、痔疮肿痛、风虫牙痛、疳疮蚀鼻　本品苦寒，清热解毒之效颇佳，故治疗热毒蕴积之疮疡痈疽、咽喉肿痛、痔疮肿痛等患，可单用本品内服、外涂，或与清热解毒之品配伍应用取效。如《千金方》治五痔十年不瘥，涂熊胆，取瘥止；《本草纲目》引寿域方，用熊胆半两，入片脑少许研，和猪胆汁涂之，治肠风痔瘘；《摄生众妙方》用熊胆三钱、片脑四分，共为末，用猪胆汁调搽，治风虫牙痛；《太平圣惠方》用熊胆半分，以汤化之，调涂鼻中，治小儿疳疮蚀鼻。

3. 目赤翳障　本品善入肝经，能清泻肝火而明目退翳，用治肝热目赤肿痛、羞明流泪及目生翳障等症，以之外用滴眼或内服均可。如《本草纲目》引《齐东野语》熊胆丸，以熊胆少许，化开，入冰片一二片，外用点眼，治目赤翳障；《全幼心鉴》以熊胆少许蒸水外洗，治新生儿胎热目闭多眵。

4. 小儿疳疾　本品清热除疳而治疗多种小儿疳疾。如《小儿卫生总微论方》熊胆麝香丸，以本品与麝香、黄连、蟾酥等配伍，治疗小儿一切疳疾，心腹虚胀、爱食泥土、四肢壮热等症；《小儿卫生总微论方》熊胆丸，以熊胆、使君子仁等分，研细，为丸，米饮送服，治小儿疳疾羸瘦。《太平圣惠方》以本品与青黛、蟾酥、黄连、牛黄等合用，共研如粉，猪胆汁和丸服，治小儿奶疳，黄瘦、体热、心烦。

5. 黄疸　本品清肝利胆退黄，单用即效。如《新修本草》云，熊胆能“疗时气热盛变为黄疸”。

6. 蛔虫心痛　《本草纲目》载：本品“杀蛔”。《外台秘要》用熊胆如大豆，和水服之，治蛔虫心痛，大效。

【用法用量】不入汤剂，宜入丸、散，内服，每次 0.25～0.5g，每日 2～3 次。由于本品味腥、极苦，口服易致呕吐，故亦用胶囊剂。外用适量，调涂患处。

【使用注意】宜用治实热证，虚寒证当严禁。

【鉴别用药】熊胆、牛黄均为苦寒清热之品，善入肝，有清泻肝火、息风止痉、清肝明目、清热解毒的功效。都适用于热极生风，惊痫抽搐之患，以及肝热目赤肿痛、热毒疮疡等证。然牛黄清热力强，兼可开窍、化痰，故主治温热病热陷心包、小儿急惊或痰热惊风之高热、神昏谵语、惊厥抽搐等急重证候，以及热毒炽盛之恶疮痈疽、咽喉肿痛溃烂者；熊胆则力不胜，可用治轻症，一般多用于肝热目赤肿痛、目生翳障及痔疮肿痛等疾患。

【药论】

1.《药性论》:“主小儿五疳,杀虫,治恶疮。”

2.《日华子本草》:“治疳疮,耳鼻疮,及诸疳疾。”

3.《医学入门》:“点眼去翳开盲。除恶疮、痔瘘。”

4.《本草蒙筌》:“治男、妇时气热蒸,变为黄疸;疗小儿风痰壅塞,发为惊痫;驱五疳、杀虫,敷恶疮散毒;痔病久发不愈,涂之立见奇功。”

5.《本草纲目》:“退热,清心,平肝,明目去翳,杀蛔、蛲虫。”

6.《本草从新》:“凉心,平肝,明目,杀虫,治惊痫五痔。实热则宜,虚家当戒。”

【现代研究】

(一)化学成分

熊胆主要含有胆汁酸类的胆酸、熊去氧胆酸、鹅去氧胆酸、去氧胆酸、牛磺熊去氧胆酸、牛磺鹅去氧胆酸、牛磺胆酸。熊去氧胆酸是熊胆的特有成分,可以作为鉴别药用熊胆的依据。另外熊胆中尚含胆红素、胆黄素、胆褐素、胆固醇、脂肪、磷质、无机盐、水分,以及赖氨酸、天门冬氨酸、苏氨酸、牛磺酸等4～12种氨基酸。

(二)药理作用

1. 解热、镇痛作用 熊胆粉能显著降低2,4-二硝基苯酚所致大鼠的体温升高,对热板及醋酸引起的疼痛有明显镇痛作用[1]。

2. 利胆作用 熊胆用于治疗胆结石的效果已得到广大医学工作者的认可,因为熊胆中含多种胆汁酸,可使胆汁中胆固醇量降低,并使呈过饱和状态的胆固醇胆汁呈不饱和状态。熊胆粉能显著降低豚鼠的胆石生成率,升高胆汁酸浓度,降低胆汁中胆固醇浓度及致石指数,熊胆粉对豚鼠胆囊胆固醇结石有预防作用[2]。不同剂量(0.16,0.08,0.04g/kg)对家兔食饵性胆固醇胆结石的发生率具有抑制作用,从而降低胆汁中游离胆固醇的含量,增加总胆汁酸的含量。将家兔随机分为6组,除空白对照组外,其余各组家兔均给予含1%胆固醇的成石饲料喂养45天后,手术取胆汁、胆囊及胆总管,测定胆汁内各成分含量并分析熊胆胶囊是否对食饵性胆固醇类胆结石有防治作用。结果:熊胆粉能显著降低家兔食饵性胆固醇胆结石的发生率,降低胆汁中游离胆固醇的含量,增加总胆汁酸的含量,熊胆粉具有预防食饵性胆结石形成的作用[3]。

3. 对心血管系统的作用

(1) 对心脏的作用:试验研究表明:熊胆粉对豚鼠左心房和右心房均表现明显的负性肌力作用,且对右心房的作用强于天然熊胆。熊胆粉对心肌细胞糖原含量明显增多,琥珀酸脱氢酶活性明显增强,乳酸脱氢酶活性明显降低,超微结构的损伤性变化明显恢复,心肌细胞酶释放也明显降低至接近正常水平[4]。

(2) 降血脂作用:注射用熊胆粉可明显抑制大鼠体内外血栓的形成,降低血液黏度,改善血液流变性,抑制血小板聚集,降低血小板黏附性,改善血栓性缺血脑组织病变程度,降低毛细血管通透性,且可降低损伤脑组织中丙二醛(MDA)水平,保护超氧化物歧化酶(SOD)活性,对脑缺血有保护和治疗作用[5]。

4. 促进微循环 熊胆注射液对失血性休克大鼠平均动脉血压(MABP)回升作用显著和延长存活时间,其对失血性休克大鼠肠系膜微循环有一定作用[6]。

5. 抑制肿瘤作用 引流熊胆可使人早幼粒白血病细胞分化有分化诱导作用。引流熊胆可使人早幼粒白血病细胞系 HL-60 80％以上的细胞分化为单核-吞噬细胞特征的细胞，使该细胞失去自发形成集落的能力，同时细胞增殖受到明显抑制。用熊胆对 2 种瘤细胞和小鼠 S_{180} 腹水癌抑瘤实验。结果：发现 1mg/ml 浓度熊胆液对人白血病细胞株 K_{562} 细胞，20μg/ml 对小鼠的骨髓瘤细胞 SP_{20} 有明显抑制作用，细胞崩解死亡。20mg/g 体重的熊胆与 S_{180} 腹水癌混合接种昆明鼠腹腔，30 只鼠有 5 只鼠长期存活（60 天以上）。而单纯腹腔接种 S_{180} 腹水癌昆明鼠（对照组）9 天全部死亡。熊胆对培养的瘤细胞有抑制作用[7]。

6. 其他作用　熊胆还有镇静、解痉、抗惊厥、镇咳作用[8,9]；能消除亚硝酸钠，且有明显的量-效关系，熊胆液能明显阻断二甲基亚硝胺的合成，其量与阻断率呈量-效关系[10]。

（三）临床报道

1. 治疗冠心病　用熊胆救心丹，其主要成分为：熊胆、麝香、天然牛黄、蟾酥、人参、猪胆膏、珍珠、冰片、水牛角浓缩粉等。随机选择同期诊断为冠心病的 30 例住院病人为观察对象，所有病例均停用硝酸酯类药物。服用熊胆救心丹，每天 3 次，每次 2 粒，连服 15 天为 1 个疗程。结果显示，该药对改善临床症状发生率、降低血脂（胆固醇）均有极显著疗效，对心电图（ST）段改善亦有显著疗效，对降低甘油三酯同样有效。结果表明，熊胆救心丹具有起效迅速、药效持久、无明显毒副作用等优点[11]。用熊胆粉治疗 32 例老年心绞痛患者，显效 59.4％，总有效率 93.8％。提示具有较强的止痛、镇静作用，且无麻醉止痛剂的成瘾性和不良反应，可用于抗心绞痛治疗[12]。

2. 治疗慢性肝病　用熊胆注射液（2％），每次 2ml，每日 2 次，肌内注射，并按中医辨证配以中药治疗；1 个月为 1 个疗程，连续用 3 个疗程，每疗程间休息 3～4 天。对照组病人以综合疗法加中医辨证治疗，疗程同上。结果：治疗慢性迁延性肝炎、慢性活动性肝炎、肝硬化 111 例，有效率分别为 93.35％、86.88％、84.21％。临床验证，有退黄、降酶、调节肝脏蛋白代谢之作用[13]。临床也有采用熊胆胶囊治疗高黄疸慢性乙型肝炎 33 例，并用同期住院患者 20 例作对照，观察两组患者黄疸消退情况。结果：加用熊胆胶囊治疗可促使黄疸迅速消退、肝功能改善；熊胆胶囊有保肝利胆功效，用于治疗高黄疸的肝炎患者，可使其病程缩短[14]。采用熊胆胶囊口服治疗 78 例急、慢性病毒性肝炎患者，并以复方益肝灵治疗 23 例急、慢性肝炎患者作为对照，4 周后对其效果进行评价。结果：熊胆胶囊治疗组总胆红素复常率为 81％，而复方益肝灵治疗组则为 40％；两组的降酶效果均较显著，转氨酶复常率接近 80％。治疗过程中均无明显的不良反应，熊胆胶囊对病毒性肝炎患者有较好的治疗作用[15]。

3. 治疗胆石症　将 265 例胆囊炎胆石症患者随机分成黑宝熊胆胶囊治疗组和利胆排石片对照组，其中治疗组 214 例，对照组 51 例。治疗组口服黑宝熊胆胶囊，每次 0.4g，2 次/天；对照组口服利胆排石片，每次 6 片，2 次/天。30 天为一疗程。结果：治疗组治愈 34 例，显效 82 例，有效 79 例，无效 19 例，总有效率达 91.12％。治疗组治疗胆囊结石有效率为 88.34％，治疗胆囊炎有效率为 96.35％[16]。

4. 治疗肺心病并真菌感染　用熊胆粉 0.2g，每日 3 次，口服。治疗肺心病并真菌感染病人 10 例，均在服药 3 天后厚腻舌苔由舌尖开始减退，10 天后逐渐转为薄白苔，15 天后口腔涂片复查未见真菌[17]。

5. 治疗病毒性结膜炎　将病人随机分为治疗组 70 例和对照组 58 例。治疗组用 0.5％熊胆眼药水，2 小时点眼 1 次，每次 1～2 滴，前 3 天白天不少于 6 次，以后每天 4 次；对照组用 0.1％阿昔洛韦（无环鸟苷）滴眼，方法同上。用药均为 7～14 天。结果：治疗组痊愈 60

例，显效6例，有效3例，无效1例，总有效率为94.28%；对照组痊愈20例，显效14例，有效21例，无效3例，有效率为58.62%。平均疗程治疗组7.5天，对照组9.7天。典型症状转阴率治疗组明显优于对照组[18]。

6. 治疗糖尿病视网膜病变　中药熊胆逐瘀片可降低糖尿病视网膜病变患者的血黏度，改善视网膜微循环状态，使视力改善，对非增殖性糖尿病视网膜病变有良好疗效[19]。

7. 治疗慢性化脓性中耳炎　用熊参脓耳净（含熊胆、苦参、白鲜皮、芫花、五倍子、石榴皮、石菖蒲、丹参。除熊胆外，需分别萃取，每支含生药2g，呈粉状）每次0.5g，每日1～2次，外用。治疗前用3%过氧化氢或0.9%生理盐水擦洗清理，1周为1个疗程。结果：治疗单纯型184耳，骨疡型158耳，胆脂瘤型57耳。单纯型治愈179耳，有效3耳，无效2耳；骨疡型治愈127耳，有效28耳，无效3耳；胆脂瘤型治愈39耳，有效13耳，无效5耳。总有效率97.5%[20]。

8. 治疗烧伤　用复方熊胆液湿敷法治疗小儿烧伤22例。配制：熊胆粉2g，林可霉素（洁霉素）1.8g，庆大霉素40万U，0.5%甲硝唑100ml及液状石蜡50ml装入无菌瓶拌匀备用。用法：先清洗创面，清除坏组织及异物。将适当大小的无菌纱布浸透药液，取出敷在创面上，每日更换1次，期间继续向创面喷涂上述药液2次，保持纱布湿润，至痊愈为止。结果22例均获痊愈[21]。

（四）不良反应

1. 毒性　小鼠皮下注射熊去氧胆酸钠与鹅去氧胆酸钠的LD_{50}分别为1 250和961mg/kg。猴每天口服鹅去氧胆酸10～100mg/kg，连续1个月，未发现死亡[22]。小鼠口服胆酸的LD_{50}为1.52g/kg，静注胆酸的LD_{50}为0.33g/kg；小鼠口服去氧胆酸的LD_{50}为1.06g/kg，静注去氧胆酸的LD_{50}为0.15g/kg[23]。

2. 中毒机理及症状　据分析，其毒性可能来源于熊胆中所含生物毒（胆酸、鹅去氧胆酸、鹅牛黄胆酸和鹅牛黄去氧胆酸）的致敏作用。熊胆中所含成分稳定，不易为乙醇破坏，故与酒同服仍可能发生中毒。熊胆毒素由胃肠道吸收后到达肝脏，由肾排泄，造成脏器毛细血管通透性增高，肝细胞和肾小管变性坏死，从而导致强烈的肝肾损害[24]。

3. 中毒治疗及预防　以综合治疗为主，若误服中毒应予洗胃，服药用炭、蛋清、牛奶等，并保肝治疗。肾上腺皮质激素对早期病例有一定疗效。

参考文献

[1] 白云，苏云明，白海玉，等. 熊胆胶囊解热镇痛作用研究[J]. 中医药学报，2005，33(6)：30.

[2] 孙永宁，董志超. 金熊胆胶囊溶石利胆作用的实验研究[J]. 黑龙江中医药，2002，31(6)：46-49.

[3] 苏云明，佟欣，赵法政，等. 熊胆胶囊防治食饵性胆固醇类胆结石作用研究[J]. 中医药学报，2005，33(5)：43.

[4] 金花淑，姜玉顺，等. 熊胆对体外培养心肌细胞的保护作用[J]. 延边医学院报，1996，19(2)：83.

[5] 张庆镐，徐惠波，朴惠善，等. 注射用熊胆粉对大鼠脑血栓的影响[J]. 中草药，2005，36(9)：84.

[6] 朴英实，金京春，朴日龙，等. 熊胆冻干粉针剂对失血性休克大鼠肠系膜微循环的影响[J]. 微循环学杂志，2001，11(3)：15.

[7] 孙铁民，梁伟，张启明，等. 熊胆抑瘤作用研究[J]. 辽宁中医杂志，2003，30(1)：67.

[8] 董毅，李孟全，李荣，等. 熊胆、兔胆对小鼠药理作用的研究[J]. 牡丹江医学院学报，1997，18(2)：3.

[9] 王玉莹，李秀英. 熊胆抗惊厥作用的实验和病例观察[J]. 时珍国医国药，1998，9(4)：315.

[10] 韩东哲，崔玉子，洪淳赞，等. 熊胆对亚硝酸钠的清除作用及其对二甲基亚硝胺在体外合成的阻断

作用[J]. 延边大学医学学报,1994,17(1):19.

[11] 黄兆铨,叶武,秦南屏. 熊胆救心丹治疗冠心病 30 例临床疗效观察[J]. 浙江中医学院学报,1993,17(4):13.

[12] 许均黎. 引流熊胆治疗老年心绞痛的疗效观察[J]. 云南中医学院报,1994,17(1):47.

[13] 成冬生,薛敬东,李煜国. 熊胆注射液治疗慢性肝病 111 例[J]. 陕西中医,1992,13(8):349-350.

[14] 盛镭,张迈仑,李海,等. 熊胆胶囊治疗高黄疸慢性乙型肝炎 33 例[J]. 实用肝脏病杂志,2004,7(1):42.

[15] 秦山,雷秉钧,陈亚利,等. 熊胆胶囊对病毒性肝炎患者退黄作用的临床研究[J]. 四川医学,2000,21(2):25.

[16] 吴荣举,吴华慧,戴玉杰,等. 黑宝熊胆胶囊治疗胆囊炎、胆结石的临床观察[J]. 中国科技信息,2004,(22):48.

[17] 李汝安,杨丽美. 熊胆粉治疗肺心病并霉菌感染 10 例[J]. 云南中医学院学报,1994,17(1):47.

[18] 王明芳,周华祥,肖放. 熊胆眼药水治疗病毒性结膜炎 128 例临床观察[J]. 中国中医眼科杂志,1993,3(1):12-14.

[19] 蒋莉. 熊胆逐瘀片治疗非增殖性糖尿病视网膜病变观察[J]. 辽宁中医杂志,2001,28(4):22.

[20] 章波,苏洪涛. 熊参脓耳净治疗慢性化脓性中耳炎 339 例临床观察[J]. 中国医药学报,1993,8(4):35.

[21] 周乐良. 复方熊胆液湿敷法治疗小儿烧伤 22 例[J]. 华西医学,1994,9(3):364.

[22] 胡克俊. 新的胆石溶解药鹅脱氧胆酸[J]. 国外医学参考资料:药学分册,1977(3):173.

[23] 沈阳药学院科技资料室. 中药胆汁的基础与应用[M]. 沈阳:沈阳药学院,1973:12.

[24] 于秀娜,毕伟平,王海燕. 熊胆致肝功衰竭 1 例[J]. 邯郸医学高等专科学校学报,2005,18(6):571.

珍珠 Zhenzhu

【别名】真朱(《本草经集注》),真珠(《雷公炮炙论》),真珠子(《日华子本草》),蚌珠(《南方志》),珠子(《儒门事亲》),濂珠(《增订伪药条辨》)。

【来源】珍珠,始载于《日华子本草》,名真珠子,历代本草均有记载,因其产于蚌腹,原为天然海产,得之不易;形态圆润,光泽悦目,历代君王还将个大、圆润、有奇异光彩者珍藏为宝,故名。原海产,为珍珠贝科动物合浦珠母贝(马氏珍珠贝)*Pteria martensii*(Dunker)、珠母贝(珍珠贝)*Pinctada margaritifera*(Linnaeus)的病理产物。近代发展了河蚌育珠,故又有蚌科动物三角帆蚌 *Hyriopsis cumingii* (Lea)、褶纹冠蚌 *Cristaria plicata* (Leach)或背角无齿蚌 *Anodonta woodiana* (Lea)等双壳类动物的贝壳外套膜受刺激形成的珍珠。海水珍珠主产于广东、海南、广西、浙江、台湾等沿海地区,以广西合蒲产量最高,为道地药材。淡水珍珠主产于安徽、江苏、黑龙江等地。海水与淡水珍珠均有天然与人工育珠。

【采收炮制】天然珍珠全年可采,以 12 月份为多,捞取珠蚌,剖取珍珠,洗净即可。人工养殖的无核珍珠,在接种养殖 1 年以上即可采收,但以养殖 2～3 年采收的珍珠质量较佳,采收的时间以秋末为宜。捞取母蚌,剪断闭壳肌,从外套膜中取出珍珠,先于饱和食盐水中浸 5～10 分钟,然后用皂水、清水洗涤数次,再干燥。用时除去杂质,洗净,晾干,捣碎。水飞或研成极细粉用,为珍珠粉。

【商品规格】商品规格繁多。进口品分老瘾七毛至二毛、新瘾七毛至二毛,濂珠、新光珠、老光珠、玉身、新港花珠、老港花珠、粗花等规格。国内分为淡水 1～4 等,海水 1～4 等,珍珠层混装、粉 1×10;白龙珍珠(广西产)分甲、乙、丙,打眼 1～3 号,高德 1～3 号;珍珠层

(广西)1～2级;珍珠胚(广西)1～2级。以纯净、质坚、有彩光、平滑细腻、粒大、破面有层纹者为佳。

【药性】甘、咸,寒。归心、肝经。

【功效】安神定惊,明目消翳,解毒生肌。

【应用】

1. 心神不宁,心悸失眠　本品甘寒,质重沉降,入心经与肝经。《内经》云:"心藏神,肝藏魂",重可镇怯,故有安神定惊之效。主治心神不安、心悸怔忡、失眠健忘等症。单用即效,如《肘后方》用珍珠豆大一粒,研末,蜜一蚬壳,和服,日3次。本品性寒清热,甘寒益阴,故更适宜于心虚有热之虚烦不眠、多梦健忘、心神不宁等患,每与酸枣仁、柏子仁、五味子等养心安神药同用。亦用本品与熟地黄、当归、人参等补益气血药物配伍,治疗心肝血虚之怔忡不寐,如《杂病源流犀烛》珍珠丸。

2. 惊风、癫痫　本品性寒质重之长,可清心、肝之热而定惊、止痉,治疗急、慢惊风及癫痫抽搐等症。如《杂病源流犀烛》金箔镇心丸,用本品与牛黄、胆南星、天竺黄等清热化痰药物配伍,治疗小儿痰热急惊,高热神昏,痉挛抽搐、角弓反张者;《本草汇言》以本品与半夏、钩藤、人参等合用,研末,和匀,炼蜜为丸服,治大人惊悸怔忡、癫狂恍惚、神志不宁及小儿气血未定,遇忤即惊等患;《医宗金鉴》镇惊丸,用本品与朱砂、牛黄、黄连等配伍,治疗小儿惊痫,惊惕不安,吐舌抽搐等症;《医级》珠黄散,用珍珠与牛黄,共研细末,以灯心草煎汤调服,治小儿痰搐惊风;《圣济总录》真珠丸,以本品与朱砂、麝香、伏龙肝同用,治小儿惊啼及夜啼不止;《太平圣惠方》以水飞珍珠末30g、石膏末3g,混匀,每服3g,日3次,治小儿中风,手足拘急。

3. 目赤翳障,视物不清　本品性寒,入肝清热,善于清肝明目、消翳,故可用治多种眼疾。用治肝经风热或肝火上攻之目赤涩痛、目生翳膜,常以本品配伍青葙子、菊花、石决明等疏散风热及清肝明目之品,如《证治准绳》真珠散;若治眼目翳障初起,以本品与琥珀、熊胆、黄连等配伍,研极细,点眼,如《医学心悟》珍珠散;治风热眼中生赤脉,冲贯黑睛及有花翳,以本品与冰片、琥珀、硼砂等配伍,同研细末,点眼,如《太平圣惠方》真珠散。《太平圣惠方》又以珍珠、白蜜、鲤鱼胆同煎,过滤,频频点眼;或以珍珠与炉甘石、冰片等配合点眼用,均治疗肝虚有热,目暗茫茫,青盲不见等症。

4. 疮疡肿毒,溃久不敛　《本草从新》云:珍珠"拔毒,收口,生肌"。本品有良好的收敛生肌作用,并兼清热解毒之功,故可用治多种热毒疮疡,痈疽溃烂,久不收口者。如《本草汇言》油蜡膏,以真珠3g(研极细末)、胞衣1具(烘燥,研极细末),先将白蜡30g、猪脂油30g,火上共熔化,和入胞衣末、真珠末,调匀。治疗一切疮毒痈疽,穿筋溃络,烂肌损骨,破关通节,脓血淋漓,溃久不收之症。《张氏医通》珍珠散,以本品配伍炉甘石、黄连、血竭、钟乳石等共10味药,令极细,调匀,外敷治诸肿疮疡,溃烂不肯长肉者。《外科正宗》珍珠散,用珍珠3g、青缸花1.5g、轻粉30g,三味共研细如飞面,凡下疳初起皮损,搽之;若皮损肉烂,灼热疼痛难忍者,以甘草汤洗净,猪脊髓调搽;妇女阴蚀疮,亦可搽,若灼热痛甚者,用玉红膏调搽之;如诸疮不能生皮、腐烂、疼痛不止者,均可用此干掺。

5. 口内诸疮、耳疖耳疮　本品敛疮生肌之功,亦用治口舌生疮、牙龈肿痛、咽喉溃烂、耳疮流脓等症,多与清热泻火、解毒消肿、燥湿、生肌之品配伍应用。如《丹台玉案》珍宝散,以本品与硼砂、青黛、冰片、黄连等合用,共为细末,凡口内诸疮皆可掺之。《全国中药成药处方集·五官科》珠黄散,用本品与牛黄共为末,吹患处,治咽喉溃烂、牙疳蚀烂等症。《丹台玉案》珍奇散,以本品与煅炉甘石、紫草茸、麝香、枯矾合用,共为细末,吹入耳内,治耳疮肿痛并耳内流脓。

6. 跌仆、金疮伤　本品收敛生肌，亦收止血、生肌长肉之效，用治跌仆损伤出血、金疮绽裂之患，每与活血化瘀、止血、生肌之品配伍应用。如《饲鹤亭集方》珍珠八宝丹，以本品配伍象皮、乳香、没药、血竭等，共为细末，掺患处，有止血定痛、生肌愈疮之效，治疗金疮、跌仆损伤及一切疮毒，久不收口者。

7. 遗精早泄、滑精、白浊　《本草纲目》云：珍珠"止遗精、白浊"。本品收敛之长，除敛疮生肌外，尚有止遗之效，可用治遗精、早泄、滑精、白浊等症。如《内经拾遗方论》珍珠粉丸，用珍珠 90g，蛤粉、黄柏各 500g，共为末，水泛为丸，如梧桐子大，每服 100 丸，空腹时用酒送下，治遗精、早泄、滑精、白浊等症。亦可与山茱萸、金樱子、桑螵蛸、菟丝子等补肾、固精止遗药物同用取效。

8. 皮肤色斑　珍珠有润肤祛斑之效，自古以来即为妇女美容祛斑的常用品。《证类本草》云，珍珠"傅面令人润泽好颜色"。《本草纲目》引李珣言："除面皯"。古人多有用本品祛除皮肤色斑、斑块等症的应用。如《儒门事亲》发斑药，用珠子 7 个研碎，用新水调匀服之，治疗皮肤色斑。现多将本品用于化妆品中，以防治皮肤色素沉着斑块产生，达到美容的目的。

此外，古人有用本品治疗妇人难产、胞衣不下、子死腹中等症的记载。如《千金方》以珍珠末（真珠末）1 两（约 30g），酒服，治妇人难产，立出。又以真珠 1 两研末，苦酒服，治胞衣不下。《外台秘要》以真珠末 2 两（约 60g），酒服，治子死腹中，立出。今很少用之，有待研究。

【用法用量】内服入丸、散，每次 0.1～0.3g，每日 2～3 次。外用研末，取适量干撒、点眼或吹喉。

【使用注意】须研成极细粉末应用，"否则伤人脏腑，外掺肌肉作疼"（《本草求真》）。

【鉴别用药】珍珠与珍珠母均为性寒、质重、沉降之品，有镇心安神、清肝明目祛翳、敛疮之功效，可用治心悸失眠、心神不安及肝火上攻之目赤肿痛、目生翳膜及湿疮溃烂等患。其来源亦为同一动物体，即珍珠贝科动物马氏珍珠贝及蚌科动物三角帆蚌、褶纹冠蚌、背角无齿蚌等双壳类动物。然而珍珠为上述动物体内的病理产物，其外贝壳的珍珠层入药方为珍珠母。珍珠重在镇惊安神，多用治心悸失眠、心神不宁及惊风、癫痫等神志失常之患；其敛疮吸湿作用好，且能生肌长肉。珍珠母重在平肝潜阳，多用于肝阳上亢、肝火上攻之头晕目眩，其安神作用、敛疮作用均不如珍珠，且无生肌之效。

【药论】

1.《日华子本草》："安心，明目，驻颜色。"

2.《开宝本草》："镇心，敷面令人润泽好颜色，粉点目中主肤翳障膜。"

3.《本草衍义》："小儿惊热药中多用。"

4.《本草纲目》："安魂魄，止遗精白浊，解痘疔毒。"

5.《本草汇言》："镇心，定志，安魂，解结毒，化恶疮，收内溃破烂。"

6.《冯氏锦囊·药性》："珍珠，味甘微咸，气寒无毒，入手少阴、足厥阴经。心虚有热则神气浮越，肝虚有热则目生翳障，除二经之热，故能镇心明目也。"

【现代研究】

（一）化学成分

珍珠主含碳酸钙，一般在 90%以上，无机元素有 Ca、Mn、Sr、Cu、Fe 等，含一定量的有机物角壳蛋白。氨基酸有天门冬氨酸、苏氨酸、亮氨酸、丝氨酸、谷氨酸、甘氨酸、丙氨酸、缬氨酸、异亮氨酸、酪氨酸、苯丙氨酸、组氨酸、赖氨酸、精氨酸、脯氨酸等，以丙氨酸和甘氨酸含量最高,可达4.77mg/g和4.66mg/g左右。还含卟啉类化合物(PFC),并从中得到单体成分PCM-1。

(二)药理作用

1. 对中枢神经系统的作用　珍珠粉可使小鼠痛阈明显升高,可对抗咖啡因引起的惊厥,使小鼠脑内单胺类递质5-HT、5-HIAA的含量升高。实验结果提示,珍珠粉对中枢神经系统有一定程度的抑制作用[1]。酶解珍珠液灌服可使小鼠表现出安静、自发活动减少等现象;每日灌服8ml/kg剂量酶解珍珠口服液能明显延长阈剂量戊巴比妥钠诱导的小鼠睡眠时间,同时对阈下剂量戊巴比妥钠诱导小鼠睡眠发生率有明显升高,而且还能明显缩短巴比妥钠诱导的睡眠潜伏期。以上表明,酶解珍珠口服液具有中枢镇静作用[2]。

2. 提高免疫力作用　珍珠中含有18种氨基酸,其中7种是人体必需的氨基酸,珍珠中的氨基酸对人体具有十分重要的生理作用。例如丝氨酸、半胱氨酸、缬氨酸有调节人体内分泌,增强免疫力和延缓衰老作用;珍珠中微量元素硒亦能增强人体免疫力,并具有抗癌作用[3]。由珍珠、牛黄等为主要成分组成的复方珍珠散,能增强免疫功能正常小鼠和地塞米松所致免疫功能低下小鼠巨噬细胞的吞噬功能,促进血清溶血素的生成,显著提高ConA诱导小鼠脾脏T淋巴细胞的增殖功能。证实该方可显著提高小鼠的免疫功能,增强机体抵抗力[4]。

3. 抗炎作用　通过实验发现,由珍珠、牛黄、麝香酮等配制而成的珍珠六神花露水的抗炎作用与氢化可的松一样,对由巴豆油混合液引起的耳肿胀、角叉菜胶引起的足跖肿胀都有明显抑制作用,主药珍珠、牛黄等具有抗炎作用[5]。药理研究发现,珍珠水提取液高、低剂量组,均具有显著的抑制二甲苯引起的小鼠耳廓肿、蛋清引起的大鼠足跖肿和醋酸刺激所引起的腹腔毛细血管通透性的增高[6]。由珍珠、陈皮等组成的珍珠胃安丸可明显减轻二甲苯引致的小鼠耳廓肿胀度,其作用强度弱于阿司匹林[7]。

4. 延缓衰老作用　珍珠中含22种微量元素,其中微量元素锌能活化人体过氧化物歧化酶(SOD),清除易引起人体衰老的过氧化脂质。珍珠中所含的甘氨酸、甲硫氨酸可促进皮肤胶原蛋白的再生,达到美容的效果[8]。珍珠粉能降低血中过氧化脂质降解产物丙二醛(MDA)的含量,提高血中超氧化物歧化酶(SOD)活力,并能延长果蝇的平均寿命,说明珍珠具有延缓衰老的作用[9]。

5. 对心脏的作用　水溶性珍珠粉能提高心肌收缩力,对心肌的基础张力呈现双相型影响,但不影响心率。普通珍珠粉则对以上3种指标几乎都呈负性作用。水溶性珍珠粉虽不能对抗乌头碱诱发的心律失常作用,但大鼠一次性1g/kg的剂量却使窦性节律的恢复明显加快,若多次使用,可得较高血药浓度,抗心律失常作用可能更显著。这佐证了中医的珍珠镇心安神功效的理论[10]。

6. 对眼的作用　珍珠水解液针对实验模型眼球的各种测量结果均证实:其具有明显的抑制眼球外径、内径及赤道半径扩张的作用,显著抑制了眼球形态学的扩张,抑制负性屈光度的增长[11]。亦有实验研究表明:珍珠水解液能疏通微循环,增加兔眼球结膜的毛细血管交点数,增加血流速度,改善实验所致的兔眼球结膜微循环障碍和阻止微循环障碍的形成。因此,珍珠水解液有疏通微循环功能[12]。另据对兔视网膜缺血再灌注损伤Bcl-2基因表达的影响的实验证实,珍珠丸能减少神经元细胞凋亡的数目,并能促成Bcl-2基因的表达,有保护神经元细胞的作用。以上药理作用可能是珍珠明目功效的药理学基础[13]。

（三）临床报道

1. 预防和治疗放射性皮肤炎和口腔炎　治疗组给予珍珠美容霜皮肤护理，共治疗158例。结果，治疗组比对照组出现的皮肤反应时间迟、程度轻，总有效率达89.9%。说明珍珠美容霜对头颈部肿瘤患者放射治疗过程中的皮肤有保护作用[14]。有研究将85例头颈部肿瘤放疗患者随机分为治疗组(40例)和对照组(45例)。治疗组采用珍珠粉结合相应治疗和护理措施并配合常规处理方法，对照组单纯采用常规处理方法。治疗组患者于放疗第2、3周，放射性口腔炎的发生率和严重程度明显低于对照组。说明珍珠粉结合相应治疗和护理措施，可明显减轻放射性口腔炎的发生率和严重程度[15]。

2. 治疗失眠　对196名失眠患者进行临床试验15天，治疗组(124例)服用水溶性珍珠粉，对照组(72例)服用水不溶性珍珠粉，早晚各1次。结果，治疗组和对照组总有效率分别为83.87%和68.05%，说明珍珠粉治疗失眠症的疗效显著，水溶性珍珠粉效果更优[16]。亦有对40例失眠患者口服珍珠安神糖浆(处方：珍珠母15g，太子参、当归、丹参、酸枣仁、茯神、大红枣各10g，远志、菖蒲、五味子、甘草各5g，经醇提、浓缩，制成糖浆)，结果总有效率达92.5%[17]。

3. 治疗皮肤及软组织创伤、烧伤、烫伤　用三黄珍珠膏治疗皮肤软组织创伤76例，疗效满意[18]。亦有采用自身对照的方法治疗89例烧伤病人，治疗部位涂珍珠烧伤膏，对照部位涂跌打万花油，结果发现治疗组疗效显著[19]。

4. 治疗褥疮　用僵蚕联合珍珠粉外敷治疗不同期褥疮78例。组方：僵蚕320g焙干研末，植物油50g，珍珠粉50g。将植物油烧沸，2分钟油温下降后，加入僵蚕粉末再加入珍珠粉，搅成糊状，患者在抗炎的同时在疮面上外敷该药膏，每天换药2～3次。结果78例全部治愈，疗效满意[20]。用甲硝唑(灭滴灵)加珍珠粉治疗褥疮13例。治疗方法：把灭滴灵片剂研成粉末，再以1∶3的比例加入珍珠粉拌匀，外用。结果，Ⅰ度褥疮3～7天治愈，Ⅳ度褥疮6～8天治愈[21]。

5. 治疗口腔溃疡　对68例口疮口糜患者，使用蚕蛾珍珠散(黄连600g，黄柏300g，白芷600g，茯苓600g，青黛600g，冰片300g，白矾300g，珍珠100g，蚕茧适量，每天涂药)治疗7天。结果：痊愈55例，显效10例，无效3例，有效率94.7%[22]。另据报道，由珍珠、牛黄、麝香、硼砂、朱砂、雄黄、冰片及薄荷脑等组成的复方珍珠散，治疗各种口腔溃疡患者100余例，溃疡愈合率达95%以上，90%的口腔溃疡患者用复方珍珠散1～3次，溃疡即全部愈合。与临床其他常用的抗溃疡药物，如西瓜霜、冰硼散和溶菌酶等对照实验，也显示该方具有止痛迅速、溃疡愈合快、治愈率高等特点[23]。

6. 治疗痔疮、痔瘘及肛裂的术后　用三黄珍珠软膏对180例痔瘘、肛裂术后患者进行临床试验。其中治疗组120例，用三黄珍珠软膏(黄芩42g，黄柏42g，黄连42g，珍珠层粉113g，盐酸丁卡因2.8g，薄荷14ml，液状石蜡120g，甘油100g，加适量凡士林，共制成1000g)，每日1次，涂布于患处，结果治疗组治愈率为100%，无不良反应[24]。

7. 治疗产后恶露不净、产后胎盘不全残留及剖宫产术后腹壁血肿等　用珍珠生化汤口服液(当归160g，炙甘草、炮姜各15g，川芎80g，三七20g，桃仁40g，益母草100g，珍珠水解液40ml，单糖浆100ml，制成1000ml)，治疗产后恶露不净、产后胎盘不全残留及剖宫产术后腹壁血肿64例，其中产后恶露不净46例，产后胎盘不全残留14例，剖宫产术后腹壁血肿4例。64例患者服用本制剂治疗后，显效42例，有效20例，无效2例，总有效率96.87%。治疗中无明显药物不良反应[25]。

参考文献

[1] 潘建新,顾振纶,钱曾年.珍珠粉对中枢神经系统影响的研究[J].中成药,1999,21(11):596-597.

[2] 樊柏林.酶解珍珠液改善睡眠作用试验[J].预防医学情报杂志,2000,16(4):46-47.

[3] 蔡仁逵.珍珠的营养学与药理学研究综述[J].科学养鱼,2000(4):5-6.

[4] 张文东,刘玉娥,魏欣冰.复方珍珠散调节免疫功能作用的实验研究[J].山东中医药大学学报,2003,27(6):459-461.

[5] 史清水,孟群,陈民辉.珍珠六神花露水的抗炎作用初探[J].基层中药杂志,1995,9(1):34-35.

[6] 周大兴,吴森林.珍珠水提取液的抗炎、抗氧化作用[J].浙江中医学院学报,2001,25(4):41.

[7] 张小娜,张琳,郭春梅.珍珠胃安丸药效学研究[J].中国药师,2008,11(9):1037-1039.

[8] 马丽莎,肖树雄.药用珍珠的药理和临床应用[J].中国药师,2007,10(4):880.

[9] 钱荣华,竹剑平.珍珠粉延缓衰老作用的实验研究[J].浙江临床医学,2003,5(9):718.

[10] 章蕴毅,顾文,吴中.水溶性珍珠粉对心脏的药理作用[J].中成药,1994,16(9):37.

[11] 陈祖基,韩秀娴.鸡眼形觉剥夺性近视模型的实验研究[J].眼科研究,2001(6):507-510.

[12] 高秋华,韩秀娴.珍珠层粉和锌对兔眼球结膜微循环的影响[J].广东药学院学报,2000,12(4):273-276.

[13] 孟根花,李浩军,乌仁图雅.珍珠丸对兔视网膜缺血再灌注的神经保护作用及Bcl-2基因的表达[J].中国民族医药杂志,2007,2(1):42-46.

[14] 谭华凤,林兰珍,杨小红.珍珠美容霜对头颈部肿瘤患者放射治疗过程中的皮肤保护作用的研究[J].现代护理,2007,13(21):1969-1970.

[15] 段然,董敏.珍珠粉治疗急性放射性口腔炎的疗效观察[J].海南医学,2009,20(1):273-275.

[16] 沈一飞,唐菊芳,张留听.水溶性珍珠粉安神作用的临床疗效观察[J].广东药学,1994(4):37-38.

[17] 武燕.珍珠安神糖浆治疗失眠症40例[J].陕西中医,2009,30(5):519.

[18] 周宗兴.三黄珍珠膏在皮肤软组织创伤中的临床应用[J].中华创伤杂志,1995,11(3):144.

[19] 黄安林,刘家奇,朱袭祖.珍珠烧伤膏的动物实验和临床应用研究[J].广西医学,1997,19(1):71-73.

[20] 邱红卫.僵蚕联合珍珠粉外敷治疗褥疮的临床应用体会[J].医学理论与实践,2002,15(9):1045-1046.

[21] 贺亚君.灭滴灵加珍珠粉在褥疮护理中的应用[J].黑龙江护理杂志,1997,3(4):63.

[22] 唐勤丰.蚕蛾珍珠散的制备及临床应用[J].中国医院药学杂志,2005,25(5):465.

[23] 张文东,刘玉娥,魏欣冰.复方珍珠散抗口腔溃疡作用的实验研究[J].山东中医药大学学报,2003,22(9):563-565.

[24] 商国美,屠世良,谭维珍.三黄珍珠软膏的制备及临床应用[J].中国药业,2000,9(9):39.

[25] 扶玲,高燕灵,朱伟燕.珍珠生化汤口服液的制备与临床应用[J].医药导报,2004,23(8):577-578.

玳瑁　Daimao

【别名】 瑇瑁(《本草拾遗》、《桂海虞衡志》),瑇瑁甲(《本草汇言》),文甲(《现代实用中药》),明玳瑁(《青岛中草药手册》)。

【来源】 玳瑁,始载于《本草拾遗》,历代本草多有收载。李时珍谓:"其功解毒,毒物之所娼嫉者",故名。为海龟科动物玳瑁 *Eretmochelys imbricata* (Linnaeus)的背甲。主产于海南岛、台湾省、福建等沿海地区及东沙群岛、西沙群岛。国外日本、菲律宾、印度尼西亚,以及印度洋、大西洋、太平洋亦产。为野生品种。

【采收炮制】全年可捕获，捕得后将其倒悬，用沸醋浇泼，其背甲即能迅速剥下。经沸水浸泡后，每片还可剥成十多张薄片，去残肉，洗净，干燥。炮制：玳瑁丝：刷净泥土，用温水浸软后，切成细丝。制玳瑁：取滑石粉置锅内，用文火炒热，加入净玳瑁丝，拌炒至表面微黄色，鼓起，取出，筛出滑石粉，放凉。或碾成粉末。

【商品规格】分为进口厚片、薄片，国产统装等规格。以片大而厚、半透明、斑纹显著者为佳。

【药性】甘、咸，寒。入心、肝经。

【功效】镇心平肝，息风定惊，清热解毒。

【应用】

1. 热病神昏，中风惊痫　本品为背甲入药，质重沉降，入心肝二经，故有镇心定惊、平肝息风止痉之功，性寒，又有清热解毒之效。所以可用于热病或阳亢火盛而致的壮热、神昏、谵语、痉厥，以及中风、惊痫等症。《中国动物药》民间验方，单用玳瑁治疗成人、小儿之高热神昏与惊痫痉厥，即效。经配伍应用，疗效更佳。如治温病热邪内陷心包之神识昏蒙、妄言谵语、心烦躁扰者，可以本品与郁金、栀子、连翘等同用，如玳瑁郁金汤；用治温病痰热蒙蔽清窍及小儿痰热急惊之高热神昏、痉厥抽搐者，以本品与牛黄、麝香、犀角（水牛角代之）等配伍，共奏清热化痰、开窍醒神之效，如《太平圣惠和剂局方》至宝丹；若治中风不语，精神瞀闷，又可以本品与雄黄、白芥子、麝香等配伍，为丸服，如《圣济总录》玳瑁丸；若治肝阳化风、中风、癫痫痉厥者，常与羚羊角、钩藤、地龙等息风止痉药同用。

2. 肝阳眩晕　本品甘寒、质重，能养肝肾之阴而平潜肝阳。用治肝阳上亢头晕目眩，常与石决明、龟甲、钩藤、生牡蛎等平肝阳药同用取效。近代用治高血压属肝热、阳亢者，尤为适宜。

3. 痘毒、疔疮肿毒、温毒发斑　本品咸寒入心经，善清心火、解热毒，可用治多种热毒证。如《痘疹论》以本品配以犀角（水牛角代之），与猪心血、紫草汤，合匀温服，治心热血凝，痘疮黑陷。《杨氏产乳集验方》疗中蛊毒，以生玳瑁磨浓汁，冲服即效。《本草纲目》谓："解毒之功，同于犀角"，故还可代犀角用治温毒发斑，常与生地黄、牡丹皮、大青叶等同用，共奏清热解毒、凉血消斑之效。近代有用本品配伍凉血止血之紫草、茜草根、仙鹤草、黄药子等，用治紫癜病的报道。

此外，本品配伍羚羊角、石燕子以治心肾虚热，迎风流泪；本品研细末，黄酒冲服，以治腰腿疼痛；又与露蜂房、龟甲、海藻、鸦胆子、蟾酥等配用，以治肝癌，有一定疗效。

【用量用法】每次 3～6g，入丸散。亦可磨汁冲服。

【使用注意】本品甘寒，阳虚气虚、脾胃虚弱者慎用。

【鉴别用药】玳瑁与犀角，皆能入血分，清心肝之火，凉血解毒。用于热病入营，高热神昏、谵语惊狂、温毒发斑，以及肝热动风，小儿急惊，疮痈肿毒等症。然犀角凉血止血力胜，玳瑁又可平肝息风。

玳瑁与羚羊角皆咸寒之品，平肝息风、清热解毒之功相似。同用于热极动风，惊痫抽搐，以及热病温毒发斑等症。然羚羊角主入肝经，息风止痉之力胜，又长于清肝明目；玳瑁主入心经，开窍、安神，且定惊，多用于神昏痉厥等症，又能养肝肾之阴以潜阳。

【药论】

1.《日华子本草》："破癥结，消痈毒，止惊痫。"

2.《本草纲目》："解痘毒，镇心神，急惊客忤，伤寒热结狂言。""解毒清热之功，同于犀角。古方不用,至宋时至宝丹始用之也。”

3.《本草衍义》:“瑇瑁,生者入药,盖性味全也。既入汤火中即不堪用,为器物者是矣,与生熟犀其义同。”

4.《本草经疏》:“瑇瑁龟类也,气寒无毒,而解一切热毒。其性最灵,凡遇饮食有毒,则必自摇动。然须用生者乃灵,死者则不能矣。岭南人善以诸毒药造成蛊,人中之则昏愦闷乱,九窍流血而死,而活瑇瑁,刺其血饮,或生者磨浓汁服之可解。”

【现代研究】

(一) 化学成分

玳瑁含角蛋白及胶质等。甲的角朊中含有赖氨酸、组氨酸等多种氨基酸;体脂含有月桂酸、肉豆蔻酸、棕榈酸、硬脂酸、花生酸、山嵛酸、C_{14}不饱和酸、C_{24}不饱和酸、非皂化部分。

(二) 药理作用

据报道:临床实验研究表明,玳瑁紫癜宁,对原发性血小板减少性紫癜(ITP)患者血中的抗血小板抗体有显著抑制作用。该方经拆方研究表明,由玳瑁、黄药子、山豆根、土大黄、紫草、茜草根、仙鹤草组成的Ⅰ号方和原方,既能抑制 ITP 血清中抗体的活性,又能刺激巨核系祖细胞的增殖、分化与成熟,或增加巨核系集落刺激因子的活性,其作用部位为造血干细胞水平上[1]。

(三) 临床报道

1. 治疗原发性血小板减少性紫癜　用玳瑁紫癜宁(玳瑁、黄药子、山豆根、北黄芪、当归、茜草根、仙鹤草、鸡血藤、牡丹皮、土大黄、紫草、蒲黄、川芎、赤芍、三七)治疗本病 40 例,收到满意疗效。结果显效 13 例,良效 16 例,进步 6 例,无效 5 例,总有效率为 87.5%。[1]。

2. 治疗围绝经期抑郁症　采用玳瑁郁金汤(玳瑁、栀子、木通、竹茹、郁金等)配合针刺治疗围绝经期抑郁症,临床疗效显著。总有效率为 80.6% 显著优于对照组 67.7%的总有效率[2]。

3. 治疗急性白血病鼻衄　藕汁冲服三七、玳瑁治疗急性白血病鼻衄,经 1 个疗程治疗,痊愈 21 例,显效 3 例,有效 2 例,无效 1 例,总有效率 96.3%[3]。

参考文献

[1] 展昭民,王志平,陈立君,等. 玳瑁紫癜宁治疗原发性血小板减少性紫癜的研究[J]. 中医杂志,1994,35(9):541.

[2] 谭捷,杨露梅. 玳瑁郁金汤配合针刺治疗围绝经期抑郁症 62 例[J]. 陕西中医,2010,31(7):812-813.

[3] 黄衍强. 藕汁冲服三七、玳瑁治疗急性白血病鼻衄[J]. 山东中医杂志,2006,25(8):543.

天麻　Tianma

【别名】赤箭、离母、鬼督邮(《神农本草经》),神草(《吴普本草》),独摇芝(《抱朴子》),赤箭脂、定风草(《药性论》),合离草、独摇(《本草图经》),自动草(《湖南药物志》),明天麻(《临证指南医案》),水洋芋(《中药形性经验鉴别法》),木浦、白龙皮、宝风草根(《全国中草药汇编》),山萝卜(《贵州民间方药集》),冬彭(藏名)。

【来源】天麻,始载于《神农本草经》,列为上品。原名“赤箭”,因其茎赤色、无叶,似箭杆,端有花,远看如箭有羽,故名。天麻之名始见于《雷公炮炙论》。为兰科多年生寄生草本

植物天麻 *Gastrodia elata* Bl. 的干燥块茎。主产于四川、云南、贵州、湖北、陕西等地。原为野生，现有栽培。

【采收炮制】冬春季节采集，冬季茎枯时采挖者名“冬麻”，质量优良；春季发芽时采挖者名“春麻”，质量较差。采挖后除去地上茎及须根，趁鲜先除去泥沙，立即洗净，煮透，晾干或文火烘烤。炕上温度开始以 50～60℃为宜，至七至八成干时，取出用手压扁，继续上炕，此时温度应在 70℃左右，待天麻全干后，立即出炕。炮制：取原药材，除去残茎杂质及黑色泛油者，大小分开，用温水泡 30 分钟，捞出，润透或蒸软，切薄片，干燥。

【商品规格】历史规格分档，主为川天麻，包括云天麻、贵天麻。尚有西天麻(汉中天麻)、什路天麻、脚麻等。现行规格分四等。以质地坚实沉重、有鹦哥嘴、断面明亮、无空心者为佳。

按《中国药典》(2010 年版一部)规定：本品水分不得过 15.0%，总灰分不得过 4.5%；醇溶性浸出物不得少于 10.0%。按干燥品计，含天麻素($C_{13}H_{18}O_7$)不得少于 0.20%。

【药性】甘，平。归肝经。

【功效】息风止痉，平抑肝阳，祛风通络。

【应用】

1. 惊风、癫痫抽搐，破伤风　天麻主入肝经，功能息风止痉，且味甘质润，药性平和。故可用治各种病因之肝风内动，惊痫抽搐，不论寒热虚实，皆可配伍应用，故又有“定风草”之称。如用治邪热内炽，热极生风者，多以本品配伍羚羊角、牛黄、钩藤等清热解毒、凉肝息风之品，如《北京市中药成方选集》牛黄镇惊丸；治小儿急惊风，常与羚羊角、钩藤、全蝎等同用，如《医宗金鉴》钩藤饮；用治小儿脾虚慢惊，则与人参、白术、白僵蚕等配伍，如《普济本事方》醒脾丸；用治小儿诸惊，可与全蝎、制南星、白僵蚕等同用，如《魏氏家藏方》天麻丸；《本草汇言》以本品配伍胆南星、僵蚕、半夏曲、天竺黄、明雄黄为丸剂，用薄荷、生姜泡浓汤，调化内服，用治小儿风痰搐搦，急慢惊风；用治破伤风痉挛抽搐、角弓反张，又常与天南星、白附子、防风等配伍，如《外科正宗》玉真散。

2. 眩晕、头痛　天麻既息肝风又平肝阳，为治眩晕、头痛之要药。不论虚证、实证，随不同配伍皆可应用，且功效显著。用治肝阳上亢所致之眩晕、头胀痛，常与钩藤、石决明、牛膝、黄芩等同用，如《杂病证治新义》天麻钩藤饮；用治风痰上扰之眩晕头痛、痰多胸闷者，常与半夏、陈皮、茯苓、白术等同用，如《医学心悟》半夏白术天麻汤；若头风攻注，偏正头痛，头晕欲倒者，可配等量川芎为丸，以祛风止痛，如《普济方》天麻丸；用治偏正头痛、眼目昏花或头晕目眩，起坐不能者，常与半夏、川芎、荆芥穗等同用，如《圣济总录》天麻丸。

3. 肢体麻木，手足不遂，风湿痹痛　天麻既息内风又能祛外风，通经络，止痛。用治中风手足不遂，筋骨疼痛等症，可与没药、制乌头、麝香等同用，如《圣济总录》天麻丸；用治妇人风痹，手足不遂，可与牛膝、杜仲、附子浸酒服，如《十便良方》天麻酒；若治风湿痹痛，关节屈伸不利者，多与秦艽、羌活、桑枝等祛风湿药同用，如《医学心悟》秦艽天麻汤。

【用法用量】煎服，3～10g。研末冲服，每次 1～1.5g。

【鉴别用药】天麻、钩藤均能平肝息风、潜阳，对于肝风内动之抽搐痉挛、眩晕、头痛等，常相须为用。但天麻甘平，质润多脂，清热之力不及钩藤，功偏平肝息风兼止痛，为治肝风抽搐及多种原因引起的头痛、眩晕常用之品；钩藤甘寒，且具轻清透达之性，长于清热息风，为治热极生风，或小儿高热惊风之要药。

【药论】

1.《用药法象》:天麻"其用有四:疗大人风热头痛;小儿风痫惊悸;诸风麻痹不仁;风热语言不遂"。

2.《药性论》:"治冷气顽痹,瘫缓不随,语多恍惚,多惊失志。"

3.《开宝本草》:"主诸风湿痹,四肢拘挛,小儿风痫,惊气,利腰膝,强筋力。"

4.《本草汇言》:"主头风,头痛,头晕虚旋,癫痫强痓,四肢挛急,语言不顺,一切中风,风痰。"

5.《药品化义》:"天麻,气性和缓……是以肝病则筋急,用此甘和缓其坚劲,乃补肝养胆,为定风神药。若中风、风痫、惊风、头风、眩晕,皆肝胆风证,悉以此治。若肝劲急甚,同黄连清其气,又取其体重降下,味薄通利,能利腰膝,条达血脉,诸风热滞于关节者,此能疏畅。凡血虚病中之神药也。"

6.《本草正义》:"盖天麻之质,厚重坚实,而明净光润,富于脂肪,故能平静镇定,养液以息内风,故有定风草之名,能治虚风,岂同诳语。今恒以治血虚眩晕,及儿童热痰风惊,皆有捷效。"

【现代研究】

(一) 化学成分

天麻含天麻苷,又称天麻素,其化学组成为对羟甲基苯-β-D 吡喃葡萄糖苷;另含天麻醚苷,其化学组成为双(4-羟苄基)-醚-单-β-D 吡喃葡萄糖苷。又含对羟基苯甲醇、4-羟苄基甲醚、4-(4'-羟卞氧基)苄基甲醚、双(4-羟苄基)醚、三[4-(β-D-吡喃葡萄糖氧基)苄基]柠檬酸脂。又含香草醇、柠檬酸、柠檬酸甲酯、琥珀酸、棕榈酸、β-谷固醇、胡萝卜苷、蔗糖。初生球茎含有一种抗真菌蛋白以及几丁质酶、β-1,3-葡萄糖酶。还含具增强免疫作用的天麻多糖以及多种微量元素,其中以铁的含量最高,氟、锰、锌、锶、碘、铜次之。

从新鲜天麻中分离得到 9 种酚性成分:天麻苷、对羟基苯甲醇、对羟基苯甲醛、3,4-二羟基苯甲醛、4,4'-二羟基二苯甲烷、对羟苄基乙醚、双-(4-羟苄基)醚、4-乙氧基甲苯基-4'-羟基卞醚、三[4-(β-D-吡喃葡萄糖氧基)苄基]柠檬酸脂、对乙氧甲基苯酚。

另外,对于天麻中是否含香荚兰醇与香荚兰素有不同的看法。

(二) 药理作用

1. 对中枢神经系统的作用

(1) 抗惊厥作用:天麻浸膏有明显对抗戊四氮阵挛性惊厥的作用。进一步研究发现,天麻素及其苷元不能对抗士的宁所引起的惊厥,不能对抗吗啡引起小白鼠的举尾反射,提示它们的作用部位不在脊髓,因此不是抗精神失常药。天麻提取物可制止豚鼠实验性癫痫发作,其治疗机理与调整中枢不同部位儿茶酚胺代谢有关[1]。

(2) 镇静催眠作用:天麻的镇静催眠作用已被大量的实验所证实。天麻苷元的 9 种同系物和 5 种同型物,凡在分子结构中保持以上特性的均有中枢镇静效果。天麻注射液对大鼠四脑区、皮质、丘脑、脑干和纹状体内多巴胺(DA)、去甲肾上腺素(NA)含量及释放有一定影响。实验表明天麻注射液能降低大鼠四脑区的 DA 和 NA 的含量[2]。初步认为天麻的镇静、镇痛、安眠作用可能与其降低脑内 DA 和 NA 的含量有关,而脑内 DA(NA)含量的降低可能与天麻抑制中枢 DA(NA)能神经末梢对 DA(NA)的重摄取和储存有关。

(3) 镇痛作用:用电击鼠尾法,证明人培天麻与野生天麻 5g/kg 有明显的镇痛作用,野生者较强,但二者均小于吗啡 10mg/kg 的止痛效果。实验证明野生天麻止痛持续时间长。

小鼠皮下注射天麻制剂 5g/kg 能明显对抗腹腔注射醋酸引起的扭体反应[3]。用热板法也证明有提高痛阈作用，用小鼠做热板法和化学物质刺激法实验，认为乙酰天麻素具有镇痛作用。

（4）抗眩晕作用：用机械旋转法使小鼠产生眩晕后，通过迷宫实验与跳台实验来测定各组眩晕小鼠逃避电击所用时间，观察眩晕小鼠的进食量。结果显示，天麻多糖（GEP）与蜜环菌多糖（AMP）活性相似，均能显著缩短眩晕小鼠逃避电击所用的时间，增加眩晕后小鼠的进食量。GEP 与 AMP 对机械旋转所致的眩晕均具有一定疗效[4]。

（5）益智、抗衰老及其对老年痴呆的作用：老龄大鼠连续口服天麻 3 个月，应用跳台实验观察其学习记忆过程，同时测定血清脂质过氧化物（LPO）浓度。结果表明，连续服用天麻可降低血清 LPO 浓度，具有改善记忆、抗衰老、益智作用[5]。近年来，天麻对老年痴呆症的治疗效果已得到公认。通过研究天麻素对诱导的 AD 神经细胞的作用，得出天麻素具有预防和治疗老年性痴呆的潜在功效[6]。

2. 对心脏的作用　合成天麻素可使大鼠培养心肌细胞搏动频率加快，搏动范围及强度增加而不影响心律。说明天麻增加心排出量作用，系使心肌细胞收缩力增强所致。关于天麻素使培养细胞搏动频率加快与使整体动物心率减慢有所不同，这可能是由于天麻素对中枢神经系统具有抑制作用。组织化学观察到天麻素能使培养细胞琥珀酸脱氢酶（SDH）、三磷酸腺苷（ATP）、乳酸脱氢酶（LDH）活性增强，糖原、DNA、RNA 增多说明天麻素具有促进心肌细胞能量代谢的作用[7]。

3. 对血管的影响　天麻水醇提取物可降低家兔后肢和头部的血管阻力，天麻液颈内动脉推注可增加兔脑血流量，离体兔耳灌流还能明显增加灌流量，且对抗肾上腺素引起的流量减少[8]。

4. 增强免疫力　通过对刚果红清除功能的测定，发现天麻素水煎液能增强小鼠非特异性免疫[9]。有研究天麻注射液对小鼠免疫功能的作用，实验结果表明：天麻素注射液能著增强小鼠巨噬细胞吞噬功能、血清溶菌酶活力（$P<0.001$），天麻素 25mg 可提高小鼠迟发性变态反应（$P<0.001$），高于或低于 25mg 者均无显著差异。天麻素注射液的溶血空斑实验、免疫玫瑰花结形成细胞（IRFC）试验和抗绵羊红细胞抗体（SRBC）值高于对照组（$P<0.001$）实验，提示：天麻素注射液对小鼠非特异性免疫和特异性免疫中的细胞免疫与体液免疫均有增强作用[10]。研究还发现，天麻注射液能显著增强小鼠机体的非特异性免疫作用和细胞的免疫应答，还能促进特异性体液抗体形成，提高小鼠特异性抗原结合细胞能力。溶血空斑实验和抗绵羊红细胞抗体（SRBC）实验表明，天麻可增强小鼠细胞免疫和体液免疫能力[11]。

（三）临床报道

1. 治疗癫痫　用天麻有效成分制成的香荚兰醛片（100，200mg），成人每日口服 3 次，开始每次 500mg，如 4 周后无效，增至每次 600～700mg，如 2 周后仍无效，继增至每次 800mg，儿童酌减。一般治疗 3～6 个月以上。观察人工合成天麻素对慢性顽固性癫痫的辅助治疗作用，选择正在服用抗癫痫西药但发作仍不能控制的患者 15 例，在不增加原服用药物剂量的基础上加用天麻素。结果，15 例患者中有 6 例发作次数减少或减轻，占 40%；7 例患者自评，部分有效；6 例无效。说明天麻素作为治疗癫痫的一种辅助用药，在一定程度上可减轻发作程度，改善临床症状[12]。

2. 治疗血管性痴呆　用天麻素治疗血管性痴呆 70 例，结果显著改善 16 例，明显改善

20例，无变化34例。表明天麻素对血管性痴呆患者有改善作用，可能与增加局部脑血流量有关[13]。

3. 治疗脑萎缩　用天麻素30～50ml加入50g/L葡萄糖注射液250ml中静滴，治疗脑萎缩36例，每日1次，20～30天为1个疗程，一般进行2～3个疗程。结果，显效14例，好转17例，无效5例[14]。

4. 治疗眩晕　用天麻素500mg静脉滴注，治疗64例眩晕患者。结果，痊愈11例，显效22例，有效27例，无效4例，总有效率93.8%[15]。

5. 治疗血管性头痛　将104例血管性头痛患者随机分为天麻素注射液治疗组与对照组各52例，对照组采用常规药物治疗，治疗组给予天麻素注射液治疗。结果，治疗组45例有效，有效率为86.54%；对照组40例有效，有效率为76.90%。天麻素注射液静脉滴注作用快，疗效肯定，是治疗血管性头痛理想药物[16]。

6. 治疗高血压　将75例老年高血压患者随机分为纯西药组(38例)、中西药组(37例)。纯西药组给拜新同30mg口服，每日2次；中西药组除给拜新同30mg口服，每日2次，另给天麻素注射液0.6g静脉滴注，每日1次，疗程为2周。治疗后，纯西药组和中西药组证候改善总有效率分别为60.5%、86.5%，组间比较，中西药组改善更加明显，$P<0.01$；纯西药组、中西药组血压控制有效率分别为68.4%、75.6%，中西药组动态血压的收缩压波动幅度、舒张压波动幅度均较治疗前明显减低，同纯西药组比较有统计学意义，$P<0.01$[17]。

7. 治疗偏头痛　选用具有滋养肝肾、祛风活血功效的天麻首乌片(由天麻、制首乌、泽泻、山楂组成)，治疗偏头痛60例。临床治愈34例(56.7%)，显效18例(30.0%)，有效6例(10.0%)，无效2例(3.3%)，总有效率为96.7%[18]。

8. 治疗椎动脉型颈椎病　天麻黄精汤(丹参12g、天麻12g、黄精12g、葛根12g)，治疗椎动脉型颈椎病。治疗组30例中，治愈9例，显效14例，有效5例，无效2例，总有效率93.3%[19]。

9. 治疗糖尿病周围神经病变　观察83例糖尿病周围神经病变患者，给糖尿病饮食及应用降糖药物控制血糖，生理盐水250ml加天麻素注射液800～1000mg，每日1次静脉滴注。15例糖尿病周围神经病变患者为对照组，给糖尿病饮食及应用降血糖药物控制血糖。观察组显效43例(51.81%)，有效23例(27.71%)，无效17例(20.48%)，总有效率79.52%。对照组症状均无改善[20]。

10. 治疗前庭神经元炎　探讨天麻素注射液对前庭神经元炎的疗效，治疗组患者静脉注射天麻素注射液，对照组患者口服地芬尼多(眩晕停)进行治疗，比较两组患者的疗效。两组患者症状改善时间、症状与体征消失时间、疗效间差别均有显著性意义。表明天麻素注射液静脉注射作用快，疗效肯定，是治疗前庭神经元炎的理想药物[21]。

11. 治疗链霉素损害疾病　94例链霉素损害者中，66例为眩晕及耳鸣，27例为眩晕、听力减退、共济失调，1例为眩晕伴双侧听力丧失。用本地产野生天麻所制粉剂5g，温水吞服，每日2次，两周为一疗程。取得疗效者再用一疗程，所有病例均未用B族维生素及其他药品。该组病例用本地野生天麻所制粉剂治疗1～2个疗程后，显效58例，有效30例，无效6例(含1例听力完全丧失者)，总有效率93.62%。显效时间多出现在用药后6～8天[22]。

12. 治疗痹证　用天麻虎骨丸治疗痹证42例也获满意疗效。42例中，风湿性关节炎及类风湿关节炎占73.3%，结果有效率97.6%，临床治愈率34.2%。方法：每次5粒，每日3次，12天为1个疗程，可连续服用3个疗程[23]。

13. 治疗腰腿痛　用复方天麻注射液（天麻、维生素 B_1、地塞米松及利多卡因），治疗420例，其中腰肌劳损124例，坐骨神经痛131例，腰骶筋膜脂肪疝41例，急性腰肌扭伤98例，梨状肌综合征26例。结果治愈率70%，有效率为21%，无效率为9%[24]。

（四）不良反应

1. 毒性　有报道天麻浸膏小鼠腹腔注射的 LD_{50} 为51.4～61.4ml/g；10%天麻液小鼠 LD_{50} 为0.08ml/g[25]。急性毒性实验结果表明，口服、尾静脉注射天麻素5000mg/kg（相当于20kg生药）观察3天，不见中毒及死亡。天麻苷或对羟基苯甲醛对小鼠灌胃14～60天，对造血系统、心、肝、肾等机体重要脏器无不良影响。乙酰天麻素给受孕6～15天小鼠和大鼠胃内给药37mg/(kg·d)，对胎盘和胎仔鼠体重、性别、外观、内脏及骨骼发育无明显影响。当合成天麻素对家兔给药剂量增至6g/kg时，未见中毒、死亡发生[26-28]。观察天麻软胶囊的急性毒性和亚急性毒性，结果小鼠MTD大于15mg/kg，大鼠喂养30天未观察到中毒表现。天麻软胶囊由天麻、植物精油、明胶、甘油等组成，各剂量组动物的体质量、食物摄取率、血液学和血液生化学指标、各脏器的脏/体比，与空白对照组均无明显差异。主要脏器的外观形态和组织学检查均未见异常变化，表明天麻软胶囊无明显毒性[29]。

2. 不良反应　天麻毒性很低，临床未见明显不良反应。但有报道服用天麻过量后可出现恶心、呕吐、呼吸加快、皮肤瘙痒、神志不清甚至死亡等毒副作用，中毒剂量为40g以上，中毒潜伏期为1～6小时。服用大量天麻会引起心律失常致死和出现少津、口干、咽燥、大便干结、虚损、筋脉失养等血虚阴虚的证候[26][30]。

3. 预防

（1）注意用量，天麻每次不应超过20g。

（2）高度过敏体质者忌用。

参考文献

[1] 金文姗，田德蔷. 天麻的化学和药理研究概况[J]. 中药研究与信息，2000，2(6)：34.

[2] 胡金林. 天麻的药理作用与临床应用[J]. 中国乡村医学杂志，2009，16(3)：76.

[3] 赵辉. 天麻素的临床应用进展[J]. 海峡医药，2009，21(6)：30.

[4] 虞磊，沈业寿，缪化春. 天麻多糖与蜜环菌多糖抗眩晕症作用研究[J]. 中国中医药信息杂志，2006，13(8)：29-36.

[5] 高南南，于澍仁，徐锦堂. 天麻对老龄大鼠学习记忆的改善作用[J]. 中国中药杂志，1995，20(9)：562-568.

[6] 刘中华，胡海涛，冯改丰，等. 天麻素对Aβ25-35诱导的Alzheimer病细胞模型的保护作用[J]. 四川大学学报(医学报)，2005，36(4)：537-540.

[7] 程黎晖. 天麻及其有效成分的药理作用与临床应用[J]. 西北药学杂志，2008，23(3)：189.

[8] 李文，张村，耿立冬，等. 天麻有效部位的药理作用研究[J]. 中国中药杂志，2006，31(10)：857.

[9] 龚海洋，王红，许哲，等. 二十一种中药对小鼠免疫药理作用的初步研究[J]. 中药药理与临床，1995(2)：30.

[10] 陈怡敏，天麻素注射液对小鼠免疫功能的影响[J]. 上海免疫学杂志，1998，8(5)：337.

[11] 王曙光，曹东，杨小洁，等. 鲜天麻蜜膏对小鼠免疫功能的影响[J]. 蜜蜂杂志，1997，7(3)：42.

[12] 王加强，韩东娜，关碧琰，等. 天麻素辅助治疗慢性顽固性癫痫的疗效观察[J]. 中国全科医学，2005，8(14)：1181-1182.

[13] 蒋鸿鑫. 中药天麻素治疗血管性痴呆有效[N]. 中国医学论坛报，2003(07)：17.

[14] 彭美玲，王卉. 天麻素注射液治疗脑萎缩36例疗效观察[J]. 云南中医中药杂志，2007，28(1)：11.

[15] 徐朝义.天麻素治疗眩晕64例[J].中国药业,2007,16(1):57.

[16] 孙艳梅,赵晓晶,王大力.天麻素注射液治疗血管性头痛疗效观察[J].中国综合临床,2007,23(12):121-122.

[17] 陆育红.天麻素注射液联合拜新同治疗老年高血压病临床观察[J].实用医技杂志,2007,14(11):1432-1434.

[18] 李建国,黄仁峰,刘莲芳,等.天麻首乌片治疗偏头痛60例临床研究[J].实用中西医结合临床,2009,9(1):24-25.

[19] 张清,彭锐.天麻黄精汤治疗椎动脉型颈椎病的临床观察[J].中国中医骨伤科杂志,2010,18(6):41.

[20] 金善姬,金文龙.天麻素注射液治疗糖尿病周围神经病变临床观察[J].现代医药卫生,2006,22(19):2923.

[21] 董玉娟,刘俊艳,任士卿,等.天麻素注射液治疗前庭神经元炎52例临床分析[J].中国全科医学,2005,8(12):1008.

[22] 徐庭辉,呙亚莉.天麻治疗94例链霉素损害的临床疗效观察[J].公共卫生与预防医学,2009,20(5):102.

[23] 刘颂达.天麻虎骨丸治疗痹病临床观察[J].四川中医,1991(6):36.

[24] 杜桂兰,孙继盛.复方天麻注射液治疗腰腿痛420例分析[J].吉林医学,1990,11(1):52.

[25] 沈道修,张效文.天麻的抗惊与镇痛作用[J].药学学报,1963,10(4):242.

[26] 蒲昭和.有关天麻毒副作用的临床报道及认识[J].中国中医药信息杂志,1997,4(3):12-13.

[27] 柴慧霞,曾怀德,谢扬高,等.合成天麻素对抗马桑内脂所致家兔癫痫的初步观察[J].四川医学院学报,1983,14(3):288.

[28] 阴健.中药现代研究与临床应用[M].北京:学苑出版社,1993:140.

[29] 梁坚,赵鹏,李彬,等.天麻软胶囊的毒性研究[J].中国热带医学,2005,5(9):1986-1988.

[30] 王振海.自服天麻过量致死1例[J].泰山医学院学报,2005,26(6):538.

钩藤 Gouteng

【别名】钓藤(《名医别录》),吊藤(《本草经集注》),钩藤钓子(《小儿药证直诀》),钓钩藤(《滇南本草》),钓藤勾(《婴童百问》),莺爪风(《草木便方》),嫩钩钩(《饮片新参》),阴风爪、金钩藤、金钩莲、老鹰爪(《贵州民间方药集》),挂钩藤(《药材学》),钩丁(《陕西中药志》),倒挂金钩、钩耳(《湖南药物志》),双钩藤、鹰爪风、吊风根、金钩草、倒挂刺(《全国中草药汇编》),圆茎钩藤(广东《中药商品知识》)。

【来源】钩藤,始载于《名医别录》,历代本草均有收载。本品为藤本植物,其药用部分为带钩的茎枝,故名。其钩有对生或互生的不同,所以其药材又有双钩藤与单钩藤之别。为茜草科常绿木质藤本植物钩藤 *Uncaria rhynchophylla*(Miq.)Miq. ex Havil. 大叶钩藤 *Uncaria macrophylla* Wall. 毛钩藤 *Uncaria hirsuta* Havil.、华钩藤 *Uncaria sinensis*(Oliv.)Havil. 或无柄果钩藤 *Uncaria sessilifructus* Roxb. 的干燥带钩茎枝。产于长江以南至福建、广东、广西等省。钩藤主产于广西桂林、苍梧、岑溪、宁明,江西武宁、吉水、萍乡、新余,湖南湘潭、黔阳、宁乡,浙江水嘉、兰溪、永康、建德,福建宁化、福安以及安徽、广东等地。大叶钩藤主产于广西。毛钩藤和无柄果钩藤主产广西、云南。华钩藤主产于四川昭化、宜宾、南川。多为野生品。

【采收炮制】在春季发芽前,或秋后嫩枝已长老时采收,剪下带钩的枝茎,去叶,再用剪刀在着生钩的两头平齐或稍长剪下,每段3cm左右,晒干或蒸后晒干。

【商品规格】商品按来源不同有钩藤和华钩藤2种。按产地又分温钩藤(浙江温州产者)、西钩藤(四川产)。各种钩藤均分1～4级。一级,平钩无木梗,色泽红润。二级,色泽稍次于一级,含梗5%以内。三级,含梗10%以内,余同二级。四级,含梗20%以内,余同二级。均以双钩、茎细、钩结实、光滑、色紫红,无枯枝钩者为佳。

按《中国药典》(2010年版一部)规定:本品含水分不得过10.0%,总灰分不得过3.0%,醇溶性浸出物不得少于6.0%。

【药性】甘,凉。归肝、心包经。

【功效】息风止痉,清热平肝。

【应用】

1. 高热惊厥,小儿惊风、夜啼,诸痫抽搐　本品味甘性凉,入肝、心包经,故有和缓的息风止痉作用,兼能清泄肝热。用于热极生风,惊厥抽搐及小儿高热惊风等症尤为相宜。临床用治温病热极生风,惊厥抽搐等症,多与羚羊角、白芍、生地黄等清肝热、息肝风药物配伍,如《通俗伤寒论》羚角钩藤汤;用治小儿急惊风壮热神昏、牙关紧闭、手足抽搐者,可与天麻、全蝎、僵蚕、蝉衣等同用,如《小儿药证直诀》钩藤饮子;用治诸痫啼叫,痉挛抽搐,可与天竺黄、蝉蜕、黄连等药同用,以增清热化痰、息风止痉之效,如《普济方》钩藤饮子;用治妊娠后期,阴血聚下养胎,阳气失潜,肝阳偏亢而发子痫者,多以本品与龟甲、菊花、麦冬等滋阴潜阳药配伍,如《普济本事方》钩藤散。若治小儿惊啼、夜啼,常用本品与蝉蜕、薄荷同用,有凉肝止惊之效。治小儿惊痫,仰目嚼舌,兼见气虚者,可与羚羊角、人参、天麻等同用,如《医宗金鉴》钩藤饮。

2. 头痛,眩晕　本品既能清肝热,又能平肝阳,故可用治肝火上攻或肝阳上亢之头胀、头痛、眩晕等症。属肝火者,常与桑叶、菊花、地龙等配伍,如《经验方》钩藤地龙汤;属肝阳者,常与天麻、石决明、杜仲等同用,如《杂病证治新义》天麻钩藤饮。

本品有良好的降压作用,常与夏枯草、菊花、桑叶、石决明等同用,用治高血压属于肝阳上亢者。近代由钩藤中提取总生物碱,制成降压片用于临床。

此外,本品具有轻清疏泄之性,能清热透邪,故又可用于外感风热头痛、目赤及斑疹透发不畅之症,常与薄荷、蝉蜕、菊花等疏散风热或荆芥、紫草、牛蒡子等解毒透疹药同用。若妇人胎动不安,孕妇血虚风热,发为子痫者,可以本品配伍人参、当归、茯神、桑寄生、桔梗同用,如《胎产心法》钩藤汤。

【用法用量】煎服,3～12g。其有效成分钩藤碱加热后易破坏,故应后下,不宜久煎,一般不超过20分钟。

【使用注意】无风热及实热者应慎用。

【鉴别用药】钩藤、菊花皆主入肝经,平肝阳,清肝热,又能疏散风热,对于肝阳上亢及肝火上攻之头痛目眩和风热外感头痛目赤等症,常相伍为用。但钩藤偏于息风止痉,菊花偏于疏风泄热。

【药论】

1.《名医别录》:"主小儿寒热,十二惊痫。"

2.《药性论》:"主小儿惊啼,瘈疭热壅。"

3.《本草纲目》:"大人头旋目眩,平肝风,除心热,小儿内钓腹痛,发斑疹。"

4.《本草汇言》:"钩藤,祛风化痰,定惊痫,安客忤,攻痘疹之药也。本草独治小儿寒热惊痫,手足瘛瘲,口眼牵动。凡胎风客忤、天吊急疾,幼科十二种惊风之证,用此通心胞、肝、胆三经,使风静火息,则诸证自除矣。……其体轻锋锐,其性捷利,祛风痰,开气闭,安惊痫于仓忙顷刻之际。……钩藤,久煎便无力,俟他药煎熟十余沸,投入即起,颇得力也。去梗纯用嫩钩,功力十倍。”

【现代研究】

(一) 化学成分

钩藤属植物药主含吲哚生物碱,已从本属15种植物中分离得到75个吲哚生物碱。钩藤中具有药理活性的成分主要有钩藤碱、异钩藤碱、柯诺辛因碱、异柯诺辛因碱、柯楠因碱、二氢柯楠因碱、硬毛帽柱木碱、硬毛帽柱木因碱。大叶钩藤中含柯诺辛、柯诺辛B。此外,钩藤尚含黄酮类化合物,如金丝桃苷和Trifolin;儿茶素类化合物,鞣质及萜类化合物,如近年从云南产钩藤枝叶中分离出5个三萜成分。

(二) 药理作用

1. 对心血管系统的作用

(1) 降压作用:从大叶钩藤中提取的异钩藤碱、钩藤碱、钩藤总碱及非生物碱部分,分别给麻醉大鼠股静脉持续微量输注(每小时5ml/kg)。结果,以上4组成分均有降压作用,降压强度的强弱顺序为异钩藤碱(平均动脉压降低42.0%)>钩藤碱(32.1%)>钩藤总碱(21.3%)>钩藤非生物碱(12.4%)[1]。钩藤提取物给予SHR后,可抑制血管内皮细胞生成自由基,保护内皮细胞的功能;它对乙酰胆碱诱导的内皮依赖性血管松弛也有增强的趋势,故而对SHR的早期高血压可能有血管保护的作用[2,3]。另研究表明:异钩藤碱5mg/kg或10mg/kg给麻醉猫静脉注射后的药代动力学过程,符合二室开放模型;异钩藤碱的降压效应与给药剂量相关,血药浓度-效应曲线呈明显的正相关[4]。通过观察大鼠血浆异钩藤碱浓度变化对血压的影响,确定异钩藤碱的有效降压浓度为(0.38±0.06~2.36±0.44)mg/L[4]。观察钩藤煎剂浓缩液对自发性高血压大鼠(SHR)左室肥厚(LVH)及原癌基因c-fos在心肌组织中表达的机制,发现钩藤能降低自发性高血压大鼠的收缩压(SBP),逆转左心室肥厚(LVH),其作用机制可能与抑制原癌基因c-fos表达有关[5]。用膜片钳单通道记录法研究钩藤碱对大鼠肺动脉平滑肌细胞的钙激活钾通道(K_{Ca})的影响,发现钩藤碱虽然缩短通道的开放时间,但浓度依赖性地增加K_{Ca}开放概率,钩藤碱15、30、45和60μmol/L使开放概率由加药前的0.085±0.005分别增加到0.176±0.011、0.315±0.009、0.485±0.016和0.761±0.012(均$P<0.01$),说明钩藤碱能促进肺动脉平滑肌细胞K_{Ca}的开放。由于K_{Ca}通道在肺动脉高压致病机制中具有重要地位,提示钩藤碱对预防和治疗肺动脉高压可能会有一定意义[6]。

(2) 抗实验性心律失常作用:研究确定异钩藤碱减慢大鼠心率及抑制左室压最大变化速率和心肌收缩成分缩短速率等指标的血药浓度为(1.27±0.07~2.36±0.44)mg/L[7];血浆异钩藤碱浓度在0.73~3.68mg/L范围内呈剂量依赖性地减慢兔心率、延长窦房结传导时间、窦房结恢复时间、心房-希氏束间期、希氏束-心室间期以及心电图的P-R间期,其中对心率和房室传导的抑制作用明显,这说明异钩藤碱除减慢心率外,还可抑制房室及希氏束向蒲氏纤维的传导[8]。钩藤碱还能提高豚鼠的心肌兴奋性,延长其功能性不应期,抑制正阶梯现象;抑制去甲肾上腺素诱发的兔主动脉条Ⅰ、Ⅱ相收缩;减慢小鼠氧消耗速度。这说明钩藤碱具有许多钙拮抗剂的共同特点,因而能表现出抗心律失常的活性[9]。

2. 对中枢神经系统的作用

(1) 镇静作用:口服给予钩藤提取物或其所含的吲哚类生物碱,如柯诺辛、柯诺辛B、异钩藤碱和缝籽嗪甲醚，能显著抑制小鼠的运动反应，这一作用可能与其调节中枢多巴胺系统有关[10]。

（2）抗惊厥作用：钩藤提取物给SD大鼠腹腔注射100mg/kg或500mg/kg，能降低红藻氨酸所诱发的湿狗甩水抖动（wet dog shake）的发生率及大脑皮质中过氧化脂质的水平[11]。若与天麻配伍应用，还有明显的协同效应[12]。

（3）抗癫痫作用：研究发现1g/ml的钩藤醇提液能使毛果芸香碱致痫大鼠的离体海马脑片CA1区锥体细胞诱发群锋电位的幅度平均降低27%～64%，平均8.71分钟恢复，提示钩藤对中枢神经系统的突触传递过程有明显的抑制效应，因而具有抗癫痫作用。作者认为钩藤的这一作用可能与其钙拮抗以及抑制NO生成的作用相关[13]。

（4）对脑的保护作用：钩藤的甲醇提取物给大鼠腹腔注射100～1000mg/kg，能有效地保护暂时性前脑缺血（10分钟）对海马CA1区神经元所造成的损伤：缺血后24小时，钩藤组的大鼠海马区环氧合酶-2的生成明显受到抑制；缺血后第7天用尼斯尔染色法测定CA1区神经元密度，结果与对照组比较，钩藤组大鼠的神经元细胞受保护程度大于70%[14]。研究还发现，钩藤碱10mg/kg、15mg/kg明显提高颈总动脉不完全结扎小鼠2小时生存率（与蒸馏水对照组比较，分别提高45.5%、40%、$P<0.01$），显著延长小鼠断头后张口喘气的时间（分别延长28.5%、27.2%）；增加缺血-再灌注大鼠大脑组织中的超氧化物歧化酶、乳酸脱氢酶的活性（$P<0.01$），降低自由基丙二醛和一氧化氮的含量（$P<0.05$）。这提示钩藤碱对脑缺血-再灌注损伤有保护作用，其机制与抑制自由基产生或增加自由基消除有关[15]。

（5）对神经细胞等的作用：在体外培养大鼠小脑颗粒细胞试验中，钩藤水提液能对抗谷氨酸诱发的神经细胞死亡，此保护作用呈量效关系，浓度为10^{-5}～10^{-4}g/ml的钩藤组较单用谷氨酸组有显著性差异；同时，此钩藤水三提液也能剂量依赖性地阻碍谷氨酸引起的Ca^{2+}内流，提示它是通过阻碍Ca^{2+}内流而对谷氨酸诱发的神经细胞死亡起保护作用的[16]。进一步研究表明，钩藤中的氧化吲哚碱如异钩藤碱、异柯诺辛因碱、钩藤碱，吲哚碱如硬毛帽柱木碱、硬毛帽柱木因碱以及部分酚性成分如儿茶素、表儿茶素、procyanidinB-1、procyanidinB-2是起到此保护作用的有效成分[17]。

3. 对血液系统的作用　钩藤提取物与大鼠的离体红细胞悬浮液共同孵育，能保护红细胞膜对抗自由基诱发剂2,2′-偶氮（2-脒基丙烷）二盐酸盐（AAPH）引起的溶血，表现出它对红细胞的保护作用[18]。

4. 对免疫功能的作用　对钩藤颗粒剂进行免疫方面的实验研究。发现钩藤颗粒剂（剂量为20g/kg）对DNFB所致迟发型过敏反应有影响：肿胀度为（6.172±2.210）/mg（$P<0.01$）；碳廓清除率K为（0.01897±0.00687）（$P<0.01$）；脾脏重量为（66.9±10.20）mg（$P<0.01$）；胸腺重量为（49.01±8.12）mg（$P<0.01$）。实验结果表明，钩藤颗粒剂对Ⅳ型变态反应、吞噬免疫功能及免疫器官等均有抑制作用[19]。

5. 抗癌作用　钩藤总碱可逆转KBv200细胞（口腔上皮癌细胞KB的多药耐药细胞）对长春新碱的耐药性。采用噻唑蓝法测定药物的体外杀伤作用，应用金氏公式进行联合用药分析，测得钩藤总碱5μg/ml对长春新碱在KBv200细胞的逆转倍数为16.8倍，说明其具有较强的逆转肿瘤细胞多药耐药的作用[20]。从大叶钩藤中分得的乌索酸，对体外培养的U2OS骨肉瘤细胞的增殖以及小鼠实体瘤S_{180}肉瘤均有较强的抑制作用，显示了其在体外和体内的抗肿瘤活性[21]。

(三)临床报道

1. 治疗高血压　研究显示,复方钩藤片能明显降低原发性高血压模型大鼠的血压,升高心钠素(ANP)含量,能明显降低心排出量,使静脉回流量减少和前负荷降低[22]。观察天麻钩藤饮加减治疗100例高血压患者,与口服硝苯地平片、卡托普利片、吲达帕胺片60例作对照。14天为1个疗程,3个疗程后比较疗效。两组均具有明显的降压作用,观察组降低舒张压作用优于对照组($P<0.05$)[23]。进一步研究天麻钩藤饮对肝阳上亢型高血压患者血压的影响及其抗氧化应激作用,选择60例分为两组,对照组应用非洛地平。两组药物均明显降低血压,降压疗效无显著性差异($P>0.05$),但治疗组血清谷胱甘肽过氧化物酶(GSH-Px)升高较对照组明显($P<0.01$),提示天麻钩藤饮对肝阳上亢型高血压患者具有良好的降压效果,并能增加患者的GSH-Px活力,清除过多的氧自由基[24]。

2. 头痛　用柴胡疏肝散加减治疗肝郁型头痛42例,总有效率90.48%,认为钩藤味甘、性微寒,在方中具起到平抑肝阳的功效[25]。用钩藤蜈蚣解痉汤治疗血管神经性头痛32例,总有效率94%[26]。

3. 偏头痛　用钩藤川芎汤治疗偏头痛88例,总有效率90.91%。认为偏头风与肝阳上亢和瘀血阻滞有关[27]。采用加减天麻钩藤饮治疗偏头痛40例,与单用氟桂利嗪治疗的40例进行比较。结果前者治疗效果明显优于后者,认为加减天麻钩藤饮能较明显地改善患者血液流变学特性[28]。

4. 三叉神经痛　用自拟中药方(石决明15g,生牡蛎20g,钩藤12g,白芍30g,川芎12g,丹参12g,甘草8g,荜茇3g)口服,配合维生素B_{12}穴位注射,综合治疗三叉神经痛60例。总有效率91.67%,认为钩藤有较好的息风止痉功效[29]。用自拟镇痛汤(川芎、葛根各35g,天麻、半夏、细辛各15g,荜茇13g,全蝎研末冲服8g,炒白芍55g,钩藤45g)治疗三叉神经痛60例,总有效率100%[30]。

5. 对肠易激综合征的治疗　以钩藤30g、白术15g、茯苓15g、甘草10g组方治疗肠易激综合征,收到良好疗效。认为钩藤是一种钙通道阻滞剂,对肠道平滑肌有解痉作用,还有交感神经阻止、镇静、抗组胺功效[31]。用钩藤、薄荷、甘草代茶饮治疗57例肠易激综合征患者,服用8周,总有效率91.2%,半年随访复发率36%[32]。

6. 治疗儿科疾病　常用四味镇惊散(茯神6~9g、钩藤3~6g、蝉蜕去头足3~6g、生地黄3~6g)治疗小儿夜啼症疗效显著[33]。应用竹叶钩藤汤(淡竹叶、通草各10g,钩藤15~20g,蝉蜕6g,浮小麦15g),治疗小儿盗汗50例,总有效率96%[34]。亦有平肝息风法(基本方组成:天麻、钩藤后下、玄参、天冬、黄芩、焦三仙各10g,珍珠母先煎、生龙骨先煎各20g,白僵蚕12g,白芍15g,川楝子、柴胡各6g,全蝎、炙甘草各3g),治疗抽动-秽语综合征,17例全部有效。其中显效者12例(症状完全消失,半年内无复发),有效5例(症状明显缓解或发作频率减少)[35]。用钩藤郁金汤(钩藤15g后入,郁金9g,天麻9g,生龙骨、生牡蛎各15g,白芍6g,菊花9g,甘草3g),从肝论治抽动-秽语综合征30例,与氟哌啶醇对照,近期疗效相当,但远期疗效优于氟哌啶醇[36]。

7. 其他疾病　应用羚角钩藤汤加味治疗眼科疾病患者20例,收到满意效果。其中18例患者好转,无效2例[37]。亦有用复方羚羊钩藤汤治疗中枢性发热,效果满意。50例患者中大面积脑梗死15例,在积极治疗原发病的基础上加服复方羚羊钩藤汤,每日1剂,水煎2次,取汁300ml,分早晚两次鼻饲,5剂为1个疗程。1个疗程后体温降至36.5℃的34例,降至37.5℃以下的11例,仍在37.5℃以上的5例,总有效率90%。治疗期间除物理降温外停用一切退热剂[38]。临床还有用羚角钩藤汤化裁治疗老年头面部带状疱疹5例，结果服7剂好转45例，服14剂痊愈28例，好转22例，原有兼证未见加剧[39]。临床还有以钩藤为主，配用白术、茯苓、甘草治疗肠易激综合征，取得较好疗效[40]。

（四）不良反应

1. 毒性　钩藤总碱的 LD_{50} 为649.85mg/kg，95%的可信区间为(549.45～768.59)mg/kg；钩藤总碱缓释滴丸的 LD_{50} 为1900.7mg/kg，95%的可信区间为(1651.8～2167.9)mg/kg。钩藤总碱缓释滴丸的毒性明显低于钩藤总碱的毒性，可提示钩藤总碱缓释滴丸的各种辅料对RTA的安全性无明显的影响[41]。

2. 中毒机理及症状　灌胃给药后，给予钩藤总碱缓释滴丸，和钩藤总碱的小鼠毒性反应相似，部分小鼠出现活动减少、全身软弱无力、摄食减少。死亡多发生在6～12小时，死亡小鼠及时进行尸检，主要脏器未见明显异常，存活动物约24小时后恢复正常。空白对照组小鼠未见上述毒性反应和其他异常，在观察期结束时全部存活，食欲及活动情况正常[41]。但其中毒机制未阐明。

参考文献

[1] 宋纯清，樊懿，黄伟晖，等. 钩藤中不同成分降压作用的差异[J]. 中草药，2000，31(10)：762-764.

[2] 余文海. 钩藤对自发性高血压大鼠内皮的影响[J]. 国外医学：中医中药分册，2000，22(6)：351-352.

[3] 怡悦. 钩藤对自发性高血压大鼠血管内皮功能的影响[J]. 国外医学：中医中药分册，2000，22(1)：28-29.

[4] 余俊先，谢笑龙，吴芹，等. 异钩藤碱在麻醉猫的心血管药理效应与血药浓度的关系[J]. 四川生理科学杂志，2001，23(3)：123.

[5] 刘建斌，任江华. 钩藤对自发性高血压大鼠心肌重构及原癌基因c-fos表达的影响[J]. 中国中医基础医学杂志，2000，6(5)：40-44.

[6] 开丽，王中峰. 钩藤碱对大鼠肺动脉平滑肌细胞钙激活钾通道的影响[J]. 药理学与毒理学杂志，1999，13(1)：33-36.

[7] 黄彬，吴芹，文国容，等. 血浆异钩藤碱浓度对大鼠血压和心脏收缩性能的影响[J]. 遵义医学院学报，2000，23(4)：299-300.

[8] 黄彬，吴芹，文国容，等. 血浆异钩藤碱浓度对兔心率及希氏束电图的影响[J]. 遵义医学院学报，2001，24(1)：10-11.

[9] 王群，李江疆. 钩藤碱对心血管系统部分药理作用研究[J]. 宁夏医学杂志，1998，20(5)：289-291.

[10] Sakakibara I，Terabayashi S，Kubo M，et al. Effects on locomotion of indole alkaloids from the hooks of uncaria plants[J]. Phytomedicine，1999，6(3)：163-168.

[11] Hsieh CL，Chen MF，Li TC，et al. Anticonvulsant effect of Uncaria rhynchophylla(Miq)Jack. In rats with kainic acid-induced epilep-tic seizure[J]. Am J Chin Med，1999，27(2)：257-264.

[12] Hsieh CL，Tang NY，Chiang SY，et al. Anticonvulsive and free rad-ical scavenging actions of two herbs，Uncaria rhynchophylla(Miq)Jack and Gastrodia elata Bl.，in kainic acid-treated rats[J]. Life Sci，1999，65(20)：2071-2082.

[13] 徐淑梅，何津岩，林来祥，等. 钩藤对致痫大鼠海马脑片诱发场电位的影响[J]. 中国应用生理学杂志，2001，17(3)：259-261.

[14] Suk K，Kim SY，Leem K，et al. Neuroprotection by methanol ex-tract of Uncaria rhynchophylla against global cerebral ischemia in rats[J]. Life Sci，2002，70(21)：2467-2480.

[15] 吴二兵，黄燮南，石京山，等. 钩藤碱对脑缺血再灌注损伤的保护作用及其机制的实验研究[J]. 四川生理科学杂志，2001，23(3)：121.

[16] Itoh T，Shimada Y，Terasawa K. Efficacy of choto-san on vascular dementia and the protective effect of the hooks and stems of Un-caria sinensis on glutamate-induced neuronal death[J]. Mech Ageing Dev，1999，111(2-3)：155-173.

[17] Shimada Y，Goto H，Kogure T，et al. Protective effect of phenolic compounds isolated from the hooks and stems of Uncaria sinensison glutamate-induced neuronal death[J]. Am J Chin Med 2001，29(1)：173-180.

[18] Sekiya N，Shimada Y，Shibahara N，et al. Inhibitory effects of Choto-san(Diao-teng-san)，and hooks and stems of Uncaria sinen-sis on free radical-induced lysis of rat red blood cells[J]. Phytomedicine，2002，9(7)：636-640.

[19] 熊明华，钟建国，刘永忠. 钩藤颗粒剂对大鼠免疫功能的影响[J]. 江西中医学院学报，2000，12(4)：182.

[20] 张慧珠，杨林，刘叔梅，等. 中药活性成分体外逆转肿瘤细胞多药耐药的研究[J]. 中药材，2001，24(9)：655-657.

[21] 杨君，张有为，宋纯清，等. 大叶钩藤中非生物碱成分对骨肉瘤细胞增殖的影响[J]. 植物资源与环境学报，2001，10(4)：55-56.

[22] 徐惠波，史艳宇，纪凤兰，等. 复方钩藤片降压、降脂作用的实验研究[J]. 中国中医药科技，2008，15(3)：182-183.

[23] 张志民，张靖华，余秀瑾. 天麻钩藤饮治疗高血压病 100 例临床观察[J]. 中医药临床杂志，2005，10(17)：265.

[24] 谭海彦，邢之华，刘卫平，等. 天麻钩藤饮对高血压病患者血压及血清 GSH-Px 的影响[J]. 湖南中医学院学报，2004，24(5)：38.

[25] 郝中珍. 柴胡疏肝散加减治疗肝郁型头痛[J]. 山西中医，2007，23(4)：22.

[26] 纪东世. 钩藤蜈蚣解痉汤治疗血管神经性头痛 32 例[J]. 陕西中医，2001，22(8)：472.

[27] 应乔麟. 钩藤川芎汤治疗偏头痛 88 例[J]. 浙江中医杂志，2006，41(9)：514.

[28] 祝华君. 加减天麻钩藤饮治疗偏头痛 40 例临床观察[J]. 浙江中医杂志，2008，43(5)：264-265.

[29] 刘永胜，李功孝，马晓俐. 中西医结合治疗三叉神经痛 60 例[J]. 中国中医急症，2004，13(9)：621.

[30] 赵焕秋，马法芹. 镇痛汤治疗三叉神经痛 60 例[J]. 中国民间疗法，2005，13(6)：34.

[31] 申霞. 钩藤为主治疗肠易激综合征[J]. 河南中医，1999，19(6)：46.

[32] 葛帮雨，屈冰. 调肝健肠茶治疗肠易激综合征 57 例 [J]. 河南中医，2000，20(1)：50.

[33] 黄益汉，黄旺惠. 四味镇惊散善治小儿夜啼证[J]. 中国民间疗法，1999，7(10)：33.

[34] 熊红英. 竹叶钩藤汤治疗小儿盗汗 50 例[J]. 陕西中医，2005，2(10)：1083.

[35] 赵建民，薛红民. 平肝熄风法治疗抽动-秽语综合症 17 例 [J]. 山西中医，2003，19(1)：20.

[36] 张莹莹，白晓玲，许波，等. 抽动秽语综合征从肝论治疗效观察[J]. 中国中医急症，2008，17(12)：1690.

[37] 刘景. 羚角钩藤汤加味在眼科中的应用[J]. 河南中医，2001，21(1)：69.

[38] 牛攀东. 复方羚羊钩藤汤治疗中枢性发热 50 例报告[J]. 河南实用神经疾病杂志，2000，7(1)：53.

[39] 前姗. 羚角钩藤汤化裁治疗老年头面部带状疱疹 50 例[J]. 江苏中医，1998，19(5)：32.

[40] 申霞. 钩藤为主治疗肠易激综合征[J]. 河南中医，1999，19(6)：46.

[41] 王盟，华南，王超花，等. 钩藤总碱缓释滴丸的急性毒性研究[J]. 泰山医学院学报，2009，30(6)：405-406.

地龙　Dilong

【别名】 螼蚓(《尔雅》)，丘螾(《淮南子》)，白颈蚯蚓(《神农本草经》)，附蚓、寒蚓(《吴普本草》)，蜿蟺、引无(《广雅》)，曲蟺(崔豹《古今注》)，曲蟮(《小品方》)，土龙(《名医别录》)，地龙子(《药性论》)，土蟺(《本草纲目》)，蛐蟮、虫蟮(《贵州民间方药集》)。

【来源】 地龙，始载于《神农本草经》，列为下品，原名“白颈蚯蚓”，历代本草均有收载。蚓之行也，引而后申，其塿如丘，故名；因其生活于土壤之中，形曲似龙，故又名地龙。为巨蚓科动物参环毛蚓 *Pheretima aspergillum* (E. Perrier)或通俗环毛蚓 *Pheretima vulgaris* Chen、威廉环毛蚓 *Pheretima guillelmi*(Michaelsen)、栉盲环毛蚓 *Pneretima pectinifera* Michaelsen 等的干燥全虫体。前者主产于广东、海南、广西、福建等地，药材称“广地龙”；后者全国各地均有分布，药材称“沪地龙”。多为野生。

【采收炮制】 春季至秋季捕捉。洗去黏液，及时剖开腹部，洗去内脏及泥沙，晒干或低温干燥。炮制：①地龙：取原药材去杂质，洗净，切段，干燥。②酒地龙：取净地龙段，加入黄酒拌匀，置锅内，用文火加热，炒至表面呈棕色时，取出，放凉。每地龙段 100kg，用黄酒 12.5kg。③炒地龙：取净地龙段，置锅内，用文火加热，炒至表面色泽变深时，取出放凉。④制地龙：取滑石粉，置锅内中火加热，投入净地龙段，拌炒至鼓起，取出，筛去滑石粉，放凉。⑤甘草水制地龙：取甘草于锅中煎成浓汤，放入净地龙段，浸泡 2 小时，捞出，干燥。

【商品规格】 广地龙分广东货、广西货及湖南货。以条大、肥壮、不碎、无泥土者为佳。

按《中国药典》(2010 年版一部)规定：本品中杂质不得过 6%。含水分不得过 12.0%，总灰分不得过 10.0%，酸不溶性灰分不得过 5.0%；含重金属不得过 30%。水溶性浸出物不得少于 16.0%。

【药性】 咸，寒。归肝、脾、膀胱经。

【功效】 清热定惊，通络，平喘，利尿。

【应用】

1. 高热神昏、惊痫抽搐　本品咸寒降泻，既能息风止痉，又善于清热定惊，故适用于热极生风所致的神昏谵语、痉厥抽搐及小儿惊风或癫痫、癫狂之角弓反张、痉挛抽搐等症。可单用或入复方应用。如《本草拾遗》治热狂癫痫，即以本品同盐化为水，饮服；《摄生众妙方》治小儿急、慢惊风，则用本品研烂，同朱砂末作丸服；《补缺肘后方》治伤寒热极，心下烦闷、狂言、欲起走者，取本品以人溺煮，去滓服之，或生绞汁及水煮之。现用治高热神昏、惊痫抽搐等症，多入复方，常与牛黄、钩藤、全蝎、白僵蚕等息风止痉药同用，以增强清热定惊、息风止痉之效。

2. 肢体麻木，半身不遂　本品性善走窜，长于通行经络，适用于多种原因所致的经络阻滞、血脉不畅之症，尤多用治中风后气虚血滞，脉络瘀阻，筋脉、肌肉失养之口眼㖞斜、肢体麻木、半身不遂等症。常以本品与黄芪、当归、川芎等配伍，以补气、活血、通络，如《医林改错》补阳还五汤。《山东中草药手册》用本品与全蝎、赤芍、红花、牛膝等活血化瘀、通经活络药物同用，亦治中风半身不遂、肢体麻木。

3. 关节痹痛　本品长于通行经络，“通则不痛”，故收通络止痛之效。适用于风寒湿邪侵袭肌肤、经络、关节，导致经络闭阻，血脉不畅，关节不利，症见关节疼痛、屈伸不利或肌肤麻木不仁者。常与乌头、天南星、乳香等温经活血止痛之品同用，以祛风散寒除湿，活血通络止痛，如《太平惠民和剂局方》小活络丹。

本品性寒，既长于通络又兼可清热，更适用于风湿热邪导致关节红肿疼痛、屈伸不利之“热痹”，常与桑枝、络石藤、忍冬藤等除湿热、通经络药物配伍，如《经验方》桑络汤。

4. 肺热喘咳　本品性寒降泄，长于清肺平喘。用治邪热壅肺，肺失肃降之咳嗽、喘息不止，喉中哮鸣有声者，单用研末内服即效；亦可用鲜地龙水煎，加白糖收膏用；或与麻黄、石膏、杏仁、黄芩、葶苈子等同用，以加强清肺化痰、止咳平喘之功。近代制成多种制剂，如地龙注射液、复方地龙注射液、喘舒宁片等，治疗支气管哮喘及哮喘性支气管炎，有一定的解痉、平喘作用。《吉林中草药》验方：地龙研细末，装胶囊，温开水冲服，治支气管喘息。

5. 小便不利，尿闭不通　本品咸寒，走下入膀胱，能清热结而利水道。用治热结膀胱，小便不畅，甚或尿闭不通者，可单用取效，如《斗门方》以本品捣烂、浸水，滤取浓汁饮服；亦可与车前子、木通、冬葵子等清热利湿药同用。用治膀胱湿热之热淋、石淋小便涩痛者，多与滑石、金钱草、石韦等利尿通淋药同用。

此外，本品常与黄芩、石决明、夏枯草等同用，治疗肝阳上亢型高血压，对降低血压、改善症状有一定疗效。用新鲜蚯蚓的白糖浸出液，或与白糖共捣烂，外用涂敷，治疗急性腮腺炎、慢性下肢溃疡、烫伤以及肿毒疔疮、丹毒等，均有一定的消肿止痛作用。有用本品治疗精神病者，取其清热息风、镇静之功而奏效。

【用法用量】煎服，5～10g。鲜品10～20g。研末吞服，每次1～2g。外用适量。

【使用注意】脾胃素弱，或无实热之证者忌用。

【鉴别用药】地龙、全蝎、蜈蚣均为息风止痉药，均有息风止痉、通经活络之效，常用于治疗肝风内动，痉挛抽搐之患。然地龙性寒，清热力强，多用于热极生风之神昏抽搐及小儿急惊风高热惊厥之症；而全蝎、蜈蚣味辛，走窜搜风力胜，既息内风止痉，又祛外风定搐，适用于多种原因之痉挛抽搐。三者亦都常用治风湿痹痛、肢麻不遂等症。但地龙的作用是走窜通络止痛，故治疗气虚血滞半身不遂和痹证肢节不利；且性寒清热，尤适用于热痹。全蝎、蜈蚣既走窜通络，又辛散祛风，可搜风止痛，故更用治风湿顽痹、顽固性头痛及风中经络口眼㖞斜等患。

【药论】

1.《名医别录》："疗伤寒伏热狂谬，大腹，黄疸。"

2.《本草拾遗》："温病大热，狂言，饮汁皆瘥；破之去泥，以盐涂之，化成水，大主天行诸热，小儿热病癫痫等疾。"

3.《本草纲目》："性寒而下行，性寒故能解诸热疾，下行故能利小便，治足疾而通经络也。""主伤寒、疟疾，大热狂烦，及大人、小儿小便不通，急慢惊风，历节风痛，肾脏风注，头风，齿痛，风热赤眼，木舌，喉痹，鼻瘜，聤耳，秃疮，瘰疬、卵肿，脱肛。解蜘蛛毒，疗蚰蜒入耳。"

4.《滇南本草》："祛风，治小儿瘈瘲惊风，口眼歪斜，强筋，治痿软。"

【现代研究】

（一）化学成分

蚯蚓含蚯蚓碱（又名蚯蚓解热碱）、蚯蚓素、蚯蚓毒素、黄嘌呤、次黄嘌呤、腺嘌呤、鸟嘌呤、胆碱、胍。广地龙含6-羟基嘌呤等；尚含磷脂、胆固醇、维生素、蛋白质及酶类成分，10多种微量元素，如铁、锰、铜、锌、铬等。近年分析测定，参环毛蚓含氨基酸达18种之多，以谷氨酸、天门冬氨酸含量最高，人体必需的10种氨基酸齐全；赤子爱胜蚓含15种氨基酸，以亮氨酸、谷氨酸含量最高；其他几种药用蚯蚓也提取出相同的氨基酸的成分。参环毛蚓所含脂肪酸包括油酸、亚油酸、棕榈酸、十三酸、硬脂酸、豆蔻酸、甲基十二酸、月桂酸、癸酸及十五酸；不饱和脂肪酸含量很高，尚含琥珀酸、花生烯酸等。另外，蚯蚓体内含多种纤溶酶、溶栓激酶（蚓激酶）及3种胶原酶。蚯蚓中含一种酶，在pH值为8.0～8.2时能使自身溶解。

（二）药理作用

1. 溶血栓、改善微循环　地龙提取物中可以溶血栓的活性成分主要有蚓纤维溶解酶、蚓激酶、蚓胶质酶，可广泛影响体内的凝血系统和纤溶系统。研究表明，蚓激酶可以体外延长血栓形成时间，既抗凝血又不影响止血，可用于各种血管栓塞类疾病的防治。在体内抗凝血系统中，由血管内皮细胞释放的组织型纤溶酶原激活剂（t-PA），主要存在于小动脉毛细血管与静脉内，能激活与纤溶蛋白结合的纤溶酶原，促进纤维蛋白的溶解，保证血管内血液畅通。而蚓激酶是 t-PA 的类似物，主要通过上述途径溶解血栓。用蚓激酶——博洛克治疗老年性脑血栓形成者 55 例，患者血浆 t-PA 和组织纤溶酶原激活物抑制剂（PAI）在治疗前后有显著变化[1]。用地龙注射液治疗不稳定型心绞痛 74 例，患者血液流变学指标有明显改善，疗效达 92.31%[2]。地龙提取物还可提高小鼠红细胞变形能力，从而改善血液流变性和微循环障碍[3]。研究发现壳聚糖固定化的蚯蚓纤溶酶的热稳定性，pH 稳定性均比游离酶有所提高；游离酶、固定化酶都能水解纤维蛋白原和纤维蛋白，固定化酶不再水解 BSA，这使得其底物特异性增强，实际应用时的不良反应可能降低[4]。

2. 降血压　发现地龙低温水浸液对正常的家兔和大白鼠有缓慢而持久的降压作用，对肾型高血压也有明显的降压作用[5]。有报道称地龙脂质含有的类血小板活性因子（PAF）是重要的降压成分[6]，有认为地龙降压蛋白可不同程度地降低自发性高血压大鼠的舒张压和收缩压，其降压机制可能与降低自发性高血压大鼠血浆、肾脏局部醛固酮水平，升高血浆、肾脏局部 6-酮-前列腺素-F_1的含量有关[7]。有研究用地龙针剂、干粉混悬液、热浸液、煎剂等，作用于麻醉犬、大鼠、猫及慢性肾性高血压大白鼠，结果均表现缓慢而持久的降压作用。其降压机制可能与直接作用于脊髓以上中枢神经系统有关，因在第二颈椎处切断猫脊髓后，其降压作用即消失[8]。

3. 降血脂　高血脂，又称血脂代谢异常，多余的血脂会沉淀并堵塞血管引起动脉粥样硬化。硬化发生在心血管易引发心肌梗死、冠心病，发生在脑血管则引起脑卒中、脑血栓、脑出血等脑血管病[9-11]。目前临床应用的降血脂药主要有他汀类、贝特类、烟酸类、胆酸螯合剂类等，其中他汀类药治疗效果最好，能有效地降低血清中的低密度脂蛋白胆固醇（LDL-C）和甘油三酯（TG）。他汀类药物虽有一定不良反应，但综合降脂能力明显优于其他降脂药物，是降血脂药之首选，已开发的其他新作用靶点药物，大多要与他汀类联合治疗[12]。用蚯蚓冻干粉灌胃高血脂小鼠，发现不同剂量蚯蚓冻干粉可明显降低高脂血症小鼠的总胆固醇、总甘油三酯和 LDL-C，并使高密度脂蛋白胆固醇（HDL-C）显著升高[13]。

4. 平喘止咳、抗过敏　地龙的药理作用研究显示，其具有抗炎、抗组胺和解痉挛作用。报道称，地龙对豚鼠过敏性哮喘有部分缓解作用，能抑制大鼠的 PCA，但对乙酰胆碱所致的豚鼠哮喘无作用。陈可夫等的临床试验表明，蚯蚓素对支气管哮喘患者治疗的总有效率达 76%[14]。临床上也验证了蚯蚓素的平喘作用[15,16]。通过动物实验证实，地龙作为一种外源蛋白，在发挥平喘功能的同时不会引起过敏反应，可用于临床，为下一步的剂型开发和临床试验奠定基础[17]。

5. 消炎镇痛　研究发现，地龙粉剂有明显的镇痛作用，但与对乙酰氨基酚（扑热息痛）没有协同作用[18]。用鲜地龙水煎内服，治疗流行性乙型脑炎后遗症发热抽搐时，若加用本药可迅速退热，并有解痉作用，且长期服用无毒性及不良反应[19]。观察地龙醇提取物，可明显抑制致炎动物局部肿胀程度，降低血管通透性，且作用时间长。此外，醋酸致小鼠扭体反应和热板法小鼠舔足实验均显示了其较强的镇痛作用[20]。

6. 抗菌活性　抗菌肽(Antibaeterial peptides,ABP),又称抗微生物肽或肽抗生素,是生物体免疫防御系统产生的一类对抗外源性病原体致病作用的防御性多肽活性物质,是生物体先天免疫的重要组成成分,与干扰素、补体等组成了宿主的免疫防御系统,广泛分布于细菌、病毒和各种动植物体内[21]。以地龙为研究材料,用 60%终浓度硫酸铵沉淀蛋白,对蚯蚓抗菌肽进行热处理和 pH 值处理,证实抗菌肽粗提液对金黄色葡萄球菌和大肠杆菌具有抑菌活性,并具有较好的热稳定性和 pH 稳定性[22]。研究也证实了蚯蚓肽的抗菌作用[23,24]。

7. 抗肿瘤　研究发现蚯蚓纤溶酶对裸鼠人肝癌移植瘤的生长具有一定的抑制作用,与 5-Fu 存在一定的协同效应,并可以抑制黏附分子 CD44v6 的表达[25]。认为地龙抽提物对癌细胞的杀伤有一定的选择性,受试人癌细胞达到 50%生长抑制率,所需作用浓度约 60～110mg/L;但是,100℃煮沸 5 分钟后,该抑制活性完全消失。通过纤维蛋白平板法,测得地龙抽提物同时具有纤溶酶和纤溶酶原激活酶的活性[26]。体外测得丝氨酸蛋白酶抑制剂 aprotinin 和 PMSF 能显著抑制地龙抽提物的细胞杀伤活性。体内实验中,地龙抽提物能有效延长荷瘤(S180)小鼠的生存时间,并使其身体机能得到明显改善[27]。

8. 免疫调节　研究发现,地龙活性蛋白明显提高了机体免疫功能,促进淋巴细胞的转化和 BC 反应的增强。与此同时,也观察到它对骨髓造血祖细胞有明显的促进作用[28]。又有研究发现蚯蚓纤溶酶能够使 S_{180} 肉瘤和 Hesps 肝癌荷瘤小鼠免疫功能显著增强,蚯蚓纤溶酶治疗后实验组小鼠脾指数、胸腺指数、扩法指数、吞噬指数均较对照组明显升高,同时半数溶血素测定结果升高,说明体液免疫也显著增强[29,30]。

9. 抗氧化作用　对地龙提取物 QY-I 作了抗氧化作用研究,发现其对 S_{180} 荷瘤鼠的抑制率达 79.0%,使荷瘤小鼠中的 CAT、GSH-R 及 SOD 活性较对照组明显增加($P<0.05$)[31]。研究发现,地龙抗氧化提取物在体外具有较强的清除自由基的作用,且对脂质体氧化也有较强的抑制作用[32]。

10. 促进伤口愈合　动物伤口模型试验表明,地龙可促进肉芽组织中肌成纤维细胞增生,使合成功能活跃;分泌较多伤口收缩的重要物质——肌动蛋白,有利伤口收缩,促进伤口愈合;主要通过刺激机体产生生长因子,并提供营养物质,促进这些组织的生长[33,34]。崔氏[35]等研究发现蚯蚓组织中含有促进成纤维细胞增殖的活性成分,可促进组织损伤的修复。通过新西兰大白兔背部创伤模型,研究地龙的促愈合作用。实验证实,地龙能加快胶原纤维的生长和成熟,局部应用地龙提取液能明显加速肉芽组织生成,同时促进表皮生长,创面收缩明显,愈合明显加快[36]。有报道,鲜地龙外敷对兔耳瘢痕形成有抑制作用,可减少创面炎性反应,促进创面愈合,减少瘢痕形成;减少瘢痕组织中的成纤维细胞数量和胶原含量,减轻瘢痕纤维化程度,使瘢痕软化、变小,从而达到抑制瘢痕的作用[37]。

11. 生殖影响　地龙具有杀灭精子、强化精子的双向作用。1987 年国内首次发现报道了地龙提取物具有灭杀精子的作用。动物实验证明,当阴道内给予适当浓度的地龙提取物或其抑制剂时,能迅速破坏精子结构,使其制动;研究显示地龙提取物中的有效成分地龙总碱对人精子的灭杀是一种综合作用[38]。用地龙提取物进行人体体外杀精子实验以及抗阴道毛滴虫实验,证明其具有杀精子及抗阴道滴虫的双重作用[39]。

(三) 临床报道

1. 治疗中枢神经系统疾病

(1) 精神分裂症:据报道[40]将 220 例精神分裂症患者分 3 组,分别服用地龙煎剂,针剂配合小剂量抗精神病药物和单纯地龙煎剂作临床观察，3组皆显示出较好的临床疗效。单纯应用地龙煎剂60例，近期治愈4例，显效14例，好转16例。说明地龙不同制剂治疗精神分裂症具有一定近期疗效，且采用的地龙以鲜品疗效更佳。另有报道[41]，用地龙制剂治疗14例狂症患者，痊愈2例，显效6例，有效5例。

(2) 糖尿病周围神经病变：对33例2型糖尿病性周围神经病变患者，在用糖尿病饮食疗法及药物控制血糖及血脂后，加地龙制剂—普恩复胶囊(200mg/粒)，每次400mg，每日3次，15天为1个疗程。结果患者肢体疼痛、麻木及蚁走感消失者占75.8%，部分病人伴有的其他神经症状如头痛、头晕、烦躁、失眠等症状明显好转。结果显示普恩复胶囊能降解血纤维蛋白原，溶解已形成的血栓，使营养周围神经的微血管保持通畅，因而对糖尿病周围神经病变有治疗作用[42]。

(3) 治疗偏瘫：用蚯蚓酶制剂治疗脑血栓形成19例，安慰剂组8例。治疗组口服150mg/次，日3次，治疗1周后患者神经功能缺损恢复较快，且KPTT、PT、TT均显著延长[43]。

(4) 治疗癫痫：干地龙3～6g水煎服，每日1次，配合小剂量西药治疗外伤性局限性癫痫20例。结果，治愈16例，好转3例，无效1例[44]。地龙汤(鲜地龙、半夏、郁金、生大黄)治疗12例，晨起空腹1次煎汤顿服，连服10～20天，均有不同程度好转[45]。有研究在服用一线抗癫痫药不变的情况下，配合以涤痰逐瘀、开窍止痉、调理气机为主的中药(地龙、茯苓、半夏等)治疗。结果：有效率86.5%，显效率57.7%[46]；穴位封闭加服地龙汤治疗癫痫病2370例，总有效率92.74%，其中大发作和局限性发作的疗效最高，精神性发作疗效最低。地龙汤由鲜地龙、半夏、郁金、生大黄、全蝎、蜈蚣组成，5% γ-酪氨酸穴位封闭[47]。

2. 治疗心血管系统疾病

(1) 高血黏度综合征：1990年日本学者石井阳研究表明，蚓激酶或蚯蚓干燥加工粉末，具有明显的抗高脂血症的作用[48]。国内报告，成年高血黏度综合征及脑血栓患者38例，口服蚯蚓水提物30ml/天，14天为1个疗程。结果，血细胞比容($P<0.01$)、血浆黏度($P<0.01$)、全血黏度($P<0.001$)、全血还原黏度($P<0.01$)、纤维蛋白原($P<0.01$)、血沉($P<0.001$)以及血沉方程K值($P<0.001$)，均有明显改善。以上临床结果提示，蚯蚓具有使血液流变学指标明显改善的作用[49]。

(2) 脑梗死：蚯激酶是由露天红赤爱胜蚯蚓提取的一种多酶复合体，具有水解蛋白之功效。采用蚓激酶胶囊治疗缺血性脑血管病94例，总有效率达93%。治疗方法：除给降压、降脂、降糖药物外，只给蚓激酶胶囊40mg/次，每日3次，以28天为1个疗程[50]。用蚓激酶制剂治疗老年性脑梗死55例，患者血浆中组织纤溶酶原激活物(t-PA)和组织纤溶酶原激活物抑制物(PAI)在治疗前后有显著变化[51]。

(3) 高血压：地龙脂质含有类血小板活性因子(PAF)是重要的降压成分。用地龙注射液治疗原发性高血压30例，有效率86.6%，优于利血平[52]。也有人用自制陈醋地龙浸泡汤治疗原发性高血压100例，痊愈96例，未见高血压再度回升[53]。

3. 治疗生殖系统疾病

(1) 滴虫性阴道炎：用蚯蚓制剂—肝康宁对95例滴虫性阴道炎患者进行治疗，并以灭滴灵20例作为对照观察，总有效率95%。虽对滴虫的杀伤作用低于灭滴灵，但患者症状的消失，白带质、量的恢复均优于灭滴灵。其作用与蚯蚓对炎性阴道黏膜有消除充血、减少渗出有关[54]。抗阴道滴虫作用的体外实验结果表明，蚯蚓提取物对阴道滴虫有抑制和杀灭作用。

（2）男性不育症：将蚯蚓制剂（提取蚯蚓杀精液后的剩余物加工制成），试用于男性不育症 30 例。治疗方法：地龙粉 5g/次，每日 2～3 次，1 个月为 1 个疗程，共服 1～3 个疗程。治疗前后比较观察证明，该制剂可使患者的遗精症状明显改善（$P<0.05$），对精子浓度活动率及存活率均有明显的增加（$P<0.05$，$P<0.01$）。随疗程的延长，各指标的增加呈逐渐上升趋势。患者服药后自觉精神好转，食欲、性欲增强，说明蚯蚓制剂对因精液质量低下而导致的不育者有辅助治疗作用[55]。

4. 在外科及五官科疾病中的作用

（1）感染性褥疮：用鲜地龙外敷治疗感染性褥疮 25 例，疗效满意。取鲜地龙 100g，用清水洗净，捣烂，加入白糖 300g，置 8～10℃低温保存。治疗时先将患部常规消毒，再将上述合剂敷于患处，每日更换 1 次。结果换药 3 次，脓性分泌物减少，5 天后溃烂表面长出新生肉芽组织，7～30 天痊愈。鲜地龙具有清热解毒、抗炎镇痛、通络、促进血液循环等作用[56]。

（2）流行性腮腺炎：地龙外敷治疗急性腮腺炎疗效显著。用活地龙 5～6 条，洗净，放入小土碗内，加白糖 20～30g，待半小时，取浸出溶液搽患处。若与侧柏叶泥共搽或内服复方板蓝根冲剂，疗效更佳[57,58]。

（3）慢性化脓性中耳炎：用地龙水治疗慢性化脓性中耳炎 30 例。治疗方法：地龙 30 条，洗净后加白糖 20g，放置半月后，取黄色黏液备用。治疗前用 3%过氧化氢洗去中耳内脓性分泌物，再将地龙白糖液滴入，每日 3～4 次，每次 2～3 滴。结果，一般患者 5～7 日痊愈，有效率为 100%[59]。

（4）治疗水火烫伤：用上法治疗Ⅱ度烧伤 37 例，1 次给药，2 小时结痂，无渗出，12 小时痂膜固定，脱痂时间 7～15 天[60]；用 101 烧伤膏（地榆、地龙、大黄、公英）治疗上症 501 例，治愈率 98.3%[61]。用狗油及地龙浸出液涂创面，Ⅰ度涂 4 次，Ⅱ度涂 8 次左右，结果治疗 162 例均收到疗程短、愈合快、痛苦少、不留瘢痕的效果[62]。

（5）治疗妊娠恶阻：地龙液外敷双足涌泉穴，胶布固定，每次敷 12 小时，每日 1 次，连用 3 次为 1 个疗程。治疗 10 例均获良效[63]。

（6）治疗非感染性刀口裂开：用地龙与白糖一起浸泡形成浸液，用浸满浸液的纱布敷于创口表面，既起到引流作用，又能有效地改善创面营养状况，改善局部血液循环和缺氧状态，促进新陈代谢，有利于创口愈合[64]。

（7）治疗带状疱疹：取新鲜地龙数十条，用清水洗净体外脏泥，擦干水分，置清洁容器内，加适量白糖（2 份地龙，1 份白糖），由于白糖的作用，蚯蚓逐渐分泌出白黄色黏液，开始自溶。然后用筷子向一个方向用力搅拌，即成糊状蚯蚓糖浆，装瓶备用。用时用棉签将此糖浆直接涂于疱疹创面上，面积应大于疱疹部位，再用纱布覆盖固定。约 2～3 小时换 1 次，以保持患处湿润为度。每次换药前须先用冷盐开水清洗皮肤，一般 5～10 天可愈[65]。

（8）治疗硬皮病：地龙提取液外涂治疗局限性硬皮病 6 例。经 3 个月治疗，硬斑均明显软化，肢体活动障碍感基本消失[66]。

（9）治疗慢性荨麻疹：肌注地龙注射液治疗 50 例，痊愈 15 例，显效 24 例，有效 9 例，无效 2 例[67]。

（10）治疗红斑性皮肤病：地龙汤（地龙、肉桂、当归、羌活、独活、桃仁等）治疗多形性红斑，地龙汤合四妙勇安汤治疗红斑肢痛证，经多年临床观察，疗效显著[68]。

5. 治疗内科疾病

（1）治疗支气管哮喘：干地龙研粉内服，治疗小儿哮喘10例，近期治愈9例，有效1例，对偏热者效果更佳[69]。

（2）治疗慢性支气管炎：口服复方地龙片（地龙、黄芩素、猪胆汁）治疗558例，总有效率75.09%[70]；肌注复方蟾龙注射液（蟾蜍、广地龙、黄芩素）治疗107例，总有效率92.5%[71]。

（3）治疗百日咳：自拟僵蚕地龙汤治疗35例，多数进入痉咳期，结果痊愈27例，基本治愈6例，好转2例[72]。以地龙、全蝎、百部、僵蚕、蝉蜕、甘草组方，水煎服，共治162例，3天痊愈29例，7天痊愈114例，10天痊愈14例，好转5例，疗效优于147例抗生素对照组[73]。用地龙白糖浸液治疗16例患儿，治愈15例，显效1例，9天内均治愈[74]。

（4）治疗肾小球肾炎：口服蚯蚓提取物，每次150mg，日3次，连服7～14天。治疗原发性肾小球肾炎9例。结果24小时尿蛋白明显减少，并显示抗凝和纤溶效应[75]。

（5）治疗慢性前列腺炎：复方地虎汤（地龙、虎杖等）加减，治疗本症232例，治愈128例，好转62例，迁延42例，总有效率81.9%[76]。

（6）治疗高热惊厥：干地龙、黄连、北沙参各等分，焙干研末，溶于温开水中，发热时服。治疗小儿高热25例，痊愈20例，有效4例[77]。麝香地龙白糖膏外敷神阙穴治疗小儿高热惊厥，效果较佳[78]。

（7）治疗癌症：地龙胶囊（912）试用于多种癌症，据3000人次观察，初步显示有较好的疗效[79]。①食管癌：单用912口服，21例晚期患者的病情稳定率为42.9%；同时咽物阻塞、疼痛等主要症状有所缓解[80]。又912配合放疗治疗40例，缓解率70%；单纯放疗组50例，缓解率32%[81]。又治疗34例，912加放疗综合治疗组的病灶消退率为94%，而单纯放疗组65%[82]。治疗食管癌30例，912合并化疗组好转率为78%，单用912组好转率为43%[83]。②肺癌：放疗加912治疗组19例，有效率73%；而单纯放疗组有效率为38.5%[84]。163例四种恶性肿瘤（食管癌、肺癌、鼻咽癌、宫颈癌）的临床近期疗效观察表明，放疗加912治疗93例，总CR率（病灶完全消失率）为34.4%；单纯放疗组70例，CR率为22.9%；其中以肺癌效果明显，前者CR率为18.4%，后者为6.9%[85]。③原发性肝癌：据20例观察，单用912的疗效不明显[83]。又912配合动脉化疗介入疗法治疗10例，单用介入疗法10例，结果912对化疗药物抑瘤作用有增效之功[86]。④淋巴瘤：912合并化疗治疗19例，单用化疗10例。结果表明912合并化疗的疗效无明显提高[87]。

（四）不良反应

1. 毒性　用相当于新鲜地龙25g/kg的地龙液给小鼠1次灌胃，观察14天，未见中毒症状及死亡[88]。地龙提取物小鼠腹腔注射LD_{50}为40.7g/10g，证明为毒性很低的抗凝药[89]。地龙提取物（912）小鼠口服15g/kg，急性毒性试验未见毒性反应；小鼠7.5g/kg连续给药7天，亦未见毒性反应[79]；又经58天灌胃，亦无任何毒性反应[90]；经25个指标，241例肿瘤病人的临床观察，证实912为无毒制剂[91]；细胞毒性试验表明，912浓度大于1mg/ml时，细胞死亡率明显增大，细胞大部分悬浮、溶解[92]。赤子爱胜蚓纤溶酶小鼠灌胃按$1.5\times10^8mm^2/kg$，连续给药10天，未见对生长、内脏结构有明显影响，皮下未见明显出血[93]；蚯蚓纤溶酶口服$LD_{50}>5g/kg$，静脉注射LD_{50}为80mg/kg。小鼠长期毒性实验未见异常，蚯蚓纤溶酶小鼠腹腔注射$2600mm^2/d$，16天后处死，可见部分腹腔粘连肿大充血；静注$5200mm^2/d$，连续16天后处死，可见部分小鼠肺出血[94]。又经Ames试验、微核试验及睾丸细胞染色体畸变试验，表明蚯蚓溶栓酶制剂对体细胞及生殖细胞无明显诱变性[95]。

2. 中毒机理及症状　地龙中毒机理目前仍未阐明。蚯蚓素具有溶血作用，又猪食蚯蚓过多可引起痉挛[96];广地龙含砷量达200ppm,水洗后可降低1/2～2/3[97]。中毒量的地龙能使血压升高,以后突然下降,发生休克,并能抑制呼吸中枢等[98]。

3. 中毒原因及预防　地龙的毒性较低,临床未见严重全身反应。但口服用量过大可致中毒。预防:①注意用药剂量;②注意加工炮制,适当处理后内服可防寄生虫病,且可降低砷的含量;③高度过敏体质者忌用地龙制剂,并应在使用前先做过敏试验;④血压低或休克病人禁用。

4. 中毒救治

(1) 一般疗法:地龙制剂引起过敏反应时,可按抗过敏反应常规处理方法救治。

(2) 中医疗法:①中毒后立即服盐水1杯,即解;②葱3枚,甘草15g,水煎服。

参考文献

[1] 陈遗发,刘来顺.蚓激酶治疗老年性脑血栓形成55例临床分析[J].新医学,1998,29(4):196.

[2] 梁健,韦新,王家赐,等.地龙注射液治疗不稳定心绞痛疗效观察[J].广西医学,2001,23(6):1374-1375.

[3] 徐宗佩,王益民,张吉正,等.地龙提取物对健康小鼠红细胞变形性的影响[J].天津中医,2000,17(3):37.

[4] 武金霞,韩丽梅,吴娅平,等.壳聚糖固定化蚯蚓纤溶酶及其性质[J].河北大学学报:自然科学版,2008,28(2):193-197.

[5] 李淑兰,谢桂芹,弭晓菊,等.地龙降压作用的研究[J].中医药信息,1995,12(3):22-24.

[6] 程能能,马越鸣.地龙中降压的类血小板活化因子物质[J].中国中药杂志,1993,18(12):747-749.

[7] 李承德,康白,毛淑梅,等.地龙降压蛋白对自发性高血压大鼠降压作用及其机制的影响[J].中华中医药杂志,2008,23(5):450-452.

[8] 詹秀琴,戴启刚,樊文玲.地龙生物活性部位经膜分级分离后降压作用的比较研究[J].生物学通报,2010,45(9):24-26.

[9] Srteja D. Combination therapy for the treatment of dyslipidemia[J]. Curr Opin Investig Drugs, 2004,5:306-312.

[10] Dvaidson MH, Toth PP. Combination therapy in the management of complex dyslipidemias[J]. Curr Opin Lipidol, 2004, 15:423-431.

[11] Pearson TA, Laurora I, Chu H, et al. The lipid treatment assessment project(L2TAP): a multi-center survey to evaluate the percentages of dyslipidemic patients receiving lipid-lowing therapy and achieving low-density lipoprotein cholesterol goals[J]. Arch Intern Med, 2000, 160:459-467.

[12] 赵士魁,周伟澄.降血脂药物的研究进展[J].中国医药工业杂志,2009,40(7):536-542.

[13] 武金霞,甄兴航,刘立军,等.蚯蚓冻干粉对高血脂症小鼠的降血脂作用[J].河北大学学报:自然科学版,2008,28(6):652-655.

[14] 陈可夫,王前新,朱德艳.蚯蚓素9201平喘的实验研究和临床试验[J].荆门职业技术学院学报,2002,17(6):66-71.

[15] 王左.地龙液治疗支气管哮喘急性发作临床观察[J].中国中医急症,1996,5(1):3-4.

[16] 陈梅晞.地龙提取液对哮喘患者肺功能的影响[J].右江民族医学院学报,1997,19(4):606-607.

[17] 孙晓东,房泽海.鲜地龙平喘活性蛋白可能致敏性的研究[J].科技资讯,2009(14):6-7.

[18] 陈斌艳,张蕾,虞礼敏,等.地龙粉剂对大鼠、小鼠与兔的解热镇痛作用[J].上海医科大学学报,1996,23(3):225-226.

[19] 王宗富.鲜地龙汤治疗流行性乙型脑膜炎后遗症体会[J].实用中医药杂志,2005,21(3):174.

[20] 吕金胜,吴畏,孟德胜,等.地龙醇提物抗炎及镇痛作用的研究[J].中国药师,2003,6(1):16-18.

[21] 岳道友. 抗菌肽研究进展[J]. 河南畜牧兽医,2009,30(4):9-11.

[22] 郑津辉,王景安,宋丽. 蚯蚓抗菌肽的抗菌活性及影响因素的研究[J]. 食品科技,2009,34(7):188-190.

[23] 赵晓瑜,柳伟强,李晓霞. 蚯蚓抗菌肽 40 kD Fetidin 基因的原核表达与复性[J]. 河北大学学报:自然科学版,2007(4):395-400.

[24] 赵晓瑜,李国建,倪志华,等. 人工合成蚯蚓 29 肽的特性[J]. 河北大学学报:自然科学版,2009,29(1):76-80.

[25] 王娟,陈洪,季红,等. 蚯蚓纤溶酶对裸鼠人肝癌细胞移植瘤生长及 CD44v6 表达的影响[J]. 肿瘤防治研究,2009,36(5):375-379.

[26] 谢江碧,贺卫国,翁宁,等. 蚯蚓中抗肿瘤蛋白组分的提取分离及其抗肿瘤活性[J]. 中国生物化学与分子生物学报,2003,19(3):359-366.

[27] 贾苗辉,杨更亮,杨春柳,等. 6-F 硫色烯并[4,3,-c]吡唑啉的体内抗肿瘤活性[J]. 河北大学学报:自然科学版,2009,29(5):507-510.

[28] 郭建,高福云,靳耀英,等. 地龙活性蛋白对免疫造血功能的影响及其抗肿瘤作用[J]. 中华中医药杂志,2009,24(5):670-672.

[29] 胡云龙,徐梅,张双全,等. 蚯蚓提取物对小鼠肿瘤动物模型的研究[J]. 生物技术,2002,12(6):9-10.

[30] 王庭欣,夏立娅,吴广臣,等. 海带多糖对小鼠 T 淋巴细胞及 NK 细胞活性的影响[J]. 河北大学学报:自然科学版,2008,28(6):656-658.

[31] 林少琴,邹开煌. 蚯蚓 QY-I 对荷瘤小鼠免疫功能及抗氧化酶的影响[J]. 海峡医学,2002,14(1):10-12.

[32] 周亿金,李文平. 蚯蚓抗氧化提取液抗氧化作用研究[J]. 动物医学进展,2009,30(6):58-62.

[33] 张凤春,陈云峰,苏颜珍,等. 地龙促进大白鼠背部创伤伤口愈合收缩的实验研究[J]. 中国中药杂志,1998,23(9):560-561.

[34] 张凤春,陈云峰,苏颜珍,等. 地龙对新西兰大白鼠背部创伤愈合作用的机制研究[J]. 中国药学杂志,1999,34(1):93.

[35] 崔泓,于培兰,孙林,等. 蚯蚓组织成分对成纤维细胞增生作用的实验研究[J]. 首都医科大学学报,2004,25(3):317-320.

[36] 陈云峰,张凤春,苏彦珍,等. 地龙促进创面愈合的实验研究[J]. 中华整形外科杂志,2000,16(3):183-184.

[37] 吴俊荣,宫英勃,黄长军,等. 鲜地龙外敷抑制瘢痕形成的实验研究[J]. 中国中医药科技,2008,15(4):272.

[38] 张复夏,郭宝珠,王惠云,等. 地龙粉治疗男性不育症 30 例[J]. 陕西中医,1996,17(10):438-439.

[39] 郭宝珠,张复夏,王惠云,等. 蚯蚓提取物体外杀精及抗阴道毛滴虫作用的实验研究[J]. 中医药研究,1997,13(4):39-41.

[40] 杨开满,蒋改苏. 地龙治疗精神分裂症 220 例[J]. 辽宁中医杂志,1996,23(12):567.

[41] 黄安如. 地龙四味丸治狂证 14 例[J]. 江西中医药,1998,29(1):51.

[42] 杜登圣,宋月荣,徐倩,等. 蚯激酶对糖尿病周围神经病变的治疗作用[J]. 中国临床药理学与治疗学杂志,1998,3(2):147.

[43] 黄德铭,陈百华,姚晨玲. 蚯蚓酶治疗脑血栓形成的临床探讨[J]. 中国急救医学,1992,12(4):3.

[44] 朱文政. 地龙治疗外伤性局限性癫痫 20 例小结[J]. 河北医药,1983(3):48.

[45] 张华. 地龙汤治疗癫痫[J]. 四川中医,1984(1):57.

[46] 何保军,王江涛. 中西医结合治疗难治性癫痫 52 例[J]. 陕西中医,2005,26(2):135-136.

[47] 王学林. 穴位封闭加服地龙汤治疗癫痫病疗效观察[J]. 中级医刊,1991,26(1):61.

[48] 王正春.蚯激酶的临床作用[J].中国微循环杂志,1998,2(2):126.

[49] 郭丰涛,陈国根,赵可明,等.地龙液的临床应用及药理初步观察[J].中西医结合杂志,1998,8(8):400.

[50] 刘荣,金萍.蚯激酶胶囊治疗缺血性脑血管病94例临床观察[J].当代医师杂志,1998,3(8):51.

[51] 陈遗发,刘来顺.蚯激酶治疗老年性脑血栓形成55例临床分析[J].新医学,1998,29(4):196.

[52] 程能能,马越鸣.地龙中降压的类血小板活化因子物质[J].中国中药杂志,1993,18(12):747.

[53] 李力,暴彩华.陈醋地龙浸泡汤治疗高血压100例疗效观察[J].中国实用医药,2007,2(32):1313.

[54] 贺丰杰.肤康宁治疗滴虫性阴道炎115例[J].中西医结合杂志,1990(10):633.

[55] 张复夏,郭宝珠,王惠云,等.地龙粉治疗男性不育症30例[J].陕西中医,1996,17(10):438.

[56] 李志华,吕桂兰,刘淑芳.鲜地龙外敷治疗感染性褥疮[J].山东中医杂志,1997,16(6):261.

[57] 周振祥.内服外敷治疗流行性腮腺炎验方[J].中医外治杂志,1997(1):48.

[58] 李凤海.地龙侧柏叶外敷治疗痄腮[J].中国民间疗法,1998(2):28.

[59] 何少增.地龙水治疗慢性化脓性中耳炎[J].河南中医,1996,16(4):250.

[60] 于际明,高殿英,张印东,等.白糖蚯蚓浸出液治疗Ⅱ°烧伤37例的临床报告[J].中国农村医学,1990(8):53.

[61] 李庭深.一〇一烧伤膏的制作与临床疗效[J].中成药研究,1980(1):22.

[62] 王巨臣.狗油及地龙浸出液外治烧伤162例观察[J].湖南中医学院学报,1993,13(3):21.

[63] 兰友明,兰义明.地龙外敷治疗妊娠恶阻[J].湖南中医杂志,1995,11(2):41.

[64] 姜晶,管思香.地龙浸液治疗非感染性刀口裂开[J].中国民间疗法,2002,10(5):26.

[65] 丁丽丽.地龙糖浆治疗带状疱疹[J].中国民间疗法,2010,18(2):73.

[66] 钟良玮.地龙提取液外用治疗局限性硬皮病与实验研究[J].山西医学院学报,1993,24(4):405.

[67] 四川省直属第一门诊部.地龙注射液治疗慢性荨麻疹50例[J].重庆医药,1980(2):36.

[68] 黄绍宽.地龙治疗红斑性皮肤病[J].中医药研究,1995(1):39.

[69] 梁远立.地龙粉治小儿哮喘[J].四川中医,1986,4(7):15.

[70] 周秦汉.地龙临床应用概况[J].江苏中医杂志,1986(1):45-48.

[71] 姜波,赵荣国.地龙临床应用现状及展望[J].江西中医药,1994,25(3):52.

[72] 章璋铨.自制僵蚕地龙汤治疗百日咳三十五例[J].湖北中医杂志,1982(6):19.

[73] 陈庚玲.中药治疗百日咳162例[J].陕西中医,1988,9(8):342.

[74] 鲁永保,鲁苏.地龙液治疗百日咳16例[J].中西医结合杂志,1990,10(4):23.

[75] 朱长连,王小阳,张国桢,等.蚯蚓提取物的纤溶和抗凝作用[J].中华肾脏疾病杂志,1993,9(1):26.

[76] 王少金,王桂兰,张碧琳.中药治疗慢性前列腺炎232例临床分析[J].吉林中医药,1982(3):31.

[77] 唐祥政.沙参黄连地龙散治疗小儿高烧25例[J].陕西中医,1988(8):367.

[78] 李伯川.《麝香地龙白糖膏》治疗小儿高热惊厥[J].四川中医,1983(1):30.

[79] 王克为.地龙胶囊(912)抗癌作用研究的回顾与前瞻[J].中国肿瘤临床,1991,18(3):131.

[80] 毛慧生,孙慧.912合并5-Fu对MA737乳腺癌的治疗作用[J].中国肿瘤临床,1991,18(3):164.

[81] 王克为,田琼,潘仁沽.辐射增敏剂912临床试用的初步观察[J].第四军医大学学报,1989,10(4):287-288.

[82] 肖慧剑.912放射增效作用的临床观察[J].中国肿瘤临床,1991,18(3):161.

[83] 刘忠源.912口服胶囊治疗晚期肿瘤临床观察[J].中国肿瘤临床,1991,18(3):179.

[84] 徐德门,马陌,范风云,等.放疗与地龙胶囊(912)综合治疗恶性肿瘤的辐射增效作用近期效果观察[J].中国肿瘤临床,1991,18(3):150.

[85] 李瑞英,毛慧生.912放射增敏临床观察[J].中国肿瘤临床,1991,18(3):173.

[86] 田琼，郭卫平，王锁才. 地龙胶囊(912)配合动脉化疗治疗原发性肝癌临床疗效的观察[J]. 中国肿瘤临床，1994，21(6)：445.

[87] 张万岭，李丽庆，毛慧生. 912 合并化疗治疗恶性淋巴瘤和肺癌的临床观察[J]. 中国肿瘤临床，1991，18(3)：181.

[88] 郭丰涛，陈国根，赵可明，等. 地龙液的临床应用及药理作用初步观察[J]. 中西医结合杂志，1988，8(7)：400.

[89] 贺石林，彭延古，李安国，等. 地龙提取液的抗凝作用与毒性[J]. 中南大学学报：医学版，1990，11(2)：460.

[90] 王克为，张绍章，李予蓉. 长时间给予 912 对小鼠移植瘤的抑制作用[J]. 第四军医大学学报，1988，9(1)：61.

[91] 徐德门，马陌，范风云，等. 地龙胶囊(912)毒性反应的临床观察[J]. 中国肿瘤临床，1991，18(3)：159.

[92] 朱敏生，王克为. 912 与 AK_{2123} 对 Hep-2 癌细胞辐射增敏的协同作用[J]. 第四军医大学学报，1988，9(4)：277.

[93] 姜东胜，张国桢，王宝珍，等. 赤子爱胜蚓纤溶酶的药理性质探讨[J]. 上海医科大学学报，1993，20(1)：16-20.

[94] 金鸣. 蚯蚓溶栓作用研究进展[J]. 中草药，1994，25(1)：45-47.

[95] 孙天佑，谭佩娇，刘志艳，等. 蚯蚓溶栓酶制剂的致突变研究[J]. 山西医药杂志，1994，23(1)：33.

[96] 王浴生. 中药药理与应用[M]. 北京：人民卫生出版社，1983：395.

[97] 施寄村. 中药地龙的含砷量[J]. 中成药研究，1981(5)：17.

[98] 杨仓良. 毒药本草[M]. 北京：中国中医药出版社，1993：726.

僵蚕　Jiangcan

（附：僵蛹）

【别名】白僵蚕(《神农本草经》)，天虫(《药材资料汇编》)，僵虫(《河北药材》)，姜虫、姜蚕(《青岛中草药手册》)，白羌虫(广东《中药商品知识》)。

【来源】僵蚕，始载《神农本草经》，列为中品，历代本草均有收载。《本草纲目》谓："蚕病风死，其色自白，故曰'白殭'，死而不朽曰'殭'"。'殭'，今作'僵'。"故知：因蚕染病而死，死而不朽，乃称"僵蚕"；其色自白，又称"白僵蚕"。为蚕蛾科昆虫家蚕蛾 *Bombyx mori* Linnaeus. 4～5 龄的幼虫，在未吐丝前，因感染(或人工接种)白僵菌 *Beauveria bassiana* (Bals.) Vuillant 而僵死的干燥全虫体。主产于浙江、江苏。此外，四川、广东、陕西等地亦产。

【采收炮制】自然病死者多于春、秋季生产。将感染白僵菌病死的蚕倒入石灰中拌匀，吸去水分，晒干或焙干。

人工接种培养方法：在蚕四次脱皮后，将白僵菌用温水或冷水调成菌液，用喷雾器均匀地喷洒在蚕体上，以蚕体见湿为度。接种后 15～20 分钟第 1 次给桑，以后每隔 5～6 小时给桑 1 次。饲养室的温度以 24～26℃，湿度 90%为宜。避免通风。接种后，蚕陆续发病死亡。要及时拣出，另行摊放，保持同样温度，待其充分发僵变白后，置于通风处风干或弱光下晒干。

炮制：①僵蚕：取原药材，淘洗后干燥，除去杂质，晒干。②炒僵蚕：取净僵蚕，置锅内，用文火加热，炒至表面呈黄色，取出放凉。③麸炒僵蚕：取麸皮撒在热锅内，用武火加热，待冒烟时，加入净僵蚕，拌炒至表面呈黄色，取出，筛去麸皮，放凉。每僵蚕 100kg，用麸皮 10kg。

④姜僵蚕:取生姜加适量水捣烂、榨汁。将姜汁倒入净僵蚕内拌匀,润透,置锅内,用文火加热,炒微干,取出放凉。每净僵蚕 100kg,用生姜 20kg 取汁。⑤酒僵蚕:取净僵蚕,置锅内,用文火加热,炒至黄色时,再喷入酒炒至干。取出放凉。每僵蚕 100kg,用酒 12kg。⑥甘草水制僵蚕:取净僵蚕用甘草汤洗后,晒干,再置锅内,用文火加热,炒至呈黄色,取出放凉。每净僵蚕 100kg,用甘草 2～3kg。

【商品规格】 一般均为统货。分江苏、浙江、安徽统装等。以虫体条粗、质硬而脆、易折断、色白、断面平坦光亮者为佳。表面无白色粉霜,中空者不可入药。

按《中国药典》(2010 年版一部)规定:本品中杂质不得过 3%。含水分不得过 13.0%,总灰分不得过 7.0%,酸不溶性灰分不得过 2.0%。醇溶性浸出物不得少于 20.0%。

照黄曲霉毒素测定法:本品每 1000g 含黄曲霉毒素 B_1 不得过 5μg,含黄曲霉毒素 G_1、黄曲霉毒素 G_2、黄曲霉毒素 B_2 和黄曲霉毒素 B_1 的总量不得过 10μg。

【药性】 咸、辛,平。归肝、肺、胃经。

【功效】 息风止痉,祛风止痛,化痰散结。

【应用】

1. 痰热惊痫、小儿惊风及破伤风　本品味咸、辛,性平,入肝。辛则行散祛风,咸能软坚散结。故本品既息内风又祛外风,兼可化痰散结,对肝风夹痰、惊痫抽搐者尤为适宜。治痰热惊痫,四肢抽搐、热盛者,可以本品与蝉蜕、钩藤、菊花等清肝热、息肝风药同用。治小儿急惊风,痰喘发痉者,常以本品同全蝎、牛黄、胆南星等清热息风、豁痰定惊药配伍,如《寿世保元》千金散。若治小儿脾虚久泻,慢惊搐搦者,又当与党参、白术、天麻、全蝎等配伍,以健脾固本,息风定惊,如《古今医统》醒脾散。用治癫痫猝昏、四肢抽搐、口吐痰涎之症,常与天麻、全蝎、半夏等同用,如《医学心悟》定痫丸。用治外风引动内风之破伤风牙关紧闭、四肢抽搐、角弓反张者,本品息内风兼祛外风,则与全蝎、蜈蚣、钩藤等配伍取效,如《证治准绳》撮风散。近代多以本品配伍全蝎、天南星、蝉衣、天麻等,名五虎追风散,用治破伤风亦验。

2. 风中经络,口眼歪斜　本品味辛行散,能祛风通络、化痰。用治风痰中络,经脉痹阻致颜面麻痹、口眼歪斜之症,常与全蝎、白附子同用,如《杨氏家藏方》牵正散。

3. 风热头痛、目赤、咽痛、风疹瘙痒　本品辛散,入肝、肺二经,有祛外风、散风热、止痛、止痒之功。用治肝经风热上扰之偏正头痛,可单用,如《赤水玄珠》以僵蚕研末,葱茶调服;或与菊花、刺蒺藜、钩藤等疏风清热平肝药同用。用治肝经风热目赤肿痛、迎风流泪等症,常与桑叶、木贼、荆芥等疏风清热之品配伍,如《证治准绳》白僵蚕散。用治风热袭肺咽喉肿痛、声音嘶哑者,可与桔梗、薄荷、荆芥、防风等疏散风热、清肺利咽药物同用,如《咽喉秘集》六味汤。《魏氏家藏方》白僵蚕散,以白僵蚕、天南星为细末,生姜汁调药末,以热水投之,呷下,吐出涎痰即快,治缠喉风并急喉闭喉肿痛者。本品祛风止痒之功,可用治风疹瘙痒,单用即效,如《太平圣惠方》用本品为末,内服,治风疮瘾疹;亦可与蝉蜕、薄荷、防风等祛风止痒药同用。

4. 痰核、瘰疬、发颐痄腮　本品味咸,能化痰散结解毒,故可用治痰火互结之痰核、瘰疬及风温热毒之痄腮硬肿疼痛等症。如《外台秘要》单用本品,为末服,以治瘰疬;或与浙贝母、夏枯草、连翘等清热化痰散结药同用,以增强药效。《东垣试效方》普济消毒饮,以本品与连翘、黄芩、板蓝根等清热解毒、疏散风热药配伍,用治发颐痄腮、大头瘟。近代用僵蚕配伍金银花、连翘、板蓝根、黄芩等清热解毒药,治疗乳腺炎、流行性腮腺炎、疔疮痈肿等症,疗效满意。

此外,《卫生杂兴》治肠风下血,用僵蚕与乌梅肉同服。《吉林中草药》治空洞型肺结核,用白僵蚕、白及等分，为末内服。以上供临证参考。

【用法用量】 煎服，5～10g。研末吞服，每次 1～1.5g；或入丸、散。外用：研末撒或调敷。

【鉴别用药】 僵蚕、全蝎、蜈蚣均为治风常用药。但僵蚕息风作用不及全蝎、蜈蚣，故临床上见肝风抽搐轻症者，以僵蚕、全蝎同用；抽搐重症者，则须全蝎、蜈蚣配用。白僵蚕既能息内风，又能散外风，且有化痰散结之功，故它的功效可用“风”与“痰”两字概括之。又白僵蚕性平无毒，故临床应用广泛。

【药论】

1.《神农本草经》：“主小儿惊痫、夜啼，去三虫，灭黑䵟，令人面色好，疗男子阴疡病。”

2.《本草纲目》：“散风痰结核、瘰疬、头风、风虫齿痛，皮肤风疮，丹毒作痒……一切金疮，疗肿风痔。”

3.《本草求真》：“治中风失音，头风齿痛、喉痹咽肿，是皆风寒入之，结而为痰。”

4.《本草思辨录》：“白僵蚕，味辛气温而性燥，故治湿胜之风痰，而不治燥热之风痰，小儿惊痫夜啼，是肝热生风，又为痰湿所痼而阳不得伸，是以入夜弥甚。僵蚕却痰湿而散肝风，故主之。”

【现代研究】

白僵蚕与代用品僵蛹一并介绍如下：

（一）化学成分

白僵蚕含蛋白质 67.44%，脂肪 4.38%。脂肪中主要有棕榈酸、油酸、亚油酸、少量硬脂酸、棕榈油酸和 α-亚麻酸。尚含 17 种氨基酸，以甘氨酸含量最高，丙氨酸、丝氨酸及酪氨酸的含量亦较高；含 18 种元素，其中钙、磷、镁含量高，另含铁、锌、铜、锰、铬、镍 6 种人体必需微量元素。

白僵蚕体表的白粉中含草酸铵，从白僵菌中分离得白僵菌黄色素及高分子昆虫毒素、环酯肽类白僵菌素、固醇类成分等。僵蛹含白僵菌素、蛋白质、脂肪、多种氨基酸、胆固醇、麦角固醇、植物固醇及维生素 A_1、B_2、D 等。

（二）药理作用

1. 催眠作用　白僵蚕（蛹）的醇浸出液对小鼠和兔具有催眠作用，小鼠口服 0.5g/20g，皮下注射 0.25g/20g，约等于 50mg/kg 苯巴比妥皮下注射的催眠效力[1]。

2. 抗惊厥作用　实验结果表明，僵蚕醇提物可以明显对抗戊四氮（metrazol，MET）惊厥小鼠模型发作，其抗惊厥率优于拉莫三嗪，提示其抗痫机制可能与 GABA 抑制系统有关；僵蚕可能成为一种有发展前途的临床治疗癫痫小发作的药物。从时效关系和药效学分析可以看出，僵蚕和蜈蚣醇提物的起效时间均为 30 分钟，1 小时左右达峰，僵蚕作用时间最长可达 4 小时；僵蚕醇提物起效较慢而达峰时间和作用持续时间较长[2]。

3. 抗凝作用　僵蚕提取液体外和注射小鼠体内实验表明，乙醇提取物对凝血系统两条途径的凝血酶具有明显的抑制作用，凝血酶时间延长说明了僵蚕对凝血酶-纤维蛋白原反应的直接抑制作用，而且作用比较持久。推测其抗凝成分可能与水蛭素一样，是一种肽类或其他含有氨基化合物。纤溶活性的正常对血栓的溶解具有重要的作用，当血栓形成时，纤溶酶原被纤溶激活而发挥水解纤维蛋白的作用。纤维蛋白原是提高血浆及全血黏度的主要因素之一，其含量增高可使血液呈高凝状态。在纤溶酶和激酶作用下，血中纤维蛋白原可降解减少。僵蚕通过活化纤溶系统，与抑制血栓形成有关[3]。研究发现生、制僵蚕之间，制僵蚕的凝血酶时间显著高于生僵蚕($P<0.01$),同时比较制僵蚕不同部位绿褐色物、僵蚕皮、透明胶状物之间凝血酶时间时发现,僵蚕透明胶状物的凝血酶时间显著高于其他各组($P<0.01$)。因此,选择僵蚕作为抗凝药物时宜选择制僵蚕,亦可选择某一部位或某几个部位[4]。

4. 抑瘤作用　蚕蛹提取物对人直肠癌细胞有杀伤作用。据报道,提取物在低浓度情况下仍可抑制癌细胞生长,随着浓度增加及时间延长,作用逐渐增强。扫描、透射电子显微镜下,发现作用30分钟后人的直肠癌细胞超微结构出现改变,24～48分钟后细胞膜结构受到破坏和溃解,而作用正常猴肾细胞CV124小时后,未见细胞生长及^{3}H-TdR掺入DNA受到抑制,亦未见细胞超微结构破坏,证实蚕蛹提取物对肿瘤细胞具有杀伤及选择性杀伤作用。白僵蚕醇提物对小鼠ECA实体型抑制率为36%,对小鼠肉瘤S_{180}也有抑制作用,体外试验可抑制人体肝癌细胞的呼吸,可用于直肠腺瘤型息肉等。白僵蛹50%煎剂每日给小鼠灌胃,对小鼠肉瘤S_{180}亦有抑制作用[5]。

5. 对大肠杆菌的抑制作用　本研究对不同提取方法获得的僵蚕活性物质,以及用不同提取溶剂以超声波法提取的僵蚕活性物质的抑菌活性进行了试验观察和比较。结果表明,采用超声波提取时,体积分数95%乙醇提取物具有明显的抑菌作用。不同提取方法得到的僵蚕提取物对大肠杆菌均具有明显的抑菌活性,僵蚕的抗炎作用与其抑菌活性相关[6]。

6. 其他作用　蚕体中含有变态活性激素、促脱皮甾酮、3羟基犬尿素及多种酶类物质。蚕蛹中保幼激素和蜕皮激素,具有延缓衰老、维持青春的作用,脱皮激素能促进发育。依此通过对白僵菌的液体培养,用甲醇提取出的活性成分及生物活性测定,发现该菌代谢产物中具有较强的清除自由基的活性物质[7]。

(三) 临床报道

1. 治疗癫痫　采用愈痫胶囊(僵蚕、生赭石、全蝎、黄芪、丹参、胆南星等)治疗癫痫大发作100例,总有效率95%。应用《伤寒温病条辨》方升降散加减可治疗小儿温邪郁闭、喘促痰鸣、神昏抽搐等症[8]。

2. 治疗外感发热　临床用僵蚕汤(僵蚕、蝉蜕、柴胡、连翘、麻黄)治疗外感发热85例,治头面部和口腔疾患而偏于热者,如急性化脓性扁桃体炎、肺部感染、支气管炎,总有效率96.74%,平均1～3天退热[9]。根据施今墨用药经验,以僵蚕配荆芥穗治疗外感发热,取得显效[10]。

3. 治疗破伤风　用木萸散(僵蚕、木瓜、吴茱萸、蝉衣、全蝎、天麻、猪胆等),每日1剂,水煎鼻饲,治疗破伤风15例,全部获愈[8]。五虎追风散加味(僵蚕、蝉蜕、全蝎、天麻、钩藤、天竺黄、胆南星、土蜂房、鱼膘胶等)治疗破伤风15例,治愈12例,2例治愈后留有痴呆后遗症,1例死亡[11]。

4. 治疗高热惊厥　僵蚕6g,黄连、蝉蜕各6g。将僵蚕装入鲜牛胆中,悬挂阴凉处1个月,取出胆制僵蚕,与黄连、蝉蜕共研细备用。服用时,1岁以下每次0.1～0.2g,1～2岁每次0.2～0.4g。治疗小儿高热惊厥44例,痊愈40例,无效4例[12]。

5. 治疗头痛、偏头痛　文献报道应用平肝祛痰法治疗血管性头痛119例,主要药物有天麻、僵蚕、丹参、红花、川芎、赤芍、白芍、石菖蒲、胆南星等。治疗结果,显效66.3%,总有效率91.6%,脑血流图纠正率为75.6%。将患者脑血流图定量、血浆5-羟色胺浓度和血小板凝集试验的治疗前后对照,均有显著作用。提示该方具有改善脑血流量,调节血浆5-羟色胺浓度和改善血液高凝状态的作用[13]。另自拟川芎僵蚕汤,组成:川芎10～20g,僵蚕12g,白芷1g,赤芍15g,丹参30g,细辛3g,全蝎5g,炙甘草8g。治疗顽固性头痛56例,痊愈

36 例(64.3%),有效 16 例(28.6%),无效 4 例(71%),总有效率 92.9%[14]。

6. 治疗面瘫　运用活血祛风汤(僵蚕、丹参、白附子、鸡血藤、桃仁、地龙等)治疗偏瘫 50 例,总有效率 94%。提示本方有扩血管、溶血栓、改善脑血液循环和促进侧支循环建立的作用[15]。

7. 咳嗽、哮喘　应用速效止咳汤治疗咳嗽 198 例,主要药物有僵蚕、款冬花、川贝母、罂粟壳、桔梗、全蝎等。总有效率 98.9%,其中显效占 68.7%,缓效 30.3%。文献中有应用僵黄饮(僵蚕、天竺黄、沉香、车前子、鱼腥草等)治疗小儿毛细支气管肺炎 50 例,痊愈 37 例,显效 12 例,无效 3 例。认为僵蚕既可清热化痰,又可平肝止痉,有解热、消炎、抗病毒的作用。应用僵蚕、杏仁、麻黄、牡丹皮、桃仁、枳壳、黄芩、半夏、地龙、白芍、甘草等药组方,治疗支气管哮喘,总有效率 93.3%,显效率 63.3%[16]。

8. 治疗糖尿病并发症　药方:白僵蚕 6g、生大黄 6g、蝉蜕 6g、地骨皮 30g。服法:生大黄、蝉蜕、地骨皮置沙锅中,冷水浸泡 1 小时后煮沸,取 2 汁,离火待冷却,日 1 剂,分 2 次,餐前 30 分钟温服。僵蚕研粉,分 2 次,用冷开水送服,餐后 30 分钟服用。适应证:糖尿病 2 型、肥胖型,并发呼吸道感染,如咽喉炎、鼻炎、支气管炎,或并发周围神经炎或并发皮肤瘙痒[17]。

9. 治疗甲状腺瘤(瘿瘤)　消瘿汤(僵蚕、浙贝母、夏枯草、玄参、黄药子、海藻、牡蛎为主)日 1 剂,分 2 次服,12 剂为 1 个疗程。治疗 115 例,服药 1～6 个疗程后,痊愈 98 例,显效 13 例,无效 4 例,总有效率 96.5%[18]。

10. 治疗胃肠道息肉　重用僵蚕入醒脾散加味方中,治愈 1 例胃窦部息肉患者[19]。

11. 治疗癌肿　通膈利咽散组成:炙僵蚕、水蛭、炙全蝎、炙壁虎、炙蜂房、炙蜈蚣、制海藻。共研细末,每服 5g,日 3 次,西洋参煎水送服。多年来治疗中晚期食管癌,有的能控制进展,有的可以临床缓解,延长生存期[20]。近期选用僵蚕治疗神经系统肿瘤、恶性淋巴瘤、喉癌等,有一定效果[21]。

12. 治疗小儿抽动症　将 60 例患者随机分为 2 组各 30 例,治疗组采用僵蚕钩藤汤(处方:僵蚕、地龙各 6g,钩藤、酸枣仁、柏子仁、白芍、生地黄、丹参、当归各 10g,石菖蒲、益智仁、甘草各 5g)联合葡萄糖酸锌片治疗,对照组口服氟哌啶醇和等量苯海索(安坦),观察 2 组疗效。结果:总有效率治疗组为 90.00%,对照组为 76.67%,2 组总有效率比较,差异有显著性意义($P<0.05$)。结论:僵蚕钩藤汤联合葡萄糖酸锌片治疗小儿抽动症有显著疗效[22]。

13. 治疗皮肤病　使用加味四物汤治疗剥脱性皮炎,组方为僵蚕、生地、当归、白芍、红花、蝉蜕等,配合外用药等治疗。共计 18 例,全部治愈。僵蚕饮治疗小儿多发性疖肿 33 例。其用法,轻者服僵蚕粉 3～5g/次,3 次/天,重者服汤剂(僵蚕、紫花地丁、蒲公英、金银花、黄芪、赤芍等)。治愈 27 例,好转 4 例,无效 2 例。用僵蚕、蝉蜕、薄荷、白鲜皮、白蒺藜、徐长卿、桑白皮、当归、生地、赤芍、紫草等,配合药渣加中药桃树叶、蛇床子、地肤子、苦参、黄柏煎后洗浴,可治愈皮肤瘙痒症[23]。

14. 治疗颈椎骨质增生　运用僵蚕天麻饮(僵蚕、熟地黄、当归、川芎、大贝母、怀牛膝、夏枯草、天麻、黄芪、白芍等药)治疗颈椎骨质增生 76 例,痊愈(临床症状全部消失,2 年内未复发者)31 例,好转(临床症状显著减轻者)34 例,无效(服药 2 个疗程,临床症状无改善者)11 例,总有效率为 85.6%[24]。

15. 其他　僵蚕配伍麝香,治肺性脑病痰迷昏痉;配伍青橄榄治疗急慢性咽炎;配伍丹参消汗斑,皆有一定效果[25]。僵蚕还可以在中医辨证论治基础上治疗高血压[26],治疗喉源性咳嗽效佳[27]，治疗崩漏[28]，重用僵蚕治疗咳嗽变异性哮喘[29]。

（四）不良反应

1. 毒性　僵蚕乙醇提取液小鼠和大鼠腹腔注射 0.5～5g/kg，均未见毒性反应。僵蛹水煎剂小鼠灌服 LD_{50} 为（44.5±1.4）g/kg；剂量在 35g/kg 时，开始出现毒性症状，表现为活动逐渐减少、伏地不动，部分动物出现发绀[30]。

2. 不良反应　近年来，服僵蚕发生过敏反应病例时有报道，可能是由白僵菌中的异性蛋白引起，故对虫类药物过敏者慎用；由于僵蚕有抗凝作用，能使血小板减少，故凝血机制障碍或有出血倾向者应慎用；僵蚕大剂量时易引起腹胀，可能与其解痉、缓解支气管平滑肌痉挛作用有关，僵蚕剂量不宜超过 20g，由于僵蚕抗惊厥作用主要为草酸铵，其代谢易产生氨，肝性脑病患者应慎用，防止加重肝性脑病（肝昏迷）[31]。僵蚕内所含有的神经毒素主要损害锥体外系统，出现锥体外系和脑损害综合征。以头晕、头痛、乏力、口唇及四肢麻木、肌肉不规则痉挛、行走不稳等为主要症状。中毒重者发音困难、流涎、出汗、全身震颤、抽搐昏迷等，2 天后发病不足 10%，主要症状为头晕、四肢无力，其中 1 例仅为出汗多、口水多[32,33]。

3. 中毒救治　僵蚕中毒的患者主要是对症治疗，催吐、洗胃、导泻及快速输液，应用东莨菪碱、维生素 C、维生素 B_6，以及促进脑代谢的药物等；抽搐、昏迷用甘露醇、复方麝香注射液 20ml 静滴及吸氧，单纯抽搐者应用安定止痉，昏迷患者要防止呕吐物误吸，经 24 小时可清醒，3 天好转，4～9 天可痊愈出院。

参考文献

[1] 王居祥，朱超林，王晓露. 僵蚕复方制剂的临床应用近况[J]. 南京中医药大学学报，1998，14(5)：319-320.

[2] 姚宏伟，何欣椵，何巧燕，等. 僵蚕和蜈蚣醇提物抗惊厥作用的药效学比较研究[J]. 中国药物与临床，2006，6(3)：221-223.

[3] 彭延吉，李露丹，邓奕辉. 僵蚕抗实验性静脉血栓及作用机理的研究[J]. 湖南中医学院学报，2001，20(4)：17-18.

[4] 彭新君，赵建国，徐爱良，等. 僵蚕抗凝活性及其成分的分析[J]. 湖南中医学院学报，2005，25(1)：1-2.

[5] 王居祥，朱超林，戴虹. 僵蚕及僵蛹的药理研究与临床应用[J]. 时珍国医国药，1999，10(8)：637-639.

[6] 项林平，柴卫利，王珏，等. 僵蚕抑菌活性成分的提取及其对大肠杆菌的抑制作用[J]. 西北农林科技大学学报：自然科学版，2010，38(3)：150-15.

[7] 胡丰林，樊美珍，李增智. 一种白僵菌代谢产物中生物活性物质的研究Ⅰ. 具有清除自由基的活性物质的分离和制备[J]. 菌物系统，2000，19(4)：522-528.

[8] 马尚谦. 中药愈痫胶囊治疗癫痫大发作 100 例[J]. 山西中医，1994，15(1)：400-401.

[9] 刘尚贵. 僵蚕汤治疗外感发热 85 例[J]. 湖南中医学院学报，1995，15(1)：26.

[10] 张元兴. 施今墨用药经验临床应用举隅[J]. 上海中医药杂志，1992(4)：27.

[11] 张明星. 五虎追风散加味治疗破伤风 15 例[J]. 陕西中医，1982(6)：8.

[12] 宋信平，翟秀珍. 胆制僵蚕治小儿高热惊厥 44 例[J]. 中国煤炭工业医学杂志，2009，12(1)：76.

[13] 周英豪，陈书静，李华，等. 活血平肝祛痰治疗血管性头痛 119 例[J]. 成都中医药大学学报，1995，18(2)：22-25.

[14] 岑小兵. 自拟川芎僵蚕汤治疗顽固性头痛 56 例报告[J]. 临床医药实践杂志，2008，17(8)：795-796.

[15] 侯月友. 自拟“僵蚕汤”治疗面瘫 76 例报道[J]. 中药材，1998，21(7)：377-378.

[16] 周永明. 支气管哮喘 30 例疗效观察[J]. 上海中医药杂志，1989(6)：14-15.

[17] 姚丽群. 僵蚕复方治疗糖尿病并发症的体会[J]. 中医药临床杂志，2004，16(3)：222.

[18] 刘志军. 消瘰汤治疗甲状腺瘤 115 例[J]. 湖南中医杂志，1990(1)：48.

[19] 许柏泉. 僵蚕临床应用举隅[J]. 新中医，1992，24(1)：53.

[20] 朱建华. 虫类药应用发挥[J]. 中国医药学报，1993，8(1)：46.

[21] 邢少华. 动物病理产物药的药用价值初探[J]. 中医药学报，1990(6)：40.

[22] 江晓云，黎俊民. 僵蚕钩藤汤联合葡萄糖酸锌片治疗小儿抽动症 30 例疗效观察[J]. 新中医，2011，43(1)：87-88.

[23] 张明，杨中俊. 僵蚕的临床运用举隅[J]. 中医药信息，1999(4)：23.

[24] 赵勋. 僵蚕天麻饮治疗颈椎病 76 例[J]. 湖北中医杂志，1996，18(6)：32.

[25] 李浩然. 僵蚕的若干剂型、配剂与应用[J]. 安徽中医学院学报，1986，5(1)：46.

[26] 朱黎明，周少军. 僵蚕治疗高血压病[J]. 中医杂志，2009，50(12)：1108.

[27] 孔德林. 僵蚕治疗喉原性咳嗽效佳[J]. 中医杂志，2009，50(12)：1108.

[28] 邓存国. 僵蚕治疗崩漏有良效[J]. 中医杂志，2009，50(11)：1011.

[29] 彭暾，周荣. 重用僵蚕治疗咳嗽变异性哮喘[J]. 中医杂志，2009，50(11)：1011.

[30] 王浴生，等. 中药药理与应用. 北京：人民卫生出版社，1983：1237.

[31] 王居祥. 论僵蚕的不良反应[J]. 时珍国药研究，1997，8(6)567.

[32] 李士平. 僵蚕毒性观察[J]. 医药论坛杂志，2004，25(23)：66.

[33] 成昌友. 急性僵蚕中毒 46 例临床救治[J]. 现代中西医结合杂志，2007，16(3)：371-372.

附：僵蛹

本品以蚕蛹为底物，经白僵菌发酵的制成品。据药理实验证明，僵蛹有抗惊厥、抑制癌细胞等作用；临床实践亦证明，僵蛹具有一定的退热、止咳、化痰、镇静、止痉、消肿散结、止遗尿以及调节神经、参与脂肪代谢等作用，疗效与白僵蚕相近，可代替白僵蚕药用；且具作用和缓、无明显毒副作用、服用方便等特点。现已制成片剂用于临床，治疗癫痫、腮腺炎、慢性支气管炎等疾病。用法与用量：每片 0.3g，成人每日 20～30 片，分 3 次服。

全蝎　*Quanxie*

【别名】虿（《诗经》），虿尾虫（《说文》），杜伯（《广雅》），主簿虫（《酉阳杂俎》），蛜蝌（《蜀本草》），全虫（《中药形性经验鉴别法》），茯背虫（《山西中药志》），蝎子（《全国中草药汇编》）。

【来源】全蝎，始载于《蜀本草》，因其有毒伤人，当时应用甚少，故对其性能、功用的记载尚不多见。至宋《开宝本草》对全蝎的主要功用始有初步的认识与记载。因其原动物为“蝎”，全虫体入药，故名“全蝎”。为钳蝎科动物东亚钳蝎 *Buthus martensi* Karsch 的干燥虫体。如单用其尾者，谓之蝎尾或蝎梢。主产于河南、山东、湖北、安徽、河北、辽宁等地。除野生外，尚可饲养，分房养与山养两种。

【采收炮制】野生蝎在春末至秋初均可捕捉，清明至谷雨前后捕捉者，称为春蝎，此时未食泥土，品质较佳；夏季产量较多，称为伏蝎，品质较次。饲养蝎一般在秋季，隔年收捕一次。将捕收的蝎，先浸入清水中，待其吐出泥土，洗净，捞出，再放入浓度为 4%～5%的盐水锅内浸泡 6～12 小时，捞出，放入沸盐水中煮 10～20 分钟，再捞出，摊放通风处阴干，谓“咸全蝎”。若将捕收的蝎，先放入冷水中洗净，捞出，再放入沸水中煮，待水沸腾时捞出，晒干，谓“淡全蝎”。

炮制：

（1） 全蝎：取原药材，除去杂质，洗净或漂洗，干燥。

（2） 酒全蝎：取净全蝎，用酒洗后，干燥。

（3） 制全蝎：取薄荷叶加沸水适量，盖密，泡半小时，去渣。再用薄荷水洗净盐霜，捞出，滤去水，晒干或低温烘干。每全蝎100kg用薄荷叶20kg。

【商品规格】 历史规格分档：①会全虫：产于河南南阳地区、许昌地区以及湖北襄樊等地，质较优，或称“淡全虫”。会全虫多系清水加工，其盐分少，肚瘪，背色黑，腹部多黄绿色。②东全虫：产于山东临沂地区及江苏徐州、安徽宿县等地。东全虫习惯盐分较重，有称“咸全虫”者，满肚，背色黑，腹青褐色。现行规格均为统货，一般分淡全蝎和咸全蝎两种。以完整，色青褐或黄褐，干净，身挺，腹硬，脊背抽沟，无盐霜者为佳。

按《中国药典》（2010年版一部）规定：本品醇溶性浸出物不得少于20.0%。

【药性】 辛，平。有毒。归肝经。

【功效】 息风止痉，通络止痛，攻毒散结。

【应用】

1. 痉挛抽搐 “诸风掉眩，皆属于肝”，“虫类息风”。本品味辛，主入肝经，属虫类药，性善走窜。故有平息肝风兼搜风通络之长，内风、外风均治，有良好的息风止痉及祛风止痉之效。既可用治肝风内动所致之痉挛抽搐，又可用治风中经络之痉挛抽搐，故为治疗痉挛抽搐之要药，适用于各种原因之惊痫抽搐。常与蜈蚣相须，研细末服，以增强药效，如《经验方》止痉散。针对不同病因，可进行适当配伍应用。

（1） 用于小儿惊风：如外感时邪入里化热或痰热内蕴，热极生风，出现小儿急惊高热神昏、痉挛抽搐，甚则角弓反张，常以本品与羚羊角、钩藤、天麻等清肝热、息风止痉药配伍；若痰热较盛，加用牛黄、天南星。如小儿脾虚慢惊，痉挛抽搐，则以本品与党参、白术、天麻等益气健脾、息风止痉药同用。

（2） 用于癫痫：痰迷心窍或痰蒙清窍之癫痫猝昏、不省人事、四肢抽搐、口吐涎沫者，可与矾郁金、石菖蒲、远志等化痰开窍醒神药配伍。

（3） 用于破伤风：外受风毒，引动内风之破伤风发热抽搐、牙关紧闭、角弓反张，可以本品与蜈蚣、天南星、蝉蜕等配伍，收祛风化痰、定搐解痉之效，如广州中医学院《方剂学》五虎追风散；或与蜈蚣、钩藤、朱砂等配伍，如《证治准绳》摄风散。

（4） 用于中风口眼㖞斜、半身不遂：风中经络，阻于头面之口眼㖞斜，常以本品与白僵蚕、白附子同用，以祛风通络止痉，如《杨氏家藏方》牵正散。风中经络肢体麻木、半身不遂者，常与天麻、防风、川芎等祛风通络、活血化瘀药配伍。

2. 疮疡肿毒、瘰疬结核 本品味辛，有毒，故有散结、攻毒之功，多作外敷用。如《本草纲目》引《澹寮方》用全蝎、栀子各7个，麻油煎黑去渣，入黄蜡为膏外敷，治疗诸疮肿毒；《医学衷中参西录》以本品10枚，焙焦，分2次，黄酒下，消颌下肿硬；《经验方》小金散，以本品配马钱子、半夏、五灵脂等，共为细末，制成片剂用，治流痰、瘰疬、瘿瘤等症。《泉州本草》治腹股沟肿核，用干蝎火焙研末，泡酒内服；或全蝎蒸鸡蛋，蒸熟后去蝎单食鸡蛋。近代用本品配伍蜈蚣、地龙、土虫各等分，研末或水泛为丸服，以治淋巴结核，骨、关节结核等。亦有单用全蝎，香油炸黄内服，治疗流行性腮腺炎。

3. 风湿顽痹 本品善于祛风通络止痛，对风寒湿痹久治不愈，筋脉拘挛，甚则关节变形之顽痹，作用颇佳。可用全蝎配麝香少许，共为细末，温酒送服，对减轻疼痛有效，如《仁斋直指方》全蝎末方。临床亦常与川乌、白花蛇、没药等祛风、活血、舒筋活络之品同用。

4. 顽固性偏正头痛　本品搜风通络止痛之效较强，用治偏正头痛，单味研末吞服即有效；配合天麻、蜈蚣、川芎、僵蚕等同用，其效更佳。

此外，《太平圣惠方》用全蝎配白矾，以治大肠风毒下血；民间验方治痔疮痒，用本品烧熏有效。近年报道，试用全蝎及蝎毒治疗癌肿，以毒攻毒，初步显示有一定疗效。

【用法用量】煎服，3～6g；研末吞服，每次 0.6～1g。外用适量。

【使用注意】本品有毒，用量不宜过大。孕妇忌用。

【鉴别用药】全蝎、白附子均能祛风止痉，对中风口眼㖞斜，以及破伤风等症，常相互配伍。然不同之处为：全蝎味辛有毒，主入肝经，息风止痉功效较强，用治痉挛抽搐之证效佳；又属平性，故热证、寒证皆可配用；又能通络止痛，攻毒散结，常用治偏正头痛、关节痹痛，以及瘰疬疮毒等症，临床应用范围较广。而白附子辛甘大温，燥烈有毒，入胃经，善能逐寒湿而化痰，祛风邪而止痉，以治风痰诸症；因其性升散，又善上行而治头面之风邪与风痰所致之口眼㖞斜、头痛、眩晕等症。

【药论】

1.《开宝本草》："疗诸风瘾疹及中风半身不遂，口眼㖞斜，语涩，手足抽掣。"

2.《本草从新》："治诸风掉眩，惊痫抽掣，口眼㖞斜……厥阴风木之病。"

3.《本草纲目》："足厥阴经药也，故治厥阴诸病。诸风掉眩、搐掣、疟疾寒热、耳聋无闻，皆属厥阴风木。故东垣李杲云：凡疝气带下皆属于风。蝎乃治风要药，俱宜加而用之。"

4.《本草求真》："全蝎，专入肝祛风，凡小儿胎风发搐，大人半身不遂，口眼㖞斜，语言蹇涩，手足搐掣，疟疾寒热，耳聋，带下，皆因外风内客，无不用之。"

【现代研究】

（一）化学成分

全蝎中含蝎毒，是一种蛋白种类较多但酶蛋白种类较少的混合物，而不同于蛇毒。蝎毒可溶部分为蝎毒的活性部分，不溶部分主要是无药理活性的黏蛋白。蝎毒主要由非蛋白质和蛋白质两部分组成，在非蛋白组成中主要有脂类、有机酸、游离氨基酸等。如河南产蝎子油中的脂肪酸主要是棕榈酸，其次是硬脂酸、油酸，是以饱和脂肪酸为主体的脂质成分；其他尚有三甲胺、甜菜碱、牛磺酸、胆固醇、卵磷脂、铵盐等。蝎毒中大部分是具有药理学活性的蛋白质，可分为蝎毒素及酶两部分。辽宁产东亚钳蝎蝎毒只有透明质酸酶活力。现已从我国蝎毒中分得 18 个蛋白组分，并从中纯化出十多种蝎毒素，主要是由 50～70 个氨基酸组成的短肽。现研究较多的有镇痛活性最强的蝎毒素Ⅲ、抗癫痫肽（AEP）等。

（二）药理作用

1. 镇痛、镇静作用　用小鼠扭体法、小鼠热辐射甩尾法、大鼠三叉神经诱发皮质电位法实验表明，蝎毒对内脏痛、皮肤灼痛和三叉神经诱发电位有较强的抑制作用[1]。

2. 抗惊厥作用　小鼠口服止痉散（全蝎、蜈蚣等量），每天 1g，连服 1、3、9 天后，对戊四氯、士的宁及烟碱引起的惊厥均有对抗作用。全蝎单独使用，每天 1g 亦有效，但较蜈蚣差。全蝎浸膏具有抗电惊厥和显著延长尼可刹米所致惊厥潜伏期的效应。家蝎和野蝎二者的抗惊厥作用差异无显著性[1]。

3. 抗癫痫作用　蝎毒中分离出的多肽（AEP）具有较强的抗癫痫活性，对由马桑内脂和头孢娄利定诱发的动物癫痫有较强的抑制作用，其作用机制不同于安定，活性至少是安定 10 倍[1]。

4. 抑菌作用　全蝎的水浸物（1∶5）对奥杜盎小孢子菌有抑制作用[1]。

5. 抗肿瘤作用　全蝎提取液对小鼠网状细胞肉瘤(SRS)实体瘤、乳腺癌细胞有抑制作用,对SRS腹水型带瘤小鼠生存率较对照组高12.5%~20.7%,可使上述两种瘤组织的DNA明显减少,并使乳腺癌逐渐增高的AKP趋向减少。全蝎粗提物对体外培养的人体子宫颈癌细胞生长也有明显的抑制作用,使其生存时间较对照组延长29.2%。全蝎粗提物既可直接抑杀癌细胞,又可恢复增强胸腺的功能,在停药后对肿瘤生长仍有较高的抑制率[1]。

6. 免疫作用　全蝎与蝎身煎剂2g/kg连续灌胃给药6天,可使小鼠单核-吞噬细胞系统对碳粒的廓清作用明显降低,整体全蝎与蝎身的作用无显著差异。全蝎煎剂2g/kg连续灌胃给药7天,可使小鼠血清半数溶血值明显降低。全蝎对小鼠灌胃给药的LD_{50}大于10g/kg[1]。

7. 对心血管系统的作用　静脉注射全蝎浸膏、煎剂,均可使兔、犬血压一时性下降(少数可见暂时上升),但很快恢复,接着出现逐渐持久的血压下降,维持1~3小时以上。灌胃或肌内注射也有显著持久的降压作用。降压原理为抑制血管运动中枢,扩张血管,直接抑制心脏,以及对抗肾上腺素的升压作用。对清醒动物有明显镇静作用也可能与降压有关。从全蝎分离出的蝎酸钠盐给麻醉兔静脉注射,产生暂时性血压下降,但对离体蛙心呈兴奋作用,对蛙后肢及离体兔耳血管则均显收缩作用[1]。

8. 抗凝、抗血栓、促纤溶作用　报道从体外血栓形成、血小板黏附率、凝血功能方面探讨了复方全蝎口服液对正常健康家兔的活血化瘀作用。实验结果表明:复方全蝎口服液具有抗血栓形成、降低血小板黏附率、延缓血凝等药理作用[2]。

(三)临床报道

1. 治疗癫痫　取全蝎(连尾)、蜈蚣(去头、足)等量,晒干研末,蜜制为丸如桐子大。成人每日4.5~7g,早晚分服;小儿按年龄、体重递减,如无毒性反应可连续使用[3]。另有报道用全蝎1个焙干研粉,另用鲜韭菜25g洗净,二者混合揉烂,滤干,放入红糖50g,蒸熟,空腹1次服下,服药次数依发作情况的不同酌增或减。共治疗110例,结果显效78例,有效17例,效差9例,无效6例,有效率为95%[4]。

2. 胃脘疼痛　以淡全蝎2条研末,加鸡蛋1枚煎吃,早晚各吃1次,连吃3天,胃脘痛愈[5]。

3. 肠痉挛　全蝎2只、蜈蚣2条,共研细粉,取鸡蛋1枚,蛋头开1孔,将药粉装入蛋内,用棉纸或胶布封好,于炭火中煨熟。每晚食1枚,连用10天,腹痛消失,半年未复发[5]。

4. 慢性肾小球肾炎　清水全蝎20只、肉桂20g,共研细末治疗慢性肾小球肾炎1例。每次服5g,每日1次,嘱忌生冷、油腻及同房二月余,1年随访,未复发[5]。

5. 脑出血中风　羚蛭全蝎汤配合清开灵、甘露醇等治疗脑出血中风。羚蛭全蝎汤:羚羊角粉1~3g(冲)、水蛭6~12g、全蝎3~6g、怀牛膝15~45g、赭石15~30g(先煎)、三七粉3~9g(冲)、栀子6~12g、大黄3~10g、钩藤15~30g、瓜蒌15~30g,随症加减。结果:基本恢复≥81%,显著进步≥56%,进步≥36%,无变化<11%[6]。

6. 顽固性呃逆　用全蝎芍甘汤(全蝎10g、蝉蜕20g、赤芍60g、白芍60g、炙甘草20g、苏子15g),随症加减治疗顽固性呃逆,16例全部治愈。认为全蝎配蝉蜕平肝息风缓急止痉,二者能降低反射反应和横纹肌紧张度[7]。

7. 哮喘　治哮方(全蝎末3g、麻黄5g、杏仁10g、川芎10g)。随症加减,获良效[8]。常用蜈蚣和全蝎治疗哮喘气急[9]。

8. 癌及癌痛　全蝎治疗癌症报道很多,主要用于消化道、呼吸道、头颈部的恶性肿瘤[10]，对乳腺癌、肝癌、子宫颈癌、肺癌、食管癌、喉癌、直肠癌、鼻咽癌及白血病具有确切抑制作用，癌症根据辨证论治配合其他药物可收到一定疗效[11]。如乳腺癌：用全蝎 0.3g、马钱子 0.1g、活蜗牛 1.5g、蜈蚣 1.5g、露蜂房 0.5g、乳香 0.1g（以上为 1 日量）。研细末，水泛为丸，分 3 次口服，治乳腺癌 44 例，治后存活 3 年以上者 7 例，占 15.9%[12]。胃癌：用全蝎 20g、露蜂房 20g、山慈菇 25g、白僵蚕 25g、蟾蜍皮 15g。捣碎，置净器中，用酒 450ml 浸泡，7 日后开取，每日 3 次，每次空腹服 10～15ml。肺癌：用全蝎 200g，蜈蚣 150g，白花蛇舌草、半枝莲、冬虫夏草、百部各 1200g。共研末，每日 2 次，每次 30g 口服，治疗中心型肺癌 1 例，获效，随访 1 年，未复发[13]。用活全蝎 1 只，青瓦焙干后研成细末，将蝎粉散在开水冲成的蛋花上，趁热喝下，3 次/天，饭前服用，治疗晚期癌症疼痛，总有效率为 95%[14]。中国中医研究院（现在更名为中国中医科学院）使用全蝎复方（全蝎 6g、炙蜈蚣 6g、僵蚕 6g、土鳖虫 6g、蜂蜜 500ml），治疗 29 例白血病。缓解者占 25%～64.71%，食欲不振、临床症状及血象改善者占 65%～80%[15]。

9. 疖肿　用全蝎散（全蝎、大黄、冰片）外用，先后治疗疖肿 20 余例，大多数患者使用 1～2 天局部红肿、热痛消失而愈。或用全蝎 7 只、栀子 7 个，入麻油中煎黑去渣，入黄蜡化成膏敷之[4]。

10. 瘰疬（淋巴结结核）及粉刺　取全蝎 20 只、蜈蚣 20 条、贝母 30g，共为细末，每晚服 4g。半月后肿块明显变软，2 个月后消减大半，3 个月后肿块全消[5]。用全蝎一味外治粉刺、瘰疬速效。治粉刺方法：全蝎 15g 纳瓶中，加白酒 100ml 浸泡 3 天后备用。用时先用肥皂水洗患处，再用温水清洗，棉花揩干，然后搽全蝎酒。每天 3 次（第 2、3 次不清洗），第 2 天再洗、再搽，连搽 7 天为 1 个疗程，一般 1～2 个疗程治愈。治瘰疬方法：全蝎适量研为细末，放于药膏或橡皮膏的中心（药末的厚度约 2mm，面积以能覆盖瘰疬的表面为度），贴患处。用时先用冷开水加 3%的食盐，溶化后洗患处，棉花揩干，然后贴药，3 天换药 1 次，7 次为 1 个疗程，一般 1～3 个疗程愈[16]。

11. 慢性荨麻疹　有报道投以赵炳南慢性荨麻疹经验方麻黄方：炙麻黄 4g、杏仁 9g、干姜皮 9g、浮萍 5g、白鲜皮 15g、陈皮 9g、牡丹皮 9g、僵蚕 9g、丹参 15g。加全蝎研末，分 2 次冲服，3 剂而愈[17]。

12. 带状疱疹神经痛　可复方或单用全蝎研末，每日 2 次，每次 3.5g，治疗 40 余例均获效[17]；另用全蝎 30g，研细末分为 10 包，早晚各服 1 包，10 天为 1 个疗程，重者 2 个疗程[18]。或用全蝎（洗净焙干）6～10g、青黛 30g、蜈蚣 4 条、冰片 10g。研细粉，加麻油适量，再加温水适量，调成糊状，涂于患处 1～1.5 小时，1 日 2～3 次[19]。

13. 皮损　在皮肤病中，凡遇色白、硬性结节、囊肿、苔藓样化、硬化等情况，中医辨证后，均可配方而用其通络散结作用。另报道用全蝎治疗神经性皮炎，带状疱疹和股体癣、手足癣等[17]。

14. 乳癖　全蝎、瓜蒌各 45g，共研粉分成 20 包，于月经净后用开水送服，每次半包，1 日服 2 次，20 日为 1 个疗程。共治 112 例，治愈 95 例，显效 3 例，无效 2 例[20]。另报道 1 例，证属肝郁痰凝，以疏肝化痰软坚散结之法，用柴胡疏肝散合消瘰丸加减：柴胡、赤芍、大贝母、枳壳、山慈菇、猫爪草、川芎各 10g，瓜蒌皮、玄参、麦冬各 15g，牡蛎 20g，甘草 5g。以此方为基本方，服 20 剂疗效不显；上方加入全蝎 5g，煎服 10 剂则包块缩小；之后改散剂，全蝎、甲珠之比为 2∶1，每次 2g，1 个月而愈[21]。

15. 治疗烧伤　取活蝎 30～40 只，放入半斤食油中浸泡，12 小时后即可使用（浸泡时间愈长,效力愈强)。同时将伤面水疱剪破,涂抹此油,治疗 8 例,均很快止痛,短期结痂[4]。

16. 牛皮癣　全蝎 7 只、香油 50～100g、黄酒 250ml。用法:将 7 只全蝎,用香油以文火煎或炸黄时,全蝎发出"咔咔"响声为止。饭后与黄酒同服,不限量,服后盖上被子发汗,每隔 7 天服 1 剂。成人以 7 只全蝎为 1 剂,11 岁～16 岁 5 只为 1 剂,10 岁 3 只为宜,以下酌减。反应:初服 2 剂,汗出愈多愈好,浑身发虚,四肢无力;服到 3～4 剂药,全身像有虫子蠕动,皮癣增多或遍布全身,表明药力已起,应继续服药;至 5～6 剂时,鳞屑渐脱。应避风,轻者十余剂,重者需 20～40 剂愈,服药期间禁发物及辛辣[22]。

17. 湿疹　全蝎汤组成:全蝎 10g、皂刺 12g、皂角 6g、刺蒺藜 10g、炒槐米 15～30g、威灵仙 12～30g、苦参 12g、白鲜皮 15g、黄柏 15g、车前草 20g、炒枳壳 10g。内服加减:湿疹日久皮厚、色素沉着者,加川军 10～15g;痒甚加地肤子 15g 或土茯苓 15g;渗液多加泽泻 15g、车前子 24g;日久不愈加乌梢蛇 10g。配合外洗方:马齿苋 100g、黄柏 30g、龙胆 30g,水煎外洗,结果治愈 23 例,好转 7 例,无效 2 例[23]。

18. 面瘫　全蝎粉、僵蚕粉、白附子(禹白附)粉各 0.5g,混合冲服,早晚各 1 次,配合针灸治疗。3 味药尤其以白附子毒性较甚,所以当谨慎使用[19]。

19. 喉痹　对不论什么原因引起的音哑、失音都有不同程度的疗效,尤其对咽喉、声带没有器质性改变及声带麻痹引起的音哑、失音症有效率可达 100%。全蝎对声带麻痹的恢复有奇特效果。如用玄参、麦冬各 30g,金银花 30g,桔梗 9g,甘草 9g,薄荷 12g,牛蒡子 9g,射干 9g,胖大海 6g,玉蝴蝶 9g,全蝎 6g。研末冲服,四诊而愈[24]。

20. 增视明目　视疲劳用柴胡、葛根、甘草、桔梗、白芍、黄芩、白芷、羌活,加用全蝎粉末 1g。全蝎可改善血液循环,眼科应用有改善眼球血液循环,增加眼球营养,增强视力作用。有报道复方加入,治视神经萎缩视力下降,慢性泪道疾患(急慢性泪囊炎、泪道阻塞、泪小管炎)多有奇效[25]。

21. 腰椎间盘突出症　用"海马全蝎丸"(由海马、全蝎、杜仲、蜈蚣、牛膝、木瓜等组成)治疗,对不同证型腰椎间盘突出均有效。87 例中,治愈 39 例,显效 33 例,有效 10 例,无效 5 例,总有效率为 82.7%[26]。报道海马全蝎丸由海马、全蝎、牛膝、炙土鳖、炮山甲、蜈蚣、木瓜 7 味药组成,认为可提抗高髓核 pH 值,促进酸性代谢物排泄[27]。

22. 小儿多动症　全蝎 1g(研吞)为主药,配伍钩藤 6g、蝉蜕 5g,可明显减少无意识之动作;或用 3～5g,治疗小儿抽动秽语综合征[21]。

(四) 不良反应

1. 过敏反应　报道 1 例服用含有全蝎的自制丸剂后出现皮肤丘疹,伴瘙痒,结合病史诊为全蝎过敏,予氯苯那敏 4mg,3 次/日口服,炉甘石洗剂外涂患处,辅以中药抗过敏,嘱停用含全蝎的中药。1 天后斑疹渐轻,7 天后皮疹消退[28]。因偏头痛服用含有全蝎之汤剂,其中全蝎 6g,研末冲服,服药半小时后,自觉头晕加剧,全身皮肤瘙痒,散在性风团和斑疹,呼吸困难,恶心,汗出。诊为过敏性休克,经抗过敏、抗休克治疗后好转。停用全蝎后未再复发。此患者既往有食用对虾过敏史[29]。一青年男子食用 2 个油炸蝎子后 10 分钟突觉皮肤瘙痒,全身皮疹,斑片状,压之可褪色,并胸闷气短,口渴,站立不稳,出现一过性意识不清,诊为异种蛋白过敏,过敏性休克,经抗过敏等对症支持治疗后 2 天痊愈[30]。

2. 肾损害　患者自行捕捉毒蝎 1 只,放入白酒中泡制 4 天后饮用。结果于次日晨出现足踝部水肿,渐延及双下肢及阴囊,同时伴有尿量减少,每日不足 200ml,呈茶色,查血尿素氮 18 170mmol/L、血肌酐 119μmol/L。考虑肾损害与服用毒蝎泡酒有关,经应用激素治疗后肾功能恢复[31]。

3. 肝损害　73 岁女性脑血栓患者，服用蝎毒康口服液(以蝎毒为主药，配伍制何首乌、枸杞子、龙眼肉、红花等中药制成)10ml，2 次/日。服药约 2 个月后，患者出现尿色加深，皮肤、黏膜及巩膜黄染，停药后肝功能检查显示：ALT 417U/L，AST 413U/L，ALP 186U/L，TBA 112.8μmol/L，TBIL 1238.3μmol/L。经保肝治疗，患者黄疸消退，肝功能恢复正常[32]。报道 2 例因肝炎、肝硬化进食活蝎，每日 8 只，最多时每日达 19 只。食用 1～2 个月后均出现了高热、下肢疼痛，进而肝功能恶化。考虑蝎中毒合并软组织感染，经抗感染、保肝治疗后效果不佳，最终死于肝衰竭[33]。

4. 室上性心动过速　一老年女性，空腹服用全蝎 1 只，半小时后出现呼吸困难、神志恍惚、四肢无力、口唇及颜面青紫。心电监护下，示室上性心动过速，频率为 242 次/分。给予维拉帕米后，异位心律转为窦性心律，心率 96 次/分[34]。

5. 中毒　因肺癌并发脑转移，误服外用“速效止痛拔癌膏”75g，该药的主要成分为蜈蚣及蝎毒素。服后出现频繁呕吐，吐物为非血性的胃内容物，躁动不安，四肢抽搐，流涎，继而意识不清，大便失禁。查体：体温 35℃，脉搏触不清，血压测不出；呼吸深大 20 次/分，时而呈下颌呼吸，神志不清、躁动、口唇发绀，双肺未闻及干湿啰音。心率 167 次/分，节律齐，无杂音。考虑为中毒性休克，经抗休克及输液促使毒物排出治疗痊愈[35]。

6. 死亡　因周身关节痛，口服全蝎酒(500ml 酒中放入全蝎约 20 余个)，每次饮用 1～2 两，2～3 天喝完。3 天后出现四肢乏力、不能行走、双手不能持物，病情进行性加重；后呼吸费力、痰多。8 天后出现呼吸骤停，抢救无效死亡[36]。报道 1 例，因加用全蝎 10g 后，出现瘙痒、红色皮疹，服用第二剂后病情加重，继而出现松弛性水疱、血疱、皮肤剥脱、大面积溃烂，最终因大疱性表皮坏死松解症抢救无效死亡[37]。

7. 中毒救治

(1) 一般疗法：蝎毒中毒出现全身症状者，静滴 10%葡萄糖酸钙 10ml；10%水合氯醛 15～20ml 保留灌肠；肌注阿托品 1～2mg；静滴可的松 100ml，同时注入抗组胺药物，防治低血压、肺水肿；亦可注入抗蝎毒血清，可迅速缓解中毒症状。在输液时，配合服用甲巯丙脯酸(CPT)12.5mg，除抑制因严重蝎毒中毒所引起的儿茶酚胺释放，还可清除自由基而防止心肌受损。

(2) 中医疗法：全蝎口服全身中毒症状较轻，一般停药后可康复。中毒症状明显者可采用如下疗法：①金银花 30g，半边莲 9g，土茯苓、绿豆各 15g，甘草 9g，水煎服。②五灵脂、生蒲黄各 9g，雄黄 3g，共研细末，分 3 次用醋冲服。③元明粉 18g，冲服以排出毒物。

参考文献

[1] 宋立人，洪恂. 现代中药大辞典(上册)[M]. 北京：人民卫生出版社，2001：1077.

[2] 鲁耀邦，武幽兰，黄海燕. 复方全蝎口服液对家兔体外溶血化瘀作用的实验观察[J]. 湖南中医学报，1993，13(1)：37.

[3] 张敏，张永清. 全蝎抗癫痫药理与临床研究进展[J]. 山东中医药大学学报，2003，27(5)：399.

[4] 陈仁寿. 全蝎的临床效用开发[J]. 中国中医药信息杂志，1996，3(8)：11.

[5] 史正耀，史桂枝，李岩. 全蝎临床新用[J]. 湖北中医杂志，1995，17(3)：39.

[6] 崔世奎，杨玉星，田传让. 羚蛭全蝎汤治疗出血中风临床观察[J]. 山东中医杂志，2006，25(1)：29.

[7] 李延昌，石英辉. 全蝎芍甘汤治疗顽固性呃逆 16 例[J]. 河北中医，2002，24(5)：378.

[8] 骆淑媛. 谈虫类药在中医临床中的应用[J]. 中医药信息，2007，24(4)：53.

[9] 杜永吉. 黄吉赓教授应用虫类药治疗哮喘经验介绍[J]. 新中医,2005,37(1):19.

[10] 张霄峰,刘占文,党海珍. 几种动物药治疗肿瘤的实验与临床研究[J]. 辽宁中医杂志,2007,34(6):858.

[11] 王继红. 全蝎抗癌的研究进展[J]. 现代中西医结合杂志,2003,12(15):1662.

[12] 雷田香,彭延古,徐爱良. 中药全蝎的研究进展[J]. 湖南中医学院学报,2006,26(4):60.

[13] 刘玉清,洪澜,吴宏美,等. 全蝎治疗恶性肿瘤的临床研究[J]. 热带医学杂志,2003,3(4):485.

[14] 孟洪霞,李慧,张爱霞. 全蝎治疗晚期癌症疼痛 42 例[J]. 时珍国医国药,2000,11(5):449.

[15] 姚芳,杨文华. 中药全蝎治疗白血病研究进展[J]. 中国中医急症,2008,17(5):679.

[16] 徐爱龙,徐爱民. 全蝎外用擅治粉刺、瘰疬 2 例[J]. 西南军医,2007,9(2):42.

[17] 李祥林,范瑞娟. 全蝎在皮肤病中的临床应用[J]. 中医药研究,1997,13(3):20.

[18] 罗珠兰. 全蝎治疗带状疱疹后遗疼痛 20 例[J]. 实用中医药杂志,2002,18(3):28.

[19] 王慧玲. 全蝎的临床应用体会[J]. 新疆中医药,2006,24(5):124.

[20] 李双喜. 全蝎散与乳康片对乳腺增生的疗效比较[J]. 河南中医,1990,10(4):26.

[21] 杨光,姜德宝. 动物药全蝎的临床功效[J]. 世界临床药物,2006,27(9):560.

[22] 郭振东. 消除牛皮癣吃蝎特灵验[J]. 东方药膳,2006(7):39.

[23] 范翠玉. 全蝎汤治疗湿疹 32 例[J]. 四川中医,2007,25(7):85.

[24] 符祥临. 全蝎在喉痹-音哑失音症中的应用[J]. 中医研究,1994(4):35.

[25] 刘和华. 全蝎在眼科中临证应用探要[J]. 辽宁中医杂志,2006,33(8):1015.

[26] 卢敏,刘向前,姚共和. 海马全蝎丸对腰椎间盘突出症不同证型的疗效观察[J]. 湖南中医学院学报,2004,24(1):43.

[27] 曹寅生,姚共和,郭彦涛. 海马全蝎丸治疗腰椎间盘突出症 30 例临床观察[J]. 中医药导报,2006,12(3):22.

[28] 王兰香,李镁,武天明,等. 口服小量全蝎致严重皮肤过敏 1 例[J]. 陕西中医,2005,26(1):78.

[29] 廖丽锦,张欧. 浅淡全蝎的不良反应与治疗[J]. 国际医药卫生导报,2006,12(07):85-86.

[30] 翟丽秋. 食炸蝎致过敏性休克 1 例[J]. 辽宁医学杂志,2003,17(2):109.

[31] 荆晓江. 饮用毒蝎泡酒致肾损害 1 例[J]. 中国实用内科杂志,2004,24(9):53-55.

[32] 雷力力,荆洪英,张立志. 蝎毒康口服液致肝损害[J]. 药物不良反应杂志,2007,9(6):442.

[33] 张惠芸,张永. 肝炎肝硬化蝎中毒 2 例[J]. 安徽中医临床杂志,2000,12(5):428.

[34] 巨涛,牛秀得. 全蝎中毒致呼吸困难及室上性心动过速抢救成功 1 例[J]. 中华临床医学杂志,2007,13(12):1770-1771.

[35] 罗玉琴,任彩文,王淑凡,等. 蜈蚣及蝎毒素内服中毒救治成功 1 例[J]. 沈阳部队医学,2002,15(2):166.

[36] 杨左光,李岳渤,陈志明. 全蝎中毒死亡 1 例[J]. 中华今日医学杂志,2003,3(10):73.

[37] 孙卫东,赵志谦. 全蝎过敏致大疱性表皮坏死松解症死亡 1 例[J]. 中国中药杂志,1997,22(4):252.

蜈蚣 Wugong

【别名】蝍蛆(《庄子》),蒺蔾(《尔雅》),吴公(《广雅》),天龙(《本草纲目》),嗷高姆(朝名《中药大辞典》),百足虫、千足虫、金头蜈蚣(《全国中草药汇编》),蜈蚣虫、草鞋板、百足(《贵州民间方药集》),川足(广东《中药商品知识》)。

【来源】蜈蚣,始载于《神农本草经》,列为下品,历代本草均有收载。因《别录》载:"生大吴川谷、江南";又皆离母体卵生,故名。为蜈蚣科动物少棘蜈蚣 *Scolopendra subspinipes mutilans* L. Koch 和多棘蜈蚣 *Scolopendra subspinipes mutidens*(Newport)的干燥全虫体。主产于江苏、浙江、湖北、湖南、河南、陕西等地。多为野生品，现有饲养品种。

【采收炮制】人工饲养的蜈蚣，一般在7～8月采收；野生蜈蚣在夏季雨后，根据栖息环境翻土扒石寻捕。捕捉后，先用沸水烫死，取长宽和蜈蚣相等，两端削尖的薄竹片，一端插入蜈蚣的头部下颚，另一端插入尾端，借竹片的弹力使蜈蚣伸直、展平。晒干或烘干。或用大头针插入头尾两端，拉直，钉置木板上晒干。

炮制：①蜈蚣：取原药材，除去竹片及头足，用时剪成小段。②炙蜈蚣：取蜈蚣，先将头足除去，用文火焙至黑褐色，不得焦。③酒蜈蚣：取净蜈蚣，喷洒白酒适量拌匀，置锅内，用文火加热，微炒干，取出，放凉。每100kg蜈蚣，用白酒20kg。

【商品规格】按大小分为大、中、小条三等，亦有分竹条把统及净条把统等规格。以条大、完整、腹干瘪者为佳。

按《中国药典》(2010年版一部)规定：本品含水分不得过15.0%，总灰分不得过5.0%，醇溶性浸出物不得少于20.0%。

【药性】辛，温。有毒。归肝经。

【功效】息风止痉，通络止痛，攻毒散结。

【应用】

1. 痉挛抽搐　本品亦属虫类药物，味辛入肝，性善走窜，通达内外，有与全蝎相似的既平息肝风又搜风通络之长，有良好的息风止痉及祛风止痉之效。既可用治肝风内动所致之痉挛抽搐，又可用治风中经络之痉挛抽搐，亦为息风止痉之要药。且蜈蚣性温，较性平的全蝎偏性为大，止痉定搐之力尤胜。故两药常相须为用，即《经验方》止痉散，用治多种原因引起的痉挛抽搐。可针对不同病因，进行适当配伍应用。

(1) 用于小儿惊风：如外感时邪入里化热或痰热内蕴，热极生风，出现小儿急惊高热神昏、痉挛抽搐，甚则角弓反张，常以本品与羚羊角、钩藤、天麻等清肝热、息风止痉药配伍；若痰热较盛，加用牛黄、天南星。《医学衷中参西录》治小儿时行热病，壮热抽搐，在用清热剂“白虎汤”的同时，以蜈蚣配钩藤、薄荷投之，每获良效。《杨氏家藏方》通关散，以蜈蚣为末，入麝香少许吹鼻用，治小儿急慢惊风，抽搐潮作。若小儿脾虚慢惊，痉挛抽搐，则以本品与党参、白术、天麻等益气健脾、息风止痉药同用。

(2) 用于癫痫：痰迷心窍或痰蒙清窍之癫痫猝昏、不省人事、四肢抽搐、口吐涎沫者，以本品与全蝎同用，火盛者加黄连、夏枯草；痰多者加天竺黄、贝母。

(3) 用于破伤风：外受风毒，引动内风之破伤风发热抽搐、牙关紧闭、角弓反张，可以本品与全蝎、天南星、蝉蜕等配伍，收祛风化痰、定搐解痉之效，如广州中医学院《方剂学》五虎追风散；或与天南星、防风、鱼鳔等配伍，如《医宗金鉴》蜈蚣星风散。婴儿脐风撮口，不能吮乳，有单用取效者，或配伍蝎尾、钩藤、僵蚕等研末，竹沥调服，如《直指小儿方》撮风散。

(4) 用于中风口眼㖞斜、半身不遂：风中经络，阻于头面之口眼㖞斜，常以本品与白僵蚕、白附子、防风同用；或配伍半夏、天南星、白芷内服，以祛风通络止痉。风中经络肢体麻木、半身不遂者，常与天麻、防风、川芎等祛风通络、活血化瘀药配伍。

2. 疮疡肿毒，疔疮瘰疬，蛇虫咬伤　本品以毒攻毒，味辛散结，内服、外用，均有攻毒散结、消肿止痛作用。若治疮疡肿毒作痛，可单用蜈蚣或配穿山甲、鹿角片等研磨酒服；亦可配麝香、冰片等研末外用，如《杨氏家藏方》却痛散；以本品同雄黄、猪胆汁配伍制膏，外敷恶疮肿毒，效果颇佳，如《拔萃方》不二散。疔疮初起，红肿剧痛，以本品配雄黄、全蝎研末调服，如《疡医大全》蜈蚣散。用治瘰疬结块未溃者，可用蜈蚣研末调敷，或用夏枯草煎汤送服；已溃烂者,《枕中方》以本品与茶叶共为细末,敷治瘰疬溃烂。用治毒蛇咬伤,取蜈蚣研末服,或配伍大黄、黄连、甘草等清热解毒药服;亦可与雄黄、白芷、樟脑研末,香油调敷患处,如《洞天奥旨》蜈蚣散。治痔疮肿痛,可单用蜈蚣浸酒涂。治风癣瘙痒,可用蜈蚣与乌梢蛇研末服。

此外,《新方》结核散,以本品配合全蝎、土虫,共研细末,内服,治骨结核;《经验方》瘰疬散,以本品配全蝎、鹿角粉、胡桃仁等共为末,黄酒送服,后用羊蹄根水煎去渣,打入鸡子1枚,一次服食,治颈淋巴结核;《本草纲目》用本品和盐浸油,取油擦小儿秃疮,极效。

3. 风湿顽痹　本品有与全蝎相似的良好搜风通络止痛功效,常用二药与防风、独活、威灵仙等祛风除湿、活血通络药物同用,以治风湿痹痛游走不定、痛势剧烈者。以本品配伍白花蛇、乳香、没药等,共奏祛风、通络、活血止痛之效,治顽痹疼痛麻木。

4. 顽固性头痛及偏正头痛　本品搜风、通络止痛,可用于久治不愈之顽固性头痛或偏正头痛,常与川芎、僵蚕、地龙等同用。本品与全蝎相须,组成止痉散,对顽固性头痛亦有良效。

此外,近代用本品试用于恶性肿瘤、肝炎、慢性肾炎及阳痿等疾患,取得一定的效果。

【用法用量】煎服,1～3g。研末冲服,每次0.6～1g。外用适量。

【使用注意】本品有毒,用量不宜过大。孕妇忌用。

【鉴别用药】蜈蚣、全蝎皆有息风止痉、解毒散结、通络止痛三大功效,二药相须有协同增效作用。但全蝎主产于北方,性平,息风止痉、攻毒散结之力不及蜈蚣;蜈蚣主产于南方,力猛性燥,善走窜通达,息风止痉功效较强,攻毒疗疮、通痹止痛疗效亦佳。就息风止痉功效主治而言,全蝎略偏于频频抽搐,手足震颤者;蜈蚣则对于角弓反张、强直痉挛者疗效较好。一般认为,内科病较多用全蝎,外科病较多用蜈蚣。

【药论】

1.《神农本草经》:"主鬼疰蛊毒,啖诸蛇虫鱼毒,杀鬼物老精,温疟,去三虫。"

2.《本草纲目》:"治小儿惊痫风搐,脐风口噤,丹毒,秃疮,瘰疬,便毒,痔漏,蛇瘕、蛇瘴、蛇伤。"

3.《本草求真》:"蜈蚣本属毒物,性善啖蛇,故治蛇癥毒者无越是物。且性善走窜,故瘟疫鬼怪得此则疗。又其味辛,辛则能以散风,故小儿惊痫风搐、脐风噤口,得此入肝则治。又其性温,温则能以疗结,故凡瘀血堕胎,心腹寒热结聚,得此则祛。至于瘰疬便毒等症,书载能以调治,亦是以毒攻毒之意耳。"

4.《医学衷中参西录》:"蜈蚣,走窜之力最速,内而脏腑,外而经络,凡气血凝聚之处皆能开之。性有微毒,而转善解毒,凡一切疮疡诸毒皆能消之。其性尤善搜风,内治肝风萌动,癫痫眩晕,抽掣瘛疭,小儿脐风;外治经络中风,口眼歪斜,手足麻木。为其性能制蛇,故又治蛇症及蛇咬中毒。外敷治疮甲(鸡眼),用时宜带头足,去之则力减,且其性原无大毒,故不妨全用也。"

【现代研究】

(一)化学成分

少棘巨蜈蚣体内油脂中含有油酸、亚油酸、亚麻酸、棕榈酸、十六碳烯酸等脂肪酸,是以不饱和脂肪酸为主体的脂质成分;又墨江蜈蚣与其比较,二者的脂性皂化物中共含13种相同脂肪酸。该种蜈蚣还含游离氨基酸和水解氨基酸,包括谷氨酸、赖氨酸、亮氨酸、异亮氨酸、缬氨酸、苯丙氨酸、天门冬氨酸、精氨酸等17种;又墨江蜈蚣与其比较,二者含有相同的16种游离氨基酸。微量元素分析结果表明,本品含铁、锌、锰、镁、钙、铝、钠、钾、硒等多种元素；墨江蜈蚣与本品均含有17种之多。此外，尚含糖类、蛋白质等。

少棘巨蜈蚣毒液主要由蛋白质组成（含86.23%），游离氨基酸只有3种，包括丝氨酸、脯氨酸、精氨酸；富含微量元素，钠、钾、磷、钙含量较高；尚含多种酶类及还原糖。国外报道，蜈蚣原毒含有大量的组胺，是刺痛的主要物质。

（二）药理作用

1. 镇静、镇痛、解痉和抗炎作用　研究表明墨江蜈蚣和少棘巨蜈蚣有相似的药用价值，醇提物、水提物均有明显的镇静、镇痛、解痉和抗炎作用[1]，对热板法刺激引起的疼痛有显著镇痛作用，且小剂量优于大剂量；对二甲苯引起的小鼠耳廓炎症也有显著的抑制作用[2]。体外抑菌实验发现二者的酸性水提液均有明显的抑制致病真菌作用，强度亦十分相近，其1/100浓度的酸性提取液对致病性真菌有较强的抑菌作用，而中性和弱碱性水提取液抑菌效果不佳，鲜体蜈蚣及其毒素没有抑菌作用[3-5]。蜈蚣还可使小鼠微血管开放数显著增加，微血管口径增大，镇痛抗炎作用明显，升高脾脏指数[6]。

2. 对免疫功能的作用　蜈蚣含有人体8种必要氨基酸以及α_1、α_2和γ球蛋白，可以直接补充人体所需，具有强壮滋补作用；同时，蜈蚣作为异体蛋白，服用后亦可刺激人体产生非特异性抗体，提高人体的免疫力，扶助人体正气，有利祛邪散毒[7]。蜈蚣水提物能显著降低大鼠血清中过氧化脂质及肝、脑组织中脂褐质含量，可使红细胞中超氧化物歧化酶和血中谷胱甘肽过氧化物酶活力明显升高，使免疫器官胸腺和脾脏重量明显增加；显著增强机体吞噬细胞吞噬活性，对吞噬细胞Fc受体有显著增强作用，提示其具有改善机体免疫功能和抗衰老作用[8]。

3. 对循环系统的作用　蜈蚣所含组胺样物质及溶血性蛋白，适当剂量可扩张血管，降低血液黏滞度，改善局部组织因长期血循不畅缺氧所致的高凝血状态，利于病变组织细胞的复原，即其通络散结的物质基础[6]。研究表明蜈蚣可使小鼠RBC数减少，Hb含量、RBC压积降低，凝血时间延长，微血管开放数显著增加，微血管口径增大；为蜈蚣活血散结提供了一定的药理依据。蜈蚣通过调节一氧化氮（NO）/内皮素（ET）的平衡，抑制血管内皮细胞生长因子（VEGF）的表达，显著提高NO及iNOS的表达，提示蜈蚣具有保护血管内皮细胞，防治内皮细胞增生的作用；通过调节脂代谢，降低全血黏度；通过下调c-myc基因表达水平，有效抑制家兔血管平滑肌细胞（SMC）增殖，对动脉粥样硬化（As）的形成有较好的防治作用，揭示了中医血瘀证存在的微观物质基础，为中药蜈蚣抗动脉粥样硬化的临床应用提供了理论依据[9-15]；蜈蚣提取液对在体大鼠心脏血流动力学有明显改善作用和对急性心肌缺血再灌注损伤的左心功能有明显保护作用，且存在一定的量效关系[16]。

4. 对消化功能的作用　蜈蚣水提物冻干粉20mg/kg剂量时，对大鼠胃液、胃酸、胃酶、胃蛋白酶总活力及对小鼠小肠推进运动有促进作用；40mg/kg剂量时，还可提高胃蛋白酶活力及胰液量、胰液蛋白量，提示蜈蚣具有增强胃肠功能的作用[17]。

5. 中枢抑制及抗惊厥作用　研究发现墨江蜈蚣和少棘巨蜈蚣对硝酸士的宁所引起的惊厥（脊髓）有明显的对抗作用，对小鼠电惊厥也有一定的抑制作用，但对超强电流所致惊厥和戊四氮所致惊厥无对抗作用。表明两种蜈蚣的镇静作用主要是作用于脊髓，其药效学作用相似[2,18,19]。蜈蚣水提取液对小鼠具明显的中枢抑制作用，随剂量增大而作用增强，与蜈蚣粗毒（毒颚分泌液）对小鼠具有先兴奋、惊厥而后呼吸麻痹的作用相矛盾[20]。蜈蚣还能减少中枢神经系统衰退症状，包括记忆丧失[21]。

6. 抗肿瘤作用　蜈蚣的水提取物（250、125mg/L）和醇提取物（4000、2000mg/L）均能使小鼠睾丸第7相精细管精原细胞显著减少或消失，提示有一定的抗肿瘤作用[10]。分析表明蜈蚣提取物中含有类组胺化学成分并具有一定的抗肿瘤作用，已有相关实验证实其提取物对人和小鼠肝癌、胃癌、肺癌、肾癌、结肠癌、卵巢癌、宫颈癌等细胞株的体外生长显著抑制效力[22-26]。

（三）临床报道

1. 治疗关节病及椎体病　运用蜈蚣加味散（蜈蚣、黄芪、土茯苓、蚕砂、防己、独活、当归、桑寄生、秦艽和川芎）治疗早期类风湿关节炎53例，并与45例西药（对照组）比较，总有效率分别为92.5%和66.7%，治疗组疗效明显优于对照组[27]。运用蜈蚣龙蛇汤（蜈蚣、地龙、白花蛇、制川乌、制草乌、血竭、制天南星和土鳖虫等）治疗类风湿关节炎100例，总有效率为93.0%，明显优于对照组雷公藤多苷片[28]。运用清络祛风汤合五虫祛风散（羚羊角粉、玳瑁、血竭、淡全蝎、炒僵蚕、炒地龙、蜈蚣、守宫和熟地黄等）治疗痛风性关节炎患者97例，显效61例，好转27例，总有效率90.7%。且治疗后的血尿酸与C反应蛋白均有显著改善，与治疗前比较差异均达到显著水平[29]。采用舒筋活血汤加全蝎、蜈蚣治疗神经根型颈椎病患者48例，总有效率为91.67%，明显优于服用布洛芬（芬必得胶囊）的对照组[30]。自拟蜈蚣细辛汤（蜈蚣、细辛、徐长卿、牛膝、荆芥和甘草）治疗腰椎间盘突出症108例，痊愈73例、好转25例，总有效率89.9%[31]。

2. 治疗偏头痛、面瘫和末梢神经炎　采用三虫通窍活血汤（全蝎、僵蚕、蜈蚣、川芎、赤芍、桃仁、红花、大枣、老姜和老葱）治疗偏头痛30例，总有效率93.3%[32]。运用正面汤（蜈蚣、僵蚕、当归、川芎、白附子、白芷、甘草和黄芪）治疗面瘫患者36例，痊愈34例，显效2例，总有效率为100%[33]。自拟通络祛风汤（蜈蚣、白芍、甘草、桂枝、生地、川芎、当归、丹参、制乳香、制没药、姜黄、牛膝、全蝎、鸡血藤、海风藤、赤芍、云苓、党参和陈皮）治疗末梢神经炎48例，显效16例，有效25例，总有效率85.4%[34]。

3. 枕大神经痛　用川芎、全蝎、蜈蚣、荆芥、羌活、细辛、薄荷、白芷、防风、甘草，治疗枕大神经痛31例。日1剂，7天为1个疗程，共用2个疗程。治愈：临床症状消失，18例占58.0%；有效：后枕部疼痛发作次数明显减少，疼痛程度明显减轻，10例占32.3%；无效：后枕部疼痛无明显缓解或减轻，3例占9.7%，总有效率90.3%[35]。

4. 坐骨神经痛　用雷公藤、熟地黄、桑寄生、独活、当归尾、鸡血藤、炒秦艽、防风、威灵仙、丹参、怀牛膝、蜈蚣、甘草、生姜、大枣，治疗坐骨神经痛18例，日1剂，水煎分2次服。结果治愈（临床症状消失，疼痛消失）16例，显效（临床症状改善，疼痛缓解）2例[36]。

5. 治疗乳腺增生、皮肤瘢痕和胆囊息肉　运用甲珠蜈蚣粉（甲珠、蜈蚣和白花蛇舌草）治疗乳腺增生60例，总有效率96.67%[37]。使用复方蜈蚣药粉（蜈蚣、五倍子、大黄、红花和甘草）外涂用于防治创伤皮肤瘢痕增殖42例，总有效率91%[38]。自拟乌虎土元蜈蚣汤（乌梅肉、土元、虎杖和蜈蚣等）治疗胆囊息肉52例，总有效率为88.5%[39]。

6. 治疗感染性疾病　用蜈蚣配合猪胆汁外敷治疗化脓性指头炎42例，治愈率100%[40]。利用蜈蚣油治疗口腔黏膜溃疡116例，总有效率为86.2%[41]。

7. 慢性间质性肺炎　用麻杏石甘加蜈蚣汤（炙麻黄、杏仁、生石膏、炙甘草、蜈蚣）治疗慢性间质性肺炎，36例中痊愈28例，显效6例，有效2例，总有效率100%[42]。

8. 小儿支原体肺炎　治疗小儿支原体肺炎，治疗组41例运用连休蜈蚣地龙汤（由黄连、重楼、蜈蚣、地龙、腊梅花、法半夏、麻黄、苦杏仁等组成）治疗，对照组30例采用阿奇霉素治疗。结果，总有效率治疗组为90.25%，对照组为70.00%，两组比较差异有显著性意义

($P<0.05$)[43]。

9. 结核性窦道　自拟蜈蚣粉外治结核性窦道 96 例，结果 20 天以内愈合 24 例，60 天以内愈合 48 例，90 天以内愈合 18 例，120 天以内愈合 4 例，转手术治疗 2 例，治愈率 97.9%[44]。

10. 糖尿病足　以中西医结合治疗糖尿病足，对照组应用降糖药和山莨菪碱治疗，治疗组应用上述药加中汇川黄液，外用蜈蚣。结果治疗组治愈好转率达 90%，对照组治愈好转率为 60%，治疗组疗效优于对照组($P<0.01$)[45]。

11. 疥疮　用蜈蚣 3g，加冰糖 10g，隔水蒸，30 分钟取出，去虫体取汁，1 次口服，隔日重复 1 次。治疗疥疮 186 例，治愈 174 例，好转 5 例，无效 4 例，复发 3 例，总有效率 96.24%[46]。

12. 带状疱疹　用蜈蚣 3 条，醋中浸泡 10 小时后取出，焙干研成细末。用此醋液先擦疱疹两头，再擦中间，用香油或烧酒调合蜈蚣粉成糊状，敷于患处，疗效独特[47]。

13. 泌尿系结石　自拟蜈蚣排石汤：蜈蚣 1 条，金钱草、鸡内金(冲)、琥珀末(冲)、滑石(先煎)、黄柏、牛膝、炮穿山甲(冲)、路路通、石见穿、大黄(冲)。水煎服，日 1 剂。结果显效(有结石排出，复查 B 超或 X 线片结石消失或减少)95 例，无效(无结石排出，复查 B 超或 X 线片结石无改变)5 例[48]。

14. 鸡眼　以干蜈蚣加黄豆油加热，至蜈蚣酥黄时取出，研粉备用。鸡眼处以温水浸泡 15 分钟后，用手术刀片将鸡眼角质层硬皮削掉，提起肌丝切除，在清除部位填满蜈蚣粉，外贴伤湿止痛膏或胶布固定，7 天后揭掉。112 例均获临床治愈(鸡眼凹陷部长平，手压或走路无疼痛，角质增生消失)，其中 1 次治愈 103 例占 92%，2 次治愈 9 例占 8%。除 4 例失访外，随访 1 年无复发[49]。

15. 异位性皮炎　用蜈蚣、延胡索、蝉蜕、羌活、钩藤、当归，水煎，日 1 剂，分 3 次温服。大黄粉、冰片，研细末，渗出者干撒患处；肥厚苔藓化者，把上药与 10%蛇床子酊 100ml 共调，外擦患处，日 2 次。结果 31 例病例中，治愈(皮疹消退或遗有色素沉着或减退斑)22 例，占 79.79%；好转(皮损变薄变淡，消退 30%以上，瘙痒减轻)9 例，占 29.03%。总有效率为 100%[50]。

16. 重复流产　用千脚蜈蚣 100g 加鲜鸡蛋两只，加水文火煎煮 30 分钟，取汁 250ml，与鸡蛋同服，日 1 剂，共 2 剂。对照组给予黄体酮针 20mg 肌注，日 1 次，绒毛膜促性腺激素 1500U 肌注，日 1 次，临证给予中药，日 1 剂，7 天为 1 个疗程，共 2 个疗程。结果显示，实验组有效(临床症状消失，HCG 升高，宫内正常妊娠)24 例，有效率为 92.3%，对照组有效 17 例，有效率为 85.0%[51]。

(四) 不良反应

1. 毒性

(1) 活体蜈蚣毒性：不同种类的蜈蚣毒性各有不同。国外 5 种蜈蚣毒素的毒性测定，小鼠半数致死所需颚足数为：静脉注射 0.030～0.160 个；肌内注射 0.070～1.2 个[52]。另据报道，少棘巨蜈蚣和墨江蜈蚣的 LD_{50} 均大于 100mg/kg[53]。

(2) 蜈蚣毒的存在部位：主要存在于它的第 1 颚足的分泌物中。另外，其胸内和尾部的基板亦存在大量的腺体，亦可能是毒的一部分。蜈蚣咬人每次排出量很少，不至于影响生命[52]。

(3) 商品蜈蚣的毒性：少棘巨蜈蚣水溶性去蛋白提取液小鼠口服 LD_{50} 为 9.90g/kg，腹腔注射为 6.66g/kg[54]。干燥蜈蚣水煎提取物小鼠皮下注射 LD_{50} 为 7.67g/kg[55]。

2. 中毒机理及症状　蜈蚣毒主要是一种蛋白质。毒素可使心脏停止跳动，血管收缩并增加毛细血管的通透性，小鼠和猫停止呼吸。又蜈蚣毒可以破坏蟑螂的胆碱能冲动的传递，测出蜈蚣毒主要作用于神经节[52]。蜈蚣水煎提取物皮下注射大于 6.6g/kg，小鼠活动减少，步态不稳，继而俯卧不动，翻正反射消失，对刺激反应迟钝或消失，呼吸减慢，最后呼吸停止及死亡[55]。应用蜈蚣制剂常量治疗时，部分患者可出现灼热感、头胀、头昏、面孔潮红。应用剂量过大可引起中毒，中毒表现为：恶心、呕吐、腹痛、腹泻、全身乏力、不省人事、心跳及脉搏缓慢、呼吸困难、体温下降、血压下降等[56]。另据报道，蜈蚣粉致急性肝功能损害 2 例[57]；内服蜈蚣致非少尿型急性肾衰竭 2 例，其中 1 例死亡[58]。内服过量蜈蚣造成心肌受损、期前收缩，并引起十二指肠球部溃疡[59]。

3. 中毒原因及预防　商品蜈蚣的毒性很低，但用量过大，可出现中毒反应；又高度过敏体质者可致过敏反应，其中以生蜈蚣的使用容易致之。预防包括：严格掌握用量，应用较大剂量内服时，应以常量递增；注意体质差异，有蜈蚣过敏史者勿用；蜈蚣经适当炮制处理后亦可预防之。

4. 中毒救治

(1) 一般疗法：蜈蚣咬伤，立即用肥皂水、3%氨水或 5%碳酸氢钠溶液洗净伤口；冷敷或用 0.25%～0.5%普鲁卡因作伤口周围封闭；剧痛者，可注射哌替啶或吗啡；心动过缓者，可肌注阿托品等；呼吸循环衰竭者，可用中枢兴奋剂、强心剂及升压药，氢化可的松也可加用。过敏者，给予抗过敏治疗，其他对症处理。

(2) 中医疗法：蜈蚣咬伤，用下述任一种草药：鲜扁豆叶、鲜蒲公英、鱼腥草、芋头，捣烂外敷，或用南通蛇药外涂伤口。内服蜈蚣制剂中毒可用：①茶叶适量，泡水频服；②凤尾草 120g，金银花 90g，甘草 60g，水煎服；③制马钱子末 0.6g，开水冲服，根据病情 3 小时后可重复给药 1 次；④桑白皮、蚯蚓适量，煎服。

参 考 文 献

[1] 杨永华，张永寒，徐琳本，等. 僵蚕、蜈蚣提取工艺的研究[J]. 中国中药杂志，2001，26(9)：599-601.

[2] 陈红琳，李小莉，甘明. 墨江蜈蚣的药理作用[J]. 湖北中医杂志，2003，25(1)：50-51.

[3] 秦非，迟萍，迟程，等. 墨江蜈蚣和少棘蜈蚣体外抑菌的对比研究[J]. 中国民族民间医药杂志，1995，(4)：13-15.

[4] 吴刚，王金焕，冉永禄，等. 墨江蜈蚣与少棘蜈蚣对致病真菌和细菌体外生长的影响[J]. 皮肤病与性病，1992，14(2)：12-14.

[5] Wenhua R，Shuangquan Z，Daxiang S，et al. Induction，purification and characterization of an antibacterial pep-tide scolopendrin I from the venom ofcentipede Scolopen-dra subspinipes mutilans[J]. Indian J Biochem Bio-phys. 2006，43(2)：88-93.

[6] 毛小平，陈子珺，毛晓健，等. 蜈蚣的部分药理研究[J]. 云南中医学院学报，1999，22(3)：1-7.

[7] 尹华荣，张刚. 蜈蚣临床应用举偶[J]. 中国中医药信息杂志，2000，7(10)：66.

[8] 褚婕，张金芝，沈大跃，等. 中药蜈蚣对小鼠免疫功能的影响[J]. 天津药学，1994，6(2)：23-25.

[9] 司秋菊，王鑫国，王亚利，等. 蜈蚣对动脉粥样硬化家兔血管内皮细胞功能的影响[J]. 中药药理与临床，2002，18(6)：28-29.

[10] 司秋菊，王鑫国，王亚利，等. 蜈蚣对动脉粥样硬化家兔血管内皮细胞生长因子的影响[J]. 中西医结合心脑血管病杂志，2003，1(1)：5-6.

[11] 王亚利，司秋菊，王鑫国，等. 蜈蚣对动脉粥样硬化家兔血管平滑肌细胞周期及 c-myc 基因表达的影响[J]. 中药药理与临床，2001，17(6)：28-29.

[12] 司秋菊，王鑫国，白霞，等. 蜈蚣对动脉粥样硬化家兔血液流变学的影响[J]. 中国老年学杂志，2004，24(9)：831-833.

[13] 司秋菊，王亚利，王鑫国，等. 蜈蚣对心肌缺血性损伤小鼠 NO 及 iNOS 的影响[J]. 山东中医杂志，2004，23(8)：492-494.

[14] 张艳慧，司秋菊，王鑫国. 蜈蚣抗家兔动脉样硬化的实验研究[J]. 中药药理与临床，2005，21(1)：26-27.

[15] 司秋菊，王亚利，王鑫国，等. 蜈蚣有效成分抗心肌缺血作用的研究[J]. 河北中医药学报，2001，16(2)：1-7.

[16] 张明泉，王亚利，温瑞书，等. 蜈蚣提取液对大鼠心脏血流动力学的作用研究[J]. 河北中医，2004，26(9)：716-717.

[17] 张维文，罗健东，张贵平. 蜈蚣水提物对动物消化功能的增强作用[J]. 中药材，1999，22(10)：518-519.

[18] 迟程，舒晔，迟萍，等. 墨江蜈蚣和少棘巨蜈蚣抗惊厥药效学实验研究[J]. 云南中医学院学报，1992，15(1)：23-24.

[19] 冉永禄，吴刚，王金焕，等. 墨江蜈蚣与少棘蜈蚣的比较研究Ⅱ[J]. 药效和毒理. 动物学研究，1996，17(1)：79-83.

[20] 宋建徽，孟祥琴，王永利，等. 蜈蚣提取物的中枢抑制作用及急性毒性[J]. 河北医学院学报，1995，16(2)：91-92.

[21] RenY，HoughtonP，HiderRC. Relevantactivitiesofex-tracts and constituents of animals used in traditionalChi-nesemedicine for centralnervoes system effects associatedwith Alzheimer's disease[J]. J Pharm Pharmacol，2006，58(7)：989-996.

[22] 周永芹，韩莉. 蜈蚣提取物对宫颈癌 Caski 细胞增殖的抑制效应[J]. 中国组织工程研究与临床康复，2007，11(34)：6805-6807.

[23] 曲爱兵，赵维诚，梁良，等. 蜈蚣组织提取物抗肿瘤活性的初步研究[J]. 实用肿瘤学杂志，2003，17(1)：29-30.

[24] 刘国清，田秉漳，皮执民，等. 蜈蚣油性提取液对肝癌细胞增殖的影响[J]. 中国现代医学杂志，2002，12(4)：55-56.

[25] 曾红，张国刚，程巨龙. 蜈蚣中抗癌活性成分的提取[J]. 湖南中医杂志，2004，20(5)：57-58.

[26] 王硕，覃文慧. 多棘蜈蚣与少棘蜈蚣抗肿瘤作用研究[J]. 中国实验方剂学杂志，2011，17(13)：156-158.

[27] 李江霞. 蜈蚣加味散治疗早期类风湿性关节炎 53 例[J]. 中原医刊，2003，30(4)：13-14.

[28] 黄道富，黄媛华. 蜈蚣龙蛇汤治疗类风湿性关节炎 100 例[J]. 中国中医药信息杂志，2005，12(5)：69.

[29] 张爱国，张铭杰. 清络祛风汤合五虫祛风散治疗痛风性关节炎 97 例临床观察[J]. 广州中医药大学学报，2007，24(1)：22.

[30] 李凌汉. 舒筋活血汤加全蝎、蜈蚣治疗神经根型颈椎病 48 例[J]. 吉林中医药，2005，25(2)：18.

[31] 王锦年，陆秉泰. 蜈蚣细辛汤治疗腰椎间盘突出症 108 例[J]. 黑龙江中医药，2004(1)：14-15.

[32] 韩继忠. 三虫通窍活血汤治疗偏头痛 30 例[J]. 陕西中医，2007，28(8)：1029.

[33] 韩浩，袁亦文，孙希顺. 正面汤治疗面瘫 36 例[J]. 陕西中医，2005，26(7)：675.

[34] 王学平，田客友. 通络祛风汤治疗末梢神经炎[J]. 中医中药，2007，45(20)：58.

[35] 黄伟. 川芎茶调散加全蝎蜈蚣治疗枕大神经痛 31 例[J]. 南京中医药大学学报：自然科学版，2000，16(2)：122.

[36] 苏占斗. 雷公藤蜈蚣寄生汤治疗坐骨神经痛 18 例[J]. 湖南中医药导报，2000，6(6)：14.

[37] 王秀梅，林雪竹，邓成凤. 甲珠、蜈蚣粉治疗乳腺增生 60 例[J]. 黑龙江医学，2004，28(11)：880.

[38] 程玉静，李春秋，董礼明，等. 外涂复方蜈蚣药糊防治创伤皮肤瘢痕增殖 42 例[J]. 中医正骨，2008，20(2)：26.

[39] 孙晓玲，党中方. 自拟乌虎土元蜈蚣汤治疗胆囊息肉 52 例[J]. 中国实用医药，2006，1(5)：96.

[40] 赵爱文，王樊. 蜈蚣散外敷治疗化脓性指头炎 42 例[J]. 人民军医，2004，47(1)：59.

[41] 怀滨. "蜈蚣油"治疗口腔粘膜溃疡 116 例报告[J]. 医学理论与实践，2005，18(12)：1441.

[42] 张一德. 麻杏石甘加蜈蚣汤治疗慢性间质性肺炎 36 例[J]. 江苏临床医学杂志，1999，3(3)：279.

[43] 黄向红，陈丽霞. 连休蜈蚣地龙汤治疗小儿支原体肺炎 41 例疗效观察[J]. 新中医，2004，36(1)：21-22.

[44] 高永富，李汾泰，李泽泰. 自拟蜈蚣粉外治结核性窦道 96 例[J]. 河南中医，2001，21(4)：42.

[45] 王淑英，林洪英，李淑英. 中西医结合治疗糖尿病足疗效观察[J]. 河北医学，2000，6(6)：501-502.

[46] 王丽珍，佘霞萍. 单味蜈蚣汁内服治疗疥疮 186 例[J]. 上海中医药杂志，1999(2)：25.

[47] 张明. 带状疱疹的中药治疗[J]. 中华医药杂志，2003，3(9)：816.

[48] 蓝友明，蓝义明，鲍雪娇. 蜈蚣排石汤治疗泌尿系结石 100 例[J]. 福建中医药，2000，31(5)：45.

[49] 李更生. 蜈蚣治疗鸡眼 112 例[J]. 江苏中医，1996，17(8)：18.

[50] 李斌. 蜈蚣方治疗异位性皮炎 31 例[J]. 吉林中医药，1999(4)：52.

[51] 宋莹. 千脚蜈蚣治疗重复流产 26 例临床观察[J]. 浙江中西医结合杂志，2001，11(11)：695.

[52] 迟程. 蜈蚣毒性及用量的探讨[J]. 中国中药杂志，1990，15(6)：48.

[53] 迟程. 墨江蜈蚣和少棘巨蜈蚣抗惊厥药效学实验研究[J]. 云南中医学院学报，1992，15(2)：25.

[54] 陈昌瑜. 蜈蚣提取物(402)对心血管作用的实验观察[J]. 中药药理与临床，1985(创刊号)：125.

[55] 宋建徽，等. 蜈蚣提取物的中枢抑制作用及急性毒性[J]. 河北医学院学报，1995，16(2)：91.

[56] 杨仓良. 毒药本草[M]. 北京：中国中医药出版社，1993：721.

[57] 伍玉元. 蜈蚣粉致急性肝功能损害 2 例[J]. 中国中药杂志，1994，19(1)：50.

[58] 吕保印. 服用中药蜈蚣致肾损害二例[J]. 中华肾脏病杂志，1992，8(3)：167.

[59] 郭志达. 过量蜈蚣引起不良反应 1 例报告[J]. 中西医结合杂志，1991，11(8)：485.

（袁立霞　周启林）

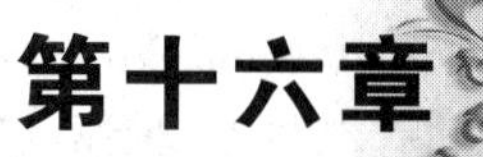

第十六章

开　窍　药

凡以开窍醒神为主要作用，主要用于治疗闭证神昏病证的药物，称开窍药。本类药物多为气味芳香之品，故亦称谓芳香开窍药。

中医理论认为：心的孔窍透达空灵，则神明有主，神志清醒，思维敏捷。若心窍阻闭，为邪蒙或痰迷，则神明内闭，神识昏蒙，甚则人事不省。因此，开通心窍便可使昏迷、人事不省的病人回苏，而苏醒神识的作用即为"开窍"。

开窍药入心经，多具味辛、气芳香之性能。辛则行散，芳香走窜，故本类药物能开启闭塞之窍机，通关开窍，启闭回苏，醒脑复神，收开窍醒神之效。用治温热病热陷心包、痰浊阻蔽之神昏谵语，以及中风昏厥、惊风、癫痫、中恶、中暑等窍闭神昏之患。部分开窍药以其辛香行散之性，尚兼辟秽化浊、活血行气、通经止痛、化湿解毒等作用。又可用治湿浊中阻，胸脘冷痛满闷；血瘀、气滞疼痛，经闭癥瘕；湿阻中焦，食少腹胀及目赤咽肿、痈疽疔疮等症。

用开窍药治疗闭证时，当分清寒、热之不同，分别进行配伍应用。有面青、身凉、苔白、脉迟等寒象的，为寒闭，应施"温开"之法，宜选用辛温的开窍药，并与温里祛寒的药物配伍应用；有面赤、身热、苔黄、脉数等热象的，称为热闭，当用"凉开"之法，宜选用辛凉的开窍药，并与清热泻火解毒之品配伍应用。若闭证神昏兼惊厥抽搐者，还须配伍平肝息风止痉药物；见烦躁不安者，须配伍安神定惊药物；如以疼痛为主症者，可配伍行气药或活血化瘀药物；痰浊壅盛者，须配伍化湿、祛痰药物。

本类药物属于急救回苏之品，为治标、对症治疗药物，且辛香行散，易耗正气。所以只宜暂用，不可久服，用量亦应较一般为轻，久服恐损伤正气。辛香走窜之性，易于挥发，故多入丸剂、散剂服用，不宜入煎剂，以免有效成分挥发而丧失药效。开窍药适用于闭证神昏，忌用于脱证。

近年来，通过对开窍药作用机理的实验研究，证明本类药物对中枢神经系统有兴奋作用，有镇痛、兴奋心脏与呼吸、升高血压的作用。某些药物尚有抗菌、抗炎的作用。现已将部分开窍方剂进行了剂型改革，制成针剂，如清开灵等，可注射给药，这样能更迅速地发挥药效。经临床应用后，对肝性脑病、脑血管意外、肺性脑病、冠心病、心绞痛等急症的抢救，均收到很好的效果。

麝香　Shexiang

【别名】遗香、心结香、当门子、脐香(《雷公炮炙论》)，生香(《本草经集注》)，射香(《新修本草》)，麝脐香(《本草纲目》)，四味臭(《东医宝鉴》)，臭子、腊子(《中药志》)，香脐子(《全国中草药汇编》)。

【来源】麝香，始载于《神农本草经》，列为上品，后代本草均有收载。因其香气远射，故名麝香。为鹿科动物林麝 *Moschus berezovskii* Flerov、马麝 *Moschus sifanicus* Przewalski 或原麝 *Moschus moschiferus* Linnaeus 的成熟雄体香囊中的干燥分泌物。主产于四川德格、白玉、新龙、丹巴、雅江、巴塘、康定，西藏芒康、边坝、索县、左贡、巴青，陕西镇安、旬阳、岚皋、宁陕，青海玉树、门源，湖北郧阳、神农架地区，云南中甸等地。多为野生，也有家养繁殖品种。

【采收炮制】 分猎麝取香和活麝取香两种：猎麝取香多在冬季至次春猎取野生成年雄麝，猎获后，割取香囊，阴干，习称"毛壳麝香"。剖开香囊，除去囊壳，习称"麝香仁"，其中呈颗粒状者习称"当门子"。活麝取香是在人工饲养条件下进行，将麝直接固定在捉麝者的腿上，以左手固定香囊，分开囊口，乙醇消毒，右手持取香匙，徐徐插入香囊，轻轻转动，向外掏取麝香，阴干或用干燥器密闭干燥。贮藏于密闭、遮光的容器中，置阴凉干燥处，防潮、防蛀。用时取出研细。

【商品规格】 商品依产地分为四川、西藏、云南香仁等规格。以当门子多、质柔润、香气浓烈者为佳。也有按囊壳是否除去而分为毛壳、净香两种，均应无杂质、无霉变。

按《中国药典》(2010 年版一部)规定：本品不得检出动、植物组织，矿物和其他掺伪物。不得有霉变。干燥失重不得过 35.0%。总灰分不得过 6.5%。按干燥品计算含麝香酮($C_{16}H_{30}O$)不得少于 2.0%。

【药性】 辛，温。归心、脾经。

【功效】 开窍醒神，活血通经，止痛，催产。

【应用】

1. 闭证神昏　麝香辛温、气极香，走窜之性甚烈，有极强的开窍通关、辟秽化浊作用，为醒神回苏的要药，故可用于各种原因引起的闭证神昏。因其性温，属于温开药，常为寒闭神昏证首选；但其开窍通关作用极强，所以临床用麝香配伍清热药物治疗热闭神昏证的应用也十分广泛。

(1) 用治温病热陷心包、中风痰厥、痰热蒙闭心窍所致的高热烦躁、神昏谵语及中暑热邪闭窍，神志昏迷者。常用麝香配伍牛黄、冰片、朱砂等组成凉开之剂，如《太平惠民和剂局方》至宝丹、《温病条辨》安宫牛黄丸。

(2) 用治热盛动风，兼见抽搐痉厥者。常以本品与羚羊角、朱砂、石膏等清热泻火、息风止痉药合用，共奏清热开窍、镇惊息风之功，如《千金翼方》紫雪丹。

(3) 用治小儿痰热内闭，急惊抽搐。常用本品配伍钩藤、胆南星、牛黄等以清热化痰，开窍定惊，如《医学入门》牛黄抱龙丹和《敬修堂药说》小儿回春丹。

(4) 用治中风猝昏、中恶胸腹满痛或感受时行瘴疠之气，证属寒湿或痰浊、气郁阻闭气机，蒙闭神明之寒闭神昏，症见面青、身凉、脉沉、四肢厥逆者。常以本品配伍苏合香、安息香等温开药及散寒、理气、化浊之品，如《太平惠民和剂局方》苏合香丸。

2. 血瘀经闭、癥瘕　本品辛香，开通走窜，可行血中之瘀滞，开经络之壅遏，具有活血通经止痛之效，故可用治血瘀经闭证，临床常与桃仁、红花、川芎等活血调经药同用，如《医林改错》通窍活血汤。麝香辛温香窜，气烈性猛，破瘀消癥，故为癥瘕痞块等血瘀重症所常用，可与水蛭、虻虫、三棱等破血逐瘀之品配伍，如《温病条辨》化癥回生丹。

3. 厥心痛　本品入心经，开通心脉，祛心血之瘀滞，故为治心腹暴痛之佳品，如《圣济总录》治厥心痛的麝香汤，即由麝香配伍木香、桃仁等行气活血药组成。近代用治冠心病心绞痛，常用人工麝香片口服，或用人工麝香气雾剂吸入，或用麝香心绞痛膏外贴心前区及心俞穴均取得良好效果。

4. 跌仆伤痛　麝香又为伤科要药，善于活血祛瘀、消肿止痛，对跌仆肿痛、骨折扭挫，不论内服、外用均有效验，不但消肿止痛，而且能促进伤处组织与功能的复原，如著名伤科成药，《良方集腋》七厘散和《医宗金鉴》八厘散，均系麝香与乳香、没药、红花等活血疗伤药配伍组成。

5. 疮疡肿毒、瘰疬痰核、咽喉肿痛　本品辛香行散，有良好的活血散结、消肿止痛作用，可与活血祛瘀、清热解毒、化痰散结之品配伍，用治上述诸症。内服、外用均有良效。如治疮疡肿毒，常与雄黄、乳香、没药同用，即《外科全生集》醒消丸；也可与牛黄、乳香、没药配伍，即《外科全生集》牛黄醒消丸。治瘰疬痰核，常与五灵脂、木鳖子、地龙等配伍，如《外科全生集》小金丹。若治咽喉肿痛，常与牛黄、冰片、珍珠合用，如《中药制剂手册》六神丸。

6. 痹证疼痛　本品香窜之气，能开通经络之壅遏，又常用治由于风寒湿邪侵袭人体、闭阻经络所引发的痹证疼痛，顽固不愈者。临床常与独活、威灵仙、桑寄生、防己等祛风湿药配伍应用。

7. 难产、死胎、胞衣不下　本品辛香走窜，力达胞宫，故对妊娠者有催产、下胎作用。如治胎死腹中或胞衣不下，可与肉桂配伍同用，即《普济本事方》下死胎方。如欲堕胎，可用《河北医药集锦》堕胎丸，由麝香配伍猪牙皂、天花粉，以葱汁为丸即得。

8. 头痛、牙痛　本品活血通络，“通则不痛”，故有良好的止痛作用。用治偏正头痛，久病入络，日久不愈者，常以之与活血化瘀药赤芍、川芎、桃仁等合同，如《医林改错》通窍活血汤；《简便单方》用麝香与皂角末，以薄纸裹好置头痛处，其上用布包炒盐熨之，也常可取效。治牙痛，《太平圣惠方》以麝香、巴豆、细辛为丸，于痛处咬之；《医方摘要》用香油抹箸头，蘸麝香末，绵裹炙热咬之，均有一定疗效。

【用法用量】入丸散，0.03～0.1g。外用适量。不入汤剂。

【使用注意】孕妇禁用。

【药论】

1.《神农本草经》：“主辟恶气，杀鬼精物，温疟、蛊毒、痫痓，去三虫。久服除邪，不梦寤魇寐。”

2.《名医别录》：“主治诸凶邪鬼气，中恶、心腹暴痛胀急、痞满，风毒，妇人产难，堕胎，去䵳，目中肤翳。久服通神仙。”

3.《日华子本草》：“辟邪气，杀鬼毒，蛊气、疟疾，催生堕胎，杀脏腑虫、制蛇虫咬，沙虱、溪瘴毒，吐风痰，纳子宫，暖水脏，止冷带疾，疗一切虚损恶病。”

4.《本草纲目》：“通诸窍，开经络，透肌骨，解酒毒，消瓜果食积，治中风、中气、中恶、痰厥、积聚癥瘕。……盖麝香走窜，能通诸窍之不利，开经络之壅遏。若诸风，诸气，诸血，诸痛，惊痫癥瘕诸病，经络壅闭，孔窍不利者，安得不用为引导以开之、通之耶?”

5.《景岳全书》：“除一切恶疮、痔漏肿痛，脓水腐肉，面䵟斑疹。”

6.《本草经疏》：“麝香，其香芳烈，为通关利窍之上药。凡邪气着人，淹伏不起，则关窍闭塞，辛香走窜，自内达外，则毫毛骨节俱开，邪从此而出。故主辟恶气、温疟、中恶、心腑暴痛、胀急痞满、风毒诸证也。今人又用以治中风、中气、中恶、痰厥、猝仆，兼入膏药敷药，取其通窍开经络、透肌骨之功耳。”

7.《本草述》：“麝香之用，其要能通诸窍一语。盖凡病于为壅、为结、为闭者，当责其本以疗之。然不开其壅、散其结、通其闭，则何处着手？如风中脏昏冒，投以至宝丹、活命金丹，其用之为使者，实用之为开关夺路，其功龙脑、牛黄之先也。即此推之，则知所谓诸证，用之开经络、透肌骨者，俱当本诸此意，即虚而病于壅结闭者，亦必先借之为先导，但贵中节而投，适可而止耳。”

【现代研究】

(一) 化学成分

麝香所含成分可分为六类。麝香大环化合物：麝香酮、降麝香酮、麝香醇、麝香吡喃、麝香吡啶等；甾族化合物：3α-羟基-5-雄甾烷-17-酮、5-β-雄甾烷-3，17-二酮、雄甾-4，6-二烯-3，17-二酮、睾酮、雌二醇、胆固醇、胆固醇酯等；长链化合物：C_{14}～C_{40}支链脂肪酸的胆固醇酯、三甘油酸酯、棕榈酸甲酯和油酸二甲酯等；含蛋白质约25%，含多种氨基酸，其中以天门冬氨酸、丝氨酸、胱氨酸等含量最高；无机成分：钾、钠、钙、镁、铝、铅、氯、硫酸盐、磷酸盐和碳酸铵等；其他成分如尿囊素、尿素、纤维素、蛋白激酶激活剂等。麝香纯干燥品一般组成为：水溶性物质50%～70%，乙醇溶性物质10%～15%，水分10%～15%。

(二) 药理作用

1. 对中枢神经系统的作用　麝香对中枢神经系统呈双向性影响，小剂量兴奋中枢，大剂量则抑制中枢，如小鼠腹腔注射麝香25～100mg/kg或天然麝香2mg/kg，合成麝香酮或天然麝香酮0.02～0.5mg/kg，均可缩短环己巴比妥钠100mg/kg引起的睡眠时间。大鼠灌服麝香混悬液200mg/kg或麝香酮5mg/kg均能明显缩短戊巴比妥钠的睡眠时间。相反，用天然麝香1g/kg或合成麝香酮与天然麝香酮100～500mg/kg的高剂量，则可使戊巴比妥钠引起小鼠睡眠时间延长。这种双向作用与中医既用麝香治疗“中风不省”又治“惊痫”相符[1]。还有研究发现，小剂量人工麝香和天然麝香均有缩短大鼠的睡眠时间、增加躁动次数的作用，而大剂量时人工麝香和天然麝香均可延长大鼠的睡眠时间，躁动次数也大为减少，但是不同剂量时均可降低海马区星状胶质细胞数目，说明不同剂量时麝香对于中枢神经系统分别有不同作用，同时其在降低海马区星状胶质细胞数目方面的作用说明其在中枢神经保护中的作用，而天然麝香的作用较人工麝香作用明显[2]。

2. 对心血管系统的作用　麝香具有明显的强心作用，以麝香、人参提取物、牛黄、肉桂、苏合香、蟾酥、冰片七味药物组成麝香保心丸小剂量可使LVSD减小，但未能改善LVEF，大剂量麝香保心丸对CHF起到了更为有益的治疗作用，使CHF大鼠LVEF明显提高，LVDD、LVSD显著下降，这一差别的原因可能与剂量偏小时未能起到有效治疗作用有关[3]。麝香保心丸对心肌梗死后心力衰竭大鼠治疗的可能机制有：扩张冠状动脉，改善心肌缺血区的血流灌注，使心脏舒缩功能改善，心排出量增加[4]；促进缺血心肌血管新生，进而改善心功能[5]；此外，还能减少心肌细胞凋亡[6]，改善室壁运动指数，减少梗死面积，改善心脏功能，防止左心室重塑[7]。人工麝香可明显提高小鼠耐缺氧时间，降低心肌耗氧量，延长小鼠存活时间，在高浓度时效果优于硝酸甘油[8]。

3. 抗炎作用　麝香对炎症的早、中、晚期均有明显效果，尤其是对早、中期的作用较强，其抗炎的机理可能与兴奋神经-垂体-肾上腺皮质系统有关：麝香可明显减少中性粒细胞、血小板活化因子(PAF)的生成，抑制对乙酰转移酶活性，降低细胞内钙水平；在另两项实验中证明，麝香可使中性粒细胞超氧阴离子生成量增加，可使葡萄糖苷酸酶和溶菌酶释放量降低，且对白三烯、趋化三肽所致的葡萄糖苷酸酶和溶菌酶的释放量均有抑制作用，所以，抑制溶酶体的释放可能也是麝香抗炎作用的机制之一[9]。

4. 抗肿瘤作用　使用皮下埋藏麝香对BALB/C纯系小鼠恶性肿瘤生长进行观测。结果显示：麝香用于治疗肿瘤不仅有延长生命、缩小肿瘤的作用，而且还可提高机体的免疫功能[10]。

5. 抑制血小板聚集、改善血液流变学 麝香具有抗血小板聚集作用。对内毒素引起的弥散性血管内凝血，麝香甲醇提取物有抑制血小板聚集和抗凝血酶的作用。给家兔腹腔注射麝香酮，能明显降低 ADP 诱导的血小板聚集，影响血小板收缩蛋白功能，使血浆凝块不能正常收缩[11]。

6. 免疫调节 大量的研究提示：炎症反应在椎间盘突出后的神经根发病过程中起重要作用。机体对退变或突出椎间盘组织产生的自身免疫反应，可能是产生炎症进而引起根性疼痛或颈椎病的原因之一。麝香能够降低退变颈椎间盘中 IgG 含量，是一种免疫调节作用，可减轻引起退变椎间盘自身的免疫反应和炎症反应[12]。

7. 其他作用 麝香 200mg/kg 灌胃，对乙酸型慢性胃溃疡有促进愈合作用[13]。麝香还有类似睾酮的雄性激素样作用[14]。

（三）临床报道

1. 治疗急性 CO 中毒 急性 CO 中毒（ACOP）可造成中枢神经系统为主的多脏器损害，以迟发性脑病最常见。ACOP 的后果是严重的低氧血症，引起组织缺氧。研究证实：小剂量麝香可兴奋中枢神经，麝香酮可调节血管收缩，抑制血管通透性，增加脑循环血流，保护神经细胞；与奥扎格雷钠合用，可清除自由基，抑制脑缺血再灌注诱导的脑神经细胞凋亡，减轻脑水肿，保护脑细胞，缩短昏迷时间，促进尽早苏醒，缩短病程，减少脑缺氧引起的继发性损害，降低迟发性脑病发生率，改善患者预后[15]。

2. 治疗冠心病 麝香保心丸由麝香、苏合香、冰片以及补气强心药如人参、蟾酥、人工牛黄等组成，在治疗缺血性心脏病心绞痛方面效果显著，是非常好的标本兼治的中成药。在早期，麝香保心丸因可以快速改善心绞痛症状而被当做冠心病急救药物使用；随着现代研究方法的应用和循证医学的研究，麝香保心丸在心血管事件的二级预防中逐步体现价值[16]。

3. 治疗恶性肿瘤 将麝香 3g 装入小瓶内密封消毒，手术时将其分为 3 份，分别埋藏于肠系膜或残留的胃网膜内，共有术后患者 74 例接受此治疗，结果死亡 23 例，存活 51 例。另有 74 例胃癌术后患者进行化疗，结果死亡 68 例，存活仅 6 例[17]。

4. 治疗慢性肝硬化及重症肝炎 将 5%麝香注射液于双侧章门和期门穴交替注射，每次 2ml（相当于生药 100mg），7 天 1 次，4 周为 1 个疗程。治疗 32 例，结果患者各种症状消失显著，肝脾回缩较好，退黄效果明显；治疗前黄疸指数、转氨酶、A/G 值、细胞免疫、体液免疫及补体 C_3 异常者多数恢复正常；治疗前 HBsAg 均为阳性，治疗后转阴者 7 例，效价降低者 14 例[18]。

5. 治疗支气管哮喘 在三伏天将配置好的麝香酊涂点于选好的穴位后，再贴敷自制冬病夏治膏，每年初伏、中伏、末伏当天各贴敷 1 次，每年治疗 3 次，连贴 3 年。临床痊愈 35 例占 31.8%；显效 41 例，占 37.3%；好转 24 例，占 21.8%；未愈 10 例，占 9.1%。可见三伏天麝香酊点穴后敷药治疗支气管哮喘疗效肯定[19]。

6. 治疗风寒咳嗽 将麝香虎骨膏剪成 1 寸见方，贴于天突、膻中、肺俞穴，每日睡前贴上，次日早去掉。治疗 100 例，结果痊愈 56 例，贴 3 次而愈者 41 例，好转者 25 例，无效者 19 例[20]。

7. 治疗功能性便秘 于第 1～5 腰椎两侧擦净汗渍，稍加按摩后，用麝香虎骨膏 2～3

张，贴局部。治疗 42 例，显效 31 例，好转 10 例，无效 1 例。总有效率为 97.62%[21]。

8. 治疗脑血栓　用麝香抗栓胶囊（由麝香、黄芪等中药组成）治疗中风（脑血栓）197 例，总有效率为 90.35%，其中痊愈 41 例，显效 85 例，好转 52 例，无效 19 例[22]。

9. 治疗类风湿关节炎　用麝香、生川乌、生全蝎、生地龙、生黑豆制成麝香丸胶囊，每服 4 粒，每日 3 次，饭后半小时温开水送下，1 个月为 1 个疗程。治疗 143 例，用药 3 个疗程，完全缓解 13 例、基本缓解 59 例、明显进步 24 例、进步 42 例、无效 5 例，总有效率 96.5%[23]。

10. 治疗面神经麻痹　用麝香 2g、血竭 12g、麻子仁 30g，组成三妙膏。将血竭、麻子仁混合捣烂如泥状，每次用 1/3 摊在布上，将麝香的 1/3 撒于其上。用毫针刺下关穴，起针后将膏药敷于耳前神经区，7 天换药 1 次，连续用药 2～3 次。共治疗 100 例，结果治愈 86 例，好转 14 例[24]。另有用麝香血竭膏治疗面神经麻痹 75 例，经治疗：治愈 68 例，占 90.67%；好转 5 例，占 6.67%；无效 2 例，占 2.67%。总有效率 97.33%[25]。

11. 治疗尿潴留　将麝香 6g 研末，敷于关元穴，外以 4cm×4cm 大小的胶布一块粘贴皮肤上。治疗患者 12 例，收到较好疗效[26]。

12. 治疗慢性前列腺炎　应用麝香散胶囊（由麝香、血余炭、琥珀等组成）内服，麝香膏（由麝香、血竭、乳香、黄连等组成）外敷，配合抗菌药物治疗 56 例。1 个疗程后复查前列腺液，白细胞明显减少或正常，临床症状消失；2～3 个疗程后卵磷脂小体正常，仅 1 例无明显效果[27]。

13. 治疗老年性白内障　用麝香明目散（含麝香、冰片、珍珠粉等）点眼。治疗 1467 例，总有效率 89.9%；随机选择以吡诺克辛钠（白内停）治疗的 50 例为对照，有效率 40%。两组比较，有显著差异（$P<0.01$）[28]。

14. 治疗小儿肺炎并发中毒性脑病　复方麝香注射液可通过血脑屏障，直接作用于中枢神经系统，纠正脑代谢紊乱，改善脑循环，减轻脑水肿，促进脑细胞修复，增强脑细胞对缺氧的耐受力，减少脑内 ATP 消耗，增加腺苷酸盐缓解能力，调整脑干网状结构，促使患儿清醒，神态、意识早日恢复，从而改善症状，对患儿生命及预后均有一定积极作用[29]。

15. 治疗儿童智能不全　将麝香注射液轮流交替注射于哑门、风池、大椎、足三里等穴位。治疗各种原因造成的儿童智力不全症 25 例，结果显效 7 例，进步 15 例，总有效率 88%。其疗效可能与麝香的兴奋中枢神经，促进脑细胞功能恢复有关[30]。

16. 治疗小儿脑性瘫痪　用复方麝香注射液 1 支，每次选主穴 1 个，轮流交替注射。合并其他后遗症状者，根据其症状加相应配穴 1～2 个注射，隔日 1 次，10 次为 1 个疗程。结果治疗 53 例，显著进步 17 例，进步 28 例，无效 8 例，总有效率为 84.9%[31]。

17. 治疗痛经　将麝香风湿油滴在气海、关元穴处 2～3 滴，然后按摩 3～5 分钟，至患者感到小腹发热并内传时为度。用治痛经 28 例，显效 27 例，无效 1 例[32]。用麝香敷贴在神阙穴，辅以艾条温和灸，治疗重度子宫内膜异位症继发性痛经患者 30 例，5 例痛经症状经过 3 个月治疗后疼痛完全消失，23 例治疗后痛经明显减轻，2 例未愈[33]。

18. 用于避孕　对 200 例育龄妇女，在其石门穴或臂部肌注麝香注射液 2ml（25mg/ml）、芫花根注射液 1ml（含生药 2.5g）的混合液 1 次，结果注射后，超过 3 年未孕者 66 例，超过 1 年未孕者 100 例，无效 34 例。避孕总有效率为 83%[34]。

19. 治疗各种疼痛　用麝香、乳香、没药、公丁香、檀香、山柰、马钱子等 37 味中药制成橡皮硬膏药——麝香宝珍膏，用时贴痛处。观察 157 例，结果显效 112 例，有效 40 例，无效 5 例，总有效率为 96.8%[35]。

20. 治疗跌打损伤、骨折、脱位、骨质增生、骨膜炎、急慢性关节炎 用麝香正骨水(福州屏山制药厂等研制)涂搽患处,每次 2～3ml,每日 3～4 次。对慢性骨伤疾患可配合推拿按摩或理筋手法。治疗 360 例,结果显效 39 例,好转 291 例,无效 30 例。疗程 3～90 天,平均 10 天左右[36]。

21. 治疗腰椎间盘突出症 用麝香丹(由麝香、硫黄、朱砂、雄黄组成)穴位灸治法进行治疗,每周灸 3 次,2 周为 1 个疗程。结果近期疗效总有效率 98.6%,平均治愈天数 26.5 天,远期疗效总有效率 97.2%[37]。

22. 治疗股骨头无菌缺血性坏死 外贴麝香凤仙膏(由龟板胶 30g,玄参、土元、地龙各 10g,冰片 1g,麝香 0.2g,凤仙露 100g 组成),每 3 天换 1 次,10 次为 1 个疗程。内服龙虎将军丸(由地黄、阿胶各 4g,黄柏、知母、鱼膘各 3g,地龙、壁虎、蜣螂、牛膝各 2g 组成,炼蜜为丸),每次 1 丸,每日 3 次。治疗 66 例,结果治愈率在 70%以上,有效率 95.6%[38]。

23. 断指再接 有报道一女孩食指远端完全断离 1 小时,局部消毒后,将麝香末撒于创面,两断端准确对合,纱布轻轻固定,未用抗生素及镇痛药,患儿无局部疼痛及发热等不适,7 天换药 1 次,20 天后创缘完全平复,触、温、痛觉皆在[39]。

24. 治疗术后腹胀气、尿潴留 由麝香、冰片、乳香、没药、儿茶、血竭等制成麝香回阳膏药,加莱菔子末贴神阙穴。治疗外科、痔瘘科术后引起的腹胀气、尿潴留 30 例,治疗后达到排气的 15 例、排尿的 12 例、无效 3 例[40]。

25. 治疗会阴切开伤口早期感染 用麝香追风膏贴敷 41 例初产妇女会阴切开缝合术后,肌注抗生素,仍在拆线前或拆线后出现红肿硬痛者,一般用药 3～10 天痊愈[41]。

26. 治疗痔疮等肛门疾患 用麝香、冰片、朱砂、龙骨、滑石、川贝、半合成脂肪醇等制成麝香消痔栓,用治肛肠疾病 362 例,其中内痔 135 例、炎性外痔 51 例、混合痔 117 例、肛窦炎及肛管炎 49 例、早期肛裂 62 例、直肠脱垂感染期 3 例、肛瘘术后 12 例。局部有水肿者 182 例、疼痛者 269 例、便血者 257 例、脱垂者 112 例。结果总有效率 97.24%。孕妇及有习惯性流产者禁用[42]。

27. 治疗化脓性中耳炎 将麝香 1g 加入 75%酒精 10ml,溶解后密封 7 天备用。用时以棉签将耳内脓液拭净,再滴入麝香酊 1～2 滴,然后用消毒棉球塞于外耳道,隔日 1 次。治疗 25 例,治愈 23 例,好转 2 例[43]。

28. 治疗皮肤坏死性溃疡 用碘伏清洗创面后,局部外敷麝香,治疗慢性皮肤溃疡患者组 34 例。治疗组总有效率、治愈率分别为 97.22%、83.33%。提示麝香具有清洁创面、促进肉芽组织生长的作用,能够促进慢性皮肤溃疡创面的愈合[44]。

29. 治疗褥疮 用麝香回阳膏(由麝香、梅片、儿茶、乳香、没药、全蝎、黄柏、白芷、血竭、禹白附、自然铜、黄芩等制成)捏成薄片,贴在疮面上,外敷药布。初期病变 1～2 次即可痊愈;组织坏死期可根据疮面大小、渗出液多少,隔日或每周换药 1 次。治疗 31 例,全部痊愈[45]。

30. 治疗静脉穿刺后局部瘀肿 用麝香虎骨膏贴于因静脉穿刺后引起的局部瘀肿疼痛处。观察 100 例,均有效[46]。

(四) 不良反应

大鼠灌服麝香 60mg/kg、家兔灌服 62mg/kg,连续 15 日,或大鼠灌服麝香混悬液 2g/kg,连续 16 日,其血液、体重、肝、肾均未见异常改变。大鼠腹腔注射 27.78mg/kg,体重及各脏器、血象均无变化。犬肌内注射人工麝香酮注射液 400～800mg/kg,连续 14 日,所有受试动物食欲增加、行为自如，肝肾功能和血象无异常。猴每只注射 1.2g，连续 2 日，亦无任何中毒现象[47,48]。可见麝香和麝香酮毒性都很小。据报道，天然麝香与人工麝香静注的 LD_{50} 分别为 172mg/kg 及 152mg/kg，腹腔注射分别为 270mg/kg 及 290mg/kg[49]。

参考文献

[1] 王本祥. 现代中药药理学[M]. 天津：天津科学技术出版社，1997：1133-1135.

[2] 董万超，赵伟刚，刘春华. 麝香研究进展[J]. 特产研究，2001，15(2)：48-58.

[3] 曹芳芳，李艳芳，刘飞，等. 麝香保心丸对心肌梗死后心力衰竭大鼠心脏 α_1 及 β 肾上腺素能受体表达的影响[J]. 首都医科大学学报，2010，31(6)：777-783.

[4] 戴瑞鸿. 麝香保心丸作用机制研究进展与临床评价[J]. 中国医院用药评价与分析，2006，10(6)：15-17.

[5] Wang S，Zheng Z，Weng Y，et al. Angiogenesis and anti-angiogenesis activity of Chinese medicinal herbal extract[J]. Life Sci，2004，74：2476-2478.

[6] 程宝国，万睿. 麝香保心丸的保心作用[J]. 中国临床医药研究杂志，2007，16(5)：34-35.

[7] 李勇. 麝香保心丸促进治疗性血管新生的实验研究[J]. 中国社区医师，2006，22(5)：19-20.

[8] 朱雪晶，李海涛，喻斌，等. 人工麝香对抗动物心肌缺血的作用[J]. 中国药理学通报，2009，25(7)：951-954.

[9] 王文杰，周龙恩，白金叶，等. 麝香糖蛋白成分对大鼠中性白细胞血小板活化因子生成及细胞内钙水平的影响[J]. 中国中药杂志，2000，25(12)：733.

[10] 孟照华，单礼成，曾家修，等. 皮下埋藏麝香对 BALB/C 纯系小鼠恶性肿瘤生长影响的实验研究. 中国肿瘤临床，1998，25(11)：834.

[11] 侯家玉. 中药药理学[M]. 北京：中国中医药出版社，2002：325.

[12] 尹士敏，王士贤. 麝香的药理作用及临床研究近况. 天津药学，2002，14(3)：42-44.

[13] 姜平，李丽. 麝香对乙酸型慢性胃溃疡大鼠的影响[J]. 中草药，1986，17(10)：22.

[14] 金溶奎，刘华. 麝香的有效成分的药理作用[J]. 国外医学：中医中药分册，1981(4)：37.

[15] 张青. 复方麝香注射液合奥扎格雷钠治疗急性一氧化碳中毒[J]. 浙江中西医结合杂志，2009，19(8)：503-504.

[16] 胡帼英. 麝香保心丸治疗缺血性心脏病心绞痛的临床疗效观察[J]. 中成药，2008，30(2)：312.

[17] 夏光成，李德华. 抗癌动、植、矿物彩色图鉴及其应用[M]. 天津：天津科技翻译出版公司，2000：108-109.

[18] 徐承贵，张端阳，张文清. 麝香注射液穴位注射治疗慢性肝炎和早期肝硬化疗效观察[J]. 天津中医，1987，5(5)：20.

[19] 黄继升，谢小强. 三伏天麝香酊点穴后敷药治疗支气管哮喘 110 例[J]. 针灸临床杂志，2010，26(10)：13-14.

[20] 施易安. 麝香虎骨膏贴穴法治疗外感风寒型咳嗽 100 例[J]. 江苏中医，1992，13(4)：44.

[21] 石文杰等. 麝香虎骨膏外敷治疗功能性便秘 42 例[J]. 河北中医，1991，13(3)：25.

[22] 南红梅，牟艳芳. 麝香抗栓胶囊治疗老年缺血性中风气虚血瘀证(脑血栓)197 例临床研究[J]. 中国社区医师，2006，22(296)：46-47.

[23] 王永信，贾久明，周斌. 麝香丸治疗类风湿关节炎的临床观察[J]. 实用中医内科杂志，1992，6(4)：32.

[24] 王风锡. 三妙膏外敷治疗吊线风 100 例[J]. 河南中医，1985，6(4)：7.

[25] 王凤轩，高艳民，陈波. 麝香血竭膏治疗面神经麻痹 75 例[J]. 四川中医，2000，9(5)：36.

[26] 王守域. 用麝香外敷关元穴治疗急性尿潴留[J]. 中国中医急症，1993，2(1)：46.

[27] 黄德昭.麝香为主治疗慢性前列腺炎[J].新疆中医药,2002,20(4):83-84.

[28] 卢隆平.麝珠明目散治疗老年性白内障1467例临床疗效观察报告[J].上海中医药杂志,1994,15(4):22.

[29] 孟学君.复方麝香注射液治疗肺炎中毒性脑病68例临床观察[J].右江医学,2007,35(6):665-666.

[30] 陈慧娟.麝香壳注射液的制备与对儿童智力不全症的疗效[J].中成药研究,1981,1(2):11.

[31] 施炳培,林丽玉,卜怀娣.复方麝香注射液治疗小儿脑性瘫痪53例[J].辽宁中医杂志,1993,20(11):15.

[32] 赵之华.麝香风湿油治疗痛经28例[J].北京中医,1985,5(5):49.

[33] 王倩,汪慧敏.麝香贴敷神阙穴治疗重度痛经的临床疗效观察[J].浙江中医学院学报,2004,28(4):66.

[34] 罗海康.应用麝芫注射液避孕200例临床观察[J].四川中医,1990,31(3):45.

[35] 武明甫,雷小虎,王宏等.麝香宝珍膏外贴治疗各种痛症157例[J].陕西中医,1985,6(12):542.

[36] 王和鸣.麝香正骨水治疗伤患360例临床总结[J].福建中医药,1986,17(3):15.

[37] 张海发,王孜优,刘伟中,等.麝香丹灸治腰椎间盘突出症332例临床观察[J].中国中西医结合杂志,1993,13(11):692.

[38] 王令喜,王东刚,王东强.外敷内服中药治疗股骨头无菌缺血性坏死66例[J].河北中医,1994,16(2):8.

[39] 郭大振.指端断离用麝香再植1例[J].吉林中医药,1987,4(5):21.

[40] 刘仁勇.麝香回阳膏药加莱菔子穴位敷贴治疗术后腹胀气、尿潴留30例[J].中西医结合杂志,1986,6(6):367.

[41] 崔月霞,郑晓红.麝香追风膏治疗会阴切开伤口早期感染41例报告[J].安徽医学,1994,15(5):60.

[42] 费经欧.中药熏洗疗法在肛肠病术后临床应用体会[J].中国肛肠病杂志,1990,10(1):3.

[43] 李克光.麝香酊治疗脓耳[J].四川中医,1986,4(4):49.

[44] 杨治洲.麝香治疗慢性皮肤溃疡36例疗效观察[J].中国社区医师,2010,35(12):125.

[45] 张顺.麝香回阳膏治愈褥疮[J].新中医,1990,6(2):40.

[46] 李兵,李淑晶,白虹丽,等.麝香虎骨膏治疗静脉穿刺后局部瘀肿的观察[J].吉林中医药,1991,7(1):40.

[47] 崔明智,刘镁,刘经萍.麝香酮的毒性观察[J].中成药研究,1983,4(2):37.

[48] 郭纲琬,王虎.天然麝香与人工麝香的药理学不同[J].药学通报,1980,4(6):41.

[49] 丁长玲,刘呈华,孙静,等.我院15例复方麝香注射液致不良反应报告分析[J].中国药房,2007,18(33):2614-2615.

苏合香　Suhexiang

【别名】 帝膏(《药谱》),苏合油(《太平寰宇记》),咄鲁瑟剑(《广志》),帝油流(《现代实用中药》),流动苏合香(《中药志》)。

【来源】 苏合香,始载于《名医别录》,列为上品,其后历代本草均有收载。因本品原出苏合国,故名。为金缕梅科乔木植物苏合香树 *Liquidambar orientalis* Mill. 树干渗出的香树脂,经加工精制而成。主产于非洲、印度及土耳其等地。我国广西、云南有引种。多为栽培品种。

【采收炮制】 通常于初夏将树皮击伤或割破,深达木部,使分泌香脂,浸润皮部。至秋季剥下树皮,榨取香脂,残渣加水煮后,还可以再榨。所得香脂,除去杂质,即为苏合香的初制品;将初制品溶解于酒精中,过滤,蒸去酒精,则成精制苏合香。本品宜置于铁筒中,并灌以清水浸之,置阴凉处,以防香气走失。

【商品规格】 均为统货。常分为进口粗制铁桶装、进口精制铁桶装等规格。以黏稠似饴糖,质细腻,半透明,挑之成丝,无杂质,气香者为佳。

按《中国药典》(2010 年版一部)规定:本品含总香脂酸以桂皮酸($C_9H_8O_2$)计算,不得少于 28.5%。

【药性】 辛,温。归心、脾经。

【功效】 开窍醒神,辟秽,止痛。

【应用】

1. 寒闭神昏证　本品辛香气烈,具有开窍醒神之效,作用与麝香相似而力稍逊,且长于温通、辟秽,故为治疗面青、身凉、苔白、脉迟等寒闭神昏之要药。临床用治中风痰厥、惊痫等属于寒邪、痰浊内闭者,每与麝香、安息香、丁香等同用,如《太平惠民和剂局方》苏合香丸。

2. 胸痹心痛　本品气香浓烈,辛行温通,故可收辟秽化浊、行气开郁、散寒止痛之功,是治疗痰浊、血瘀或寒凝气滞而致之胸痹心痛的常用品。现代,在《太平惠民和剂局方》苏合香丸基础上精简制成的冠心苏合丸和苏冰滴丸,用治冠心病心绞痛,能较快缓解疼痛,作用良好而持久。苏合香丸对胆道蛔虫症引起的上腹剧痛,也有止痛作用。

3. 冻疮　本品性味辛温,能温通散寒,故为治疗冻疮的良药,如《现代实用中药》用苏合香溶于酒精中涂敷冻疮患处,有良好治疗效果。

【用法用量】 入丸散,0.3~1g。外用适量。不入汤剂。

【鉴别用药】 苏合香与麝香皆系辛温芳香走窜之品,同具开窍醒神之功,用治窍闭神昏证。然而,麝香辛窜开窍之力较强,寒闭、热闭皆常配伍应用,故为治疗闭证神昏之要药;苏合香开窍醒神之功与麝香颇为相似,但药力较弱,主要用于中风痰厥、猝然昏倒而证属寒闭者。此外,麝香善于活血散结止痛,临床配伍活血祛瘀等药用治血瘀经闭、癥瘕、心腹暴痛、跌打损伤、痈肿疮疡等症;又可催产下胎,以治胎死腹中或胞衣不下等。苏合香辟秽化浊、开郁止痛功效显著,为治痰浊阻闭胸腹满闷暴痛证所常用。

【药论】

1.《名医别录》:"主辟恶,杀鬼精物、温疟、蛊毒、痫痓,去三虫,除邪,不梦,忤魇脒,通神明。久服轻身长年。生中台川谷。"

2.《新修本草》:"此香从西域昆仑来,紫赤色,与紫直檀相似,坚实,极芬香。惟重如石,烧之灰白者好。"

3.《本草纲目》:"气香窜,能通诸窍脏腑,故其功能辟一切不正之气。"

4.《本经逢源》:"苏和香,聚诸香之气而成,能透诸窍藏,辟一切不正之气。凡痰积气厥,必先以此开导,治痰以理气为本也。凡山岚瘴湿之气袭于经络,拘急弛缓不均者,非此不能除。但性燥气窜,阴虚多火人禁用。"

5.《本草从新》:"今人滥用苏合丸,不知诸香走散真气,每见服之,轻病致重,重病即死,惟气体壮实者,庶可暂服一、二丸,否则当深戒也。"

【现代研究】

(一) 化学成分

苏合香中主要含萜类和挥发油,包括单萜、倍半萜、三萜类化合物及芳樟醇、α-松香油醇、二氢香豆酮、柠檬烯、桂皮醛、乙苯酚、环氧桂皮醇、桂皮酸酯、苯甲酸、棕榈酸、亚油酸等。

（二）药理作用

1. 对中枢神经系统的影响　芳香开窍药具有穿透血脑屏障、兴奋中枢、抗缺氧、脑保护等作用[1]。苏合香既能缩短戊巴比妥钠所致的睡眠时间，又能抗动物电休克[2]。

2. 抗心肌缺血及抗凝血促纤溶活性　动物实验表明[3]，苏合香在冠脉狭窄或阻塞时能够增加血氧含量，单位体积血液氧气含量上升，发挥其抗心肌缺血作用。同时，对于静脉血栓体外研究发现，苏合香成分能够促进血浆纤维蛋白原溶解，发挥抗凝血作用，可预防血管内血栓的形成。

3. 抗心律失常　可以明显降低氯仿诱导的小鼠心律失常的发生率[4]。实验发现，心律失常发生的时间显著缩短，同时单位时间心律失常发生的次数(频率)减少。

4. 抗血栓　现代药理研究表明，苏合香具有明显的抗血小板聚集、抗实验性血栓形成、抗心肌缺血及抗凝血纤溶活性等作用[5]。

5. 抗菌消炎　苏合香有祛痰作用，并有较弱的抗菌作用，可用于各种呼吸道感染[6]；可缓解局部炎症，如湿疹和瘙痒，促进溃疡与创伤的愈合。研究表明，桂皮酸是苏合香有效成分之一[7]，具有抗菌、防腐、利胆、止泻及升高白细胞等作用[8]。国内药用苏合香大多为国外进口，而广东产苏合香虽然产地发生了改变，其药理作用相似，可以替代[9]。

（三）临床报道

1. 治疗冠心病　现代药理研究表明：冠心苏合香胶囊(苏合香、冰片、青木香、檀香、乳香)等成分，主治胸闷、憋气，具有理气宽胸、止痛等功效，可治疗和预防心绞痛发作，并能对心绞痛起到缓解作用，对血、尿常规，肝、肾功能及血脂等无不良影响，且作用持久价格低廉，无毒副作用，值得临床推广应用[10]。

2. 治疗痛证　苏合香丸用于急性胆绞痛 50 例，50 例病人中 12 例在合用苏合香丸 1 丸，约 2～3 小时后则觉急性胆绞痛明显减轻，连服 4 丸 2 天后痛不再现；24 例服 1 丸后疼痛稍缓，服 4 丸后绞痛明显减轻，连服 4 丸后好转；10 例服 1 丸后绞痛转轻，连服 6 丸后疼痛不发。除 7 例手术病例外，其余病例门诊随访 3 个月内无复发[11]。

3. 治疗皮肤疾患　与橄榄油混合后外用，可治疗疥疮。苏合香有温和的刺激作用，用于局部可缓解炎症，如湿疹和瘙痒，并能促进溃疡与创伤的愈合[12]。

4. 其他　驱风苏合香丸，由苏合香、沉香、麝香、檀香、丁香、乳香、安息香等药和丸而成，具有芳香开窍、行气解郁、散寒化浊之功效。外敷胃脘部，直达病所，迅速发挥药效，从而达到降逆止呕之目的，外敷脐部，可治疗小儿腹胀[13]；还可用于产妇产后口渴，不欲食[13]；报道苏合香丸可用于治疗面瘫[14]；可治疗颌下腺结石[15]。

（四）不良反应

1. 毒性　苏合香的 LD_{50} 为 2.70g/kg，小剂量时小鼠的毒性反应为轻度惊厥，48 小时开始死亡。大剂量时，小鼠四肢瘫痪，呼吸困难，24 小时开始死亡[16]。

2. 中毒症状与机理　口服苏合香丸致过敏性休克。用苏合香丸研末做皮肤粘贴试验时局部红肿[17]。新生儿服用苏合香丸量过大出现呼吸抑制，谷丙转氨酶、门冬氨酸转移酶升高；严重时，伴呼吸节律不齐、轻度发绀、双眼睑浮肿，甚至弥漫性脑水肿。苏合香丸中产生严重不良反应的成分主要为麝香和朱砂，其中麝香小剂量对中枢神经系统呈兴奋作用，大剂量则呈抑制作用。朱砂的主要成分为硫化汞，长期服用可引起慢性汞中毒，引起肝肾损害，并可透过血脑屏障直接损害中枢神经系统。由于新生儿中枢神经系统、血脑屏障发育不完善，肝内葡萄糖醛酸转移酶不足，使其不能对多种药物进行代谢处理，因此，服药剂量稍大,服用时间长,就会导致中毒[18]。

3. 中毒救治 对中毒引起呼吸抑制的患儿应早期应用纳洛酮。对于中毒引起的肝功损害,用联苯双酯、葡醛内酯、肌苷等一般保肝对症治疗一周,转氨酶均降至正常[18]。

参考文献

[1] 曾南,王建,夏厚林,等.芳香开窍药药理作用研究进展[J].中药药理与临床,2008,24(1):76-79.

[2] 方永奇,邹衍衍,李翎,等.芳香开窍药和祛痰药对中枢神经系统兴奋性的影响[J].中医药研究,2002,18(3):40.

[3] 莫志贤,刘雪芬.冠心苏合胶囊对大鼠急性心肌缺血的保护作用[J].中成药,1994,16(5):53.

[4] 李蓓,郭济贤.枫香脂和苏合香的心血管药理学研究[J].天然产物研究与开发,1999,11(5):72-79.

[5] 张宏伟,莫志贤,贺丰.广东产苏合香的质量与药理作用研究[J].中药药理与临床,2006,22(Z1):114-116.

[6] 江苏新医学院.中药大辞典(上册)[M].上海:上海人民出版社,1977:1085.

[7] 周东鹰,齐治实.苏合香成分桂皮酸抗血小板作用的研究(二)[J].北京中医学院学报,1990,13(4):49.

[8] 欧明,林励,李衍文.简明中药成分手册[M].北京:中国医药科技出版社,2003:147-178.

[9] 张宏伟,莫志贤,贺丰.广东产苏合香的质量与药理作用研究[J].中药药理与临床,2006,22(3):114-116.

[10] 郑金荣.冠心苏合香胶囊治疗冠心病心绞痛 40 例临床观察[J].现代中西医结合杂志,2003,12(17):1859.

[11] 黄成钰.苏合香丸治疗胆绞痛 50 例疗效观察[J].浙江中西医结合杂志,1996,6(1):19-20.

[12] 罗光明,龚千峰,刘贤旺.苏合香研究进展[J].江西中医学院学报,1997,9(1):43-44.

[13] 罗树梅.驱风苏合香丸应用举隅[J].河北中医,2003,25(12):919-920.

[14] 潘进财.苏合香丸治疗面瘫 20 例[J].新疆中医药,1997,15(2):47.

[15] 王凤阳.苏合香丸治疗颌下腺结石症[J].中医杂志,1989(1):52.

[16] 李蓓,邵以德,郭济贤,等.枫香脂和苏合香的心血管药理学研究[J].天然产物研究与开发,1999,11(5):72.

[17] 朱荷莲,马颖文.口服苏合香丸致过敏性休克 1 例[J].广东医学,2005,26(9):1213.

[18] 欧亚娟,刘雪琴,李霞.新生儿苏合香丸中毒 6 例[J].儿科药学杂志,2005,11(5):60.

冰片 Bingpian

【别名】 龙脑香(《新修本草》),羯布罗香(《本草衍义》),龙脑(《名医别录》)、脑子(《海上方》),瑞龙脑(《图经本草》),梅花脑子(《小儿药证直诀》),梅片(《中药大辞典》)。

【来源】 冰片,始载于《新修本草》,列为木部中品,其后历代本草均有收载,因本品以白莹如冰及作梅花片者为良,故名。为龙脑香科常绿乔木植物龙脑香 *Dryobalanops aromatica* Gaertn. f. 树脂的加工品,或用龙脑香的树干经蒸馏冷却而得的结晶。主产于东南亚地区,我国台湾有引种。多为野生,也有栽培品种。

【采收炮制】 从龙脑香树干的裂缝处采取干燥的树脂,进行加工。或砍下树干及树枝,切成碎片,经水蒸气蒸馏升华,冷却后即成结晶。现可用松节油、樟脑等为原料,经化学方法制成,称"机制冰片"或"合成龙脑"。

【商品规格】 商品分龙脑冰片、机制冰片等。其中,龙脑冰片分进口大梅、二梅、三梅、四梅、百草大梅、小三梅、原装等规格；机制冰片分广州大梅、二梅、统装等规格。均以片大、色白、气香凉者为佳。

按《中国药典》(2010年版一部)规定：合成龙脑含不挥发物不得过0.035%；含重金属不得过5%；含砷量不得过2%。

【药性】 辛、苦，微寒。归心、脾、肺经。

【功效】 开窍醒神，清热止痛。

【应用】

1. 闭证神昏　本品味辛气香，有开窍醒神作用，功似麝香但力较弱，二者常相须为用。冰片性惊，为凉开之品，更宜用治热闭神昏，若与温热祛寒之品配伍，亦可疗寒闭神昏。故每用治神昏痉厥、中风痰厥、气郁暴厥、中恶昏迷等症。若属热闭者，则与牛黄、麝香、郁金等配伍，如《温病条辨》安宫牛黄丸及《太平惠民和剂局方》至宝丹；证属寒闭者，常与苏合香、安息香、丁香等温开药及散寒理气之品配伍，如《太平惠民和剂局方》苏合香丸。

2. 目赤肿痛、口舌生疮、咽喉肿痛　本品性味苦寒，有清热止痛、泻火解毒、明目退翳之功，故善治上述疾患。治火热上攻之目赤肿痛、睛生云翳，《圣济总录》单用本品研末，点眼即有消肿止痛之效，入复方中配炉甘石、珍珠、熊胆等制成眼药水则疗效更佳，如《全国中药成药处方集(兰州方)》八宝眼药水。治疗咽喉肿痛、口舌生疮，常与硼砂、玄明粉、朱砂等同用为末，吹敷患处，颇效，如《外科正宗》冰硼散；治鹅口疮，可与雄黄、甘草、硼砂合用为末，外用，即《疡医大全》四宝丹。

3. 头痛、齿痛　冰片辛香走窜，为大通之品，“通则不痛，痛则不通”，故本品有止痛之效。如治头痛，《寿域神方》用冰片纸卷作捻，烧烟熏鼻，吐出痰涎即愈。治牙痛，《濒湖集简方》用本品与朱砂为末，每用少许，揩之，疼痛即止；《景岳全书》三香散，以冰片、丁香、川椒共为末，敷用，治牙根肿痛。

4. 疮溃不敛、水火烫伤、耳疖流脓　本品有清热解毒、生肌敛疮作用，故许多外用清热消肿、生肌敛疮方中均选用冰片。如《疡医大全》八宝丹，用本品配伍牛黄、珍珠、炉甘石等，治疮疡溃后，日久不敛。《中草药新医疗法资料选编(辽宁)》中用冰片、银朱、香油制成红褐色药膏外用，治水火烫伤，有较好疗效。《外科方外奇方》红棉散，用本品与枯矾、海螵蛸、煅龙骨等共为细末，先以棉纸搅去耳内浓汁，将药吹入，治耳内流脓或黄水。

5. 痔疮　本品入肺经，能清泻肺与大肠之热邪，故常可用治内、外痔疮，如《简便单方》用冰片，以葱汁溶化搽之，便可取效。

此外，近年用治冠心病心绞痛，有一定疗效。

【用法用量】 入丸散，0.15～0.3g。外用适量，研粉点敷患处。

【使用注意】 孕妇慎用。

【鉴别用药】 冰片与麝香同为开窍醒神之品，均可用治热病神昏、中风痰厥、气郁窍闭、中恶昏迷等闭证，然麝香开窍力强而冰片力逊。另外，冰片性偏寒凉，以清热止痛见长，善治口齿、咽喉、耳目之疾，外用有清热止痛、防腐止痒、明目退翳之功；麝香辛温、活血散结止痛功效显著，善治血瘀经闭、癥瘕及心腹暴痛、跌仆伤痛，又可催产、下死胎。二者均应入丸散剂使用，不入煎剂。

【药论】

1.《新修本草》：“主心腹邪气，风湿积聚，耳聋。明目，去目赤浮翳。”

2.《本草衍义》：“龙脑，此物大通利关膈热塞，其清香为百药之先，大人小儿风涎闭壅及暴得惊热，甚为济用。然非常服之药，独行则势弱，佐使则有功。”

3.《本草纲目》：“疗喉痹，脑痛，鼻息，齿痛，伤寒舌出，小儿痘陷。通鼻窍，散郁火。”

4.《医林纂要》：“冰片主散郁火，能透骨除热，治惊痫、痰迷、喉痹、舌胀、牙痛、耳聋、鼻息、目赤浮翳、痘毒内陷、杀虫、痔疮、催生，性走而不守，亦能生肌止痛。然散而易竭，是终归阴寒也。”

5.《本草便读》：“冰片，辛温香烈，宣窍散气，凡一切风痰，诸中内闭等证，暂用以开闭搜邪，然辛香走窜之极，服之令人暴亡。惟外症点眼、吹喉等药用之，或借以辛散，或赖以香开耳。”

【现代研究】

（一）化学成分

合成冰片主要含龙脑 59.78%～58.93%，异龙脑 38.98%～37.52%，樟脑 2.70%～2.09%。

由龙脑香树脂制得的龙脑冰片含右旋龙脑、葎草烯等倍半萜类成分和齐墩果酸、麦珠子酸、积雪草酸、龙脑香醇酮、龙脑香二醇酮、古柯二醇等三萜类成分。

（二）药理作用

1. 对中枢神经系统(CNS)的作用　冰片对中枢神经兴奋性有较强的双向调节作用，既“镇静安神”又有醒脑作用。具体表现为冰片能缩短戊巴比妥钠持续睡眠时间，还能延长苯巴比妥钠入睡时间，表现出醒脑和兴奋作用。另一方面，冰片可以对抗苦味毒兴奋中枢神经的作用，延长惊厥潜伏期，起镇静抗惊厥作用[1]。近年关于冰片及其配伍的脑保护作用方面的研究很多，以冰片为主要成分的醒脑静，能减少谷氨酸(Glu)造成的大鼠脑皮质神经细胞内乳酸脱氢酶漏出量，具有抗脑缺血作用[2]。而另有研究[3]采取大鼠跑台训练方法，连续作业结束后，灌胃给予冰片，测试显示：跑台冰片组夜间活动明显高于跑台石蜡组；跑台冰片组主动回避反应时间较跑台石蜡组显著降低。说明冰片可明显改善长时连续作业大鼠的觉醒水平。研究显示[4]冰片能够抑制模型动物动脉血栓形成。

2. 抗炎、镇痛作用　研究显示芦荟冰片烧伤膏能明显促进浅Ⅱ度烫伤小鼠伤口的愈合，给药 90 分钟内能显著镇痛，且对二甲苯所致小鼠耳廓肿胀有消炎作用[5]。采用热板刺激、冰醋酸刺激小鼠扭体、冰醋酸致小鼠腹腔毛细血管通透性增加、角叉菜胶致大鼠足肿胀等方法制成炎症模型，结果显示采用冰片治疗能明显抑制大鼠足跖肿胀度，减少小鼠扭体次数；同剂量条件下，冰片的镇痛效应比抗炎效应更为明显[6]。

3. 抗细菌、真菌作用　对梅花冰片 3 种不同剂型的体外抗菌活性进行测定得到其对金黄色葡萄球菌等细菌有较强的抑菌作用，又以油剂的抗菌活性最强[7]。墨西哥一种常用于治疗疼痛和胃病的药物 Artemisia ludoviciana Nutt[8]具有有抗真菌的活性。通过薄层色谱分析法（thin-layer chromatography）检测得到该药起主要药效的成分中就有龙脑(16.28%)，其次是樟脑、顺式-马鞭草烯醇。

4. 抗病毒作用　将 1 型单纯疱疹病毒暴露于一定浓度的异龙脑 30 分钟，病毒可被灭活；0.06%的异龙脑可以完全抑制病毒复制，但不影响病毒吸附[9]。

5. 提高其他药物的生物利用度　采集日本大耳白兔用冰片后不同时间点的血液和脑脊液，用 2 种不同方法测得脑脊液中尼莫司汀的浓度增加[10]。另有研究[11]用冰片灌胃大鼠再注射亚砷酸后，用原子吸收光谱仪测得脑和血清中砷浓度冰片组高于对照组。用冰片联合顺铂治疗大鼠 C6 胶质细胞瘤显示冰片能增加血脑屏障对顺铂的通透性，提高顺铂对胶质细胞瘤的治疗作用[12]。药物 Akebia saponin D 在肠内的吸收受到限制；而与龙脑随同给药条件下，龙脑可以明显促进 Akebia saponin D 渗透通过回肠[13]。冰片亦可显著提高三七皂苷 R1，人参皂苷 Rg1、Re 在家兔体内的组织分布[14]。

（三）临床报道

1. 治疗脑部疾病　通过对 4 例脑部疾病（脑中风及中风后遗症、脑外伤后遗症、癫痫）应用冰片的观察，认为冰片有改善血脑屏障通透性，促进其他物质透过血脑屏障进入脑组织的作用，且能提高其他药物的血浓度和生物利用度，冰片促进血脑屏障而不对脑部产生损害，冰片对脑及血脑屏障有一定的保护作用。冰片用量略大，以发挥开窍通闭引药归经的作用，用量一般 0.15～0.3g[15]。

2. 治疗呼吸道感染咳嗽　研究证明，冰片外贴天突穴对上呼吸道感染有良好的镇咳作用，而且起效迅速，治疗组总有效率为 90.71%，对照组为 78.76%；而且起效迅速，60 分钟内治疗组显效率 67.14%[16]。

3. 治疗便秘　将三棱、莪术、大黄、冰片按 2∶2∶2∶1 比例研成粉末，加甘油调成膏状，制成大小约 1.5cm×1.5cm、厚度约 0.3cm 的药饼，敷于天枢、关元、气海穴，用胶布固定。治疗组痊愈 4 例，显效 10 例，有效 4 例，无效 4 例，总有效率 81.82%[17]。

4. 治疗肩周炎　用冰片 50g，双花 100g，藏红花 10g，芝麻油（香油）500ml 制成复方冰片液，每日 2～3 次涂敷复方冰片液 2～3 遍。治疗肩周炎 36 例，左肩部疼痛活动加重者 28 例（77.8%）痊愈，患肢不能梳头、洗脸及扣腰带者 24 例（85.7%）痊愈，4 例（11.1%）未愈。2 例（2.2%）因服吲哚美辛胃部不适，伴有轻度食欲不振。综合上述，复方冰片液治疗肩周炎，疗效满意且无不良反应[18]。

5. 治疗肛肠疾病　含锌炉甘石洗剂 100ml 加入研制成粉末状的冰片 20g，充分摇匀后用棉签蘸取混合液涂于肛周湿疹及溃烂面，每天 3 次。观察组治愈 36 例，好转 6 例，总有效率 100%[19]。用自制冰片霜治疗肛门湿疹 62 例，结果：治愈 59 例，占 95.16%；好转 2 例，占 3.23%；未愈 1 例，占 1.61%。总有效率 98.39%[20]。

（四）不良反应

1. 急性毒性　关于冰片急性毒性的研究结果不尽一致，国内最早报道兔口服冰片 LD_{50} 为 2g/kg[21]。还有研究给小鼠灌服龙脑、异龙脑、合成冰片的 LD_{50} 分别为 2879、2269、2507mg/kg[22]。亦有报道急性毒理实验小鼠半数致死量（LD_{50}）为 3.06g/kg[23]。

2. 中毒症状及机理

（1）鼻腔给药毒性：冰片给药后蛙黏膜纤毛的转运速率显著降低[24]；冰片在大鼠鼻腔灌流时可影响乳酸脱氢酶的分泌，纤毛也有不同程度的丢失[25]。

（2）胃黏膜刺激性：合成冰片直接作用于胃黏膜可显著降低胃黏膜跨膜电位和黏膜血流，对黏膜屏障功能的影响与胃内直接注入阿司匹林相似，但天然冰片对胃黏膜屏障则无显著影响[26]。

（3）生殖毒性：1.5g/kg 合成冰片（约相当于《药典》推荐临床剂量 600 倍）可降低雄鼠生育率和体质量，降低 F_1 代小鼠生长指数；高剂量合成冰片对小鼠的一般生殖毒性高于天然冰片，天然冰片、合成冰片最大无毒性反应剂量分别为 0.68、0.75g/kg[27]。

参 考 文 献

[1] 方永奇，邹衎衎，李羚，等. 芳香开窍药和祛痰药对中枢神经兴奋性的影响[J]. 中医药研究，2002，

18(3):40.

[2] 万文成,李杰芬,罗海燕,等. 醒脑静对大鼠皮层神经细的保护作用[J]. 广州中医药大学学报,2002,19(2):125.

[3] 薛丽,谌小维,樊宏孝,等. 冰片对长时连续作业大鼠前额叶皮层单胺类递质水平的影响[J]. 第三军医大学学报,2006,28(18):1867-1869.

[4] 杨蕾,李伟荣,宓穗卿,等. 冰片对三氯化铁诱导的大鼠动脉血栓形成的抑制作用及机制[J]. 中国实验方剂学杂志,2010,16(6):164-166.

[5] 蔡瑞宏,姚宏,张亚锋,等. 芦荟冰片烧伤膏的生肌、镇痛及抗炎作用[J]. 中国医院药学杂志,2007,27(2):170-172.

[6] 孙晓萍,欧立娟,宓穗卿,等. 冰片抗炎镇痛作用的实验研究[J]. 中药新药与临床药理,2007,18(5):353-354.

[7] 黄晓敏,廖玲军,曾松荣,等. 梅花冰片 3 种剂型体外抗菌活性研究[J]. 江西中医学院学报,2005,17(1):63-65.

[8] Damian Badillo LM,Martinez Mu oz RE,Salgado Garciglia R,et al. In vitro antioomycete activity of Artemisia ludoviciana extracagainst Phytophthora spp[J]. Boletin Latinoamericanoy del Cari de Plantas Medicinales y Aromáticas,2010,9(2):136-142.

[9] Armaka M,Papanikolaou E,Sivropoulou A,et al. Antiviral properties of isoborneol,a potent inhibitor of herpes simplex virus type 1 [J]. Antivir Res,1999,43(2):79-92.

[10] 史卫忠,赵志刚. 冰片作用下尼莫司汀透过血脑屏障的药动学[J]. 中国医院药学杂志,2008,28(22):1933-1936.

[11] 肖玉强,张良玉,唐海涛,等. 冰片促进砷剂透过血脑屏障实验研究[J]. 中华神经外科疾病研究杂志,2007,6(3):244-246.

[12] 杜杭根,李宏宇,田勇. 冰片联合顺铂对大鼠 C6 胶质细胞瘤的治疗作用[J]. 浙江中医药大学学报,2010,34(1):35-36.

[13] Yongqiang Zhou,Weize L,i LvyiChen,et al. Enhancement of I testinal absorption of akebia saponin D by borneol and probenecid in situ and in vitro [J]. Environ Toxicol Pharmacol,2010,29(3)229-234.

[14] 王世祥,苗文莉,房敏峰,等. 冰片对三七皂苷 R1 和人参皂苷 Rg1,Re 家兔组织分布的影响[J]. 第四军医大学学报,2009,30(23):2750-2752.

[15] 施文甫,罗安明,郑曙光. 冰片在脑部疾病中的应用[J]. 贵阳中医学院学报,2010,32(1):59-60.

[16] 张炜. 冰片外贴天突穴对小儿上呼吸道感染镇咳作用的临床研究[J]. 中医外治杂志,2009,18(1):7-8.

[17] 李艳慧,尹丽丽,王澎欣,等. 穴位贴敷治疗便秘疗效观察[J]. 中图针灸,2007,27(3):189-190.

[18] 戎瑞雪,李艳军,王蓓,等. 复方冰片液治疗 36 例肩周炎临床疗效观察[J]. 医学信息,2011,4(4):2449-2450.

[19] 朱艳梅. 含锌炉甘石洗剂联合冰片治疗肛周溃烂疗效观察[J]. 现代中西医结合杂志,2007,25(16):3657.

[20] 张一辉. 外用冰片霜治疗慢性肛门湿疹 62 例[J]. 江苏中医,2001,22(5):30.

[21] 何铭清. 中草药有效成分理化与药理特性[M]. 长沙:湖南科学技术出版社,1982:409.

[22] 江光池,冯旭军,黄岚,等. 龙脑和异龙脑对小鼠和家兔的药理作用[J]. 华西药学杂志,1989,4(1):23.

[23] 何庆,夏忠玉. 冰片口服制剂安全性的实验研究[J]. 中国药师,2006,9(5):419.

[24] 潘嘉. 川芎嗪及冰片对蛙黏膜纤毛转运能力的影响[J]. 中草药,2004,25(11):1282-1284.

[25] 潘嘉,张白嘉,喻舸,等. 川芎嗪和冰片对鼻腔生化指标及鼻黏膜形态的影响[J]. 华西药学杂志,2006,21(3):234-237.

[26] 胡利民,樊官伟,高秀梅,等.天然冰片、合成冰片对大鼠胃黏膜屏障影响的比较[J].天津中医学院学报,2005,24(3):123-125.

[27] 胡利民,姜民,凌霜,等.天然冰片与合成冰片对小鼠的一般生殖毒性[J].毒理学杂志,2006,20(4):275-276.

安息香　Anxixiang

【别名】 拙贝罗香(《本草纲目》),息香(《新编中药炮制法》),白花榔(《全国中草药汇编》),水安息(《新修本草》)。

【来源】 安息香,始载于《新修本草》,列为木部中品,其后历代本草均有收载。李时珍曰:"此香辟恶,安息诸邪,故名。"为安息香科植物白花树 *Styrax tonkinensis* (Pierre) CraibexHart. 或越南安息香树 *Styrax tonkinensis* (Pier.) Craib 树干渗出的香树脂,主产于印度尼西亚的苏门答腊及越南、老挝、泰国等。在我国已发现青山安息香 *Styrax macrothyrsus* Perk.、白叶安息香 *Styrax subnivea* Merr. et chun. 等植物的香树脂也可作安息香用,主要分布于广东、广西、云南、福建等省区。有野生,也有栽培品种。

【采收炮制】 树干自然损伤后,收集流出的香树脂;或在夏、秋二季,选择生长5～10年的树木,用利刃在树干四周割三角形伤口多处,经一周后,伤口开始流出黄色液汁,将此液状物除去后,渐流出白色香树脂,待其稍干后采收,阴干。

【商品规格】 按其来源分为国产品和进口品两种。以油性大、夹有黄白色颗粒、品味香、无杂质者为佳。

按《中国药典》(2010年版一部)规定:本品干燥失重不得过2.0%;含总香脂酸以醇溶性浸出物的干燥品计算,不得少于30.0%。

【药性】 辛、苦,平。归心、脾经。

【功效】 开窍,祛痰,行气活血,止痛。

【应用】

1. 闭证神昏　本品味辛气香,有开窍醒神功效,故常用治中风痰厥、气郁暴厥、中恶昏迷等闭证神昏。

(1) 中风痰厥、中恶昏迷兼痰涎壅盛者:因其性平偏温,芳香开窍又善祛痰辟秽,故最宜于痰湿秽浊之邪蒙闭心窍引发的寒闭神昏证。临床常与麝香、苏合香、石菖蒲、樟脑等配伍同用,共收开窍醒神、豁痰化浊之功;若痰湿化热,热痰蒙闭者,宜配伍牛黄、郁金、胆南星、竹沥等清热化痰开窍之品。

(2) 气郁暴厥、猝然昏倒者:安息香开窍又兼行气解郁,故对于因肝气不舒,气机逆乱,上壅心胸,阻闭清窍引发的窍闭神昏,能调畅气机、开窍醒神,可配伍木香、枳实、槟榔、沉香等行气开郁之品,共收行气解郁、开窍醒神之效。

2. 心腹疼痛　安息香味辛,有行气活血、止痛之效,故为治疗气滞血瘀导致的心腹疼痛证所常用,单用即效。如治猝然心痛或经年频发者,《世医得效方》单用本品研末,沸汤服下。入复方中,常配伍行气、活血药以增强疗效,如《全幼心鉴》安息香丸,以本品与木香、沉香、丁香合用,治小儿气滞腹痛、屈脚而啼者效佳。

3. 产后血晕　《日华子本草》云:本品"治妇人血噤并产后血晕"。产后血晕乃因产后恶露不下,瘀血内停,阻塞气机,气血逆乱,上攻心胸,冒犯清窍,以致突发头晕、胸腹痞胀、神志昏迷、口噤不开。本品辛香走窜,行气活血,开窍醒神,故可选用。如《本草汇言》产后血晕方，以本品与五灵脂为末，和匀，姜汤调下，治产后血晕甚效。

4. 风寒痹痛　本品辛行温通之性，能行气血、通经络、止疼痛，故与独活、威灵仙、桑寄生、秦艽等祛风湿、止痹痛药配伍，可用治感受风、寒、湿邪，闭阻经络所导致的肌肉关节酸痛、麻木、屈伸不利等。《太平圣惠方》治历节风痛，用精猪肉切片裹安息香，以瓶盛之，大火上放一铜板片隔之，安息香于上烧之，以瓶口对痛处熏之，勿令透气，收通络止痛之效。

5. 小儿惊风　本品有镇惊息风作用，《中药材手册》云：本品"治小儿惊痫"。《常用中药八百味精要》单用安息香研末服，治小儿惊风取效；《奇效良方》单用安息香治小儿惊痫，亦有效验。

此外，外敷溃疡疮面，有促进愈合作用。

【用法用量】入丸散，0.6～1.5g。外用适量。不入汤剂。

【鉴别用药】苏合香与安息香均为温开药，同具开窍醒神之效，适应于闭证神昏证。然而苏合香性温气香烈，开窍力胜于安息香，又善辟秽化浊，主治中风痰厥、气郁暴厥、中恶昏迷之寒闭证；还能温通行气、散寒止痛，用治胸腹满闷冷痛及冠心病心绞痛。安息香性平偏温，香气较淡，开窍之功似苏合香而力逊，又能祛痰，善治闭证神昏，痰涎壅盛者。还能行气活血止痛，以治气滞血瘀引发的心腹疼痛及妇女产后血晕等症。

【药论】

1.《新修本草》："主心腹恶气。"

2.《海药本草》："主男子遗精，暖肾，辟恶气。"

3.《日华子本草》"治血邪，霍乱，风痛，妇人血噤并产后血晕。"

4.《本草述》："治中风、风痹、风痫、鹤膝风、腰痛、耳聋。"

5.《本草便读》："治卒中暴厥，心腹诸痛。"

【现代研究】

（一）化学成分

安息香含树脂 70%～80%，主要成分为泰国树脂酸和苯甲酸松柏醇酯。还含苯甲酸 11.7%，苯甲酸桂皮醇酯 2.3%和香荚兰醛 0.3%。

（二）药理作用

安息香酊为刺激性祛痰药，置于热水中吸入其蒸气，则能直接刺激呼吸道黏膜而增加其分泌，可用于支气管炎以促进痰液排出。吸入时应避免蒸气的浓度太高而刺激眼、鼻、喉等。还有防腐作用，可外用做局部防腐剂，一般皆用其复方酊剂[1]。

（三）临床报道

1. 治疗黄疸　验方以安息香 1 支，瓜蒂 10g，共捣一处。用草纸卷成卷，用火点着熏鼻，如系阴黄再加台麝少许[2]。

2. 慢性喉炎　中药配合复方安息香酊蒸气吸收治疗慢性喉炎 86 例，效果颇佳，治愈 62 例(72.09%)，好转 15 例(17.44%)，无效 9 例(10.47%)[3]。

3. 治疗其他　临床用安息香 1g，研为细末，温开水冲饮，可活血化瘀，治疗冠心病心绞痛。安息香、麝香各等份，研为细末，每次取 1g，温开水冲饮，可开窍醒神，治疗中风痰厥，目不识人[4]。

参考文献

[1] 张昌绍. 药理学[M]. 北京：人民卫生出版社，1965：189.

[2] 胡国臣.中药现代临床应用手册[M].北京:学苑出版社,1993:34.

[3] 邵云.中药配合复方安息香酊蒸气吸收治疗慢性喉炎86例[J].安徽中医临床杂志,2001,13(2):98.

[4] 曹元成.安息香的传说与功效[J].家庭中医药,2007,9(9):17.

蟾酥 Chansu

【别名】 蟾蜍眉脂(《药性本草》),蟾蜍眉酥(《日华子本草》),癞哈蟆浆(《山东中药》),蛤蟆浆(《中药材手册》),棋子酥(《中药材商品知识》),蛤蟆酥(山东)。

【来源】 蟾酥,始载于《药性本草》,其后历代本草多有收载。因其主要为蟾蜍耳后腺分泌的白色浆汁入药,故始称"蟾蜍眉脂"、"蟾蜍眉酥",至宋《本草衍义》方以"蟾酥"为正名。为蟾蜍科动物中华大蟾蜍 *Bufo bufo gargarizans* Cantor 或黑眶蟾蜍 *Bufo melanostictus* Schneider 的耳后腺及皮肤腺分泌的白色浆液,经加工干燥而成。主产于江苏启东、海门、泰兴,山东日照、莒南、莒县,安徽宿县、滁县,河北玉田、丰润、青龙,浙江萧山、慈溪,湖北汉川、天门等地。多为野生品种。

【采收炮制】 夏、秋季捕得蟾蜍后,将体表洗净,晾干,然后刺激其耳后腺及皮肤腺,使之分泌白色浆液。浆液须盛于瓷器内,忌与铁器接触,否则易变黑色,并须立即加工,以免时间过久而变质。采集后先将浆液用铜筛滤净泥土及杂质,然后刮入圆形的模型中晒干,干燥后成扁圆团块或棋子状,统称为"团蟾酥"或"团酥",如棋子状的亦称"棋子酥"。亦有将滤净的浆汁涂在玻璃板、磁盆或竹箬上晒干的,均呈薄片状,统称为"片蟾酥"或"片酥",盆晒的亦称"盆酥",箬晒的亦称"箬酥"。

蟾酥粉:取蟾酥,捣碎,加白酒浸渍,时常搅动至呈稠膏状,干燥,粉碎。每蟾酥10kg用白酒20kg。

【商品规格】 商品分片酥、饼酥、棋酥等规格。以色红棕、断面角质状、半透明、有光泽者为佳。

按《中国药典》(2010年版一部)规定:本品含总灰分不得过5.0%;含蟾毒内酯按蟾毒配基($C_{24}H_{32}O_4$)计,不得少于15.0%。

【药性】 辛,温。有毒。归心经。

【功效】 解毒,止痛,开窍醒神。

【应用】

1. 痧胀腹痛、吐泻、神昏 本品辛温走窜,有开窍醒神、辟秽化浊、止痛之功,故常可用治夏伤暑湿秽浊不正之气及饮食不洁所导致的痧胀腹痛、吐泻不止、神志昏迷。常与麝香、丁香、苍术等药同用为丸,用时研末,吹入鼻中,取嚏建功,如《绛囊撮要》痧症蟾酥丸。

2. 牙痛及割治疼痛 本品有良好的麻醉止痛作用,治牙痛无论何种原因所致者均有佳效。如《本草正》治风虫牙痛,单用本品研细,以纸捻蘸少许点患处即止。《景岳全书》治诸牙疼痛,以蟾酥少许配伍巴豆、杏仁,共研如泥,用绵裹如粟米大,塞疼痛处,疗效甚著。本品又可作为表面麻醉剂用于局麻止痛,如《医宗金鉴》外敷麻药方,以本品与川乌、草乌、生南星、生半夏等为末,烧酒调敷患处,即麻木,任割无痛。现代临床以上方为基础加减,作为五官科手术中的黏膜麻醉剂,用于牙龈分离、松动牙拔除、鼻息肉摘除等,均获较好效果。亦可用于恶性肿瘤疼痛等。

3. 痈疽肿毒、瘰疬恶疮 本品有毒,能"以毒攻毒",故有良好的解毒消肿作用,外用、内服均有良效。治痈疽肿毒、恶毒疔疮等，可以之与雄黄、枯矾、朱砂等配伍为丸绿豆大，葱白汤送下，如《外科正宗》蟾酥丸。又如《济生方》蟾酥丹，用治疔疮，以本品与黄丹为末，白面为丸如麦粒大，针破患处，纳入一丸；《医学正传》蟾酥膏，用治瘰疬，以本品配伍白丁香、寒水石、巴豆等，炼蜜为丸如绿豆大，外用；《普济方》蟾酥托里丸，以本品配伍轻粉、朱砂、穿山甲等组成，内服，治一切恶疮。

近代以来，用于各种癌肿，有攻毒抗癌、消肿止痛作用，如《常用抗肿瘤中草药》治肝癌，以之与天龙、龙葵、藤梨根、夏枯草等配伍；治肠癌，以之与白花蛇舌草、蛇莓等配伍；治白血病，以之与三尖杉、肿节风等合用。还可与放疗、化疗配合，有协同抗癌之效。

4. 喉痹、咽喉肿痛　本品“以毒攻毒”，解毒消肿止痛，亦可用治喉痹、乳蛾、咽喉肿痛、烂喉丹痧等多种咽喉疾病。如《喉科心法》六神丸，以本品与牛黄、麝香、珍珠、朱砂等合用，治咽喉肿痛及烂喉丹痧、喉风、乳蛾。《中药制剂手册》六神丸，以本品配伍牛黄、麝香、冰片、珍珠等，共为细末，百草霜为丸，口含噙化或温开水送服，或取丸研碎米醋调敷患处，治烂喉痧、喉风、乳蛾及咽喉肿痛，亦有良效。《本草纲目》引《活人心统》方，用蟾酥和草乌头尖末、猪牙皂角末等分，丸小豆大，每用1～3丸，点患处，治喉痹、乳蛾神效。

5. 小儿疳积　《本草通玄》云本品“入足阳明”经，性味辛温，能扶助脾胃、消积导滞，故可用治小儿疳积。如《药性论》治小儿疳瘦，用蟾酥配朱砂、麝香为丸如麻子大，每空心服一丸取效。

【用法用量】入丸散，0.015～0.03g。外用适量。

【使用注意】孕妇慎用。内服勿过量，以防中毒。外用不可入目。

【药论】

1.《医学入门》：“主痈疽疔肿瘰疬，一切恶疮顽癣。”

2.《本草经疏》：“蟾酥，诸家所主，但言其有消积杀虫、温暖通行之功，然其味辛甘、气温散，能发散一切风火抑郁、火热痈肿之候，为拔疔散毒之神药，第性有毒，不宜多用，入发汗散毒药中服者，尤不可多。”

3.《本草汇言》：“蟾酥，疗疳积，消臌胀，解疔毒之药也。能化解一切瘀郁壅滞诸疾，如积毒、积块、积胀、内疗痈肿之证，有攻毒拔毒之功也。”

4.《本草便读》：“善开窍辟秽搜邪，惟诸闭证救急方中用之，以开其闭。然服食总宜谨慎，试以少许置肌肤，顿时起泡蚀烂，其性可知。研末时鼻闻之，即嚏不止，故取嚏药中用之。”

【现代研究】

（一）化学成分

蟾酥化学成分主要有[1-3]：①蟾蜍毒素类，包括蟾毒、蟾毒配基脂肪酸酯和蟾毒配基硫酸酯等；②蟾毒配基类，是蟾蜍毒素在加工炮制过程中的分解产物，如脂蟾毒配基、华蟾毒精和蟾毒灵为蟾酥的3种主要活性单体；③蟾毒色胺类，该类化合物均含有吲哚环，属蟾蜍加工炮制过程中分解产物的水溶性部分，是具有一定生物活性的吲哚类生物碱；④其他化合物，蟾酥还含有氨基酸、有机酸、肾上腺素、吗啡、多肽及多糖等。

（二）药理作用

1. 抗肿瘤　蟾酥可促进肝癌细胞[4]、结肠癌细胞[5]、胃癌细胞[6]的凋亡，其机制可能与影响癌细胞增殖周期，干扰癌细胞蛋白质合成有关；蟾酥对卵巢癌细胞的增殖有抑制作用，并诱导其有丝分裂期阻滞[7]；蟾蜍毒素粗提物对白血病K_{562}细胞增殖具有明显的抑制作用，并伴有 G2/M 期阻滞[8]；蟾酥水提物对骨肉瘤 U20S 细胞株的增殖有凋亡和抑制作用，表现为细胞 G0/G1 期阻滞[9]。

2. 强心作用　蟾酥及其二烯内酯化合物有类似洋地黄（与洋地黄相比，无蓄积作用）的强心作用，因为其结构与强心苷苷元相似，破坏其结构中的二烯内酯环，则丧失对心脏的作用。蟾毒配基类和蟾蜍毒类化合物均有强心作用，前者作用更明显，能直接加强心肌收缩力。大多认为蟾毒配基抑制心肌细胞膜上的 Na^{+}、K^{+}-ATP 酶，从而使心肌细胞内 Na^{+} 浓度增高，Ga^{2+} 则通过 Na^{+}-Ga^{2+} 交换进入心肌细胞使心肌收缩力加大[10,11]。

3. 对心肌缺血的影响　体外实验表明，蟾酥可使纤维蛋白原液的凝固时间延长，增加冠状动脉灌流量。蟾蜍对因血栓导致的冠状动脉血管狭窄而引起的心肌梗死等缺血性心肌障碍，能增加心肌营养性血流量，改善微循环，增加心肌供氧[12]。

4. 升压作用　蟾酥升高动脉血压的作用与肾上腺素相似，其升压作用主要来自于周围血管的收缩，部分来自心动作用，该作用可被 α-受体阻断剂阻断[3]。蟾毒配基类对失血性休克大鼠有明显升压作用，其强度随剂量增大而增强。脂蟾毒配基、华蟾毒精及蟾毒灵等均具有显著的呼吸兴奋和升压等中枢性兴奋作用。其中脂蟾毒配基的呼吸兴奋作用较洛贝林和尼可刹米强，并能对抗吗啡和巴比妥类的呼吸抑制作用[12]。

5. 镇痛作用　以扭体法和热板法来测试蟾酥对小白鼠化学刺激引起的疼痛和热板刺激引起的疼痛的影响。结果表明蟾酥的脂溶性提取物（用 20% 1,2-丙二醇溶液溶解），与阴性对照（20% 1,2-丙二醇溶液）相比，蟾酥脂溶性提取物能显著降低小鼠扭体次数，显著提高小鼠热板痛阈值[13]。

6. 局麻作用　蟾酥制剂能够用于快速无痛切髓或拔髓，通常认为是由于蟾酥内含有作用较强的局麻成分—脂蟾毒配基类物质，其中的蟾毒灵的表面麻醉效力接近可卡因的 90 倍[14]。

（三）临床报道

1. 治疗癌症　采用蟾酥注射液联合化疗方案治疗晚期非小细胞肺癌 34 例，并设立 28 例单纯化疗组进行对照。结果在近期疗效、生存质量方面均优于对照组，蟾酥注射液组的不良反应发生率低于对照组，且发生的程度较轻。蟾酥注射液联合化疗治疗能提高近期中晚期非小细胞肺癌的治疗有效率，减轻化疗副反应，改善患者的生存质量[15]。另用蟾酥注射液 10ml 入 5%葡萄糖注射液 500ml 静滴，1 次/日，30 天为 1 个疗程；配合化疗用药治疗中晚期胃癌 31 例，对照组 28 例用纯化疗方案。结果显示近期疗效总缓解率治疗组为 80.6%，蟾酥注射液配合化疗可明显改善肿瘤本身及化疗导致食欲减退、乏力等症状[16]。采用蟾酥微球肝动脉栓塞介入治疗原发性和继发性肝癌 22 例，肿瘤缩小＞50%的 7 例，缩小 25%～50%者 6 例，治疗前血清中 AFP＞400mg/ml 14 例，治疗后明显下降 11 例，其中 2 例降至正常，生存期延长，SGPT 明显下降或转为正常，外周血 WBC 未见下降，疗效可靠[17]。

2. 治疗癌痛　应用复方蟾酥散（由蟾酥、麝香、冰片、肉桂、细辛等组成）外敷疼痛部位治疗 60 例癌症患者，1 次/5 天为 1 个疗程。其结果癌痛治疗总有效率达 93.3%，平均止痛持续时间为 16.5 小时，生存质量的提高和稳定率为 90.0%，且无明显毒性不良反应[18]。

3. 治疗肝硬化　用华蟾素 20ml（含生药 0.5g/ml）加入 10%葡萄糖注射液 250ml 中静脉滴注，1 次/日，连续用药 30 天，同时给予护肝、利尿、支持等综合疗法，治疗肝硬化患者 135 例。观察并记录患者症状、体征变化，用药前后查肝功、凝血酶原时间。肝功能情况采用评分分级法，通过统计分析表明，治疗组与对照组(给予护肝、利尿、支持等综合治疗)相比，差异有显著性($P<0.05$)[19]。

4. 治疟疾 取活蟾蜍2只，剥去皮，去内脏，入食油中煎炸，不加佐料。空腹顿服，每日1次。一般服2次可愈[20]。

5. 防治白细胞减少症 观察恶性肿瘤放化疗患者66例，用蟾酥10ml静滴，1次/日；对照组25例，口服鲨肝醇和维生素B_4各2片，3次/日。两组均与放化疗同步进行，以WBC升到7.0×10^9/L时停药。治疗组为10～20天，平均15天，对照组多为5周左右。总有效率治疗组为87.87%，对照组为36%，具有显著性差异。显示蟾酥在放化疗中可以预防WBC下降或减慢放化疗所致的WBC下降的速度，使病人能继续放化疗[21]。

6. 治疗周围性面神经麻痹 将蟾酥研成细粉，取少许置于1.5cm×1.5cm方块胶布中央，贴于患侧区及太阳穴治疗，贴药4次，治疗面神经麻痹2536例，有效率87.1%[22]。另一组将蟾酥研成细粉，每次取0.02g分别外敷于患侧太阳穴和地仓穴，用胶布贴住，一般5～7天显效，一周未愈者，取下更换一次。外敷同时加服地巴唑2.0mg，维生素B 120mg，3次/天，治疗面神经麻痹116例，1次治愈率72.5%，2次治愈率94.5%，3次治愈率99%[23]。

7. 治疗冠周炎 用复方蟾酥甘油剂(蟾酥酊30ml，甲硝唑0.5g，甘油加至100ml)治疗冠周炎86例。冠周无明显溢脓的冠周炎61例，治愈率100%；冠周有溢脓、张口轻度受限、无间隙感染的冠周炎25例，有效率72%[24]。

8. 治疗局限性硬皮病 取蟾蜍数只(体大者为佳)，将其皮剥下，贴于患处，用无菌纱布或塑料薄膜覆盖，胶布固定。每日贴1次，连用7日(贴后3～7日，患处可见紫色血疱，伴有口吐痰涎症状2～3日，此属正常现象)。间隔数日，继续如法贴用，30日为1个疗程。治疗本病6例，痊愈4例，显效1例，有效1例，总有效率100%，本疗法宜在夏季进行[25]。

9. 治疗腮腺炎 用大的活蟾蜍若干只，放入编织袋中备用。根据患者病灶部位大小，适当选皮。将活蟾蜍皮完整剥下后，迅速将内皮面(带有蟾酥液面)贴敷患处，用胶布固定，24小时换1次。正确贴敷后，1小时疼痛减轻，24小时局部炎症缓解。共治11例，总有效率100%，治疗期间未见不良反应[26]。另取蟾蜍去头及耳后腺，将其皮剥下贴于患处，每日换1次，治疗急性腮腺炎及肌注后感染，一般3天痊愈，适用于局部红、肿、热、痛、硬而未化脓者[27]。

(四) 不良反应

1. 毒性 蟾酥对小鼠的LD_{50}分别是：静脉为41mg/kg，皮下为96.6mg/kg，腹腔为26.81及13.7mg/kg(丙二醇做溶剂)[28]。蟾酥经煮沸，毒性大大减弱。蟾酥的脂溶性成分对肌肉有强烈刺激性，水溶性成分毒性极低。醇提取物静脉注射LD_{50}为208mg/kg，水提取物为900mg/kg，无刺激性、不溶血[29]。蟾皮的水溶性成分，临床用量的1500倍小鼠尾静脉给药未见中毒；水脂混合成分注射液仍有毒性，LD_{50}静脉为(3.81±0.22)mg/kg，腹腔为(26.27±0.3)mg/kg；LD_{50}与LD_{10}相差不大，提示同样给药途径通过控制剂量可以避免急性中毒[30]。

2. 中毒机理及症状 蟾酥分泌的毒液是一种复杂的有机化合物，有30多种。其中蟾酥毒素的基本结构与强心苷相似，蟾酥中毒与洋地黄中毒的表现相似而对心脏作用更强[31]，易致心律失常[32]；含儿茶酚胺类化合物可引起幻觉，对周围神经产生类似烟碱样作用，尚有催吐、局麻及引起惊厥的作用。从进食到发病时间30分钟，临床表现为呕吐、腹痛、四肢及面部发麻、心慌、胸闷、濒死感、呼吸困难。查体有面色苍白、脉搏细弱、心率缓慢[33]。

3. 中毒原因及预防　蟾酥中毒的主要原因，一是服用过量蟾酥制剂，尤其是服用过量六神丸中毒者更为多见。一是食用蟾蜍或其肌肉、残存肢爪或内脏，尤以煮食蟾蜍者多见。此外，鲜蟾皮外敷，或毒液接触伤口进入血液也可引起中毒。为了预防蟾酥中毒的发生，内服制剂应按照《中国药典》(2010 年版)规定的 0.015～0.03g 用量严格掌握，并注意个体差异。外用制剂亦应谨慎，使浓度适中，以保证用药安全。切忌将蟾蜍误作青蛙食用，即使除去头皮，也可引起中毒。

4. 中毒救治

(1) 一般疗法：洗胃、导泻；输液及维生素 C；山莨菪碱对蟾酥毒性有显著对抗作用，也可用阿托品，每次 0.5～1mg 肌内注射或静脉注射；休克者给予抗休克综合治疗及对症支持疗法。

(2) 中医疗法：鲜芦根 120g 捣汁内服，可解蟾酥毒。生大黄 15g 开水泡，代茶饮，可减轻蟾酥制剂的不良反应。也可用甘草汁或生姜汁内服。蟾酥误入眼中致目赤肿痛可用紫草汁冲洗。

参 考 文 献

[1] Nogawa T, Kamano Y, Yamashita A, et al. Isolation and structure of five new cancer cell growth inhibitory bufa-dieno-ladies from the Chinese traditional drug Chan Su[J]. J Nat Prod, 2001, 64(9): 1148-1152.

[2] 张英，邱鹰昆，刘珂，等. 中华大蟾蜍的研究进展[J]. 中草药，2006，37(12)：1905-1908.

[3] 苏永华，牛欣. 蟾酥制剂的药效作用研究评述[J]. 北京中医药大学学报，2001，24(2)：51-54.

[4] 丁诗语，张春菊，张从海. 蟾酥注射液诱导人肝癌细胞凋亡的研究[J]. 实用医药杂志，2006，23(10)：1203-1205.

[5] 范钰，郑树，赵刚. 蟾蜍灵对结肠癌 SW-480 细胞 polo-like ki-nase-1 表达及细胞凋亡的影响[J]. 中国病理生理杂志，2006，22(3)：491-495.

[6] 陈小义，徐瑞成. 蟾蜍灵诱导人胃癌细胞凋亡的实验研究[J]. 基础医学与临床，2000，20(5)：50-53.

[7] 李艳荣，卢香兰，刘云武，等. 蟾蜍毒素粗提物诱导卵巢癌 OV-CAR-3 细胞 M 期阻滞[J]. 中国医科大学学报，2004，33(2)：139-141.

[8] 卢香兰，许崇安，王萍萍，等. 蟾蜍毒素粗提物对白血病 K562 细胞的杀伤作用[J]. 中国医科大学学报，2003，32(1)：19-20.

[9] 尹军强，沈靖南. 蟾酥水提取物抗骨肉瘤作用的体外研究[J]. 中国骨肿瘤骨病，2004，3(5)：303-305.

[10] 王锋，张薇，董红兵. 蟾酥的药理研究及其临床应用概况[J]. 国医论坛，2003，18(5)：50-52.

[11] Bick RJ, Poindexter BJ, Sweney RR, et al. Effects of Chan Su, a traditional Chinese medicine, on the calcium transients of isolated cardiomyocytes: Cardiotoxicity due to more than Na, K-ATPase blocking[J]. Life Sci, 2002, 72(6): 699-709.

[12] 高艳荣，张莉，张磊. 蟾酥及其有效成分的药理作用及机制研究进展[J]. 武警医学院学报，2003，12(5)：406-408.

[13] 杨琳，段鹏飞，王琼，等. 蟾酥脂溶性提取物的分离分析及其镇痛、抗肿瘤作用研究[J]. 氨基酸和生物资源，2006，29(1)：64-67.

[14] 龙宝军，段建民，朱光第. 蟾酥制剂快速无痛切髓的临床疗效[J]. 牙体牙髓牙周病学杂志，2000，10(2)：91-92.

[15] 王新民. 蟾酥注射液联合化疗治疗晚期非小细胞肺癌 34 例[J]. 中外医疗，2010(31)：39-41.

[16] 黄智芬,施智严,黄能.蟾酥注射液配合化疗治疗中晚期胃癌31例临床观察.河北中医,2002,24(3):163-165.

[17] 周鸿飞,于振江.蟾酥微球肝动脉栓塞治疗肝癌[J].现代中西医结合杂志,2000,9(21):2160-2161.

[18] 陈孟溪,黄立中,何红英,等.复方蟾酥散外敷治疗癌痛60例临床观察[J].湖南中医学院报,2004(3):37-39.

[19] 樊天生.华蟾素治疗肝硬化疗效观察[J].现代中西医结合杂志,2001,10(9):823.

[20] 杨福敏,刘井志,姚家荣.蟾蜍临床应用举隅[J].中国民间疗法,2001,9(12):43-44.

[21] 程金霞,张强.蟾酥注射液防治放化疗病人白细胞减少症66例分析[J].医学理论与实践,2003(10):607.

[22] 赵文广,王卿,于世风.蟾酥贴敷穴位治疗周围性面神经麻痹[J].山东医药,1995,35(3):61.

[23] 孙元东,刘聚庆,于春风.蟾酥外敷治疗周围性面神经麻痹[J].山东中医杂志,1995,14(1):35.

[24] 田桂云.复方蟾酥甘油剂治疗冠周炎86例临床观察[J].西北药学杂志,2003,18(4):178.

[25] 魏明铎.蟾蜍皮外治局限性硬皮病[J].江苏中医,1994(2):23.

[26] 王守忠.鲜蟾蜍皮外敷治疗小儿腮腺炎[J].中医药研究,1994(1):26.

[27] 秦家增.蟾蜍皮治疗流行性腮腺炎[J].江苏中医杂志,1991(6):50.

[28] 杨仓良.毒药本草.中国中药出版社,1993:986-993.

[29] 张瑜瑶,许长照,等.蟾酥水溶性总成分的实验研究[J].南京中医学院学报,1988(2):33.

[30] 金其泉,顾丽英,等.蟾皮制剂的毒性、安全试验和对中枢神经系统作用的研究[J].蚌埠医学院学报,1982,7(3):167-171.

[31] 郑惠英.小儿蟾酥中毒六例分析[J].小儿急救医学,2001,(8)2:126.

[32] 陶淑娥.蟾蜍中毒致心律失常1例[J].中国误诊学杂志,2010,10(1):249.

[33] 陈淑芳.12例急性蟾蜍中毒患者的抢救及护理[J].右江民族医学院学报,2007(6):1035.

樟脑　Zhangnao

【别名】韶脑(《神效方》),潮脑(《本草品汇精要》),脑子(《本经逢原》),油脑、树脑(《药材资料汇编》),洋冰(《中药材手册》)。

【来源】樟脑,始载于《本草品汇精要》,列为木部上品,其后各主要本草著作多予收载。因其为樟树脂膏,色白如雪,状似龙脑(冰片),故名。为樟科常绿乔木樟 *Cinnamomum camphora* (L.)Sieb. 的枝、干、叶及根部,经提炼制成的颗粒状结晶。主产于台湾、贵州、广西、福建、江西、四川、广东、浙江、安徽等省区,以台湾产量最大,质量亦佳。多为栽培,也有野生品种。

【采收炮制】一般在9～12月砍伐老树,取其树根、树干、树枝,锯劈成碎片(树叶亦可用),置蒸馏器中进行蒸馏,樟木中含有的樟脑及挥发油随水蒸气馏出,冷却后即得粗制樟脑,粗制樟脑再经升华精制,即为精制樟脑。将精制樟脑粉入模型中压榨,则成透明的樟脑块。本品在常温下易挥发,宜密闭瓷器中,放干燥处保存。

【商品规格】分樟脑片、樟脑粉等规格。以纯洁、白净、透明、有光泽、无水分杂质、气味浓者为佳。

【药性】辛,热。有毒。归心、脾经。

【功效】开窍辟秽,除湿杀虫,温散止痛。

【应用】

1. 痧胀腹痛、吐泻神昏　本品辛香走窜,内服有芳香开窍和辟秽化浊作用,且性温行散，能温散止痛，故可用治夏秋之间，因感受风寒暑湿之邪或因感受疫疠、秽浊之气所致的痧胀腹痛、吐泻不止、神志昏迷。常将其配制成丸、散剂或酒剂内服，如《本草正义》以之与没药、乳香共为细末，用时以茶水调服；《现代实用中药》以精制樟脑10g，溶于高粱酒50ml中，每服1ml，用治痧胀腹痛、吐泻、神昏效佳。也可与麝香等开窍药相须为用，以治上述证候。

2. 疥癣瘙痒、疮疡湿烂、寒湿脚气　本品味辛行散，有毒，外用能祛风止痒，攻毒杀虫，故为治疥疮、皮癣瘙痒的良药。如治诸疥干痒，《仁斋直指方》以之与硫黄、黄丹、轻粉共为末，外涂；治疥疮有脓者，《不知医必要》樟脑散，以之配硫黄、枯矾、川椒为末，用香油将药末调匀（不可太稀），摊在新粗夏布上，包好，扎紧。用时先将疥疮刺破去脓，将药包用炭火烘热外搽取效；治小儿头癣，《简便单方》以本品配脂麻、花椒研末，洗后涂之；《外科全生集》用本品与天南星、生木鳖、斑蝥等，烧酒浸泡，外搽，对各种癣证都有疗效。

本品芳香温燥，又能散寒除湿，解毒疗疮，消肿止痛，故可用治疮疡湿烂及寒湿脚气证。治血风疮，时流脂水、浸淫成片，可以之与黄连、白芷、川椒等同用为末，熟菜油调敷，如《外科启玄》潮脑膏。治臁疮，痒痛红肿、流脂水、久不收口，以之与猪脂油、葱白共捣烂，外敷，如《经验广集》樟脑膏。治瘰疬溃烂，以之与雄黄等分为末，麻油调涂，如《外科全生集》雄脑散。治汤火疮，《本草品汇精要》以之与香油研敷，若疮面湿烂者，干掺其上，有收湿敛疮、迅速止痛之效。治寒湿下注脚气肿痛，《医林集要》以樟脑、乌头为末，醋糊为丸，每置一丸于足心踏之，下以微火烘之，汗出取效。

3. 牙痛、跌打伤痛　本品辛热行散，温经通脉，祛瘀行滞，散寒止痛，故可用治牙痛及跌打损伤，瘀血肿痛。如治虫牙齿痛，《余居士选奇方》以之与黄丹、皂角（去皮、核）各等分为末，蜜丸，塞孔中；《神效方》则以之与朱砂等分为末，每用少许搽疼处。治跌打损伤、血瘀肿痛，以樟脑浸入白酒中，待完全溶解后，频频涂擦即效。若跌打损伤，肌肤绽裂成疮，可与虫白蜡、猪骨髓同用为膏，甘草煮油纸摊贴，如《外科启玄》杖疮白蜡膏。

此外，《疮疡外用本草》认为：在外用膏药中酌加樟脑少许，搅匀，有防腐作用。《医学正传》云："治手足冷痛如虎咬者，用樟木加水煎煮，乘热气熏手足痛处，其功甚捷。"

【用法用量】入丸散，或用酒溶化内服，0.1～0.2g。外用适量。

【使用注意】孕妇忌用。内服当控制剂量，以防中毒。

【鉴别用药】蟾酥、樟脑均味辛性温热，有毒，都有开窍醒神、辟秽止痛之功，能治疗痧胀腹痛、吐泻不止、神昏等症。但是，蟾酥又有较强的解毒消肿、止痛之功，治疗痈疽恶疮、咽喉肿痛及各种牙痛，内服外敷均效。樟脑外用具有除湿杀虫、温散止痛之效，可用于疥癣瘙痒、湿疮溃烂及牙痛、跌打伤痛等。

【药论】

1.《本草品汇精要》："主杀虫，除疥癣，疗汤火疮，敌秽气。"

2.《本草纲目》："通关窍，利滞气，治邪气、霍乱、心腹痛、寒湿脚气、疥癣、风瘙、龋齿，杀虫，避蠹，着鞋中去脚气。""辛热香窜，禀龙火之气，去湿杀虫，此其所长。故烧烟熏衣筐席簟，能避壁虱，虫蛀。"

3.《普济方》："作膏治诸恶疮及打仆损伤，风湿脚气等疾。"

【现代研究】

（一）化学成分

樟脑为一种双环萜酮（$C_{10}H_{16}O$）物质。

（二）药理作用

1. 局部作用　樟脑涂于皮肤有温和的刺激及防腐作用。用力涂擦有发赤作用；轻涂则类似薄荷，有清凉感，此乃由于刺激冷觉感受器的作用。它还有轻度的局部麻醉作用。对于胃肠道黏膜，樟脑有刺激作用，使胃部感到温暖及舒适，大量则能产生恶心及呕吐。临床上用樟脑擦剂有镇痛、止痒作用。口服有祛风作用以及轻微的祛痰作用[1]。

2. 对中枢神经系统的作用　樟脑的全身作用主要是兴奋中枢神经系统，对于高级中枢尤为显著，大量作用于大脑皮质运动区及脑干，引起癫痫样惊厥。一般剂量的樟脑对呼吸无明显作用，在极度抑制情况下，可看到一些呼吸的兴奋，主要是由于皮下注射时刺激感受器所引起的反射性兴奋[1]。

3. 对循环系统的作用　樟脑制剂曾一度广泛应用为强心药，但各家报告结果很不一致，迄无定论。它无洋地黄或肾上腺素样作用。对正常心肌无作用，高浓度反抑制之。在离体心脏上，只有在造成衰竭时，方见有兴奋作用。对血管运动中枢，只有在其功能极度低下时，方见有兴奋作用，内脏血管收缩而皮肤血管舒张、血压上升。故认为对循环性虚脱或急性心功能衰竭者有效，但也有人对其疗效持怀疑或否定态度。有人报告，樟脑在动物体内的一个水溶性代谢产物——氧化樟脑，具有明显的强心、升压和兴奋呼吸的作用，商品名维他康复(Vitacamphor)[1]。

4. 其他作用　研究天然樟脑与山楂果提取物(CCC)合用对被动体位性低血压的疗效，表明CCC能稳定平均动脉压，樟脑主要起快速作用，而CCC起持续效应[2]。回顾性流行病定群研究也证实了CCC对体位性低血压的疗效与安全性[3]。内服适量樟脑制剂可刺激肠黏膜反射地增加肠蠕动，使胃有温热和舒适感，具有祛风作用。大剂量则有刺激作用[4]。樟脑油是采用先进技术由天然植物樟树中蒸馏提炼的植物油配制而成。樟脑油具有驱蚊、抑菌的药效。樟脑油还具有良好的体外抗蠕形螨的作用，机制可能是通过直接触杀作用和神经肌肉毒性作用完成的[5]。

（三）临床报道

1. 治疗口腔溃疡　试验组40例，用樟脑酚云南白药糊剂，局部涂于溃疡病损区，每日3～4次。就诊后第二天，疼痛明显缓解的试验组20例；第四天，试验组成功率87.5%。结果显示：临床上局部应用樟脑酚云南白药糊剂治疗口腔溃疡具有明显疗效，能够缓解疼痛，缩短病程，疗效明显[6]。

2. 治疗阴虱病　采用樟脑酊外涂治疗阴虱病患者69例，均获得显著疗效。痊愈：用药1周内，局部症状消失，检查阴虱及卵阴性，57例(83%)。显效：用药1周后，局部症状逐渐好转，检查阴虱及卵均阴性，12例(17%)。无效：局部症状无明显好转，可检查出阴虱和卵，0例。总有效率100%。樟脑酊的直接和间接作用都能够迅速杀灭阴虱，达到较满意的临床疗效[7]。

3. 治疗急性关节扭伤　采用樟脑油外敷并绷带固定治疗急性关节扭伤98例。樟脑油配制：松香120g，黄蜡25g，樟脑50g，朱砂5g，姜黄25g，乳香20g，没药20g。制法：将上述药分别研末，先将松香、黄蜡、姜黄、乳香、没药放入锅内，加热溶化后，加入樟脑粉捣匀，离火倒入缸内，再加朱砂拌匀冷却成膏。将药膏直接敷于患处，然后覆盖，绷带包扎固定即可。显效90例(91.84%)，好转8例(8.16%)。肿痛消退为(3.25±0.8)天，平均治愈为(5.35±2.6)天[8]。

4. 治疗疥疮　取樟脑10g、硫黄20g，混合研细。另取核桃10个，将侧面砸一直径1～

1.5cm 的洞，掏出核仁，再将以上药末平均分装入 10 个核桃壳内。火炉内先放入已燃烧的木炭和少许木柴灰，将两个装药的核桃壳放入燃烧，待核桃壳燃着冒烟后取出木炭，将燃着的核桃壳埋入热灰内。患者脱去内衣，睡入被窝，将火炉放入被窝内，一般 10 分钟药物燃尽，取出火炉，患者在被窝内再停留 30 分钟，每日 1 次，5 天为 1 个疗程。治疗 212 例，1 个疗程治愈 183 例，占 89.7%；2 个疗程治愈 29 例，占 10.3%。治疗时头部露在外边以免中毒，同时注意防止火灾[9]。

5. 治疗婴幼儿腹泻　治疗组 60 例，用樟脑油于止泻穴注射，每日 1 次。小于 1 岁者，每次 0.2ml；1～2 岁，每次 0.3～0.4ml；大于 2 岁者每次 0.5ml。对照组 60 例，给予镇吐剂、庆大霉素或诺氟沙星（氟哌酸）及乳酶生、复方地芬诺酯（复方苯乙哌啶）片。结果治疗组 4 天全部治愈，平均 1.9 天；对照组 6 天内全部治愈，平均 3.28 天。两组有显著差异（$P<0.01$）[10]。

（四）不良反应

樟脑为有毒中药，内服 0.5～1g 可引起眩晕、头痛、温热感，乃至兴奋、谵妄等。2g 以上在一暂时性镇静状态后，即引起大脑皮质的兴奋，导致癫痫样痉挛，最后可由于呼吸衰竭乃至死亡。内服 7～15g 或肌内注射 4g 可致命[1]。内服过量而中毒昏迷的患者，呼出的气有樟脑味，可作为确诊的主要标准[11]。

发生樟脑中毒的主要原因是内服过量，故严格掌握用药剂量是预防中毒的重要措施。中毒的救治主要是对症治疗，因其在体内解毒快，故救治常获成功。在对症治疗中毒患者时，忌用鸦片类制剂，因鸦片类制剂对呼吸有抑制作用，还须忌食油类及乳汁、忌饮酒，因这些饮食能溶解消化道内未排出的樟脑，促进对其吸收，加重中毒[11]。

参考文献

[1] 江苏新医学院. 中药大辞典（下册）[M]. 上海：上海人民出版社，1977：2595.

[2] Belz GG，Loew D. Dose-response related efficacy in ortho static hypotension of a fixed combination of D-campho and an extract from fresh crataegus berries and the con tribution of the single components[J]. Phytomedicine，2003，10（Suppl 4）：61.

[3] Hempel B，Kroll M，Schneider B. Efficacy and safety of a herbal drug containing hawthorn berries and D-camphor in hypotension and orthostatic circulatory disorders/re-sults of a retrospective epidemiologic cohort study[J]. Arzneimittel Forschung，2005，55（8）：443.

[4] 宋希明. 植物精油的药用价值与特性[J]. 海峡药学，2007，19（5）：88.

[5] 赵亚娥，郭娜，师睿，等. 新型天然杀螨药物樟脑精油的杀螨效果观察与机制分析[J]. 西安交通大学学报：医学版，2006，27（6）：544.

[6] 聂萍萍. 樟脑酚云南白药糊剂治疗口腔溃疡疗效观察[J]. 现代医药卫生，2011，27（8）：1219.

[7] 王景凤. 樟脑酊治疗阴虱病 69 例临床分析[J]. 现代中西医结合杂志，2007，16（11）：1521-1522.

[8] 郭海龙. 郑福林. 樟脑油治疗急性关节扭伤 98 例[J]. 人民军医，2003，46（12）：737.

[9] 刘玉安，贾洪汉. 硫磺樟脑散烟熏法治疗疥疮 212 例[J]. 中国临床医生，1990，（9）：38.

[10] 姜松. 止泻穴樟脑油注射治疗婴幼儿腹泻 60 例[J]. 吉林中医药，1994（1）：25.

[11] 颜正华. 中药学[M]. 北京：人民卫生出版社，1991：979.

石菖蒲　Shichangpu

【别名】菖蒲、昌阳（《神农本草经》），尧时薤、尧韭（《吴普本草》），阳春雪、望见消（《仙传外科集验方》），水剑草（《本草纲目》），石蜈蚣（东北），水蜈蚣、香草（广西），香菖（湖南）。

【来源】石菖蒲，始载于《神农本草经》，列为上品，历代本草均有收载，因其生长于水石之间，为蒲类之昌盛者，故名。为天南星科多年生草本植物石菖蒲 *Acorus tatarinowii* Schott. 的干燥根茎。主产于四川、浙江、江苏、福建等地。多为野生品种。

【采收炮制】秋冬二季采挖，除去茎叶、须根及泥土，洗净，切段，鲜用或晒干。干品用时洗净，润透，切厚片，干燥。

【商品规格】均为统货。分浙江、江苏统装等规格。以条粗、坚实、断面色类白、香气浓者为佳。

按《中国药典》（2010 年版一部）规定：本品含水分不得过 13.0%，总灰分不得过 10.0%，含挥发油不得少于 1.0%（ml/g）。

【药性】辛、苦，温。归心、胃经。

【功效】开窍宁神，化湿和胃。

【应用】

1. 痰蒙清窍，神志昏迷　本品气香，辛开苦燥温通，故能通关开窍并祛痰湿、辟秽浊。为治痰湿秽浊之邪蒙闭清窍所致神志昏乱等症之佳品。如治中风痰迷心窍，神志昏乱、舌强不能语，常与半夏、天南星、橘红等燥湿化痰药合用，如《济生方》涤痰汤；若痰热蒙蔽、神昏谵语者，常与郁金、竹沥、栀子等清热化痰开窍之品配伍，如《温病全书》菖蒲郁金汤；若治癫狂痰热内盛者，可与远志、朱砂、生铁落同用，如《医学心悟》生铁落饮；若治痰热癫痫抽搐者，可与枳实、竹茹、黄连等配伍，如《古今医鉴·卷七》清心温胆汤。

2. 湿浊中阻，脘腹痞满，胀闷疼痛　本品辛苦芳香，能化湿醒脾，行气除胀，开胃进食，故为治疗湿浊中阻胸腹胀满、脘闷不饥、痞塞疼痛的良药。临床常与藿香、厚朴、茯苓、苍术、陈皮、砂仁等化湿、行气之品同用。若湿从热化，湿热蕴伏，身热吐利、胸脘痞闷、舌苔黄腻者，可与黄连、厚朴等配伍，如《霍乱论》连朴饮。

3. 噤口痢　本品有较好的芳香化湿、燥湿作用，又味辛，能行胃肠之气滞，故与清热燥湿、行气导滞之品配伍，用治湿浊热毒蕴结肠中所致之噤口痢，症见不思饮食、呕恶不纳、下利频繁者有良效。如《医学心悟》开噤散，即以本品与黄连、陈皮、石莲子等配伍取效。

4. 健忘、失眠、耳鸣、耳聋、目生云翳　本品入心经，开心窍，益心智，安心神，聪耳明目，故可用于上述诸症。治健忘证，常与人参、茯神、远志等配伍，如《证治准绳》不忘散、《备急千金要方》开心散；治劳心过度、心神失养引发的失眠、多梦、心悸怔忡，常与补养气血的人参、白术、龙眼肉及安神药酸枣仁、茯神、朱砂等配伍，如《杂病源流犀烛》安神定志丸；治心肾两虚之耳鸣耳聋、头昏、心悸，常与菟丝子、女贞子、旱莲草等补肾益精之品及补养心血的丹参、夜交藤等为伍，如《中药制剂手册》（上海中医学院方）安神补心丸。《太平圣惠方》治病后耳聋，用生菖蒲汁滴耳即愈；《圣济总录》用菖蒲汁点眼，治诸般眼赤、攀睛云翳亦效。

5. 痈疽疮疡、喉痹肿痛　本品辛行苦泄，促进血行、消散痈肿，故《经验方》治痈疽发背用生菖蒲捣贴，或捣末以水调涂。本品善燥湿、化湿，故对湿疮流水亦有效验，如《本草衍义》用菖蒲研末外用，治遍身生疮、黏着衣被的热毒湿疮，数日之内其疮如失。《肘后方》用菖蒲根嚼汁，徐徐吞咽，滋润咽喉，疗喉痹肿痛、声音嘶哑；也可以本品与山豆根、马勃、射干等清热解毒药配伍应用，疗喉痹音哑。

6. 赤白带下、阴囊湿痒　本品味苦燥湿、芳香化湿，故可用治湿邪下注所致的阴囊湿痒及妇女赤白带下证。如《济急仙方》以本品与蛇床子等分为末，每日搽二三次，用治阴囊湿痒;《妇人良方》以本品与补骨脂等分为末,更以菖蒲浸酒调服,用治脾虚湿淫、肾虚带脉失约所致的带下证。

7. 风湿痹痛　本品味辛行散,祛风通络,苦能燥湿,温可散寒,故可用于风寒湿痹,肢体关节疼痛等症,常与乌头、生姜等同用,如《圣济总录》菖蒲散。

8. 胸痹心痛　本品入心经,性味辛温,开心窍,宽胸、通脉止痛,故亦用本品治疗气滞血瘀之胸痹心痛或寒浊凝滞之心腹冷痛。如《本草图经》载:“蜀人用治心腹冷气掐痛者,取一、二寸捶碎,同吴茱萸汤饮之,良。黔、蜀蛮人亦常携其随行,若卒患心痛,嚼一、二寸,热汤或酒送服,亦效。”

此外,也用于跌打损伤、血瘀肿痛,本品有消肿止痛之功。

【用法用量】 煎服,3～10g,鲜品加倍。外用适量。

【鉴别用药】 远志与石菖蒲均有祛除痰湿之功,既能开窍醒神,又可安神益智,用于痰湿秽浊蒙闭清窍之神志昏乱、癫狂痴呆及心神不安、失眠、健忘证。但远志偏于化痰、兼能止咳,常用于咳嗽痰多证;消散痈肿作用亦较优,善治痈疽肿毒、乳房肿痛。石菖蒲偏于化湿,兼能和胃,常用于湿浊中阻,脘痞胀痛及噤口痢。

【药论】

1.《神农本草经》:“主风寒湿痹,咳逆上气,开心孔,补五脏,通九窍,明耳目,出音声。久服轻身,不忘,不迷惑,延年。”

2.《名医别录》:“主耳聋,痈疮,温肠胃,止小便利,四肢湿痹不得屈伸,小儿温疟,身积热不解,可作浴汤。聪耳目,益心智,高志不老。”

3.《本草纲目》:“治中恶卒死、客忤癫痫,下血崩中,安胎漏,散痈肿。”

4.《本草从新》:“辛苦而温、芳香而散,开心孔,利九窍,明耳目,发声音,去湿除风,逐痰消积,开胃宽中,疗噤口毒痢。”

【现代研究】

(一) 化学成分

石菖蒲中主要为挥发性成分,其中含 β-细辛醚、细辛醚、石竹烯、α-草烯、石菖醚、细辛醛、γ-细辛醚、δ-δ-杜松烯、肉豆蔻酸、百里香酚。此外,尚含有氨基酸、有机酸和糖类等。

(二) 药理作用

1. 对中枢神经系统作用　石菖蒲是常用的醒脑开窍药。近年来研究发现,石菖蒲对中枢神经系统(CNS)有兴奋、抑制的双向调节作用[1]。通过测试灌胃大鼠的脑电图,证明石菖蒲挥发油和水提取液均有良好的镇静作用[2]。应用高效液相色谱-电化学检测器观察中药酸枣仁、龙齿、石菖蒲对小鼠脑组织中单胺类神经递质及其代谢物含量的影响,结果安神和开窍中药对小鼠脑组织中单胺类神经递质及其代谢物的作用相似,且开窍药石菖蒲作用稍强于安神药酸枣仁和龙齿[3]。石菖蒲对脑中风模型大鼠有减轻脑水肿,改善脑电图,保护脑细胞,显著抑制脑皮质和海马神经细胞凋亡,抑制 bax 基因表达,促进 bcl-2 基因表达的作用[4,5]。其水提醇沉液对痴呆大鼠学习记忆具有改善作用,其机制可能与石菖蒲的神经元保护作用及突触可塑性有关[6]。其提取液亦可显著抑制由缺血-再灌注诱导的脑神经细胞凋亡,从而起到一定程度的神经元保护作用,且以挥发油的疗效最为显著[7]。观察不同剂量的石菖蒲对小鼠睡眠时间、缺氧生存时间的影响,以及对脑缺血大鼠脑含水量、细胞凋亡、内皮素(ET)、丙二醛(MDA)、超氧化物歧化酶(SOD)、谷胱甘肽过氧化酶(GSH-Px)等指标的影响,结果显示各种剂量的石菖蒲与对照组比较,均能缩短小鼠睡眠持续时间及延长小鼠缺氧的生存时间；而高剂量石菖蒲又能明显降低脑缺血大鼠脑含水量和 MDA 水平，抑制脑组织细胞凋亡，增加 SOD 含量及 GSH-Px 活性，从而总结出高剂量的石菖蒲对中枢神经系统保护作用最强，中、低剂量次之的结论[8]。用水提醇沉法制成 1.0g/ml 生药的石菖蒲水提液，利用小鼠跳台、小鼠迷宫试验对其相关药理作用进行了研究，结果表明，石菖蒲水提液能明显延长小鼠跳台（避免电击）潜伏期，减少错误次数，并能显著提高 Y 形迷宫试验正确率，显示其有促进正常小鼠学习记忆的作用，证实石菖蒲具有一定的益智作用[9]。

2. 对心血管系统的作用　石菖蒲有轻度增高血浆纤维蛋白原含量的趋势，能降低血液黏度，机理可能与血脂及抗脂质过氧化有关[10]。石菖蒲配冰片使脑组织内皮素含量明显下降，降钙素基因肽含量明显升高，有舒张脑血管，改善脑供血作用[11]。灌胃给药，取高血脂模型的大鼠血液检测血小板 a-颗粒膜蛋白 CD62P 和溶酶体颗粒的膜蛋白 CD63 的表达显示：石菖蒲配冰片可降低 CD62P 和 CD63 的表达率，从而降低血小板活性，起到抗血小板聚集和黏附的作用[12]。

3. 对呼吸系统的作用　豚鼠气管容积法表明，石菖蒲挥发油浓度 26.5μg/m，β-细辛醚 18.5μg/m，α-细辛醚 24.0μg/ml 能显著抑制豚鼠气管痉挛性收缩，且有明显的量效关系[13]。

4. 对消化系统的作用　石菖蒲水提液对胃和十二指肠肌电活动表明，石菖蒲对胃、十二指肠峰电振幅率，振幅以及十二指肠峰电发生率都有抑制作用，可能是通过阻断胆碱能 M 受体而实现的[14]。

5. 对肿瘤细胞的作用　α，β-细辛醚对人宫颈细胞 HeLa 株，人肺转移癌 P_6 和人胃癌 SGD-7901 株均有抑杀能力，20%石菖蒲煎剂在体外能杀死小鼠腹水癌细胞，对正常唾液腺细胞无影响[15]。

6. 其他作用　实验表明石菖蒲煎剂对金黄色葡萄球菌、肺炎双球菌有抑制作用，α-细辛醚对金黄色葡萄球菌、肺炎双球菌、大肠杆菌有不同程度的作用[16]。通过对离体蟾蜍坐骨神经干进行石菖蒲处理，测定其复合动作电位表明：石菖蒲对神经干复合动作电位有显著的影响，可阻滞坐骨神经传导，作用机制可能牵涉到膜离子通道的改变，或导致 Na^+-K^+-ATP 酶活性受到抑制，从而使神经元的能量代谢发生障碍而导致动作电位的产生、传导受到影响[17]。

（三）临床报道

1. 治疗癫痫　治疗组服用复方石菖蒲散剂（石菖蒲、山莨菪碱、硝苯地平等药制成散剂）。成人每次 5g，每日 3 次；儿童 5 岁以下，每次 1～2g，每日 3 次；5～10 岁，每次 2～3g，每日 3 次；10～15 岁，3～4g，每日 3 次。治疗组 152 例，治愈 52 例，显效 51 例，有效 36 例，无效 13 例，总有效率为 91.45%[18]。

2. 治疗老年性痴呆　自拟中药益肾健脑汤（石菖蒲、龟板、鳖甲、熟地黄等），与西药谷维素、叶酸、γ-氨酪酸等治疗组比较。中药组 50 例中，总有效率 92%；西药组 48 例中，总有效率 12.5%。益肾健脑汤组明显优于西药组，两组有明显的差异，可见包含石菖蒲的复方对治疗 AD 具有明显的优势[19]。另有自拟补肾健脑汤（石菖蒲、熟地黄、山茱萸、枸杞子等），治疗血管性痴呆（VaD）60 例。治疗组总有效率 86.6%，提示补肾健脑汤治疗血管性痴呆有一定的治疗效果[20]。此外，用补肾健脑汤（石菖蒲、山萸肉、熟地黄、龟板等）治疗 VaD，通过智能量表观察其疗效，补肾健脑汤总有效率 85.3%，脑复康组总有效率为 25.7%。两组病例总有效率经统计学检验，有显著差异，提示补肾健脑汤对 VaD 的治疗有显著疗效[21]。

3. 治疗脑中风　脑脉泰胶囊(石菖蒲、三七、银杏叶、当归、红花、丹参、山楂、鸡血藤、红参、菊花、石决明、何首乌、葛根)治疗气虚血瘀脑中风 172 例。脑脉泰胶囊组总有效率 90.3%,提示:脑脉泰胶囊对气虚血瘀型中风病疗效明显[22]。

4. 治疗脑中风后抑郁　解郁通络汤(石菖蒲 15g、柴胡 15g、香附 15g、郁金 15g、枳壳 12g、陈皮 12g、炒枣仁 15g、夜交藤 30g、远志 15g、地龙 10g、川芎 15g、鸡血藤 20g)治疗中风后抑郁症 42 例,治疗组治愈 35 例,显效 3 例,无效 4 例,总有效率 91%[23]。

5. 治疗突发性耳聋、脑鸣、脑震荡　选用石菖蒲 15g 为主药,配伍川芎、丹参、黄芪、当归、茯苓、路路通、柴胡、升麻等。可收醒脑开窍、活血祛瘀、益气养血通络、疏肝解郁、升阳开窍之效。若脾胃虚者加白芍、甘草、白术;眩晕者加地龙、天麻;急躁者加龙齿、灵磁石。治疗脑鸣、脑震荡后遗症,更应根据病情的轻重缓急,辨证施治。多数患者经 1～3 个疗程医治,听力恢复如常,收效甚验[24]。

6. 治疗焦虑症、抑郁症　用石菖蒲 15g 为主药,配以柴胡、丹参、百合、酸枣仁、麦冬、五味子、炙远志、青龙齿、炙甘草,能开窍醒脑,定志宁神,升清降浊,化痰解郁[24]。

7. 治疗失眠　用菖蒲远志汤(石菖蒲 15g,远志 30g,半夏 10g,竹茹 12g,柴胡 10g,茯苓 10g,泽泻 10g,酸枣仁 20g,百合 12g,合欢皮 20g,黄连 6g)治疗慢性乙型病毒性肝炎失眠者 50 例。临床观察表明:菖蒲远志汤结合对症护理,治疗胆腑郁热型慢性乙肝伴发失眠者,疗效优于单纯对症护理,值得推广[25]。

参考文献

[1] 方永奇,吴启端,王丽新,等.石菖蒲对中枢神经系统兴奋-镇静作用研究[J].广西中医药,2001,24(1):49-50.

[2] 唐洪梅.石菖蒲不同部位对大鼠脑电图的影响[J].中成药,2003,25(11):928.

[3] 张家俊,陈文为.中药酸枣仁、龙齿、石菖蒲对小鼠脑组织单胺类神经递质及其代谢物的影响[J].北京中医药大学学报,1995,18(6):64-66.

[4] 方永奇,李翎,邹衍衍,等.石菖蒲对缺血再灌注脑损伤大鼠脑电图和脑水肿的影响[J].中国中医急症,2003,12(1):55.

[5] 方永奇,匡忠生,谢宇辉,等.石菖蒲组分对缺血再灌注脑损伤大鼠神经细胞凋亡的影响[J].现代中西医结合杂志,2002,11(17):126.

[6] 景玉宏,冯慎远,汤晓琴.石菖蒲对学习记忆的影响及突触机制[J].中国中医基础医学杂志,2002,8(6):38-40.

[7] 匡忠生,谢宇晖,李翎,等.石菖蒲提取液对脑缺血-再灌注诱导的神经细胞凋亡的保护作用[J].广东医学,2002,23(5):459-460.

[8] 吴启端,方永奇,李翎,等.不同剂量石菖蒲对中枢神经系统影响的实验研究[J].中国药房,2005,16(9):656-658.

[9] 张信岳,郑高利,寿燕,等.石菖蒲的益智和抗惊厥作用研究[J].浙江中医学院学报,1999,23(2):46-47.

[10] 蒋文跃,杨宇,李燕燕.化痰药半夏、瓜蒌、浙贝母、石菖蒲对大鼠血液流变性的影响[J].中医杂志,2002,43(3):215.

[11] 王淑英,陈弈芝,方若鸣,等.石菖蒲配伍冰片对高脂血症大鼠内皮素和降钙素基因肽的影响[J].实用中医药杂志,2003,19(12):619.

[12] 何玉萍,陈弈芝,方若鸣,等.石菖蒲加冰片对高血脂大鼠血小板活化功能的影响[J].中国中医药

科技，2003，10(6)：337.

[13] 杨社华，王志旺.石菖蒲及其有效成分对豚鼠气管平滑肌作用的实验研究[J].甘肃中医学院学报，2003，20(2)：12.

[14] 秦晓民.石菖蒲对大鼠胃肠肌电作用的实验研究[J].中国中药杂志，1998，23(2)：107.

[15] 陈俐，廖卫平.石菖蒲药理作用的实验研究[J].广州医学院学报，2002，30(4)：1.

[16] 肖崇厚.新编中药志(Ⅰ)[M].北京：化学工业出版社，2002：284.

[17] 饶芳，丁志山，郑小伟.石菖蒲对蟾蜍坐骨神经的阻滞作用[J].中华现代中西医杂志，2005，3(4)：346.

[18] 喜斌，吴根子.复方石菖蒲散剂治疗癫痫152例疗效观察[J].天津中医，2002，19(1)：66.

[19] 茅斌斌.益肾健脑汤治疗老年性痴呆临床体会[J].中华临床医学研究杂志，2006，12(18)：2521-2522.

[20] 冀秀萍，刘岗，赵联社.自拟补肾健脑汤治疗血管性痴呆疗效观察[J].辽宁中医学院学报，2005，7(4)：367.

[21] 黄健良，叶丹晓，陈宇基.补肾健脑汤治疗血管性痴呆68例[J].实用中医内科杂志，2006，20(2)：174.

[22] 朱彤，江培春.脑脉泰胶囊治疗气虚血瘀中风病172例[J].光明中医，2009，24(12)：2277-2278.

[23] 杜国良.解郁通络汤治疗中风后抑郁症42例[J].现代中西医结合杂志，2011，20(3)：334.

[24] 黄伯舜.石菖蒲临床应用一得[J].中国中药杂志，2006，31(15)：1280-1282.

[25] 封三花，赵见文，张颜伟，等.菖蒲远志汤治疗慢性乙型病毒性肝炎失眠的疗效观察[J].河北中医，2010，32(10)：1014-1015.

(袁立霞　周启林)

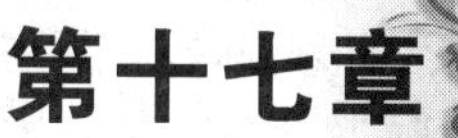

第十七章 补益药

凡能补充人体气血阴阳之不足，改善脏腑功能，增强体质，提高抵抗疾病的能力，消除虚证的药物，称为补益药，亦称补虚药或补养药。

本类药物的作用大抵有二：一是补虚扶弱，二是扶正祛邪。补虚扶弱，主要用治久病、大病之后，正气虚弱的病证，以之辅助正气，改善虚弱的症状，促进机体恢复健康。扶正祛邪，主要用于正虚邪实或正气虚弱而病邪未尽的病证，以之配合祛邪药，通过扶正祛邪而达到祛除病邪，促进疾病痊愈的目的。虚者补之，损者益之，扶正祛邪为指导本类药物的使用原则。

所谓虚证，概括起来不外气虚、阳虚、血虚、阴虚四大类。气虚与阳虚表示机体活动能力减退，机体活动能力衰退，在临证中表现为"形不足"；血虚与阴虚表示机体精血津液的耗损，精血津液的亏损，在临证中表现为"精不足"。《素问·阴阳应象大论》说："形不足者，温之以气；精不足者，补之以味。"本类药物，既有甘温助阳之药，以温补形体之虚寒；又有甘寒滋润之物，能滋养津液之不足。总而言之，本类药物能补充人体气血阴阳之亏损而治疗各种虚弱的病证。临证中根据各种药物的功效及其主治证候的不同，将其分为补气药、补阳药、补血药、补阴药四类。

临床应根据虚证的不同类型，有针对性地选用恰当的补虚药。如气虚证用补气药，阳虚证用补阳药，血虚证用补血药，阴虚证用补阴药。但人体在生命活动过程中，气、血、阴、阳是相互依存的，在生理状态下，气血阴阳能相互资生，相互转化，在病理状态下，又能相互影响。所以单一虚证较为少见，两种、两种以上的虚证并见是十分普遍的。

气虚与阳虚并见。在人体，气属于阳的范畴，气与阳都表示机体的活动能力。气虚渐重可导致阳虚；阳虚者，其气必虚。但气虚与阳虚又有所区别，所以用补气药治疗气虚证候时，当谨守病机，适时辅以助阳药，一旦气虚与阳虚二者并见，则宜补气药与助阳药并用。

气虚与血虚互见。气血一体，相互转化。气虚则生化无力，能引起血虚；"血为气之母"，血虚生化无源，无以化气，必然导致气虚。因气血能相互化生，故治疗血虚证在选用补血药的同时，常常配伍补气药，使"气旺生血"，以促进血液的生长；治疗气虚证每于使用补气药的同时，适当配伍补血药，使"血足气生"以达到增强补气的效果。

气虚与阴虚互见。热为阳邪，既可伤阴，又可耗气，故热病后期多呈现气阴两虚；久病不愈，耗损气阴，亦可产生气阴两亏。补气药能益胃气而生津液，利于阴虚津亏的治疗。滋阴药能生津润燥，消除阴液亏损而利于机体活动能力的恢复，所以补气药与补阴药同用是治疗气阴两亏的良法。

阴虚与阳虚互见。在人体，阴阳相互依存，相互转化。阳虚，温煦生化无力，可引起阴虚；而阴亏，滋养生化无源，无以化气，又可致阳虚。总之，阳虚或阴虚日久不愈，均可导致阴阳俱虚，这时用补阴药资化源，利于生阳；用助阳药补阳气，使气化旺盛，利于生阴，所以，滋阴药与助阳药并用，是消除阴阳俱虚证的最佳配伍。

虚证常有兼证，在使用各类补虚药时，还要注意配伍他药。如阳虚生内寒，易招外寒侵袭，遇有阳虚而里寒盛者，当以补阳药与温里药同用，以补阳散寒；阴虚生内热，常见虚热缠绵，治疗时除选用补阴药外，又当配伍清虚热药，以滋阴降火；阴虚则阳亢，治疗时除使用滋阴药外，又当配伍潜阳之品，以求壮水制火，滋阴潜阳；气虚运化无力，亦可产生气滞，此时当以补气为主，并适当配伍行气药，以补气行滞；血虚失眠健忘或神志不安，治疗除用养血之品外，又当配伍安神药，以养血安神定志。

在邪气未除，正气已虚，或正气已虚，复感外邪时，皆当于补益药中适当配伍祛邪药，以达到扶正祛邪的目的。

补益药虽能增强体质，但若使用不当，往往有害无益。表邪未尽者，当先解表，原则上不宜使用补益药，以防"闭门留寇"。然邪气未尽，正气已虚时，则可在祛邪药中，适当配用补益药，以达到扶正祛邪的目的；补气药与补阳药，多属温热之品，故阴虚有热者当慎用；补气药味多甘，能壅滞中气，中焦满闷者，不宜服之；补血药与补阴药，性多黏滞，妨碍消化功能，湿浊中阻，腹胀便溏者不宜服之。对于久病沉疴，初有起色，胃气初复，虚不受补者，当以开胃和中为首要任务，兼以清淡平补之品缓缓调理，切忌大量峻补之品导致胃呆气滞，中焦痞满之患。

补益药味厚者居多，制汤剂服用，宜文火久煎；若需久服，可制成蜜丸剂、膏滋剂或酒剂少量服用，以图持续和缓地发挥药效。服用补虚药，应注意配伍健脾和胃之品，以保护脾胃，若虚不受补，则难以奏效。

现代研究证明，补益药对人体有多方面的功能，归纳起来有以下几个方面：

1. 能增强机体各种免疫功能

（1）影响非特异性免疫功能：人参、黄芪、阿胶、灵芝等均有一定程度升高白细胞的作用；党参、白术、枸杞、熟地黄等能对抗环磷酰胺所致的白细胞减少；人参、淫羊藿、刺五加等有增强单核-吞噬细胞系统吞噬作用；黄芪可促进白细胞的干扰素诱生能力，抑制细胞核糖核酸（RNA）代谢。

（2）影响特异性免疫功能：人参、黄芪、五味子可提高健康人淋巴细胞转化率；以补益药为主的四君子汤、四物汤、六味地黄丸及参附汤对细胞免疫和抗体形成功能均有促进作用。

（3）增强体液免疫功能：人参能改善机体免疫状况，提高 γ-球蛋白、IgM 含量。正常人服黄芪后血中 IgE 及 cAMP 显著增加，唾液 SIgA（分泌型免疫球蛋白 A）显著下降。黄芪多糖对体液免疫功能有促进作用。枸杞子、女贞子等亦有增强体液免疫的作用。

2. 提高机体的适应性　补益药能增强机体对各种有害刺激的抵抗能力，调节病理过程，使紊乱的机能恢复正常，亦被称作"适应原"样作用。

3. 对内分泌系统的影响　补益药对人体内分泌系统的功能有显著的影响。如人参能通过对垂体-肾上腺皮质系统的作用，促进垂体分泌 ACTH（促肾上腺皮质激素），从而增加肾上腺皮质内 cAMP 的含量，通过 cAMP 刺激皮质类固醇激素在肾上腺内的合成与分泌，并能兴奋垂体分泌促性腺激素。淫羊藿、冬虫夏草等有雄性激素样作用。刺五加对大鼠肾上腺皮质系统也有兴奋作用，对性腺功能有促进作用。甘草及甘草甜素、甘草次酸有去氧皮质酮样和糖皮质激素样作用。

4. 对物质代谢的影响　补益药能调节和促进糖、蛋白质、脂质和核酸等物质代谢和能量代谢。如人参对糖代谢和脂质代谢均有调节作用，人参及其皂苷成分对机体各组织的

RNA 和蛋白质合成均有促进作用；黄芪能增强细胞的生理代谢，促进血清和肝脏蛋白质的更新。当归对实验性动脉粥样硬化的病理过程有某些保护作用，并有抗维生素 E 缺乏作用。何首乌有降低胆固醇及抗动脉硬化的作用。

5. 对心血管系统的作用　某些补益药具有增强心肌收缩力、扩张血管、降压、抗心肌缺血及抗心律失常等作用。如人参、黄芪、鹿茸、补骨脂等均有强心作用；人参、党参、黄芪、当归、芍药、鹿茸、淫羊藿等能扩张冠状血管或外周血管，使血流量增强。人参制剂对刺激兔下丘脑合并心肌缺血引起的频发性室性期前收缩为主的室性心律失常有明显抑制作用，并能改善心肌缺血性心电变化及减轻心肌缺血的损伤。黄芪对各种麻醉动物均能使血压下降，并能显著降低冠状血管和脑血管阻力。党参、刺五加、当归等均有降压作用。

6. 强壮作用　补益药对机体有滋补强壮作用，能提高工作能力。如人参能提高机体的脑力和体力劳动能力，减轻疲劳，提高思维活动和体力劳动效率；鹿茸能提高机体的工作能力，改善睡眠和食欲，降低肌肉疲劳；大枣、白术、肉苁蓉等均能增加实验动物体重和增强肌力。

另外，补益药还能改善造血系统的功能，如人参、刺五加、党参、黄芪、当归、阿胶、鹿茸等有促进造血功能的作用。

第一节 补 气 药

凡以补气功能为主，可治疗气虚病证的药物，称为补气药。

气虚是指机体活动能力的不足。补气能增强机体的活动能力，尤其是脾、肺二脏的功能，故最适于脾气虚或肺气虚的病证。

脾为后天之本，气血生化之源。脾气虚则食欲不振，大便溏泄，脘腹虚胀，神疲乏力，甚或浮肿、身体羸瘦、脱肛、子宫脱垂等，或血失所生而见血虚证，或血失统摄而见出血证。肺主一身之气。肺气虚则少气懒言，动则气喘，语声低微，易出虚汗。凡见上述诸种证候，均可以补气药治之。

临证应用补气药，若兼有阳虚、血虚、阴虚者，分别配以补阳药、补血药、补阴药；因气能生血，亦能生津，故在治疗血虚或阴津不足时，可适当配以补气药，以提高药效；气能摄血，故补气药与止血药同用，还可用治气不摄血之出血证。

服用补气药，如产生气滞，出现胸闷腹胀、食欲不振等症，可适当配伍理气药以健脾行气。

人参 Renshen

【别名】人衔、鬼盖（《神农本草经》），神草（《吴普本草》），地精（《广雅》），棒棰（《辽宁主要药材》）。

【来源】人参，始载于《神农本草经》，列为上品，历代本草均有收载，是一种应用非常广泛的中药，因其根似人形而得名。为五加科多年生草本植物人参 *Panax ginseng* C. A. Mey. 的干燥根。主产于吉林抚松、辑安、靖宇、敦化、安图，辽宁桓仁、宽甸、新宾、清原，黑龙江五常、尚志、东宁。山东、山西、湖北等地亦有栽培，朝鲜半岛亦产。栽培者称为“园参”，野生者称为“山参”，朝鲜产者为“高丽参”。我国以东北三省产者历史悠久，品质优良。

【采收炮制】野山参：7 月下旬至 9 月间果实红熟时上山采挖，一般用骨针拨开泥土，小心挖取，尽可能保持支根和须根的完整，洗净泥土，除去茎叶即得，俗称“野山参水子”。园参：9～10 月间采挖其生长 5～7 年以上的家种人参的地下根的全株，防止折断须根及分支，洗净泥土，除去茎叶即得，亦称“园参水子”。

炮制时将鲜园参剪去小支根，用硫黄熏后，置日光下晒干，即为“生晒参”；如不除去小支根而晒干，称“全须生晒参”；剪下的小支根及须根晒干，称“白参须”；若将鲜参剪去支根及须根，洗刷干净，蒸 2～3 小时，至参根呈黄色，皮呈半透明状时，取出烘干或晒干，即为“红参”；其中带有较长支根者又称“边条红参”；将剪下的支根与须根如法蒸熟并干燥，即为“红参须”；若将鲜参洗净刷干，焯烫浸糖后干燥者称“糖参”或“白参”；鲜山参不去支根，极为精细地将整体晒干，即“生晒山参”。生晒山参、红参用时一般去芦，润透，切薄片，干燥或用时粉碎、捣碎，生晒山参用时去芦后，可直接捣碎或研粉。

【商品规格】人参的商品规格等级很多。因其产地不同分为：中国人参（园参、山参）、朝鲜人参、东洋人参（引进人参）。因加工方法不同分为：红参、边条参、生晒参、白人参、白干参、大力参、糖参、掐皮参、参须等。野山参以支大、芦长、体灵、皮细色嫩黄、纹细密、饱满、浆水足、无破伤者为佳，支头大者为上品。

【药性】甘、微苦，微温。归脾、肺、心、肾经。

【功效】大补元气，复脉固脱，补脾益肺，生津养血，安神益智。

【应用】

1. 气虚欲脱、阴阳欲竭　人参味甘性微温，大补元气，能回阳气于垂绝，去虚邪于俄顷，为治疗虚劳内伤第一要药，故凡大失血、大汗、大吐泻以及一切疾病导致的元气虚极欲脱之症，单用本品即效，如《景岳全书》独参汤，即以大剂量人参一味浓煎服，治疗猝然虚脱，有拯危救脱之效；气虚常致阳虚，气脱常伴阳脱，若兼见手足厥冷、汗出肢冷等亡阳征象者，当与回阳救逆的附子同用，以补气固脱，回阳救逆；若冷汗不止者，常加龙骨、牡蛎以增强固表止汗之效，如《方剂学》（上海中医学院编）参附龙牡汤；对气阴两伤之虚脱，又常与麦冬、五味子同用，以益气敛阴救脱，即《内外伤辨惑论》生脉散。

2. 脾气亏虚、中气下陷　本品甘温，入脾经，补脾调中，鼓舞脾气，助生化之源，为补脾要药。凡脾气虚弱，运化失司，生化无权所致神疲乏力、食欲不振、腹胀便溏，常配白术、茯苓、甘草，共奏益气健脾之效，如《太平惠民和剂局方》四君子汤；若脾气虚极，中气下陷，导致脱肛、阴挺等脏器脱垂诸症，人参补脾气以助升发，每与黄芪、升麻、柴胡等相配，补中益气，升阳举陷，如《脾胃论》补中益气汤；治脾虚泄泻，大便清稀，反复不愈者，常配茯苓、白术、扁豆等药健脾渗湿止泻，如《太平惠民和剂局方》参苓白术散。

3. 肺虚喘咳、气短乏力　《用药法象》云：“人参甘温，能补肺中元气，肺气旺则四脏之气皆旺……肺主气故也。”故人参亦为补肺气之良药。凡久病喘咳，肺气耗伤，或因气之生化不足，肺气虚弱，宣降失常所致咳嗽声低，气短喘促，少气懒言，咳痰清稀，常与五味子、黄芪、紫菀配用，如《永类钤方》补肺汤；若肺肾两虚，摄纳无权，咳嗽虚喘者，则配以胡桃等，补肺益肾，纳气定喘，如《济生方》人参胡桃汤；治肺热虚喘，痰中带血，配以蛤蚧、贝母、桑皮，补肺肾，止喘咳，清痰热，宁血络，如《卫生宝鉴》人参蛤蚧散；治肺虚久嗽不已，配款冬花、五味子、紫菀、桑白皮，益肺纳气止嗽，如《太平惠民和剂局方》人参冬花膏。

4. 津伤口渴，虚热消渴　本品甘温不燥，补益脾肺，助运化，输精微，布津液，使气旺津生，以达益气生津止渴之效，用于热伤气阴，口渴多汗，脉大无力者，常与生石膏、知母、粳米配用，如《伤寒论》白虎加人参汤；治内热消渴，引饮无度，常配天花粉、葛根、黄芪等益气养阴生津，如《沈氏尊生书》玉泉丸；治老人、虚人消渴，大渴多饮者，常配麦冬、茯苓、甘草、枸杞子、五味子，益气养阴，生津止渴，如《杂病源流犀烛》人参麦冬汤。

5. 失眠健忘、心悸怔忡　本品大补元气，益心气，气足则神旺，既补气以安定心神，又益智而振奋精神。用于心气不足，失眠多梦，心神不宁，惊悸怔忡，常与茯神、龙齿、远志等同用，以养心安神，如《医学心悟》安神定志丸；若心脾两伤，气虚血亏、失眠健忘，体倦少气，配黄芪、龙眼肉、当归等益气健脾，补血养心，如《济生方》归脾汤；若心肾不足，阴亏血少，虚烦不眠，则配以滋阴养血的生地、五味子、当归、丹参、玄参等，滋阴清热，养心安神，如《摄生秘剖》天王补心丹。

6. 气虚失摄之吐衄崩漏　气为血帅，气虚失摄，血不循经而外溢，引起吐血、鼻衄、紫癜，甚至崩漏下血等诸种血证。人参甘温益气以助摄纳，常配黄芪、白术、大枣等益气摄血，如《校注妇人良方》归脾汤，并可随证配伍仙鹤草、阿胶、茜草等药以增强止血作用。

7. 气虚邪盛之感冒、便秘　素体气虚，卫外不固，外感风寒，邪不易解，人参益气扶正，使正气足以祛邪外出，常与柴胡、羌活、独活等药同用，有益气解表之效，如《小儿药证直诀》败毒散；治气虚外感风寒，内有痰饮，咳嗽痰多者，常与苏叶、半夏、陈皮等同用，益气解表，祛痰止咳，如《太平惠民和剂局方》参苏饮；若治阳虚外感，热轻寒重，脉大无力者，又当与桂枝、细辛、附子等配伍，益气扶正，助阳解表，如《伤寒六书》再造散。治气虚血亏，热结便秘者，人参常与大黄、芒硝、枳实、厚朴等药同用，扶正攻下，如《伤寒六书》黄龙汤。

8. 血虚萎黄　本品甘温，大补元气，益气生血，故可用治脾胃气虚，化源不足，血虚萎黄之症，常与黄芪、白术、当归、熟地黄等同用，以增强益气生血之效，如《太平惠民和剂局方》人参养荣汤。

9. 阳痿宫冷　本品味甘性温，大补元气，有益气助阳之效，故亦可用治元气不足，命门火衰，阳痿宫冷等症，常配鹿茸、巴戟天、紫河车等药益气温肾助阳，如《中国医学大辞典》参茸固本丸。

10. 气虚血瘀、中风偏瘫、胸痹心痛　《薛氏医案》云："人参，但入肺经，助肺气而通经活血，乃气中之血药也。"故人参对"因虚致瘀"之中风、胸痹甚为相宜。气为血帅，气虚行血无力，瘀血阻于脉络，导致中风偏瘫，口眼㖞斜，人参常配当归、川芎、蕲蛇、麝香等药益气活血，祛瘀通络，如《常用中成药》人参再造丸；治心气不足，血虚夹瘀所致胸闷刺痛，气短乏力，常配乳香、当归、山药益气活血止痛，如《证治准绳》参乳丸。

11. 气虚神乱，风痰惊痫　经云："心者，君主之官"，心气不足，神明失主，风痰入于心经，志乱神昏，手足抽搐，口吐痰涎，人参益气安神，常配天南星、白附子、酸枣仁、茯苓、天麻、远志祛风化痰安神，如《朱氏集验方》人参南星丸；治小儿胎惊，体虚痰多，身热抽搐，神志昏迷者，常配全蝎、天竺黄、朱砂、麝香等药益气安神，开窍化痰，如《证治准绳》参蝎散。

12. 气虚反胃、呕吐呃逆　六腑以通为用，胃虚纳食不受，气逆于上，胸脘痞闷，呕逆时作时止，倦怠乏力，脉细弱，人参常配丁香、沉香、姜汁等药益气和胃，如《证治准绳》参香饮；治脾胃气虚，纳食不受，呕吐时作者，常配陈皮、炙甘草、生姜等药益气补虚、和胃止呕，如《太平圣惠方》人参饮子；治妊娠呕吐不止，常配干姜、半夏益气安胎，和胃止呕，如《金匮要略》干姜人参半夏丸。

【用法用量】3～9g，另煎兑服；也可研粉吞服，一次2g，一日2次。

【使用注意】人参甘而微温，有助火壅滞敛邪之弊，凡骨蒸劳热、血热吐衄、肝阳上亢、目赤头眩等一切实证、火郁之证均不宜使用。人参反藜芦，畏五灵脂，不宜与莱菔子同用，不宜同时吃萝卜或喝茶，以免影响补力。

【鉴别用药】人参，因产地、加工方法及药用部位的不同，功效亦有差异。野山参大补元气，功效卓著，但产量小，价格昂贵，故多用于危急重症的急救；园参补益之力稍逊，但药源广，价较廉，适用于一般的虚弱证候；红参性偏温，适用于气虚阳弱者，生晒参性偏凉，气阴不足之证，用之较佳；参须补益力弱，多用于气津亏损轻症。

人参、附子均常用于虚脱危重证候的急救。但附子辛甘性热，能上助心阳，中温脾阳，下补肾阳，为“回阳救逆第一品药”，常用治阳气衰微、阴气内盛之亡阳证；人参味甘微温，能大补元气，益气以固脱，常用治气虚欲脱，脉微欲绝的危重证候，附子又善补火助阳，散寒止痛，用治脾肾阳虚及风寒湿痹等证，人参兼能补脾益肺，生津，安神，对肺脾气虚之虚喘、纳呆，气津两伤的消渴，气血亏虚的心悸、失眠、健忘等症，亦有良效。

【药论】

1.《神农本草经》:“补五脏，安精神，定魂魄，止惊悸，除邪气，明目，开心益智。”

2.《本草纲目》引李杲语:“人参能补肺中之气，肺气旺则四脏之气皆旺，肺主诸气故也。仲景以人参为补血者，盖血不自生，须得生阳气之药乃生，阳生则阴长，血乃旺矣。”“人参得黄芪、甘草，乃甘温除大热，泻阴火，补元气，又为疮家圣药。”

3.《本草蒙筌》:“大抵人参补虚，虚寒可补，虚热亦可补；气虚宜用，血虚亦宜用。虽阴虚火动，劳嗽吐血，病久元气虚甚者，但恐不能抵当其补，非谓不可补尔。古方书云，诸痛不宜服参、芪，此亦指暴病气实者而言，若久病气虚而痛，何尝拘于此耶?”

4.《本草新编》:“人参，宜同诸药共用，始易成功。如提气也，必加升麻、柴胡；如和中也，必加陈皮、甘草；如健脾也，必加茯苓、白术；如定怔忡也，必加远志、枣仁；如止咳嗽也，必加薄荷、苏叶；如消痰也，必加半夏、白芥子；如降胃火也，必加石膏、知母；如清阴寒也，必加附子、干姜；如败毒也，必加芩、连、栀子；如下食也，必加大黄、枳实。用之补则补，用之攻则攻，视乎配合得宜，轻重得法而已。”

【现代研究】

（一）化学成分

人参根含多种人参皂苷，总皂苷含量约5%，目前已经分离鉴定出40余种人参皂苷，包括人参皂苷 R_0，人参皂苷 Ra_1、Ra_2、Ra_3、Rb_1、Rb_2、Rb_3、Rc、Re、Rg_1、Rg_2、Rh_1、Rh_2、I、K 等；根中含挥发油约0.05%，包括人参炔醇、人参环氧炔醇、α-人参烯、β-金合欢烯等；含有柠檬酸、亚油酸、人参酸等有机酸；含维生素 B_1、B_2、B_{12}、C 及烟酸、叶酸等；人参中尚含多种糖类，含38.7%的水溶性多糖和7.8%～10.0%的碱溶性多糖，其中80%左右为人参淀粉，20%人参果胶，少量糖蛋白，主要由半乳糖醛酸、半乳糖、葡萄糖、阿拉伯糖残基组成，也有少量鼠李糖及未知的戊糖衍生物。含有铜、锌、铁、锰等20多种微量元素，另含有固醇、木质素、酶类、黄酮类等多种成分。

（二）药理作用

1. 对心血管系统的作用

(1) 对心脏功能的影响：人参对心脏功能的影响较为广泛，研究发现人参皂苷具有抗心律失常、保护心肌细胞等多种作用。人参皂苷 R_0、Rb_1、Rb_2、Rc、Rd、Rg_1、Rg_2、Rg_3 具有较强的抗氯化钡诱发的大鼠心律失常作用，对所产生的心动过速有较强的纠正作用，使心率恢复到正常水平[1]。人参茎叶总皂苷对兔实验性窦房结功能损伤具有保护作用[2]。人参二醇组皂苷对培养的 Wistar 大鼠心肌细胞动作电位呈双向性效应，低浓度使动作电位的波幅、波宽、超射、阈电位、最大舒张电位、最大除极速度等位参数一致增大;反之,高浓度使这些参数一致减少[3]。人参二醇组皂苷和人参三醇组皂苷有钙通道阻滞作用[4],其钙通道阻滞效力为 $Rb_1>Rb_2>Rb_3$,抗自由基作用基本相同[5],其作用机理在于使钙通道的开放时间缩短,关闭时间延长,开放概率减小[6,7]。人参皂苷 Rg_2 有类似毒毛旋花苷 K 的强心作用;在戊巴比妥钠致心力衰竭兔模型中,Rg_2 能改善心功能不全兔的血流动力学状况,具有强心作用的同时,不会明显增加心肌做功,还可改善心肌的血液供应[8,9]

(2) 对心肌的保护作用:人参皂苷能降低小鼠在严重缺氧情况下大脑和心肌的乳酸含量,能恢复缺氧时心肌 cAMP/cGMP 比值,并有保护心肌毛细血管内皮细胞及减轻线粒体损伤的作用[10]。人参总皂苷及其组分 $Rb+R_0$ 能保护大鼠乳鼠心肌细胞培养缺糖缺氧性损伤,减少再给氧损伤时乳酸脱氢酶的释放,还能降低离体大鼠心脏缺血再灌注损伤时肌酸磷酸激酶释放[11]。人参皂苷对抗心肌细胞膜脂质的过氧化,减轻心肌细胞膜的损伤,有利于恢复灌注后心肌功能的恢复[12]。人参二醇组皂苷对烧伤大鼠的心功能亦有保护作用,机制与丙二醛的含量降低,而超氧化物歧化酶(SOD)的活性增高有关[13]。亦有研究认为人参皂苷 Re 能够抑制大鼠心肌和血浆中前列腺素 E_2 水平的升高,对大鼠心肌缺血-再灌注时,循环血中和心肌内前列腺素 E_2 大量蓄积所致的心脏损害有显著的保护作用[13]。陆丰等[14]的研究发现人参 Rb 组皂苷对急性缺血心肌产生明显保护作用。人参皂苷 Rg_2 对用异丙肾上腺素、亚硝酸钠与垂体后叶素制备大鼠化学性心肌缺血有保护作用。Scott 等[15]研究发现,人参皂苷 Rb_1 可抑制心肌细胞的收缩,有助于减少心肌的耗氧量。田建明等[16]采用体外培养心肌细胞法,制备心肌细胞缺氧缺糖模型,发现人参皂苷 Rg_2 能明显增加缺氧缺糖心肌细胞搏动幅度和存活率。王天晓等[17]通过结扎大鼠腹主动脉建立压力超负荷性心室重构模型,研究人参 Rb 组皂苷对压力负荷性心肌肥厚大鼠心室重构的影响及其作用机制,发现人参 Rb 组皂苷对大鼠心室重构具有保护作用。刘洁等[18]的研究表明人参二醇组皂苷可明显降低心肌梗死率。

(3) 对血压的影响:人参茎叶皂苷能增加麻醉豚鼠的毒毛花苷 g(哇巴因)LD_{100} 剂量(毒性降低),降低麻醉猫动脉压、左室内压,心室内压上升,最大速率心排出量有所增加[19]。许多学者研究人参对动物血压的影响。由于制剂与剂量不尽相同,实验结果认为,人参对血压具有或升或降或双相调节但以降压为主的三种调节方式。其机制为:直接作用于血管平滑肌;与兴奋突触前膜 α2 减少交感神经递质释放有关。近年来有学者研究了人参茎叶二醇组(PDS)和三醇组(PTS)皂苷对血压的影响。实验表明:PDS 主要引起血压下降,该作用与其拟胆碱样作用有关;PTS 静脉注射可引起血压升高,该作用可能与 α,β 受体无关,而是影响中枢。实验通过人参茎叶总苷中含有升压(PTS)和降压(PDS)成分,证实了人参总苷可引起血压的双相变化[20]。

(4) 对血流动力学的影响:有报道人参茎叶黄酮能明显降低麻醉狗的 LVP、dp/dt_{max}、TPVR 和耗氧量,明显延长反映心肌收缩敏捷度的 $t\text{-}dp/dt_{max}$。人参茎叶皂苷可使狗左室泵功能和心肌收缩性发生程度不同的改变,可使 LVP、CD、CI、TPVR、HR、耗氧量、dp/dt_{max}、dp/dt/CPIP 等下降,PF、SI、$t\text{-}dp/dt_{max}$ 等上升[21,22]。用猫作血流动力学研究,结果 15mg/kg、20mg/kg 使 LVP 和 dp/dt 下降后逐渐恢复,但同时心排出量有所增加,在心室收缩压下降情况下心排出量增加,反映总外周阻力明显下降,这与扩张外周血管作用有关。离体豚鼠冠脉灌注表明总苷和 Re 都有扩冠脉作用,为 Re 治疗缺血性心律失常提供依据[23]。

(5) 抗休克作用:有研究认为,人参二醇组皂苷是通过提高超氧化物歧化酶活力,减少过氧化脂质产生来达到稳定细胞膜，治疗休克的。另外，人参果皂苷和人参芦头皂苷对失血性休克也有保护心、肝和肺等组织的作用，使组织形成 LPO 的含量减少[24]。崔新明等[25]通过结扎犬冠状动脉前降支制备犬心源性休克模型，发现人参皂苷 Rg_2 对心源性休克犬缺血心肌有明显的保护作用。此后，通过研究人参二醇皂苷(PDS)对急性心源性休克的影响[26,27]，发现对急性心源性休克犬具有保护作用。

(6) 降血脂及抗动脉粥样硬化作用：人参茎叶皂苷和人参多糖对高脂血症大鼠有降血脂作用[28,29]。人参总皂苷能降低 MDA、Tch 和 TG，增加 HDL/Tch 值和 SOD 活性，其对内皮细胞的保护作用可能与抗脂质过氧化，增加 SOD 活性有关[30]。李凤娥[31]等的研究表明，人参二醇组皂苷(PDS)能够提高血清 SOD 活力，降低 MDA 含量，增强清除氧自由基和抗脂质过氧化功能，从而稳定细胞膜，保护内皮而发挥抗动脉粥样硬化(AS)作用。

2. 对物质代谢的影响

(1) 对糖代谢的影响：从人参根中分离纯化出小分子均一多糖，对小鼠正常血糖有降低作用，若以高碘酸化处理，则丧失了其降糖活性，这种小分子均一多糖对肾上腺素、链脲霉素、四氧嘧啶引起的动物高血糖均有降低作用[32]。周丹菲等[33]的研究表明人参皂苷和氯米帕明轻度增大慢性应激小鼠脾、肾上腺脏体系数，剂量依赖性地明显降低血糖浓度，降低血清三酰甘油浓度。

(2) 对实验性糖尿病的治疗作用：人参提取物、人参多糖、人参多肽、人参茎叶多糖、人参非皂苷部分均有降血糖作用[34-36]。人参能刺激小鼠游离胰岛释放胰岛素，并能使胰岛素合成量明显增加，对链脲霉素造成的糖尿病小鼠的血糖、胰岛素、胰高糖素水平无明显影响[37]。人参总皂苷可以刺激分离的大鼠胰岛释放胰岛素，并可促进葡萄糖引起的胰岛素释放。人参总皂苷与胰岛素释放之间的剂量—反应关系曲线呈"S"型[38]。

(3) 对蛋白质代谢的影响：红参对肝细胞 RNA 的合成均有促进作用，并且随浓度成正比地增强[39]。人参茎叶皂苷对小鼠肝肾组织 RNA 的合成均有增加作用[40]。人参三醇型皂苷通过促进植物血凝素活化淋巴结细胞的蛋白质合成而促进 5 种细胞因子(IL-1、IL-2、IL-3、BCGF、IFNγ)诱生[41]。

(4) 对脂质代谢的影响：胡巢凤等[42]研究人参茎叶皂苷对小鼠脂肪肝的作用机制，结果表明，人参茎叶皂苷可能通过增加肝组织氧化物酶体增殖物激活受体 a(PPARa)mRNA 表达，降低血脂和肝脂水平；并且通过降低细胞色素 P450 2E1(CYP2E1)mRNA 表达，抑制脂质过氧化反应，发挥治疗脂肪肝的作用。

3. 对中枢神经系统的作用

(1) 对中枢神经系统的调整作用：人参对神经系统(CNS)的调节表现为刺激和抑制双重作用，并且它可以调节神经传递，其中人参皂苷 Rb_1 和 Rg_1 对神经系统起到了主要作用[43-45]。近年来的动物实验表明 Rb_1、Rg_1 和 Re 能够阻止东莨菪碱对记忆的障碍[46,47]。这些研究已经证实了人参皂苷能改善认知能力，增强记忆和促进神经发育[48,49]。人参皂苷也具有保护神经系统萎缩的能力，Lim 和 Wen 等人的研究表明 Rb_1 能够保护海马神经元，并且延缓神经细胞的死亡和萎缩[50,51]。另一项研究表明了 Rg_1 可以增强小鼠脑皮质细胞的膜流动性[52]。人参总皂苷能阻断多巴胺受体[53]，人参皂苷 Rd 可以拮抗吗啡诱导的小鼠条件性位置偏爱(CPP)效应，Re 可以增强吗啡诱导的小鼠过量活动[54]。

(2) 对脑电图的影响：人参对脑电图的一般影响是具有中等程度的同步化效应，原来的脑电图去同步化时，人参引起中度的同步化；若原来的脑电图明显同步化时，在许多情况下人参都可引起短暂的去同步化，继而才引起持续更久的弱的同步化；人参易化了原发电位的出现。尚有报道，人参小剂量时可致动物脑电图出现同步效应，大剂量时则导致异常节律[55]。

(3) 对脑血流和脑能量代谢的影响：人参果皂苷能提高脑摄氧能力[56]。结扎蒙古沙土鼠一侧颈总动脉造成急性缺血实验模型，人参皂苷均能明显降低动物卒中发生率，同时能明显降低缺血脑内乳酸的含量，升高脑内 ATP 的含量和乳酸脱氢酶的活性，对急性脑缺血脑内能量代谢的紊乱具有一定的改善作用[57]。

(4) 对神经组织的保护作用：人参皂苷 Rb_1、Rg_1 能明显延长原代培养的大鼠海马神经细胞的存活时间，降低神经细胞的死亡率，并对抗谷氨酸介导的神经毒性作用，其机制在于选择性抑制大量谷氨酸引起的钙离子浓度异常增高[58]。人参皂苷单体 Re 能显著地抑制脑缺血再灌注过程中 SOD 的活性下降和脂质过氧化物代谢产物即丙二醛的升高[59]。人参总苷能缩小大鼠大脑中动脉阻断所致梗死的范围，减轻神经功能障碍，并抑制缺血和再灌注期间腐胺含量的增加，其保护缺血再灌注脑组织的作用可能与影响腐胺代谢有关[60]。在细胞实验中，李爱红[61]等发现，几种小单体成分在适宜的浓度内对缺血培养的小鼠胎鼠皮质神经细胞具有保护作用，而且呈浓度依赖性。

(5) 对脑内神经递质的影响：人参能特异性且剂量依赖性地抑制具有放射活性的 DA、NA 和 5-HT 被摄入大鼠大脑突触体中[62]。人参根皂苷和人参茎叶皂苷均能使正常大鼠不同脑区的单胺类递质的含量明显增多[63]。人参提取物能特异性且剂量依赖性地抑制 GABA 和 GLU 被摄入大脑突触体中，低剂量 GLU 转运较敏感，而高剂量时 GABA 转运较敏感[62]。

(6) 对脑内 Na^+、K^+-ATP 酶的影响：人参茎叶皂苷对脑内 Na^+、K^+-ATP 酶有明显的抑制作用，为反竞争性抑制[64]。体外实验发现，人参茎叶总皂苷、人参茎叶三醇组皂苷均能显著抑制兔大脑 Ca^{2+}-ATP 酶和 Mg^{2+}-ATP 酶的活力[65]。人参皂苷显著抑制成年大鼠大脑皮质的 Na^+、K^+-ATP 酶和 Ca^{2+}-ATP 酶的活力，对老年大鼠大脑皮质的 Na^+、K^+-ATP 酶和 Ca^{2+}-ATP 酶的活力则具有显著的兴奋作用，对新生大鼠大脑皮质 Na^+、K^+-ATP 酶和 Ca^{2+}-ATP 酶的活力却无明显影响，提示人参的抗衰老作用可能与其对脑内的 Na^+、K^+-ATP 酶和 Ca^{2+}-ATP 酶的影响有关[66]。

(7) 对学习记忆的影响：人参提取物可拮抗樟柳碱和戊巴比妥造成的记忆获得不良，改善环己酰亚胺和亚硝酸钠造成的记忆巩固障碍以及 40% 乙醇造成的记忆再现缺陷[67]。人参提取物显著易化了大鼠条件反射的形成。在爬杆实验中也观察到了人参提取物或其单体皂苷能显著加速实验动物识别行为的获得[68]。在穿梭箱和 γ-迷宫实验中，分别观察到人参茎叶皂苷能对抗电休克所致的小鼠记忆障碍和提高大鼠在 MG-2 型迷宫中条件性回避反应的出现率与分辨学习的正确率[69]。人参皂苷对小鼠暂时性脑缺血引起的学习记忆障碍有保护作用[70]。人参根皂苷对正常大鼠的学习、记忆过程有促进作用；而人参茎叶皂苷对电休克所致的大鼠记忆障碍有明显的改善作用，二者均使正常大鼠不同脑区的单胺类递质的含量明显增多[63]。Wang 等[71]研究发现，人参皂苷 Rg_1 还可以通过增加 ChAT 活性，抑制 AChE 活性而改善大鼠学习和记忆缺陷。Mook-Jung 等[72]认为，Rg_1 和 Rb_1 亦可以通过增加海马的突触密度从而提高学习能力。有人[73]通过被动回避实验发现人参皂苷可以促进学习和记忆的获取和保持，明显修复脑损伤及衰老引起的学习记忆的衰退。

4. 对血液系统的作用

（1）对造血功能的影响：人参或其提取物对骨髓的造血功能有保护和刺激作用，能使正常和贫血动物红细胞数、白细胞数和血红蛋白量增加。对贫血病人也能使红细胞、血红蛋白和血小板增加，当外周血细胞数减少或骨髓受到抑制时，人参增加外周血细胞数的作用更为明显。人参是通过增加骨髓 DNA、RNA、蛋白质和脂质的合成，促进骨髓细胞有丝分裂，刺激骨髓造血功能的[74]。体外实验证明，人参总皂苷可能通过刺激巨噬细胞、脾细胞和骨髓基质细胞产生 GM-CSA、BPA 和 MK-CSA 等多种造血活性物质，以及协同 BPA 和 EPO 的生物活性等多种途径，从而促进小鼠血细胞的产生[75]。人参皂苷 Re 能使幼稚和成熟红细胞膜的流动性增加，具有保护细胞膜和防止细胞老化的作用[76]。人参皂苷 Re 对不同年龄红细胞膜流动性的影响是不相同的，而对正常的 Na^+/K^+ 泵无影响[77]。亦有研究认为：人参总皂苷在体外对人的红细胞有溶血作用，在体内对狗的红细胞有溶血作用，结合珠蛋白下降，网织红细胞升高等，同时，人参总皂苷对肾脏有一定毒性，表现为血尿和蛋白尿，但这种损伤可能是可逆的[78]。

（2）对血小板功能的影响：人参具有抑制血小板聚集的作用。人参在抑制血小板聚集的同时，也抑制 MDA 的生成，而且二者呈平行关系。实验提示人参对血小板环氧酶和 TXA_2 合成酶有直接作用，人参抑制血小板功能与 PG 代谢有关[79]。人参皂苷显著升高血小板内 cAMP 含量，但不影响 cGMP 含量。由于人参总苷与 PGE_1 有协同作用，与茶碱无协同作用，因而揭示人参总苷的作用环节可能与茶碱相同[80]。

5. 对内分泌系统的影响

（1）对垂体-肾上腺皮质系统的影响：对人参刺激肾上腺皮质功能研究发现，人参中多种人参皂苷增加肾上腺皮质激素分泌活性，其中人参皂苷 Rb 作用最强。人参二醇和人参皂苷 Rd 对大鼠有升高肾上腺 cAMP 水平的作用，但人参皂苷 Rb_2 和人参三醇无效，垂体切除术可解除 Rd 和人参二醇对肾上腺 cAMP 含量的影响[81]。

（2）对性腺的影响：人参可使去势大鼠出现交尾现象；去势雌鼠出现强烈的雌激素样作用；使雄性在冬季出现交尾；使家兔睾丸中精子数目增加，且活动力增强，体外生存期延长；使蜂王产卵能力提高[82]。人参果皂苷 150mg/d，2 个月为一疗程，可明显增加男性老年患者血浆中睾酮的水平，降低血浆中雌二醇的含量，使雌二醇/睾酮比值下降，因此人参果皂苷对许多与雌二醇与睾酮比值升高的有关疾病均可收到一定的效益[83]。人参对内分泌系统有着广泛的影响，有研究已经表明人参皂苷能够调节糖皮质激素受体表达及糖皮质激素结合。体外研究实验发现人参皂苷的代谢产物能够通过对乙酰胆碱受体的作用，降低肾上腺嗜铬细胞分泌儿茶酚胺类激素的水平[84]。王艳华等[85]研究发现，人参皂苷可通过作用于中枢神经内分泌细胞而抑制肾上腺皮质激素释放素和 ACTH 的释放。此外，也有研究表明人参皂苷能够提高血浆促肾上腺皮质激素水平，进而起到增强体质、延缓衰老和抗疲劳等功效[86]。冯立等研究表明人参多糖（GPS）可促进低温应激大鼠上调黄体生成素与绒毛膜促性腺激素分泌水平，增加卵巢颗粒细胞蛋白合成，促进卵母细胞成熟，升高怀孕率[87]。

6. 对免疫系统的影响

（1）对单核-吞噬细胞系统（RES）吞噬功能的影响：人参皂苷或人参花皂苷能显著增强小鼠腹腔渗出细胞对鸡红细胞的吞噬活性[88-90]。人参在升高小鼠腹腔巨噬细胞吞噬率和吞噬指数的同时，也增加其细胞面积。人参使巨噬细胞内 cAMP 含量显著下降，cGMP 含量显著升高，这可能与人参增强巨噬细胞吞噬功能的机理有关[91]。中国红参总皂苷和高丽参总皂苷对环磷酰胺所致巨噬细胞吞噬功能抑制、白细胞减少和迟发型超敏反应抑制均有对抗作用，而且红参总皂苷对环磷酰胺抑制溶血素形成亦有对抗作用[92]。人参茎叶多糖对正常豚鼠补体水平无明显影响，但对眼镜蛇毒因子(CVF)处理后的豚鼠低补体状态在连续给药5～8天后有一定恢复作用[93]。动物实验证明，人参对体液免疫和细胞免疫均有刺激作用，可防治多种原因引起的白细胞下降，并能增强单核-吞噬细胞系统的吞噬功能[94]。

(2) 对特异性抗体形成的影响：人参使各种抗原刺激后的动物抗体产生明显增加。给小鼠灌胃人参芦总皂苷，自免疫刺激前1天起，连用7天，然后腹腔注射鸡红细胞，免疫期6天，结果刺激对小鼠溶血素(相应抗体)含量有双向调节作用，使原来低者升高，原来高者下降[95]。给正常小鼠注射人参皂苷后，能增强低剂量抗原免疫后的一次抗体反应，对二次抗体反应无影响，加大剂量也无作用，说明人参皂苷是免疫增强剂，也是免疫调节剂[88-90]。人参多糖能显著增加DC合成分泌IL-2、IL-12和TNF-α，并提高DC表面共刺激分子MHCⅡ和CD86的表达，从而增强DC的抗原递呈能力，将有利于抗体的产生[96]。

(3) 对淋巴细胞转化的影响：余汉杰研究了红参煎剂对体外培养淋巴细胞增殖的影响。在未用致有丝分裂原刺激的培养基中，适量人参促进淋巴细胞增殖，而高剂量时明显抑制，用刀豆素A或细菌脂多糖抗原刺激的培养基中，较低浓度人参对淋巴细胞增殖无明显影响，较高浓度时有明显抑制作用[97]。人参皂苷对植物血凝素的刺激反应性无明显增强作用，而对刀豆素A和细菌脂多糖抗原刺激的淋巴细胞转化有明显增强作用[88-90]。人参皂苷对小鼠3种形式的手术应激(截肢术、胸壁手术和剖腹术)介导的细胞免疫功能抑制，具有显著的调整和促进恢复作用，可部分拮抗应激小鼠天然杀伤细胞和抗体依赖细胞介导细胞毒活性的抑制，完全拮抗腹腔巨噬细胞吞噬功能的受抑状态[98]。人参茎叶皂苷(GS)可通过提高创伤后的细胞免疫功能，进而增强机体对感染的抵抗力[99]。人参皂苷Rg_1无论体内给药还是体外实验均能选择性增强老年大鼠脾淋巴细胞增殖能力和IL-2的产生与释放。

(4) 对天然杀伤细胞-干扰素-白细胞介素-2调节网的作用：人参煎剂在活体内显著提高小鼠脾脏NK细胞活性，且人参的作用随剂量的增加而增强。在未用有丝分裂原刺激的培养中，人参明显增加干扰素的产生。给小鼠每日皮下注射人参花皂苷可促进小鼠脾脏NK细胞活性，并可在刀豆素A存在下诱生γ-IFN和IL-2，其用量以明显提高NK细胞活性升高。当剂量过大(2mg及5mg)时有NK细胞受抑制趋势。但人参花皂苷本身无诱生γ-IFN的作用，总之人参花皂苷对NK细胞-IFN-IL-2调节网起正调节作用[89,100]。人参三醇型皂苷对骨髓受抑小鼠模型的骨髓造血相关细胞因子具有调整作用，能促白细胞介素(1～6)的诱生，应用体外无细胞转译体系直接观察到人参三醇皂苷对IL-2 mRNA的促转译效应，从而首次证实了人参三醇皂苷促细胞因子mRNA表达的调节效应[101]。

(5) 对免疫功能的影响与环核苷酸的关系：在未注抗原前，给小鼠注射人参花总皂苷1.0mg/d，连续4天，小鼠脾组织中cAMP和cGMP水平明显升高，其中cAMP水平升高更显著，使cGMP/cAMP比值低于对照组。在注射抗原(白喉类毒素)后，cAMP处于持续低水平，人参升高cAMP的作用消失，而cGMP明显升高，使cGMP/cAMP比值上升[88-90]。参芦和参根总皂苷对环核苷酸含量的影响随机体免疫反应水平不同而呈现双向调节作用[102]。

(6) 对免疫受抑制动物免疫功能的影响：人参皂苷刺激小鼠REC吞噬作用不受同时给予环磷酰胺、氟尿嘧啶(5-氟尿嘧啶)、6-巯基嘌呤和丝裂毒素C等免疫抑制剂的影响[103]。给小鼠灌胃人参根多糖，或人参皂苷，可使环磷酰胺所致腹腔渗出巨噬细胞吞噬作用、溶血素形成及迟发性变态反应的抑制恢复至正常水平[58,104]。人参根多糖对受7.5～8.5Gy X线一次全身照射小鼠预防给药对辐射引起的T淋巴细胞损害有一定保护作用，使受照小鼠细胞免疫功能提高[105]。用^{60}Co照射经流感病毒免疫的豚鼠，人参皂苷能对抗辐射引起的免疫功能下降[102]。人参皂苷可以通过调整垂体(ACTH)-肾上腺(皮质酮)轴的活动参与机体免疫功能调节[106]。皮下注射人参茎叶皂苷，可明显拮抗撞击创伤小鼠活化T细胞内cAMP含量，腺苷酸环化酶(AC)、蛋白激酶(PKA)活性的升高及cAMP-磷酸二酯酶(cAMP-PDE)活性的降低[107]。

(7) 对荷瘤动物和自发性高血压大鼠免疫功能的作用：人参皂苷对NKC-IFN-IL-2调节网有正调节作用，这可能是人参皂苷发挥抗肿瘤作用的机理之一[100]。自发性高血压大鼠(SHR)灌胃人参茎叶皂苷，结果使SHR大鼠空斑形成能力显著提高，在体内和体外均能显著增强淋转，而对玫瑰花结形成能力的增强不显著。SHR大鼠的免疫功能低下，其空斑形成、玫瑰花结形成和淋转能力分别为正常的57%、69%和70%。人参茎叶皂苷对自发性高血压大鼠的免疫功能有促进作用，这对于治疗原发性免疫缺陷病有一定意义[108]。

7. 抗衰老作用

(1) 延长寿命的作用：用人参花[109]饲养蜂，可明显延长寿命10～15天左右。在对体外人胚肺二倍体SL7株成纤维细胞(25代)的抗衰老研究中发现，人参注射液可明显促进二倍体细胞生长、增殖能力和稍延长细胞寿命[110]。红参注射液对体外培养肝细胞^{3}H-尿嘧啶核苷掺入有明显的影响[111]。有研究分别在细胞水平上、形态学上、肝细胞功能上证实了红参对肝细胞RNA的合成均有明显的促进作用，而且其作用与剂量呈正比。用显微放射自显影方法[39]，甲基-^{3}H胸腺嘧啶核苷掺入肝细胞内，红参注射液使细胞增生活跃，代谢功能增强，DNA复制率增高。用人参茎叶皂苷饲养老化大鼠(18个月龄)[110]，3个月后，取心肌制超薄切片，电镜观察，给药组细胞结构有明显的改善，脂褐素电子密度较低，胞核边缘比较整齐，与年轻动物的胞核形态相似，这可能与核的代谢功能改变有关。

(2) 抗衰老的作用机制：人参茎叶、芦头总皂苷对老、中年大鼠均有明显抑制肝匀浆和血清脂质过氧化作用，并在老年小鼠实验中得到同样效果[112]。人参茎叶皂苷也可使老年大鼠肝、脑组织中LPO含量明显低于对照组，人参茎叶皂苷可降低高脂饲料引起的大鼠脂质过氧化[113]。人参皂苷能明显提高阳虚动物cAMP水平，降低cGMP水平，cAMP/cGMP比值上升，能有效地增加阳虚动物肝内枯否细胞的数量[114]。人参皂苷、人参茎叶皂苷和人参多糖可抑制多种因素诱发的动物肝、脑、肺等组织的脂质过氧化，消除阴离子自由基。人参总苷、人参二醇体外可消除二甲基亚砜在有氧条件下产生的超氧离子自由基，人参总苷作用强于人参二醇[115]。人参根皂苷可恢复老年机体自由基代谢的平衡[116]。人参总皂苷能明显提高衰老模型小鼠的海马和血清中的超氧化物歧化酶(SOD)含量，降低其过氧化脂质的代谢产物丙二醛(MDA)含量[117]。Yokozawa T等[118]发现当快速衰老模型小鼠给予人参皂苷后体内GSH明显增高，GSSG明显降低，GSH/GSSG比率升高。此外，人参皂苷增加了Gpx的活性，并通过Gpx提高CSH/GSSG比率而增强抗氧化系统活性。人参皂苷能延长人羊膜细胞的生命周期，推迟羊膜细胞的退行性变，也说明其有防止细胞衰老的作用[119]。赵朝晖等[120]的研究表明，人参皂苷Rg_1可能通过上调衰老细胞Cyclin E和CDK2的表达，使细胞进入S期而发挥其抗细胞衰老的作用。人参皂苷Re对MPTP诱致小鼠黑质神经元凋亡有明显的保护作用；Bcl-2表达的升高和Bax表达的降低可能是人参皂苷Re抗凋亡的重要机制[121]。赵海花[122]的研究表明，人参皂苷对NBM神经元TrkB mRNA表达有促进作用，其结果为人参皂苷抗脑衰老及 AD 的临床治疗提供了形态学依据。

8. 增强机体适应性

(1) 抗疲劳作用：人参茎叶总皂苷灌胃或腹腔注射给药亦能明显延长动物游泳时间，而这种作用与人参根总皂苷相似[123,124]。茎叶皂苷可使游泳大鼠血中总脂增高，肝脏和腹直肌中蛋白质和核酸增高，其抗疲劳的作用机制可能与其升高血脂和促进蛋白质、RNA 合成有关[124]。Avakian EV 等研究显示[125]，人参皂苷能保证充足的肌、肝糖原储备，促进组织对糖原的利用，这对增强耐力及抗疲劳十分有利。Kim YH[126]等发现人参皂苷可以通过抑制羟、氧自由基产生、过氧化氢的脂质过氧化作用以及加速自由基清除等途径发挥抗氧自由基的作用，从而达到缓解体力疲劳的目的。王密等[127]通过研究人参二醇组皂苷(PDS)对游泳训练大鼠体内过氧化物(LPO)水平的影响，发现 PDS 组大鼠肝、肾、心、骨骼肌中 LPO 含量及血浆中 MDA 含量均低于对照组，且差异有统计学意义。唐晖等[128]研究了人参皂苷 Rg_1 对小鼠力竭游泳后恢复期血乳酸浓度的影响，结果显示人参皂苷 Rg_1 给药组小鼠血乳酸浓度均显著低于生理盐水对照组；给药组的血乳酸浓度在 1 小时时已基本恢复到安静组水平，而生理盐水对照组至 3 小时才基本恢复到安静组水平。

(2) 抗应激作用：人参茎叶皂苷可明显延长低压缺氧条件下小鼠存活时间，并保护脑、肝组织中过氧化物酶的活性。亦可明显延长常压缺氧条件下小鼠存活时间，提高存活率，降低耗氧量，后者与人参根皂苷的作用相似[123]。人参茎叶皂苷对各种物理性和化学性刺激引起的应激反应均有保护作用。茎叶皂苷腹腔注射可明显减少小鼠在高温(46℃)和低温(−9℃)条件下的死亡率，具有抗高温和抗低温作用[124]。人参多糖能提高机体的冷适应能力，能提高战士的机能状态[129,130]。实验表明人参多糖能提高大鼠冷适应能力，人参多糖组红细胞膜 Na^+，K^+-ATP 酶活性较单纯暴寒组增加 20%～30%[131]。崔丽萍[132]等的研究表明人参活性物质具有增强机体对有害刺激的防御能力和加强机体适应性作用。其稳定的药性对于未来的军事医药发展有着重大的意义。

(3) 抗突变作用：人参多糖对 X 射线诱发的染色体畸变率有明显降低作用[133]。人参提取物对诱变剂环磷酰胺造成的姐妹染色体互换(SCE)频率升高有显著的降低作用。人参对 C57 纯种小鼠用药不引起姐妹染色体(SCE)频率升高，说明没有改变效应[134]。

(4) 对耐缺氧能力的影响：红参提高耐缺氧的能力比生晒参强[235]。人参茎叶总苷静脉注射，能提高大白鼠抗窒息性脑缺氧能力，能促进皮质脑电与呼吸正常节律的恢复[135]。用模糊数学中综合评判法研究人参根皂苷抗低压缺氧作用。结果可明显延长小鼠在不同低压缺氧环境的存活时间，且与剂量、压力有关。在同一剂量下，随压力增大存活时间延长；在同一压力下，随剂量的增加作用效果逐渐增大。给大鼠每天喂饲人参煎剂，可使缺氧组及非缺氧组大鼠红细胞中的 2,3-DPG 均显著升高，其原因可能与人参促进红细胞 2,3-DPG 支路糖酵解有关[136]。中国红参和朝鲜红参总苷均可使游泳小鼠心肌中 cAMP、乳酸和血糖含量降低。并认为人参及其所含总苷可能通过节省游泳小鼠心肌和骨骼肌对糖原的利用和促进乳酸的氧化过程，而为心肌、骨骼肌活动提供能量[40]。利用培养的乳鼠心肌细胞实验证明，人参总皂苷对缺氧缺糖心肌细胞可防止无氧酵解，促进糖原合成，而对缺氧、缺糖心肌细胞起保护作用[137]。通过对培养的海马细胞耐缺氧实验证明，人参皂苷具有抗海马细胞缺氧损伤的作用[138]。王斌等[139]在人参总皂苷的耐缺氧效应机理研究中发现，人参总皂苷给缺氧瓶中小白鼠灌胃，能增加血红蛋白含量，增加脑、心、肝和肌肉中的 L-乳酸脱氢酶活性，减少肌肉中因缺氧糖酵解造成的乳酸积累，从而有显著耐缺氧效应。

9. 抗肿瘤作用 人参中含有的多种皂苷、人参多糖及人参挥发油具有抗肿瘤作用。红参中人参皂苷能使癌细胞再分化,诱导逆转为非癌细胞[140]。人参花、叶二醇组皂苷在体外也具有一定的抗肿瘤作用[141]。体内实验证明人参多糖与环磷酰胺合用可发生明显的抗肿瘤协同作用[142]。人参茎叶皂苷、花皂苷和人参多糖对 S180 也有明显的抑制作用[143]。人参地上部分挥发油成分(GVO_2)用体外培养的胃癌和肝癌细胞的实验,发现 GVO_2 使癌细胞数减少,生长受抑,死亡癌细胞数目增加[144]。何维等[145]观察了人参皂苷 Re 及西洋参总皂苷对肿瘤患者免疫功能的影响,结果表明,人参皂苷 Re 和西洋参总皂苷在一定浓度的剂量范围内可明显增强肿瘤患者的自然杀伤(NK)及 LAK 细胞活性。研究表明几种人参皂苷不仅可以直接抑制细胞毒素的增长[146,147],而且也可以减少癌细胞的分化和抑制转移[148,149]。人参皂苷 Rh_2 可以抑制癌细胞的增长并促进黑素形成[150]。研究也表明了人参提取物对暴露于致癌物质中的鼠有癌抑制作用[151,152]。Wakabayashi 等人报道了将 Rb_1、Rb_2 和 Rc 转化后的产物可以抑制鼠恶性肿瘤的繁殖,并且在 24 小时内高浓度可以减少细胞的死亡[147]。此外,调查研究表明了人参药物消费者对胃癌和肺癌疾病具有低发率[153]。姜浩[154]等报道,人参皂苷 Rh_2 能抑制体外培养的人肝癌 Bel-7404 细胞增殖并诱导其凋亡,亦说明人参皂苷具有抗肿瘤活性。Shim JY 等研究[155]表明,人参多糖(GPS)对多种肿瘤细胞有诱导杀伤和抑制增殖作用,其主要作用机制为:阻滞肿瘤细胞进入分裂期,使处于 G0/G1 期的细胞数目增多。进入 S 期和 G2+M 期的细胞减少,抑制肿瘤生长,诱导癌细胞分化使其逆转。King 等[156]的一项研究发现细胞周期抑制蛋白 p21 抑制人直肠癌细胞增生。诱导多种细胞因子生成,增强巨噬细胞 IL-1、IL-6、IL-12、IL-18、NO、TNF 的表达。Choi HS 等[157]发现人参多糖抑制癌细胞与 p53 基因有关[158]。谢冰松等[159]研究表明,GPS 调控人白血病细胞株 K562 细胞的增殖、诱导其向成熟方向分化并诱导 K562 细胞凋亡。

潘子民等[160]研究表明,荷卵巢癌细胞株 SKOV3 的严重联合免疫缺陷小鼠在连续喂饲人参后,肿瘤生长受抑制,肿瘤组织的微血管密度(MVD)明显减少;VEGF mRNA 和 VEGF 蛋白水平也显著下降。赵建平等[161]对人参抑制小鼠肿瘤转移做了研究,在体内外实验中均发现,人参能明显抑制 B16-BL6 黑色素瘤对纤维黏连蛋白和层黏连蛋白的黏附;同时还能抑制肿瘤细胞对重组基底膜的浸润,其作用效果与剂量呈正相关。在 B16-BL6 自发性肺转移模型中,给予口服人参能抑制肿瘤细胞的血行转移。体内实验还对其抗肿瘤新生血管形成进行了研究,发现瘤组织血液灌输量显著减少。

人参对免疫系统具有调节作用,能够抵抗肿瘤的发病率。然而,不仅人参中的人参皂苷起到此作用,人参中的多糖、人参烯醇类、人参炔三醇类等物质也对肿瘤具有一定的抑制作用,因此,人参对机体免疫系统的影响和抗癌作用是十分复杂的,仍然需要进一步深入的探索和研究。

10. 抗肝损伤作用 人参多糖对 D-氨基半乳糖所致的急性肝损害具有明显的保护作用,其机理可能是稳定和加强肝细胞膜,保护肝细胞线粒体及维持肝组织 cAMP/cGMP 比值的相对恒定[162]。测定人参皂苷对肝中毒的抑制作用发现,对四氯化碳中毒模型,人参皂苷 Rh_2 的原苷元,20(R)-人参皂苷 Rg_3,人参皂苷 R0,20(R)-和 20(S)-人参皂苷 Rs 有显著的抑制作用。对半乳糖胺中毒模型,人参皂苷-Rh_1 及 20(R)-人参皂苷 Rs 的原皂苷元有显著抑制效果。因此人参不仅可增强肝脏解毒功能,同时也有抗肝损伤的作用。另有实验表明,人参茎叶皂苷能够降低阻塞性黄疸模型大鼠的胆汁血症,保护肝脏功能,并具有抗内毒素血症的作用[163]。

11. 抗肾损伤作用 顺铂(CP)在含有对氨基马尿酸(PAH)的生理盐水溶液中与肾薄片孵育120分钟,导致薄片中PAH的蓄积明显减少,人参皂苷增加PAH的蓄积并抑制CP引起的PAH蓄积减少。人参皂苷抑制CP所致的BUN和MDA升高及SOD活性降低。推测人参皂苷对CP所致大鼠肾损害的保护作用可能与其增强肾小管细胞的内在反应性和抗脂质过氧化作用有关[164]。人参多糖对正常人或慢性肾衰患者的体外T细胞转化和IL-2诱生能力均有促进作用,并呈明显的剂量-效应依赖关系,其机制可能与人参多糖直接促进单个核细胞RNA、DNA和蛋白质的合成具有密切的关系[165]。动物实验表明,人参皂苷能显著降低大鼠膜性肾病模型的蛋白尿,降低血清及肾皮质中脂质过氧化终产物丙二醛(MDA)含量,提高血清及肾皮质中超氧化物歧化酶(SOD)和谷胱甘肽过氧化物酶(GSH-Px)活性,组织学检查显示人参皂苷轻度改善IgG、L3和BSA沉积,显著改善上皮细胞肿胀和足突融合,提示人参皂苷与羟自由基清除剂去铁胺(去铁敏,DFO)相似,能抗脂质过氧化,保护氧化酶活性,降低阳离子化血清白蛋白(C-BSA)制作的大鼠膜性肾病蛋白尿[166]。

12. 缓解重症急性胰腺炎 郭晓林等[167]研究人参二醇皂苷对重症急性胰腺炎(SAP)的影响。研究表明假手术组胰腺组织未见明显异常,模型组胰腺组织大片坏死,血管破裂出血,炎性细胞浸润,人参二醇皂苷干预组及地塞米松干预组可见炎性细胞浸润程度及坏死程度减轻。各时间点模型组大鼠血清IL-18、IL-6、IL-8明显高于假手术组、人参二醇皂苷干预组及地塞米松干预组。模型组、人参二醇皂苷干预组和地塞米松干预组的COX-2阳性率分别为90%、60%和50%,假手术组中阳性率为0,模型组COX-2阳性率高于两个干预组。人参二醇皂苷可通过抑制炎症介质释放减轻重症急性胰腺炎的炎症反应。

13. 缓解吗啡成瘾性的作用 人参皂苷能抑制吗啡6-脱氢酶,使吗啡的生成受阻,从而减轻吗啡的耐受性和成瘾性。此外,人参皂苷还可升高肝中谷胱甘肽的水平[168]。谷胱甘肽水平的增加,有利于降低吗啡酮的毒性。人参皂苷还可明显的抑制吗啡的戒断症状[169]。人参皂苷还能间接阻断多巴胺受体的敏感性,使吗啡的戒断症状得到缓解[170]。

14. 抗病毒作用 人参茎叶皂苷对单纯疱疹病Ⅰ型(HXV-1)感染细胞有保护作用,其有效单体为Rb_2等[171]。人参茎叶皂苷具有明显抑制HSV-Ⅰ、HSV-Ⅱ、AdVⅢ、VSV_4种病毒复制,从而使细胞得到保护作用;并发现Rb族为主要有效成分。实验还证明,人参茎叶总皂苷对细胞的保护作用不是直接杀伤病毒[172]。人参提取物对感染森林病毒的动物有保护作用,具有增强干扰素诱导产生的抗病毒能力。

(三)临床报道

1. 用于休克的急救

(1) 治疗感染性休克:王友杰[173]将53例肺炎球菌肺炎中毒性休克病例随机分为两组。两组均予吸氧、补充血容量,并予抗生素、糖皮质激素及血管活性药物,纠正水电解质、酸碱紊乱等。治疗组在上述治疗的同时,使用参麦注射液。结果治疗组血压改善的总有效率为80.7%,显著优于对照组的69.5%;治疗组意识状态改善的总有效率为80.3%,也显著优于对照组的65%。

(2) 治疗过敏性休克:严首春等[174]将96例临床确诊为过敏性休克患者分为2组,对照组予常规治疗,包括扩容、纠正水电解质紊乱,适当应用激素、抗生素及血管活性药物,治疗心肌缺血等并发症,辅以保护心脑等支持治疗,积极治疗原发病等;治疗组在常规治疗的基础上辅以静推参麦注射液治疗。结果治疗后4小时血压回升率治疗组68.3%,对照组22.2%;治疗后6小时血压回升率治疗组93.3%,对照组44.4%,治疗组治疗后2、3、4、5、6

小时尿量平均值明显高于对照组；治疗组治疗后血液流变学指标较对照组明显改善。因此，在西医学常规治疗过敏性休克的基础上辅以参麦注射液，治疗效果优于单纯西医学常规治疗。

(3) 治疗创伤性休克：刘发平等[175]对62例创伤失血性休克病人分别用乳酸钠林格注射液（对照组）及参麦注射液（观察组）复苏。结果观察组（32例）血压3～5分钟即开始上升，与对照组（30例）比较有显著性差异。随着血压上升，尿量、心率、肢温与意识明显好转。两组治愈率分别为93.75%和76.7%，具有显著性差异。表明参麦注射液用于创伤失血性休克复苏具有作用早、速度快、维持血压平稳、用量小、安全性好等优点。

(4) 治疗心源性休克：许瑛等[176]采用参麦注射液治疗30例心源性休克患者，其中急性心肌梗死22例，扩张性心肌病4例，肺梗死2例，急性心肌炎2例。在常规抗休克治疗（包括吸氧、心电监护、纠酸、多巴胺升压、血管扩张剂、病因及对症等）后，血压无明显回升的情况下，应用参麦注射液40ml静推，继以100ml持续静滴，至血压回升后逐渐减量，2～3天后停药。结果两日后血压由(70.5±10.8/52.8±6.3)mmHg升至(98.6±10.1/70.6±8.6)mmHg，心率由(113.89±7.59)次/分降至(86.58±7.59)次/分，1周后8例心功能明显改善，4例好转，18例死亡，总有效率为40%。盛小刚等[177]将42例心源性休克患者分为主动脉内球囊反搏(IABP)组20例和IABP加参麦组22例，前者应用IABP及常规抗休克药物，后者在此基础上加用参麦注射液50ml静滴，每日2次，连用14天。结果治疗后，IABP组血流动力学指标稳定在(7.8±4.5)小时，明显长于IABP加参麦组(4.6±3.9)小时；IABP组使用IABP时间(63±17)小时，明显长于IABP加参麦组(50±20)小时，结果IABP组重病监护病房住院时间(6.6±2.4)天，明显长于IABP加参麦组(4.7±2.2)天；治疗2周后心脏彩超显示：IABP加参麦组左心室射血分数为(0.34±0.07)，明显高于IABP组(0.31±0.05)；两组各死亡2例，差异无统计学意义。表明参麦注射液有助于心源性休克患者血流动力学稳定，缩短IABP使用时间和重病监护病房住院时间，改善患者心脏功能。

2. 治疗冠心病、心绞痛　俞兴群[178]将小红参制成注射液，含量为每支200mg、2ml，用10%葡萄糖40ml加上液6～10ml静脉推注，1日1～2次，观察31例，心绞痛有效率93.54%，心电图有效率76.66%。赵熙灼[179]给患者口服人参芦皂苷糖衣片，每日3次，每次1片(50mg)，疗程2个月。治疗心绞痛92例，显效15例，有效26例，无效51例；治疗心律失常114例，显效34例，有效36例，无效44例。范小云等[180]用生脉散治疗冠心病心绞痛136例，证实生脉散抗心绞痛有效率为93.4%，心电图缺血改变率为71.7%。治疗前后观察心绞痛发作情况、硝酸甘油用量及心电图缺血改变均有显著差异($P<0.01$)，无毒副作用。

3. 治疗心力衰竭　古学奎等[181]自拟丽参虫草汤（高丽参15g、冬虫夏草10g，加水150ml，炖2小时）治疗慢性充血性心力衰竭32例，原发病中冠心病17例，风心病9例，心肌病4例，高心病2例，32例患者均以丽参虫草治疗，每日1剂，连渣服用，连续服14天为1个疗程，对于部分维持服强心苷、血管扩张剂、利尿剂治疗的患者，继续原治疗方案不变。结果：经过1个疗程治疗，心功能提高2级为显效，共6例，心功能提高一级为有效，共23例，心功能无好转或恶化为无效，共3例。杨文义等[182]应用独参注射液静脉注射配合常规方案治疗小儿肺炎合并心力衰竭40例，与单独常规方案治疗的45例对照观察，显示独参注射液能缩短心力衰竭纠正时间，减少强心苷剂量，降低死亡率，两组间有显著差异。戴小华等[183,184]报道在常规西药基础上加用人参注射液静滴治疗肺源性心脏病35例、充血性心力衰竭30例，结果表明人参注射液治疗肺心病、心衰不仅可提高疗效、缩短疗程，而且可显著纠正肺心病患者ET-1、NO、血流变及心衰患者甲状腺激素的异常。徐凤龙[185]观察生脉散注射液治疗心力衰竭的临床疗效。方法：病人经抗心衰治疗症状改善后停药，后给予生脉散注射液1个疗程，测定给药前后左室收缩末期内径（LVIDs）、左室舒张末期内径（LVIDd）、左室射血分数（EF）、心排出量（CO）、短轴缩短率的变化值；结果：左室容积及射血功能治疗前后均有显著性差异（$P<0.05$）。研究证明生脉散注射液连续应用一段时间后，可改变充血性心力衰竭病人的左室射血功能和左室构型。

4. 治疗病毒性心肌炎 梁东勇[186]用加味生脉散内服配合双氢克尿塞、氨体舒通、卡托普利、硝酸甘油等治疗扩张型心肌病30例。结果：显效1例，有效16例。无效3例，总有效率90%。证实以益气养阴、活血利水法改善心脏血液循环是治疗扩张型心肌病的关键措施。李文梅等[187]用生脉散加减治疗病毒性心肌炎16例，经2个月，临床症状消失，实验室指标恢复正常13例。有效：临床症状减轻明显，心电图改善，但有反复者2例。无效：经治2个月，临床症状改善不明显，心电图无改善者1例。

5. 治疗脱肛 人参芦头20枚，文火焙干研末分20包，早晚空腹米饭调服1包，小儿酌减，10天为一疗程。作者用本品治疗26例患者，疗效甚佳。另有用人参芦1个研末，开水送服，1日1次，连服20天，治疗Ⅰ期脱肛50例，全部治愈[188]。

6. 治疗慢性胃肠病 有报道，将人参与五灵脂配伍治疗肠易激综合征、十二指肠球部溃疡、慢性萎缩性胃炎，每获良效[189]。

7. 治疗糖尿病 苏晋南[190]应用人参消渴丸（由人参、北芪、五味子、肉苁蓉、淫羊藿、巴戟天、天花粉、当归、茯苓、丹参、怀山药等水泛为丸）治疗糖尿病150例，其中病程最长30年，最短1年，年龄最大76岁，最小36岁。结果：显效105例，好转21例，间断服药，疗效不显著者15例，无效9例，疗程最短6个月，最长4年。

8. 治疗过敏性鼻炎 用红参注射液治疗过敏性鼻炎获良效。方法：先用2%丁卡因黏膜表面麻醉，再将本品注入两侧下鼻甲黏膜下，每次每侧各注射1ml（含生药10mg）每4日1次，4次为一疗程，治疗1～2个疗程。注射后进针点有出血者，用棉球压迫片刻，有喷嚏者，按摩人中穴。结果：治愈35例，好转33例，无效2例，总有效率97.1%。随访1年，治愈32例，半年内复发36例[191]。

9. 治疗性功能障碍 用人参治疗27例阳痿病人，其中15例完全恢复性功能，9例明显好转，3例无效。又以日服人参提取物500mg的方法，治疗老年性继发性阳痿和性交次数减少，勃起困难、早泄、射精无力或丧失性欲者，均有一定疗效[192]。

10. 延缓衰老 霍玉书等[193]应用人参果皂苷以改善中老年人的衰老状况。研究中选用50～70岁无急性疾病之中、老年人434例，随机分为治疗组327例及双盲对照组107例。治疗组口服人参果皂苷150mg/d，2个月，结果表明对改善衰老症状、调整血浆E_2/T比值、降低高血糖症的血糖水平等有良好的作用，应用多元逐步回归分析测算15项指标所得之函数年龄，治疗组有84.2%于治疗后下降，且与双盲对照组有显著差异。358例老年人口服人参芦皂苷糖衣片（长春市人民制药厂提供），每日3次，每次1片（50mg），2个月为一疗程。结果发现本品能使老年人老化症状减轻，记忆力增强，白细胞提高、免疫功能改善、垂体-性腺轴功能及肾上腺皮质功能均有提高[194]。

11. 治疗肿瘤 冯仲珉等报道人参多糖注射液36～60mg/次，每周1次胸腔注射，连用1～2周，治疗20例经病理证实有恶性胸腔积液者（病种分布：乳癌、肺癌、胃癌、恶性间皮瘤),有效率为75%,并可增强T淋巴细胞及NK细胞活性,不良反应为一过性体温升高,无其他毒副作用发生[195]。邢建华等[196]将50例经病理诊断为直肠癌的患者随机分为治疗组(35例)与对照组(15例),治疗组术前每天用84.5%的人参皂苷40~60ml,保留灌肠4~6小时,连续用药6~8天;对照组用等量生理盐水同样方法灌肠,用药后手术切除肿瘤,术中取新鲜标本,送电镜检查。结果:治疗组用药后,25例便频、便血、肛坠感减轻,占71.4%,7例不全梗阻患者腹痛全部减轻,电镜观察23例发现凋亡癌细胞,占65.7%,对照组无上述改变。研究认为人参皂苷可诱导直肠癌细胞凋亡。林洪生等[197]采用随机对照的方法,应用参一胶囊配合化疗治疗肺癌120例,单纯化疗31例。结果:参一胶囊能提高化疗疗效,肺癌试验组有效率(PR+CR)为33.3%,化疗组为12.9%,两组相比,$P<0.05$。参一胶囊能改善气虚证候和临床症状,试验组对气虚证临床症状改善的有效率明显高于化疗组,$P<0.05$。NK细胞提高率试验组为54.1%,化疗组9.7%。T细胞亚群检测结果(CD_4/CD_8)显示,试验组提高率41.7%,化疗组12.9%,两组比较差异显著。参一胶囊能提高患者的生存质量,卡氏(Karnofsky)评分,试验组明显优于对照组($P<0.01$)。结论:参一胶囊与化疗合并用药对气虚证肿瘤患者有增效减毒作用,能改善气虚证候,提高免疫功能和生存质量,增加体重。

12. 治疗新生儿疾病　用人参水提液抢救新生儿窒息及恢复期、重症肺炎、硬肿症、颅内出血和肺出血等30例,均获满意疗效。患儿日龄自出生后数分钟~28天。入院后先予常规治疗和抢救处理,再给红参洗净并切薄片,加水40~50ml,蒸30分钟,待其汁呈黄色时加白糖少许,每3小时用此蒸汁5ml加入牛奶中喂服1次,亦可用滴管滴服或鼻饲治疗,疗程4~10日。结果全部治愈。患儿一般在口服红参蒸汁2~3次后,临床危象开始改善[198]。

13. 治疗胎儿宫内生长迟缓　长白山人参茎叶皂苷片对28例31~34孕周胎儿宫内生长迟缓(IUGR)的孕妇进行了试验性治疗,同时与26例给营养疗法的IUGR孕妇(对照组)作一对比。结果表明:试验组与对照组孕妇宫底高度与胎儿双顶径在35周以后逐渐接近正常妊娠组,其尿总雌激素/肌酐(E/C)比值和血清人胎盘泌乳胷亦逐渐接近正常妊娠组;经人参茎叶皂苷治疗和营养疗法所治疗后出生的新生儿体重,与正常妊娠组比较,差异无显著意义。治疗组与对照组新生儿脐血糖及白蛋白值比较,差异无显著意义,但均明显高于IUGR未治疗组。表明人参茎叶皂苷在治疗IUGR方面可获得与营养疗法同样的效果[199]。

14. 治疗贫血　用人参总皂苷胶囊剂对52例肾性贫血患者进行了治疗,2.4~3.0g/d,所有患者服药同时配合对症保守疗法,未给予透析、输血及其他纠正措施,经8周治疗后,尿毒症期13例总有效率46.1%;氮质血症期21例总有效率80.9%;慢性肾小球肾炎11例总有效率81.8%;慢性肾盂肾炎7例总有效率85.7%,52例肾性贫血患者总有效率为73.6%[200]。沈一平等[201]采用人参总皂苷胶囊联合环孢素治疗30例慢性再生障碍性贫血,总有效率达83.3%。周郁鸿等[202]采用人参总皂苷胶囊治疗53例中性粒细胞减少症,并与利血生对照,结果两组症状、外周白细胞计数、临床疗效皆有显著性差异,人参总皂苷胶囊优于利血生。

(四) 不良反应

一般天然皂苷的毒性均大,人参虽含皂苷但其毒性甚小。人参根粉对小鼠口服急性半数致死量(LD_{50})在5g/kg以上。人参茎叶给小鼠口服一次60g/kg,3天内动物死亡。腹腔注射LD_{50}为(20.6±0.17)g/kg。动物死前活动显著减少,呼吸减弱,死亡发生于给药后10~15小时,说明毒性较小。大鼠每日给予人参干浸膏105mg和205mg,连续25周,未发现有毒性及不能耐受现象。人参总皂苷给小鼠一次灌服 5g/kg,未发现死亡。从人参皂苷 Rb_1、Rb_2、Rc、Rd、Re、Rf 和 Rg_1 分别一次腹腔注射对小鼠的半数致死剂量来看,Rb_1、Rf、Rg_1 的毒性较 Rb_2、Rc、Rd 及 Re 低。从化学结构上看 Rb_1、Rf 及 Rg_1 均属于原人参二醇型,而 Rb_2、Rc 及 Re 属于原人参三醇型。前一类型皂苷的毒性比后一类型者大。另外,人参皂苷的糖分子含有葡萄糖者其毒性较低。

Siegel[203]报道了 133 例服用人参者中发现人参滥用综合征(ginseng abuse syndrome),并主要表现为失眠、腹泻和皮疹等症状。人内服 3%人参酊剂 100ml 后,仅感到轻度不安和兴奋,内服 200ml,可出现中毒现象,全身玫瑰疹、瘙痒、晕眩、头痛、体温升高及出血。曾有一例内服人参根酊剂 500ml 而导致死亡的报道[204]。人参的毒性研究主要涉及人参的服用剂量及人参皂苷的胚胎毒性等方面,有关研究也证实了人参皂苷 Rb_1 的毒性作用,一定浓度的 Rb_1 对大鼠的胚胎具有很大的影响[205]。Poindexter 等[206]人的实验证实:将人参提取物(10% v/v)加入到新生大鼠的心肌培养基中,观察到大鼠的心肌出现停止跳动期,逐渐稀释浓度后,心肌逐渐恢复正常,由此表明了高浓度人参提取物对心脏的毒性作用。虽然研究表明人参皂苷具有一定的毒副作用,但仍然需要进一步深入探索。

参 考 文 献

[1] 张永鹤,荻原幸夫. 人参芦头抗心律失常活性成分研究[J]. 沈阳药学院学报,1992,9(2):103-105.

[2] 高东伟,楼福庆. 人参茎叶皂苷对兔实验性窦房结功能损伤的保护作用[J]. 中华心血管病杂志,1992,20(1):38-40.

[3] 钟国赣,江岩,等. Rb1 对 B 型钙通道的阻滞作用及其机理的单通道分析[J]. 白求恩医科大学学报,1992,18(2):129-131.

[4] 江岩,钟国赣. 人参二醇组皂苷与人参三醇组皂苷对培养心肌细胞钙通道的阻滞作用[J]. 中国中药杂志,1992,17(3):172-173.

[5] 江岩,钟国赣. 人参皂苷 Rb1、Rb2 和 Rb3 对正常与致损的培养心肌细胞电位与收缩活动的影响[J]. 中国药理学报,1992,13(5):403-406.

[6] 钟国赣,江岩. 人参二醇组皂苷 Rb1、Rb2、Rb3、Rc 和 Rd 的钙通道阻滞作用和抗自由基作用[J]. 中国药理学报,1995,16(3):255-260.

[7] 王晓明,钟国赣. 人参三醇组皂苷对大鼠心室肌细胞 L 型、T 型、B 型钙通道的阻滞作用[J]. 白求恩医科大学学报,1993,19(2):119-121.

[8] 吕文伟,刘洁,赵丽娟,等. 人参皂苷 Rg_2 对麻醉犬急性心源性休克血流动力学和氧代谢的影响[J]. 吉林大学学报:医学版,2004,30(4):534-537.

[9] 孙文娟,刘洁,曲少春,等. 人参皂苷 Rg_2 对兔戊巴比妥钠心力衰竭的影响[J]. 中国现代应用药学,2004,21(6):447-450.

[10] 方云祥,陈修,沈乃,等. 人参总皂甙对小鼠缺氧心肌乳酸和环核苷酸及超微结构的影响[J]. 中西医结合杂志,1987(6):354-356.

[11] 李元建,邓汉武,陈修. 人参皂苷及其组分对心肌细胞缺氧、再给氧和心肌缺血再灌注损伤的保护作用[J]. 药学学报,1987(1):1-5.

[12] 陈龙,张宝仁. 人参皂苷增强心脏停搏液对离体大鼠心肌的保护作用[J]. 第二军医大学学报,1992,13(6):527-531.

[13] 王中峰,萧家思. 人参二醇组皂苷对烧伤大鼠心功能的保护作用[J]. 中国药理学报,1995,16(4):345-348.

[14] 陆丰,雎大员,于晓凤,等. 西洋参叶 20S-原人参二醇组皂苷对急性心肌梗死大鼠交感神经递质及

肾素-血管紧张素系统的影响[J]. 中草药,2001,32(7):619-621.

[15] Scott G I,Colligan P B,Ren B H,et al. Ginsenosides Rb1 and Re decrease cardiac contraction in adult rat ventricular myocytes:role of nitric oxide[J]. Br J Pharmacol,2001,134(6):1159-1165.

[16] 田建明,郑淑秋,郭伟芳,等. 人参皂苷 Rg_2 对心肌细胞搏动幅度和存活率的影响[J]. 中国新药杂志,2003(11):912-914.

[17] 王天晓,于小风,曲绍春,等. 人参 Rb 组皂苷对压力负荷性心肌肥厚大鼠心室重构的影响及其作用机制[J]. 时珍国医国药,2008,19(7):1615-1617.

[18] 刘洁,刘芬,王秋静,等. 人参二醇组皂苷对心肌梗死犬血清一氧化氮、一氧化氮合酶水平的影响[J]. 中国实验方剂学杂志,2008(4):46-49.

[19] 陈延西,季晓玲,杨延秀,等. 人参茎叶皂苷血哇巴因 LD_{100} 心功能和血流动力学的影响[J]. 中药药理与临床,1988(1):29-32.

[20] 杨世杰,周鸣,谢湘林,等. 人参茎叶二醇组和三醇组皂苷对血压等作用影响[J]. 白求恩医科大学学报,1991,17(1):20-22.

[21] 潘文军,张宝凤,戴玉荣,等. 人参茎叶黄酮对狗心脏血流动力学的影响[J]. 沈阳药学院学报,1986(3):166-169.

[22] 潘文军,张宝凤,吴春福,等. 人参茎叶皂苷对狗心脏血流动力学的影响[J]. 沈阳药学院学报,1985(1):51-55.

[23] 刘崇铭,王敏. 人参总皂苷与单体皂苷 Re 对动物心功能和血液动力学的影响[J]. 沈阳药科大学学报,1995,12(2):130-132.

[24] 刘媛媛,赵学俭. 人参二醇组皂苷预治疗内毒素休克鼠血清 LPO,SOD 的变化[J]. 中国药理学通报,1995,11(2):163-165.

[25] 崔新明,李艳茹,吕文伟,等. 人参皂苷 Rg2 对急性心源性休克犬心肌的保护作用[J]. 吉林大学学报:医学版,2003(4):392-394.

[26] 刘洁,王秋静,刘芬,等. 人参二醇皂苷对急性心源性休克犬血清 IL-1 水平的影响[J]. 中成药,2005(11):1304-1307.

[27] 王秋静,刘洁,刘芬,等. 人参二醇皂苷对犬急性心源性休克的保护作用[J]. 吉林大学学报:医学版,2005,31(4):557-560.

[28] 郑熙隆,吴晋湘. 人参茎叶皂苷对慢性高脂血病家兔 6-酮-$PGF_{1\alpha}$ 及血栓素 B_2 的影响[J]. 湖南医科大学学报,1991,16(4):407-408.

[29] 郑熙隆,严幼芳. 人参茎叶皂苷对家兔慢性高脂血症的脂质调节及抗过氧化脂质作用[J]. 中国药理学通报,1991,7(2):110-113.

[30] 方云祥,肖洲生. 人参总皂苷对高脂饲养大鼠的脂质调节作用[J]. 湖南医科大学学报,1995,20(5):425-426.

[31] 李凤娥,孔繁利,孙新,等. 人参二醇组皂苷(PDS)对血脂、血清 NO、MDA 含量、SOD 活力的影响[J]. 中国民康医学,2009,21(21):2653-2657.

[32] 杨明,崔志勇. 人参多糖对动物正常血糖及各种实验性高血糖的影响[J]. 中国中药杂志,1992,17(8):500-501.

[33] 周丹菲,宋文锋,谭新睿,等. 人参皂苷和氯米帕明对慢性应激小鼠糖代谢和脂代谢的影响[J]. 西北药学杂志,2010,25(5):361-363.

[34] 王本祥,杨明. 人参多肽降血糖作用[J]. 药学学报,1990,25(6):401-405.

[35] 王本祥,杨明. 人参多肽降血糖机制的研究[J]. 药学学报,1990,25(10):727-731.

[36] 杨明,王本祥. 人参多糖降血糖和肝糖原的作用[J]. 中国药理学报,1990,11(6):520-524.

[37] 李明,吴纬. 人参和甲苯磺丁脲对小鼠游离胰岛作用的比较[J]. 兰州医学院学报,1991,17(4):227-229.

[38] 李国栋,陆钟琦. 人参总皂苷对大鼠胰岛释放胰岛素的作用及其特点[J]. 中西医结合杂志,1987(6):357-359.

[39] 徐萃华,王敏. 人参对体外培养肝细胞^{3}H-尿嘧啶核苷掺入的影响[J]. 中医药学报,1986(3):32-33.

[40] 张宝凤,潘文军,苏强,等. 中国红参与朝鲜红参总苷对肝、肾组织DNA、RNA及蛋白质合成作用的比较[J]. 沈阳药学院学报,1986(4):255-258.

[41] 田志刚,杨贵贞. 人参三醇型皂苷促细胞因子诱生及其特点[J]. 中国药理学通报,1990,6(1):37-42.

[42] 胡巢凤,陆大祥,孙丽萍,等. 人参茎叶皂苷对小鼠脂肪肝的作用及机制研究[J]. 中国药理学通报,2009,25(5):663-667.

[43] Saito H, Tsuchiya M, Naka S, et al. Effects of Panax Ginseng root on conditioned avoidance response in rats[J]. Jpn J Pharmacol,1977,27(4):509-516.

[44] Tsang D, Yeung HW, Tso WW, et al. Ginseng saponins: influence on neurotransmitter uptake in rat brain synaptosomes[J]. Planta Med,1985(3):221-224.

[45] Benishin CG. Actions of ginsenoside Rb1 on choline uptake in central cholinergic nerve endings[J]. Neurochem Int,1992,21(1):1-5.

[46] Benishin CG, Lee R, Wang LC, et al. Effects of ginsenoside Rb1 on central cholinergic metabolism[J]. Pharmacology,1991,42(4):223-229.

[47] Yamaguchi Y, Haruta K, Kobayashi H. Effects of ginsenosides on impaired performance induced in the rat by scopolamine in a radial-arm maze[J]. Psychoneuroendocrinology,1995,20(6):645-653.

[48] Takemoto Y, Ueyama T, Saito H, et al. Potentiation of nerve growth factor-mediated nerve fiber production in organ cultures of chicken embryonic ganglia by ginseng saponins: structure-activity relationship[J]. Chem Pharm Bull(Tokyo),1984,32(8):3128-3133.

[49] Salim KN, Mcewen BS, Chao HM. Ginsenoside Rb1 regulates ChAT, NGF and trkA mRNA expression in the rat brain[J]. Brain Res Mol Brain Res,1997,47(1-2):177-182.

[50] Lim JH, Wen TC, Matsuda S, et al. Protection of ischemic hippocampal neurons by ginsenoside Rb1, a main ingredient of ginseng root[J]. Neurosci Res,1997,28(3):191-200.

[51] Wen TC, Yoshimura H, Matsuda S, et al. Ginseng root prevents learning disability and neuronal loss in gerbils with 5-minute forebrain ischemia[J]. Acta Neuropathol,1996,91(1):15-22.

[52] Li JQ, Zhang JT. [Effects of age and ginsenoside RG1 on membrane fluidity of corticalcells in rats][J]. Yao Xue Xue Bao,1997,32(1):23-27.

[53] Kin HS, Kang JG, Oh KW. Inhibition by ginseng total saponin of the development of morphine reverse tolerance and dopamine receptor supersensitivity in mice[J]. Gen Pharmacol,1995,26(5):1071-1076.

[54] Guo M, Wang JH, Yang JY, et al. Roles of ginsenosides on morphine-induced hyperactivity and rewarding effect in mice[J]. Planta Med,2004,70(7):688-690.

[55] 王本祥. 人参药理学研究的新进展[J]. 药学学报,1980(5):312-320.

[56] 孙晓波,魏菲. 人参对老化机体某些生理生化指标的影响[J]. 老年学杂志,1989,9(1):59-61.

[57] 陈嘉峰,宗瑞义. 人参皂苷对急性脑缺血脑内能量代谢的影响[J]. 白求恩医科大学学报,1992,18(6):538-539.

[58] 张均田. 人参皂苷Rb1和Rg1对原代培养大鼠海马神经细胞的保护作用[J]. 药学学报,1995,30(9):674-678.

[59] 朱海波,方文龙. 人参皂苷单体Re对大鼠急性脑缺血—再灌注损伤的保护作用[J]. 延边医学院学报,1993,16(1):20-22.

[60] 张英鸽,钱之玉. 人参总甙对大鼠大脑中动脉阻断所致梗塞范围和脑内多胺含量的影响[J]. 中国

药理学与毒理学杂志,1994,8(4):250-255.

[61] 李爱红,柯开富,包仕尧,等. 人参皂苷 Rb_1、Rb_3、Rg_1 对培养小鼠皮层细胞缺血损伤的保护作用及浓度—效应关系[J]. 脑与神经疾病杂志,2003,11(2):72-74.

[62] Tsang D,Ho KW,Tse T K,et al. Ginsenoside modulates K+− stimulated noradrenaline release from rat cerebral cortex slices[J]. Planta Med,1986(4):266-268.

[63] 王爱民,曹颖林. 中国人参根,茎叶皂甙对大鼠的学习记忆及脑内单胺类递质含量的影响[J]. 中国中药杂志,1995,20(8):493-495.

[64] 胡刚,宗瑞义,陈声武. 人参茎叶皂苷对离体兔脑钠、钾——三磷酸腺苷酶活力的影响[J]. 白求恩医科大学学报,1987(5):403-407.

[65] 胡刚,宗瑞义. 人参茎叶皂甙在体外对兔脑 Ca^{2+}-ATP 酶和 Mg^{2+}-ATP 酶活力的影响[J]. 中国药理学通报,1989,5(4):236-239.

[66] 胡刚. 人参皂苷对不同年龄大鼠大脑皮层 Na^{+},K^{+}-ATP 酶和 Ca^{2+}-ATP 酶活力的影响[J]. 徐州医学院学报,1989,9(2):87-90.

[67] 张磊,张均田. 人参和三七对小鼠记忆的易化作用[J]. 中西医结合杂志,1987(10):610-612.

[68] Sugaya A, Yuzurihara M, Tsuda T, et al. Proliferative effect of ginseng saponin on neurite extension of primary cultured neurons of the rat cerebral cortex[J]. J Ethnopharmacol, 1988, 22(2): 173-181.

[69] 曹颖林,张淑赋,孙家廷. 中国人参茎叶皂苷对大白鼠条件性行为的作用[J]. 沈阳药学院学报,1988(4):275-278.

[70] 裘月,杜冠华. 小鼠暂时性脑缺血引起学习记忆障碍模型的制备及人参皂甙的保护作用[J]. 中国药理学通报,1995,11(4):299-302.

[71] Wang XY,Chen J,Zhang JT. Effect of ginsenoside Rg1 on learning and memory impairment induced by beta-amyloid peptide(25-35)and its mechanism of action[J]. Yao Xue Xue Bao,2001,36(1):1-4.

[72] Mook-Jung I,Hong HS,Boo JH,et al. Ginsenoside Rb1 and Rg1 improve spatial learning and increase hippocampal synaptophysin level in mice[J]. J Neurosci Res,2001,63(6):509-515.

[73] Mook-Jung I,Hong HS,Boo J H,et al. Ginsenoside Rb1 and Rg1 improve spatial learning and increase hippocampal synaptophysin level in mice[J]. J Neurosci Res,2001,63(6):509-515.

[74] 黄干,祝彼得. 人参对血液和骨髓的药理作用(综述)[J]. 重庆医科大学学报,1987(4):289-291.

[75] 王勇,祝彼得. 人参总皂苷体外刺激小鼠造血作用机制的研究[J]. 中华血液学杂志,1995,16(12):648-649.

[76] 张伟,王玉敏. 人参皂苷 Re 对人红细胞膜脂流动性的影响[J]. 白求恩医科大学学报,1995,21(3):221-222.

[77] 权文富,任吉民. 人参皂苷 Re 对人红细胞的作用[J]. 吉林大学自然科学学报,1995(1):71-73.

[78] 孙光,侯明晓. 人参总皂苷溶血作用的研究[J]. 大连医学院学报,1994,16(2):107-110.

[79] 申京建,金有豫. 人参对人血小板聚集性和丙二醛生成的影响[J]. 中国临床药理学杂志,1985(4):247-251.

[80] 申京建,金有豫. 人参皂苷对血小板聚集性、cAMP 和 cGMP 含量的影响[J]. 中国药理学通报,1987(2):104-107.

[81] 宗瑞义,郑素秋,刘杰. 人参茎叶皂苷拟促皮质激素样作用的研究[J]. 白求恩医科大学学报,1985(3):254-258.

[82] 张均田,刘云,屈志炜,等. 人参皂苷 Rb_1 和 Rg_1 对小鼠中枢神经递质受体和脑内蛋白质合成的影响[J]. 药学学报,1988(1):12-16.

[83] 霍玉书,王桂芝,张卫,等. 人参果皂苷抗衰老作用的临床研究[J]. 中医杂志,1983(10):39-41.

[84] Kim H S,Lee J H,Goo Y S,et al. Effects of ginsenosides on Ca^{2+} channels and membrane capaci-

tance in rat adrenal chromaffin cells[J]. Brain Res Bull,1998,46(3):245-251.

[85] 王艳华,肖雪媛,杨贵贞. 人参皂苷对手术应激大鼠下丘脑-垂体-肾上腺轴及免疫靶器官中肾上腺皮质激素释放素、ACTH 阳性细胞数的影响[J]. 中国神经免疫学和神经病学杂志,1998(1):12-15.

[86] Nocerino E,Amato M,Izzo A A. The aphrodisiac and adaptogenic properties of ginseng[J]. Fitoterapia,2000,71 Suppl 1:S1-S5.

[87] 冯立,褚征,孙艳,等. 人参多糖对低温应激大鼠颗粒细胞与卵母细胞的调节[J]. 中国微生态学杂志,2007,19(3):256-258.

[88] 杨贵贞,鲍涛,富宁,等. 人参皂苷对体内外免疫调整作用的初步研究[J]. 白求恩医科大学学报,1983(3):1-8.

[89] 杨贵贞,鲍涛,于永利. 人参皂苷对体内外的免疫调整效应[J]. 医学研究通讯,1987(7):220-221.

[90] 鲍涛,杨贵贞. 人参花总皂苷对小鼠的某些免疫学效应及其机理探讨[J]. 中西医结合杂志,1984(3):172-175.

[91] 张远强,郭鹞. 人参对巨噬细胞影响的定量细胞化学研究[J]. 病理生理学报,1985(4):22-25.

[92] 袁文学,商晓华. 中国红参与高丽红参总皂苷对环磷酰胺抑制免疫功能作用的比较[J]. 沈阳药学院学报,1992,9(2):106-110.

[93] 吴耀生,舒雨雁. 某些中药成分对豚鼠补体及经 CVF 处理的豚鼠补体活性的影响[J]. 广西医学院学报,1991,8(3):187-191.

[94] 万金志,罗上武. 人参与西洋参的化学成分药理作用与临床应用之别[J]. 中草药,1998,29(1):57-59.

[95] 楼兰花,沃兴德,梁炳圻. 参芦总皂苷对小鼠免疫功能的双向调节作用[J]. 上海免疫学杂志,1986(5):280-282.

[96] Kim MH,Byon YY,Ko EJ,et al. Immunomodulatory activity of ginsan,a polysaccharide of panax ginseng,on dendritic cells[J]. Korean J Physiol Pharmacol,2009,13(3):169-173.

[97] 余汉杰. 单克隆抗体及淋巴细胞杂交瘤[J]. 泸州医学院学报,1984(4):55-61.

[98] 杨贵贞,麻彤辉. 人参皂苷抗小鼠手术应激的细胞免疫调节效应[J]. 中西医结合杂志,1988(8):479-480.

[99] 田丰群,梁华平. 人参茎叶皂苷对创伤小鼠细胞免疫功能及感染后死亡率的影响[J]. 解放军医学杂志,1995,20(4):251-253.

[100] 于永利,杨贵贞. 吉林人参花总皂甙对 NKC-IFN-IL-2 调节网的作用及其抑瘤效应[J]. 中国免疫学杂志,1987,3(1):41-45.

[101] 杨贵贞,田志刚,韩红梅. 人参皂苷的分子免疫学效应[J]. 医学研究通讯,1993(7):16-17.

[102] Gao QP,Kiyohara H,Cyong JC,et al. Chemical properties and anti-complementary activities of heteroglycans from the leaves of Panax ginseng[J]. Planta Med,1991,57(2):132-136.

[103] 王本祥. 人参对免疫功能的影响[J]. 特产科学实验,1984(1):4-8.

[104] 袁文学,商晓华,金木兰,等. 人参根多糖对环磷酰胺抑制免疫功能的影响[J]. 沈阳药学院学报,1986(3):162-165.

[105] 李健超,吕彩霞. 人参根多糖对受照小鼠保护作用和免疫功能影响的研究[J]. 白求恩医科大学学报,1988(4):296-299.

[106] 柳忠辉,王树和. 人参皂苷对外源 ACTH 所致小鼠免疫功能抑制的调整效应[J]. 白求恩医科大学学报,1995,21(4):350-352.

[107] 张艳,梁华平. 人参茎叶皂甙对创伤小鼠活化 T 细胞内 cAMP 代谢、蛋白激酶 A 活性的影响[J]. 中药药理与临床,1995,11(3):28-30.

[108] 宁宇,王宗惠,赵锦章,等. 人参茎叶皂苷对自发性高血压大鼠免疫功能和高血压的影响[J]. 锦州医学院学报,1987(4):304-310.

[109] 孙文静,马良祥,马正林,等. 人参茎、叶总皂苷抗衰老作用的动物试验研究[J]. 老年学杂志,1986(1):3-5.

[110] 徐萃华,王敏. 人参对体外培养肝细胞^{3}H-胸腺嘧啶核苷掺入的影响[J]. 中药通报,1985(5):40-43.

[111] 巫协宁,蒋振明,孙福民,等. 中国 H_3 对人胚肺二倍体细胞的传代研究和光学显微镜观察[J]. 老年学杂志,1985(1):1-3.

[112] 孙文静,马宁. 人参茎叶,芦头总皂苷对不同年龄大鼠脂质过氧化的影响[J]. 中国中药杂志,1989,14(5):44-46.

[113] 王新星,严幼芳,等. 人参茎叶皂苷调节脂质与抗脂质过氧化作用的实验研究[J]. 湖南医科大学学报,1990,15(1):10-14.

[114] 蒋秀珍,封婉君,张伟. 人参皂苷对青、老年阳虚动物血浆环核苷酸和肝枯否氏细胞的影响[J]. 吉林中医药,1990(5):33.

[115] 龚国清,张纯. 人参皂苷等消除超氧阴离子自由基的研究[J]. 中国药科大学学报,1991,22(1):41-43.

[116] 刘仁海,周翔. 人参根,叶皂苷对大鼠血清抗氧化酶活性和过氧化脂质的影响[J]. 中国中药杂志,1993,18(3):176-177.

[117] 潘鑫鑫,郑卫红. 人参总皂苷抗衰老作用的实验研究[J]. 中国老年学杂志,1995,15(5):288-290.

[118] Yokozawa T,Satoh A,Cho EJ. Ginsenoside-Rd attenuates oxidative damage related to aging in senescence-accelerated mice[J]. J Pharm Pharmacol,2004,56(1):107-113.

[119] 蒋景华. 人参的药理作用和临床应用[J]. 现代中西医结合杂志,2004(7):956-957.

[120] 赵朝晖,陈晓春,金建生,等. 人参皂苷 Rg1 对细胞衰老过程中 p21,cyclin E 和 CDK2 表达的影响[J]. 药学学报,2004(9):673-676.

[121] 徐琲琲,曹颖林,张万琴. 人参皂苷 Re 对帕金森病小鼠保护作用——人参皂苷 Re 抗黑质神经元凋亡的机制初探[J]. 中国天然药物,2004,2(3):171-175.

[122] 赵海花,赖红,吕永利. 人参皂苷对老龄大鼠 Meynert 核 TrkB mRNA 表达的影响[J]. 中国组织化学与细胞化学杂志,2005,14(4):430-433.

[123] 张树臣. 人参不同部位中人参皂苷的药理作用[J]. 中成药研究,1980(5):45-46.

[124] 程秀娟,薛淑英,袁文学,等. 人参茎叶皂甙的药理作用[J]. 沈阳药学院学报,1983(3):12-15.

[125] Avakian EV,Sugimoto RB,Taguchi S,et al. Effect of Panax ginseng extract on energy metabolism during exercise in rats[J]. Planta Med,1984,50(2):151-154.

[126] Kim YH,Park KH,Rho HM. Transcriptional activation of the Cu,Zn-superoxide dismutase gene through the AP2 site by ginsenoside Rb2 extracted from a medicinal plant,Panax ginseng[J]. J Biol Chem,1996,271(40):24539-24543.

[127] 王密,杨柯,赵丹,等. 人参二醇组皂苷对游泳训练大鼠 LPO 和 SOD 的影响[J]. 白求恩医科大学学报,2001(4):358-360.

[128] 唐晖,汪保和,贺洪. 人参皂苷 Rg_1 促进小鼠力竭游泳后体能恢复的作用[J]. 中国运动医学杂志,2002(4):375-377.

[129] 陈秋红,郭凤鸣. 人参多糖、刺五加提高战士机能状态的效果观察[J]. 解放军预防医学杂志,1994,12(4):312-313.

[130] 杨成君,杨义军. 人参多糖、刺五加提高冷适应能力的研究[J]. 解放军预防医学杂志,1994,12(6):436-439.

[131] 吕薇,杨义军,赵懿峰,等. 人参多糖对冷适应大鼠红细胞膜 Na^+,K^+-ATP 酶活性的影响[J]. 沈阳部队医药,1995(1):44-45.

[132] 崔丽萍,侯艳红,陈晓星,等. 人参活性成分在军事领域的研究价值及研究进展[J]. 北京中医,2007(7):433-436.

[133] 田生礼,邴文贵. 人参多糖对X射线照射小鼠骨髓细胞染色体畸变和造血干、祖细胞的影响[J]. 白求恩医科大学学报,1992,18(3):230-232.

[134] 宋为民,法京. 人参、绞股蓝的抗变作用[J]. 中草药,1992,23(3):136-137.

[135] 金若敏,毛平,郁玉明,等. 红参、活性参(冻干参)与生晒参几种药理作用的比较研究[J]. 中药通报,1983(1):34-40.

[136] 宋崇顺,廖家桢,张露芬,等. 人参——对红细胞中2、3-二磷酸甘油酸的影响[J]. 中药通报,1983(1):32-34.

[137] 姜玉顺,赵秉勋,徐明旭. 人参总皂苷对培养乳鼠心肌细胞的组织化学的影响[J]. 延边医学院学报,1986(3):137-139.

[138] 王福庄,丁爱石,刘振伟. 人参皂苷抗海马培养细胞缺氧损伤的作用(英文)[J]. Acta Pharmacologica Sinica,1995(5):419.

[139] 王斌,张声华,李晓莉,等. 人参总皂苷的耐缺氧效应机理研究[J]. 食品科学,2002,23(8):270-272.

[140] 徐绥绪,谭俊婧. 人参化学成分的研究——11. 中国红参中微量成分Rh_2的分离与鉴定[J]. 沈阳药学院学报,1987(1):53.

[141] 孙薇,李柏,张凤兰. 人参二醇组皂苷对培养的小鼠ARS细胞作用的初步研究[J]. 白求恩医科大学学报,1987(5):396-398.

[142] 季宇彬,杨书良,台宝山. 人参多糖抗突变及抗肿瘤作用的实验研究[J]. 中成药研究,1988(5):26-27.

[143] 王本祥,刘爱晶. 人参茎叶和花皂苷抗肿瘤作用的研究[J]. 中成药,1989,11(2):27-29.

[144] 李凤文,王满霞,张立石,等. 吉林人参挥发成分对体外培养的胃癌和肝癌细胞的杀伤作用[J]. 医学研究通讯,1991(9):4-6.

[145] 何维,孙华,李永吉,等. 人参皂苷Re西洋参总皂苷对肿瘤病人免疫功能的影响[J]. 中医药学报,1993(1):51-53.

[146] Ota T,Fujikawa-Yamamoto K,Zong ZP,et al. Plant-glycoside modulation of cell surface related to control of differentiation in cultured B16 melanoma cells[J]. Cancer Res,1987,47(14):3863-3867.

[147] Wakabayashi C,Murakami K,Hasegawa H,et al. An intestinal bacterial metabolite of ginseng protopanaxadiol saponins has the ability to induce apoptosis in tumor cells[J]. Biochem Biophys Res Commun,1998,246(3):725-730.

[148] Mochizuki M,Yoo YC,Matsuzawa K,et al. Inhibitory effect of tumor metastasis in mice by saponins,ginsenoside-Rb2,20(R)-and 20(S)-ginsenoside-Rg3,of red ginseng[J]. Biol Pharm Bull,1995,18(9):1197-1202.

[149] Kim YS,Kim DS,Kim SI. Ginsenoside Rh2 and Rh3 induce differentiation of HL-60 cells into granulocytes:modulation of protein kinase C isoforms during differentiation by ginsenoside Rh2[J]. Int J Biochem Cell Biol,1998,30(3):327-338.

[150] Ota T,Maeda M,Odashima S,et al. G1 phase-specific suppression of the Cdk2 activity by ginsenoside Rh2 in cultured murine cells[J]. Life Sci,1997,60(2):L39-L44.

[151] Yun TK,Kim SH,Lee YS. Trial of a new medium-term model using benzo(a)pyrene induced lung tumor in newborn mice[J]. Anticancer Res,1995,15(3):839-845.

[152] Yun TK. Experimental and epidemiological evidence of the cancer-preventive effects of Panax ginseng C. A. Meyer[J]. Nutr Rev,1996,54(11 Pt 2):S71-S81.

[153] Yun TK,Choi SY. Preventive effect of ginseng intake against various human cancers:a case-con-

trol study on 1987 pairs[J]. Cancer Epidemiol Biomarkers Prev,1995,4(4):401-408.

[154] 姜浩,樊光华. 人参皂苷-R_2 对人肝癌 Bel-7404 细胞增殖和凋亡的影响[J]. 中国肿瘤临床与康复,2004,11(4):289-292.

[155] Shim JY, Han Y, Ahn JY, et al. Chemoprotective and adjuvant effects of immunomodulator ginsan in cyclophosphamide-treated normal and tumor bearing mice[J]. Int J Immunopathol Pharmacol, 2007,20(3):487-497.

[156] King ML, Murphy LL. Role of cyclin inhibitor protein p21 in the inhibition of HCT116 human colon cancer cell proliferation by American ginseng(Panax quinquefolius) and its constituents[J]. Phytomedicine,2010,17(3-4):261-268.

[157] Choi HS, Kim KH, Sohn E, et al. Red ginseng acidic polysaccharide(RGAP) in combination with IFN-gamma results in enhanced macrophage function through activation of the NF-kappaB pathway[J]. Biosci Biotechnol Biochem,2008,72(7):1817-1825.

[158] 包素珍,生陈震. 人参多糖抑癌与 P_{53} 基因的关系[J]. 吉林中医药,2000(3):62.

[159] 谢冰松,李静,陈地龙,等. 人参多糖对人白血病细胞株 K562 细胞信号转导的调控[J]. 第四军医大学学报,2009(8):745-748.

[160] 潘子民,叶大风,谢幸,等. 人参皂苷 Rg3 对荷卵巢癌的严重联合免疫缺陷鼠的抗肿瘤血管生成作用的研究[J]. 中华妇产科杂志,2002,37(4):227-230.

[161] 赵建平,王媛媛. 人参多糖体外诱导人非小细胞肺癌 A549 细胞凋亡的实验研究[J]. 中国中西医结合杂志,2006(S1):95-97.

[162] 刘新民,郑素秋. 人参多糖对 D—氨基半乳糖所致急性肝损害的保护作用[J]. 中草药,1993,24(3):163-164.

[163] 马冲,孙志. 人参茎叶皂苷对大鼠阻塞性黄疸内毒素血症及胆汁血症的影响[J]. 白求恩医科大学学报,1995,21(4):355-356.

[164] 刘立英,吴彩玲. 人参皂苷对顺铂所致大鼠肾损害的保护作用[J]. 中国药理学与毒理学杂志,1995,9(1):27-29.

[165] 马路,侯桂霞. 人参多糖对慢性肾功能衰竭患者细胞免疫功能影响的体外研究[J]. 中国中药杂志,1995,20(5):307-309.

[166] 刘杰,邹万忠,等. 人参皂苷清除反应性氧代谢产物预防大鼠膜性肾病[J]. 肾脏病与透析肾移植杂志,1995,4(1):29-31.

[167] 郭晓林,姜雅秋. 人参二醇皂苷对重症急性胰腺炎的作用[J]. 医学临床研究,2008,25(1):48-50.

[168] Kim HS, Jang CG, Lee MK. Antinarcotic effects of the standardized ginseng extract G115 on morphine[J]. Planta Med,1990,56(2):158-163.

[169] Kim HS, Jang CG, Lee MK. Antinarcotic effects of the standardized ginseng extract G115 on morphine[J]. Planta Med,1990,56(2):158-163.

[170] Hayashi T, Ohashi K, Tadokoro S. Conditioned drug effects to d-amphetamine-and morphine-induced motor acceleration in mice: experimental approach for placebo effect[J]. Jpn J Pharmacol, 1980, 30(1):93-100.

[171] 李静波,王秀清. 人参茎叶皂苷和西洋参茎叶皂苷对单纯疱疹病毒感染[J]. 中草药,1992,23(5):249-250.

[172] 李静波,马兴元,等. 人参茎叶皂苷与 Rb1 等单体对病毒复制的影响[J]. 白求恩医科大学学报,1992,18(1):24-26.

[173] 王友杰. 中西医结合治疗肺炎球菌肺炎中毒性休克[J]. 湖北中医杂志,2003,25(7):24.

[174] 严首春,闫凌,宋祖军,等. 参麦注射液救治过敏性休克的临床研究[J]. 第三军医大学学报,

2003,25(13):1197-1198.

[175] 刘发平,方丹.参麦注射液对创伤性失血性休克复苏效果的临床观察[J].临床军医杂志,2004,32(6):29-31.

[176] 许瑛,王晓云,赵爱华.参麦注射液在治疗心源性休克中的作用[J].中国冶金工业医学杂志,2006,23(1):41-42.

[177] 盛小刚,陈秋雄,尹克春,等.主动脉内球囊反搏术与参麦注射液治疗心源性休克[J].岭南心血管病杂志,2006,12(4):265-267.

[178] 俞兴群.独参注射液治疗冠心病31例疗效观察[J].安徽医学,1988(3):51-52.

[179] 赵熙灼,张林臣.人参芦皂苷治疗冠心病的临床研究:附294例报告[J].浙江中医学院学报,1992,16(2):34-36.

[180] 范小云,向晓辉.生脉注射液治疗冠心病心绞痛136例临床疗效分析[J].重庆医学,2001,30(5):471.

[181] 古学奎,鞠少斌.丽参虫草汤治疗慢性充血性心力衰竭32例[J].新中医,1995,27(8):40-41.

[182] 杨文义,桂金贵.独参注射液治疗小儿肺炎合并心力衰竭临床观察[J].中国中医急症,1995,4(1):10.

[183] 戴小华,俞兴群.人参注射液对肺源性心脏病急性发作期患者血浆一氧化氮、内皮素及血液流变性的影响[J].中国中西医结合急救杂志,1999,6(11):486-488.

[184] 戴小华,周宜轩.人参注射液治疗充血性心力衰竭及对甲状腺激素的影响[J].中国中西医结合杂志,1999,19(4):209-211.

[185] 徐凤龙.生脉散注射液治疗心力衰竭30例疗效观察[J].右江医学,2002,30(3):246.

[186] 梁东勇.加味生脉散配合西药治疗扩张型心肌病30例[J].四川中医,2002,20(4):29-30.

[187] 李文梅,李慧敏.生脉散加减治疗病毒性心肌炎16例疗效观察[J].河南中医药学刊,2002,17(4):39.

[188] 王乃山.参芦散治疗脱肛[J].中成药研究,1983(1):48.

[189] 李振平.人参五灵脂相伍治疗慢性胃肠病的体会[J].浙江中医杂志,1993,28(8):355-356.

[190] 苏晋南.人参消渴丸治疗糖尿病150例[J].福建中医药,1992,23(2):38-39.

[191] 高士俊,陈永.人参液下鼻甲注射治疗变态反应性鼻炎70例[J].中西医结合杂志,1988(11):675.

[192] 王本祥,王敬哲.人参根、茎叶制剂及其总苷对性机能的影响[J].吉林医学,1983(1):57-59.

[193] 霍玉书,王桂芝,邝安堃,等.人参果皂苷抗衰老作用的临床研究——327例报告及107例双盲对照[J].中西医结合杂志,1984(10):593-596.

[194] 赵熙灼,赵鲁杭,梁炳圻,等.人参芦皂苷抗衰老作用的临床研究[J].中西医结合杂志,1990(10):586-589.

[195] 冯仲珉,孙透华.人参多糖治疗恶性胸腔积液的临床研究[J].中国新药杂志,1999,8(9):619-620.

[196] 邢建华,陈永芹,等.人参皂苷诱导直肠癌细胞凋亡的临床观察[J].中国中西医结合杂志,2001,21(4):260-261.

[197] 林洪生,朴炳奎,等.参一胶囊治疗肺癌Ⅱ期临床试验总结[J].中国肿瘤临床,2002,29(4):276-279.

[198] 王赤梅,汪德云.红参蒸汁治疗新生儿疾病30例临床观察[J].中成药研究,1987(7):24.

[199] 张为远,滕红.人参茎叶皂苷治疗胎儿宫内生长迟缓的临床研究[J].中华医学杂志,1994,74(10):608-610.

[200] 马路,张爱萍.人参皂苷治疗肾性贫血临床分析[J].综合临床医学,1993,9(4):209-210.

[201] 沈一平,周郁鸿,等.人参总皂苷联合环孢素治疗慢性再生障碍性贫血临床观察[J].浙江医学,

2001,23(3):178-179.

[202] 周郁鸿,虞荣喜. 人参总皂苷胶囊治疗中性粒细胞减少症的临床观察[J]. 中国中西医结合杂志,2000,20(7):539-540.

[203] Siegel RK. Ginseng abuse syndrome. Problems with the panacea[J]. JAMA,1979,241(15):1614-1615.

[204] 肖培根,朱兆仪,张福泉. 人参的研究及栽培[M]北京:农业出版社,1987:25.

[205] Chan LY,Chiu PY,Lau TK. An in-vitro study of ginsenoside Rb1-induced teratogenicity using a whole rat embryo culture model[J]. Hum Reprod,2003,18(10):2166-2168.

[206] Poindexter BJ,Allison AW,Bick RJ,et al. Ginseng:Cardiotonic in adult rat cardiomyocytes,cardiotoxic in neonatal rat cardiomyocytes[J]. Life Sci,2006,79(25):2337-2344.

党参 Dangshen

【别名】上党人参(《本经逢原》),黄参(《百草镜》),狮子头(《翁有良辨误》),中灵草(《青海药材》)。

【来源】党参,始载于《本草从新》,其后《本草纲目拾遗》,《植物名实图考》等都有记载。但清代以前此物即供药用,名紫园参。由于五加科的上党人参资源日趋减少,至明清已绝迹,太行山上的桔梗科党参乃被利用起来,到《本草从新》始加区分,因以山西上党者最有名,故名党参。为桔梗科多年生草本植物党参 *Codonopsis pilosula*(*Franch.*)*Nannf.*、素花党参 *Codonopsis pilosula Nannf. var. modesta*(*Nannf.*)*L. T. Shen* 或川党参 *Codonopsis tangshen Oliv.* 的干燥根。目前,商品药材主要有西党、东党、潞党、条党、白党5类。西党主产于甘肃文县、岷县,四川南坪、平武,陕西汉中,山西五台等地。野生与栽培均有。

【采收炮制】秋季9~10月采收三年生以上者质量最好,洗净泥土,按大小分别用绳穿起,晒至半干,用手或木板搓揉,使皮部与木质部贴紧饱满柔软,然后再晒、再搓,反复3~4次,最后晒干即成。切厚片,生用。

【商品规格】商品主要有西党、东党、潞党、条党、白党之分。西党、条党、潞党分为1~3级,东党、白党分为1~2级。西党、东党是野生品,潞党、条党、白党为栽培品。习惯认为潞党品质最优。均以条粗壮、质柔润、外皮细、断面黄白色,味甜,嚼之无渣者为佳;条细小、体轻身虚,嚼之有渣者质次。

【药性】甘,平。归脾、肺经。

【功效】健脾益肺,养血生津。

【应用】

1. 脾胃虚弱 本品甘平,补脾养胃,健运中气,鼓舞清阳,为常用补中益气之品。治脾虚食少、纳呆便溏、倦怠乏力等症,可代人参与茯苓、白术、炙甘草同用以健脾气,如《中国药典》(1985年版),四君子丸;治气虚下陷而见脱肛、子宫脱垂等脏器脱垂轻症,又常以本品与黄芪、升麻、白术等配用,有益气升阳举陷之功。

2. 肺虚喘咳 本品甘平入肺而不燥,善补益肺气,用治肺气不足,声低气怯,动辄喘促,可代人参与黄芪、五味子、紫菀、桑白皮等同用,有补肺益气、止咳平喘之效,如《永类钤方》补肺汤;治肺肾两虚,呼多吸少,短气虚喘者,可代人参与胡桃等配伍应用,补肺益肾,纳气定喘,如《济生方》人参胡桃汤。

3. 津伤口渴 本品甘平,补中州,升清阳,益肺气,布津液,有补气生津之功。用于外感热病,热伤气津,心烦口渴,可代人参与清热养阴生津的石膏、竹叶、麦冬等同用以益气生津,如《伤寒论》竹叶石膏汤。

4. 血虚体弱　本品甘平，益脾胃，化精微，生阴血，有补气生血之效，用治气血双亏之面色萎黄、头晕心悸、体弱乏力等症，常与白术、炙甘草、熟地黄、当归等同用，如《中华人民共和国药典》(1985 年版)八珍丸；治血虚萎黄轻症，可代人参与黄芪、当归、熟地黄等配伍，如《太平惠民和剂局方》人参养荣汤。

5. 气虚邪盛之感冒、便秘　因党参补气养血生津，药性平和，故临证遇有邪实正虚之证，常以之与相应祛邪药同用，有扶正祛邪之效。治体弱感冒风寒引起的恶寒发热、头痛鼻塞、咳嗽痰多等症，可与紫苏、前胡、制半夏、桔梗等解表化痰止咳药同用，有益气解表、祛痰止咳之效，如《中华人民共和国药典》(1985 年版)参苏丸；治气血虚弱，热盛里结之证，可代人参与大黄、枳实、芒硝等攻下药同用以扶正攻下，如《伤寒六书》黄龙汤。

【用法用量】6～12g。

【使用注意】气滞、肝火盛者禁用；邪盛而正不虚者不宜。

【鉴别用药】人参、党参古时不分，凡古今成方之用人参者，每以党参代之。但党参虽能补脾肺之气，益血生津，然不如人参之能大补元气，且药力亦较人参为弱，所以轻症和慢性疾病，可以党参代人参用，如重症、急症仍用人参为宜。

【药论】

1.《本草从新》:“主补中益气，和脾胃，除烦渴。中气微弱，用以调补，甚为平妥。”

2.《本草正义》:“党参力能补脾养胃，润肺生津，健运中气，本与人参不甚相远。其尤可贵者；则健脾而不燥；滋胃阴而不湿；润肺而不犯寒凉；养血而不偏滋腻；鼓舞清阳，振动中气而无刚燥之弊。”

3.《得配本草》:“上党参，得黄芪实卫，配石莲止痢，君当归活血，佐枣仁补心。补肺蜜拌蒸熟；补脾恐其气滞，加桑皮数分，或加广皮亦可。”

【现代研究】

(一) 化学成分

党参中含有固醇类成分、多糖、党参苷、三萜类成分、生物碱、内酯类成分、豆素类成分、氨基酸、微量元素等多种化学有效成分。党参中含 α-菠菜固醇、Δ7-豆甾烯醇、豆固醇等固醇类；含菊糖，果糖，4 种含果糖的杂多糖 Lp-1、Lp-2、Lp-3、Lp-4，丁香苷，β-D-吡喃葡萄糖己醇苷等糖和苷类；含胆碱、党参酸等生物碱及含氮成分；含己酸、庚酸、蒎烯等挥发性成分；并含有铁、锌、铜、锰等 14 种无机元素；含天门冬氨酸、苏氨酸、丝氨酸、谷氨酸等 17 种氨基酸。

(二) 药理作用

1. 对中枢神经系统的作用　党参注射液能明显减少小白鼠的自发活动数；明显延长硝酸士的宁、戊四氮导致小鼠出现惊厥的时间、死亡时间和减少惊厥死亡数；提高小鼠电惊厥阈值；明显延长乙醚麻醉小鼠的苏醒时间；还能明显增强异戊巴比妥钠的催眠作用[1]。体外实验还发现当反应液中加入党参总碱之后，ChAT 生成 ACh 的量增加，党参总碱小鼠尾静脉给药的 LD_{50} 为(84.19±0.024)mg/kg[2]。另有实验表明，不同年龄组的受试者在服用不同剂量的党参水煎剂后，都能提高学习记忆能力，并认为对人的左右脑两侧半球记忆能力都同时提高[3]。黄涛等[4]等的研究表明党参水煎提取物对记忆障碍小鼠的学习记忆功能有不同程度的改善作用，能增加大脑组织 SOD 活性，具有一定的益智抗痴呆作用。闫彦芳等[5]研究表明党参总皂苷对缺血再灌注损伤后星形胶质细胞的坏死具有显著抑制作用，但对凋亡过程无保护作用，提示党参总皂苷是党参治疗中风病急性期的主要效应成分。

2. 清除自由基、抗衰老作用　黄丽亚等[6,7]研究党参、天麻对氟哌啶醇诱导老化大鼠抗氧化酶表达作用的影响。结果与模型组比较，党参注射液和天麻注射液均能使实验大鼠多种组织 SOD、GSH-Px 显著升高，差异显著。段琦梅等[8]采用分光光度法研究并比较了不同产地黄芪和党参提取物的抗氧化活性。结果显示甘肃渭源、陇西、吉林舒兰、山西浑源黄芪醇提取物的 DPPH 自由基清除率依次为：21.38%、13.53%、35.09%和 20.18%，表明不同产地的黄芪的抗氧化活性差异明显；陕西凤县、南郑、山西陵川Ⅰ党参醇提取物的 DPPH 自由基清除率依次为：17.56%、9.87%和 8.03%，表明不同产区的党参抗氧化活性存在一定的差异；黄芪、党参提取物清除 DPPH 自由基的 IC_{50} 分别是 0.24 和 0.85mg/ml，即黄芪提取物清除自由基能力大于党参提取物。

3. 提高机体适应性　党参可使小鼠在低温环境下的体温下降比对照组明显减少，其醋酸乙酯提取物Ⅱ作用最强，Ⅰ及Ⅴ部分也有作用，Ⅲ及Ⅵ部分则无此作用[9]。党参水煎液和水提醇沉法制得的注射液能显著提高小鼠常压缺氧的能力；明显延长氰化物及亚硝酸钠中毒小鼠的存活时间；对小鼠两侧颈总动脉结扎所致的脑部循环障碍性缺氧有明显对抗作用。提示党参可使动物体耗氧量减少，并能提高脑对缺血的耐受力或降低脑组织的耗氧量[10,11]。血气分析提示，党参不仅可降低机体的氧耗量，还可增加供氧的作用，这种作用可能与药物兴奋中枢神经系统，增强呼吸节律以及提高心排出量等有关[10]。给每只小鼠灌胃 100%的党参水煎剂 0.2ml，给药 3 次，能提高 600rad（约为半数致死量）^{60}Co 射线照射小鼠的存活率。小鼠照射前给 100%的党参水煎剂 0.5ml，800rad ^{60}Co 射线照射，照射后 15 分钟时给药组比对照组血浆皮质酮含量有明显增高，在照射 4 小时、24 小时则有明显降低。说明党参对垂体-肾上腺皮质系统有兴奋和调节作用。这可能是对辐射损伤有保护作用的机理[12]。粟群芳等[13]等的研究发现不同剂量党参超微饮片能明显延长小鼠的游泳时间和小鼠在缺氧状态下的存活时间，因此党参超微饮片具有显著的抗疲劳和耐缺氧作用。

4. 对免疫功能的影响　以党参制剂作小鼠腹腔、肌内和静脉注射（分别按 0.2ml/d、0.1ml/d 和 0.2ml/d）7 天后，巨噬细胞的数量明显增加，细胞体积增大，伪足增多，吞噬能力增强。细胞内的 DNA、RNA、糖类、ACP 酶、ATP 酶，酸性酯酶及琥珀酸脱氢酶活性均显著增强[14]。通过体外淋巴细胞培养的方法，观察了党参对人淋巴细胞有丝分裂的影响。发现党参高浓度能抑制淋巴细胞的有丝分裂，而低浓度能促进细胞的有丝分裂[15]。亦有报道，党参提取液对正常小鼠的免疫增强作用并不显著，但对用环磷酰胺造成免疫抑制状态的小鼠，能明显地增强淋巴细胞转化、抗体形成细胞的功能，提高血清抗体滴度的水平，提示党参的免疫调节作用与机体所处的机能状态有密切关系[16]。纹党多糖有显著提高巨噬细胞吞噬指数与 E-玫瑰花环形成率的作用，并随剂量的增加而增高[17]。给小鼠腹腔注射党参多糖 200mg/(kg·d)，使用 5 天或 8 天，对腹腔巨噬细胞吞噬鸡红细胞、小鼠碳粒廓清和胸腺细胞 E 花环形成有促进作用，并对腹腔注射环磷酰胺、氢化可的松小鼠腹腔巨噬细胞吞噬功能、E 花环形成有增强和恢复作用。对二硝基氯苯诱发的正常鼠迟发型超敏反应有抑制作用，而对地塞米松诱发的正常鼠迟发型超敏反应有恢复作用。说明党参多糖对细胞免疫有调节作用[18]。纹党多糖（CPPS-W）可使正常小鼠脾重增加，胸腺重量减轻，并能逆转 DXM 所致免疫抑制小鼠的脾重减轻，潞党参多糖（CPPS-L）对正常小鼠及免疫受抑小鼠的脾重减轻，CPPS-L 对正常小鼠及免疫受抑小鼠的脾脏及胸腺重量作用不显著，两种多糖均可促进正常小鼠，并改善免疫受抑小鼠腹腔 Mφ 吞噬功能，对正常小鼠外周淋巴细胞、ANAE、DTH 及淋巴细胞转化反应无明显影响。但对 CY 所致免疫受抑小鼠 AMAE＋LC 率及

DTH 有恢复作用[19]。党参水提液对环磷酰胺(Cy)免疫抑制大鼠脾淋巴细胞产生白细胞介素-2 有升提作用;在刀豆球蛋白 A(ConA)与鼠淋巴细胞共孵实验中,能使 IL-2 生长指数升高,并与孵育 24～48 小时时间无关[20]。张晓君等[21]报道了党参多糖能显著提高免疫受抑小鼠的环磷酰胺致迟发型超敏反应,并能对抗环磷酰胺所致脾脏和胸腺萎缩,同时能提高免疫受抑小鼠血清溶血素抗体水平,提示党参多糖对体液免疫有较强促进作用,并在小剂量给药时对细胞免疫有促进作用。曹丽等[22]还发现党参多糖对刀豆蛋白 A 刺激的淋巴细胞同样有明显的促进增殖作用,这种作用在一定浓度内与剂量成正比。杨光等[23]通过分别用羊红细胞和卵清蛋白为抗原给小鼠注射,灌服党参多糖,然后检测相应抗体生成水平,结果显示党参多糖对正常小鼠抗体生成有增强作用。

5. 对消化系统的作用

(1) 抗溃疡作用:党参水煎醇沉液具有抗大鼠实验性胃溃疡作用,对大鼠应激性、幽门结扎、慢性乙酸性胃溃疡等均有明显的治疗和预防保护作用,且在 10.0～80.0g/kg 给药量时呈明显的量效关系。党参水煎剂和部位Ⅶ提取物能对抗由无水乙醇、强酸(0.6N HCl)和强碱(0.2N NaOH)以及吲哚美辛所致的大鼠胃黏膜损伤及胃溃疡,酯溶性部分未见有如此作用[24]。党参正丁醇中性提取物对大鼠应激型、幽门结扎型、吲哚美辛型和阿司匹林实验性胃溃疡均有明显的预防保护作用[25]。党参、蒲公英、川芎及其两药配伍或三药配伍的复方对大鼠应激型、幽门结扎法胃溃疡模型和无水乙醇所致大鼠胃黏膜损伤模型等,均有不同程度的保护作用[26]。

(2) 对胃黏膜防御因子的作用:党参正丁醇中性提取物水溶性部分为抗大鼠胃黏膜损伤的有效分离物,从而进一步说明党参部位Ⅶ是党参抗胃黏膜损伤的有效部位[27]。党参部位提取物Ⅶ-Ⅱ口服能明显提高正常大鼠胃壁结合黏液含量,十二指肠给药能明显提高幽门结扎大鼠胃壁结合黏液含量;口服给药 3 小时能明显减低无水乙醇所致的大鼠胃黏膜损伤和胃黏膜电位差下降,使溃疡指数降低和损伤后胃黏膜电位差降低百分率下降[28]。能明显提高正常大鼠胃组织内 PGE_2 含量,对 $PGE_{2\alpha}$ 作用不明显,但 $PGE_2/PGE_{2\alpha}$ 比值增大;对 PGI_2 和 TXA_2 含量均有一定的降低作用,以 TXA_2 降低为显著,PGI_2/TXA_2 比值增大。上述药理效应均有量效依赖关系[29]。王少根等[30]研究表明党参煎剂能显著提高严重烫伤豚鼠血胃泌素(GAS)和胃动素(MTL)含量,降低血 TNF 的浓度,因此党参有益于烧、烫伤后胃肠功能紊乱的调整以及肠源性感染的防治。贾彦敏等[31]通过实验发现脾虚证时下丘脑、胃窦和小肠 β-内啡肽(β-EP)含量降低、血浆 β-EP 含量升高。而党参能显著升高下丘脑 β-EP,使胃窦、小肠 B-EP 有一定程度的升高,并能显著降低血浆 B-EP。可见党参可以通过影响脑肠轴不同的部位发挥作用,使脾虚大鼠的症状得到改善,因此 β-EP 可能是中药和针灸等治疗脾虚证的一个作用靶点。

(3) 对胃黏膜攻击因子的作用:党参煎剂 10g/kg 十二指肠内给药,6 小时能使幽门结扎大鼠胃液分泌量、总酸排出量、Na^+ 排出量减少[32]。党参的正丁醇提取物对大鼠基础胃酸分泌有明显的抑制作用[25]。其水煎醇沉剂 20g/kg 十二指肠给药不仅可显著抑制基础胃分泌,还使由毛果芸香碱、组胺和五肽胃泌素引起的胃分泌活动、胃液分泌量、总酸排出量及胃蛋白酶活性均显著下降,并能明显抑制应激大鼠胃组织中组胺含量降低和 5-羟色胺的增加[24]。以上结果说明抑制胃酸、胃蛋白酶等胃黏膜的损伤因子,亦是党参抗溃疡作用的机制之一。

(4) 对胃肠运动的影响:党参水煎醇沉剂浓度在(0.02～0.16)g/ml 时,对乙酰胆碱激动剂有拮抗作用，呈明显的量效关系，但是党参制剂在低深度时对组胺、$BaCl_2$无明显影响[24]。党参部位Ⅶ对家兔离体十二指肠自发活动呈现轻度抑制，并能明显拮抗乙酰胆碱所致的家兔离体肠管的强直性收缩[33]。有人观察到不同部分党参药理作用亦有差异，党参的Ⅲ提取物（皂苷）除了对乙酰胆碱外，其他激动剂如5-羟色胺、组胺、$BaCl_2$均有明显的对抗作用，党参的Ⅴ提取物则除5-羟色胺外，对其他的激动剂均有明显的对抗作用。有人认为这一结果可能是党参的皂苷成分对肠道运动调节作用所致[24]。日本学者比较了纹党、潞党、板桥党3种党参甲醇提取物的药理作用，当浓度在10^{-7}g/ml或10^{-5}g/ml时，对正常豚鼠离体回肠和盐酸组胺（10^{-7}g/ml）引起的回肠收缩均无影响；对5-羟色胺（9×10^{-7}g/ml）引起的回肠收缩，纹党10^{-7}～10^{-3}g/ml可见到轻度的抑制，潞党10^{-3}g/ml可见到轻度的增强作用，而板桥党则无影响；对烟酸（3×10^{-5}g/ml）引起的回肠收缩，纹党10^{-3}g/ml可见到中度增强作用，潞党则增强（49.0±17.1）%，而板桥党则无影响；对$BaCl_2$（9×10^{-4}g/ml）引起的回肠收缩，纹党在10^{-3}g/ml浓度下可见到中度增强，板桥党在10^{-9}g/ml浓度下可见到轻度增强作用，而潞党则无影响[24]。

用慢性埋植胃电极及半导体应变规方法，记录大鼠胃电及胃运动，观察党参水煎醇沉剂在大鼠应激性溃疡形成过程中对胃电和胃运动的影响。实验发现，在应激状态下，实验组与对照组大鼠BER频率均明显减慢，为应激前的50%，但给药组在应激状态下大鼠BER节律紊乱、不规则BER的总发生率明显降低。FW在应激状态下发放减弱，党参给药组少数大鼠FW仍与BER同步发生；在应激前由半导体应变规记录的胃运动强度在2g以下的蠕动波相同，频率与BER相同，在应激状态下，大鼠15分钟及30分钟胃排空酚红明显加快，党参正丁醇提取物对此有明显的拮抗作用[24]。静脉注射党参制剂对正常大鼠及用新斯的明增强了的胃蠕动均有抑制作用，表现为蠕动波幅度降低，频率减慢，而且给药量在3～12g/kg时，其作用呈量效关系[24]。小鼠口服党参部位提取物Ⅶ对甲基橙胃排空运动无明显影响[33]。郭景财等[34]研究复方党参通气口服液对实验兔腹部手术后小肠功能恢复的影响，结果表明复方党参通气口服液能改善小肠肌电节律、增加实验兔小肠推进率、刺激兔胃肠激素的分泌，从而增加胃肠蠕动，促进胃肠功能恢复。

6. 对心血管系统的作用　党参提取物能提高麻醉猫心泵血量而不影响心律；增加脑、下肢及血流量，并能对抗肾上腺素的作用[12]。其水煎液和水提醇沉法制得的注射液均能明显延长注射异丙肾上腺素后的缺氧存活时间，说明能增强动物心肌耐缺氧能力[10,11]。静脉滴入党参注射液后晚期失血性休克家兔的动脉血压回升，中心静脉压下降，心率轻度减慢，表明其对家兔晚期失血性休克有明显升压作用，可延长动物的存活时间[35]。用羊水导致球结膜微循环障碍后再用党参，80%家兔在15分钟时，微循环已恢复正常，且管径比生理状态下扩大，30分钟后全部恢复正常，微循环开放数目比生理状态下显著增多，管径明显扩大。而盐水组生理状态下微循环与党参组无明显差异，羊水致微循环障碍之后，再用生理盐水，15分钟时无一恢复，30分钟时只有少部分较大血管模糊可见。实验后12小时，党参组死亡2只，盐水组10只均死亡，死因可能与微循环障碍或免疫反应有关[36]。以不同浓度的党参提取液作用于大白鼠心肌细胞，结果表明PDE活性受到不同程度的抑制，cAMP水解减少，含量增加，作用于兔血小板后，随药物浓度增加，CaM活性抑制率增大[37]。20例冠心病心绞痛患者，服用党参提取液14天后，明显提高左室舒张期E波峰值和左房室间压力降差，显著缩短了左室舒张早期充盈时间，明显增加左室收缩功能的心排出量，但心率无改变，经动物实验，党参可明显提高小白鼠心肌糖原、琥珀酸脱氢酶的含量[38]。另有研究表明：党参能提高缺血/再灌注损伤心肌超氧化物歧化酶(SOD)活性,降低丙二醛(MDA)含量,减少肌酸激酶的释放,使心肌的收缩和舒张功能得到明显改善,并能促进心排出量、冠脉流量、每搏输出量及心率的恢复。提示党参对缺血/再灌注所致的心肌脂质过氧化损伤有一定的保护作用,从而改善心脏的功能[39]。应用细胞化学和定量细胞化学技术研究发现,党参可明显提高冠心病人外周血细胞中糖原和SDH的含量和活性;同时动物实验亦证实,灌服党参液的小鼠心肌中糖原、SDH、LDH的含量和活性亦明显高于生理盐水组。这说明党参可改善病人的心肌代谢,对冠心病的治疗是十分有利的[40]。张晓丹等[41]研究证实黄芪和党参均可对垂体后叶素所致的实验性心肌缺血起到明显保护作用;党参对于减小T波抬高的作用强于黄芪,而对于减慢心率的作用要弱于黄芪。

7. 对血液系统的作用 家兔静脉注射党参注射液1g/kg,可使体外形成的血栓长度、湿重、干重显著降低,使血细胞比容、红细胞电泳值、全血与血浆比黏度均明显下降,但对血沉无影响[42]。党参对ADP诱导家兔血小板聚集功能有明显的抑制作用,作用强度在一定范围内随药物在血浆中的浓度增加而增强[43]。参芪注射液(每毫升含生药党参0.5g、黄芪0.5g)对ADP诱导的血小板聚集有明显的抑制作用;对血小板伪足形成及颗粒释放亦具有一定的抑制作用;可使血小板内环核苷酸含量增加,使cAMP含量增加更为明显,并且可以抑制磷酸二酯酶的活性[44]。党参加丹参能对抗冠心病心绞痛患者血小板聚集,抑制血浆TXA_2合成而又不影响PGI_2的合成,并且抑制效应与用量呈一定的量效关系[45]。党参的水提醇沉液有降低大鼠全血黏度作用;醚提取液能提高纤溶活性,显著降低血小板聚集和血浆TXB_2、6-酮-$PGF_{1\alpha}$的水平,总皂苷可显著降低TXB_2,而不影响前列环素的合成,其生物碱与总皂苷相反的作用,不利于党参的益气活血作用的发挥[38]。有人认为党参脂溶性和水溶性两部分是活血化瘀的有效部位[46]。张晓君等[21]研究了党参多糖对溶血性血虚小鼠血红蛋白含量、对辐射损伤小鼠内源性脾结节、对骨髓有核细胞DNA合成的影响,结果发现党参多糖4倍量给药有升高外周血血红蛋白,缓解贫血症状的作用,8倍量给药能显著增加内源性脾结节数,但不能显著提高^{3}H-TdR掺入骨髓细胞DNA率,提示党参多糖对脾脏代偿造血功能有促进作用,对骨髓造血功能无明显增强作用。

8. 对呼吸系统的影响 党参能提高油酸型呼吸窘迫综合征大鼠动脉血氧分压和血氧饱和度,降低CO_2分压的作用,并能纠正大鼠酸碱平衡紊乱,维持肺有效的摄氧功能;能保护大鼠肺泡上皮细胞和毛细血管内皮细胞,使气体通过气-血屏障的弥散基本正常,为党参治疗呼吸窘迫综合征提供了理论依据[47,48]。明党参水提液对小鼠实验性咳嗽具有显著的镇咳作用,其作用随剂量增强而增强;党参的结晶Ⅵ亦具有明显的镇咳作用。明党参水提液及结晶Ⅵ均能增加小鼠呼吸道酚红排出量,促进蛙纤毛运动,表明二者均有祛痰作用。对乙酰胆碱和组胺引起豚鼠哮喘有显著的抑制作用,表明其能对抗组胺、乙酰胆碱等过敏介质引起的支气管收缩。并认为明党参水提液的上述作用与其含的结晶Ⅵ-天门冬酰胺有关[49]。

9. 其他作用 用100%党参水煎剂灌胃、腹腔或皮下注射给药,皆能使小鼠血浆皮质酮明显升高,党参的提取部分Ⅱ、Ⅲ、Ⅴ静脉注射,亦有此种作用,进一步研究得知,党参Ⅲ(皂苷)及Ⅴ(主要是多糖)的作用部位可能不在肾上腺皮质,而是在垂体或垂体以上水平[50]。宫存杞等[51]从新疆党参中提取、纯化多糖并进行抗肿瘤活性的检测,结果表明新疆党参多糖与环磷酰胺合用具有增效作用,表明新疆党参多糖与化疗药物合用在肿瘤治疗方面有一定的药用价值。

(三)临床报道

1. 治疗冠心病 应用党参口服液对25例冠心病气虚血瘀证患者进行治疗,结果发现血小板聚集功能明显降低,而对血浆组织型纤溶酶原激活物(t-PA)及其抑制物(PAI)活性无明显影响。提示党参口服液的活血作用主要是通过抑制血小板功能影响凝血过程,而非提高血浆纤溶活性而实现的[52]。

2. 治疗胃肠道疾病 郑显锋[53]自调党参健胃汤合奥美拉唑治疗消化性溃疡患者100例,并随机分为中西药治疗组和西药治疗组。西药治疗组单纯服用奥美拉唑、甲硝唑、阿莫西林;中西医治疗组在此基础上加用自调党参健胃汤。对照组治疗50例,其中治愈26例,好转17例,无效7例;自拟益气党参健胃汤与西药配合治疗50例,其中痊愈41例,好转7例,未愈2例,明显优于对照组。吴晓蓉[54]自拟干姜党参汤加减治疗胃脘痛85例,其中辨证为脾胃阳虚40例,阳虚兼瘀45例。基本方:干姜20g,葛根20g,党参20g,炒白术15g,木香10g,炙甘草6g,重楼15g。显效65例,占77%;有效18例,占21%;无效2例,占2%,总有效率98%。

3. 肿瘤放化疗辅助治疗 柏长青等[55]观察参芪扶正注射液(由党参、黄芪提取物组成)对肺癌患者化疗期间毒副作用和生存质量的影响。采用随机交叉试验设计,观察两个化疗周期,比较试验周期(常规化疗+参芪扶正注射液)和对照周期(常规化疗)化疗毒副作用的发生率、严重程度和生存质量变化。本研究共纳入研究病例130例,123例可评价病例,两组患者的基线资料基本相同。试验周期内白细胞减少、血小板减少、恶心/呕吐反应、肝功能异常、蛋白尿和发热等化疗毒副作用的发生率和严重程度明显低于对照周期。化疗期间患者的生存质量发生明显变化,程度明显优于对照周期。因此参芪扶正注射液能够明显降低肺癌患者化疗期间常见毒副作用的发生率和严重程度,改善患者化疗期间的生存质量。潞党参花粉(由昆明医学院花粉研究组提供)16g,分2次用温水冲服,连续30天,治疗26例在放疗、化疗中出现造血功能障碍的肿瘤病人26例。血白细胞减少26例,治疗后显效23例,有效2例,无效1例;贫血10例,治疗后显效6例,无效4例;血小板减少5例,治疗后显效4例,无效1例[56]。

4. 治疗高脂血症 党参、玉竹各1.25g,粉碎,混匀,制成4个蜜丸,每次2丸,每日2次,连服45天为1个疗程。治疗高脂血症50例,总有效率为84%[57]。

5. 治疗食管癌前病变 在河北省食管癌高发区,经食管脱落细胞学拉网检查确诊食管上皮细胞重度增生252例,随机分为甲组、乙组,甲组口服复方党参丸每次2g,每日2次,每月服药3周,治疗2年,乙组口服安慰剂。结果:甲组细胞学好转率71.7%,癌变率2.8%;乙组分别为50.0%和10.0%。表明复方党参丸对阻断食管癌前病变有一定疗效,该复方由党参、赤芍和核黄素三味组成[58]。

6. 治疗糖尿病 采用参芪仙合剂(由党参、黄芪、丹参各20g,仙灵脾15g,黄精30g,枸杞子12g,花粉30g组成)与西药配合的中西医结合方法治疗糖尿病55例。方法:治疗组参芪仙合剂每日1剂,水煎2次,分2次口服,服药时间选择在上午9~10时30分,下午3~4时30分。辅以西药格列本脲(优降糖)或格列齐特缓释片(达美康)或美的康口服。胰岛素依赖型者则皮下注射胰岛素。对照组单纯给以西药,用法用量不变。连续治疗2个月后评定疗效。结果:治疗组治疗前空腹血糖由(13.54±3.15)mmol/L下降到治疗后(6.60±1.02)mmol/L,对照组由(12.42±3.05)mmol/L下降到(8.04±2.15)mmol/L,中西组较对照组下降幅度更大,两组比较($P<0.01$)有显著差异。神疲乏力、手足麻痹、顺应力差、头

发脱落等症状，中西组改善率为 81.4%～89.8%，对照组为 0%～62.6%，前者优于后者，其他症状中西组的改善率也高于对照组[59]。

7. 预防急性高山和高原反应　党参乙醇提取物制成糖衣片，每次 5 片，每日 2 次，连服 5 天。预防急性高山反应 42 例，证实党参片对减轻高山反应急性期症状，稳定机体内环境，改善血液循环，加快对高原低氧环境的早期适应过程均有良好作用[60]。张东祥[61]采用复方党参胶囊防治急性高原病。对急进 5200m 高原的 45 名官兵分别服用安慰剂、复方党参片和复方党参胶囊，服药前及试验中定期测试其血氧饱和度(SaO_2)和心率(HR)、就急性高原反应症状做问卷式调查并进行药效评价。研究发现复方党参胶囊服用剂量为片剂的 1/9 时，其预防急性高原病效果显著优于安慰剂组，好于片剂组；对高原缺氧所致头痛和呕吐等急性高原反应的防治也显著优于安慰剂组，略优于片剂组；对受试者 SaO_2 有明显提高作用($P<0.05$)，且心率有降低趋势。结果表明复方党参胶囊防治急性高原反应效果显著，服用剂量低，服用和携带方便，有望成为传统抗缺氧药物复方党参片的换代产品。

(四) 不良反应

党参水煎液给小鼠灌胃的 LD_{50} 为 240.3g/kg。党参的地下部分总苷给小鼠灌胃的 LD_{50} 为 2.7g/kg 体重[62]。党参注射液给小鼠腹腔注射的 LD_{50} 为(79.21±3.60)g/kg。给大鼠每天每只皮下注射 0.5g，连续 13 天，无毒性反应。兔每天每只腹腔注射 1g，连续 15 天，谷丙转氨酶含量没有变化，也无毒性症状[63]。

参 考 文 献

[1] 王开贞，鹿怀兴，卢法传，等. 党参对中枢抑制作用的研究[J]. 中药通报，1986(3)：49-50.

[2] 潘思源，张禹昉，刘源，等. 党参总碱对东莨菪碱引起小鼠记忆障碍和脑内乙酰胆碱及胆碱乙酰化酶的作用[J]. 中药药理与临床，1992(5)：22-24.

[3] 王红，许哲，刘干中. 党参对学习记忆的影响[J]. 中药药理与临床，1993(1)：34-37.

[4] 黄涛，唐瑛，邹瑞，等. 党参水煎提取物对化学药品诱导小鼠学习记忆障碍的影响[J]. 华南国防医学杂志，2007，21(2)：10-12.

[5] 闫彦芳，张壮，韦颖，等. 党参总皂苷抗缺氧缺糖再给氧诱导大鼠星形胶质细胞损伤的作用[J]. 北京中医药大学学报，2006，29(12)：826-829.

[6] 黄丽亚，叶嗣颖，刘杰书. 党参与天麻对氟哌啶醇致老化大鼠抗氧化酶表达作用的比较研究[J]. 时珍国医国药，2006，17(9)：1687-1688.

[7] 黄丽亚，叶嗣颖. 党参注射液上调抗氧化酶表达作用的实验研究[J]. 中国老年学杂志，2006，26(1)：70-71.

[8] 段琦梅，梁宗锁，聂小妮，等. 黄芪和党参提取物的抗氧化活性研究[J]. 西北植物学报，2010(10)：2123-2127.

[9] 刘干中，周金黄. 党参化学成分及药理作用研究进展[J]. 中西医结合杂志，1983(2)：114-117.

[10] 庞来祥，姜平. 党参抗缺氧作用的研究[J]. 西北药学杂志，1988(3)：45.

[11] 王开贞，卢法传，丁冠忠，等. 党参的抗缺氧作用[J]. 中药通报，1986(8)：53-55.

[12] 王世民，杨勇. 党参的研究概况[J]. 山西中医，1989(1)：37-43.

[13] 粟群芳，周紫婧. 党参超微饮片对小鼠抗疲劳和耐缺氧作用的研究[J]. 中医药导报，2010，16(8)：95-96.

[14] 谢锦玉，屠国瑞，李风文，等. 党参对巨噬细胞作用的细胞化学研究[J]. 中西医结合杂志，1985(8)：487-488.

[15] 刘德祥，殷学军，马宗林，等. 党参、黄芪、马钱子对人淋巴细胞有丝分裂影响的观察[J]. 中药通

报，1985，10（3）：40-42.

［16］毛学礼，高慧珍，王东明，等. 党参提取液对正常小鼠及环磷酰胺处理小鼠免疫功能影响的初步研究［J］. 中西医结合杂志，1985（12）：739-741.

［17］张兆林，兰中芬，王凤连，等. 党参多糖成分及其免疫药理作用研究［J］. 兰州医学院学报，1988（3）：14-15.

［18］王惠艳，韩美君，金四立，等. 党参多糖对小鼠细胞免疫调节作用［J］. 中国药理学通报，1989（6）：376-379.

［19］张汝学，王凤连. 甘肃产党参多糖成分对小鼠细胞免疫的调节作用［J］. 兰州医学院学报，1992，18（3）：161-165.

［20］陈玉春，李柏龄. 党参对白细胞介素-2 产生及作用的调控［J］. 福建医药杂志，1992（3）：33-34.

［21］张晓君，祝晨蔯，胡黎，等. 党参多糖对小鼠免疫和造血功能的影响［J］. 中药新药与临床药理，2003，14（3）：174-176.

［22］曹丽，罗崇念，卞庆亚，等. 党参多糖对鸡 IL-2 活性和淋巴细胞增殖反应的促进作用［J］. 中兽医医药杂志，2004，23（1）：3-4.

［23］杨光，李发胜，刘辉，等. 党参多糖对小鼠免疫功能的影响［J］. 中药药理与临床，2005，21（4）：39.

［24］周然，王世民. 党参对消化系统影响的药理学研究概况［J］. 北京中医学院学报，1991，14（5）：47-48.

［25］韩朴生，姜名瑛，徐秋萍. 党参提取物对大鼠实验性胃溃疡和胃粘膜防御因子的影响［J］. 中药药理与临床，1990（1）：19-23.

［26］黄玲，黄萍，王建华，等. 党参、川芎、蒲公英及其配伍抗溃疡与抗胃粘膜损伤作用与机制研究——Ⅰ、党参、川芎、蒲公英及其配伍抗大鼠实验性胃溃疡与胃粘膜损伤作用观察［J］. 中药药理与临床，1991（3）：8-10.

［27］刘良，王建华，胡燕，等. 党参及其有效成分抗胃粘膜损伤作用与机制研究——Ⅲ、党参部位Ⅶ中的分离物抗胃粘膜损伤作用观察［J］. 中药药理与临床，1990（5）：20-23.

［28］刘良，王建华，候宁，等. 党参及其有效成分抗胃粘膜损伤作用与机制研究——Ⅳ、党参部位提取物Ⅶ-Ⅱ对胃粘膜屏障的影响［J］. 中药药理与临床，1990（2）：11-14.

［29］刘良，王建华，侯宁，等. 党参及其有效成分抗胃粘膜损伤作用与机制研究——Ⅴ、党参部位提取物Ⅶ-Ⅱ对胃组织内前列腺素含量的影响［J］. 中药药理与临床，1990（3）：9-11.

［30］王少根，徐慧芹，陈侠英. 党参对严重烫伤豚鼠肠道的保护作用［J］. 中国中西医结合急救杂志，2005，12（3）：144-145.

［31］贾彦敏，陈杰. 黄芪、党参、白术对脾虚大鼠脑肠轴 β-EP 的影响［J］. 实用中医内科杂志，2010，24（8）：17-18.

［32］黄玲，王建华，劳绍贤. 党参、川芎、蒲公英及其配伍抗溃疡与抗胃粘膜损伤作用与机制研究——Ⅱ、党参、川芎、蒲公英及其配伍复方对胃分泌功能的影响［J］. 中药药理与临床，1991（6）：21-23.

［33］刘良，王建华，侯宁，等. 党参及其有效成分抗胃粘膜损伤作用与机制研究——Ⅵ、党参部位提取物Ⅶ-Ⅱ对胃分泌、胃血流与胃肠运动的影响［J］. 中药药理与临床，1990（4）：20-23.

［34］郭景财，张爱军，郑向红，等. 复方党参通气口服液对腹部手术后小肠功能恢复的实验研究［J］. 中国中医急症，2007，16（10）：1238-1240.

［35］黄娥梅，刘绍箎，彭永芳，等. 人参党参甘草对家兔晚期失血性休克的影响［J］. 湖北中医杂志，1984（6）：51-52.

［36］王开贞，鹿怀兴，卢法传，等. 党参对微循环障碍的影响［J］. 山东中医学院学报，1989（3）：48-49.

［37］秦腊梅，阎艳芳，王志春. 党参补气强心作用的实验研究［J］. 中国中药杂志，1994（4）：238.

［38］王硕仁，徐西林，谦秦红，等. 党参益气强心、活血化淤作用的研究［J］. 中药药理与临床，1994（1）：32.

[39] 郭自强,朱陵群.党参对大鼠离体工作心脏缺血/再灌注损伤的保护作用[J].北京中医药大学学报,1995,18(5):39-41.

[40] 曹俊杰,王鹤皋,曾小澜,等.潞党参膏滋对癌症患者临床应用的价值[J].肿瘤研究与临床,1994(3):197.

[41] 张晓丹,刘琳,佟欣.党参及黄芪对实验性心肌缺血大鼠心电图影响的比较[J].中国临床康复,2005,9(47):142-143.

[42] 王开贞,卢法传,鹿怀兴,等.党参对血液流变学的作用[J].中药通报,1988(12):43-47.

[43] 宋剑南,李风泉,李佩丽,等.几种中药对家兔血小板聚集功能的影响[J].中药通报,1984(4):38-40.

[44] 庞来祥.党参药理作用的研究近况[J].中成药研究,1987(10):35-36.

[45] 郭自强,鲁伟星.党参加丹参对冠心病心绞痛患者血小板功能以及血浆 TXA_2 和 PGI_2 含量的影响[J].北京中医学院学报,1992,15(1):36-38.

[46] 王硕仁,徐西.党参不同提取物的活血作用研究[J].北京中医学院学报,1993,16(5):60-62.

[47] 白娟,邱桐.党参治疗呼吸窘迫综合征的实验研究——血气和酸碱的变化[J].甘肃中医学院学报,1993,10(3):49-51.

[48] 白娟,邱桐.党参治疗呼吸窘迫综合征的实验研究-肺泡-动脉血氧分压差和气-血屏障的变化[J].甘肃中医学院学报,1994,11(1):50-52.

[49] 胡小鹰,陈建伟.明党参水提液及结晶Ⅵ的镇咳祛痰平喘作用[J].南京中医药大学学报,1995,11(6):28-30.

[50] 刘干中,周金黄.党参化学成分及药理作用研究进展[J].中西医结合杂志,1983(2):114-117.

[51] 宫存杞,张君,赵娟,等.新疆党参多糖的制备及体内抗肿瘤作用的研究[J].农垦医学,2007(6):404-406.

[52] 徐西,王硕仁.党参口服液治疗 25 例冠心病血瘀证患者临床及实验研究[J].中国中西医结合杂志,1995,15(7):398-400.

[53] 郑显锋.自调党参健胃汤合奥美拉唑治疗消化性溃疡疗效分析[J].吉林医学,2008,29(21):1907-1908.

[54] 吴晓蓉.干姜党参汤加减治疗胃脘痛 85 例[J].实用中医药杂志,2010(4):241.

[55] 柏长青,逄新宇,刘关键,等.党参、黄芪提取物注射液对减轻肺癌患者化疗毒副反应和生存质量影响的研究[J].中国康复医学杂志,2006,21(8):707-709.

[56] 蔡德政,张兴,周秋云,等.潞党参花粉治疗放疗化疗所致造血功能障碍 26 例疗效初步观察[J].中医杂志,1987(11):25-26.

[57] 申德鑫,苗克.参竹丸治疗高脂血症的疗效观察[J].辽宁中医杂志,1980(1):6-7.

[58] 侯浚,阎付荣,李绍森,等.复方党参丸治疗食管癌前病变临床研究[J].中国医药学报,1992,7(2):11-12.

[59] 何翔玲.中西医结合治疗糖尿病提高生活质量的临床观察[J].新中医,1995,27(1):29-30.

[60] 孙建昌,邱丽媛,吴小萌,等.复方党参片对急性高山反应的预防作用——症状学与血液动力学观察[J].四川中医,1989(1):13-15.

[61] 张东祥,张延坤,谢印芝,等.复方党参胶囊防治急性高原病的效果观察[J].解放军预防医学杂志,2005,23(4):271-272.

[62] 蔡定国,王英贞,韩诚,等.党参化学成分的研究[J].中草药,1982,13(10):10-12.

[63] 朱颜.中药的药理与应用[M].北京:人民卫生出版社,1958:247.

西洋参 Xiyangshen

【别名】西洋人参(《本草从新》),洋参(《药性考》),西参(《增订伪药条辨》),花旗参、广东人参(《中国药植志》)。

【来源】西洋参,始载于《本草从新》,原名西洋人参。为五加科多年生草本植物西洋参 *Panax quinquefolium* L. 的根。主产于美国、加拿大及法国,我国亦有栽培。

【采收炮制】于秋季采挖生长3～6年的根,除去分枝、须尾,晒干。喷水湿润,撞去外皮,再用硫黄熏之,晒干后色白起粉,称为"粉光西洋参"。挖起后即连皮晒干或烘干,外表土黄,并有细密色黑横纹者,称"原皮西洋参"。

炮制时,用清水喷潮原药,覆盖湿布,夏秋润2天,冬、春润3天,取出切片,晾干。

【药性】甘、微苦,凉。归心、肺、肾经。

【功效】补气养阴,清热生津。

【应用】

1. 肺虚久咳,干咳少痰　本品甘寒,补肺气,益肺阴,降虚火,清肺热,治肺虚久咳,耗伤气阴,阴虚火旺,干咳少痰或痰中带血等症,多与生地、麦冬、玄参、知母同用;若燥热伤阴,咽干咳血,常与桑叶、枇杷叶、杏仁、贝母配伍,清热润肺,化痰止咳。

2. 热伤气阴,烦倦口渴　本品补气养阴,清热生津。治外感热病,热伤气阴,肺胃津枯之烦渴少气、体倦多汗等症,常与西瓜翠衣、石斛、麦冬、知母等同用,有清热养阴、益气生津之效,如《温热经纬》清暑益气汤;若热伤气阴,津液大耗,心脉虚微者,可代人参与麦冬、五味子同用,有益气敛阴生脉之功。本品有良好的养阴生津作用,单用水煎服治津亏口干舌燥即效;若与天冬、麦冬、知母、玉竹等养阴生津之品同用,则疗效更佳。

3. 津枯肠燥,便秘下血　本品甘寒,能清火生津以润大肠,可用于治疗肠燥津枯、便秘下血,如《类聚要方》西洋参与龙眼肉同蒸内服,有清肠润燥、凉血止血之效。

【用法用量】3～6g,另煎兑服。

【使用注意】不宜与藜芦同用。

【鉴别用药】人参、西洋参虽同为补气良药,但人参味甘微温,能大补元气,补脾益肺,生津,安神,乃治虚劳内伤第一要药,补益之力强于西洋参,但药性偏温,故对虚劳内有火热者不宜;西洋参味甘、微苦而性寒,功能补气养阴,清肺火、生津液,适用于气阴虚而有火之证。故张锡纯云:"西洋参性凉而补,凡欲用人参而不受人参之温补者,皆可以此代之。"

【药论】

1.《本草从新》:"补肺降火,生津液,除烦倦,虚而有火者相宜。"

2.《医学衷中参西录》:"西洋参,性凉而补,凡欲用人参而不受人参之温补者,皆可以此代之。惟白虎加人参汤中之人参,仍宜用党参,而不可代以西洋参,以其不若党参具有升发之力,能助石膏逐邪外出也。"

3.《本草求原》:"肺气本于肾,凡益肺气之药,多带微寒,但此则苦寒,唯火盛伤气,咳嗽痰血,劳伤失精者宜之。"

【现代研究】

(一) 化学成分

西洋参的活性成分主要为皂苷(苷)类、多糖类和黄酮类。西洋参根中已发现17种人参皂苷 R_0,-Rb_1,-Rb_2,-Rb_3,-Rc,-Rd,-Re,-Rf,-Rg_1,-Rg_2,-Rg_3,-Rh_1,-RA_0 等;含辛醇、己酸、十一烷、长竹烯、β-金合欢烯等多种挥发性成分;油脂经甲基化,GC-MS分析,测得含己酸、庚酸、亚油酸等有机酸;西洋参中多糖类物质是一类具有特殊生物活性的物质。西洋参及其提取物-可溶性果胶中均含有一定的多糖类成分,目前分离出来的成分有蔗糖、人参三糖、麦芽糖、葡萄糖、果糖、山梨糖、半乳糖醛酸、半乳糖、葡萄糖、阿拉伯糖、木糖、鼠李糖等。西洋参含 11.74%～19.86%的水溶性粗果胶，其中 11.09%为蛋白质，65.00%～75.30%为淀粉，果胶多糖约为 16.11%～27.73%。西洋参根中含氨基酸多达 16 种以上，主根含 5.932%，须根含 7.737%。并含有多种微量元素。

（二）药理作用

1. 对心血管系统的作用

（1）抗心律失常和钙通道阻滞作用：西洋参茎叶总皂苷 25mg/kg、50mg/kg 给麻醉开胸犬静脉注射可明显增加心肌血流量，降低冠脉阻力，并减少心肌耗氧量及心肌耗氧指数，对心肌氧利用率则无明显影响[1]。动物实验表明，西洋参皂苷和其茎叶皂苷对毒毛花苷 g（哇巴因）、氯化钡、氯仿-肾上腺素等诱发的心律失常和结扎左冠状动脉引起的心律失常有预防和对抗作用[2,3]。

小剂量西洋参茎叶皂苷能增加豚鼠心脏乳头肌收缩力，大剂量 0.3mg/ml 以上则抑制其收缩力，高浓度（1.2mg/ml）能明显降低乳头肌自律性，在此剂量下并显著延长功能不应期，推测小剂量西洋参茎叶皂苷可提高交感神经的兴奋性或促进胞浆内游离 Ca^{2+} 增多，而大剂量可抑制交感神经的兴奋性或阻止胞浆内游离 Ca^{2+} 浓度上升[3]。用斑片钳的连细胞电压钳法证明，单体皂苷 Rb_3（300mg/L）使 L、B、T 型钙通道的开放时间缩短，开放概率减少，其作用与维拉帕米 37.5mg/L 相似，与 Bayk 8644 5μmol/L 作用相反，确切地证明 Rb_3 对钙通道有阻滞作用[4]。西洋参茎叶皂苷 PQS 对 KCl、$CaCl_2$ 和 NE 诱发的主动脉条收缩均有明显抑制作用，表明 PQS 对电压依赖性钙通道（PDC）和受体启动性钙通道（ROC）有双重抑制作用；PQS 对血管平滑肌的 Ca^{2+} 拮抗剂样作用可能主要通过抑制细胞外 Ca^{2+} 经 PDC 和 ROC 跨膜内流完成[5]。关利新等[6]的研究发现，西洋参茎叶皂苷（1.5mg/ml）和维拉帕米（0.5μmol/L）对静息状态下心肌细胞内 Ca^{2+} 浓度均无明显的影响，但西洋参茎叶皂苷使心肌细胞内 Ca^{2+} 浓度有下降趋势；两药可明显抑制高钾（50mmol/L）引起的心肌细胞内 Ca^{2+} 浓度升高。表明西洋参茎叶皂苷对心肌细胞的电压依赖性钙通道有阻断作用。

（2）抗心肌缺血和保护心肌作用：西洋参茎叶皂苷 75mg/kg 梗死后静脉注射对家兔实验性心肌梗死具有明显的保护作用。胸前多导联 12 个标测点心电图表明，心肌梗死 24 小时内西洋参茎叶组的导联数，ST 段偏移总 mV 数，病理性 Q 波导联数和病理性 Q 波的 mV 总数值与对照组相比均减少，心肌梗死面积亦明显缩小[1,7]。西洋参茎叶皂苷可抑制梗死后高凝状态的发展，并可减少梗死后 24 小时的血清及梗死区心肌中的过氧化脂质含量[1]。西洋参茎叶皂苷 90mg/kg、180mg/kg 腹腔注射可显著降低大鼠冠脉前降支损伤心肌的游离脂肪酸含量，并提高乳酸脱氢酶的活性[8]。西洋参茎叶皂苷还可对抗由黄嘌呤-黄嘌呤氧化酶（X-XOD 4.2×10^{-4} mol/L、5.3×10^{-9} mol/L）引起的动作电位波幅、超射、阈电位、最大除极速度及复极 10%水平的动作电位波宽等膜损伤性改变。并在透射电镜的观察中也证实了西洋参茎叶皂苷对由 X-XOD 引起的亚细胞结构损伤具有明显的保护作用[9]。西洋参茎叶皂苷能明显降低多柔比星（阿霉素）诱导的大鼠全血和心肌组织中丙二醛含量，保护超氧化物歧化酶及谷胱甘肽过氧化物酶活性，表明西洋参茎叶皂苷具有抗氧化作用[10]。给阿霉素之前，预先给予维生素 E 和西洋参茎叶皂苷可以减少心肌自由基总量，减轻了氧自由基对心肌的损伤，西洋参茎叶皂苷的作用与抗氧化剂维生素 E 作用相同但稍弱，初步证实了西洋参茎叶皂苷具有保护心肌自由基代谢紊乱作用[11]。西洋参茎叶皂苷能明显减少应激状态下心肌缺血坏死面积，降低血清 CK、LDH 活性。表明 PQS 具有保护作用。同时

PQS能降低血清FFA水平，减少心肌LPO含量。提示其抗心肌缺血作用可能与纠正心肌缺血时FFA代谢紊乱及对抗氧自由基引发的脂质过氧化反应有关[12]。杜键等[13]研究西洋参叶二醇组皂苷(PQDS)对血管紧张素Ⅱ(AngⅡ)诱导的血管平滑肌细胞(VSMC)增殖及凋亡的影响。结果发现PQDS可明显减低VSMC的增殖能力，使VSMC的G0/G1期构成比显著升高，PI值显著下降；亦能明显增加VSMC的凋亡率。研究表明PQDS具有抑制VSMC增殖及诱导其凋亡作用。王伟等[14]采取结扎大鼠腹主动脉的方法建立压力超负荷性心室重构模型，证实西洋参茎叶总皂苷(PQSs)可显著抑制压力负荷增加所致的心室重构，其作用机制可能是通过改善血流动力学，降低AngⅡ、内皮素含量及升高NO含量，并且有效调节前列环素 I_2 与血栓素 A_2 之间以及SOD与MDA之间的平衡来实现的。

(3) 抗病毒性心肌炎作用：徐海燕等[15]将雄性4周龄BALB/C小鼠腹腔接种 CVB_3 病毒液，建立病毒性心肌炎动物模型，接种30分钟后用西洋参煎剂灌胃，1次/日，连续4周。结果：西洋参治疗组小鼠的存活率明显高于病毒感染对照组，心肌组织病理改变恢复加快，心肌细胞凋亡坏死率减低及外周血T细胞亚群比例改善、自身抗体减少。表明西洋参对病毒性心肌炎小鼠有较好的治疗作用。

(4) 降血压作用：西洋参茎叶皂苷单体P-F11 10mg/kg静注，可使麻醉大鼠BP、LVSP及 $\pm dp/dt_{max}$ 等明显增加，侧脑室注射P-F11 100μg亦可使血压升高，将其微量注入下丘脑后核10μg亦可使血压升高，与等容量生理盐水组比较有显著性，结果初步表明P-F11对心血管系统具有外周和中枢作用[16]。魏春雁等[17]研究国产西洋参总黄酮对心血管的影响，结果：国产西洋参总黄酮可使大鼠血压下降、心率明显减慢，同时呼吸频率也减慢，但呼吸振幅无明显变化。

2. 对免疫功能的影响　西洋参能促进幼鼠胸腺器官的发育[18,19]。西洋参茎叶皂苷能在体内外协同刀豆蛋白A(ConA)促进小鼠脾细胞增殖；协同ConA增强小鼠脾T细胞产生淋巴因子的能力；明显增强小鼠脾NKC活性；西洋参茎叶总皂苷在体内还能增强细菌脂多糖(LPS)刺激小鼠脾细胞的增殖反应；增强小鼠对胸腺依赖性抗原(SRBC)的初次抗体应答能力[20]。李岩等[21]证实西洋参根粗多糖(PPQ)对环磷酰胺(CY)所致的外周血白细胞减少有明显的保护作用。朱伟等[22]发现西洋参多糖PPQ-1协同亚适量ConA(215mg/L)可诱导小鼠脾淋巴细胞合成IL-2。许力军等[23]报告慢性肺源性心脏病(CPHD)患者经西洋参茎叶皂苷治疗后，$CD3^+$ 细胞、$CD4^+$ 细胞和CD4/CD8比值明显升高，$CD8^+$ 细胞明显降低，与治疗前比较差异显著($P<0.05$)，且西洋参茎叶皂苷能促进T细胞分泌细胞因子IL-2和促进IFN-γmRNA表达。表明西洋参茎叶皂苷能提高机体细胞的免疫功能。

3. 调节机体对非特异性刺激的反应性

(1) 抗缺氧和抗疲劳作用：西洋参对缺氧有明显的对抗作用[18,19,24-26]。西洋参水提液5g/kg灌胃能明显延长低压缺氧和窒息性小鼠的生存时间；对小鼠结扎两侧颈总动脉，以造成脑循环性缺氧，用氰化钾造成小鼠组织中毒缺氧及用异丙肾上腺素增加小鼠心肌耗氧，西洋参均显示出良好的全身性抗缺氧作用。翟鹏贵等[27]发现西洋参制剂能明显延长小鼠负重游泳时间、爬杆时间；明显降低小鼠运动后的血清尿素氮和血乳酸的含量，因此西洋参制剂具有抗疲劳作用。

(2) 抗应激作用：西洋参的不同炮制品能明显提高小鼠在45～46℃下的耐高温能力，50g/kg灌胃小鼠能明显抑制置烘箱5分钟所致的体温升高[18,19]。西洋参蜂皇浆能使小鼠在0℃饥渴状态下的生存时间延长[28]。西洋参总皂苷及西洋参总提取物均可使豚鼠血浆皮质酮升高，且剂量关系自(17.5～70)mg/kg 呈直线相关[29]。大鼠腹腔注射西洋参总皂苷60mg/kg 后 1 小时断头处死，给药组大鼠肾上腺维生素 C 含量明显低于对照组，西洋参总皂苷还能明显减轻注射促皮质激素(ACTH)小鼠肾上腺维生素 C 含量降低和减轻幼年小鼠因注射 ACTH 引起的胸腺和脾脏的萎缩，提示西洋参总皂苷能促进肾上腺皮质激素的分泌[30]。

(3) 抗休克作用：西洋参茎叶皂苷 50mg/kg 皮下注射连续 2 周，能明显提高失血性休克大鼠 5 小时存活百分率；失血量也明显高于对照组，说明西洋参茎叶皂苷能增加循环血容量；西洋参茎叶皂苷能加强失血性休克鼠心肌收缩力；减少休克时 NA 的合成和释放，从而改善微循环的灌流状态[31]。西洋参茎叶皂苷皮下注射或静脉注射能显著降低失血性休克大鼠心、肝、脾、肺、肾等组织中的过氧化脂质含量，从而保护了细胞膜及亚细胞膜的完整性[31,32]。

4. 对内分泌代谢系统的影响

(1) 降低血糖作用：有人进行了西洋参影响人 2 型糖尿病患者饭后血糖水平的单盲及安慰剂对照的小规模(10 名健康人和 9 名患者)临床试验。结果：健康人同时口服西洋参和葡萄糖对血糖水平无影响；如服葡萄糖前 40 分钟服西洋参可使血糖水平明显降低，而安慰剂组的血糖水平一直较高，该研究表明饭前 40 分钟服西洋参可降低健康人和糖尿病患者的饭后血糖水平[33]。殷惠军等[34,35]用降糖西药达美康作对照，观察西洋参总皂苷对四氧嘧啶高血糖大鼠血糖、血脂和血清胰岛素水平的影响。结果：西洋参总皂苷 54、27 和 13.5mg/(kg·d)的 3 级剂量及格列齐特缓释片(达美康)4.0mg/(kg·d)均能明显降低高血糖大鼠血糖、血清总胆固醇(TC)和甘油三酯(TG)的水平，且提高血清高密度脂蛋白(HDLC)和胰岛素含量。李冀等[36]研究认为西洋参可能通过对胰岛素抵抗大鼠脂肪细胞因子的影响，降低胰岛素水平，调节脂代谢，从而改善胰岛素抵抗。张颖等[37]观察西洋参茎叶总皂苷(PQS)对脂肪细胞糖脂代谢及胰岛素抵抗信号转导的影响，认为 PQS 能够促进脂肪细胞利用葡萄糖、抑制 TNF-α 的促脂解作用，从而调节糖脂代谢。PQS 调节糖脂代谢的作用可能与其促进脂肪细胞胰岛素信号转导、改善胰岛素抵抗有关。

(2) 抗肥胖作用：郑毅男等[38]通过体外、体内试验研究了西洋参总皂苷、单体皂苷对胰脂肪酶活性及小鼠体重和子宫周围脂肪组织重量的影响，体外试验结果：西洋参茎叶总皂苷为 0.5g/L 时，对胰脂肪酶活性的抑制率为 90%；人参皂苷 Rc、Rb_1、和 Rb_2 对胰脂肪酶活性均有很强的抑制作用，可抑制小肠对食物脂肪的吸收。体内试验结果：西洋参茎叶总皂苷对体重影响变化不大，但可明显降低子宫周围脂肪组织重量，发挥有效的抗肥胖作用。

5. 对中枢神经系统的作用　动物实验表明，西洋参皂苷具有明显的中枢抑制作用。腹腔注射后小鼠呈现安静和少动，并且显著抑制戊四氮引起的惊厥率和惊厥后死亡率(惊厥率和死亡率均为 20%)[25,39]。西洋参茎叶中提取的总皂苷 25.50mg/kg 腹腔注射或425.850mg/kg 灌胃能显著抑制小鼠的自发活动，并能延长阈下剂量的戊巴比妥钠的催眠时间[40]。西洋参茎叶皂苷 500mg/kg、100mg/kg 给小鼠连续灌胃 7 天，可拮抗樟柳碱和戊巴比妥钠引起的记忆获得损害，对环已酰亚胺引起的记忆巩固障碍有显著改善作用。西洋参皂苷中的主要成分人参皂苷 Rb_1 能增加海马回中的神经递质乙酰胆碱(ACh)的释放、增强动物神经因子、促进轴突生长和延长神经细胞存活期，因而具有促进记忆的作用。

6. 对肝损伤的保护作用　赵玉珍等[41]采用急性乙醇中毒大鼠模型观察西洋参茎叶皂苷(PQS)对肝损伤的保护作用。结果：PQS 能降低血清过氧化脂质终产物丙二醛(MDA)、血清谷丙转氨酶(SGPT)、血清谷草转氨酶(SGOT)活性,减少肝脏 MDA 的生成,增加肝谷胱甘肽过氧化物酶(GSH-Px)活性。

7. 抗癌作用 马秀俐等[42]对西洋参多糖进行了分离,并研究了所提取的多糖对体外肝癌细胞生长的影响,证实所提多糖能够抑制 7721 肝癌细胞的生长,并能促进其死亡。曲绍春等[43]观察了西洋参根多糖(CPPQ)对 S180 荷瘤鼠的抑瘤作用及其脾淋巴细胞合成细胞因子作用影响,结果表明,西洋参根多糖可抑制 5180 荷瘤鼠的肿瘤生长,并能明显诱导脾淋巴细胞合成 IL-3 样活性物质。国外学者[44]于 1999 年进行了西洋参与合成抗癌药(包括环磷酰胺、多柔比星、甲氨蝶呤、氟尿嘧啶、紫杉醇、甲地孕酮和他莫西芬)联合抑制乳腺癌 MCF-7 细胞增殖的体外试验。发现乳腺癌细胞系用西洋参提取物和合成抗癌药共同处理后,西洋参对雌激素敏感的乳腺癌细胞产生了奇特的作用,它不仅能诱导 pS2 基因的表达,且能力与雌激素相当。与雌激素不同的是西洋参并不增加细胞周期的增殖期。此外它对细胞生长的影响呈剂量相关,即低剂量时对细胞生长无影响,高剂量时使细胞增殖明显减少。且西洋参与化疗药物或激素类药物共同处理癌细胞时,无任何不良的相互作用。与单独使用化疗剂或激素类药物比较,西洋参的加入可使癌细胞的增殖进一步受到抑制,表明西洋参与抗乳腺癌药物具有协同作用。

(三) 临床报道

1. 治疗心血管疾病 用西洋参、月见草口服乳治疗心气不足、脾肾两虚为主证的冠心病、高脂血症、动脉硬化及高血压患者 208 例,结果显示,本品在改善心悸气短、失眠多梦、头晕目眩等心、脾、肾虚症状的同时,有明显降低血清胆固醇、甘油三酯及 β-脂蛋白作用,同时还可降低血浆及全血比黏度,提高机体非特异性免疫功能,总有效率达 93.7%[45]。

2. 治疗急性心肌梗死 口服强心 1 号(西洋参茎叶制剂),每次 40mg,每日 3 次。治疗 13 例,药后 PEP/LVETF 下降,EF 值上升,心功能改善[46]。

3. 治疗病毒性心肌炎 林艳等[47]用西洋参粉治疗病毒性心肌炎 13 例,结果 6 例临床症状体征消失,心电图检查 S-T 段和 T 波恢复正常,实验室检查各种化验值恢复;3 例治疗 1.5 个月恢复正常;4 例临床症状和体征减轻,心功能改善。

4. 防治高脂血症 丁平等[48]采用双盲对照法观察西洋参胶囊治疗高脂血症 101 例,结果:治疗组总有效率为 66.67%,与对照组(28%)比较有显著性差异。

5. 改善冠心病患者血糖水平 张颖等[49]研究西洋参茎叶总皂苷(PQS)对 84 例冠心病血糖异常患者血糖、血脂及胰岛素敏感性的影响,认为在常规西药治疗的基础上加用 PQS,有进一步降低冠心病血糖异常患者血糖的作用趋势,显著降低冠心病血糖异常患者血 TC、LDL-C 水平,并可能改善冠心病血糖异常患者 β 细胞功能。但两组患者的胰岛素敏感性均无明显变化。

(四) 不良反应

西洋参茎叶皂苷给小鼠腹腔注射和口服的 LD_{50} 分别为(204±2.6)mg/kg 和(8511±1061)mg/kg。给大鼠灌胃 2mg/kg、100mg/kg 和 200mg/kg,连续 90 天,动物体重及脏器重量各组间无显著差异,白细胞总数、尿素氮、血红蛋白、谷丙转氨酶、硫酸锌浊度及麝香草酚浊度均在正常值范围。病理组织学切片检查结果,西洋参茎叶总皂苷 100mg/kg 和 200mg/kg 组的肾脏,有些可见肾小球大小不均一,尤以 200mg/kg 组为明显,个别肾小管中有蛋白渗出,其余脏器未见异常[50]。

参考文献

[1] 吕忠智,金毅.国产西洋参茎叶总皂苷对犬心肌血流量及氧代谢的影响[J].中国药学杂志,1992,27(5):272-274.

[2] 张宝凤,潘文军,冯世宏,等.西洋人参皂苷的抗心律失常作用[J].沈阳药学院学报,1985(4):273-275.

[3] 赵光东,赵德化,盛宝恒.西洋参茎叶皂苷的抗实验性心律失常作用[J].第四军医大学学报,1987(5):309-312.

[4] 杨世杰,钟国赣.西洋参茎叶皂苷单体Rb3对大鼠血流动力学及单钙通道活动的影响[J].中国药理学通报,1995,11(1):39-43.

[5] 吴捷,于晓江.西洋参茎叶皂苷对离体家兔胸主动脉条的作用[J].中国药理学与毒理学杂志,1995,9(2):155-156.

[6] 关利新,衣欣,杨世杰,等.西洋参茎叶皂苷对大鼠心肌细胞 Ca^{2+} 内流的影响[J].中药药理与临床,2004,20(6):8-9.

[7] 张清兰,吕忠智.西洋参茎叶皂苷对家兔实验性心肌缺血的影响[J].吉林医学,1989(1):21-22.

[8] 金毅,吕忠智.西洋参茎叶皂苷对大鼠冠脉前降支损伤心肌FFA和LDH的影响[J].白求恩医科大学学报,1992,18(2):121-122.

[9] 杨世杰,曲极冰.西洋参茎叶皂苷对大鼠培养心肌细胞氧化损伤的保护作用[J].中国中药杂志,1992,17(9):555-557.

[10] 马春力,白书阁.西洋参茎叶皂苷对老年大鼠血清和组织中超氧化物歧化酶的作用[J].老年学杂志,1993,13(5):304-305.

[11] 王羽竹,关军颖,马春力,等.西洋参茎叶皂苷对阿霉素损伤大鼠心肌保护作用[J].佳木斯医学院学报,1995(1):46-47.

[12] 边城,吕忠智.西洋参茎叶皂苷对实验性心肌坏死的保护作用[J].中国药理学通报,1994,10(6):442-444.

[13] 杜键,张治国,李洋,等.西洋参叶二醇组皂苷对血管平滑肌细胞增殖及凋亡的影响[J].中国老年学杂志,2007,27(21):2085-2088.

[14] 王伟,赵学忠,睢大员,等.西洋参茎叶总皂苷对大鼠实验性心室重构的影响[J].中国老年学杂志,2008,28(18):1785-1787.

[15] 徐海燕,马沛然.西洋参对小鼠病毒性心肌炎的疗效及机制[J].山东中医药大学学报,2002,26(6):458-461.

[16] 陈立,杨世杰.西洋参茎叶皂苷单体 $P—F_{11}$ 对心血管作用的初步观察[J].白求恩医科大学学报,1995,21(1):20-22.

[17] 魏春雁,杜雪荣.国产西洋参叶总黄酮对心血管作用的药理研究[J].中国药理学通报,2000,16(2):229-230.

[18] 陈玉山,王铁生.国产西洋参不同加工品药理活性的研究[J].中草药,1991,22(5):215-217.

[19] 程秀娟,尹翠娟,邱静,等.中国人参与西洋参皂苷抗热应激作用的比较[J].沈阳药学院学报,1986(3):170-172.

[20] 杨春隆.西洋参茎叶总皂苷在小鼠体内外的免疫效应[J].中国免疫学杂志,1992,8(3):188-191.

[21] 李岩,王黎.西洋参根粗多糖对免疫功能低下小鼠免疫功能的影响[J].白求恩医科大学学报,1996,22(2):137-139.

[22] 朱伟,马秀俐.西洋参多糖组份1(PPQ-1)对小鼠脾淋巴细胞合成细胞因子的影响[J].中国药理学通报,1997,13(1):76-78.

[23] 许力军,段秀梅,钱东华,等.西洋参茎叶皂苷对CPHD患者细胞免疫功能的影响[J].中国药理

学通报,2004,20(8):901-903.

[24] 崔惠善,曹剑虹,陈震东,等.不同人参药材药理作用的初步研究[J].福建医药杂志,1988(5):33-37.

[25] 谢振家,李毅建.福建西洋参与西洋参的药理作用比较[J].福建医药杂志,1988(2):35-36.

[26] 张树臣,杨晓静,张泓嵬,等.国产西洋参与加拿大美国产西洋参的抗缺氧作用[J].特产研究,1988(3):1-3.

[27] 翟鹏贵,赵珺彦,祝铃栋,等.西洋参制剂抗疲劳作用的实验研究[J].浙江中医药大学学报,2007(6):761-762.

[28] 高南南,严少敏.西洋参蜂皇浆连续口服给药的药理作用[J].中成药,1989,11(9):28-30.

[29] 李经才,马孔琛,刘银燕,等.中国红参与西洋参对肾上腺皮质和肝脏的药理作用[J].沈阳药学院学报,1985(2):142.

[30] 严晴山,潘鑫鑫,刘天培.人参、西洋参、三七的总皂苷抗应激作用的比较[J].同济医科大学学报,1987(3):171-173.

[31] 李松元,郭力达,王健春.西洋参茎叶皂苷抗失血休克及对心脏的保护作用[J].中华医学杂志,1990,70(7):411.

[32] 郭力达,马兴元.西洋参茎叶总皂甙对失血性休克鼠组织过氧化脂质含量的影响[J].白求恩医科大学学报,1990,16(6):556-558.

[33] 赵静漪.美进行西洋参降低Ⅰ型糖尿病患者饭后血糖水平的小规模临床试验[J].国外医药:植物药分册,2002,17(5):226.

[34] 殷惠军,张颖,蒋跃绒,等.西洋参叶总皂苷对四氧嘧啶性高血糖大鼠血糖及血清胰岛素水平的影响[J].天津中医药,2004,21(5):365-367.

[35] 殷惠军,张颖,蒋跃绒,等.西洋参叶总皂苷对四氧嘧啶性高血糖大鼠血脂代谢的影响[J].中西医结合心脑血管病杂志,2004,2(11):647-648.

[36] 李冀,尚广巍,葛鹏玲,等.西洋参活性部位对胰岛素抵抗大鼠脂肪细胞因子的影响[J].中医药学报,2010,38(6):17-19.

[37] 张颖,陈可冀,杨领海,等.西洋参茎叶总皂苷对脂肪细胞糖脂代谢及胰岛素抵抗信号转导的影响[J].中国中西医结合杂志,2010(7):748-751.

[38] 郑毅男,李慧萍,张晶,等.西洋参皂苷对高脂肪食小鼠脂肪和胰脂肪酶活性的影响[J].吉林农业大学学报,2005,27(5):519-521.

[39] 张树臣.中国人参与西洋人参药理作用的比较[J].中医杂志,1980(10):73-74.

[40] 方坤泉,张艺芳.西洋参茎叶总皂苷的药理、毒理研究[J].西北药学杂志,1990,5(4):1-3.

[41] 赵玉珍,刘蕾.西洋参茎叶皂苷对大鼠实验性肝损伤的影响[J].中成药,2000,22(3):219-220.

[42] 马秀俐,孙允秀,赵德超.活性西洋参多糖研究[J].人参研究,1996(3):37-38.

[43] 曲绍春.西洋参根多糖对S180荷瘤鼠的抑制作用[J].长春中医学院学报,1998,14(1):53.

[44] 赵静漪.美研究者进行西洋参与合成抗癌药联合抑制乳腺癌细胞的体外试验[J].国外医药:植物药分册,2002,17(5):225.

[45] 王玉,蔡鸿彦.西洋参月见草口服乳滋补强壮作用的临床研究[J].中药新药与临床药理,1995,6(1):21-22.

[46] 郭静萱,韩启德.强心Ⅰ号在急性心肌梗塞中的应用[J].实用中医内科杂志,1991,5(3):8.

[47] 林艳,滕青,邢丽君.西洋参粉治疗病毒性心肌炎13例[J].护理研究:下半月,2004,18(2):296.

[48] 丁平,竹剑平.西洋参胶囊治疗高脂血症51例临床观察[J].浙江中医杂志,2009,44(2):126-127.

[49] 张颖,陆曙,刘育英,等.西洋参茎叶总皂苷对冠心病血糖异常患者胰岛素敏感性的影响[J].中国中西医结合杂志,2007,27(12):1066-1069.

[50] 方坤泉，张艺芳. 西洋参茎叶总皂苷的药理、毒理研究[J]. 西北药学杂志，1990，5(4)：1-3.

太子参 Taizishen

【别名】 孩儿参(《饮片新参》)，童参(《上海常用中草药》)。

【来源】 太子参，始载于《本草从新》，为石竹科多年生草本植物孩儿参 *Pseudostellaria heterophylla*(Miq.)Pax ex Pax et Hoffm. 的块根。主产于江苏江宁、江浦、南京郊区，安徽滁县，现多为人工栽培，为常用中药。

【采收炮制】 夏季茎叶大部分枯萎时采挖，除去须根，置沸水中略烫后晒干，或直接晒干备用。

【商品规格】 分太子参和太子参须两种：太子参以条粗肥润、有粉性、黄白色、无须根者为佳。

【药性】 甘、微苦、平。归脾、肺经。

【功效】 益气健脾，生津润肺。

【应用】

1. 脾虚失运，胃阴亏虚 本品味甘性平归脾，功能补气生津，但力弱效缓，故常用治脾虚胃阴不足而又不受峻补者。治脾虚胃阴不足，倦怠乏力，口干食少者，常配山药、石斛等药健脾和胃养阴；对病后体虚，脾胃被伤，乏力自汗，饮食减少，初进补剂用之尤宜，常与药性平和的山药、扁豆、茯苓等药配伍应用以增强疗效。

2. 肺虚燥咳 本品甘平入肺，益气生津而润燥，用治燥邪或热邪客肺、气阴两伤所致肺虚燥咳、气短痰少等症，常与沙参、百合、麦冬、贝母配伍应用，以养阴润肺止咳。

3. 气虚津伤，心悸失眠 本品性平偏凉，补中兼清，常治热病后期气虚津伤，口渴、脉细、舌质红等症，多与生地、知母、麦冬、竹叶等药同用，共奏清热养阴、生津止渴之效；若气津两伤，兼见心悸失眠、多汗等症，常与麦冬、酸枣仁、五味子等配伍应用，有益气养心安神之效。本品治儿童气阴两虚、虚汗较多有良效，故亦名孩儿参，常与沙参、石斛、白薇、青蒿等药配伍应用，以增强疗效。

【用法用量】 9～30g。

【鉴别用药】 西洋参、太子参均为清补之品，均能补气养阴生津，用治气阴(津)两伤之证，但西洋参性寒，故清热(火)之力较太子参强，太子参药性平和，其补气益阴生津之效均较西洋参弱，故尤适用于体虚不受峻补之证。

【药论】

1.《本草再新》："治气虚肺燥，补脾土，消水肿，化痰止渴。"

2.《饮片新参》："补脾肺元气，止汗，生津，定虚悸。"

3.《陕西中草药》："补气益血，健脾生津。治病后体虚，肺虚咳嗽，脾虚腹泻，小儿虚汗，心悸，口干，不思饮食。"

【现代研究】

(一) 化学成分

从太子参中分离得到蔗糖，麦芽糖及 A-槐糖，葡聚糖 PHP-A、PHP-B。太子参皂苷成分有 β-胡萝卜苷、α-菠菜固醇-β-D-吡喃葡萄糖苷、7-豆甾烯-3-*O*-β-D-葡萄糖苷、腺嘌呤核苷、尿嘧啶核苷、乙醇-α-D-半乳糖苷、Δ7-豆甾烯醇-3-*O*-β-D-葡萄毗喃糖苷、刺槐苷。太子参富含多种氨基酸，包括组氨酸、亮氨酸、异亮氨酸、赖氨酸、蛋氨酸、苯丙氨酸、苏氨酸、缬氨酸等8种人体必需氨基酸，其中以精氨酸、谷氨酸、天冬氨酸含量较高，同时含有丰富的γ-氨基丁酸。环肽是太子参的标志性化学成分。从太子参中已分离得到16个环肽类化合物，heterophyllin A-H（Ⅰ～Ⅷ）、pseudostellaria A-H（Ⅸ～ⅩⅥ）。太子参富含多种人体正常生理活动所必需的微量元素，如Al、Ca、Fe、K、Mg、Zn、Cu等。

（二）药理作用

1. 增强免疫功能　太子参总醇提取物对环磷酰胺所致小鼠T、B淋巴细胞转化功能低下及白细胞吞噬功能降低有显著对抗作用，并能增加外周血白细胞数[1]。太子参中苷类和多糖等大极性成分是太子参提高机体免疫功能的有效物质[2]。蔡晶等[3]研究发现太子参多糖提取物能增加小鼠免疫器官重量，提高正常小鼠腹腔巨噬细胞的吞噬率和吞噬指数，能不同程度地使CD3、CD4、CD4/CD8升高，使CD8下降。

2. 抗衰老作用　太子参能使果蝇的平均寿命延长27.35%（♀）和16.53%（♂），最高寿命延长22.92%（♀）和31.82%（♂）[4]。袁逸铭[5,6]证实太子参水提物、醇提物通过清除OH，提高超氧化物歧化酶（SOD）及谷胱甘肽过氧物酶（GSH-Px）活力而发挥抗氧化活性；同时可以有效防护自然衰老所致一氧化氮合酶（NOS）活力下降。

3. 降糖降脂作用　夏伦祝[7]等通过大鼠糖尿病实验模型研究发现，太子参多糖能改善糖尿病大鼠的一般状况，延缓体重下降，降低空腹血糖、甘油三酯和总胆固醇水平，但不影响胰岛素水平。倪受东等[8]将太子参多糖应用于四氧嘧啶引起的小鼠糖尿病模型，发现太子参多糖可显著降低糖尿病小鼠血糖，增加体重，增加肝糖原含量，增加脾脏和胸腺指数。

4. 对心血管系统的作用　沈祥春[9]等研究太子参水煎液连续灌胃给药5周，可以改善大鼠急性心肌梗死后的慢性损伤、心衰大鼠的血流动力学及大鼠冠脉结扎所诱导的心衰、防治梗死后慢性心衰心肌重构。太子参多糖能够显著提高细胞线粒体琥珀酸脱氢酶（MSDH）的活力、组成型氮氧化物合酶（eNOS）表达，降低内皮细胞氮氧化物合酶（eNOS）表达与一氧化氮（NO）含量，对脂多糖（LPS）诱导心肌细胞损伤具有一定的保护作用。

（三）临床报道

1. 治疗糖尿病　采用降糖中药片（由太子参、生黄芪、知母、当归、菟丝子、元胡等组成，每片含生药1g）治疗气阴两虚非胰岛素依赖型糖尿病患者60例，对照组30例服玉泉片，治疗期间口服降糖药及胰岛素的用法、用量不变。结果：空腹血糖（FBG），总有效率治疗组68.33%，对照组33.33%；午餐后2小时血糖（PBG），治疗组总有效率65%，对照组36.67%[10]。

2. 治疗顽固性原发性血小板减少性紫癜　用益气活血法，药物包括太子参、白术、黄精、赤芍、当归、益母草。治疗本病43例，结果：显效8例，有效19例，进步13例，无效3例，总有效率为92.8%[11]。

3. 治疗小儿腹泻　用太子参苓汤（太子参15g，茯苓10g，砂仁6g，炒白术10g，诃子10g，怀山10g，枳壳10g，厚朴10g，炙甘草6g）治疗小儿腹泻，偏寒者加木香、干姜；食滞者加神曲、山楂；小便少者加车前子（前仁），共治疗78例，全部患儿经服1～5天，症状均消失而愈，其中大部分患儿在服药一日内即见效，2日痊愈[12]。

4. 治疗小儿厌食症　用复方太子参颗粒（太子参、灵芝、茯苓、麦芽、谷芽、山楂）口服，按1袋每日两次口服，15天为1个疗程，共服用2个疗程。治疗小儿厌食症47例，结果：显效3例、有效42例、无效3例，总效率达到95.7%[13]。

参考文献

[1] 王家葵，郑军，沈映君，等. 太子参总提取物对环磷酰胺处理动物免疫功能及胸腺、脾脏核酸含量的影响[J]. 中药药理与临床，1996(6)：16-18.

[2] 龚祝南，戴岳，马辉，等. 8 个不同产地太子参对脾虚及免疫功能的影响[J]. 中药材，2001(4)：281-282.

[3] 蔡晶，李孝栋，陈旭征，等. 太子参多糖粗提物对小鼠免疫功能的影响[J]. 福建中医学院学报，2005(3)：33-35.

[4] 黄国城，施少捷，郑强. 太子参和香菇多糖对果蝇寿命的影响[J]. 医学信息，1994(2)：80-81.

[5] 袁逸铭，高湘，许爱霞，等. 太子参醇提物对自然衰老大鼠组织一氧化氮合酶的影响[J]. 中国药学杂志，2005(15)：1199-1200.

[6] 袁逸铭，高湘，许爱霞，等. 太子参醇提物的抗脂质过氧化作用[J]. 中国临床药理学与治疗学，2005(1)：83-86.

[7] 夏伦祝，徐先祥，张睿. 太子参多糖对糖尿病大鼠糖、脂代谢的影响[J]. 中国药业，2009(9)：17-18.

[8] 倪受东，夏伦祝，徐先祥，等. 太子参多糖对四氧嘧啶糖尿病小鼠的治疗作用[J]. 安徽医药，2010(5)：521-522.

[9] 沈祥春，陶玲，彭佼，等. 太子参对心肌梗死后慢性心衰大鼠心肌组织 NOS 表达的影响[J]. 中国病理生理杂志，2009(4)：806-809.

[10] 郭赛珊，梁晓春，王香定，等. 降糖中药片治疗气阴两虚型糖尿病 60 例临床观察[J]. 中国中西医结合杂志，1993(5)：294-295.

[11] 刘品莉，高先声，王文渊. 益气活血法治疗顽固性原发性血小板减少性紫癜 43 例小结[J]. 中医药研究，1993(5)：49.

[12] 王建雄. 太子参苓汤治疗小儿腹泻 78 例[J]. 光明中医，2006(2)：63-64.

[13] 樊华. 复方太子参颗粒治疗小儿厌食症 47 例临床观察[J]. 内蒙古中医药，2010，29(13)：65.

黄芪 Huangqi

【别名】戴糁、黄耆（《神农本草经》），戴椹、独椹、蜀脂、百本（《名医别录》），王孙（唐·《药性论》），百药绵（侯宁极《药谱》），绵黄耆（《本草图经》），箭芪（刘仕廉《医学集成》），独根（《甘肃中药手册》），土山爆张根（《新疆药材》），二人抬（《辽宁经济植物志》）。

【来源】黄芪，始载于《神农本草经》，列为上品，历代本草均有收载，原作黄耆，李时珍释其名曰："耆长也，黄耆色黄，为补药之长，故名黄耆。"为豆科多年生草本植物蒙古黄芪 *Astragalus membranaceus*（Fisch.）*Bge. var. mongholicus*（Bge.）Hsiao 或膜荚黄芪 *Astragalus membranaceus*（Fisch.）Bge. 的干燥根。主产于内蒙古武川、卓资，甘肃岷县、岩昌、武都，山西浑源、繁峙、应县、代县、广灵，黑龙江宁安、依兰，此外河北、陕西、吉林、辽宁等地亦产。野生与栽培均有，多为栽培。

【采收炮制】春秋两季挖根，去掉泥土，切去根头及须根，晒干生用或蜜炙用。栽培者，一般生长 4 年以上才予采收，以生长 6～7 年者质量最好，如种植年限太长，根部黑心，质量降低。

炮制时将干燥的原药材除去杂质，大小分开，洗净，润透，切厚片，干燥，即生黄芪片；或取黄芪片，加炼熟蜂蜜（每 50kg 黄芪片，加熟蜜 12.5～15kg）与开水少许，拌匀，稍焖，置锅内用文火炒至变为黄色，不粘手为度，取出，放凉，即蜜炙黄芪。

【商品规格】商品按产地分卜奎芪、宁古塔芪、正口芪、绵芪等。按加工后规格分冲正芪、正炮台芪、副炮台芪、正小皮、副小皮等。按性状又分黑皮芪、白皮芪等。以上均以条粗长、独枝无杈、外皮光、皱纹少、质坚而绵、断面色黄白、粉性足，味甜者为佳。以甘肃岷县，山西浑源、繁峙，黑龙江宁安、依兰和内蒙的武川、卓资等地产量较多，质量亦佳。

按《中国药典》(2010年版一部)规定：本品水溶性浸出物，不得少于17.0%；总灰分不得超过5%；水分不得过10%。

【药性】甘，微温。归肺、脾经。

【功效】补气升阳，固表止汗，利水消肿，生津养血，行滞通痹，托毒排脓，敛疮生肌。

【应用】

1. 脾气虚弱，中焦失运　本品味甘微温，善入脾经，乃补脾益气之良药，用治脾虚失运，纳呆食少，食后脘胀，倦怠乏力，面色萎黄者，单用即效，如《全国中药成药处方集》黄芪膏；若与人参合用，则药力更强，如《全国中药成药处方集》参芪膏；若脾虚便溏或兼有泄泻者，可配炒白术、茯苓、扁豆等药健脾渗湿止泻，如《三因方》加味四君子汤；用治虚劳里急，诸不足者，常配芍药、桂枝、饴糖温中补气，和里缓急，如《金匮要略》黄芪建中汤。

2. 中气下陷，脏器脱垂　本品甘温升补，既能补中益气，又可升阳举陷，用治气虚下陷引起的脱肛、子宫脱垂、胃下垂等脏器脱垂诸症最为相宜，常配人参、白术补益中气，柴胡、升麻升阳举陷，如《脾胃论》补中益气汤，本方亦可用治清阳不升，郁遏肌肤而成气虚发热之证，即所谓"甘温除热"法。用治胸中大气下陷，气短不足以息，或气息将停，危在顷刻，常配柴胡、升麻、桔梗益气升陷，如《医学衷中参西录》升陷汤；对中气下陷，清阳不升，引起视物模糊，耳鸣耳聋者，常配人参、升麻、蔓荆子等益气升阳，聪耳明目，如《原机启微》益气聪明汤。

3. 肺气虚弱，喘咳短气　肺气虚弱，呼吸失司，清肃失职，故而喘咳短气，声低乏力，痰多稀白。黄芪甘温入肺，补益肺气以司呼吸，常配人参、五味子、紫菀等药补益肺气，如《永类钤方》补肺汤；用治肺痿劳嗽，唾痰带血，常配白芍、阿胶、五味子等益气补肺，养阴滋肾，如《选奇方后集》黄芪劫劳散。

4. 表虚自汗，阴虚盗汗　《本草备要》云："黄芪，生用固表，无汗能发，有汗能止，温分肉，实腠理。"黄芪味甘性温，归脾、肺二经，补脾则筋肉健，益肺而腠理固，实为固表止汗之良药。治表虚自汗，常与牡蛎、麻黄根等收敛止汗药同用，如《太平惠民和剂局方》牡蛎散；治卫表不固，易感外邪，常与白术、防风配伍，如《丹溪心法》玉屏风散；若气阴两虚，入夜盗汗，黄芪常配炙鳖甲、秦艽、地骨皮，外则益气固表，内以育阴泻火，使营阴内守，卫外固密，如《太平惠民和剂局方》黄芪鳖甲散；若阳气大虚，汗出不止，又当与炮附子、生姜同用，以补气助阳，固表止汗，如《续济生方》芪附汤；治黄汗病，汗出沾衣如柏汁，体重发热而渴，脉沉者，当配芍药、桂枝，如《金匮要略》黄芪桂枝苦酒汤。

5. 气虚水停，尿少浮肿　本品甘温补气，健脾益肺，利水消肿，肺气宣则通调水道，脾运健则水津四布，故常用于治疗脾气虚弱，"土不制水"引起的尿少浮肿，疲乏无力，纳呆便溏等症，常配白术、陈皮、猪苓、茯苓等药益气健脾利水，如《东垣十书》黄芪补中汤；治卫表不固，外受风邪，水湿郁于肌表之风水，常配白术、防己等药益气健脾，祛风利水，如《金匮要略》防己黄芪汤；对皮水肢肿，兼有阳虚者，又可配防己、桂枝等药益气通阳利水，如《金匮要略》防己茯苓汤。

6. 气血亏虚，脓成不溃，疮疡不敛　《本经》云："主痈疽久败脓，排脓止痛。"黄芪甘温益气，托疮生肌，乃内托阴证疮疡之圣药。治脓成日久不溃，常与当归、川芎、穿山甲、皂刺配伍，有托毒排脓之效，如《外科正宗》透脓散；治疮疡溃后久不收口，常与白芍、丹参、天花粉、乳香等药同用，益气养血，托毒生肌，如《医学衷中参西录》内托生肌散；亦可用治小儿疮痘气虚塌陷，多与人参、肉桂、炙甘草同用，如《景岳全书》保元汤。

7. 气血双亏，心悸乏力　气血双亏，脏腑失于濡养以致心悸乏力，头晕目眩，少气懒言，面色萎黄，“然有形之血不能自生，生于无形之气也”，黄芪甘温，大补脾肺之气以资生血之源，实乃益气生血之良药，常配当归以使阳生阴长，气旺血生，如《兰室秘藏》当归补血汤。

8. 气不摄血，吐衄崩漏　气为血帅，气虚失于摄纳，血不循经而外溢，常见吐血、便血、紫癜、崩漏等诸种血证。黄芪甘温，补气兼能提摄，常与人参、当归、白术等药同用，使气充血固，如《校注妇人良方》归脾汤，并可随证配伍荆芥炭、三七、阿胶等止血之品，标本同治；若气不摄血，月经先期而至，量多色淡，四肢乏力，常配人参、当归、川芎、熟地黄益气摄血，如《医宗金鉴》圣愈汤。

9. 气虚血痹，肌肤麻木　气为血帅，气虚则血行无力，气血闭阻，肌肤失养，而成肌肤麻木不仁之血痹。黄芪益气以助血行，配桂枝、生姜等药温经行血利痹，如《金匮要略》黄芪桂枝五物汤；若营卫两虚，风湿侵袭，症见肢体关节痹痛，手足麻木者，常与羌活、防风、姜黄等同用，益气和营，祛风胜湿，除痹止痛，如《杨氏家藏方》蠲痹汤。

10. 气虚血瘀，中风偏瘫，胸痹心痛　《本草逢原》云：“黄芪，性虽温补，而能通调血脉”，故为治疗气虚血滞引起的中风偏瘫、口眼㖞斜、胸痹心痛的要药。治中风偏瘫，常配当归、川芎、红花、地龙等药补气活血，祛瘀通络，如《医林改错》补阳还五汤；治胸痹心痛，常配人参、红花、丹参、水蛭等补益心气，活血化瘀，使心气充而瘀滞除，经脉通而血运复，如《当代名医临证精萃》引曹健生方。

11. 气虚津亏，内热消渴　消渴之证，阴虚为本，燥热为标，最易伤津耗气。生黄芪补气生津，故治消渴亦常选用。消渴内热明显者，当与知母、葛根、天花粉等滋阴清热之品配伍，如《医学衷中参西录》玉液汤；内热不显者，可与生地、山萸肉、生猪胰脏等同用，如《医学衷中参西录》滋膵饮；治肺消，饮少溲多，黄芪配人参、麦冬、桑皮等药益气生津，清热润肺，如《宣明论方》黄芪汤；治消渴，兼有痈疽者，可与甘草配伍，如《医方类聚》引《澹寮方》黄芪六一汤。

12. 气血虚弱，胎动不安，缺乳少乳　气血虚弱，胎元失养，胞宫不固，以致胎动不安甚或滑胎，黄芪常配人参、川断、黄芩等药益气养血安胎，如《景岳全书》泰山盘石散；治妇人素体羸弱，胞宫虚冷，胎动或滑胎，常配干姜、人参、白术等药益气暖宫安胎，如《外台秘要》黄芪散；乳汁乃气血所化生，气虚血弱，源泉不继，而成缺乳少乳之症，黄芪益气健脾，培本开源，常配当归、人参、木通等药补气养血，通络下乳，如《傅青主女科》通乳丹。

13. 脾胃亏虚，痿废不用　脾胃虚弱，气血化源不足，筋肉失养，以致肢体痿软乏力，废弱不用。经云：“治痿独取阳明。”黄芪甘温健脾益气以振奋后天本源，直中病机，常与人参、龟甲、牛膝等药配伍，益气健脾养血，滋肝补肾壮筋，如《沈氏尊生书》养血壮筋健步丸。

14. 气虚失摄，遗尿癃闭　黄芪甘温补气，升提固摄，可用治年老体衰，膀胱固摄乏力出现的遗尿、小便余沥不尽等症，常配人参、补骨脂、益智仁等药益气固肾，缩尿止遗，如《医方选要》黄芪束气汤；治老人气虚，小便闭塞，配陈皮、甘草益气开闭，如《证治准绳》利气散。

15. 肠运失济、气虚便秘　六腑以通为用，气虚肠道传导无力，大便秘结难去，脘腹胀满疼痛，黄芪甘温益气治其本虚，以复传导之职，可配麻仁、白蜜、陈皮润肠助运，如《太平惠民和剂局方》黄芪汤；治妇人妊娠大便不通，可配枳壳、威灵仙，如《圣济总录》黄芪丸。

【用法用量】9～30g。《药品化义》云：“蜜炒又能温中，主健脾。”故补气升阳宜蜜炙用，其他方面多生用。

【使用注意】凡表实邪盛，内有积滞，阴虚阳亢，疮疡阳证实证等，均不宜用。

【鉴别用药】人参、黄芪均为补气良药，二药同用，可增强疗效。然人参能大补元气，且可益血生津，安神增智，故为治内伤气虚第一要药；黄芪虽不如人参之能大补元气，但温升之力较人参为强，又能固表止汗，托疮生肌，利尿退肿，均为人参所不具。

【药论】

1.《神农本草经》："主痈疽久败疮，排脓止痛，大风癞疾，五痔鼠瘘，补虚，小儿百病。"

2.《珍珠囊》："黄芪甘温纯阳，其用有五：补诸虚不足，一也；益元气，二也；壮脾胃，三也；去肌热，四也；排脓止痛，活血生血，内托阴疮，为疮家圣药，五也。"

3.《本经逢原》：黄芪，"性虽温补，而能通调血脉，流行经络，可无碍于壅滞也。""黄芪同人参则益气，同当归则补血，同白术、防风则运脾湿，同防己、防风则祛风湿，同桂枝、附子，则治卫虚亡阳汗不止。"

4.《本草备要》："生用固表，无汗能发，有汗能止，温分肉，实腠理，泻阴火，解肌热；炙用补中，益元气，温三焦，壮脾胃。生血生肌，排脓内托。"

5.《本草害利·肺部药队》云："黄芪极滞胃口，胸胃不宽，肠胃有积滞者勿用。实表，有表邪及表旺者勿用。助气，气实者勿用。病人多怒则肝气不和，勿服。能补阳，阳盛阴虚，上焦热甚，下焦虚寒者均忌，恐升气于表，而里愈虚耳。痘疮血分热者禁用。"

【现代研究】

（一）化学成分

黄芪中含有多种化学有效成分，主要包括皂苷类、黄酮类、多糖类、氨基酸及微量元素等。目前已从黄芪及其同属近缘植物中分离出40多种三萜皂苷类化合物，主要有黄芪皂苷Ⅰ～Ⅷ、乙酰基黄芪皂苷、异黄芪皂苷Ⅰ～Ⅳ、大豆皂苷等四大类。从黄芪属植物中分离得到黄酮(5种)、异黄酮(12种)、异黄烷(12种)和紫檀烷(4种)、二氢异黄酮、紫檀烯等六大类，主要有山柰酚、槲皮素、异鼠李素、鼠李异柠檬素、熊竹素、芒柄花素、毛蕊异黄酮、二甲氧基异黄酮、异黄烷苷、二甲氧基二氢异黄酮、红芪木脂素、异甘草素、二甲氧基异黄烷、二异戊烯基异黄酮等30多种。膜荚黄芪和蒙古黄芪中的主要化学成分相似，但也存在差异。如膜荚黄芪根中分离出黄芪苷Ⅰ，黄芪苷Ⅱ，胡萝卜苷，β-谷固醇，棕榈酸，膜荚黄芪皂苷A、B、C，2'，4'-二羟基-5，6-二甲氧基异黄烷，熊竹素，胆碱，甜菜碱，叶酸，毛蕊异黄酮，芒柄花黄素和以三萜环黄芪醇为苷元的黄芪苷Ⅰ、Ⅱ、Ⅲ、Ⅳ。抗菌成分L-3-羟基-9-甲氧基紫檀烷。蒙古黄芪根中含大豆皂苷，黄芪苷Ⅰ、Ⅱ、Ⅳ，胡萝卜苷。从蒙古黄芪属中还分离得到5，7，4'三羟基异黄酮和4，2'，4'-三羟基查尔酮。黄芪多糖类化合物是重要的化学有效成分，这些多糖成分主要有葡聚糖和杂多糖。葡聚糖包括水溶性葡聚糖[α(1-4)(1-6)葡聚糖]和水不溶性葡聚糖[α(1-4)葡聚糖]。黄芪中所含的杂多糖多为水溶性酸性杂多糖，主要由葡萄糖、鼠李糖、阿拉伯糖和半乳糖组成，少量含有糖醛酸由半乳糖醛酸和葡萄糖醛酸组成，而有些杂多糖仅由葡萄糖和阿拉伯糖组成。黄芪中含有γ-氨基丁酸、天冬酰胺、天门冬氨酸、苏氨酸、丝氨酸等25种氨基酸。此外，黄芪中还含有固醇类物质、叶酸、亚麻酸、亚油酸、尼克酸、核黄素、维生素P以及铁、锰、锌、铜、铷等多种微量元素。

（二）药理作用

1. 对免疫系统的作用

(1) 对非特异性免疫功能的影响：黄芪口服液能明显提高小鼠单核-吞噬细胞系统的细胞吞噬功能，并对氢化可的松抑制后的细胞吞噬功能亦有明显提高[1]。隔日皮下注射1.5%黄芪皂苷甲0.1ml/次，共2周，小鼠淋巴结内巨噬细胞功能活跃，细胞内次级溶酶体和残余体明显增多，初级溶酶体的合成增加，体积增大，酶含量增高，黄芪皂苷甲能明显促进淋巴结B细胞增殖分化和浆细胞抗体合成[2]。电镜下对照组小鼠腹腔巨噬细胞形态多呈球形或扁圆形，而黄芪皂苷甲组巨噬细胞表面突起增长，伪足伸出增多，姿态多变化且不规则，呈现功能活跃状态，同时酸性磷酸酶活性亦增强[3]。翁玲等[4]发现黄芪多糖可显现增加荷瘤小鼠红细胞数量，且与空白组比较红细胞C3b受体花环率、血清中红细胞C3b受体促进率显著升高，同时红细胞免疫复合物花环率、红细胞受体花环抑制率均显著下降，因此认为黄芪多糖可增强红细胞免疫功能。

(2) 对细胞免疫的作用：黄芪多糖对烧伤小鼠的免疫调节作用依赖于巨噬细胞，通过调节其分泌IL-1，抑制PGE_2合成，而促进IL-2产生及IL-2R表达，进而增强T淋巴细胞增殖[5]。体内注射黄芪能增强ConA刺激的T淋巴细胞的增殖反应和IL-2的诱生，亦能加强循环免疫复合物的清除，增强抗体的产生，但对LPS刺激引起的B细胞增殖无明显促进作用。体外试验表明低剂量黄芪(5%)能增强ConA刺激引起的T细胞增殖和IL-2产生，中等剂量(10%)和高剂量(20%)黄芪反而抑制ConA刺激引起的T细胞增殖和IL-2的产生，对LPS刺激引起的B细胞增殖作用3个剂量的黄芪均无明显促进作用[6]。在相同细胞浓度下黄芪多糖给药的化疗小鼠脾细胞在刀豆蛋白-A(2.5mg/L)刺激下所分泌的IL-2、IL-3、IL-6和INF-γ均比盐水组和猪苓多糖组明显增多[7]。在对接受环磷酰胺化疗后的小鼠注射黄芪多糖7天后发现，小鼠脾细胞分泌各种细胞因子的能力明显增强[8]。陈蔚等[9]研究黄芪多糖(APS)对非肥胖糖尿病(NOD)小鼠T细胞亚群的免疫调节机制，结果显示APS可以降低NOD小鼠1型糖尿病的发病率，降低胰岛浸润炎症细胞及脾脏中的$CD4^+/CD8^+$比值。与对照组相比，APS组胰岛IL-18、IL-2、IL-6、IL-12、TNF-α和INF-1的mRNA表达水平明显下调，说明APS能纠正NOD小鼠Th1型细胞及细胞因子的免疫失衡状态，预防1型糖尿病的发生。陈丹丹等[10]研究显示黄芪多糖可以提高肺气虚模型小鼠降低的胸腺和脾指数，明显提高气虚小鼠的TH细胞，降低Ts细胞，明显提高TH/TS比值，提高血清的IL-6、IFN-γ水平。黄芪能增强树突状细胞的功能，运用肿瘤抗原多肽致敏的树突细胞治疗肿瘤的同时，若联合应用黄芪注射液能更有效地协同诱导荷瘤宿主产生肿瘤抗原特异性的细胞毒性T细(CTL)[11,12]。黄芪水煎剂可增强小鼠NK细胞的细胞毒活性，这一过程与诱生干扰素是同时发生的[13]。这种作用具有剂量依赖性，剂量在0.01～0.1mg/ml时作用最高，100mg/ml则有轻度抑制作用。虽然黄芪可保护靶细胞抵抗NK细胞活性，但其程度不如对NK细胞活性的促进作用强。它提高NK细胞活性的效果是通过诱导淋巴细胞产生Ⅱ型干扰素介导的[14]。黄芪对干扰素系统有明显的刺激作用，包括自身诱生、促进诱生和活性发挥等3个方面[15]。用黄芪处理过的艾氏腹水癌细胞培养上清液滴定小鼠L929B肿瘤细胞干扰素，它的滴度与NK细胞活性的增强呈平行关系[14,16]。黄芪免疫调节有效成分F3加入100U/ml IL-2，其所诱导的LAK细胞对人类黑色素瘤A375P的杀伤率可达80%与1000U/ml rIL-2单独使用时的效果(76%)相似，减少90% rIL-2用量；使用F3后，所需LAK细胞数量减少50%[17]。25%～200%黄芪水煎剂每只0.5ml每天灌胃，对大黄脾虚小鼠低下的IL-2有明显提高作用，并可使其恢复正常水平，但对正常小鼠无作用。体外实验显示：50mg/ml、200mg/ml黄芪多糖对大黄脾虚小鼠ConA活化淋巴细胞IL-2的产生有明显促进作用，但对正常小鼠亦无作用[18]。

2. 对机体代谢的影响

(1) 对细胞代谢的影响：以体外培养的人胚肺二倍体成纤维细胞为材料，观察细胞衰老过程的变化，结果表明：体外培养人胚肺二倍体成纤维细胞成活至52代，而含0.2%黄芪制取液的培养基使细胞成活至77代；随着代龄的增加，两组细胞增殖能力、SOD含量和一代存活时间均明显下降，同一代龄，给药组细胞的增殖能力、SOD含量和一代存活时间高于对照组，随代龄的增加，这种差距更加明显[19,20]。

（2）对核酸代谢的影响：黄芪多糖（APS）200mg/kg腹腔注射能使小鼠脾脏显著增大，RNA含量增加达18%左右，然而^{3}H-UR掺入RNA的量显著性降低达81%，一次腹腔注射APS 500mg/kg 6小时后^{3}H-UR即显著下降，降低了45%。48小时后脾脏显著增大，RNA也略有增加，维持在10%～14%，对其他网状内皮组织，如肝脏及淋巴结也有类似作用，而胸腺、心脏无明显作用[21]。黄芪多糖腹腔注射200mg/kg可使小鼠肝、脾细胞中碱性核糖核酸酶（RN-ase）活力显著下降，可以推测，RNA中前体的掺入量降低，说明转录作用并未增强，而RNA含量的增加有可能是由于RN-ase活力降低而造成RNA分解代谢降低所致[22]。黄芪煎剂对体外培养的肝细胞RNA合成有促进作用[23]。黄芪皂苷甲能使再生肝的DNA含量明显增加[24]。黄芪多糖对DNA的代谢无明显的影响[21]。

（3）对内环核苷酸的影响：黄芪煎剂可以明显提高小鼠血浆和组织的内环核苷酸（cAMP和cGMP）的含量，而它对各器官的影响是不同的；给药后血浆cAMP升高，cGMP下降；肝脏则与之相反；而脾脏内二者均增加。进一步实验表明，黄芪对cAMP的影响是由于其抑制了环磷酸腺苷-磷酸二酯酶（cAMP-PDE）而引起的[25]。通过对内环核苷酸与PFC变化的相互关系实验观察到，黄芪使脾脏PFC升高时，cAMP多数降低，cGMP则升高；而PFC下降时则cAMP上升，cGMP下降[26]。家兔腹腔注射黄芪皂苷甲10mg/kg 20分钟后，血浆cAMP含量开始上升，4小时后逐渐恢复，cAMP升高的百分率与同时间的对照组相比有显著差异，但对cGMP的含量无明显影响[24]。

（4）对蛋白质及其他代谢的影响：给小鼠灌服黄芪皂苷甲100mg/kg，每日1次，连续7日能显著增加^{3}H-亮氨酸掺入小鼠血清、肝脏蛋白质的合成，但对血清、肝脏蛋白质含量无影响。提示黄芪皂苷甲有促进蛋白质代谢的作用[27]。黄芪多糖（APS-G）给小鼠腹腔注射，具有双向性调节血糖的作用。可使葡萄糖负荷后小鼠的血糖水平显著下降，并能明显对抗肾上腺素引起的小鼠血糖升高反应；对苯乙胍致小鼠实验性低血糖有明显对抗作用；而对胰岛素性低血糖无明显影响。超微结构观察表明：APS-G对小鼠肝细胞无损伤作用，未能引起肝糖原异生的积蓄[28]。黄芪注射液预先腹腔注射能明显降低噪声所致的大鼠肝糖原含量明显增高[29]。黄芪煎剂灌胃对豚鼠肝细胞微粒体和小肠黏膜匀浆中胆固醇生物合成的限速酶羟甲基戊二酰辅酶A还原酶（HMGR）活力有明显抑制作用，但对血清总胆固醇和高密度脂蛋白胆固醇的浓度无明显的影响[30]。

3. 对心血管系统的作用

（1）对心脏的作用：黄芪对缺糖缺氧所致大鼠心肌细胞核畸形改变、核染色质凝集、线粒体肿胀或形成空泡，糖原颗粒减少、闰盘结构改变等超微结构改变有明显保护作用[31]。有报道，黄芪能使人心肌细胞乳酸脱氢酶及琥珀酸脱氢酶含量有不同程度的增高[32]。研究发现早期使用黄芪对急性CVB3性心肌炎有一定防治作用，单剂量黄芪对CVB_3性心肌炎没有预防作用[33]。郭棋等[34]的研究发现黄芪对病毒性心肌炎的预防与治疗作用与Ca^{2+}拮抗作用有关。药物通过改善感染细胞的Ca^{2+}平衡，从而减轻钙的继发性损伤，并抑制感染细胞中病毒核酸的复制，减轻病毒对心肌细胞的直接损伤。

高浓度黄芪皂苷（50μg/ml、100μg/ml、200μg/ml）使Wistar大鼠离体工作心脏的心脏收缩性能立即呈剂量依赖性增强，作用与毒毛花苷 K 相似，低浓度黄芪皂苷(30μg/ml)使心脏收缩性能立即减弱，提高细胞外钙不能反转此效应，洗脱后黄芪皂苷的作用迅速消失，提示黄芪皂苷对心肌有正性肌力作用，与强心苷类药物相似[35]。王奇玲等[36]研究证明黄芪总苷(AST)(主要为黄芪甲苷)在较大剂量(50～200μg/ml)时对大鼠离体心脏及培养心肌细胞上有明显的加强心肌收缩力的作用，而使用较小剂量(30μg/ml)时，则呈负性肌力作用。对正常和受抑制的大鼠左室心功能都表现出收缩和舒张功能的增强作用，而且并不增加心肌耗氧量。关于黄芪对心脏正性肌力作用的机制可能包括：

1) 抑制心肌细胞膜 Na^+，K^+-ATP 酶：实验提示 AST 在适当剂量下，能抑制心肌细胞膜 Na^+，K^+-ATP 酶，使 Na^+-K^+ 交换减少，心肌细胞内 Na^+ 增多。进而促进 Na^+-Ca^{2+} 交换，使心肌细胞内 Ca^{2+} 增加，心肌收缩力增强[36]。在分离的单个培养大鼠心肌细胞应用 AST(200μg/ml)，观察 L、T、P 型钙通道开放时间、关闭时间、开放概率、电流幅值 4 项指标无明显影响[37]。由此对 AST 和黄芪甲苷通过抑制 Na^+，K^+-ATP 酶而起到强心作用的观点得到支持。

2) 增加心肌细胞 β_1 受体数目：心肌细胞膜上存在 β_1 肾上腺素能受体，儿茶酚胺类物质作用于心肌 β_1 受体，可引起心肌收缩，心率加快，心排出量增加等生理效应。实验发现给老年大鼠喂服黄芪生药(0.25g/d)，连续 6 个月或小鼠腹腔注射黄芪注射液 200mg/kg，连续 7 天，可使动物心肌 β_1 受体的 B_{max}、Kd 值显著增加。由此推测黄芪可能通过促进心肌细胞受体的外移或增加受体的合成而起到强心作用[38,39]。

3) 抑制心肌细胞磷酸二酯酶(PDE)：PDE 是 cAMP 的水解酶，PDE 被抑制后可提高心肌细胞内 cAMP 的含量，激活依赖 cAMP 的蛋白激酶，钙通道膜蛋白磷酸化，Ca^{2+} 内流增加，肌浆网内 Ca^{2+} 的释放也增加，使心肌细胞的兴奋-收缩耦联活动加强。有报道表明黄芪提取物能够抑制心肌细胞 PDE。增加心肌 cAMP 的含量，其中 AST 和黄芪甲苷起到主要作用[40,41]。

通过对大鼠心肌缺血模型静脉内分别注射黄芪甲苷、黄芪总苷(AST)和黄芪总黄酮(TFA)，结果发现三者均能减轻心肌缺血-再灌注引起的左室内压、左室内压最大上升与下降速率振幅下降[42]。但不同的 EA 对缺血心肌保护作用的机制也不同。心肌缺血缺氧时，心肌代谢产生自由基，使类脂中不饱和脂肪酸诱生脂质过氧化物，进而使细胞膜蛋白和酶分子聚合、交联，导致细胞功能损伤。英明中等[43]用 langendof 方法及电子自旋共振波谱仪观察到 TFA 能减少大鼠心肌缺血-再灌注自由基的产生。同时 TFA 也通过抑制自由基生成和清除氧自由基而发挥正性肌力的作用[41]。对缺血-再灌注小鼠模型皮下注射 EA 在 50～100mg/kg 范围内能显著提高心肌组织中 NO 的含量，减轻异丙肾上腺素(Iso)皮下注射后所导致的心肌细胞脂质过氧化反应，即 EA 通过增加 NO 合成而起到一定的心肌保护作用[44]。

(2) 对血管、血压的影响：黄芪有直接扩张冠状动脉作用。黄芪冻干粉具有明显降低心肌兴奋性作用，从而导致心率减慢及心肌收缩力降低。由于心舒期的增长及收缩力的降低，延长了冠状动脉的灌注时间，减轻了心肌对冠状动脉及其分支的压迫，使冠状动脉血流量明显增加[45]。单味黄芪及配伍应用能显著降低成纤维细胞胶原合成速率，改善结缔组织增生和血管硬化，增加血管弹性，提高供血量，从而使衰老机体的动脉硬化症状得到改善[46]。黄芪注射液对痔瘘术后创面修复有促进作用，可加速毛细血管再生[47]。黄芪水煎剂灌服自发性高血压大鼠，可使血压上升幅度得到一定程度的控制[48]。黄芪对麻醉犬冠状回旋支、椎动脉、肾动脉以及肠系膜上动脉4个不同部位的实验，除肾血管收缩阻力增高外，其他血管均阻力下降，与对照组(生理盐水)比，差异非常显著[49]。故认为其降压作用是直接扩张外周血管的结果，而与心脏并无依存关系，与胆碱能系统、组胺释放或肾上腺素能α、β受体作用也无关系[50]。黄芪水煎剂对自发性高血压大鼠心肌羟脯氨酸、尿激肽释放酶、缓激肽、醛固酮的下降有改善和逆转作用；对纹状体甲脑啡肽、亮脑啡肽和血浆肾素活性水平升高均有降低作用，说明黄芪对血压的影响同中枢神经肽、肾素-血管紧张素-醛固酮系统、激肽释放酶-激肽系统以及羟脯氨酸等方面均有关系[49]。通过大剂量连续腹腔注入黄芪注射液及静脉给药均可引起大鼠收缩压与舒张压短时间明显下降。其中γ-氨基丁酸、黄芪甲苷等是黄芪主要的降压成分。其降压机制与扩张血管，影响肾素-血管紧张素-醛固酮系统及利尿等有关[51,52]。徐品初等[53]进一步研究证明黄芪主要通过血管平滑肌细胞诱导一氧化氮合成酶，促进NO的生成而介导血管扩张，所以临床上可用黄芪治疗高血压。不同剂量的黄芪对血压有双向调节作用，通过增加人体总蛋白和白蛋白量，降低尿蛋白，以及增加心搏出量和扩张血管达到升血压或降血压作用[54]。

(3) 对血液系统的影响：黄芪煎剂对乙酰苯肼造成溶血性血虚动物红细胞动物压积降低，血液比黏度降低，红细胞电泳率减少，电泳时间延长等，均有所改善[55]。黄芪在体内作用时对大鼠中性粒细胞有明显的促进作用[56]。黄芪的水溶液制剂在人为损伤因素(戊二醛)存在情况下，具有保护红细胞变形能力，减轻其损伤程度，对已存在着某种病理缺陷或损伤的红细胞变形能力，具有一定的修复和激活作用，使红细胞变形能力得到明显改善，对离体长时间孵化的红细胞，具有延缓和保护其变形能力的作用[57]。黄芪注射液腹腔注射可增强正常小鼠粒系造血功能，使骨髓单-粒系祖细胞(CFV-GM)数明显高于对照组[58]。黄芪注射液腹腔注射对环磷酰胺所致大鼠骨髓造血功能有明显保护作用，能阻止骨髓有核细胞数的明显减少[59]。用两种黄芪皂苷ASI和SK可对抗远志皂苷的溶血作用，且随剂量的增加而增大，每天以12.5mg/kg、25mg/kg给予ASI，以6mg/kg、12mg/kg给予SK，灌胃持续14～16天，可引起小鼠的红细胞内超氧化物歧化酶活性明显增加[60]。黄芪水煎液对血虚模型动物的血红蛋白含量回升有增加红细胞数目、升高血细胞比容的作用，但对正常大鼠红细胞电泳无明显影响[61]。黄芪能降低“血瘀”模型大鼠全血黏度，但使血浆黏度升高，对血瘀大鼠红细胞电泳时间、电泳均呈现一定的改善趋势[62]。膜荚黄芪中的黄芪皂苷Ⅱ、Ⅲ、Ⅳ等皂苷类及芒柄花素、毛蕊异黄酮等异黄酮类化合物，对孵化红细胞变形能力有明显的改善作用，这可能是膜荚黄芪改善血液流变学指标的重要机理[63]。黄芪能增加人红细胞膜脂流动性，增加膜蛋白中α-螺旋的含量，对膜表面电荷也有影响，黄芪对膜蛋白的作用比对膜脂作用更敏感。黄芪对人红细胞膜作用的一个重要环节可能是保护人红细胞膜免受自由基的攻击[64]。单味黄芪和地龙煎剂均可明显使体外血栓长度、湿重、干重减少，抑制红细胞聚集，降低血浆纤维蛋白原含量。但单味黄芪和地龙煎剂均无抑制血小板聚集作用，而黄芪地龙合剂除明显改善血液流变各项特性、抗血栓作用外，对血小板聚集也有明显的抑制作用。黄芪、地龙配伍使用呈现的基本协同效应，说明了益气活血配伍的合理性[65]。黄芪总苷(AST)通过抑制PDE，使血小板cAMP水解减少，含量增高，抑制血小板聚集对抗血栓形成，延长动脉血栓形成时间。其机制可能是增强了前列环素(PGI_2)合成酶的活性，改变了血栓素(TXB_2)/PGI_2比值，从而起到抗血小板凝聚的作用[66]。尚改萍等[67]证实以黄芪为主药的补阳还五汤能抑制TNF-α诱导VEC释放血管性血友病因子(vWF)和表达组织因子。

4. 抗衰老作用

(1) 抗氧化作用:目前,通过一系列的体内和体外实验证实了黄芪提取物及其有效成分的抗氧化作用及其延缓衰老的分子机制。张鹏霞等[68]研究证实老年组小鼠 Mn-SOD 活性降低,MDA 含量升高,具有典型的凋亡特征,黄芪组脑线粒体 Mn-SOD 活性升高,MDA 含量降低,凋亡细胞数减少。武晓群等[69]检测体外培养的 20 代人胚肺细胞 SOD、GSH-Px 和 MDA 含量,结果黄芪处理细胞后,可使 SOD、GSH-Px 活性增加,MDA 含量降低,表明黄芪抗衰老作用是通过促进自由基的清除来完成的。Yu Dehong 等[70]从黄芪中提取其活性成分刺芒柄花素 7-羟基-4'-甲氧基异黄酮、芒柄花苷、毛蕊异黄酮等,研究其对体外培养的谷氨酸盐诱导损害的嗜铬细胞瘤细胞(PC12)的保护作用及其直接抗氧化作用,结果表明,黄芪提取物能通过增加内生性的抗氧化酶 SOD、GSH-Px 的活性,稳定细胞膜,从而减轻神经细胞损害,延缓细胞衰老。李淑华等[71]以 D-半乳糖复制小鼠衰老模型,证实衰老小鼠给予黄芪黄酮后,与模型组相比 SOD 活性均显著升高,MDA 含量显著下降,与青年组相比无明显差异,表明黄芪黄酮可以减少自由基的过氧化反应,增强抗氧化酶的活性,具有抗衰老的作用。许静等[72]探讨了黄芪水煎剂对 D-半乳糖衰老大鼠脂质过氧化及红细胞免疫功能的影响,结果显示黄芪能够使模型大鼠体内血清 MDA 和心肌组织脂褐素(LPF)含量降低,升高的红细胞免疫复合物花环率(RBC-ICR)降低,红细胞 C3b 受体花环率(RBC-C3bRR)升高,通过降低脂质过氧化水平,增强红细胞免疫功能而发挥抗衰老作用。凌洪锋等[11]实验表明,黄芪多糖显著提高了血超氧化物歧化酶(SOD)、过氧化氢酶(CAT)及谷胱甘肽-过氧化物酶(GSH-Px)活力,降低了血浆、脑匀浆及肝匀浆中过氧化脂质(LPO)水平,说明了黄芪多糖有较好的抗氧化作用。

(2) 防止 DNA 损伤和对端粒及端粒酶的影响:张鹏霞等[73]通过体外实验观察黄芪含药血清对人胚肺二倍体成纤维细胞(HDF)SOD 活性、p16 mRNA 表达及端粒长度的影响。结果表明含黄芪血清的培养基通过增加 HDF 细胞 SOD 活性,减少 p16mRNA 表达,抑制端粒缩短起到抗衰老作用。

(3) 对衰老相关基因的影响:赵蕾等[74]证实含黄芪血清的培养基通过增加 HDF 细胞 SOD 活性,减少 MDA 含量及 p16 表达而起到抗衰老作用。周光友等[75]研究了黄芪皂苷对过氧化氢(H_2O_2)引起的肺泡上皮细胞凋亡的拮抗作用,结果表明黄芪皂苷可有效减少由 H_2O_2引起的肺泡上皮细胞的凋亡,减少 Fas 和 FasL 的表达,从而保护细胞的功能,延缓细胞衰老。

5. 对泌尿系统的作用 黄芪注射液静脉注射能使大鼠微小病变肾病模型的血清白蛋白有明显升高,血清胆固醇明显降低,并能增加肾小球毛细血管丝的血运,对阴囊水肿和腹水亦有明显减轻作用,给药组动物的饮食和精神状态亦较对照组好;对家兔系膜增殖性肾炎,给药组肾小球系膜区 IgG 和 C_3沉积明显减少;对家兔膜性肾炎作用不明确[76]。黄芪单用或与辅酶 Q_{10}合用,对部分肾切除造成的大鼠轻、中度肾衰有明显改善作用[77]。黄芪对大鼠肾缺血-再灌注左肾的过氧化脂质(LPO)升高有明显降低作用[78]。将黄芪与当归应用能通过增加肾病鼠肝白蛋白 mRNA 表达,使肝白蛋白的合成增加,提高血浆白蛋白水平,从而改善蛋白质代谢紊乱[79,80]。自发狼疮小鼠(MRLIpr/Ipr)肾脏组织中细胞间黏附分子(ICAM-1)可在毛细血管袢及系膜区有明显沉积。经用中药黄芪治疗后 ICAM-1 在肾组织中分布及沉积均明显减弱,同时免疫球蛋白及补体 C_3的沉积也明显减弱,提示黄芪通过免疫调节作用可以减轻自发狼疮小鼠的肾脏病变[81]。黄芪煎剂给大鼠皮下注射或麻醉犬静脉注射均有利尿作用,0.5g/kg 的利尿效价与氨茶碱 0.05g/kg,或氢氯噻嗪(双氢氯噻嗪)0.02mg/kg 相当(大鼠皮下注射)。且利尿作用持续时间长,连续给药 7 天亦不产生耐受性,健康人服黄芪煎剂亦有利尿及钠排出作用[82]。

6. 保肝作用　黄芪注射液及提取成分木糖-葡萄糖-环黄芪醇(XGA)能够明显抑制小鼠离体肝脏的脂质过氧化物的生成,并且能够显著抑制多柔比星(阿霉素)引起的小鼠体内脂质过氧化物的生成[83]。张银娣等[84]发现两种黄芪苷 AST 和 SK 能对抗 D-半乳糖氨、醋氨酚引起的肝损伤,表现为减轻肝毒引起的病变,即 SGPT 和 MDA 下降,GSH 升高,且三项指标变化呈明显相关,给小鼠连续灌服黄芪多糖能提高肝微粒体细胞色素 P-450 活性。以上结果表明,黄芪苷是黄芪抗肝毒损伤的有效成分,其机理可能是其抗生物氧化作用和对代谢的调节作用。ASI 和 SK 灌胃给药可对抗 CCl_4 所致小鼠死亡,并可使小鼠肝内 MDA 含量明显下降,GSH 含量明显上升[60]。黄芪苷是黄芪抗肝毒损伤的有效成分,其机理除抗生物氧化外,尚与代谢调节作用有关[84]。王立新等[85]给内毒素处理小鼠腹腔注射黄芪多糖,发现它能拮抗内毒素引起的肝匀浆中丙二醛(MDA)升高及还原型谷胱甘肽(GSH)降低对内毒素处理小鼠肝脏线粒体结构的损伤有保护作用。黄芪多糖可明显对抗四氯化碳、对乙酰氨基酚(扑热息痛)和无水乙醇引起的小鼠血清谷丙转氨酶和谷草转氨酶的升高,对 CCl_4 及 AAP 引起的小鼠病理组织改变有明显保护作用[86]。杨雁等[87]认为黄芪具有抗氧化作用,可降低氧自由基生成和清除自由基。他们采用 DNA 琼脂糖凝胶电泳和流式细胞术的细胞凋亡检测方法,并结合光镜的组织病理学观察肝细胞凋亡数量,结果发现黄芪总提物(TEA)明显抑制由 D-氨基半乳糖和脂多糖所致小鼠肝细胞或原代培养大鼠的形态学改变,DNA 片段化及 H_2O_2 所致大鼠肝细胞亚 G1 峰和凋亡率升高,提示 TEA 对体内、体外细胞凋亡均有明显的抑制作用。TEA 发挥抗凋亡作用的同时,不仅可使升高的 TNF 和升高的肝细胞 MDA 含量降低,还明显升高肝细胞线粒体的 Mn-SOD 活性提示 TEA 保护肝细胞而避免凋亡的作用可能与其抗氧化作用有关。王要军等[11]用四氯化碳(CCl_4)诱导大鼠肝纤维化模型,观察黄芪对血清透明质酸(HA)、肝组织纤维化评分及细胞间黏附分子-1(ICAM-1)表达的影响,结果发现黄芪组肝组织纤维化评分及血清 HA 明显低于模型组,肝组织中 ICAM-1 阳性细胞数也明显减少,认为黄芪有良好的抗肝纤维化作用,其机制可能与抑制肝细胞中 ICAM-1 的表达有关。

7. 对神经-内分泌系统的影响　30g/kg、90g/kg 黄芪水煎液灌胃一次对小鼠旷野探求行为活动及其他消除反应无明显影响,亦不影响戊巴比妥钠的睡眠时间,但能显著增加小鼠的自发活动。10%、30%水煎剂给小鼠连续饮用 15 天,能抑制小鼠旷野探求行为活动,抑制小鼠自发活动,并能拮抗戊巴比妥钠和延长水合氯醛的睡眠时间[88]。黄芪皂苷甲和绵毛黄芪苷腹腔注射可延长硫喷妥钠所致小鼠的睡眠时间。黄芪皂苷甲对小鼠醋酸扭体和热板法镇痛 ED_{50} 为(47.8±3.4)mg/kg 和(25.4±1.5)mg/kg,小鼠扭体和热板法证实绵羊黄芪苷 50mg/kg 静脉注射能产生明显镇痛作用[89,90]。用 Y 形水迷路实验,小鼠饮用 30%黄芪水煎液 15 天有加强小鼠学习记忆的作用,30g/kg、90g/kg 灌胃还有利于小鼠大脑对信息的贮存作用[88]。董竞成等[91]研究观察黄芪对支气管哮喘反复发作模型大鼠神经内分泌免疫网络相关指标的影响,结果显示低剂量黄芪使哮喘大鼠血清促肾上腺皮质激素(ACTH)浓度呈上升趋势。黄芪还能显著上调大鼠血清皮质醇(CORT)水平,无明显量效关系。神经肽 Y(NPY)对机体的多种生理活动起重要的调节作用,参与机体应激反应及高血压、心血管、肾脏等疾病的病理生理过程[92]。崔明姬等[93]研究观察了黄芪对慢性肾功能不全(CRF)患者血浆神经肽 Y 的影响，结果显示经黄芪治疗 3 周后，实验组血浆 NPY 含量明显降低，对照组无明显变化。何利雷等利用穴位注射黄芪注射液提高记忆力，其对记忆力的影响可能与中枢胆碱神经系统有关，因为中枢胆碱神经系统与学习、记忆功能密切相关[94]。刘东梅等[95]发现黄芪提取物对 β-淀粉样肽(Aβ)所致海马神经元损伤具有保护作用，可能与降低海马神经元胞质钙离子有关，从而减少细胞凋亡。

8. 对平滑肌的作用 黄芪对血管平滑肌具有舒张作用，其机制可能与阻断血管平滑肌细胞内质网上的三磷酸肌醇敏感的钙离子通道开放，抑制内钙的释放有关。研究表明内蒙黄芪水提取液对小鼠、大鼠和家兔的离体肠管活动均有抑制作用，王弋博等[96]证明黄芪水提取液对氯化钡和毛果芸香碱引起的大鼠离体肠管收缩有抑制作用，其作用主要是使平滑肌的自律性降低，对内脏平滑肌纤维的收缩功能基本无影响。黄进宇等[97]证实黄芪能抑制血管平滑肌细胞(VSMC)增殖，使细胞周期停滞于 G0/G1 期。黄芪能抑制大鼠 VSMC 体外培养中分泌 MMP-2 的活性。

9. 抗菌、抗病毒、抗肿瘤作用 黄芪注射液 0.4ml/min 静脉注射 6～24 小时有效地保护小鼠对流感病毒的静脉感染，最佳保护时间为 18～24 小时，保护率在 50%以上，在组织培养液内对水泡性口腔炎病毒，5%、10%黄芪可有效地保护细胞，抑制病毒致细胞病变。小鼠静注黄芪注射液 2～6 小时可测出小鼠血清有抑制病毒作用，且作用较黄芪本身为强[98]。黄芪多糖对结核菌感染有明显对抗作用，而且发现其他成分如氨基酸、生物碱、黄酮和苷具有显著抗滤泡性口腔炎病毒的作用[99]。动物及细胞实验表明，黄芪注射液对小鼠乳鼠体内流行性出血热、病毒(EHF. V)的感染过程有一定的阻断作用[100]。用荷瘤鼠动物模型感染白色念珠菌，给予黄芪和白术提取液处理，结果发现该提取液有明显抑制肿瘤生长和白色念珠菌在体内的感染，其机理在于该提取物能显著提高荷瘤机体红细胞免疫功能[101]。黄芪水煎剂在体外能直接抑制水痘-带状疱疹病毒[102]。赵文等[103]实验表明，新疆黄芪、山西黄芪 100%水煎剂对实验用流感病毒毒株有一定程度的直接抑制作用，新疆黄芪作用较强；对流感病毒感染鸡胚也表现不同程度的预防和治疗作用，其中新疆黄芪的预防作用较强，而山西黄芪对流感病毒感染鸡胚的治疗作用强于新疆黄芪。肌注黄芪多糖对小鼠移植性肿瘤 S180、肝癌(Heps)均有明显的抑制作用。体外试验结果表明：黄芪多糖与白介素-2(rIL-2)配伍应用可以明显提高 LAK 细胞对靶细胞 P815 和 Yac-1 细胞的杀伤率。结合其他免疫功能指标观察，提示黄芪多糖抗肿瘤效应可能主要与黄芪多糖具有增加机体免疫功能的作用有关[104]。另有研究提示，不同方法提取的黄芪组分对 S180 荷瘤小鼠模型呈现不同程度的免疫抑瘤作用，而不影响小鼠体重。并且全部逆转因肿瘤抗原及环磷酰胺而造成的免疫抑制现象[105]。黄天风[11]实验表明，黄芪能够抑制低淋巴转移(HepA)小鼠肿瘤生长，增加免疫器官重量，促进体内 IL-2 的产生，提高小鼠单核吞噬细胞功能，说明黄芪作为生物诱导剂能够增强荷瘤小鼠的免疫功能，从而起到抗肿瘤作用。许杜娟等[16]通过体外抑瘤实验证明：黄芪总提取物(TAE)对人肝癌(Be-7404)细胞和人宫颈肿瘤(HeLa)细胞有明显的抑制作用，提示 TAE 不仅在整体水平有抑瘤作用，而且对癌细胞有直接的抑制作用[106]。

10. 抗辐射作用 黄芪多糖对受 5Gy^{60}Coγ 线照射后的小鼠可以促使损伤的脾脏组织结构明显恢复，以用药后的第 20 天、第 28 天用药组与对照组变化差异有显著性，可以改善脾脏内淋巴细胞的超微结构，使线粒体增多，形态正常，提高外周血淋巴细胞内琥珀酸脱氢酶(SDH)的活性[107]。黄芪注射液可提高受^{60}Co 照射后小鼠骨髓单-粒系祖细胞(CFV-GM)数，提示能促进因照射损伤的小鼠粒系造血功能的恢复[58]。宋洁等[108]报道黄芪可促进淋巴细胞转化率，黄芪保护组与照射模型组相比有显著性差异，且能逆转SOD活性的降低，清除辐射产生的自由基，从而降低MDA的含量，提高机体的防御能力[108]。

11. 对糖尿病的作用　王念等[109]实验证实黄芪多糖干预治疗8周后能使糖尿病大鼠蛋白激酶样ER激酶(p-PERK)的表达显著降低，而且糖尿病大鼠的血糖、胰岛素敏感性也同时得到改善，推测黄芪多糖可能通过减少p-PERK的表达减轻糖尿病时过强的内质网应激，从而增加胰岛素的敏感性。

(三) 临床报道

1. 防治上呼吸道感染

(1) 黄芪15g、大枣10g，加工制成固表防感冲剂2小包，成人每次服1包，日2次，观察160例，结果表明本品可增强抗病力，有效地防止感冒发生，明显降低慢性支气管炎、支气管哮喘、过敏性鼻炎的发病率[110]。

(2) 将黄芪制成10%水煎液，每日早、中、晚各滴鼻1次，每侧鼻孔滴3～4滴，123人用于预防感冒，两个月共发生感冒8人次(发病率6.5%)，病程平均3～4天，症状较轻。而对照组124人，两个月发生感冒43人次(发病率34.6%)，病程平均为5～6天，症状较重[111]。

(3) 将黄芪提取液装入安瓿中，每支2ml，含生药2g，1日1次口服，用于预防小儿呼吸道感染100例，有效率94%[112]。

(4) 采用胸腺肽、黄芪治疗反复呼吸道感染80余例。结果：第一阶段未发病者31例，显效14例，无效2例，近期总有效率96.6%。期间治疗组平均患病次数，与治疗前相比$P<0.001$，第2阶段未发病者22例，显效17例，有效16例，总有效率91.5%[113]。

2. 防治小儿哮喘　取足三里穴，每次取1侧、两侧穴位交替使用。每次穴位注射黄芪注射液2mg/2ml(8岁以下减半)，隔日1次，5次为1个疗程，疗程间隔4日。结果：治愈(治疗2个疗程后1年未发病)31例，好转(发作次数少于往年的一半，且症状体征明显减轻)10例，无效6例[114]。

3. 高原肺心病　黄芪注射液20ml/d静脉滴注配合常规疗法治疗65例，显效54例，有效9例，优于对照组常规处理方法[115]。

4. 治疗病毒性心肌炎

(1) 黄芪注射液静脉滴注，结果治疗16例有症状的心肌炎患者，静滴2天，α、γ干扰素明显高于治疗前及治疗3周后，而同期12例采用一般治疗者，α、γ干扰素均无明显改变[116]。

(2) 应用炙黄芪15g水煎服，每日1次，共治疗58例，安慰组亦58例，给予心肌能量合剂，均以20天为1个疗程。结果：黄芪组心率从用药前108.5±7.6降至用药后92.1±10.7，说明因心功能改善，使心率明显减慢，心功能由平均Ⅱ～Ⅲ级改善为平均Ⅰ～Ⅱ级，绝大多数患者至少改善了一级，而心肌能量合剂组改善不明显[117]。

(3) 应用黄芪30g水煎服，1日3次，连续60日，西药常规处理，共治疗病毒性心肌炎并发室性期前收缩36例。结果：心电图描记持续频发室性期前收缩均消失，心功能测定均正常[118]。

(4) 黄芪注射液(含生药20g)静脉滴注治疗20例柯萨奇B病毒阳性心肌炎，总有效率85%[119]。Yang YZ等[120]发现黄芪注射液8g/d肌注3～4个月，显著增加柯萨基病毒所致心肌炎患者NK细胞活性。

5. 治疗非病窦型窦性心动过缓　黄芪30g、川芎10g、麦冬10g、神曲15g，水煎服，每日

1 剂，分 2 次服，并可随证加减，共治疗 43 例，治疗时间最长 3 年，最短 1 个月。结果 43 例心率均转为正常，在 62～70 次/分之间[121]。

6. 治疗心衰　用加味黄芪生脉散治疗气阴两虚型心衰 18 例，黄芪 15g、红参 6g、麦冬 12g、五味子 12g、玉竹 12g、山楂 15g、丹参 15g、川芎 12g，随证加减。上方浓煎(红参另炖)，每日 1 剂，分 2 次，早晚分服。结果：显效 10 例，有效 7 例，无效 1 例[122]。严萍萍等[123]研究发现心衰患者在应用黄芪注射液治疗后，体内血浆肾素、血管紧张素、脑利钠肽显著降低，同时心功能得到明显改善。高旭[124]研究发现黄芪注射液能改善充血性心力衰竭患者心功能，使临床症状和体征得到改善。卢延生[125]对比了不同剂量黄芪注射液的临床疗效，发现大剂量组在心力衰竭改善方面优于对照组。田浪等[126]报道 54 例肺心病心衰患者在常规综合治疗的基础上加用黄芪注射液和多巴酚丁胺，对照组仅加用多巴酚丁胺，结果治疗组显效率为 91%，对照组为 70%，黄芪注射液与多巴酚丁胺合用，既能降低心脏负荷，又能增强心肌收缩力，增加心排血量、每搏量及心脏指数，其治疗慢性肺心病难治性心力衰竭患者疗程短、疗效显著。王利芳等[127]以黄芪为主组方，辅以附片、葶苈子、丹参、红花等，运用益气活血利水法治疗心衰 30 例，对心悸、气喘、平卧困难、倦怠乏力、下肢浮肿、口舌紫黯等症状和体征有明显改善，与西药对照组相比总疗效和心衰改善程度无显著性差异。

7. 治疗缺血性心脏病　应用黄芪治疗 92 例缺血性心脏病。方法：黄芪组每日给黄芪 50g，水煎服，每日 3 次，并分别与硝苯地平(心痛定)和复方丹参片作对照，30 天为一疗程，均连续用药 1 个疗程以上，3 组服药期间停用其他扩冠药物。结果：黄芪组 92 例中，显效 30 例，有效 54 例，无效 8 例，总有效率 91.3%，疗效明显优于对照组，并能明显改善心电图等多种临床客观指标，心电图改变明显，心电图总有效率为 82.6%[128]。

8. 治疗期前收缩　黄芪四参汤(黄芪、麦冬、党参、苦参、丹参、绞股蓝各 15g，当归、川芎各 10g，三七参、红花各 6g，珍珠母 30g)加减治疗冠心病期前收缩 80 例，总有效率 93%[129]。

9. 治疗白细胞减少症　应用黄芪口服液(纯黄芪制剂)治疗白细胞减少症 115 例。Ⅰ组用浓制剂，每 10ml 相当于黄芪生药 15g，共治 58 例。Ⅱ组用淡制剂每 10ml 相当于黄芪生药 5g。均由上海黄海制药厂提供。每日 2 次，每次 10ml，两组疗程均为 8 周，所有患者均不服用其他药物。结果：Ⅰ组 58 例，显效 29 例，有效 19 例，其中白细胞数上升 $1.0\times10^9/L$ 以上者 6 例，上升 $0.5\times10^9/L$ 以上而少于 $1.0\times10^9/L$ 者 13 例，无效 10 例，总有效率 82.76%。Ⅱ组 57 例，显效 17 例，有效 10 例，白细胞数均升高 $0.5\times10^9/L$ 以上而少于 $1.0\times10^9/L$；无效 30 例；总有效率 47.37%。两组共 115 例，总有效 75 例，占 65.22%。经 χ^2 检验，两组总有效率比较有显著性差异。研究表明：黄芪是治疗白细胞减少症的有效药物，且增加剂量能提高疗效[130]。

10. 治疗慢性肾炎　用加味防己黄芪汤治疗慢性肾炎蛋白尿 40 例，并用济生肾气汤加减作对照，结果治疗组 40 例完全缓解 18 例，基本缓解 12 例，好转 8 例，无效 2 例；对照组 32 例，完全缓解 9 例，基本缓解 6 例，好转 8 例，无效 9 例，经统计处理，$P<0.05$。认为脾肾阳虚是本病的主要病因，宜用培土治水法治疗[131]。

11. 治疗尿潴留　黄芪 30g，桂枝、当归、炒白芍、茯苓、桔梗、通草各 10g，生姜 6g，炙甘草 5g，1 日 1 剂，水煎 2 次，取 400ml，分 3 次服，共治疗产后尿潴留 35 例，服药 1 剂而愈者 20 例，2 剂而愈者 10 例，服药 3 剂而愈者 5 例，总有效率 100%[132]。

12. 治疗前列腺肥大症　以生黄芪 100g、滑石 30g，水煎 2 次，和匀药液，另取琥珀 3g 研粉兑入，空腹分服。治疗 52 例，症状消失，小便通畅，直肠指检前列腺大小正常者 38 例；

症状好转，小便欠畅，直肠指检前列腺有不同程度缩小者13例，无效1例[133]。

13. 治疗慢性肝脏疾患　取100%黄芪注射液，于足三里（双）、肾俞（双），每3天交替注射1次，每次每穴1ml，2个月为一疗程。部分病例增注党参注射液1ml，每周1次，12次为一疗程。同时行常规保肝治疗。共治疗HBsAg阳性者174例。结果：阴转79例，滴度下降52例[134]。吴炎等[135]黄芪注射液对肝硬化患者免疫功能的影响进行了临床观察，治疗组给以黄芪注射液20ml加入5%葡萄糖注射液250ml中静脉滴注，每日1次，疗程为20天，受检者治疗前和疗程结束时空腹静脉取血，侧定红细胞C36受体花环率及免疫复合物花环率，结果显示肝硬化患者同时存在着红细胞免疫和体液免疫功能障碍，而黄芪具有双向免疫调节作用，对机体红细胞免疫和体液免疫均有一定影响，可调整机体的免疫紊乱状态，使红细胞C36受体活性提高，加强抗感染作用。黄芪对体液免疫的作用也有人得出相反的结论，侯世荣等[136]应用黄芪口服液治疗慢性乙型肝炎，证明长期服用黄芪口服液无不良反应，可改善临床症状及降低血清ALT，多数患者植物血凝素皮试反应增强，说明可增加细胞免疫功能，但对体液免疫无影响。

14. 治疗鼻炎　用南京市中医院自制黄芪注射液（单味黄芪提取物制成）于两侧下鼻甲各注射2ml，每日或隔日1次，10次为1个疗程。治过敏性鼻炎49例，慢性鼻炎51例，经1～3个疗程治疗后，痊愈41例，好转37例，无效22例[137]。用通鼻消涕饮（蒲公英、白芷、藿香、桔梗等药制成冲剂，每袋10g）治疗鼻窦炎248例，每日服2次，12天为一疗程，服药间停用他药。结果痊愈137例，占55.2%，其中急窦52例，慢窦85例；好转74例，占29.8%，急窦26例，慢窦48例；无效37例，占14.9%，其中急窦6例，慢窦31例；总有效率为85.1%[138]。

15. 治疗鼻咽癌　黄芪注射剂16mg/d静注，10日为1个疗程，除1例治疗2个疗程外，余均治疗1个疗程。用于怀疑鼻咽癌，EBV-VCA/IGA阳性者11例，用药后2个月复测结果：EBV-VCA/2gA转阴者3例，滴度降低者6例，无变化或升高者各1例，外周血NK细胞活性虽仍略低于正常人，但已无显著差异，血清α-干扰素浓度显著低于正常值，提示EBV感染可产生干扰素，但这种EBV诱导的干扰素并不增强NK细胞活性，也不能产生抗病毒效应[139]。

16. 治疗急性出血性结膜炎　用0.6%黄芪加3%林可霉素（洁霉素）治疗急性出血性结膜炎21例，1周眼病痊愈者8例，1周显效3例，2周痊愈者3例，1个月痊愈者6例，2周无效者1例，表明黄芪确有治疗病毒性急性出血性结膜炎的功效[140]。

17. 治疗小儿多汗症　黄芪桂枝五物汤[生黄芪、生白芍各15g，炙桂枝3g，瘪桃干、炒白术各10g，炒防风6g，五味子5g，煅龙牡各20g（先煎），生姜3片，大枣5枚，临床随症加减]，治疗小儿多汗症80例，每日1剂，煎2次分服，20天为一疗程，总有效率93.75%[141]。

黄芪注射液肌注，7岁以内每次2ml，7岁以上每次4ml，每日1次，共10次；或隔日1次，共10次；或每周2次，共10次，20～30天为一疗程，必要时可重复应用一疗程；配服谷维素，14～28天为一疗程，结果总有效率92.3%[142]。

18. 治疗脱发症　自拟复方黄芪针剂（Ⅰ）治疗脱发症100例，内治组：Ⅰ 2ml肌内注射，1日1次，30次为1个疗程。内外治结合组：同用Ⅰ，并外搽乐斯生发精（Ⅱ），每日早晚各涂搽脱发部位1次，在涂擦前先按摩头皮2～3分钟。对照组只用Ⅱ外搽，均连续治疗3个月。结果：内治组100例，有效率94.0%；内外结合组40例，有效率95%；对照组40例，有效率80.0%，三组间差异显著[143]。

19. 治疗顽固性斑秃　黄芪60g,水煎2次混匀,早晚分服,连续用药直至毛发新生,疗程3～6个月,结果,总有效率79.3%[144]。

20. 治疗寻常型银屑病　每次口服黄芪浸膏片(每片含生药1.33g)4片,日2次;或每日肌注黄芪注射液2ml(每毫升含生药4g);或口服含黄芪的复方煎剂;或酌情合并外用药凡士林、10%硼酸软膏、硫黄软膏等,其治寻常型银屑病204例,痊愈42例,基本痊愈62例,好转91例,无效9例,总有效率95.6%[145]。

21. 治疗系统性红斑狼疮　黄芪30～90g,水煎服,1日1剂,1～12个月为一疗程,部分病例配以中、小剂量糖皮质激素,治疗系统性红斑狼疮患者17例,显效6例,有效11例[146]。

22. 治疗慢性宫颈炎　黄芪加干扰素和单独采用干扰素治疗宫颈糜烂164例,对其临床疗效与单纯疱疹病毒的分离率进行比较:黄芪与干扰素联合应用的显效率(60.7%)明显高于单独应用干扰素组(31.8%);黄芪加干扰素组在治疗后病毒分离的阳性率由30.4%下降到3.8%,而单纯干扰素组则由33.3%下降到10.0%[147]。

23. 治疗崩漏　用加味黄芪当归散(黄芪、党参各30g,当归6g,白术、川断各12g,阿胶(烊化)15g,川芎3g,炒蒲黄、白芍各9g,荆芥炭10g)治疗崩漏105例,每次月经来2天后开始服用,水煎,日1剂,连服2～6天。结果:治愈100例,无效5例,总有效率95%[148]。

24. 治疗梨状肌综合征　抽取黄芪注射液和丹参注射液各1支(每支10ml,含生药10g)混合后,以9号长针头作痛点深部注射,进针后凭下肢有无触电样感觉而判断其是否到位,到位后将20ml药液一次推入,3天1次,3～4次为一疗程。结果:痊愈23例,好转14例,无效6例,总有效率86.1%[149]。

25. 治疗卵巢囊肿　应用黄芪消症丸(黄芪、丹参、半枝莲、益母草、夏枯草、黄药子、生牡蛎、三棱、莪术、赤芍、延胡索、炒蒲黄、香附、山楂各等分,研成细末,炼蜜为丸)治疗卵巢囊肿88例,每次10g,每日3次,20天为1个疗程,经期停服。结果:痊愈(囊肿消失,临床症状消失或基本消失)74例,有效(囊肿缩小1/2以上,临床症状明显改善)5例,无效(囊肿缩小不足1/2,临床症状改善不明显)9例,总有效率为89.77%。治疗时间最短者为1/2个疗程,最长者为3个疗程,平均为1.23个疗程,无效9例中有2例属浆液性囊腺瘤[150]。

26. 治疗痹证　应用黄芪桂枝五物汤加味(黄芪15g,桂枝、赤白芍、大枣、羌活、独活、防风、当归、川芎各9g,细辛5g,生姜3片)治疗肩周炎63例,每日或隔日一次,(可配合推拿按摩)共治疗63例,痊愈26例,好转31例,有效6例,总有效率100%,疗程最短14天,最长48天[150]。应用自拟黄芪首乌汤(黄芪50g、何首乌30g、威灵仙15g、鸡血藤20g、五加皮15g、川芎20g、地龙9g、赤芍15g、补骨脂10g、煅自然铜6g、甘草6g)治疗骨痹36例,并可随证加减。结果:临床基本治愈32例,显效2例,好转1例,无效1例,总有效率97.3%[151]。

27. 治疗外科溃疡　黄芪250g,当归25g,蒲公英30g。1日1剂,水煎服。治疗经各种抗生素治疗无效的虚性疮疡患者56例。结果痊愈27例,显效21例,有效6例,无效2例[152]。

28. 治疗脑血栓形成　采用黄芪80g煎汤200ml,合肠溶性阿司匹林片50mg分2次服,治疗42例,总有效率92.86%[153]。

29. 治疗冠心病心绞痛　张仲军等[154]用黄芪注射液加入5%葡萄糖注射液每日静脉滴注1次,连用20天,以静滴硝酸甘油为对照治疗冠心病180例,证明黄芪注射液临床症状与体征消失率明显优于硝酸甘油。

30. 治疗心肌梗死　张金国等[155]应用黄芪治疗急性心肌梗死,治疗组左室舒张末期容积指数、左室收缩末期容积指数等指标明显提高。

31. 治疗病毒性心肌炎　张洪霞[156]将 68 例患者随机分为黄芪治疗组和极化液治疗组，结果黄芪治疗组总有效率与极化液治疗组相比，差异显著。

32. 治疗原发性肾病综合征　白友为[157]应用黄芪注射液治疗原发性肾病综合征（PNS），将黄芪注射液配合泼尼松为治疗组 31 例和单纯泼尼松组为对照组 32 例对照观察。结果：缓解率治疗组为 90.32%，对照组为 78.13%，两组比较差异有显著性意义。24 小时尿蛋白、血浆白蛋白及血脂各项生化指标改善上治疗组均优于对照组，二者相比差异有显著性意义。作者认为黄芪注射液能显著降低尿蛋白、提高血浆白蛋白及降低血脂，从而起到缓解肾病综合征、减轻激素副反应的作用。

33. 治疗糖尿病肾病　田素娟等[158]应用黄芪注射液治疗糖尿病肾病，观察患者尿蛋白及血浆白蛋白变化和治疗效果。将 40 例 2 型糖尿病（3 期）患者分为两组，治疗组和对照组，每组各 20 例。两组患者均给予低盐、低蛋白糖尿病饮食，原治疗方案不变。在此基础上治疗组给予黄芪注射液治疗，观察 4 周。结果应用黄芪治疗组 24 小时尿蛋白有明显下降，血浆白蛋白升高明显。

34. 治疗免疫力低下　对体液免疫的作用：大量临床观察表明，黄芪及黄芪为主的复方治疗可使脾虚患者的 IgG 水平升高，使慢性肝炎患者补体含量升高，并可使感冒患者鼻腔分泌液中的分泌型免疫球蛋白含量升高。除多糖外，蛋白大分子、氨基酸、生物碱及苷类均有促进抗体生成作用[159]。黄芪对正常机体的抗体生成有明显的促进作用，支气管炎、慢性肾炎等慢性感染性疾病患者注射黄芪 20 天后，血液中的免疫球蛋白 IgG、IgA、IgM 含量明显升高，可使感冒易感者鼻腔分泌物中的呼吸道黏膜的主要保护性抗体 IgA 含量明显升高，还可使肝炎患者的总补体（CH_{50}）和分补体（C3）明显升高[160]。黄芪能明显提高 IgG 亚类缺陷病人 T 细胞增殖反应、IL-2、B 细胞生长因子和 IL-6 活性，其中 B 细胞生长因子可达到正常水平；而对正常对照组无上述免疫效应。黄芪对 T 细胞及其分泌的细胞因子的调节作用可能与其调节 IgG 亚类的产生有关[161]。Wei 等[162]研究表明黄芪能促进正常人和肿瘤患者的淋巴细胞转化率，可促进机体细胞免疫功能，能消弱或消除抑制性淋巴细胞（Ts）的活性，增加刀豆蛋白 A（ConA）刺激引起的淋巴细胞增殖和 IL-2 的产生，提高创伤小鼠辅助性淋巴细胞（Th）/抑制性淋巴细胞（Ts）的比值。WANG G 等[163]观察黄芪对哮喘患者 Th1 细胞特异性转录因子 T-box（T-bet）的表达及对 Th1/Th2 的影响，发现黄芪提取物（60mg/L）治疗后能显著增加哮喘患者 T-bet mRNA 的表达、提高 IFN-γ 水平，二者呈现正相关，同时降低 IL-4 水平。哮喘患者 CD_4^+ CCR^{3+} 细胞平均百分率显著高于正常，$CD4^+$ CCR_5^+ 细胞显著降低。黄芪治疗后该两项指标的异常变化得到明显改善。

（四）不良反应

小鼠口服黄芪 75g/kg 和 100g/kg 在 48 小时内无不良反应，此剂量比人的口服利尿有效量 0.2g/kg 大数百倍。动物死前四肢匍匐，麻痹，伴呼吸困难和发绀，少数临死时四肢抽搐[164]。黄芪多糖给小鼠灌胃 20g/kg 未有死亡[165]。黄芪口服液给小鼠一次灌胃 140g/kg，观察 7 天，所有动物均无异常反应[1]。大鼠每天腹腔注射黄芪 0.5g/kg，连续 1 个月，动物活动状态、进食、排便均无异常反应[164]。

有报道口服黄芪引起皮肤过敏反应[166]，大剂量黄芪引起剧烈肢痛[167]，黄芪注射液穴位注射引起低毒性感染[167]，亦有人认为肾炎蛋白尿患者应慎用黄芪[168]。

参 考 文 献

[1] 康永,李先荣.黄芪口服液药理作用的研究[J].中草药,1989,20(11):21-23.

[2] 陈永仲,郭仁强.黄芪皂苷甲对小鼠淋巴结内淋巴细胞和巨噬细胞的影响[J].南京医学院学报,1987(1):9-12.

[3] 陈永仲,郭仁强.黄芪皂苷甲对小鼠腹腔巨噬细胞的影响[J].中国药理学与毒理学杂志,1988(4):305-308.

[4] 翁玲,刘彦,刘学英,等.黄芪多糖粉针剂对小鼠免疫功能的影响[J].免疫学杂志,2003,19(3):243-244.

[5] 张艳,梁华平.黄芪多糖对烧伤小鼠细胞免疫功能的作用[J].中国药理学通报,1995,11(2):136-138.

[6] 邵启祥,徐芬红.黄芪对小鼠免疫功能的调节作用[J].镇江医学院学报,1994,4(4):261.

[7] 翁玲,刘彦,刘学英,等.黄芪多糖粉针剂对小鼠免疫功能的影响[J].免疫学杂志,2003,19(3):243-244.

[8] 翁玲,刘彦,刘学英,等.黄芪多糖粉针剂对小鼠脾细胞分泌细胞因子及NK杀伤能力的影响[J].中医药学刊,2003,21(9):1522-1524.

[9] 陈蔚,李益明,俞茂华,等.黄芪多糖对糖尿病鼠T细胞亚群的免疫调节作用[J].中国现代医学杂志,2007,17(1):28-31.

[10] 陈丹丹,宋亮,刘丽娟.黄芪多糖对肺气虚小鼠免疫调节作用[J].陕西中医学院学报,2007,30(3):35-37.

[11] 陈国辉,黄文凤.黄芪的化学成分及药理作用研究进展[J].中国新药杂志,2008,17(17):1482-1485.

[12] Shao P,Zhao L H,Zhi-Chen,et al. Regulation on maturation and function of dendritic cells by Astragalus mongholicus polysaccharides[J]. Int Immunopharmacol,2006,6(7):1161-1166.

[13] 常春燕,侯云德,徐凤美.中药黄芪促进小鼠NK细胞活性同时诱生干扰素[J].医学研究通讯,1982(10):5.

[14] 金建平,张咏南,周淑琴,等.病毒诱生的人脐血干扰素和中药黄芪对NK活性的影响及其机理研究[J].医学研究通讯,1982(10):5-6.

[15] 侯云德,胡裕文,李玉英,等.黄芪对病毒感染的作用(摘要)[J].医学研究通讯,1988(7):9-10.

[16] 常春燕,侯云德,徐凤美.中药黄芪促进小鼠NK细胞活性同时诱生干扰素[J].医学研究通讯,1982(10):5.

[17] 储大同,孙燕.黄芪成分Fs增强低剂量白介素Ⅱ诱导LAK细胞的细胞毒效应[J].中西医结合杂志,1990,10(1):34-36.

[18] 金虹,王建华.从IL-2水平探讨黄芪及黄芪多糖的免疫调节作用[J].中国免疫学杂志,1989,5(5):308-310.

[19] 孙晓莉,刘裕.黄芪对体外人胚肺二倍体成纤维细胞抗衰老作用的研究:Ⅰ.细胞寿命、增殖能力和超氧化物歧化酶含量的研究[J].首都医学院学报,1993,14(3):213-217.

[20] 刘裕,孙晓莉.黄芪对体外人胚肺二倍体成纤维细胞的抗衰老作用研究——Ⅱ.超微形态研究[J].首都医学院学报,1993,14(4):265-275.

[21] 王道苑,杨蔚怡,翟世康,等.黄芪多糖对核酸代谢的影响[J]. Acta Biochimica et Biophysica Sinica,1980(4):343-348.

[22] 王道苑,李从艺,庞大伟.黄芪多糖对RNase和RNase抑制因子的作用[J]. Acta Biochimica et Biophysica Sinica,1984(3):285-290.

[23] 徐萃华,李燕娜.黄芪对体外培养肝细胞[5-^{3}H]尿嘧啶核苷掺入的影响[J].吉林中医药,1987

(2):31-32.

[24] 张银娣,沈建平,宋键,等.黄芪皂苷甲对血浆 cAMP 及再生肝 DNA 合成的影响[J].药学学报,1984(8):619-621.

[25] 王振纲,刘景生,芦琦华,等.补气药作用机理的研究[J].中成药研究,1981(11):43.

[26] 易宁育,严名,周象华,等.中医扶正方剂玉屏风散的药理研究——对抗体形成细胞数及环核苷酸含量的影响[J].中药通报,1981(1):33-35.

[27] 王幼林,沈建平,张银娣,等.黄芪皂苷甲对血清、肝脏蛋白质合成的影响[J].南京医学院学报,1986(1):15-16.

[28] 李先荣,康永.注射用黄芪多糖药理作用的研究:3.对血糖及其肝糖原含量的影响[J].中成药,1989,11(9):32-33.

[29] 韩国柱,相德有.黄芪对噪声所致大鼠肝糖原含量变化的影响[J].中国中药杂志,1989,14(12):46-48.

[30] 王树立,李永德,赵勤,等.山楂、黄芪及刺五加对豚鼠胆固醇代谢的影响[J].中西医结合杂志,1987,7(8):483-484.

[31] 陈家畅,李树英.黄芪对体外培养心肌细胞缺糖缺氧性损伤保护作用的超微结构研究[J].新中医,1990,22(3):52-53.

[32] 魏然,陈晨华.黄芪,人参增强人心肌细胞代谢的实验研究[J].中国中药杂志,1992,17(3):173-175.

[33] 芮涛,杨英珍,杨学义,等.黄芪对小鼠急性病毒性心肌炎作用的心肌细胞电生理研究[J].中国中西医结合杂志,1994,14(5):292-294.

[34] 郭棋,顾全保.药物对病毒感染培养心肌细胞 Ca^{2+} 内流及 CVB3-RNA 复制的影响[J].中国病毒学,1996,11(1):40-44.

[35] 钟国赣,江岩.黄芪皂苷对离体工作心脏的强心作用[J].白求恩医科大学学报,1994,20(5):448-449.

[36] 王奇玲,李云义.黄芪皂苷对离体工作心脏的肌力作用及其可能机制[J].中国中药杂志,1992,17(9):557-559.

[37] 雷春利,孙成文.黄芪总皂苷对单个钙离子通道活动的影响[J].白求恩医科大学学报,1994,20(6):535-537.

[38] 郑仕中,邹洪波.黄芪对小鼠心肌β受体影响初探[J].南京医科大学学报:自然科学版,1997,17(1):78.

[39] 石瑞如,刘艳红.黄芪对老年大鼠脑 M 受体,心肌β受体等的调节作用[J].中国中医药科技,1998,5(1):27-30.

[40] 谭坤,尹明浩.黄芪及其制剂的药理作用和临床应用研究现状[J].延边大学医学学报,2007,30(2):146-148.

[41] 周吉燕,樊懿.黄芪中不同提取成分对在体大鼠心肌缺血-再灌注损伤的心功能影响[J].中国中药杂志,2000,25(5):300-302.

[42] 周吉燕,樊懿.黄芪中不同提取成分对在体大鼠心肌缺血-再灌注损伤的心功能影响[J].中国中药杂志,2000,25(5):300-302.

[43] 英明中,孙存普.黄芪总黄酮对大鼠心肌缺血-再灌注自由基的影响[J].中国中药杂志,1996,21(5):304-305.

[44] 何勇.黄芪提取物对心肌缺血损伤的保护作用[J].中药新药与临床药理,2008,19(2):100-102.

[45] 梁明,韩竹梅.黄芪冻干粉对大鼠离体心脏的作用[J].中草药,2000,31(11):846-847.

[46] 韩志芬,戴薇薇,等.加减益气聪明汤及单味黄芪药血清对成纤维细胞胶原合成速率的影响[J].中国中医药科技,2002,9(1):5-6.

[47] 邱克,杨继洲.黄芪注射液促进痔瘘创面修复的临床研究[J].湖北中医学院学报,2000,2(4):24-27.

[48] 宋代军,顾德官.黄芪对自发性高血压大鼠的作用[J].中草药,1989,20(8):25-28.

[49] 周宏灏,邬文健,郭兆贵.黄芪对麻醉犬不同区域血管的作用[J].湖南医学院学报,1981(4):277-279.

[50] 郭兆贵,许树梧,贾宏钧,等.黄芪的外周扩血管作用及与γ-氨酪酸的比较[J].中医杂志,1980(5):73-76.

[51] 陈治奎,胡申江,孙坚,等.黄芪对自发性高血压大鼠血压的急性效应[J].中国实验诊断学,2003,7(5):403-405.

[52] 陆曙,张寄南.黄芪的心血管药理作用研究进展[J].中草药,1998,29(1):59-61.

[53] 徐品初,金国琴.黄芪对老年大鼠主动脉和肺内胶原含量的影响[J].中国中药杂志,1991,16(1):49-50.

[54] 查益中.黄芪对血压的双相调节作用[J].中医杂志,2000,41(6):329.

[55] 吴建新,蒋莹,严永清.黄芪、当归及其配伍对红细胞电泳及血粘度的影响[J].江苏中医,1992(3):40.

[56] 卢巧凤,龚非力,冯新为.人参、黄芪对大鼠中性粒细胞趋化的影响[J].同济医科大学学报,1987(2):97-99.

[57] 戴稼禾,梁子钧,秦万章,等.黄芪药物对人体红细胞变形能力作用的实验研究[J].贵州医药,1987(1):23-24.

[58] 李美芬,蒋德昭.黄芪促进小鼠粒系造血[J].湖南医科大学学报,1991,16(2):135-137.

[59] 谢伯玲,江沛,薛普凤.黄芪注射液对大白鼠骨髓造血功能的影响[J].南京中医学院学报,1988(4):41-42.

[60] 张银娣,沈建平,王幼林,等.黄芪苷抗生物氧化作用的研究[J].中药药理与临床,1991(6):14-17.

[61] 吴建新,严永清.黄芪、当归及其配伍对动物红细胞电泳、血红蛋白的影响[J].时珍国药研究,1993,4(3):15-17.

[62] 薛建欣,严永清.黄芪、归尾、香附、川芎、赤芍等配伍对"血瘀"大鼠血液流变学的影响[J].中国中药杂志,1994,19(2):108-110.

[63] 喻正坤,戴稼禾.黄芪改善红细胞变形能力的活性成分研究[J].天然产物研究与开发,1994,6(2):1-5.

[64] 张光平,张学贤.黄芪对人红细胞膜脂流动性及膜蛋白构象的影响[J].中国药科大学学报,1994,25(4):238-241.

[65] 杨明,马治中,和岚,等.益气活血治法实验研究(Ⅱ)[J].中药药理与临床,1995,11(1):14-16.

[66] 高建,徐先祥,等.黄芪总皂苷抗血栓形成作用实验研究[J].中成药,2002,24(2):116-118.

[67] 尚改萍,肖振军.补阳还五汤对TNFa诱导血管内皮细胞释放vWF及表达组织因子的影响[J].湖南医科大学学报,2000,25(2):129-131.

[68] 张鹏霞,朴金花,欧芹,等.黄芪对老年小鼠脑线粒体Mn-SOD、MDA及脑细胞凋亡影响的实验研究[J].中国老年学杂志,2003,23(9):596-597.

[69] 武晓群,周坤福.黄芪延缓衰老的实验研究[J].河南中医,2005,25(5):24-25.

[70] Yu D,Duan Y,Bao Y,et al. Isoflavonoids from Astragalus mongholicus protect PC12 cells from toxicity induced by L-glutamate[J]. J Ethnopharmacol,2005,98(1-2):89-94.

[71] 李淑华,冯芹喜.黄芪黄铜(AF)延缓衰老作用的实验研究[J].医药世界,2007(2):40-41.

[72] 许静,秦小红,薛梅.黄芪对D-半乳糖衰老大鼠脂质过氧化及红细胞免疫功能的影响[J].江苏医药,2007,33(6):596-597.

[73] 张鹏霞，梁云霞，汤晓丽，等. 黄芪血清药理对 HDF 细胞 p16mRNA 表达及端粒长度影响的实验研究[J]. 中国康复医学杂志，2006，21(9)：789-791.

[74] 赵蕾，魏晓东，葛堂栋，等. 黄芪血清对衰老细胞抗氧化作用及 p16 表达影响的研究[J]. 黑龙江医药科学，2006，29(5)：4-5.

[75] 周光友，郑丽娟. 黄芪皂苷对过氧化氢诱导的肺泡上皮细胞凋亡的作用[J]. 泰山医学院学报，2007，28(1)：27-28.

[76] 章友康，王海燕，王叔咸. 黄芪当归治疗三种不同病理类型肾小球疾病的实验研究[J]. 中华内科杂志，1986，25(4)：22.

[77] 陈佐芳，黄志勇. 黄芪和辅酶 Q_{10} 对肾衰动物作用的实验研究[J]. 江苏医药，1989，15(1)：12-14.

[78] 陈鸿瑾，沈幼贞. 黄芪对大鼠肾缺血再灌流时过氧化脂质含量的影响[J]. 徐州医学院学报，1989(3)：186.

[79] 李丽英，于宏. 黄芪与当归对肾病综合征患者总体蛋白质代谢的影响[J]. 中华内科杂志，1995，34(10)：670-672.

[80] 李丽英，王海燕. 黄芪当归对肾病综合征鼠肝白蛋白的表达作用[J]. 中华医学杂志，1995，75(5)：276-279.

[81] 陈香美，于力方. 自发狼疮肾鼠细胞间粘附分子的变化及黄芪的作用[J]. 中华医学杂志，1995，75(4)：204-206.

[82] 韩旭，王家骥. 黄芪注射液药理研究[J]. 北京中医，2000，19(1)：44-45.

[83] 张静华，刘星阶. 黄芪注射液及提取成分对小鼠肝脂质过氧化物的影响[J]. 上海医科大学学报，1992，19(5)：378-380.

[84] 张银娣，沈建平. 黄芪皂苷抗实验性肝损伤作用[J]. 药学学报，1992，27(6)：401-406.

[85] 王立新，韩哲武. 黄芪多糖对内毒素致小鼠毒性损伤的作用[J]. 药学学报，1992，27(1)：5-9.

[86] 张艳，明亮. 黄芪多糖对小鼠实验性肝损伤的保护作用[J]. 安徽医科大学学报，1995，30(3)：182-184.

[87] 陈雁，陈敏珠. 黄芪总提物对肝细胞凋亡的抑制作用[J]. 中国药理学与毒理学杂志，2001，15(4)：287-292.

[88] 潘思源，侯家玉，姜名瑛，等. 黄芪对小鼠中枢神经系统的药理作用[J]. 中药通报，1986(9)：47-49.

[89] 张银娣，沈建，宋健，等. 黄芪皂苷甲的镇痛、镇静作用[J]. 南京医学院学报，1984(4)：225-227.

[90] 张银娣，刘小浩，沈建平. 绵毛黄芪苷和苦玄参苷的中枢抑制作用[J]. 南京医学院学报，1990(1)：17-19.

[91] 董竞成，赵福东，谢瑾玉，等. 黄芪对哮喘大鼠神经内分泌免疫网络相关指标的影响[J]. 中国中西医结合杂志，2007，27(7)：619-622.

[92] 曾春雨. 神经肽 Y 受体与高血压研究进展[J]. 国外医学：心血管疾病分册，1996，23(6)：330-333.

[93] 崔明姬，张睿，等. 慢性肾功能不全患者血浆神经肽 Y 变化及黄芪对其影响的研究[J]. 白求恩医科大学学报，2001，27(2)：164-165.

[94] 何利雷，李湘力，游妙玲，等. 穴位注射黄芪对小鼠记忆力的影响[J]. 中医药学刊，2006，24(3)：553-555.

[95] 刘东梅，徐东芳，刘治娟，等. 黄芪提取物保护 Aβ 致海马神经元损伤[J]. 中国药理学通报，2007，23(4)：543-547.

[96] 王弋博，洪慧毓，等. 黄芪的抗疲劳及对小肠平滑肌活动的影响[J]. 青海师范大学学报：自然科学版，2001(4)：59-61.

[97] 黄进宇，单江，徐耕，等. 黄芪抑制血管平滑肌细胞增殖及其作用机制[J]. 中国现代应用药学，2003，20(4)：277-279.

[98] 张兴权.黄芪抗流感病毒作用及诱生干扰素促进免疫功能的研究[J].中华微生物学和免疫学杂志,1984,4(2):94.

[99] 侯云德,宋代军,傅丰永,等.黄芪某些生物学活性的有效部分的研究[J].中西医结合杂志,1984(7):420-424.

[100] 唐晓鹏,熊宏思.黄芪对流行性出血热病毒感染的抑制作用[J].湖南医科大学学报,1990,15(3):250-252.

[101] 刘朝奇,韩莉.黄芪和白术对感染白色念珠菌的荷瘤鼠作用的实验研究[J].实用医学进修杂志,1995,23(2):86-87.

[102] 张美芳,徐汉卿.黄芪对水痘-带状疱疹病毒抑制作用的研究[J].辽宁中医杂志,1996,23(6):281-282.

[103] 赵文,任永凤.新疆黄芪抗病毒作用研究[J].中国药学杂志,2001,36(1):23-25.

[104] 周淑英,王佾先,等.黄芪多糖(APS)抗肿瘤作用的实验研究[J].药物生物技术,1995,2(2):22-25.

[105] 杨金明,郭红梅.黄芪对S1802荷瘤小鼠的免疫增强及抑瘤作用[J].中国实验临床免疫学杂志,1995,7(1):41-44.

[106] 许杜娟.黄芪总提物的抗肿瘤作用及其机理研究[D].合肥:安徽医科大学,2003.

[107] 郭琼林,张世明.黄芪多糖对小鼠脾脏急性放射损伤修复作用的实验研究[J].中华放射医学与防护杂志,1989,9(3):171-174.

[108] 宋洁,韩彦龙,董凯.黄芪对辐射损伤小鼠保护作用的研究[J].牡丹江医学院学报,2004,25(2):17-18.

[109] 王念,毛先晴,王沈,等.黄芪多糖减轻2型糖尿病大鼠内质网应激和增加胰岛素敏感性的实验研究[J].公共卫生与预防医学,2007,18(4):13-16.

[110] 杨永芳.固表防感冲剂防治感冒160例临床分析[J].湖南中医学院学报,1987(4):13-14.

[111] 王复周.预防感冒方[J].江苏中医杂志,1983(5):51.

[112] 沈书萍,杨慧贞,徐云卓.黄芪提取液小剂量口服预防小儿呼吸道感染100例[J].江苏中医,1988(9):32.

[113] 鲍仁孝,赵淑媛.胸腺肽、黄芪防治反复呼吸道感染的临床观察[J].实用儿科临床杂志,1992,7(4):211-212.

[114] 林卓友.黄芪穴位注射防治小儿哮喘47例[J].上海针灸杂志,1990(3):19.

[115] 杨芝芸.黄芪注射液治疗高原肺心病心衰65例[J].辽宁中医杂志,1997,24(6):261.

[116] 金佩英,李志善.黄芪对柯萨奇B病毒性心肌炎患者自然杀伤细胞活性[J].上海医学,1989,12(6):332-334.

[117] 王希佳.黄芪治疗58例病毒性心肌炎心功能减退的疗效评价[J].实用中西医结合杂志,1995,8(5):309-310.

[118] 赫萍,杨世忠.黄芪治疗病毒性心肌炎并发室早及免疫功能调节的临床观察[J].吉林中医药,1995(2):7-8.

[119] 阮汉权,张秀玲.黄芪注射液治疗柯萨奇B病毒阳性心肌炎20例[J].中国中西医结合杂志,1997,17(1):60.

[120] Yang YZ,Jin PY,Guo Q,et al. Effect of Astragalus membranaceus on natural killer cell activity and induction of alpha-and gamma-interferon in patients with Coxsackie B viral myocarditis[J]. Chin Med J (Engl),1990,103(4):304-307.

[121] 王江,张畸."黄芪增脉汤"治疗非病窦型窦缓43例[J].江苏中医,1995,16(12):9.

[122] 刘玉霞,李守甫.加味黄芪生脉散治疗气阴两虚型心衰18例[J].中医研究,1995,8(4):33-34.

[123] 严萍萍,张文芳,李勇,等.黄芪注射液对心力衰竭患者神经内分泌系统的影响[J].中华实用中

西医杂志,2004,17(21):3188-3190.

[124] 高旭.黄芪注射液对充血性心力衰竭患者心功能及血液流变学的影响[J].中国临床药理学与治疗学,2000,5(3):257-258.

[125] 卢延生.不同剂量黄芪注射液治疗心衰疗效对比[J].江苏中医,2001,22(9):45.

[126] 田浪,艾俊,吴熙.黄芪注射液与多巴酚丁胺合用治疗慢性肺源性心脏病难治性心力衰竭 54 例[J].现代中西医结合杂志,2005,14(5):610.

[127] 王莉芳,廖衡,等.黄芪附片汤加减治疗充血性心衰 30 例[J].第四军医大学学报,2002,23(11):964.

[128] 李树青,袁荣玺.黄芪治疗缺血性心脏病的临床观察[J].中国中西医结合杂志,1995,15(2):77-80.

[129] 陈永灿,应乔麟.黄芪四参汤治疗冠心病早搏 80 例[J].陕西中医,1997,18(9):386.

[130] 翁晓生.纯黄芪制剂治疗白细胞减少症 115 例疗效分析[J].中国中西医结合杂志,1995,15(8):462-464.

[131] 王淑层.培土治水法治疗慢性肾炎蛋白尿 40 例临床观察[J].北京中医,1994(6):18-19.

[132] 李廷元,孙海洋,肖霞.黄芪桂枝五物汤治疗产后尿潴留 35 例[J].河北中医,1992(5):36.

[133] 黄志强,王邦才.保元通闭汤治疗前列腺肥大 52 例[J].新中医,1987(10):54-55.

[134] 孟践.黄芪针剂穴位注射治疗 HBsAg 阳性的疗效观察[J].吉林中医药,1985(5):24.

[135] 吴炎,孙晓洁,等.黄芪注射液对肝硬化患者免疫功能的影响[J].中国中西医结合杂志,2000,20(12):940.

[136] 侯世荣,林厚基.黄芪口服液治疗慢性肝炎的疗效观察[J].中草药,2000,31(10):766-768.

[137] 刘东太.黄芪注射液治疗过敏性、慢性鼻炎 100 例[J].陕西中医,1988(6):256.

[138] 郭兆刚.通鼻消涕饮治疗鼻窦炎 248 例小结[J].湖南中医学院学报,1995,15(3):35.

[139] 穆美云,赵莉华,田洁,等.黄芪对鼻咽癌危险患者临床治疗初探[J].肿瘤,1991(1):29.

[140] 周忆平,陈荣家,瞿小妹,等.黄芪用于急性出血性结膜炎疗效探讨[J].中国实用眼科杂志,1995(1):56.

[141] 孙轶秋,韩新民,张军虹.黄芪桂枝五物汤治疗小儿多汗症[J].江苏中医,1992(8):18.

[142] 蔡祖凤.黄芪与谷维素联合治疗小儿多汗症体会[J].临床儿科杂志,1994(2):142.

[143] 王尚兰,吴良章,段西凌.复方黄芪针剂治疗脱发症的疗效对比观察[J].中国皮肤性病学杂志,1993(3):157.

[144] 孟作仁,肖文彤,鲍先琬.中药黄芪治疗顽固性斑秃 87 例[J].中国皮肤性病学杂志,1994(3):170.

[145] 刘铭锐.黄芪制剂治疗寻常型银屑病的临床观察[J].中医杂志,1985(7):52-53.

[146] 潘复初,李嘉猷,陈美娟,等.大剂量黄芪治疗系统性红斑狼疮疗效观察[J].临床医学杂志,1985(2):34-36.

[147] 钱止维,毛淑娟,蔡晓晨,等.黄芪与干扰素治疗宫颈糜烂及抗病毒的协同作用[J].中西医结合杂志,1987(5):268-269.

[148] 吴文芝.加味黄芪当归散治疗崩漏 15 例[J].贵阳中医学院学报,1993,15(2):31.

[149] 董亦明,卜慧.丹参、黄芪注射液治疗软组织性腰腿痛 43 例临床小结[J].江苏中医,1988(2):27-28.

[150] 钟秀美,曾华彬.黄芪消症丸治疗卵巢囊肿 88 例[J].湖北中医杂志,1995,17(3):18.

[151] 高建立,韩恶惠.自拟"黄芪首乌汤"治疗骨痹 36 例临床分析[J].中医药研究,1995(5):20-21.

[152] 袁增贵.自拟黄芪公英汤治疗虚性疮疡[J].吉林中医药,1987(6):23.

[153] 秦增祥.黄芪阿斯匹林方治疗脑血栓形成 42 例[J].陕西中医,1997,18(9):394.

[154] 张仲君,王军.黄芪注射液治疗老年冠心病 180 例临床观察[J].中国医刊,1999,34(2):51-52.

[155] 张金国,陈廷,等.黄芪注射液对急性心肌梗死早期患者左室重塑及心功能的影响[J].中国中西医结合杂志,2002,22(5):346-348.

[156] 张洪霞.黄芪注射液治疗病毒性心肌炎34例[J].陕西中医,2005,26(11):1148-1149.

[157] 白友为.黄芪注射液治疗原发性肾病综合征的疗效观察[J].安徽医学,2004,25(4):299-300.

[158] 田素娟,吴瑞格,焦永涛,等.黄芪注射液治疗糖尿病肾病(3期)疗效观察[J].中华当代医学,2007,5(4):35-36.

[159] 耿长山.黄芪的免疫药理研究进展[J].中西医结合杂志,1986(1):62-64.

[160] 刘玉莲,杨丛忠.黄芪药理作用概述[J].中国药业,2004,13(10):79.

[161] 涂文伟,杨锡强.黄芪调节IgG亚类缺陷病人IL-2,BCGF,IL-6活性的体外观察[J].中国免疫学杂志,1995,11(1):34-37.

[162] Wei X, Zhang J, Li J, et al. Astragalus mongholicus and Polygonum multiflorum's protective function against cyclophosphamide inhibitory effect on thymus[J]. Am J Chin Med, 2004, 32(5): 669-680.

[163] Wang G, Liu CT, Wang ZL, et al. Effects of Astragalus membranaceus in promoting T-helper cell type 1 polarization and interferon-gamma production by up-regulating T-bet expression in patients with asthma[J]. Chin J Integr Med, 2006, 12(4): 262-267.

[164] 黄厚聘.黄芪的利尿与降压作用[J].药学学报,1965,12(5):319.

[165] 黄正良,崔祝梅.红芪多糖抗衰老作用的实验研究[J].中草药,1992,23(9):469-473.

[166] 李延超,张宗举.口服黄芪引起皮肤过敏反应[J].上海中医药杂志,1992(7):29.

[167] 史学茂.大剂黄芪引起剧烈肢痛[J].陕西中医,1991(4):182.

[168] 石效龙,邓梅林.肾炎蛋白尿应慎用黄芪[J].中医杂志,1994(1):57-58.

白术 Baizhu

【别名】山蓟(《尔雅》),术(《神农本草经》),山芥、天蓟(《吴普本草》),山姜(《广雅》),乞力伽(《南方草木状》),山精(《神药经》),山连(《名医别录》),冬白术(《得配本草》)。

【来源】白术,始载于《神农本草经》,列为上品,当时未分苍术和白术,而统一为术,后来陶弘景才将其分开。因其根干枝叶之形象篆文术字,根内质白色,故取名白术。为菊科多年生草本植物白术 *Atractylodes macrocephala* Koidz. 的根茎。主产于浙江嵊县、东阳、昌化、仙居,安徽黄山、宁国、歙县亦产。以浙江产量最大,销全国,并出口。白术为栽培品种。

【采收炮制】采收期在定植当年霜降至立冬地上部分枯黄后采挖,除去茎叶和泥土,烘干或晒干,再除去须根即可。烘干者称"烘术",晒干者称"生晒术",亦称冬术。

烘干时,烘烤火力不宜过猛,温度以不感到烫手为宜,经过火烘4~6小时,上下翻动一遍,细根脱落,再烘至八成干时,取出堆积5~6天,使内部水分外渗。表皮转软,再行烘干即可。

【商品规格】商品因产区及加工不同,有浙江术、平江术、江西术、徽术等。浙江术又分杭术、飞子术、于术、冬术等。分个子货和饮片货两种。个子货以个大、体重(俗称"如意头")、断面色黄白、有黄色放射性纹理、外皮细、香气浓、甜味强而辣味少者为佳,等级按个数多少分一至四等。一、二等俗称丰贡术,等外称鸡腿术。

按《中国药典》(2010年版一部)规定:本品总灰分不得过5%,水发不得过15.0%。

【药性】苦、甘,温。归脾、胃经。

【功效】健脾益气,燥湿利水,止汗,安胎。

【应用】

1. 脾胃气虚 本品甘温,入脾胃经,有良好的补气健脾作用。用治脾胃气虚,运化失常引起的气短倦怠、面色萎黄、食少腹胀、饮食不化等症，单用即效，如《本草纲目》引《千金良方》白术膏；若与大补元气的人参同用，则药力更佳，如《本草纲目》引《集简方》参术膏；若再加入健脾益气的茯苓、甘草，即《太平惠民和剂局方》四君子汤，为补气健脾的基本方，凡脾胃气虚所致诸症，均可以此方化裁为治。若治脾胃虚弱兼食积气滞者，多与枳实等消食导滞、行气除满之品合用，如《内外伤辨惑论》引张洁古方枳术丸；若治脾虚兼寒者，可与干姜、人参、炙甘草合用，以健脾温中，如《伤寒论》理中丸；若脾胃气虚，中气下陷，而见脱肛、阴挺等症，又当与黄芪、升麻等配伍，补中益气，升阳举陷，如《证治准绳》白术升麻汤。

2. 脾虚湿盛，痰饮水肿、泄泻、带下　“脾为生痰之源”，脾虚水湿停滞，聚为内生痰饮。白术补气健脾绝其源，燥湿利气开其流，故为治痰饮水肿良药。治脾阳不足、痰饮内盛、眩晕心悸、胸胁支满、咳而气短者，常配茯苓、桂枝、甘草健脾利湿、温化痰饮，如《金匮要略》苓桂术甘汤；治支饮胸满、眩晕头昏者，亦可单配泽泻以健脾利水除饮，如《金匮要略》泽泻汤；若脾虚生痰、风痰上扰之眩晕头痛、胸闷呕恶者，当与半夏、天麻、陈皮等配伍，以燥湿化痰，平肝息风，如《医学心悟》半夏白术天麻汤。若水肿胀满、小便不利，常配茯苓、猪苓、泽泻等药健脾利水，如《丹溪心法》四苓散；治脾肾阳虚水肿，便溏肢冷，又当与附子、干姜、厚朴等配伍，温阳健脾，行气利水，如《重订严氏济生方》实脾饮；若治妊娠水肿，小便不利，可与茯苓、陈皮配伍，如《鸡峰普济方》白术茯苓散。

白术甘温能健脾，苦温能燥湿，对脾虚失运，土不制水，湿浊内盛引起的泄泻、带下等证亦常使用。如《本草纲目》引《简便方》，以白术与利水药车前子配伍，治疗脾虚湿盛之湿泻、暑泻，有健脾燥湿、利小便实大便之效；治脾胃气虚，湿热下注，四肢困重，纳食不香者，可与人参、赤茯苓、泽泻等配伍，益气健脾，清热利湿，如《脾胃论》白术除湿汤；治肝旺脾虚，肠鸣腹痛，大便泄泻，常配白芍、陈皮、防风健脾疏肝止泻，如《丹溪心法》痛泻要方；治脾虚湿浊下注，带下清稀量多，多与山药、苍术、车前子等合用，如《傅青主女科》完带汤；若湿气下注，脚气疼痛，常配苍术、牛膝健脾燥湿，如《万病回春》二术散。

3. 自汗盗汗　本品补脾胃、实肌腠，固表止汗，为补气固表之良药。对表虚自汗，单用即效，如《千金方》以白术为末，治自汗不止；治表虚卫阳不固而恶风自汗者，常与黄芪、防风同用，即《丹溪心法》玉屏风散，有益气固表、止汗御风之效；《全幼心鉴》方以本品配黄芪、浮小麦治虚汗；《丹溪心法》以本品分别与黄芪、石斛、牡蛎、浮小麦同炒，去余药，只用白术研末，粟米汤下，治阴虚盗汗。

4. 胎动不安　本品能健脾益气，脾健气旺，胎儿得养而自安，主要用治妇女妊娠，脾虚气弱，生化无源，胎动不安之证。若气虚兼内热者，当与黄芩同用，即《妇科玉尺》安胎丸，有益气清热安胎之效；若气血亏虚，胎动不安，甚或堕胎、滑胎者，可与人参、黄芪、当归等配伍，益气养血安胎，如《景岳全书》泰山盘石散；若属肾虚胎元不固者，可与桑寄生、杜仲、川断、阿胶等同用，以增强补肾保胎之力；兼气滞者，可与苏梗、砂仁、陈皮等理气安胎之品同用；若兼胎漏者，可与苎麻根、阿胶、艾叶炭等止血安胎之品同用；治肝脾郁滞多火，屡堕胎者，可配黄芩、陈皮、砂仁等健脾清肝安胎，如《景岳全书·新方八阵》固胎煎。

5. 风湿痹痛　《神农本草经》：“主风寒湿痹。”本品苦温，能健脾燥湿，故亦可用治风湿痹痛诸症。治中湿遍身疼痛，不能转侧及皮肉痛难忍，白术一两，酒煎温服，如《寿世保元》白术酒；治素风盛，疼痹脚弱，常配麻黄、附子、生姜等药，祛风除痹，如《鸡峰普济方》越婢汤。

6. 便秘　脾虚肠运失济，大便不行，而成便秘难下之症。白术健脾以助肠运，以复肠腑下行之机，故亦可用治便秘。治脾虚津伤，肠运失济之便秘，可与生地、当归、升麻等同用，以健脾助运、润肠通便；治肾火衰微，大便秘结，畏寒腹痛者，可与巴戟天、山茱萸、附子配伍，有温肠开闭之效，如《辨证录》温肠开闭汤。

【用法用量】6～12g。

【使用注意】阴虚燥渴、气滞胀闷者不宜。

【鉴别用药】白术、苍术均能燥湿健脾，但白术又能补气、止汗、安胎，而苍术燥湿作用较白术强，且可散邪发汗。所以脾弱的虚证多用白术，湿盛的实证多用苍术，止汗安胎用白术，发汗散邪用苍术。

【药论】

1.《神农本草经》："主风寒湿痹死肌，痉，疸，止汗，除热，消食。"

2.《本草通玄》："白术，补脾胃之药，更无出其右者。土旺则能健运，故不能食者，食停滞者，有痞积者，皆用之也。土旺则能胜湿，故患痰饮者、肿满者、湿痹者，皆赖之也。土旺则清气善升，而精微上奉，浊气善降，而糟粕下输，故吐泻者，不可阙也。"

3.《医学衷中参西录》："白术，性温而燥，气不香窜，味苦微甘微辛，善健脾胃，消痰水，止泄泻，治脾虚作胀，脾湿作渴，脾弱四肢运动无力，甚或作疼。与凉润药同用，又善补肺；与升散药同用，又善调肝；与镇安药同用，又善养心；与滋阴药同用，又善补肾。为其具土德之全，为后天资生之要药，故能于金、木、水、火四脏，皆能有所补益也。"

【现代研究】

（一）化学成分

白术内酯类成分和挥发性成分是白术中重要的效应成分，包括3-β-乙酰氧基苍术酮、3-β-羟基苍术酮、羟基白术内酯、苍术醇、β-桉醇等，倍半萜内酯化合物白术内酯Ⅰ、Ⅱ、Ⅲ、Ⅳ及杜松酯、棕榈酸、β-香树素乙酸醋、γ-谷街醇、β-谷固醇，呋喃二烯和γ-榄香烯等多种成分。白术中至少含有17种氨基酸，其中7种是人体必需的氨基酸。谷氨酸含量较高，达13.5mg/g。白术中含有白术多糖，是重要的生物高分子化合物，也是植物抗氧化的主要活性成分，是目前白术研究的重要方向之一。另外，白术中还含有维生素A等成分。

（二）药理作用

1. 对消化系统的作用　大剂量白术水煎剂0.1mg/(10g·kg)对小鼠胃肠推进运动的影响包括：白术水煎剂组小鼠胃肠推进百分数为73.28±5.59，对照组为43.68±1.25，使胃肠推进百分数增加了29.6%；当有阿托品存在时，白术的兴奋作用基本消失，小肠内的胆碱能受体参与白术促进肠胃推进运动的调节；普萘洛尔对白术加强胃肠推进运动的影响不大，揭示β受体似不参与白术加强胃肠推进运动的调节；酚妥拉明可部分拮抗白术对胃肠推进运动的兴奋效应，提示α受体可能参与白术对胃肠运动的调节。研究表明，大剂量白术水煎剂能促进小鼠的胃肠运动，这种效应主要通过胆碱能受体介导，并与α受体有关，与β受体关系不大[1,2]。白术能显著增强小肠平滑肌收缩幅度、收缩频率，能改善小肠平滑肌对抗缺氧的能力，并且白术对小肠的抗缺氧效应在一定范围内与白术浓度呈正相关[3]。现代药理研究发现，白术对胃肠道平滑肌具有兴奋和抑制的双向调节作用，小剂量兴奋，大剂量抑制。

2. 利尿作用　研究证实白术可呈现显著和持续的利尿作用，其有效成分为β桉叶油醇，能很强地抑制Na^+-K^+-ATP酶的磷酸化反应(即Na·E1Na·ElP)[4]。

3. 对免疫系统的作用　白术能使免疫抑制动物模型的TH细胞数明显增加，提高TH/TS的比值，纠正T细胞亚群分布紊乱状态，可使低下的IL-2水平显著提高，并能增加

T淋巴细胞表面IL-2R的表达[5]。毛俊浩等[6]从白术中提取的一种多糖组分白术多糖(PAM)在一定的浓度范围内能单独激活或协同ConA/PHA促进小鼠脾淋巴细胞转化并明显提高IL-2分泌的水平，此调节作用与β-肾上腺素受体激动剂异丙肾上腺素相关。

4. 抗衰老作用 白术多糖可以增强机体对自由基的清除能力和抗氧化能力。白术可提高12月龄以上小鼠红细胞SOD活性，抑制小鼠脑单胺氧化酶B的活性，对抗红细胞自氧化溶血，并有清除活性氧自由基的作用[7]。白术水煎剂可显著提高老年小鼠全血谷胱甘肽过氧化物酶(GSH-Px)活力，明显降低红细胞中丙二醛含量，提示白术具有一定的抗衰老作用[8]。

5. 抗肿瘤作用 白术有降低瘤细胞的增值率、降低瘤组织的侵袭性、提高机体抗肿瘤反应能力及对瘤细胞的细胞毒作用。郑广娟[9]等研究证实白术可促进小鼠S_{180}肉瘤肿瘤细胞发生凋亡及坏死，并引发相应的炎细胞反应。

6. 降血糖作用 白术有加速体内葡萄糖代谢和阻止肝糖原分解的活性，其主要成分atractan A对四氧嘧啶诱发的高血糖小鼠有降低血糖的作用[4]。

7. 抑菌作用 白术制剂在试管内对革兰毛菌、堇色毛菌、须癣毛菌、同心性毛菌、石膏样及孢子菌、絮状表皮癣菌、星形诺卡菌、紧密着色芽生菌有抑制作用。白术制剂对金黄色葡萄球菌、溶血性链球菌、绿色链球菌、肺炎球菌、脑膜炎球菌、白喉杆菌、枯草杆菌亦有抑制作用[10]。

8. 对子宫平滑肌的作用 白术醇提取物和乙醚提取物，对未孕小鼠离体子宫的自发收缩及对催产素、益母草引起的子宫兴奋性收缩均呈显著抑制作用，且随给药量增加抑制作用增强；还能完全对抗催产素引起的豚鼠在体怀孕子宫的紧张性收缩，此研究结果与传统应用白术安胎、治疗胎动不安相符合，推测其安胎成分可能主要是脂溶性的[11]。

(三) 临床报道

1. 治疗肝硬化腹水 白术治肝硬化腹水用30～60g(治迁延性肝炎用30g，治原发性肝癌用60～100g)，苔腻或薄，有脾虚湿阻指征者用焦白术，舌光红少津或光剥，是真阴亏损之证，宜用生白术，并随证加减，收到了较好疗效[12]。用白术消臌汤(生白术60～90g，茯苓、泽泻、防己、牛膝各5～20g，大腹皮、车前子各20～30g，赤芍40～50g，椒目、二丑(研末冲服)各6～9g，黑大豆30g)治疗肝硬化腹水，每日1剂，水煎2次，早晚分服。同时服虫草化积散(冬虫夏草、穿山甲各90g，三七、桃仁各60g，莪术120g，丹参150g，水牛角40g，䗪虫30g，研细末，每服9g，每日3次)，腹水消退10天后，白术消臌汤改为：生白术60g、黑大豆30g、赤芍30g。重度腹水者酌加西药对症。共治疗69例，临床治愈35例(50.7%)，显效19例(27.5%)，有效9例(13.1%)，无效6例(8.7%)，总有效率为91.3%，疗效明显优于西药常规治疗组。临床观察表明，若白术剂量每剂少于60g，则尿量明显减少，血浆白蛋白不易恢复，腹水消退时间明显延长，说明重用白术具有重要作用[13]。用运脾汤化裁(生白术60g、党参30g、茯苓30g、枳壳30g、当归15g、泽兰20g、益母草60g、泽泻15g)水煎分服，1日1剂，治肝硬化腹水每获良效[14]。

2. 治疗脂肪肝 方杰等[15]用参苓白术散加味治疗脂肪肝，治疗组予参苓白术散加味方，方药组成：生晒参15g、茯苓20g、炒白术15g、炙甘草5g、怀山药15g、莲子肉10g、白扁豆20g、薏苡仁20g、砂仁6g(后下)、桔梗6g、绞股蓝10g、生山楂20g、泽泻15g、灵芝10g、丹参15g；对照组予易善复胶囊456mg，口服，3次/日。结果治疗组总有效率92%；对照组总有效率75%，两组比较有显著性差异。

3. 治疗梅尼埃病 麸炒白术、泽泻、炒薏苡仁各30g。水煎，每日1剂，分3次服，防治内耳眩晕，每获良效[16]。用自拟止眩汤（白术20g、泽泻15g、枸杞子15g、半夏15g、茯苓15g、菊花12g（后下），天麻12g、钩藤15g、丹参30g、磁石30g（先下）、甘草10g）每日1剂，煎汤早晚服，3天为1个疗程，以治疗4个疗程为止。结果：1个疗程临床治愈22例，2个疗程临床治愈50例，3个疗程治愈61例，4个疗程治愈18例，显效7例，无效2例，共治疗160例，总有效率98.9%[17]。

4. 治疗急性肠炎

（1）白术20g、鸡内金12g，炒黄，研末过筛，苹果1个，连皮置瓦片上用武火煨烂后去皮核，取果肉50g捣烂，并与上药混合成糊状，每服15g，日4次。治疗婴儿腹泻45例，结果痊愈25例，有效14例，无效6例，总有效率80%[18]。

（2）白术50g，丁香、肉桂各10g，晒干，共为细末，装瓶备用。食积腹胀加砂仁，发热加黄连。用法：先将患儿肚脐眼用温水洗净擦干，取药粉适量，以填满肚脐为度，用胶布固定，每1～2日换药1次，并用热水袋敷脐部，1日1～2次。共治小儿腹泻（无明显脱水者）82例，痊愈80例，无效2例。敷药1次治愈9例，2次55例，3次10例，4次6例[19]。

5. 治疗便秘

（1）生白术60g、牛地黄30g、升麻3g，水浸1小时后煎2次，早晚各服1次，共治疗便秘50例，结果有效41例，无效9例[20]。

（2）曹振爱等[21]认为习惯性便秘以脾阴虚多见．忌用泻药，以生白术15～120g、火麻仁、郁李仁各10g等治疗习惯性便秘158例，治愈126例，有效28例，或单味生白术研末，每次服10g，每日2次亦佳。

（3）陈锦辉[22]治疗肠易激综合征便秘型71例，用振中汤、增液汤、芍药甘草汤组成的白术润肠汤（白术30～50g），显效43例，有效26例，随访半年，显效35例，有效25例。

6. 治疗小儿秋冬季腹泻 复方白术散（党参、白术、茯苓、焦山楂、莱菔子、银花各6g，藿香、木香、甘草各2g，葛根4g，贯众3g。每日1剂，水煎分4～6次服）合并654-2治疗小儿秋冬季腹泻（轮状病毒性肠炎）56例，同时给予西药常规对症处理，结果总有效率96.43%，疗效较单纯西药治疗组（总有效率79.16%）明显为优[23]。

7. 治疗慢性肾炎 朱红梅[24]加味参苓白术散治疗116例慢性肾炎血尿患者，对照组给予泼尼松1mg/kg，早晨顿服，持续8周，逐渐减量，每2周减5mg，减至10mg维持半年，环磷酰胺口服100mg/次，2次/日，总量8g，非诺贝特胶囊（力平脂）200mg/次，1次/日，双嘧达莫75mg/次，3次/日。治疗组在对照组治疗的基础上予加味参苓白术散。结果：治疗组完全缓解28例，基本缓解52例，好转19例，无效17例，总有效率85%，对照组分别为15例、18例、9例、16例，73%。两组总有效率相比$P<0.01$。

参考文献

[1] 李崇文，马晓松，樊雪，等．白术对动物胃肠运动及小肠平滑肌肌电的影响[J]．基础医学与临床，1995(S1)：65-66.

[2] 马晓松，樊雪萍，陈忠，等．白术促进小鼠胃肠运动机制的探讨[J]．中国医院药学杂志，1995(4)：167-168.

[3] 吴翰桂，马勇军，马国芳，等．白术对小鼠小肠平滑肌活动的影响[J]．台州学院学报，2004(6)：48-50.

[4] 周德文,周立勇,尹玲豫.术类的药理和药效[J].国外医药:植物药分册,1996(3):120-122.

[5] 于丽华,余上才,章育正,等.枸杞子和白术免疫调节作用的实验研究[J].上海免疫学杂志,1994(1):12-13.

[6] 毛俊浩,吕志良,曾群力,等.白术多糖对小鼠淋巴细胞功能的调节[J].免疫学杂志,1996,12(4):233-236.

[7] 吕圭源,李万里,刘明哲.白术抗衰老作用研究[J].现代应用药学,1996,13(5):26-29.

[8] 李怀荆,郭忠兴,毛金军,等.白术水煎剂对老年小鼠抗衰老作用的影响[J].佳木斯医学院学报,1996(1):9-10.

[9] 郑广娟.白术对小鼠 S_{180} 肉瘤的抑瘤作用及肿瘤凋亡相关基因 bcl-2 表达的影响[J].生物医学工程研究,2003(3):48-50.

[10] 蒋天佑.白术的研究进展[J].中医药研究,1991(5):59-61.

[11] 周海虹,徐兆兰,杨瑞琴.白术提取物对子宫平滑肌作用的研究[J].安徽中医学院学报,1993(4):39-40.

[12] 曹克允,顾方,张志银.顾丕荣老中医治疗肝病重用白术的经验[J].安徽中医学院学报,1984(2):25-28.

[13] 蒋森,蒋芳莉.重用白术治疗肝硬化腹水的临床观察[J].上海中医药杂志,1995(2):6-7.

[14] 李文艳.重用白术治疗肝硬化腹水的体会[J].甘肃中医,1995,8(1):19-20.

[15] 方杰,王文文.参苓白术散加味治疗脂肪肝疗效观察[J].现代中西医结合杂志,2006(24):3368.

[16] 彭连章.自拟白术汤防治内耳眩晕病[J].湖北中医杂志,1983(4):20.

[17] 卢国珍,杜中文.止眩汤治疗美尼尔氏综合征 160 例[J].北京中医,1994(4):29-30.

[18] 沈志忠.鸡内金白术苹果糊治疗婴儿腹泻[J].江苏中医,1988(2):15.

[19] 贾怀玉,余玉奇,刘秀珍.中药敷脐治疗小儿腹泻[J].中国中药杂志,1989(8):51-52.

[20] 王豪.白术汤治疗便秘 50 例[J].湖北中医杂志,1994(4):16.

[21] 曹振爱,苗志学.白术花粉汤治疗习惯性便秘 158 例[J].陕西中医,2005(1):57-58.

[22] 陈锦辉.白术润肠汤治疗便秘型肠易激综合征 71 例[J].新中医,2005(10):76.

[23] 雷鸣.复方白术散合 654-2 治疗小儿秋冬季腹泻疗效分析[J].宁夏医学杂志,1994(6):392.

[24] 朱红梅.加味参苓白术散治疗慢性肾炎 116 例[J].山东医药,2005(20):65.

山药 Shanyao

【别名】薯蓣、署预(《山海经》),薯蓣、山芋(《神农本草经》),山藷(《名医别录》),淮山药(《饮片新参》),野山豆(《江苏药植志》),白苕(《四川中药志》),白药子(《杭州药植志》)。

【来源】山药,始载于《神农本草经》,列为上品。山药原名薯蓣,因唐代宗名豫,故避讳改名薯药,后又因宋英宗讳曙遂改名山药。为薯蓣科多年蔓生草本植物薯蓣 *Dioscorea opposita* Thunb. 的根茎。主产于河南温县、武陟、博爱、沁阳、孟县,山西太谷、介休,河北安国、保安,陕西大荔、渭南、汉中等地。以河南产量最大,质最优,习称"怀山药",销全国,并出口。野生与栽培均有。

【采收炮制】一般在冬季挖其地下根茎,洗净泥土,用竹刀或瓷片刮外皮,置石灰水中捞过,晒干或烘干,即为毛条山药。将支匀的毛条山药用水略润、加微温后用棉被盖好,保持湿润闷透。然后,放在木板上搓揉成圆柱状,将两头切齐,略晒,进熏房用硫黄烟熏 10～12 小时取出,晒干。最后用砂纸打光,即成光条山药。

【商品规格】商品中由于加工不同,有毛山药与光山药之分,二者除销售习惯略有差异外,质量无甚出入,均同等入药。按个头长短粗细分为 1～4 个等级。以质坚实、粉性足、颜色洁白者为佳。

【药性】甘，平。归脾、肺、肾经。

【功效】补脾养胃，生津益肺，补肾涩精。

【应用】

1. 脾胃虚弱　本品甘平，既补脾气，又补胃阴，兼能收涩止泻，无论脾气虚弱、胃阴不足，均可用之平补气阴，不热不燥，补而不腻。治脾虚食少，倦怠乏力者，常配人参、白术健脾益气，如《圣济总录》山蓣丸；治脾虚泄泻，苔腻脉缓者，常可配人参、白术、茯苓等药健脾渗湿止泻，如《太平惠民和剂局方》参苓白术散；若脾胃虚弱又兼食积者，常与炒麦芽、炒神曲、鸡内金等消食导滞之品同用；兼气滞者，常配枳壳、陈皮、砂仁等行气调中之品；若胃阴不足，口干食少，舌红脉细者，又可配玉竹、石斛、麦冬等以增强益胃养阴之效。

2. 肺虚喘咳　本品甘平质润，能补肺气，养肺阴，故可用治肺虚喘咳，常与党参、麦冬、五味子等同用；若肺肾双虚，摄纳无权而致虚喘者，可配熟地黄、山萸肉、苏子等药，有补肺益肾、纳气平喘之效，如《医学衷中参西录》薯蓣纳气汤；用治痨瘵羸弱，食少喘咳，可配玄参、白术、鸡内金、牛蒡子，如《医学衷中参西录》资生汤。

3. 肾虚遗精、尿频带下　本品滋肾涩精，平补阴阳，故可用治肾虚遗精等症。山药入肾经益肾阴，用治肾阴亏虚之腰膝酸软、头目眩晕等症，常配熟地黄、山萸肉、茯苓等药，如《小儿药证直诀》六味地黄丸；若治阴虚火旺，相火扰动精室，遗精盗汗者，当配知母、黄柏等药滋阴降火，如《医宗金鉴》知柏地黄丸；治肾虚不固，遗精白浊，心神不宁者，常与芡实、莲肉、茯神等同用，如《证治准绳》金锁玉关丸；治膀胱虚冷之遗尿、尿频，常配益智仁、乌药温肾散寒、固精缩尿，如《校注妇人良方》缩泉丸。

山药补脾益肾，收涩止带，又为妇科止带良药。治脾虚湿盛，白带过多者，常与党参、白术、苍术等同用，以健脾利湿止带，如《傅青主女科》完带汤；若脾虚湿热下注，带下黄稠者，常配黄柏、芡实、白果、车前子健脾清热，利湿止带，如《傅青主女科》易黄汤；若肾虚不固，带下清稀、绵绵不止者，当与山萸肉、菟丝子、金樱子等药同用，有固肾止带之效。

此外，《儒门事亲》以山药少许，于新瓦上研为泥，涂患处，可治冻伤。

4. 内热消渴　本品益气养阴，能补肺、脾、肾三经之阴，性平而不燥，亦为治内热消渴佳品。治阴虚内热或气阴两虚所致口渴多饮、小便频数量多的消渴病，常配生黄芪、知母、天花粉、葛根等药益气生津，滋阴清热，如《医学衷中参西录》玉液汤；若内热不甚，可与生地、山萸肉、生猪胰脏等同用，如《医学衷中参西录》滋膵饮。

【用法用量】15～30g。补阴生津宜生，健脾止泻宜炒用。

【使用注意】本品养阴能助湿，故湿盛中满及有积滞者不宜。

【鉴别用药】山药、党参、白术均能补气健脾，用治脾胃气虚证。但党参更善补中益气，且效胜山药，兼能生津、养血；白术既能益气健脾，更能燥湿利水，止汗，安胎；山药补气之力虽不及党参、白术，但既补肺、脾之气，又益肺、肾之阴，且药性平和，用于调补，甚为平妥，其性兼涩，并能固涩肾精，又非党参、白术所具。

【药论】

1.《本草纲目》："益肾气，健脾胃，止泄痢，化痰涎，润皮毛。"

2.《本草正》："山药能健脾补虚，滋精固肾，治诸虚百损，疗五劳七伤。第其气轻性缓，非堪专任，故补脾肺必主参、术；补肾水必君茱、地；涩带浊须破故同研；固遗泄仗菟丝相济。诸丸固本丸药，亦宜捣末为糊。总之性味柔弱，但可用为佐使。"

3.《药品化义》:“山药,温补而不骤,微香而不燥,循循有调肺之功,治肺虚久嗽,何其稳当。因其味甘气香,用之助脾,治脾虚腹泻,怠惰嗜卧,四肢困倦。又取其甘则补阳,以能补中益气,温养肌肉,为肺、脾二脏要药。土旺生金,金盛生水,功用相仍,故六味丸中用之治肾虚腰痛,滑精梦遗,虚怯阳痿。但性缓力微,剂宜倍用。”

【现代研究】

(一) 化学成分

薯蓣的块茎含 0.012%的薯蓣皂苷元。并含有皂苷、黏液质、胆碱、淀粉、糖蛋白、游离氨基酸、止权素Ⅱ、维生素 C、3,4-二羟基苯乙胺。黏液中含有甘露聚糖和植酸。山药皮中富含尿囊素及尿囊酸。山药淀粉中抗性淀粉含量较高,具有较强的抗酸解及酶解性。抗性淀粉具有降低血清胆固醇含量,增加大肠内容物和排泄物,改善肠道微生物菌群,增加大肠中短链脂肪酸含量等功能,故认为淀粉为山药有效成分之一。山药中含有多种多糖成分,包括中性多糖、酸性多糖等,这些多糖可由葡萄糖、半乳糖、甘露糖、阿拉伯糖、木糖等组成。山药的醇提物含有棕榈酸、油酸、β-谷固醇等效应成分。

(二) 药理作用

1. 对消化系统的作用 李树英等[1]研究表明,山药能抑制正常大鼠胃排空运动和肠推进运动,也能明显对抗苦寒泻下药引起的大鼠胃肠运动亢进。进一步的研究还表明,山药能明显拮抗氯乙酰胆碱(氯化乙酰胆碱)及氯化钡引起的大鼠离体回肠强直性收缩,而不能对抗盐酸肾上腺素引起的离体十二指肠和回肠抑制。提示山药有缓解胃肠平滑肌痉挛及对抗神经介质的作用。山药还能增强小肠吸收功能,抑制血清淀粉酶的分泌,但对胆汁分泌和胃液分泌均无明显影响。沈亚芬等[2]研究证实了鲜山药提取物可使乙酸致大鼠胃溃疡面积缩小,降低溃疡指数,改善充血、水肿等病理变化,并呈剂量依赖关系,因此鲜山药提取物能促进胃黏膜的修复。

2. 调节免疫功能 苗明三[3,4]曾报道:怀山药多糖可促进正常小鼠腹腔巨噬细胞吞噬功能和正常小鼠的淋巴细胞转化;促进正常小鼠溶血素和溶血空斑的形成;并提高正常小鼠外周血 T 细胞百分比。杭悦宇等[5]对山药类药材(原植物分别为薯蓣、山薯、褐苞薯蓣、参薯)多糖进行的 4 项药理实验表明,四种药材多糖均能明显提高小鼠免疫功能的效果。赵国华等[6]发现山药多糖 RDPS-Ⅰ可不同程度提高 T 淋巴细胞增殖能力、NK 细胞和血清溶血素活性,以及血清 IgG 含量,也能增强巨噬细胞的吞噬能力,既具有非特异性免疫功能,又能提高特异性细胞免疫和体液免疫功能。山药多糖 RDPS-Ⅰ可显著增强荷瘤小鼠 T 淋巴细胞增殖能力、NK 细胞活性、小鼠脾脏细胞产生 IL-2 的能力及腹腔巨噬细胞产生 TNF-α 的能力[7]。

3. 降血糖作用 日本产薯蓣块茎中含有降血糖多糖酶,在药理实验中提示能降低小鼠血糖浓度[8]。Iwu 等[9]研究报道,薯蓣属植物粗提物对禁食大鼠和兔有降血糖作用,能控制四氧嘧啶引起的高血糖,其乙醇提取物的水溶液部分与降血糖活性有关。山药水煎剂可以降低正常小鼠的血糖,对四氧嘧啶引起的小鼠糖尿病有预防及治疗作用,并可对抗由肾上腺素或葡萄糖引起的小鼠血糖升高[10]。胡国强等[11]研究证明山药多糖对四氧嘧啶模型糖尿病大鼠的血糖有明显降低作用,且同时能升高 C 肽含量,证明山药多糖对糖尿病的治疗作用与增加胰岛素分泌、改善受损的胰岛 β 细胞功能有关。

4. 降血脂作用 杭悦宇[5]研究发现日本薯蓣 10g/kg 剂量组能显著降低实验小鼠的血糖水平和小鼠血清中甘油三酯(TG)、总胆固醇(TC)水平。

5. 抗氧化作用及抗衰老作用　苗明三[12]怀山药多糖大小剂量组均可明显提高D-半乳糖所致糖代谢衰老模型小鼠红细胞中SOD活性及血中CAT(过氧化氢酶)活力,可明显降低D-半乳糖所致糖代谢衰老模型小鼠血浆、脑匀浆和肝匀浆LPO(过氧化脂质)水平。詹彤等[13]研究结果显示山药多糖能明显提高衰老模型小鼠血红细胞中SOD、心肌过氧化氢酶(CAT)、谷胱肽氧化酶(GSH-Px)、Na^{+}-K^{+}-ATP酶活力,提高机体抗氧化活性,抑制脂褐质等的形成,使衰老模型小鼠血、脑匀浆和肝匀浆中过氧化脂质(LPO)及脑-B型单胺氧化酶(MAO-B)水平明显降低。蒋艳玲[14]发现怀山药多糖可明显拮抗半乳糖所致衰老小鼠免疫器官组织的萎缩,使皮质厚度增加,皮质细胞数和淋巴细胞数增加;并推测其机理可能与兴奋免疫器官从而增强免疫细胞功能有关。

6. 抗突变和抗肿瘤作用　阚建全等[15]采用Ames标准平板掺入法(平皿掺入法)测定山药多糖的抗突变作用。结果表明:在鼠伤寒沙门菌组氨酸营养缺陷型菌株TA97、TA98、TA100中,山药活性多糖对苯并芘及黄曲霉毒素B_1的致突变性均有显著的抑制作用。杭悦宇等[5]以腹腔注射给药方式发现,山药多糖能显著增加受环磷酰胺抑制的小鼠末梢血白细胞总数,提示山药类药材可作为抗肿瘤药及化疗的辅疗药。赵国华等[16]山药块茎中提取到山药多糖RDPS-I,体内实验表明,适量的此种多糖对小鼠Lewis肺癌和移植性B16黑色素瘤均有显著的抑制效果。进一步利用多糖化学改性方法和动物移植性实体瘤实验发现:低度羧甲基化、低度甲基化和中度乙酰化均能显著地提高多糖的抗肿瘤活性,而部分降解和硫酸酯化会使多糖的抗肿瘤活性显著降低[17]。

(三)临床报道

1. 治疗泄泻　应用台芍山药饮(山药10g,台乌、杭芍各6g,柴胡、防风、麦芽、前仁各5g,肉桂、炙甘草各3g)治疗小儿腹泻60例,水煎服,每日1剂,每次服药5～10ml,30～60分钟服药1次,每日服数次至十余次。结果:痊愈45例,好转12例,无效3例,总有效率为95%[18]。花玉梅等[19]应用中药怀山药粉,对30例婴幼儿病毒性腹泻进行了疗效观察,并以15例同期患儿应用对症支持治疗为对照组。治疗组使用怀山药粉10g/次,加水煮成粥状或奶状,于奶前或饭后口服,3次/日,疗程3天。治疗期间除使用退热剂及脱水患儿应用必要的口服补液盐外,停用其他任何药物及治疗措施。对照组应用小檗碱(黄连素)、中药及其他对症治疗药物,如退热药物、口服补液盐等治疗。在3天疗程内,治疗组共治愈29例,占96.67%;对照组共治愈9例,占60%。

2. 治疗糖尿病　应用山芪降糖片(山药20g,黄芪、生地、丹参、桃树脂各15g,苍术、玄参各9g,此系1日量,制成15片)治疗糖尿病100例,每次5片,每日3次,3个月为1个疗程,总有效率79%[20]。

3. 治疗慢性肾炎　应用薯蓣丸加味治疗慢性肾炎24例,300丸为1个疗程,每日3服,每次1丸,结果治愈8例,显效12例,无效4例[21]。应用山药澄粉药膳疗法对30例慢性肾功能不全的代偿期及失代偿早期进行治疗及护理,发现能使血磷、血尿素氮下降、血浆蛋白回升,肾小球功能24小时内生肌酐清除值趋向稳定或部分恢复,提示山药食疗用于慢性肾功能不全之前,可能延缓甚至逆转肾功能损害的进程,较之肾功能不全发生之后才开始应用,具有更大的临床意义[22]。

4. 治疗前列腺增生　柏龙等[23]运用自拟花粉山药灵仙汤治疗前列腺增生29例,基本方组成:天花粉巧9g,山药30g,威灵仙15g,白芍15g。随证加减:肾气虚者加山茱萸10g;脾气虚者加党参12g,白术12g,升麻6g;湿热下注者,加滑石9g、车前子30g、黄芩12g。治疗后显效 12 例(排尿顺畅,无不适感,临床症状完全消失),有效 12 例(排尿较顺畅,临床症状有所减轻,病情无进一步发展),无效 5 例(临床症状未减轻,排尿困难),有效率为 83%。

参考文献

[1] 陈佳希,李多伟.山药的功能及有效成分研究进展[J].西北药学杂志,2010(5):398-400.

[2] 沈亚芬,沈金根,朱曙东.鲜山药提取物对实验性胃溃疡大鼠血清胃泌素的影响[J].中国中医药科技,2010(3):195.

[3] 苗明三.怀山药多糖对小鼠免疫功能的增强作用[J].中药药理与临床,1997,13(3):25-26.

[4] 苗明三.怀山药多糖对免疫功能的影响[J].河南中医,1996,16(6):349-350.

[5] 杭悦宇.国产日本薯蓣主要化学成分含量和药理实验测定[J].植物资源与环境,1996,5(2):5-8.

[6] 赵国华,李志孝,等.山药多糖的免疫调节作用[J].营养学报,2002,24(2):187-188.

[7] 赵国华,李志孝,等.山药多糖对荷瘤小鼠免疫功能的影响[J].营养学报,2003,25(1):110-112.

[8] Hikino H,Murakami M,Oshima Y,et al. Isolation and hypoglycemic activity of oryzarans A,B,C, and D:glycans of Oryza sativa roots[J]. Planta Med,1986(6):490-492.

[9] Iwu MM,Okunji CO,Akah P,et al. Dioscoretine:the hypoglycemic principle of Dioscorea dumetorum[J]. Planta Med,1990,56(1):119-120.

[10] 郝志奇,杭秉茜.山药水煎剂对实验性小鼠的降血糖作用[J].中国药科大学学报,1991,22(3):158-160.

[11] 胡国强,杨保华,张忠泉.山药多糖对大鼠血糖及胰岛释放的影响[J].山东中医杂志,2004,23(4):230-231.

[12] 苗明三.怀山药多糖抗氧化作用研究[J].中国医药学报,1997,12(2):22-23.

[13] 詹彤,陶靖.水溶性山药多糖对小鼠的抗衰老作用[J].药学进展,1999,23(6):356-360.

[14] 蒋艳玲.怀山药多糖对衰老小鼠免疫器官组织的影响[J].河南中医药学刊,2002,17(6):18-19.

[15] 阚建全,王雅茜,等.山药活性多糖抗突变作用的体外实验研究[J].营养学报,2001,23(1):76-78.

[16] 赵国华,李志孝,等.山药多糖的免疫调节作用[J].营养学报,2002,24(2):187-188.

[17] 赵国华,李志孝,陈宗道.化学改性对山药多糖抗肿瘤活性的影响[J].中国食品学报,2004,4(1):39-42.

[18] 吴安娜.台芍山药饮治疗小儿腹泻 60 例[J].云南中医中药杂志,1995,16(4):21-22.

[19] 花玉梅,杨洪涛,杨洪巍.中药淮山药粉治疗婴幼儿病毒性腹泻的疗效观察[J].中国实用医药,2010(2):164-165.

[20] 张禾,张曾慧.山芪降糖片治疗糖尿病 100 例[J].浙江中医杂志,1993,28(11):513.

[21] 涂钟馨,陈金炉.薯蓣丸加味治疗慢性肾炎 24 例[J].北京中医,1994(1):35-36.

[22] 冯莺,李君.山药澄粉药膳疗法延缓慢性肾功能不全进程的研究[J].中华护理杂志,1994,29(12):707-710.

[23] 柏龙.花粉山药灵仙汤治疗前列腺增生 29 例[J].河南中医,2007,27(6):43-44.

白扁豆 Baibiandou

(附:扁豆花)

【别名】 藊豆(《唐本草》),南扁豆(《滇南本草》),蛾眉豆(《本草纲目》),羊眼豆(《药品化义》),小刀豆(《四川中药志》)。

【来源】 扁豆,始载于《名医别录》,《本草纲目》云:"藊豆,本作扁,荚形扁也",故名。《本草图经》云:"其实亦有黑白两种。白者温而黑者小冷,入药当用白者",故习称白扁豆。为豆科一年生缠绕草本植物扁豆 *Dolichos lablab* L. 的成熟种子。我国南北各地都有栽培，主产于湖南、安徽、河南，以及江苏、四川等地。

【采收炮制】秋、冬二季采收成熟果实，晒干，取出种子，再晒干。

炮制时除去杂质，置锅内微炒至黄色，略带焦斑为度，取出放凉，即炒扁豆。用时捣碎。

【药性】甘，微温。归脾、胃经。

【功效】健脾化湿，和中消暑。

【应用】

1. 脾虚泄泻，湿浊带下　本品味甘微温而气香，甘温补脾而不滋腻，芳香化湿而不燥烈，有健脾养胃、化湿和中、止泻止带之功。用治脾虚湿盛，食少便溏，呕吐泄泻、苔腻脉缓者，常配人参、白术、茯苓、山药等药以健脾益气、化湿和中，如《太平惠民和剂局方》参苓白术散。扁豆药性平和，补而不腻，温而不燥，对病后体虚胃弱，虚不受补者尤宜，常与太子参、山药等药同用，以增强疗效。

本品甘温清香入脾，能健脾化湿止带，故常用治妇女脾虚湿盛，湿浊下注之白带清稀量多、体倦乏力等症，单用即效，如《本草纲目》引《永类钤方》单用本品炒末，米饮调服，治妇女赤白带下。现多与苍术、芡实、乌贼骨等健脾除湿、收涩止带之品同用，以增强疗效。

2. 暑湿吐泻　本品味甘微温，入太阴气分，通利三焦，能化清降浊，消暑除湿，故常用治夏日暑湿伤中，脾胃不和引起的呕吐、泄泻等症，如《备急千金要方》单用扁豆水煎，治暑湿吐泻；若与香薷、厚朴等祛暑化湿药同用，则疗效更佳，如《太平惠民和剂局方》香薷散。

3. 解药食毒　《药性论》：扁豆"主解一切草木毒，生嚼及煎汤服"，故扁豆亦可用治药食中毒。《永类钤方》单用扁豆生研，水绞汁饮，解砒霜毒；解酒毒，多与葛花、白豆蔻、砂仁等同用；解河豚毒，多与芦根相配；《常见验方研究参考资料》单用本品治因服轻粉或食鸟肉所致中毒。

此外，《肘后备急方》以扁豆捣末外敷，治恶疮连痂痒痛。

【用法用量】9～15g。

【使用注意】《新编中药炮制法(增订本)》云："扁豆内含毒性蛋白质，生用有毒……加热后毒性作用大大减弱。"故生扁豆研末服宜慎。

【按语】扁豆的种子有白色、黑色、红褐色等数种，入药主要用白扁豆；黑色者古名"鹊豆"，不供药用；红褐色在广西民间称"红雪豆"，用做清肝、消炎药，治眼生翳膜。

【鉴别用药】扁豆、山药均能健脾益气，且药性平和，乃平补之品。但山药兼能益气养阴，用治消渴证，性涩能固肾，可治妇人带下，非扁豆所具；然扁豆气香能化湿，为健脾除湿良药，且能消暑解毒，又非山药能及。

【药论】

1.《本草纲目》："其性温和，得乎中和，脾之谷也。入太阴气分，通利三焦，能化清降浊，故专治中宫之病，消暑除湿而解毒也。"

2.《药品化义》："扁豆，味甘平而不甜，气清香而不窜，性温乎而色微黄，与脾性最合。主治霍乱呕吐，肠鸣泄泻，炎天暑气、酒毒伤胃，为和中益气佳品。"

3.《本草新编》："白扁豆，味轻气薄，单用无力，必须同补气之药共用为佳。或谓白扁豆非固胎之药，前人安胎药中往往用之何故？盖胎之不安者，由于气之不安，白扁豆最善和中，故用之以和胎气耳，胎因和而安，谓之能安胎亦可。"

【现代研究】

(一) 化学成分

种子每百克含蛋白质 22.7g,脂肪 1.8g,碳水化合物 57g,钙 46mg、磷 52mg、铁 1mg,植酸钙镁 247mg,泛酸 1232mg,锌 2.44mg。种子中含胰蛋白酶抑制物,淀粉酶抑制物,血红细胞凝集素(血球凝集素)A、B,并含有对小鼠 Columbia SK 病毒有抑制作用的成分,这种活性成分在水溶的高分子部分和低分子部分中都有。常用的白扁豆种子含油 0.62%,内有棕榈酸占 8.33%,亚油酸占 57.95%,反油酸占 15.05%,油酸占 5.65%,硬脂酸占 11.26%,花生酸占 0.58%,山萮酸占 10.40%,又含胡芦巴碱、蛋氨酸、亮氨酸、苏氨酸、维生素 B_1 及 C、胡萝卜素、蔗糖、葡萄糖、水苏糖、麦芽糖、棉子糖、L-2-哌啶酸和具有毒性的植物凝集素。另含甾体。

(二) 药理作用

扁豆中可分出两种不同的植物凝集素(Hemagglutinin A 及 B),凝集素甲不溶于水,无抗胰蛋白酶活性;凝集素乙可溶于水,有抗胰蛋白酶活性,分子量为 23688,对胰蛋白酶之抑制为非竞争型的。在 15~18℃(pH 3~10)可保持活力 30 天以上。蒸压消毒或煮沸 1 小时后,活力损失 86%~94%。此种胰蛋白酶,在体内不易消化,在 1mg/0.1ml 浓度时,由于抑制了凝血酶,可使枸橼酸血浆的凝固时间由 20 秒延长至 60 秒。以印度产扁豆 Dolichos biflorus 喂食大鼠,有降低血糖及血清胆固醇的作用[1]。卓传尚等[2]研究小扁豆凝集素结合型甲胎蛋白异质体(AFP-13)在良恶性肝病鉴别诊断的临床价值,认为 AFP-L3 对肝细胞癌诊断准确度明显高于 AFP,微量离心柱法检测 AFP-L3 在良恶性肝脏病变鉴别诊断中具有重要临床价值。

(三) 临床报道

1. 治疗小儿厌食症 自拟健脾益胃汤治疗小儿厌食症 100 例。方法:怀山药、炒谷麦芽、云苓各 10g,白扁豆 12g,枳壳、炙甘草各 6g,水煎服,每日 1 剂,日服 3~5 次,其中 65 例单用中药,35 例加刺四缝穴。疗程最短者为 1 周,最长者为 2 个月。结果:单用健脾益胃汤治疗的 65 例,有效 64 例,加刺四缝穴治疗的 35 例,有效 34 例[3]。

2. 治疗溃疡性结肠炎及抗结核治疗引起的胃肠道副反应 溃疡性结肠炎:党参 15g,白芍、黄连、干姜、生扁豆各 11g,法半夏 9g,泽泻 7g,炙甘草 4g,大便下血者加地榆炭 11g,水煎 200ml 灌肠,每晚 1 次,15 剂为 1 个疗程。愈后服香砂六君子丸半个月巩固疗效。结果:共治疗 53 例,总有效率为 96.2%[4]。余卓文[5]应用参苓白术散加减治疗抗结核药物引起胃肠副反应的疗效。方法:将 74 例肺结核患者随机分为 2 组。治疗组 53 例在标准化疗方案基础上加服中药参苓白术散 5(处方:党参、茯苓、白术、砂仁、炒白扁豆、山药、莲子、薏苡仁、桔梗、炙甘草),对照组 21 例按标准化疗方案治疗。结果:治愈率治疗组为 94.3%,对照组为 90.42%,无明显差异,但治疗组胃肠副反应症状明显改善,有统计学意义。

(四) 不良反应

扁豆中毒是因食用大量烹调不当(未熟透)的扁豆而引起中毒。扁豆含皂素和植物血凝素两种毒素,在人体组织中引起一系列消化系统和循环系统症状。扁豆中毒可导致心电图呈早期复极综合征,部分原因由迷走神经张力增高所致,另一部分可能由扁豆毒素本身对心肌电生理特性的影响所致。

参考文献

[1] 江苏新医学院. 中药大辞典(下册)[M]. 上海:上海人民出版社,1977:1742.

[2] 卓传尚,柳丽娟,吴秋芳.小扁豆凝集素结合型甲胎异质体在肝癌诊断中的意义[J].中国实验诊断学,2009,13(2):208-210.

[3] 吴杰.健脾益胃汤治疗小儿厌食症100例[J].上海中医药杂志,1988(6):9.

[4] 孙静,杨喜忠,廖洪盛.中药辨证灌肠治疗溃疡性结肠炎53例[J].陕西中医,1994(7):308.

[5] 余卓文.参苓白术散加减治疗抗结核药物引起胃肠副反应53例疗效观察[J].新中医,2004(6):17-18.

附:扁豆花

扁豆花,始载于宋代苏颂《本草图经》。为豆科一年生植物扁豆 D. lablab L. 的干燥花朵。7～8月间采收未完全开放的花朵,晒干或阴干,用时去柄,筛去泥土,拣去杂质及黑色花朵。味甘性平无毒,功能消暑化湿和胃,多用于夏伤暑湿、发热泄泻或下痢,以及赤白带下等症。用量5～10g,水煎或研末服;外用适量。

甘草 Gancao

【别名】美草、蜜甘(《神农本草经》),蜜草、蕗草(《名医别录》),国老(陶弘景),灵通(《记事珠》),粉草(《群芳谱》),甜草(《中国药植志》),甜根子(《中药志》),棒草(《黑龙江中药》)。

【来源】甘草,始载于《神农本草经》,列为上品,历代本草皆有收载,因其味甘而名。为豆科多年生草本植物甘草 *Glycyrrhiza uralensis* Fisch. 胀果甘草 *Glycyrrhiza inflata* Bat. 或光果甘草 *Glycyrrhiza glabra* L. 的干燥根及根茎。产于我国华北、西北、东北等地,现新疆产量居全国首位,内蒙古产量次之,但质量最好,除远销全国外,并大量出口。主产于内蒙古杭锦旗、准格尔旗及达拉特旗,甘肃民勤、庆阳、镇原,陕西空边、靖边,山西阳高、吕梁等地,此外,辽宁建平、吉林白城,以及青海、宁夏等地也产。多为野生,近年来已有栽培。

【采收炮制】春秋两季皆可采挖,但以春季为佳。将挖取的根和根茎,在湿草时切去茎基的幼芽、串条、枝叉、须根,洗净,按粗细、大小分等捆好,放干燥处风干。或将外面的栓皮刮去,称为粉甘草。

炮制时拣去杂质,洗净,用水浸至八成透时,捞出,浸透切片,晒干,即生甘草。或取甘草片,加炼熟的蜂蜜与开水少许(每50kg甘草片用炼熟蜜12.5～15kg),拌匀,稍闷,置锅内用文火炒至深黄色、不粘手为度,取出放凉,即蜜炙甘草。

【商品规格】商品分为皮草与粉草两大类,每类又按产地及大小的不同分为数十种等级。一般以内蒙梁外和巴盟的阿拉善旗所产品质最佳。内蒙五原、陕西及山西、新疆所产次之,河北及东北所产的俗称"哈达草"的品质最次。以外皮细紧、色红棕、皮坚实,断面色黄白、粉性足者为佳。

按《中国药典》(2010年版一部)规定:本品总灰分不得过7%,酸不溶性灰分不得过2%。

【药性】甘,平。归心、肺、脾、胃经。

【功效】补脾益气,清热解毒,祛痰止咳,缓急止痛,调和诸药。

【应用】

1. 脾胃气虚　本品甘平,炙用温而补中,益气健脾,用治脾胃气虚,倦怠乏力,食少便溏者,常与人参、白术、茯苓配伍,有健脾益气之效,如《太平惠民和剂局方》四君子汤。

2. 心悸脏躁　本品味甘入心经,能补益心气,以鼓动血脉,用治心气不足,心动悸,脉结代者,常配人参、生地、阿胶等药,共奏益气复脉、滋阴养血之效,如《伤寒论》炙甘草汤;若治心虚肝郁,心神失主,喜悲伤欲哭之妇人脏躁,常配小麦、大枣益气养血,宁心安神,如《金匮要略》甘麦大枣汤,并可随证配入酸枣仁、生龙骨、柏子仁等养心安神之品,以增强疗效。

3. 咳嗽气喘　本品甘润平和，归肺经，补益肺气，润肺止咳，无论外感内伤，寒热虚实、新病久咳均可应用。如《本草纲目》载《广利方》单用炙甘草为末服，治肺痿久嗽；但多入复方配伍应用，治风寒咳嗽配麻黄、杏仁、生姜宣肺解表，散寒止咳，即《太平惠民和剂局方》三拗汤；风热咳嗽配桑叶、菊花、桔梗等药疏风散热止咳，如《温病条辨》桑菊饮；肺热喘咳者配石膏、麻黄、杏仁清热宣肺、平喘止咳，如《伤寒论》麻杏甘石汤；寒饮咳嗽配干姜、茯苓、五味子、细辛温肺化饮止咳，如《金匮要略》苓甘五味姜辛汤；湿痰咳嗽配陈皮、半夏、茯苓燥湿化痰止咳，如《太平惠民和剂局方》二陈汤；肺燥咳嗽，则与桑叶、石膏、麦冬、人参等同用，有清肺养阴、润燥止咳之效，如《医门法律》清燥救肺汤。

4. 脘腹四肢挛急疼痛　本品味甘，能补脾益气，缓急止痛。中焦虚寒，脘腹隐痛不适者，常与桂枝、饴糖、生姜、大枣同用，温中补虚，缓急止痛，如《伤寒论》小建中汤；阴血不足，筋脉失养，脘腹挛急作痛，或肢体拘挛转筋，配芍药甘酸化阴，柔筋缓急止痛，如《伤寒论》芍药甘草汤；治肝郁胁痛，常配柴胡、当归、芍药等药，有疏肝解郁、缓急止痛之效，如《太平惠民和剂局方》逍遥散；治湿热泻痢腹痛，又当与黄芩、黄连、大黄等药配伍，以清热燥湿，泻火解毒，如《素问病机气宜保命集》芍药汤。

5. 痈疽疮疡　本品甘平，生用则性凉，既能清热，又善解毒，治邪毒蕴结肌肤所致痈疽疮肿等症，单用内服、外敷均效。如《外科精要》治一切痈疽，以甘草熬膏内服；《外科大成》治丹毒，以甘草煎汁淋洗；《疮疡外用本草》治皮肤突发红肿或湿疹瘙痒，以甘草煎汁，用消毒纱布蘸液湿敷；但常入复方应用，以提高疗效。治阴证疮痈，红肿热痛者，当与金银花、天花粉、白芷等清热解毒疗疮之品同用，如《校注妇人良方》仙方活命饮；治阴疽，漫肿不溃或紫黯色白，或久不收口者，当与熟地黄、肉桂、鹿角胶、白芥子等同用，如《外科全生集》阳和汤；外用时常配消肿解毒、祛腐生肌之品，如《刘涓子鬼遗方》甘草膏，以之与铅粉、当归、羊脂、猪脂为膏，外敷治疮肿，或溃后流脓不止，疼痛不已。

本品善止茎中疼痛，尤以生甘草梢为佳，可直达茎中而止痛，如《珍珠囊》单用本品水煎，治茎中痛；若治心经移热于小肠之尿赤茎中涩痛者，又可与生地、木通配伍，如《小儿药证直诀》导赤散。

6. 咽喉肿痛　热毒蕴结，上攻咽喉，可致咽喉肿痛。甘草清热解毒，治咽喉肿痛每用。若症状较轻，红肿不甚，可单用，或与苦桔梗相须为用，如《伤寒论·辨少阴病脉证并治》甘草汤、桔梗汤；若外感风热之邪，咽喉红肿疼痛，恶寒发热，常配桔梗、射干、山豆根等药，有疏风清热、利咽解毒之效，如《杂病源流犀烛》甘桔射干汤；若热毒炽盛，咽喉红肿或生脓者，多与桔梗、玄参、牛蒡子等清热解毒利咽之品同用，如《张氏医通》甘桔汤；《素问病机气宜保命集》治口疮，以生甘草配白矾，研为散，含化咽津，即甘矾散。

7. 药食中毒　《本草图经》："甘草能解百药毒，为众药之要。"故甘草常用于治疗各种药物、食物中毒。单用或与绿豆、黑豆、银花等同用皆可。如《备急千金要方》治食牛肉中毒，以水煮甘草汁饮服；解鸩毒及一切毒药，以甘草与蜂蜜、粱米粉同用；《本草蒙筌》解食物与砒霜中毒，以甘草与黑豆同煎服。

8. 调和药性　本品味甘性平，得中和之性，毒药得之解其毒，刚药得之和其性，表药得之助其外，下药得之缓其速，调和药性，每为要药，故有"国老"之美誉。与附子、干姜同用，能缓和姜、附之温燥，以防伤阴，如《伤寒论》四逆汤；与石膏、知母同用，能缓和石膏、知母之寒凉，以防伤胃，如《伤寒论》白虎汤；与大黄、芒硝相配，能缓和大黄、芒硝之峻下，使泻而不速，如《伤寒论》调胃承气汤；若与人参、白术、熟地黄、当归等补益药同用，能缓和补力，使作用缓慢而持久，如《丹溪心法》八珍汤。若与半夏、干姜、黄芩、黄连等寒药、热药同用，又能协调药性，如《伤寒论》甘草泻心汤。

此外，常以其煎汁作液体辅料，炮制某些饮片，有缓和药性，降低毒性作用，以其制成浸膏，研成细粉，用做制取膏、丸、片剂，除能缓和药性，降低毒性外，还有矫味、黏合作用。

9. 风湿痹痛　《景岳全书》云："甘草……坚筋骨，健脾胃。"故甘草亦可配伍用治风湿痹痛。治风湿相搏，骨节烦疼，掣痛不能屈伸，可与附子、白术、桂枝配伍，如《金匮要略》甘草附子汤。

此外，《本草纲目》载《李楼怪症奇方》以甘草煎蜜外涂，治汤火灼伤；《疮疡外用本草》以之与芫花各 15g 煎汤外洗，治冻疮。

【用法用量】 2～10g。清热解毒宜生用；补中缓急宜炙用。

【使用注意】

1.《本草经集注》云："甘草反甘遂、大戟、芫花、海藻。"《中华人民共和国药典》(2010 版)云："不宜与海藻、京大戟、红大戟、甘遂、芫花同用。"

2. 甘草味甘，能助湿壅气、令人中满，故湿盛而胸腹胀满及呕吐者忌服。

3. 长期大量服用本品，可出现浮肿、血压升高、钠潴留、血钾降低、四肢无力、痉挛麻木、头晕、头痛等不良反应，故不宜大量久服。各种水肿、肾病、高血压、低血钾，充血性心力衰竭等患者，均宜慎用。

4. 若必须大量久服时，为预防或减轻滞钠排钾及浮肿等副反应，可配适量的泽泻、茯苓等利水渗湿药，并宜低盐饮食。若在服用期间出现浮肿、高血压等不良反应，应立即减少用量或递减停用。若出现低钾血症，可予口服补钾。

【鉴别用药】 山药、扁豆、甘草均能补脾益气，且药性平和。但山药既能补气，又能养阴，为平补脾、肺、肾三经良药，兼有收敛固涩之功，故又可补肾固精，缩尿止带，并善治消渴。扁豆补脾兼能化湿，补脾不腻，化湿不燥，对病后体虚初进补剂者，尤为适宜。且能化湿消暑，解酒毒、河豚毒及一切药毒。甘草既能益气补中，又能清热解毒、祛痰止咳、缓急止痛，调和药性，应用十分广泛，非山药、扁豆所能及，但其甘缓壅气，能令人中满，故见湿盛胸腹胀满者不宜。

【药论】

1.《神农本草经》："主五脏六腑寒热邪气，坚筋骨，长肌肉，倍力，金疮肿，解毒。"

2.《本草纲目》引李杲曰："甘草，阳不足者补之以甘，甘温能除大热，故生用则气平，补脾胃不足，而大泻心火；炙之则气温，补三焦元气，而散表寒，除邪热，去咽痛，缓正气，养阴血。凡心火乘脾，腹中急痛，腹皮急缩者，宜倍用之。其性能缓急，而又协和诸药，使之不争，故热药得之缓其热，寒药得之缓其寒，寒热相杂者，用之得其平。"

3.《景岳全书·本草正》："甘草，味至甘，得中和之性，有调补之功，故毒药得之解其毒，刚药得之和其性，表药得之助其外，下药得之缓其速。助参、芪成气虚之功，人所知也；助熟地疗阴虚之危，谁其晓焉。祛邪热，坚筋骨，健脾胃，长肌肉。随气药入气，随血药入血，无往不可，故称国老。"

4.《本草图经》："甘草能解百药毒，为众药之要。"孙思邈论云："有人中乌头、巴豆毒，甘草入腹即定。方称大豆解百药毒，尝试不效，乃加甘草为甘豆汤，其验更速。"

【现代研究】

(一) 化学成分

甘草中含有多种化学有效成分，目前已经从甘草中分离出 100 多种黄酮类化合物、60

多种三萜类化合物以及香豆素类、18 种氨基酸、多种生物碱、雌性激素和多种有机酸等。甘草含三萜皂苷甘草酸，其钾、钙盐为甘草甜素，是甘草中的甜味成分，水解后产生二分子葡萄糖醛酸和一分子 18β-甘草次酸。含甘草皂苷 A_3、B_2、C_2、D_3、F_3、G_2、H_2、J_2和 K_2。从甘草中分离出的黄酮类化合物较多，且是抗溃疡、镇痉的有效成分，有新西兰牡荆苷Ⅱ、甘草黄酮、异甘草黄酮醇、甘草素等。从中分离出四氢喹啉化合物：5,6,7,8-四氢-2,4-二甲喹啉等生物碱。最近新分离出一异黄酮化合物（Ⅱ）、甘草异黄烷酮和甘草异黄酮，并分离出具抗氧化抗微生物的甘草香豆酮和 5 种抑制人体免疫缺陷病毒细胞通透的甘草香豆素衍生物，其中命名为 Licopyranocoumarin（甘草吡喃香豆素）。

（二）药理作用

1. 肾上腺皮质激素样作用　刘学辉等[1]研究表明，甘草次酸可促进肾上腺组织中的 3β-HSD mRNA 表达及增加脂类含量，使肾上腺皮质激素的合成和分泌增加，从而拮抗外源性皮质激素所致的肾上腺皮质反馈抑制现象。研究表明甘草酸的先导分子甘草次酸（glycyrrhetinic acid）能抑制肝脏类固醇的代谢酶（△4-5β-还原酶）及肾脏 11β-羟基类固醇脱氢酶（11β-HSD）的活性，阻碍相关脏器对皮质激素的还原代谢。从而出现类固醇激素（皮质醇、醛固酮等）作用增强的效应。该效应主要呈氢化可的松样效应，抑制肿瘤坏死因子-α（TNF-α）、白细胞介素-1（IL-1）、主要组织相容性复合体（MHC）和组织间黏附分子 1（ICAM-1）的生成，诱导白细胞（炎症细胞）的凋亡[2]。因此，甘草酸具有很强的抑制免疫和抗炎症反应作用。尤其是甘草酸保护肝细胞膜的机理亦是通过抑制磷脂酶 A2 的活性，发挥抗炎作用实现的[3]；而抑制免疫往往与增强免疫（细胞）兼顾，如能增强巨噬细胞（Mφ）吞噬功能，消除抑制性 Mφ 的抑制活性，可选择性地增强辅助性 T 淋巴细胞的增殖能力和活性，发挥非特异性免疫调节作用。甘草酸的类固醇样作用表现为降低脯氨酸羟化酶活性，促进胶原降解，发挥抗肝纤维化作用；还可显示为抗氧化、抗肝毒性作用，以及通过调血脂对抗动脉粥样硬化症等。因此，甘草酸的类固醇样作用表现为多方面的药理活性。需要明确的是，该作用有与皮质激素作用相似的一面，同时也存在拮抗的一面，且更多地表现出协同性，故与外源性皮质激素不同[4]。

2. 对消化系统的作用

（1）抗溃疡作用：甘草锌能对大鼠慢性醋酸型、应激型、利血平型、幽门结扎型胃溃疡具有明显的保护作用，能使胃溃疡的面积和体积缩小，胃黏膜的损伤程度、溃疡面的充血和出血程度减轻，并表现出良好的剂量与效应的关系[5]。对甘草酸抗溃疡机理研究发现甘草锌能使某些细胞的核酸增多，从而增强细胞的蛋白合成能力和分裂繁殖的能力，并能使纤维成分和小血管增生，减轻炎症反应。因此在水浴应激和利血平诱发胃溃疡实验中，表现出甘草锌有一定的抗应激和抗炎作用[6]。萎缩性胃炎小鼠经甘草锌混悬液治疗后有 40%黏膜有炎细胞浸润，腺体减少只有 6.67%，与对照组有显著差异[7]。应用体外培养细胞方法发现，不同浓度的甘草锌使成纤维细胞贴壁生长率、细胞核分裂系数均高于正常对照组，形态学发生显著变化，表明甘草锌抗溃疡作用同促进纤维细胞合成纤维和基质有关[8]。2%的甘草锌对胃黏膜上皮细胞有保护作用，其机理可能与甘草锌具有刺激胃黏膜上皮细胞合成和释放具有保护作用的内源性前列腺素有关[9]。甘草对小肠上皮细胞有保护作用，也能改善受损的上皮细胞的超微结构，增加胃黏膜血流量，增强黏膜自我修复能力[10]，该作用可能与其清除氧自由基、促进 Bcl-2 蛋白表达、CER 调控下游的 c-Jun 来调节细胞凋亡的过程的基因表达、减少神经酰胺的生成途径来抑制肠黏膜细胞的凋亡[11,12]。李茹柳等[13]用白术、黄芪、甘草单药提取部位组方替代原方白术黄芪汤，观察组方对不同病变阶段大鼠溃疡性结肠炎的疗效，发现白术、黄芪、甘草经有效部位提取后组方，原方益气健脾的功效基本没有改变，能减轻结肠病理变化程度。董晞等[14]在体外实验中发现甘草提取部位 C_3、C_4、C_5 各剂量组均能促进细胞增殖，且均有一定的剂量依赖性。其中的机制可能还与诱导小肠上皮细胞内 IEC-6 细胞的多胺及其限速酶鸟氨酸脱羧酶(ODC)活性的生物合成作用有关。甘草及成分除了对消化道黏膜的保护作用外，对乌头碱所导致的心肌损伤有明显的保护作用，能对抗乌头碱所致的心肌细胞钾离子通道 Kv4.3mRNA 表达下调和 Cav1.2mRNA 表达上调，从而降低心肌细胞内钙浓度保护心肌细胞。

(2) 解痉作用：甘草、白芍水提合剂对在体兔肠管平滑肌运动有明显的抑制作用，二者合用较单用效果好，除频作用较降幅度作用强[15]。甘草含抑制平滑肌痉挛的活性物质，有良好的解痉作用。甘草具有阿托品样解痉作用，能够抑制试验动物(兔、大鼠、豚鼠、狗等)离体或在体的肠管活动，明显缓解胃肠道痉挛，对抗胃液分泌[16]。寻庆英[17]等研究发现甘草能显著改变胃平滑肌的动作电位，明显抑制胃的收缩运动频率，进一步研究显示，甘草的这种作用可能与其某些成分能够抑制大鼠胃黏膜及肌间神经丛中的 5-羟色胺(5-HT)和神经递质 P 物质(SP)的表达，上调血管活性肠肽(VIP)的表达有关。甘草中的黄酮类化合物可能是甘草解痉的有效成分。Sato Y 等[18]研究发现甘草中微量的黄酮类化合物异甘草素对卡巴胆碱、氯化钾、氯化钡诱导的小鼠空肠收缩显示了较强的解痉作用，它可能通过糖苷的转化在肠道的较低部位发挥作用。异甘草素对支气管平滑肌也有抑制痉挛的作用，刘斌[19]等发现异甘草素对乙酰胆碱、氯化钾、组胺诱发的豚鼠气管收缩有明显的舒张作用。可能是通过激活鸟苷酸环化酶，提高了细胞中环单磷酸鸟苷(cGMP)水平，开放了 Ca^{2+} 激活的钾通道。

(3) 改善胰腺功能：有人对甘草提取物中的组分 FM100 对人内源性分泌素的释放和胰腺分泌进行了研究，十二指肠给 FM100，剂量为 200mg、400mg 和 800mg，可提高血中分泌素浓度及胰腺 HCO_3^- 的排出，并呈剂量依赖关系。分泌素与 HCO_3^- 排出呈明显相关关系，结果表明 FM100 能促进分泌素释放，而胰腺 HCO_3^- 分泌则由分泌素血药浓度升高引起[20]。

(4) 保肝作用：甘草酸是率先用于治疗慢性肝病的药物，具有抗病毒、抗炎、免疫调节、抗肝细胞凋亡、预防肝纤维化的作用[21,22]。顾云娣等采用电镜观察也发现大鼠肝细胞膜上甘草次酸(GA)的结合位点显著多于甘草酸(GL)[23]，提示 GA 是 GL 保肝作用的主要活性成分。甘草次酸(GA)是甘草酸(GL)的水解代谢物。采用 GA 预处理小鼠后可预防 CCl_4 引起小鼠肝组织病理学改变，剂量依赖性地防止 ALT、AST 活性和肝脂质过氧化反应增强及肝脏中谷胱甘肽的消耗。用 GA 治疗 CCl_4 损伤小鼠，则保肝作用不如预防给药。GA 主要通过阻滞 CCl_4 生物活化以及自由基清除作用产生保肝效应[24]。Lee CH 等[25]研究认为 GL 可能是通过诱生血红素氧化酶-1 和下调前感染症状介质表达的作用，减轻 CCl_4 引起的肝损伤。

(5) 抗肝纤维化：多项研究表明复方甘草酸苷能显著降低肝纤维化血清中透明质酸、Ⅳ型胶原、层黏蛋白含量，其作用机制可能是通过抑制巨噬细胞、枯否细胞等间质细胞的活性及 T、B 淋巴细胞和肝星状细胞的增殖，降低或阻断 TGF-β_1，TNF-α 分泌，抑制肝星状细胞转化为肌成纤维细胞，从而抑制细胞外基质的合成，促进其分解，进而起到抗肝纤维化的作用[26,27]。张其胜等[28]给结扎胆总管致肝纤维化大鼠连续 3 周，每周 3 次静脉注射 GA 1mg/kg，可明显减少肝脏胶原沉积、α-平滑肌肌动蛋白和Ⅰ型前胶原 mRNA 表达，但不影响基质金属蛋白酶-9和组织基质金属蛋白酶抑制剂-1表达，提示GA主要通过抑制肝星状细胞激活，减少胶原沉积发挥抗肝纤维化作用，而与促进肝脏胶原降解无关。

3. 抗炎作用　乌拉尔甘草水浸膏给小鼠皮下注射，能对抗巴豆油诱发耳壳及冰醋酸腹腔注射诱发的急性渗出性炎症。对慢性肉芽组织增生的炎症也有明显的抑制作用。当摘除小鼠双侧肾上腺后，抗炎作用消失[29]。甘草锌对小鼠的二甲苯引起的耳肿块、角叉菜胶性足肿胀、佐剂性关节炎、棉球肉芽肿等急、慢性炎症均有抗炎效果[30]。关于甘草及其组分的抗炎机制，与其激素样作用有关。也有人认为甘草影响了细胞生物氧化过程，降低了细胞对刺激的反应性从而产生了抗炎作用，最近有人从甘草甜素对中性粒细胞趋化性、吞噬作用和活性氧基(ROS)产生的影响阐明甘草抗炎机制，发现甘草甜素浓度分别为0.05μg/ml、0.5μg/ml和5μg/ml时即能明显降低中性粒细胞产生的O_2、H_2O_2，并且有剂量依赖性。但它并不降低无细胞的黄嘌呤-黄嘌呤氧化酶系统中产生的活性氧基(ROS)，同时也不影响中性粒细胞的趋化性和吞噬作用。因此证明甘草甜素并不是ROS的清除剂，而是通过抑制中性粒细胞的代谢来降低ROS的形成从而产生抗炎作用的[31]。黄能慧等[32]研究发现，腹腔注射甘草酸单铵盐，能显著抑制小鼠化学性耳廓红肿、腹腔毛细血管通透性增高，减轻急性炎性反应时的红、肿、热症状，还能明显抑制大鼠棉球肉芽肿，抗炎效果接近于地塞米松。Ohtsuki等[33]认为GA的抗炎作用有部分是通过选择性地抑制与花生四烯酸发生级联反应的代谢酶-磷酯酶A2和脂加氧酶的活性完成，这样使得前列腺素、白三烯等炎性介质无法产生，抑制前列腺素的合成与释放，从而产生抗炎效应。Matsui等[34]选用人胎儿肺成纤维细胞系人胚肺成纤维细胞，以肿瘤坏死因子α和白细胞介素-4刺激构建肺炎体外模型，结果18α、β-GA对抑制炎性因子白细胞介素-8的产生无效，却可抑制另一炎性因子嗜酸粒细胞趋化因子-1的产生。原皓等[35]研究发现，腹腔注射甘草酸二铵盐，可显著降低黏附分子-1(ICAM-1)、肿瘤坏死因子(TNF-α)的表达。改善大鼠结肠炎症反应，其机制可能在于调控炎症反应的信号通路核因子-κB(NF-κB)的活化。动物注射醋酸模拟炎症引起的腹腔毛细血管通透性增加，使染料渗出增加，经口给予不同结构的11-脱氧GA衍生物后，许多化合物能明显降低血管的通透性，使染料渗出减少，表明具有较强的抗炎作用，部分药物对渗出的抑制率高于阳性药氢化可的松[36]。GA对异硫氰酸-1-萘酯诱导的急性肝内胆汁淤积型肝炎有明显的保护作用[37]。

4. 对免疫功能的影响

(1) 对非特异性免疫的影响：甘草酸类具有非特异性免疫调节作用，这方面研究主要集中在早期。甘草甜素明显抑制酵母聚糖及前列腺素E_2引起的大鼠腹腔细胞内cAMP的上升。甘草甜素复方降低由酵母聚糖刺激引起巨噬细胞释放的前列腺素E_2，对小鼠巨噬细胞的移动无明显影响，但能减弱由植物血凝素诱导产生的巨噬细胞移动抑制因子(MIF)对巨噬细胞移动的抑制作用。用^{51}Cr标记调理的绵羊红细胞方法，证明低浓度甘草甜素有刺激巨噬细胞吞噬的作用。本品对小鼠脾细胞增殖无显著影响[38]。李新芳等[39]给小鼠注射甘草次酸钠，发现其可提高小鼠腹腔巨噬细胞吞噬鸡红细胞的能力，表明甘草次酸钠可增强机体非特异性细胞免疫功能。但对E玫瑰花环形成试验和EA-花环形成试验却无影响。

(2) 对细胞免疫的影响：Takahara等[40]在HBsAg表达的重组水痘病毒感染细胞中，发现甘草酸阻碍HBsAg颗粒上唾液酸的补充，同时清除HBsAg颗粒上的唾液酸，使其抗原性提高，机体的原发性免疫增强。但由于甘草酸同时具有类糖皮质激素样作用，因而不能简单地把它归为免疫抑制剂或免疫增强剂，而是具有双向作用的免疫调节剂。甘草酸还可选择性地增强辅助性T淋巴细胞的增殖能力和活性，使CD4细胞增加、CD8细胞减少及胸腺外T淋巴细胞分化。同时可促进淋巴细胞产生IL-2、IFN-γ，抑制IL-4、IL-10的生成[41,42]。

(3) 对细胞因子的影响：Zhang等[43,44]报道甘草酸单铵提高IL-2产生和IL-2R表达，可促进IL-2刺激自然杀伤细胞生长并增强它的细胞活性，使免疫细胞的生物学效应放大。Abe等[45]证实，甘草酸制剂在刀豆素A诱导的小鼠肝炎中可以使小鼠肝脏树突状细胞产生IL-10增加，这可能是它下调肝脏免疫反应的作用机制之一。IL-12具有抑制肝炎病毒的作用，研究发现甘草酸可以上调IL-12 mRNA的转录水平[46]。利用基因表达谱芯片对甘草酸诱导Jurkat细胞后的差异表达基因的研究发现，IL-18基因表达增强。IL-18是一种强力IFN-γ诱导因子，甘草酸通过上调IL-18的表达发挥其介导炎症反应、诱发靶细胞凋亡等多种生物学活性[47]。韩俊岭等[48]在急性胰腺炎引起的肝脏损害中应用复方甘草酸苷，可使TNF-α、IL-6明显下降，ALT、TB明显降低。说明复方甘草酸苷可以通过降低TNF-α、IL-6而发挥肝细胞保护作用。

(4) 对补体的影响：甘草酸还可以直接抑制补体活化，降低循环免疫复合物水平。β-甘草酸具有抗补体活性，可选择性地抑制补体系统的激活途径而直接发挥抗炎作用。研究表明β-甘草酸作用在补体C_2水平，对补体经典途径有很强的抑制作用，而α-甘草酸无这种活性[49]。Fujisawa等[50]发现甘草酸制剂可以抑制补体的细胞溶解活性，阻滞了C_5或以后的补体瀑布效应，抑制细胞溶酶通路，从而阻止了膜攻击复合体的形成，因此在肝损伤中具有组织保护作用。Kawakami等[51]发现补体C_3与甘草酸亲和色谱柱有很强的亲和力，补体C_3与甘草酸结合后可使其空间构象发生改变。

5. 抗癌作用　甘草酸用于抗肿瘤，作用多样，机制复杂。其抗肿瘤作用有以下几方面：减灭细胞癌变刺激物的活性；化学性防癌；抗脂质过氧化和抗细胞毒活性；抑制肿瘤细胞生成；直接作用于肝细胞，拮抗肝糖原的蓄积。加快毒物及致癌物的排泄等。其中化学性防癌和抑制肿瘤细胞生成的机制较明确，前者可对抗四氯化碳、二乙基亚硝酸(NDEA)、半乳糖胺及丙烯基甲酸盐等化学物质所致肝细胞癌变损伤，后者可明显抑制肝肿瘤细胞生成而达到抗肿瘤目的[52,53]。有研究认为甘草对亚硝基诱发的Wistar大鼠胃癌有很好的阻断作用，阻断率为60%[54]。甘草酸通过抑制人体结肠肿瘤细胞中*N*-乙酰基转移酶活性和DNA-2-氨基芴的内敛可产生抗该肿瘤株增殖的药理作用，显著降低乙酰转移酶在人体结肠肿瘤细胞清除系统的Km和V_{max}有效值；在亚细胞性毒性浓度时，可显著性抑制芳香胺*N*-乙酰基转移酶在人体结肠肿瘤细胞瘤株(colo205)的活性，且呈剂量依赖性，同时DNA-2-氨基芴内敛结构也受到有效抑制，因此甘草酸可通过抑制乙酰转移酶活性和DNA加合物生成来抑制肿瘤的恶化[55]。研究表明甘草酸及衍生物在肝细胞癌中可以预防致癌物质导致的DNA损伤，可以抑制脂氧合酶和环氧合酶活性及抑制蛋白激酶C，下调表皮生长因子受体，促使肿瘤细胞凋亡等[56]。在小鼠子宫内膜癌的模型中，使用甘草酸后抑制了COX-2表达，且显著地抑制了IL-1α和TNF-α mRNA的表达。IL-1α和TNF-α mRNA表达被认为有助于肿瘤的抑制[57]。在人类前列腺癌细胞系LNCaP(激素依赖性)和DU-145(激素非依赖性)中发现，甘草酸以时间及剂量依赖的方式抑制前列腺癌细胞的增殖，通过流式细胞仪检测发现细胞出现凋亡，并且甘草酸通过时间依赖方式使细胞发生凋亡，但是在甘草酸处理的细胞中未发现Caspase-3和Caspase-8的活性，表明可能有其他的途径参与了细胞的凋亡[58]。

6. 抗病毒及抗菌作用

(1) 抗艾滋病毒作用：甘草酸可以抑制R5 HIV病毒的复制[59]。实验证明甘草酸不仅具有诱导干扰素增强自然杀伤细胞活动功能，并具有免疫激活作用，抑制 HIV 增殖[60]。Motsei 等[61]体内研究表明甘草次酸(GA)可诱导 $CD4^+$ T 细胞的产生，抑制艾滋病模型小鼠(其感染白色念珠菌的概率是正常小鼠的 100 倍)相关 Th2 细胞产生 E 型细胞因子，提高艾滋病模型小鼠对白色念珠菌的抵抗力，将其恢复到正常水平。姚文虎等[62]在高效抗逆转录病毒治疗基础上应用复方甘草酸苷辅助治疗艾滋病 20 例，并进行 T 细胞亚群的观察。复方甘草酸苷治疗组 $CD38^+$、$CD8^+$ T 细胞的表达明显降低，治疗 6 个月后，治疗组 $CD8^+$，$CD38^+$ T 细胞下降较对照组更明显，$CD4^+$ T 细胞计数升高较对照组更显著，说明复方甘草酸苷对 T 细胞部分激活亚群有抑制作用，联合复方甘草酸苷治疗对艾滋病高效抗逆转录病毒治疗后的免疫重建有支持作用。

(2) 抗肝炎病毒作用：甘草酸在体外对乙型肝炎病毒(HBV)表面抗原(HBsAg)向细胞外分泌的影响，发现甘草酸可抑制 HBV 感染细胞 HBsAg 的分泌，可能抑制肝细胞的破坏，从而改善慢性乙型病毒性肝炎患者肝功能障碍，最终改善了机体对 HBV 的免疫状况，因此认为甘草酸有直接的抗 HBV 及改善肝功能障碍的作用[63]。甘草酸能抑制病毒 DNA 复制而产生抗病毒作用。甘草酸可剂量依赖性地有效对抗二重感染拉吉细胞中 EB 病毒的复制，病毒抑制和细胞生长抑制的 IC_{50} 分别是 0.04mmol/L 和 4.8mmol/L。选择性指数高达 120，且在抗病毒的同时对正常细胞的毒性很低；甘草酸不影响 EB 病毒对细胞表面的吸附，也不使其微粒物钝化，只是干扰 EB 病毒向细胞内的穿透，阻断进一步的复制循环，因此甘草酸代表了一种抗 EB 病毒新的作用方式，不同于核苷类似物抑制病毒 DNA 多聚酶的方式[64]。

(3) 对其他病毒的作用：甘草多糖具有明显的抗水疱性口炎病毒、腺病毒 3 型、单纯疱疹病毒Ⅰ型、牛痘病毒的活性，能显著抑制细胞病变的发生，使组织培养的细胞得到保护，保护率最高可达 94.8%和 87.4%[65]。5%甘草酸钠具有一定的抑制甲型流感病毒所致兔眼毒性反应发生的作用，并有促使角膜混浊等现象提前恢复的作用[66]。

(4) 抗菌作用：18-β-甘草次酸钠对金黄色葡萄球菌及枯草杆菌(G^+带芽胞杆菌)有抑制作用，对大肠杆菌则无抑制作用[67]。黄雪芳等[68]研究发现甘草水提物对金黄色葡萄球菌、表皮葡萄球菌、链球菌等 G^+ 菌都有显著的抗菌作用。Krausse 等[69]比较甘草酸(GCA)和甘草次酸(GA)体外抗幽门螺杆菌作用，结果发现，GA 抑菌迅速，最小抑菌浓度低至 50mg/L，而 GCA 的最小抑菌浓度>400mg/L。甘草的抗菌活性来自于其多种活性成分如甘草黄酮、甘草次酸等，甘草黄酮类如甘草查尔酮、光甘草定、光甘草素、光甘草酚、欧甘草定等物质能显著抑制金黄色葡萄球菌、枯草杆菌、大肠埃希菌等细菌[70,71]，而甘草次酸也能有效抑制幽门螺杆菌和白色念珠菌[72]等病原微生物。

7. 对心血管系统的作用

(1) 降脂作用：孟富敏等[73]提出从甘草成分的抗体和抗炎理论阐述甘草的抗动脉粥样硬化作用。给高血压、高脂血症、动脉硬化症等患者，每日服甘草甜素 150～200mg，观察两个月，发现动脉硬化危险因子的血清脂质、总脂质、总胆固醇、中性脂肪、β-脂蛋白、磷脂质、游离脂肪酸、总胆固醇和磷脂明显降低。血清蛋白的变化是白蛋白增加和 A/G 的改善。含炎症蛋白多的有 α_2-球蛋白组分明显降低，其他组分无明显改变。IgG 和 IgA 降低，IgE 从 391IU/ml 降至 353IU/ml。含 β-球蛋白的补体系统，C_3 降低，CH_{50} 也降低，属于补体旁路的(C_3 激活剂)减少，说明甘草甜素对两个途径均有作用。甘草次酸钠(Na-GCl)可使动物血脂明显降低，尤以甘油三酯(TG)和 β-脂蛋白(LDL-C)为甚($P<0.01$)，Na-GCl 调血脂效果与

剂量似呈负相关，以 10mg/kg、40mg/kg 为佳。

(2) 抑制血小板聚集：从甘草中分离出 3-芳香香豆素衍生物 GU-7，能抑制血小板聚集，分子量为 40k 和 20k 道尔顿蛋白质的磷酰化，[^{32}P]-IP3 的产生和血小板内钙的增加，抑制血小板磷酸二酯酶活性并增加血小板 cAMP 浓度。GU-7 对血小板的全部作用是否仅能通过环核苷酸的增加来解释还不清楚，有待研究其他可能途径[74]。

(3) 抗心律失常：18β-甘草次酸钠能对抗氯仿诱发的小鼠室颤、氯仿-肾上腺素所致兔室性心律失常，延长 $CaCl_2$所致大鼠室性心律失常出现时间，减慢大鼠和兔心率，部分对抗异丙肾上腺素的心率加速作用[75]。实验研究表明，炙甘草汤加味方能明显降低大鼠右心房自律性；明显抑制肾上腺素诱发的离体豚鼠左心房肌和乳头状肌的自律性和兴奋性；对豚鼠的左心房肌的功能不应期也能明显延长，但对收缩性影响不显著[76]。对乌头碱诱发的心律失常，甘草甜素无对抗作用，而甘草类黄酮与异甘草素则能有效解除附子心脏毒性作用，其机理可能与抑制心肌细胞 Na^+ 通道有关[77]。潘克英等[78]研究证实炙甘草汤水煮醇沉剂对氯仿致小鼠心律失常具有明显保护作用，作用机制可能是影响肾上腺素的敏感性。仰礼真等[79]应用全细胞膜片钳技术观察 GA 对豚鼠心室肌单个细胞 L 型通道的影响。结果显示：10^{-6}mmoL/L GA 灌注豚鼠心室肌细胞后可使 L 型钙通道电流峰值增加 22.51%；各药物的电流-电压曲线虽有相应的下降，但其峰值电压不变。心肌细胞内钙浓度增加。这种作用可以解释为甘草次酸(GA)抗心律失常的作用机制。离体及在体研究表明，甘草次酸(GA)可延长乌头碱诱发的心律失常潜伏期，减少室颤率，增加哇巴因诱发的室性心律失常的阈值[80]。国内学者对甘草次酸(GA)的研究表明，GA 10、20mg/kg 剂量组均能明显对抗乌头碱 20μg/kg 剂量组、氯化钡 2mg/kg 剂量组和结扎左冠状动脉前降支组诱发的大鼠窜性心律失常。GA 也能明显对抗氯化钙-胆碱(氯化钙 0.6%+胆碱 0.0025%)混合液 10ml/kg 诱发小鼠心房颤动或扑动，GA 10mg/kg 对大鼠心电图实验证明有负性频率作用和负性传导作用[80]。这些结果表明，GA 不仅对各种原因诱发的室性心律失常有显著疗效，对氯化钙、胆碱诱发的房性心律失常也有显著的对抗作用，说明 GA 具有广泛的抗心律失常作用。其作用机制可能与阻滞 L 型钙通道、抑制 L 型钙离子内流有关。

8. 止咳平喘和祛痰作用　以组胺引喘试验和放射性配基结合分析法证明，豚鼠经反复应用异丙肾上腺素可见 β-肾上腺素受体反应性降低和肺组织 β 受体数目减少，腹腔注射甘草水煎剂或甘草提取物 Lx66 可以防止上述变化，而腹腔注射甘草次酸或甘草水煎剂灌胃则无此种保护作用[81]。吕小华等[82]在用卵蛋白建立的小鼠哮喘模型中，同样发现甘草酸治疗后，哮喘小鼠肺组织的炎症病理变化减轻，血清 IgE 和 IL-4 的表达降低，与泼尼松组相似。宋丽君等[83]在大鼠哮喘模型中分别给予生理盐水、甘草酸二铵及地塞米松，发现甘草酸二铵及地塞米松用药组肺组织仍有炎症细胞浸润，但明显减轻，杯状细胞增生不明显。而且确实存在 Th2 类细胞因子 IL-4 增高，Th1 类细胞因子 IFN-γ 减少[19]。采用豚鼠离体气管螺旋条法、喷雾致喘法和改良肺溢流法观察异甘草素(ISL)对豚鼠气管平滑肌的舒张作用。结果 ISL 对乙酰胆碱、氯化钾、组胺诱发的气管收缩有明显的舒张作用；ChTX 和 ODQ 预孵育明显减少了 ISL 对离体气管平滑肌的舒张作用；ISL 可显著延长豚鼠引喘潜伏期和对抗组胺所致豚鼠肺溢流量的增加。研究表明 ISL 对豚鼠气道平滑肌具有明显的舒张作用，其机制很可能通过激活鸟苷酸环化酶，提高细胞中 cGMP 水平，开放 Ca^{2+} 激活的钾通道。

9. 抗氧化作用　甘草类黄酮(FG)2.8～25μg/ml 可明显抑制小鼠肝匀浆在振荡温育

条件下引起的丙二醛升高;FG 0.265～26.5μg/ml 或 2.58～258μg/ml 分别对碱性二甲基亚砜或黄嘌呤氧化酶体系生成的 O^{2-}·有显著清除作用;以上作用呈浓度依赖性变化。FG144μg/ml 或 258μg/ml 分别对 PMA 刺激多核白细胞释放的 O^{2-}·及 OH·或 Fenton's 反应生成的 OH·有明显清除作用[84]。有研究报道了 14 种甘草黄酮类化合物和 3 种三萜类化合物对 4 种活性氧的清除效应,胀果香豆素 A 对超氧阴离子自由基(O^{2-}·)的清除效应最显著,光甘草酮和甘草查尔酮 A 对 H_2O_2溶血的抑制效应最明显,有 10 个黄酮类化合物明显对抗血卟啉衍(HPD)的光溶血,甘草查尔酮 A 和 4'-甲氧基-4-羟基查尔酮对羟自由基(·OH)的清除作用最为显著,甘草酸和甘草次酸没有对抗 O^{-2}·和 HPD 的光溶血效应,但明显抑制 H_2O_2溶血[85]。另有研究表明,甘草提取液可明显抑制豚鼠肝微粒体氟烷的还原代谢,使其中间代谢产物亦减少,并具抗脂质抗氧化作用,因而对预防氟烷性肝炎是有益的[86]。甘草次酸(GA)的抗氧化作用的显著效果逐渐引起科学家的重视[87]。电子顺磁共振的自旋捕获技术证明,络合结构的 GA 可增加对斑蝥黄和胡萝卜素的体内清除速率,比过氧化氢清除速率快 10 分钟[88]。

10. 解毒作用　甘草酸能与多种生物碱、抗生素、氨基酸、金属离子等结合生成复盐,降低原药毒性[89],如用甘草酸与链霉素结合制成的甘草酸链霉素,对脑第八对颅神经的毒性较普通链霉素显著降低。小鼠灌胃实验结果表明,甘草煎剂能有效地减弱敌敌畏的毒性,使小鼠中毒死亡率明显降低,此为临床用中药抢救有机磷农药中毒提供有益的探索[90]。Takeda 等[91]研究发现,1 分子甘草酸可水解生成 1 分子甘草次酸和 2 分子葡萄糖醛酸,后者在体内能结合毒物形成无毒的化合物,发挥其解毒作用。朱志良等[92]认为甘草含多种氨基酸,能够与铅、镉、汞(Pb、Cd、Hg)等重金属离子形成稳定螯合物,效果优于 EDTA,从而有效治疗体内重金属中毒。临床疗效显示甘草能使附子减毒增效,其机制可能在于甘草中某些成分能结合生物碱形成络合物或促进生物碱的水解。马鸿雁等[93]将乌头碱分别单煎或与甘草酸合煎,发现乌头碱都发生了水解;但合煎液中的甘草酸加速了乌头碱的水解,推测附子甘草配伍,首先甘草酸与乌头碱结合成盐,该盐逐步释放出游离的乌头碱和甘草酸,而释放的甘草酸又促进了乌头碱的水解,甘草酸与乌头碱络合成盐起到了减少和缓和毒性的作用,而甘草酸促进乌头碱的水解则起到了解毒的功效。

(三) 临床报道

1. 治疗肝脏疾病

(1) 治疗肝炎:高加其[94]用甘草甜素片治疗乙型肝炎 330 例,有效率 77%,乙肝 e 抗原的转阴率为 44.8%。张凤菊[95]用强力宁注射液(由浙江海宁制药厂生产,批号 92192,每克 20ml,内含甘草甜素 40mg)40～80ml 溶于 10%葡萄糖溶液 250～500ml 内静脉滴注,每日 1 次。平均疗程 90 天。结果共治疗慢性乙型肝炎 34 例,显效(症状、体征改善,血清胆红素、谷丙转氨酶降至正常范围)23 例,有效(症状、体征有改善,血清胆红素下降但未正常,谷丙转氨酶下降超过 25%,但未正常)10 例,无效(症状、体征无改善,谷丙转氨酶及胆红素无下降甚至上升)1 例,总有效率 97%。王吉耀[96]应用强力宁注射液 80～100ml(含甘草甜素 160～200mg)/天,加入 5%葡萄糖注射液 500ml 静脉滴注,第 1 个月,每日 1 次,每 2～3 个月,隔日 1 次;第 4～5 个月,每周 2 次;第 6 个月,每周 1 次。结果乙型慢性活动性肝炎 21 例,降 ALT 有效率 86%,降 SB 有效率 78%;升白蛋白有效率 67%;降球蛋白有效率 50%,HBeAg 阴转率为 61%～73%。郑临等[97]观察复方甘草酸苷联合膦甲酸钠治疗乙型肝炎病毒 DNA 聚合酶活性区发生变异(简称 YMDD 变异)的疗效。选择 YMDD 变异慢性乙型肝炎患者 60 例，分为治疗组和对照组各 30 例。治疗组给予复方甘草酸苷注射液 100ml，加入 10％葡萄糖注射液 500ml 中静脉滴注，1 次/日，同时联用膦甲酸钠注射液 250ml，2 次/日，疗程为 4 周。疗程结束后继续服用复方甘草酸苷片 2 片，3 次/日，至 16 周。对照组在使用膦甲酸钠注射液基础上给予甘草酸二铵 30ml，静脉滴注，3 次/日，共 4 周，继用甘草酸二胺胶囊 3 粒，3 次/日，至 16 周。治疗组肝功能改善较对照组明显。治疗组 4、16 周 HBV DNA 阴转率分别为 36.7％和 53.3％，对照组分别为 16.7％和 20.0％，二组比较均有显著性差异。治疗组显著提高辅助性 T 细胞（CD_4^+）和 CD_4^+/CD_{25}^+ 比例。提示复方甘草酸苷联合膦甲酸钠治疗 YMDD 变异慢性乙型肝炎具有很好的疗效。陈耀凯等[98]观察复方甘草酸苷对 HBeAg 阳性慢性乙型肝炎患者血清病毒学标志及生化参数的影响。采用复方甘草酸苷联合拉米夫定治疗 30 例慢性乙型肝炎患者，并与 30 例拉米夫定单药治疗的慢性乙型肝炎患者进行对照，观察治疗后血清病毒学标志及肝功能指标的变化。治疗 12 周和 24 周时二组病例血清 HBV DNA 下降水平及病毒应答率无显著差异；治疗 12 周时联合治疗组血清 HBeAg/抗-HBe 转换率明显高于对照组；治疗 12 周和 24 周时联合治疗组肝功能指标复常率明显高于对照组。提示复方甘草酸苷治疗慢性乙型肝炎可获得良好的生化学应答，同时也可能有助于患者在拉米夫定治疗过程中早期发生 HBeAg/抗-HBe 血清转换。金建军等[99]对慢性活动性肝炎患者给予甘草酸二胺治疗，发现单核细胞吞噬率明显提高，吞噬指数也有提高；IgM、CD_8 细胞水平下降，而 CD_4 细胞及 CD_4/CD_8 的比值升高。这提示甘草酸二胺治疗慢性活动性肝炎部分是通过调节细胞免疫功能而发挥作用。

（2）治疗脂肪肝：林爱清[100]观察了复方甘草酸苷注射液在酒精性脂肪肝治疗中的临床效果。治疗组 38 例采用复方甘草酸苷注射液 100ml/d，加入 0.9％氯化钠注射液 100ml 中静脉注射；对照组 34 例口服非诺贝特胶囊（0.1g/粒），1 粒/次，3 次/日，二组疗程均为 1 个月。治疗组总有效率 89.5％，对照组总有效率 64.7％，比较差异有统计学意义。复方甘草酸苷具有抗炎、类激素样作用，可减少肝细胞的损害，防止甘油三酯在肝内的堆积和成纤维细胞的增生。故临床上适用于酒精性脂肪肝的治疗，并具有安全、疗效明显的特点。

2. 治疗心脏疾病

（1）快速性心律失常：关洪峰[101]以加味炙甘草汤（炙甘草、人参、生地黄、桂枝、阿胶、麦冬、胡麻仁等）治疗 23 例心力衰竭并发阵发性快速型房颤患者，结果 15 例转复为窦性心律，心功能明显提高；8 例未转复者心室率亦降至 100 次/分以内，心功能亦得到一定程度的改善。陈健[102]用炙甘草汤配合胺碘酮治疗 30 例期前收缩患者（房性期前收缩 18 例，室性期前收缩 12 例），并与单纯用胺碘酮治疗 30 例（房性期前收缩 19 例，室性期前收缩 11 例）进行对照，结果治疗组临床症状和心电图疗效显效率均明显高于对照组。刘胜东[103]以炙甘草汤合温胆汤治疗心动过速 100 例，其中阵发性室上性心动过速 78 例，室性心动过速 20 例，心房颤动 2 例，总有效率达到 97％。

（2）缓慢性心律失常：高丽[104]以加减炙甘草汤（制附子、桂枝、炙甘草、枸杞子、麦冬、丹参等）治疗病态窦房结综合征 65 例，3 个疗程后显效 36 例，有效 20 例，无效 9 例。张燕龙[105]以炙甘草汤加减治疗缓慢性心律失常 35 例，辨证均属心阳虚伴痰瘀内阻为主。治疗后总有效率为 77.1％。张宪明等[106]用炙甘草汤治疗 65 例窦性心动过缓患者，并与用阿托品和曲克芦丁治疗 45 例进行对照。结果治疗组总有效率 91.8％，对照组总有效率 75.6％。并且发现疗程越长，中药的显效率越高，疗效越巩固，而西药疗效与疗程长短的关系不明显。

（3）治疗期前收缩：运用炙甘草汤加减（炙甘草 15g、红参 6g、麦冬 12g、生地 12g、桂枝

9g、阿胶15g、火麻仁20g、薤白9g、丹参30g、苦参15～30g、炒枣仁30g、茯苓15g、大枣10枚、生姜6g)治疗各型期前收缩87例，每日1剂，水煎分2次服，并可随症加减。结果：显效71例，有效14例，无效2例，总有效率91.2%[107]。采用中西医结合治疗过期前收缩动60例，根据不同的辨证分型分别运用炙甘草汤等方剂配合小剂量胺碘酮(乙胺碘呋酮)治疗过期前收缩动。结果：60例中显效42例，有效13例，无效5例，总有效率91.7%[108]。

(4) 治疗病窦综合征：以炙甘草汤加减(炙甘草、炙黄芪、党参、生地、熟地黄各30g，阿胶15g，麦冬、麻仁各12g，干姜、桂枝各6g)治疗老年特发性病态窦房结综合征12例，每日1剂，水煎150ml，分两次口服，疗程2～5个月，平均3.5个月。对2例心率<45次/分伴昏厥者以阿托品1mg加入5%葡萄糖注射液500ml中静脉滴注(1周)，其余患者均停用西药。结果：显效6例，有效4例，无效2例。对显效和有效者随访1～3年，除2例安装心脏起搏器外，8例病情稳定，随访期间每年服上述中药2～3个月[109]。

3. 治疗皮肤病

(1) 带状疱疹：周先成等[110]将带状疱疹老年患者98例，随机分成2组，治疗组口服复方甘草酸苷片2片/次，3次/日，同时服用阿昔洛韦片0.2g/次，5次/日；对照组口服阿昔洛韦片0.2g/次，5次/日，同时服用弥可保片0.5mg/次，3次/日。10次后评价治疗效果，30天时再随访1次，记录有否发生后遗神经痛。结果显示，治疗组总有效率80.36%，对照组总有效率61.90%，后遗神经痛发生率分别为19.64%、38.10%，有明显统计学差异。观察结果证实了复方甘草酸苷治疗带状疱疹的疗效较好，尤其是老年带状疱疹患者有皮质类固醇使用禁忌证的，对缩短病程、防止后遗神经痛发生均有较好疗效。

(2) 药物性皮炎：魏娟等[111]报道应用复方甘草酸苷治疗61例轻、中度药物性皮炎，方法为用5%葡萄糖注射液加入复方甘草酸苷注射液40ml，1次/日，静脉滴注，配合抗组胺药物西可韦10mg，1次/日，口服，氧化锌洗剂外用。结果显示，治愈24例，显效31例，好转6例，无效0例，总有效率为90.16%，87%的患者在治疗2～3天后皮疹开始消退，不适症状开始缓解。治愈时间为5～27天，平均为3.8天，且本组患者在治疗过程中未见血压升高及低钾血症、血糖升高等不良反应。

(3) 亚急性、慢性湿疹：尤立平等[112]应用复方甘草酸苷片，3片/次，2次/日，疗程为4周，治疗亚急性湿疹患者19例、慢性湿疹患者15例，在减轻患者皮损严重度和瘙痒症状方面取得满意疗效。其中，对亚急性湿疹在应用复方甘草酸苷2周后即显示出明显效果，对慢性湿疹在应用2周时出现疗效，显示出复方甘草酸苷对炎症较明显的亚急性皮损作用较快，对病程较长、以苔藓化为主的慢性损害起效较慢。

(4) 小儿异位性皮炎：王晓哲等[113]采用复方甘草酸苷片将60例小儿异位性皮炎患儿随机分为治疗组和对照组。治疗组36例，口服复方甘草酸苷片；对照组24例，口服赛庚啶片。2组均连服4周后停用1周，再连用4周。结果，治疗组治愈率及总有效率分别为52.8%、94.4%，对照组分为12.5%、62.5%，二组比较差异均有显著性，且治疗组不良反应小。

(5) 银屑病：张辛艳等[114]将76例泛发性脓疱型银屑病住院患者分为2组，A组：以复方甘草酸苷注射液40ml加入生理盐水注射液250中静脉滴注，1次/日；B组以维生素C 3.0g、10%葡萄糖酸钙10ml加入5%葡萄糖注射液250ml中静脉滴注，1次/日；2组连续用药20天后改用复方甘草酸苷片口服，50mg/次，2次/日，1个月为1个疗程。2组在用药开始均加用阿奇霉素0.5g/d，静脉滴注7天。2组均不配合其他外用药物治疗。A组的有效率 89.5%，显著高于 B 组 60.5%；A 组有 2 例出现轻度水肿，1 例出现血压轻度增高；B 组 4 例出现脓疱复发。

（6）系统性红斑狼疮：林能兴等[115]将 60 例女性系统性红斑狼疮（SLE）住院患者随机分为治疗组 30 例和对照组 30 例。治疗组口服泼尼松片 1mg/kg，同时加用复方甘草酸苷注射液 60ml（加入 5%葡萄糖注射液 500ml 中静脉滴注），1 次/日，2 周后改为隔日 1 次，治疗 4 周，之后改为口服复方甘草酸苷片剂，3 次/日，3 片/次，再持续观察 12 周；对照组仅口服泼尼松，1mg/(kg·d)。通过对治疗组与对照组治疗前后的 SLE 疾病活动指数（SLEDAI）评分比较发现，加用复方甘草酸苷注射液组较单用泼尼松组有更好的疗效，改用复方甘草酸苷片剂后观察 12 周，发现片剂对稳定病情、防止复发有一定的效果。

（7）玫瑰糠疹：张晓茹等[116]应用复方甘草酸苷治疗儿童玫瑰糠疹，方法为将 168 例患儿分为 2 组。治疗组 100 例，口服复方甘草酸苷片剂，2 片/次，3 次/日，2 周为 1 个疗程。对照组 68 例，口服氯苯那敏 4mg/次，3 次/日；利巴韦林（病毒唑）50mg/次，4 次/日；葡萄糖酸钙 0.5g/次，3 次/日，2 周为 1 个疗程。结果表明，治疗组治愈率为 80%，总有效率达 76.48；对照组治愈率为 45.59%，总有效率达 76.48%。两组比较，治疗组治愈率、总有效率均明显优于对照组。

（8）药疹：临床上经常可见因服用中药或西药引起的过敏反应，以皮肤荨麻疹或疱疹为主要表现。高连杰等[117]报道，7 例因服用其他药物出现过敏反应的病人，服用银花甘草汤 1～3 剂后，药疹明显减退，1 周后药疹退净，临床症状消失。

4. 治疗胃肠道疾病

（1）胃溃疡：生胃酮（甘草次酸琥珀酸半酯二钠盐）口服，胃溃疡者第 1 周 1 次 2 粒（100mg），第 8 天开始 1 次 1 粒（50mg），1 日 3 次；十二指肠球部溃疡 1 次 50mg，1 日 4 次。均 20 天为 1 个疗程，1 个疗程后经胃镜检查，不愈者再服，最长不超过 60 天，共治消化性溃疡 60 例，治愈率 68.33%，总有效率 98.33%。有 20 例发生浮肿、高血压、低血钾等副反应[118]。

（2）慢性萎缩性胃炎：成信法[119]依据慢性萎缩性胃炎均有胃阴不足的特点。选用芍药甘草汤作为基础，随症加减，治疗慢性萎缩性胃炎 36 例，以服药 1 个月为 1 个疗程，所有病例均服药 2 个疗程，结果治愈 6 例，好转 27 例，无效 3 例，总有效率达 91.7%。

5. 治疗过敏性紫癜　大枣 150g，甘草 20g，水煎日 1 剂，吃枣饮汤，7 天为 1 个疗程，共治疗过敏性紫癜 20 例，结果：服 1 个疗程治愈 16 例，服 2 个疗程后治愈 4 例，但有 1 例 3 个月后又复发，19 例随访半年未见复发[120]。

6. 治疗低血压　采用炙甘草汤加减[炙甘草 15g、党参 20g、川桂枝 9g、生地 18g、麦冬 10g、川厚朴 8g、炙麻黄 3g、生姜 6g、大枣 10 枚、东阿胶 10g（后烊入）]治疗慢性低血压（血压全部低于 90/60mmHg，脉压低于 30mmHg）50 例，每日 1 剂，水煎 2 次，分上下午温服，治疗过程中 3～5 天测量血压 1 次。结果：显效 38 例，占 76%；有效 12 例，占 24%。其中服药后血压在 1 周内恢复到 90/60mmHg 以上者 12 例，7～15 天 21 例，15～25 天 15 例，1 个月以上 2 例，平均治疗日期为 15.8 天[121]。

7. 治疗食物中毒　生甘草 9～15g　水煎，2 小时内 3～4 次服；极少数有发热者，加黄连粉 1g 冲服；重症者甘草用至 30g，浓煎成 300ml，每隔 3～4 小时由胃管注入 100ml（食生药 10g）；并酌情洗胃、补液等，治误食乌梅蛋白中毒 53 人，食山荔枝 197 人，吃不洁烤鸭中毒 204 人，均获满意疗效[122]。

8. 防治汽油中毒　应用单味甘草汤防治汽油中毒 20 例。20 例分为预服药组 14 例(其中 6 例为有汽油中毒史者)和未预服药组 6 例。方法:甘草 20g,加水 300ml,煎至 200ml 饮服,预服药组均于接触汽油前 15 分钟饮服。结果:预服药组经预防用药,接触汽油后 12 例未见明显不适,仅 2 例出现中毒症状,续服 1～2 天后症状消失;未预服药组 6 例均发生中毒反应,经甘草汤剂治疗,5 例于 1～2 天内症状消失,1 例于治疗 4 天后痊愈[123]。

9. 治疗非特异性溃疡性结肠炎　用生甘草煎剂(每日 30g,分 2 次服,20 天为 1 个疗程),同时以硫糖铝粉加 5%淀粉糊或适量阿拉伯胶,制成 20%乳胶剂,于睡前排便后保留灌肠(每日 1 次,每次 40ml)治疗,取得较好的近期疗效[124]。

10. 治疗流行性乙型脑炎　患儿入院时,均给予甘草甜素 2ml/(kg·d),加入 10%葡萄糖 250ml 静脉滴注,疗程 4～7 天,平均(5.4±2.0)天。结果治愈(症状、体征消失,无明显恢复期神经精神症状)及好转(症状、体征好转,遗有轻度恢复期神经精神症状)共 36 例,占 95%,其中重型、极重型 12 例,治愈及好转共 10 例。退热时间为 3～12 天,平均(5±4)天[125]。

11. 治疗耳鼻部炎症　用 75%酒精浸泡甘草片制成甘草酊,治疗鼻前庭炎、外耳湿疹和耳廓冻疮,用甘草酊涂于红肿处,1 日 3 次;急性外耳道及肉芽性鼓膜炎,先洗净,用甘草酊滴耳,1 日 3 次,5～7 天为 1 个疗程。结果:鼻前庭炎 42 例,痊愈 39 例,好转 2 例,无效 1 例;肉芽鼓膜炎 34 例,痊愈 29 例,好转 3 例,无效 2 例;急性外耳道炎 23 例,痊愈 20 例,好转 3 例;外耳湿疹 6 例,痊愈 5 例,好转 1 例;耳廓冻疮 3 例,痊愈、好转、无效各 1 例,总治愈率 87.04%,有效率 97.22%[126]。

12. 治疗慢性前列腺炎合并阳痿　生甘草研粗末,20g 一包分装,每日 20～40g,开水泡饮,10 天为 1 个疗程,一般 1～3 个疗程。配合提肛运动:将臀部及大腿夹紧,深吸气的同时肛门向上提收,屏气 5～10 秒钟,再呼气,全身放松,坐卧站立均可进行,每日练 2～3 次,每次练 20～30 下。结果:治疗慢性前列腺炎合并阳痿 22 例,9 例获治愈(能性交 5 分钟以上及射精,前列腺不肿大无压痛;EPS:白细胞计数>5 个/HP),12 例有效(能勃起 3 分钟以上;EPS:白细胞计数<5 个/HP),1 例无效(未改善或加重),治愈率 40.9%[127]。

13. 治疗术后尿潴留　将煨甘遂 15g,研细末瓶装备用。用时以 3～6g 酒调成饼,敷入神阙穴,盖上软薄膜并用纱布扎紧。保持 4～6 小时,不效更换一料,可连用 3 次。同时用甘草 10g 煎汤顿服。治疗 211 例,痊愈(用药后 24 小时内恢复自行排尿,日尿量 1500ml 以上者)24 例,占 88.6.%;好转(小便通畅,自行排尿在 1000ml 以上者)3 例,占 11.1%;全部有效[128]。

14. 治疗皮肤溃疡　甘草锌高压消毒制成甘草锌粉。治疗时,先将患处常规消毒,消除腐肉,然后均匀而薄地将甘草锌粉撒布于整个创面,继而用依沙吖啶(利凡诺)纱布或紫草油纱布紧贴疮面并外加干纱布包扎,隔日换药一次直到痊愈,10 天为 1 个疗程。结果:治疗皮肤溃疡 67 例,痊愈(溃疡面完全愈合)61 例,占 91%;显效(溃疡面愈合 75%以上)3 例,占 4.5%;有效(溃疡面愈合 45%以上)1 例,占 1.5%;无效(溃疡面愈合 5%以下或症状如治疗前不变者)2 例,占 3%,总有效率 97%[129]。

15. 治疗无菌性炎症　用酒精甘草(制法:生甘草 50g 研成细末,用 75%酒精 20ml 浸透拌匀备用)外敷治疗因静脉给药和输血漏出血管外引起的局部组织无菌性炎症,先将病变部位用温水洗净,将酒精甘草装入单层纱布袋内,将药袋均匀敷盖在红肿的组织上,敷药面积应大于病变面积,厚度约 1cm 左右,外以塑料薄膜覆盖,胶布固定,敷药干燥时随时加酒精,以保持药物湿润。每天换药一次，直至红、肿、痛完全消失为止，治疗期间不用其他药物。结果：局部红肿消退，疼痛消失为痊愈。20 例患者全部治愈，其中敷药 1 次红肿消退、疼痛消失而痊愈者 13 例，2 次痊愈者 6 例，3 次痊愈者 1 例[130]。

16. 治疗小儿尿布性湿疹　应用复方甘草粉(生甘草、黄柏分别粉碎过 80 目筛，取生甘草粉 3g、黄柏粉 1g、滑石粉 3g 混匀备用)治疗小儿尿布性湿疹 292 例，应用时清洗患部，将复方甘草粉撒涂患处，每日 2～3 次，保持用药处干燥，按常规使用抗生素，疗程 3～4 日。对照组除未使用复方甘草粉外，其他处理方法与治疗组相同。结果：治疗组治愈 250 例，显效 32 例，总有效率 96.58%；对照组治愈 108 例，显效 27 例，总有效率 69.95%。经统计学处理，两组疗效有显著性差异[131]。

17. 治疗特发性血小板减少性紫癜　罗耀光等[132]应用重组炙甘草汤配合小剂量糖皮质激素治疗特发性血小板减少性紫癜。方法：用半随机组合的方法将 43 例患者分成两组，治疗组(21 例)用重组炙甘草汤配合小剂量激素治疗，对照组(22 例)用常规剂量激素治疗。结果：临床疗效治疗组优于对照组，治疗组血小板计数较治疗前明显升高；副反应治疗组明显小于对照组。

18. 治疗胰腺炎　韩俊岭等[48]应用复方甘草酸苷治疗急性胰腺炎肝损害。将 82 例急性胰腺炎肝损害患者随机分为治疗组和对照组，治疗组复方甘草酸苷 40ml 加入 5%葡萄糖注射液 250ml，静脉滴注，1 次/日，其余对症、支持治疗两组均相同。结果表明治疗组肝功能较对照组明显改善，治疗 7 天后治疗组丙氨酸氨基转移酶、天冬氨酸氨基转移酶和血清总胆红素均明显低于对照组，治疗组与对照组相比，肿瘤坏死因子-α、白介素-6 明显下降。

19. 用于化疗病人口腔炎的护理　曾元香[133]为观察银花甘草汤对化疗病人口腔炎的护理效果，将 86 例病人随机分为治疗组和对照组，分别给予银花甘草汤和 1%过氧化氢进行口腔护理。研究结果表明，银花甘草汤可有效地促进口腔炎症的好转与康复，明显减轻病人的痛苦与焦虑感，治疗组有效率达 95.35%，高于对照组(76.74%)，两组比较差异有统计学意义($P<0.05$)。另外，此汤可以有效清除口腔异味，消除口腔感染及减少口腔溃疡的发生，且其合剂味甘、微苦，口感较好[134]。

(四) 不良反应

健康人长期大最服用甘草次酸(GA)能引起血压增高、水钠潴留和钾离子的排出，尿内钠/钾的比例稍有降低，这种作用与醛固酮相似。临床上也有许多报道 GA 对艾迪生病(阿狄森综合征)及尿崩症有较好的疗效。过去认为，GA 的肾上腺皮质激素样作用是由于 GA 与皮质酮的结构相类似，而引起的直接作用，也可因为二者的结构相类似，在肝内的代谢中产生竞争性抑制作用，从而间接地增加皮质激素的活性。研究证明，GA 能抑制皮质激素代谢过程中的许多酶，如 5β-还原酶，并能明显地降低皮质激素代谢的清除率和可的松的半衰期，抑制 17-羟固醇脱氢酶从而抑制雄烯二酮转变为睾酮的过程[135]。徐会选[136]综述了有关甘草酸类药物引起不良反应的报道，其不良反应主要是对内分泌系统的影响，如水、钠潴留，低钾血症，高血压，假性醛固酮增多症等。过敏反应较少，罕见的不良反应有胆汁性肝硬化、上消化道或牙龈出血、腹泻和精神症状。其中甘草酸最常见的不良反应是假醛固酮症，主要由于甘草次酸抑制肾脏 11β-HSD 的活性所致。由于甘草次酸在体外的活性较甘草酸强 3～6 倍，在体内则强 10～50 倍[137]，当较长期和大剂量用药时，可引起药源性高血压和水肿等[138]。甘草酸抑制 11β-HSDⅡ的活性被认为是引起高血压的主要原因[139]。因此降低化合物对 11β-HSDⅡ的抑制活性是降低或消除假醛固酮增多症的一个重要途径。β-甘草次酸对肾脏 11β-HSD 的半数抑制浓度(IC_{50})为 0.5μmol/L,而 α-甘草次酸的 IC_{50} 为 3.0μmol/L[140]。楚瑞琦等[141]分析了强力宁、甘利欣、复方甘草酸苷 3 种以甘草酸为主要成分的注射液不良反应报告,对各种不良反应进行了比较,发现复方甘草酸苷不良反应发生率是最少的。β 型甘草酸在理论上可能引起水钠潴留、假性醛固酮增多症等肾上腺皮质激素样不良反应,但其配方中的甘氨酸可以抑制假性醛固酮增多症的发生。

参 考 文 献

[1] 刘学辉,杨霁云.甘草次酸拮抗外源性皮质激素对肾上腺皮质反馈抑制的机理研究[J].肾脏病与透析肾移植杂志,1995,4(5):417-419.

[2] Gold R,Buttgereit F,Toyka KV. Mechanism of action of glucocorticosteroid hormones: possible implications for therapy of neuroimmunological disorders[J]. J Neuroimmunol,2001,117(1-2):1-8.

[3] 汪俊韬,于少军,等.复方甘草甜素(美能)在肝病领域的临床应用[J].中国药房,2002,13(8):500-502.

[4] 刘金城,潘旭旺,蒋小琴.甘草酸类固醇样药理作用及机制研究进展[J].中国药业,2010,19(9):86-88.

[5] 张洪泉,胡坚,汤传新,等.甘草锌抗消化道溃疡的药理作用[J].新疆医科大学学报,1987,10(3):177-179.

[6] 汤传新,王士平,张洪泉,等.甘草锌对动物胃溃疡模型疗效的组织学及组织化学观察[J].新疆医学院学报,1987(4):239-243.

[7] 马伯良,周英杰,吴德林.甘草锌对实验性萎缩性胃炎的治疗作用[J].中成药研究,1986(3):27.

[8] 董维嘉,陈继生.甘草次酸对内耳听觉功能的影响[J].中草药,1989,20(11):27-28.

[9] 王德俊,孙云,张洪泉.甘草锌对胃粘膜上皮细胞的保护作用[J].中西医结合杂志,1990(10):618.

[10] 张明发,沈雅琴.甘草消化系统药理研究进展[J].上海医药,2009(6):264-267.

[11] 刘克玄,吴伟康,朱有凯,等.四逆汤对大鼠肠缺血再灌注后肠粘膜细胞凋亡的影响及神经酰胺机制[J].中国药理学通报,2005,21(2):240-244.

[12] 刘克玄,吴伟康,何威,等.四逆汤对大鼠肠缺血再灌注损伤后肠黏膜的保护效应[J].中国中药杂志,2006,31(4):329-332.

[13] 李茹柳,迟莉,郭文峰,等.白术黄芪汤单药提取部位组方对不同病变阶段大鼠溃疡性结肠炎的影响[J].中国中药杂志,2008,33(2):209-212.

[14] 董晞,赵世萍,刘岩,等.甘草苷对乌头碱致心肌细胞损伤的保护作用[J].中华中医药杂志,2009,24(2):163-166.

[15] 李怀荆,郭忠兴,陈晓光,等.甘草、白芍及合用对在体兔肠管运动的影响[J].佳木斯医学院学报,1992,15(5):10-12.

[16] 肖平.甘草及其制剂的药理与临床应用[J].中医药信息,1986,5(1):20.

[17] 寻庆英,王翠芬,魏义全,等.甘草对大鼠胃动力功能影响的实验研究[J].东南大学学报:医学版,2005,24(4):226-229.

[18] Sato Y,He JX,Nagai H,et al. Isoliquiritigenin,one of the antispasmodic principles of Glycyrrhiza ularensis roots,acts in the lower part of intestine[J]. Biol Pharm Bull,2007,30(1):145-149.

[19] 刘斌,文青山,张建荣,等.异甘草素的抗哮喘活性及其机制[J].中国临床药学杂志,2007,16(6):348-352.

[20] Shiratori K,Watanabe S,Takeuchi T. Effect of licorice extract(Fm100)on release of secretin and exocrine pancreatic secretion in humans[J]. Pancreas,1986,1(6):483-487.

[21] Kim KY,Rhim T,Choi I,et al. N-acetylcysteine induces cell cycle arrest in hepatic stellate cells

through its reducing activity[J]. J Biol Chem,2001,276(44):40591-40598.

[22] Miyake K,Tango T,Ota Y,et al. Efficacy of Stronger Neo-Minophagen C compared between two doses administered three times a week on patients with chronic viral hepatitis[J]. J Gastroenterol Hepatol,2002,17(11):1198-1204.

[23] 顾云娣,周方成. 甘草次酸和甘草酸对离体大鼠肝细胞膜效应的电镜观察[J]. 上海医科大学学报,2000,27(4):270-273.

[24] Jeong HG,You HJ,Park SJ,et al. Hepatoprotective effects of 18beta-glycyrrhetinic acid on carbon tetrachloride-induced liver injury:inhibition of cytochrome P450 2E1 expression[J]. Pharmacol Res,2002,46(3):221-227.

[25] Lee CH,Park SW,Kim YS,et al. Protective mechanism of glycyrrhizin on acute liver injury induced by carbon tetrachloride in mice[J]. Biol Pharm Bull,2007,30(10):1898-1904.

[26] 金志刚,孔艺,周祖模,等. 血浆转化生长因子 β_1 与其他肝纤维化指标的关系[J]. 第二军医大学学报,2004,25(3):345-347.

[27] 宋新文,王宏伟,申保生,等. 复方甘草酸苷对慢性乙型肝炎患者肝纤维化指标及细胞因子的影响[J]. 中国药房,2006,17(2):128-129.

[28] 张其胜,John,M,等. 甘草次酸靶向肝星状细胞治疗肝纤维化的体内研究[J]. 中华肝脏病杂志,2005,13(9):664-667.

[29] 张宝恒,曾路. 乌拉尔甘草的抗炎症作用[J]. 中草药,1991,22(10):452-453.

[30] 金巧秀,张洪泉. 甘草锌的抗炎作用[J]. 中国药理学通报,1990,113.

[31] Akamatsu H,Komura J,Asada Y,et al. Mechanism of anti-inflammatory action of glycyrrhizin:effect on neutrophil functions including reactive oxygen species generation[J]. Planta Med,1991,57(2):119-121.

[32] 黄能慧,李诚秀. 甘草酸铵的抗炎作用[J]. 贵阳医学院学报,1995,20(1):26-28.

[33] Ohtsuki K,Abe Y,Shimoyama Y,et al. Separation of phospholipase A2 in Habu snake venom by glycyrrhizin(GL)-affinity column chromatography and identification of a GL-sensitive enzyme[J]. Biol Pharm Bull,1998,21(6):574-578.

[34] Matsui S,Matsumoto H,Sonoda Y,et al. Glycyrrhizin and related compounds down-regulate production of inflammatory chemokines IL-8 and eotaxin 1 in a human lung fibroblast cell line[J]. Int Immunopharmacol,2004,4(13):1633-1644.

[35] 原皓,林三仁,吴克香,等. 甘草酸二铵对大鼠结肠炎的抗炎作用机制研究[J]. 中华消化杂志,2006,26(1):22-25.

[36] 汤立达,王建武,雍建平,等. 新型 11-脱氧甘草次酸-30-酰胺衍生物的研究[J]. 中草药,2006,37(1):20-25.

[37] 赵营,张玉林,徐林刚,等. 甘草酸、甘草次酸及苦参碱等对实验性胆汁淤积大鼠作用的比较[J]. 中国药科大学学报,2007,38(3):256-260.

[38] 张罗修,徐维敏,潘德济,等. 甘草皂甙对大鼠腹腔细胞前列腺素 E_2 和 cAMP 水平的影响及对某些免疫功能的调节作用[J]. 上海医科大学学报,1988,15(2):101-106.

[39] 李新芳,兰中芬. 18B-甘草次酸钠对炎症和免疫功能的影响[J]. 中国药理学通报,1990,6(2):105-108.

[40] Takahara T,Watanabe A,Shiraki K. Effects of glycyrrhizin on hepatitis B surface antigen:a biochemical and morphological study[J]. J Hepatol,1994,21(4):601-609.

[41] Nakajima N,Utsunomiya T,Kobayashi M,et al. In vitro induction of anti-type 2 T cells by glycyrrhizin[J]. Burns,1996,22(8):612-617.

[42] Yoshikawa M,Matsui Y,Kawamoto H,et al. Effects of glycyrrhizin on immune-mediated cytotox-

icity[J]. J Gastroenterol Hepatol,1997,12(3):243-248.

[43] Zhang YH,Isobe K,Nagase F,et al. Glycyrrhizin as a promoter of the late signal transduction for interleukin-2 production by splenic lymphocytes[J]. Immunology,1993,79(4):528-534.

[44] Zhang YH,Kato M,Isobe K,et al. Dissociated control by glycyrrhizin of proliferation and IL-2 production of murine thymocytes[J]. Cell Immunol,1995,162(1):97-104.

[45] Abe M,Akbar F,Hasebe A,et al. Glycyrrhizin enhances interleukin-10 production by liver dendritic cells in mice with hepatitis[J]. J Gastroenterol,2003,38(10):962-967.

[46] Dai JH,Iwatani Y,Ishida T,et al. Glycyrrhizin enhances interleukin-12 production in peritoneal macrophages[J]. Immunology,2001,103(2):235-243.

[47] 刘妍,成军,杨倩,等. 应用基因表达谱芯片技术克隆甘草甜素诱导Jurkat细胞后的差异表达基因[J]. 世界华人消化杂志,2004,12(1):70-73.

[48] 韩俊岭,郭昱. 复方甘草酸苷治疗急性胰腺炎肝损害的疗效观察[J]. 中国误诊学杂志,2008(3):556-557.

[49] Kimura M,Inoue H,Hirabayashi K,et al. Glycyrrhizin and some analogues induce growth of primary cultured adult rat hepatocytes via epidermal growth factor receptors[J]. Eur J Pharmacol,2001,431(2):151-161.

[50] Fujisawa Y,Sakamoto M,Matsushita M,et al. Glycyrrhizin inhibits the lytic pathway of complement-possible mechanism of its anti-inflammatory effect on liver cells in viral hepatitis[J]. Microbiol Immunol,2000,44(9):799-804.

[51] Kawakami F,Shimoyama Y,Ohtsuki K. Characterization of complement C3 as a glycyrrhizin (GL)-binding protein and the phosphorylation of C3alpha by CK-2,which is potently inhibited by GL and glycyrrhetinic acid in vitro[J]. J Biochem,2003,133(2):231-237.

[52] Kumada H. Long-term treatment of chronic hepatitis C with glycyrrhizin [stronger neo-minophagen C(SNMC)]for preventing liver cirrhosis and hepatocellular carcinoma[J]. Oncology,2002,62 Suppl 1:94-100.

[53] 吴晓慧,王顺祥,周少英. 甘草酸苷对人肝癌细胞增殖及凋亡的影响[J]. 中华实用中西医杂志,2005,18(2):267-269.

[54] 史桂芝,李吉友. 甘草,白屈菜阻断亚硝基胍致胃癌作用的研究[J]. 中华预防医学杂志,1992,26(3):165-167.

[55] Chung JG,Chang HL,Lin WC,et al. Inhibition of N-acetyltransferase activity and DNA-2-aminofluorene adducts by glycyrrhizic acid in human colon tumour cells[J]. Food Chem Toxicol,2000,38(2-3):163-172.

[56] Wang Z Y,Nixon D W. Licorice and cancer[J]. Nutr Cancer,2001,39(1):1-11.

[57] Niwa K,Lian Z,Onogi K,et al. Preventive effects of glycyrrhizin on estrogen-related endometrial carcinogenesis in mice[J]. Oncol Rep,2007,17(3):617-622.

[58] Thirugnanam S,Xu L,Ramaswamy K,et al. Glycyrrhizin induces apoptosis in prostate cancer cell lines DU-145 and LNCaP[J]. Oncol Rep,2008,20(6):1387-1392.

[59] Yoshida T,Kobayashi M,Li XD,et al. Inhibitory effect of glycyrrhizin on the neutrophil-dependent increase of R5 HIV replication in cultures of macrophages[J]. Immunol Cell Biol,2009,87(7):554-558.

[60] Pliasunova O A,Il'Ina T V,Kiseleva I,et al. [The anti-HIV activity of glycyrrhizic acid penta-*O*-nicotinate][J]. Vestn Ross Akad Med Nauk,2004(11):42-46.

[61] Motsei ML,Lindsey KL,van Staden J,et al. Screening of traditionally used South African plants for antifungal activity against Candida albicans[J]. J Ethnopharmacol,2003,86(2-3):235-241.

[62] 姚文虎,赵伟,吴引伟,等.复方甘草酸苷辅助治疗对艾滋病患者 T 细胞亚群的影响[J].中华男科学杂志,2006,12(7):598-601.

[63] 白木公康.甘草酸抗乙肝病毒的作用机理[J].和汉医药学杂志(日),1995,12(1):24.

[64] Lin JC. Mechanism of action of glycyrrhizic acid in inhibition of Epstein-Barr virus replication in vitro[J]. Antiviral Res,2003,59(1):41-47.

[65] 常雅萍,毕无邪,杨贵贞.甘草多糖抗病毒作用研究[J].中国中药杂志,1989(4):44-46.

[66] 马振亚,刘文琴,柴登山,等.甘草对甲型流感病毒所致兔眼毒性反应的影响[J].陕西中医,1988(7):330-331.

[67] 白润江,李新芳.18-β 甘草次酸钠的抑菌作用[J].兰州医学院学报,1991,17(3):130-132.

[68] 黄雪芳,吴开云.甘草水煎剂抗微生物作用的实验研究[J].江西中医学院学报,1997,9(4):30-31.

[69] Krausse R,Bielenberg J,Blaschek W,et al. In vitro anti-Helicobacter pylori activity of Extractum liquiritiae,glycyrrhizin and its metabolites[J]. J Antimicrob Chemother,2004,54(1):243-246.

[70] Lee JW,Ji YJ,Yu MH,et al. Antimicrobial effect and resistant regulation of Glycyrrhiza uralensis on methicillin-resistant Staphylococcus aureus[J]. Nat Prod Res,2009,23(2):101-111.

[71] 曾超珍,刘志祥,吴耀辉,等.超声波提取甘草黄酮及其抑菌活性研究[J].时珍国医国药,2007,18(10):2402-2403.

[72] Fukai T,Marumo A,Kaitou K,et al. Anti-Helicobacter pylori flavonoids from licorice extract[J]. Life Sci,2002,71(12):1449-1463.

[73] 孟富敏,李新芳.甘草次酸钠的调血脂及急性毒性作用[J].兰州医学院学报,1994,20(4):225-227.

[74] Tawata M, Yoda Y, Aida K, et al. Anti-platelet action of GU-7, a 3-arylcoumarin derivative, purified from glycyrrhizae radix[J]. Planta Med,1990,56(3):259-263.

[75] 李新芳,吴勇杰.18β-甘草次酸钠对实验性心律失常的影响[J].中国中药杂志,1992,17(3):176-178.

[76] 沈玲,陈奇.炙甘草汤加味方对离体心肌生理特性的影响[J].中药新药与临床药理,1995,6(1):42-44.

[77] 胡小鹰,彭国平.甘草拮抗附子心律失常毒性的机理研究[J].南京中医药大学学报,1996,12(5):23-24.

[78] 潘克英,胡继鹰.炙甘草汤对氯仿致小鼠心律失常的保护作用[J].国医论坛,2000,15(4):42.

[79] 仰礼真,祁小燕,等.甘草次酸对豚鼠心室肌单个细胞 L 型钙通道的影响[J].中药新药与临床药理,2002,13(3):161-163.

[80] 谢世荣,黄彩云,黄胜英,等.甘草次酸抗心律失常作用的实验研究[J].医药导报,2004,23(3):140-142.

[81] 赵树进,吴红霞,曹永舒.甘草及其提取物对豚鼠 β-肾上腺素受体耐受性的保护作用[J].中国中药杂志,1991,16(6):370-371.

[82] 吕小华,吴铁,覃冬云.甘草酸防治小鼠哮喘的作用及其免疫学机理探讨[J].时珍国医国药,2006,17(8):1434-1435.

[83] 宋丽君,王朝霞,迟宝荣,等.甘草酸二铵对支气管哮喘辅助 T 细胞 1/2 偏移调节作用的实验研究[J].中华医学杂志,2007,87(40):2865-2867.

[84] 句海松,忻文娟.甘草类黄酮对脂质过氧化和活性氧自由基的作用[J].药学学报,1989,24(11):807-812.

[85] 傅乃武,刘朝阳,张如意,等.甘草黄酮类和三萜类化合物抗氧化作用的研究[J].中药药理与临床,1994(5):26-29.

[86] 倪家骧，张玉祥. 甘草对豚鼠肝微粒体氟烷还原代谢的抑制作用[J]. 中华麻醉学杂志，1995，15(1)：21-23.

[87] Polyakov NE，Leshina TV，Salakhutdinov NF，et al. Antioxidant and redox properties of supramolecular complexes of carotenoids with beta-glycyrrhizic acid[J]. Free Radic Biol Med，2006，40(10)：1804-1809.

[88] Nwe KH，Hamid A，Morat PB，et al. Differential regulation of the oxidative 11beta-hydroxysteroid dehydrogenase activity in testis and liver[J]. Steroids，2000，65(1)：40-45.

[89] 赵敏畸. 甘草甜素研究[J]. 药学学报，1983，18(5)：325.

[90] 刘善庭，李秀英. 甘草降低敌敌畏毒性的药理研究[J]. 中医研究，1993，6(1)：34-35.

[91] Takeda S，Ishthara K，Wakui Y，et al. Bioavailability study of glycyrrhetic acid after oral administration of glycyrrhizin in rats；relevance to the intestinal bacterial hydrolysis[J]. J Pharm Pharmacol，1996，48(9)：902-905.

[92] 朱志良，孙爱贞. 一种解毒健脾中药驱除有毒重金属的机理研究[J]. 环境科学，1999，20(3)：63-65.

[93] 马鸿雁，刘小彬，李楠，等. 乌头碱和甘草酸作用的研究[J]. 时珍国医国药，2006，17(2)：208-209.

[94] 高加其. 治疗慢性乙型肝炎新药——甘草甜素片[J]. 中药通报，1987，12(9)：60.

[95] 张凤菊，郭辛. 甘草甜素治疗慢性乙型肝炎的疗效观察[J]. 山西医药杂志，1991，20(1)：13-14.

[96] 王吉耀，刘厚钰. 强力宁对乙型慢性活动性肝炎的治疗作用[J]. 中华传染病杂志，1991，9(4)：208-211.

[97] 郑临，杨益大，林志强，等. 复方甘草酸苷联合膦甲酸钠治疗 YMDD 变异慢性乙型肝炎患者 30 例[J]. 医药导报，2005，24(10)：913-914.

[98] 陈耀凯，王宇明，方蓉. 复方甘草酸苷联合拉米夫定治疗慢性乙型肝炎的疗效观察[J]. 中国药房，2006，17(7)：522-524.

[99] 金建军，王建军. 甘草酸二铵对慢活肝的疗效及免疫调节作用[J]. 洛阳医专学报，1995，14(2)：66-69.

[100] 林爱清. 美能治疗酒精性脂肪肝临床效果评价[J]. 包头医学院学报，2004，20(3)：198-199.

[101] 关洪峰. 加味炙甘草汤对心力衰竭并发房颤的心律转复疗效观察[J]. 中国中医急症，2004，13(2)：94.

[102] 陈健. 炙甘草汤配合胺碘酮治疗心律失常的疗效观察[J]. 安徽卫生职业技术学院学报，2007，6(2)：53.

[103] 刘胜东. 炙甘草汤合温胆汤治疗心动过速 100 例疗效观察[J]. 中华现代临床医学杂志，2007，5(8)：715.

[104] 高丽. 炙甘草汤加减治疗病态窦房结综合征 65 例[J]. 陕西中医，2006，27(7)：845-846.

[105] 张燕龙. 炙甘草汤加减治疗缓慢性心律失常 35 例[J]. 实用中医药杂志，2007，23(6)：362.

[106] 张宪明，王天英. 炙甘草汤治疗缓慢型心律失常 65 例的疗效观察[J]. 中国医药导报，2007，4(10)：72.

[107] 王钦茂，许振燕. 炙甘草汤为主治疗早搏 87 例[J]. 山东中医杂志，1994，13(12)：542.

[108] 刘文库，何刚. 中西医结合治疗过早搏动 60 例[J]. 陕西中医，1995，16(3)：100.

[109] 韩益民，毛小华. 炙甘草汤治疗老年特发性病态窦房结综合征 12 例[J]. 中国中西医结合杂志，1995，330.

[110] 周先成，朱建凤. 美能片治疗老年性带状疱疹 56 例疗效观察[J]. 中国中医药科技，2006，13(4)：247.

[111] 魏娟，柳曦光. 复方甘草甜素治疗药物皮炎 61 例疗效观察[J]. 中国麻风皮肤病杂志，2004，20(6)：583-584.

[112] 尤立平，白彦平，等. 复方甘草甜素治疗亚急性、慢性湿疹疗效观察[J]. 中国药房，2003，14(1)：37-38.

[113] 王晓哲，王宝章. 复方甘草酸苷片治疗小儿异位性皮炎 60 例疗效观察[J]. 中国药房，2004，15(12)：748-749.

[114] 张辛艳，武斌，冯丹红，等. 美能治疗脓疱型银屑病 38 例疗效观察[J]. 中国社区医师，2006，8(19)：45.

[115] 林能兴，刘斌，于春润，等. 复方甘草酸苷治疗系统性红斑狼疮的疗效观察[J]. 中国药房，2004，15(3)：173.

[116] 张晓茹，董江波. 复方甘草甜素治疗儿童玫瑰糠疹 100 例疗效观察[J]. 河北医药，2004，26(4)：320.

[117] 高连杰，邱霞. 银花甘草汤治疗药疹 7 例[J]. 现代医药卫生，2003，19(5)：587-588.

[118] 张万岱，杨利生，施长泰，等. 生胃酮治疗消化性溃疡 60 例的疗效观察[J]. 第一军医大学学报，1983(1)：53-57.

[119] 成信法，陈瑜. 芍药甘草汤治疗慢性萎缩性胃炎[J]. 浙江中医学院学报，1996，20(4)：30.

[120] 张学林，屈海. 大枣甘草治疗过敏性紫癜[J]. 四川中医，1995(8)：49.

[121] 陈亚军. 炙甘草汤加减治疗慢性低血压 50 例[J]. 四川中医，1995，13(7)：20.

[122] 黄锐尚. 甘草治疗急性食物中毒四五四例报告[J]. 新中医，1985(2)：34-35.

[123] 张玉萍. 单味甘草汤剂防治汽油中毒 20 例报告[J]. 南通医学院学报，1994，14(4)：548-549.

[124] 纪树荃，张金碧. 中西医结合治疗非特异性溃疡性结肠炎 11 例[J]. 陕西中医，1980(6)：17-18.

[125] 姚文虎，范积华. 甘草甜素治疗流行性乙型脑炎 38 例[J]. 新药与临床，1991，10(2)：72-73.

[126] 江德胜. 甘草酊治疗耳鼻部炎症 108 例观察[J]. 中国中西医结合杂志，1992，12(6)：372-373.

[127] 赵瑞安，方昌友. 生甘草末配合提肛运动治疗慢性前列腺炎合并阳萎 22 例[J]. 江西中医药，1989(6)：15-16.

[128] 苏石山. 甘遂外敷甘草内服治疗术后尿潴留 27 例[J]. 湖南中医杂志，1989(5)：37-38.

[129] 左子平. 甘草锌外用治疗皮肤溃疡 67 例临床观察[J]. 中医药学报，1989(5)：38.

[130] 汪言诚. 酒精甘草外敷治疗无菌性炎症 20 例[J]. 中国中西医结合杂志，1995(4)：249.

[131] 李春，姚淑珍，李树琼. 复方甘草粉治疗小儿尿布性湿疹 292 例[J]. 医学理论与实践，1995，8(11)：492.

[132] 罗耀光，刘燕群，等. 重组炙甘草汤配合小剂量糖皮质激素治疗特发性血小板减少性紫癜的临床观察[J]. 中国中西医结合杂志，2001，21(7)：501-503.

[133] 曾元香. 银花甘草汤用于化疗病人口腔炎的护理体会[J]. 中医药导报，2005，11(12)：50-51.

[134] 颜祝云. 银花甘草合剂在口腔护理中的作用探析[J]. 实用中医内科杂志，2004，18(5)：471.

[135] 王趯. 甘草次酸及其衍生物的研究与应用[J]. 辽宁化工，2006，35(6)：347-349.

[136] 徐会选. 甘草酸类药物的不良反应[J]. 药物不良反应杂志，2003，5(3)：166-171.

[137] Wang Z，Nishioka M，Kurosaki Y，et al. Gastrointestinal absorption characteristics of glycyrrhizin from glycyrrhiza extract[J]. Biol Pharm Bull，1995，18(9)：1238-1241.

[138] Shimoyama Y，Hirabayashi K，Matsumoto H，et al. Effects of glycyrrhetinic acid derivatives on hepatic and renal 11beta-hydroxysteroid dehydrogenase activities in rats[J]. J Pharm Pharmacol，2003，55(6)：811-817.

[139] Vicker N，Su X，Lawrence H，et al. A novel 18 beta-glycyrrhetinic acid analogue as a potent and selective inhibitor of 11 beta-hydroxysteroid dehydrogenase 2[J]. Bioorg Med Chem Lett，2004，14(12)：3263-3267.

[140] Kroes BH，Beukelman CJ，van den Berg AJ，et al. Inhibition of human complement by beta-glycyrrhetinic acid[J]. Immunology，1997，90(1)：115-120.

[141] 楚瑞琦,王咏梅.三种甘草酸类注射液不良反应分析[J].中国皮肤性病学杂志,2006,20(1):33-34.

刺五加　Ciwujia

【别名】五加、南五加、香五加、五加皮、刺拐棒。

【来源】始载于《神农本草经》,列为上品,历代本草均有记载。为五加科植物刺五加 *Acanthopanax senticosus*(Rupr. et Maxim.)Harms 的干燥根及根茎。主产于黑龙江呼玛、铁力、伊春、五常、阿城、尚志、宁安、虎林等地。此外吉林、辽宁、河北、山西、陕西等地亦产。栽培与野生均有。

【采收炮制】春秋两季均可挖取根部,去净泥土,晒干。切段入药。

【商品规格】商品一般为统装,以条粗、质硬、断面黄白色、气清香者为佳。

【药性】辛、微苦,温。归脾、肾经。

【功效】益气健脾,补肾安神。

【应用】脾肾阳虚　本品性温,味辛,主入脾、肾两经,既善补脾胃之气以助运化,又可温肾助阳以暖脾土,且兼安神之功,故用于脾肾阳气不足之腰膝酸软,体重乏力,失眠多梦,食欲不振等症,常用刺五加浸膏、刺五加冲剂等,独取本品一味。

【用法用量】煎服,15～45g。

【使用注意】本品虽具广泛和缓补益作用,然总属性温之品,故阴虚内热之证应慎用之。

【鉴别用药】刺五加、五加皮同属五加科植物,性味相似。然前者为刺五加之根及根茎;后者取自细柱五加的根皮。刺五加入脾、肾经,性温而功善补益,用治脾肾不足之虚证效好。五加皮辛散祛邪,可祛风湿通经络,主治风湿痹痛,筋脉拘急。其入肝、肾经,能补益肝肾,强壮筋骨,利尿消肿。

【药论】

1.《神农本草经》:"主治心腹邪气,腹痛,益气,疗躄,小儿不能行。"

2.《名医别录》:"补中益精,坚筋骨,强志意,久服轻身耐老。"

3.《大明本草》:"补五劳七伤。"

【现代研究】

(一) 化学成分

刺五加根和根茎中含有刺五加苷 A(B-谷固醇葡萄糖苷,胡萝卜苷)、刺五加苷 B(丁香苷)、刺五加苷 B_1(异秦皮啶葡萄糖苷)、刺五加苷 C(乙基半乳糖苷)、刺五加苷 D、E 紫丁香树脂酚二糖苷)、刺五加苷 F 和 G。从刺五加茎叶叶中分离得到齐墩果酸为配基的五加叶苷 I、K、L 和 M 等,研究表明齐墩果酸也存在于刺五加茎皮中。刺五加叶中含有刺五加苷 A_1、A_2、A_3、D_3、A_4。刺五加中含有刺五加酮、新刺五加和阿魏葡萄苷。刺五加含有多种糖类,含葡萄糖、蔗糖、碱溶性多糖、水溶性多糖、1-3α-D-葡萄糖吡喃糖等糖类。刺五加中含有多种脂肪酸和醌类,如油酸甲脂、油酸乙脂、10,13-十八碳二烯酸甲脂、10,13-十八碳二烯酸乙脂、肉豆蔻酸、棕榈酸、9,11-十八碳二烯酸、十六碳三烯酸。刺五加中还含有多种微量元素和氨基酸,如 K、Na、Mg、Si 等元素,和 Fe、B、Sr、Mn、Cu、Ni、Mo、Cr、Bi、Ti 等多种微量元素,短柄五加茎中含 16 种氨基酸,其中 7 种是人体必需的。刺五加中还含有脂酸、β-谷固醇、芝麻素白桦脂酸、苦杏仁苷等活性成分。

(二) 药理作用

1. 抗氧化、抗衰老作用　刺五加喂饲 22 月龄大鼠 2 个月后,红细胞脂质过氧化物降低

17.75%，Na^+-K^+-ATP 酶活性升高 17.42%，提示有一定抗衰老作用[1]。Lee 等[2]引研究了刺五加的体内、外抗氧化活性，结果表明，刺五加水提取物可以显著抑制血清谷丙转氨酶活性，抑制四氯化碳诱导肝损伤中毒，提高自由基清除酶的活性，刺五加苷 B 也表现出温和的自由基清除作用。王欣等[3]发现，刺五加水和醇提取物对 DPPH · 的清除率均显著高于对照组，呈明显剂量一效应关系，两种提取物对 $O_2^{\cdot-}$。和 OH 的清除率均显著高于对照组，呈明显剂量-效应关系，3 种 LPO 损伤模型中刺五加两种提取物各浓度组的 MDA 含量均显著于对照组，且有一定的剂量—效应关系。刺五加多糖对 H_2O_2 诱导建立的细胞氧化损伤模型具有明显的抗氧化损伤保护作用，并具有一定的浓度依赖性[4]。刺五加不仅可以提高单胺类介质水平，改善神经系统功能，而且可以温和地促进小鼠脑内蛋白质、DNA 和 RNA 的生物合成，明显提高衰老神经细胞的 MTT 活性，降低 LDH 的活性，有效地延缓神经元细胞的衰老[5]。

2. 对中枢神经系统的作用　日本学者 Tohda 等[6]研究发现，刺五加的醇和水提取物均能很好地促进大鼠 Aβ(25-35)损伤神经元的修复以及神经突触的重建。Fujikawa 等[7]对刺五加及其成分芝麻素的研究表明，刺五加和芝麻素对鱼藤酮和 1-甲基-4-苯基-1，2，3，6-四氢吡啶(MPTP)诱导的帕金森大鼠的多巴胺能神经元的流失具有保护作用。可见，刺五加提取物及其化学成分在老年痴呆、帕金森症的药物开发方面具有一定的应用价值。陈剑峰等[8]研究的刺五加皂苷对体外培养大鼠脊髓运动神经元缺氧损伤的保护作用也取得了较好的结果，提示刺五加皂苷可以提高体外缺氧损伤的运动神经元的细胞活性，对细胞的缺氧损伤有明显的保护作用。兴奋性氨基酸的毒性作用是造成神经元缺血缺氧损伤的病生理机制之一，谷氨酸(Glu)毒性作用制造的神经元损伤模型已成为研究该类药物作用机制的主要手段。研究发现，刺五加及其提取物可以明显提高神经元存活率，降低凋亡率，抑制 NO 和 LDH 释放，下调 iNOS mRNA 的表达，减轻 Glu 毒性所致的神经元损伤[9,10]。刺五加皂苷对大鼠海马脑片长时程增强效应(LTP)有明显促进作用，可提高大脑学习、记忆能力[11]。黄德彬等[12]在对喹啉酸(quinolinic acid，QA)致衰老模型大鼠学习记忆力及脑海马匀浆中单胺类神经递质(ACh、NE、5-HT)的影响的实验中也发现，刺五加能够改善衰老模型大鼠的记忆能力。

3. 对免疫功能的影响　刺五加对免疫功能的影响有很多研究。刺五加注射液(有效成分为黄酮物质)对正常淋巴细胞玫瑰花结形成率和胰酶处理后淋巴细胞玫瑰花结形成率的恢复均无明显影响。但当 T 细胞受到其他刺激因素(植物血凝素 PHA)或调节因素(氢化可的松)作用时，刺五加则可显示作用。说明刺五加不是通过直接调节作用而增强 T 细胞活性的，而是通过放大或减弱细胞接受的信号而起作用的。刺五加能通过阻止 cAMP 升高(或促进 cAMP 降低)而增加 PHA 的作用，减弱氢化可的松的作用[13]。刺五加多糖能明显增强 CTL 杀伤靶细胞的活性，同时对小鼠全脾细胞以及去 T 细胞后的脾细胞都有强的促有丝分裂作用，并能促进 ConA 刺激的小鼠脾细胞分泌白细胞介素-2[14]。有人观察了刺五加多糖对异基因骨髓移植小鼠免疫功能重建的影响。在移植后 45 天，以每天 100mg/kg 的剂量，连续经腹腔用药 10 天后，用药小鼠脾细胞对 ConA 和 LPS 的增殖反应都有较明显的增强，尤其对 LPS 的增殖反应增加更为明显；对胸腺不依赖抗原三硝基苯——布氏杆菌(TNP-Ba)的溶血空斑(PFC)反应也明显较对照组强。说明刺五加多糖对 B 细胞功能重建有较好的效果，但刺五加多糖对胸腺依赖抗原 RBC 的 PFC 反应以及牛血清血蛋白诱导的迟发型变态反应无明显改善[15]。刺五加多糖腹腔注射 12.5mg/kg、25mg/kg 和 50mg/kg

时，可明显增强小鼠脾分泌 IgM 的溶血空斑试验；剂量为 100mg/kg 时，可明显增强小鼠脾分泌 IgG 的 PFC 和小鼠对牛血清血蛋白诱导的迟发型超敏反应性[16]。1～10μg/ml 的不同浓度刺五加多糖可不同程度提高 Namalwa 细胞产生干扰素的能力，其中以 5μg/ml 浓度效果较理想，比对照组平均高 5 倍[17]。用刺五加多糖(PES)及其苷 B、D 和 E 作上述试验，其促诱生能力以 PES(纯品)最佳，PES 及其苷 B、D、E 次之，各用药组相应时刻的促诱生干扰素效价均明显高于常规诱生组[18,19]。SRogala 等[20]也运用 Balb/c 和 F1 杂交 Balb/cxC3H 小鼠模型观察了刺五加对细胞和体液免疫应答的影响，结果同样发现刺五加具有明显免疫调节作用，能够启动体液免疫应答。Steinmann 等[21]研究结果显示，刺五加苷 E、B 以及它们的混合体，刺五加乙醇提取液均能够诱导产生和提高 IL-1 和 IL-6，说明刺五加提取物及其成分刺五加苷 E、B 均具有较好的免疫药理活性。Lin 等[22,23]研究发现，刺五加提取物能够通过抑制细胞内过氧化物的产生来抑制 iNOS 的表达，从而激活了 NF-kappaB 细胞信号传导通路，引起 TNF-α 下调和 IL-10 的上调，调控机体的免疫、炎症等生理活动。另外，刺五加还具有抑制肥大细胞依赖性过敏的作用[24]。刺五加多糖能够通过与 Toll 样受体相互作用而激活 B 细胞和巨噬细胞[25]。

4. 抗肿瘤作用　刺五加多糖对小鼠 S_{37}、S_{180} 肝癌有显著抑制作用，对 L615 白血病无效，体外实验表明其对肿瘤细胞无直接杀灭作用[26]。叶红军等[27]证实刺五加叶皂苷可促进体外培养肝癌细胞凋亡，且随着时间的增加和剂量加大，诱发凋亡程度增高。丰俊东等[28]研究显示，一定剂量的刺五加叶皂苷能抑制 HepG2 细胞株的 VEGFmRNA 表达及蛋白的表达，提示刺五加可能是通过抑制 VEGF 介导的肿瘤血管新生，抑制肿瘤的生长与转移。刺五加对于肺癌、食管癌、宫颈癌、胃癌、肾癌等也都具有一定的生物活性，刺五加注射液对人宫颈癌细胞株 Hela 体外增殖有明显的抑制作用，且呈现良好的量效关系[29]；刺五加提取物的含药血清对小鼠肿瘤细胞 HT29、U937、A549 均有明显的抑制作用，抑制时间与药物剂量呈正相关[30]；刺五加树皮提取物及其化学成分具有明显的诱导人胃癌细胞 Kato HI 凋亡的作用[31]。Yoon 等[32]研究表明，刺五加水提物能够通过激活巨噬细胞和 NK 细胞而起到抗肿瘤作用并抑制肿瘤转移。另外，刺五加在临床上用于辅助癌症的化疗，对患者有免疫双向调节作用，改善肺肿瘤化疗患者的免疫状况，提高机体的抗肿瘤效应[33]。

5. 抗炎作用　刺五加尚具有重要的抗炎活性，Lin 等[34]发现刺五加树皮提取物对小鼠巨噬细胞在体内外产生过量 NO 有明显抑制效果，从而发挥其抗炎作用。Jung 等[35]从刺五加树皮中分离得到了具有抗炎和镇痛活性的单体化合物 liriodendrin。韩国学者[36]对刺五加水提取物中分出的另一种糖蛋白的体内外研究表明，它可以激活机体免疫系统，调控体内各种炎症因子，预防或抑制肿瘤的转移。

6. 对心血管系统的作用　刺五加花果对垂体后叶素引起的家兔急性心肌缺血，水提物组有显著对抗作用，挥发油组无作用，醇提物反使垂体后叶素作用加重[37]。刺五加浸膏可使大鼠离体心脏结扎后再灌期心律失常发生率明显下降，使正常窦律时间增加，使异常动作电位显著减少。[38]。刺五加提取物及其茎叶的乙醇提取液对血小板聚集有很强的抑制作用，可明显抑制 ADP 和胶原诱导的动物血小板聚集[39,40]。黄良国等[41]探讨不同剂量刺五加注射液对大鼠脑出血(ICH)病理变化、血浆血管内皮素-1(ET-1)水平的影响，结果显示刺五加注射液可明显减轻 ICH 后脑水肿，阻断神经细胞和神经胶质细胞的凋亡，降低血浆 ET-1 水平。血浆 ET-1 水平与其脑组织含水量之间呈正的直线相关关系。关利新等[42]观察到刺五加注射液可明显降低脑组织 MDA 含量，提高 SOD 活性，抑制神经细胞凋亡，增加

bcl-2 蛋白表达，减少 bax 和 caspase-3 蛋白表达。睢大员等[43]对刺五加叶皂苷在心血管药理方面做了大量研究，发现刺五加叶皂苷对大鼠心肌缺血再灌注损伤及心律失常具有明显保护作用，对大鼠实验性心肌梗死的保护作用，可能与其增强抗氧化酶活性、减少自由基对心肌的氧化损伤、纠正心肌缺血时 FFA 代谢紊乱、减少内源性血管活性物质 ET 及 AngⅡ释放、纠正 PGI_2/TXA_2 失衡、减少 Ca^{2+} 超负荷对心肌的氧化损伤等机制有关。刺五加叶皂苷还能有效抑制急性心肌梗死大鼠的心室重构，降低血清 LPO 及心肌血管紧张素Ⅱ（AngⅡ）和肾上腺素(E)含量，提高 SOD 及 GSH-Px 活性[43]。

7. 对内分泌系统的作用　刺五加的主要成分之一紫丁香苷具有较好的降糖作用，Niu 等[44,45]研究结果显示，紫丁香苷可以增加从肾上腺髓质分泌的 β-内啡肽刺激阿片受体导致大鼠在缺少胰岛素的情况下血糖降低，并且使糖尿病大鼠的血糖水平呈剂量依赖性减少。刺五加自古以来常用于男性性功能保健，研究人员的试验结果证实了其科学性，刺五加水提物不仅能明显提高正常男性精子的体外存活率和运动能力，还能明显改善弱精子症患者的精子运动能力[46,47]。Liu 等[48]的研究结果表明，紫丁香苷能够提高 Wistar 大鼠从神经末梢释放乙酰胆碱(ACh)的量，ACh 转而刺激胰腺细胞中的毒草碱 M3 受体导致胰岛素释放量增加从而降低了血糖。刺五加叶皂苷能够使 2 型糖尿病大鼠空腹及口服葡萄糖后胰高血糖素样肽-1(Glp-1)分泌升高，提高糖尿病大鼠 SOD 在肝和胰腺的活性，增强胰岛素分泌，血糖水平下降，对正常大鼠无影响[49,50]。刺五加在改善糖尿病的并发症方面也有一定的疗效，谷利等[51]研究发现，刺五加叶皂苷能明显降低实验性 2 型糖尿病大鼠的高血糖，降低糖尿病大鼠心肌 LPO 的含量，提高心肌 LDH、ICDH 的活性，使全血黏度、血浆黏度、红细胞聚集指数 3 个指标均有所下降，而红细胞变形指数上升，改善 2 型糖尿病大鼠的心肌病变。刺五加具有保护类固醇引起的骨质疏松的作用[52]

8. 对非特异性刺激的作用

(1) 抗疲劳作用：刺五加茎皮水提物 500mg/kg 和从其水提物中得到的丁香树脂醇二-*O*-β-D-糖苷 50mg/kg 均能显著延长大鼠负荷游泳时间，而绿原酸 50mg/kg 无明显作用[53]。刺五加总苷能够增强乳酸脱氢酶(LDH)活力，有效降低运动后血乳酸水平，同时增强腓肠肌收缩力，延长疲劳时间，说明刺五加具有抗疲劳作用[54,55]。

(2) 耐缺氧作用：刺五加花果醇提物和挥发油能非常显著地延长小鼠在常压缺氧状态下的生存时间[37]。

9. 对代谢的影响　对脂质代谢的影响：刺五加对肝细胞微粒体胆固醇 7α-羟化酶活力有明显激活作用。但对豚鼠血清总胆固醇及高密度脂蛋白胆固醇的浓度无明显影响[56]。

10. 抗菌抗病毒作用　对感染人型结核菌 H_(37)RV 的豚鼠腹腔注射刺五加多糖，发现脾、肺重量较对照组有降低趋势，脾、肝病变亦有所减轻；腰丛淋巴结肿胀率减小；OT 反应强度显著减轻[57,58]。

11. 其他作用　刺五加水提取物和刺五加多糖对由 D-半乳糖胺和内毒素诱导的小鼠暴发性肝损伤具有保护作用[59]。

(三) 临床报道

1. 治疗忧郁症、神经衰弱

(1) 取刺五加注射液 40～60ml 稀释后静脉滴注，日 1 次，两周为一疗程。对长期服镇静安神药者应逐渐减量直至停用。经治 1～3 个疗程，痊愈 6 例，显效 25 例，无效 4 例[60]。

(2) 每 100ml 复方刺五加糖浆含刺五加 40g、五味子 20g、糖 50g、尼泊金 0.05g。每日

3次，每次100ml口服。治疗120例，显效116例，改善3例，无效4例[61]。

(3) 治疗脑卒中后抑郁症：彭从健[62]将50例患者随机分为2组，2组均给予扩张脑血管、降低血小板凝集等药物治疗，同时治疗组加用刺五加注射液250ml静滴，对照组加用百解优口服液治疗。均1次/日，14天为1个疗程。结果治疗组30例治愈9例，显效12例，有效6例，无效3例，总有效率90%；对照组20例，治愈1例，显效3例，有效9例，无效7例，总有效率65%。2组总有效率比较有显著性差异。刺五加注射液治疗脑卒中后抑郁症疗效高、起效快，无明显不良反应。

2. 治疗神经官能症　刺五加注射液40～60ml静脉滴注治疗276例神经官能症，临床症状改善明显，总有效率95.3%[63]。贺克勤等[64]对36例神经官能症患者用刺五加注射液40～60ml加入5%葡萄搪250ml中静滴，1次/日，10天为1个疗程，可连用2～3个疗程，配合心理疏导，显效28例占7.8%，有效8例占2.2%，无效0例。刺五加对中枢神经系统具有兴奋-抑制双向调节作用，能改善睡眠，使机体各脏器及组织在良好的睡眠中得以调整和恢复。

3. 治疗眩晕症　孙秋华等[65]对68例眩晕症患者予5%葡萄糖加刺五加40～80ml和10mg山莨菪碱及5%碳酸氢钠注射液125ml静滴1次/日，同时予西比灵5～10mg每晚服用，7～10天为1个疗程，停用其他药物。显效49例，有效16例，无效3例，总有效率95.6%。本组68例眩晕症患者经用刺五加等药物联合应用，疗效显著，无不良反应。

4. 治疗偏头痛　刘彦玲[66]对55例偏头痛患者在急性发作期内口服阿普唑仑片的基础上，给予刺五加注射液100mg加入5%葡萄糖500ml静滴，1次/日，14天为1个疗程。其中普通型偏头痛39例治愈30例，好转9例，无效0例，总有效率100%；典型偏头痛16例治愈7例，好转6例，无效3例，总有效率81.1%。显示刺五加注射液能缓解脑血管痉挛，改善脑部血液循环，从而达到了治疗脑血管扩张性偏头痛的效果。

5. 治疗脑血栓、脑梗死　吴小姝等[67]报道，42例脑梗死患者被随机分为2组，观察组21例给予刺五加注射液250ml静滴；对照组21例给予5%葡萄糖300ml+曲克芦丁(维脑路通)1.0g静滴。2组均1次/日，14天为1个疗程，其余常规治疗相同。观察组与对照组治疗脑梗死总有效率分别为90.5%和85.7%，无显著性差异。显效率为6.7%和3.3%，有显著性差异。刺五加注射液与维脑路通均可显著降低全血黏度、降低血细胞比容，而刺五加的保护脑功能、促进脑梗死神经功能恢复的作用更为突出。

6. 治疗高血压脑出血　张骏等[68]对30例高血压脑出血(HICH)患者发病24小时应用刺五加注射液治疗，全部病例均采用硝苯地平控制过高血压，意识障碍者鼻饲给药，合理使用甘露醇降低颅内压，保持水电解质平衡和基本营养物质以维持生命功能，同时均采用紫外线辐射自血光量子疗法，隔日1次，5次为1个疗程，共2个疗程。治疗组在此基础上当病程达24小时加用刺五加注射液60ml+5%葡萄糖注射液500ml静滴(血糖高者用等渗盐水)，1次/日，连用3周。刺五加注射液组血肿吸收、水肿面积减小、神经功能缺损积分减小，综合疗效较对照组有显著性差异。故早期应用刺五加治疗HICH可以改善HICH后缺血性脑损害，抑制脑水肿形成，促进血肿吸收，有利于神经功能恢复。

7. 治疗高脂血症　刺五加3份，香薷1份，制成合剂30ml，1日2次口服，连用10日，治疗31例，服后血清中β-脂蛋白含量降低32.6%，高密度脂蛋白-胆固醇含量升高16.3%。动脉硬化指数明显降低[69]。

8. 治疗冠心病心绞痛　谷俊巧[70]在使用硝酸酯、钙拮抗剂及阻滞剂基础上，加用刺五加注射液静脉滴注，治疗 28 例，治愈 21 例，好转 6 例，总有效率 96.4%。刘宏平等[71]将 68 例冠心病心绞痛患者随机分为 2 组各 34 例，治疗组用刺五加注射液 60ml 加入 5%葡萄糖注射液 500ml 静滴；对照组给予丹参注射液 20ml 加入 5%葡萄糖注射液 500ml 静滴。2 组均 1 次/日，连续用药 21 天。结果治疗组显效 5 例，有效 26 例，无效 3 例，总有效率 91.12%；对照组显效 2 例，有效 19 例，无效 13 例，总有效率 61.76%。显示刺五加注射液对冠心病心绞痛有良好疗效。

9. 治疗糖尿病及其并发症　刺五加、泽泻、葛根各 30kg，酒精回流提取浸膏，制片剂，每片约含生药 1.11g，口服 5～7 片，1 日 3 次。治疗 24 例，30 天为一疗程。经 1～2 个疗程治疗后，显效 9 例，有效 9 例，无效 6 例[72]。于皎[73]报道 61 例糖尿病周围神经炎患者被随机分为 2 组，均予常规治疗用药及护理。治疗组加用生理盐水 500ml 加入刺五加注射液 40ml 静滴，1 次/日。结果治疗组 31 例中显效 24 例，显效 77.42%；对照组 30 例中 11 例显效，显效率 36.67%，2 组比较有显著性差异。总有效率治疗组 99.77%，对照组 76.67%，2 组相比较有显著性差异。故用刺五加注射液治疗糖尿病并发末梢神经炎，能有效阻止神经的进一步受损，促进神经功能恢复，使患肢功能恢复至正常水平。糖尿病肾病(DN)是糖尿病的严重和不易控制的主要并发症之一。王涛等[74]用刺五加注射液治疗 DN 患者 56 例，所有患者维持原有抗糖尿病药物治疗，在此基础上给予刺五加注射液 40ml 加入 5%葡萄糖注射液 250ml 中静滴，1 次/日，2 周为 1 个疗程。监测 24 小时尿蛋白定量(UAG)、尿素氮(BUN)、肌酐(Cr)。结果 UAG、BUK、Cr 治疗前后具有显著性差异，胆固醇(TC)、三酰甘油(TG)治疗前后有显著性差异。刺五加具有扩张血管、降低血液黏稠度、促进血液循环、增加心脑肾血流量、抑制血小板聚集的功能，可有效延缓 DN 进展。

10. 治疗慢性乙型肝炎　张导文等[75]将 112 例患者随机分为 2 组，在保肝对症治疗基础上，分别予复方丹参注射液和刺五加注射液静滴，每日 1 次，连续 4 周。结果两组对症状、体征的改善情况都较高，对降低总胆红素和对谷丙转氨酶的复常都非常有效，对白蛋白无影响；且对于改善乏力、纳差、尿黄、巩膜黄染情况，及对于 TB、ALT、ALB 的作用无显著性差异(P 均>0.01)。病例中有睡眠障碍者占 41.07%，经刺五加注射液治疗后下降为 17.39%，而用复方丹参注射液治疗后仅下降为 34.78%，2 组比较有显著性差异。显示对慢性乙型肝炎(轻、中度)患者，选择刺五加注射液和复方丹参注射液疗效相仿，但刺五加对于有睡眠障碍者疗效更佳。

(四) 不良反应

胡晶等[76]检索中国知网(CNKI)关于刺五加注射液的临床研究及不良反应(adverse drug reactions，ADR)报告。提取纳入文献中 ADR 病例原患疾病，刺五加注射液用药剂量、溶媒及配伍用药情况，ADR 病例的性别、年龄及有无过敏史情况，ADR 出现时间、类型、处理及转归等。研究表明 800 篇临床研究文献中有 97 篇(12.1%)共报道 285 例刺五加注射液不良反应病例；144 篇 ADR 报告共包括 236 例 ADR 病例。ADR 病例中女性高于男性，主要集中于 40～69 岁年龄段；不良反应报告的 ADR 主要集中于过敏性休克，临床研究的 ADR 主要集中于注射局部疼痛；72.3%的 ADR 病例严重程度为Ⅲ～Ⅳ级，4 例死亡；ADR 病例原患疾病最主要为冠心病和脑梗死；27 例(11.4%)ADR 病例有过敏史；刺五加注射液 ADR 病例所用溶媒主要为 5%葡萄糖注射液、生理盐水和 10%葡萄糖注射液，共 36 例 ADR 病例为刺五加注射液和其他药物配伍使用；刺五加注射液常用剂量为 20～60ml；首次用药者 ADR 病例占总 ADR 的 83.0%。结论：刺五加注射液的 ADR 报告和临床研究均存在 ADR/AE(不良事件)概念模糊,关键信息不完整,缺乏总处方量/用药人数,及不能计算发生率的缺陷,报告质量尚待提高。刺五加注射液的基础研究有待深入,特别是剂量探索研究,以支持临床应用。刺五加作为 ADR 报告最多的中药注射剂品种之一,统一规划下的高质量 ADR 监测、规范报告和及时析因、指导改进迫在眉睫。

参考文献

[1] 王荣光,王霞文.五味子和刺五加抗衰老作用探讨[J].中药药理与临床,1991(6):31-33.

[2] Lee S,Son D,Ryu J,et al. Antioxidant activities of Acanthopanax senticosus stems and their lignan components[J]. Arch Pharm Res,2004,27(1):106-110.

[3] 王欣,海春旭,梁欣.刺五加提取物在自由基模型中的活性作用[J].癌变・畸变・突变,2009(2):127-131.

[4] 刁波,唐瑛,王晓昆,等.刺五加多糖的抗氧化损伤作用研究[J].实用医学杂志,2008(7):1102-1104.

[5] 潘永进,顾永健,顾小苏.刺五加皂苷对培养神经元拟衰老反应的观察[J].中国现代医学杂志,2002(21):42-44.

[6] Tohda C,Ichimura M,Bai Y,et al. Inhibitory effects of Eleutherococcus senticosus extracts on amyloid beta(25-35)-induced neuritic atrophy and synaptic loss[J]. J Pharmacol Sci,2008,107(3):329-339.

[7] Fujikawa T,Kanada N,Shimada A,et al. Effect of sesamin in Acanthopanax senticosus HARMS on behavioral dysfunction in rotenone-induced parkinsonian rats[J]. Biol Pharm Bull,2005,28(1):169-172.

[8] 陈剑峰,张烽.刺五加皂苷对体外培养大鼠脊髓运动神经元缺氧损伤的保护作用[J].第二军医大学学报,2006(2):173-177.

[9] 刁波,唐瑛,李德忠,等.刺五加多糖对 H_2O_2 诱导海马细胞凋亡的保护作用[J].华南国防医学杂志,2008(1):15-17.

[10] 陈应柱,顾永健,包仕尧.刺五加皂苷对皮质神经元缺血缺氧性损伤的保护作用[J].临床神经病学杂志,2006(2):127-129.

[11] 顾晓苏,顾永健,施建生,等.刺五加皂苷对大鼠海马脑片长时程增强效应的影响[J].江苏医药,2005(5):373-374.

[12] 黄德彬,刘晓海.刺五加注射液对衰老模型大鼠学习记忆障碍及海马单胺类神经递质的影响[J].湖北民族学院学报:医学版,2008(3):1-4.

[13] 冯作化,范秀容.女贞子、刺五加对 T 细胞促进作用的实验研究[J].中国免疫学杂志,1986(2):88-91.

[14] 谢蜀生,吕秀凤.刺五加多糖免疫调节机理初探[J].中华微生物学和免疫学杂志,1989,9(3):153-155.

[15] 谢蜀生,秦凤华,张文仁,等.刺五加多糖对异基因骨髓移植小鼠免疫功能重建的影响[J].北京医科大学学报,1989(4):289-291.

[16] 许士凯.刺五加多糖(ASPS)对小鼠免疫功能的影响[J].中成药,1990(3):25-26.

[17] 杨吉成,徐鸿贞,刘静山.S_(801)和 S_(7811)白血病细胞系的干扰素诱生试验[J].江苏医药,1983(10):8-9.

[18] 杨吉成,刘静山,徐培君,等.刺五加多糖对白血病细胞系促诱生干扰素动力学研究[J].中西医结合杂志,1986(4):231-233.

[19] 杨吉成,张云,刘静山,等.5 种中药有效成分的干扰素促诱生效应[J].中国免疫学杂志,1990(6):19.

[20] Rogala E,Skopinska-Rozewska E,Sawicka T,et al. The influence of Eleuterococcus senticosus on

cellular and humoral immunological response of mice[J]. Pol J Vet Sci,2003,6(3 Suppl):37-39.

[21] Steinmann GG,Esperester A,Joller P. Immunopharmacological in vitro effects of Eleutherococcus senticosus extracts[J]. Arzneimittelforschung,2001,51(1):76-83.

[22] Lin QY,Jin LJ,Cao ZH,et al. Inhibition of inducible nitric oxide synthase by Acanthopanax senticosus extract in RAW264. 7 macrophages[J]. J Ethnopharmacol,2008,118(2):231-236.

[23] Lin QY,Jin LJ,Cao ZH,et al. Protective effect of Acanthopanax senticosus extract against endotoxic shock in mice[J]. J Ethnopharmacol,2008,118(3):495-502.

[24] Yi JM,Kim MS,Seo SW,et al. Acanthopanax senticosus root inhibits mast cell-dependent anaphylaxis[J]. Clin Chim Acta,2001,312(1-2):163-168.

[25] Han SB, Yoon YD, Ahn HJ, et al. Toll-like receptor-mediated activation of B cells and macrophages by polysaccharide isolated from cell culture of Acanthopanax senticosus[J]. Int Immunopharmacol,2003,3(9):1301-1312.

[26] 程秀娟,李佩珍,商晓华,等. 刺五加多糖的抗肿瘤作用及免疫作用[J]. 癌症,1984(3):191-193.

[27] 叶红军,邹兵,杜意平. 刺五加叶皂苷诱发肝癌细胞凋亡的研究[J]. 临床肝胆病杂志,2002(3):162-163.

[28] 丰俊东,林代华,刘希琴,等. 刺五加皂苷对人肝癌细胞株血管内皮生长因子表达的抑制作用[J]. 中药新药与临床药理,2007(5):339-341.

[29] 王恩军,靳祎,王亚玲,等. 刺五加注射液对Hela细胞抑制作用的实验研究[J]. 河北北方学院学报:医学版,2008(2):19-21.

[30] 蔡宇,陈冰,余绍蕾,等. 刺五加提取物含药血清抗肿瘤作用的研究[J]. 上海中医药杂志,2006(1):58-59.

[31] Hibasami H,Fujikawa T,Takeda H,et al. Induction of apoptosis by Acanthopanax senticosus HARMS and its component,sesamin in human stomach cancer KATO III cells[J]. Oncol Rep,2000,7(6):1213-1216.

[32] Yoon TJ,Yoo YC,Lee SW,et al. Anti-metastatic activity of Acanthopanax senticosus extract and its possible immunological mechanism of action[J]. J Ethnopharmacol,2004,93(2-3):247-253.

[33] 黄德彬,冉瑞智,余昭芬. 刺五加注射液对肺癌患者血NKC,TNF活性的影响及临床意义[J]. 中国中药杂志,2005(8):621-624.

[34] Lin QY,Jin LJ,Ma YS,et al. Acanthopanax senticosus inhibits nitric oxide production in murine macrophages in vitro and in vivo[J]. Phytother Res,2007,21(9):879-883.

[35] Jung HJ,Park HJ,Kim RG,et al. In vivo anti-inflammatory and antinociceptive effects of liriodendrin isolated from the stem bark of Acanthopanax senticosus[J]. Planta Med,2003,69(7):610-616.

[36] Choi JS,Yoon TJ,Kang KR,et al. Glycoprotein isolated from Acanthopanax senticosus protects against hepatotoxicity induced by acute and chronic alcohol treatment[J]. Biol Pharm Bull,2006,29(2):306-314.

[37] 胥保生,张佩华. 刺五加花果的药理研究[J]. 中成药研究,1984(5):23-24.

[38] 田葆杰,高天礼,宋正亮. 刺五加对大鼠离体心脏缺血再灌心律失常与细胞动作电位的作用[J]. 中国中药杂志,1989(8):45-47.

[39] 刘玉兰,王世久,蔡玉珉. 刺五加茎叶对血小板聚集功能的影响[J]. 沈阳药学院学报,1989,6(1):57-60.

[40] Yun-Choi HS,Kim JH,Lee JR. Potential inhibitors of platelet aggregation from plant sources,Ⅲ[J]. J Nat Prod,1987,50(6):1059-1064.

[41] 黄良国,王东,葛正龙. 刺五加注射液对大鼠脑出血病理变化和血管内皮素-1的影响[J]. 中风与神经疾病杂志,2006(1):85-87.

[42] 关利新，翟凤国，衣欣，等. 刺五加注射液对大鼠脑缺血损伤保护机制的研究[J]. 中国临床药理学与治疗学，2007(9)：1032-1036.

[43] 睢大员，曲绍春，于小风，等. 刺五加叶皂苷对大鼠心肌缺血再灌注损伤的保护作用[J]. 中国中药杂志，2004，29(1)：71-74.

[44] Niu HS，Hsu FL，Liu IM，et al. Increase of beta-endorphin secretion by syringin，an active principle of Eleutherococcus senticosus，to produce antihyperglycemic action in type 1-like diabetic rats[J]. Horm Metab Res，2007，39(12)：894-898.

[45] Niu HS，Liu IM，Cheng JT，et al. Hypoglycemic effect of syringin from Eleutherococcus senticosus in streptozotocin-induced diabetic rats[J]. Planta Med，2008，74(2)：109-113.

[46] 陈智，尹春萍，刘继红，等. 刺五加水提物体外对弱精子症患者精子运动参数的影响[J]. 中华男科学杂志，2007，13(1)：21-23.

[47] 李忠远，陈智，尹春萍，等. 刺五加水提物对人精子体外运动活力的影响[J]. 医药导报，2006，25(5)：387-389.

[48] Liu KY，Wu YC，Liu IM，et al. Release of acetylcholine by syringin，an active principle of Eleutherococcus senticosus，to raise insulin secretion in Wistar rats[J]. Neurosci Lett，2008，434(2)：195-199.

[49] 王柏欣，王淑湘，谭宏，等. 刺五加叶皂苷对糖尿病大鼠脂质过氧化物的作用[J]. 黑龙江医药科学，2004，27(2)：1-2.

[50] 杨扬，张义栋，姜吉文. 刺五加叶皂苷对 GLP-1 分泌影响的实验研究[J]. 福建中医药，2004，35(3)：38-41.

[51] 谷利，邢德刚，杨利敏，等. 刺五加叶皂苷对实验性Ⅱ型糖尿病大鼠心肌 LPO 的影响[J]. 黑龙江医药科学，2002，25(4)：3.

[52] Kropotov AV，Kolodnyak OL，Koldaev VM. Effects of Siberian ginseng extract and ipriflavone on the development of glucocorticoid-induced osteoporosis[J]. Bull Exp Biol Med，2002，133(3)：252-254.

[53] Nishibe S，Kinoshita H，Takeda H，et al. Phenolic compounds from stem bark of Acanthopanax senticosus and their pharmacological effect in chronic swimming stressed rats[J]. Chem Pharm Bull (Tokyo)，1990，38(6)：1763-1765.

[54] 曲中原. 刺五加总苷抗疲劳实验研究[J]. 中成药，2009，31(3)：474-476.

[55] 余兴群，陶明飞. 刺五加对电刺激在体蟾蜍腓肠肌疲劳的影响[J]. 实用全科医学，2008，6(2)：113.

[56] 王树立，李永德，赵勤，等. 山楂、黄芪及刺五加对豚鼠胆固醇代谢的影响[J]. 中西医结合杂志，1987，7(8)：483-484.

[57] 陈惠兰，王小天，吴启德，等. 多糖类化合物对豚鼠抵御人型结核菌(H_(37)RV)感染的保护力[J]. 中国医院药学杂志，1983，3(4)：1-3.

[58] Shen ML，Zhai SK，Chen HL，et al. Immunomopharmacological effects of polysaccharides from Acanthopanax senticosus on experimental animals[J]. Int J Immunopharmacol，1991，13(5)：549-554.

[59] Park EJ，Nan JX，Zhao YZ，et al. Water-soluble polysaccharide from Eleutherococcus senticosus stems attenuates fulminant hepatic failure induced by D-galactosamine and lipopolysaccharide in mice[J]. Basic Clin Pharmacol Toxicol，2004，94(6)：298-304.

[60] 王以庆. 刺五加注射液静点治疗郁证 35 例[J]. 吉林中医药，1991(5)：11.

[61] 顾素琴. 复方刺五加糖浆治疗神经衰弱 120 例报告[J]. 黑龙江中医药，1991(3)：5-25.

[62] 彭从健. 刺五加注射液治疗脑卒中后抑郁症 30 例[J]. 实用医学杂志，2005，21(7)：758-759.

[63] 曹晓敏，杨雁. 刺五加注射液治疗神经官能症 276 例分析[J]. 河北中医，1996(6)：10.

[64] 贺克勤，所俊强，刘延凤. 刺五加注射液治疗神经官能症 36 例疗效观察[J]. 医学理论与实践，2005，18(5)：552.

[65] 孙秋华,张淑英.刺五加注射液治疗眩晕症 68 例[J].辽宁中医杂志,2005,32(5):435.

[66] 刘彦玲.刺五加注射液治疗偏头痛 55 例疗效观察[J].中原医刊,2005,32(22):62.

[67] 吴小姝,牛文华,丛志国.刺五加治疗脑梗塞的疗效观察[J].中国误诊学杂志,2005,5(4):719-720.

[68] 张骏,胡泳涛,雷显泽,等.刺五加注射液早期治疗高血压脑出血疗效观察[J].四川中医,2005,23(3):46-47.

[69] 史之祯,刘成林,李瑞先,等.刺五加香薷合剂对高脂血症患者血清脂质的影响[J].中西医结合杂志,1990,10(3):155-156.

[70] 谷俊巧,周公权.刺五加注射液治疗冠心病心绞痛 28 例[J].湖北中医杂志,1992,14(3):46.

[71] 刘宏平,连建学,徐正顺.刺五加注射液治疗冠心病心绞痛 68 例临床观察[J].陕西中医学院学报,2005,28(6):18-19.

[72] 赵冠英,王瑞鹏.五加参降糖片治疗 24 例糖尿病报告[J].中医杂志,1983,24(9):25-26.

[73] 于皎.刺五加注射液治疗糖尿病并发末梢神经炎[J].四川中医,2005,23(7):60-61.

[74] 王涛,沈水娟,胡作祥.刺五加注射液治疗糖尿病肾病疗效观察[J].现代中西医结合杂志,2006,15(4):475-476.

[75] 张导文,刘惠敏.刺五加注射液与复方丹参注射液治疗慢性乙型肝炎疗效观察[J].医学研究杂志,2006,35(3):48-49.

[76] 胡晶,商洪才,李晶,等.944 篇 521 例刺五加注射液不良反应文献分析[J].中国循证医学杂志,2010,10(2):182-188.

绞股蓝　Jiaogulan

【别名】七叶胆、甘茶蔓(日本)。

【来源】始载于《救荒本草》,历代本草鲜有记载。为葫芦科多年生蔓生草本植物绞股蓝 *Gynostemma pentaphyllum*(*Thunb.*)Mak. 的全草。主产于安徽、浙江、江西、福建、广东、贵州等省。现各地多有栽培。

【采收炮制】8～9 月结果前割取鲜草,除去杂质,洗净,扎成小把或切成 15cm 左右的段,阴干或在 50～60℃烘干,不宜曝晒。

【商品规格】商品以体干、色绿、叶全、无杂质者为佳。

【药性】甘、微苦,寒。归肺、脾、心、肾经。

【功效】补气养阴,清肺化痰,养心安神。

【应用】

1. 病后虚弱,气虚阴伤　本品有人参样的补气益阴、滋补强壮之效,对于气虚乏力、四肢倦怠、阴伤口渴、抗病力弱等症可单独应用。现代开发出绞股蓝袋泡剂、绞股蓝精、绞股蓝冲剂及茶剂,还有与蜂王浆共制的绞股蓝蜂王浆等保健防病之品。

2. 肺热痰稠,咳嗽喘息　本品既补肺气,又清肺化痰,止咳平喘,对肺虚有热、咳喘痰稠者宜。单味研末压片或装胶囊服用皆效,亦可配鱼腥草、胆南星等同用。

3. 心悸失眠　本品补益气阴、养心安神,对于案牍劳累、心气不足、心阴亏损,以及劳伤心脾、气血双亏的心悸失眠、健忘多梦、倦怠乏力,尤为适宜。单味服用或与茯神、枣仁、百合、灵芝等配伍。

4. 肾虚遗精　本品入肾经,补肾气,对于肾虚失固,梦遗滑精者,可单用或与山茱萸、芡实、金樱子等同用。

【用法用量】煎服,5～15g。研末冲服,每次 2～3g,日 3 次。

【使用注意】 虚寒证忌用。

【鉴别用药】 绞股蓝有类似人参样补虚作用，二者同入脾、肺经，能补气养阴安神。人参性温，补益力雄，能大补元气，回阳救脱，为治疗元气虚脱、虚劳内伤第一要药，且益气助阳，可治命门火衰，阳痿宫冷等症。绞股蓝性寒，力量缓和，善于补益气阴，为日常保健佳品。

【药论】

1.《救荒本草》："叶味甜，采叶炸熟，水浸去邪味、涎沫，淘洗净，油盐调食。"

2.《中草药通讯》[1972(2)]："味苦，性寒，无毒。""消炎解毒，止咳祛痰，治慢性气管炎。"

【现代研究】

(一) 化学成分

绞股蓝含有绞股蓝皂苷、糖类、黄酮类、氨基酸、蛋白质、脂肪、固醇、磷脂、丙二酸、无机元素、纤维素和维生素等多种效应成分。目前，共从绞股蓝中分离得到80多种绞股蓝皂苷，与人参相同的多达6种，其中4种皂苷即Gyp-3、4、8、12分别与4种人参皂苷Gin-Rb_1、Rb_3、Rd、F_2同物异名，为四环三萜达玛烷型。绞股蓝茎、叶中均含有果糖、葡萄糖、半乳糖和低聚糖。绞股蓝叶中多糖含量为(1.78±0.6)%，茎中多糖的含量为(0.84±0.23)%，绞股蓝全草中多糖含量叶高于茎。叶中的游离糖是茎中的3.6倍。茎、叶多糖的水解产物中均含有鼠李糖、木糖、阿拉伯糖、葡萄糖和半乳糖成分。绞股蓝含有黄酮类化合物，如商陆素、芦丁和商陆苷。绞股蓝含有多种氨基酸，其中包括人体所必需的8种氨基酸，人体必需氨基酸中的赖氨酸、亮氨酸、异亮氨酸、蛋氨酸、苏氨酸、苯丙氨酸等6种含量较高。绞股蓝中含有丰富的微量元素，已报道的多达23种。绞股蓝还含有维生素B、C、E，磷脂、有机酸、蛋白质、脂类和纤维等。

(二) 药理作用

1. 抗衰老作用　绞股蓝水提物拌入饲料给幼年小鼠3个月，可使脑、心、肝中的脂褐质含量下降；0.5%、0.25%绞股蓝水提物喂饲2.5个月，可使老年大鼠心、肝、脑组织过氧化脂质显著降低，并对正常大鼠三组织中过氧化脂质生成有明显抑制作用，还可降低大鼠血清和肝脏总胆固醇、甘油三酯[1]。绞股蓝总苷除有上述作用外，还可降低小鼠皮肤羟脯氨酸含量[2]。娄振岭等[3]研究发现绞股蓝多糖低剂量组能降低正常小鼠脂质过氧化(LPO)水平，提高正常小鼠超氧化物歧化酶(SOD)活性；高剂量组能显著降低亚急性衰老模型小鼠脂质过氧化水平，显著提高亚急性衰老模型小鼠超氧化物歧化酶活性。Shang L等[4]研究表明绞股蓝皂苷(GPs)有保护不成熟的皮质细胞抗谷氨酸盐氧化的能力，GPs通过增加细胞内的GSH，抑制谷氨酸盐(导致胞液Ca^{2+}增加)，阻止谷氨酸盐所致细胞凋亡等多重作用来保护皮质细胞。

2. 抗非特异性刺激的作用

(1) 抗疲劳作用：高应东等[5]研究发现绞股蓝浸膏450mg/kg灌胃，增强小鼠耐缺氧、耐高温及抗疲劳(小鼠泳法)的能力。绞股蓝总皂苷50mg/kg灌胃，连续3天，增加小鼠持续游泳时间，400mg/kg灌胃，增强小鼠耐缺氧能力。绞股蓝皂苷提高小鼠耐缺氧能力、强迫游泳应激能力及大鼠急性心肌缺血应激能力的作用与人参皂苷类似。池爱平等[6]研究发现绞股蓝均一多糖组分GPPl-a能够延长小鼠力竭运动的时间，可能是因为GPPl-a清除力竭运动中产生的活性氧族(ROS)。

(2) 抗缺氧、抗高温作用：绞股蓝提取物、皂苷、总苷均有提高小鼠常压下耐缺氧作用，延长缺氧存活时间[7-9]。以绞股蓝总苷浸膏 450mg/kg 灌胃，能显著延长小鼠在 42℃环境中的存活时间[10]。

3. 对机体代谢的影响

（1）降血脂作用：张炜平等[11]发现不同剂量绞股蓝滴丸均可明显降低大鼠 TC、TG、LDL-C 含量，升高 HDL-C，使 LDL-C/HDL-C 下降。绞股蓝不仅可以抑制高脂动物血清中总胆固醇及甘油三酯的升高，而且可以降低血清中总胆固醇及甘油三酯的升高，而且可以降低 LDL，增加 HDL，使 HDL/LDL 比值增大，对脂质代谢失调有明显的改善和调节作用，其调脂作用与抑制脂肪细胞产生游离脂肪酸及合成中性脂肪有关[12,13]。黄雪萍[14]以辛伐他汀为对照，观察绞股蓝（GP）对高脂血症的疗效和安全性，结果显示 GP 调脂疗效确切，在降低血清 TC、TG、LDL-C 方面有良好疗效，接近辛伐他汀。且不良反应少见，值得临床推广应用。

（2）降血糖和改善糖代谢作用：魏守蓉等[15]研究表明 GPs 对糖尿病大鼠体内外实验都显示出稳定的降糖活性。且与一般的降糖药不同的是对正常血糖无影响，其降糖机制可能与其刺激胰岛素的释放或促胰岛炎恢复、抑制淀粉酶、延缓碳水化合物在小肠的吸收有关。另有研究发现绞股蓝多糖（GP）在体外对 α-淀粉酶具有较强的抑制作用，且呈剂量依赖性，其抑制率相当于同等浓度阿卡波糖抑制作用的 50％左右。同时通过研究 GP 对四氧嘧啶高血糖大鼠降血糖作用，发现 GP 可降低四氧嘧啶大鼠的血糖及改善糖耐量，而不会导致低血糖，表明绞股蓝多糖具有稳定的降血糖活性。

4. 对免疫系统的影响

（1）非特异性免疫：小鼠饮用绞股蓝总皂苷浸膏 1 个月后，肺泡巨噬细胞的体积增大，吞噬消化能力亦增强[16]。绞股蓝总苷能提高正常小鼠外周白细胞数目和增强其吞噬酵母多糖时的化学发光值，而且能逆转小鼠因注射醋酸泼尼松而引起的白细胞数减少和吞噬发光值降低[17]。绞股蓝总苷皮下注射可提高脾细胞 IL-2 的生成[18]。钱新华等[19]研究发现绞股蓝多糖可以明显提高小鼠碳粒廓清速率和 S_{180} 小鼠脾指数。周俐等[20]用绞胶蓝总苷作为免疫增强剂治疗免疫低下小鼠模型，绞股蓝高、中剂量组非特异性免疫功能指标较模型组明显增强。

（2）细胞免疫：绞股蓝总皂苷 400mg/kg 灌胃对环磷酰胺所致的小鼠 E-玫瑰花形成率下降有明显对抗作用[9]。用心肌移植试验法观察，绞股蓝总苷灌肠后显著抑制移植的排斥反应[8]。李艳茹[21]研究发现服用绞股蓝多糖对疲劳运动小鼠的免疫器官脾脏功能有增强作用，对小鼠特异性免疫能力有提高作用，高剂量下对于 ConA 诱导小鼠淋巴细胞转化能力有提高作用。张海燕等[22]研究发现 GPs 可以加强正常小鼠淋巴细胞的增殖，提高免疫器官指数，提高小鼠血清溶血素含量，说明其对增强细胞免疫和体液免疫有促进作用。

（3）体液免疫：绞股蓝总苷能降低溶血素含量[8]，并恢复环磷酰胺所致的血清溶血素下降[9]，绞股蓝总苷 300mg/kg 灌胃，能显著提高小鼠血清 IgG 含量，总苷Ⅱ能提高 IgG 和 IgM 含量[8]。

（4）免疫调节作用：实验表明，绞股蓝皂苷可使小鼠免疫器官脾脏重量、抗 SRBC 溶血素水平和活性 E-玫瑰花形成率高于中位数的下降，而低于中位数的上升，呈现双向调节作用[9]。

5. 抗肿瘤作用　Chen JC 等[23]研究表明绞股蓝有明显的体内外抗肿瘤作用，对肝癌、肺癌、食道癌、子宫癌、腹水癌、血癌、皮肤癌等二十多种癌细胞有明显的抑制作用，而对正常细胞无毒副作用。杨明辉[24]研究发现，绞股蓝总皂苷(GPs)能诱导人肝细胞瘤细胞凋亡，其分子机制与上调促凋亡蛋白Bax和下调抑凋亡蛋白Bcl-2的表达有关。许志超等[25]首次从绞股蓝水解产物中分离得5种化合物，发现化合物Ⅳ具有显著抗肿瘤活性。绞股蓝有抗肿瘤活性，对免疫功能无明显抑制作用，具有一定的优势。

6. 对神经系统的保护作用　姚柏春[26]对阿尔茨海默(AD)模型大鼠给予绞股蓝皂苷(GPS)灌胃，结果显示，GPS具有改善AD模型大鼠学习记忆能力、海马COⅩ活性和COⅡ mRNA表达及线粒体超微结构的作用，对AD模型大鼠有一定治疗和保护作用。宋淑亮等[27]发现不同浓度绞股蓝多糖试验组神经细胞损伤有不同程度的减轻，与谷氨酸损伤组相比有显著性差异。因此绞股蓝多糖可以潜在地用于神经退行性疾病方面的治疗，但是目前其神经细胞损伤保护作用的机制尚不明确，有待进一步研究。

7. 对心血管系统的作用

(1) 对心脏的作用：绞股蓝总苷5mg/只静脉注射对垂体后叶素造成的蟾蜍心肌缺血有较好保护作用，体现在心电图T波改变上[28]。绞股蓝对结扎冠状动脉的大鼠造成心肌24小时缺血，可缩小其心肌梗死范围，减轻心肌损伤，抑制CPK、LDH释放[29]。绞股蓝皂苷(GPS)可改善兔冠脉结扎后心电图变化，缩小大鼠冠脉结扎后缺血组织重量，降低血清中磷酸肌酸激酶(CPK)和乳酸脱氢酶(LDH)水平，抑制血清中游离脂肪酸和血栓素A_2(TXA_2)升高。GPS保护缺血心肌的作用机理在于通过抑制Ca^{2+}及Na^+内流，减轻Ca^{2+}超载，从而降低缺血心肌的异常兴奋性[30]。

(2) 对血管、血压的影响：绞股蓝总皂苷50mg/kg静脉注射对麻醉猫呈显著降压作用，维持时间在30分钟以上，且血压下降程度与剂量呈依赖关系[31]。

(3) 对血液系统的影响：绞股蓝总皂苷50mg/kg皮下注射，对大鼠实验性血栓有明显抑制作用，其中使血小板性血栓平均量下降34%，静脉血栓下降68%，绞股蓝提取物0.25～2g/L在体外明显抑制花生四烯酸诱导的家兔血小板聚集和血栓素B_2释放，剂量与效应相关，静脉注射绞股蓝提取物35mg/kg后10和20分钟时，血小板聚集明显受到抑制，10～40分钟期间血小板释放血栓素B_2量明显减少，以10和20分钟时最显著，该药在体外对家兔胸主动脉释放6-酮-$PGF_{1\alpha}$影响亦有报道[32]。吴基良等[33]发现在体外GPS明显抑制胶原诱导的血小板5-羟色胺(5-HT)的释放，升高血小板悬液中环磷腺苷(cAMP)水平，剂量与效应相关。放射免疫测定显示对6-酮-前列腺素(6-Keto-$PGF_{1\alpha}$)和血栓素B_2(TXB_2)均有明显抑制作用，IC_{50}表明GPS同阿司匹林一样抑制血小板环氧化酶，是BPC功能抑制剂。齐刚等[34]发现GPS体内给药对AA、二磷酸腺苷(ADP)及胶原诱导的BPC聚集有明显抑制作用，其中对AA诱导的血小板聚集抑制作用最强；GPS体外给药对血小板活化因子(PAF)诱导的家兔血小板聚集有不同程度的抑制作用，呈剂量依赖关系。电镜下GPS对血小板的超微结构无影响，可抑制AA、ADP及胶原诱导的血小板外形改变、伪足形成和颗粒释放。张小丽等[35]发现GPS抑制大鼠体内血栓形成，延长凝血时间、凝血酶原时间、部分凝血活酶时间。谭华炳等[36]发现绞股蓝对高胆固醇饵料饲养兔血液流变学异常具有明显抑制作用。

(4) 抗脑缺血和缺血再灌注损伤：GPS对脑缺血再灌注损伤有保护作用与抗氧自由基和脂质过氧化有关。李黔宁等[37]采用基底动脉结扎造成犬脑干缺血，缺血前3小时GPS灌胃，结果GPS组与缺血组比较，脑干听觉诱发电位及病理恢复率逐渐升高，磷酸酶A_2(PLA_2)活性逐渐降低，超氧化物歧化酶(SOD)活性逐渐升高，表明GPS对犬脑干缺血有较好保护作用。

8. 对消化系统的影响

(1) 保肝作用:绞股蓝对 CCl_4 肝损伤的大鼠有抑制受损肝组织的脂质过氧化作用[38]。总皂苷 50mg/kg 能明显抑制血清谷丙转氨酶活力升高,在其作用下残留的肝脏核分裂象数目明显增多,说明对肝脏细胞有促进再生作用[39]。体外实验绞股蓝总皂苷能抑制大鼠肝微粒体自发的和由 Fe^{2+}-半胱氨酸、Vit C-NADPH 和 CCl_4 诱发的丙二醛(MDA)生成及自发性的 MDA 生成,且有明显的量效关系。说明绞股蓝总苷可对抗肝细胞膜流动性的降低[40]。宋淑亮等[41]通过研究绞股蓝多糖对 HepG2 细胞酒精性损伤的保护作用,发现不同浓度的绞股蓝多糖均可以提高损伤后 HepG2 细胞的存活率,抑制 AST、ALT 水平的升高,减少 MDA 的形成,提高 SOD 的活性,减少细胞凋亡。

(2) 抑制胆石生成:同时服用绞股蓝(GP)高胆固醇饲料的豚鼠与单纯服用高胆固醇饲料的对照组相比,胆汁中胆固醇的含量显著降低,胆汁酸含量显著升高,从而提高了对胆固醇的溶解能力,减少了因胆固醇过饱和而致结石的几率[42]。

(三) 临床报道

1. 治疗肿瘤　对 43 例恶性肿瘤(包括食管癌、贲门胃癌、大肠癌、肺癌、乳腺癌),采用复方绞股蓝煎剂(绞股蓝、白术、茯苓等),2~3 周内服,可提高淋转率和酯酶染色阳性细胞数[43]。

2. 治疗放、化疗引起白细胞减少　在治疗肿瘤患者放、化疗引起白细胞减少的研究中,绞股蓝加升白Ⅰ号组,白细胞回升到 4×10^9/L 的天数和例数与对照组比较有明显差异。治疗前后对 GP 加升白Ⅰ号组 20 例患者的心电图及肝肾功能进行检查均未见异常变化[44]。

3. 治疗高脂血症　戴汉云等[31]选择高甘油三酯血症及混合型高脂血症患者 45 例,随机分为 A、B、C 三组,A 组予绞股蓝总苷片(Ⅰ)80mg,每日 2 次,治疗 12 周;B 组予绞股蓝总苷片(Ⅰ)80mg,每日 2 次,联用非诺贝(Ⅱ)200mg,每日 1 次,治疗 12 周后停用Ⅱ,继续Ⅰ治疗 4 周;C 组予非诺贝(Ⅱ)200mg,每日 1 次,治疗 12 周。结果:治疗 4 周各组 TC、TG 平均值明显降低,第 12 周 TC、TG 及 HDL-C 均与治疗前有显著性差($P<0.01$);停药后 4 周,A 组各项检测指标稳定,C 组明显反弹至治疗前水平;治疗 4、12 周,A 组有效率为 62.2%和 82.2%,B 组为 71.1%和 91.1%,C 组为 68.9%和 86.6%;停药的 A、C 组两组有效率分别为 77.8%和 20.0%,继续用药的 B 组有效率为 84.4%,A、B 组差异无显著性,C 组却明显低于 A、B 组。研究表明绞股蓝总苷片能有效降低 TC、TG 和升高 HDL-C,停药 4 周疗效仍较稳定,无明显不良反应。

4. 延缓衰老　绞股蓝皂苷胶囊 2 粒(40mg)口服,日 3 次,连服 2 个月,对 106 例肺、脾气虚及脾肾两虚等 12 项衰老症状的积分值,治疗后均下降。本品对脘腹坠胀、畏寒肢冷、便溏腹泻、倦怠乏力、腰痛膝酸和失眠多梦的有效率>80%,对记忆力、平衡能力的提高和降血糖作用有效率为 75.9%~84%。并能调整免疫功能,提高细胞免疫水平,降低血黏度,对高血压、冠心病、肥胖症等有辅助疗效[45]。

5. 治疗血小板减少症　绞股蓝冲剂(温州制药厂生产,含人参皂苷)40mg,每日 3 次,15 日为 1 个疗程,连用 2 个疗程。治疗 24 例,效果良好[46]。

6. 治疗白细胞减少症

(1) 绞股蓝冲剂(温州制药厂生产,含人参皂苷)40mg,每日 3 次,服 30 天,治疗 30 例,有效(临床症状改善或消失,外周血白细胞二次复查其平均值升高高于治疗前 500 个/mm^3 以上者)27 例,无效 3 例[47]。

(2) 绞股蓝30～40g，加升白Ⅰ号(鸡血藤、女贞子各30g，补骨脂15g)水煎服，治疗放、化疗引起白细胞减少31例，与单纯用升白Ⅰ号对照，白细胞回升至4×10^9/L以上平均日数分别为4.69和7.22，总有效率分别为93.55%和70.97%[48]。

7. 改善脑功能障碍　杨炯炯等[49]采用视觉诱发电位(PRVEP)研究绞股蓝对脑梗死患者脑功能障碍的改善作用，将脑梗死患者分为A组(绞股蓝治疗)、B组(脑复康治疗)及C组(正常老年人服绞股蓝)，服药12周(18例患者服绞股蓝24周)。通过检测PRVEP潜伏期、波幅、主波群形态和各波出现率等指标发现，绞股蓝可明显改善患者的脑功能障碍。

(四) 不良反应

1. 急性毒性　绞股蓝水提浸膏给小鼠腹腔注射的LD_{50}为(2862.5±338.0)mg/kg[7]。绞股蓝总苷浸膏小鼠灌胃的LD_{50}为4.5g/kg[10]。

2. 长期毒性　以4g/(kg·d)的绞股蓝饲食给药，连续90天，大鼠一般状态、血常规、肾功能、肝功能、心电图及心、肝、肾、睾丸的病理检查均无异常[50]。

3. 特殊毒性　微核试验、Ames试验和睾丸生殖细胞染色体畸变分析试验[51]、姐妹染色体互换试验[52]均表明，绞股蓝无致突变作用。

参考文献

[1] 陈珏，许衡钧，等. 绞股蓝对鼠脂褐质和过氧化脂质的影响[J]. 现代应用药学，1990，7(1)：42-43.

[2] 李锐，黄伟红. 绞股兰总甙、青春宝、有机锗等药物抗氧化延缓衰老实验研究[J]. 新中医，1990，22(5)：52-53.

[3] 娄振岭，马丽萍. 绞股蓝多糖(GPS)生物学作用的研究[J]. 河南肿瘤学杂志，1996，9(3)：168-170.

[4] Shang L，Liu J，Zhu Q，et al. Gypenosides protect primary cultures of rat cortical cells against oxidative neurotoxicity[J]. Brain Res，2006，1102(1)：163-174.

[5] 高应东，陈武，熊筱娟，等. 绞股蓝皂苷对鼠应激能力影响的效果评估[J]. 中国临床康复，2005，9(43)：109-111.

[6] 池爱平，陈锦屏. 微波辅助提取绞股蓝多糖的工艺研究[J]. 食品科学，2007，28(7)：181-184.

[7] 陈珏，许衡钧. 绞股蓝的抗应激作用[J]. 中成药，1989，11(1)：31-32.

[8] 刘晓松，甘骏. 广西绞股蓝总皂苷的药理研究[J]. 中成药，1989，11(8)：27-29.

[9] 张崇泉，燕美玉. 绞股蓝总皂苷免疫调节作用的研究[J]. 中西医结合杂志，1990，10(2)：96-98.

[10] 周曙，周萍. 绞股蓝及其复方制剂的适应原样药理研究[J]. 中草药，1990，21(7)：25-27.

[11] 张炜平，马玉亭，许华. 绞股蓝滴丸对实验性高血脂大鼠的降血脂作用研究[J]. 内蒙古中医药，2004，23(2)：25-26.

[12] Megalli S，Davies NM，Roufogalis BD. Anti-hyperlipidemic and hypoglycemic effects of Gynostemma pentaphyllum in the Zucker fatty rat[J]. J Pharm Pharm Sci，2006，9(3)：281-291.

[13] Megalli S，Aktan F，Davies NM，et al. Phytopreventative anti-hyperlipidemic effects of gynostemma pentaphyllum in rats[J]. J Pharm Pharm Sci，2005，8(3)：507-515.

[14] 黄雪萍. 绞股蓝总苷与辛伐他汀治疗原发性高脂血症的疗效比较[J]. 中国药业，2006，15(6)：46.

[15] 魏守蓉，薛存宽，何学斌，等. 绞股蓝多糖降血糖作用的实验研究[J]. 中国老年学杂志，2005，25(4)：418-420.

[16] 寿芝娟，王玮. 绞股蓝总皂苷对小鼠肺泡巨噬细胞形态的影响[J]. 温州医学院学报，1990，20(1)：13-14.

[17] 龚国清，张纯. 绞股蓝总苷对小鼠外周白细胞数及其吞噬发光的影响[J]. 中国药科大学学报，1992，23(2)：100-102.

[18] 段泾云. 绞股蓝抗炎免疫药理作用[J]. 陕西中医，1991，12(1)：38-39.

[19] 钱新华，唐晓玲. 绞股蓝多糖对免疫功能的影响[J]. 中国药科大学学报，1999，30(1)：51-53.

[20] 周俐，叶开和，任先达. 绞股蓝总苷对免疫低下小鼠非特异性免疫功能的影响[J]. 中国基层医药，2006，13(6)：979-980.

[21] 李艳茹. 绞股蓝多糖对疲劳运动小鼠免疫能力的影响[J]. 食品科学，2008，29(8)：584-586.

[22] 张海燕，郭强，温伟业. 绞股蓝总皂苷对小鼠免疫功能的影响[J]. 中兽医学杂志，2006(2)：13-15.

[23] Chen JC，Chung JG，Chen LD. Gypenoside induces apoptosis in human Hep3B and HA22T tumour cells[J]. Cytobios，1999，100(393)：37-48.

[24] 杨明辉，郭晓兰，袁国华，等. 绞股蓝总皂苷对肝细胞瘤细胞凋亡的诱导作用[J]. 世界科学技术：中医药现代化，2006，8(4)：53-56.

[25] 许志超，韩凌，赵余庆. 绞股蓝总皂苷水解产物中稀有抗肿瘤活性成分的化学研究[J]. 亚太传统医药，2008，4(11)：41-43.

[26] 姚柏春，袁华，黄翔，等. 喂饲绞股蓝皂苷对 Aβ(1-40)注射海马后大鼠脑内 COX 活性和线粒体超微结构变化的影响[J]. 中国老年学杂志，2005，25(10)：1193-1195.

[27] 宋淑亮，吉爱国，梁浩，等. 绞股蓝多糖的分离纯化及其对神经细胞谷氨酸损伤的保护作用[J]. 天然产物研究与开发，2008，20(2)：229-232.

[28] 张雪云，刘素珍. 绞股蓝总皂苷对垂体后叶素引起蟾蜍心电图变化的影响(简报)[J]. 中国中药杂志，1991，16(1)：53.

[29] 辛冬生，徐世明. 绞股蓝总皂苷对实验性心肌缺血缺氧损伤的保护作用[J]. 中国药学杂志，1990，25(7)：398-401.

[30] 谭华炳，赵世印，贺琴. 绞股蓝心血管相关药理作用研究及组方临床应用[J]. 中药研究与信息，2005，7(4)：23-25.

[31] 戴汉云，孟庆玉. 绞股蓝总皂苷对各种脂蛋白的影响[J]. 中草药，1989，20(4)：28-29.

[32] 李林，金有豫. 绞股蓝提取物对家兔血小板聚集和花生四烯酸代谢的影响[J]. 中国药理学通报，1989，5(4)：213-217.

[33] 吴基良，邱培伦. 绞股蓝总皂苷对家兔血小板聚集释放及 cAMP 水平的影响[J]. 湖北医学院咸宁分院学报，1989，3(1)：15-19.

[34] 齐刚，李长龄. 绞股蓝总皂苷对血小板聚集和血栓形成的影响[J]. 中草药，1997，28(3)：163-165.

[35] 张小丽，刘珍. 绞股蓝总皂苷对体内外血栓及凝血功能的影响[J]. 华西药学杂志，1999，14(5)：335-337.

[36] 谭华炳，匡颖文. 绞股蓝对高胆固醇饲料饲养兔的血液流变学和 C 反应蛋白异常的干预研究[J]. 中国微循环，2007，11(2)：108-110.

[37] 李黔宁，王东武. 绞股蓝苷脑干缺血性损伤保护作用及机制探讨[J]. 中国药学杂志，1997，32(8)：466-469.

[38] 陈珏，许衡钧，等. 绞股蓝对鼠脂褐质和过氧化脂质的影响[J]. 现代应用药学，1990，7(1)：42-43.

[39] 徐声林. 绞股蓝总皂苷与齐墩果酸保肝作用的比较[J]. 现代应用药学，1989，6(3)：5-6.

[40] 李林，邢善保. 绞股蓝总皂甙对离体大鼠肝脏脂质过氧化及膜流动性损伤的保护作用[J]. 中国药理学通报，1991，7(5)：341-344.

[41] 宋淑亮，肖增平，吉爱国，等. 绞股蓝多糖对 HepG2 细胞酒精性损伤的保护作用[J]. 中国生化药物杂志，2008，29(5)：302-305.

[42] 李均乐，田立新. 绞股蓝预防豚鼠胆囊胆固醇结石形成[J]. 中华肝胆外科杂志，2002，8(10)：609-610.

[43] 马智，侯浚. 绞股蓝增强肿瘤患者 T 淋巴细胞免疫功能的实验研究[J]. 中医药信息，1992，9(1)：44-45.

[44] 张常胜.绞股蓝的药理及临床作用研究进展[J].中医药学报,1993(4):52-55.

[45] 朱志明,赵国祥,邹宪,等.绞股兰总皂甙胶囊抗衰老临床观察报告[J].湖南中医杂志,1991(2):56-58.

[46] 王会仍,张丽珍.绞股蓝治疗血小板减少症的临床观察[J].浙江中医学院学报,1991,15(2):29-30.

[47] 王会仍,张丽珍.绞股蓝冲剂对白细胞减少症治疗保健作用的临床观察[J].新中医,1991,23(1):36-37.

[48] 刘少翔,张秀云.绞股蓝治疗放、化疗引起白细胞减少的临床观察[J].中国医药学报,1992,7(2):35-36.

[49] 杨炯炯,岳文浩.绞股蓝治疗脑梗塞后脑功能障碍的诱发电位研究[J].中国行为医学科学,1998,7(4):250-252.

[50] 李锐,周莉玲,廖灶引,等.花县绞股蓝(五叶参)化学和药理研究[J].1988(4):51.

[51] 薛绍达.以绞股蓝为原料研制可乐型饮料[J].中成药研究,1986(2):35.

[52] 宋为民,法京.人参、绞股蓝的抗变作用[J].中草药,1992,23(3):136-137.

沙棘　Shaji

【别名】酸棘、醋柳、黑棘、具察日嘎纳(蒙古名),达晋(藏名),吉汗(维吾尔名)。

【来源】始载于《四部医典》。为胡颓子科多年生灌木或小乔木沙棘 *Hippophae rhamnoides* L. 的成熟果实和叶。主产于陕西、四川、甘肃、宁夏、山西、辽宁等省。世界上分布在欧亚大陆东经 2°～115°,北纬 27°～68.5°的广大地区。

【采收炮制】秋季果实成熟时采集,拣去杂质,鲜用或晒干用。

【药性】酸、涩,温。归脾、胃、肺、心经。

【功效】健脾消食,止咳祛痰,活血散瘀。

【应用】

1. 气阴不足,津伤口渴　本品甘酸化阴,有益气生津之功,多用于热病气津两伤及久病气津不足者,可单味煎汤加冰糖调服,亦可与麦冬、五味子、芦根等养阴生津之品配伍应用。

2. 肺虚久咳,寒痰湿痰　本品味甘能补,酸涩收敛,温以祛寒,既有补肺、温肺、敛肺之功,又有止咳化痰之效。故肺虚久咳、寒痰湿痰者最为相宜,单用本品即可,亦可配黄芪、白术及半夏、干姜、陈皮等补气健脾、燥湿化痰之品同用。

3. 脾虚泻痢,食积腹痛　本品既可温补脾胃,又消食治痢,涩肠止泻,对脾胃虚弱、积食不化、泻痢日久者,单味水煎温服即可,亦可与山楂、神曲、白头翁、木香等消食健胃、理气治痢之品同用。

4. 血瘀经闭,跌打瘀肿　本品温能通经,活血散瘀。用于瘀血阻滞、经闭痛经及跌打损伤瘀血肿痛,常与川芎、香附、当归等调经药及乳香、没药、血竭等活血化瘀药同用。

此外,沙棘外用涂患处,可治水火烫伤,具有敛疮生肌之效。

【用法用量】3～10g。

【使用注意】痼冷沉寒或内热实火者均应忌服。

【鉴别用药】沙棘、沙枣均为西北地区民间习用药材,同属胡颓子科植物。沙棘为酸涩、微甘、性温之品,功能益气生津、止咳祛痰、消食止泻、活血散瘀,善治津伤口渴、咳嗽痰多、消化不良、食积腹痛、跌仆瘀肿、瘀血经闭等症。沙枣味同沙棘,性平,能补虚安神,健脾止泻,用于身体虚弱、神志不宁,痢疾、脾虚泄泻等症。

【药论】

1.《西藏常用中草药》:“性温,味酸涩”,“活血散瘀,化痰宽胸,补脾健胃。治跌打损伤,瘀肿,咳嗽痰多,呼吸困难,消化不良。”

2.《高原中草药治疗手册》:“生津止渴……治高热伤阴证。支气管炎,肺炎,痢疾。”

3.《中国药典》(1995 年版一部):“酸、涩,温。止咳祛痰,消食化滞,活血散瘀。用于咳嗽痰多,消化不良,食积腹痛,跌打瘀肿,瘀血经闭。”

【现代研究】

(一)化学成分

沙棘的果皮、果肉和种子中含有多种成分,包括黄酮类化合物、油和脂肪酸类、酚类和有机酸类、维生素类、萜类和甾体类化合物、挥发性成分、糖类、蛋白质和微量元素等。沙棘中含有多种黄酮类化合物,主要是异李素、槲皮素、异鼠李素-3-β-D 葡萄糖苷、异鼠李素-3-β-芸香苷等;沙棘的果肉、种子中含有油和脂肪酸,主要的脂肪酸有月桂酸、肉豆蔻酸、棕榈酸、十六烯酸、硬脂酸、油酸、亚油酸、亚麻酸等;沙棘中含有苹果酸、柠檬酸、琥珀酸、β-香豆素、酚酸等多种酚类化合物;沙棘果中含有维生素 C、维生素 E、胡萝卜素、维生素 B_2、维生素 B_6、维生素 K、叶酸,以及少量的维生素 D 和烟酸;沙棘中含有多种甾类和萜类化合物,如熊果酸、谷固醇、洋地黄苷、卵黄磷蛋白醇、胆固醇、不饱和醛类等;沙棘汁中含有多种挥发性成分,包括烃类、醇、酚、醚类等,如苯甲醇、α-苯乙醇、β-4 苯乙醇、苯酚等;沙棘中还含有磷脂,以葡萄糖和果糖为主的糖类,多种蛋白质氨基酸以及铁、锌、钾、钠、钙、镁、铜、锰等多种微量元素。

(二)药理作用

1. 对免疫系统的作用

(1) 对非特异免疫功能的影响:沙棘总黄酮腹腔注射能明显提高小鼠胸腺指数和脾指数,增加小鼠血清溶菌酶含量和豚鼠血清总补体含量[1]。沙棘总黄酮皮下或腹腔注射均能明显增强小鼠腹腔巨噬细胞的吞噬能力[1,2]。

(2) 对体液免疫的影响:大鼠灌胃给 50%沙棘原汁 2ml/d,连续 2 周,可使大鼠血清中免疫球蛋白及补体水平明显升高,沙棘原汁和沙棘油均可使小鼠脾脏中抗体生成细胞数和血清中抗体效价明显升高[3]。沙棘油灌服大鼠 2 周,血清中 IgG、IgM、C_3 水平均增高[4]。沙棘总黄酮是沙棘的有效成分,能增强小鼠脾细胞分泌溶血素的能力,提高正常小鼠血清溶血素和血凝素抗体水平,并能部分对抗环磷酰胺导致的免疫功能低下,对血清 IgG 有直接增强作用[1,5]。沙棘粉亦能促进小鼠体液免疫,促淋巴细胞转化[6]。

(3) 对细胞免疫的影响:沙棘总黄酮能特异性地增加细胞免疫功能,使淋巴细胞酸性酯酶标记阳性率增高;小鼠脾细胞特异玫瑰花结形成细胞(SRFC)增加,能拮抗环磷酰胺引起的 SRFC 减少,增强 ConA 刺激的淋巴细胞增殖[1,7]。

(4) 对自然杀伤细胞(NK)活性的影响:体外实验沙棘汁能激活荷瘤小鼠脾脏 NK 细胞活性,其激活作用随剂量增加而增大[8]。刘荣珍等[9]发现沙棘能促进小鼠的脾淋巴细胞增殖和转化作用,提高小鼠的抗体生成细胞数、血清溶血素水平及 NK 细胞活性,促进小鼠单核-吞噬细胞的碳廓清和单核-腹腔巨噬细胞的吞噬能力,促进小鼠迟发型变态反应。

2. 对心血管系统疾病的作用

(1) 抗心肌缺血:5%中华沙棘油灌胃 1ml/d 对大剂量 V_{D3} 所致大鼠心肌损伤有明显保护作用[10]。沙棘黄酮(TFH)能增强正常人心肌的收缩性能和心脏泵功能,还能降低外周阻力，增加血管弹性[11]。静脉输注 TFH 可明显增强心力衰竭犬的心脏泵功能和心肌收缩性能，并可明显改善心肌舒张性能[12]。TFH 能明显减轻大鼠心肌再灌注损伤区超微结构病理改变的发生，明显提高心肌组织超氧化物歧化酶(SOD)活性，并减少丙二醛(MDA)发生，对心肌缺血、再灌注损伤可产生明显保护作用[13]。TFH 有增加受试小鼠的心肌营养血流量、改善心肌微循环、降低心肌氧耗等作用。在减压缺氧实验中，可明显提高小鼠成活率，能对抗垂体后叶素所致的急性缺血性心肌损伤，还能降低血清胆固醇，抑制血小板聚集。毒性实验表明，TFH 无明显毒性，也没有致畸和致突变作用，是一种安全而有效的天然药物[14]。古丽米热·阿不都热依木等[15]研究了 TFH 对多柔比星(阿霉素，ADR)诱导大鼠心肌损伤的保护作用，认为 TFH 对 ADR 所引起的心肌结构损伤和脂质过氧化有一定的保护作用，其机制可能与保护心肌 SOD、GSH-Px 活性及清除自由基，防止脂质过氧化有关。

(2) 抗心律失常：刘凤鸣等[16]研究发现 TFH 对离体大鼠心脏可显著延长缺氧性心律失常出现时间，提高室颤阈值，延缓房室传导；轻度延长离体豚鼠左房功能不应期，明显对抗乌头碱诱发离体豚鼠右房节律失常的作用。沙棘总黄酮可使培养乳鼠心肌细胞搏动频率显著降低，搏动幅度下降，细胞动作电位复极 50%和 90%的时程缩短，4 相去极化斜率下降，并使异常自发搏动节律转为有规律的搏动，此作用可能与抑制 Ca^{2+} 跨膜转运和促 K^{+} 外流有关[17]。

(3) 改善心肌肥大：TFH 可通过抑制核转录因子(NF-κB)信号传递系统的激活，引起细胞内相关分子表达调控机制改变，从而发挥改善心肌肥大的作用，且抑制 NF-κB 的作用与 TFH 间存在浓度依赖关系[18]。

(4) 抗血栓形成：TFH 可促进前列环素 I_2(PGI_2)的生成，抑制血栓素 A_2(TXA_2)的生成，能提高大鼠血浆 PGI_2/TXA_2，且这一作用显著强于阿司匹林，进而抑制血小板的聚集作用及减少血栓的形成[19]。吴英等[20]研究发现沙棘油可使小鼠耳廓毛细血管及大鼠肠系膜毛细血管开放量及微动脉、微静脉管径明显增加。TFH 可明显降低大鼠高切变率下的血液黏度和血浆黏度，改善血液流变性和血流动力学，抑制动静脉环路血栓的形成和发展[21]。TFH 对花生四烯酸诱发的血小板聚集有明显的抑制作用，并呈现一定的量效关系。TFH 静脉给药对动物体内血栓形成有显著的抑制作用，并有与阿司匹林相似的抑制血栓形成的作用，而经口给药没有表现出抗栓药理活性，这可能是由于活性成分生物利用度低或成分之间的相互作用所导致[22]。

3. 对血液系统的影响　沙棘中的黄酮可抑制氧化物对红细胞的损伤作用，推迟红细胞的氧化老化，其作用机制与沙棘中含有大量 SOD 有关。孙志新等[23]以造血细胞培养为手段，在粒系祖细胞(CFU-C)集落细胞培养体系中，沙棘果的原汁能增加大鼠和成人的集落数，以肠浓度组最为明显，约为对照组的一倍，而且细胞生长的光亮度，细胞形态较对照组好，说明沙棘原汁对造血细胞有促进作用。葛志红[24]研究发现，低、中、高剂量沙棘汁均可显著提升低白细胞模型小鼠的外周血白细胞数，并增加骨髓有核粒细胞数和促进有核细胞的分裂，效果均优于碳酸锂组；在疗效与剂量关系上呈明显的量效关系。葛志红等[25]研究沙棘油在体外对肾阳虚、肾阴虚不同证型再生障碍性贫血(AA)患者红系集落形成单位(CFU-E)、粒巨噬细胞系集落形成单位(CFU-GM)的影响。结果表明沙棘油在体外对 AA 患者 CFU-E、CFU-GM 有一定的促增殖作用，且高剂量时对肾阳虚证型患者的作用优于肾阴虚证型患者。

4. 对血脂的影响　沙棘汁提取物能显著降低大鼠实验性高脂血症中甘油三酯(TG)、

胆固醇(TC)水平，或 50mg/kg 静脉注射有抗血栓形成作用[26]。沙棘枝乙醇提取物静脉给药能降低大鼠血黏度，口服无作用，但静脉与口服给药均显著延长小鼠凝血时间，体外能延长家兔血浆复钙和凝血酶原时间[27]。黄晓青等人用 50、100、200mg/kg 沙棘多糖给予高脂血症大鼠，给药 20 天后高脂血症大鼠血清 TC 降为正常，血清 LDL-C 降低，但对血清 TG 水平没有显著作用。此外还能降低肝脏 TC 和高脂饮食引起的血糖升高[28]。于云等[29]通过实验证明沙棘叶提取物具有有效的调血脂、控制体重的作用，可用于预防和治疗高脂血症。沙棘总黄酮可显著降低实验性高脂血症小鼠血清中的 TC、TG 和高密度脂蛋白(HDL-C)[30]。

5. 抗氧化、抗衰老作用　闫涛等[31]研究沙棘鲜果对高脂膳食大鼠的脂质过氧化作用的影响，发现沙棘鲜果可提升大鼠过氧化物歧化酶(SOD)活性，降低丙二醛(MDA)含量，表明沙棘鲜果具有抗氧化的功能。沙棘油对高脂血清损伤的血管平滑肌细胞有保护作用，能明显降低脂质过氧化物(LPO)含量，升高 SOD 活性，并减轻高脂血清对细胞膜的损伤[32]。中华沙棘油灌胃能显著提高大剂量 VD3 所致的大鼠心肌 SOD 和谷胱甘肽过氧化物酶(GSH-Px)降低的活性，抑制 LPO 的升高[33]。沙棘中富含维生素 C、维生素 E、β-胡萝卜素和黄酮等物质，这些有效成分具有清除人体内自由基和阻断过氧化作用，对高脂血清损伤的血管平滑肌细胞有保护作用，能明显降低高脂损伤平滑肌细胞内增高的脂质过氧化物的含量，并能明显升高 SOD 的活性，能减轻高脂血清对细胞膜的损伤，保护并促进细胞的健康生长[34]。

6. 对消化系统的作用

(1) 保肝作用：沙棘浓缩果汁小鼠腹腔注射对 CCl_4 及对乙酰氨基酚(扑热息痛)损伤肝中 MDA 的增高有明显抑制作用，并降低由 CCl_4 所致的小鼠血清谷丙转氨酶(sGPT)升高，对抗扑热息痛中毒小鼠肝谷胱甘肽的耗竭[35]。沙棘具有明显的保肝作用。提取的果汁或油有防止脂肪肝形成的作用，它能减少肝脏总脂质及组分的含量；还可防止肝细胞以及由酒精引起的细胞质、微粒体和肝脏蛋白质减少[36]。徐美虹等[37]研究表明沙棘籽油对大鼠酒精性急性肝损伤具有明显保护作用。

(2) 对胃肠道的作用：沙棘油Ⅲ 5ml/kg 给大鼠灌胃能对抗利血平所致的胃溃疡[38]。去油后的种子中提得酰化 β-谷固醇 β-D-葡萄糖苷 12mg/kg 对小鼠醋酸诱发胃溃疡模型有明显保护作用[39]。邢建峰等[40]研究证实沙棘果肉油能抑制大鼠胃酸及胃蛋白酶的分泌，促进胃黏液的分泌；对大鼠水浸应激性、利血平型、幽门结扎型胃溃疡均有明显的保护作用；对大鼠乙酸型胃溃疡有明显的促进愈合作用；可减少小鼠的扭体次数。

7. 对肾脏的保护作用　王飞等[41]研究沙棘油(SBO)和五味子乙素(Sch B)对亚慢性镉中毒致大鼠肾脏氧化损伤的影响，结果：与对照组比较，单纯镉染毒组血乳酸脱氢酶(LDH)、丙氨酸转移酶(ALT)活力、肝组织中谷胱甘肽(GSH)、丙二醛(MDA)含量升高，肝 SOD 和 GSH-Px 活力下降，差异均有统计学意义。与单纯镉染毒组比较，$CdCl_2$ + SBO 染毒组和 $CdCl_2$ + SchB 染毒组大鼠血 LDH、ALT 活力、肝 GSH、MDA 含量降低，SOD 和 GSH-Px 活力升高，差异均有统计学意义。

8. 抗疲劳　刘洪元[42]等研究枸杞沙棘复合饮料制剂对小鼠的抗疲劳作用。研究发现运动后小鼠血乳酸含量，实验组比对照组有明显下降；血清尿素氮含量，随所给复合饮料的剂量增大而明显降低；实验组肝糖原含量比对照组明显升高，且随实验组的剂量升高而增高。运动实验指标中游泳实验显示，实验组比对照组持续时间长。结果表明枸杞沙棘复合饮料制剂对小鼠具有明显的抗疲劳作用。

9. 抗肿瘤作用　有报道沙棘树皮的乙醇粗提物能显著抑制10个类型移植肿瘤中的8个类型[43]。沙棘白花青素、苦木素、香豆素、5-羟色胺等具有明显的抗癌活性及抗肿瘤作用。大鼠体内试验表明：在给大鼠诱发肝、肺及肾脏肿瘤，若同时给予沙棘汁，则其肿瘤发生较晚，发癌率低，平均寿命延长且病变较轻。其防癌效果优于等量的抗坏血酸。体内体外实验均表明沙棘汁能有效阻断*N*-亚硝基化合物合成及诱癌，保护大鼠免受*N*-亚硝基化合物的毒害，明显推迟肿瘤的发生，延长成活时间，降低癌变范围[44]。

10. 对血糖的影响　TFH能有效控制糖尿病大鼠血糖水平，纠正其物质代谢紊乱。能降低链脲佐菌素(STZ)糖尿病大鼠血糖、果糖胺、血脂水平，提高血清白蛋白、总蛋白含量，增强机体抗氧化能力，同时可调节糖尿病大鼠饮食水平[45]。曹群华等[46]研究沙棘籽渣黄酮(FSH)和沙棘果渣黄酮(FFH)对小鼠糖代谢的影响，研究发现正常小鼠灌胃FSH或FFH后，血糖和血脂水平低于对照组；同时对小鼠糖异生具明显的抑制作用。

11. 抑菌作用　张鹏等[47]将沙棘鲜果采用60℃，65%乙醇脱脂提取并分离，得到沙棘总黄酮(含量以异鼠李素26.2mg/g计)，首次对22种细菌及真菌进行体外的抑菌试验研究并明确其沙棘总黄酮的最低抑菌浓度，研究发现沙棘总黄酮对革兰阳性球菌、念珠菌等多种细菌表现出较强的抑菌效果。徐文锦等[48]研究沙棘果提取物对泌尿生殖道易感菌体外抑菌效果。运用试管二倍稀释法联合琼脂平板法测定提取物对9种常见泌尿生殖道易感菌的最小抑菌浓度(MIC)。结果发现沙棘果提取物对泌尿生殖道常见条件致病菌有不同程度的抑菌作用，其中对白色念珠菌和其他念珠菌抑菌作用较强。

12. 对实验性生殖道炎症的影响　孔令姗等[49]研究复方沙棘籽油栓对大鼠阴道及宫颈糜烂动物模型的治疗作用。通过阴道内注入苯酚胶浆和阴道内黏膜下注射金黄色葡萄球菌造成大鼠阴道及宫颈糜烂动物模型。结果发现苯酚胶浆致大鼠阴道和宫颈糜烂动物模型，复方沙棘籽油栓各剂量组和模型组比较，阴道和宫颈重量指数降低，黏膜及黏膜下病理损伤明显减轻，与模型组比较有显著差异；金黄色葡萄球菌致大鼠阴道和宫颈糜烂动物模型，复方沙棘籽油栓各剂量组白细胞总数、阴道和宫颈重量指数降低，黏膜及黏膜下病理损伤减轻。表明复方沙棘籽油栓对化学灼伤和生物因子感染致大鼠阴道及宫颈糜烂模型有一定的治疗作用。

(三) 临床报道

1. 治疗妇科疾病

(1) 治疗阴道炎：刘彦等[50]选择门诊就诊的细菌性阴道病患者200例，采用单盲法随机分为治疗组(120例)和对照组(80例)。治疗组采用中药阴道冲洗配合复方沙棘籽油栓治疗。对照组口服甲硝唑片并配合外用给予甲硝唑缓释片。研究发现治疗组治愈68例，显效32例，有效16例，无效4例，总有效率96.67%，对照组治愈39例，显效16例，有效14例，无效11例，总有效率86.25%。治疗组治愈的68例中30天后有8例复发，对照组治愈的39例中30天后有21例复发。研究表明中药外洗配合复方沙棘籽油栓治疗细菌性阴道炎具有较好的临床疗效，其在有效率、复发率方面均明显优于单纯西药治疗。

(2) 治疗宫颈糜烂：刘立英等[51]对100例宫颈糜烂患者随机分为两组，采用微波联合复方沙棘籽油栓治疗组为观察组，单纯微波治疗组为对照组。研究发现观察组较对照组在治疗宫颈糜烂时，术后阴道排液量及阴道流血时间明显缩短，二者比较，差异有统计学意义。

结果表明微波联合复方沙棘籽油栓治疗宫颈糜烂疗效肯定，并发症少。

(3) 治疗慢性盆腔炎：林建萍等[52]应用复方沙棘籽油栓治疗慢性盆腔炎。将入院治疗的 372 例慢性盆腔炎患者随机分为两组，对照组 116 例采用常规抗感染治疗，观察组 256 例在常规抗感染治疗的基础上加用复方沙棘籽油栓治疗。结果观察组的总有效率为 94.5%，对照组的总有效率为 81.0%，两组间差异有统计学意义；两组均无影响治疗的严重不良反应发生。

2. 治疗冠心病 王学敏等[53]用醋柳(沙棘)黄酮片治疗冠心病 36 例，每次 10mg，3 次/日，6 周为一疗程。疗效不满意，再延长 2 周后观察。服醋柳黄酮期间，停服其他药物。36 例患者均为一直服硝苯地平(心痛定)患者，服醋柳黄酮后停用心痛定。结果心绞痛症状显效 18 例，有效 15 例，无效 3 例，总有效率 91%。

3. 治疗心绞痛 张继阁等[54]用醋柳黄酮片治疗冠心病心绞痛，观察组 55 例，服用醋柳黄酮片，每次 10mg，3 次/日；对照组 20 例，口服消心痛片，每次 10mg，3 次/日。连服 4 周为一疗程。结果治疗组有效 40 例，占 72.63%；显效 6 例，占 10.18%。心电图完全恢复者 10 例，占 18.18%；有改善者 30 例，占 54.44%。对照组 20 例中，显著改善者 2 例，占 10%；心电图或症状有改善者 12 例，占 60%。两组比较有显著性差异。

4. 治疗消化不良 沙棘颗粒冲剂治疗功能性消化不良患者 36 例，患者治疗前停用其他药物，饭后温开水冲服 1 袋沙棘颗粒，每袋 15g，3 次/日。连续 4 周为一疗程。结果显效 28 例(78%)，有效 6 例(17%)，无效 2 例(5%)。全部患者未出现不良反应[55]。

5. 治疗小儿厌食症 陈莉[56]应用沙棘干乳剂与甘草锌颗粒联用治疗小儿厌食症的疗效。对小儿厌食症 110 例以沙棘干乳剂与甘草锌颗粒联用治疗。结果治愈 40 例(36.36%)，有效 58 例(52.73%)，无效 12 例(10.91%)，总有效率 89.09%。

6. 治疗肝病 胡世昭[57]等应用沙棘冲剂治疗小儿急性黄疸型肝炎，治疗组 120 例，口服沙棘冲剂为主，同时服用维生素 B_1、酵母。如有明显食欲不振，静滴 10%葡萄糖 500mg 加肌苷 0.2g，连用 7 天。对照组 40 例口服维生素 B_1、齐墩果酸片等，静滴药物同上。两组比较，临床症状消退时间差异显著、胆红素量和谷丙转氨酶恢复正常时间差异显著，治疗组优于对照组。

7. 治疗反流性食管炎 黄荣等[58]研究沙棘籽油对反流性食管炎的临床疗效，结果发现沙棘籽油对反流性食管具有缓解临床症状及促进病灶区域炎症恢复作用，总有效率 91%，且优于雷尼替丁。

8. 治疗肠易激综合征 廖周华等[59]应用沙棘干乳剂治疗肠易激综合征，方法采用非盲法随机对照设计，将 45 例患者随机分为两组，并分别用沙棘干乳剂(治疗组 30 例)和匹维溴铵片(得舒特)(对照组 15 例)治疗，结果总有效率治疗组为 85.3%，对照组为 73.3%。沙棘干乳剂在改善患者大便性状、减少腹泻患者排便次数、减少排便急迫感天数方面，其疗效均优于得舒特，同时未见与药物有关的不良反应。

9. 治疗肛肠疾病 张稳存[60]用自制沙棘生肌膏(沙棘油、炉甘石、煅石膏、轻粉、朱砂、冰片等)促进肛门病术后创面愈合，该药具有清热解毒、止痛、化腐生肌作用。

10. 治疗鼓膜穿孔 宣巍等[61]采用沙棘油贴片法治疗鼓膜紧张部穿孔 126 例，结果 34 例 38 耳静止期中耳炎鼓膜紧张部穿孔的病人，30 例 33 耳鼓膜愈合，外伤性鼓膜穿孔 92 例 96 耳中 90 例 94 耳中鼓膜愈合。研究表明沙棘油贴片法治疗鼓膜穿孔效果良好，疗程短，治疗费用低。

11. 治疗皮肤溃疡 李学锋[62]研究应用沙棘油联合夫西地酸软膏治疗皮肤溃疡的临床疗效及安全性。用沙棘油联合夫西地酸软膏治疗33例皮肤溃疡患者，每日2次沙棘油湿敷皮损，湿敷间歇给予夫西地酸软膏外涂。用药后3、5、7、14天记录靶皮损与患者主观症状的改善情况进行疗效与安全性评价。结果试验组有效率为87.88%，治愈率为66.67%。所有患者在观察期间均未出现不良反应。

12. 治疗黄褐斑 60例黄褐斑不同程度的男女患者，随机分成两组，治疗组40例，口服中华沙棘油，早晚各服10ml，月经不正常者桃红四物汤调经活血。对照组20例，口服维生素C、E，每次100mg，2次/日，外用3%氢醌霜，一日二次。结果表明治疗组治愈38例，占95%，有效2例，占5%，无无效病例。总有效率达100%。其远期效果同对照组相比，远远优于对照组。且未见毒副作用[63]。

13. 排铅 谭国明等[64]探讨发铅值升高儿童的干预疗法，治疗组23例口服"迪巧"的同时加服沙棘颗粒冲剂，对照组22例只服"迪巧"。2个月后复查发现，发铅水平治疗组下降41.1%，对照组下降28.9%。治疗组和对照组之间有显著差异。梁钟颖[65]用沙棘颗粒治疗铅高儿童95例，显效率63.2%，总有效率93.7%。

(四) 不良反应

1. 急性毒性 小鼠经沙棘液(由沙棘果榨汁并浓缩成640g/L)灌胃给药后 LD_{50} 为14.7g/kg，其中最大剂量(19.2g/kg)组用药浓度相当于人临床用量的800倍，而最小剂量组(11.7g/kg)也相当于人临床用量的488倍，因此研究者认为沙棘的毒性极小[67,68]。武镃[69]对沙棘油软胶囊的急性毒性实验研究表明，在14天的观察期内，动物的活动及体重增长正常，无一动物死亡，表明该受试物对雌雄小鼠经半数致死量(LD_{50})均＞10g/kg体重。按急性毒性剂量分级标准属实际无毒级物质。

2. 长期毒性 沙棘原汁(比重为1.08g/ml)160、360、520ml/kg给亲代和子一代大鼠喂饲3个月，血象、血清尿素氮及谷丙转氨酶水平与正常组基本一致，心、肝、肾、脾各脏器/体重比值与正常对照组无显著性差异，病理组织学检查未见有意义的病理改变[71,72]。沙棘油0.3g/kg灌胃大鼠，连续6个月，心电图、肝功、肾功、血象及动物体重同对照组比较无明显变化，肝、胰组织学检查也无异常[66]。

3. 特殊毒性 Ames试验、微核试验和小鼠精子畸变试验表明，沙棘汁无致突变作用。沙棘汁[70,71]对大鼠胎仔数、体重、身长、胎盘重、畸形及骨骼均无显著影响。

参考文献

[1] 钟飞，蒋韵，吴芬芬，等.沙棘总黄酮对小鼠免疫功能的影响[J]. 1989，5(5)：307-31.

[2] 钟飞，蒋韵.沙棘总黄酮的抗过敏作用[J].中草药，1990，21(12)：6.

[3] 凌学静.宁夏沙棘对实验动物体液免疫功能的影响[J].医学研究通讯，1990(10)：29-30.

[4] 王仙琴，崔旭华.沙棘对实验动物体液免疫功能的研究[J].宁夏医学杂志，1989，11(5)：281-282.

[5] 钟飞，蒋韵，吴芬芬，等.沙棘总黄酮对小鼠体液免疫的影响[J].南京铁道医学院学报，1989(1)：28-30.

[6] 李丽芬，石扣兰.沙棘粉对免疫功能及胆固醇的影响[J].西北药学杂志，1994，9(5)：218-221.

[7] 钟飞，蒋韵.沙棘总黄酮对小鼠细胞免疫功能的影响[J].中草药，1989，20(7)：43.

[8] 郁利平，马宣钺，范洪学.沙棘汁对荷瘤小鼠NK细胞活性及荷瘤生长的影响[J].中国免疫学杂志，1992，8(2)：119-120.

[9] 刘荣珍，李凤文，苏爱荣，等.沙棘对小鼠免疫调节作用的实验研究[J].中国热带医学，2005，5(9)：

1950-1951.

[10] 崔晓兰，梁德年. 中华沙棘油对大剂量 VD3 所致大鼠心肌损伤的保护作用[J]. 中医药学报，1990(4)：53-55.

[11] 王秉文，朱蓉，冯养正，等. 沙棘总黄酮对正常人心功能及血流动力学的影响[J]. 沙棘，1996，9(4)：37-39.

[12] 吴英，王毅，王秉文，等. 沙棘总黄酮对急性心衰犬心功能和血流动力学的影响[J]. 中国中药杂志，1997，22(7)：3.

[13] 吴英，王秉文，王毅，等. 沙棘总黄酮对大鼠心肌再灌注损伤的保护作用[J]. 中国药理学通报，1997，13(1)：429.

[14] 曹慧茹，魏淑艳. 沙棘的药理实验和临床研究概况[J]. 辽宁药物与临床，2002，5(1)：47-48.

[15] 古丽米热·阿不都热依木，依巴代提·托乎提，热娜·卡斯木，等. 沙棘总黄酮对阿霉素所致大鼠心肌梗塞和脂质过氧化保护作用的研究[J]. 新疆医科大学学报，2010，33(4)：383-385.

[16] 刘凤鸣，李增晞，石山. 沙棘总黄酮对离体心脏的抗心律失常作用[J]. 中国药理学通报，1989(1)：44-47.

[17] 吴捷，李孝光. 沙棘总黄酮对培养心肌细胞搏动及电活动的影响[J]. 西安医科大学学报，1990，11(4)：301-303.

[18] 肖准，彭文珍，等. 沙棘总黄酮改善心肌肥大的分子药理机制[J]. 四川大学学报：医学版，2003，34(2)：283 285.

[19] 贾乘. 沙棘总黄酮对大鼠血栓形成的研究[J]. 中医药学刊，2001，19(3)：258.

[20] 吴英，王秉文，等. 沙棘油对微循环的影响[J]. 中药药理与临床，2000，16(6)：18-19.

[21] 邹元生，苏琳，张敬晶. 沙棘健康产品在逆转人类亚健康状态中的作用[J]. 沙棘，2006，19(1)：27-30.

[22] 程嘉艺，汤晴，杨金玲，等. 沙棘总黄酮不同给药途径对血栓形成的影响[J]. 中成药，2006，28(2)：262-264.

[23] 孙志新，葛志红，赵英. 沙棘果对造血细胞作用的观察[J]. 青海医药杂志，1991(4)：1-2.

[24] 葛志红，梁毅，胡永珍，等. 沙棘汁对低白细胞模型小鼠白细胞和骨髓造血功能的调节作用[J]. 中国病理生理杂志，2006，22(4)：826.

[25] 葛志红，王栋范，宾冬梅，等. 沙棘油在体外对肾虚型再生障碍性贫血作用的实验研究[J]. 国际内科学杂志，2008，35(10)：570-572.

[26] 白音夫，孙雷. 沙棘枝提取物对大鼠实验性高血脂和血栓形成的影响[J]. 中国中药杂志，1992，17(1)：50-52.

[27] 白音夫，周长凤. 沙棘枝对动物血液粘度及凝固作用的影响[J]. 中药材，1990，13(12)：38-40.

[28] 黄晓青，瞿伟菁，张晓玲. 沙棘多糖对小鼠实验性高脂血症的影响[J]. 营养学报，2004，26(3)：232-234.

[29] 于云，曲树明，等. 沙棘叶提取物的调血脂作用[J]. 中草药，2002，33(9)：824-825.

[30] 何跃生，于云，曲树明. 沙棘叶提取物对高脂血症大鼠的调血脂作用[J]. 中药药理与临床，2007，23(5)：144-145.

[31] 闫涛，罗丽梅，谢竹田，等. 沙棘鲜果对高脂膳食大鼠抗脂质过氧化作用的研究[J]. 吉林医药学院学报，2009，30(6)：325-326.

[32] 王宇，卢咏才，刘小青，等. 沙棘对高脂血清培养平滑肌细胞的保护作用[J]. 中国中药杂志，1992(10)：624-626.

[33] 崔晓兰，梁德年. 中华沙棘油对大剂量 VD3 所致大鼠心肌损伤的保护作用[J]. 中医药学报，1990(4)：53-55.

[34] 王宇，卢咏才. 沙棘对高脂血清培养平滑肌细胞的保护作用[J]. 中国中药杂志，1992，17(10)：

624-626.

[35] 程体娟,曹中吉,马征蓉,等.沙棘浓缩果汁对实验性肝损伤的保护作用[J].中药药理与临床,1989,5(2):43-45.

[36] 何志勇,夏文水.沙棘果汁营养成分及保健作用[J].食品科技,2002(7):69-71.

[37] 徐美虹,王娜,张葳芮,等.沙棘籽油对急性酒精性肝损伤的保护作用研究[J].中国民族民间医药杂志,2009,18(20):18-19.

[38] 周为登.沙棘油对大鼠诱发性胃溃疡的治疗作用[J].第二军医大学学报,1986,7(6):468-469.

[39] 江贞仪,李国锋,姜厚理,等.沙棘种子抗胃溃疡活性成分的分离与鉴定[J].第二军医大学学报,1987(5):336-337.

[40] 邢建峰,董亚琳,王秉文,等.沙棘果肉油对大鼠胃液分泌的影响及抗胃溃疡作用[J].中国药房,2003,14(8):461-463.

[41] 王飞,徐兆发,冯雪英,等.沙棘油和五味子乙素染毒对镉致大鼠肾损伤的影响[J].环境与健康杂志,2008,25(11):970-972.

[42] 刘洪元,李美仙,薛玉红,等.枸杞沙棘复合饮料制剂对小鼠抗疲劳作用的实验研究[J].包头医学院学报,2009,25(6):17-19.

[43] 刘绪川,刘大义,李雅茹,等.沙棘及其制品在医药和畜牧生产中的应用[J].中兽医医药杂志,1986(5):30-35.

[44] 黎勇,柳黄.沙棘汁对致癌物N—二甲基甲硝胺(NDMA)在大鼠体内合成及诱癌的阻断与防护作用[J].营养学报,1989,11(1):47-53.

[45] 曹群华,瞿伟菁,牛伟,等.沙棘黄酮对链脲佐菌素致糖尿病大鼠降糖作用[J].营养学报,2005,27(2):151-154.

[46] 曹群华,瞿伟菁,邓云霞,等.沙棘籽渣和果渣中黄酮对小鼠糖代谢的影响[J].中药材,2003,26(10):735-737.

[47] 张鹏,朱素英,杨风琴,等.沙棘总黄酮体外抑菌实验研究[J].中国煤炭工业医学杂志,2008,11(12):1909-1910.

[48] 徐文锦,杨凤琴,袁本香,等.沙棘果提取物对泌尿生殖道常见病原体的体外抑菌实验研究[J].宁夏医学杂志,2009,31(9):807-808.

[49] 孔令姗,宋延平,王青.复方沙棘籽油栓对大鼠阴道及宫颈糜烂动物模型的治疗作用[J].山西中医学院学报,2008,9(1):16-18.

[50] 刘彦,杨长平,张爱萍.中药洗剂联合复方沙棘籽油栓治疗细菌性阴道病120例[J].中医研究,2010,23(11):42-44.

[51] 刘立英,田霞.微波联合复方沙棘籽油栓治疗宫颈糜烂50例临床观察[J].吉林医学,2010,31(36):6783-6784.

[52] 林建萍,赵洁群.复方沙棘籽油栓治疗慢性盆腔炎256例[J].中国中医药现代远程教育,2010,8(5):30-31.

[53] 王学敏,李尔慧,薛吉沛.醋柳黄酮治疗冠心病心绞痛36例疗效观察[J].北京医学,1994,16(6):369-370.

[54] 张继阁,李淑莲.醋柳黄酮治疗冠心病心绞痛临床观察[J].北京医学,1994,16(6):373-374.

[55] 刘素坚.沙棘颗粒冲剂治疗功能性消化不良临床观察[J].河北医学,2001,7(10):915.

[56] 陈莉.沙棘干乳剂与甘草锌颗粒联用治疗小儿厌食症110例[J].浙江中医杂志,2010,45(9):701.

[57] 胡世昭,冯日官.沙棘冲剂治疗小儿急性黄疸型肝炎120例[J].中西医结合肝病杂志,1995,5(1):40.

[58] 黄荣,马洁,马兰,等.沙棘籽油治疗反流性食管炎临床观察[J].陕西中医学院学报,2006,29(5):14-16.

[59] 廖周华，梁岩. 沙棘干乳剂治疗肠易激综合征的临床观察[J]. 医药产业资讯，2006，3(5)：15-16.

[60] 张稳存. 沙棘生肌膏治疗肛门病术后创面 120 例[J]. 现代中医药，2009，29(1)：20-21.

[61] 宣巍，李自侠. 沙棘油贴片法治疗鼓膜穿孔 126 例[J]. 宁夏医学杂志，2010，32(2)：179-180.

[62] 李学锋. 沙棘油联合夫西地酸软膏治疗皮肤溃疡临床观察[J]. 中国现代医生，2008，46(34)：80-81.

[63] 徐汉卿，孙科峰，吕爱林，等. 中华沙棘油的成分及其治疗黄褐斑的应用研究[J]. 沙棘，2004，17(2)：25-26.

[64] 谭国明. 沙棘颗粒对发铅高儿童的干预治疗[J]. 广东微量元素科学，2002，9(8)：47-49.

[65] 梁钟颖. 沙棘颗粒治疗铅高儿童 95 例[J]. 广东微量元素科学，2002，9(11)：44-45.

[66] 赵天德. 沙棘对四氯化碳急性肝损伤的保护作用[J]. 中草药，1987，18(11)：22.

[67] 刘敏捷，王丽. 沙棘油的毒性研究[J]. 卫生毒理学杂志，1989，3(3)：195-196.

[68] 阮家超，黄玉贤，杨毓瑛. 沙棘的急性毒性及抗衰老实验[J]新药与临床，1995，14(6)：325-326.

[69] 武镪，李学敏，贾继峰，等. 沙棘油软胶囊的急性及遗传毒性实验观察[J]. 中国药物与临床，2006，6(4)：301-302.

[70] 苏诚玉，蓝弘，等. 沙棘原汁毒理学研究[J]. 卫生毒理学杂志，1990，4(1)：36-37.

[71] 兰弘，杨温贞. 沙棘法对大鼠胚胎致畸性和小鼠生殖细胞的致突变作用研究[J]. 营养学报，1990，12(3)：253-255.

饴糖 Yitang

【别名】饧(《方言》)，秴糖(《补缺肘后方》)，胶饴(陶弘景)，软糖(《蜀本草》)。

【来源】饴糖，始载于《名医别录》，为米、麦、粟或玉蜀黍等粮食经发酵糖化制成。全国各地均产。有软、硬两种，软者称胶饴，硬者称白饴糖，均可入药，但以用胶饴为主。

【采收炮制】通常以糯米或粳米磨成粉，煮熟，加入麦芽，搅合均匀，微火煎熬而成。

【药性】甘，温。归脾、胃、肺经。

【功效】补中缓急，润肺止咳。

【应用】

1. 中虚腹痛　本品甘温润养，既益气补中，又能缓急止痛，用治劳倦伤中，中虚脏寒，腹痛隐隐，喜温喜按者，常与温阳散寒的桂枝、和中散寒的生姜、柔肝缓急的芍药配伍，以温中补虚，缓急止痛，如《伤寒论》小建中汤；若气虚较甚，酌加黄芪以增效，即《金匮要略》黄芪建中汤；若兼血虚者，宜加当归补血养血，如《千金翼方》当归建中汤；若中阳虚衰，阴寒内盛，症见胸腹大寒作痛，呕不能食，甚或肢厥脉伏者，又当与干姜、蜀椒、人参同用，以补虚温中，散寒止痛，如《金匮要略》大建中汤。

2. 肺虚燥咳　本品甘温入肺，益气补虚，润肺止咳，用于肺虚咳嗽，干咳少痰等症。《肘后备急方》将饴糖与生姜同用，治猝得咳嗽；《本草汇言》中饴糖与白萝卜汁一碗同蒸，乘热呷服，治大人小儿顿咳不止。现多与百部、紫菀等药同用，以增强润肺止咳之功。

3. 粘裹异物　《本草蒙筌》云："(饴糖)治喉鲠鱼骨，疗误吞钱环。"故常借其甘润质黏之性，用治误吞异物。如《圣济总录》饴糖丸，将饴糖适量吞服，治诸鱼骨鲠在喉中；《本草纲目》引《简便单方》方，以之频食，治误吞稻芒；《古今灵验方》以饴糖一斤，一顿渐渐食尽，治误吞银环及钗者。

此外，《本草汇言》中饴糖与砂仁同用，治胎堕不安；饴糖与香油、绿矾同用，塞谷道内，治大便干结不通。

【用法用量】 入汤剂须烊化冲服，每次 15～20g；亦可熬膏或为丸服。

【使用注意】 本品甘温质润，能助湿生热，令人中满，故湿热内郁、中满吐逆、痰热咳嗽、小儿疳积等症均不宜服。

【鉴别用药】 饴糖、蜂蜜均能补中缓急，润肺止咳。但饴糖性温，故以治虚寒性里急腹痛为宜；蜂蜜性平，治中虚脘腹疼痛较佳，且能兼制乌头类毒药的毒性，具有良好的解毒作用。

【药论】

1.《名医别录》："主补虚乏，止渴，生血。"

2.《本草蒙筌》："和脾、润肺、止渴、消痰。治喉鲠鱼骨，疗误吞钱环。"

3.《长沙药解》："补脾精，化胃气，生津，养血，缓里急，止腹痛。"

【现代研究】

（一）化学成分

饴糖含大量麦芽糖，以及少量蛋白质、脂肪、维生素 B 等。

（二）药理作用

陶玲等[1]用番泻叶建立脾虚证小鼠模型，证实小建中汤有、无饴糖均能明显改善脾虚证小鼠的一般症状，增加小鼠的体重，促进胃排空及小肠推进运动，增加脾及胸腺指数，以及改善空肠组织形态。史琴等[2]亦证实脾虚小鼠灌服小建中汤加、减饴糖方后，小鼠的胃肠动力均有明显改善，血浆中血浆血管活性肠肽（VIP）含量均显著降低，空肠 VIP 表达减少。

（三）临床报道

治疗功能性便秘　张更林[3]报道可用马铃薯 500g、饴糖 60g 及少许食盐治疗早期功能性便秘。

参考文献

[1] 陶玲，史琴，沈祥春. 小建中汤有无饴糖对实验性小鼠脾虚模型的作用研究[J]. 中药药理与临床，2008，24(6)：12-14.

[2] 史琴，沈祥春. 小建中汤有无饴糖对实验性脾虚证小鼠血管活性肠肽的影响[J]. 时珍国医国药，2010，21(5)：1163-1164.

[3] 张更林. 马铃薯与饴糖合用治疗功能性便秘 120 例临床观察[J]. 中国医药导报，2007，4(26)：162-163.

大枣　*Dazao*

【别名】 干枣、美枣、良枣（《名医别录》），红枣（《医学入门》）。

【来源】 大枣，始载于《神农本草经》，列为上品，历代本草均有收载，为鼠李科落叶灌木或小乔木植物枣 *Ziziphus jujuba* Mill. 的成熟果实。全国各地均有栽培，主产于河北、河南、山东、陕西等地。

【采收炮制】 秋季果实成熟时采收。拣净杂质，晒干。或烘至皮软，再行晒干。或先用水煮一滚，使果肉柔软而皮未皱缩时即捞起，晒干。

【商品规格】

按《中国药典》（2010 年版一部）规定：总灰分不得过 2.0%（附录ⅨK）。

【药性】 甘，温。归脾、胃、心经。

【功效】 补中益气，养血安神。

【应用】

1. 脾胃虚弱 本品甘温，药性平和，入脾胃而善补中益气，为调补脾胃的常用辅助药。治脾胃虚弱，气虚不足，倦怠乏力，食少便溏，单用即效，如《补品补药与补益良方》大枣粥，用大量大枣与小米或糯米、食糖熬粥食；若与人参、白术、茯苓等同用，则疗效更佳，如《醒园录》参枣丸，大枣配人参作丸，治气虚乏力；《医学衷中参西录》益脾饼，大枣配白术、干姜、鸡内金，治脾虚寒湿，食少泄泻。

2. 血虚萎黄 本品甘温，补脾胃，化精微，生营血，用治脾虚不能化生营血，气虚血少，面色萎黄，心悸失眠等症，常与补气养血之品如人参、白术、当归、熟地黄等配伍应用，如《正体类要》八珍汤；《卫生宝鉴》枣矾丸，将皂矾研末，枣肉为丸，生姜汤送下，治食劳黄，目黄身黄。

3. 妇人脏躁 本品甘温入脾，健脾益气，养血安神，故可用治妇女情志抑郁，心神不安之脏躁证，常与甘草、小麦配伍，能甘缓滋补，养心安神，即《金匮要略》甘麦大枣汤，并可随证配伍生龙骨、炒枣仁、柏子仁等养心安神之品，以提高疗效。

4. 缓和药性 本品味甘能补能缓，既能益气健脾，固护正气，又能缓和药性，使攻邪而不伤正，故常与药性峻烈或有毒之品同用，以缓和药性。如《金匮要略》治痰涎壅盛，咳喘胸满，大枣配葶苈子，能泻肺行水，下气平喘，兼护肺气，即葶苈大枣泻肺汤；治悬饮、水肿，大枣与药性峻烈、攻下逐水的甘遂、大戟、芫花同用，既能泻水逐痰以祛邪，又能固护脾胃以护正，即《伤寒论》十枣汤。

5. 增助药效 本品甘温，入脾胃经能补中益气以扶正，故常和生姜作为药对与他药相配以增助药效。大枣、生姜与解表药同用，生姜助卫发汗祛邪，大枣养血和营防过汗伤阴，共奏调和营卫之功，故《医学衷中参西录》云："(大枣)若与生姜同用，为调和营卫之妙品。"大枣、生姜若与补益药同用，能调补脾胃，促进药力吸收，提高滋补效能。

另外，《外台秘要》大枣煎，治眼热眦赤，生赤脉息肉，急痛不得开，如芒碜痛，以大枣、黄连、淡竹叶煎汤取汁，绢滤点敷眼中。

【用法用量】6～15g。

【使用注意】实热、痰热、湿热、湿盛或气滞所致诸疾，均不宜服。

【鉴别用药】大枣、甘草均能补中益气，调和药性，并且经常配合应用以增强疗效，但甘草尚能清热解毒，祛痰止咳，缓急止痛，应用非常广泛，非大枣所能及；但大枣另具良好的养血安神之效，治血虚萎黄，心神不宁效优。

【药论】

1.《神农本草经》："安中养神，助十二经，……补少气生津，身中不足，大惊，四肢重，和百药。"

2.《本草汇言》："沈氏曰，此药甘润膏凝，善补阴阳、气血、津液、脉络、筋俞、骨髓，一切虚损，无不宜之。如龙潭方治惊悸怔忡，健忘恍惚，意志昏迷，精神不守，或中气不和，饮食无味，百体懒重，肌肉羸瘦，此属心、脾二藏元神亏损之证，必用大枣治之。佐用陈皮，调畅中脘虚滞之痰。"

3.《长沙药解》："大枣，补太阴之精，化阳明之气，生津润肺而除燥，养血滋肝而息风，疗脾胃虚损，调经脉虚芤。其味浓而质厚，则长于补血，而短于补气。人参之补土，补气以生血也；大枣之补土，补血以化气也，是以偏补脾精而养肝血。凡内伤肝脾之病，土虚木燥，风动血耗者，非此不可。而尤宜于外感发表之际，盖汗血一也，桂枝汤开经络而泄荣郁，不以大枣补其荣阴，则汗出血亡，外感去而内伤来矣。故仲景于中风桂枝诸方皆用之，补泻并行之法也。十枣汤、葶苈大枣数方悉是此意。惟伤寒荣闭卫郁，义在泄卫，不在泄荣，故麻黄汤不用也。”

【现代研究】

（一）化学成分

大枣中含桦木酸、齐墩果酸、苹果酸、硬脂酸等有机酸类；含山楂酸-3-*O*-反式-香豆酰酯、山楂酸-3-*O*-顺式-对-香豆酰酯、大枣皂苷Ⅰ、Ⅱ、Ⅲ和酸枣仁皂苷B以及3种新的朦胧木酸的对香豆酰酯等三萜苷类；含斯特法灵、*N*-降荷叶碱等生物碱类；果肉中含芦丁；分离出6,8-二葡萄糖基-2(S)-柑桔素等黄酮类；鲜枣中含糖量在30%～40%以上，主要为葡萄糖；另外发现大枣中存在一种酸性多糖，命名为大枣果胶A；鲜枣中维生素C含量可达540～972mg/100g以上，还含核黄素、胡萝卜素等多种维生素；还含有谷固醇、豆固醇、链固醇，果肉中cAMP含量达100～500nmol/g鲜重，每克果肉含cGMP 30～60nmol。

另外，大枣中还含树脂、黏液质、香豆素类衍生物、儿茶酚、鞣质等；挥发油，13种氨基酸，包括硒在内的36种微量元素。

（二）药理作用

1. 对免疫系统的影响　石丽霞等[1]发现复方大枣口服液有使小鼠胸腺指数提高的趋势；能明显提高血清凝集素的含量；可显著增强小鼠腹腔巨噬细胞的吞噬能力。刘德义等[2]研究大枣多糖对正常及环磷酰胺（CY）致免疫抑制小鼠红细胞免疫功能的影响，发现大枣多糖能明显增加小鼠红细胞C3b受体（RBC-C3bR）花环率和红细胞免疫复合物（RBC-IC）花环率，并能使CY引起的下降的RBC-C3b花环率和RBC-CI花环率显著回升。蔡治华等[3]发现随着大枣多糖剂量的增加，脾中央小动脉周围的淋巴鞘逐渐增厚，鞘内淋巴细胞越来越密集，边缘区脾小结逐渐增大、增多，生发中心越来越明显，脾小结内淋巴细胞数目逐渐增多，边缘区也逐渐增厚。

2. 对血液系统的影响　苗明三等[4]发现大枣多糖均能明显减轻放血和环磷酰胺并用所致气血双虚模型大鼠胸腺、脾脏组织淋巴细胞超微结构的病理改变，改善细胞能量代谢，从而起到补气生血的作用。郭乃丽等[5]研究认为大枣多糖可以改善气血双虚大鼠的造血功能和红细胞能量代谢，从而起到补血作用。

3. 抗抑郁作用　田俊生等[6]研究认为大枣提取物中可能同时存在具有磷酸二酯酶抑制作用的物质，能够抑制磷酸二酯酶的活性，增加cAMP的浓度，这可能是大枣提取物抗抑郁的作用机制之一。张学礼[7]发现甘麦大枣汤加味方能下调抑郁症大鼠海马信号转导cAMP-PKA途径，可能是其纠正抑郁症大鼠行为学变化的环节之一。

4. 对肝脏的保护作用　顾有方等[8]发现大枣多糖能改善CCl_4致急性肝损伤模型小鼠血清SOD、CAT、GSH-Px、MDA指标，对肝损伤有一定的保护作用。

5. 抗疲劳作用　枸杞大枣泥可明显提高大鼠血清钙的含量，同时枸杞大枣泥有提高血红蛋白、增强耐力的趋势[9]。李丽[10]发现大枣溶液可提高小鼠血液中Hb的含量，且高剂量组能提高LDH的活性。

6. 抗癌抗突变、抗脂质过氧化作用　用姊妹染色单体互换技术以小鼠骨髓细胞SCE为指标，发现小鼠灌服大枣煎液能明显降低环磷酰胺所致SCE值升高，表示大枣有抗突变作用[11,12]。枣晶、枣茶对亚硝胺诱发小鼠前胃癌有预防作用[13]。小鼠自由饮用不同浓度大枣枸杞提取物30天后，红细胞内SOD活性显著升高，同时血浆MDA含量显著降低，说明大枣、枸杞具有清除氧自由基和增强机体抗脂质过氧化作用的能力，肝组织中上述两项指标只有枸杞高剂量组 MDA 含量显著降低，其他均无明显变化，两种提取物混合后结果均与单一物质近似，可能表明在抗脂质过氧化作用方面二者不存在联合作用[14]。大枣、绿茶提取液对烹调油烟的毒性有一定的抑制作用，大枣和绿茶混合液抑制烹调油烟引起的小鼠精子畸变更为显著，显示出二者混合后有协同抗氧化趋势[15]。

（三）临床报道

1. 治疗精神类疾病

（1）抑郁症：吴鉴明[16]用加味甘麦大枣汤治疗符合 DSM-IH-R 抑郁症诊断标准的患者 54 例。HAMD-17、CGI-SI 量表和临床疗效评定显示，实验组显效率 67.9%，与对照组显效率（65.4%）相近，但实验组不良反应明显少于对照组。尹燕霞[17]应用甘麦大枣汤配合氯丙咪嗪治疗抑郁症。选取 186 例抑郁症患者，随机分成两组，治疗组 93 例，应用甘麦大枣汤配合氯米帕明（氯丙咪嗪）治疗，对照组 93 例，单纯应用氯丙咪嗪治疗。结果治疗组的疗效评价及不良反应发生概率均优于对照组。

（2）更年期综合征：孙彩侠[18]采用加味甘麦大枣汤治疗女性更年期综合征 92 例，予加味甘麦大枣汤每日 1 剂，煎服，早晚各 1 次，经期停药，痊愈为止。显效 83 例，有效 8 例，无效 2 例，有效率 98.9%。邓毅等[19]用加味甘麦大枣汤治疗更年期综合征 40 例，疗效优于己烯雌酚对照组。

（3）小儿多动症：杨娟芳[20]采用甘麦大枣汤加味配合心理护理治疗儿童多动症 38 例，显效 19 例，有效 16 例，无效 3 例，总有效率为 92.1%。郭映君[21]应用百合甘麦大枣汤加减治疗小儿抽动-秽语综合征 30 例，显效 15 例，有效 12 例，无效 3 例，总有效率为 90%。

（4）梦游症：桂玉萍等[22]用甘麦大枣汤水煎服，治疗小儿夜行症 31 例，每日 1 剂，5 剂为 1 个疗程。结果痊愈 29 例，好转 2 例，治愈率 93.55%。

（5）失眠症：钟婉婷[23]应用甘麦大枣汤加味治疗不寐症 86 例，临床痊愈（睡眠时间恢复正常，或夜间睡眠时间在 6 小时以上，睡眠深沉，醒后精神充沛）29 例，显效（睡眠明显好转，睡眠时间增加 3 小时以上，睡眠深度增加）38 例，有效（症状减轻，睡眠时间较前增加不足 3 小时）14 例，无效（治疗后失眠无明显改善或反而加重者）5 例。

2. 治疗过敏性紫癜　大枣 150g，甘草 20g，水煎日 1 剂，吃枣饮汤，7 天为 1 个疗程，共治疗过敏性紫癜 20 例。结果：服 1 个疗程治愈 16 例，服 2 个疗程后治愈 4 例，但有 1 例 3 个月后又复发，19 例随访半年未见复发[24]。

3. 治疗慢性萎缩性胃炎　服用胃康胶囊（由大枣和白屈菜制成）治疗 102 例，成人一般每次 4 粒，个别患者 3 粒或 5 粒，每日 3 次，饭前服，3 个月为 1 个疗程。治疗临床有效率 96.1%，胃镜有效率 52.9%，病理有效率 58.8%，肠上皮化生有效率 56.9%，异型增生有效率 76.5%，其中显效者临床、胃镜、病理分别为：65.7%、22.5%、32.3%[25]。

4. 治疗溃疡病　大枣 500g 蒸熟去皮去核，鲜生姜 120g 捣烂取汁，花椒 60g 研细末，红糖 250g 炒焦。一并纳入生猪肚内，用线缝合放进锅内，文火蒸 2 小时后取出，装入瓷罐里封口埋入土中，7 天后取出，置阴凉处备用。每日饭后半小时服 1 匙，1 日 3 次，夜间症状明显者，睡前加服 1 次，7 天为 1 个疗程。治疗溃疡病 65 例，结果治愈 52 例（80%），好转 13 例（20%），全部有效[26]。

5. 治疗皮肤癌　将信石置于去核的大枣（10 枚）放于恒温箱内烤干，研细混匀，以含信石 0.2g 为宜，密封于瓶中备用。同时与麻油调成糊状外敷。根据肿瘤直径大小，采用分次敷药,依次递减的方法。直径＜2cm 者,一次用药 0.2～0.3g 即愈;2～5cm 者首次用 0.5g,间隔 2～3 周(最好待药痂脱后)再涂 0.25～0.3g;＞5cm 者首次用 1g,2～3 周后再用 0.1～0.5g,如药痂脱落,边缘尚有肿瘤残留,再用 0.1～0.5g。肿瘤脱落后创面较大者,用游离枯皮覆盖创面,以缩短疗程和避免感染。敷药范围应达癌缘外健康组织 0.5cm。结果癌组织脱落时间为 20～60 天,共治 22 例,经全部随访,20 例创面愈合良好,局部无复发,其中治愈 5 年、4 年、3 年、2 年及 1 年以上者分别为 7 例、3 例、3 例、5 例及 2 例,失败 2 例。本组中 6 例曾接受其他治疗而复发,采用本法治疗后 5 例均治愈,1 例复发改用放疗。本组 22 例敷药后出现局部疼痛、充血、水肿及渗出,并有食欲减退、恶心、乏力等,3～5 天即消失。因本药制剂可导致局部和全身中毒反应,故有消化、泌尿系统疾患或肝肾功能不良者禁用,癌肿累及骨质者慎用[27]。

6. 治疗结核性渗出性胸膜炎　张德武[28]应用葶苈大枣汤治疗结核性渗出性胸膜炎 66 例。方法:将 116 例结核性渗出性胸膜炎患者随机分为 2 组,对照组 50 例,采用西药常规治疗;治疗组 66 例,在对照组基础上加用葶苈大枣汤治疗,治疗 15 天观察疗效。结果:治疗组治愈 38 例,好转 25 例,无效 3 例,总有效率 95.45%;对照组治愈 22 例,好转 19 例,无效 9 例,总有效率 82.0%;两组疗效比较治疗组优于对照组。

7. 治疗恶性胸腔积液　陈衍智等[29]应用葶苈大枣泻肺汤加味治疗恶性胸腔积液共 42 例,每日 1 剂,分早晚 2 次服,10 天为 1 个疗程,连服 3 个疗程后,观察患者症状改善以及胸腔积液吸收情况。口服葶苈大枣泻肺汤的同时,不合并用其他的化疗或放疗的手段,结果完全缓解 5 例,部分缓解 26 例,无效 6 例,进展加重 5 例,有效率为 73.8%(31/42)。

8. 治疗自汗症　李言庆[30]采用甘麦大枣汤”治疗自汗证 20 例,药物组成:甘草 15g,浮小麦 30～60g,大枣 10 枚。失眠者加酸枣仁,远志;气虚者加黄芪;血虚者加龙眼肉、熟地黄等。显效 16 例;有效 3 例;无效 1 例。总有效率 95%。

9. 治疗白细胞减少症　徐军建等[31]应用人参黄芪大枣汤治疗白细胞减少 80 例,治疗组 45 例(人参黄芪大枣汤),对照组 35 例(鲨肝醇组)。经过 4 周治疗后,两组间总疗效、症状疗效和升高白细胞数的作用均有显著性差异,治疗组优于对照组。

10. 治疗风湿性关节炎　袁进国[32]用自制狼毒大枣汤治疗风湿性关节炎 108 例,基本方:药用狼毒 250g,大枣 500g(普通大小约 150 个)。加水 1000ml 浸泡 1 小时,然后用文火煎至水尽而不糊为止,并食用大枣,每日 2～5 个,一般 4 个月为 1 个疗程。结果治愈 60 例(55.6%),好转 42 例(38.9%),无效 6 例(5.6%),总有效率为 94.4%。

参考文献

[1] 石丽霞,张振家.复方大枣口服液对小鼠免疫机能的影响[J].吉林医药学院学报,2005,26(1):41-42.

[2] 刘德义,孙运,顾有方,等.大枣多糖对小鼠红细胞免疫功能的影响[J].中国中医药科技,2009(3):202-203.

[3] 蔡治华,顾有方,赵明,等.大枣多糖对小鼠脾脏组织结构的影响[J].中国中医药科技,2009,16(2):128.

[4] 苗明三,方晓艳,苗艳艳.大枣多糖对大鼠气血双虚模型胸腺、脾脏中淋巴细胞超微结构影响的可能途径[J].中国临床康复,2006,10(27):96-99.

[5] 郭乃丽,苗明三.大枣多糖对气血双虚模型小鼠全血细胞和血清粒-巨噬细胞集落刺激因子水平的影响[J].中国临床康复,2006,10(15):146-147,150.

[6] 田俊生，高杉，崔元璐，等. 小鼠灌胃大枣提取物后血清和海马组织中 cyclic AMP 的含量变化[J]. 中国实验方剂学杂志，2010(7)：102-104.

[7] 张学礼，金国琴，戴薇薇，等. 甘麦大枣汤加味对抑郁症大鼠海马 cAMP-蛋白激酶 A 途径的影响[J]. 上海中医药大学学报，2006，20(4)：73-75，封 3.

[8] 顾有方，李卫民，李升和，等. 大枣多糖对小鼠四氯化碳诱发肝损伤防护作用的实验研究[J]. 中国中医药科技，2006，13(2)：105-107.

[9] 张凤荣，戴文涛. 枸杞大枣泥对改善大鼠血清钙、血红蛋白的作用[J]. 中国公共卫生学报，1995，14(6)：348-349.

[10] 李丽，周忠光. 不同剂量的大枣对小鼠运动能力影响的实验研究[J]. 中医药信息，2010，27(5)：108-109.

[11] 宋为民，法京. 大枣的抗变作用研究[J]. 中药药理与临床，1991，7(5)：24-25.

[12] 罗焕造，程书钧，李秀琴. 大枣提取物抑制突变作用的初步研究[J]. 癌变・畸变・突变，1991，3(2)：96.

[13] 赵鹏，王建峰，乔思杰，等. 枣晶枣茶预防亚硝胺诱发小鼠前胃癌的初步研究[J]. 河南肿瘤学杂志，1994，7(2)：151.

[14] 高春雷，刘秀芳，高文华，等. 大枣枸杞提取物抗脂质过氧化作用[J]. 中华预防医学杂志，1994，28(4)：254.

[15] 孙喜泰，王松枝. 大枣绿茶提取液对烹调油烟的精子畸变生物效应的研究[J]. 癌变・畸变・突变，1995，7(4)：225.

[16] 吴鉴明. 加味甘麦大枣汤抗抑郁疗效的对照研究[J]. 中国临床医生，2002，30(11)：18-19.

[17] 尹燕霞. 甘麦大枣汤辅助治疗抑郁症的临床观察[J]. 中国医药指南，2010，8(29)：277-278.

[18] 孙彩侠，刘云. 加味甘麦大枣汤治疗更年期综合征 92 例[J]. 职业与健康，1998，14(4)：60-61.

[19] 邓毅，杨柳. 加味甘麦大枣汤治疗更年期综合征疗效观察[J]. 现代中西医结合杂志，2004，13(10)：1297-1298.

[20] 杨娟芳. 甘麦大枣汤加味配合心理护理治疗儿童多动症 38 例[J]. 光明中医，2007，22(5)：73-74.

[21] 郭映君. 百合甘麦大枣汤治疗小儿抽动-秽语综合征 30 例[J]. 江西中医药，2005，36(6)：39.

[22] 桂玉萍，李志山. 甘麦大枣汤治疗小儿夜行症 31 例临床观察[J]. 江西中医药，2002，33(5)：15.

[23] 钟婉婷. 甘麦大枣汤加味治疗不寐症 86 例[J]. 江西中医药，2009(8)：24.

[24] 张学林，屈海. 大枣甘草治疗过敏性紫癜[J]. 四川中医，1995(8)：49.

[25] 许自诚，王必舜. 药胃康胶囊治疗慢性萎缩性胃炎 102 例[J]. 中西医结合杂志，1990，10(9)：549-550.

[26] 陈友宏. 复方红糖膏治疗溃疡病[J]. 四川中医，1987(6)：17.

[27] 顾松筠，黄达明，刘瑾，等. 中药信枣散治疗颜面皮肤癌 22 例[J]. 中西医结合杂志，1986(3)：146.

[28] 张德武. 加用葶苈大枣泻肺汤治疗结核性渗出性胸膜炎 66 例[J]. 广西中医药，2009，32(6)：7-8.

[29] 陈衍智，李萍萍，杨红. 葶苈大枣泻肺汤加味在恶性胸腔积液治疗中的应用[J]. 中医药临床杂志，2006，18(1)：76-77.

[30] 李言庆，慈兆胜，姜海. 甘麦大枣汤治疗 20 例自汗证疗效观察[J]. 社区医学杂志，2007，5(2)：68.

[31] 徐军建，闫平正. 人参黄芪大枣汤治疗白细胞减少症 45 例[J]. 陕西中医学院学报，2007，30(6)：19-20.

[32] 袁进国，于明克，王子文，等. 自制狼毒大枣汤治疗风湿性关节炎 108 例分析[J]. 中国误诊学杂志，2006，6(12)：2347-2348.

蜂蜜 Fengmi

【别名】 石蜜、石饴（《神农本草经》），食蜜（《伤寒论》），蜜（《金匮要略》），白蜜（《药性论》),蜜糖(《本草蒙筌》)、沙蜜、蜂糖(《本草纲目》)。

【来源】蜂蜜,始载于《神农本草经》,列为上品,历代本草均有收载。为蜜蜂科昆虫中华蜜蜂 *Apis cerana Fabricius* 或意大利蜂 *Apis mellifera Linnaeus* 所酿的蜜。全国大部分地区均有生产,以湖北、广东、河南、云南、江苏盛产。商品中有家蜜及野蜜两种。

【采收炮制】多在春、夏、秋三季采收。采收时,先将蜂巢割下,置于布袋中,将蜜挤出。新法将人工蜂巢置离心机内把蜜摇出,过滤,除去蜂蜡的碎片及其他杂质。炼制的方法是:将蜂蜜置锅内,加热至徐徐沸腾后,保持微沸,并除去泡沫及上浮蜡质,到起鱼眼泡,用手捻之较生蜜黏性略强,即迅速出锅。

【商品规格】商品按其酿蜜时所采植物及含水分多少分为:菜花蜜、梨花蜜、红草花蜜、荞麦花蜜等,以菜花、梨花蜜最佳。现多不采用此规格,而按其采蜜季节与地位不同分为石蜜、冬蜜、秋蜜、春蜜 4 种,以从石洞、大树内取出之野蜜称为"石蜜",质量最佳,现时多采用混合蜜,分为一、二、三等,以稠如凝脂、味甜纯正、清洁者为佳。

按《中国药典》(1985 年版)规定:本品含还原糖不得少于 64.0%。

【药性】甘,平。归肺、脾、大肠经。

【功效】补中,润燥,止痛,解毒。

【应用】

1. 脾胃虚弱,脘腹疼痛　本品味甘质润入脾,益气补中,缓急止痛,可用治脾胃虚弱,体虚倦怠食少,脘腹疼痛等症。如《补品补药与补益良方》单用本品治体虚;《食医心镜》单用蜂蜜内服,治胃虚噫气不食;若治中虚脘腹作痛,常与芍药、甘草、桂枝、干姜等配伍应用;《太平圣惠方》治胃中气满引心背彻痛,以川椒、半夏、附子为末,炼蜜丸服,即川椒丸;若治寒疝腹痛,手足厥冷,又常与乌头同用,有散寒缓急止痛之效,如《金匮要略》大乌头煎。

蜂蜜甘平滋润补虚,亦可用治血虚津亏之证,如《医学正传》琼脂膏,以之配生地、鹿角胶、酥油、生姜汁为膏,治血虚皮肤枯燥及消渴等,证属阴阳两虚者。

2. 肺虚久咳,肺燥干咳　本品甘平滋润,补肺润燥止咳。用治肺虚久咳,可单用,如《药品化义》单用老蜜,日服两许,治虚弱咳嗽不止;亦可配入复方应用,如《备急千金要方》治咳嗽 30 年,以白蜜与生姜汁煎炼为丸服;治上气咳喘唾血,以蜂蜜与杏仁、姜汁、糖、猪膏合煎为丸服;治上气咳嗽,以白蜜与苏子、姜汁、地黄汁、杏仁同用为膏服,即苏子煎;《洪氏集验方》引申铁瓮方琼玉膏,用治虚劳干咳咯血,与地黄、人参、茯苓配伍应用。

用治肺燥干咳,痰少而黏,甚或痰中带血,咽干口燥者,多与杏仁、阿胶、桑叶、沙参等养阴清燥、润肺止咳之品同用,以增强其润肺止咳之效。如《类证治裁》杏仁膏,以之与杏仁、阿胶、真酥、生姜汁为膏,治咳喘咽燥咯血。

3. 肠燥便秘　本品味甘,质润滑利,润肠通便。故善治肠燥津亏便秘之证,因兼能补虚,故尤宜体虚津亏之便秘。单用本品 30～60g 冲服即效,亦可制成栓剂用,如《伤寒论》蜜煎导法;亦可入复方应用,若为血虚者,可与当归、黑芝麻等同用;若为阴虚,宜与玄参、知母、生地等同用;兼阳虚者,宜与锁阳、肉苁蓉同用;兼内热者,可配决明子、瓜蒌仁、熟大黄;兼气滞者,又当与枳壳、沉香等相配。

4. 调药解毒　本品味甘,能和能缓,能调和药性、解毒。如《金匮要略》甘遂半夏汤,因甘遂与甘草相反,故入蜜以调其相反,和药解毒;《外台秘要》治风水黄疸,体大如囊之甘遂丸,以蜂蜜调甘遂、巴豆峻泻之性,以缓其势;本品尚能解乌头类药毒,治因服生乌头、生草乌等中毒危候,单味水冲服即效。故《本草纲目》云:"蜂蜜……和可致中,故能调和百药而与甘草同功。"

5. 疮疡，烫伤，目疾 本品因生用性凉，能清热，又能解毒，故亦可用之治疗疮疡烫伤等症，外用即可，单用或入复方均效。如《经史证类备急本草》引《药性本草》以蜂蜜浸大青叶含之，治口疮；引《济急仙方》以生蜜与隔年葱研膏外敷，治疮肿恶毒；引《肘后方》以蜜煎甘草末外涂，治男子阴疮；引《外台秘要》以蜜煎升麻外涂，治天行赤斑发疮；引《梅师集验方》单用白蜜外涂，治热油烧痛；引《肘后方》用蜜涂，并以竹中白膜贴之，日换 3 次，治汤火烧伤成疮；《补缺肘后方》以白蜜和茯苓末，涂面上，治面䵟；此外，还治多种皮肤疾患。

6. 制剂、炮制 本品味甘甜美，质润而黏，中药制剂之中经常选用，制取蜜丸和膏剂时，常将其作为赋形或矫味剂使用，除能黏合赋形，矫味矫臭外，又能缓和药性。若所制蜜丸与膏剂为补益类或化痰止咳类，还能增强补益或润肺止咳之力，提高疗效。

其次在炮制中药时，蜂蜜亦是常用的液体辅料，除了矫味矫臭作用外，尚能与药物起协同作用，增强疗效，如以蜜炙黄芪、甘草等，则可增强补益之力；炙冬花、百部等，则能增强润肺止咳之力。

【用法用量】15～30g。制丸剂、膏剂或栓剂等，随方适量。外敷疮疡不敛、水火烫伤等，亦适量。

【使用注意】凡湿阻中满，湿热痰滞，便溏或泄泻者宜慎用。

【鉴别用药】饴糖、蜂蜜均味甘，能补能缓，均能润肺燥止咳嗽，但饴糖性温，以治虚寒性腹痛为宜，蜂蜜性平，治中虚腹中挛痛较佳，且能润肠通便，和药解毒，非饴糖所具。

【药论】

1.《神农本草经》："安五脏诸不足，益气补中，止痛，解毒，除众药，和百药。"

2.《本草纲目》："蜂蜜入药之功有五：清热也；补中也；解毒也；润燥也；止痛也。生则性凉，故能清热；熟则性温，故能补中；甘而和平，故能解毒；柔而濡泽，故能润燥；缓可去急，故能止心腹、肌肉、疮疡之痛；和可以致中，故能调和百药而与甘草同功。"

3.《百草经疏》："石蜜，其气清和，其味纯甘，施之精神气血，虚实寒热，阴阳内外诸病，罔不相宜。"

4.《药品化义》："蜂蜜采百花之精，味甘主补，滋养五脏；体滑主利，润泽三焦。""生用通利大肠，老年便结，更宜服之。"

【现代研究】

（一）化学成分

蜂蜜中含有糖类、水分、蛋白质、氨基酸、激素、色素、挥发油、蜡质、有机酸、花粉粒、微量元素、维生素等多种效应成分。蜂蜜中的糖类成分有果糖、葡萄糖、麦芽糖、绵子糖、曲二糖、松三糖等，而其中又以蔗糖、果糖和葡萄糖为主，占到糖类的 80%～90%；蜂蜜中含有多种蛋白酶类成分，如淀粉酶、氧化酶、还原酶、转化酶等；蜂蜜中含有多种人体所必需的维生素，有维生素 B_1、维生素 B_2、维生素 B_6、维生素 C、叶酸和烟酸等。蜂蜜中的氨基酸含量约为 0.1%～0.78%，其中主要是赖氨酸、组氨酸、精氨酸、苏氨酸等 17 种氨基酸；蜂蜜中还含有微量泛酸、烟酸、乙酰胆碱及维生素 A、D、E 等。

（二）药理作用

1. 润肠通便作用 蜂蜜具有润肠通便的作用，实验表明，100%、50%蜂蜜对小鼠小肠推进运动有明显促进作用，并显著缩短小鼠通便时间[1]。

2. 增强体液免疫功能 用 PFC 实验研究 1%和 5%的椴树蜜和杂花蜜对小鼠体液免疫

功能的影响，结果证明5%椴树蜜可显著增加抗体分泌细胞数，增强体液免疫功能[2]。

3. 抗肿瘤作用　实验证明，蜂蜜有中度抗肿瘤和显著抗肿瘤转移作用，可加强环磷酰胺和氟尿嘧啶(5-氟尿嘧啶)的抗肿瘤疗效，且可减少其毒性作用[3]。

4. 解毒作用　实验证明，蜂蜜以多种形式使用均可减弱乌头的毒性，并以水煎液解毒效果最佳[4]。

5. 保肝作用　蜂蜜能增加实验动物的肝糖原，使肝糖含量升高，对四氯化碳引起的肝损伤有明显的保护作用。蜂蜜还能促进大鼠肝脏切除后的再生，增强蛋氨酸对肝组织再生的作用，促使动物的血糖、氨基己糖的含量升高和血胆固醇含量恢复正常[5]。

6. 抗菌作用　蜂蜜抗菌机制有以下几个方面：蜂蜜的渗透压较大，能使细菌大量脱水死亡；天然蜂蜜中少有细菌可利用的自由水，且蜂蜜的pH不适于细菌生长；蜂蜜中含有许多抗细菌生长的酶，如溶菌酶和葡萄糖抗氧化酶等，但此类物质多不耐高温；蜂蜜中夹杂了许多植物中带来的抗菌物质。蜂蜜对化脓性金色葡萄球菌、乙型溶血性链球菌、铜绿假单胞菌、部分大肠杆菌都有明显的抑制效果[6-8]。

7. 抗炎作用　蜂蜜用于创伤能明显减轻炎症和创伤发炎引起的周围组织浮肿，减少渗出液和疼痛。蜂蜜创伤敷料可以减少瘢痕和结痂，美容效果好[9]。

8. 促进溃疡愈合　李岚等[10]研究提示蜂蜜可能通过增加基质细胞衍生因子1α的生成促进内皮祖细胞的动员，进而参与新生血管生成，促进糖尿病大鼠创面愈合。

(三) 临床报道

1. 治疗便秘　陈德洪[11]应用蜂蜜灌肠法治疗老年性便秘100例，治疗组(50例)用蜂蜜灌肠，对照组(50例)用开塞露灌肠。结果表明蜂蜜灌肠具有开塞露相似的促排便效果，但副反应小，值得临床应用和推广。

2. 防治放射性结肠炎　尹岩伟等[12]应用自制蜂蜜制剂防治放射性结肠炎，认为自制蜂蜜制剂保留灌肠可预防放射性结肠炎，而且该制剂的疗效优于西药对照组。

3. 治疗烧伤　李琦[13]在常规治疗基础上采用大黄和蜂蜜治疗Ⅰ、Ⅱ度烫伤30例(治疗组)，并与常规治疗30例对照观察，结果治疗组总有效率优于对照组，治疗组平均住院时间短于对照组。

4. 治疗外伤感染　宋慧芳等[14]应用蜂蜜和辅酶A外敷治疗感染性伤口。将150例158处感染性伤口患者随机分成两组，对照组78处伤口采取常规换药方法，观察组80处伤口在常规换药的基础上放置蜂蜜辅酶A纱条。结果：观察组的80处伤口在脓液清除时间和伤口愈合时间比对照组明显缩短，观察组伤口胀痛持续时间比对照组时间短。

5. 治疗慢性溃疡　采用自制蜂蜜珍珠膏外敷治疗下肢慢性溃疡40例。方法：蜂蜜100ml，珍珠粉20g，调成膏状，消毒备用。溃疡面用3%过氧化氢消毒后，再用生理盐水冲洗干净，最后敷上适量蜂蜜珍珠膏，视溃疡面情况日2次或日3次换药，治疗期间相对卧床休息，抬高患肢20°～30°。结果：27例痊愈，疗程最短7天，最长45天，平均20天，10例好转，3例未愈，疗效明显优于西药对照组[15]。陈礼坤[16]应用地龙蜂蜜浸液局部外敷创面治疗慢性皮肤溃疡患者70例。治疗组36例用碘伏清洗创面后，局部外敷地龙蜂蜜浸液治疗；对照组34例用碘伏清洗创面后，采用庆大霉素和α-糜蛋白酶混合液湿敷。结果表明地龙蜂蜜浸液具有清洁创面、促进肉芽组织生长的作用，能够促进慢性皮肤溃疡创面的愈合。

6. 治疗糖尿病足　莫玉萱等[17]将60例患者按入院先后次序分成两组，治疗组32例，常规组28例，两组均采用相同的内科基础治疗，治疗组用生蜂蜜与云南白药，以10∶1比例搅匀，涂抹在病足创面上，1次/日，20天为1个疗程，观察足部创面情况。结果生蜂蜜加云南白药湿敷治疗组疗效好于对照组。

7. 治疗褥疮 何凤萍[18]应用蜂蜜结合局部氧疗的方法治疗褥疮，14例患者中，9例褥疮愈合，5例褥疮有不同程度的好转。

8. 治疗新生儿红臀 优质蜂蜜100g，用适量香油调制成糊状，加热煮沸约1分钟，待冷备用。方法：温水洗净臀部，用纱布轻轻拭干，以棉签蘸油膏均匀涂患处，一般8小时涂抹一次，用于预防每日一次即可，一般2～4天即可治愈[19]。张居芬[20]采用民间验方治疗出生3～28天的新生儿红臀61例，其中轻度红臀41例，中、重度红臀20例。将蜂蜜和香油按2∶1比例调制成糊状，加热煮沸约1分钟，待冷却后即可使用。轻度红臀使用油膏后第二天即见效，2～3天治愈；重度红臀（表皮已破溃）使用油膏后第二天创面逐渐干燥，3～4天治愈。

（四）不良反应

蜂蜜毒性很小，小鼠经口最小致死量大于40ml/kg[1]。

参 考 文 献

[1] 焦捷军，陶沁，金爱华，等. 蜂蜜通便作用的研究[J]. 中国现代应用药学，1992(4)：154-155.

[2] 朴玉仁. 蜂蜜对小鼠体液免疫的影响[J]. 延边医学院学报，1990，13(1)：13.

[3] 李庆录. 蜂蜜的抗肿瘤作用[J]. 国外医学：中医中药分册，1992，14(1)：63.

[4] 刘茂林，苗明三，李玉香.《金匮》用乌头必用蜂蜜之谜——蜂蜜解乌头毒的实验研究[J]. 河南中医，1991，11(2)：41.

[5] 秦元东，张庆民. 漫谈蜂蜜的药理作用及应用[J]. 山东医药工业，1999，18(4)：33-34.

[6] 谢红霞. 蜂蜜的抗菌特性及其在医学上的应用[J]. 海峡药学，2004，16(4)：145-147.

[7] 朱威，胡福良，李英华，等. 蜂蜜的抗菌机理及其抗菌效果的影响因素[J]. 天然产物研究与开发，2004，16(4)：372-375.

[8] 郭芳彬. 蜂蜜的抗菌药理研究[J]. 养蜂科技，2002(6)：22-25.

[9] 黄文诚. 蜂蜜医疗作用的科学解释[J]. 中国养蜂，2003，54(3)：46-47.

[10] 李岚，陆祖谦，李翔，等. 蜂蜜治疗糖尿病创面与内皮祖细胞的动员[J]. 中国组织工程研究与临床康复，2010，14(32)：6006-6009.

[11] 陈德洪，张翠华，王洪彬，等. 蜂蜜灌肠治疗老年性便秘的效果观察[J]. 当代护士：学术版，2010(5)：49-50.

[12] 尹岩伟，赵文静. 自制蜂蜜制剂防治放射性结肠炎疗效观察[J]. 山西中医，2005，21(5)：13-14.

[13] 李琦. 大黄配合蜂蜜治疗Ⅰ、Ⅱ度烫伤30例临床观察[J]. 河北中医，2009，31(2)：172.

[14] 宋慧芳，杨东霞. 蜂蜜辅酶A外敷治疗皮肤感染性伤口的疗效观察[J]. 长治医学院学报，2010，24(6)：445-446.

[15] 黄荣生. 蜂蜜珍珠膏治疗下肢慢性溃疡40例[J]. 山东中医杂志，1995，14(5)：210.

[16] 陈礼坤. 地龙蜂蜜浸液治疗慢性皮肤溃疡36例疗效观察[J]. 新中医，2007，39(10)：55-56.

[17] 莫玉萱，胡黎明，唐志清，等. 蜂蜜加云南白药治疗糖尿病足32例[J]. 广西医学，2009，31(12)：1902-1903.

[18] 何凤萍. 蜂蜜结合氧疗器治疗褥疮14例[J]. 中国中医药现代远程教育，2010，8(4)：61.

[19] 刘忠福. 蜂蜜油膏治疗新生儿红臀效果好[J]. 中华护理杂志，1995(1)：6.

[20] 张居芬. 蜂蜜油膏治疗新生儿红臀61例[J]. 中国民间疗法，2006，14(5)：25.

（李波 刘轩 佟海英）

第二节　补　阳　药

凡能补助人体阳气，用以治疗或改善阳虚病证的药物称为补阳药，又称壮阳药、助阳药。

阳虚证包括心阳虚、脾阳虚、肾阳虚等证。“肾为先天之本”，肾阳又称元阳，对人体脏腑、经络起着温煦、蒸腾、气化作用，是人体生命活动的原动力，所以阳虚诸证与肾阳不足有密切关系。故本节介绍的补阳药，主要是指补助肾阳的药物。

本类药物味甘性温热，主入肝、肾经，有补肾壮阳、填精益髓、强筋健骨等作用。

补阳药物适用于肾阳不足之腰膝酸软，阳痿不举，遗精早泄，宫冷不孕，遗尿尿频；肾不纳气的呼多吸少，咳嗽喘促；肾阳不足，气化不行，肾虚水泛的阳虚水肿；肾火衰微，不能温运脾土之五更泄泻；肾虚精亏，头晕耳鸣，须发早白，筋骨痿软，小儿发育不良，囟门不合，齿迟行迟；以及下元虚冷，冲任失调，崩漏带下等症。

补阳药性多温燥，易伤阴助火，故阴虚火旺者不宜使用。

鹿茸　Lurong

（附：鹿角、鹿角胶、鹿角霜）

【别名】斑龙珠(《澹寮方》)，鹿虫、袋角、囊角、茄子茸、九女春、冲天室、嫩鹿茸(《和汉药考》)。

【来源】鹿茸，始载于《神农本草经》，列为上品，历代本草均有收载。为鹿科动物梅花鹿 *Cervus nippon* Temminck 或马鹿 *Cervus elaphus* Linnaeus 的雄鹿未骨化密生茸毛的幼角。前者习称“花鹿茸”，后者习称“马鹿茸”。花鹿茸主产于东北长白山区，吉林东丰、双阳、辉南，辽宁西丰、益平及北京、天津等地。马鹿茸主产于东北长白山区，大、小兴安岭，甘肃祁连山，内蒙古西南山区，以及新疆阿尔泰山、天山，青海刚察、玉树、果洛、海北、海南，四川西部阿坝、甘孜及西昌、昌都地区，云南思茅、临沧，西藏等地。多为家养，也有野生。

【采收炮制】夏、秋二季锯取鹿茸，经加工后，阴干或烘干。用时燎去毛，刮净，横切薄片，或劈成碎块，研细粉用。

【商品规格】有梅花茸(即花茸)和马鹿茸两类，砍茸、锯茸之分。花茸以粗壮、挺圆、顶端丰满、毛细柔软色红黄、皮色红棕、有油润光泽者为佳。马鹿茸以饱满、体轻、毛色灰黑或灰黄，下部无棱线者为佳。

【药性】甘、咸，温。归肾、肝经。

【功效】补肾助阳，生精益血，强筋健骨，调理冲任，外托疮毒。

【应用】

1. 肾阳不足，阳痿早泄，宫冷不孕　本品甘温壮阳，味咸入血益精填髓，为补肾壮阳要药。故可用治肾阳不足，精血亏虚，阳痿早泄，宫冷不孕，遗精滑精，遗尿尿频，耳鸣耳聋，腰脊冷痛，畏寒神疲等症。可单用研末；《普济方》鹿茸酒则以之配山药泡酒服；《全国中药成药处方集》参茸卫生丸，以其与人参、熟地黄、附子、肉桂、肉苁蓉等同用；《验方》治精少不育证，取鹿茸 30g、人参 60g、紫河车 2 具、海狗肾 2 条，共研细末分 30 包，睡前服 1 包，有兴阳补精之效。

2. 精血不足之骨软行迟、腰脊冷痛、神疲羸瘦　本品味咸入血，且为血肉有情之品，入肝、肾经，“肾藏精主骨，肝藏血主筋”。本品滋补肝肾，生精益血，强筋健骨，诚为要药。用治肝肾不足，筋骨痿软或小儿骨软、行迟齿迟、囟门不合等症，经验方单用鹿茸粉 1～2.5g 吞服，前者亦多配用肉苁蓉、菟丝子、牛膝等，如《太平惠民和剂局方》鹿茸四斤丸；后者多配用熟地黄、山茱萸、五加皮等，如《医宗金鉴》加味地黄丸。若诸虚百损，神疲消瘦，眩晕耳鸣者，以之与人参、黄芪、熟地黄等同用，如验方参茸固本丸。

3. 冲任虚寒，崩漏不止，带下过多　本品补益肝肾，调理冲任，有固崩止带之功。用治肝肾不足，冲任虚寒，带脉失固，四肢厥冷，经多色黑的崩漏下血症，《千金方》鹿茸散以之与当归、阿胶、蒲黄等同用；用治冲任虚寒，白带过多，《济生方》以之配狗脊、白蔹等同用。

4. 阴疽内陷，久溃不敛，脓出清稀　本品补肾壮阳，温补精血，外托疮毒。故可用治肾虚精亏，托毒无力所致阴疽疮疡内陷不起，肤色黯淡，疮疡久溃不敛，脓出清稀等症，常用本品配黄芪、肉桂、当归、熟地黄等补气养血药同用，以增强温补精血、托毒起陷的作用。

【用法用量】 1～2g，研粉冲服，1 日 3 次分服，或入丸、散剂，随方配制。

【使用注意】 服用本品宜从小量开始，缓缓增加，不宜骤用大量，以免升阳风动，头晕目赤，伤阴动血。凡阴虚阳亢、血分有热、胃火炽盛、肺有痰热、外感热病者忌服。

【药论】

1.《神农本草经》："主漏下恶血，寒热惊痫，益气强志，生齿不老。"

2.《名医别录》："疗虚劳……破瘀血在腹，散石淋痈肿，骨中热疽。养骨安胎下气，杀鬼精物，久服耐老。"

3.《本草纲目》："生精补髓，养血益阳，强筋健骨，治一切虚损耳聋、目暗、眩晕、虚痢。"

4.《本经逢原》："专主伤中劳绝，腰痛羸瘦，取其补火助阳，生精益髓，强筋健骨，固摄精便，下元虚人，头旋眼黑，皆宜用之。"

5. 唐·《药性论》："主补男子腰肾虚冷，脚膝无力，梦交精溢自出；女子崩中漏血……又主赤白带下。"

【现代研究】

（一）化学成分

从鹿茸的脂溶性成分中分离出雌二醇、胆固醇、维生素 A、雌酮、脑素约为 1.25%，卵磷脂、脑磷脂、糖脂和神经磷脂等，其中雌二醇及其在体内的代谢产物——雌酮为鹿茸雌激素样作用的主要成分。

鹿茸中含 50.13%的氨基酸，以甘氨酸含量最丰富，还含有色氨酸、赖氨酸、组氨酸、精氨酸、羟脯氨酸等 16 种氨基酸。

鹿茸还含中性糖、葡萄糖胺、半乳糖胺、酸性黏多糖、脂肪族醇、脂肪酸、核糖核酸、脱氧核糖核酸、三磷酸腺苷、硫酸软骨素 A 和前列腺素。

鹿茸灰分中含钙、磷、镁等，水浸出物中含多量胶质。

（二）药理作用

1. 性激素样作用　鹿茸冻干粉灌胃给药，病理组织学观察发现雌性去卵巢小鼠的子宫随着给药剂量的逐渐增大，子宫内膜逐渐增生，腺体逐渐增大[1]；免疫组化染色显示其能促进去卵巢小鼠子宫内膜 LIF（白血病抑制因子）蛋白表达[2]。鹿茸乙醇提取物灌胃给药能增加老化小鼠（SAM-P）血浆睾酮含量，静脉注射增加血浆 LH 含量[3]。鹿茸 D 组分灌胃给药，增加氢化可的松所致阳虚模型小鼠、环磷酰胺所致骨髓损伤模型小鼠睾丸、包皮腺、附睾、前列腺的重量[4]。

2. 对乳腺的影响　乳腺增生症大鼠经鹿角溶液治疗后，大鼠体重平均增加 19%，乳头红肿或增生有所减轻，乳腺组织病理切片观察：乳腺腺泡出现萎缩，腺泡数目减少，导管扩张不明显，部分乳腺已恢复到正常状态；取大鼠血清进行放射免疫测定，与模型组相比，鹿角能使雌二醇、孕酮、睾酮、促黄体生成素不同程度的降低，垂体泌乳素（PRL）不同程度地升高，其中全部给药组孕酮均显著降低，差异有统计学意义（$P<0.05$）[5]。

3. 抗骨质疏松作用　鹿茸粉灌胃，能提高去双侧卵巢骨质疏松模型大鼠的骨密度（BMD）、骨矿物质含量及血清骨钙素（BGP），降低碱性磷酸酶（ALP）含量，增加骨小梁宽度及骨小梁面积百分比，增加成骨细胞数，降低破骨细胞数[6]。鹿茸多肽骨折断端注射给药，能加速大鼠骨痂形成及骨折愈合，增加骨痂内羟脯氨酸和钙含量，提示其通过促进骨、软骨细胞增殖及促进骨痂内骨胶原的积累、钙盐沉积而加速骨折愈合[7]。高剂量鹿茸能够增加大鼠骨折端骨痂厚度，提高骨折愈合质量，并能增加β转化生长因子（TGF-β_1）、骨形态发生蛋白（BMP-2）在骨痂组织中表达[8]。鹿茸多肽能促进体外培养兔软骨细胞的分裂增殖，促进合成关节软骨细胞DNA，利于软骨代谢，促进凋亡状态的软骨细胞的合成代谢，抑制软骨细胞凋亡[9]。

4. 抗缺氧作用　鹿茸粉末、酒制鹿茸粉末灌胃，能延长小鼠在密闭低氧条件的存活时间[10]。鹿茸多肽灌胃给药，能增加小鼠常压缺氧存活时间、断头喘气时间[11]。

5. 抗疲劳作用　鹿茸多肽灌胃，能增加小鼠爬杆时间和负重游泳时间；降低游泳后血清乳酸含量[11]。

6. 提高免疫作用　鹿茸水提物灌胃给药，能增强甲氨蝶呤（MTX）致免疫功能低下小鼠的迟延性免疫反应（DTH），增加脾细胞中的玫瑰花结细胞（RFC）数量，升高红细胞凝集素和红细胞溶血素[12]。增加环磷酰胺致免疫功能低下小鼠的体重，升高模型小鼠的白细胞、骨髓有核细胞，升高模型小鼠的红细胞C3b受体酵母菌花环率、以鸡红细胞作为抗原的溶血素含量[13-17]。

7. 延缓衰老作用　鹿茸水提物灌胃给药，能降低衰老模型小鼠脑和肝丙二醛（MDA）含量，增强脑和肝SOD活性，抑制脑和肝MAO-B活性，增加脑内5-羟色胺（5-HT）、去甲肾上腺素（NE）、多巴胺（DA）含量[18,19]；增加雄性老年小鼠肝、脑组织RNA和蛋白质含量、血清中蛋白质含量，增强肝细胞核RNA聚合酶的活性和增加肝细胞核RNA含量[3]。鹿茸醇提物1g/kg灌胃给药，提高环磷酰胺造模小鼠血红细胞内SOD活性，降低小鼠肾脏中MDA含量[20]。鹿茸醇提物灌胃给药，能降低肾阳虚模型大鼠和老龄大鼠的血清过氧化脂质（LPO）含量，升高超氧化物歧化酶（SOD）活性和睾酮含量[21]；降低老龄鼠垂体、肾上腺组织的LPO含量[22]。

8. 促进核酸和蛋白质合成作用　鹿茸多胺含腐胺、精脒等。鹿茸多胺及腐胺灌胃给药，促进^{3}H-亮氨酸和^{3}H-尿嘧啶核苷掺入肝组织蛋白质和RNA；腐胺还促进^{3}H-尿嘧啶核苷掺入肝细胞核的RNA中，并增强RNA聚合酶活性；精脒能促进^{3}H-亮氨酸掺入肝组织蛋白[23,24]。

9. 促进造血作用　鹿茸精注射液对乙酰苯肼致溶血性贫血小鼠及5/6肾切除致肾性贫血大鼠，能促进骨髓造血，加速RBC和Hb的生成[25]。鹿茸醇提物对环磷酰胺所诱导的小鼠白细胞减少、骨髓有核细胞减少均有显著的对抗作用[16]。

10. 调节血脂作用　鹿茸口服液可明显降低老年小鼠及高脂血症小鼠血清胆固醇（TC）、甘油三酯（TG）、低密度脂蛋白（LDL-C）水平，提高高密度脂蛋白（HDL-C）水平，降低老年小鼠肝脏脂肪含量[26]。

11. 抗心肌缺血作用　鹿茸水提物或醇提物灌胃给药，能提高心肌缺血模型大鼠的缺血心肌组织SOD活性、降低MDA含量[27]；减少模型大鼠血浆内皮素（ET）释放、减小心肌梗死面积（MIS）[28]；增加戊巴比妥钠模型大鼠心缩幅度，减慢心率；舌下静脉给药可对抗氯化钡所致模型大鼠心律失常[11]。

12. 改善神经功能　鹿茸精灌胃给药，通过升高已糖激酶、磷酸果糖激酶、醛缩酶和甘油激酶的活性，增加神经组织糖酵解[3]。鹿茸多肽注射给药，能促进脊髓损伤人员的运动功能恢复，病理组织切片观察能减轻组织水肿、炎性细胞浸润[29]；改善切断坐骨神经保留一侧神经外膜模型大鼠在各时间点的坐骨神经功能指数、潜伏期及诱发电位恢复率，病理组织学观察显示能促进髓神经纤维数、纤维直径、截面积在各时间点上的恢复，超微结构观察见较成熟、排列致密的骨髓纤维[30]。鹿茸水提物灌胃给药，能提高东莨菪碱和亚硝酸钠所致记忆障碍模型小鼠在Y形电迷宫行为学实验中的学习记忆正确次数[31]；鹿茸磷脂类能改善乙醇和樟柳碱引起的小鼠学习和记忆功能障碍[3]。鹿茸醇提物能够易化海马CAI区长时程增强，具有潜在的促智作用[32]。

13. 保护肝脏功能　鹿茸粉中、高剂量组与四氯化碳模型组相比ALT、AST水平显著降低（$P<0.01$），中、高剂量组发生肝细胞坏死的动物例数减少，病变程度减轻。鹿茸粉对小鼠四氯化碳急性肝损伤有保护作用，且呈剂量依赖性[33]。鹿茸粉对小鼠酒精急性肝损伤有明显的保护作用[34]。鹿茸精灌胃给药，能降低由四氯化碳、D-半乳糖胺、硫代乙酰胺和对乙酰氨基酚（扑热息痛）所致急性肝损伤模型小鼠血清转氨酶（SGPT）活性、增加CCl_4肝损伤模型小鼠肝组织RNA、蛋白质、糖原含量[35]。

14. 抗菌、抗炎　鹿茸多糖灌胃给药，能抑制应激性溃疡及结扎胃幽门引起大鼠胃溃疡程度[36]。鹿茸多糖腹腔注射，抑制右旋糖酐和新鲜蛋清致小鼠足肿胀[3]。鹿茸多肽静脉注射，抑制大鼠右旋糖酐性足肿胀及棉球肉芽肿等炎症[3]。降低大鼠肾上腺抗坏血酸、胆固醇含量，升高血清皮质醇含量，抑制各种慢性炎症[37]。鹿茸水煎液体外促进37℃时枯草杆菌生长的最佳质量浓度为2.285mg/L[38]。

15. 其他作用　总鹿茸多肽膏剂外涂能加速修复实验性大鼠的皮肤损伤，总鹿茸多肽和天然鹿茸多肽能促进离体大鼠表皮细胞有丝分裂[39]。

（三）临床报道

1. 治疗性功能低下　龙凤胶囊（鹿茸、僵蚕、制附子、柏子仁各50g，装入胶囊）治疗女子性欲冷淡，男子阳痿、早泄、举而不坚等多种性功能低下，有效率100%[40]。

2. 治疗肾阳虚型少精子症　自拟鹿茸生精丸（由鹿茸、熟地黄、菟丝子、淫羊藿、黄芪、仙茅、山药、紫河车、人参、附子、覆盆子组成。以上诸药共研细末，炼蜜为丸，每丸10g）治疗肾阳虚型少精子症100例，3个月1个疗程，总有效率91%。治疗前后精液量、精子密度、活率等项指标均有明显改善，与治疗前比较差异有统计学意义（$P<0.01$）[41]。

3. 治疗肾阳虚型慢性肾盂肾炎　用鹿茸补涩丸（基本方：附子5g，鹿茸研末冲服1.5g，肉桂、人参、菟丝子、黄芪、补骨脂各10g，山药20g，桑螵蛸15g，茯苓9g。加减：兼有下焦湿热者，酌加珍珠草、小叶凤尾草、忍冬藤、车前子、半枝莲等；若小便红白相兼，酌加三七粉、仙鹤草、丹参、赤芍；腰酸痛明显者，加杜仲、桑寄生；尿蛋白阳性者酌加龟板、薏苡仁、玉米须）治疗肾阳虚型慢性肾盂肾炎33例，总有效率为97.0%，与对照组相比，$P<0.05$，明显优于对照组[42]。

4. 治疗冠心病、心绞痛　用冠脉再造丹（主含鹿茸、龟甲、人参、红花等），配制成胶囊，疗程为 90 天，治疗 240 例，治疗总有效率为 93.75％，心电图疗效总有效率为 43.75％[43]。

5. 治疗原发性骨质疏松症　分别用鹿茸健骨胶囊和骨疏康治疗原发性骨质疏松症患者各 30 例，12 个月为 1 个疗程，鹿茸健骨胶囊治疗组总有效率为 82.14％，骨疏康治疗组总有效率为 67.86％。鹿茸健骨胶囊对心、肝、肾无毒副作用，对血常规及电解质无不良影响，且能改善心肌的血液循环，是一个耐受性良好、安全有效的治疗原发性骨质疏松症的新药[44]。

6. 治疗腰椎间盘突出症　用鹿茸加味(熟地黄、山药、枸杞子、杜仲、制附子、菟丝子、山药、续断等)，治疗 36 例，总有效率 94.40％[45]。

7. 治疗宫颈糜烂　将宫颈糜烂患者 60 例随机分为鹿茸组(治疗组)30 例，保妇康组(对照组)30 例，两组均每日 1 次给药。结果治疗组治愈率 37％，总有效率 100％；对照组治愈率 10％，总有效率 83％，两组疗效差异显著($P<0.05$)，证明鹿茸的托毒、祛腐生肌作用对宫颈糜烂有较好疗效[46]。

8. 治疗乳头皲裂　对 38 例产后乳头皲裂患者采用鹿角霜调和鸡蛋油治疗，18 例于当日下午乳头皲裂处出现新鲜肉芽组织生长，产妇自觉略痒，婴儿吸吮时微感疼痛，晚睡前疼痛症状消失，其余 20 例第 2 天早晨继续涂抹鹿角霜，下午观察即见乳头皲裂处愈合良好，吸吮时不痛，可正常哺乳，表明应用鹿角霜治疗乳头皲裂，其方法可靠，安全性好，效果显著[47]。

9. 治疗化疗后骨髓抑制　对照组 39 例化疗后骨髓抑制患者采用常规化疗方案，治疗组 38 例在上述化疗方案中加用鲜鹿茸粉，观察化疗后的骨髓抑制的情况。经治疗 1～2 个疗程，治疗组 38 例中，总有效率 94.74％。与对照组相比，有非常显著性差异($P<0.01$)[48]。

10. 治疗血液病　用 20％鹿茸血酒，每服 10ml，1 日 3 次。可治疗再生障碍性贫血、血小板减少症等[49]。

(四) 不良反应

毒性　急性毒性试验表明，小鼠一次性灌胃鹿茸精，观察 7 天，LD_{50}：小鼠雌性为 123.0g/kg，雄性为 117.0g/kg；大鼠雌性为 87.8g/kg，雄性为 91.0g/kg[3]。亚急性毒性实验表明，鹿茸精 9ml/kg、27ml/kg 腹腔注射，可引起纤维性腹膜炎。鹿茸精 27ml/kg 降低红细胞容积、红血素、血总蛋白及白蛋白/球蛋白比值，但升高雄性大鼠血中碱性磷酸酶和谷氨酸氨基转移酶(ALT)活性。鹿茸精无抗原性、无致畸作用[3]。

参考文献

[1] 傅雷，彭岩，徐红，等. 鹿茸对去卵巢小鼠子宫生长的影响[J]. 大连医科大学学报，2007，29(1)：30-32.

[2] 傅雷，张冬梅，孙艺平. 鹿茸对去卵巢小鼠子宫内膜 LIF 蛋白表达的影响[J]. 大连医科大学学报，2007，29(6)：541-543.

[3] 王本祥，周秋丽. 鹿茸的化学、药理及临床研究进展[J]. 药学学报，1991，26(9)：714.

[4] 潘文军，池澈，潘兆英，等. 鹿茸对阳虚和骨髓损伤模型小鼠 DNA 合成的影响[J]. 沈阳药科大学学报，1995，12(3)：196-198.

[5] 徐国兵，王峥涛. 鹿角对大鼠乳腺增生模型的治疗作用[J]. 中国药科大学学报，2006，37(4)：349-352.

[6] 蒙海燕，曲晓波，李娜，等. 鹿茸及鹿角胶对去卵巢大鼠骨质疏松症的影响[J]. 中药材，2009，32

(2):179-182.

[7] 周秋丽,王丽娟,郭颖杰,等. 鹿茸多肽对实验性骨折的治疗作用及机理研究[J]. 白求恩医科大学学报,1999,25(5):586-588.

[8] 曲兆海,侯晓峰,刘景生. 鹿茸对实验型骨折愈合过程中 TGF-β_1 和 BMP-2 的表达影响[J]. 中医药学刊,2004,22(6):1076-1078.

[9] 张志平,廖琦,李勇,等. 鹿茸多肽对体外正常及凋亡软骨细胞代谢的影响[J]. 江西中医学院学报,2005,17(2):48-49.

[10] 乌恩,那顺朝克图. 鹿茸耐低氧作用的研究[J]. 内蒙古医学院学报,2007,29(3):192-193.

[11] 罗翔丹,潘风光,张铁华,等. 鹿茸多肽对小鼠耐缺氧和抗疲劳能力的影响[J]. 食品科学,2008(29):386-387.

[12] 金湖光,崔平洛. 鹿茸对氨甲蝶呤引发的免疫功能低下的影响[J]. 黑龙江中医药,1993(2):40-42.

[13] 陈书明,聂向庭. 鹿茸醇提物对用环磷酰胺处理的小白鼠红细胞免疫功能的影响[J]. 经济动物学报,2000,4(1):23-25.

[14] 陈书明,聂向庭. 鹿茸醇提物对用环磷酰胺处理的小白鼠生理生化指标的影响[J]. 山西农业大学学报,1999,20(1):40-43.

[15] 陈书明,聂向庭. 鹿茸醇提物对白细胞减少小鼠模型腹腔吞噬细胞吞噬功能的影响[J]. 山西中医学院学报,2000,1(1):4-5.

[16] 陈书明,聂向庭,刘桂林,等. 鹿茸醇提物对白细胞减少动物模型影响初探[J]. 实验动物科学与管理,1999,16(4):32-33.

[17] 陈书明,聂向庭. 鹿茸醇提物对小白鼠溶血素含量的影响[J]. 山西农业科学,2000,28(1):85-86.

[18] 陈晓光,常一丁,崔志勇,等. 鹿茸提取物对老年小鼠衰老指标的影响[J]. 中药药理与临床,1992,8(2):17-20.

[19] 陈晓光,贾越光,王本祥. 鹿茸提取物对老年小鼠单胺氧化酶抑制作用的研究[J]. 中国中药杂志,1992,17(2):109.

[20] 陈书明,聂向庭. 鹿茸醇提物抗氧化作用的实验研究[J]. 实验动物科学与管理,2000,17(1):22-24.

[21] 衣欣,李健民,袁慎英,等. 肾阳虚模型大鼠与衰老的关系及鹿茸的作用[J]. 中药药理与临床,1997,13(5):34-35.

[22] 关利新,初彦辉,郭艳芹,等. 鹿茸抗衰老作用的研究[J]. 中国林副特产,1996(3):9-10.

[23] 王本祥,陈晓光,徐惠波. 鹿茸多胺对小鼠肝细胞 RNA 聚合酶活性的影响[J]. 药学学报,1990,25(9):652-657.

[24] 王本祥,陈晓光,张伟. 鹿茸有效成分对小鼠肝脏 RNA 和蛋白质合成的影响[J]. 药学学报,1990,25(9):321.

[25] 阴健,郭力弓. 中药现代研究与临床应用[M]. 北京:学苑出版社,1994:693.

[26] 刘秀梅,祁雪,陈晓光. 鹿茸口服液降脂作用的研究[J]. 中药药理与临床,2003,19(6):38-39.

[27] 袁玲,薄锋,张永和. 鹿茸对大鼠急性心肌缺血后期心肌组织 SOD、MDA 含量的影响[J]. 长春中医药大学学报,2007,23(1):21-22.

[28] 张永和,黄晓巍,孙靖辉,等. 鹿茸醇提物对心肌梗死模型大鼠心肌损伤的保护作用及对血浆内皮素含量的影响[J]. 中国中医药信息杂志,2007,14(1):40-41.

[29] 李振华,冷向阳,高忠礼. 鹿茸多肽对脊髓损伤保护作用的实验研究[J]. 中国骨伤,2008,21(4):285-286.

[30] 李立军,路来金,陈雷,等. 鹿茸多肽促进大鼠坐骨神经再生的实验研究[J]. 辽宁中医杂志,2004,31(4):343-344.

[31] 王晓丽，张大方. 鹿茸提取物对东莨菪碱及亚硝酸钠所致小鼠学习记忆障碍的影响[J]. 长春中医学院学报，2005，21(4)：37-38.

[32] 贺文彬，张俊龙，薛薇，等. 鹿茸醇提取物对大鼠海马长时程增强的易化作用[J]. 中药新药与临床药理，2009，20(5)：401-403.

[33] 夏彦玲，李和平，宋伟杰. 鹿茸粉对四氯化碳急性肝损伤的保护作用[J]. 东北林业大学学报，2009，37(7)：132-133.

[34] 夏彦玲，李婷婷，李楠楠，等. 鹿茸粉对小鼠酒精急性肝损伤的保护作用[J]. 东北林业大学学报，2010，41(1)：103-106.

[35] 郭忠奎，钟雪平，陈晓光. 鹿茸精对小鼠实验性肝损伤的保护作用[J]. 社区用药指导，2007(18)：10.

[36] 王本祥，刘爱晶，程秀娟，等. 鹿茸多糖抗溃疡作用[J]. 药学学报，1985，20(5)：321-325.

[37] 张志强，王岩，张宏，等. 鹿茸多肽的抗炎作用[J]. 中国药理学报，1994，15(3)：282-284.

[38] 苏本寅，李风华，于秀芳. 鹿茸对枯草杆菌的促菌作用[J]. 青岛大学医学院学报，2000，36(2)：119-120.

[39] 翁梁，周秋丽，王丽娟，等. 鹿茸多肽促进表皮和成纤维细胞增殖及皮肤创伤愈合[J]. 药学学报，2001，36(11)：817-820.

[40] 赵峰. 龙凤胶囊治疗性功能低下 100 例[J]. 山西中医，2005(21)增刊：36.

[41] 潘秉余，张红红. 鹿茸生精丸治疗肾阳虚型少精子症 100 例[J]. 河北中医，2007，29(6)：541-542.

[42] 曾露慧，廖谨岚. 鹿茸补涩丸加减治疗肾阳虚型慢性肾盂肾炎 33 例[J]. 新中医，2009，41(5)：72-73.

[43] 陈国庆. 冠脉再通丹治疗冠心病心绞痛 240 例[J]. 陕西中医，2000，21(9)：385.

[44] 王宏，王玲，李建军，等. 鹿茸健骨胶囊治疗原发性骨质疏松症的临床疗效观察[J]. 中国骨质疏松杂志，2004，10(3)：344-346.

[45] 郝汉远，孙成军，刘侠云，等. 温肾通络法治疗腰间盘突出症 36 例[J]. 陕西中医，1999，20(6)：250.

[46] 牛煜，林庶茹. 鹿茸治疗宫颈糜烂临床观察[J]. 辽宁中医杂志，2005，32(6)：560.

[47] 高青，高红. 鹿角霜治疗乳头皲裂 38 例分析[J]. 山西医药杂志，2004，33(11)：989.

[48] 段绿化. 鲜鹿茸粉治疗化疗后骨髓抑制 38 例临床观察[J]. 浙江中医杂志，2007，42(6)：334.

[49] 郑虎占，董泽宏，佘靖. 中药现代研究与应用[M]. 北京：学苑出版社，1999：5072.

附：鹿角、鹿角胶、鹿角霜

1. 鹿角　始载于《神农本草经》。为鹿科动物马鹿 *Cervus elaphus* Linnaeus 或梅花鹿 *Cervus nippon* Temminck 已骨化的角或锯茸后翌年春季脱落的角基，分别习称"马鹿角"、"梅花鹿角"、"鹿角脱盘"。本品味咸，性温，归肾、肝经。能温肾阳，强筋骨，可以作为鹿茸代用品，然药力薄弱。兼能行血消肿。常用治阳痿遗精、腰脊冷痛、阴疽疮疡、乳痈初起、瘀血肿痛等症。内服外用均可。煎服或研末服，用量 6～15g；外用适量磨汁涂或研末敷。阴虚火旺者不宜。

2. 鹿角胶　始载于《神农本草经》，又名白胶。为鹿角煎熬而成的胶块。味甘、咸，性温，归肝、肾经。能温补肝肾、益精养血，又善止血。适用于肾阳不足，精血亏虚，腰膝酸冷，阳痿遗精，虚劳羸瘦，吐衄崩漏、尿血便血之偏于虚寒者，以及阴疽肿痛等症。开水或黄酒加温烊化服，或入丸散膏剂，用量 3～6g。阴虚火旺者不宜。

3. 鹿角霜　始见于《本草品汇精要》。为鹿角熬制鹿角胶后剩余的骨渣。味咸、涩，性温。归肝、肾经。功能温肾助阳。补力虽弱，但不滋腻，且兼收敛止血作用。用治肾阳不足又兼脾胃虚寒，呕吐食少便溏，以及妇女宫寒经冷、崩漏下血、白带过多等症。外用治疗创伤出血、疮疡多黄水或久不愈合，又有止血敛疮之效。煎服或入丸散。用量 9～15g。外用适量。阴虚火旺者不宜。

海狗肾　Haigoushen

（附：黄狗肾）

【别名】骨貀、骨讷、骨豽、貀兽、膃肭脐、阿慈勃他(《和汉药考》)。

【来源】海狗肾，始载于唐·《药性论》，为海狗科动物海狗 *Callorhinus ursins* Linnaeus 或海豹科动物海豹 *Phoca vitulina* Linnaeus 的雄性外生殖器。主产于我国渤海及黄海沿岸，如辽宁的锦西、兴城、复县、旅大等地。均为野生。

【采收炮制】春季沿海冰块开裂时捕捉雄兽，割取阴茎及睾丸后，将附着的肉、骨及油脂等去净，晒干或焙干。生用或酒炙脆研末用。

【商品规格】以色红紫而直，具完整的睾丸而无肉油者为佳。

【药性】咸，热。归肾经。

【功效】暖肾壮阳，益精补髓。

【应用】

1. 阳痿精冷，精少不育　本品性热壮阳，咸以入肾，且为血肉有情之品，有较强暖肾壮阳、益精补髓之功。用治肾阳衰惫，腰膝痿弱消瘦，阳痿不举，精冷不育，尿频便溏，腹中冷痛等症，常与人参、鹿茸、附子等药同用，以增强壮阳散寒、暖肾益精之效，如《济生方》膃肭脐丸。治疗精少不育之症，《验方》用本品配伍鹿茸、紫河车、人参同用。

2. 肾阳衰微，心腹冷痛　本品长于补肾壮阳，用治肾阳衰微，下元久冷，虚寒攻冲，心腹冷痛。《圣济总录》膃肭脐散以本品配伍吴茱萸、甘松、高良姜等温里散寒、温肾助阳之品同用，共收补阳散寒之功。

【用法用量】研末服，每次 1～3g，每日 2～3 次。入丸、散或泡酒服，随方定量。

【使用注意】阴虚火炽及骨蒸劳嗽等忌用。

【药论】

1. 唐·《药性论》："治积冷，劳气羸瘦，肾精衰损。"

2.《海药本草》："主五劳七伤，阴痿少力，肾气衰弱，虚损，背膊劳闷，面黑精冷。"

3.《日华子本草》："益肾气，暖腰膝，助肾阳。"

4.《本草拾遗》："主心腹痛。"

【现代研究】

（一）化学成分

本品含雄性激素、蛋白质、脂肪等。

（二）药理作用

1. 有雄性激素样作用　海狗肾能显著提高正常大鼠和生殖系统受损模型大鼠的血清睾酮含量[1]。

2. 抗氧化作用　海狗肾能够显著提高正常大鼠和生殖系统受损模型大鼠睾丸间质细胞的功能状态，促进精子的发生与发育，显著提高血清 SOD 活力，降低血清 MDA 含量[1]。海狗肾能显著延长雌性果蝇和雄性果蝇的半数死亡时间、平均寿命和平均最高寿命；显著提高老龄小鼠红细胞 SOD、全血 GSH-Px 活性，降低血清 ROS 和红细胞 MDA 含量，具有显著的延缓衰老作用[2]。

（三）临床报道

1. 治疗功能性阳痿(命门火衰证)　以春欣膏(由鹿茸、海狗肾、淫羊藿、枸杞子、蜈蚣等组成)治疗功能性阳痿(命门火衰证),将药物研粉,与基质按适当比例配合制成硬膏,每张重30g。敷贴于脐部,7天换药1次,14天为1个疗程,一般连续观察2个疗程。治疗组近期治愈率、总有效率,分别为40.91%、90.91%,与对照组相比,差异均有非常显著性意义($P<0.01$)[3]。

2. 治疗男性不育症　拟生精益气汤(白参10g、当归12g、白芍20g、砂仁10g、山茱萸12g、山药15g、白术12g、黄明胶15g、鹿茸6g、海狗肾6g、冬虫夏草3g、仙茅12g、淫羊藿15g、柴胡15g)水煎,内服,每天1剂。3个月为1个疗程,治疗3个疗程后统计疗效。50例中,痊愈6例(12%),有效18例(36%),无效26例(52%)。总有效率为48%[4]。

参考文献

[1] 王静凤,田树川,贾钢锐.海狗肾抗衰老作用的实验研究[J].中国海洋药物,2002(5):34-36.

[2] 王静凤,薛长湖,王志刚,等.海狗肾抗衰老作用的实验研究Ⅱ——对果蝇寿命及老龄小鼠体内过氧化水平的影响[J].中国海洋大学学报,2006,32(2):241-244.

[3] 庞保珍,赵焕云.春欣膏治疗功能性阳痿(命门火衰证)疗效观察[J].新中医,2005,37(11):53.

[4] 刘斌湘.生精益气汤治疗男性不育症50例[J].湖南中医杂志,2005,21(1):41.

附:黄狗肾

始载于《神农本草经》,名牡狗阴茎。为哺乳动物犬科黄狗 *Canis familiaris* L. 的阴茎和睾丸。又名狗鞭。味咸性温,归肾经。善能壮阳益精,温而不燥,补而不峻,用治肾阳不足、阴精亏虚所致阳痿宫冷,健忘耳鸣,神思恍惚,腰酸足软等症,每与鹿茸、肉苁蓉、淫羊藿等药同用,亦多单用泡酒或炖服,为壮阳补肾常用之品。本品入药研粉冲服或入丸、散剂服用,用量1～3g。鲜品可加调料煮熟服食。因本品温热助阳,故阴虚火旺者不宜单用本品。

海马　Haima

【别名】水马(《抱朴子》),鰕姑(《海南介语》),龙落子、马头鱼(《动物学大辞典》),对海马(《全国中草药汇编》)。

【来源】海马,始载于《本草拾遗》。因生于海,形似马,故名。为海龙科动物线纹海马 *Hippocampus kelloggi* Jordan et Snyder、刺海马 *Hippocampus histrix* Kaup、大海马 *Hippocampus kuda* Bleeker、三斑海马 *Hippocampus trimaculatus* Leach 或小海马(海蛆) *Hippocampus japonicus* Kaup 的干燥体。主产于广东沿海的阳江、潮汕一带,山东烟台、青岛等地。其次辽宁、福建等沿海地区亦产。野生与养殖均有。

【采收炮制】夏、秋二季捕捞,洗净,晒干,或除去皮膜及内脏,晒干。捣碎或碾粉用。

【商品规格】按其来源和形状分海马、刺海马、海蛆3种。有按色泽分申海马(白色)、潮海马(黑色)、汉海马(褐色)。海马以体大、坚实、头尾齐全、色白、尾卷者为佳。

【药性】甘、咸,温。归肝、肾经。

【功效】补肾壮阳,调气活血,散结消肿。

【应用】

1. 阳痿遗精、遗尿尿频　本品甘咸性温,温肾阳,壮阳道,用治肾阳衰惫,阳痿不举,肾关不固,遗精遗尿等症。每与鹿茸、人参、熟地黄等配伍应用,如《北京市中药成方选集》海马保肾丸;或与鱼鳔、枸杞子、红枣同用,以温肾止遗,治疗夜尿频繁,如《中药临床应用》海马汤。

2. 肾虚作喘　本品补益肾阳,有引火归原、接续真气之功。用治肾阳不足,摄纳无权之虚喘，常与蛤蚧、胡桃肉、人参、熟地黄等配伍，以增强药力。

3. 积聚癥瘕，跌打损伤 本品入血分，有助阳活血、调气止痛之能。用治气滞血瘀，聚而成形之积聚癥瘕，每与木香、大黄、巴豆等同用，如《圣济总录》木香汤；用治血脉不畅，跌打瘀肿，可与血竭、当归、川芎、乳香、没药等配伍。

4. 疔疮肿毒 海马调气活血，能使血瘀得散，气滞得通，用治气血凝滞，荣卫不和，经络阻塞，肌肉腐溃之疮疡肿毒，恶疮发背，可与穿山甲、水银、朱砂等配伍，如《急救仙方》海马拔毒散。

【用法用量】内服：煎汤 3～9g；外用适量，研末敷患处。

【使用注意】孕妇及阴虚火旺者忌服。

【药论】

1.《本草纲目》："暖水道，壮阳道，消瘕块，治疔疮肿毒。"

2.《本草新编》："入肾经命门，专善兴阳，功不亚于海狗。更善堕胎，故能催生也。"

3.《本草拾遗》："治妇人难产。"

4.《本草品汇精要》："调气和血。"

5.《本经逢原》："阳虚多用之，可代蛤蚧。"

【现代研究】

（一）化学成分

海马含有大量的镁和钙，其次为锌、铁、锶、锰，少量的钴、镍、铜和镉，还含硬脂酸、胆固醇、胆甾二醇等。

（二）药理作用

1. 雄激素样作用 小海马混悬液灌胃给药，能增加幼年小鼠前列腺、精囊、睾丸重量，提高睾丸组织 cAMP 水平；提高氢化可的松致阳虚模型小鼠血清睾酮[1]；增加去势大鼠精囊腺和前列腺重量；提高正常及去睾丸后幼年大鼠血浆睾酮；改善去睾大鼠精囊腺和前列腺组织学异常[2]。

2. 提高免疫作用 小海马混悬液、大海马醇提物灌胃给药，能提高小鼠碳粒廓清吞噬指数和吞噬活性，升高环磷酰胺造模小鼠血清溶血素含量[1]。增加小鼠腹腔巨噬细胞吞噬鸡红细胞数量，提高其吞噬指数[3]。

3. 增强机体非特异性抵抗力作用 小海马或斑海马水提取物、乙酸乙酯提取物灌胃给药，延长氢化可的松致阳虚模型小鼠游泳时间[1]；降低小鼠游泳 20 分钟、50 分钟后血清乳酸[4]。大海马酶解提取物灌胃给药，能降低一次性运动疲劳模型小鼠血乳酸、血清尿素氮，促进运动后 90 分钟乳酸和尿素氮的清除；降低递增运动量疲劳模型小鼠血乳酸、血清尿素氮；延长小鼠耐缺氧和寒冷的时间[5]。

4. 降血黏、抗血栓作用 大海马乙醇提取物灌胃给药，能加速小鼠红细胞电泳速率，降低全血黏度[3]。小海马水提物灌胃给药，能改善雄性大鼠腹注苯甲酸雌二醇或雌性大鼠腹注丙酸睾酮所致肾阳虚模型的血液流变学，降低血沉方程 K 值、血细胞比容[6]。斑海马甲醇提取物腹腔注射，抑制手术致颈动脉血栓模型、药物致脑血栓模型大鼠血栓的形成[7]。

5. 抗脑损伤作用 海马提取物 1.6g/kg 灌胃给药，降低大脑中动脉阻断致局灶性脑缺血/再灌注(I/R)模型大鼠神经功能缺失，减少 I/R 后脑含水量及脑梗死体积[8]。大海马提取物 10g/kg 灌胃给药，降低脑组织单胺氧化酶 B(MAO-B)活性，增加小鼠红细胞超氧化物歧化酶(SOD)活性；减少小鼠在 Y 形记忆仪上的平均错误次数，缩短到达安全区的平均时间[3]。

6. 抗肿瘤作用 海马黄酒悬液灌胃，能抑制肿瘤形成，延长肿瘤潜伏时间，提高肿瘤抑制率，荷瘤小鼠的胸腺和脾脏指数显著增加[9]。

7. 抗辐射作用 海马灌胃，能使照射后 3 天和 7 天照射所致造血系统的损伤显著减轻；提高辐射小鼠存活率和平均存活天数[10]。

8. 其他作用 海马水、正丁醇、乙酸乙酯、石油醚四个提取物 1g/kg 灌胃给药，能改善苯甲酸雌二醇致肾阳虚小鼠肛温、抓力、自主活动；升高血液红细胞(RBC)、血红蛋白浓度(Hb)、血小板数量(PLT)，降低血清尿素(UR)[11]。大海马提取物 10g/kg 灌胃给药，降低肝细胞过氧化脂质(LPO)[3]。

(三) 临床报道

治疗阳痿：龟鹿海马汤(龟胶、鹿胶、人参、菟丝子、五味子、覆盆子、车前仁、山药、山茱萸、茯苓、牡丹皮、淫羊藿、海马、仙茅、杜仲、乌药各 10g，熟地黄、丹参各 24g，泽泻 8g，蜈蚣 2g，枸杞、白芍各 20g，炙甘草 3g)。伴遗精滑精者加金樱子、芡实，伴多梦者加龙骨、牡蛎，伴心悸者加酸枣仁、龙眼肉，伴健忘者加益智仁、菖蒲。1 个月为一疗程，未愈者继服下一疗程，共治疗 2 个疗程。治疗阳痿 368 例，其中痊愈 331 例，占 89.9%；总有效率 98.9%[12]。

(四) 不良反应

毒性 海马乙醇提取物未能测出小鼠 LD_{50}；大鼠长期毒性试验：1g/kg、2.5g/kg、5g/kg 灌胃给药未见明显毒性反应及组织病理改变；兔的完整皮肤和破损皮肤试验未见毒性反应；豚鼠皮肤、兔眼睛及阴道局部未见刺激和皮肤过敏反应[13]。

参考文献

[1] 张洪，罗顺德，周本宏，等. 日本海马温肾壮阳相关活性的实验研究[J]. 中国海洋药物，1997，64(4)：53-56.

[2] 张洪，罗毅，罗顺德，等. 日本海马对雄性大鼠附性器官及垂体-性腺轴的影响[J]. 中国海洋药物，2001，80(2)：39-41.

[3] 余敏，何耕兴，陈辉，等. 五种海洋生物抗衰老相关活性的实验研究[J]. 中国海洋药物，1995，54(2)：30-34.

[4] 胡建英，李八方，李志军，等. 八种海洋生药抗疲劳作用的初步研究[J]. 中国海洋药物，2000，74(2)：56-58.

[5] 彭汶铎，陈启亮. 海马酶法提取物的抗疲劳作用[J]. 中国食品卫生杂志，2005，17(5)：404-406.

[6] 吕圭源，陈素红，王辉，等. 四味甘温归肝肾经中药对性激素致肾阳虚大鼠血流变的影响[J]. 浙江中医药大学学报，2008，32(6)：719-722.

[7] 许东晖，许实波. 斑海马提取物抗大鼠血栓形成的作用及成分分析[J]. 中国海洋药物，1997，61(1)：11-13.

[8] 冯星，巫志峰，杨柳，等. 中药海马提取物对实验性脑缺血再灌注损伤的药理作用[J]. 湖南师范大学学报，2005，2(1)：1-3.

[9] 李文琪，倪庆桂，赵振金，等. 海马对小鼠 S180 实体肿瘤的抑制作用[J]. 安徽医学，1999，20(6)：6-7.

[10] 倪庆桂，张朝晖，李文琪. 海马对小鼠 ^{60}Co-γ 照射的防护作用[J]. 中国中药杂志，1997，22(12)：750-751.

[11] 陈素红，吕圭源，范景，等. 海马不同提取物对雌二醇致肾阳虚小鼠的影响[J]. 中草药，2009(2)：

23-24.

[12] 熊竹林.龟鹿海马汤治疗阳痿368例[J].实用中医药杂志,2006,22(1):10.

[13] 朱爱民.海马乙醇提取物的毒性作用试验[J].中国药师,2004,7(10):822-824.

淫羊藿 Yinyanghuo

【别名】刚前(《神农本草经》),仙灵脾(《雷公炮炙论》),仙灵毗(《柳柳州集》),放杖草、弃杖草、千两金、干鸡筋、黄连祖(《日华子本草》),三枝九叶草(《本草图经》),牛角花、铜丝草、铁打杵(《贵州民间方药集》),三叉骨、肺经草、铁菱角(《湖南药物志》),三叉风、羊角风、三角莲(《全国中草药汇编》),仙灵皮、叶枝草、黄德祖、橐籥尊师(《和汉药考》)。

【来源】淫羊藿,始载于《神农本草经》,列为中品,历代本草均有收载。为小檗科多年生草本植物淫羊藿 *Epimedium brevicornum* Maxim. 和箭叶淫羊藿 *Epimedium sagittatum* (Sieb. et Zucc.)Maxim.、柔毛淫羊藿 *Epimedium pubescens* Maxim.,或朝鲜淫羊藿 *Epimedium koreanum* Nakai. 的干燥地上部分。主产于陕西秦岭山区商县、山阳、镇安、石泉、佛坪、太白区,山西沁源、阳泉,湖南常德、黔阳,河南嵩县、栾川、卢氏、洛宁等地。均为野生。

【采收炮制】夏、秋间茎叶茂盛时采割,除去粗梗及杂质,晒干或阴干。切丝生用或羊脂油(炼油)炙用。

【商品规格】因其来源分为大叶淫羊藿(淫羊藿)、小叶淫羊藿(朝鲜淫羊藿)、箭叶淫羊藿3种。以梗少、叶多、色黄绿、不碎者为佳,其中以西北所产小叶淫羊藿质量为最佳。

按《中国药典》(2010年版一部)规定:本品按干燥品计算,含总黄酮以淫羊藿苷($C_{33}H_{40}O_{15}$)计不得少于5.0%。

【药性】辛、甘,温。归肝、肾经。

【功效】温肾壮阳,强筋骨,祛风湿。

【应用】

1. 肾阳不足,阳痿宫冷 本品甘温补阳,为温肾强阳起痿良药。用治肾阳不足,命门火衰,阳痿不举,单用泡酒即效,如《食医心镜》淫羊藿酒;亦可配伍人参、母丁香、沉香等行气补气温阳之品同用,如《集验良方》千口一杯酒;或配伍仙茅、肉苁蓉、附子等散寒湿、壮肾阳之品同用,如《景岳全书》赞育丸。用治妇人宫冷不孕,多与鹿茸、当归、仙茅等配伍,如《济人宝笈》许大师种子方。

2. 肝肾不足,腰膝痿软 本品味甘气香而温,善能益精气,强筋骨,用治肝肾不足,腰膝痿软、筋骨萎弱等症,可单用本品泡酒服用;亦可配伍巴戟天、杜仲、熟地黄等同用。

3. 风湿痹痛,肢体麻木 本品甘温补益肝肾,气香而散,补肝肾,强筋骨,祛风湿,用治风湿痹痛,肢体拘挛麻木,有标本并治之功。可单用泡酒,即《太平圣惠方》仙灵脾酒;或与威灵仙、川芎、桂心等配伍,如《太平圣惠方》仙灵脾散。

4. 肝肾亏虚,头晕目眩 本品甘温之性,善能补益精气,填补肾之真阳,用治妇女天癸已绝,阴阳两虚,月经不调、头晕目眩等症。可以之与仙茅、当归、知母等配伍应用,如《中医方剂临床手册》二仙汤。

【用法用量】6～10g,煎服,或浸酒、熬膏及入丸、散。

【使用注意】本品燥烈,伤阴助火,阴虚火旺者不宜用。

【药论】

1.《神农本草经》:"主阴萎绝伤,茎中痛,利小便,益气力,强志。"

2.《医学入门》:“治偏风手足不遂。”

3.《本草备要》:“补命门,益精气,坚筋骨,利小便。”

4.《日华子本草》:“一切冷风劳气,筋骨挛急,四肢不仁,补腰膝。”

5.《名医别录》:“坚筋骨,治瘰疬,赤痈;下部有疮,洗,出虫。”

6.《本草求真》:“淫羊藿气味甘温,则能补火助阳,并有辛香,则冷可除耳,风可散耳。”

【现代研究】

(一) 化学成分

淫羊藿等植物的化学成分主要是黄酮类化合物,还含有木脂素,生物碱和挥发油等。

淫羊藿等植物含有蜡醇、三十一烷、植物固醇、棕榈酸、硬脂酸、油酸、亚油酸、亚麻酸、银杏醇、木兰碱、葡萄糖和果糖等成分。

淫羊藿含有淫羊藿苷、淫羊藿次苷及淫羊藿新苷。

朝鲜淫羊藿含 Epimedin A、Epimedin B、Epimedin C、Epimedokoreanoside Ⅰ、Epimedokoreanoside Ⅱ、Epimedoside A、淫羊藿苷和 I-karisoside A、槲皮素、4’-甲氧基-5-羟基-8-3,3-二甲基烯丙基黄酮-3-葡萄糖基(1→2)鼠李糖苷-7-葡萄糖苷、4’-甲氧基-5-羟基-8-3,3-二甲基烯丙基黄酮-3-木糖基(1→2)鼠李糖苷-7-葡萄糖苷、4’-甲氧基-5-羟基-8-3,3-二甲基烯丙基黄酮-3-鼠李糖基(1→2)鼠李糖苷-7-葡萄糖苷。

箭叶淫羊藿含淫羊藿苷、淫羊藿次苷、异槲皮素,淫羊藿-3-*O*-α-鼠李糖苷和金丝桃苷、箭叶淫羊藿苷 A、箭叶淫羊藿苷 B、箭叶淫羊藿苷 C、箭叶淫羊藿素 A、箭叶淫羊藿素 B、Anhyaroicaritin-3-*O*-α-rhamnoside、Icariside E_6、Icariside E_7、Icaride A_1、Icaride A_2、Icariside D_3、Icariside H 和 Icariside B_9。

柔毛淫羊藿含淫羊藿次苷、淫羊藿苷 C、宝藿苷Ⅵ、淫羊藿苷、金丝桃苷、宝藿苷Ⅰ、柔藿苷。

巫山淫羊藿含巫山淫羊藿苷。

(二) 药理作用

1. 性激素样作用

(1) 雄激素样作用:淫羊藿水提液 15g/kg 灌胃给药,能提高大、小鼠血浆睾酮(T)、二氢睾酮(DHT)含量,降低血清促黄体生成素(LH),增加睾丸、附睾、前列腺、精囊腺重量[1,2]。淫羊藿总黄酮 0.4～1.5g/kg 灌胃给药,增加青春期前睾丸切除模型小鼠萎缩的包皮腺、精囊腺重量[3]。提高 D-半乳糖致亚急性衰老模型大鼠血清雄激素水平和 SOD 活性,减少生殖细胞凋亡,改善睾丸组织的退行性变化[4];提高环磷酰胺致生殖系统受损、雄激素部分缺乏模型大鼠精囊腺、睾丸重量及血清 T 水平,降低阴茎海绵体平滑肌细胞凋亡[5,6]。

(2) 雌激素样作用:淫羊藿水煎液 1～10g/kg 灌胃给药,升高小鼠子宫系数,降低血清 FSH 含量[7];淫羊藿含药血清加速人乳腺癌细胞系 MCF-7 细胞增殖速度,抑制己烯雌酚(乙烯雌酚)引起的 MCF-7 细胞增殖,说明当内源性雌激素水平较低时具有拟雌激素作用,当体内雌激素水平较高时又表现出抗雌激素效应[8]。增加正常雌性大鼠垂体前叶、卵巢、子宫重量;提高去卵巢大鼠垂体对黄体生成素释放激素(LRH)的反应性和卵巢对 LH 的反应性,增强下丘脑-垂体-卵巢促黄体功能[9];增加盐酸异丙肾上腺素(ISO)诱导去卵巢大鼠子宫的重量[10]。

(3) 延缓卵巢衰老:淫羊藿苷 100mg/kg 灌胃给药,延缓新生大鼠卵母细胞破裂,抑制原始卵泡发育,减少卵泡消耗;淫羊藿苷降低 2 天龄卵巢卵母细胞凋亡率,增加原始卵泡池储备率，说明淫羊藿苷能抑制卵泡发育和卵母细胞凋亡而延缓卵巢衰老[11]。

2. 对骨骼的影响

(1) 抗骨质疏松：淫羊藿水煎液灌胃给药，能上调醋酸泼尼松致肾阳虚大鼠血清骨形态发生蛋白-7(BMP-7)mRNA 含量，诱导成骨作用，修复骨组织损伤[12]；减低去卵巢大鼠纤维连结蛋白(FN)骨髓组织中的破骨样细胞表达[13]；升高切除双侧睾丸所致骨质疏松模型大鼠的全身骨密度、血清碱性磷酸酶、扩骨素、骨小梁单位面积百分率的微破裂数目和椎体体积；降低尿钙/肌酐(Cr)、尿磷/Cr，防止骨量丢失并提高骨结构性能[14]；淫羊藿黄酮灌胃给药，能改善和提高密室熏烟法致骨丢失和骨质疏松模型大鼠股骨和腰椎骨密度、腰椎骨力学性能、股骨结构力学性能和材料力学性能[15]。

(2) 促进骨折愈合：淫羊藿水煎液灌胃给药，能促进双前肢桡骨中段骨折模型家兔骨折局部软骨细胞、成骨细胞、周围基质转化生长因子-β_1(TGF-β_1)及血管内皮生长因子(VEGF)的表达，促进血管的再生、间充质细胞的募集与分化、成骨细胞及软骨细胞的增殖和分化，促进破骨细胞形成，从而促进了痂形成与改建、髓腔的再通，最终促进骨折愈合[16,17]。

3. 增强免疫作用　淫羊藿水煎液灌胃给药，能促进环磷酰胺造模大鼠脾淋巴细胞产生IL-2，促进刀豆蛋白 A(ConA)活化的小鼠脾淋巴细胞增殖[18]。淫羊藿总黄酮灌胃给药，能降低睾丸切除所致雄激素缺乏模型小鼠外周血淋巴细胞[3]；诱导脾淋巴细胞 P65 蛋白高表达和提高核转录因子(NF-κB)的活性，降低淋巴细胞凋亡率[19]。淫羊藿多糖能提高小鼠腹腔巨噬细胞对鸡红细胞吞噬；增强小鼠脾脏淋巴细胞对绵羊红细胞的自发细胞毒作用[20]。

4. 抗肝损伤作用　淫羊藿水煎液灌胃给药，能降低 CCl_4 致肝损伤模型小鼠丙氨酸氨基转移酶(ALT)、天门冬酸氨基转移酶(AST)水平[21]。淫羊藿总黄酮灌胃给药，能升高异烟肼和利福平所致肝损伤模型小鼠肝脏指数，降低小鼠 ALT、AST、甘油三酯(TG)、总胆固醇(TC)和丙二醛(MDA)含量，升高超氧化物歧化酶(SOD)活力，升高谷胱甘肽(GSH)含量，改善肝组织的病理变化[22]。

5. 抗肾损伤作用　淫羊藿煎剂灌胃给药，能减轻庆大霉素致急性肾小管损伤模型大鼠肾小管和肾间质的损伤，升高肾皮质 Na^+-K^+-ATP 酶活性[23]；升高醋酸可的松所致肾上腺损伤模型雌性大鼠肾上腺重量、降低肾上腺胆固醇含量[24]；降低 7/8 肾切除模型大鼠血清尿素氮、Cr、尿蛋白、胆固醇，减轻肾组织病理改变，抑制肾小球的肥大，减少肾内免疫球蛋白 IgG 在系膜区的沉积，减轻补体 C_3 的节段分布，减轻纤维连接蛋白(FN)在毛细血管袢上的沉积[25,26]。

6. 保护甲状腺功能　淫羊藿苷 5mg/kg 预防性或治疗性灌胃给药，降低丙硫氧嘧啶(丙基硫氧嘧啶)致甲减型肾阳虚模型小鼠死亡率，升高模型小鼠血清甲状腺激素 T_3、rT_3 和 T_4 浓度[27]。

7. 抗心肌缺血作用　淫羊藿总苷灌胃给药，能缩小左冠状动脉结扎致急性心肌梗死模型大鼠 24 小时的心肌梗死面积，降低肌酸激酶(CK)、乳酸脱氢酶(LDH)活性[28]。淫羊藿总黄酮 25～300mg/kg 灌胃给药，改善盐酸异丙肾上腺素引起的去卵巢大鼠心功能降低，增加左室收缩压和左室压最大变化速率，减轻心内膜下心肌坏死和炎症细胞浸润，降低血清LDH 活性[10]。

8. 抗脑缺血作用　淫羊藿苷 1mg/kg 犬静脉给药或 0.5mg/kg 家兔颈动脉给药，增加家兔和犬脑血流量，降低脑血管阻力[29]。

9. 抗血栓作用　淫羊藿总苷灌胃给药，能降低肾上腺素加冰水浴所致急性血瘀模型大鼠全血黏度、血浆黏度、血细胞比容，减慢血沉速度，体外检测降低血栓长度、湿重和干重[30]。淫羊藿总黄酮能降低家兔全血黏度、血细胞比容和红细胞聚集指数，抑制腺苷二磷酸诱导的家兔血小板聚集，抑制体外血栓的形成[31,32]。

10. 促进造血功能　淫羊藿苷灌胃给药，能升高骨髓增生异常综合征(MDS)模型大鼠外周血红蛋白含量、白细胞、红细胞、血小板计数，降低骨髓细胞凋亡指数[33]。

11. 抗老年痴呆　淫羊藿苷灌胃给药，能增加淀粉样β蛋白片段25-35(Aβ25-35)致阿尔茨海默病模型(AD)大鼠皮质和海马神经元，促进神经细胞增殖；改善模型大鼠学习记忆能力，降低一氧化氮合酶(NOS)活性[34,35]；降低 $AlCl_3$ 诱导痴呆模型大鼠海马内 AChE 活性[36]；促进冈田酸所致 AD 模型大鼠海马 CAI 区 Bcl-2 蛋白表达，抑制海马 CAI 区 Bax 蛋白表达，缩短 Morris 水迷宫定向航行试验平均逃避潜伏期，延长大鼠在原站台象限的活动时间，增加穿越站台次数[37]。

12. 延缓衰老作用　淫羊藿羊油脂炮制品灌胃给药，能增加老年大鼠心、脑、骨骼肌组织线粒体 DNA，提高心、骨骼肌、脑线粒体 ATP 合成和呼吸链复合酶Ⅳ活力[38]。淫羊藿黄酮能提高 D-半乳糖所致亚急性衰老模型小鼠肝脏总 SOD 活性，减少肝组织过氧化脂质(LPO)形成，减少心、肝等组织脂褐素形成[39]。

(三) 临床报道

1. 治疗阳痿　用补肾壮阳汤(淫羊藿、锁阳、巴戟天、人参、蛇床子、知母、黄柏)加减治疗阳痿40例，均取得了较为满意的疗效[40]。

2. 治疗性欲低下　疏活补肾汤(由柴胡、红花、五味子、当归、白芍、茯苓、桃仁、丹参、淫羊藿、巴戟天、肉苁蓉、枸杞子、女贞子、黄芪组成)治疗性欲低下60例，总有效率为60%[41]。

3. 治疗不育症　用益精颗粒(由鹿茸、锁阳、淫羊藿、枸杞子、牛膝等组成)治疗不育症120例，总有效率91.67%。与对照组相比，有显著性差异[42]。

4. 治疗骨关节炎　口服中药补肾活血方剂(杜仲、淫羊藿、续断、菟丝子、牛膝、女贞子、丹参、威灵仙等)配合外敷治疗膝关节退行性骨关节炎165例，总有效率93%[43]。

5. 治疗强直性脊柱炎　用补肾强脊颗粒(主要由淫羊藿、补骨脂、杜仲、菟丝子、熟地黄、枸杞子、怀牛膝、当归、赤芍、细辛等组成)治疗强直性脊柱炎52例，综合疗效总有效率88.46%[44]。

6. 治疗原发性骨质疏松症　用骨康丸(鹿角、淫羊藿、骨碎补、狗骨、熟地黄、杜仲、黄芪、当归、鸡血藤、狗脊)治疗原发性骨质疏松症30例，可缓解疼痛症状，改善骨密度，与对照组相比有显著性差异[45]。

7. 治疗更年期综合征　自拟更年汤(生地、山萸、紫河车、淫羊藿、肉苁蓉、女贞子、枣仁、龙齿等)治疗更年期综合征166例，总有效率为96%。能够提高 E_2 水平，治疗更年期综合征有效安全[46]。

8. 治疗外阴白色病变　以补肾清肝方(有何首乌15g、枸杞子15g、当归12g、白芍12g、淫羊藿10g、苦参15g、紫草15g、白花蛇舌草15g组成)水煎分2次服。配合中药(何首乌15g、苦参20g、鹿衔草15g、蛇床子20g、黄柏10g、补骨脂10g、半枝莲15g、淫羊藿10g、紫草15g、地肤子15g)外洗，治疗外阴白色病变39例，总有效率97.44%[47]。

9. 治疗乳癖　采用舒郁补肾汤(丹参、白芍、醋炒柴胡、枳壳、皂刺、路路通、菟丝子、肉苁蓉、郁金、海藻、鹿角霜、淫羊藿、甘草)加减治疗乳癖85例，治愈45例，显效28例，有效7

例，无效5例[48]。

10. 治疗肾病综合征　用肾炎胶囊(由黄芪、淫羊藿、水蛭、白术、茯苓、仙鹤草、蜈蚣、怀牛膝、牛蒡子、五倍子、甘草组成)治疗肾病综合征120例，总有效率90.5%，与对照组相比，有显著性差异[49]。

11. 治疗慢性肾衰竭　在基础治疗的同时用肾安康冲剂(黄芪10g、制大黄6g、淫羊藿6g、三七6g、莪术6g)治疗慢性肾衰竭36例，疗效优于基础治疗组[50]。

12. 治疗继发性闭经　加减苁蓉菟丝子丸(熟地黄10g、当归10g、白芍15g、菟丝子15g、枸杞子15g、淫羊藿15g、肉苁蓉15g)为基本方，痰湿阻滞者加石菖蒲10g、制南星10g、香附10g、苍术10g；气滞血瘀者加川芎10g、莪术10g、三棱10g、柴胡10g；阴虚血燥加生地10g、地骨皮10g、麦冬10g、丹参10g；气血虚弱者加黄芪20g、太子参20g、云苓10g、白术10g；治疗继发性闭经30例，治愈15例，有效11例，无效4例，总有效率87%[51]。

13. 治疗神经衰弱　活力苏口服液(由制何首乌、淫羊藿、黄精、枸杞子、黄芪、丹参组成)治疗神经衰弱40例，总有效率80%，与对照组比较，有显著性差异[52]。

(四) 不良反应

毒性　柔毛淫羊藿生品水煎液15g/kg灌胃给药10天，降低小鼠睾丸、肛提肌、附睾的重量和血浆睾酮含量[1]。淫羊藿浸膏小鼠腹腔注射的LD_{50}为36g/kg，其水浸膏片中提取的非氨基酸部分小鼠静脉注射的LD_{50}为(56.8±2.7)g/kg。本品甲醇提取物毒性低，小鼠灌胃450g/kg，连续观察3天，结果活动正常，无毒性反应。日本产淫羊藿能使蛙的瞳孔扩大，小鼠随意运动增加，反射功能亢进，往往发生轻度痉挛，遂至呼吸停止而死[53,54]。

参 考 文 献

[1] 牛锐.淫羊藿炮制前后对小鼠血浆睾酮及附性器官的影响[J].中国中药杂志，1989，14(9)：18-20.

[2] 汪兴生，解光艳，史学礼，等.淫羊藿等四味中药对SD雄性大鼠生殖内分泌的影响[J].中国中医药科技，2005，12(6)：380-381.

[3] 杨静玉，于庆海.淫羊藿总黄酮对睾切小鼠免疫功能的影响[J].沈阳药科大学学报，1998，15(2)：98-101.

[4] 章振保，田生平，杨镜秋，等.淫羊藿苷与睾酮治疗亚急性衰老雄性大鼠的实验研究[J].中国男科学杂志，2006，20(8)：13-17.

[5] 章振保，杨庆涛.淫羊藿苷抗大鼠雄激素部分缺乏的实验研究[J].中国男科学杂志，2006，20(3)：47-50.

[6] 章振保，杨庆涛，杨镜秋，等.淫羊藿苷、菟丝子提取物对雄激素部分缺乏大鼠生殖保护作用的比较研究[J].中国老年学杂志，2006(10)：1389-1391.

[7] 赵丕文，王大伟，王玲巧，等.用小鼠子宫增重法筛选淫羊藿等10种中药雌激素样作用的实验研究[J].北京中医药大学学报，2006，29(10)：686-689.

[8] 赵丕文，王大伟，牛建昭，等.红花等10种中药的植物雌激素活性研究[J].中国中药杂志，2007，32(5)：436-439.

[9] 李炳如，余运初.补肾药对下丘脑-垂体-性腺轴功能影响[J].中医杂志，1984(7)：543-545.

[10] 刘桦，季晖，濮家伉，等.淫羊藿总黄酮对去卵巢大鼠心肌损伤的保护作用[J].中国药科大学学报，2006，37(6)：548-551.

[11] 黄菊，罗丽莉，傅玉才，等.淫羊藿苷对大鼠早期卵巢卵泡发育和卵母细胞凋亡影响的初步研究[J].中国现代医学杂志，2007，17(5)：523-527.

[12] 周乐，崔燎，吴铁.淫羊藿对肾阳虚雄性大鼠肾脏BMP-7表达的影响[J].广州医学院学报，2007，

25(4):371-374.

[13] 王松,沈霖,杨月琴,等.中药淫羊藿联合有氧运动对大鼠骨髓组织FN表达的影响[J].中国中医骨伤科杂志,2007,15(10):11-13.

[14] 王运林,刘晓晴.淫羊藿对去势雄性大鼠骨密度及骨结构性能的影响[J].中国组织工程研究与临床康复,2008,12(50):9893-9896.

[15] 刘文和,雷光华,李康华,等.被动吸烟大鼠骨量与骨生物力学指标的相关性及淫羊藿黄酮的干预效应[J].中国组织工程研究与临床康复,2008,12(20):3905-3909.

[16] 刘道德,孙燕,赵素贞.淫羊藿对家兔骨折愈合的影响[J].实用诊断与治疗杂志,2005,19(2):84-88.

[17] 刘道德,王凡.淫羊藿对家兔骨折愈合过程中VEGF及TGF-β_1表达的影响[J].实用医院临床杂志,2006,3(3):30-32.

[18] 陈玉春.补益中药调控IL-2产生及其作用的实验研究[J].福建中医学院学报,1993,3(4):218-220.

[19] 夏世金,沈自尹,刘小雨,等.核因子-κB调控老年大鼠脾淋巴细胞凋亡及淫羊藿总黄酮对其影响[J].中国老年学杂志,2008,28(2):105-108.

[20] 王天然.淫羊藿多糖对Mφ吞噬功能和Lc自发细胞毒作用的影响[J].中药药理与临床,1992,8(2):31-32.

[21] 聂红明,汪蓉,胡锦辉,等.淫羊藿水煎液和淫羊藿苷的保肝利胆实验研究[J].实用中医内科杂志,2006,20(4):370-372.

[22] 蔡大伟,尹晓飞,刘顺良,等.淫羊藿总黄酮对异烟肼和利福平肝损伤小鼠的保护作用[J].西南国防医药,2007,17(6):688-690.

[23] 陈香美,田劲,于力方,等.淫羊藿、虫草菌丝、黄芪防治庆大霉素所致急性肾损害的实验研究[J].中国病理生理杂志,1993,9(6):758-760.

[24] 秦洛宜,桂伟.淫羊藿对糖皮质激素致大白鼠肾上腺损伤的保护作用[J].中医正骨,2002,14(11):9.

[25] 程庆烁,师锁柱,于力方,等.淫羊藿对7/8肾切除大鼠肾脏病理改变的影响[J].肾脏病与透析肾移植杂志,1993,2(3):239-241.

[26] 程庆烁,陈香美,师锁柱,等.中药淫羊藿对慢性肾衰大鼠免疫病理及细胞外基质的影响[J].中华内科杂志,1994,33(2):83-86.

[27] 秦路平,石汉平,郑水庆,等.Osthol和Icariin对甲减小鼠血清甲状腺激素的影响[J].第二军医大学学报,1998,19(1):48-50.

[28] 王英军,孙英莲,唐炜,等.淫羊藿总苷抗实验性心肌缺血的作用[J].特产研究,2006(3):34-35.

[29] 王敏,刘崇铭,张宝凤.淫羊藿苷扩张脑血管作用的研究[J].沈阳药学院学报,1991,8(4):272-275.

[30] 王英军,唐炜,孙英莲,等.淫羊藿总苷对急性血瘀大鼠血液流变学及血栓形成的影响[J].特产研究,2006(4):29-30.

[31] 黄晓瑾.淫羊藿总黄酮对家兔血液流变及血小板聚集的影响[J].中国医院药学杂志,2007,27(12):1701-1703.

[32] 高其铭,袁秉祥,赵苏玉,等.淫羊藿总黄酮对家兔血液流变学指标的影响[J].西安医科大学学报,1992,13(3):223-226.

[33] 冯晓燕,严鲁萍,杨源.淫羊藿苷对骨髓增生异常综合征模型大鼠骨髓细胞凋亡的影响[J].时珍国医国药,2007,18(12):3070-3072.

[34] 聂晶,罗勇,石京山.淫羊藿苷对Aβ25-35所致神经细胞损伤的保护作用研究[J].遵义医学院学报,2007,30(3):229-235.

[35] 聂晶，罗勇，黄燮南，等. 淫羊藿苷对淀粉样β蛋白片段25-35所致大鼠学习记忆障碍的改善作用[J]. 2008,22(1):31-37.

[36] 罗勇，聂晶，龚其海，等. 淫羊藿苷对三氯化铝诱导痴呆大鼠模型脑内胆碱能系统的影响[J]. 上海中医药杂志，2008,42(4):69-71.

[37] 蒋淑君，杨丽娟，许勇，等. 淫羊藿总黄酮对痴呆模型大鼠学习记忆功能及Bcl-2、Bax蛋白表达的影响[J]. 中国现代医学杂志，2008,18(23):3429-3432.

[38] 王学美，富宏，刘庚信. 淫羊藿、枸杞子对老年大鼠线粒体DNA缺失、线粒体呼吸链酶复合体和ATP合成的影响. 北京大学学报：医学版[J]，2002,34(1):68-71.

[39] 刘汇波，邢善田. 淫羊藿黄酮对抗小鼠D-半乳糖衰老模型的研究[J]. 中药药理与临床，1990,6(2):18-20.

[40] 师永社，李联杜. 补肾壮阳汤加减治疗阳痿40例[J]. 陕西中医学院学报，1999,22(5):30.

[41] 陈代忠，温泉盛. 疏活补肾汤治疗性欲低下60例[J]. 浙江中医杂志，2006,41(7):418.

[42] 孙立军，叶乐明. 益精颗粒治疗不育症120例临床观察[J]. 河北医学，2007,13(12):1331-1332.

[43] 吕建国，郑清莲. 补肾活血方剂治疗膝关节退行性骨关节炎165例[J]. 陕西中医，2006,27(8):949-950.

[44] 王海隆，周雍明，冯兴华. 补肾强脊颗粒治疗强直性脊柱炎52例[J]. 中医杂志，2006,47(9):684-685.

[45] 辛先贵，邱波，田殿兴，等. 骨康丸治疗原发性骨质疏松症30例[J]. 陕西中医，2009,30(4):436-437.

[46] 刘竹凤. 更年汤治疗更年期综合征166例[J]. 陕西中医，2006,27(6):656-657.

[47] 雷明君，董耀，孙春霞，等. 补肾清肝方配合中药熏洗治疗外阴白色病变39例[J]. 河北中医，2010,32(4):526-527.

[48] 陈义春. 舒郁补肾汤加减治疗乳癖85例[J]. 中国中西医结合外科杂志，2003,9(2):127-128.

[49] 李永新，靳锋. 肾炎胶囊治疗肾病综合征120例[J]. 中医研究，2007,20(10):20-21.

[50] 向少伟，黄国东，赖申昌. 肾安康冲剂治疗慢性肾功能衰竭的临床研究[J]. 广州中医药大学学报，2006,23(4):295-297.

[51] 李文春，陈俊杰，王慧鸽，等. 苁蓉菟丝子丸化裁治疗继发性闭经30例. 现代中西医结合杂志，2009,18(17):2037.

[52] 佟伟宗，孙大宝，马延，等. 活力苏口服液治疗神经衰弱疗效观察[J]. 河北中医，2007,29(10):938-939.

[53] 江苏新医学院编. 中药大辞典(下册)[M]. 上海：上海人民出版社，1977:2251.

[54] 王浴生. 中药药理与应用[M]. 北京：人民卫生出版社，1983:1102.

仙茅 Xianmao

【别名】独茅根、茅瓜子、婆罗门参(《开宝本草》)，独脚仙茅、蟠龙草(《生草药性备要》)，风苔草、冷饭草(《质问本草》)，小地棕根(《草木便方》)，地棕根(《分类草药性》)，仙茅参(《中药志》)，独足绿茅根(《四川中药志》)，独脚丝茅(《江西中药》)，黄茅参、独脚黄茅(《广西中药志》)，天棕、山棕、土白芍、平肝薯、盘棕、山兰花(《草药单方临床病例经验汇编》)，千年棕、番龙草、地棕(《全国中草药汇编》)，乳羊、独茅、河轮勒佗(《和汉药考》)。

【来源】仙茅，始载于《雷公炮炙论》。为石蒜科多年生草本植物仙茅 *Curculigo orchioides* Gaertn. 的根茎。主产于四川宜宾、雅安地区，云南昭通地区及贵州等地。均为野生。

【采收炮制】秋、冬二季采挖，除去根头和须根，洗净，干燥。切段生用。

【商品规格】 以身干、条粗长、质坚、外色灰黑、产于四川者为佳。

按《中国药典》(2010年版一部)规定:杂质不得过4%;水分不得过13.0%;总灰分不得过10.0%;酸不溶性灰分不得过2.0%。本品按干燥品计算,含仙茅苷($C_{22}H_{26}O_{11}$)不得少于0.10%。

【药性】 辛,热;有毒。归肾、肝、脾经。

【功效】 温肾壮阳,强筋骨,祛寒湿。

【应用】

1. 阳痿精冷,遗尿尿频　本品辛热性猛,善补命门之火而兴阳,为补火助阳良药。用治肾阳不足,命门火衰,阳痿不举,精冷不育等症,常与淫羊藿、五加皮等配伍,如《万氏家抄方》仙茅酒;用治下元虚弱,失溺淋沥,《贵州草药》单用本品30g,泡酒服用。

2. 寒湿痹痛,筋骨痿软　本品辛热燥散,温阳而兼补肝肾、强筋骨、祛寒湿之功。用治肝肾不足,腰膝冷痛,筋骨痿软,常与巴戟天、杜仲、桑寄生、淫羊藿等补肝肾、强筋骨之品同用,以增强药力;用治久病寒湿,筋骨不舒,痹痛拘挛等症,常与独活、羌活、川乌等配伍应用。

3. 脾肾阳虚,腹痛冷泻　本品善补命门之火,温煦脾土以止泻,常与肉豆蔻、补骨脂、吴茱萸等同用,用治脾肾阳虚,脘腹冷痛,少食腹泻等症。

4. 目暗不明,须发早白　本品辛热壮阳温肾,培补肝肾,用治肝肾不足,早老早衰,目暗不明,须发早白,《圣济总录》仙茅丸以本品配伍熟地黄、茯苓、枸杞子等,有益精神、明目、乌须发之功。

5. 下元虚损,气逆喘咳　本品补益命门之火,有定喘下气之功。用治下元不足,肾不纳气之虚喘,《三因方》以之与阿胶、鸡内金、人参等配伍应用。

【用法用量】 3~10g,煎汤、浸酒或入丸、散剂。

【使用注意】 本品燥热有毒,不宜久服。阴虚火旺者不宜服。

【鉴别用药】 仙茅、巴戟天、淫羊藿均能补肾壮阳、祛风除湿,同可用治肾阳不足,阳痿宫冷及肾虚兼风湿之腰膝疼痛、软弱无力等症。然仙茅辛热有毒,药性燥烈,散寒湿之力强,久服唇焦口燥,有伤阴之弊;巴戟天辛甘微温,温而不燥,补而不滞,兼养益精血,妇女宫冷,月经不调,少腹冷痛多用;淫羊藿辛甘性温,温燥之性强于巴戟天,有伤阴助火之偏,尚可用治偏枯不遂等。

【药论】

1.《海药本草》:"主风,补暖腰膝……强筋骨,消食。……宣而复补,主丈夫七伤,明耳目,益筋力,填骨髓,益阳。"

2.《开宝本草》:"主心腹冷气不能食,腰脚冷风挛痹不能行,丈夫虚劳,老人失溺,男子益阳道。"

3.《本草纲目》:"仙茅性热,补三焦命门之药,惟阳软精寒,禀赋素怯者宜之。若体壮相火炽盛者,服之反能动火。"

4.《本草正义》:"仙茅乃补阳温肾之专药,故亦兼能祛寒湿,与巴戟天、仙灵脾相类,而猛烈又过之。"

5.《日华子本草》:"治一切风气,补五劳七伤,开胃下气。"

【现代研究】

(一) 化学成分

仙茅的化学成分较为复杂,主要为多种环木菠萝烷型三萜及其糖苷、甲基苯酚及氯代甲基苯酚的多糖苷类，其他尚含有含氮类化合物、固醇、脂肪类化合物和黄酮醇苷等。

1. 木菠萝烷型三萜及其糖苷　仙茅皂苷元甲、乙、丙，仙茅皂苷甲、乙、丙、丁、戊、己、庚、辛、壬、癸、十一、十二，仙茅醇。

2. 五环三萜类　31-甲基-3-羰基-乌苏烯-28-酸。

3. 甲基苯酚、氯代甲基苯酚糖苷　仙茅苷，苔黑酚葡萄糖苷，仙茅素甲、乙、丙，黄麻皂苷和仙茅苷乙。

4. 含氮化合物　石蒜碱，*N*-乙酰基-*N*-羟基-2-氮甲酸甲酯，3-乙酰基-5-甲酰乙氧基-2氢-3,4,5,6-四氢-1,2,3,5,6-氧嗪，[*N*,*N*,*N*′,*N*′]-四甲基丁二酸酰胺。

5. 其他　仙茅中尚含有黄酮及其糖苷类化合物丝兰皂苷元，5,7-二甲氧基杨梅酮-3-*O*-α-L-木糖(4→1)-*O*-β-D-葡萄糖苷，脂肪烃类化合物：4-乙酰基-2-甲氧基-5-甲基三十烷，和25-羟基-33-甲基三十五烷-6-酮等和β-谷固醇。

（二）药理作用

1. 性激素样作用　仙茅煎液10g/kg灌胃给药，增加大鼠垂体前叶、卵巢和子宫重量；提高卵巢绒毛膜促性腺激素(hCG)/黄体生成素(LH)受体特异结合率；促进注射黄体生成素释放激素(LRH)后去卵巢大鼠分泌LH[1]。仙茅70%醇浸液10g/kg灌胃给药，增加切除两侧睾丸的大鼠精囊腺重量[2]。80%正丁醇萃取部位0.6g/kg或仙茅素0.04g/kg灌胃给药，增加去势雄性小鼠附性器官(包皮腺、精囊腺、前列腺)重量[3,4]。

2. 提高免疫作用　仙茅70%醇浸液10g/kg、20g/kg灌胃给药，增加小鼠腹腔巨噬细胞对鸡红细胞吞噬能力；升高环磷酰胺致免疫低下模型小鼠的T淋巴细胞[2]。仙茅多糖0.06g/kg、0.12g/kg腹腔注射，促进胸腺细胞、脾T细胞、B细胞增殖[5]。

3. 抗骨质疏松作用　用仙茅的醇提取物和成骨样细胞UMR106共同体外培养，以MTT法检测细胞的增殖，结果证明仙茅对成骨样细胞的增殖有明显的促进作用[6]。

4. 其他作用　仙茅水提物或95%醇提物5g/kg灌胃给药，升高氢化可的松致阳虚模型大鼠血清SOD活性、血清Zn/Cu值、血浆环核苷酸cAMP/cGMP值；促进小鼠生长，延长游泳时间，增加抗疲劳能力[7]。仙茅醇浸液40g生药/kg灌胃给药，延长小鼠耐缺氧时间[2]。仙茅水煎液6g/kg灌胃给药，升高小鼠Na^+,K^+-ATP酶活性[8]。仙茅醇浸液10g/kg腹腔注射，抗小鼠耳廓肿胀；抗印防己毒素致小鼠惊厥，延迟出现惊厥的潜伏期，延长睡眠时间；降低(45±1)℃环境中小鼠死亡率[2]。不同浓度的仙茅颗粒剂对乳腺癌细胞MCF-7的促增殖作用均不明显($P>0.05$)，显示仙茅颗粒剂应用于乳腺癌患者基本上是安全的[9]。

（三）临床报道

1. 治疗阳痿　用疏肝起痿汤(柴胡、香附、郁金、熟地黄、白蒺藜、仙茅、当归等)治疗阳痿60例，总有效率92%[10]。服用益肾胶囊(仙茅、仙灵脾、肉苁蓉、杜仲、首乌、菟丝子、丹参、川芎、香附、藁本)，治疗肾虚精亏型阳痿100例，总有效率78%，与对照组比较，有显著性差异[11]。

2. 治疗男性部分雄激素缺乏综合征　口服二仙汤(仙茅、淫羊藿、巴戟天、当归、知母、黄柏)治疗肾虚型中老年男性部分雄激素缺乏综合征(PADAM)75例，有效率为62.67%[12]。

3. 治疗不孕　用升阳益肾调经汤加减(丹参、仙茅、仙灵脾、香附、当归、川断、厚朴、升麻、葛根、柴胡等)治疗不孕，临床治愈78例[13]。

4. 治疗前列腺增生症　用芪桂二仙汤加味(黄芪、桂枝、仙茅、仙灵脾、川芎、猪苓等)治疗前列腺增生症55例,总有效率94%[14]。

5. 治疗乳腺增生病　用仙茅乳消汤(基本组成:仙茅30g、仙灵脾30g、当归15g、巴戟天15g、茯苓25g、白术15g、夏枯草15g、浙贝母12g、山慈菇12g、制乳没各9g、五灵脂9g、白芥子12g、甘草9g)口服治疗乳腺增生病210例,总有效率97.5%[15]。

6. 治疗乳腺癌　以鹿仙散结汤(鹿角霜、生牡蛎、瓦楞子各30g,仙茅、仙灵脾、土贝母、郁金各15g,山慈菇、全蝎、蜂房、炙甘草各10g)治疗乳腺癌30例,患者临床症状改善、生活质量提高、生存期延长,中医证候评定有效率为80%[16]。

7. 治疗围绝经期综合征　以二仙汤(药物组成:仙茅、仙灵脾、巴戟天、知母、黄柏、丹皮、紫草各15g,鸡血藤、珍珠母各30g)加味治疗围绝经期综合征60例,总有效率为86.7%[17]。

8. 治疗绝经后骨质疏松症　用黄芪三仙汤(由仙茅、淫羊藿、黄芪、三七等组成)治疗绝经后骨质疏松症30例,总有效率76.7%[18]。

(四) 不良反应

1. 毒性　给小鼠一次灌胃最大容量的仙茅醇浸剂150g生药/kg,7天内无一死亡,说明仙茅的毒性很低,一般不容易中毒。

2. 中毒原因及预防　仙茅中毒的主要原因是由于过量服用,为了避免中毒,其用量不宜过多,不宜久服。

3. 中毒机理及症状　仙茅服用过量可引起中毒。表现为:先引起心律紊乱,严重者引起抑制和麻痹;对心脏血液系统有毒副作用[19]。

4. 中毒救治

(1) 一般疗法:早期催吐、洗胃及对症处理。

(2) 中医疗法:用大黄、元明粉水煎服;也可用三黄汤水煎服。

参考文献

[1] 李炳如,余运初.补肾药对丘脑-垂休-性腺轴功能影响[J].中医杂志,1984,25(7):63-65.

[2] 陈泉生,陈万群,杨士琰.仙茅的药理研究[J].中国中药杂志,1989,14(10):42-44.

[3] 张梅,宋芹.仙茅对去势小鼠补肾壮阳作用有效部位研究[J].四川中医,2005,23(5):22.

[4] 张梅,宋芹,郭平.仙茅对去势小鼠补肾壮阳作用有效成分研究[J].四川中医,2006,24(2):22.

[5] 周勇,张丽,赵离原,等.仙茅多糖对小鼠免疫功能调节作用实验研究[J].上海免疫学杂志,1996,16(6):336-338.

[6] 高晓燕.补肾中药对成骨样细胞UMR106增殖的影响[J].承德医学院学报,2001,18(4):283.

[7] 董国明,张汉明.仙茅提取物与仙茅苷的补肾壮阳作用及其机理研究[J].中国中西医结合杂志(基础理论研究特集),2000,7:123-128.

[8] 丁安荣,李淑莉.黄精等六种补益药对小鼠红细胞膜 Na^+,K^+-ATP酶活性影响[J].中成药,1990,12(9):28.

[9] 郭海萍,刘晓雁,刘鹏熙,等.仙茅、淫羊藿颗粒剂对乳腺癌MCF-7细胞增殖的影响[J].中药材,2008,31(5):731-732.

[10] 江建勋.疏肝起痿汤治疗阳痿60例[J].陕西中医,2003,24(3):232-233.

[11] 王斌.益肾胶囊治疗肾虚精亏型阳痿100例临床观察[J].北京中医杂志,2003,22(3):15-16.

[12] 杨明,朱首伦,丁春燕,等.二仙汤治疗肾虚型男性部分雄激素缺乏综合征75例疗效评价[J].新

中医,2009,41(2):53.

[13] 张立易,苏玉梅,尤俊文,等.升阳益肾法治疗不孕78例[J].陕西中医,2005,26(10):1021-1022.

[14] 孙平.芪桂二仙汤加味治疗前列腺增生症55例[J].陕西中医,2005,26(12):1292.

[15] 陈剑,周岩.仙茅乳消汤治疗乳腺增生病210例[J].河南中医,2005,25(11):49-50.

[16] 李增战,陈捷,苗文红,等.鹿仙散结汤治疗晚期乳腺癌30例[J].陕西中医,2007,28(5):526-527.

[17] 孙维峰,刘毅.二仙汤加味治疗围绝经期综合征60例[J].安徽中医学院学报,2004,23(1):18-19.

[18] 周志昆,曾红兵,秦佳佳,等.黄芪三仙汤治疗绝经后骨质疏松症30例疗效观察[J].新中医,2006,38(6):40-41.

[19] 陈志周.急性中毒[M].北京:人民卫生出版社,1985:128.

巴戟天　Bajitian

【别名】巴戟(《本草图经》),鸡肠风(《中药志》),兔子肠(《中药材手册》)。

【来源】巴戟天,始载于《神农本草经》,列为上品,历代本草均有记载。为茜草科多年生藤本植物巴戟天 *Morinda officinalis* How. 的根。主要产于广东高要、德庆及广西苍梧等地区,两广的其他一些地区及福建南部诸县,江西、四川等地亦产。多为野生,亦有栽培品种。

【采收炮制】全年均可采挖,秋冬季采挖较好。挖出根部,洗净泥土,除去须根。晒干,再经蒸透,除去木心者,称"巴戟肉"。切段,干燥。生用或盐水炙用。

【商品规格】栽培的巴戟天比野生的巴戟天质优。以广东的德庆、郁南县产的品质最优。以条大肥壮、呈链球状、肉厚色紫者为佳。

按《中国药典》(2010年版一部)规定:水分不得过15.0%;总灰分不得超过6.0%;浸出物不得少于50.0%。本品按干燥品计算,含耐斯糖($C_{24}H_{42}O_{21}$)不得少于2.0%

【药性】甘、辛,微温。归肾、肝经。

【功效】补肾助阳,强筋健骨,祛风除湿。

【应用】

1. 阳痿早泄,宫冷不孕　本品补肾助阳,温润不燥,用治肾阳虚弱、命火不足所致阳痿不育、遗精滑泄等症,常配伍淫羊藿、仙茅、枸杞子等同用,如《景岳全书》赞育丸;用治下元虚冷,宫冷不孕,月经不调,少腹冷痛等症,常配伍高良姜、肉桂、吴茱萸等同用,如《太平惠民和剂局方》巴戟丸。

2. 筋骨痿软,腰膝痹痛　本品甘温助阳,培补肝肾,强筋健骨;辛温发散,又能发散风湿,除痹止痛。用治肾虚骨痿,步履困难,腰膝冷痛,常配伍杜仲、鹿胎、紫河车等同用,如《张氏医通》金刚丸;用治肝肾不足,风寒侵袭,腰膝痹痛,常配伍羌活、肉桂、牛膝等祛风湿、散风寒、强筋骨之品同用,如《太平圣惠方》巴戟散。

【用法用量】3~10g,煎汤用。

【使用注意】阴虚火旺者不宜用。

【药论】

1.《神农本草经》:"主大风邪气,阴痿不起,强筋骨,安五脏,补中增志益气。"

2.《名医别录》:"疗头面游风,小腹及阴中相引痛,补五劳,益精,利男子。"

3.《日华子本草》:"治一切风,疗水胀。"

4.《本草纲目》:"治脚气,去风疾,补血海。"

5.《本草求真》:"为补肾要剂,强阳益精……又能祛风除湿。"

6.《本草备要》:"补肾益精,治五劳七伤,辛温散风湿,治风湿脚气水肿。"

【现代研究】

(一) 化学成分

巴戟天的化学成分主要为糖类,尤其是还原糖及其苷、黄酮、甾体、三萜、氨基酸、有机酸、强心苷及微量蒽醌类成分、维生素 C、树脂和环烯醚萜苷等,具体鉴定结构的有:

1. 环烯醚萜苷　四乙酰车叶草苷,水晶兰苷。

2. 蒽醌　甲基异茜草素,甲基异茜草素 1-甲醚,茜黄,茜黄-1-甲醚,2-甲基蒽醌,2-羟基-3-(羟甲基)-蒽醌,1-羟基蒽醌,蒽醌,1,6-二羟基-2-甲氧基蒽醌,1-羟基-2-甲氧基蒽醌。

3. 无机元素　铅、铁、锰、锌、钾、钙、镁、镍、钛、锶、铜、钡、钠、铍、钼、锂、钨、钴、锡、磷、铝、钒等。

4. 甾体及有机酸等　β-谷固醇,24-乙基胆固醇,棕榈酸,壬二烷,葡萄糖,甘露糖。

(二) 药理作用

1. 性激素样作用　巴戟天水煎液 0.5～10g/kg 灌胃给药,能增加大鼠垂体前叶、卵巢、子宫重量,增加卵巢绒毛膜促性腺激素/黄体生成素(hCG/LH)受体数目,促进 hCG/LH 受体特异结合;促进注射黄体生成素释放激素(LRB)的去卵巢大鼠垂体分泌 LH[1];降低雄性小鼠基础精子畸形率[2]。巴戟天水提液 1.17g/kg、80%乙醇提液 1.77g/kg、总寡糖结晶 1.04g/kg 灌胃给药,能促进环磷酰胺致精子减少模型小鼠的精子生成[3]。

2. 提高免疫作用　巴戟天水煎剂 20～45g/kg 灌胃给药,增加幼年小鼠胸腺重量、白细胞数和 γ 射线造模小鼠白细胞数[4];提高环磷酰胺造模小鼠白细胞和红细胞[5];增强正常小鼠和环磷酰胺造模小鼠腹腔巨噬细胞的吞噬功能[6]。

3. 抗疲劳、耐缺氧作用　巴戟天水煎液或醇提物 20～30g/kg 灌胃给药,延长小鼠游泳时间,增加甲硫氧嘧啶(甲基硫氧嘧啶)致甲状腺功能低下小鼠耗氧量,降低脑 M 受体最大结合容量[4];提高大鼠心肌抗氧化酶活性,缓解运动疲劳[7]。

4. 延缓衰老作用　巴戟天水煎液灌胃给药,能提高 D-半乳糖致衰老小鼠血清 SOD 和 GSH-Px 活性,降低丙二醛(MDA)含量[8];提高衰老小鼠红细胞和血小板[9]。

5. 抗抑郁作用　巴戟天醇提物或巴戟天寡糖 25～400mg/kg 灌胃给药,缩短正常小鼠、大鼠强迫性游泳不动时间[10];减少获得性无助抑郁大鼠逃避失败次数[11]。

6. 其他作用　巴戟天水煎液 0.2g/kg、0.4g/kg、0.6g/kg 灌胃给药,降低环磷酰胺造模小鼠微核率(MN),提示有抗突变作用[12]。

(三) 临床报道

1. 治疗阳痿　以巴戟天 30g,吴茱萸 40g,细辛 10g,共为细末。用上药适量,加温水调成糊状,每晚睡前敷于脐部用纱布胶布固定,晨起取下。治疗阳痿 28 例,总有效率 89%[13]。

2. 治疗少精弱精症　用加味五子衍宗汤(枸杞子 20g,覆盆子 15g,菟丝子 20g,五味子 5g,车前子 15g,巴戟天 10g,仙灵脾 10g,山萸肉 12g,芡实 15g)为基本方,治疗少精弱精症 156 例,总有效率 93.5%[14]。

3. 治疗不孕症　以温阳补肾助孕汤(肉桂、淫羊藿、杜仲、巴戟天、山萸肉、砂仁等)治疗不孕症 30 例,均获临床治愈[15]。

4. 治疗小儿神经性尿频　以小茴香、巴戟天、山萸肉、胡桃肉、黄芪、龙骨、牡蛎、海螵蛸、白芍、甘草为基本方治疗小儿神经性尿频 60 例,全部治愈[16]。

5. 治疗骨质增生症　补肾方(药用鹿角片、骨碎补、淫羊藿、肉苁蓉、巴戟天、仙灵脾、桃仁各 12g，威灵仙 15g，白芥子、乳香、没药各 6g，鸡血藤 30g），颈椎增生加葛根、天麻、川芎、桂枝；腰椎增生加独活、桑寄生、川断、牛膝；痛甚加蜈蚣、露蜂房。治疗骨质增生症 106 例，总有效率为 93.4%[17]。

6. 治疗类风湿关节炎 用丹参 20g、赤芍 10g、川续断 10g、秦艽 10g、姜黄 10g、巴戟天 20g、菟丝子 15g、威灵仙 10g、伸筋草 15g、杜仲 10g 为基本方随证加减，治疗类风湿关节炎 86 例，总有效率为 90.7%[18]。

7. 治疗更年期综合征 用二仙汤（仙茅 15g、仙灵脾 15g、巴戟天 15g、黄柏 9g、知母 9g、当归 9g）加味治疗更年期综合征 83 例，痊愈 39 例，显效 26 例，好转 12 例，无效 6 例，总有效率 92.8%[19]。

8. 治疗崩漏 以川断、肉苁蓉、巴戟天、女贞子、旱莲草、枸杞子、菟丝子、山药、薏苡仁、三七参、阿胶为基本方治疗崩漏 50 例，3 个月内无复发者，占 94%[20]。

9. 治疗闭经 以鹿茸 6g，巴戟天 30g，肉苁蓉 30g，紫河车 30g，熟地黄 30g，益母草 30g，黄芪 40g，当归 30g，人参 30g，山楂 30g，鸡内金 30g，香附 30g，上药共为细末，临用时取药末 10g，以酒调和成团，纳入脐中，治疗闭经 122 例，总有效率 93.44%[21]。

10. 治疗轻、中度抑郁症 巴戟天寡糖胶囊治疗轻、中度抑郁症，巴戟天寡糖胶囊高剂量组（400mg/d 或 800mg/d）、低剂量组（300mg/d 或 600mg/d）和盐酸氟西汀片对照组的有效率分别为：70.34%、66.38%、68.91%，三组间比较差异无统计学意义[22]。

（四）不良反应

毒性 巴戟天水煎液 250g/kg 灌胃给药，未见小鼠死亡；巴戟天水煎液 10ml、30ml、60ml 对大肠杆菌 PQ37 菌株的体外 SOS 应答系统无影响，提示无诱变或致诱变的遗传作用[4]。巴戟天温浸剂 50～80g/kg 或巴戟天 50%乙醇提取液 60g/kg 灌胃给药，引起幼年小鼠胸腺萎缩[23]。

参 考 文 献

[1] 牛炳如，余运初. 补肾药对下丘脑-垂体-性腺轴功能影响[J]. 中医杂志，1985(7)：63-65.

[2] 林健，姜瑞钗，陈冠敏，等. 巴戟天对小鼠精子畸形的影响[J]. 海峡药学，1995(1)：83-84.

[3] 丁平，梁英娇，刘瑾，等. 巴戟天寡糖对小鼠精子生成作用的研究[J]. 中国药学杂志，2008，43(19)：1467-1470.

[4] 乔智胜，吴焕，苏中武，等. 巴戟天、鄂西巴戟天和川巴戟天药理活性的比较[J]. 中西医结合杂志，1991，11(7)：415-418.

[5] 陈忠，涂涛，方代南，等. 南药巴戟天水提液对小鼠造血功能的影响研究初报[J]. 热带农业科学，2002，22(5)：21-22，52.

[6] 杨宏健，赵艳玲，贺显玉，等. 巴戟天与鸡筋参免疫增强作用的比较[J]. 中国药师，2007，10(3)：246-248.

[7] 郝建东. 巴戟天提取物对大强度耐力训练大鼠心肌组织抗氧化能力影响的实验研究[J]. 陕西中医药，2008，29(10)：1428-1429.

[8] 付嘉，熊彬，郑冰生，等. 巴戟天对 D-半乳糖致衰老小鼠抗氧化系统作用的实验研究[J]. 中国老年学杂志，2004(24)：1206.

[9] 王红丽，李东东，甄锦芳，等. 巴戟天醇提物与水提物对 D-半乳糖所致衰老小鼠血细胞的影响[J]. 中外健康文摘（临床医师），2008，5(6)：34-35.

[10] 张中启，袁莉，赵楠，等. 巴戟天醇提取物的抗抑郁作用[J]. 中国药学杂志，2000，35(11)：

739-741.

[11] 张有志,李云峰,刘刚,等.巴戟天寡糖对获得性无助抑郁模型大鼠行为的影响[J].中国行为医学科学,2005,14(4):309-311.

[12] 贾敏,王明艳,法京,等.温阳药对环磷酰胺诱发 MN 的抑制作用[J].南京中医药大学学报,1995,11(6):36-37.

[13] 尹毅.巴戟天吴茱萸细辛敷脐治阳萎[J].交通医学,2000,14(4):425.

[14] 周建华,牛守信.加味五子衍宗汤治疗少弱精症 156 例临床观察[J].四川中医,2007,25(11):68.

[15] 杨敬改.温阳补肾助孕汤治疗不孕症 30 例[J].陕西中医,2008,29(3):280-281.

[16] 白峻峰,班云霞.温肾健脑法治疗小儿神经性尿频 60 例[J].山西中医,1996(5):20.

[17] 石建芳.补肾方治疗骨质增生症 106 例[J].山西中医,2004,20(1):24.

[18] 司国民,郑建堂,李云.补肾活血化瘀法治疗类风湿关节炎 86 例[J].山东中医药大学学报,2007,31(1):39-40.

[19] 魏家涛.二仙汤加味治疗更年期综合征 83 例[J].实用中医药杂志,2010,26(3):158-159.

[20] 马晓俐.调补冲任汤治疗崩漏 50 例临床疗效观察[J].黑龙江中医药,1994(1):10-11.

[21] 庞保珍,刘祥英,侯宪良,等.信通丹贴脐治疗闭经 122 例[J].中医外治杂志,2004,13(4):42-43.

[22] 王雪芹,张鸿燕,舒良,等.巴戟天寡糖胶囊治疗轻、中度抑郁症的疗效和安全性[J].中国新药杂志,2009,18(9):802-805.

[23] 沈道修,顾月芳,任晓瑛.中药巴戟天的研究[J].上海中医药杂志,1985(11):46-49.

胡桃肉 Hutaorou

【别名】 虾蟆(《酉阳杂俎》),胡桃仁(《本草纲目》),核桃仁(《本草纲目》),胡桃、吴桃、羌桃、核桃、肾者、唐楸子、播罗子、陈平珍果(《和汉药考》)。

【来源】 胡桃肉,始载于《备急千金要方》。为胡桃科落叶乔木胡桃 *Juglans regia* L.果实的核仁。我国各地栽培广泛,华北、西北、东北地区尤多。均为栽培品种。

【采收炮制】 9～10 月果实成熟时采收,除去肉质外果皮,晒干敲破,取出种仁生用或炒用。

【商品规格】 以色黄、个大、饱满、油多者为佳。山西所产者质佳。

按《中国药典》(1995 年版一部)规定,水分不得过 7.0%。

【药性】 甘,温。归肾、肺、大肠经。

【功效】 补肾润肺,纳气定喘,润肠通便。

【应用】

1. 肝肾不足,腰膝酸痛　本品甘温,补肾助阳,强筋健骨,用治肾虚筋痿,腰痛如折,《扶寿精方》腰痛方,单用本品 2 枚,炮焦去壳细嚼,烧酒送服;或与杜仲、补骨脂同用以补肾强腰,如《太平惠民和剂局方》青娥丸;亦多与牛膝、木瓜、狗脊等强筋健骨、祛风除湿之品同用治疗肝肾不足,风寒外袭,筋骨酸痛等症,如《嵩厓尊生全书》立金汤。

2. 肾虚耳鸣,遗精尿频　本品补肾阳,益气血,且有涩味,善补肾固精缩尿,用治肾虚耳鸣、遗精尿频等症。《贵州草药》方以本品 3 个,五味子 7 粒,蜂蜜适量,睡前嚼服,治肾虚耳鸣遗精;《景岳全书》蟠桃果以本品与熟地黄、芡实、莲肉等补益气阴、涩精止遗之品同用,用治遗精尿频。

3. 肺肾不足,虚寒喘嗽　本品甘温,温补肺肾,用治肺肾不足、肾不纳气所致动辄喘嗽的虚喘证。常与人参、生姜同用,如《济生方》人参胡桃汤;或与杏仁、生姜同用,以温肺纳气,化痰止喘,如《本草纲目》引《普济方》治老人喘嗽方;亦多与熟地黄、山茱萸、五味子等同用,以固本定喘,敛肺止咳,如《石室秘录》安喘至圣丹。

4. 血少津亏,肠燥便秘 本品甘温滋润,富含油脂,有润肠通便之功,故可用于老人、虚人,血少津亏,肠燥便秘之症。单用即有良效,如《本草纲目》引孟诜服胡桃法;或与松仁、杏仁、柏子仁等配用,如《医方择要》大解不通方。

5. 石淋痛楚 本品益气养血,油润滑利,能滑石通窍,用治砂石淋痛之症。如《崔元亮海上方》单用本品一升,细末煮浆粥一升,相和顿服。

【用法用量】 10～30g。煎汤或入丸、散。定喘止嗽带皮用,润肠通便去皮用。

【使用注意】 阴虚火旺、痰热咳嗽、便溏者不宜用。

【药论】

1.《备急千金要方·食治》:"破瘀血、血闭瘕、邪气,杀小虫,治咳逆上气,消心下硬,除卒暴声血,破癥瘕,通月水,止心痛。"

2.《本草纲目》:"补气养血,润燥化痰,益命门,利三焦,温肺润肠,治虚寒喘嗽,腰部重痛。"

3.《开宝本草》:"食之令人肥健,润肌黑发。"

4.《食疗本草》:"通润血脉,黑须发,常服骨肉细腻光润。"

【现代研究】

(一) 化学成分

胡桃仁含脂肪油 40%～50%,油的主要成分是亚油酸甘油酯,混有少量亚麻酸及油酸甘油酯,又含蛋白质、碳水化合物、钙、磷、铁、胡萝卜素和核黄素。

(二) 药理作用

1. 抗氧化作用 核桃仁 2.8～10g/kg 长期喂食,抑制 16 月龄大鼠血浆、肝、脑组织脂质过氧化物(LPO)生成,提高红细胞超氧化物歧化酶(SOD)活性[1];降低 $HgCl_2$致衰老模型大鼠血浆和脑 LPO,升高红细胞 SOD 活性,降低 $HgCl_2$造模成年大鼠胸骨的骨髓细胞微核率[2,3]。

2. 提高记忆作用 核桃提取物 0.2g/kg、0.4g/kg 连续喂养,缩短雌性小鼠水迷宫试验到达终点的时间,减少错误次数,缩短潜伏期;回避跳台试验显示延长小鼠跳台潜伏期,减少受电击次数;提高小鼠脑 NO、乙酰胆碱酯酶(AChE)[4]。

3. 增强免疫作用 核桃仁水提液灌胃给药,能增加环磷酰胺所致免疫功能低下模型小鼠免疫器官脾和胸腺重量,提高白细胞数,提高腹腔巨噬细胞的吞噬百分率及吞噬指数,增加血清溶血素含量,促进 T 淋巴细胞转化[5]。

4. 其他作用 核桃油 1g/kg 连续灌胃,降低高脂饲料所致高脂血症和动脉粥样硬化模型大鼠血浆甘油三酯(TG),升高载脂蛋白 AI(Apo-AI),降低雄性大鼠血浆总胆固醇(TC)[6]。核桃仁 10～20g/kg 拌入喂食,抑制草酰胺触发的尿路结石生长[7]。

(三) 临床报道

1. 治疗慢性肺心病 以补肺益气、温肾纳气立法,采用基本方(制附子、炙黄芪、人参、冬虫夏草、蛤蚧、胡桃肉、桑白皮、葶苈子、茯苓等)治疗慢性肺源性心脏病 86 例,总有效率 91.86%[8]。

2. 治疗老年习惯性便秘 补肾益气汤(肉苁蓉、生何首乌、胡桃肉、熟地黄、生黄芪各 15g,当归、党参、白术、柴胡、升麻、炒枳壳各 9g,蜂蜜 20g,分 2 次冲服)治疗老年习惯性便秘 81 例,显效 44 例,占 54.3%;有效 32 例,占 39.5%;无效 5 例,占 6.1%[9]。

3. 治疗尿路结石 以补气温肾活血汤[黄芪 30g,熟地黄 30g,制附子 6g,胡桃肉 2 个,当归 15g,桃仁 12g,三棱 12g,莪术 12g,炮山甲粉 8g(冲服),青皮 10g,枳壳 12g,金钱草 50g,威灵仙 30g,石韦 30g]为基本方,加减治疗尿路结石患者 26 例,1 个月内结石排出率达 84%[10]。

(四) 不良反应

毒性 核桃提取物灌胃半数致死量(LD_{50})大于 10g/kg。核桃提取物 1g/kg、2g/kg、4g/kg 灌胃给药,小鼠骨髓多染红细胞微核试验、小鼠睾丸染色体畸变试验、单细胞凝胶电泳试验结果为阴性;Ames 试验结果为阴性,表明无致突变性[11]。

参考文献

[1] 江城梅,丁昌玉,赵红,等. 核桃仁对大鼠体内外脂质过氧化的影响[J]. 蚌埠医学院学报,1995,20(2):81-82.

[2] 江城梅,肖棣,赵红,等. 核桃仁拮抗氯化高汞致衰老和诱变作用[J]. 蚌埠医学院学报,1995,20(4):227-228.

[3] 江城梅,丁昌玉,赵红,等. 核桃仁拮抗 $HgCl_2$ 致脂质过氧化作用[J]. 中国预防医学杂志,1995,29(4):255.

[4] 赵海峰,李学敏,肖荣. 核桃提取物对改善小鼠学习和记忆作用的实验研究[J]. 山西医科大学学报,2004,35(1):20-22.

[5] 盛强,秦侠. 核桃仁水提液对免疫功能低下模型小鼠免疫功能的影响[J]. 中国中医药科技,2006,13(4):242-243.

[6] 杨栓平,常学锋,王志平,等. 核桃油和核桃油复合维生素 E 对大鼠血浆脂质的影响[J]. 营养学报,2001,23(3):267-270.

[7] 崔肇春. 核桃仁对大鼠草酰胺实验性尿路结石的影响[J]. 遵义医学院学报,1985,8(1):7-8.

[8] 张重州. 补肺纳气治疗慢性肺心病 86 例[J]. 陕西中医,2007,28(12):1584-1586.

[9] 赵兴无. 补肾益气汤治疗老年习惯性便秘 81 例[J]. 河南中医,2006,26(7):50.

[10] 沈洪. 补气温肾活血法治疗尿路结石[J]. 吉林中医药,2007,27(12):31.

[11] 李建国,李学敏,席小平. 核桃提取物急性毒性和遗传毒性的实验研究[J]. 山西医药杂志,2003,32(3):211-213.

冬虫夏草 Dongchongxiacao

【别名】夏草冬虫(《黔囊》),虫草(《本草问答》),冬虫草(《全国中草药汇编》)。

【来源】冬虫夏草,始载于《本草纲目拾遗》。因其冬季为虫,夏季为草,故名。为麦角菌科真菌冬虫夏草 *Cordyceps sinensis*(Berk.)Sacc. 寄生蝙蝠蛾科昆虫幼虫上的子座及幼虫尸体的复合体。主产于四川阿坝藏族自治州松潘、理县、茂汶羌族自治县、甘孜藏族自治州、德格、道孚,青海玉树、果洛藏族自治州及同德、同仁,云南中甸、德钦、丽江纳西族自治县等地。均为野生。

【采收炮制】夏初子座出土,孢子未发散时挖取,晒至六七成干,除去似纤维状的附着物及杂质,晒干或低温干燥。生用。

【商品规格】按产地分有炉草(四川打煎炉集散)、灌草(四川灌县产)、滇草(滇西所产),以炉草质量最佳。按大小档分虫草王、散虫草、把虫草 3 等。以虫体完整、肥壮、坚实、色黄、子座短者为佳。

按《中国药典》(2010 年版一部)规定,本品含腺苷($C_{10}H_{13}N_5O_4$)不得少于 0.010%。

【药性】 甘,平。归肺、肾经。

【功效】 益肾补肺,止血化痰,止嗽定喘。

【应用】

1. 久咳虚喘,劳嗽咳血　本品味甘性平,为平补肺肾之品。善能补肺气,益肺阴,补肾阳,益精血,兼能止血化痰。用治肺肾两虚,摄纳无权,久咳虚喘,劳嗽咳血,有止嗽定喘、标本兼治之功效。常与人参、黄芪、补骨脂、蛤蚧、胡桃肉等温肾补气、纳气定喘之品同用,治疗久咳虚喘;或与沙参、阿胶、川贝母、三七、百部等润肺化痰、止咳平喘、养阴止血之品同用,治疗肺肾阴虚,劳嗽咳血。

2. 阳痿遗精,腰膝酸痛　本品平补肾阳肾精,有补肾起痿之功。用治肾阳不足,精血亏虚之阳痿遗精、腰膝酸痛,可单用本品浸酒服,或与熟地黄、鹿茸、杜仲、淫羊藿、海狗肾等补肾壮阳、养阴填髓之品同用。

3. 体虚自汗,头晕贫血　本品既能补肾固本,又能补肺实卫,且甘平之性,不燥烈,不滋腻,用治病后体虚不复,自汗恶寒,头晕目眩,贫血少津,易感风寒者,以本品配鸡、鸭、鱼、肉等同用炖服,有培正固本、滋养强壮之功。《本草纲目拾遗》炖老鸭法:用夏草冬虫三五枚,老雄鸭一只,去肚杂,将鸭头劈开,纳药于中,仍以线扎好,酱油、酒如常蒸烂食之。其药气能从头中直贯鸭全身,无不透浃。

【用法用量】 3~9g,煎汤服;或与鸡、鸭、猪肉等炖服,也可入丸、散服。

【使用注意】 阴虚火旺者,不宜单独应用。本药为平补之品,久服方效。

【药论】

1.《本草从新》:"保肺,益肾止血,化痰已劳嗽。"

2.《药性考》:"秘精益气,专补命门。"

3.《本草纲目拾遗》:"保肺气,实腠理。"

4.《重庆堂随笔》:"温和平补之性,为虚疟、虚痞、虚胀、虚痛之圣药,功胜九香虫。凡阴虚阳亢而为喘逆痰嗽者,投之悉效,不但调经种子有专能也。"

【现代研究】

(一) 化学成分

1. 氨基酸类　冬虫夏草和香棒虫草含粗蛋白分别为 27.52%和 44.26%。蛋白质氨基酸种类达 17 种,并含 0.004%~0.37%的游离氨基酸,如赖氨酸、牛磺酸、天门冬氨酸、苏氨酸等 19 种,其中多为人体必需氨基酸。

2. 糖和醇类　含水分 10.84%,粗纤维 18.53%,碳水化合物 28.90%,D-甘露醇 7%~29%,提纯品中含有克分子比率为 1∶1 的半乳糖和 D-甘露醇。分离出两种多糖,一种分子量为 23 000,组成为 D-甘露醇和 D-半乳糖,克分子比为 3∶5;另一种分子量为 43 000,单糖组成为甘露醇、半乳糖、葡萄糖,比例为 10.3∶3.6∶1。除甘露醇外,还含两种糖醇类物质及虫草酸(即虫草素),蕈糖。

3. 核苷类　从中分离出尿嘧啶、腺嘌呤、腺嘌呤核苷。

4. 元素　含 15 种元素,以钾、钙、铬、镍、锰、铁、铜、锌等人体必需微量元素含量较为丰富。

5. 维生素　含维生素 B_{12} 0.21μg/100g,人工菌丝含 0.27μg/100g。且尚含维生素 B_1 和 C。

6. 有机酸　油酸、亚油酸、亚麻酸、棕榈酸、硬脂酸。

7. 其他　含胆固醇软脂酸酯、麦角固醇过氧化物、麦角固醇及生物碱，二十烷，β-谷固醇。

（二）药理作用

1. 调节免疫作用

（1）增强非特异性免疫作用：冬虫夏草水煎液灌胃给药，增强小鼠腹腔巨噬细胞的吞噬功能，提高小鼠血碳粒清除速度[1]；提高小鼠肝枯否细胞的吞噬功能、巨噬细胞内酸性磷酸酶活性，促进脾巨噬细胞增殖[2]；增加γ射线照射后小鼠的脾重[3]。

（2）增强体液、细胞免疫作用：冬虫夏草水煎液灌胃给药，升高正常或Cy致免疫低下小鼠抗体形成细胞数和溶血素-IgM含量[4]；提高化疗后H_{22}肝癌小鼠NK细胞活性、IL-2水平，促进淋巴细胞转化[5]；提高5/6肾切除致慢性肾功能不全大鼠脾淋巴细胞转化率，促进脾细胞、淋巴细胞产生IL-2，提高脾细胞、淋巴细胞对IL-2的吸收率[6]；增强小鼠NK细胞活性[7]。

（3）抑制免疫功能：冬虫夏草水煎液灌胃给药，抑制小鼠脾细胞对ConA、细菌脂多糖（LPS）的增殖反应、单向混合淋巴细胞反应（MLR）以及IL-1、IL-2的合成[7]；减少脾脏抗体形成细胞数[2]。

2. 抗肾损伤作用

（1）抗一般性肾损伤作用：冬虫夏草水提液灌胃给药，能增加庆大霉素或环孢素A致肾损伤模型大鼠的肾脏耗氧量，提高菊糖清除率，增加尿量及滤过钠重吸收，提高肾小管浓缩尿能力[8,9]；升高模型大鼠尿及肾组织中表皮生长因子（EGF）水平，加速肾小管修复和促进肾功能恢复，增加尿渗量，降低血清肌酐（Scr）[10]；抑制单侧输尿管结扎致肾小管间质纤维化模型大鼠肾组织转化生长因子（TGF-β_1）的表达，抑制肾小管上皮细胞、成纤维细胞转化为成肌纤维细胞[11]。

（2）抗肾衰竭作用：冬虫夏草水煎液灌胃给药，可降低钳夹肾蒂致缺血性急性肾衰竭模型大鼠的血肌酐、尿NAG、溶菌酶含量[12]；提高5/6肾切除慢性肾衰竭（CRF）模型大鼠的存活率，延缓慢性肾衰竭的进展[13]。

（3）抗肾小球硬化作用：冬虫夏草水提液灌胃给药，降低5/6肾切除致肾小球硬化模型大鼠的肾小球硬化指数，减轻肾脏病理变化，减少胶原Ⅳ、肾组织中纤维连接蛋白（FN）、肾脏组织抑制因子-1，2（TIMP-1，2）mRNA的表达，从而减轻肾小球硬化细胞外基质的积聚[14]；升高模型大鼠的血浆白蛋白水平，增加肝脏白蛋白（ALB），降低Cr水平、24小时尿蛋白排泄量[15]。

3. 抗肺损伤作用　冬虫夏草粉混悬液或水提液灌胃给药，能降低博莱霉素致肺纤维化模型大鼠肺系数，延长负重游泳时间，升高动脉血氧分压，减轻肺组织纤维化病变[16]；降低油酸致急性呼吸窘迫综合征模型兔的肺脏系数、支气管肺泡灌洗液中白细胞总数、血清MDA，提高SOD[17]。冬虫夏草或冬虫夏草水提液腹腔注射给药能祛痰平喘[18]。

4. 抗肝损伤作用　冬虫夏草水煎液或冬虫夏草多糖5～500mg/kg灌胃给药，降低CCl_4或D-氨基半乳糖致肝损伤模型小鼠的血清丙氨酸氨基转移酶（ALT）、天门冬氨酸氨基转移酶（AST）、TG、肝MDA，升高血清SOD、GSH，减轻肝细胞坏死或肝细胞变性的程度[19-21]；降低硫代乙酰胺致肝损伤模型小鼠ALT，降低肝系数[22]；减少CCl_4致肝纤维化模型大鼠肝脏Ⅰ、Ⅲ型胶原蛋白水平，降低前胶原mRNA表达量，减少肝组织结蛋白阳性细胞数，抑制肝储脂细胞的增殖和转化[23]。

5. 抗糖尿病、降血脂作用 以含冬虫夏草粉的全价饲料喂养，降低链脲佐菌素致糖尿病模型大鼠的血总胆固醇(TC)、甘油三酯(TG)、肌酐(Cr)，减轻肾指数、肾脏病理变化，降低肾组织中表皮生长因子 β_1(EGF-β_1)[24]。冬虫夏草水煎液 1～6g/kg 灌胃给药，降低链脲佐菌素致糖尿病模型大鼠的血 TC、TG、Cr、低密度脂蛋白(LDL-C)，降低尿蛋白排泄量，升高高密度脂蛋白(HDL-C)；降低模型大鼠左肾重/体重、24 小时尿蛋白排泄量，减弱肾小管间质损伤指数和胶原面积，增加肾小管上皮细胞的 E 钙黏蛋白(E-cad)，减弱转化生长因子 β_1(TGF-β_1)、α 平滑肌肌动蛋白(α-SMA)、整合素连接激酶(ILK)的表达[25]；提高四氧嘧啶致糖尿病模型小鼠的肝线粒体谷胱甘肽(GSH)含量、谷胱甘肽过氧化物酶(GSH-Px)活性，降低 MDA 含量[26]。

6. 对心血管系统的作用 12.5%冬虫夏草水煎液灌胃给药，降低肾性高血压大鼠血压[27]；改善高血压大鼠心肌肥大及血管重构[28]。冬虫夏草醇提液灌胃给药，提高病毒性心肌炎模型小鼠的存活率，降低心脏系数，减轻心肌病变，加快损伤心肌的修复[29]。虫草醇提物静脉注射，降低家兔血压，减慢心率[30]。

冬虫夏草水煎液或提取液腹腔注射，能加快垂体后叶素致心肌缺血模型大鼠的心率，缩短心律失常时间[31]；改善超强度运动模型大鼠的心肌细胞电镜下超微结构[32]；缩短乌头碱或氯化钡诱发的家兔或大鼠心律失常持续时间；提高豚鼠心脏哇巴因中毒耐受量；减慢麻醉大鼠和豚鼠的心率[33,34]。

7. 对血液系统的影响 冬虫夏草灌胃给药，升高正常或 γ 射线照射后小鼠血小板数[3,35]。冬虫夏草浸膏抑制二磷酸腺苷(ADP)及胶原诱导的离体大鼠或兔血小板聚集，对胶原诱导的血小板聚集作用较强，浓度为 1～2mg/kg 时几近完全抑制血小板聚集[36]。

8. 耐缺氧作用 冬虫夏草腹腔注射，延长小鼠常压缺氧、低压缺氧、氰化钾或亚硝酸钠中毒性缺氧以及脑缺血性缺氧下的存活时间[37]。

9. 抗氧化作用 虫草真菌中含超氧化物歧化酶(SOD)，可显著提高肾脏中抗氧化酶活力[38]。冬虫夏草脂质体口服液对组织中过氧化物脂质的生成有明显的对抗作用，具有良好的抗氧化作用[39]。冬虫夏草水提液抗脂质过氧化损伤的实验研究显示，该水提液对心肌细胞缺氧再给氧时细胞内丙二醛含量，超氧化物歧化酶活性及细胞膜脂质流动性均有影响，其作用机制可能为缺氧再给氧时，心肌细胞 MDA 含量增加，SOD 活性降低，细胞膜脂质流动性下降，且有实验表明，缺氧再给氧时细胞内脂质过氧化作用增强；而冬虫夏草明显减轻缺氧再给氧时细胞内脂质过氧化作用，且呈良好的量-效关系[40]。

10. 性激素样作用 冬虫夏草水煎液灌胃给药，调节小鼠母体雌激素水平，改善子宫内膜，增加受孕率和产子数[41]。冬虫夏草子实体细粉喂饲，改善腺嘌呤致肾阳虚模型小鼠的睾丸形态，提前雌鼠受孕时间，增加仔鼠数和仔鼠体重[42]。

11. 抗肿瘤作用 冬虫夏草水或醇提物皮下或腹腔注射，可抑制小鼠移植性 Lewis 肺癌的生长及转移[43,44]；抑制小鼠移植性 S_{180} 肿瘤的生长[45]。冬虫夏草 5～10g/kg 灌胃给药，与 6-巯基嘌呤(6-MP)或 Cy 联合应用提高抑制小鼠移植性 S_{180} 肿瘤、艾氏腹水癌(EC)效果[45]。冬虫夏草多糖 1mg/kg、5mg/kg 腹腔注射，增强荷瘤鼠腹腔巨噬细胞吞噬功能、迟发性变态反应(DTH)反应、外周血淋巴细胞酸性非特异酯酶阳性(ANAE+)细胞数[46]。冬虫夏草发酵液 1～50μg/ml，抑制体外人乳癌 MCF-7 细胞株的增殖[47]；冬虫夏草醇提液 20～300μg/ml，抑制人结肠癌细胞株 HT-9、SW480 的增殖[48]。

（三）临床报道

1. 治疗肾脏病

(1) 治疗单纯性血尿：在基础治疗同时，加用冬虫夏草 5g，隔日 1 次，水炖含虫体嚼碎吞服，服药时间 3 个月，对病人血尿阴转率与基础治疗组进行比较，两组间 3 个月及 2 年血尿阴转率有显著性差异[49]。

(2) 治疗蛋白尿：在基础治疗的同时，每日加用冬虫夏草 1.5～3g，蒸服，治疗蛋白尿 38 例，总有效率 71.1%[50]。

(3) 治疗慢性肾炎：以肾炎汤（组成：黄芪 30g，太子参 30g，白术 12g，茯苓 30g，丹参 20g，红花 10g，当归 12g，益母草 30g，冬虫夏草 6g；肝肾阴虚，上方加知母 12g，黄柏 10g，枸杞子 15g，山茱萸 10g；如尿蛋白长期不消者，加蝉蜕 10g，全蝎 10g，芡实 15g）治疗慢性肾炎 100 例，总有效率 93%[51]。

(4) 治疗慢性肾功能不全：采用尿毒宝胶囊（冬虫夏草、大黄、黄芪等）治疗本病 32 例，并设对照组对照。治疗组患者血肌酐和尿素氮有明显下降（$P<0.01$），外周血红细胞和血红蛋白显著升高（$P<0.05$），提示尿毒宝胶囊有保护肾功能、延缓肾衰竭的作用[52]。

2. 治疗呼吸系统疾病

(1) 治疗慢性肺源性心脏病：采用补肺益肾汤（人参 30g，黄芪 30g，五味子 15g，冬虫夏草 10g（另煎），沉香 5g，灵磁石 15g，白术 10g，枸杞子 10g，丹参 10g）随证加减，治疗慢性肺源性心脏病肺肾气虚型患者 38 例，总有效率 94.7%。与对照组相比，有显著性差异[53]。

(2) 治疗肺纤维化：用自拟抗纤汤（红参、苏子、沙参、丹参、黄芪、鸡血藤、当归、川芎、百合、冬虫夏草）配合泼尼松治疗本病 19 例，总有效率为 89.5%，对照组总有效率 53.3%，两组比较有显著性差异（$P<0.05$）[54]。

(3) 治疗难治性肺结核：以养肺丸（沙参、百合、川贝母、蛤蚧、蜈蚣、黄芪、西洋参、冬虫夏草、白及、百部、黄芩、桑白皮、五味子组成）配合异烟肼治疗难治性肺结核 30 例，总有效率 93.33%[55]。

3. 治疗乙肝表面抗原阳性携带者　以冬虫夏草、黄芪加新鲜瘦肉蒸熟食用为观察组，观察对儿童乙肝表面抗原阳性携带者 26 例的临床疗效。观察组在治疗后 1 个月时转阴 1 例，2 个月时 4 例，3 个月时 4 例，4 个月时 5 例；共转阴 14 例。与对照组（鸡骨草）相比，有显著性差异[56]。

4. 治疗慢性乙型病毒性肝炎　在经甘利欣、甘舒宁、门冬氨酸钾镁、维生素 C 等一般保肝药物治疗的同时，用利肝口服液（以冬虫夏草为主，脂质体为载体的中药）治疗慢性乙型病毒性肝炎 56 例，总有效率为 91.1%，而对照组为 78.6%（$P<0.05$）[57]。

5. 治疗肝纤维化　以丹参和冬虫夏草联合用药对早期肝硬化的肝脏纤维化患者 36 例有显著的防治作用[58]。

6. 治疗心律失常　发酵虫草制剂（宁心宝胶囊）口服治疗 54 例心律失常患者，用药前后通过 Holter 心电监测，显示该药显效率达 67.00%，总有效率达 81.00%，尤以室上性心律失常最为显著，同时具有加快传导、调节心律及改善心功能的作用，未见任何毒副作用[59]。

7. 治疗遗精　以冬虫夏草 25～30g，置 1 只鸡腹内，炖熟食用，治疗遗精患者 15 例，临床治愈 2 例，显效 6 例，有效 5 例，无效 2 例，总有效率为 86.67%[60]。

8. 治疗白细胞减少症　用冬虫夏草治疗白细胞减少症，观察组在常规治疗下加用冬虫夏草。结果显示冬虫夏草对于治疗各种原因引起的白细胞减少症均有明显的提升作用[61]。

（四）不良反应

毒性：冬虫夏草小鼠灌服耐受量为45g/kg，冬虫夏草水提液对小鼠腹腔注射的 LD_{50} 为(21.7±1.3)g/kg[18]。

参 考 文 献

[1] 刘菊华，李天玲，孙广莲，等. 冬虫夏草及虫草菌丝体对小鼠免疫功能的影响[J]. 山东中医杂志，1991，10(5)：41-42.

[2] 孙云汉，陈道明，张淑兰，等. 冬虫夏草及人工虫草菌丝对小鼠免疫功能影响的探讨[J]. 中国免疫学杂志，1985，1(4)：37-40.

[3] 刘晓平，陈道明，张淑兰，等. 冬虫夏草及人工虫草菌丝对γ射线照射后小鼠血小板和免疫器官的影响[J]. 中药通报，1988，13(4)：44-46.

[4] 张传开，袁盛榕，刘进学. 冬虫夏草和中国拟青霉水提取物对小鼠免疫功能的影响[J]. 首都医科大学学报，1999，20(1)：17-20.

[5] 孙艳，官杰，王琪. 冬虫夏草对H22肝癌小鼠化疗后免疫功能的影响[J]. 中国基层医药，2002，9(2)：127-128.

[6] 程庆珠，陈香美，廖洪军，等. 冬虫夏草对慢性肾功能不全大鼠细胞免疫机能的调节作用[J]. 中华医学杂志，1992，72(1)：27-29.

[7] 王旭丹，周勇，张丽，等. 冬虫夏草对小鼠免疫功能的影响[J]. 北京中医药大学学报，1998，21(6)：34-36.

[8] 黎磊石，郑丰，刘志红，等. 冬虫夏草防治氨基糖苷肾毒性损伤的实验研究[J]. 中国中西医结合杂志，1996，16(12)：733-737.

[9] 赵学智，黎磊石. 冬虫夏草对环孢素A急性肾毒性保护作用的实验研究[J]. 中华肾脏病杂志，1995，11(1)：23-25.

[10] 庄永泽，黎磊石. 冬虫夏草防治氨基糖苷急性肾衰的分子生物学机理[J]. 中华肾脏病杂志，1996，12(5)：300-303.

[11] 闵亚丽，于黔，肖俊. 冬虫夏草在肾间质纤维化大鼠模型中的作用及其对TGF-β_1、α-SMA的影响[J]. 中国中西医结合肾病杂志，2007，8(2)：92-93.

[12] 廖洪军，陈香美，黎磊石. 冬虫夏草对大鼠缺血性急性肾功能衰竭治疗作用的初步实验观察[J]. 军医进修学院学报，1995，16(1)：1-4.

[13] 程庆璨，于力方，师锁柱，等. 冬虫夏草对5/6肾切除大鼠肾脏病理改变的影响[J]. 中华肾脏病杂志，1994，10(1)：30.

[14] 刘丽秋，岳少姮，赵秀珍，等. 冬虫夏草对肾小球硬化大鼠肾脏组织抑制因子-1，2 mRNA表达的影响[J]. 肾脏病与透析肾移植杂志，2004，13(5)：457-458.

[15] 张宏，刘丽秋. 冬虫夏草对肾小球硬化大鼠肝脏白蛋白及胰岛素样生长因子-Ⅰ基因表达的影响[J]. 中国实验诊断学，2007，11(1)：68-72.

[16] 杨晶，刘忠英，郭家松，等. 冬虫夏草预防肺纤维化的实验研究[J]. 实用医学杂志，2008，24(8)：1310-1312.

[17] 严冬，李兰娟，杜维波，等. 冬虫夏草对兔急性呼吸窘迫综合征的抗脂质氧化作用[J]. 浙江医学，2006，28(3)：187-191.

[18] 赵一，王勤，蔡毅，等. 冬虫夏草和人工冬虫夏草菌的药理实验研究[J]. 广西中医药，1984(1)：48-49.

[19] 张小强，浦跃朴，尹立红，等. 冬虫夏草及人工虫草菌丝体对 CCl_4 所致急性化学性肝损伤的保护

作用[J]. 环境与职业医学,2003,20(6):422-426.

[20] 方士英,姚宏伟,李俊,等. 虫草多糖对小鼠化学性肝损伤的保护作用[J]. 安徽医科大学学报,2004,39(3):201-203.

[21] 何雅车,吴谦,朱瑞斐,等. 虫草多糖脂质体对小鼠肝损伤的保护作用[J]. 中西医结合肝病杂志,1996,6(1):14-15.

[22] 吴淦桐,赵明珠,徐端正. 虫草多糖脂质体对小鼠肝损伤的保护作用[J]. 中成药,1995,17(2):26-28.

[23] 马雄,邱德凯,徐军,等. 冬虫夏草多糖脂质体抗肝纤维化的实验研究[J]. 中国中医基础医学杂志,1999,5(9):28-30.

[24] 崔海月. 冬虫夏草对糖尿病肾病大鼠肾损伤的保护作用研究[J]. 延边大学医学学报,2006,29(4):252-254.

[25] 金永东,宁建平,张义雄,等. 冬虫夏草对糖尿病大鼠肾小管上皮细胞 ILK 表达的影响[J]. 医学临床研究,2008,25(6):1022-1025.

[26] 张蕾,陈顺志,刘树森. 冬虫夏草提取液对糖尿病小鼠肝线粒体氧化损伤的保护效应[J]. 中国临床康复,2006,10(39):132-134.

[27] 吴秀香,马克玲,李淑云,等. 冬虫夏草降压作用实验研究[J]. 锦州医学院学报,2001,22(2):10-11.

[28] 吴秀香,王国秋,马克玲,等. 冬虫夏草对肾性高血压大鼠心血管功能的影响[J]. 中西医结合心脑血管病杂志,2005,3(2):137-138.

[29] 李锋,高兴玉,饶邦复,等. 冬虫夏草提取液治疗实验性病毒性心肌炎研究[J]. 山东中医药大学学报,2005,29(3):243-245.

[30] 李锋,刘利. 冬虫夏草心血管药理作用研究概况[J]. 中医药研究,2002,18(2):55-56.

[31] 李雪芹,刘建云. 冬虫夏草对垂体后叶素所致大鼠缺血心肌的保护作用[J]. 河北医药,2004,26(12):934-935.

[32] 曹晓哲,钱震,赵广才,等. 冬虫夏草对超强度运动大鼠心肌保护作用的电镜观察[J]. 中国运动医学杂志,1997,16(1):61-62.

[33] 俞宙,何建新. 冬虫夏草水提液对触发性心律失常的治疗作用[J]. 中国医药学报,1999,14(1):32-34.

[34] 梅其炳,陶静仪,高双斌,等. 天然冬虫夏草的抗实验性心律失常作用[J]. 中国中药杂志,1989,14(10):40-41.

[35] 陈道明,张淑兰,于志浩,等. 冬虫夏草及人工培养菌丝对小鼠血小板生成的影响及其超微结构观察[J]. 中药通报,1987,12(1):47-49.

[36] 包天桐,杨甲禄,王桂芬. 冬虫夏草的药理作用比较[J]. 中西医结合杂志,1988,8(6):352-354.

[37] 苏银法,徐姗,吴真列. 冬虫夏草和细脚拟青霉提高动物耐缺氧能力的比较[J]. 现代应用药学,1988,5(3):6-8.

[38] 口如琴,褚西宁,袁静明. 虫草真菌棒束孢霉的营养成分及其延缓衰老的作用[J]. 营养学报,1995,17(4):3415.

[39] 路海东,王惠娟,侯大平. 冬虫夏草脂质体口服液抗脂质过氧化作用[J]. 黑龙江医药科学,2002,25(4):42.

[40] 俞宙. 冬虫夏草水提液抗心肌细胞脂质过氧化的影响[J]. 第一军医大学学报,1988,18(2):110.

[41] Bu-Miin Huang, Chih-Chao Hsu. Effects of Cordyceps sinensis on testosterone produce on in normal mouse Leydigcells. LifeScience, 2001(69):2593-2602.

[42] 郭瑞新,蔡承姝,曾庆元,等. 冬虫夏草提高"肾阳虚"小鼠生殖功能的实验研究[J]. 基层中药杂志,2002,16(2):3-5.

[43] 张淑兰，孙云汉，刘晓平，等．冬虫夏草及人工虫草菌丝抗小鼠 Lewis 肺癌的研究[J]．中药通报，1987，12(2)：53-54.

[44] 徐仁和，彭祥鄂．冬虫夏草对天然杀伤细胞活性及肺癌形成的影响[J]．湖南医学院学报，1988，13(2)：107-111.

[45] 杜德极，曾庆田，冉长清，等．冬虫夏草及人工培养虫草菌菌丝体抗肿瘤作用的研究[J]．中药通报，1986，11(7)：51-54.

[46] 赵跃然，王美岭，徐贝力，等．冬虫夏草多糖对小鼠抗肿瘤作用的实验研究[J]．基础医学与临床，1992，12(4)：52-53.

[47] 刘东颖．冬虫夏草诱导乳癌细胞 MCF-7 凋亡的实验研究[J]．河北中医，2007，29(1)：66-68.

[48] 黄浩，王航，罗荣城．冬虫夏草提取液抑制结肠癌细胞增殖的研究[J]．中药材，2007，30(3)：310-313.

[49] 尹继明，方建新，许杰洲，等．冬虫夏草治疗单纯性血尿的疗效观察[J]．中国中西医结合肾病杂志，2001，2(5)：269-271.

[50] 廖福琳，冯利平，曹海涛．冬虫夏草与西药联用治疗蛋白尿 38 例[J]．浙江中医学院学报，1999，23(3)：27.

[51] 李继圣．肾炎汤治疗慢性肾炎 100 例[J]．吉林中医药，1999(4)：37.

[52] 胡筱娟，阎晓萍．尿毒宝胶囊治疗慢性肾功能不全 32 例[J]．陕西中医，2005，26(4)：311-322.

[53] 荆丰德．补肺益肾汤治疗慢性肺源性心脏病肺肾气虚型的临床研究[J]．中国民间疗法，2008(11)：26.

[54] 常继亭，杨华．抗纤汤治疗肺纤维化 19 例[J]．陕西中医学院学报，2010，33(5)：39-40.

[55] 杨淑良．养肺丸治疗难治性肺结核 30 例[J]．中国中医急症，2010，19(1)：57-58.

[56] 肖丽华，覃顺寿，覃昱，等．冬虫夏草、黄芪对乙肝表面抗原阳性转阴的研究[J]．中国当代儿科杂志，2000，2(3)：231-232.

[57] 李研，刘东延，马强．利肝口服液治疗慢性乙型病毒性肝炎 56 例分析[J]．实用中医内科杂志，2005，19(4)：378.

[58] 马洁，易永祥．丹参和冬虫夏草防治肝脏纤维化的临床观察[J]．南京军医学院学报，2002，24(1)：38-39.

[59] 杨朝宽，侯淑彦，于静，等．宁心宝胶囊治疗心律失常[J]．药物与临床，1990，3(5)：279.

[60] 袁红芬，竹剑平．冬虫夏草治疗遗精 15 例临床观察[J]．当代医学，2008(6)：153.

[61] 梅学伟，刘金成，李世颂．中药冬虫夏草对白细胞减少症的疗效分析[J]．中国实用医药，2009，4(9)：159-160.

补骨脂 Buguzhi

【别名】胡韭子（徐表《南州记》），婆固脂、破故纸（唐·《药性论》），补骨鸱（《本草图经》），黑故子、胡故子（《中药志》），吉固子（《江西中药》），和兰苋（《全国中草药汇编》），天豆、反古纸、破故芷、破胡纸、婆固纸（《和汉药考》）。

【来源】补骨脂，始载于《开宝本草》，历代本草多有收载。因其能补肝壮肾，益精填髓，故名。为豆科一年生草本植物补骨脂 *Psoralea corylifolia* L. 的成熟果实。主产于四川江津、合川、全堂，河南商丘、新乡、博爱、沁阳、信阳，陕西兴平、盤盦，安徽阜阳、六安等地。均为栽培品种。

【采收炮制】秋季果实成熟时采收果序，晒干，搓出果实，除去杂质。生用或盐水炙用。

【商品规格】以身干、颗粒饱满、黑褐色、纯净者为佳。以产地分怀故子、川故子。以产于四川者质量较好。

按《中国药典》(2010年版一部)规定,杂质不得过5.0%;水分不得过9.0%;总灰分不得过8.0%;酸不溶性灰分不得过2.0%。本品按干燥品计算,含补骨脂素($C_{11}H_6O_3$)和异补骨脂素($C_{11}H_6O_3$)的总量不得少于0.70%。

【药性】 辛、苦,温。归肾、脾经。

【功效】 补肾壮阳,固精缩尿,温脾止泻,纳气平喘。外用消风祛斑。

【应用】

1. 阳痿,遗精遗尿　本品辛温,补肾壮阳,用治肾阳不足,命门火衰,阳痿不举等症,常与巴戟天、肉苁蓉、沉香等配伍,如《御药院方》养真丹;用治下元虚损,精虚无子,遗精等症,常与菟丝子、枸杞子、黑豆等同用,如《集验良方》乌须种子丸;用治肾关不固,小便无度,《魏氏家藏方》破故纸丸,以本品配伍茴香同用。

2. 腰膝冷痛,酸软乏力　本品补肾阳,壮腰膝,用治肾阳不足,肾腑虚冷,肾虚腰痛如折,起坐艰难,俯仰不利,转侧不能之症,与杜仲、胡桃肉、大蒜同用,如《太平惠民和剂局方》青娥丸;或与胡桃肉同用,治疗妊娠腰痛,如《妇人良方》通气散;或与防风、白蒺藜、肉桂等祛风寒之品配伍,治疗肾虚寒袭,腰膝冷痛,如《医宗必读》煨肾丸。

3. 跌打损伤,关节脱臼　本品补肾健骨,强腰壮膝,用治肝肾不足,骨失温养,发为举止迟钝、关节脱臼等症,常与红花、当归、丹参等配伍应用,如《伤科大成》补肾养血汤;《仁斋直指方》以本品配伍茴香、辣桂,热酒送服,用治跌打损伤、瘀血腰痛之症。

4. 肾虚牙痛　本品培补肾阳,用治肾气不足,牙齿疼痛症。《御院药方》以本品二两、青盐半两,炒研擦之;《增补神效集》牙齿痛方,配伍白矾、青盐,为末搽患处;《本草纲目》引《传信适用方》,以本品炒半两、乳香二钱半,为末擦之,用治风虫牙痛,上连头脑。

5. 久泻久痢,五更泄泻　本品温涩,有补火助阳、温脾止泻之功,用治脾肾阳虚,五更泄泻,常与五味子、肉豆蔻、吴茱萸同用,如《校注妇人良方》四神丸;《本草纲目》引《普济本事方》二神丸,即以本品配伍肉豆蔻同用,加以木香为三神丸,佐以木香、茴香,即为《景岳全书》引澹寮四神丸,均可治疗脾肾阳虚之泄泻,五更泄泻;《百一选方》以本品与罂粟壳同用,炼蜜为丸,用治水泻久痢,取温补收涩止泻之功;或以之与白术、干姜等配伍,以温中健脾止泻,如《瑞竹堂集验方》泄泻方。

6. 肾不纳气,虚寒喘咳　本品补肾助阳,用治肾气亏耗,肾不纳气,呼多吸少,动辄气喘之虚喘证,有纳气平喘之功。常与胡桃肉配伍,如《医方论》治喘方;或与人参、木香、罂粟壳配伍,治疗劳嗽虚喘,如《是斋医方》劳嗽方。

7. 脏腑虚损,男女虚劳　本品补益脾肾,暖脏腑,益元气,用治元气不足,脏腑虚损,身体羸瘦,神疲志衰之虚劳证。如《太平圣惠方》补骨脂散以本品与当归、诃子、肉苁蓉等配用,治疗冷劳羸瘦,四肢无力,不思饮食,时泄痢;《经验后方》以本品酒浸,用治男女五劳七伤,下元久冷,一切风病,须发早白,四肢疼痛,精神衰疲等症。

此外,本品外用有消风祛斑之功,用酒精浸泡涂擦,可治白癜风、斑秃。

【用法用量】 6~10g,煎汤或入丸、散;外用适量,用20%~30%的酊剂涂患处。

【使用注意】 本品温燥,伤阴助火。阴虚火动,梦遗,尿血,小便短涩,目赤口苦舌干,大便燥结,内热作渴,火升目赤,易饥嘈杂,湿热成痿,以致骨乏无力者,皆不宜服用。

【药论】

1. 唐·《药性论》:"主男子腰痛,膝冷囊湿,逐诸冷痹顽,止小便利,腹中冷。"

2.《本草纲目》:"治肾遗,通命门,暖丹田,敛精神。"

3.《开宝本草》:"治五劳七伤,风虚冷,骨髓伤败,肾冷精流,及妇人血气堕胎。"

4.《玉楸药解》:"收敛滑泄、遗精、带下、尿多、便滑诸症。"

【现代研究】

(一)化学成分

1. 香豆素类

(1) 呋喃香豆素:补骨脂素和补骨脂内酯、异补骨脂素或异补骨脂内酯、双羟异补骨脂定、补骨脂定、异补骨脂定、Bakuchicin。

(2) 苯并呋喃香豆素:Bavacoumestan A、Bavacoumestan B、Sophoracoumestan A。

2. 黄酮类

(1) 查耳酮类:补骨脂查耳酮、补骨脂乙素、补骨脂色烯素、4,4′,5′-三羟基-6″,6″-二甲基二氢吡喃(2″,3″:2′,3′)-查耳酮、新补骨脂查耳酮、异新补骨脂查耳酮。

(2) 黄酮类:补骨脂甲素、补骨脂甲素甲醚、异补骨脂甲素。

(3) 异黄酮类:补骨脂宁、新补骨脂异黄酮、补骨脂异黄酮、psoralenol。

3. 单萜酚类 补骨脂酚。

4. 脂类 脂类成分的组成有甘油三酯、游离脂肪酸、甘油二酯、甘油单酯、烃类,腊脂和极性类脂。极性类脂的主要成分是十八碳烯酸。甘油二酯和甘油三酯含大量的十四烷烯酸和十八烷酸,烃类和腊脂部分含丰富的二十二烷酸,极性类脂含较多的十八碳三烯酸和较少的十八碳烯酸。另外,还含一定量的未鉴定的长链脂肪酸。

5. 其他成分 含有豆固醇、胡萝卜苷、三十烷、葡萄糖。

此外还含有挥发油、树脂、皂苷,不挥发萜类油,有机酸,糖苷等。

(二)药理作用

1. 性激素样作用 补骨脂水煎液3~30g/kg灌胃给药,提高性未成熟及成年小鼠前列腺、睾丸、附睾、卵巢和子宫指数或重量,增加阴道角化细胞[1,2]。补骨脂素15mg/kg、45mg/kg灌胃给药,缩小丙酸睾酮诱导的前列腺增生模型大鼠的前列腺体积,减轻前列腺重量,改善组织学增生程度[3]。促进小鼠子宫发育,增长体重,改变其血清雌激素(E_2)、黄体生成素(LH)和卵泡刺激素(FSH)水平,具有一定的植物雌激素活性[4]。

2. 抗骨质疏松作用 补骨脂水煎液20.6g/kg连续灌胃给药,改善去卵巢骨质疏松症大鼠的骨密度,升高血清1,25-二羟基维生素D_3、骨钙素,降低血清肿瘤坏死因子(TNF-α)[5];升高尿吡啶交联/肌酐比率(Pyd/Cr)、脱氧吡啶交联/肌酐比率(Dpd/Cr)、血浆碱性磷酸酶(ALP),防治雌激素依赖性骨丢失[6]。补骨脂提取物正己烷洗脱组分、正己烷-乙酸乙酯洗脱组分3mg/kg、30mg/kg饲喂,增加血清无机磷水平,降低碱性磷酸酯酶活性,增加骨质钙化,改善佝偻病模型大鼠骨折、骨质疏松和相关病症[7]。

3. 平喘作用 补骨脂总香豆素25mg/kg灌胃给药,延长卵蛋白、组胺致哮喘模型豚鼠的呼吸困难潜伏期,降低动物死亡率[8];升高卵蛋白致敏哮喘模型大鼠血清cAMP含量、cAMP/cGMP比值[9]。

4. 增强免疫作用 补骨脂水煎液6.25g/kg、12.5g/kg、25g/kg灌胃给药,增加正常小鼠胸腺指数和脾脏指数[10];提高环磷酰胺致免疫低下模型小鼠或正常小鼠白细胞[11];提高红细胞和血小板数[2];增加应激态模型小鼠抗绵羊红细胞抗体、抗卵蛋白抗体[12]。

5. 调节肠运动 补骨脂水煎剂2.5~20g/kg灌胃给药,增加正常豚鼠灌药后在1~2小时时间段胆汁排泄量[13];增强正常小鼠肠道蠕动,缩短通便时间,促进排便[14]。补骨脂不同炮制品水提液 2.5g/kg 灌胃给药，对抗大黄致泻模型小鼠的肠蠕动亢进，延长开始排便时间、减少总排便点数[11]。

6. 抗肿瘤作用　补骨脂水煎液 0.5g/kg 灌胃给药，提高乳腺癌骨转移大鼠 50%缩足阈，降低双足负重差异，减小肿瘤体积，升高骨密度（BMD）和骨矿物质含量（BMC）[15]。补骨脂素 5mg/kg 灌胃给药，抑制乳腺癌细胞 EMTs 裸鼠移植瘤，体外杀伤乳腺癌细胞 EMT6 的 IC_{50} 为 2.23μg/ml[16]。补骨脂素浓度为 2μg/ml～500pg/ml 时，对白血病细胞杀伤率为 18%～96%[17]；对人红白血病、B 淋巴细胞性白血病、急性早幼粒细胞性白血病细胞株有杀伤作用[18]。

7. 对心血管系统的作用　补骨脂乙素能扩张大鼠、豚鼠、兔、猫等动物的离体心脏和冠状动脉；对抗脑神经垂体素对冠状动脉的收缩；加强豚鼠、大鼠的心肌收缩力；兴奋蛙心，对抗乳酸引起的蛙心心力衰竭。补骨脂乙素增加离体豚鼠心脏冠状动脉流量；补骨脂甲素开环生成查耳酮有扩冠作用；补骨脂素衍生物能增加冠状动脉及末梢血管血流量[19]。

8. 杀虫作用　4%～40%补骨脂水煎液体外作用 30 分钟能使阴道毛滴虫虫体消失[20]；作用 24 小时能杀死囊尾蚴 47.5%～88.0%，大于 40%浓度则明显萎缩猪囊尾蚴的囊包[21]。

9. 抑菌作用　补骨脂能体外抑制金黄色葡萄球菌、白色葡萄球菌、柠檬色葡萄球菌，最小抑菌浓度分别为 0.5pg/ml、0.5pg/ml、1pg/ml；补骨脂乙醇提取物（1∶30）能抑制红色毛癣菌、石膏样小孢子菌[22]。

10. 其他作用　补骨脂水煎液 3～8g/kg 灌胃用药，肝组织切片显示健康小鼠细胞质糙面内质网（RER）增多且排列紧密，扩张滑面内质网（SER），增强肝微粒体细胞色素 P450 酶系、细胞色素活性[23]；增加正常大鼠肝脏微粒体的蛋白含量、还原型辅酶Ⅱ、细胞色素 C 还原酶的活性，降低血清肌酐浓度；补骨脂内酯 5mg/kg、8mg/kg 灌胃给药，增加大鼠肝脏微粒体的蛋白含量[24]。

（三）临床报道

1. 治疗腰痛　补骨脂研面，每次 5g 冲服，每日三次，治疗 98 例腰痛患者，总有效率达 96.9%[25]。

2. 治疗腰肌劳损　以补骨脂、当归、生黄芪、狗脊、川续断、菟丝子、怀牛膝各 30g，山茱萸肉、姜黄、延胡索各 20g，治疗腰肌劳损 10 例，多 5～10 剂，痛酸全消[26]。

3. 治疗足跟痛　用补骨脂适量研成粉状，做成 7cm×7cm 大小的布垫内，放于鞋内足跟着力处，治疗足跟痛 42 例，收效满意[27]。

4. 治疗小儿遗尿　以补骨脂、益智仁、覆盆子各 10g，五味子、甘草、桂枝、桑螵蛸各 8g，煅龙骨、煅牡蛎各 12g，为基本方治疗小儿遗尿，疗效满意[28]。

5. 治疗无症状性蛋白尿　以补骨脂 30～60g 煎服或代茶饮，每日 1 剂，1～2 个月为 1 个疗程，治疗脾虚下陷、肾虚不固之无症状性蛋白尿 26 例，均取得满意疗效[29]。

6. 治疗阴道炎　以补骨脂、蛇床子为主要成分，制成纯中药制剂“妇阴康泰擦洗液”，治疗阴道炎等外生殖道炎症 106 例，其中阴道炎治疗组 78 例中，治愈 5 例，有效率 96%[30]。

7. 治疗外阴营养不良　用补骨脂 50g、丹参 20g、百部 10g、白鲜皮 20g、皂角 5g，浸泡 30 分钟，文火煎 10 分钟，取药汁 1000ml，坐浴 20 分钟，每天 1 次，治疗外阴营养不良，每剂药用 2～3 次，5 剂为 1 个疗程，连用 3 个疗程，痊愈 21 例，好转 7 例[31]。

8. 治疗乳腺增生　以补骨脂为主，采用内服外用结合治疗乳腺增生 4 例，均在 1～3 个月内治愈。具体方法为：①以补骨脂 800g，文火炒微黄，研细末，每次服 3g，日服 3 次。②补骨脂 150g，蜈蚣 10 条，入食醋 1000ml 内浸泡，半月后局部外搽，每天 3～4 次。上法可连续应用 1～3 个月，直至治愈[32]。

9. 治疗绝经后阴道干涩症　以女贞子、补骨脂、肉苁蓉、熟地黄、白芍各 15g，菟丝子 20g 为基本方加减（阴虚内热去熟地黄，加生地黄、知母各 12g，玉竹 15g，黄柏 10g；气虚加黄芪、太子参各 15g；便秘加火麻仁 15g，郁李仁 10g；失眠加夜交藤 15g，酸枣仁 10g）治疗绝经后阴道干涩症 40 例，痊愈 24 例，总有效率 95%[33]。

10. 治疗崩漏　以补骨脂 10～20g、乌贼骨 30～60g、阿胶 10～20g 为基本方，阳气虚者选加艾叶、炮姜、淫羊藿、山药、升麻、菟丝子等；阴血虚加旱莲草、熟地黄、生地黄、白芍、地骨皮等；气滞血瘀选加三七、川芎、枳实、蒲黄、当归；血热加大蓟、小蓟、茜草、黄柏、马齿苋、金银花等，治疗崩漏 32 例，总有效率为 90.7%[34]。

11. 治疗慢性泄泻　以健脾固肾汤（台党参 15g、云茯苓 30g、白术 15g、炒山药 30g、炒薏苡仁 30g、莲子肉 30g、补骨脂 15g、肉豆蔻 10g、炒扁豆 20g、炙甘草 6g）加减治疗慢性泄泻 210 例，痊愈 127 例，显效 68 例，无效 15 例[35]。

12. 治疗心动过缓　以党参 20g、麦冬 12g、五味子、桂枝、炙甘草各 10g、当归 15g、补骨脂 30～60g。水煎服，每日 2 次，每剂水煎服 3 次。治疗心动过缓 11 例，痊愈 7 例[36]。

13. 治疗扁平疣、传染性软疣　用消疣 1 号（75%酒精 100ml 加补骨脂 10g，僵蚕 10g，浸泡 1 周，外涂）外用治疗扁平疣；用消疣 2 号（75%酒精 100ml 加补骨脂 10g，鸦胆子 10g，浸泡 1 周，外涂）治传染性软疣，经临床验证效佳[37]。

14. 治疗白癜风　取补骨脂 50g，加 75%酒精 100ml，密闭浸泡 7 天后，用 2 层纱布过滤得暗褐色滤液，取滤液煮沸浓缩至原量 1/2 即可，取药液直接涂擦白癜风患处，每次擦药后配合日光照晒，治疗白癜风 51 例，近期痊愈 42 例，显效 8 例，无效 1 例[38]。

（四）不良反应

毒性　补骨脂生品小鼠灌胃 LD_{50} 为（37.21±0.54）g/kg，盐炙品为（43.25±6.1）g/kg[39]。补骨脂总油小鼠灌胃 LD_{50} 为[38.0±3.5g]（生药）/kg[40]。补骨脂生品、盐制品、酒制品、蒸制品、炒制品按 5g/kg（临床剂量 25 倍）分别连续灌胃 21 天，小鼠出现肾小球毛细血管丛的内皮细胞及间质细胞核增大、近曲小管上皮细胞浊肿，其中酒制品对肾小球的毒性较小，各炮制品对近曲小管上皮细胞毒性较小，盐制品对肾小管毒性较大[41]。生品 2g/kg、盐制品 1g/kg 连续灌胃 21 天，引起小鼠肾小管上皮细胞浊肿、肾曲小管扩张、管内出现蛋白和管型，炮制品轻于生品。异补骨脂素 10～100mg/kg 灌服 10～14 天，犬的肝肾功能、心电图及脏器病理形态未见异常变化[42]；灌胃 1 个月，大鼠的血压、血象、肝功、血糖等均无变化[43]。补骨脂水提液 8g/kg 大鼠灌胃给药 12 周，组织学检查可见肝细胞部分区域出现混浊肿胀、脂肪变性、肝细胞坏死[44]。补骨脂乙素 100mg/kg 连续灌胃 1 个月，大鼠血压、心电图、血象、肝功能及血糖均未见异常。补骨脂酚 0.125～1mg/kg 灌胃给药 28 天，高剂量组动物全部死亡，小鼠肾脏出现病理损害或进行性肾脏损害，停药未见好转，其他脏器未见形态学上改变，提示补骨脂酚具明显的肾毒性[39]。补骨脂素 4mg/kg 给家兔灌服，以暴露于光照射的兔背皮色素出现的时间和程度为致光敏作用的指标，显示有致光敏作用[45]。补骨脂干粉 0.175g/kg、0.35g/kg 喂饲，增加正常及切除卵巢雌鼠阴道角质化，喂饲 37～77 天可伤害成年雌鼠生育能力，停药 1 周即可恢复正常，作用为可逆性，同样剂量给雄鼠喂饲 46 天无明显影响[46]。

参考文献

[1] 刘娟,朱兆荣,杨敏,等.半仿生法提取淫羊藿补骨脂对小白鼠的激素样作用试验研究[J].中兽医学杂志,2003,(2):8-10.

[2] 林桂梅,郭晏华.补骨脂主要药效学考察[J].中华中医药学刊,2007,25(11):2347-2348.

[3] 董能本,詹炳炎,夏焱森,等.补骨脂素抗良性前列腺增生的研究[J].中华实验外科杂志,2003,20(2):109-110.

[4] 赵丕文,王大伟,王玲巧,等.用小鼠子宫增重法筛选淫羊藿等10种中药雌激素样作用的实验研究[J].北京中医药大学学报,2006,29(10):686-689.

[5] 蔡玉霞,张剑宇.补骨脂水煎剂对去卵巢骨质疏松大鼠骨代谢的影响[J].中国组织工程研究与临床康复,2009,13(2):268-271.

[6] 邓平香,徐敏.补骨脂对去卵巢大鼠骨转换及血脂代谢影响的实验研究[J].新中医,2005,37(7):94-96.

[7] 张军,马锡金(摘译).补骨脂种子提取物对骨质钙化的影响(英)[J].国外医药:植物药分册,1996,11(6):270-271.

[8] 邓时贵,李爱群,欧润妹,等.补骨脂总香豆素的平喘作用.中国现代应用药学杂志,2001,18(6):439-440.

[9] 余文新,李伟英,李鸿燕,等.补骨脂总香豆素对哮喘人鼠血清 cAMP/cGMP 的影响[J].现代中药研究与实践,2006,20(5):27-29.

[10] 朱兆朵,李玉强,刘娟,等.补骨脂总黄酮抗氧化作用研究[J].中国兽药杂志,2005,39(2):18-20.

[11] 姚祥珍,沈鸿,富杭育.补骨脂古今主要炮制品药理作用的比较[J].中国中药杂志,1996,21(9):539-541.

[12] 姜宪辉,张健,刘辉.补骨脂对激发态小鼠的体液免疫影响的实验研究[J].辽宁中医学院学报,2004,6(2):116.

[13] 叶少梅,欧卫平,洪馨,等.补骨脂胆汁清除的动力学研究[J].中药新药与临床药理,1999,10(3):162-164.

[14] 金爱华,焦捷军,陶沁,等.补骨脂通便作用的研究[J].浙江省医学科学院学报,1997(29):32-33.

[15] 姚喧,贾立群,谭煌英,等.补骨脂对乳腺癌骨痛大鼠痛行为及肿瘤生长的影响[J].中国中医急症,2009,18(3):417-419.

[16] 吴少华,张仲海,赵建斌.补骨脂素体内外抗癌活性的实验研究[J].中国中药杂志,1998,23(5):303-305.

[17] 陆泽华,杨易灿,沈素云,等.补骨脂素对人白血病细胞杀伤作用的体外观察[J].中西医结合杂志,1990,10(6):370.

[18] 汪绍兴.补骨脂素对人白血病细胞株杀伤作用的实验研究[J].湖北中医杂志,2002,24(10):54-55.

[19] 朱人元,陈正雄,周炳南,等.补骨脂化学成分的研究[J].药学学报,1979,14(10):605-611.

[20] 翟大启,朱静和.120种中草药体外杀灭阴道毛滴虫的实验观察[J].天津医药,1978(5):207-209.

[21] 柴桂珍,李广华,郭迎喜.补骨脂、仙鹤草对猪囊尾蚴作用的体外实验[J].中医药学报,1991(3):52-53.

[22] 南京药学院,中草药学(中册)[M].南京:江苏人民出版社,1976:489.

[23] 欧卫平,徐勤,雷娓娓,等.补骨脂水煎剂对肝组织作用的研究[J].新中医,2000,32(3):33-34.

[24] 宓穗卿,洪馨,黄天来,等.补骨脂和补骨脂内酯对 NADPH-细胞色素 C 还原酶及血清肌酐的影响[J].中药新药与临床药理,1998,9(3):147-150.

[25] 任国宏,任海萍.补骨脂冲剂治疗腰痛经验[J].河北医学,2001,7(12):1134-1135.

[26] 邱志济. 大剂量补骨脂益损汤治疗腰肌劳损 10 例观察[J]. 河北中医，1994，16(1)：12-13.

[27] 陶志黎. 补骨脂外用治疗足跟痛[J]. 中医杂志，2002，43(5)：332.

[28] 钟晓蓉. 固肾止尿汤治疗下元虚冷型小儿遗尿[J]. 新中医：2010，42(3)：119.

[29] 温伟强. 补骨脂治疗无症状性蛋白尿[J]. 中医杂志，2002，43(6)：414.

[30] 王惠明，王惠东，王玉玺. "妇阴康泰擦洗液"治疗阴道炎等外生殖道炎症 106 例疗效观察[J]. 中国社区医师，2006，8(19)：38.

[31] 张新. 补骨脂外用治疗外阴营养不良[J]. 中医杂志，2002，43(5)：332.

[32] 饶文举. 补骨脂治疗乳腺增生[J]. 中医杂志，2002，43(5)：332.

[33] 戴春秀，谢泳泳. 补肾填精法治疗绝经后阴道干涩症 40 例[J]. 实用中医药杂志，2006，22(5)：275.

[34] 丁旭. 中药治疗崩漏 32 例[J]. 中国民间疗法，2005，13(8)：44.

[35] 李保良，范欣慰，陈悦巧. 健脾固肾汤治疗慢性泄泻 210 例[J]. 中国现代药物应用，2007，1(9)：59-60.

[36] 周颖，周昕欣. 补骨脂治疗心动过缓 11 例[J]. 实用中医内科杂志，2001，18(4)：361.

[37] 郑煜. 补骨脂外用治疣效佳[J]. 中医杂志，2002，43(5)：331.

[38] 倪守荣，余龙德. 补骨脂擦剂治疗白癜风 51 例观察[J]. 中医函授通讯，1999，18(4)：37.

[39] 姚祥珍，沈鸿，富杭育，等. 补骨脂主要炮制品的毒性比较[J]. 中药材，1997，20(4)：182-183.

[40] 国家中医药管理局《中华本草》编委会. 中华本草(第四册)[M]. 上海：上海科学技术出版社，1999：606.

[41] 张玉顺，吴子伦，回连强，等. 补骨脂不同炮制品对小鼠肾脏毒害作用的病理学研究[J]. 中成药，1994，16(12)：17-18.

[42] 周金黄，等. 中药药理学[M]. 上海：上海科学技术出版社，1986：257.

[43] 邓平香，徐敏. 补骨脂单味应用和复方应用对大鼠肝脏毒性的比较[J]. 广西中医药，2005，28(2)：49-50.

[44] 张玉顺，刘玉琦，吴子伦，等. 补骨脂酚对小鼠肾脏毒害作用的研究[J]. 中药通报，1981，6(3)：30-32.

[45] 张仲源，李楠. 补骨脂在外治中的应用[J]. 中医外治杂志，1997(4)：3.

[46] 吴征镒. 新华本草纲要(第二册)[M]. 上海科学技术出版社，1991：175-176.

益智 Yizhi

【别名】益智子(《开宝本草》)，摘芋子(《中药材手册》)，益智、英华库、益忘子、益智粽(《和汉药考》)。

【来源】益智，始载于《开宝本草》，以后本草均有收载。李时珍谓："脾主智，此物能益脾胃故也。"为姜科多年生草本植物益智 *Alpinia oxyphylla* Miq. 的成熟果实。主产于海南岛屯昌、澄迈、儋县、保亭、琼中等地，广西、福建亦产。多为栽培品种。

【采收炮制】夏、秋间果实由绿变红时采收。晒干或低温干燥，去壳取仁，生用或盐水炒用。用时捣碎。

【商品规格】均为统货，不分等级，以粒岛产品质优。

按《中国药典》(2010 年版一部)规定，本品种子含挥发油不得少于 1.0%(ml/g)。

【药性】辛，温。归脾、肾经。

【功效】温肾助阳，固精缩尿，温脾止泻，摄涎止唾。

【应用】

1. 腰酸膝软，遗精白浊　本品温肾壮阳，固精缩尿，温补之中兼收涩之性。为治疗下焦虚寒，命门火衰，肾关失固，遗精白浊，腰酸膝软常用之品。每与人参、熟地黄、天冬等品配用，治疗心肾两虚，神疲遗精，腰酸足软等症，同收补肾益血摄精止遗之能，如《医垒元戎》大五补丸；或与黄柏、莲心等清相火、固精之品同用，治疗火旺阴虚，心悸失眠，腰酸遗精，如《医垒元戎》大凤髓丹；或与附子、熟地黄、补骨脂等温阳补火之品同用，治疗命火不足，梦遗滑精症，如《景岳全书》巩堤丸。

2. 小便频数，遗尿尿床　本品辛温助阳，固摄肾关，为固精缩尿要药。治疗小便频数，夜尿频多等症，每与山药、乌药同用，如《妇人良方》缩泉丸；治疗小儿尿床、白浊，常与茯苓、茯神同用，如《古今图书集成·医部全录》益智散。

3. 妇人崩中，胎漏下血　本品温补之中兼有固涩之性，用治妇人脾肾不足，冲任不固，下元失约而致崩中漏下之症，有标本并治之能。《经效产宝》单用本品碾细，米饮入盐服用，治疗妇人崩中；《胡民济阴方》以本品与砂仁同用，治疗胎漏下血。

4. 腹痛吐泻，口涎自流　本品温助脾肾，且兼收涩之能，用治中焦脾胃虚寒，腹痛吐泻，口多涎唾，有温脾止泻、摄涎止唾之能，常与川乌、干姜、青皮同用，以散寒温里，行气止痛，即《太平惠民和剂局方》益智散；或与肉桂、黄芪、白芍等配伍，治疗腹痛喜暖；肠澼下血，如《兰室秘藏》益智和中汤；亦每与槟榔、檀香、沉香等行气消积之品同用，治疗脘痛腹胀，气逆嗳气，如《医学入门》匀气丸；或与甘松、香附、丁香等同用，治疗小儿脾虚食停疳疾等，如《太平惠民和剂局方》小七香丸。《经验良方》以本品与甘草同用，以香口辟臭，摄涎止唾。

5. 寒疝腹痛，痰壅惊痫　本品温助脾肾，固摄精气，善能温阳培本。常与干姜、小茴香、乌头等暖肝散寒、行气止痛之品同用，治疗肝肾寒凝，下元久冷，疝气作痛，少腹挛搐等症，如《济生方》益智仁汤；或与天麻、僵蚕、沉香等息风止痉、通阳疏经之品同用，治疗小儿脾弱痰盛，因惊致痫，时发抽搐，项背强急，痰涎壅盛，神情如痴等症，共收祛风定惊、疏经消痰，兼顾护脾肾之本之功，如《卫生宝鉴》沉香天麻汤。

【用法用量】3～10g，煎服或入丸、散，也可炒熟嚼服。

【使用注意】本品温燥，伤阴助火，故阴虚火旺，或因热而患遗精、尿频、尿崩等病症者均忌服。

【鉴别用药】益智仁、补骨脂均能温补脾肾，固精缩尿，同可用治肾阳不足之阳痿不举，遗精遗尿等症。然益智仁温中散寒之力胜于暖肾，多用于中寒腹痛，吐泻食少，多唾等症；补骨脂则长于补肾壮阳，肾虚腰痛或酸软无力多用。

【药论】

1.《本草备要》："能涩精固气，温中进食，摄涎唾，缩小便，治呕吐泻泄，客寒犯胃，冷气腹痛，崩带泄精。"

2.《本草拾遗》："治遗精虚漏，小便余沥……夜多小便者。"

3.《经效产宝》："治妇人崩中。"

4.《本草逢原》："益脾胃，理元气，补肾虚滑精，胃虚多唾，女人崩漏。"

5.《本草纲目》："遗精虚漏，小便余沥，益气安神，补不足，安三焦，调诸气。"

【现代研究】

（一）化学成分

1. 二苯庚体类　Yakuchinone A，Yakuchinone B。

2. 类倍半萜类　努特卡醇（益智醇），努特卡酮。

3. 多种挥发油类。

4. 其他成分 维生素 B_1、B_2、C、E，无机元素 Mn、Zn、K、Na、Ca、Mg、P、Fe、Cu，八种必需人体氨基酸，及十一种非必需氨基酸，油酸及亚油酸，十二、十九酸、二十二酸、十六烯酸、十六二烯酸，胡萝卜苷，可溶性糖，类脂，蛋白质。

（二）药理作用

1. 抗胃溃疡作用 益智仁 50%乙醇提取物 200mg/kg、500mg/kg 灌胃给药，降低水浸泡及 99.5%乙醇所致溃疡模型大鼠溃疡指数[1]。

2. 提高记忆作用 益智仁水提物 120mg/kg、240mg/kg 灌胃给药，减少东莨菪碱致记忆获得性障碍模型大鼠 Y 迷宫实验记忆成绩达标所需训练次数；降低大鼠海马乙酰胆碱酯酶活力[2]；减少 Y 迷宫或跳台实验大鼠达标所需训练次数、错误次数与受电击时间[3,4]。

3. 抗氧化作用 益智仁水提物灌胃 6 周，降低经过 6 周游泳耐力训练后进行一次力竭性游泳小鼠血清丙氨酸氨基转移酶（ALT）、丙二醛（MDA），升高小鼠肝脏超氧化物歧化酶（SOD）活性，减轻肝细胞线粒体、肌浆网、肌丝等超微结构的病理改变[5]。提高 D-半乳糖致脑老化模型小鼠海马 SOD 活力，降低 MDA，增加脑海马蛋白含量[3,4]。

4. 耐缺氧作用 益智仁水提物 20～30g/kg、益智仁氯仿提取物灌胃给药，提高小鼠常压下耐缺氧存活时间；氯仿提取物延长异丙肾上腺素作用下小鼠耐缺氧存活时间[6]。

5. 其他作用 益智仁水提物 10g/kg、30g/kg 及益智仁氯仿提取物灌胃给药，延长阈下剂量戊巴比妥小鼠的睡眠持续时间，提高小鼠睡眠率；提高热板法、醋酸扭体法小鼠痛阈值[5]。2%、4%益智粉加入高脂饲料中喂食，降低由花生油、猪油所致高胆固醇血症及动脉硬化模型小鼠的 TC 和动脉硬化指数，升高血清高密度脂蛋白（HDL-C）[7]。益智仁水提物 20g/kg、益智仁氯仿提取物 150g/kg 灌胃给药，减轻幼年大鼠脾、胸腺、肾上腺重量，降低肾上腺内维生素 C 含量[5]。

（三）临床报道

1. 治疗遗尿症 以益智止遗汤（益智仁 9g、补骨脂 6g、吴茱萸 3g、肉豆蔻 6g、五味子 6g）为基本方加减治疗遗尿症 36 例，治愈 32 例，占 89%[8]。

2. 治疗乳糜尿 以萆薢 30g、茯苓 18g、苦参 10g、益智仁 18g、山萸肉 10g、菟丝子 10g、萹蓄 20g 为基本方，湿热重者加黄柏，腰痛者加补骨脂，脾胃虚热者加党参、黄芪，治疗乳糜尿 28 例，有效率 78.51%[9]。

3. 治疗糖尿病 用益气止消丸（主要由生黄芪、益智仁、丹参、金樱子、猪胰子等药物组成），每次 1 丸，每日 3 次，治疗糖尿病 236 例，总有效率 83%[10]。

4. 治疗女性尿道综合征 以补中益气汤加益智仁 10g、覆盆子 10g、五味子 10g，治疗导尿术后女性尿道综合征 30 例，患者服药 4～8 剂后症状完全缓解[11]。

5. 治疗小儿流涎 以白术、益智仁、诃子、鸡内金、甘草、薏苡仁为基本方治疗小儿流涎 63 例，总有效率 73%[12]。

6. 治疗小儿抽动秽语综合征 以抽动停（益智仁 5g、枸杞子 10g、丹参 10g、石菖蒲 6g、郁金 6g、生龙骨 10g、生牡蛎 10g、地龙 8g、僵蚕 8g、柴胡 6g、生白芍 10g）治疗小儿抽动秽语综合征 20 例，总有效率 63.6%[13]。

（四）不良反应

毒性：小鼠口服益智仁 LD_{50} 大于 15g/kg。蓄积毒性试验表明：起始剂量 1.5g/kg，终止剂量 11.25g/kg，累加总剂量为 80g/kg，蓄积系数＞5.3。骨髓微核试验、Ames 试验、精子畸变试验均未发现其有致突变作用[14]。

参考文献

[1] Kubo M，Matsuda H，Suo T，et al. Study On Alpiniae Fructus. I. Pharmacological evidence of efficacy of Alpiniae Fructus on ancient herbal literature[J]. Yakugaku Zasshi，1995，115(10)：852.

[2] 嵇志红，于新宇，张晓利，等. 益智仁水提取物对东莨菪碱所致记忆获得障碍大鼠的干预效应[J]. 中国临床康复，2005，9(28)：120-122.

[3] 嵇志红，张炜，张晓利，等. 益智仁水提取物对脑老化小鼠海马 SOD 活力及蛋白含量的影响[J]. 大连大学学报，2006，27(4)：73-75.

[4] 嵇志红，于新宇，王辉，等. 益智仁水提取物对 D-半乳糖诱导脑老化小鼠学习记忆的影响[J]. 东北师大学报：自然科学版，2007，39(2)：138-140.

[5] 黄凤和，林明世，钟然，等. 益智仁药理作用的初步研究[J]. 广东医药学院学报，1989，5(2)：48-52.

[6] 由文华，何胜. 益智仁水提取物对运动训练小鼠肝组织自由基代谢和超微结构的影响[J]. 第四军医大学学报，2007，28(23)：2160-2162.

[7] 陈蓉，李仁茂，陈德记. 益智对小鼠实验性高脂血症的降脂作用[J]. 现代康复，2001，5(12)：49-50.

[8] 张红波. 自拟益智止遗汤加减治疗遗尿症 36 例[J]. 中国民间疗法，2008(2)：25.

[9] 王作朋. 自拟萆薢益智仁汤治疗乳糜尿疗效观察[J]. 甘肃中医，2004，17(10)：15.

[10] 景录先. 益气止消丸治疗糖尿病 236 例临床观察[A]. 中医药治疗糖尿病新进展——首届糖尿病(消渴病)国际学术会议论文集[C]，1994.

[11] 张饮祥. 补中益气汤加味治疗导尿术后女性尿道综合征[J]. 黑龙江中医药，2007(11)：34.

[12] 帅粉荣，刘丽莉. 中医治疗小儿流涎 63 例[J]. 延边大学学报，2007，5(4)：65.

[13] 刘文. 抽动停治疗小儿抽动秽语综合征 20 例观察[J]. 实用中医药杂志，2007，23(12)：761.

[14] 李远志，简洁莹. 益智的主要化学成分及毒理学分析[J]. 华南农业大学学报，1996，17(2)：108-111.

菟丝子　Tusizi

【别名】 菟丝实(《吴普本草》)，吐丝子(《本草求原》)，无娘藤米米(《中药形性经验鉴别法》)，黄藤子、龙须子(《东北药植志》)，萝丝子(《江苏药植志》)，缠龙子(《中药材手册》)，黄湾子、黄网子、黄萝子、豆须子(《山东中草药手册》)，豆寄生子、无根草子、黄丝子、黄丝藤子、无娘藤子、金黄丝子(《全国中草药汇编》)，迎阳子(《和汉药考》)。

【来源】 菟丝子，始载于《神农本草经》，列为上品，历代本草均有收载。为旋花科一年生寄生性蔓草植物菟丝子 *Cuscuta chinensis* Lam. 的成熟种子。主产于山东惠民、聊城、莱阳，河北沧县、大城、青县、天津郊区，山西垣曲、绛县、五台、浮山，辽宁海城、盖平，河南南阳、洛阳，江苏徐州、淮阴，以及黑龙江、内蒙古等地。多为野生，也有家种。

【采收炮制】 秋季果实成熟时采收植株，晒干，打下种子，除去杂质。生用或盐水炙用。

【商品规格】 分为大粒菟丝子和菟丝子两种。菟丝子为主流商品。大粒菟丝子以粒饱满、黑褐色均匀、无杂质者为佳；菟丝子以粒饱满、质坚实、灰棕色或黄棕色为佳。

按《中国药典》(2010 年版一部)规定：水分不得过 10.0％；总灰分不得过 10.0％；酸不溶性灰分不得过 4.0％。本品按干燥品计算，含金丝桃苷($C_{21}H_{20}O_{12}$)不得少于 0.10％。

【药性】 辛、甘，平。归肝、肾、脾经。

【功效】 补益肝肾，固精缩尿，明目，止泻，止渴，安胎。

【应用】

1. 阳痿不举，宫冷不孕　本品甘温入肾，善能补益肾阳、肾阴，为平补阴阳之品。用治肾气不足，下元虚损，男子阳痿，女子宫冷等症。常与鹿茸、肉苁蓉、钟乳粉等同用，治疗肾虚阳痿，如《鸡峰普济方》鹿茸续断散；或与枸杞子、五味子等同用，治疗阳痿遗精，如《医学入门》五子衍宗丸；或与山茱萸、覆盆子、枸杞等同用，治疗妇人虚损，宫冷不孕等症，如《经验良方全集》八圣丹。

2. 遗精遗尿，白带白浊　本品双补肾之阴阳，不燥不腻，用治肾气不足，肾关失固，遗精遗尿，白带白浊之症，有固精缩尿之功。常与益智仁、蛇床子、韭子等同用，治疗年老体弱，头昏脚弱，夜尿频多，淋浊遗精，如《世医得效方》五子丸；或与白茯苓、石莲子同用，治疗遗精、白浊，如《太平惠民和剂局方》茯菟丸；或与桑螵蛸、鹿茸、鸡内金等配伍，用治小便不禁，如《世医得效方》菟丝子丸。

3. 足膝痿弱，腰脚疼痛　本品补肝肾，添精益髓，强健筋骨，用治肝肾不足，腰痛足痿，《百一选方》以本品与杜仲等分，山药糊为丸，盐汤送服；或与牛膝、防风、补骨脂等配伍，如《医宗必读》煨肾丸。

4. 目昏目暗，视物不清　本品益肾养肝，使精血上注而有明目之能。用治肝肾不足，目失所养所致目暗昏花，视力减退等症，《太平圣惠方》以本品酒浸曝干，鸡子白和丸，空心温酒送服；《证治准绳》驻景丸，以本品配伍熟地黄、车前子等，以增强药力。

5. 脾虚便溏，泄泻食少　本品既能助阳，又能益精，不燥不腻，为平补肝、肾、脾之良药。用治脾肾两虚，食少纳差，泄泻便溏等症，常与山药、芡实、鱼鳔等同用，如《疡医大全》八仙糕；或与人参、补骨脂、山茱萸等补气壮阳固涩之品同用，如《先醒斋医学广笔记》脾肾双补丸。

6. 脏腑虚劳，阴虚消渴　本品甘温，双补阴阳，用治肾水不足，真阴亏耗，消渴不止之症，可单用本品，如《本草纲目》引《事林广记》方，以本品煎汁，任意饮之，以止为度；《全生指迷方》也以本品单用为丸、散，止消渴；《严氏济生续方》以本品与五味子同用，治疗肾水涸燥，口干耳鸣，脚弱眼花之症；《瑞竹堂经验方》以本品与人参、肉苁蓉等同用，治疗脏腑虚劳，下元久冷，如十补丸。

7. 胎元不固，胎动下血　本品补肝肾，固冲任，有安胎止血之功。常与续断、桑寄生、阿胶等同用，如《医学衷中参西录》寿胎饮。

此外，本品外用有消风祛斑之功，可用治白癜风。

【用法用量】 6～12g；外用适量。

【使用注意】 阴虚火旺，大便燥结，小便短赤者不宜服。

【药论】

1.《神农本草经》：“主续绝伤，补不足，益气力，肥健。……久服，明目轻身延年。”

2.《药性论》：“治男女虚冷，添精益髓，去腰疼膝冷，又主消渴热中。”

3.《名医别录》：“主养肌，强阴，坚筋骨，主治茎中寒，精自出，溺有余沥，口苦，燥消，寒血为积。”

4.《药品化义》：“疗脾虚久泻，饮食不化，四肢困倦。脾气渐旺，则卫气自冲，肌肉得养矣。”

【现代研究】

(一) 化学成分

菟丝子含槲皮素，紫云英苷，槲皮素-3-*O*-β-半乳糖-7-*O*-β-葡萄糖苷，金丝桃苷，胆固醇，菜油固醇，β-谷固醇，豆固醇，β-香树精，三萜酸类，树脂苷及糖类化合物，生物碱，蒽醌类，香豆素类，皂苷类，甾萜类，鞣质，淀粉。

（二）药理作用

1. 性激素样作用　菟丝子提取物200mg/kg灌胃给药，升高环磷酰胺致雄激素部分缺乏模型大鼠血清睾酮(T)[1]。菟丝子黄酮灌胃给药，增加大鼠腺垂体、睾丸及附睾的重量，促进离体培养大鼠睾丸间质细胞基础分泌，提高血浆黄体生成素(LH)和T，增加睾丸对卵巢人绒毛促性腺激素(hCG)的结合力[2]；增加大鼠卵巢、子宫重量，增强hCG/LH受体功能，增强垂体对促性腺激素释放激素(LRH)的反应性，促进离体培养人早孕绒毛组织hCG分泌[3]。

2. 延缓衰老作用　菟丝子水煎液2～20g/kg灌胃给药，提高老龄小鼠红细胞膜的超氧化物歧化酶(SOD)活性，降低血清脂质过氧化物(LPO)、脑脂褐素(Lf)含量及肝单胺氧化酶(MAO-B)活性[4]；提高衰老模型小鼠皮肤中SOD活性、羟脯氨酸(Hyp)、皮肤水分含量，降低丙二醛(MDA)、Lf含量，改善衰老皮肤的形态学[5]。

3. 改善肾阳虚证　菟丝子水、正丁醇、乙酸乙酯、石油醚四个提取部位1.5g/kg灌胃给药，提高苯甲酸雌二醇致肾阳虚模型小鼠游泳时间、自主活动、睾丸和精囊腺指数，降低血清UR；水、正丁醇提取部位能提高抓力、血红蛋白(Hb)、红细胞体积(MCV)、红细胞及血小板计数；水、乙酸乙酯、石油醚提取部位升高肛温[6]。

4. 抗骨质疏松作用　菟丝子黄酮3.6g/kg灌胃给药，抑制去卵巢致骨质疏松模型大鼠的骨代谢，降低骨代谢指标如尿钙(u-Ca)/肌酐(Cr)、尿磷(u-P)/Cr、尿脱氧吡啶酚(uDPD)/Cr和骨碱性磷酸酶(BALP)，降低血清钙(S-Ca)、磷(S-P)、骨密度(BMD)，调整骨形成和骨吸收平衡[7]。

5. 增强免疫作用　菟丝子水提液1～4g/kg灌胃给药，促进小鼠免疫器官脾脏、胸腺增长，提高腹腔巨噬细胞吞噬功能，促进脾淋巴细胞增殖反应，诱导白介素产生[8]；提高衰老模型小鼠红细胞C3b受体花环率，降低免疫复合物花环率[9]。

6. 抗心脑缺血作用　菟丝子提取物20mg/kg、10mg/kg灌胃给药，减轻夹闭冠状动脉左前降支模型犬心肌损伤程度，缩小心肌损伤范围，增加冠脉血流量[10]。菟丝子水提物150～300mg/kg灌胃给药，减少脑缺血记忆障碍模型大鼠Y迷宫实验训练次数，降低跳台实验错误次数及受电击时间[11]；下调摘除卵巢模型大鼠小脑皮质及小脑深层核团中Bax蛋白的表达，上调Bcl-2蛋白的表达，从而保护小脑神经元[12]。

7. 其他作用　菟丝子水提液4g/kg灌胃给药，抑制及纠正白内障人员晶状体酶异常变化，延缓大鼠白内障形成[13]。菟丝子多糖150～600mg/kg灌胃给药，降低四氧嘧啶致糖尿病模型小鼠血糖，增加体重、肝糖原，延长游泳时间[14]。菟丝子水提液0.06g/20g灌胃给药，抑制环磷酰胺诱发小鼠骨髓细胞的微核作用[15]。

（三）临床报道

1. 治疗阳痿　以淫羊藿、菟丝子各150g共为末，即为淫羊藿菟丝子散。每次5g，黄酒送服，每日3次。20天为1个疗程。治疗阳痿52例，痊愈39例，总有效率为92%[16]。

2. 治疗男性不育症　以菟丝子9g，研末，分3次冲服，或装胶囊吞服。肾阴虚明显者，配合每日嚼食枸杞子30g，治疗肾虚型男性不育症19例，总有效率89.5%[17]。

3. 治疗卵巢早衰　益肾抗衰汤(菟丝子20g、熟地黄20g、淫羊藿15g、紫河车粉3g、山茱萸15g、枸杞子10g、山药12g、当归10g、白芍10g、红花4g、大枣5g)加戊酸雌二醇片/雌二醇环丙孕酮片复合包装(克龄蒙)中西医结合治疗肾虚型卵巢早衰 24 例,总有效率为 91.67%,优于对照组(克龄蒙)[18]。

4. 治疗不孕症 以菟丝子 30g、枸杞子 20g、桂枝 10g、茯苓 10g、白芍 20g、牡丹皮 10g、桃仁 10g、川椒 3g、鹿角胶 10g 为基本方,加减治疗排卵功能障碍性不孕症 67 例,总有效率 88.1%[19]。

5. 治疗功能失调性子宫出血 在辨证的基础上重用菟丝子、苦酒,治疗功能失调性子宫出血 80 例,疗效显著[20]。

6. 治疗继发性闭经 以加减苁蓉菟丝子丸(基本药物为熟地黄 10g、当归 10g、白芍 15g、菟丝子 15g、枸杞子 15g、淫羊藿 15g、肉苁蓉 15g)随证加减治疗继发性闭经 30 例,治愈 15 例,有效 11 例,无效 4 例[21]。

7. 治疗小儿遗尿症 以益肾止遗汤(桑螵蛸、菟丝子、煅牡蛎、益智仁、石菖蒲各 6～10g,肉桂、五味子各 3～6g,覆盆子 6g)随症加减,治疗小儿遗尿症 36 例,总有效率 91.6%[22]。

8. 治疗带状疱疹 取菟丝子 100g,用锅焙干,研成细粉,加入麻油适量,调成稀膏状,将菟丝子膏涂于皮损处,每天 2 次,治疗带状疱疹 49 例,有效率 100%[23]。

(四) 不良反应

毒性:菟丝子醇提水溶液皮下注射对小鼠的 LD_{50} 为 2.465g/kg,30～40g/kg 灌胃无中毒症状。菟丝子浸剂、酊剂给大鼠连续灌胃 70 天,不影响动物的生长发育,重要脏器亦无病理改变[24]。

参 考 文 献

[1] 章振保,杨庆涛,杨镜秋,等.淫羊藿苷、菟丝子提取物对雄激素部分缺乏大鼠生殖保护作用的比较研究[J].中国老年学杂志,2006,26(10):1389-1391.

[2] 佘白蓉,秦达念,杨绮华,等.菟丝子黄酮与淫羊藿黄酮对雄性生殖功能影响的对比研究[J].中华实用中西医杂志,2003,3(16):842-843.

[3] 秦达念,佘白蓉,佘运初.菟丝子黄酮对实验动物及人绒毛组织生殖功能的影响[J].中药新药与临床药理,2000,11(6):349-350.

[4] 郭军,白书阁,王玉民,等.菟丝子抗衰老作用的实验研究[J].中国老年学杂志,1996(16):37-38.

[5] 王宏贤,李寒冰.菟丝子对亚急性衰老模型小鼠皮肤中相关指标的影响[J].四川中医,2007,25(12):13-15.

[6] 陈素红,范景,吕圭源,等.菟丝子不同提取部位对雌二醇致肾阳虚小鼠的影响[J].上海中医药大学学报,2008,22(6):62-63.

[7] 蔡西国,赵素霞.菟丝子黄酮干预去卵巢大鼠骨代谢研究[J].中药药理与临床,2007,23(6):27-29.

[8] 张庆平,石森林.菟丝子对小鼠免疫功能影响的实验研究[J].浙江临床医学,2006,8(6):568-569.

[9] 王昭,朴金花,张风梅,等.菟丝子对 D-半乳糖所致衰老模型小鼠红细胞免疫功能的影响[J].黑龙江医药科学,2003,26(6):16-17.

[10] 李连达,刘建勋,孙卫,等.菟丝子提取物(CL-4)对犬心肌缺血和心脏血流动力学影响的实验研究[J].生理科学,1984,4(3):58.

[11] 嵇志红,张晓利,董连峰,等.菟丝子水提物对脑缺血大鼠记忆障碍的改善作用[J].中国行为医学科学,2006,15(8):681-682.

[12] 阿依木古丽,蔡勇.菟丝子提取物对小脑中 Bcl-2 和 Bax 蛋白表达的影响[J].西北民族大学学报,

2007,28(67):47-51.

[13] 杨涛,梁康,张昌颖.四种中草药对大鼠半乳糖性白内障防治效用的研究[J].北京医科大学学报,1991,23(2):97.

[14] 李道中,彭代银,张睿,等.菟丝子多糖对糖尿病小鼠的治疗作用[J].安徽医药,2008,12(10):900-901.

[15] 吴美娟,王明艳.菟丝子对环磷酰胺诱发的HN的抑制作用[J].天津中医学院学报,1999,18(4):41-42.

[16] 曹向明.淫羊藿菟丝子散为主治疗阳萎52例[J].中国民间疗法,1999(11):30.

[17] 王建国,张会臣.菟丝子治疗肾虚型男性不育症19例[J].河北中医,2001,23(1):53.

[18] 刘娜,王永宏,熊利.益肾抗衰汤配合克龄蒙治疗肾虚型卵巢早衰的临床观察[J].湖南中医药大学学报,2009,29(3):49-51.

[19] 匡海杰,匡淑杰.中医治疗排卵功能障碍性不孕症67例[J].中国社区医师,2006,22(8):45.

[20] 刘国芳.重用苦酒、菟丝子治疗功能性子宫出血80例[J].湖北中医杂志,1997,19(5):25.

[21] 李文春,陈俊杰,王慧鸽,等.苁蓉菟丝子丸化裁治疗继发性闭经30例[J].现代中西医结合杂志,2009,18(17):2037.

[22] 黄文玉.益肾止遗汤治疗小儿遗尿症36例[J].陕西中医,2010,31(3):302.

[23] 孙武,付德能.菟丝子膏治疗带状疱疹49例疗效观察[J].现代中西医结合杂志,2000,9(14):1365.

[24] 江苏新医学院.中药大辞典[M].上海:上海人民出版社,1977:2006.

沙苑子　*Shayuanzi*

【别名】 沙苑蒺藜、同州白蒺藜、沙苑白蒺藜(《本草图经》),沙苑蒺藜子(《本草求原》),潼蒺藜(《本草便读》),沙蒺藜(《增订伪药条辨》),夏黄草(《吉林中草药》),蔓黄芪(《全国中草药汇编》)。

【来源】 沙苑子,始载于《本草图经》,历代本草多有收载。为豆科一年生草本植物扁茎黄芪 *Astragalus complanatus*. R. Br. 的成熟种子。主产于陕西大荔、渭南、鄠县、兴平,安徽亳县,此外河北、山西、内蒙古等地均有生产。均为栽培品种。

【采收炮制】 秋末冬初果实成熟尚未开裂时采割植株,晒干,打下种子,除去杂质。生用或盐水炒用。

【商品规格】 有潼蒺藜、亳蒺藜两种。以身干,粒大饱满、绿褐色或灰褐色,无杂质者为佳。以产陕西潼关者为最著名,称潼蒺藜,亳蒺藜质较次。

按《中国药典》(2010年版一部)规定:水分不得过13.0%;总灰分不得过5.0%;酸不溶性灰分不得过2.0%。本品按干燥品计算,含沙苑子苷($C_{28}H_{32}O_{16}$)不得少于0.050%。

【药性】 甘,温。归肝、肾经。

【功效】 补肾助阳,固精缩尿,养肝明目。

【应用】

1. 肾虚腰痛,遗精早泄　本品甘温兼固涩,有补益肝肾、固精缩尿之能。用治肾亏腰痛,下元虚冷,可用本品与杜仲、续断、胡桃肉等配伍,以增强药力;用治跌打折损,筋缩疼痛,可与桑寄生、附子、西洋参等益气养血、活血通经之品同用,如《赛金丹》邱祖伸筋丹;或与芡实、龙骨、牡蛎等同用,以益肾固精,如《医方集解》金锁固精丸;或与山萸肉、益智子、白茯苓等同用,以滋阴暖精,治疗肾虚遗精,腰膝酸软,阴囊湿冷,如《慈禧光绪医方选议》滋阴益肾暖精丸;本品亦每与淫羊藿、沉香、人参等同用,以益肾壮阳起痿,如《集验良方》千口一杯酒。

2. 目暗不明，目暗昏花　本品益肾精，养肝阴，而有明目之能。用治肝肾不足，目失所养，眼目昏花等症，每与蔓荆子、草决明同用，如《医品补遗》决明丸；或配伍当归、熟地黄、知母等滋阴养血之品，增强培本明目之能，如《医品补遗》治眼昏花方；《神仙济世良方》又以本品配伍木贼草、夜明砂、草决明、白菊花、广木香内服，番木鳖熬水洗目，治疗双目失明。

【用法用量】煎服。9～15g。

【使用注意】本品温补固涩，阴虚火旺及小便不利者慎用。

【鉴别用药】沙苑子、菟丝子均能补益肝肾，助阳固精，缩尿，明目，同可用治肝肾不足，腰膝酸痛，阳痿遗精，遗尿尿频，白带白浊及目暗不明，头昏眼花等症。然沙苑子甘温不燥，长于固涩，多用于遗精遗尿、带下白浊之症；菟丝子辛甘性平，不温不燥，既能补阳，又能益阴，乃平补肝肾脾三经良药，兼能补脾止泻、安胎，脾虚便溏、泄泻及胎元失固、胎动下血等症常用。

【药论】

1.《本草图经》："主痔漏、阴汗及妇人发乳带下。"

2.《本草纲目》："补肾，治腰痛泄精，虚损劳乏。"

3.《本草汇言》："补肾涩精之药也。……能养肝明目，润泽瞳人，补肾固精，强阳有子，不烈不燥，兼止小便遗沥，乃和平柔润之剂也。"

4.《本草衍义》："补肾药，今人多用。"

5.《本草从新》："补肾，强阴，益精，明目。治带下……性能固精。"

【现代研究】

（一）化学成分

沙苑子的化学成分主要为三萜糖苷，黄酮及其多种糖苷，异黄酮苷，氨基酸，多种脂肪酸类化合物等。

1. 三萜糖苷　紫云英苷Ⅷ，大豆苷甲，3-*O*-α-L-吡喃鼠李糖(1→2)-β-D-吡喃木糖-(1→2)-β-D-吡喃葡萄糖醛酸-大豆醇乙-22-*O*-β-D-吡喃葡萄糖苷，3-*O*-α-L-吡喃鼠李糖(1→2)-β-D-吡喃半乳糖(1→2)-β-D-吡喃葡萄糖醛酸-大豆醇乙-22-*O*-β-D-吡喃葡萄糖苷，3-*O*-α-L-吡喃鼠李糖(1→2)-β-D-吡喃木糖(1→2)-β-D-吡喃葡萄醛酸-3β，22β，24-三羟基-11-羰基-齐墩果烷-12-烯，3-*O*-α-L-吡喃鼠李糖-(1→2)-β-D-吡喃半乳糖-(1→2)-β-D-吡喃葡萄糖醛酸-3β，22β，24-三羟基-11-羰基-齐墩果烷-12-烯。

2. 黄酮、异黄酮及其糖苷　沙苑子苷，紫云英苷，杨梅树皮素，鼠李柠檬素-3-*O*-β-D-葡萄糖苷，山柰素，山柰素-3-*O*-α-L-吡喃阿拉伯糖苷，新沙苑子苷，杨梅沙苑子苷，咖力可素-7-*O*-葡萄糖苷，芒柄花苷，两种新的黄酮苷倍半萜酯：沙苑子素，鼠李柠檬素-葡萄糖苷二氢止权酸酯，和环山芋豆苷甲。

3. 氨基酸　沙苑子中含有多种氨基酸；赖氨酸(微量)，氨(0.0023)，天冬氨酸(0.0242)，苏氨酸(0.0040)，丝氨酸(0.0051)，谷氨酸(0.1156)，脯氨酸(微量)，甘氨酸(0.0032)，丙氨酸(0.0071)，胱氨酸(0.0015)，蛋氨酸(微量)，异亮氨酸(0.0015)，亮氨酸(0.0015)，酪氨酸(0.0073)，苯丙氨酸(微量)。

4. 脂肪酸　庚烯酸，十五酸，十六酸，十八烯酸，十八酸，十八二烯酸，二十酸，二十烯酸，亚麻酸。

5. 微量元素及其他　沙苑子中含有钴、硒、铁、锌、锰、铜、镍、钼、钾等；β-谷固醇和含氨化合物：*N*-[3-羧基丙基]-*N*-[3-甲基-2-丁烯基]胍。

（二）药理作用

1. 抗肝损伤作用　沙苑子黄酮能降低二甲基亚硝胺（DMN）致肝纤维化模型大鼠血清ALT、AST、白蛋白（Alb）、透明质酸（HA）、层黏连蛋白（LN）、Ⅲ型前胶原氨基端肽（PⅢNP），提高血清干扰素（IFN-γ），降低肝组织丙二醛（MDA），改善肝小叶结构，减轻胶原纤维[1]。

2. 降血脂作用　沙苑子水提液、醇取液、总黄酮能降低高脂血症大鼠血中TC、TG，升高血清高密度脂蛋白（HDL-C），减轻肝脂肪病变，改善厌食及活动减少状况[2,3]。

3. 降血压作用　能降低自发性高血压大鼠（SHR）收缩压、舒张压[4]。

4. 降血黏作用　沙苑子总黄酮能降低高脂饲料所致高脂血症大鼠全血比黏度、全血还原黏度，升高血细胞比容，减慢血沉，缩短红细胞电泳时间[5]。

5. 提高免疫作用　沙苑子煎液5g/kg、10g/kg和黄酮灌胃给药，提高615纯系小鼠的脾细胞或血清溶菌酶活力，促进植物血凝素（PHA）刺激小鼠及正常小鼠脾脏对H-TdR的掺入[6]。提高^{60}Co γ射线照射小鼠21天存活率，促进胸腺细胞和脾脏细胞增殖，延长受辐射小鼠的存活时间，升高外周血中的白细胞、红细胞、血小板和血红蛋白[7]。

6. 抗肿瘤作用　沙苑子黄酮能抑制肝癌H_{22}移植瘤模型小鼠移植瘤的生长，升高小鼠脾指数及白细胞总数、淋巴细胞、单核细胞、中性粒细胞数，增强刀豆蛋白刺激下小鼠脾淋巴细胞转化作用[8]。

7. 镇痛作用　沙苑子水煎醇沉液能延长小鼠痛反应潜伏期；降低0.05%酒石酸锑钾致小鼠的扭体反应次数；增加小鼠自发活动；协同阈下剂量的硫喷妥钠的中枢抑制作用[9]。

8. 其他作用　沙苑子水煎液5～40g/kg灌胃给药，降低D-半乳糖衰老模型雌性小鼠体内MDA含量，提高超氧化物歧化酶（SOD）、谷胱甘肽过氧化酶（GSH-Px）活性[10]；降低伤寒-副伤寒甲、乙混合疫苗致发热家兔及小鼠体温；延长小鼠游泳时间和低温存活时间[9]。

（三）临床报道

1. 治疗早泄　以七子鹿龙汤（菟丝子15g、蛇床子10g、枸杞子15g、沙苑子12g、五味子10g、金樱子15g、覆盆子15g、鹿角霜25g或鹿茸3g冲服、煅龙牡各15g）治疗中年继发性早泄38例，疗效显著[11]。

2. 治疗前列腺增生症　前列合剂（黄柏、知母各10g，肉桂3g，沙苑子15g，红花、桃仁各8g，琥珀5g冲服）治疗前列腺增生症40例，总有效率90%[12]。

3. 治疗弱视　在综合治疗的同时，口服益视冲剂（沙苑子、茯苓、石斛、枸杞子等）治疗弱视患儿80例149眼，经3个月弱视治疗，有效率63.09%[13]。

4. 治疗白癜风　沙苑蒺藜1000g，炒至腥香气味溢出时倒入盛有100g白酒的容器中，搅匀加盖密封1小时，晾干研细末，每日以水送服30g。治疗白癜风92例，总有效率50%[14]。

（四）不良反应

毒性：沙苑子100%水煎醇沉液灌胃给药，大鼠LD_{50}为（37.75±1.05）g/kg。灌胃给予wistar大鼠以沙苑子5.0g/kg、2.5g/kg、1.0g/kg剂量，每日1次，连续60天进行长期毒性试验，结果未见明显病理变化[15]。

参考文献

[1] 刘春宇，顾振纶，张克平，等. 沙苑子黄酮对DMN诱导的大鼠肝纤维化形成的影响[J]. 中国药理

学通报,2004,20(1):110-114.

[2] 张秋菊,张建军,贾德贤,等.沙苑子提取物降脂作用实验研究[J].北京中医药大学学报,2007,30(5):323-325.

[3] 许青媛.沙苑子总黄酮的降脂作用[J].陕西医学杂志,1989,18(1):59-60.

[4] 薛冰,李景新,陈连璧.沙苑子总黄酮对SHR的降压及血流动力学影响[J].中国中药杂志,2002,27(11):855-858.

[5] 许青媛.沙苑子总黄酮对实验性高脂血症血液流变学的影响[J].陕西医学杂志,1987,16(5):61-62.

[6] 阎惠勤,王璟清,赵绪民,等.沙苑子水煎剂对正常小鼠免疫功能的影响[J].陕西中医,1991,12(7):328-329.

[7] 齐琳,刘春宇,吴文倩,等.沙苑子黄酮对^{60}Co γ射线损伤作用的影响[J].苏州大学学报:医学版,2008,28(1):26-29.

[8] 刘春宇,顾振纶,杜崇民,等.沙苑子黄酮对H_{22}荷瘤小鼠的肿瘤抑制作用及对免疫功能的影响[J].中成药,2007,29(11):1690-1692.

[9] 陈光娟,沈雅琴.沙苑子的药理研究[J].中草药,1993,24(2):83-85.

[10] 肖爱珍,王忠,谷顺才,等.沙苑子的抗衰老作用[M].航空军医,2004,32(4):155-156.

[11] 王贻方,王克澄.七子鹿龙汤加味治疗中年继发性早泄38例[J].中国中医药信息杂志,2001,8(11):66.

[12] 潘立方,高健,张琳.前列合剂治疗前列腺增生症40例[J].安徽中医学院学报,1997,16(1):28.

[13] 张利玲,滕维城,林萍.益视冲剂治疗儿童弱视80例临床观察[J].陕西中医,2001,22(5):271-272.

[14] 李跃进.单味沙苑子治疗白癜风283例[M].河北中医,1998,20(3):148.

[15] 李广勋.中药药理毒理与临床[M].天津:天津科技翻译出版公司,1992:397.

胡芦巴 Huluba

【别名】葫芦巴(侯宁极《药谱》),苦豆(《饮膳正要》),芦巴(《本草原始》),胡巴(《本草求真》),季豆(《东北药植志》),小木夏、香豆子(《新疆中草药手册》),芦巴子、香草子(《全国中草药汇编》),芦肥子、肾曹都尉、肾曹都护、香萝蔔子(《和汉药考》)。

【来源】胡芦巴,始载于《嘉祐本草》,历代本草多有收载。为豆科一年生草本植物胡芦巴 *Trigonella foenum-graecum* L.的成熟种子。主产于河南商丘、夏邑、睢县,安徽亳县、阜县、涡阳、太和,四川广元、金堂,甘肃天水、甘谷等地。均为栽培品种。

【采收炮制】夏季果实成熟时采割植株,晒干,打下种子,除去杂质。盐水炙,捣碎用。

【商品规格】一般不分等级,以个大、饱满、无杂质者为佳。

按《中国药典》(2010年版一部)规定:药材水分不得过15.0%;总灰分不得过5.0%;酸不溶性灰分不得过1.0%。本品按干燥品计算,含胡芦巴碱($C_7H_7O_2$)不得少于0.45%。

【药性】苦,温。归肾经。

【功效】温肾助阳,散寒止痛。

【应用】

1. 寒疝腹痛,腹胁胀痛 本品温肾助阳,温经止痛,用治肾阳不足,寒凝肝脉,气血凝滞所致诸症。常与吴茱萸、川楝子、巴戟天等配伍,用治寒疝腹痛,痛引睾丸,如《太平惠民和剂局方》胡芦巴丸;或与附子、硫黄同用,治疗肾脏虚冷,胁胀腹痛,如《圣济总录》胡芦巴丸;或与当归、乌药等同用,治疗经寒少腹冷痛。

2. 足膝冷痛，寒湿脚气　本品苦温之性，温肾肝之阳，散筋骨寒湿，用治阳虚气化不行，寒湿下注，足膝冷痛，寒湿脚气症，常与木瓜、补骨脂同用，如《杨氏家藏方》胡芦巴丸。

3. 阳痿滑泄，精冷囊湿　本品补肾助阳，用治肾阳不足，命门火衰之阳痿不用，滑泄精冷，头晕目眩等症，常与附子、巴戟天等同用，如《慈禧光绪医方选议》沉香磁石丸。

【用法用量】 5～10g，水煎服或入丸、散。

【使用注意】 阴虚火旺者忌用。

【药论】

1.《嘉祐本草》："主元脏虚冷气。得附子、硫黄，治肾虚冷，腹胁胀满，面色青黑，得茴香子、桃仁，治膀胱气甚效。"

2.《本草纲目》："治冷气疝瘕，寒湿脚气，益右肾，暖丹田。"又"元阳不足，冷气潜伏，不能归元者宜之"。

3.《本草求真》："胡芦巴，苦温纯阳，亦能入肾补命门。""功与仙茅、附子、硫黄恍惚相似，然其力则终逊于附子、硫黄，故补火仍须兼以附、硫、茴香、吴茱萸等药同投，方能有效。"

4.《本草正义》："胡芦巴，乃温养下焦，疏泄寒气之药，后人以治疝瘕、脚气等证，必系真阳式微，水寒气滞者为宜，尚夹温邪，即为大忌。"

【现代研究】

（一）化学成分

含胡芦巴碱、胆碱（0.05％）、薯蓣皂苷元葡萄糖苷、薯蓣皂苷元-葡萄糖-二鼠李糖、Yamogenin tetro side。皂苷经酸水解后分离得薯蓣皂苷元外，有雅姆皂苷元、芰脱皂苷元、替告皂苷元、新替告皂苷元、西托皂苷元、25α-和25β-螺甾-3，5-二烯。还含杜荆素、异杜荆素、牡荆素-7-葡萄糖苷、荭草素或异荭草素的阿拉伯糖苷、胡芦巴苷Ⅰ、胡芦巴苷Ⅱ、香木瓜碱。此外，有槲皮素、4-羟基异亮氨酸、半乳甘露聚糖。含蛋白质总量约27％，油含量约7％，脂肪酸中主要为亚油酸、油酸、棕榈酸、月桂酸等。种子中还含有丰富的维生素C，以及胡萝卜素、核黄素、烟碱。

种子中含的各种类脂约为干重的7.5％，其中包括各种中性类脂84.1％，糖脂类5.4％和磷脂类10.5％。中性类脂主要含三酰基甘油类（86％）、二酰基甘油类（6.3％）和少量一酰基甘油类、游离脂肪酸和固醇类物质。

（二）药理作用

1. 降血糖、降血脂作用　胡芦巴水煎液1～8g/kg灌胃给药，降低链脲佐菌素（STZ）所致糖尿病模型大鼠血糖[1]；胡芦巴总皂苷能降低肾上腺素诱发高血糖模型小鼠和正常小鼠空腹血糖（FBG）；降低STZ加高脂诱发的糖尿病模型大鼠FBG，升高空腹血清胰岛素（FINS）；降低STZ诱发的糖尿病模型大鼠动态血糖[2]。胡芦巴水煎液能降低STZ所致糖尿病模型大鼠血清甘油三酯（TG）、胆固醇（TC），升高血清高密度脂蛋白（HDL-C）[1,3]。胡芦巴总皂苷灌胃给药，降低喂养高糖高脂饲料致血脂紊乱模型大鼠TG、TC、低密度脂蛋白（LDL-C），升高HDL-C[2,4]。

2. 抗肝损伤作用　胡芦巴混悬液灌胃给药，能降低四氯化碳（CCl_4）或D-氨基半乳糖所致急性肝损伤模型小鼠血清丙氨酸氨基转移酶（ALT）、天门冬氨酸氨基转移酶（AST）和MDA，升高谷胱甘肽过氧化酶（GSH-Px）活性[5]。

3. 抗生育作用　胡芦巴提取物100mg/d（含0.6％胆固醇皂苷）连续灌胃60天，减少雄性大鼠精液量，降低精子活能动力，减少睾丸、附睾、前列腺、精囊重量；降低附睾、精囊和前列腺总蛋白质和唾液酸浓度,降低睾丸总蛋白、睾丸糖原、精囊果糖浓度,增加睾丸和血清胆固醇,降低血清蛋白、磷脂和 TG[6]。

4. 抗肿瘤作用　胡芦巴中性多糖酸解或酶解产物灌胃给药,能提高 S_{180} 腹水瘤模型小鼠肝、肾等内脏器官超氧化物歧化酶(SOD)活性,减少过氧化产物丙二醛(MDA)生成[7]。

5. 其他作用　胡芦巴总皂苷灌胃给药,能延长结扎双侧颈总动脉所致急性不完全性脑缺血模型小鼠的存活时间、凝血时间、断颅后喘息时间[8]。

(三) 临床报道

1. 治疗痛经　拟胡芦巴汤(胡芦巴、益母草、紫石英、当归、白术、香附、川芎、吴茱萸、小茴香、没药、甘草)为基本方随证加减治疗痛经 80 例,总有效率 91.25%[9]。

2. 治疗子宫内膜异位症　胡芦巴丸(胡芦巴、巴戟天各 12g,吴茱萸 5g,川楝子 10g,川乌 3g,茴香 6g)为基本方随症加减,治疗子宫内膜异位症 50 例,总有效率为 82%[10]。

3. 治疗特发性水肿　以利水汤(基本方:黄芪 30g、白术 15g、茯苓 15g、猪苓 15g、泽泻 15g、赤小豆 30g、胡芦巴 15g、益母草 15g、桂枝 6g、泽兰 10g、香附 10g)为基本方随证加减治疗特发性水肿 50 例,总有效率 90%[11]。

4. 治疗 2 型糖尿病　以胡芦巴总皂苷(TFGs)与磺脲类降糖药(SU)合用对继发性失效 2 型糖尿病的疗效进行观察,显示了较好的降糖效果,同时能改善临床症状,且有较好的安全性[12]。

(四) 不良反应

毒性　大鼠皮下注射胡芦巴碱的 LD_{50} 为 5g/kg;番木瓜碱对中枢神经系统有麻痹作用,小鼠及兔在中毒末期出现轻度惊厥[13]。

参 考 文 献

[1] 周玖瑶,邓素坚,黄桂英,等. 葫芦巴对链佐霉素诱导糖尿病模型大鼠药理研究[J]. 中华中医药学刊,2007,25(5):1005-1007.

[2] 李琳琳,张月明,王雪飞,等. 胡芦巴粗提物对血糖和血脂作用的实验研究[J]. 新疆医科大学学报,2005,28(2):98-101.

[3] 石艳,李才,张秀云,等. 胡芦巴对实验性糖尿病大鼠脂代谢及肾脏抗氧化防御功能的影响[J]. 吉林大学学报:医学版,2004,30(5):694-696.

[4] 孙晓风,李琳琳,毛新民. 胡芦巴总皂苷对血脂紊乱模型大鼠生化指标的影响[J]. 新疆医科大学学报 2005,2(2):101-103.

[5] 朱宝立,班永宏,段金廒. 胡芦巴对急性化学性肝损伤的保护作用[J]. 中国工业医学杂志,2000,13(1):19-21.

[6] 胡芦巴种子提取物中类固醇部分对雄性大白鼠生育力的功效[J]. 国外医学:中医中药分册,1994,16(2):36.

[7] 吴婷,闫茂华,张娅,等. 胡芦巴多糖酸解和酶解产物抗氧化及抗菌活性的比较研究[J]. 食品科学,2007,28(11):509-511.

[8] 李琳琳,毛新民,王雪飞,等. 胡芦巴总皂苷对小鼠学习记忆的促进作用及抗脑缺血作用初探[J]. 新疆医科大学学报,2001,24(2):98-99.

[9] 王伟. 葫芦巴汤治疗痛经 80 例[J]. 新中医,2009,41(2):85.

[10] 杨国燕. 中药葫芦巴丸治疗子宫内膜异位症 50 例观察[J]. 浙江中医杂志,2010,45(6):410.

[11] 吴家瑜. 利水汤治疗特发性水肿 50 例[J]. 中国中医药科技,2006,13(3):152.

[12] 卢芙蓉，沈霖，秦铀，等. 葫芦巴总皂苷联合磺脲类降糖药治疗2型糖尿病36例临床观察[J]. 中国中药杂志，2008，33(2)：184.

[13] 国家中医药管理局《中华本草》编委会. 中华本草[M]. 上海：上海科学技术出版社，1996：934.

肉苁蓉　Roucongrong

【别名】 肉松蓉（《吴普本草》），纵蓉（《本草经集注》），地精（《石药尔雅》），金笋（《现代实用中药》），大芸（《青海药材》），寸芸、苁蓉（《全国中草药汇编》），金笥、地丁、列当、肉菘蓉、黑司命、碧水龙、紫花地丁（《和汉药考》），淡大芸（《中药学》）。

【来源】 肉苁蓉，始载于《神农本草经》，列为上品，历代本草均有收载。因其补而不峻，有从容和缓的作用，且为肉质，故名。为列当科一年生寄生草本植物肉苁蓉 *Cistanche deserticola* Y. C. Ma的带鳞叶的肉质茎。主产于内蒙古巴盟阿拉善旗、乌盟及河套地区，新疆戈壁滩、奇台、阿勒秦，甘肃张掖地区永昌、山丹、高台，青海共和、兴海等地。以内蒙古阿拉善旗产量最大。多野生于沙漠地带。

【采收炮制】 多于春季苗未出土或刚出土时采收其寄生肉质茎，除去花序，干燥。切厚片生用或酒制用。

【商品规格】 有淡苁蓉和咸苁蓉两种。淡苁蓉以个大、身肥、鳞细、颜色灰褐色至黑褐色、油性大、茎肉质而软者为佳。咸苁蓉以色黑、质糯、细鳞粗条、体扁圆形者为佳。习惯认为产于内蒙古者为最著。

按《中国药典》（2010年版一部）规定：水分不得过10.0%；总灰分不得过8.0%；浸出物肉苁蓉不得少于35.0%；管花肉苁蓉不得少于25.0%；本品按干燥品计算，肉苁蓉含松果菊苷（$C_{35}H_{46}O_{20}$）和毛蕊花糖苷（$C_{29}H_{36}O_{15}$）的总量不得少于0.30%；管花肉苁蓉含松果菊苷（$C_{35}H_{46}O_{20}$）和毛蕊花糖苷（$C_{29}H_{36}O_{15}$）的总量不得少于1.5%。

【药性】 甘、咸，温。归肾、大肠经。

【功效】 补肾阳，益精血，润肠燥。

【应用】

1. 肾阳不足，阳痿早泄，宫冷不孕　本品甘温助阳，味咸入血益精补血，且温而不热，补而不腻，为平补之剂。故可用治肾阳不足，精血亏虚而致阳痿不举、早泄滑精、女子宫冷、久不受孕等症，如《证治准绳》肉苁蓉丸，以之配伍熟地黄、五味子、菟丝子以治阳痿；本品用治精血亏败，宫冷不孕常配用紫河车、鹿茸、当归、熟地黄等同用。

2. 腰膝酸软，筋骨痿弱　本品补肾阳、益精血，用治肾阳不足，精亏血少而致腰膝冷痛，筋骨无力，足弱筋痿等症，以本品配伍枸杞子、杜仲、菟丝子等同用，如《医醇賸义》苁蓉汤。

3. 耳鸣耳聋，健忘失眠　本品平补精阳，补力和缓从容，不峻不烈，用治肾虚耳聋，耳内虚鸣及髓海空虚，健忘失眠等症。如《济生方》苁蓉丸以本品配伍山茱萸、石菖蒲、菟丝子等同用治疗肾虚耳聋；《本草拾遗》用肉苁蓉、鳝鱼二味为末，黄精汁为丸，久服用治髓海不足，失眠健忘。

4. 肾虚精亏，消中易饥　本品补阳益精，补而不峻，用治劳欲过度，肾虚精亏而致消谷善饥的中消及烦渴多饮、多食善饥、小便频数的三消证。如《医学指南》以之配伍山茱萸、五味子为末，蜜丸盐酒送下，治疗消中易饥；《三因极一病证方论》苁蓉丸则以之配伍熟地黄、山药、黄芪等，治疗三消证。

5. 肾虚精亏，遗溺白浊　本品补肾益精，暖而不燥，滑而不泄，用治肾虚精亏，白浊遗溺等症，《圣济总录》以本品配伍鹿茸、山药、白茯苓等分为末，米糊丸，枣汤送服。

6. 津伤血枯，肠燥便秘 本品甘温质润，无燥烈之害，能温养精血而润燥滑肠，用治虚人、老人津枯便秘、阳虚便秘尤宜。如《先醒斋医学广笔记》单用肉苁蓉四两，治高年血枯大便燥结；《济生方》润肠丸以之配伍沉香、麻子仁，用治老人虚人汗多便秘；《景岳全书》济川煎以之配伍当归、枳壳、牛膝等，用治病涉虚损，大便闭结不通。

【用法用量】 煎服，6～10g。

【使用注意】 阴虚火旺及便溏腹泻者忌服，胃肠实热而大便干结者，亦不宜用。

【药论】

1.《神农本草经》："主五劳七伤，补中，除茎中寒热痛，养五脏，强阴，益精气，多子，妇人癥瘕。久服轻身。"

2.《本草汇言》："养命门，滋肾气，补精血之药也。男子丹元虚冷而阳道久沉，妇女冲任失调而阴气不治，此乃平补之剂也。"

3.《玉楸药解》："肉苁蓉，暖腰膝，健骨肉，滋肾肝精血，润肠胃结燥。"

4.《药性本草》："益髓，悦颜色，延年，大补壮阳，日御过倍，治女人血崩。"

5.《本草备要》："补命门相火，滋润五脏，益髓筋，治五劳七伤，绝阳不兴，绝阴不产，腰膝冷痛，崩带遗精。"

【现代研究】

（一）化学成分

肉苁蓉脂溶性成分经气质联用鉴定出 6-甲基吲哚，3-甲基-3-乙基己烷，2，6-双（1，1-二甲基乙基）-4-甲基苯酚，双环[2，2，2]辛-5-烯-2-醇，十七烷，4，6-二甲基十二烷，2-甲基-5-丙基壬烷，3，6-二甲基十一烷，十九烷，二十烷和廿一烷等。

从肉苁蓉中得到水溶性的 *N*，*N*-二甲基甘氨酸甲酯和甜菜碱，β-谷固醇，胡萝卜苷，三十烷醇，咖啡酸糖酯，8-表马钱子酸葡萄糖苷，甘露醇，硬脂酸，2-二十九酮，双-2-乙基-己基-苯二甲酸酯。

（二）药理作用

1. 性激素样作用 肉苁蓉水煎液灌胃给药，能促进去卵巢大鼠垂体对注射丙氨酸类似物（LRH）后黄体生成素（LH）分泌，增加雌性大鼠垂体前叶、卵巢、子宫重量，提高卵巢人绒毛膜促性腺激素（hCG/LH）受体特异结合力[1]；增加幼年小鼠或去势大鼠精囊腺、前列腺、睾丸重量[2,3]；提高雄性小鼠精子数量、存活率，加快精子运行速度，降低精子畸形率，增强睾丸生精功能，改善附睾管微环境，增加果糖含量，增强睾丸和附睾琥珀酸脱氢酶、非特异性酯酶活性[4]。

2. 提高胃肠功能 肉苁蓉水煎液灌胃给药，缩短小鼠排便时间[5]；促进大肠蠕动，使粪便变大、变软或不成形，抑制大、小肠吸收水分[6]。

3. 增强免疫作用 肉苁蓉水煎液灌胃给药，提高泼尼松致免疫功能低下模型小鼠巨噬细胞的吞噬百分率和吞噬指数[3]；增加小鼠脾脏和胸腺重量，增加溶血素和溶血空斑值，提高淋巴细胞转化率，增加^{3}H-TdR 的掺入淋巴细胞量，增加腹腔巨噬细胞内 cAMP 含量，降低 cGMP 含量[7]。肉苁蓉多糖 12.5～200μg/ml，体外单独或协同 ConA、PHA 促进小鼠胸腺淋巴细胞增殖，提高脾淋巴细胞分泌 IL-2 的能力[8]。

4. 延缓衰老作用 肉苁蓉水煎液 4～40g/kg 灌胃给药，降低 D-半乳糖致早衰模型小鼠脑组织单胺氧化酶（MAO-B）活力及血浆、脑、肝脂质过氧化物（LPO）含量[9]；升高血清超氧化物歧化酶(SOD)活力,增加肝细胞核线粒体体积,改善大脑皮质中央前回血管基底膜增厚等超微结构变化[10];肉苁蓉水或乙醇或乙酸乙酯提取物 0.2～31.25g/kg 灌胃给药,提高小鼠红细胞 SOD 活性,降低心肌脂褐质含量[11]。

5. 抗老年痴呆作用　肉苁蓉总苷 62.5mg/kg、125mg/kg、250mg/kg 灌胃给药,提高β-淀粉样肽致老年痴呆症模型小鼠学习记忆水平,升高脑 SOD 及 GSH-Px 活性,降低脑组织 MDA 含量、脑细胞凋亡率,改善脑组织病理状态,减弱 Bax 表达,增强 Bcl-2 表达[12]。肉苁蓉含药血清 1.6g/kg 可降低多巴胺神经细胞凋亡率,改善神经毒素 1-甲基-4-苯基吡啶离子(MPP^+)诱发的多巴胺能神经细胞凋亡[13]。

6. 抗心肌缺血作用　肉苁蓉总苷 0.25g/kg 灌胃给药,减轻异丙肾上腺素致小鼠心肌超微结构损伤,减少血清磷酸肌酸激酶(CPK)释放[14];静脉注射给药,减低结扎冠脉大鼠所致心电图 ST 段抬高幅度,减小梗死面积,提高心肌 CPK 活性[15]。

7. 抗肝损伤作用　肉苁蓉水煎液 3g/kg 灌胃给药,降低 CCl_4 诱导的小鼠丙氨酸转氨酶(ALT)、天冬氨酸转氨酶(AST),改善肝脏细胞超微结构,促进蛋白质合成[16];肉苁蓉多糖 0.2g/kg、0.4g/kg 灌胃给药,降低 CCl_4 致肝损伤模型小鼠血清 ALT、AST,增加模型小鼠饲料消耗和体重[17]。

8. 抗肺损伤作用　肉苁蓉多糖 50mg/kg、100mg/kg 灌胃给药,改善衰老小鼠肺组织细胞的早期凋亡,延缓肺组织退行性变化[18];延长臭氧损伤致肺衰老模型小鼠的耐受缺氧时间,升高血清和肺 SOD 活力,降低 MDA 含量,减轻臭氧所致的肺损伤[19]。

9. 其他作用　肉苁蓉水煎液 0.1～30g/kg 灌胃给药,增加氢化可的松致肾阳虚模型小鼠体重,延长耐寒时间[5,20];保护负重游泳小鼠肝细胞和内皮细胞,促进肝糖原合成[21];抗环磷酰胺诱发突变[22]。肉苁蓉总苷 62.5～125mg/kg 灌胃给药,改善 ^{60}Co 照射小鼠末梢血红细胞形态[23]。肉苁蓉 11.7g/kg 给药,增加高氟水造模大鼠的尿氟排泄量,升高碱性磷酸酶(ALP)活性[24]。肉苁蓉水煎液 10～20g/kg 灌胃给药,增加雄性正常大鼠排尿量,但减少肾阳虚大鼠排尿量,增加肾阳虚大鼠体重、肾上腺重量[25]。肉苁蓉提取物 16.7～20.0g/kg 灌胃给药,升高氢化可的松致阳虚模型小鼠肝脾 DNA 及微量元素锌、锰、铜、铁含量[26]。

(三) 临床报道

1. 治疗阳痿　以兴阳饮(药物组成:当归、白芍、远志、枸杞子、五味子、川断、白蒺藜、仙灵脾、蛇床子、肉苁蓉、露蜂房、蜈蚣)治疗阳痿 40 例,总有效率 92.5%[27]。

2. 治疗性欲低下　疏活补肾汤(柴胡、红花、五味子各 6g,当归、白芍、茯苓、桃仁、丹参、淫羊藿、巴戟天、肉苁蓉、枸杞子、女贞子各 10g,黄芪 30g)治疗性欲低下(伴雌二醇升高)60 例,总有效率为 60%[28]。

3. 治疗原发性骨质疏松症　骨疏愈方(淫羊藿、肉苁蓉、续断、骨碎补、党参、白术、黄芪、川芎、红花等)治疗原发性骨质疏松症 65 例,总有效率达 81.5%[29]。

4. 治疗老年尿血　温阳摄血汤(药物组成:肉苁蓉、黄芪、白芍各 30g,山茱萸 12g,熟附子、甘草各 10g)为基本方随证加减,治疗老年尿血 32 例,总有效率为 94%[30]。

5. 治疗便秘　以苁蓉通便汤(肉苁蓉 30g、胡桃肉 10g、当归 12g、桃仁 6g、杏仁 6g、火麻仁 15g、郁李仁 12g、桔梗 5g、枳壳 5g、厚朴 5g、莱菔子 6g、瓜蒌 10g、薤白 5g、黄芪 10g、升麻 3g、怀牛膝 10g、丹参 12g)治疗老年人顽固性便秘 80 例,总有效率 95.0%[31]。

6. 治疗盆腔肿块　以消癥散(药物组成:青皮、泽兰、莪术、昆布、礞石、肉苁蓉、荔枝核、白术、茯苓等)内服、外敷相结合治疗盆腔肿块110例,总有效率94.6%[32]。

(四) 不良反应

毒性:小鼠灌服肉苁蓉总苷的最大耐受量(MTD)为20g/kg,观察14天,未见明显中毒症状[33]。浓缩肉苁蓉酒长期服用,对大鼠生长发育、血常规和肝、肾功能无明显毒性作用,未引起各脏器明显病理损伤[34]。

参 考 文 献

[1] 李炳如,余运初. 补肾药对下丘脑-垂体-性腺轴功能的影响[J]. 中医杂志,1984,7(7):543.

[2] 宗桂珍,何伟,武桂兰,等. 不同品种肉苁蓉药材一些药理作用的比较[J]. 中国中药杂志,1996,21(7):436-437.

[3] 何伟,舒小奋,宗桂珍,等. 肉苁蓉炮制前后补肾壮阳作用的研究[J]. 中国中药杂志,1996,21(9):534-537.

[4] 王德俊,盛树青. 肉苁蓉对小鼠睾丸和附睾形态学及组织化学的影响[J]. 解剖学研究,2000,22(2):101.

[5] 吴波,顾少菊,傅玉梅,等. 肉苁蓉和管花肉苁蓉通便与补肾壮阳药理作用的研究[J]. 中医药学刊,2003,21(4):539-540.

[6] 屠鹏飞,李顺成,李志新,等. 肉苁蓉类润肠通便药效比较[J]. 天然产物研究与开发,1997,11(1):48-51.

[7] 张洪泉,张爱香,堵年生,等. 肉苁蓉对小白鼠免疫功能的影响[J]. 中西医结合杂志,1988,8(12):736.

[8] 曾群力,毛俊浩,吕志良. 肉苁蓉多糖的纯化及其对T细胞功能调节的研究[J]. 浙江医科大学学报,1998,27(3):108.

[9] 朱秋霜,姜富,任春清,等. 肉苁蓉对老龄小鼠脑、肝脏过氧化脂质含量的影响[J]. 佳木斯医学院学报,1998,21(1):3.

[10] 孙云,王德俊,盛树青,等. 新疆肉苁蓉对小鼠衰老模型肝和大脑皮质影响的投射电镜观察[J]. 中药新药与临床药理,1997,8(1):30.

[11] 李巧如,李石蓝. 肉苁蓉抗衰老作用的实验研究[J]. 上海中医药杂志,1990(11):22.

[12] 刘凤霞,王晓雯,罗兰,等. 肉苁蓉总苷对淀粉样肽所致阿尔采末病小鼠模型学习记忆的影响及其机制[J]. 中国药理学通报,2006,22(5):595-599.

[13] 田季雨,陈建宗. 肉苁蓉对1-甲基-4-苯基吡啶离子致多巴胺能神经元凋亡的影响[J]. 中国中医药信息杂志,2003,10(11):19-21.

[14] 王晓雯,周康,王雪飞,等. 肉苁蓉总苷对异丙肾上腺素所致小鼠心肌损伤的保护作用[J]. 新疆医科大学学报,2000,23(3):202-204.

[15] 毛新民,王晓雯,李琳琳,等. 肉苁蓉总苷对大鼠心肌缺血的保护作用[J]. 中草药,1999,30(2):118.

[16] 韩丽春,侯金凤,纪志华. 肉苁蓉对小鼠血清尿素氮和肝脏超微结构的影响[J]. 中国中药杂志,1994,19(5):307.

[17] 孙云,徐峰,杨轩璇,等. 肉苁蓉多糖对衰老小鼠肺组织细胞凋亡及一氧化氮含量的影响[J]. 中国药理通讯,2003,20(1):58.

[18] 张洪泉,孙云,林安平,等. 肉苁蓉多糖对小鼠肝郁性脾虚的药理作用[J]. 中药新药与临床药理,1996,7(3):39-40.

[19] 孙云,王德俊. 实验性衰老小鼠肺功能和超微结构变化及肉苁蓉多糖的影响[J]. 中国药理学通报,2000,18(1):84.

[20] 屠鹏飞，楼之岑，李顺成，等. 三种肉苁蓉补肾阳药效比较[J]. 中药材，1996，19(8)：420-421.

[21] 杨宏新，侯金凤，杨勇，等. 肉苁蓉对负荷运动小鼠肝脏 NOS3 表达的影响[J]. 中国中医药科技，2008，15(5)：344-346.

[22] 贾敏，王明艳，法京，等. 温阳药对环磷酰胺诱发 MN 的抑制作用[J]. 南京中医药大学学报，1995，11(6)：36.

[23] 谌宏鸣，颐丹天，王晓雯，等. 肉苁蓉对放射后小鼠末梢血细胞形态的影响[J]. 新疆医学院学报，1995，18(2)：83-86.

[24] 熊咏民，张矢远，樊唯真. 硼、硒、氟宁、苁蓉抗氟效果的实验研究[J]. 中国地方病防治杂志，1992，7(3)：164-165.

[25] 沈连忠，仲晓燕，王淑仙. 肉苁蓉对正常及肾阳虚大鼠排尿的影响[J]. 中药药理与临床，2001，17(1)：17-18.

[26] 余南才，段富奎，管竞环，等. 肉苁蓉炮制对微量元素含量及对动物体内 DNA 合成率的影响[J]. 中国中药杂志，1990，15(6)：342.

[27] 黄晨昕. 兴阳饮治疗阳痿 40 例[J]. 江苏中医，1994，15(2)：20.

[28] 陈代忠，温泉盛. 疏活补肾汤治疗性欲低下 60 例[J]. 浙江中医杂志，2006，41(7)：418.

[29] 黄耀明，刘和波，魏玲丽. 骨疏愈方治疗原发性骨质疏松症 65 例[J]. 陕西中医，2009，30(8)：1019.

[30] 刘昭坤. 温阳摄血汤治疗老年尿血 32 例[J]. 新中医，1999，31(2)：59.

[31] 刘长云，胡梅. 苁蓉通便汤治疗老年人顽固性便秘 80 例临床观察[J]. 河北中医，2010，32(1)：44-45.

[32] 张灵梅，王翠娥，张清连，等. 消症散治疗盆腔肿块 110 例临床疗效分析[J]. 山西医药杂志，2008，37(1)：78.

[33] 胡余明，胡怡秀，刘秀英，等. 苁蓉总苷急性、亚急性及遗传毒性实验研究[J]. 实用预防医学，2006，13(5)：1176-1180.

[34] 沈映君. 中药药理学[M]. 北京：人民卫生出版社，2000：914.

锁阳　Suoyang

【别名】琐阳(《丹溪心法》)，不老药(《国药的药理学》)，锈铁棒(《新疆药材》)，地毛球(《中药志》)，黄骨狼(《宁夏中草药手册》)，锁严子(《陕甘宁青中草药选》)，羊锁不拉(《内蒙古中草药》)，耶尔买他格(维名)(《中药大辞典》)，乌兰-告亚(蒙名)(《中药大辞典》)，锈铁锤、锁燕(《全国中草药汇编》)。

【来源】锁阳，始载于《本草衍义补遗》，历代本草均有收载。为锁阳科多年生肉质寄生草本植物锁阳 *Cynomorium songaricum* Rupr. 的干燥肉质茎。主产于内蒙古、甘肃、青海、新疆等地。多为野生。

【采收炮制】春季采挖，除去花序，置沙滩中半埋半露，连晒带烫，使之干燥，润透切片生用。

【商品规格】商品分内蒙古 1～2 等及统装，甘肃原装等。以条粗肥、色棕红、质坚、断面粉性、不显筋脉者为佳。

按《中国药典》(2010 年版一部)规定：杂质不得过 2.0%；水分不得过 12.0%；总灰分不得过 14.0%；浸出物(照醇溶性浸出物测定法)不得少于 14.0%。

【药性】甘，温。归肝、肾、大肠经。

【功效】补肾助阳，益精养血，润肠通便。

【应用】

1. 阳痿遗精，精冷不育　本品甘温，主入肾经，善能补肾助阳，益精养血，有兴阳益精之效。用治肾阳不足，阳痿遗精，精冷不育之症，每与肉苁蓉相须为用，如《宁夏中草药手册》以锁阳、苁蓉、茯苓、桑螵蛸制蜜丸服；或配伍鹿角霜、杜仲、山药等同用，治疗梦遗滑精，目眩耳聋，四肢乏力，如《中药制剂手册》锁阳固精丸；治疗元阳衰惫，夜多盗汗，遗泄不禁，《证治准绳》固本锁精丸以本品配伍山茱萸、黄芪、黄柏等同用，以涩、清并举，标本兼治。

2. 腰膝痿软，足软无力　本品益精兴阳，补益肝肾，强筋壮骨。故可用治肝肾不足，腰膝无力，步履艰难之症，常以本品配伍黄柏、龟甲等同用，如《丹溪心法》虎潜丸。

3. 血虚津亏，阳虚便秘　本品甘温质润，益精养血，助阳通便。用治血虚津亏，肠燥便难，及肾阳衰弱，阴盛冷秘等症。单用锁阳三斤，清水五斗，炼蜜为膏，酒服即效，如《本草切要》锁阳膏；或与肉苁蓉、当归、熟地黄等配伍，以增强药力。

【用法用量】煎服，5～10g。

【使用注意】阴虚阳旺、脾虚泄泻、实热便秘者忌服。

【鉴别用药】锁阳、肉苁蓉均能补肾助阳，润肠通便，同可用治肾阳不足，阳痿不举，宫冷不孕，腰膝冷痛及阳虚火衰，津少血亏之肠燥便秘等症。然锁阳兼入肝肾，强筋健骨、润燥养筋，肝肾不足，腰酸膝软，骨软行迟，足弱无力多用；肉苁蓉补益肾阳之力和缓持久，补而不燥，兼益精血，肾阳不足，精血亏少诸症多用。

【药论】

1.《本草衍义补遗》："大补阴气，益精血，利大便。"

2.《本草从新》："益精兴阳，润燥养筋，治痿弱，滑大肠。泄泻及阳易举而精不固者忌之。"

3.《本草纲目》："润燥养筋，治痿弱。"

4.《本草原始》："兴阳固精，强阴益髓。"

5.《本草求真》："凡阴气虚损，精血衰败，大便燥结，治可用此以啖。"

【现代研究】

（一）化学成分

本品含黄酮类有花色苷、儿茶素等；萜类有熊果酸、乙酰熊果酸等；固醇类有 β-谷固醇、菜油固醇等；有机酸类有棕榈酸、油酸、亚麻酸等；还含有烃类、吡嗪类化合物、多种氨基酸及微量元素、缩合型鞣质等。

（二）药理作用

1. 雄激素样作用　锁阳水提物灌胃，能升高下丘脑-垂体-肾上腺皮质轴受抑雄性小鼠的血清皮质醇浓度[1]。锁阳醇提物灌胃给药，能增高幼年雄性大鼠血浆睾酮含量[2]。

2. 提高免疫作用　锁阳水提物 0.3g/kg 灌胃给药，升高环磷酰胺(CTX)免疫抑制小鼠的胸腺和脾脏指数、巨噬细胞吞噬功能和血清溶血素水平[3]。

3. 延缓衰老作用　锁阳水提物、乙醇提取物、乙酸乙酯提取物 0.1g/kg 灌胃给药，升高 D-半乳糖致衰老模型小鼠的过氧化氢酶(CAT)、总抗氧化能力、GSH-Px 活性[4]。

4. 抗缺氧作用　锁阳水提物、醇提物灌胃给药，能延长常压密闭缺氧模型小鼠、高原低压缺氧模型小鼠缺氧存活时间[5]；保护缺氧小鼠心、脑组织细胞结构[6]。

5. 抗疲劳作用　锁阳水提液 0.3g/kg 灌胃给药，能延长垂体后叶素致心肌缺血模型小鼠的游泳时间[7]。锁阳黄酮 0.5～20g/kg 灌胃给药，增加老年或正常大鼠游泳运动后的体重，延长总游泳时间，减少下沉次数，降低大鼠游泳后单胺氧化酶（MAO）含量，升高 GSH-Px 或 CuZn-SOD 活性[8,9]。

6. 对胃肠的作用　锁阳水煎液 1.25g/kg 灌胃给药，降低水浸应激性小鼠胃溃疡面指数，升高利血平诱发胃溃疡大鼠的胃黏膜前列腺素 E_2（PGE_2）含量[10]。锁阳水煎液灌胃给药，促进小鼠肠运动，缩短小鼠排便时间，其润肠通便的有效组分为含无机离子部分（无机元素以 K、Na、Cl、Mg、Fe、Zn 含量较高，负离子以 Cl^-、SO_4^{2-}、PO_4^{3-} 为主）[11]。

7. 其他作用　锁阳水煎液灌胃给药，能改善慢性铝中毒致痴呆病模型大鼠记忆力下降，缩减通过迷宫时间，增加突触后膜致密物质的厚度[12]。

（三）临床报道

1. 治疗男女不育不孕症　麒麟丸（由菟丝子、枸杞子、覆盆子、锁阳、淫羊藿、首乌、白芍、桑椹子、旱莲草、黄芪、党参、丹参、郁金组成）治疗男女不育不孕症 500 例，疗效显著[13]。

2. 治疗遗精　葆真固精汤（煅龙骨、石莲子、潼蒺藜、韭菜子、莲须、五味子、石榴皮、木通、防风、枯矾、锁阳）治疗遗精 38 例，总有效率 97%[14]。

3. 治疗便秘　复方锁阳口服液（复方锁阳口服液以锁阳、枸杞子、五味子、蜂蜜）治疗 25 例老年性便秘，有效率 92%[15]。

4. 治疗原发性血小板减少性紫癜　复方锁阳冲剂（锁阳 10g、肉桂 2g、熟附子 5g、党参 10g、黄芪 10g、怀山 10g、淫羊藿 10g、北杞 10g、巴戟 10g、肉苁蓉 10g、菟丝子 10g、黄精 10g）治疗原发性血小板减少性紫癜 20 例，疗效显著[16]。

5. 治疗白细胞减少症　复方锁阳冲剂配合黄芪注射液对照治疗白细胞减少症 49 例，与对照组相比，有显著差异[17]。

参 考 文 献

[1] 李茂言，何利城，延自强. 锁阳水提物对小鼠糖皮质激素的影响[J]. 甘肃中医学院学报，1991，8(1)：50.

[2] 石刚刚，屠国瑞，王金华，等. 锁阳对小鼠免疫机能及大鼠血浆睾酮水平的影响[J]. 中国医药杂志，1989，4(8)：27-28.

[3] 张汝学，贾正平，李茂星，等. 锁阳 PartⅢ对环磷酰胺致免疫抑制小鼠免疫功能的影响[J]. 中药材，2008，31(3)：407-409.

[4] 刘肇宁，贾海鹰，马丽杰，等. 锁阳提取物对衰老小鼠抗氧化作用的比较[J]. 中国民族医药杂志，2009(2)：42-43.

[5] 罗车德，张汝学，贾正平，等. 锁阳抗缺氧活性部位的药理作用及机制研究[J]. 中药新药与临床药理，2007，18(4)：275-278.

[6] 张汝学，贾正平，李茂星，等. 锁阳水提物 PartlⅡ对缺氧小鼠心、脑蛋白含量及病理形态的影响[J]. 西北国防医学杂志，2008，29(4)：241-243.

[7] 龙桂先，谭雪微，蓝斯莉，等. 锁阳水提取液对垂体后叶素致小白鼠心肌缺血的保护作用[J]. 右江民族医学院学报，2008，30(6)：957-958.

[8] 俞发荣，冯书涛，谢明仁，等. 锁阳黄酮对大鼠运动耐力的影响及抗氧化作用[J]. 现代药物与临床，2009，24(1)：52-54.

[9] 俞发荣，冯书涛，谢明仁，等. 锁阳黄酮对老年大鼠的抗疲劳作用[J]. 中国康复理论与实践，2008，14(12)：1141-1142.

[10] 那生桑，贺喜格达来，吴恩. 锁阳煎剂对动物实验性胃溃疡的作用[J]. 北京中医药大学学报，1994，17(6)：32-33.

[11] 张百舜,鲁学书,张润珍. 锁阳通便有效组分的研究[J]. 中药材,1990(10):36.

[12] 赵永青,王振武,景玉宏. 锁阳对痴呆病模型鼠记忆相关脑区超微结构的影响[J]. 中国临床康复,2002,6(15):2220-2221.

[13] 麒麟丸临床验证协作组. 麒麟丸治疗男女不育不孕症疗效总结[J]. 实用医学杂志,1996,12(5):349.

[14] 崔兴发. 葆真固精汤治疗遗精 38 例[J]. 陕西中医,1993(10):48.

[15] 张建鹏,郭向东. 复方锁阳治疗老年性便秘 50 例疗效观察[J]. 中国社区医师,2009(3):21.

[16] 韩纯庆,汤立志,王文明. 复方锁阳冲剂治疗原发性血小板减少性紫癜临床疗效观察[J]. 实用中医内科杂志,1997,11(2):35.

[17] 蒋本尤,郭凤莲,肖正文,等. 复方锁阳冲剂合黄芪注射液治疗白细胞减少症 49 例[J]. 中医药学刊,2001(19):588.

紫河车 Ziheche

（附：脐带）

【别名】胞衣(《梅师集验方》),混沌皮、混元丹(《本草蒙筌》),胎衣、混沌衣(《本草纲目》),胎盘、胎衣、衣胞(《全国中草药汇编》)。

【来源】紫河车,始载于《本草拾遗》,后世本草均有收载。为健康人的胎盘。各地均有。

【采收炮制】将新鲜胎盘除去羊膜及脐带,反复冲洗至去净血液,蒸或置沸水中略煮后,干燥,或研制为粉。

【商品规格】以胎盘完整、色黄、洁净、血管内无残血者为佳。不健康产妇的胎盘不可入药。习惯认为以第一胎的胎盘为最佳。

【药性】甘、咸,温。归肺、肝、肾经。

【功效】温肾补精,益气养血。

【应用】

1. 阳痿遗精,腰酸耳鸣　本品禀受人之精血,甘温平补,善能补益肝肾,养益精血,为温肾补精上品。用治肾气亏损,先天不足,精血衰少,阳痿遗精,腰酸耳鸣,房劳精竭等症,单用久服即效;或配伍人参、熟地黄、天冬等补气养血之品,如《症因脉治》河车封髓丹;亦可配伍鹿茸、海狗肾等补肾壮阳之品同用。

2. 宫冷不孕,小产少乳　本品助阳补精,作用温和持久。用治先天不足、肾气亏耗之宫冷不孕及妇女产后,气血不足,生化乏源,瘦弱少乳等症,单用即效;或配伍人参、鹿茸、肉苁蓉等用治妇女宫冷,久不受孕。

3. 消瘦乏力,面色萎黄　本品补气养血,兼益肝肾,用治气血不足之虚劳羸瘦、消瘦乏力、面色萎黄、短气懒言之症,单用久服即效;亦可配伍党参、黄芪、肉桂、当归、熟地黄等同用,以增强药力。

4. 耳目失聪,须发早白　本品补气养血,助阳填精,善治男女虚损劳极,耳目失聪,须发早白,或肝肾不足,劳嗽骨蒸,阴虚发热等症,常以本品配伍龟甲、人参、黄柏等同用,如《景岳全书·古方八阵》河车大造丸。

5. 肺肾两亏,久咳虚喘　本品善能补肺气,益肾精,用治肺肾两虚,摄纳无权,呼多吸少的虚喘证,为治肺肾两虚之虚喘证良药。平素单用久服,有扶正固本、防止发作之效;发作时可配伍人参、胡桃、补骨脂、蛤蚧、沉香等,用治偏于虚寒者;配伍知母、熟地黄、冬虫夏草、地龙、五味子等,用治偏于虚热者。

6. 癫痫日久，神志恍惚　本品益肾精，养气血，用治癫痫日久，气血大伤，失志恍惚之症。配伍远志、茯神、人参等同用，如《医学心悟》河车丸。

【用法用量】 2～3g，研末装胶囊吞服，1 日 2～3 次，重症用量加倍，也可入丸、散。如用鲜胎盘，每次半个至 1 个煮服，1 周 2～3 次。现已制成胎盘糖衣片供口服及胎盘注射液，可供肌内注射。

【使用注意】 阴虚内热，不宜使用。

【药论】

1.《本草拾遗》："主气血羸瘦，妇人劳损，面皯皮黑，腹内诸病渐瘦悴者。"

2.《本草图经》："男女虚损劳极，不能生育，下元衰惫。"

3.《本经逢原》："能峻补营血，用以治骨蒸羸瘦，喘嗽虚劳之疾，是补之以味也。"

4.《本草再新》："大补元气，理血分，治神伤梦遗。"

5.《日用本草》："主虚损劳极，癫痫，失志恍惚，安心养血，益气补益。"

6.《本草蒙筌》："治五劳五伤，骨蒸潮热，喉咳音哑，体瘦发枯，吐衄。"

【现代研究】

（一）化学成分

胎盘的成分较复杂，胎盘球蛋白制品中含有多种抗体，在临床上长期采用以被动免疫。人胎盘中还含有干扰素（Interferon 商品胎盘球蛋白中多半含有），有抑制多种病毒对人细胞的作用，以及含有能抑制流感病毒的巨球蛋白，称 β-抑制因子。

胎盘含有与血液凝固有关的成分，其中有类似凝血因子Ⅷ的纤维蛋白稳定因子，尿激酶抑制物（能抑制尿激酶活化纤维蛋白溶酶原作用）和纤维蛋白溶酶原活化物。通常情况下纤维蛋白溶酶原活化物的作用远低于抑制物。

人胎盘中含有的激素有：促性腺激素 A 和 B，催乳素，促甲状腺激素，催产素样物质，多种甾体激素如雌酮、雌二醇、雌三醇、孕甾酮、去氧皮质甾酮、11-去氢皮质甾酮、（化合物 A）可的松（化合物 E）、17-羟皮质甾酮（化合物 E）等。人胎盘催乳素与人垂体生长激素的化学结构有关，有免疫交叉反应，在垂体切除大鼠与生长激素也有明显的协同作用，所以也称催乳素-生长激素；或谓胎盘催乳素有生长激素的作用，也有说胎盘激素在垂体切除大鼠没有生长激素作用的。

从人胎盘的酸性抽提物中还得到较多量的松弛大鼠十二指肠和降大鼠血压的成分，其性质同前列腺素 E_1。

人胎盘中含有多种有应用价值的酶，如溶菌酶、激肽酶、组胺酶、催产素酶等。另含红细胞生成素、磷脂（其中卵磷脂 E 45.5%～46.5%）、多种多糖。

（二）药理作用

1. 性激素样作用　胎盘能产生促绒毛膜性腺激素，对睾丸有兴奋作用，也能产生雌激素及孕激素。哺乳期幼兔注射胎盘提取物后有促进其发育作用，对胸腺、脾脏、子宫、阴道、乳腺有显著的促进其发育作用。其所含的催乳素能促进乳汁分泌，胎盘中 HCG 可兴奋睾丸、促进精子生成，胎盘中所含钙、磷等元素亦可促进精子生成，提高精子存活率及活动力[1,2]。

2. 调节免疫作用　用紫河车灌胃给药能提高正常小鼠的 T 淋巴细胞比率、淋巴细胞数量及胸腺指数，还能对抗泼尼松引起的免疫抑制作用[3]。用 0.5～2mg/ml 胎盘肽给小鼠注射 7 次，能明显增加胸腺和脾脏的重量，提高外周血中白细胞特别是淋巴细胞的数量，并能提高小鼠腹腔巨噬细胞吞噬率[4]。

3. 抗缺氧、耐疲劳作用 紫河车能显著增加小鼠负荷游泳时间，具有明显的抗疲劳作用，能显著延长小鼠耐缺氧时间[5]。

4. 营养和生长因子作用 人胎盘组织提取液具有营养和生长因子作用，能促进细胞增殖和新陈代谢[6]。

5. 其他作用 胎盘水溶性物质对实验性及临床胃肠道溃疡有治疗作用。注射胎盘水性物质或局部用软膏，都能使雄性大鼠实验性烫伤区的皮肤坏疽明显减轻；在实验后半期，该注射液及软膏均可促进伤口愈合[7]。通过观察紫河车对东莨菪碱致小鼠信息获得不良的影响及亚硝酸钠致小鼠记忆巩固损伤的影响，发现服用紫河车的小鼠跳台平台停留潜伏期较模型组显著延长，跳台错误次数显著减少[8]。

（三）临床报道

1. 治疗男性不育 以补肾生精立法，药用何首乌、菟丝子、枸杞子、五味子、黄精、淫羊藿、紫河车、续断、仙茅，治疗男性不育 108 例，临床治愈 68 例；总有效率 94%[9]。

2. 治疗女性性功能低下 以补肾启欲汤（熟地黄 20g、山药 12g、鹿角胶 10g、龟板胶 12g、枸杞子 12g、山萸肉 12g、巴戟天 10g、紫河车粉 2g、菟丝子 12g）随证加减治疗女性性功能低下 126 例，总有效率 91%[10]。

3. 治疗子宫发育不良 自拟育宫汤（紫河车粉、淫羊藿、巴戟天、菟丝子、枸杞子、桑椹、山药、炒艾叶等）治疗子宫发育不良 100 例，总有效率 99%[11]。

4. 治疗人工流产手术后闭经 口服补肾调经颗粒（主要成分为紫河车、熟地黄、桑寄生、巴戟、白芍、当归、川芎等）治疗人工流产手术后闭经 30 例，疗效优于对照组（八珍颗粒）[12]。

5. 治疗卵巢早衰 采用补肾育宫汤（熟地黄、山药、山萸肉、枸杞子、菟丝子、紫河车、杜仲、茯苓、鸡血藤等）配合西药倍美力周期治疗 22 例卵巢早衰患者，3 个月为 1 个疗程，经 1～3 个疗程治疗，痊愈 8 例，好转 11 例，无效 3 例，总有效率 86.36%[13]。

6. 治疗外阴营养不良 用复方紫河车软膏（主要成分为新鲜紫河车）外用治疗外阴营养不良 323 例，取得显著疗效，近期治愈率达 67.88%，有效率达 97.58%[14]。

7. 治疗慢性阻塞性肺疾病 用参蛤河车胶囊（西洋参、蛤蚧、紫河车、桑白皮、杏仁、川贝母、茯苓、桃仁等）治疗慢性阻塞性肺疾病 160 例，总有效率达 76.8%[15]。

8. 治疗哮喘 用紫河车、人参、蛤蚧按 10∶2∶1 比例装入胶囊，在哮喘缓解期应用，治疗 31 例，总有效率 90.32%[16]。

9. 治疗肾性贫血 用复方紫河车胶囊（由 4 份紫河车与 1 份肉桂组成）治疗肾性贫血 34 例，治疗第 4 周、第 8 周后，各组 Hb、RBC 及 HCT 与治疗前相比，上升明显，差异显著[17]。

10. 治疗性变应性鼻炎 紫河车制剂每次 3 粒（每粒含纯粉 0.3g），1 日 2 次，1 个月为 1 个疗程。治疗常年性变应性鼻炎 36 例，总有效率 88.89%[18]。

11. 治疗肝硬化 以扶正祛瘀汤（方药组成：丹参 20g、冬虫夏草 10g、紫河车 10g、黄芪 20g、鳖甲 15g、土鳖虫 10g、三七 10g）对 30 例肝硬化瘀血阻络证患者进行临床疗效观察，同时设置大黄䗪虫丸对照组 30 例进行对照观察，治疗组总有效率为 73.33%[19]。

12. 治疗痤疮 以紫河车制剂每次 0.9g（纯人胎盘粉计算）内服，每天 2 次，治疗痤疮 30 例，总有效率 90%[20]。

13. 治疗顽固性溃疡　用紫河车治疗顽固性溃疡(1 个月～10 年,反复经抗溃疡、抗酸、抗感染及激素治疗,溃疡面仍不敛口的)40 例,煎服紫河车,隔日 1 次,每次 20g(鲜品 40g),对胃十二指肠溃疡、术后刀口不敛溃疡和外伤溃疡均有满意疗效[21]。

参考文献

[1] 莫慰言.人胎盘内主要元素和微量元素的浓度及其相关性[J].国外医学:妇产科分册,1987,14(2):106.

[2] 陈新谦.新编药物学[M].北京,人民卫生出版社,1988:650.

[3] 苏是煌.紫河车对小鼠细胞免疫功能的调节作用[J].湖南中医杂志,1993,9(6):14-16.

[4] 韩彩芝,余素清,魏丽君.紫河车的免疫作用[J].河北中医,1996,18(2):34-35.

[5] 章生银.紫河车对小鼠学习记忆的影响[J].上海实验动物科学,2001,21(1):45-46.

[6] 王亮.新生小鼠表皮细胞的培养[J].日用化学工业,2001(1):61-62.

[7] 江苏新医学院.中药大词典(下册)[M].上海:上海人民出版社,1977:2362.

[8] 曹艳花,吕鹏月.紫河车及其代用品对小鼠学习记忆的影响[J].食品与药品,2007,9(9):8.

[9] 赵兴光,张东焱,王希湘.补肾生精法治疗男性不育 108 例[J].河北中医,1998,20(3):186.

[10] 王淑敏,张水荣.自拟补肾启欲汤治疗女性性功能低下 126 例[J].中国社区医师,2010,12(29):117.

[11] 谭秀兰,方巧勤,杜洪宾.育宫汤治疗子宫发育不良 100 例[J].陕西中医,1997,18(6):255.

[12] 袁萍.补肾调经颗粒治疗人工流产手术后闭经 30 例的临床观察[C].全国第八次中医妇科学术研讨会论文汇编,2008.

[13] 杨鉴冰.补肾育宫汤配合西药治疗卵巢早衰 22 例[J].陕西中医,2009,30(7):773.

[14] 谢宛玉,欧阳贵,胡泳,等.复方紫河车软膏治疗外阴营养不良的临床观察[J].南华大学学报:医学版,2004,32(3):315-317.

[15] 吕华.参蛤河车胶囊治疗慢性阻塞性肺疾病 160 例[J].陕西中医,2007,28(12):1586.

[16] 李贵才,林焕雄.参蛤河车散在哮喘缓解期的应用[J].广东医学,1996,17(8):551.

[17] 朱电波,叶海林,汪飞.复方紫河车胶囊治疗肾性贫血的临床观察[J].浙江中西医结合杂志,2000,10(9):540-541.

[18] 欧阳长庚,杨启琪.紫河车制剂治疗常年性变应性鼻炎 36 例[J].浙江中西医结合杂志,2003,13(1):40-41.

[19] 曲世华,王怀颖.扶正祛瘀汤治疗肝硬化瘀血阻络证 30 例临床观察[J].中国社区医师,2005,21(23):31.

[20] 欧阳长庚,吴慧金.紫河车制剂治疗痤疮 30 例疗效观察[J].中国中医药科技,2001,8(6):357.

[21] 庄建宣.紫河车治顽固性溃疡 40 例分析[J].江西中医药,2002,33(1):56.

附:脐带

始载于《本草拾遗》,即胎儿之脐带,又名坎炁(坎气)。系将新鲜脐带用金银花、甘草、黄酒同煮,烘干入药。本品味咸而甘,性温,入肾经,善能补肾、纳气、敛汗,用治肾虚喘咳、盗汗等症,常与人参、熟地黄等同用,以大补肾元,培补先天,如《医级》坎气丹。亦每单用炖服,或研末冲服。煎服用量 1～2 条;研末用量 1.5～3g。

哈蟆油　Hamayou

【别名】田鸡油、哈什蟆油、蛤蚂油(《中药通报》),哈士蟆油(《中药志》),吧拉蛙油(《全国中草药汇编》)。

【来源】哈蟆油,始载于《神农本草经》,列为下品,历代本草多有收载。为脊索动物门两栖纲蛙科(Ranidae)动物中国林蛙(蛤士蟆)*Rana temporaria chensinensis* David 的干燥输卵管。主产于东北各地,以吉林抚松、华甸、盖平、磐石、敦化、延吉、原清、安图、珲春、江清、靖宇,辽宁清源、新滨、本溪、桓江、正甾江、抚顺、宽甸、临江、风城,黑龙江珠河、内河为多,以吉林的产品为最佳,均系野生。

【采收炮制】于白露前后捕捉肥大的雌蛙,干燥后,用热水浸润,将输卵管取出,除净卵子及内脏,干燥即得。

【商品规格】分 4 个等级。以块大、肥厚、黄白色、有光泽、不带皮膜、无血筋及卵子者为佳。习惯以吉林的产品最佳。

按《中国药典》(2010 年版一部)规定:本品的膨胀度不得低于 55。

【药性】甘、咸,平。归肺、肾经。

【功效】补肾益精,养阴润肺。

【应用】

1. 病后体虚,盗汗神衰 本品甘平补益,咸以入血,归肺、肾二经,善能补益肺肾之精血,有强壮体魄、补虚扶羸之能。用治病后、产后,伤血耗气,虚弱羸瘦,心悸失眠,神衰盗汗等症。每单用奏效;或与土燕窝同蒸服,治疗神经衰弱;《四川中药志》也以本品与党参、白术、黄芪、阿胶为丸,治疗盗汗症。

2. 劳嗽咯血 本品补肺益肾,用治肺肾阴伤,劳嗽咯血,盗汗。《四川中药志》以本品与白木耳蒸服,有良效;或与蛤蚧、人参、熟地黄、胡桃肉等同入丸、散,以增强养阴止咳、纳气定嗽之力。

【用法用量】5～15g,用水浸泡,炖服,或作丸剂服。

【使用注意】外感初起及食少便溏者慎用。

【药论】

1.《神农本草经》:"主邪气,破癥坚、血、痈肿,阴疮,服之不患热病。"

2.《饮片新参》:"养肺、肾阴,治虚劳咳嗽。"

3.《中药志》:"补虚,退热,治体虚,精力不足。"

4.《中药材手册》:"治产后气虚。"

【现代研究】

(一)化学成分

含睾酮(15.3±1.4)pg/100mg、孕酮(187.9±19.4)pg/100mg、雌二醇(52.3±5.89)pg/100mg,色氨酸、赖氨酸、蛋氨酸、亮氨酸、异亮氨酸、缬氨酸、苯丙氨酸、苏氨酸、组氨酸、精氨酸、甘氨酸、胱氨酸、酪氨酸、谷氨酸、天门冬氨酸、丙氨酸、丝氨酸、脯氨酸等氨基酸,胆固醇,维生素 A,维生素 E 和 E_2,金属元素有 K、Na、Mg、Ca、Fe、Mn、Zn、Cu、Sr、Cr、Mo、Se、P 等。

(二)药理作用

1. 性激素样作用 哈蟆油灌胃给药,能缩短雌性小鼠性成熟时间,增加成年雄性大鼠、幼年去势雄性大鼠精囊腺和前列腺重量[1];提高 D-半乳糖致衰老模型小鼠雌激素水平,延长小鼠动情期,增加卵巢和子宫指数,改善卵巢和子宫的萎缩性病理变化,降低卵巢、子宫丙二醛(MDA),提高超氧化物歧化酶(SOD)活性[2]。

2. 增强免疫作用 哈蟆油混悬液 0.033～1g/kg 灌胃给药,能增强刀豆蛋白 A(ConA)诱导的小鼠脾淋巴细胞转化[3];哈蟆油醇提液 5g/kg、15g/kg 灌胃给药,提高小鼠腹腔巨噬细胞吞噬率和吞噬指数、血清溶血素，促进外周血T淋巴细胞转化[4]。

3. 增强机体非特异性抵抗力作用　哈蟆油1～3g/kg灌胃给药，延长小鼠负重游泳时间，降低游泳后血清尿素氮和血乳酸，增加肝糖原[5]；延长小鼠常压耐缺氧时间、断头后至张口喘气停止时间[6]。

4. 延缓衰老作用　哈蟆油灌胃给药，能提高老年雌性大鼠血清SOD、谷胱甘肽过氧化物酶(GSH-Px)活性，降低肝脏MDA、血清LPO[7]。

5. 调节血脂作用　哈蟆油添加入饲料喂食或灌胃给药，降低高脂血症模型家兔总胆固醇(TC)、甘油三酯(TG)，提高高密度脂蛋白胆固醇(HDL-C)[8]。

6. 其他作用　哈蟆油及其甲醇提取物、石油醚提取物灌胃给药，延长二氧化硫及浓氨水致小鼠咳嗽潜伏期，增加小鼠酚红排出量、大鼠排痰量[9]。哈蟆油灌胃给药，增加大黄等致体虚小鼠体重[1]。

(三) 临床报道

1. 治疗顽固性剥苔　取哈蟆油150～250g，以水发透后滤干，喷洒少许黄酒，加入等量冰糖于一容器中，隔水文火炖之成膏状备食。每日早、晚各1次，每次5～8g，治疗阴虚光剥苔及阳衰镜面苔，均获痊愈[10]。

2. 治疗更年期综合征　益妇宁由哈蟆油、莪术等组成，为胶囊制剂，比例为1∶3，每粒0.45g，每次2粒，每天1次，睡前服用，4周为1个疗程，连服3个疗程，治疗更年期综合征65例，总有效率为95.5%[11]。

(四) 不良反应

毒性　哈蟆油30g/kg灌胃给药，每天4次，连续7天，未见小鼠异常[8]。

参考文献

[1] 张蔚君，任昕，钱立，等. 哈蟆油对生长及性器官的影响[J]. 沈阳药科大学学报，1998，15(2)：136-137.

[2] 梁磊，张绪慧，周毅，等. 哈蟆油胶囊对衰老模型小鼠生殖器官的保护作用[J]. 南方医科大学学报，2008，28(6)：982-985.

[3] 边学武，高峰，郭淑英，等. 蛤蟆油对机体细胞免疫调节作用的实验研究[J]. 中国社医医师：综合版，2008，15(10)：3.

[4] 高燕玲. 甘肃产蛤蟆油对小鼠免疫力和应激性能的影响[J]. 中药材，1996，19(2)：90-92.

[5] 崔敬爱，胡耀辉. 林蛙油软胶囊小鼠负重游泳试验的研究[J]. 食品科学，2005，26(8)：373-374，375.

[6] 于勇，刘阳，范文今，等. 林蛙油耐缺氧与调节血脂作用[J]. 环境与职业医学，2002，19(3)：204-205.

[7] 王琳，张琨，张培车，等. 哈士蟆油对老年雌性大白鼠SOD等指标影响的研究[J]. 中国卫生工程学，2002，1(2)：98-99.

[8] 刘洁，张玉华，曲绍春，等. 中国林蛙卵油防治实验性高脂血症及抗脂质过氧化[J]. 白求恩医科大学学报，1997，23(4)：365-367.

[9] 刘玉兰，尤越人，翁鸿博，等. 蛤蟆油及其甲醇、石油醚提取物的镇咳祛痰作用[J]. 沈阳药科大学学报，1997，14(1)：48-50.

[10] 朱昇. 蛤蟆油治疗顽固性剥苔[J]. 江苏中医，1999，20(12)：19.

[11] 刘晓伟，邓虹珠. 益妇宁治疗更年期综合征65例临床观察[J]. 中国中医药科技，2002，9(6)：353.

蛤蚧　Gejie

【别名】蛤蟹(《日华子本草》),仙蟾(《本草纲目》),大壁虎(《宫药志》),蚧蛇、德多、握儿、石牙(《广西中药志》),对蛤蚧、蛤蚧干(《全国中草药汇编》)。

【来源】蛤蚧,始载于《开宝本草》,历代本草均有收载。李时珍谓:"蛤蚧因声而名。"为脊椎动物壁虎科动物蛤蚧 *Gekko gecko* Linnaeus 已去内脏的干燥体。主产于广西的龙津、大新崇左、百色、容县、宜山、平乐等地,广东的怀集、云浮,以及云南、贵州等地。过去多系野生,现在已大量人工培养。

【采收炮制】全年均可捕捉,除去内脏,拭净,用竹片撑开,使全体扁平顺直,低温干燥。用时除去鳞片及头足,切成小块,黄酒浸润后,烘干。

【商品规格】有断尾、全尾两种,均分特装、5 对装、10 对装、20 对装和 30 对装。以体大肥壮、尾全不碎者为佳。

【药性】咸,平。归肺、肾经。

【功效】补肺益肾,助阳益精,纳气定喘。

【应用】

1. 虚喘气促,劳嗽咳血　本品兼入肺肾二经,善能补肺气、益肺阴、助肾阳,故可用治肺肾两虚,肾不纳气而致动则气喘,言语难续之虚喘证,为纳气定喘良药。可与人参、五味子、补骨脂等配伍,如《普济方》人参蛤蚧汤;或与杏仁、川贝母、紫菀等化痰止咳养阴之品同用,治疗虚劳咳血,如《太平圣惠方》蛤蚧丸。

2. 阳痿不举,遗精滑泄　本品助阳益精,补肾养血,平而不燥不烈,用治精亏血少,阳虚肾惫之阳痿不举,遗精滑泄,有固本培元、助阳道之功。常与补骨脂、益智仁、巴戟等配伍,如《御药院方》养真丹;或单用本品泡酒服用。

【用法用量】研末服,每次 1～2g,日服 3 次。亦可浸酒服用 1～2 对,也可用蛤蚧 1 对清炖,或加瘦肉、冬虫夏草炖服。3～6g,水煎服。

【鉴别用药】蛤蚧、胡桃肉均能补肺益肾,止咳定喘,同可用治肺肾虚喘及肾阳不足,阳痿不举、腰痛脚弱等症。但蛤蚧性平,兼益精血,宜于肾阳不足,精血亏虚之证;胡桃肉则温润多脂,又能润肠通便,用治肠燥津亏,大便秘结,尤宜于老人、虚人及病后津液不足者。

【药论】

1.《海药本草》:"主肺痿上气,咯血咳嗽。"

2.《本草备要》:"补肺润肾,益精助阳,治渴,定喘止嗽,肺痿咯血,气虚血竭。"

3.《本草纲目》:"补肺气,益精血,定喘止嗽,疗肺痈消渴,助阳道。"

4.《本草经疏》:"蛤蚧,其主久肺劳咳嗽,淋沥者,皆肺肾为病,劳极则肺肾虚而生热,故外邪易侵,内证兼发也。蛤蚧属阴,能补水之上源,则肺肾皆得所养,而劳热咳嗽自除;肺朝百脉,通调水道,下输膀胱,肺气清,故淋沥,水道自通也。"

5.《开宝本草》:"主久肺劳传尸……疗咳嗽,下淋沥,通水道。"

6.《本草再新》:"温中益肾,固精助阳,通淋,行血。"

【现代研究】

(一) 化学成分

蛤蚧含有 4 种甾体类化合物,已确定了结构的有胆固醇。脂类成分有胆固醇酯、甘油酯、糖脂、磷脂和 21 种脂肪酸(已鉴定了 17 种)。脂肪酸以亚油酸(36.30%)、棕榈酸

(21.14%)、油酸(19.65%)和亚麻酸(14.47%)的含量较高,总磷脂成分含量达1.1%以上,其中以磷脂酰乙醇胺含量较高(71%),其次为磷脂酸和溶血磷脂酰胆碱。

蛤蚧还含有甘氨酸、脯氨酸、谷氨酸、丙氨酸、精氨酸、天门冬氨酸、丝氨酸、赖氨酸等18种游离氨基酸,其中以甘氨酸、谷氨酸、丙氨酸含量较多。蛤蚧含有24种无机元素,它们为Ca、Mg、P、Sr、Ba、Cu、Al、Fe、Zn、Cr、Pb、Ni、Sb、Zr、Kr、Na、Mn、Si、Ti、Mo、Cd、Pd、Ag、Be。其中以Ca为主量,其次是P、Mg、Si、Na、Ba、Cu、Sr、Zn等。

此外蛤蚧还含有分子量为7.6×10^4的多肽成分和肌酸,正交硫(S_8)和硫酸钙。

(二) 药理作用

1. 性激素样作用　蛤蚧乙醇提取物能使未成年雌性大鼠出现动情期,且潜伏期短,增加子宫重量[1]。改善卵巢功能,促进优势卵泡和黄体发育[2]。蛤蚧体、尾乙醇提取物皮下注射,增加去势雄性大鼠的前列腺和精囊腺重量[3]。

2. 延缓衰老作用　蛤蚧提取物培养基可延长果蝇平均寿命,提高果蝇飞翔活力及耐寒力,延长小鼠缺氧存活时间[4]。蛤蚧体、尾乙醇提取物腹腔注射,能提高18~19月龄小鼠的心肌组织胞浆、肝肾胞浆、红细胞及小肠的超氧化物歧化酶、过氧化氢酶、谷胱甘肽过氧化物酶活性,降低脂质过氧化物含量[5]。

3. 其他作用　蛤蚧体、尾乙醇提取物皮下注射,能加强正常小鼠白细胞的运动能力,加强豚鼠肺、支气管、腹腔吞噬细胞的吞噬功能;降低四氧嘧啶所致高血糖模型小鼠血糖含量[6];减缓氯乙酰胆碱(氯化乙酰胆碱)所致豚鼠哮喘,松弛磷酸组胺和氯化乙酰胆碱所兴奋的豚鼠离体气管平滑肌[7]。

(三) 临床报道

1. 治疗阳痿　痿康汤(枸杞子、山萸肉、潼蒺藜、熟地黄、巴戟天、仙灵脾、菟丝子、丹皮、山药、白术、蛤蚧)治疗阳痿66例,总有效率93.9%[8]。

2. 治疗慢支及哮喘　蛤蚧定喘胶囊(蛤蚧、杏仁、麻黄、紫菀、鳖甲、黄连、黄芩、瓜蒌仁等)治疗慢支及哮喘206例,总有效率为94.7%,其中慢支为97.2%,哮喘为91.9%[9]。

3. 治疗慢性肺源性心脏病　以补肺益气、温肾纳气法,采用基本方(制附子、炙黄芪、人参、冬虫夏草、蛤蚧、胡桃肉、桑白皮、葶苈子、茯苓等)治疗慢性肺源性心脏病86例,总有效率91.86%[10]。

4. 治疗小儿神经源性膀胱功能障碍　蛤蚧大补丸联合654-2治疗小儿神经源性膀胱功能障碍95例,1个疗程小便次数完全正常90例,占94.7%[11]。

5. 治疗顽固性荨麻疹　用蛤蚧大补丸口服治疗顽固性荨麻疹9例,痊愈5例,显效2例,有效2例[12]。

(四) 不良反应

毒性:蛤蚧醇提取物135g/kg灌胃给药,小鼠未见毒性反应[1]。蛤蚧乙醇提取物腹腔注射,72小时内小鼠LD_{50}为5.24g/kg[13]。

参 考 文 献

[1] 罗谋伦,赵一,林启云.蛤蚧雌激素样的作用部位实验研究[J].中成药,1993,15(5):29.

[2] 林安平,胡丽娜,李聪.蛤蚧乙醇提取液对大鼠卵巢颗粒细胞影响的实验研究[J].儿科药学杂志,2007,13(3):13-15.

[3] 覃俊仕,方红,陈明丽.蛤蚧的激素样作用实验观察[J].广西中医药,1983,6(2):37.

[4] 罗谋伦,谢干琼,赵一,等.蛤蚧的抗衰老作用的实验研究[J].老年学杂志,1990,10(6):347.

[5] 薛长江,周小棉,陈国千,等.蛤蚧对大鼠心肌抗衰老作用的影响[J].中药药理与临床,1992,8(2):21-24.

[6] 林启云,王建如,廖瑜修,等.蛤蚧对动物免疫功能、血糖、耐缺氧的影响[J].广西中医药,1984,7(5):48.

[7] 胡觉民,李军,谭云英,等.蛤蚧的药理实验研究[J].天津中医,1989(3):24-26.

[8] 王英.痿康汤治疗阳痿66例[J].陕西中医,2000,21(7):294.

[9] 栾宇.蛤蚧定喘胶囊治疗慢支及哮喘206例临床观察[J].中国实用医药,2009,4(16):170.

[10] 张重州.补肺纳气治疗慢性肺心病86例[J].陕西中医,2007,28(12):1584.

[11] 万静,李凤美,曹爱莲.蛤蚧大补丸联合654-2治疗小儿神经源性膀胱功能障碍95例[J].现代康复,2001,5(6):134.

[12] 张鸣.蛤蚧大补丸治疗顽固性荨麻疹9例[J].湖南中医杂志,1994,10(1):31.

[13] 王筠默,陈长勋,钱基敏,等.蛤蚧的药理作用研究[J].现代应用药学,1987,4(3):4-7.

韭菜子 Jiucaizi

【别名】韭子(《本草经集注》),韭菜仁(《岭南采药录》)。

【来源】韭菜子,始载于《名医别录》,列为中品,历代本草均有收载。为百合科多年生草本植物韭菜 *Allium tuberosum* Rottl. 的干燥成熟种子。全国各地均产,以河北、山西、吉林、河南、山东、安徽等地产量较大。野生与栽培均有。

【采收炮制】秋季果实成熟时采收果序,晒干,搓出种子,除去杂质,生用或盐水炙用。

【商品规格】以粒饱满、色黑、无杂质者为佳。

【药性】辛、甘,温。归肝、肾经。

【功效】温补肝肾,壮阳固精。

【应用】

1. 阳痿遗精,白带白淫 本品甘温,补肾助阳,兼可固精止遗,缩尿止带。用治肾阳虚衰,下元虚冷之阳痿不举,遗精遗尿,单用本品,每日空心生吞一二十粒,盐汤送服,即《本草纲目》引陈藏器方;或与麦冬、车前子、菟丝子等配伍应用,如《外台秘要》尿精梦泄方;亦可与补骨脂、龙骨、益智仁等温补肝肾、涩精止遗之品同用,如《魏氏家藏方》。用治肾阳不足,带脉失约,白带白淫,可单用本品,如《千金方》以本品醋煮,焙干,研末,炼蜜为丸,空心温酒送服;或与白果、茯苓、糯米等固冲任、止白带、利湿浊之品同用,以增强药效。

2. 肝肾不足,腰膝痿软 本品温补肝肾,强筋壮骨,用治肝肾不足,筋骨痿软,步履艰难,屈伸不利等症。可以单用,也可以配伍仙茅、巴戟天、枸杞子等壮阳益精药同用。崔元亮《海上方》以韭子一斤,蒸两炊久,曝干,簸去黑皮,炒黄捣粉。安息香二大两,水煮一二百沸,炒赤和捣为丸,日空腹酒下,用治腰脚无力。

【用法用量】3～9g。水煎或入丸、散服。

【使用注意】阴虚火旺者忌服。

【药论】

1.《本草经集注》:"主梦泄精、溺白。"

2.《滇南本草》:"补肝肾,暖腰膝,兴阳道,治阳痿。"

3.《本草纲目》:"补肝及命门。治小便频数、遗尿,女人白淫白带。"

4.《本经逢原》:"惟肾气过劳,不能收摄者为宜。"

5.《景岳全书》:"妇人阴寒、少腹疼痛。"

6.《岭南采药录》:"患烂鼻渊,烧烟熏之。内服能散跌打损伤积瘀。"

【现代研究】

(一) 化学成分

韭菜子含生物碱及皂苷。

(二) 药理作用

1. 性激素样作用　韭菜子醇提物高剂量组可明显增加幼年雄性小鼠体重,增加幼年雄性小鼠睾丸(附睾)、精囊腺、包皮腺的重量。韭菜子醇提物高剂量组可增加去势小鼠包皮、精液囊的重量,对去势小鼠的性功能有一定的改善作用[1]。

2. 增强免疫作用　韭菜子醇提物中剂量组可显著增加氢化可的松致肾阳虚雄性小鼠模型的胸腺重量,韭菜子醇提物高、低剂量组均可显著增加脾脏的重量[1]。

3. 其他作用　在培养基中加入韭菜籽油,能降低果蝇在高、低温刺激下的死亡率,有增强机体非特异性抵抗力的作用[2]。

(三) 临床报道

1. 治疗男性不育症　以八子二仙汤(基本方:菟丝子 30g,枸杞子、沙苑子、韭菜子各 20g,覆盆子、蛇床子、淫羊藿、仙茅各 15g,车前子 12g,五味子 10g)随证加减治疗男性不育症 50 例,临床治愈 28 例,有效 18 例,无效 4 例[3]。

2. 治疗不射精症　六五延宗丸(熟地黄、山药、茯苓、丹参、韭菜子、黄芪、党参、当归、刘寄奴等)治疗不射精症 396 例(原发性 320 例,继发性 76 例),治愈 252 例(其妻受孕)[4]。

3. 治疗遗精　以八子黄芪汤(金樱子 15g,莲子心、韭菜子、菟丝子、沙苑子、芡实米各 12g,女贞子、枸杞子各 15g,黄芪 20g)治疗遗精 50 例,治愈 25 例,好转 22 例,总有效率为 94%[5]。

4. 治疗阳痿　口服八子王胶囊系菟丝子、韭菜子、金樱子、鹿茸、海马、人参等药物组成,治疗阳痿 240 例,总有效率为 90.83%[6]。

5. 治疗早泄　以滋肾固精汤(药用巴戟天 12g、韭菜子 15g、菟丝子 12g、制首乌 15g、熟地黄 15g、当归 12g、白芍 9g、桑螵蛸 15g、煅龙骨 15g、枳壳 9g 等)随证加减,治疗早泄 51 例,总有效率为 88.23%[7]。

6. 治疗小儿遗尿　以姜汁膏(配制:仙茅、韭菜子各等份,共研细末,过 120 目筛,用姜汁调膏备用)贴敷穴位,第一组关元、太溪,第二组肾俞、三阴交,第三组足三里、气海。患者取仰卧位,穴位皮肤常规消毒,取姜汁膏 2g 贴敷,用胶布固定,每晚 1 次,10 次为 1 个疗程,一般第一疗程取第一组穴,第二疗程取第二组穴,第三疗程取第三组穴。曾治小儿功能性遗尿 168 例,痊愈 104 例,好转 59 例,无效 5 例[8]。

7. 治疗重症呃逆　用韭菜子面治疗呃逆,为一验方。韭菜子轧为细面服之,每次 3～6g,每日 3 次,一般服 2～5 次呃逆即止[9]。

(四) 不良反应

毒性　鼠静脉注射的 LD_{50} 为 60mg/kg,皮内注射 LD_{50} 为 120mg/kg。皂苷对冷血动物毒性很大,万分之一的浓度可使鱼中毒[10]。

参 考 文 献

[1] 何娟,李上球,刘戈,等.韭菜子醇提物对去势小鼠性功能障碍的改善作用[J].江西中医学院学报,

2007,19(2):68-70.

[2] 马庆臣,吕文华,李廷利,等.韭菜籽油抗高温和抗低温作用的实验研究[J].中医药学报,2000,(2):78.

[3] 孙传坤.八子二仙汤治疗男性不育症50例[J].湖北中医杂志,2001,23(6):33.

[4] 张淑亭,薛新平,李玉英.六五延宗丸治疗不射精症396例观察[J].河北中医,1996,18)4):10-11.

[5] 姬云海.八子黄芪汤治疗遗精50例[J].江西中医药,1996,27(6):13.

[6] 李永利,陈金亮,李建军,等.八子王胶囊治疗阳痿240例临床观察[J].河北中医,1997,19(6):6-7.

[7] 欧春.滋肾固精汤治疗早泄51例[J].山西中医,1998,14(3):15.

[8] 梁耀忠.姜汁膏穴位贴敷治疗小儿遗尿[J].浙江中医杂志,1997(6):271.

[9] 简秀梅.韭菜子治疗重症呃逆1例[J].河南中医,2006,26(6):8.

[10] 李广勋.中药药理毒理与临床[J].天津:天津科技翻译出版公司,1992:396.

阳起石 Yangqishi

【别名】白石(《神农本草经》),羊起石、石生(《名医别录》),五精金、五精阴华、五色芙药(《和汉药考》)。

【来源】阳起石,始载于《神农本草经》,列为中品,历代本草均有收载。为硅酸盐类矿物阳起石 Actinolite 或阳起石石棉 Actinolite asbestus 的矿石。主产于河北、河南、山东、湖北、山西等地。

【采收炮制】全年均可采挖。去尽泥土、杂石。煅红透,黄酒淬过,碾细末用。

【商品规格】以针束状、色白、质柔软、易撕碎、无杂质者为佳。

【药性】咸,温。归肾经。

【功效】温肾壮阳。

【应用】阳痿不举,宫冷不孕 本品温肾壮阳,强阳起痿,用治男子阳痿遗精,女子宫冷不孕,崩中漏下,以及腰膝冷痛等症。《普济方》单用本品煅后研末,空心盐汤送服,用治阴痿阴汗;《杂病源流犀烛》用本品煅后,去钟乳石等分为细末,加酒煮附子末,面糊为丸,空腹米汤送下,治下元虚冷,精滑不禁,便溏足冷;《妇科玉尺》阳起石丸,与鹿茸、菟丝子、肉苁蓉等配伍,用治精清精冷无子;《太平惠民和剂局方》阳起石丸,与吴茱萸、干姜、熟地黄等配伍,用治子宫虚寒不孕。

【用法用量】3～6g,入丸、散服。

【使用注意】阴虚火旺者忌用。不宜久服。

【药论】

1.《神农本草经》:"主崩中漏下,破子脏中血,癥瘕结气,寒热,腹痛无子,阴痿不起,补不足。"

2.《名医别录》:"疗男子茎头寒,阴下湿痒,去臭汗,消水肿。久服不饥,令人有子。"

3.《药性本草》:"补肾气精乏,腰痛膝冷,湿痹,能暖女子子宫久冷,冷癥寒瘕,止月水不定。"

4.《本草纲目》:"右肾命门气分药也,下焦虚寒者宜之,然亦非久服之物。"

【现代研究】

(一) 化学成分

本品成分是含水硅酸钙 $Ca_2(Mg、Fe^{++})_5(Si_4O_{11})_2(OH)_2$,其中 FeO 6%～13%,CaO

13.8%，MgO 24.6%，SiO_2 58.8%，H_2O 2.8%。

（二）药理作用

阳起石对氢化可的松肌内注射造成阳虚小鼠模型，可明显改善阳虚小鼠外观、增加活动频数、延长低温游泳时间、增强红细胞免疫功能，具有温肾作用[1]。阳起石高剂量能显著增加正常小鼠交尾次数，提高雄性小鼠血清睾酮含量，对幼年雄性小鼠无促雄激素样作用[2]。

（三）临床报道

1. 治疗阳痿　用阳起汤（组成：阳起石 12g）根据不同的病证辨证加减：肝气郁结者加柴胡、香附、白芍各 12g；肝经湿热者加龙胆、栀子、黄柏各 12g；心脾两虚者加人参、白术、山药、枣仁、元肉各 9g；肾阳衰微者加菟丝子、熟地黄、补骨脂、大芸各 12g；阴虚火旺者加熟地黄、知母、牛膝、黄柏各 12g；瘀血阻络者加桃红四物汤；寒滞肝脉者加吴茱萸、炮姜各 9g，肉桂 3g；惊恐伤肾者加枣仁、茯神、五味子、生牡蛎、龙骨各 9g。治疗阳痿 200 例，有效率 100%[3]。

2. 治疗卵巢早衰症　用阳和汤加味（组成：熟地黄 30g、鹿角霜 10g、鹿角胶 8g、白芥子 9g、肉桂 9g、麻黄 6g、干姜 9g、甘草 9g、仙茅 18g、阳起石 9g）治疗卵巢早衰症 15 例，总有效率为 66%[4]。

3. 治疗原发性不孕症　以益母种子汤（益母草 30g、茺蔚子 9g、紫石英 20g、菟丝子 20g、阳起石 12g）于每月月经干净后连服 10 剂，治疗原发性不孕症 168 例，疗效显著[5]。

参考文献

[1] 杨明辉，王久源，张蜀武，等. 中药阳起石温肾作用实验研究[J]. 中国药业，2010，19(3)：9-10.
[2] 杨明辉，王久源，张蜀武，等. 中药阳起石壮阳作用实验研究[J]. 中国药业，2010，19(6)：17-18.
[3] 熙章. 加味阳起汤治疗阳痿 200 例[J]. 四川中医，2001，20(10)：48.
[4] 张朝辉，张亚辉. 阳和汤治疗卵巢早衰症治验[J]. 北京中医，2001(2)：16.
[5] 刘建爱，刘群英. 自拟益母种子汤治疗原发性不孕症 168 例[J]. 吉林中医药，1998(3)：28.

杜仲　Duzhong

【别名】思仙（《神农本草经》），木绵、思仲（《名医别录》），木绵（《本草图经》），石思仙（《本草衍义补遗》），丝连皮、丝楝树皮（《中药志》），扯丝皮（《湖南药物志》），丝棉皮（苏医《中草药手册》），棉花、玉丝皮、乱银丝、鬼仙木（《和汉药考》）。

【来源】杜仲，始载于《神农本草经》，列为上品，历代本草均有收载。为杜仲科落叶乔木植物杜仲 *Eucommia ulmoides* Oliv. 的树皮。主产于四川绵阳、青川、平武、温江、彭县、灌县，陕西西乡、宁强、风翔、洵阳，湖北襄阳、恩施、宜昌，河南嵩县、栾川、洛宁、卢氏、南阳，贵州毕节、赤水，云南永善、镇雄等地。此外，江西、甘肃、湖南等地亦产。野生及栽培均有。

【采收炮制】4～6 月剥取，刮去粗皮，堆置"发汗"至内皮呈紫褐色，晒干。切块或丝，生用或盐水炙用。

【商品规格】有川仲、汉仲两类。分为特等、一等、二等、三等，以皮厚、内表面色黯紫、折断白丝浓密弹性大者为佳。习惯认为四川巴中、达县产者质量最优。

按《中国药典》(2010 年版一部)规定：醇溶性浸出物不得少于 11.0%。本品含松脂醇二葡萄糖苷（$C_{32}H_{42}O_{16}$）不得少于 0.10%。

【药性】甘，温。归肝、肾经。

【功效】补肝肾，强筋骨，安胎。

【应用】

1. 阳痿遗精，遗尿尿频　本品甘温，入肝、肾二经，善能补益肝肾，助火壮阳，用治下元虚冷，肝肾不足，阳痿遗精，遗尿尿频等症。常与人参、熟地黄、巴戟天等补气养血、壮阳益精之品同用，如《石室秘录》起阳至神丹；《本草汇言》以本品与山茱萸、小茴香、车前子同用，治疗肝肾虚寒，阳痿失溺，小便余沥等症。

2. 腰膝酸痛，筋骨痿软　本品补肝益肾，肾充则骨强，肝充则筋健，而有强筋壮骨之功，治疗肝肾不足，筋脉失养，腰膝酸痛，筋骨痿软，诚为要药。可单用酒煎服，如《本草纲目》载孙琳治腰痛方；或与补骨脂、胡桃肉同用，治疗肾虚腰痛如折，即《太平惠民和剂局方》青娥丸；或与延胡索、小茴香等散寒止痛之品同用，治疗肾气不足，腰痛耳鸣，四肢酸软，如《因应便方》腰痛杜仲方；或与牡丹皮、肉桂等温通血脉、活血散瘀之品同用，治疗腰痛连小腹，不得俯仰等症，如《全生指迷方》补肾散；或与川芎、细辛、桂心等泡酒服用，杜仲酒，治疗肾虚夹风湿之腰痛；或与活血化瘀之当归、桃仁、红花等同用，治疗跌打损伤，腰膝伤痛，如《伤科补要》杜仲汤。

3. 妊娠下血，胎动不安　本品补肝益肾，调理冲任，有固经安胎之功。用治肝肾亏损，冲任不固，妊娠下血，胎动不安等症。常以本品配伍续断、枣肉同用，如《证治准绳》杜仲丸；或与人参、艾叶、大枣同用，如《奇效良方》安胎当归汤。

【用法用量】6～10g，水煎服。

【使用注意】因系温补之品，阴虚火旺者慎用。

【药论】

1.《神农本草经》："主腰脊痛，补中益精气，坚筋骨，强志，除阴下痒湿，小便余沥。久服，轻身耐老。"

2.《名医别录》："治脚中酸痛，不欲践地。"

3.《本草汇言》："凡下焦之虚，非杜仲不补；下焦之湿，非杜仲不利；足胫之酸，非杜仲不去；腰膝之痛，非杜仲不除。"

4.《本草备要》："治腰膝酸痛，阴下湿痒，小便余沥，胎漏，胎坠。"

【现代研究】

（一）化学成分

1. 木脂素及其苷

（1）松脂酚类：(＋)-松脂酚 *O*-*β*-D-葡萄吡喃糖苷，(＋)-松脂酚-二-*O*-*β*-D-葡萄吡喃糖苷，松脂酚-二-*β*-D-葡萄糖苷，(＋)-1-羟基松脂酚-4′，4″-二-*O*-*β*-D-葡萄吡喃糖苷，(＋)-1-羟基松脂酚-4′-*O*-*β*-D-葡萄吡喃糖苷，(＋)-1-羟基松脂酚-4″-*O*-*β*-D-葡萄吡喃糖苷，(＋)-表松脂酚。

（2）丁香树脂醇类：(＋)-丁香树脂醇-二-*O*-*β*-D-葡萄吡喃糖苷，(＋)-丁香树脂醇-*O*-*β*-D-葡萄吡喃糖苷，丁香甘油-β-丁香树脂醇醚-4″，4-二-*O*-*β*-D-葡萄吡喃糖苷，(＋)-丁香树脂醇单糖苷，紫丁香苷。

（3）橄榄树脂素类：(－)-橄榄树脂素-4′，4″-二-*O*-*β*-D-葡萄吡喃糖苷，(－)-橄榄树脂素，(＋)-环橄榄树脂素，(－)-橄榄树脂素-4′-*O*-*β*-D-葡萄吡喃糖苷，(－)-橄榄树脂素-4″-*O*-*β*-D-葡萄吡喃糖苷，(－)-橄榄树脂素-4′，4″-二-*O*-*β*-D-葡萄吡喃糖苷。

（4）Medioresinol 类。

(5) 松柏醇类:松柏苷,脱氢二松柏醇-4,γ'-二-O-β-D-葡萄吡喃糖苷,赤式-二羟基脱氢二松柏醇,苏式-二羟基脱氢二松柏醇。

2. 环烯醚萜类　杜仲醇,杜仲醇苷,杜仲醇苷-Ⅰ,杜仲醇苷-Ⅱ,京尼平,1-脱氧杜仲醇,Eucommitol,京尼平苷,京尼平苷酸,桃叶珊瑚苷,哈帕苷丁酸酯,筋骨草苷,雷扑妥苷,杜仲苷。杜仲苷的糖部分为异麦芽糖,即6-葡萄糖-2-葡萄糖苷。

3. 有机酸　绿原酸,咖啡酸,酒石酸,白桦脂酸,熊果酸,香草酸。

4. 其他成分　(±)-赤式-愈创木基甘油,(±)-苏式-愈创木基甘油,5-(羟甲基)-2-呋喃醛,葡萄糖,果糖,koaburaside;山柰酚,半乳糖醇,杜仲丙烯醇。

分离出正二十九烷,正三十醇,白桦脂醇,β-谷固醇。

还含有精氨酸、胱氨酸等17种游离氨基酸和锗、硒等15种无机元素。

杜仲皮含杜仲胶6%~10%,根皮约含10%~12%,为易溶于乙醇、难溶于水的硬性树脂。

(二) 药理作用

1. 降血压作用　生杜仲、炒杜仲炭、砂烫杜仲100%水煎液能降低家兔和犬血压[1]。

2. 促进骨折愈合作用　杜仲水煎液8.2g/kg灌胃给药,促进手术造成胫骨中下段骨缺损模型兔的骨折断端骨样组织增生、矿物质的沉积,加速创伤性骨折愈合[2,3]。盐杜仲0.33g/kg灌胃给药,增加去卵巢致骨质疏松大鼠血清雌二醇(E_2),降低骨钙素(BGP)、尿羟脯氨酸(HOP),增强腰椎骨密度、胫骨抗弯曲力[4]。

3. 抗疲劳作用　能延长负重小鼠及雌二醇致肾阳虚小鼠游泳时间,降低小鼠运动后血清尿素氮(BUN)、血乳酸,增加肝糖原[5,6]。

4. 性激素样作用　杜仲水提物0.4g/kg灌胃给药,提高四氧嘧啶致糖尿病模型大鼠血清、阴茎组织睾酮[7]。杜仲水、正丁醇、乙酸乙酯提取物1.25g/kg灌胃给药,提高雌二醇致肾阳虚小鼠睾丸或精囊腺指数[6]。抑制受孕大鼠离体子宫的自发活动,降低收缩频率和强度,对抗垂体后叶素对离体子宫的兴奋作用[1]。

5. 提高免疫作用　生杜仲、盐杜仲的水或醇提液10g/kg灌胃给药,增加雄性小鼠单核-吞噬细胞的碳粒廓清指数[8],增加胸腺重量[9]。

6. 延缓衰老作用　杜仲水煎液0.1g/kg灌胃给药,提高D-半乳糖致衰老模型小鼠血浆一氧化氮(NO)和过氧化氢酶(CAT)、脑组织一氧化氮合酶(NOS)和谷胱甘肽过氧化酶(GSH-Px)活性,降低肝组织丙二醛(MDA)[10]。

7. 其他作用　炒杜仲水煎液10g/kg及杜仲乙酸乙酯部位、水饱和正丁醇部位和水层溶出部位12g/kg灌胃给药,延长戊巴比妥钠小鼠睡眠时间[11]。生杜仲、熟杜仲水煎液能升高痛阈值,其中熟杜仲强于生杜仲[12]。杜仲水煎液灌胃给药,降低急性血瘀证模型大鼠的全血黏度、全血还原黏度、红细胞聚集指数、电泳指数[13]。杜仲提取物水溶液灌胃给药提高小鼠血红蛋白和红细胞,增加总蛋白及白蛋白[14]。

(三) 临床报道

1. 治疗慢性腰肌劳损　取马钱子、杜仲等分,研为细末,过100目筛备用。治疗时取药末0.5g置于腰部疼痛处,外用伤湿止痛膏覆盖以免药末漏出。每日换药1次,10天为1个疗程。全部患者均获满意效果,疼痛可在贴药1天后即有明显减轻[15]。

2. 治疗骨质增生　拟消刺汤(基本方:杜仲15g、续断15g、桑寄生20g、白芍20g、威灵仙15g、狗脊20g、木瓜15g、川芎15g、当归15g、秦艽15g、地龙15g、山萸肉15g、穿山龙15g、地龙 15g)加减治疗骨质增生 156 例,总有效率 94.2%[16]。

3. 治疗骨质疏松症　用龟鹿坚骨汤(药用龟板、鹿角片各 15g,仙灵脾、补骨脂、杜仲各 12g,生黄芪 30g,怀山药 15g,山萸肉 15g,当归 10g,生甘草 6g)随证加减,阳虚者加肉苁蓉 10g、狗脊 15g;阴虚者加杞子 20g、鳖甲 8g;气血两虚者加党参 20g、茯苓 20g;血瘀者加参三七 6g、土鳖虫 8g;腰膝酸软无力或伴压缩性骨折者加续断 15g、骨碎补 15g。治疗老年性骨质疏松症 158 例,总有效率为 89.87%[17]。

4. 治疗强直性脊柱炎　以独活寄生汤(基本方:独活 15g,当归 10g,桑寄生 30g,白芍 12g,秦艽 15g,党参 20g,杜仲 15g,茯苓 30g,生地黄 15g,防风 9g,甘草 6g,牛膝 15g,桂枝 12g,三七 6g)治疗强直性脊柱炎 65 例,显效 45 例,占 69.2%;有效 15 例,占 23.1%,无效 5 例,占 7.7%。总有效率 92.3%[18]。

5. 治疗不孕症　植胎助孕方(当归 12g、川芎 10g、白芍 12g、熟地黄 15g、黄芪 30g、山药 24g、香附 10g、益母草 30g、丹参 30g、仙灵脾 10g、杜仲 15g、续断 12g)治疗不孕症 100 例,结果怀孕 90 例,治愈率 90%[19]。

6. 治疗胎漏　以补肾健脾止血固胎方[党参 15g、黄芪 15g、白术 15g、菟丝子 15g、杜仲炒(炭)15g、茜草炭 10g、苎麻根 12g、炒川断 10g、白芍 10g、炙甘草 6g]加减,并配合维生素 E_1、舒喘灵治疗胎漏 120 例,治愈 110 例,占 91.67%,总有效率达 96.67%[20]。

7. 治疗高血压并失眠症　用安神汤(组成为生地 10g、枣仁 10g、钩藤 10g、夜交藤 10g、白芍 10g、龙骨 10g、茯神 20g、杜仲 10g、丹参 10g、黄连 10g、肉桂 2g)治疗高血压并失眠症 40 例,经治疗后显效 26 例(65.0%),有效 9 例(22.5%),无效 5 例(12.5%),总有效率 87.5%[21]。

(四) 不良反应

毒性　杜仲提取液 6.17g/kg、2.06g/kg、0.69g/kg 灌服 8 周,KM 小鼠未见异常[9]。杜仲提取物 0.69g/kg(最小有作用剂量)灌胃 30 天,对健康小鼠交配率、受胎率、分娩率及存活率无不良影响,对小鼠妊娠期与哺乳期、产仔数以及仔鼠一般发育情况无不良影响[22]。杜仲水提物 10g/kg、5g/kg、2.5g/kg、1.25g/kg 灌胃 35 天,未见引起小鼠精子畸形和精原细胞姐妹染色体中互换(SCE)频率增高,对小鼠精子非程序 DNA 合成(UDS)亦无影响[23]。杜仲醇提物灌胃给药,小鼠骨髓嗜多染红细胞微核试验为阴性;Ames 致突变毒性试验为阴性[24]。

参 考 文 献

[1] 李巨宝,王世民,李荣宸,等. 杜仲不同炮制品的药效比较[J]. 中药材,1986(6):33-34.

[2] 崔永锋,李刚,张永斌、等. 杜仲促进骨折愈合的实验研究及临床应用[J]. 中国医学研究与临床、2004,2(21,22):1-3.

[3] 崔永锋. 杜仲对兔骨折端骨密度影响的实验研究[J]. 云南中医学院学报,2002,25(3):16-19.

[4] 张贤,蔡建平,丁晓方,等. 杜仲对去卵巢大鼠骨代谢生化指标、骨密度及生物力学的影响[J]. 四川中医,2009,27(3):12-14.

[5] 陈勉,许激扬,胡良栋,等. 杜仲提取物对运动后小鼠血清尿素氮、肝糖原和血乳酸含量的影响[J]. 中国医学生物技术应用杂志,2004,3(3):54-57.

[6] 范景,吕圭源,陈素红,等. 杜仲提取物对雌二醇致肾阳虚小鼠的影响[J]. 浙江中西医结合杂志,2009,19(1):1-4.

[7] 张万宏. 刘子龙,戚玉才,等. 杜仲水提物对糖尿病大鼠血清和阴茎组织睾酮的影响[J]. 中国性科

学,2004,13(11):7-8.

[8] 王宇华,许惠琴,狄留庆,等.生杜仲和盐杜仲对小鼠免疫功能的影响和抗疲劳作用研究[J].中药药理与临床,2008,24(2):49-50.

[9] 陈贤均,赵红刚.盐制杜仲对小鼠生长发育与脏器系数的影响[J].四川中医,2005,23(11):29-31.

[10] 栗坤,郑福禄,张明远,等.细辛、杜仲及其合剂对D-半乳糖所致衰老小鼠血液中过氧化氢酶活性的影响[J].黑龙江医药科学,2000,23(4):1-2.

[11] 吕锦芳,邢丽,宁康健.杜仲对小鼠中枢镇静作用的影响[J].中国中医药科技,2004,11(5):294-296.

[12] 宁康健,粱张毅,吕锦芳,等.杜仲叶对小鼠镇痛作用的实验研究[J].中兽医医药杂志,2006(6):30-32.

[13] 徐晔,李友梅.杜仲对大鼠血液流变学的影响[J].安徽医药,2005,9(11):810-811.

[14] 刘月风,陈建文,龚朋飞,等.杜仲提取物的亚慢性毒理学研究[J].时珍国医国药,2006,17(11):2185-2187.

[15] 赵明.马钱子杜仲外敷治疗慢性腰肌劳损180例[J].中国民间疗法,2003,11(7):28.

[16] 李本林.自拟消刺汤治疗骨质增生156例[J].长春中医药大学学报,2010,26(1):7.

[17] 张姚萍,周军.自拟龟鹿坚骨汤治疗老年性骨质疏松症[J].中医正骨,2006,18(5):36.

[18] 吴剑涛.独活寄生汤治疗强直性脊柱炎65例[J].河北中医,2005,27(6):428.

[19] 苏慧敏,任金艳.植胎助孕方治疗不孕症100例临床观察[J].中国中医药科技,2010,17(1):5.

[20] 索明珍,赵会英.补肾健脾止血固胎方加减治疗胎漏120例临床观察[J].中国社区医师,2005,7(18):25.

[21] 廖加维,路阳,龚可.安神汤治疗高血压并失眠症40例[J].现代临床医学,2005,31(4):43.

[22] 周东升,袁慧.杜仲提取物对动物繁殖性能的影响[J].江西畜牧兽医杂志,2005(6):9-10.

[23] 庞慧民,朱玉琢,高久春.杜仲对小鼠生殖细胞的遗传毒性[J].中国公共卫生,2006,22(9):1152.

[24] 隋海霞,高芃,徐海滨,等.杜仲的快速毒性筛选试验[J].癌变·畸变·突变,2004,16(6):355-358.

续断　Xuduan

【别名】 龙豆、属折(《神农本草经》),接骨、南草(《名医别录》),接骨草(《卫生易简方》),川断(《临证指南医案》),槐生、龙立、槐槐生、诸藤断、续断藤(《和汉药考》)。

【来源】 续断,始载于《神农本草经》,列为上品,历代本草多有收载。因其功能可以续筋骨而得名。为川续断科多年生草本植物川续断 *Dipsacus asper* Wall. ex Henry 的干燥根。主产于四川涪陵地区、湖北鹤峰、湖南桑植、贵州等地。此外,云南、陕西等地亦产。以四川、湖北产的质量较佳。湖北产量最大,长阳质量最好。野生栽培均有。

【采收炮制】 秋季采挖,除去根头及须根,用微火烘至半干,堆置"发汗"至内心变绿色时,再烘干。切薄片用。

【商品规格】 商品川续断按其长短粗细分1～4等。以条粗、质软、易折断、断面带墨绿色者为佳。以湖北所产质优。

按《中国药典》(2010年版一部)规定:水分不得过10.0%;总灰分不得过12.0%;酸不溶性灰分不得过3.0%;水溶性浸出物不得少于45.0%。本品按干燥品计算,含川续断皂苷Ⅳ($C_{47}H_{76}O_{18}$)不得少于2.0%。

【药性】 苦、辛,微温。归肝、肾经。

【功效】 补益肝肾,强筋健骨,止血安胎,疗伤续折。

【应用】

1. 阳痿不举，遗精遗尿 本品甘温助阳，辛温散寒，用治肾阳不足，下元虚冷，阳痿不举，遗精滑泄，遗尿尿频等症。常与鹿茸、肉苁蓉、菟丝子等壮阳起痿之品配伍，如《鸡峰普济方》鹿茸续断散；或与远志、蛇床子、山药等壮阳益阴、交通心肾之品同用，如《外台秘要》远志丸；亦常与龙骨、茯苓等同用，用治滑泄不禁之症，如《瑞竹堂经验方》锁精丸。

2. 腰膝酸痛，寒湿痹痛 本品甘以补虚，温以助阳，辛以散瘀，有补益肝肾、强健壮骨、通利血脉之功。用治肝肾不足，腰膝酸痛，与萆薢、杜仲、牛膝等同用，如《证治准绳》续断丹；用治肝肾不足兼风寒侵袭之寒湿痹痛，可与防风、川乌等配伍，如《太平惠民和剂局方》续断丸。

3. 崩漏下血，胎动不安 本品补益肝肾，调理冲任，有固经安胎之功。可用于肝肾不足，崩漏下血，胎动不安等症。如《永类钤方》以本品配伍侧柏炭、当归、艾叶等止血活血、温经养血之品，用治崩中下血久不止者；又如《医学衷中参西录》寿胎丸，以本品与桑寄生、阿胶等配伍，用治滑胎证。

4. 跌打损伤，筋骨折伤 本品辛温破散之性，善能活血祛瘀；甘温补益之功，又能壮骨强筋，而有续筋接骨、疗伤止痛之能。用治跌打损伤，瘀血肿痛，筋骨折伤。常与桃仁、红花、穿山甲、苏木等配伍同用；或与当归、木瓜、黄芪等同用，治疗脚膝折损愈后失补，筋缩疼痛，如《赛金丹》邱祖伸筋丹。

5. 痈肿疮疡，血瘀作痛 本品活血祛瘀止痛，配伍清热解毒之品，用治痈肿疮疡，血瘀肿痛。如《本草汇言》以本品八两、蒲公英四两，用治乳痈乳痛。

【用法用量】9～15g，水煎或入丸、散；外用适量研末敷。崩漏下血宜炒用。酒续断多用于风湿痹痛，跌仆损伤，筋伤骨折。盐续断多用于腰膝酸软。

【使用注意】风湿热痹者忌服。

【药论】

1.《神农本草经》："主伤寒，补不足，金疮痈伤。折跌，续筋骨，妇人乳难。"

2.《本草汇言》："续断，补续血脉之药也。大抵所断之血脉非此不续，所伤之筋骨非此不安，久服常服，能益气力，有补伤生血之效，补而不滞，行而不泄，故女科、外科取用恒多也。"

3.《名医别录》："妇人崩中漏血，金疮血内漏，止痛生肌肉，及腕伤恶血腰痛，关节缓急。"

4.《本草经疏》："为治胎产、续绝伤、补不足、疗金疮、理腰肾之要药也。"

5.《滇南本草》："补肝，强筋骨。走经络，止经中酸痛。安胎，治妇人白带，生新血、破瘀血、落死胎。止咳嗽咳血。止赤白便浊。"

6.《日华子本草》："助气调血脉，补五劳七伤。破癥结、瘀血……妇人产前后一切病……缩小便，止泄精尿血，胎漏。"

【现代研究】

(一) 化学成分

1. 三萜皂苷类 常春藤皂苷元，Akebia saponin D，3-*O*-(4-*O*-乙酰基)-α-L-吡喃阿拉伯糖常春藤皂苷元-28-*O*-β-D吡喃葡萄糖-(1→6)-β-D-吡喃葡萄糖酯苷，3-*O*-α-L-吡喃阿拉伯糖齐墩果酸 28-*O*-β-D-吡喃葡萄糖-(1→6)-β-D-吡喃葡萄糖酯苷，3-*O*-β-D-吡喃葡萄糖(1→3)-α-L-吡喃鼠李糖(1-2)-α-L-吡喃阿拉伯糖常春藤皂苷元 28-*O*-β-D-吡喃葡萄糖(1→

6)-β-D-吡喃葡萄糖酯苷,3-O-α-L-吡喃鼠李糖(1→3)-β-D-吡喃葡萄糖(1→3)-α-L-吡喃鼠李糖(1→2)-α-L-吡喃阿拉伯糖-常春藤皂苷元 28-O-β-D-吡喃葡萄糖(1→6)-β-D-吡喃葡萄糖酯苷,3-O-[β-D-吡喃木糖(1→4)-β-O-吡喃葡萄糖(1→4)][α-L-吡喃鼠李糖(1→3)]β-D-吡喃葡萄糖(1→3)-α-L-吡喃鼠李糖(1→2)-α-L-吡喃阿拉伯糖常春藤皂苷元,及其 28-O-β-D-吡喃葡萄糖(1→6)-β-D-吡喃葡萄糖酯苷,3-O[β-D-吡喃葡萄糖(1→4)][α-L-吡喃鼠李糖(1→3)]-β-D-吡喃葡萄糖(1→3)-α-L-吡喃鼠李糖(1→2)-α-L-吡喃阿拉伯糖常春藤皂苷元,及其 28-O-β-D-吡喃葡萄糖(1→6)-β-d-吡喃葡萄糖酯苷,3-O-[β-D-吡喃木糖(1→4)-β-D-吡喃葡萄糖(1→4)][α-L-吡喃鼠李糖(1→3)]-β-D-吡喃葡萄糖(1→3)-α-L-吡喃鼠李糖(1→2)-α-L-吡喃阿拉伯糖-齐墩果酸-28-O-β-D-吡喃葡萄糖(1→6)-β-D 吡喃葡萄酯苷,化合物Ⅷ、Ⅱ、Ⅳ,川续断皂苷 A,C,E,F,G,H_1,H_2。

日本续断的根中含日本续断皂苷 E_1,E_2。

2. 挥发油。

3. 其他类　龙胆碱,β-谷固醇,胡萝卜苷,无机元素中钛含量较高。

(二) 药理作用

1. 促骨折愈合作用　续断流浸膏 2g/kg 灌胃给药,改善去卵巢致骨质疏松加桡骨远端骨折模型大鼠桡骨骨痂的生物力学性能,增强骨痂最大剪切力、剪切应力,促进骨折愈合[1];续断提取液灌胃给药,增加双侧去卵巢致骨质疏松模型 4 月龄大鼠的骨小梁数,改善骨结构,抑制骨吸收和骨形成,总体上抑制骨吸收大于骨形成[2]。

2. 松弛子宫平滑肌作用　续断总生物碱 100～800mg/kg 十二指肠给药,抑制妊娠大鼠在体子宫平滑肌自发收缩,降低收缩幅度和张力;降低催产素诱发的妊娠大鼠在体子宫收缩幅度和张力;增加妊娠大鼠摘除卵巢后的活胎鼠数,提示有对抗去卵巢导致的流产作用[3]。

3. 抗炎作用　续断 70%乙醇提取物 10g/kg、20g/kg、40g/kg 灌胃给药,抑制大鼠蛋清性足肿胀、二甲苯致小鼠耳廓肿胀,降低醋酸致小鼠腹腔毛细血管通透性,抑制纸片致肉芽组织增生,降低 2,4-二硝基氯苯(DNCB)所诱发的迟发型超敏反应[4]。

4. 其他作用　川续断水煎液灌胃给药,可促进小鼠巨噬细胞吞噬功能,提高小鼠耐缺氧能力,延长小鼠负重游泳持续时间[5]。川续断提取物 10g/kg 长期灌胃给药,减少 $AlCl_3$ 致阿尔茨海默病(Alzheimer disease)模型大鼠一次性避暗回避受电击次数,延长大鼠受电击的潜伏期;减少和降低顶叶皮质内、海马结构内淀粉样前体蛋白样免疫反应(APP-LI)神经元的数量、截面积,改善大鼠学习记忆力[6]。续断 70%乙醇提取物 10g/kg、20g/kg 灌胃给药,增加大鼠肾上腺中维生素 C 的含量[4]。

(三) 临床报道

1. 治疗骨折　用复方续断接骨丸治疗外伤性四肢骨干骨折 120 例,对照组服用接骨七厘片,直至骨折愈合。证实复方续断接骨丸具有明显的消肿止痛功能,能促进骨折愈合,缩短疗程,是一种有效的治疗骨折的复方中药[7]。

2. 治疗膝关节退行性骨关节炎　口服中药补肾活血方剂(杜仲、淫羊藿、续断、菟丝子、牛膝、女贞子、丹参、威灵仙等)配合药渣外敷治疗膝关节退行性骨关节炎 165 例,总有效率 93%[8]。

3. 治疗骨质疏松症　口服骨保合剂(由淫羊藿、补骨脂、续断、骨碎补、巴戟天、蛇床子等组成)治疗绝经后骨质疏松症,疗效显著。骨保合剂可提高骨密度,使 ALP、尿 Ca/Cr 下降;具有促进骨形成、抑制骨吸收的作用[9]。

4. 治疗强直性脊柱炎合并骨质疏松　用补肾强督方(由金狗脊、鹿角、熟地黄、淫羊藿、骨碎补、川续断、杜仲、穿山甲等组成)治疗强直性脊柱炎患者骨质疏松 288 例,疗效显著[10]。

5. 治疗骨质增生　采用黑膏药(当归、防风、连翘、威灵仙、续断、枳壳、栀子、骨碎补、木绵皮、桃仁、桔梗等)贴敷治疗骨质增生性疾病 120 例,总有效率 100%[11]。

6. 治疗更年期综合征　以保阴煎方(方药组成:生地、熟地黄各 12g,芍药、山药、续断、黄芩、黄柏各 10g,生甘草 6g)加减治疗更年期综合征 37 例,显效 18 例,有效 19 例,全部有效[12]。

7. 治疗青春期功血　以补肾方(熟地黄、山药、白芍、山茱萸、菟丝子、枸杞子、续断、杜仲炭、炙升麻、炒白术、阿胶)随证加减,治疗青春期功血 35 例,总有效率 94%[13]。

8. 治疗胎漏、胎动不安　以寿胎汤(菟丝子、续断、桑寄生、白芍等)随证加减治疗胎漏、胎动不安 62 例,经治后痊愈 54 例;总有效率 96.78%[14]。

参考文献

[1] 卿茂盛,陈小砖,邹志鹏.续断对大鼠骨质疏松性骨折愈合影响的生物力学实验研究[J].中国医学物理学杂志,2002,19(3):159.

[2] 陈小砖,李福安,曹亚飞,等.续断对大鼠去卵巢骨质疏松的骨形态计量学研究[J].中医正骨,2004,16(5):7-9.

[3] 龚晓健,季珲,王青,等.川续断总生物碱对妊娠大鼠子宫的抗致痉及抗流产作用[J].中国药科大学学报,1997,29(6):459-461.

[4] 王一涛,王家葵,杨奎,等.续断的药理学研究[J].中药药理与临床,1996,12(3):20-23.

[5] 石扣兰,李丽芬,李月英,等.川续断对小鼠免疫功能的影响[J].中药药理与临床,1998,14(1):36-37.

[6] 钱亦华,胡海涛,杨杰,等.川续断对 Alzheimer 病模型大鼠海马内淀粉样前体蛋白表达的影响[J].中国神经科学杂志,1999,15(2):134-138.

[7] 谢晶,沈霖,杨艳萍.复方续断接骨丸治疗骨折的临床研究[J].中国中医骨伤科杂志,2003,11(1):25-27.

[8] 吕建国,郑清莲.补肾活血方剂治疗膝关节退行性骨关节炎 165 例[J].陕西中医,2006,27(8):949.

[9] 陈小忆,罗承锋,刘月禅,等.骨保合剂治疗绝经后骨质疏松症例疗效观察[J].新中医,2004,36(8):11.

[10] 王昊,阎小萍,孔维萍,等.补肾强督方对强直性脊柱炎患者骨质疏松及骨量减少的影响[J].中国中西医结合杂志,2011,31(4):471.

[11] 周长青,吕邵娃,刘开蕾.传统黑膏药治疗骨质增生性疾病 120 例[J].陕西中医,2009,30(4):433.

[12] 张英娥,刘海云.保阴煎方治疗更年期综合征 37 例[J].陕西中医,2007,28(11):1526.

[13] 王翠玉,刘薇.补肾方治疗青春期功血 35 例疗效观察[J].四川中医,2010,28(2):89.

[14] 杨正雄,薛素芳.寿胎汤加减治疗胎漏、胎动不安 62 例[J].中国中医急症,2005,14(5):477-478.

狗脊　Gouji

【别名】 百枝(《神农本草经》),狗青、强膂(《吴普本草》),扶盖、扶筋(《名医别录》),苟脊(《本草药集注》),金毛狗、金狗脊、金毛狗脊、金毛狮子、猴毛头、黄狗头(《全国中草药汇编》），扶益、狘奴（《和汉药考》）。

【来源】 狗脊，始载于《神农本草经》，列为中品，苏颂谓："其根黑色，长三四寸，多歧，似狗之脊，大有两指许。"故名。为蚌壳蕨科多年生草本植物金毛狗脊 *Cibotium barometz*（L.）J. Sm. 的根状茎。主产于四川宜宾、乐山、江津、泸县，广东番禺、花县，贵州镇宁、榕江，浙江平阳、泰顺，福建宁德等地。均为野生。

【采收炮制】 秋、冬二季采挖，除去泥沙，干燥；或去硬根、叶柄及金黄色绒毛，切厚片，干燥，为"生狗脊片"；蒸后，晒至六七成干，切厚片，干燥，为"熟狗脊片"。

【商品规格】 分狗脊条、生狗脊片、熟狗脊片 3 种。狗脊条以条长、质坚硬、被有金黄色毛绒者为佳；生狗脊片以片面浅棕色、质脆、易折断并有粉性者为佳；熟狗脊片以质坚硬、片面黑棕色者为佳。

按《中国药典》（2010 年版一部）规定：水分不得过 13.0%；总灰分不得过 3.0%；醇溶性浸出物不得少于 20.0%。本品按干燥品计算，含原儿茶酸（$C_7H_6O_4$）不得少于 0.020%。

【药性】 苦、甘，温。归肝、肾经。

【功效】 补肝肾，强筋骨，祛风湿。

【应用】

1. 腰痛脚弱，风湿痹痛　本品甘温，能补益肝肾，强筋壮骨；苦温之性，又兼能祛风除湿，通痹止痛，且善坚脊骨，腰痛脊强非此莫除。常与杜仲、牛膝、补骨脂等同用，治疗肝肾不足，腰痛脊强，足膝软弱等症，如《嵩厓尊生全书》立金汤；或与独活、桑寄生、威灵仙等同用，治疗肝肾不足，兼感风寒湿邪，脚膝疼痛，手足麻木等症，如《赛金丹》独活寄生汤；或与马钱子、萆薢、乌蛇肉等同用，治疗小儿麻痹，下肢瘫痪，软弱无力，以强筋健骨，疏风通络，如《中药制剂汇编》小儿麻痹丸。

2. 肾关不固，遗尿遗精　本品温补下元，固摄肾关，每与远志、茯苓、当归配伍，用治肾关失固，遗尿尿频，遗精滑精之症，如《平易方》固精强骨方；《贵州草药》以本品及大夜关门、蜂糖罐根、小棕根与猪肉同炖，治疗年老体衰，肾关失固，夜尿频多；《四川中药志》以本品配伍木瓜、五加皮、杜仲，以补肝益肾，缩尿健骨，治疗腰痛及小便过多。

3. 冲任虚寒，白带白浊　本品补益肝肾，调理冲任，温燥祛湿，治疗下焦虚寒，冲任不固，寒湿带下及白浊等症。每与白蔹、鹿茸同用，如《济生方》鹿茸丸。

【用法用量】 6～12g，内服水煎，亦可熬成膏或入丸、散。外用煎水洗。

【使用注意】 阴虚有热，小便不利或短涩赤黄，口苦舌干者，均忌用。

【鉴别用药】 狗脊、续断、杜仲均能补肝肾、强筋骨，用治肝肾不足，腰膝酸痛、筋骨无力等症。然狗脊又能祛风湿，多用于肝肾亏虚兼有风寒湿邪引起的腰膝痹痛乏力之症；并兼温补固涩之性，治疗肾气不固，小便失禁、白带过多。杜仲、续断又均能补肝肾安胎，同用治肝肾不足，腰痛脚弱，胎动不安。但杜仲长于补益，补肝肾、强筋骨之力好，筋骨无力多用；续断兼通血脉，续筋骨，多用于胎漏下血、乳汁不通、痈疽疡疮、跌打损伤等症。

【药论】

1.《神农本草经》："主腰背强，机关缓急，周痹寒湿膝痛，颇利老人。"

2.《本草纲目》："强肝肾，健骨，治风虚。"

3.《本草求真》："狗脊，何书既言补血滋水，又曰祛湿除风，能使脚弱，腰痛，失溺，固痹俱治，是明因其味苦，苦则能以燥湿；又因其味甘，甘则能以益血；又因其气温，温则能以补肾养气。盖湿除而气自周，气周而溺不失，血补而筋自强，筋强而风不作，是补而能走之药也。"

4.《名医别录》:“疗失溺不节,男子脚弱腰痛,风邪淋露,少气目暗,坚脊利俯仰,女子伤中关节重。”

5.《玉楸药解》:“泄湿去寒,起痿止痛,泄肾肝湿气,通关利窍,强筋壮骨,治腰痛膝痛,足肿腿弱,遗精带浊。”

【现代研究】

(一) 化学成分

狗脊含 Onitin 类化合物:Onitin-2′-*O*-*β*-glucoside 和 Onitin-2′-*O*-*β*-D-allosyl。尚含铅 2.08μg/g。

(二) 药理作用

1. 抗炎镇痛作用 狗脊水煎液灌胃,能改善佐剂性关节炎大鼠及肾阳虚佐剂性关节炎大鼠血液流变性,改善关节微循环[1]。生狗脊醇提物腹腔注射,具有镇痛作用[2]。

2. 止血作用 狗脊的茸毛对瘢痕组织、肝脏、脾脏的损伤性出血及拔牙等外伤性出血有止血作用,也有升高血小板的作用[3]。

(三) 临床报道

1. 治疗腰痛 以壮肾舒络汤(炒杜仲、鸡血藤、金狗脊、桑寄生、穿山甲、枸杞、怀山药、白芍)加减治疗慢性腰痛 50 例,疗效满意[4]。

2. 治疗强直性脊柱炎 在使用柳氮磺吡啶基础上加用中药补肾通督汤(由淫羊藿 15g、狗脊 30g、怀牛膝 30g、杜仲 15g、独活 15g、桂枝 9g、石楠 30g、川芎 15g、苍耳子 9g、青风藤 15g 组成),对照组单独使用柳氮磺吡啶,治疗组总有效率 97.78%,对照组总有效率 86%,两组总有效率差异有统计学意义[5]。

3. 治疗腰肌纤维织炎 以狗脊汤(方药组成:狗脊、续断、桑寄生、杜仲炭、骨碎补、当归、白芍、鸡血藤、川芎、乳香、穿山甲、苏木、赤芍、桃仁)治疗腰肌纤维织炎 56 例,总有效率为 96.5%[6]。

4. 治疗骨质增生 以白芍木瓜汤(白芍、木瓜、鸡血藤、威灵仙、甘草、葛根、狗脊、杜仲、怀牛膝)加减治疗颈椎、腰椎、腰骶椎、膝关节、踝关节骨质增生,总有效率 89.6%[7]。

5. 治疗绝经后骨质疏松症 狗脊散(药用金毛狗脊、川断、熟地黄、当归、阿胶、黄芪各 15g,鹿角胶 12g,东(阳)白芍、香附、川芎、红花、地鳖虫各 10g)。加减治疗绝经后骨质疏松症 113 例,总有效率 84.07%[8]。

6. 治疗腰椎间盘突出症 以豨莶狗脊地骨皮汤为基本方,(药用豨莶草 15g、金狗脊 15g、地骨皮 12g、当归 8g、炒白芍 12g、仙灵脾 12g、广地龙 10g、怀牛膝 10g、青藤根 12g、炒元胡 12g、小茴香 8g、炙甘草 6g),配合外用膏药,治疗本组 396 例,结果痊愈 97 例,显效 182 例,有效 83 例,无效 34 例,总有效率 91.5%[9]。

7. 治疗类风湿关节炎 用补肾蠲痹汤(补骨脂、狗脊、炒杜仲、川断、羌活、独活、制川乌、制草乌、防己、木瓜)配合西药治疗类风湿关节炎 200 例。治疗组总有效率为 91%[10]。

8. 治疗慢性盆腔炎 以妇乐合剂(组成:炒贯众 10g、禹余粮 10g、紫石英 12g、蒲黄炭 9g、五灵脂 3g、山楂 10g、狗脊 10g、忍冬藤 10g、蜀红花 10g、桑椹子 10g、石榴皮 10g、制军炭 9g、黄柏 15g)治疗慢性盆腔炎 358 例,总有效率为 85%[11]。

参 考 文 献

[1] 李军,王振海,王春田,等.狗脊及其炮制品对佐剂性关节炎大鼠血液流变学的影响[J].中国中药

杂志,2008,33(17):2170-2173.

[2] 鞠成国,曹翠香,史琳,等.狗脊及其炮制品和狗脊毛的镇痛、止血作用研究[J].中成药,2005,27(11):1279-1281.

[3] 阴健.中药现代研究与临床应用[M].北京,中医古籍出版社,1997:182.

[4] 施建中.壮肾舒络汤治疗慢性腰痛 50 例[J].四川中医,1995(7):45.

[5] 孙桂芝,王振亮.补肾通督汤治疗强直性脊柱炎 45 例临床观察[J].中国民族民间医药,2011(2):139.

[6] 常建波,李金泰,张夫兴.自拟狗脊汤治疗腰肌纤维织炎 56 例[J].吉林中医药,2000(6):37.

[7] 徐磊.白芍木瓜汤治疗骨质增生症的体会[J].医学动物防治,2006,22(7):482-483.

[8] 何文扬,蔡雪芬.狗脊散加减治疗绝经后骨质疏松症 113 例[J].中医药学刊,2004,22(7):1316-1317.

[9] 孟春,陈金洪,蓝国华.豨莶狗脊地骨皮汤为主治疗腰椎间盘突出症[J].中医正骨,2005,17(5):32.

[10] 王汝梅,九俊雷,王留针.补肾蠲痹汤配合西药治疗类风湿性关节炎 200 例[J].陕西中医,2010,31(4):437-438.

[11] 李晶,马红梅.妇乐合剂治疗慢性盆腔炎 358 例[J].中国中医药科技,2005,12(5):273.

羊红膻 Yanghongshan

【别名】羊洪膻(《陕北草药名》),六月寒(《秦岭植物志》)。

【来源】羊红膻,始载于《陕北草药》。为伞形科多年生草本植物缺刻叶茴芹 *Pimpinella thellungiana* Wolff. 的带根全草。主产于陕西、甘肃、山西、内蒙古、河北及东北各省。均为野生。

【采收炮制】夏秋采挖根,晒干用,春夏采收全草,阴干用或鲜用。

【药性】辛、甘,温。归心、肾、肺、脾经。

【功效】温肾助阳,活血化瘀,养心安神,温肺散寒。

【应用】

1. 阳痿不举,精少精冷　本品温肾壮阳,起痿生精,用治肾阳不足,命门火衰,阳痿精冷,精少不育,多与巴戟天、补骨脂、淫羊藿、鹿茸等配伍,以增强药效。

2. 气滞血瘀,胸痹心痛　本品辛散温通,气膻入血,能活血化瘀,通脉止痛,用治心阳不振,心脉痹阻之胸痹心痛症,可单用煎服。亦可配伍丹参、檀香、川芎、桃仁、红花、桂枝等活血化瘀、温经止痛之品同用。

3. 心悸失眠,胸闷气短　本品养心安神,通心脉,养气血,用治心气不足怔忡心悸,虚烦不眠、气短乏力、胸闷痞塞之症,常与黄精、山芝麻、配枣仁等同用;单用亦有良效。

4. 风寒外感,寒饮咳嗽　本品辛温发散,甘温壮阳,用治风寒喘咳,有温肺化痰散寒之功。常与荆芥、苏叶、防风等同用,治疗外感风寒;或与细辛、半夏、干姜等同用,治疗寒饮咳嗽。

【用法用量】10～15g;外洗适量。

【使用注意】阴虚内热、肺热咳嗽者忌用。

【药论】

1.《陕西中草药》:"祛寒宣肺,祛风解毒,活血散瘀,消肿止痛。"

2.《陕西医学杂志》:"治心悸,克山病。老慢支、阳痿、早衰等。"

3.《中药通报》:"治疗产后虚弱,阳痿不育,风寒感冒,痰饮咳嗽等。"

【现代研究】

(一)化学成分

缺刻叶茴芹根中含挥发油。从挥发油中又分离出:乙醛、α-甲基丁酸等28个主要成分及γ-谷固醇、β-谷固醇等。从全草中分得4个黄酮苷为:芹黄素-7-葡萄糖醛酸甲酯苷、木樨草素-7-葡萄糖醛酸甲酯苷、5,4-二羟基黄酮-7-O-葡萄糖醛酸苷、5,3′,4′-三羟基黄酮-7-O-葡萄糖醛酸苷。

(二)药理作用

1. 促性腺激素样作用 羊红膻有类似于促性腺激素的功能,能改善卵巢功能,促进滤泡发育,使动物最终出现发情和排卵[1]。

2. 对心血管系统的作用 能扩张冠状动脉,降低血管阻力,降血压及减少心肌耗氧量。羊红膻黄酮苷能提高正常或病态动物的耐缺氧能力,同时使心、脑组织琥珀酸脱氢酶体系得到改善,特别是对实验性心肌梗死模型心肌呼吸酶改善明显[2]。对高K、去甲肾上腺素致痉的大鼠胸主动脉条,以及高K致狗冠状动脉条痉挛有松弛作用[3]。

3. 强壮作用 羊红膻浸膏片每日1.5~3g/kg体重连续灌胃给药,可使地塞米松造成的"肾阳虚"小鼠的体温下降,活动减少明显改善;且能使^{3}H-胸腺嘧啶核苷进入骨骼肌的速率显著提高[4]。羊红膻可增加动物体力及提高动物耐缺氧能力[5]。

4. 其他作用 羊红膻有调节和改善细胞免疫功能的作用[6]。抑制甘油三酯升高和肝脂肪变[5]。

(三)临床报道

1. 治疗冠心病 用羊红膻片,每片重0.5g,每次服4片,日三次。治疗冠心病263例,疗效肯定[6]。

2. 治疗慢性支气管炎 定喘丹(由麻黄、川贝、黄芩、鱼腥草、羊红膻、水蛭、紫河车等组成,水蛭、紫河车直接研粉,其余药物水煎浓缩,混合烘干后装0号胶囊口服),每次2~3粒,每日3次。1个月为1个疗程。治疗慢性支气管炎50例,治愈率及总有效率均高于对照组[氨茶碱、复方磺胺甲噁唑(复方新诺明)],有统计学意义[7]。

参考文献

[1] 袁福汉,刘以训,李树民,等.羊红膻对马驴催情作用的初步研究[J].畜牧兽医学报,1979(2):24.

[2] 许青媛,沈雅琴,王德华.羊红膻黄酮苷药理研究[J].中草药,1994,25(1):51.

[3] 汤臣康,成松明博,内田晶子.羊红膻粗提物(GY)的药理作用研究[J].长春中医学院学报,2006(16):44.

[4] 魏德泉,苗爱蓉,龙政军.羊红膻对动物蛋白质代谢的影响[J].中药通报,1986(9):26.

[5] 沈雅琴,谢人明,苗爱荣,等.羊红膻的药理学研究Ⅲ毒性及一般药理学研究[J].陕西新医药,1982,11(11):60-61.

[6] 雷忠义,吴亚兰,苏亚秦.单味羊红膻片治疗冠心病263例临床观察[J].实用中西医结合杂志,1989,2(5):35-37.

[7] 张玉占,张俊荣.定喘丹治疗慢性支气管炎临床观察[J].现代中西医结合杂志:1999,8(9):1469-1470.

紫石英 Zishiying

【别名】萤石、氟石(《全国中草药汇编》)。

【来源】紫石英，始载于《神农本草经》，列为上品，历代本草均有收载。为卤化物类矿物萤石 Fluorite 的矿石。主产于浙江、江苏、辽宁、河北、甘肃等省。

【采收炮制】采得后，拣选紫色者入药。去净外附的沙砾及泥土，捣成小块。生用或煅用。

【商品规格】商品分浙江、辽宁、湖南块统装等。以有光泽、无泥杂者为佳。

按《中国药典》(2010 年版一部)规定：本品含氟化钙(CaF_2)不得少于 85.0%。

【药性】甘，温。归肾、心、肺经。

【功效】温肾暖宫，镇心安神，温肺平喘。

【应用】

1. 宫冷不孕，崩漏带下　本品甘温，能温肾暖宫，温通冲任。用治元阳衰惫，血海虚寒，宫冷不孕、崩漏带下等症。《青囊秘方》以本品与当归、熟地黄、川芎、香附、白术等配伍，以增强药效。

2. 心悸不安，失眠多梦　本品甘温能补，质重能镇，为温润镇怯之品。用治心悸怔忡，失眠多梦，常与酸枣仁、柏子仁、当归等养血补心之品同用，如《郑子来家秘方》方；用治心经痰热，惊痫抽搐，常与龙骨、寒水石、大黄等重镇清热之品同用，如《金匮要略》风引汤。

3. 肺寒气逆，痰多咳喘　本品温肺寒，止喘嗽，用治肺寒气逆，痰多喘咳症，《青囊秘方》单用火煅，花椒泡汤下；《御药院方》钟乳补肺汤，以本品与五味子、款冬花、桑白皮、人参等配伍，用治肺气不足，短气喘乏，口出如含冰雪，语言不出者。

【用法用量】9～15g。打碎先煎。

【使用注意】阴虚火旺而不能摄精之不孕症及肺热气喘者忌用。

【药论】

1.《神农本草经》："主心腹咳逆邪气，补不足，女子风寒在子宫，绝孕十年无子。久服温中，轻身延年。"

2.《名医别录》："疗上气心腹痛，寒热邪气结气，补心气不足，定惊悸，安魂魄，填下焦，止消渴，除胃中久寒，散痈肿，令人悦泽。"

3. 唐·《药性论》："虚而惊悸不安者，加而用之。"

4.《本草纲目》："上能镇心，重以去怯也；下能益肝，湿以去枯也。"

【现代研究】

(一) 化学成分

紫石英成分系氟化钙(CaF_2)，纯品含钙 51.2%，氟 48.8%。但常有杂质氧化铁(Fe_2O_3)和稀土元素。

(二) 药理作用

紫石英能使排卵障碍大鼠模型卵巢局部卵泡刺激素受体(FSHR)、黄体生成素受体(LHR)表达增强[1]。

(三) 临床报道

1. 治疗不孕症　用补肾种子丹(紫石英、枸杞子、菟丝子、鹿茸、紫河车、肉苁蓉、五味子、淫羊藿、覆盆子、熟地黄等)治疗无排卵不孕症 59 例，痊愈率 38.98%[2]。

2. 治疗原发性痛经　温经散寒汤(基本方药物组成：当归 10g、川芎 10g、赤芍 12g、牡丹皮 10g、白术 12g、紫石英 20g、胡芦巴 6g、五灵脂 12g、金铃子 10g、延胡索 10g、制香附 12g、小茴香 6g、艾叶 6g)随证加减治疗原发性痛经 70 例，总有效率为 97.14%[3]。

3. 治疗月经后期　用温肾养血调经汤(菟丝子、仙灵脾、紫石英、当归、熟地黄等)为基础方,随月经周期加减用药治疗月经后期 54 例,治愈 31 例,好转 14 例,无效 9 例,总有效率 83.33%[4]。

4. 治疗支气管哮喘　用石英参芪汤(药物组成:紫石英、鹅管石、南沙参、北沙参、炙黄芪、炙紫菀、炙冬花、熟地黄、甜苁蓉、广陈皮、炙甘草)治疗支气管哮喘 62 例,总有效率 87.1%[5]。

5. 治疗室性期前收缩　调心汤(丹参、紫石英、生地黄、连翘、麦冬、川芎、炙甘草、桂枝等),从调整心之阴阳的平衡治疗室性期前收缩 60 例,总有效率 96.6%,疗效显著[6]。

参 考 文 献

[1] 付灵梅,谭朝阳,王丽君,等.紫石英对排卵障碍大鼠卵巢局部卵泡刺激素受体、黄体生成素受体表达的影响[J].中国实验方剂学杂志,2011,17(5):184-186.

[2] 庞保珍,赵焕云.补肾促排卵 59 例的前瞻性研究[J].陕西中医,1997,18(11):488.

[3] 逯茵茵.温经散寒汤治疗原发性痛经 70 例疗效观察[J].2009,6(8):73-74.

[4] 雒挺托,张晓峰.温肾养血调经汤循期治疗肾虚血亏型月经后期 54 例[J].陕西中医学院学报,2008,31(3):32-33.

[5] 胡晓峰.石英参芪汤治疗支气管哮喘 62 例[J].实用中医内科杂志,2004,18(5):438.

[6] 薛朝璇.调心汤治疗室性早搏 60 例[J].陕西中医,2001,22(2):69.

(王淳　高学敏)

第三节　补　血　药

凡以补血为主要作用,用治血虚证的药物,称补血药。

血虚证主要包括心血虚与肝血虚两种病证。心血虚常见面色无华,唇舌色淡,心悸怔忡,失眠多梦,健忘脉细或见脉结代等症;肝血虚可见面色萎黄,惊惕头晕,目眩耳鸣,指甲苍白,以及妇女月经后期,量少色淡,甚至经闭,肌肤甲错,舌淡脉细等症。凡见上述诸种证候者均可使用补血药来治疗。

本类药物多属甘温滋润之品,以补肝血、养心血为主要功效。由于"心主血"、"脾统血"、"肝藏血"、"肾藏精",精血互相转化,故本类药物多入心、脾、肝、肾经。

临床使用补血药时,要注意血虚与阴虚及气虚的关系,血虚常可导致阴虚,如血虚兼阴虚者,补血药常与补阴药同用;若血虚兼气虚者,补血药又当与补气药同用,以收补气生血、阳生阴长之效。

补血药多黏腻碍胃,影响消化,故凡湿浊中阻,脘腹胀满,食少便溏者,不宜应用;脾胃虚弱者,可与健脾消食药同用。

熟地黄　Shudihuang

【别名】熟地(《景岳全书》)。

【来源】熟地,始载于《本草图经》,为玄参科多年生草本植物地黄 *Rehmannia glutinosa* Libosch 的根,经加工蒸晒而成。主产于河南孟县、温县、武陟、傅爱等地,浙江苋桥、仙居等地,陕西、山西、江苏等地均产。以河南产量最大,质量最佳。

【采收炮制】取净干地黄加黄酒 30%,拌和,入蒸器中,蒸至内外黑润,取出,晒制八成干时，切厚片，干燥即成。或取干地黄置蒸器中蒸8小时以后，焖一夜；次日翻过再蒸4～8小时，再焖一夜，取出，晒至八成干，切片再晒干。

【商品规格】熟地黄均为统货，一般不分等级。以表面乌黑色、有光泽、黏性大、质柔软油润、味甜者为佳，尤以河南产品怀庆地黄最佳，为四大怀药之一。

按《中国药典》(2010年版一部)规定：本品按干燥品计算，含毛蕊花糖苷($C_{29}H_{36}O_{15}$)不得少于0.020%。

【药性】甘，微温。归肝、肾经。

【功效】补血滋阴，益精填髓。

【应用】

1. 心肝血虚，眩晕心悸　本品甘温滋润，养血力强，乃养血补虚之要药。用治血虚心肝失养，面色萎黄或苍白、眩晕心悸、失眠等症，常与补血活血的当归同用，既能增强补血之效，兼有补而不滞之妙，如《普济本事方》内补丸；若再加川芎、白芍，即《太平惠民和剂局方》四物汤，则补血调血之力更强，用治血虚诸症，每以其加减为用。若血虚兼气虚者，宜配人参气血双补，即《景岳全书》两仪膏；若气血双亏较甚，心悸怔忡，气短乏力，当与人参、白芍、当归、白术等益气养血之品同用，以增强药力，如《正体类要》八珍汤。

2. 月经不调，崩漏下血　本品味甘微温，质滋静守而善补血养阴，女子以血为本，血虚、血瘀常致月经不调，故熟地黄亦为治月经不调要药，对血虚无滞者尤宜。常与当归、川芎、白芍等同用，以补血行滞调经，如《太平惠民和剂局方》四物汤，为补血调经基础方剂，对月经不调诸症，可随证加减调治；若血虚兼气虚不摄，月经先期而至，量多色淡，常加黄芪、人参，即《医宗金鉴》圣愈汤；兼瘀血阻滞，月经量多色紫、质黏有块，常加桃仁、红花，即《医宗金鉴》桃红四物汤；血虚夹寒者加艾叶、炮姜、鹿角胶；《本草纲目》引禹讲师方，以熟地黄与当归、黄连同用，治冲任虚损，血虚有热之月经不调，久而无子。

熟地黄黏润性缓纯静，炒炭后又能止血。治妇女经水过多兼血虚者，多与白芍、当归、芥穗炭等同用，有补血止血调经之妙，如《傅青主女科》加减四物汤；妇女崩漏日久，每致阴血双亏，宜与阿胶、艾炭、乌贼骨、山萸肉等药同用，以增强药力。

3. 妊产诸疾　本品甘温入肝，补血滋阴，又常用治妊产诸疾，但见阴血亏虚者，均可选用。治气血双亏之胎动不安或屡惯堕胎，常与人参、白术、当归、川断、砂仁等同用，以补气养血，益肾固胎，如《景岳全书》泰山盘石散；治产后血虚，少腹疼痛，常与当归、人参、阿胶、肉桂等药配伍，如《傅青主女科》肠宁汤；《洁古家珍》地黄当归汤，地黄与当归配伍治妇人有孕胎痛者；治妇人产后呕吐，又可与山茱萸、巴戟天、炮姜、橘红相配，有温肾补虚、和胃止呕之功，如《傅青主女科》温肾止呕汤。

4. 肾阴亏虚，腰膝酸软、遗精盗汗　本品甘温入肾，质润滋腻，滋补肾阴，为治肾阴亏虚要药。用治肾阴亏虚、虚火偏亢所致腰膝酸软、头晕目眩、耳鸣耳聋等症，常配山萸、山药、泽泻等药，滋阴壮水制火，如《小儿药证直诀》六味地黄丸；若治肾阴亏虚，相火妄动之骨蒸潮热，盗汗梦遗，尺脉有力者，常配猪脊髓、知母、黄柏、龟甲，有滋阴降火之效，如《丹溪心法》大补阴丸。

熟地黄善补阴血，性微温，作用平和而不伤阳，故亦常取本品与枸杞子、山药、附子、肉桂等滋阴壮阳药同用，治肾阳虚衰所致诸症，寓有阴阳互根、阴中求阳之意，如《景岳全书》右归丸。

5. 精亏髓少，头晕目眩，须发早白　本品味甘微温，入肝、肾二经，能补血滋阴，生精填髓，故还可用治肝肾不足，精血亏虚诸症。若精血亏虚，眩晕耳鸣者，常与枸杞子、菊花、山萸、山药等药同用，即《医级》杞菊地黄丸；若治精血不足，健忘早衰，须发早白，常配制首乌、怀牛膝、菟丝子、枸杞子等药，有益精血、乌须发之功，如《医方集解》七宝美髯丹；若精亏髓少致小儿发育迟缓，五迟五软，常配狗脊、龟甲、锁阳等药，补精益髓，强筋壮骨，如《医方集解》虎潜丸。

6. 肾虚喘咳　肾主纳气，熟地黄滋阴补肾，亦可用治肾虚喘咳。如《景岳全书》贞元饮，大量熟地黄与当归、甘草同用，治肝肾亏损之喘急气短；《医宗己任编》都气丸，熟地黄配五味子、山药、山茱萸等药补肾纳气，治肾虚喘逆；若治肾虚咳喘，痰多而咸，可与半夏、陈皮、茯苓、当归同用，即《景岳全书》金水六君煎；若治肺肾阴虚，咳嗽喘逆，潮热盗汗者，又当配麦冬、五味子等药，敛肺纳肾，如《医级》麦味地黄丸。

7. 消渴　本品甘润入肾，滋阴力强，可用治津亏消渴等证，尤宜下消。对于消渴轻症，单用大量水煎服即效，但一般多入复方。若证属肾阴亏虚者，可与山药、山萸肉、泽泻等药同用，以滋阴补肾，如《小儿药证直诀》六味地黄丸；兼气虚者，当与西洋参、黄芪等益气生津之品同用；若证属阴虚火旺者，可配知母、黄柏，如《景岳全书》知柏地黄丸；火盛者当与石膏、黄连、天花粉等清热降火生津之品同用。

8. 目睛涩痛等症　肝开窍于目，本品甘温入肝，能滋肝阴以濡养目窍，故亦可用治阴虚精亏，目睛失养所致眼目昏花，视物不清，目睛涩痛等症，常与枸杞、菊花、山茱萸等药配伍，以滋养肝肾，益精明目，如《医级》杞菊地黄丸；若治肝虚风热上扰，目睛涩痛，迎风流泪，宜配菊花、防风、决明子等药祛风散热，养肝明目，如《宣明论方》地黄丸。

另外，《宣明论方》地黄饮子，熟地黄配巴戟天、山萸肉、石斛等药治喑痱，舌强不能言，足废不能用，脉沉细而弱者，有滋阴补阳、开窍化痰之效。

【用法用量】煎服，9～15g。入丸、散、膏剂适量。

【使用注意】本品甘润黏腻性较生地更甚，能助湿滞气，妨碍消化，凡气滞痰多、脘腹胀痛、食少便溏者忌服。

【鉴别用药】地黄分鲜、生、熟3种，均能滋阴生津，治阴血津液亏虚诸证。但鲜生地甘苦大寒，滋阴力稍逊，而清热凉血、止渴除烦之功过之，且滋腻性较小，血热阴亏属热邪较盛者多用；干地黄，甘寒质润，长于滋阴而清热凉血力较鲜生地为逊，滋腻性亦较小，凡血热津亏或精血阴液亏虚有热者宜用；熟地黄则味甘性微温，功专养血滋阴，填精益髓，凡一切精血阴液亏虚偏寒或热不甚者宜之，且滋腻性强，常与少量砂仁或陈皮同用，以保胃气，促进药力吸收。

【药论】

1.《景岳全书·本草正》："气主阳而动，血主阴而静，补气以人参为主，而芪、术但可为之佐辅；补血以熟地为主，而芎、归但可为之佐。然在芪、术、芎、归，则又有所当避，而人参、熟地，则气血之必不可无。故凡诸经之阳气虚者，非人参不可；诸经之阴血虚者，非熟地不可。……阴虚而神散者，非熟地之守不足以聚之；阴虚而火升者，非熟地之重不足以降之；阴虚而躁动者，非熟地之静不足以镇之；阴虚而刚急者，非熟地之甘不足以缓之；阴虚而水邪泛滥者，舍熟地何以自制；阴虚而真气散失者，舍熟地何以归源；阴虚而精血俱损，脂膏残薄者，舍熟地何以厚肠胃。且犹有最玄最妙者，则熟地兼散剂方能发汗，何也？以汗化于血，而无阴不作汗也。熟地兼温剂始能回阳，何也？以阳生于下，而无复不成乾也。然阳性速，故人参少用亦可成功；阴性缓，熟地非多，难以奏效。而今人有畏其滞腻者，则崔氏何以用肾气丸而治痰浮；有畏其滑泽者，则仲景何以八味丸而医肾泄。”

2.《药品化义》：“熟地，藉酒蒸熟，味苦化甘，性凉变温，专入肝脏补血。因肝苦急，用甘缓之，兼主温胆，能益心血，更补肾水。……安五脏，和血脉、润肌肤、养心神，宁魂魄，滋补真阴，封填骨髓，为圣药也。取其气味浓厚，为浊中浊品，以补肝肾。故凡生熟地黄、天冬、麦冬、炙龟板、当归身、山茱萸、枸杞、牛膝皆粘腻濡润之剂，用滋阴血，所谓阴不足者，补之以味也。”

【现代研究】

(一) 化学成分

环烯醚萜、单萜及其苷类是地黄的主要成分，包括梓醇，单密力特苷，益母草苷，地黄苷A、B、C、D及胡萝卜苷等等；含水苏糖、葡萄糖等糖类。鲜地黄中含有20多种氨基酸，其中精氨酸含量最高；干地黄中有15种氨基酸，其中丙氨酸含量最高。地黄还含苯甲酸、辛酸等有机酸类；含有铁、锌、锰、铬等20多种元素。

(二) 药理作用

1. 对肾及肾上腺的作用　地黄对肾脏有保护作用。采用SD系雄性小鼠静脉注射嘌呤霉素氨基核苷制成肾病模型，用地黄水提取液灌胃治疗14天后进行分析，发现地黄水提取液能明显降低小鼠尿蛋白排泄，改善肾小球上皮细胞足突融合等病理变化[1]。地黄浸膏预防给药2小时能有效保护肾线粒体的呼吸功能，且呈剂量依赖关系，说明地黄有明显的肾缺血保护作用[2]。动物实验表明，地黄能对抗连续服用地塞米松后血浆皮质酮浓度的下降，并能防止肾上腺皮质萎缩。生地与地塞米松合用2、4、6周时，家兔皮质酮浓度逐渐上升，用药4周与2周比较及6周与4周比较，皮质酮水平均有显著升高，病理学观察亦显示两药联合使用，对兔的垂体和肾上腺皮质形态学未见明显改变。提示生地能减轻糖皮质激素造成的兔垂体-肾上腺皮质系统功能和形态的改变[3]。

2. 对血糖的影响　地黄水提取物、地黄醇提取物、地黄水提物经醇沉后的提取物对肾上腺素小鼠糖尿病模型均显示出降糖作用，接近于格列本脲(优降糖)25mg/kg剂量的降糖水平[4]。地黄寡糖灌胃给药14天后可使四氧嘧啶(ALX)糖尿病大鼠血糖降低、血清胰岛素浓度及肝糖原含量增加，肠道菌群中双歧杆菌类杆菌、乳杆菌等优势菌群的数量明显增加。说明地黄寡糖调节机体微生态平衡可能是地黄寡糖降血糖机制之一[5]。地黄寡糖(ROS)对胸腺切除术引起的神经内分泌免疫调节网络失调状态下的糖代谢紊乱有良好的恢复调整作用[6]。而且ROS能对四氧嘧啶诱导糖尿病大鼠发挥显著的降血糖作用，它对葡萄糖代谢的调节机制是肾上腺依赖的，和神经内分泌系统有密切关系[7]。

3. 对心脑血管系统的影响　地黄可明显对抗L-甲状腺素灌胃诱导的大鼠心肌肥厚，抑制心、脑线粒体Ca^{2+}，Mg^{+2}-ATP酶活力，从而保护心脑组织，避免ATP耗竭和缺血损伤，同时地黄煎剂对异丙肾上腺素诱导的大鼠脑缺血，亦可明显抑制Ca^{2+}，Mg^{+2}-ATP酶活力升高[8,9]，提示地黄中可能含有钙拮抗活性物质[10]。怀地黄水提取液给大鼠腹腔注射，对急性实验性高血压有明显降压作用，对寒冷(室温23℃)情况下的血压则有稳定作用，从而提示地黄对血压具有双向调节作用[11]。而对于怀地黄不同提取成分，研究认为作用是不同的。怀地黄水提取物有显著降压、镇静和抗炎作用，而乙醚、乙醇提取物无上述作用；水提取物的酸性部分有降压、镇静作用，而中性、碱性部分不显著。水提取物酸性部分主要含苷类、生物碱类及磷酸等成分[12]。

4. 对血液系统的作用　地黄具有止血和促进血细胞增殖的药理活性，同时可以通过影响白细胞(白血球)和血小板来抗炎。用鲜地黄汁、鲜地黄煎液和干地黄煎液给小鼠灌胃,均在一定程度上拮抗阿司匹林诱导的小鼠凝血时间延长[13]。而且鲜地黄汁的作用最强,说明加热和干燥对地黄的止血药理作用有关的活性成分有一定的影响。地黄寡糖可促进快速老化模型P系小鼠SAMP8小鼠骨髓粒系巨噬系祖细胞、早期和晚期红系祖细胞的增殖,其脾细胞条件液也可使造血祖细胞克隆集落数明显增加,地黄寡糖还可使其基质细胞层上粒系巨噬系祖细胞集落的产率明显增多。提示地黄寡糖可能通过多种途径激活机体组织,特别是造血微环境中的某些细胞,促进其分泌多种造血生长因子而增强造血祖细胞的增殖[14,15]。对9种不同的生地黄和熟地黄进行抗DIC作用的研究证明,有激活纤溶系统的中国产熟地黄能明显对抗凝血酶和内毒素诱发大鼠DIC的发生,这个作用和中医学提出的逐血痹、通血脉的说法相一致。地黄的止血作用和抗凝血作用显然是一对矛盾,具体机制很值得进一步研究[16]。

5. 对免疫系统的影响 地黄可显著提高机体的免疫功能。熟地黄水煎浓缩至0.6g/ml,按1ml/kg(即0.6g/kg)剂量予猕猴灌胃,每日1次,共六次。与用药前相比,给药后24小时受试动物的淋巴细胞玫瑰花结总花环百分比(Tt)增加,活性花环(Ta)百分比增加。另外,用药前红细胞在0.5%NaCl溶液中开始溶血,在0.35% NaCl溶液中完全溶血,用药后开始溶血和完全溶血的NaCl浓度均减低0.5%,说明熟地黄还有稳定红细胞膜的作用[17]。地黄苷A可明显升高模型小鼠的白细胞数、红细胞数、血小板数、网织红细胞数、骨髓有核细胞数和DNA含量及体重[18]。同时地黄苷A可能通过增强B淋巴细胞抗体产生,促进溶血,从而使血清中溶血素含量增加,促进免疫低下小鼠的体液免疫功能,并且还可能刺激T淋巴细胞转化成致敏淋巴细胞,增强迟发型变态反应,促进免疫低下小鼠的细胞免疫功能[19]。地黄低聚糖可明显增强正常小鼠的溶血空斑(PFC)反应,提高环磷酰胺抑制小鼠PFC数及增强荷瘤小鼠的淋巴细胞增殖反应,提示地黄低聚糖可明显增强免疫抑制小鼠的体液免疫和细胞免疫功能[19]。采用水提醇沉法提取熟地多糖,含量为1.45%,分别用绵羊红细胞(SRBC)和卵清蛋白为抗原给小鼠注射后,将熟地多糖100mg/(kg·d)灌服小鼠7天,加强免疫后,SRBC抗体水平和卵清抗体水平显著高于对照组,IL-2激发水平显著高于对照组,所以熟地多糖对正常小鼠机体免疫有增强作用[20]。

6. 抗肿瘤作用 实验表明,地黄多糖可抑制S_{180}荷瘤小鼠细胞毒性T_2淋巴细胞活力下降,部分改善IL-2的分泌能力,提示RGP-b可明显增强Lyt-2^+细胞毒性T淋巴细胞对肿瘤的杀伤能力[21]。实验还证明,低分子量地黄多糖(LRPS)能明显增加Lewis肺癌组织内p53基因的表达水平,提示LRPS可能通过调控p53基因的表达而影响肿瘤细胞的增殖、分化和凋亡[22,23]。

7. 对中枢神经系统的作用 地黄对中枢神经系统有明显抑制作用。怀地黄水提取液可抑制小鼠的自主活动,可加强阈下催眠剂量戊巴比妥钠和硫喷妥钠的催眠作用,同时可对抗安钠咖的兴奋作用,但不能对抗硝酸士的宁和戊四氮所致的惊厥作用,说明怀地黄有明显镇静作用,作用部位可能在大脑皮质[24]。熟地黄煎液8g/(kg·d)连续灌服7天、熟地黄多糖0.5g/(kg·d)连续灌服3天,均能够抑制小鼠的自发活动;缩短阈下剂量戊巴比妥钠诱导的小鼠睡眠潜伏期,延长睡眠时间;延缓异烟肼惊厥的发作潜伏期,减少动物死亡数,据此认为熟地黄煎液、熟地黄多糖对中枢神经系统具有抑制作用[25]。地黄具有一定的益智作用。熟地黄可改善学习记忆功能,已证实熟地黄能延长谷氨酸单钠(MSG)毁损下丘脑弓状核大鼠模型大鼠跳台实验潜伏期、减少错误次数；缩短水迷宫实验寻台时间，提高垮台百分率；提高c-fos、神经生长因子(NGF)在海马的表达[26]。进一步研究显示，熟地黄有改善氯化铝($AlCl_3$)拟痴呆小鼠模型小鼠和MSG大鼠学习记忆作用，作用机理可能与调节脑谷氨酸(Glu)和γ-氨基丁酸(GABA)含量、提高MSG大鼠*N*-甲基-D-门冬氨酸受体1(NMDAR1)和GABA受体在海马的表达有关[27]。

8. 对肾脏的保护作用　采用SD系雄性小鼠静脉注射嘌呤霉素氨基核苷(PAN)制成肾病模型，用10%地黄水提取液100mg/kg予小鼠连续灌胃2周，结果发现地黄水提取液能明显降低小鼠24小时尿蛋白排泄，改善肾小球上皮细胞足突融合等病理变化[27]。地黄浸膏2g/kg和4g/kg预防给药2小时能有效保护大鼠肾线粒体的呼吸产能功能，且呈剂量依从关系，说明地黄有明显的肾缺血保护作用[28]。

9. 对糖尿病的作用　采用长期高脂肪饲料饲养加小剂量链脲佐菌素诱导大鼠2型糖尿病动物模型，地黄寡糖(ROS)低剂量组100mg/(kg·d)及高剂量组200mg/(kg·d)分别灌服22天，均可降低糖尿病大鼠的血糖值，以高剂量组更明显；两组HDL水平均较2型糖尿病组水平增高。ROS可使2型糖尿病大鼠肝脏葡萄糖262磷酸酶(G262Pase)活性降低，并呈一定的剂量依赖性；使肝糖原和胰岛素含量呈增加趋势，但无统计学差异[29]。同一研究团队报道，与2型糖尿病模型组比较，ROS高剂量组可增加大鼠体重和脾脏重量；ROS高、低剂量组均可增加外周血白细胞和淋巴细胞数量，以高剂量组更明显；并有增加血小板和单核细胞数量的趋势。ROS可增加血浆胰岛素水平，可促进2型糖尿病大鼠胰岛细胞形态恢复[30]。ROS对胸腺切除术(Tx)引起的神经内分泌免疫调节(NIM)网络失调状态下的糖代谢紊乱有良好的恢复调整作用[31]。

10. 抗炎作用　地黄能有选择的抑制完整白细胞和血小板12-(S)-HHTrE(一种有效的环加氧酶活性标志物)产生，表明其具有一定的抗炎作用[32]。

11. 其他作用　地黄提取物能影响骨质代谢，它通过刺激成骨细胞的增殖和活性而抑制破骨细胞的生成和再吸收的活性，它也能逆转大鼠经卵巢切除术诱导的骨质疏松[33]。地黄可以通过影响激素水平、影响酶活性和抗氧化来延缓衰老过程。熟地黄在雌性小鼠老化进程中有抵抗老化进程中血清雌激素(E_2)浓度、脾细胞雌激素受体(ER)含量和成骨细胞孕激素受体(PR)含量下降这种生理性变化的功能，即有抗衰老作用。细胞膜上的Na^+、K^+-ATPase活性随增龄(中年期后)显著下降，熟地黄水提液灌胃30天后可显著提高小鼠红细胞膜、肝细胞膜、睾丸线粒体Na^+、K^+-ATPase活性，提示熟地黄对Na^+、K^+-ATPase活性的调节是其防病治病延缓衰老的重要途径[15,34,35]。

(三)临床报道

1. 治疗2型糖尿病　有人采用滋阴益肾降糖汤(熟地黄25g、生地25g、黄芪30g、金樱子25g、山药15g、土牛膝15g、黄连6g、荷叶10g)治疗2型糖尿病200例，对照组100例予消糖灵胶囊(湖南正清制药集团有限公司)口服，结果治疗组滋阴益肾降糖汤总有效率为93%；对空腹血糖、血脂有明显的降低作用，与对照组相比差异有显著性；治疗组对口渴多饮、多尿、多食善饥、心烦易怒、失眠多梦等症状有明显改善的作用，与对照组相比差异有显著性[36]。

2. 治疗男性不育症　运用复方五子地黄口服液(由枸杞子、菟丝子、五味子、覆盆子、车前子、地黄等药制成口服液200ml)治疗男性不育症50例，每日2次口服，每次100ml，3个月为1个疗程，服用1～2个疗程。结果：治愈17例，占36%，显效13例，占26%，有效11

例占 22%,无效 9 例占 16%,总有效率为 84%[37]。

3. 中西医结合治疗中心性浆液性视网膜脉络膜病变 运用六味地黄汤加减配合西药治疗中心性浆液性视网膜脉络膜病变 32 例,急性期方用滋阴利水剂:熟地黄 24g,山萸肉 12g,山药 16g,茯苓 15g,泽泻、牡丹皮各 9g,车前子 20g,牛膝 10g;恢复期方用滋阴明目剂:枸杞、菊花、石决明、茯苓各 10g,熟地黄 16g,牡丹皮、山萸肉、泽泻各 9g,山药 12g。视功能恢复正常后,以预防复发、滋养肝肾药物为主,用明目地黄丸、石斛夜光丸连服 2 周,期间配服维生素 B_1、C、E,每日 3 次口服,连续服用直至治愈。对照组只给西药。结果:中西医结合治疗组:显效 28 例,有效 2 例,无效 2 例,总有效率 93.7%;西药对照组:显效 21 例,有效 5 例,无效 6 例,总有效率 81.2%,两组结果差异显著[38]。

4. 治疗特发性血小板减少性紫癜 应用地黄止血冲剂(混悬型颗粒冲剂,5g/包)治疗特发性血小板减少性紫癜 18 例,方法:成人每日 4 次,每次口服 1 包;小孩每日 2~3 次,每次口服 0.5~1 包。开水冲服。30 天为 1 个疗程,每周查 1 次血象,最长治疗 3 个疗程。结果:18 例中显效 5 例,良效 9 例,进步 3 例,无效 1 例,总有效率为 94.4%[39]。

(四) 不良反应

地黄水煎浸膏剂和醇浸剂给小鼠灌胃每日 60g/kg,连续 3 日,观察 1 周,未见动物死亡及不良反应。大鼠每日灌服 1 次地黄水煎膏剂或醇浸剂 18g/kg,观察半月,未发现动物行为、体重、血非蛋白氮及谷丙转氨酶值有明显改变,肝、肾组织也未见明显病变。

参 考 文 献

[1] 章永红. 地黄对小鼠实验性肾病模型的作用[J]. 河南中医,1999,19(2):27-28.

[2] 汤依群,黄宝,等. 地黄对缺氧大鼠心脑肾线粒体呼吸功能的保护作用[J]. 中草药,2002,33(10):915-917.

[3] 查良伦,沈自尹,张晓峰,等. 生地对家兔糖皮质激素受抑模型的实验研究[J]. 中西医结合杂志,1988,3(2):95.

[4] 万昌武,张雅丽,桂华珍,等. 地黄不同方法提取物制剂降糖作用的实验研究[J]. 贵州医药,2003,27(12):1112-1113.

[5] 王晓莉,张汝学,贾正平. 地黄寡糖灌胃对糖尿病大鼠的降糖作用及对肠道菌群的影响[J]. 西北国防医学杂志,2003,24(2):121-123.

[6] 张汝学,贾正平,周金黄. 地黄寡糖抗糖尿病药理作用及机制研究[J]. 中医药学刊,2003,21(12):2103-2105.

[7] Zhang R,Zhou J,Jia Z,et al. Hypoglycemic effect of Rehmannia glutinosa oligosaccharide in hyperglycemic and alloxan-induced diabetic rats and its mechanism[J]. J Ethnopharmacol,2004,90(1):39-43.

[8] 陈丁丁,戴德哉,等. 地黄煎剂消退 L-甲状腺素诱发的大鼠心肌肥厚并抑制其升高的心、脑线粒体 Ca^{2+},Mg^{2+}-ATP 酶活力[J]. 中药药理与临床,1997,13(4):27-28.

[9] 陈丁丁,戴德哉,章涛. 地黄煎剂抑制异丙肾上腺素诱发的缺血大鼠脑 Ca^{2+},Mg^{2+}-ATP 酶活力升高[J]. 中药药理与临床,1996,12(5):22-24.

[10] 于震,周红艳,等. 地黄药理作用研究进展[J]. 中医研究,2001,14(1):43-45.

[11] 常吉梅,常吉辉. 地黄对血压调节作用的实验研究[J]. 时珍国医国药,1998,9(5):416-417.

[12] 刘鹤香,曹中亮. 怀地黄的降压镇静抗炎作用及有效部分分析[J]. 新乡医学院学报,1998,15(3):218-221.

[13] 梁爱华,薛宝云. 鲜地黄与干地黄止血和免疫作用比较研究[J]. 中国中药杂志,1999,24(11):663-666.

[14] 刘福君，乔林. 地黄寡糖对SAMP8小鼠造血祖细胞增殖的作用[J]. 中国药理学与毒理学杂志，1998，12(2)：127-130.

[15] 曾艳，贾正平，张汝学. 地黄化学成分及药理研究进展[J]. 中成药，2006，28(4)：609-611.

[16] 日・松田秀秋. 中药地黄的抗DIC作用[J]. 生药学杂志，1986，40(2)：182-187.

[17] 王林嵩，侯进怀. 熟地和杜仲对猕猴细胞免疫功能的影响[J]. 河南医学研究，1994，3(1)：40-42.

[18] 于震，王军，等. 地黄苷A对环磷酰胺致小鼠白细胞减少症的影响[J]. 中草药，2001，32(11)：1002-1004.

[19] 王军，于震，等. 地黄苷A对"阴虚"及免疫功能低下小鼠的药理作用[J]. 中国药学杂志，2002，37(1)：20-22.

[20] 李发胜，徐恒瑰，李明阳，等. 熟地多糖提取物对小鼠免疫活性影响[J]. 中国公共卫生，2008，24(9)：1109-1110.

[21] 陈力真，冯杏婉. 地黄多糖b对荷肉瘤180小鼠T—淋巴细胞的作用[J]. 中国药理学报，1995，16(4)：337-340.

[22] 魏小龙，茹祥斌. 低分子量地黄多糖对p53基因表达的影响[J]. 中国药理学报，1997，18(5)：471-474.

[23] 魏小龙，茹祥斌. 低分子质量地黄多糖体外对Lewis肺癌细胞p53基因表达的影响[J]. 中国药理学通报，1998，14(3)：245-248.

[24] 吴尚魁，刘鹤香，刘春霞，等. 怀地黄对中枢神经系统的抑制效应[J]. 新乡医学院学报，1989，6(1)：12-14.

[25] 崔豪，冯静，崔瑛，等. 熟地黄及其多糖中枢抑制作用研究[J]. 河南中医学院学报，2006，21(6)：18-19.

[26] 崔瑛，侯士良，颜正华，等. 熟地黄对毁损下丘脑弓状核大鼠学习记忆及海马c-fos，NGF表达的影响[J]. 中国中药杂志，2003，28(4)：362-365.

[27] 崔瑛，颜正华，侯士良，等. 熟地黄对动物学习记忆障碍及中枢氨基酸递质、受体的影响[J]. 中国中药杂志，2003，28(9)：862-866.

[28] 汤依群，黄宝，等. 地黄对缺氧大鼠心脑肾线粒体呼吸功能的保护作用[J]. 中草药，2002，33(10)：915-917.

[29] 曾艳，贾正平，张汝学，等. 地黄寡糖在2型糖尿病大鼠模型上的降血糖作用及机制[J]. 中国药理学通报，2006，22(4)：411-415.

[30] 张汝学，贾正平，李茂星，等. 地黄寡糖对2型糖尿病大鼠外周血像、激素水平和胰岛病理学的影响[J]. 西北国防医学杂志，2009，30(3)：161-164.

[31] 张汝学，贾正平，周金黄. 地黄寡糖抗糖尿病药理作用及机制研究[J]. 中医药学刊，2003，21(12)：2103-2105.

[32] Prieto JM，Recio MC，Giner RM，et al. Influence of traditional Chinese anti-inflammatory medicinal plants on leukocyte and platelet functions[J]. J Pharm Pharmacol，2003，55(9)：1275-1282.

[33] Oh KO，Kim SW，Kim JY，et al. Effect of Rehmannia glutinosa Libosch extracts on bone metabolism[J]. Clin Chim Acta，2003，334(1-2)：185-195.

[34] 高治平. 熟地黄对雌性小鼠老化进程中雌、孕激素受体含量的上调作用[J]. 山西中医学院学报，2000，1(4)：1-3.

[35] 曲有乐，庞茂征，等. 熟地黄提取液对小鼠 Na^+，K^+-ATPase活性影响的研究[J]. 中国现代应用药学，2001，18(3)：194-195.

[36] 刘汉胜，郭皖北，刘庆武，等. 滋阴益肾降糖汤治疗2型糖尿病的临床疗效研究[J]. 实用预防医学，2005，12(2)：288-289.

[37] 杨晓峰，佟锦. 复方五子地黄口服液治疗男性不育症的临床和实验研究[J]. 中国中西医结合杂

志，1995，15(4)：209-212.

[38] 任百超，张晓玲. 中西医结合治疗“中浆”32例[J]. 陕西中医，1995，16(2)：59.

[39] 陈大舜，蒋文明. 地黄止血冲剂治疗18例特发性血小板减少性紫癜的临床观察[J]. 湖南中医学院学报，1995，15(1)：16-18.

何首乌 Heshouwu

【别名】地精(《何首乌录》)，赤敛(《仙授理伤续断秘方》)，首乌(《经验方》)，陈知白(《开宝本草》)，红内消(《外科精要》)，马肝石(《本草纲目》)，黄花乌根、小独根(《云南中草药选》)。

【来源】何首乌，唐初李翱《何首乌录》首记，《日华子本草》始载云：何首乌“其药本草无名，因何首乌见藤夜交，便即采食有功，因以采人为名耳”。为蓼科多年生缠绕草本植物何首乌 *Polygonummultiflorum* Thunb. 的块根。主产于河南嵩县、卢氏，湖北建始、恩施，广西南丹、靖西，广东德庆，贵州铜仁，四川乐山、宜宾，江苏江宁等地。多为野生。

【采收炮制】多在秋季霜降后，茎叶枯萎时采收。生长年限越长的质越优。将挖得的块根洗净，切去两端，大形的块根，可对半剖开或切片后干燥。

炮制时，除去杂质，洗净，稍浸，润透，切厚片或块，干燥，即生首乌。或蒸制后用，今之制法为：先取黑豆10kg，加水适量，约煮4小时，熬汁约15kg，豆渣再加水煮3小时，熬汁约10kg，合并。再取生首乌片(块)100kg，用黑豆汁拌匀，置非铁质的适宜容器内，密闭，用隔水或蒸气加热法炖制，或直接放入适宜容器内蒸制，至黑豆汁尽，并呈棕褐色时，取出干燥即成。

【商品规格】产品因加工不同分生首乌和制何首乌。规格分首乌王(每个头为200g以上)、提首乌(每个头为100g以上)和统首乌。均以身长圆块状、外皮红棕色、质坚粉性足、断面黄棕色、有梅花状纹理者为佳。

按《中国药典》(2010年版一部)规定：生首乌水分不得过10.0%，总灰分不得过5.0%，本品按干燥品计算，含2，3，5，4'-四羟基二苯乙烯-2-*O*-*β*-D-葡萄糖苷($C_{20}H_{22}O_9$)不得少于1.0%，含结合蒽醌以大黄素($C_{15}H_{10}O_5$)和大黄素甲醚($C_{16}H_{12}O_5$)的总量计，不得少于0.10%。制首乌水分不得过12.0%，总灰分不得过9.0%，本品按干燥品计算，含2，3，5，4'-四羟基二苯乙烯-2-*O*-*p*-D-葡萄糖苷($C_{20}H_{22}O_9$)不得少于0.70%，含游离蒽醌以大黄素($C_{15}H_{10}0_5$)和大黄素甲醚($C_{16}H_{12}O_5$)的总量计，不得少于0.10%。

【药性】苦、甘、涩，微温。归肝、心、肾经。

【功效】生首乌解毒，消痈，截疟，润肠通便；制首乌补肝肾，益精血，乌须发，强筋骨，化浊降脂。

1. 精血亏虚，须发早白 制首乌味甘性温，入肝肾，善补肝肾，益精血，且微温不燥，补而不腻，实为滋补良药。用治肝肾不足，精血亏虚所致头晕眼花、须发早白、腰膝酸软等早衰诸症，常配枸杞子、菟丝子、当归、牛膝等药，补肝肾、益精血，如《本草纲目》引《积善堂方》七宝美髯丹；若治肝肾不足，耳鸣重听，头昏眼花，四肢酸麻，腰膝无力者，常配桑椹子、黑芝麻、地黄、杜仲等药，如《世补斋医书》首乌延寿丹。

2. 遗精、崩带 本品甘温微涩，甘温益肝，涩能固肾，养血益肝，固肾涩精，故亦可用治妇女肝肾亏虚之月经不调、崩漏、带下，男子遗精滑精等症，常与当归、熟地黄、山茱萸、桑螵蛸等药配伍使用，有补肝肾、益精血、涩精止带之效。

3. 久疟体虚　生首乌既解毒截疟，又略兼补益，故常用治久疟不止之症。若疟疾经久不愈，阴虚血亏，热多寒少者，可与鳖血、朱砂同用，如《赤水玄珠》何首乌丸；若属气血双亏者，宜与人参、当归等补益气血之品同用，如《景岳全书》何人饮，并可随证配伍青蒿、常山等截疟之品，以增强疗效。

4. 肠燥便秘　本品味苦能泄，润肠通便，味甘能补，益精养血，故更适宜于年老体弱、久病、产后，血虚津亏之肠燥便秘，多与当归、肉苁蓉、火麻仁、黑芝麻等养血润肠之品配伍应用。

此外，《太平圣惠方》单用何首乌末，食前米饮服，治肠风脏毒下血不止。

5. 疮痈肿毒　生首乌性偏凉、善解毒，故常用治疮痈肿毒等症，并多与清热解毒、燥湿祛风之品同用，如《外科精义》何首乌散，以生首乌与苦参、防风、薄荷、酒同用，治遍身疮肿痒痛；治湿热风毒，遍身脓窠，黄水淋漓，肌肉溃烂者，宜配防风、荆芥、银花、苦参等药，以清热解毒，祛风燥湿，如《疡医大全》何首乌汤。

6. 瘰疬流注　生首乌既能解毒，又兼较弱的补益精血作用，故常用治瘰疬流注、缠绵不愈、阴血亏虚之证。单用即效，如《斗门方》单用生首乌，日日嚼服，并取叶捣敷患处，治瘰疬痰核或破溃；若与解毒散结、活血补虚之品相配，则疗效更佳，如《本草汇言》方，生首乌与夏枯草、土贝母、川芎、当归等同用，治瘰疬延蔓，寒热羸瘦；《仙传外科集验方》荣卫返魂汤，以之与当归、木通、赤芍、甘草等配伍，治流注、痈疽、发背；若治风毒气滞，颈腋结成瘰疬，肿核不清者，宜与薄荷、皂荚等配伍应用，如《太平圣惠方》何首乌丸。

另外，本品亦可配伍用治麻风疥癣等症。如《医宗金鉴》何首乌酒，将其与归身、炙山甲、虾蟆、五加皮、川乌等药用黄酒泡，常服，治大麻风；《太平惠民和剂局方》何首乌散，治肺脾风毒上冲，遍身疥癣痒痛，与荆芥穗、蔓荆子、威灵仙、防风等药配伍，温酒调服，有祛风解毒止痒之效。

【用法用量】煎服，生首乌 3～6g，制首乌 6～12g。截疟、润肠、解毒宜用生首乌，补益精血宜用制首乌。

【使用注意】本品润肠通便，大便溏泄者不宜；制首乌滋补兼收敛，湿痰重者不宜。《开宝重订本草》云："忌铁。"

【鉴别用药】制首乌甘温偏于滋补，生首乌苦平偏于清泄，故补益精血宜用制首乌，截疟、润肠、解毒宜用生首乌。

熟地黄补肝肾、益精血作用虽较制首乌为优，但滋腻太甚，易腻膈碍胃，制首乌不滋腻，不碍胃，为熟地黄所不及，且制首乌甘补涩收，略兼涩精固肾之功。

【药论】

1.《何首乌录》："治五痔，腰膝之病，冷气心痛，积年劳瘦，痰癖，风虚败劣，长筋力，益精髓，壮气，驻颜，黑发，延年，妇人恶血痿黄，产后诸疾，赤白带下，毒气入腹，久痢不止。"

2.《本草纲目》："白者入气分，赤者入血分。肾主闭藏，肝主疏泄，此物气温味苦涩，苦补肾，温补肝、能收敛精气，所以能养血益肝，固精益肾，健筋骨，乌髭发，为滋补良药，不寒不燥，功在地黄、天门冬诸药之上。气血太和，则风虚、痈肿、瘰疬诸疾可知矣。"

3.《本草求真》："何首乌……独冯兆张辨论甚晰，其言首乌苦涩微温，阴不甚滞，阳不甚燥，得天地中和之气。熟地、首乌，虽俱补阴，然地黄蒸虽至黑，则专入肾而滋天一真水矣，其兼补肝肾者，因滋肾而旁及也。首乌入通于肝，为阴中之阳药，故专入肝经，以为益血祛风之用，其兼补肾者，亦因补肝而兼及也。一为峻补先天真阴之药，故其功可立救孤阳亢烈之为；

一系调补后天营血之需，以为常服，长养精神，却病调元之饵。”

【现代研究】

（一）化学成分

何首乌主要含蒽醌类化合物、二苯乙烯苷类化合物、磷脂类、黄酮类、多酚类、多糖、微量元素和矿物质等多种有效成分。蒽醌类主要成分为大黄酚、大黄素，其次为大黄酸、大黄素-6-甲醚、大黄酚蒽酮、大黄素苷等；二苯乙烯苷类化合物包括 2，3，5，4'-四羟基二苯乙烯-2-*O*-*β*-D-葡萄糖苷、2，3，4'，5-四羟基二苯乙烯-2，3-*O*-*β*-D-葡萄糖苷等；何首乌中含丰富的磷脂类成分。含量约为 0.15%～0.30%，包括卵磷脂、肌醇磷脂、乙醇胺磷脂、磷脂酸、心磷脂等，其中以卵磷脂含量较高，约占 30%～40%。何首乌中还含粗脂肪 3.1%、淀粉 45.2%。

（二）药理作用

1. 抗氧化与衰老作用　何首乌中的二苯乙烯苷类成分（ST1）具有较强的体外抗氧化能力和清除活性氧作用，且具有良好的量效关系，是一种较强的抗氧化剂，也是何首乌的主要有效成分[1]。吕丽爽等[2]从何首乌中分离出单体二苯乙烯苷，证明二苯乙烯苷清除自由基机理主要是酚羟基给出氢原子后，自身聚合形成二聚体。二苯乙烯苷对β-淀粉样蛋白和过氧化氢所致神经细胞存活率下降及乳酸脱氢酶漏出增多有明显拮抗作用，因此对神经具有保护作用[3]。制首乌多糖可明显升高 D-半乳糖所致衰老小鼠血中 SOD、CAT、GSH-Px 的活力，降低血浆、脑匀浆中 LPO 水平[4]。何首乌醇提取物可促进细胞分裂和增殖，延长大鼠皮肤二倍体成纤维细胞的传代代数，使细胞进入衰老期的时间明显延迟[5]；可明显提高经紫外线照射损伤后大鼠外周淋巴细胞 DNA 复制后合成指数水平，提高大鼠淋巴细胞 DNA 修复能力[6]；可提高小鼠抗疲劳及耐受缺氧能力，显著延长小鼠游泳时间和缺氧生存时间，降低小鼠在高温环境下的死亡率，延长生存时间[7]。所以，何首乌的抗衰老作用是一种综合作用[8]。

2. 对免疫系统的作用　何首乌醇提物和水提物均能不同程度地增加老年大鼠胸腺胞浆蛋白和核酸的含量，提高胸腺重/体重比值，促进胸腺细胞增生，延缓老年大鼠胸腺增龄性退化，从而提高老年机体胸腺依赖的免疫功能[9]。熊平源等[10]研究了何首乌对老龄大鼠免疫功能的影响，结果发现：药物实验组与老龄对照组比较，溶血素抗体产生水平明显增加；NK 细胞的细胞毒活性明显增强；T、B 淋巴细胞的转化增殖活性增强；腹腔巨噬细胞吞噬功能也明显增强。李贵铃等[11]应用黑豆汁制首乌给 D-半乳糖所致亚急性衰老大鼠灌胃，可提高其血清乳酸脱氢酶活性，增加胸腺和脾脏的重量。制何首乌中多糖类成分具有较好的免疫调节作用，制何首乌多糖可显著提高正常小鼠腹腔巨噬细胞的吞噬百分率和吞噬指数，促进溶血素及溶血空斑形成，促进淋巴细胞转化[12]。

3. 对学习记忆的影响　杨萍等[13]研究证实何首乌有改善小鼠记忆获得和明显的抗疲劳作用，表现为首乌高剂量（23.4g/kg）组跳台试验和水迷宫试验小鼠平均错误次数减少；爬杆试验中、高剂量组小鼠在杆上坚持时间显著延长；负重试验高剂量组小鼠负重游泳的生存时间明显长于正常组。楚晋等[14]认为二苯乙烯苷能明显提高痴呆模型小鼠学习记忆能力；减轻大脑脂质过氧化水平；降低皮质白介素 IL-6 含量。

4. 抗老年性痴呆作用　张兰等[15]建立了两种拟痴呆细胞模型（β-淀粉样蛋白片段 25～35 和过氧化氢致神经细胞损伤模型），实验表明二苯乙烯苷对 β-淀粉样蛋白和过氧化氢致神经细胞存活率下降以及乳酸脱氢酶漏出增多有明显拮抗作用。而后又研究二苯乙烯苷对鹅膏蕈氨酸致痴呆大鼠模型脑内胆碱能系统，结果显示二苯乙烯苷能明显改善模型大鼠的胆碱能系统的损伤。李雅莉等[16]则通过谷氨酸致原代培养大鼠海马神经元损伤实验，证实二苯乙烯苷能选择性抑制大剂量谷氨酸引起的Ca^{2+}浓度异常升高，从而拮抗谷氨酸诱导的神经毒作用。谢文杰等[17]引进一步应用 cDNA 芯片技术，探索了二苯乙烯苷（90%）干预D-半乳糖皮下注射的拟痴呆小鼠海马的靶基因。基因表达结果表明二苯乙烯苷可使能量代谢与神经营养作用增强，炎性反应和转录整体水平下降。

5. 降血脂和抗动脉粥样硬化　二苯乙烯苷有降低血清胆固醇、低密度脂蛋白胆固醇水平和改善血液流变学的作用。以高胆固醇饲料喂饲大鼠 10 周，建立高胆固醇血症大鼠模型，发现二苯乙烯苷能降低高胆固醇血症致β-淀粉样肽（Aβ）增高模型大鼠脑海马区 Aβ蛋白表达，减少血清胆固醇（CHO）和低密度脂蛋白（LDL-C）含量，降低全血黏度及红细胞聚集性[18]。胡存华等[19]证明二苯乙烯苷（TSG）可通过降低正常血管内皮细胞的脂质过氧化作用，提高清除氧自由基能力和提高具有保护作用的 SOD 来提高细胞的抗氧化能力，达到对内皮细胞的保护作用，进而预防动脉粥样硬化发生。何首乌总苷可能通过抗氧化保护主动脉内皮细胞形态，降低对载脂蛋白 E 基因缺陷小鼠氧化型低密度脂蛋白等作用，起到防止对载脂蛋白 E 基因缺陷小鼠实验性动脉粥样硬化病变形成的作用[20]。

6. 对肠蠕动的影响　何首乌中含有结合型蒽醌衍生物，能刺激肠道引起肠道充血性炎症，导致恶心、呕吐、腹痛、腹泻等不良反应。炮制研究显示，生首乌炮制后结合蒽醌衍生物含量降低，游离蒽醌衍生物含量显著增加。蒽醌类本身都有致泻作用，但游离蒽醌口服未到大肠前，大部分被氧化破坏。而结合蒽醌，由于其分子中糖的保护作用，可使苷元不被氧化而运输到大肠，再经酶水解而放出游离蒽醌发挥作用，故制首乌的泻下作用较生首乌为弱。

7. 对糖和脂肪代谢的影响　何首乌对血糖和脂肪动员有调节作用，其水-醇提取物能降低 C57BL/6J 肥胖（ob/ob）小鼠血糖浓度，增加附睾脂肪层内葡萄糖的氧化，增强小鼠脂肪组织内激素敏感的脂肪酶活性，提高血浆脂肪酸和甘油（丙三醇）水平[21]。另外，何首乌提取物对脂肪酸合酶（FAS），一种治疗肥胖症的潜在靶点，同时具有很强的快结合可逆抑制和慢结合不可逆抑制作用；何首乌提取物喂饲大鼠能明显降低大鼠摄食量和体重，且对大鼠肝脏 FAS 活性有很强的抑制作用，且明显强于已知抑制剂[22]。

8. 保肝作用　生首乌和制首乌对四氯化碳、醋酸泼尼松和硫代乙酰胺引起的小鼠肝损伤后的肝脂蓄积均有一定的作用，且生首乌优于制首乌，这可能与生品中所含的结合性蒽醌类成分有关。由于结合性蒽醌的泻下作用，加速了动物体内毒物的代谢，使肝脂代谢途径得以恢复。制首乌则可增加肝糖原的积累，因此推断制首乌的补肝作用在于增加如肝糖原等化合物，而不在于修复肝细胞的损伤[23]。另外，何首乌醇提物和水提物均能显著提高老年大鼠肝脏胞浆蛋白含量和核 RNA 的含量，纠正肝脏核 DNA 量异常，从而保护肝脏[24]。何首乌所含的二苯乙烯苷成分，对过氧化玉米油所致大鼠的脂肪肝和肝功能损害、肝脏过氧化脂质含量上升和血清谷丙转氨酶及谷草转氨酶升高等均有显著对抗作用[25]。

9. 对心脑血管的作用　何首乌乙酸乙酯提取物中的蒽醌部分对缺血再灌注大鼠心肌有保护的作用，其原因可能是蒽醌能提高谷胱甘肽的抗氧化活性[26]。戴友平等[27]研究发现，何首乌提取液对犬心肌缺血再灌注损伤具有预防作用，其作用可能是通过何首乌中二苯乙烯苷、白藜芦醇苷提高 SOD 和 CAT 的活性而实现的。何首乌的 50%乙醇提取物可对抗结扎抗沙土鼠大脑中动脉造成的局部脑缺血，减少大脑梗死灶近 50%[28]。其活性成分二苯乙烯苷能抑制啮齿动物脑缺血再灌注所导致的脑组织 NMDA 受体结合力升高，降低神经细胞内钙离子浓度，减轻钙超载所致的脑组织损伤[29]。另外，一种制首乌中的化合物 2,3,

5,4-四羟基二苯乙烯-2-*O*-(6″-*O*-α-D-吡喃葡糖)-β-D-吡喃糖苷是制首乌水溶性部位的心血管活性成分之一,可浓度依赖性地抑制 PDGF 诱导的血管平滑肌细胞增殖[30]。刘其礼等[31]采用血管张力记录法及一氧化氮(NO)比色法,观察二苯乙烯苷(98%)对大鼠主动脉环张力及 NO 含量的影响。认为二苯乙烯苷对动脉血管具有舒张作用,此作用主要是依靠血管内皮的主动脉,并由 NO 介导。体外研究表明,何首乌能提高缺氧心肌细胞 SOD、琥珀酸脱氢酶(SDH)、酸性磷酸酶(ACP)的活性,降低 MDA 的含量;改善缺氧对心肌细胞的损伤,保持缺氧培养心肌细胞内膜结构的完整[32]。王春华等[33]用高胆固醇饲料喂养大鼠,复制动脉粥样硬化模型,而后给予二苯乙烯苷,观察二苯乙烯苷对大鼠主动脉一氧化氮合酶表达及其舒张作用的影响,结果表明,二苯乙烯苷能上调其主动脉内皮型一氧化氮合酶和下调诱导型一氧化氮合酶表达,并能使内皮依赖性血管舒张,这可能与二苯乙烯苷抗动脉粥样硬化作用的机制有关。

10. 抗肿瘤与抗诱变作用　首乌的乙酸乙酯部分可对抗苯并芘的致癌作用,显著降低肿瘤的发生[34]。利用紫苏草微核分析法研究何首乌水提物的抗诱变活性提示,有抗染色体突变活性,此活性是药物浓度依赖的。何首乌的抗癌、抗诱变活性可能与何首乌的抗氧化、促进或彻底修复 DNA 的作用有关[35]。二苯乙烯苷对肿瘤的生长具有较强的抑制作用,二苯乙烯苷对抑制肿瘤作用并不是通过自然杀伤细胞或细胞毒性 T 淋巴细胞实现的,而是通过抑制肿瘤细胞 DNA 的合成(IC_{50}=81mmol/L)实现的;同时,二苯乙烯苷还具有抑制人脐静脉内皮细胞形成新毛细血管网的作用,说明二苯乙烯苷可能通过抑制肿瘤新生毛细血管网的生成而抑制肿瘤生长[36]。

11. 促进黑色素生成的作用　姜泽群[37]研究中药何首乌在 B16 黑素瘤细胞中促进黑色素生成的作用机理,结果发现随何首乌加药浓度的增大,细胞增殖率、酪氨酸酶活性和黑素合成能力明显增强;何首乌可明显促进酪氨酸酶和小眼相关转录因子(MITF)的基因表达和蛋白合成,但对酪氨酸酶相关蛋白 1(TRP-1)、酪氨酸酶相关蛋白 2(TRP-2)的表达几乎没有影响。

12. 抗骨质疏松的作用　崔阳等[38]用环磷酰胺制备小鼠骨质疏松模型,并探讨何首乌与葡萄糖酸钙的防治作用。结果表明环磷酰胺每天按 20mg/kg 灌胃给予小白鼠,连续 15 天可造成小白鼠骨质疏松的病理模型,其特征为小白鼠骨钙及骨羟脯氨酸含量减少和胸腺萎缩。何首乌可拮抗骨羟脯氨酸的减少和胸腺萎缩;葡萄糖酸钙也有阻止骨钙丢失和胸腺萎缩的作用,但不能阻止骨羟脯氨酸的减少。黄连芳等[39]研究了何首乌煎剂对去卵巢大鼠骨丢失的骨组织形态计量学改变及预防作用,结果表明何首乌煎剂对去卵巢大鼠骨丢失有一定的预防作用,且对子宫无明显刺激。

(三) 临床报道

1. 治疗高脂血症　吴兆洪等[40]选择原发性高脂血症患者 50 例,其中治疗组 30 例,对照组 20 例。治疗组予首乌冲剂 5g/次,3 次/日,对照组予六味地黄丸 8 粒/次,2 次/日,两组均以 60 天为一疗程。治疗前后治疗组的血清总胆固醇(Tch)、甘油三酯(TG)呈现显著差异;治疗前后治疗组高密度胆固醇(HDL)、低密度胆固醇(LDL)有显著差异;载脂蛋白 A(APOA)、载脂蛋白 B(APOB)在治疗组治疗前后无差异,但与对照组相比呈显著性差异。

2. 治疗脱发　用赤首乌 100g(鲜品加倍),碎成小块,放入暖水瓶内,开水浸泡半日,颜色成棕红色即可饮用,随添加开水浸泡,待茶色浅淡,再加入首乌,或者更换新品。饮用期间,患处用生姜片(横断切片)擦患部。日数次,共治脱发患者 58 例,均获痊愈。轻者半月生出新发，重者半年痊愈[41]。

3. 治疗小儿遗尿症　何首乌、五倍子各3g，研末，用普通食用醋调成软膏状，临睡前敷于脐部，以纱布覆盖，胶布固定，次晨取下，连用5夜为1个疗程。经1个疗程治疗，治愈44例，好转14例，无效2例，总有效率为96.6%，无效及好转患儿经2～3个疗程治疗，均愈[42]。

4. 治疗小儿神经性尿频　何首乌20g(剂量随年龄大小稍作增减)水煎2次代茶频服，连续10天为1个疗程；对照组予口服安定、谷维素及对症治疗等综合措施，10天为1个疗程。两组均1个疗程后统计疗效。结果：治疗组34例中，治愈32例(占94.1%)，无效2例(占5.9%)；对照组32例中，治愈23例(占71.8%)，无效9例(占28.2%)[43]。

5. 治疗喘咳　应用首乌喘息灵(首乌、甘草、知母、马兜铃等多味中药组成的复方制剂)治疗喘咳222例。方法：口服首乌喘息灵胶囊2丸，每日3次，第1～2天加量，10天为1个疗程。结果：临床控制者76例，显效74例，有效60例，无效12例，总有效率94.6%[44]。

6. 治疗阿尔茨海默病(AD)　陈烈等[45]应用复方何首乌浸膏治疗阿尔茨海默病(AD)120例。结果：复方何首乌治疗组简易精神状态量表(MMSE)和日常生活功能量表(ADL)评分均明显优于中药与西药对照组($P<0.01$)。

7. 降脂通便　刘和璧[46]以何首乌为主药，组方治疗高脂血症伴大便秘结42例。治疗方法：取生何首乌20～30g、生山楂10g、丹参20g为基础方，应用时可随症加减，每日1剂，水煎2次服，1个月为1个疗程。治疗结果：42例患者经过2个疗程治疗后，其中39例患者外周血甘油三酯和总胆固醇降至正常范围，总有效率为95%。有3例患者因服药后出现大便溏稀和大便次数增多而中断服药。39例患者在服药后大便都比较通畅，不须再服用润肠通便药。

8. 治疗秃头　阮晖容等[47]应用制何首乌猪油汤治疗秃头45例，治疗方法：制何首乌猪油汤组成：制何首乌60g，猪大油(生)60g，洗净煎沸2次，每次加水500ml，煎至200ml，早晚2次空腹服。隔日服1剂，7剂为1个疗程，连服3个疗程，观察疗效。治疗效果：服药1～2个疗程，不再掉发，秃头部位新发全部再生，恢复正常为治愈；服药2个疗程后偶有轻度掉发，继续服药至第3个疗程，新发逐渐再生，不再复发为显效；服药3个疗程后，症状及体征无改善者为无效。按照以上标准，本组经治疗后判定为治愈者29例，显效14例，无效2例，总有效率95%。

9. 治疗肛裂　丁保顺等[48]采用中药何首乌及枳壳联用治疗久治无效的肛裂60例，治疗方法：何首乌60g，枳壳30g，共研细末，每剂煎出液体250ml，早晚分服，次日再煎一次分服(即每2日服1剂)，4剂为1个疗程，治疗期间停用其他治疗。本组经治疗全部获效，其中经治1个疗程后显效18例，有效42例；2个疗程后痊愈28例，显效18例，有效14例；3个疗程后痊愈48例，显效12例。

10. 治疗男性不育　马翠萍[49]以制何首乌为主治疗男性少精不育症患者15例，治疗方法：制何首乌100g、菟丝子60g、鹿角胶60g、枸杞子60g、海龙20条、山药60g、太子参60g，将上药研成细末，每次10g，温开水冲服，每日2次，1个月为1个疗程。治疗结果：服药1个疗程，精液化验检查成活率为60%者3例，服药2个疗程精子成活率为70%者12例。

(四) 不良反应

何首乌的毒性成分主要为蒽醌类，如大黄素、大黄酚、大黄素甲醚、大黄酸等，服用量过大对胃肠产生刺激作用，出现腹泻、腹痛、肠鸣、恶心、呕吐等症。重者可出现阵发性强直性痉挛、抽搐、躁动不安，甚至发生呼吸麻痹。何首乌毒性与给药剂量、给药方式以及炮制方法有关。一般来说,给药剂量越大,毒性越大,毒性反应与剂量呈正比关系,注射用药毒性大于口服给药;生首乌的毒性大于制首乌。何首乌急性毒理研究表明,其最大耐受剂量换算为人体等效剂量,水提液为成人每日 1458.5g,醇提液为成人每日 1788g。亚急性毒理实验表明,何首乌对大鼠、小鼠心肝肾等重要器官无明显损害[50]。

目前对何首乌所致毒性的机制认识主要有以下几种观点:

(1) 何首乌毒性与蒽醌类物质有关。蒽醌类物质具类似肾上腺皮质激素样作用,对肝脏有一定毒性作用。

(2) 与遗传性肝脏代谢酶缺陷有关。如患者的肝脏同工酶代谢及其蛋白质分泌缺陷或缺乏。肝脏在外源性化学物质的代谢和处置中起着十分重要的作用,这是由于肝脏内有许多代谢酶。患者体内缺失此酶系时,会造成药物在体内堆积而出现药源性肝损伤。这种原因引起的不良反应具有显著的家族性特点及较大的个体差异性。

(3) 在机体代谢过程中,产生某种肝毒性物质,引起肝细胞脂质过氧化致肝细胞坏死。

(4) 某种毒性物质干扰肝细胞摄取和胆汁的分泌功能,并破坏细胞膜运载胆盐的受体,影响细胞膜 Na^{+}-K^{+}-ATP 酶活性,使肝细胞正常的结构和代谢功能发生异常[51-53]。

在正常临床剂量范围内,何首乌用药安全,但使用不当、剂量过大、配伍不当或是服用时间太久,皆可导致不良反应。何首乌在临床应用中出现肝脏损害的不良反应较多见,应予重视。何首乌肝损害的临床特点有:

(1) 发病与服用何首乌有关,因用量大(50～100g)发病期短,停药可减轻症状,服何首乌可复发。

(2) 病变以肝为主,病情急,其症状、体征、肝功能结果似急性中毒性肝损害表现。

(3) 停药后即可回复,为可逆性损害。

(4) 采取保肝治疗效果明显,并发症少[54]。姜鹏等[55]收集了 1996～2005 年期间共 38 例患者因服用何首乌及其制剂引起的肝损伤。大多数为长期大剂量的用药,其中大部分是由于治疗白发长期或者反复使用首乌片引起,大多在 1 周左右发病,也有 3 天以后发病,还有 24 周后发病的,个别有家族史,有因服用何首乌引起的重症肝损伤。

何首乌还可引起过敏症状,如皮疹、瘙痒[56]、药物热[57]等,一般经抗过敏治疗后症状消失。曾有家族性过敏报道[58],父辈、女儿及外孙因服用或接触何首乌出现憋气、心慌、烦躁、皮肤红疹等过敏症状,停药或经抗过敏治疗后症状消失。其他报道的首乌引起的副反应还有眼部色素沉着[59]、上消化道出血等[60]。

参 考 文 献

[1] 刘厚淳,陈万生. 何首乌水溶性成分 2,3,5,4'-四羟基二苯乙烯-2-*O*-β-D 葡萄糖苷的体外抗氧化作用研究[J]. 药学实践杂志,2000,18(4):232-237.

[2] 吕丽爽,汤坚,Chi-Tang,等. 何首乌中二苯乙烯苷清除 DPPH 自由基机理研究[J]. 食品与机械,2007,23(5):93-97.

[3] 张兰,李林,李雅莉. 何首乌有效成分二苯乙烯苷对神经细胞保护作用的机制[J]. 中国临床康复,2004,8(1):118-120.

[4] 苗明三,方晓艳. 制何首乌多糖对衰老模型小鼠抗氧化作用的研究[J]. 中药药理与临床,2002,18(5):23-24.

[5] 陈计,夏炎兴. 何首乌吸收成份对大鼠二倍体细胞生长和传代的影响[J]. 上海中医药杂志,1995(8):43-44.

[6] 钱汝红,丁镛发. 首乌对大鼠外周淋巴细胞 DNA 损伤修复能力的影响[J]. 上海中医药杂志,1994(4):41-42.

[7] 宋士军,李芳芳,岳华,等. 何首乌的抗疲劳及耐缺氧作用研究[J]. 河北中医药学报,2003,18(3):32-33.

[8] 杨晓丽,王立为. 中药何首乌的药理作用研究进展[J]. 中医药信息,2004,21(6):12-14.

[9] 金国琴,赵伟康. 首乌制剂对老年大鼠胸腺,肝脏蛋白质和核酸含量的影响[J]. 中草药,1994,25(11):590-591.

[10] 熊平源,王强,郭凯文,等. 何首乌对老龄大鼠免疫功能的影响[J]. 数理医药学杂志,2007,20(2):242-243.

[11] 李贵铃,黄明姬,尹大维,等. 制首乌对亚急性衰老大鼠血清乳酸脱氢酶活性及胸腺、脾脏质量的影响[J]. 延边大学医学学报,2007,30(3):175-177.

[12] 张志远,苗明三,顾丽亚. 制何首乌多糖对小鼠免疫功能的影响[J]. 2008,21(6):18-19.

[13] 杨萍,王璐. 何首乌对记忆和抗疲劳作用的实验研究[J]. 食品与药品,2010,12(9):318-321.

[14] 楚晋,叶翠飞,李林. 二苯乙烯苷对痴呆小鼠学习记忆及大脑炎性反应的影响[J]. 中药新药与临床药理,2004,15(4):235-237.

[15] 张兰,叶翠飞,褚燕琦,等. 二苯乙烯苷对鹅膏蕈氨酸致痴呆大鼠模型脑内胆碱能系统的影响[J]. 中国药学杂志,2005,40(10):749-752.

[16] 李雅莉,赵玲,徐艳玲,等. 二苯乙烯苷对谷氨酸致原代培养大鼠海马神经元损伤的保护作用[J]. 中国康复理论与实践,2004,10(12):751-753.

[17] 谢文杰,李林,魏海峰,等. 二苯乙烯苷对 D-半乳糖拟痴呆小鼠海马基因表达的影响[J]. 中国药理学与毒理学杂志,2005,19(1):24-28.

[18] 赵玲,李雅莉,张丽,等. 二苯乙烯苷对高胆固醇血症致 β-淀粉样肽增高大鼠模型的影响[J]. 中国药理学通报,2005,21(1):49-52.

[19] 胡存华,赵立波,王晓敏,等. 二苯乙烯苷增强正常血管内皮细胞抗氧化作用研究[J]. 医药导报,2007,26(2):138-139.

[20] 方微,张慧信,王绿娅,等. 何首乌总苷抗氧化与实验性小鼠主动脉粥样硬化病变的形成[J]. 中国中药杂志,2007,32(13):1320-1323.

[21] Effendi W, Zhao-Ming W, Frank N. Effect of "Slimax", a Chinese Herbal Mixture, on Obesity[J]. Pharmaceutical Biology, 1995, 33(1):41-46.

[22] 李丽春,吴晓东,田维熙. 何首乌提取物对脂肪酸合酶的抑制作用[J]. 中国生物化学与分子生物学报,2003,19(3):297-304.

[23] 刘成基,张清华. 炮制何首乌对小鼠实验性肝损伤后肝脂代谢的影响[J]. 中国中药杂志,1992,17(10):595-596.

[24] 金国琴,赵伟康. 首乌制剂对老年大鼠胸腺,肝脏蛋白质和核酸含量的影响[J]. 中草药,1994,25(11):590-591.

[25] 管淑玉,苏薇薇. 何首乌的化学成分和药理作用研究进展[J]. 中南药学,2008,6(4):454-455.

[26] Yim TK, Wu WK, Mak DH, et al. Myocardial protective effect of an anthraquinone-containing extract of Polygonum multiflorum ex vivo[J]. Planta Med, 1998, 64(7):607-611.

[27] 戴友平,唐国华. 何首乌提取液对犬心肌缺血再灌注损伤的预防作用实验研究[J]. 中国生化药物杂志,1998,19(2):79-81.

[28] Chan YC, Wang MF, Chen Y C, et al. Long-term administration of Polygonum multiflorum Thunb. reduces cerebral ischemia-induced infarct volume in gerbils[J]. Am J Chin Med, 2003, 31(1):71-77.

[29] 刘治军,李林,叶翠飞,等. 二苯乙烯苷对脑缺血啮齿动物脑 NMDA 受体及细胞内钙离子的影响[J]. 中国药理学通报,2003,19(10):1112-1115.

[30] 陈万生,刘文庸.制首乌中1个新的四羟基二苯乙烯苷的结构鉴定及其心血管活性研究[J].药学学报,2000,35(12):906-908.

[31] 刘其礼,班翊,张俊红,等.二苯乙烯苷对大鼠主动脉舒张作用及其一氧化氮含量的影响[J].中国药理学与毒理学杂志,2004,18(4):289-293.

[32] 金雄哲,金政.何首乌对缺氧培养心肌细胞保护作用的实验研究[J].时珍国医国药,2006,17(8):1454-1456.

[33] 王春华,王玉琴,李峰,等.二苯乙烯苷对动脉硬化大鼠主动脉一氧化氮合酶表达及舒张作用的影响[J].中国新药与临床杂志,2008,27(6):416-421.

[34] Horikawa K,Mohri T,Tanaka Y,et al. Moderate inhibition of mutagenicity and carcinogenicity of benzo [a] pyrene, 1, 6-dinitropyrene and 3, 9-dinitrofluoranthene by Chinese medicinal herbs [J]. Mutagenesis,1994,9(6):523-526.

[35] Zhang H,Jeong BS,Ma TH. Antimutagenic property of an herbal medicine,Polygonum multiflorum Thunb. detected by the Tradescantia micronucleus assay[J]. J Environ Pathol Toxicol Oncol,1999,18(2):127-130.

[36] 徐杰,周文聪,张媛英.何首乌活性成分——二苯乙烯苷的研究进展[J].泰山医学院学报,2008,29(1):78-80.

[37] 姜泽群,吴琼,徐继敏,等.中药何首乌促进黑色素生成的作用机理研究[J].南京中医药大学学报,2010,26(3):190-192.

[38] 崔阳,吴铁,刘钰瑜.环磷酰胺致小鼠骨质疏松及何首乌的防治作用[J].中国骨质疏松杂志,2004,10(2):165-168.

[39] 黄连芳,吴铁,谢华,等.何首乌煎剂对去卵巢大鼠骨质丢失的防治作用[J].中国老年学杂志,2005,25(6):709-710.

[40] 吴兆洪,杨永华.首乌冲剂改善高脂血症与高凝状态的临床观察[J].中成药,2000,22(12):844-846.

[41] 陈士勇.何首乌泡茶饮治脱发[J].中国民间疗法,1995(3):15.

[42] 李远佳.何首乌散敷脐治疗小儿遗尿症60例[J].湖北中医杂志,1993(2):29.

[43] 聂爱群,罗中秋.单味何首乌治疗小儿神经性尿频34例小结[J].湖南中医杂志,1995(2):28.

[44] 王顺朝.首乌喘息灵临床疗效观察[J].中国药房,1993,4(4):36.

[45] 陈烈,黄君英,薛俐.复方何首乌浸膏治疗阿尔茨海默病的疗效研究[J].中南大学学报:医学版,2010,35(6):612-615.

[46] 刘和璧.何首乌善降脂通便[J].中医杂志,2004,45(8):571.

[47] 阮晖容,王开新.制何首乌猪油汤治疗秃头[J].中国民间疗法,2000,8(3):46.

[48] 丁保顺,张聚福,隋瑞云.中药何首乌及枳壳治疗肛裂60例[J].中国民间疗法,2000,8(8):21-22.

[49] 马翠萍.何首乌治疗男性少精不育有良效[J].中医杂志,2004,45(10):735.

[50] 张树球,黄运忠,易立汉,等.何首乌的毒理研究[J].右江民族医学院学报,1989(4):10-15.

[51] 许评比,李荣宗.人参、何首乌的毒性反应[J].海峡药学,2001,13(3):112.

[52] 方红玫,朱延焱.何首乌有效成分、毒性作用和相关研究进展[J].国际药学研究杂志,2010,37(4):283-286.

[53] 石鹏岩.何首乌对肝脏影响的研究概况[J].江西中医药,2007,38(11):66-67.

[54] 叶亲华.服用何首乌致急性中毒性肝病1例[J].中国中西医结合杂志,1996,16(12):732.

[55] 姜鹏,张俊.何首乌的肝损害[J].中医药临床杂志,2005,17(6):617-618.

[56] 朱少丹.何首乌引起过敏反应一例[J].中草药,1998,29(9):605.

[57] 刘璠.何首乌引起药物热1例[J].湖南中医杂志,1990,6(2):49.

[58] 李寿彭. 家族性何首乌过敏案[J]. 陕西中医,1993,14(2):91.

[59] 叶存喜. 何首乌致眼部色素沉着 1 例[J]. 中国中医眼科杂志,1994(1):14.

[60] 蔡红永. 何首乌致上消化道出血 1 例[J]. 新疆中医药,1995(3):31.

当归 Danggui

【别名】 干归(《神农本草经》)。

【来源】 当归,始载于《神农本草经》,列为中品,历代本草均有收载。当归使气血各有所归,故名。为伞形科多年生草本植物当归 Angelica sinensis(Oliv.)Diels 的根。主产于甘肃东南部岷县(秦州)、武都、漳县、成县等地以及陕西、四川、湖北、云南,其中以岷县产量最多,质量亦佳。均为栽培。

【采收炮制】 一般须培育两年才能采收。甘肃当归秋末采挖,去净泥土,放置,待水分稍蒸发后根变软时,捆成小把,架在棚顶上,先以湿木材猛烘上色,再以文火熏干,经过翻棚,使色泽均匀,全部干度达 70%～80%,停火下棚。云南当归一般在立冬前后采挖,去净泥土,勿沾水受潮以免变黑或腐烂,摊晒时注意翻动,每晚收进屋内晾通风处,以免霜冻,至干即得。

炮制时拣去杂质,洗净,闷润,稍晒至内外湿度适宜时,切片晒干。或取当归片,用黄酒喷淋均匀,稍焖,置锅内微火炒,取出,放凉,即酒炒当归。一般每当归片 50kg,用黄酒 5kg。

【商品规格】 过去当归商品规格甚多,如葫首归、各挡箱归、通底归、如意归等等,现已简化,只分若干等级或混装。以主根粗长、油润外皮色黄棕、断面色黄白、气味浓厚者为佳;主根短小,支根多,断面色红棕,气味较弱者质次;柴性大、干枯油少或断面呈绿褐色者不可供药用。

商品有全当归、归头、归身、归尾之分。

按《中国药典》(2010 年版一部)规定:本品水分不得超过 15.0%;总灰分不得超过 7.0%;酸不溶性灰分不得超过 2.0%;醇溶性浸出物不得少于 45.0%;含挥发油不得少于 0.4%(ml/g)。含阿魏酸($C_{10}H_{10}O_4$)不得少于 0.050%。

【药性】 甘、辛,温。归肝、心、脾经。

【功效】 补血活血,调经止痛,润肠通便。

【应用】

1. 心肝血虚　本品甘温质重,入心肝二经,功专补血养血,乃补血之圣药。用治心肝血虚引起的面色㿠白,唇爪无华,头昏目眩,心悸怔忡等症,常与熟地黄、白芍、川芎等补血活血之品配伍,使补血之力更强,即《太平惠民和剂局方》四物汤;若气血两虚者,又常与黄芪同用,共奏益气补血之效,如《兰室秘藏》当归补血汤;若治思虑过度,劳伤心脾,气血两亏引起的心悸疲倦、健忘少寐等症,又可与人参、白术、酸枣仁等药同用,益气健脾,补血养心,如《校注妇人良方》归脾汤。

2. 月经不调,痛经闭经　本品味甘性温,气轻而辛,既能甘温补血养血,又能辛散活血,调经止痛,为补血活血,调经止痛之良药。凡血虚、血滞、气血不和,冲任失调之月经不调、痛经、闭经等证,皆可应用,常与熟地黄、白芍、川芎配伍应用,即《太平惠民和剂局方》四物汤,乃养血调经第一良方,治经期诸疾,均可以此为基础,随证化裁为治。若血热月经先期者,可与牡丹皮、赤芍、郁金等清热凉血药同用;若血寒月经后期者,可与肉桂、炮姜、艾叶等温经散寒之品相配;用治瘀血闭阻之痛经、闭经,可与桃仁、红花等药同用以活血通经止痛,如《医宗金鉴》桃红四物汤；治血虚寒滞之月经不调及痛经，可与吴茱萸、桂枝、人参等同用，有温经养血、调经止痛之功，如《金匮要略》温经汤；若治肝郁气滞、气血逆乱之月经不调、痛经，宜与芍药、柴胡、白术等药相配，疏肝理气，调经止痛，如《太平惠民和剂局方》逍遥散；若肝郁化火，热迫血行之月经先期或经来腹痛，则酌加牡丹皮、栀子清火疏肝，调经止痛，即《校注妇人良方》丹栀逍遥散；若治气血双亏，冲任失养之月经病，可与人参、白术、熟地黄、芍药等同用，以补气养血调经，如《瑞竹堂经验方》八珍散。

3. 胎产诸疾　本品辛甘性温，补中有动，行中有补，乃血中之气药，不但为调经之要药，亦为治妇女妊期产后诸疾之良药，且尤宜血虚血瘀有寒者。如《太平惠民和剂局方》芎归散，以之与川芎同用，治妊娠伤胎腹痛，或难产、胞衣不下；《金匮要略》当归芍药散，以之与白芍、茯苓、白术、泽泻等同用，治妊娠腹中疠痛及下痢；《金匮要略》当归贝母苦参丸，以之与贝母、苦参等同用，治妊娠小便难，饮食如故；若治胎动不安，腰酸腹痛及胎位不正，又可与川芎、菟丝子、艾叶等同用，如《傅青主女科》保产无忧散。治产后诸疾，当归亦为常用良药。若治产后血虚受寒，恶露不行，小腹冷痛，常配川芎、桃仁、炮姜、甘草，即《傅青主女科》生化汤；治产后自汗，壮热气短，腰脚痛不可转，又常与黄芪、芍药、生姜同用，即《太平惠民和剂局方》当归黄芪汤；治产后气血双亏，乳汁不下，又当与人参、木通、黄芪等同用，有益气补血下乳之效，如《傅青主女科》通乳丹。

4. 跌仆损伤　本品味辛气轻，能行能散，活血化瘀，瘀血消散，则肿去痛止，故常用于跌打损伤、瘀血肿痛及筋伤骨折等症，并常与其他活血化瘀、续筋接骨之品同用。治跌打损伤，瘀血红肿疼痛，常与苏木、没药、地鳖虫等同用，以活血祛瘀止痛，如《伤科大成》活血止痛汤；治筋骨折伤，可与乳香、没药、自然铜、骨碎补同用，有活血化瘀、续筋接骨之功，如《杂病源流犀烛》接骨丹；若治跌打损伤、瘀血留于胁下，痛不可忍者，又当与柴胡、炮山甲、大黄等同用，有疏肝通络止痛、活血祛瘀复元之功，如《医学发明》复元活血汤。

5. 风寒痹痛　本品甘辛性温，甘能补血，辛能活血，温以散寒，血盈畅流，筋脉得养，寒邪得除，则痹阻疼痛可除，故当归又常用治痹痛麻木之证，无论血虚血寒、风寒痹阻，或痹痛日久，气血亏虚，均可随证配伍应用。若治血虚痹痛麻木，多与黄芪、赤芍、熟地黄、川芎等同用，以益气养血除痹，如《杂病源流犀烛》蠲痹四物汤；治血亏阳虚，筋脉受寒，血脉不利，手足寒厥，或寒入经络之腰腿疼痛，常与桂枝、芍药、细辛等同用，有温经散寒、养血通脉之功，如《伤寒论》当归四逆汤；治营卫两虚，关节痹痛，手臂麻木，可与黄芪、姜黄、防风等相配，以益气和营、祛风除湿，如《杨氏家藏方》蠲痹汤；若治痹痛日久，肝肾亏虚，气血不足所致腰膝冷痛，肢节屈伸不利，麻痹不仁，又当与独活、桑寄生、秦艽、地黄等同用，以益肝肾补气血，祛风寒止痹痛，如《备急千金要方》独活寄生汤。

6. 痈疽疮疡　本品补血活血，有托毒消肿之效，亦常用于治疗痈疽疮疡。因其性温又偏于养血扶正，故以血虚气弱之痈疽不溃或溃后不敛用之为宜。内服多与黄芪同用，以增强药力。治疮毒日久而疮重体虚者，常与黄芪、银花、甘草等同用，有补托攻毒之功，如《验方新编》神仙枣；治痈疽疮毒脓成不溃，常配黄芪、炮山甲、皂刺以补托透脓，如《外科正宗》透脓散；治疮疡久溃不敛，常与黄芪、肉桂、人参等同用，有补托生肌敛疮之功，如《太平惠民和剂局方》十全大补汤；对于疮疡热毒炽盛，红肿热痛之症，亦可酌情选用本品，但必须与银花、赤芍、天花粉、穿山甲等清热解毒、消肿疗疮之品同用，如《校注妇人良方》中仙方活命饮治疗痈疽初起红肿热痛；治热毒型脱疽，溃烂疼痛，脓水淋漓，以当归配玄参、银花、甘草，清热解毒，活血通脉，如《验方新编》四妙勇安汤。

本品治疮疡也可外用，多与攻毒生肌敛疮之品同用，如《疡医大全》当归膏，以当归与生地、白蜡等同用为膏外敷，治痈疽破溃疼痛，有生肌止痛解毒之效。

7. 肠燥便秘　津血同源，本品甘温，能补血益津以润肠通便，故血虚津亏之肠燥便秘经常选用。治老年肾虚血亏之肠燥便秘，常与肉苁蓉、枳壳、牛膝等同用，有补火助阳、润肠通便之功，如《景岳全书》济川煎；若治痔漏便秘，脱肛疼痛出血，又常与郁李仁、皂角仁、枳实等药配伍，以润下通便止血，如《兰室秘藏》当归郁李仁汤；若治消渴，大便闭涩，干燥结硬者，常配熟地黄、知母、石膏等药，有清热生津止渴、润肠通便之效，如《兰室秘藏》当归润燥汤。

8. 咳喘短气　《神农本草经》云："(当归)主咳逆上气。"故本品亦可用治咳喘短气，常与祛痰止咳平喘药同用。如《太平惠民和剂局方》苏子降气汤，当归与苏子、半夏、厚朴等同用，治痰涎壅盛，咳喘气短；治肺肾阴虚，水泛成痰所致的咳嗽呕恶，喘逆多痰，痰带咸味，当归配熟地黄、陈皮、半夏等药，有补肺益肾、化痰止咳之功，如《景岳全书》金水六君煎。

9. 痢疾　唐·《药性论》云："(当归)补诸不足，止痢腹痛。"当归和血行血，对痢疾腹痛、下利脓血之症经常选用，有"行血则便脓自愈"之效。治湿热痢疾，气血壅滞，下利赤白，里急后重者，常与黄芩、黄连、木香、槟榔等清热解毒、行气导滞之品同用，如《素问病机气宜保命集》芍药汤；治疫痢，尺脉数者，常配生地、甘草、金银花清热解毒，如《症因脉治》当归银花汤；若治孕妇痢疾，又当与黄芩、芍药、焦白术等配伍，有清热解毒、止痢安胎之效，如《验方新编》当归黄芩芍药汤。

10. 目睛诸疾　本品辛甘性温，行血养血，亦常用治目睛气血郁滞，赤肿痒痛诸疾。如《银海精微》当归活血煎治风冷久积，气血凝滞，两睑粘眼，以之配黄芪、没药、菊花等药，有养血活血祛风之效；《卫生宝鉴》当归连翘汤，治眼睛红，隐涩难开，当归配黄连、黄柏、连翘等药，养血活血，解毒清热；若治眼胞肿硬，内生疙瘩者，又可与大黄、栀子仁、红花、黄芩等配伍，如《审视瑶函》归芍红花散；《证治准绳》治睛珠痛甚不可忍者，配熟地黄、川芎、防风等药，即当归养荣汤。

11. 阴虚盗汗　阴血亏虚，虚阳独亢，迫津外出，则潮热盗汗。当归养血培本固源，故亦可配伍用治阴虚盗汗诸症。治阴虚火旺，盗汗潮热，舌红脉数者，常与生地、熟地黄、黄柏、黄芪等配伍，有滋阴泻火、固表止汗之功，如《兰室秘藏》当归六黄汤；若治气血两虚盗汗者，又常与生熟地、知母、人参、浮小麦等药配伍，以益气养血，滋阴敛汗，如《杂病源流犀烛》当归地黄散。

另外，《麻科活人全书》当归红花饮，当归配红花、葛根、连翘等药治疹出复收者；《辨证录》归麦榆草汤，配生甘草、麦冬、地榆治盐卤中毒，口咸作渴，腹中疼痛；《仁斋直指方》归荆汤治风痨昏迷，吐沫抽掣，背脊强直，及产后痨者，当归配等份荆芥穗，加酒少许，童尿调下。

【用法用量】煎服，6～12g。一般生用，为加强活血则酒炒用。通常补血用当归身，活血用当归尾，和血(补血活血)用全当归。

【使用注意】本品味甘滑肠，《本草经疏》云："肠胃薄弱，泄泻溏薄及一切脾胃病恶食、不思食及食不消，并禁用之。"故湿盛中满、大便泄泻者不宜服。

【鉴别用药】当归辛甘性温，功能补血活血，然当归头偏于上行而止血，当归身补血而中守，当归尾破血而趋下，补血活血宜用全当归。

中医传统有当归头、身、尾功效不同之说，据此，中医研究院中药研究所对当归不同部位的化学成分进行了分析，从测得的数据表明，当归的头和尾所含化学成分基本一致，似可通用。其后，西安医学院用8%的当归头、尾、身三部分的煎剂进行动物实验，结果证明，三者对子宫平滑肌均有明显的兴奋作用，几乎没有明显的差别，未能说明和提供传统将当归分为头、身、尾使用的科学依据，值得进一步深入研究。[冯宝麟.《古今中药炮制初探》第175页，山东科学技术出版社，1984年版]

【药论】

1.《本草纲目》引李杲语："(当归)头，止血而上行；身，养血而中守，梢，破血而下流；全，活血而不走。"

2.《汤液本草》："当归，入手少阴，以其心主血也；入足太阴，以其脾裹血也；入足厥阴，以其肝藏血也。头能破血，身能养血，尾能行血，用者不分，不如不使。若全用，在参、芪皆能补血；在牵牛、大黄，皆能破血，佐使定分，用者当知。从桂、附、茱萸则热；从大黄、芒硝则寒。惟酒蒸当归，又治头痛，以其诸头痛皆属木，故以血药主之。"

3.《景岳全书·本草正》："当归，其味甘而重，故专能补血，其气轻而辛，故又能行血，补中有动，行中有补，诚血中之气药，亦血中之圣药也。……大约佐之以补则补，故能养营养血，补气生精……佐之以攻则通，故能祛痛通便，利筋骨……惟其气辛而动，故欲其静者当避之，性滑善行，大便不固者当避之。凡阴中火盛者，当归能动血，亦非所宜，阴中阳虚者，当归能养血，乃不可少。若血滞而为痢者，正所当用，其要在动、滑两字；若妇人经期血滞，临产催生，及产后儿枕作痛，具当以此为君，小儿痘疹惊痫凡属营虚者，必不可少。"

【现代研究】

(一) 化学成分

当归中含β-蒎烯、α-蒎烯、莰烯、对聚伞花素、月桂烯、正丁基四氢化酞内酯、藁本内酯等中性油成分；含对-甲基苯甲醇、5-甲氧基-2,3-二甲苯酚、对甲苯酚、香草醛等酚性油成分；含邻苯二甲酸酐、壬二酸、肉豆蔻酸、樟脑酸等酸性油成分。当归根中含阿魏酸、丁二酸等有机酸；含蔗糖、果糖等糖类；含维生素B_{12}等维生素；含天门冬氨酸、蛋氨酸等氨基酸；含钙、锌、磷、硒等多种常量及微量元素。

(二) 药理作用

1. 对子宫的作用　多种动物已孕、未孕的离体子宫、在体子宫及慢性子宫瘘管实验证明，当归对子宫具有"双向性"作用。当归含兴奋子宫和抑制子宫两种成分：抑制成分主要为精油，兴奋成分为水溶性或醇溶性的非挥发性物质。中药当归精油抑制子宫平滑肌的有效成分可能是藁本内酯。当归精油能抑制离体兔、大鼠、狗子宫平滑肌的自主收缩侧，能对抗乙酰胆碱引起的兴奋，也能部分地对抗肾上腺素引起的收缩。当归水煎液对离体小鼠子宫有兴奋作用，这与当归对子宫组胺H_1受体的兴奋作用有关，但与子宫肌上前列腺素合成酶无关[1-3]。

2. 对心血管系统的作用

(1) 对心脏的作用：当归煎剂或流浸膏对离体蟾蜍心脏有抑制作用，剂量加大，可使心跳停止于舒张期[4]。其鲜叶煎剂小剂量时略呈兴奋，剂量加大则出现抑制以至心脏停止于舒张期。当归对离体蛙心的抑制作用可被肾上腺素解除，阿托品亦可减轻之。

(2) 对冠脉流量和心肌耗氧量的影响：静注当归2g/kg有显著扩张冠脉作用，增加冠脉血流量，降低冠脉阻力，降血压，降低心肌耗氧量，心排出量和心搏指数有增加趋势[5]。静注当归注射液能显著减轻麻醉犬因阻断冠脉时的心肌梗死范围，对抗实验性家兔心肌缺血。家兔在结扎冠脉左室支前10分钟，经耳缘静脉恒速(0.4ml/min)输注当归注射液(50mg/kg，30ml)，可使心肌缺血再灌注后的左室内压(LVP)、左室压最大上升及下降速率均显著高于盐水对照组($P<0.05$),降低再灌注后血浆磷酸肌酸激酶(CPK)活性及丙二醛(MDA)含量的升幅($P<0.05$)。结果表明:当归注射液对家兔心肌缺血再灌注时心功能降低及心肌细胞损伤具有明显的保护作用[6]。

(3) 抗心律失常作用:当归对大鼠心肌缺血再灌注的心律失常具有保护作用,当归注射液0.6g/kg给大鼠腹腔注射,能使室性期前收缩发生率和心律失常总发生率明显减少;当归中性油对实验性心肌缺血有明显的保护作用;流浸膏,特别是乙醚抽出物,有奎尼丁样作用;当归醇提物对哇巴因中毒引起的室颤有明显效果,能使室颤出现推迟,致颤阈提高,电生理学研究证实,当归醇提物除具有非常类似奎尼丁样作用外,还能显著延长平台期[7]。

(4) 对血管和血流动力学的影响:当归对 CCl_4 所致大鼠门脉高压症有良好的预防及治疗作用[8]。静滴当归注射液后,肝硬化患者下腔静脉、肝静脉和外周静脉内血清胃泌素水平均显著下降,当归降低血清胃泌素水平的作用对改善门脉血流动力学,尤其是防治门脉高压性胃十二指肠病变可能起有益作用[9]。研究表明,肝硬化病人门脉血流量(Qpv)和脾静脉血流量(Qsv)显著高于对照组,应用当归注射液后,肝硬化病人Qpv和Qsv显著下降,2例治疗后复查肝静脉嵌塞压者分别下降32%和43%,故认为,当归长期给药对肝硬化门脉高压病人的门脉血流动力学可能产生有益作用[10]。当归注射液腹腔注射能明显改善大鼠实验性急性脑缺血症状,抑制血浆 TXB_2 产生,增加血浆 6-Keto-$PGF_{1\alpha}$ 水平,纠正脑缺血 TXA_2/PGI_2 比值,对急性脑缺血大鼠具有明显的治疗作用,降低脑缺血大鼠的死亡率[11]。用颈动脉放血复制血瘀大鼠模型,研究当归对微循环、器官血流和血液流变学的影响。结果显示,当归注射液能明显改善血瘀大鼠微循环障碍,降低血小板聚集率,增加器官血流灌流量[12]。建立大鼠内皮剥脱后再狭窄动物模型,当归不仅可抑制内皮损伤所致的内膜增厚,还可通过改善超声血流动力学指标发挥防治血管再狭窄的作用[13]。通过静脉推注高分子右旋糖酐复制大鼠弥散性血管内凝血(disseminated intravascular coagulation,DIC)模型,静脉给予当归注射液20mg/kg,当归可明显抑制DIC大鼠的血小板聚集和黏附,增强红细胞的变形能力,而且大鼠肝、小肠、胃等器官血流量显著高于对照组[14]。

3. 抗氧化和清除自由基作用 采用Fenton反应测定当归水提物对羟基自由基的清除率为52.5%,说明其有较好的抗氧化活性[15]。15g/ml当归对脂质自由基的猝灭能力为73.3%,可抑制低密度脂蛋白氧化;当归200g水煎剂治疗冠心病患者前后动脉硬化指数(AI)、氧化修饰的低密度脂蛋白(OX LDL)、超氧化物歧化酶(SOD)、丙二醛(MDA)等指标均有显著差异[16]。

当归可缓解脑细胞的凋亡,对脑损伤具有细胞保护作用。当归中的苯酞类化合物、香豆素类、黄酮类化合物、有机酸类化合物还可以通过对抗自由基损伤、基因表达的改变、蛋白酶的激活、一氧化氮的生成等方面来发挥抗缺氧保护的作用,减轻自由基对神经元细胞的损伤来治疗早老性老年痴呆症[17,18]。

4. 对血液系统的作用

(1) 降低血小板聚集及抗血栓作用:当归及其有效成分阿魏酸钠有明显的抗血栓作用[19]。大鼠实验表明,当归可使血栓干重显著减少。其作用途径可能是通过降低血浆纤维蛋白原浓度,增加细胞表面电荷,而促进细胞解聚,降低血液黏度。阿魏酸在体外或体内给药都能抑制各种诱导剂(如花生四烯酸、肾上腺素、ADP、血小板活化因子、钙离子载体A23187、胶原和凝血酶等)诱导人、兔和大鼠的血小板聚集和释放反应,抑制各种诱导剂引起血小板聚集。当归对血小板聚集有明显抑制作用。当归水煎剂100~500mg/ml[20],在试管内能抑制 ADP 和胶原诱导的大鼠血小板聚集，静注本品 20g(生药)/kg5 分钟后对 ADP 和胶原诱导的大鼠血小板聚集有明显抑制作用。^{3}H-5HT 标记血小板实验，见到当归水制剂 500mg/ml 对凝血酶诱导的血小板聚集有明显抑制作用。当归 40%水煎剂对老年大鼠灌胃给药，可使雌性老年大鼠全血比黏度降低及 RBC 电泳加速，但对雄性大鼠作用不明显[21]。在探讨四物汤及其拆方对血小板聚集率作用的研究中显示，四物汤全方、地黄、当归、川芎均能抑制腺嘌呤核苷二磷酸(ADP)诱导的体外血小板聚集，但其中当归作用最强[22]。3mg/ml 以及 6mg/ml 当归在体外可不同程度地降低血管内皮细胞纤溶酶原激活物抑制剂-1(plasminogen activator inhibitor-1，PAI-1)mRNA 的表达、抗原水平与活性，对 PAI-1mRNA 表达的抑制率达 24.6%，所以当归可能通过抑制血管内皮细胞 PAI-1 表达和活性而发挥其抗血栓形成的作用[23]。

(2) 降血脂及对动脉硬化的影响：当归粉 1.5g/kg 口服对大鼠及家兔实验性高脂血症有降低血脂作用，其降血脂作用不是由于阻碍胆固醇的吸收所致[24]。生化药理学研究发现阿魏酸能与甲羟戊酸-5-焦磷酶(底物)竞争，浓度依赖性地抑制大鼠肝脏甲羟戊酸-5-焦磷酸脱羟酶，在 2.5mmol/L 浓度时，酶活性被抑制 74%[25]，表明阿魏酸具有抑制肝合成胆固醇的作用。当归及其成分阿魏酸的抗氧化和自由基清除作用对血管壁来说，具有保护内膜不受损伤的作用，使脂质在动脉壁的进入和移出保持正常的动态平衡，也不利于血小板黏附和聚于血管壁上；其降胆固醇作用可抑制脂质沉积于血管壁；其抗血小板功能作用又可阻止附壁血栓形成，当归及其成分阿魏酸的这三种药理作用互相协调，可望产生抗动脉粥样硬化的效应[26]。

(3) 对造血系统的影响：当归水浸液给小鼠口服能显著促进血红蛋白及红细胞的生成。其抗贫血作用可能与所含的维生素 B_{12}、烟酸、亚叶酸及生物素、叶酸等成分有关。在阿魏酸钠存在下，镰刀型贫血患者红细胞脂质过氧化物 MDA 随阿魏酸钠浓度增加而减少，阿魏酸钠可明显降低补体溶血，抑制补体 3b(C_3b)与红细胞的结合；对补体激活及红细胞变性无影响[27]。在能明显促进造血祖细胞增殖的四物汤中，单味当归在促进粒系-巨系造血祖细胞集落(CFU-GM)的增殖方面作用最强[28]。当归多糖(APS)是当归补血活血作用的主要有效成分之一[29]。APS 能改善正常或贫血小鼠的造血功能，体外实验对小鼠和人的多种造血祖细胞的增殖分化有显著促进作用[30]。APS 在体外可促进髓系多向造血祖细胞 CFU-GEMM 增殖分化，促进骨髓基质细胞、内皮细胞、单核细胞表达 GM-CSF、IL-3 蛋白，并对骨髓基质细胞表达 GM-CSF、IL-3 mRNA 有上调作用，因此 APS 可能通过促进造血微环境中的基质细胞表达和分泌 GM-CSF、IL-3 等造血生长因子，促进人早期造血细胞发生，这可能是当归“补血活血”的分子生物学机理之一[31]。

5. 抗辐射损伤　当归有明显抗辐射损伤作用。对^{60}Co-γ 射线辐射损伤后的小鼠通过腹腔给予当归注射液，连续给药 30 天后发现，受辐射损伤后的卵巢于照射后第 15 天开始进入恢复期，比未给当归的显著提前。用药组雌鼠于照射后第 30 天与具有生殖能力的雄性小鼠交配，仍有 80%(24/30)能孕育[32]。当归多糖 ASP3 对亚急性辐射损伤小鼠的外周血白细胞、淋巴细胞数量的回升均有明显的促进作用，并能有效地抑制 PCE 微核的形成，促进外周血淋巴细胞转化以及肝组织的抗氧化能力，增强机体的辐射耐受性[33]。在 ASP3 抗辐射功能的构效关系中，当归多糖的抗辐射功能主要通过“毛发区”的中性糖支链来表达，并通过“光滑区”半乳糖醛酸聚糖主链进行调节；不同的酯化度会使多糖糖链形成不同的空间构象，进而影响其抗辐射功能[34]。

6. 对免疫系统的影响　当归煎剂灌胃，能显著增加小鼠玫瑰花环形成数，小鼠脾脏体积增大，重量显著增加，即脾细胞总数增多。当归还能显著增强动物腹腔巨噬细胞的吞噬功能，提高单核-吞噬细胞系统对染料的廓清速度，亦可明显促进ConA诱导的小鼠脾淋巴细胞的DNA和蛋白质合成，对IL-2的产生也有明显增强作用。在当归多糖激发的免疫反应中，既有特异性IgG类抗体，也能在一定程度上激发非特异性IgG类抗体及交叉抗体的产生，中药多糖可能是一种泛特异广谱免疫调节剂[35,36]。当归多糖是当归免疫促进功能，尤其是促进细胞免疫的主要成分。5%当归多糖用量为250mg/kg，每日1次，连续7天。试验结果小鼠的E-花环形成率及酸性α-萘酚醋酸酯酶染色阳性率均高于对照组，提示有明显提高细胞免疫功能的作用[37]。对兔脾细胞、骨髓细胞和肠系膜淋巴细胞的体外培养表明，当归多糖有良好的干扰素诱导活性，AR-4ⅡC是其中唯一成分，且与用量有关[38]。当归多糖对机体的免疫器官有明显作用。给正常小鼠皮下注射当归多糖，见脾脏重量和脾长度明显增加，组织切片观察见脾小体结构不清，幼稚细胞增多，核分裂活跃，亦有报道注射当归多糖使脾白髓截面、T和B淋巴细胞区有所缩小；脾小体发生中心反应减弱，树突状细胞增多，淋巴母细胞减少；脾红髓有核红细胞核固缩，数量减少，粒细胞增多；脾血窦扩张。当归多糖使小鼠胸腺重降低，皮质变薄和萎缩[39]。当归多糖的活性与给药途径、剂量有关，剂量太小达不到刺激免疫的作用，太大则引起免疫麻痹。不同方法提取的多糖药理活性差别甚大[40]。当归多糖对淋巴细胞有较强活化作用，用当归免疫活性多糖(AIP)作用于体外培养的小鼠和人脾细胞，^{3}H-胸腺嘧啶核苷掺入法证明AIP对小鼠和人脾细胞有促进有丝分裂活性，提示AIP是一种小鼠B淋巴细胞的潜在丝裂原[41]。此外，AIP组分还能直接激活参与抗体反应的T淋巴细胞，而不诱导正常的腺细胞和抗氢化可的松胸腺细胞的增殖[41]。当归多糖对正常小鼠、肿瘤小鼠和X线照射的肿瘤小鼠的外周血T、B淋巴细胞数量有明显影响[42,43]。当归注射液能使人外周血中趋化移动的单核细胞数量增加，对趋化移动的距离亦有显著促进作用，并能明显清除氢化可的松对单核细胞趋化性的抑制作用，结果为氢化可的松与当归的联合应用提供了实验依据[44]。当归多糖单独对小鼠脾淋巴细胞有明显促进增殖作用，促进增殖刺激指数最大为17.50，并且与ConA、LPS有协同促进小鼠脾淋巴细胞增殖的作用，当归多糖单独对小鼠胸腺细胞无促进增殖作用，但对由亚适剂量ConA活化的小鼠胸腺细胞有明显促进增殖作用。此外，当归多糖体外可对抗氢化可的松对小鼠胸腺细胞增殖抑制作用[45]。

7. 抗肿瘤作用　对岷县当归的5种多糖进行小鼠体内抗肿瘤药物筛选，结果表明，上述多糖对小鼠移植性肿瘤EC、Hep、S180、Lewis、B16等瘤株具有一定程度的抑制作用，其肿瘤生长抑制率可达39%，不良反应较少，且可长期用药。如将当归多糖与某些化学药联合应用，可望在疗效上显现协同作用，并能减轻化疗药物的不良反应[46]。从当归中提取粗多糖，经阴离子交换纤维素柱和Sephadex G2100凝胶柱色谱分离纯化，所得杂多糖APS-bⅡ对多种肿瘤细胞如人宫颈癌细胞株HeLa、人肝癌细胞株HepG2、人乳腺癌细胞株MCF-7和人结肠癌细胞株SW1116的增殖有抑制作用[47]。给接种EC的小鼠注射当归多糖，可明显延长动物生存期。若当归多糖与巨噬细胞激活因子同时存在时，激活的巨噬细胞可表现对EL-4白血病细胞的溶细胞作用。但目前还不清楚当归多糖的抗肿瘤活性是否与体内介导干扰素的产生、激活巨噬细胞和(或)自然杀伤细胞有关[41]。

8. 抗炎及抗损伤作用　当归水煎液对多种致炎剂引起的急、慢性炎症均有显著抑制作用，摘除双侧肾上腺后其抗炎作用仍然存在；并能降低大鼠炎症组织PGE_2的释放量，降低豚鼠补体旁路溶血活性，但不能拮抗组胺的致炎作用[48]。当归活性部位 A_3（1、5、10mg/kg）可剂量依赖性地抑制二甲苯所致的小鼠耳廓肿胀和角叉莱胶所致的大鼠足趾肿胀；A_3 抗炎作用机制可能与抑制环氧化酶-2（Cox-2）mRNA 及蛋白表达有关[49]。当归对辐射损伤后的卵巢组织不但具有保护作用，而且能促进卵泡细胞的增殖和分化[50]。当归及其有效成分对多种动物模型的实验性肝损伤，包括四氯化碳、雷公藤多苷、异烟肼和利福平、酒精等引起的肝损伤有防护作用，其作用机制涉及抑制肝组织细胞脂质过氧化反应、保护肝细胞器和酶结构等方面。尤其是阿魏酸等有效成分在抑制化学性肝损伤诱发肝组织细胞脂质过氧化反应方面具有明确的药理效应，有利于对酒精性肝病、病毒性肝病的治疗[51]。

9. 其他作用　当归挥发油对大脑有镇静作用，对延脑先兴奋后抑制。给大鼠分别吸入低氧、高二氧化碳的结合气体，均引起肺动脉压不同程度的升高。低氧引起的变化较高二氧化碳引起的变化明显。低氧和高二氧化碳在升高肺动脉压上有一定协同作用，静脉注射当归提取液后，上述气体的升肺动脉压作用减弱。若用普萘洛尔阻断 β-受体，当归注射液缓解肺动脉压升高的作用消失。提示当归注射液可能通过兴奋 β-受体起作用[52]。当归具有利尿作用，其粗制剂对膀胱平滑肌有兴奋作用[53]。当归能改善家兔肾热缺血 60 分钟后肾小球滤过功能及肾小管重吸收功能，减轻肾损害，促进肾小管病变的恢复，对肾脏有一定保护作用[54]。腹腔内注入当归、维生素 E 注射液对平阳霉素所致大鼠弥漫性肺间质纤维化具有明显的保护作用[55,56]。对大鼠坐骨神经实行钳夹和线扎损伤，并进行两个时间点（10 天、20 天）的当归治疗，通过观察分析两个时间点治疗组、损伤对照组及正常对照组的足迹变化，结果显示当归能促进神经损伤后的功能恢复[57]。

（三）临床报道

1. 治疗缺血性中风　用含 50%当归油的当归液进行穴位注射治疗中风引起的偏瘫，依据辨证分型予循经取穴，每次选用 8～10 穴，注射药量为 0.2～2ml，针刺的深度可视病情和体质胖瘦而定，一般以 0.5～3 寸为宜。按穴位及经络的关系采取直刺或斜刺。10 次为 1 个疗程，每个疗程间隔 4～5 天，病情恢复后可隔日 1 次，直至病情治愈。共治 100 例，治愈 35 例，显效 44 例，好转 15 例，无效 6 例[58]。

2. 治疗镰刀状贫血　0.3%过氧化氢（每日用低分子右旋糖酐，生理盐水或 5%葡萄糖稀释）50～80ml/kg 静脉滴注，速度 1.5～2 滴/(kg・min)（按每毫升 20 滴计算），每日 1 次；同时伍用当归丸，对症处理合并症。对照组 34 例，静脉滴注生理盐水，口服叶酸、APC 等。结果：治疗组均缓解，平均住院 8 日；对照组死亡 2 例，余缓解，平均住院 19 日。两组指（趾）疼痛平均消失时间分别为 4、13 日，体温恢复正常时间为 4.1、11.9 日，两组疗效比较有显著差异（$P<0.01$）。缓解期 43 例均予当归丸，每日 3 次，<3 岁每次服 2 丸，3～6 岁服 4 丸，>7 岁服 5 丸，观察 5～11 个月，在治疗中仅 6 例有痛性危象发作。对照组 35 例口服叶酸，结果 6 个月内均有痛性危象发作，其中 1 例于 5 个月发作 4 次[59]。

3. 治疗心律失常　将当归提取物制成针剂，选用 5ml 注射器和 5.5 号针头，针尖垂直刺入内关（双）、神门（双）穴，上下提插 2～3 次，有酸胀感，注入 5%当归注射液 0.5ml，每天 1 次，10 次为 1 个疗程。结果治疗期前收缩 41 例，显效（治疗后期前收缩消失）24 例，有效（治疗后期前收缩次数较原减少 50%以上）12 例，无效（治疗后无变化）5 例，总有效率 87.80%[60]。

4. 缓解慢性阻塞性肺疾病患者肺动脉高压　当归静脉注射液（由湖北医学院第二附属医院制作提供，浓度 25%，250ml/瓶）经漂浮导管肺动脉滴注 250ml，40～50 滴/分，分别记录用药前、用药至125ml和250ml时的心率、血压、肺动脉收缩压、舒张压。结果选择10例缓解期慢性阻塞性肺疾病患者肺动脉高压的患者，其中9例患者的肺动脉平均压在当归滴至125ml和250ml时，分别由药前的(3.4±0.6)kPa降至(2.8±0.7)kPa和(2.7±0.9)kPa，患者心率、血压用药前后无明显变化，1例患者用药后的肺动脉平均压较用药前略有升高(由5.3kPa升至5.6kPa)[61]。

5. 治疗高血压　将60例高血压病(EH)患者随机分为A、B两组，各30例，分别给予25%当归注射液和安慰剂治疗，疗程均为4周；同时以另60例正常健康人作为对照组。结果当归组治疗后血浆血栓素B_2(TXB_2)水平降低，血浆6-酮-前列腺素(6-keto-$PGF_{1\alpha}$)升高；安慰剂组治疗前后无明显变化[62]。用当归联合贝那普利(苯那普利)治疗高血压30例，结果联合治疗组较单用苯那普利血压下降幅度更大，故当归联合苯那普利能产生协同降压作用优于单用苯那普利[63]。

6. 治疗浅表静脉炎　用3%碘酒、75%酒精常规消毒皮肤，抽取当归注射液做静脉穿刺注射。注射范围越过病变血管2.0cm，每周注射长度约1.5～2.0cm。1次最大用量为20ml，每周注射2次即可。直至病变血管变软，索状感消失。在急性红肿期，可先用消炎散加33%硫酸镁外敷，待红肿消退后再开始注射。结果治疗腹壁多发静脉炎5例，胸壁多发性静脉炎7例，大隐静脉炎14例，上肢浅静脉炎7例共33例，全部治愈。随访1.5～12年，复发率为9%。2例多发性胸壁静脉炎患者于0.5年后复发，1例腹壁静脉炎患者1年后复发，经用同法再次治疗而愈，无不良反应[64]。

7. 治疗头痛　用当归注射液对头皮痛点行皮内注射治疗多病种头痛116例，显效62例，有效38例，无效16例，总有效率达86.2%[65]。取20%当归液4ml，用长5号针头注射双侧风池穴，每穴注射2ml，进针深度为1寸针感向头顶部放射，呈酸痛感或胀痛感，针感可持续2小时，隔日注射1次，注射10次为1个疗程，疗程间休息1周。结果：治愈99例，显效26例，好转10例，无效4例[66]。

8. 治疗坐骨神经痛　以大肠俞、环跳、委中、阳陵泉为主穴，配以足太阳膀胱经或足少阳胆经穴为辅，每次注入当归注射液4ml，10次为1个疗程，休1周行第2个疗程，结果总有效率94%[67]。

9. 治疗慢性伤筋　运用中药封闭疗法为主治疗慢性伤筋506例。方法：取当归注射液2ml，加2%普鲁卡因1～2ml，3～4天1次，2周为1个疗程，适当配合其他药物治疗。治疗1个疗程后，局部肿痛消失，功能恢复正常者484例，治愈率为95.7%，另有22例效果不明显[68]。

10. 治疗肋软骨炎　用当归注射液2ml，注射于痛点达骨膜。7天1次，2次为1个疗程。结果治疗肋软骨炎34例，治愈(自觉疼痛及压痛均消失，局部隆起恢复正常)30例，占88.2%，显效(自觉疼痛及压痛消失，局部隆起缩小)2例，占5.9%；有效(疼痛消失或轻微，压痛明显减轻，局部隆起无明显变化)2例，占5%～9%；有效率100%[69]。

11. 治疗剑突综合征　用当归注射液(2ml含生药0.1g，无锡中药厂产品)4ml，于剑突痛点处深达骨膜并向周围浸润注射，7天1次，3次1个疗程。结果治疗剑突综合征50例，治愈(自觉症状及剑突触痛消失，观察1年以上无复发者)40例(80%)，显效(自觉症状及剑突触痛消失，但1年内又复发)7例(14%)，好转(自觉症状及剑突触痛减轻)3例(6%)，总有效率100%[70]。

12. 治疗骨质增生症　当归合剂(当归、乳香、没药、秦艽、红花、透骨草、川芎、穿山龙、地鳖虫、威灵仙各30g,川牛膝、细辛、延胡索、地龙、草乌、鸡血藤各20g,水煎)电离子导入治疗骨质增生症2903例,每次30分钟,每日1～2次,两次间隔6小时,连续12次为一疗程,两个疗程间可休息3～5天。结果:治愈1533例,显效685例,好转618例,无效67例,总有效率97.6%[71]。

13. 治疗肩周炎　当归制成注射液。有肩关节粘连者,在注射当归注射液前先针刺健侧条口透承山,中强刺激,留针20～30分钟,留针同时患肢作后伸、上举等被动锻炼;无肩关节粘连者,直接注入20%当归注射液。常用穴:肩髃、肩贞、肩髎;备用穴:曲池、手三里、外关、阿是穴。每次取3～4穴,每穴1～2ml。隔日1次,10次为1个疗程。结果治疗肩周炎110例,痊愈56例占50.91%,显效24例占21.82%,好转、功能改善127例占24.55%,无效3例占2.73%,总有效率为97.28%[72]。

14. 治疗颞颌关节功能紊乱症　以10%当归注射液5ml配入维生素B_{12}注射液1ml,消毒患侧皮肤,分别注入:听宫、听会、翳风、颊车等穴位,每个穴位注入1～2ml左右,单侧交替注射,每日1次,双侧同时注射隔日1次,治疗2周后,患者下颌关节疼痛减轻,弹响音基本消失。张口运动较治疗前自如,关节区周围咀嚼肌群基本无压痛,为巩固疗效,间断3～5周后,继续治疗1周。患者下颌关节疼痛完全消失,无弹响,张口运动自如,恢复正常饮食活动,随访半年,未复发[73]。

15. 治疗痛经　当归是中药治疗痛经中使用频率最高的药物[74]。用当归注射液三阴交穴封闭治疗蜕膜样痛经25例,经前2～3天,在双侧三阴交穴注射当归注射液4ml,每穴注射2ml,每天1次。月经来潮时再注射2～3天。平时根据气滞、血瘀、胞宫虚寒等不同病情,对症给予逍遥丸、四制香附丸、艾附暖宫丸等服用。治疗结果:25例中,治疗后腹痛全部病例均明显缓解或消失,蜕膜消失或仅见极细小碎片,行经时恶心呕吐消失[75]。用当归复合液骶管注射治疗痛经患者8例,每次月经前3～4日以2%利多卡因5ml、地塞米松5mg、0.9%氯化钠10ml混合后骶管注射,5分钟后再注入当归注射液10ml,注射后30分钟可下床活动,全部患者疼痛明显减轻[76]。

16. 治疗慢性盆腔炎　用当归注射液穴位注射配合TDP照射治疗慢性盆腔炎,当归注射液4ml,针刺入穴位(归来、水道、四满、大巨、阿是穴)产生针感后推入药物2ml;配合用TDP对整个下腹部及穴位处照射30分钟。10次为1个疗程,一般行1～3个疗程。其中治疗慢性子宫内膜炎8例,治愈7例,显效1例;慢性输卵管及卵巢炎15例,治愈13例,显效1例,无效1例;合并子宫肌瘤2例,显效1例,另1例因故治疗1个疗程后自动放弃[77]。

17. 治疗习惯性流产　运用当归汤(当归4.5g、川芎4.5g、生黄芪2.4g、白芍4.5g、荆芥穗2.4g、菟丝子3g、甘草1.5g、生姜3片,水煎,空腹热服,1日1剂)治疗习惯性流产8例。结果:服药一天后阴道出血减少,3天后流血停止者5例;服药2天后阴道流血减少,5天后流血停止者2例;治疗5天后阴道仍有少量流血者1例。8例均在流血停止后继续服药3天,巩固治疗出院。经用此方治疗,足月顺产婴儿者6例,2例阴道流血停止后再未来复查[78]。

18. 用于人工流产镇痛　当归注射液术前肌内注射2ml,5分钟后按常规人工流产。结果显效(术中自诉完全无痛,表情自如,血压、脉搏、呼吸均无变化)370例,占74%;有效(自诉仅下腹部稍胀痛,血压、脉搏、呼吸无变化)105例,占21%,无效(孕妇腹痛难忍、恶心呕吐出汗,有时呻吟)25例,占5%[79]。

19. 治疗输卵管不通　宫内给药以当归、丹参、鱼腥草注射液各5支,混合应用,月经干净3～7天，用双腔管将药液注入子宫腔流经输卵管，给药3次，3天1次，月经前15天停止给药，适当配服当归、三棱等中药内服。结果：痊愈10例，好转5例，无效1例[80]。

对介入后的输卵管因素所致不孕症患者，用复方当归液通液预防介入治疗后输卵管再粘连，复方当归液组40例，35例通畅，5例再粘连，再粘连率11%；常规通液（庆大、地塞米松等）组30例，20例通畅，10例再粘连，再粘连率33%。两组比较有明显差异。作者认为，输卵管介入术后用复方当归液宫腔注药，局部活血化瘀，可有效防止输卵管再粘连，提高介入术后成功率[81]。

20. 治疗阳痿　自拟当归水蛭散（当归15g、水蛭6g、紫河车3具、淫羊藿15g、巴戟肉30g）治疗阳痿20例。方法：上药共为细末，每次服3g，日服2次，空腹时服。结果：痊愈14例，显效4例，有效1例，无效1例，20例中服药最多5料，最少1料，平均服药2料，总有效率95%[82]。

21. 治疗少精、弱精症　当归注射液（Ⅰ）、胎盘组织液（Ⅱ）采取两组穴位交替注射法，取Ⅰ4ml，Ⅱ4ml，针刺入后捻转行针，待得气后推药，每穴注入2ml，隔天采用第二组穴位。结果：第1个月复查，7例改善，精子平均密度上升到0.16亿/ml，第2个月复查，改善例数增至18例，精子平均密度上升到0.28亿/ml，第3个月复查，改善数增至19例，占总病例的83%，精子平均密度上升到0.33亿/ml[83]。

22. 治疗遗尿　当归60g、车前草30g、炙麻黄10g，水煎至200ml，<14岁100ml，>14岁200ml，睡前1小时服，7日为1个疗程。治疗4～14日后，100例中痊愈72例，显效13例，有效10例，无效5例，总有效率95%[84]。

23. 治疗老年及习惯性便秘　当归12g，肉苁蓉15g，炒莱菔子30g，水煎服，每日1剂，分2次空腹服。对年老体弱，气阴两亏，津液缺乏而致便秘者疗效明显。观察98例，治愈79例，显效12例，好转6例，无效1例，总有效率约98.9%[85]。在传统的预防便秘方法基础上，用当归蜜香饮预防老年下肢骨折患者便秘。当归蜜香饮配置方法：将当归6g放入保温杯中加沸水150ml将盖旋紧，待10分钟，水温降至60～80℃时，将浸泡当归液滤出，加蜂蜜15ml，黑芝麻油5ml搅匀。当归可留在杯中，做当日泡茶饮，晚饭后2小时将杯中当归同上法配制后口服。分别于早饭前40分钟、晚饭后2小时服用当归香蜜饮170ml/次，2周为1个疗程。结果观察组50例采取预防措施后排便情况、排便时间及便型与对照组50例比较有显著性差异[86]。

24. 治疗肛裂　采用当归注射液加扩肛治疗肛裂，治疗方法为：病人取左侧卧位，皮肤常规消毒后，用0.75%利多卡因局部麻醉，等肛门松弛后，行齿线及肛管裂口处消毒，用当归注射液在胸腺位3、6、9点行外括约肌注射4～6ml，然后在肛裂口基底部位行扇形注射1～2ml，待药物吸收1～2分钟后行扩肛术约2分钟。对于病史较长的慢性肛裂患者将栉膜带切断，手术剪掉裂口结缔组织，建立新鲜创面，再行点状注射当归稀释液2ml。手术完毕用云南白药、油纱、纱布压迫止血包扎。手术当日控制大便，术后用中药祛毒汤（自配）坐浴熏洗，外用马应龙痔疮膏外涂。如发现患者肛门部位“瘀血”者，可能为注射当归液较多或浓度较高所致，让其慢慢吸收，无需处理。口服三黄片通便、氟哌酸（吡哌酸）抗感染。共治疗500例，治愈490例（占98%），二次注射8例（占1.6%），2例无效（占0.4%）。治疗后，肛门疼痛、便血迅速解除，无一例发生术后并发症者[87]。

25. 治疗痔疮发作　取龈交穴，病人平卧位，用75%乙醇局部消毒后，用5%当归注射液0.5～1.5ml，作上唇系带黏膜封闭，隔日1次，3次为1个疗程，共治35例，总有效率为97%[88]。

26. 治疗痔瘘术后多汗症　全当归 10g、生牡蛎 30g(先煎),生黄芪 30g,每日 1 剂,水煎早晚分服,共治痔瘘术后多汗症 100 例,服药 1～5 剂,全部汗止[89]。

27. 治疗肝病

(1) 复方当归片(含当归、丹参各等分),每片 0.3g,每服 3 片,1 日 3 服,疗程 3 个月。治疗 75 例 TTT 异常的慢性肝炎,近期恢复正常者 49 例(占 65.33%),对降低 γ 球蛋白作用较明显[90]。

(2) 当归注射液每次肌注 4ml(每毫升含生药 4g),每日 1 次;部分病人口服当归丸(兰州佛慈制药厂生产),每次 15 粒,每日 2～3 次,两个月为 1 个疗程。治疗慢性迁延性肝炎 10 例,慢性活动性肝炎 7 例,肝硬化 10 例,对改善症状、恢复肝功有作用[91]。

28. 治疗急性肾炎　以 20%当归注射 0.3～1ml,在肾俞、中极等穴或附近敏感点做穴位注射,每日 1 次,背部穴位用量可稍大些。随病情好转,可逐日减量。共治 33 例,其中 11 例加用抗生素或其他药物,不控制饮水和盐,全部近期治愈[92]。

29. 治疗胃炎及胃、十二指肠溃疡

(1) 当归 15～30g、贝母 10g、苦参 6～15g。加水 1500ml,煎至 500ml,日 1 剂,分 3 次饭前服。郁火伤阴者用川贝母,肝胃郁热者用大贝母,痛势急迫者合芍药甘草汤,兼气滞者加九香虫、甘松。治疗经钡餐检查确诊为胃炎者 155 例,十二指肠溃疡者 20 例,胃溃疡者 5 例。结果:痊愈 146 例占 81%,好转 32 例占 18%,无效 2 例占 1%[93]。

(2) 选用每毫升含生药 50mg 的当归注射液,以普通注射器和注射针头,刺入穴位有酸麻感出现后再快速推入当归注射液,每个穴位每次注入 1～2ml。注射穴位分胃俞、足三里和脾俞、足三里两组,这两组穴位每两周交换 1 次,每日注射 1 次,左右侧交替进行。腹痛明显可加中脘穴。每个疗程 4 周,第 1 个疗程钡餐透视龛影未消失者,再注射下一个疗程。治十二指肠球部溃疡 43 例;经 4 周治疗,有 31 例各种临床症状消失,钡餐透视龛影消失,占 72%;8 周有 36 例临床症状消失,钡餐透视龛影消失,占 84%;5 例显效(临床症状明显减轻,钡餐透视龛影缩小),占 12%;2 例无效(临床主要症状无变化,钡餐透视龛影大小不变)占 4%[94]。

30. 治疗支气管哮喘　当归雾化吸入辅助治疗小儿下呼吸道感染,治疗组予 10%当归注射液 0.1ml/kg,糜蛋白酶 2.5 万,加入生理盐水 5ml 雾化吸入 2 次/日,20 分/次,共 5 天;对照组糜蛋白酶 2.5 万加入生理盐水 5ml 雾化吸入 2 次/日,20 分/次,共 5 天。两组均予抗感染治疗。结果当归雾化吸入组在缓解咳喘症状、促进啰音吸收、减少住院天数方面,均优于对照组,有统计学意义[95]。

31. 治疗过敏性鼻炎　以 5%当归注射液 4ml 注射于肩髃和曲池穴,两侧交替,每日 1 次,10 次为 1 个疗程。经治 24 例,症状消失 19 例,无效 5 例[96]。

32. 治疗突发性耳聋　当归注射液 20ml 加 30%葡萄糖 20ml 静注,每日 1 次。如无反应,次日改用 60%泛影葡胺 10ml 静滴,每日 1 次,5 天为 1 个疗程,用药 3～4 个疗程,治疗突发性耳聋 105 例。结果:治愈 21 例,显效 22 例,进步 19 例,无效 18 例,有效率 75%[97]。

33. 治疗急性乳腺炎　当归、半夏、乳香、没药各 25g,研细末过 120 目筛,调糊状,敷于乳房患处。共治疗 45 例,全部治愈,最短 1 天,最长 3 天[98]。

34. 治疗牛皮癣　采用当归、丹参穴位注射治疗牛皮癣 48 例,取穴分 3 组:一组取肺俞、足三里穴;二组取膈俞、曲池穴;三组取心俞、血海;取 5ml 注射器,抽取药液,用 5 号牙科细长针找准穴位后进针,提插补泻有针感后,抽取无回血后推药,每穴 1ml,隔日注射 1

次,12 次为 1 个疗程。结果:痊愈 37 例,显效 8 例,好转 3 例[99]。

35. 治疗斑秃 10%当归注射液和等量的醋酸氢化泼尼松注射液混匀备用。距斑秃区 0.5cm 处,消毒后注射药物,每周注射 1 次,两个月为 1 个疗程。结果:共治疗 113 例,治愈 101 例,有效 10 例,无效 2 例[100]。

36. 治疗肌肉震颤 采用当归注射液穴位封闭治疗眼面肌震颤抽搐 42 例,穴位选择地仓透巨髎、巨髎透四白、承泣、地仓透颊车、攒竹透鱼腰、丝竹空透鱼腰、地仓透迎香、迎香透四白,合谷(双)、足三里(双)、面部阿是穴。每处注入当归注射液 3ml,一般一次在面部上下选择 2 处透穴点,隔日 1 次,10 次为 1 个疗程,42 例中除 1 例中断治疗外,均全部治愈[101]。

37. 治疗颈性眩晕 采用 10%当归注射液作枕颈部敏感点(两侧枕大神经、颈、横突)注射,并用 25%当归静脉注射液 250ml 加曲克芦丁(维脑路通)400mg 静脉滴注,每日 1 次。治疗 82 例,平均治疗 6.6 次,临床治愈 47 例,有效 32 例,无效 3 例,总有效率 96.4%[102]。

(四) 不良反应

复方当归注射液穴位注射有引起过敏性皮疹 1 例的报道[103]。有报道用《尊生》润肠丸重用当归加味煎服,治疗一习惯性便秘患者时发生过敏反应,表现为胸闷憋气、呼吸困难、张口抬肩。患者既往曾肌注当归注射液致喘息,经脱敏治疗而喘息停止[104]。另有黄芪、当归入煎剂致过敏反应 1 例报道,患者服用养心汤(黄芪 15g,当归、川芎各 12g,茯苓、半夏曲、柏子仁、炒枣仁、远志、五味子、丹参、防风各 9g,炙草 6g)2 剂后出现全身皮疹、红斑,颜面及口唇水肿,停服中药并行抗过敏治疗后过敏症状缓解。随后分 3 次对所服中药做皮肤斑贴试验。结果:黄芪(+),当归(+),其余药物呈阴性反应[105]。

参 考 文 献

[1] Mei QB, Tao JY, Cui B. Advances in the pharmacological studies of radix Angelica sinensis(Oliv) Diels(Chinese Danggui)[J]. Chin Med J(Engl), 1991, 104(9): 776-781.

[2] 邓永健,郭志伟,王萌. 当归的化学成份及其药理作用研究进展[J]. 新疆中医药,2006,24(5):109-113.

[3] 石米扬,昌兰芳. 红花,当归,益母草对子宫兴奋作用的机理研究[J]. 中国中药杂志,1995,20(3):173-175.

[4] 马清均,王淑玲. 常用中药现代研究与临床[M]. 天津科技翻译出版公司,1995:622.

[5] 中国医学科学院药物研究所. 中草药现代研究[M]. 北京医科大学,中国协和医科大学联合出版社,1996:2,11-45.

[6] 陈少刚,李长潮. 当归注射液对家兔心肌缺血再灌注损伤的保护作用[J]. 中国中西医结合杂志,1995,15(8):486-488.

[7] 黄伟晖,宋纯清. 当归的化学和药理学研究进展[J]. 中国中药杂志,2001,26(3):147-151.

[8] 黄自平,袁顺玉. 当归对门脉高压症的预防及治疗作用的实验研究[J]. 临床肝胆病杂志,1993,9(1):32-34.

[9] 黄自平,梁扩寰. 当归对肝硬化病人血清胃泌素水平的影响[J]. 中华内科杂志,1994,33(6):373-375.

[10] 黄自平,梁扩寰. 当归长期给药对肝硬化患者门脉血流量的影响[J]. 中国病理生理杂志,1995,11(2):186-189.

[11] 王玉升,邹明辉,付蔓华,等. 当归注射液对急性脑缺血大鼠治疗作用机理的实验研究(简报)[J]. 中国中药杂志,1993(1):48-49.

[12] 刘艳凯,任君旭,姜华,等. 当归、川芎嗪注射液影响血瘀大鼠转归的血液动力学基础[J]. 中国医

学物理学杂志，2005，22(5)：680-681.

[13] 杨长春，韩盈. 黄芪、当归对血管再狭窄大鼠超声血流动力学的影响[J]. 解放军医学杂志，2010(8)：976-978.

[14] 李福龙，李继红，刘艳凯，等. 川芎嗪、当归注射液对 DIC 大鼠血小板功能和器官血流量的影响[J]. 基础医学与临床，2006，26(8)：909-910.

[15] 王征帆. 罗丹明. B-Fe^{2+}-H_2O_2 光度法测定两种中药对羟基自由基的清除作用[J]. 现代科学仪器，2009(5)：67-68.

[16] 陈咸川，杨宏杰，等. 单味当归抑制低密度脂蛋白氧化的方法研究和临床观察[J]. 上海中医药大学学报，2001，15(4)：25-27.

[17] 李明明，吴丽颖，朱玲玲，等. 当归有效成分抗缺氧损伤作用的研究进展[J]. 军事医学科学院院刊，2008，32(1)：87-90.

[18] 孙蓉，钱晓路，张丽美. 基于当归有效成分的抗早老性痴呆药理作用及分子机制研究[J]. 中国实验方剂学杂志，2011，17(5)：255-257.

[19] 徐理纳，欧阳蓉. 阿魏酸钠抗血栓作用[J]. 中国药理学报，1981，2(1)：35.

[20] 尹钟洙，张凌云，徐理纳. 当归及其成分阿魏酸对大鼠血小板聚集和 5HT 释放的影响[J]. 药学学报，1980，15(6)：321.

[21] 毛腾敏. 丹参、当归对老年大鼠血瘀的影响[J]. 中西医结合杂志，1988(10)：635.

[22] 路晓钦，张关印，高月. 四物汤及其拆方对大鼠体外血小板聚集率的影响[J]. 中国中医药科技，2004，11(4)：212-213.

[23] 杨长春，马增春. 黄芪、当归对血管内皮细胞纤溶酶原激活物抑制剂-1 的影响[J]. 第三军医大学学报，2010，32(11)：1149-1151.

[24] Sharma RD. Effect of hydroxy acids on hypercholesterolaemia in rats[J]. Atherosclerosis，1980，37(3)：463-468.

[25] Shama BC，Ramasarma T. Inhibition of rat liver mevalonate pyrophosphate decarboxylase and mevalonate phosphate kinase by phenyl and phenolic compounds[J]. Biochem J，1979，181(1)：143-151.

[26] 张明发. 阿魏酸抗动脉粥样硬化研究进展[J]. 中草药，1990，21(1)：41-43.

[27] 肖林. 当归的药理研究进展[J]. 中成药，1989，11(2)：35-36.

[28] 卢究伟，袁久荣. 四物汤及各单味药的含药血清对粒系—巨系造血祖细胞集落(CFU-GM)的影响[J]. 山东中医药大学学报，2000，24(5)：385-386.

[29] Wang YP. [Progress of pharmacological research on angelica polysaccharide][J]. Zhong Xi Yi Jie He Za Zhi，1991，11(1)：61-63.

[30] Kumazawa Y，Nakatsuru Y，Fujisawa H，et al. Lymphocyte activation by a polysaccharide fraction separated from hot water extracts of Angelica acutiloba Kitagawa[J]. J Pharmacobiodyn，1985，8(6)：417-424.

[31] 郑敏，王亚平. 当归多糖对人髓系多向造血祖细胞增殖分化的影响及其机理研究[J]. 解剖学杂志，2002，25(2)：105-109.

[32] 张端莲，张世明. 当归对 ^{60}Co-γ 射线辐射损伤后小鼠卵巢恢复过程中超微结构[J]. 湖北医学院学报，1990，11(4)：322-326.

[33] 孙元琳，顾小红，李德远，等. 当归多糖对亚急性辐射损伤小鼠的防护作用研究[J]. 食品科学，2007，28(2)：305-308.

[34] 孙元琳，蔺毅峰，高文庚，等. 当归多糖抗辐射功能的构效关系探讨[J]. 中国食品学报，2009，9(3)：33-37.

[35] 孙文平，李发胜，侯殿东，等. 当归、白术、制白附子多糖对小鼠免疫调节作用的影响[J]. 中国中医药信息杂志，2008，15(7)：37-38.

[36] 孙文平,罗红,杨光,等.当归多糖激发免疫反应的特征研究[J].大连医科大学学报,2009,31(3):262-264.

[37] 兰中芬,张荫芝,白润江,等.当归化学成分(总酸、中性油、多糖)对小鼠免疫功能影响的观察[J].兰州医学院学报,1986(2):56-58.

[38] Yamada H,Kiyohara H,Cyong JC,et al. Studies on polysaccharides from Angelica acutiloba. Part 1. Fractionation and biological properties of polysaccharides[J]. Planta Med,1984,50(2):163-167.

[39] 朱启,张东蕾,王芝萍,等.某些植物多糖对小鼠淋巴和造血细胞生成的影响[J].军事医学科学院院刊,1985(3):279-286.

[40] 方积年.多糖研究的现状[J].药学学报,1986,21(12):944-950.

[41] Kumazawa Y,Mizunoe K,Otsuka Y. Immunostimulating polysaccharide separated from hot water extract of Angelica acutiloba Kitagawa(Yamato tohki)[J]. Immunology,1982,47(1):75-83.

[42] 顾远锡,崔玉芳,王芝萍,等.植物多糖对正常及肿瘤小鼠T和B淋巴细胞的影响[J].军事医学科学院院刊,1986,10(6):401-405.

[43] 顾远锡,崔玉芳,王芝萍,等.多糖对X线照射肿瘤小鼠T、B淋巴细胞的影响[J].军事医学科学院院刊,1987,11(2):84-88.

[44] 张成武,吕小迅.当归注射液对人单核细胞趋化移动的作用[J].广东医药学院学报,1994,10(4):240.

[45] 赵离原,周勇.当归多糖体外免疫调节作用的实验研究[J].上海免疫学杂志,1995,15(2):97-99.

[46] 程国权,席时芳,李德杏.岷县当归多糖对小鼠移植性肿瘤的作用[J].甘肃医药,1986,5(3):5.

[47] 陈曦,曹蔚,孙阳,等.当归多糖APS-bⅡ的结构特征及体外抗肿瘤作用[J].科学技术与工程,2010(8):1839-1843.

[48] 胡慧娟,杭秉茜,王朋书.当归的抗炎作用[J].中国中药杂志,1991,16(11):684-686.

[49] 沈建芬,肖军花,王嘉陵.当归A3活性部位的抗炎作用及其对大鼠离体子宫环氧化酶-2表达的影响[J].中草药,2006,37(9):1371-1374.

[50] 夏泉,张平,李绍平,等.当归的药理作用研究进展[J].时珍国医国药,2004,15(3):164-166.

[51] 张新春,蔡大伟.当归及其有效成分对实验性肝损伤的保护作用[J].中国医院药学杂志,2008,28(9):739-741.

[52] 孙仁宇.当归对大鼠肺循环的实验研究[J].中华结核和呼吸杂志,1988,11(3):163.

[53] 王浴生.中药药理与应用,北京:人民卫生出版社,1983:431.

[54] 刘建湘,张时纯,俞尧平,等.当归对兔肾热缺血保护作用的实验观察[J].湖南医学,1987,4(2):122-124.

[55] 石玉枝,乔宏.当归,维生素E对平阳霉素致大鼠IPF保护作用的实验研究[J].哈尔滨医科大学学报,1995,29(5):378-381.

[56] 朱建伟,李贵海.丹参,当归对小鼠肺纤维化的抑制作用[J].山东中医学院学报,1995,19(4):267.

[57] 杨万同,廖维靖.足迹分析评定中药当归对大鼠坐骨神经损伤后的功能恢复[J].中国康复,1995,10(2):53-55.

[58] 高洁.50%当归液穴位注射治疗偏瘫100例临床观察[J].中医药学报,1998,26(1):44-45.

[59] 桑孝诚.双氧水辅以当归丸治疗镰状细胞贫血[J].山东医药,1990,30(11):21-22.

[60] 周庆伟.当归液穴位注射治疗过早搏动41例[J].陕西中医,1990,11(9):420.

[61] 郑凌,段生福,张珍祥,等.当归对慢性阻塞性肺疾病患者肺动脉高压缓解的即时效应(摘要)[J].中西医结合杂志,1991,11(5):293.

[62] 黄文增,张步延,王晓君,等.当归对高血压病患者血浆血栓素及前列环素水平的影响[J].临床心血管病杂志,1999,15(2):70-71.

[63] 王晓君，黄文增，张步延. 当归联合苯那普利治疗高血压 30 例疗效观察[J]. 实用心脑肺血管病杂志，2006，14(9)：711-712.

[64] 李文德，李朝旭，刘岩松，等. 当归液浸润注射治疗浅表静脉炎 33 例[J]. 中西医结合杂志，1990(11)：666.

[65] 段志宏，薛祖武. 当归针剂治疗多病种头痛 116 例疗效观察[J]. 云南中医中药杂志，1996，17(6)：52-53.

[66] 孙丽琴，徐金英，肖君，等. 当归注射液注射风池穴治疗头痛临床观察[J]. 中医杂志，1993(6)：330.

[67] 王东雁. 针刺加穴注当归液治疗坐骨神经痛 96 例[J]. 甘肃中医学院学报，1994，11(3)：42-43.

[68] 杨继源. 中药封闭疗法治疗慢性伤筋 506 例临床小结[J]. 新中医，1995，27(3)：31-32.

[69] 贾开文. 当归注射液治疗肋软骨炎 34 例[J]. 中西医结合杂志，1991，11(4)：243.

[70] 贾开文. 当归注射液局部注射治疗剑突综合征 50 例观察[J]. 中西医结合杂志，1991(5)：307.

[71] 张立华. 当归合剂电离子导入治疗骨质增生症 2903 例[J]. 人民军医，1993(6)：25-26.

[72] 严淑英，孙丽琴. 当归注射液治疗肩周炎 110 例疗效观察[J]. 人民军医，1991(7)：62.

[73] 管畅. 当归加维生素 B_{12} 穴位注射治疗颞下颌关节紊乱症 1 例[J]. 现代康复，2000，4(12)：1867.

[74] 董克玲. 近 15 年来中医治疗痛经方药应用分析[J]. 河南中医，2003，23(6)：57.

[75] 王峙峰. 当归注射液三阴交穴封闭治疗痛经 25 例[J]. 新中医，1997，29(5)：28.

[76] 刘家天，郑贵永，翟才栋. 当归复合液骶管注射治疗妇科疾病疼痛 30 例[J]. 淮海医药，2004，22(1)：74.

[77] 夏海军，孙绪珍. 当归注射液穴位注射配合 TDP 照射治疗慢性盆腔炎疗效观察[J]. 中国误诊学杂志，2006，6(5)：930.

[78] 张云生. 当归汤治疗习惯性流产 8 例[J]. 湖北中医杂志，1995(4)：18.

[79] 葛华，康桂兰. 当归注射液对 500 例人工流产术镇痛临床观察[J]. 内蒙古中医药，1992，11(3)：19-20.

[80] 谭德海. 以中药宫内给药为主治疗输卵管不通 16 例[J]. 浙江中医杂志，1993，28(7)：303.

[81] 张丽霞. "复方当归液"在输卵管介入治疗后疗效观察[J]. 河南大学学报：医学科学版，2002，21(2)：54.

[82] 孙海洋，李廷元. 当归水蛭散治疗阳痿 20 例疗效观察[J]. 河北中医，1995，17(2)：33.

[83] 裴业民. 药物穴位注射治疗少精、弱精症 23 例疗效观察[J]. 江西中医药，1994，25(2)：24.

[84] 刘韶景，王宁. 止遗合剂治疗遗尿症 100 例观察[J]. 江苏中医，1990(8)：15.

[85] 段淑珍，张红. 中药治疗老年习惯性便秘心得[J]. 中国社区医师，2008，10(16)：121-122.

[86] 高素芝. 当归蜜香饮在预防老年下肢骨折患者便秘中的效果观察[J]. 齐鲁护理杂志：下半月刊(外科护理)，2008，14(5)：1-2.

[87] 韩继利，冯爱萍. 当归注射液治疗肛裂 500 例临床体会[C]. 大肠肛门病论文汇编，2001.

[88] 伦式芳. 当归针封闭治疗龈交穴治疗痔疮 35 例[J]. 广西医学，1995，16(3)：247.

[89] 蒋翠萍. "当归牡蛎汤"治疗痔瘘术后多汗症 100 例[J]. 江苏中医，1995，16(6)：23.

[90] 汪承柏. 应用中医中药恢复慢性肝炎病人的肝功能(一)[J]. 中西医结合杂志，1984(2)：120-122.

[91] 关茂会，杨鉴英，王江河. 当归治疗慢性肝炎、肝硬变的初步观察[J]. 中医药信息，1985(3)：18.

[92] 龚德全. 当归液穴位注射治疗急性肾炎 33 例[J]. 新医学，1976(6)：294.

[93] 毕明义. 当归贝母苦参丸治疗胃脘痛 180 例[J]. 河南中医，1992(1)：17-18.

[94] 黄东伶. 当归注射液穴位注射治疗 43 例十二指肠球部溃疡[J]. 云南中医杂志，1988(2)：36-37.

[95] 王小燕，熊江波. 当归雾化吸入辅助治疗小儿下呼吸道感染疗效观察[J]. 河北医学，2006，12(11)：1181-1182.

[96] 何成江，汪金娣，胡增珍. 当归液穴位注射治疗过敏性鼻炎[J]. 上海针灸杂志，1988，7(4)：44.

[97] 冯彦,廉能静,贾致伦,等. 浓当归注射液治疗突发性聋临床观察[J]. 中西医结合杂志,1986,6(9):536-537.

[98] 宋艳萍,刘金荣. 自拟当归半夏乳没散外敷治疗急性乳腺炎 45 例[J]. 内蒙古中医药,1994,13(4):28.

[99] 夏菁. 当归,丹参注射液穴封治疗牛皮癣[J]. 新中医,1993,25(3):31-32.

[100] 陈扬,陈建中. 10%当归—泼尼松局部皮内注射治疗斑秃 113 例[J]. 人民军医,1993(4):65-66.

[101] 蒿吉珍,蒿贵生,王田元. 当归注射液穴位封闭治疗眼面肌震颤抽搐 42 例[J]. 河北中医,1994,16(5):41.

[102] 李彩霞,晏华仪,朱素莲. 当归水提液注射枕颈部敏感点治疗颈性眩晕[J]. 湖北中医杂志,1996,18(4):51.

[103] 刘生良. 复方当归注射液致过敏性皮疹 1 例报告[J]. 新中医,2005,37(2):25.

[104] 刘爱敏,赵现朝. 当归过敏引起喘息 1 例报告[J]. 湖南中医药导报,2000,6(2):29.

[105] 王昕旭. 黄芪、当归入煎剂致过敏反应 1 例[J]. 陕西中医,2009(9):1227.

白芍 Baishao

【别名】金芍药(《安期生服炼法》)。

【来源】白芍,始载于《神农本草经》,原名芍药,列为中品,历代本草均有收载。李时珍谓:因其花叶犹婥约,婥约乃美好,故以为品。为毛茛科多年生草本植物芍药 *Paeonia lactiftora* Pall. 的根。主产于浙江东阳、盘安,四川中江,安徽亳县、涡阳等地。多为栽培。

【采收炮制】夏、秋采挖已栽植 3～4 年的芍药根,除去头尾及须根,洗净,刮去粗皮,入沸水中略煮,使芍根发软,捞出晒干。

炮制时洗净,润透,切薄片,干燥,即生白芍。或取白芍片,置锅内用文火炒至微黄色,取出,放凉,即炒白芍。或取白芍片,用黄酒喷淋均匀,稍润,置锅内用文火微炒,取出,放凉,即酒炒白芍。或取伏龙肝细粉,置锅内炒热,加入白芍片,炒至外面挂有土色,取出,筛去土,放凉,即土炒白芍。或取白芍片,置锅内用武火炒至焦黄色,喷淋清水少许,取出凉干,即焦白芍。

【商品规格】商品中分杭白芍、川白芍、亳白芍、宝鸡白芍。浙江产者品质最佳,因集散地在杭州,故俗称"杭白芍"。亳县者名亳白芍,四川产者称"川白芍",陕西宝鸡白芍质最低。现行规格按大小粗细杭白芍分 7 等,川白芍、亳白芍分 4 等。均以根粗长、均直、质坚实、粉性足,皮色整洁、无白心或裂痕者为佳。

【药性】苦、酸,微寒。归肝、脾经。

【功效】养血调经,敛阴止汗,柔肝止痛,平抑肝阳。

【应用】

1. 肝血亏虚　本品味甘入肝,善养血滋肝,乃补血养血良药,常用治肝血亏虚,面色苍白无华或血虚萎黄、眩晕心悸、爪甲不荣等症。因其性微寒,故以血虚有热者用之尤宜。常与熟地黄、当归、川芎同用,既有补血和血之功,又无寒凉滞涩之虞,即《太平惠民和剂局方》四物汤,此乃补血之要方,治血虚诸症,无论属寒属热,皆可以此加减为治,并可随证配入制首乌、阿胶、鹿角胶等养血益精之品,则补血之力更强。

2. 月经不调、痛经、崩漏及胎产诸疾　本品甘酸微寒入肝,能养血柔肝,调经止痛,为调经要药。常与熟地黄、当归、川芎配伍应用,即《太平惠民和剂局方》四物汤,本方补中有散,散中有收,为补血调经之基础良方。若月经不调,经色紫黯有块者,可加桃仁、红花等活血化瘀之品，即《医宗金鉴》桃红四物汤；若气虚不摄，月经量多，颜色浅淡，当配黄芪、人参等益气摄血之品，如《医宗金鉴》圣愈汤；若阳虚兼寒，月经不调，少腹冷痛，甚或久不受孕者，宜与桂枝、吴茱萸等温经散寒之品同用，如《金匮要略》温经汤；若气血虚弱，胎元失养，胎动不安，当配人参、白术、杜仲等药益气养血安胎，如《景岳全书》胎元饮；若属崩漏者，又当加阿胶、旱莲草、三七、仙鹤草等药，以养血止血。

3. 阴虚阳亢，血虚风动　本品甘能养血和血，酸能敛阴柔肝，苦以泻肝抑阳，故常用治阴虚阳亢，血虚风动诸症。若治阴血亏虚，肝阳上亢所致眩晕耳鸣，面红目赤，急躁易怒等症，常配生地、牛膝、赭石、生牡蛎等药，滋阴养血，平肝潜阳，如《医学衷中参西录》镇肝熄风汤；若治肝经热盛，热极动风之高热烦躁，手足抽搐，神昏痉厥者，宜与羚羊角、钩藤、菊花、生地等药配伍，有清热凉血滋阴、平肝息风止痉之效，如《重订通俗伤寒论》羚角钩藤汤；若治阴血亏虚，水不涵木，虚风内动所致手足蠕动，肌肉瞤动，脉气虚弱者，常与干地黄、阿胶、生牡蛎、生鳖甲等药同用，滋阴养血，平肝息风，如《温病条辨》二甲复脉汤；若手足瘛疭，真阴大亏，虚风内动之重症，则当以生白芍配鸡子黄、生龟甲、阿胶、干地黄等药，以滋阴潜阳，平肝息风，如《温病条辨》大定风珠。

4. 血虚肝旺、拘挛疼痛　本品甘酸入肝，补肝血，敛肝阴，而有补血柔肝、缓急止痛之效。若治血虚肝旺，气郁胁痛者，常配柴胡、当归、薄荷等药，养血柔肝，理气止痛，如《太平惠民和剂局方》逍遥散；若治肝血不足，筋脉失养，四肢拘急疼痛，或肝脾不和，脘腹挛疼不适，常配炙甘草以养血柔肝，缓急止痛，如《伤寒论》芍药甘草汤；若治肝气乘脾，腹痛泄泻，常配白术、陈皮、防风，有补脾疏肝止泻之功，如《景岳全书》痛泻要方。

5. 自汗盗汗　本品甘补酸收，善养血敛阴止汗，故常用治自汗盗汗等症。治阴虚内热，潮热盗汗，常与五味子、浮小麦、牡蛎等收敛止汗之品同用，以增强药力；若治虚劳，自汗不止者，常配黄芪、白术、甘草等药，有益气固表敛汗之功，如《赤水玄珠》芍药黄芪汤；《杂病源流犀烛》白芍汤治肝虚自汗，芍药配酸枣仁、乌梅有敛阴止汗之功；另外，《金匮要略》治汗出沾衣如柏汁，体重发热而渴，脉沉者，芍药配黄芪、桂枝、苦酒，即黄芪芍药桂枝苦酒汤；本品与桂枝、生姜、大枣同用，能调和营卫，用治风寒表虚有汗证，即《伤寒论》桂枝汤；与桂枝、附子、生姜、大枣同用，又可治太阳病，发汗太过，汗出不止者，即《伤寒论》桂枝附子汤。

6. 痢疾　《本草纲目》："止下痢腹疼后重。"故本品亦常用治痢疾诸症。治湿热下痢，气血郁滞，腹痛里急后重，下利赤白，常配木香、槟榔、大黄、黄芩等药，有调气行血、导滞止痛之功，如《素问病机气宜保命集》芍药汤；《苏沈良方》治痢疾以之与黄连、吴茱萸配伍，即芍药散；《素问病机气宜保命集》芍药柏皮丸，芍药与黄柏相配，治大肠泻，溲而便脓血之证。

【用法用量】6～15g。欲其平肝、敛阴多生用；用以养血调经多炒用或酒炒用。

【使用注意】反藜芦。

【鉴别用药】当归、白芍均能补血，然当归性温，适用于血虚有寒者；白芍微寒，适用于血虚有热者。当归、赤芍、白芍三药均能止痛，但当归补血活血，行气止痛，宜于血虚兼有血瘀的疼痛证；赤芍长于散瘀止痛，性寒又能清热凉血，血瘀兼有热盛之痛证用之尤宜；白芍甘酸微寒入肝，善养血敛阴，平肝缓急止痛，肝阴不足，筋脉失养之胁肋隐痛，肢体挛痛用之尤宜；三药虽均能止痛，但机制各异。

【药论】

1.《神农本草经》："主邪气腹痛，除血痹，破坚积，治寒热疝瘕，止痛，利小便，益气。"

2.《景岳全书・本草正》："芍药，白者味甘补性多，赤者味苦泻性多。……补血热之虚，泻肝火之实，固腠理，止热泻，……退虚热，缓三消诸证，于因热而致者为宜。若脾气寒而痞满难化者忌用。止血虚之腹痛，敛血虚之发热。白者安胎热不宁，赤者能通经破血。此物乃补药中之稍寒者，非若极苦大寒之比。……产后血热而阴气散失者，正当用之，不必疑也。”

3.《本草求真》：“赤芍药与白芍药主治略同，但白则有敛阴益营之力，赤则只有散邪行血之意；白则能于土中泻木，赤则能于血中活滞。”

【现代研究】

（一）化学成分

白芍中含有多种化学有效成分，包含单萜及其苷类、三萜、黄酮、鞣质类、多糖等多种化合物，如芍药苷、牡丹酚、芍药花苷，芍药内酯苷、氧化芍药苷、苯甲酰芍药苷、芍药吉酮，苯甲酸、β-谷固醇、没食子鞣质，多糖 SA、SB 等。此外，白芍还含挥发油、脂肪油、树脂、淀粉、黏液质、蛋白质、氨基酸，金属元素 Mn、Fe、Cu 等成分。

（二）药理作用

1. 对免疫系统的影响

（1）对巨噬细胞功能的影响：白芍总苷低浓度增强、高浓度降低巨噬细胞化学发光强度提示白芍总苷对腹腔巨噬细胞的吞噬功能具有调节作用。小鼠胸腺增值法实验表明，白芍总皂苷对脂多糖诱导的大鼠腹腔巨噬细胞产生白细胞介素-1 具有低浓度促进和高浓度抑制的作用[1]；白芍总苷发挥免疫调节及防治关节炎的机制之一可能就是调节白细胞介素-1 的产生。通过反相高效液相色谱法检测白三烯 B4 实验，观察到白芍总苷对大鼠腹腔巨噬细胞产生白三烯 B4 呈剂量依赖性抑制作用，100mg/L 的抑制作用与相同剂量的非甾体类抗炎药氟芬那酸（氟灭酸）相当，其 50%抑制率为 0.66mg/L[2]；白芍总苷的免疫调节可能也与其影响白三烯 B4 产生有关。白芍总苷（TGP）对亚适浓度 A23187 激活的大鼠腹腔巨噬细胞产生的前列腺素 E_2（PGE_2）呈现低浓度促进和高浓度抑制的双向调节作用，而对 TGP 最适浓度依赖性的抑制作用，其 IC_{50} 为 16.7mg/L，并认为高浓度 TGP 对 PGE_2 的负向调节作用可能与抑制细胞内钙有关[3]。TGP 对脂多糖（LPS）诱导小鼠 B 淋巴细胞增殖反应和大鼠腹腔巨噬细胞（PMφ）产生 IL-1 的量效曲线均呈钟形，提示 TGP 具有低浓度促进和高浓度抑制的双向调节作用，高浓度 TGP 的负调节作用均与 PMφ 有关，低浓度 TGP 促进 LPS 诱导 PMφ 产生 IL-1 和 PGE_2，且二者呈平行上升。而高浓度 TGP 使 PGE_2 的产生进一步增加，同时 IL-1 水平呈负相关地下降。上述现象不仅说明高浓度 TGP 负调节 PMφ 产生 IL-1 和抑制 B 细胞增殖均是通过 PMφ 产生大量 PGE_2 而发挥自分泌与旁分泌效应，而且在细胞与分子水平上为 TGP 浓度依赖性双向免疫调节作用提供了依据[4]。

（2）对细胞免疫的影响：TGP 对 ConA 诱导小鼠脾淋巴细胞增殖反应呈现低浓度促进和高浓度抑制的双向作用。TGP 可以改善 T 淋巴细胞免疫功能，上调 T 细胞总量（CD3）及辅助性 T 细胞（CD4）的比例，下调杀伤性 T 细胞，改善 CD4/CD8 比值，下调致炎性细胞因子和上调抑制性细胞因子。一方面 TGP[5] 可通过抑制 T 淋巴细胞转铁蛋白受体（CIYT1）从而抑制异常增殖的 T 淋巴细胞，减低 MOG35-55 特异性淋巴细胞增殖反应，并且 PF 可以抑制 EAE 模型淋巴细胞对 MOG35-55 的特异性反应，具有一定的免疫抑制作用；另一方面 TGP 可通过提高 $CD4^+CD25^+$ Foxp3＋Treg 比例发挥免疫调节作用[6]，研究证实芍药苷（PF）对 EAE 模型的 $CD4^+CD25^+$ 调节性 T 细胞具有上调作用。

白芍总苷虽无丝裂原样作用，但可促进刀豆素诱导小鼠脾淋巴细胞增殖，促进新城鸡瘟病毒诱导的人脐血白细胞产生 α-干扰素，且对刀豆素诱导大鼠脾细胞产生白细胞介素-2 呈双向调节作用[7,8]。有人认为白芍总苷促进这些活性物质的释放与其拮抗环磷酰胺所致迟发型超敏反应抑制有关。白芍总苷[5mg/(kg·d)×8d,ip]对超适量2,4-二硝基氟苯或羊细胞(SRBC,4×10^9)诱导的环磷酰胺敏感的Ts细胞均有促进作用,对小鼠辐照后低剂量SRBC(2×10^8)诱导的Th细胞亦有增强作用,提示TGP对不同条件下分别诱导的Ts和Th细胞均有促进作用,这可能是其发挥免疫调节作用的机理之一[9]。白芍总苷(Ⅰ)对脂多糖(Ⅱ)诱导的小鼠脾淋巴细胞增殖反应的量效曲线呈钟形,用贴壁法除去脾细胞中巨噬细胞(Mφ)或加入10μmol/L吲哚美辛(Ind)可使TGP量效量曲线的下降支消失,再加5%同系小鼠腹腔Mφ或前列腺素E_2(PGE_2)0.02~20μmol/L可使量效曲线下降支再现,同步检测TGP对LPS诱导大鼠腹腔Mφ产生PGE_2与白介素-1(IL-1),结果表明TGP0.5~312.5μg/ml对脂多糖诱导的IL-1产生曲线呈钟形,而白芍总苷-脂多糖的PGE_2产生曲线呈浓度依赖性地增高:在12.5~312.5μg/ml TGP范围内10μmol/L Ind可使高浓度白芍总苷-脂多糖的IL-1释放曲线明显抬高,提示白芍总苷对脂多糖诱导的B细胞增殖反应和IL-1诱生的负调节都与其促进Mφ释放PGE_2有关[10]。完全佐剂致炎后18天,佐剂性关节炎(AA)大鼠刀豆素A(3mg/L)诱导的脾淋巴细胞增殖反应显著低于正常对照水平,脂多糖(6mg/L)诱导的大鼠腹腔巨噬细胞(PMφS)产生IL-1显著高于正常对照大鼠。0.5~312.5mg/L白芍总苷(TGP)、芍药苷(PF)和白芍总苷去除芍药苷(TGP-PF)均能浓度依赖性地增强AA大鼠低下的脾淋巴细胞增殖反应(量效曲线均呈钟罩形),降低AA大鼠PMφS过度产生IL-1(量效曲线均呈倒钟罩形)。其中,2.5~62.5mg/L TGP的调节作用显著强于PF和TGP-PF各等剂量组。研究表明,上述3种药物均具有浓度和功能依赖性的双向免疫调节作用,TGP作用最强[11]。采用放射免疫法,动态观察TGP对AA大鼠产生PGE_2的影响,发现TGP能使AA鼠第7、第14、第21与第28产生过高的PGE_2均恢复到正常水平。PGE_2与ConA反应经相关性分析,发现$r=-0.55$($P>0.05$),提示AA大鼠PMφ对ConA增殖反应的抑制作用,除PGE_2外还有其他因子参与[12]。

(3) 对体液免疫的影响:王兴旺等[13]研究发现,TGP对羊红细胞免疫的小鼠脾淋巴细胞体外诱生溶血素(IgM)抗体和刀豆素A诱导小鼠脾淋巴细胞体外增殖反应均呈现低浓度(0.4μg/ml)促进和高浓度(>0.4μg/ml)抑制的双向调节作用。在另一个研究中,发现TGP可显著促进抑制性Th2细胞的增生[14],这可能是TGP抑制自身免疫反应的途径之一。在李俊等[15]的研究中发现,TGP对LPS诱导的淋巴细胞IL-1的产生曲线呈钟型,而TGP对LPS诱导的淋巴细胞PGE_2产生曲线呈浓度依赖性地增高;在浓度12.5~312.5μg/ml TGP范围内时,细胞生长曲线呈下降趋势,表明TGP对B细胞的生长有逆向调节作用。TGP具有低浓度促进和高浓度抑制的双向调节作用,高浓度TGP的负调节作用和巨噬细胞(Mφ)有关。

2. 抗炎作用　白芍提取物对大鼠蛋清性急性炎症水肿有显著抑制作用,对棉球肉芽肿有抑制增生作用。白芍总苷对大鼠佐剂性关节炎有明显防治作用,同时可使大鼠腹腔巨噬细胞产生过多的H_2O_2和白细胞介素-1水平下降,并可使大鼠佐剂性关节炎所致低下的胸腺分裂原反应及脾淋巴细胞产生白细胞介素-2能力恢复正常,从而表明白芍总苷对佐剂性关节炎大鼠和功能依赖性的免疫调节作用[16]。大剂量白芍总苷服用8周,对类风湿关节炎患者有明显疗效,不仅改善临床症状与体征以及降低红细胞沉降率与类风湿因子滴度,而且对RA患者的异常免疫功能,如外周血单个核细胞产生IL-1水平、抑制性T细胞的数目等均有功能依赖性恢复作用[17]。有人认为,白芍总苷对炎症、免疫反应的调节作用的机理之一可能由松果腺所介导[18]。白芍总苷粉针剂 50～150mg/(kg·d)静脉滴注可明显抑制角叉菜胶引起的大鼠足肿胀和大鼠棉球肉芽肿的形成,并对佐剂性关节炎有明显的预防和治疗作用;100～300mg/(kg·d)静脉滴注可显著抑制小鼠耳二甲苯所致的炎症,揭示该药对急性、慢性和免疫性炎症均有抑制作用[19]。

3. 抗菌、抗病毒作用 白芍煎剂在体外对志贺菌有较强的抑制作用,此外还能抑制葡萄糖球菌。酊剂能抑制铜绿假单胞菌。白芍煎剂对某些致病性真菌亦表现抑制作用。白芍具有抗菌作用强、抗菌谱广的特点[20]。芍药提取物 CY 对豚鼠皮肤疱疹病毒感染所造成的创伤,具有良好的治疗作用,以 5mg/ml 效果最强,与病毒唑作用相当,用药 4 天便可基本治愈。10mg/ml 和 2.5mg/ml 也分别于药后第 6 天或第 7 天痊愈,提示 CY 是一种较好的单纯疱疹病毒Ⅰ型的有效药物[21]。白芍总苷 10mg/L 在体外无直接诱生干扰素(IFN)作用,可促进鸡新城疫Ⅰ系弱毒冻干疫苗诱生 αIFN,其最适浓度为 10mg/L,可促进 ConA 诱生 γIFN,当 ConA 为亚适剂量时,最适浓度为 1～10mg/L,当 ConA 为最适剂量时,其最适浓度为 0.1～1mg/L,皆可提高 IFN 效值 1～2 倍,具有直接抗病毒作用,白芍总苷 250mg/L 能使水疱性口炎病毒效价下降 2.22 个对数值[22]。

4. 对中枢神经系统的作用

(1) 镇痛作用:白芍总苷呈剂量依赖性地抑制小鼠扭体、嘶叫、热板反应,延长大鼠热反应潜伏期,作用高峰在 0.5～1 小时。小鼠扭体反应试验证明,白芍总苷对吗啡、可乐定抑制扭体反应有协同作用。白芍总苷的镇痛作用不能被纳洛酮阻断,亦不影响低频电场刺激的豚鼠回肠纵肌收缩。说明白芍的镇痛作用不是兴奋阿片受体所致。白芍总苷对甩尾反应无明显影响,但可抑制嘶叫、舔后足反应,表明白芍总苷作用在高级中枢[23]。彭智聪等[24]对黄芩汤中单味药白芍炮制前后药效作用进行比较,发现醋制白芍只有经过炮制才有明显止痛作用。刘皈阳等[25]进一步测定生白芍、炒白芍、酒白芍、醋白芍芍药苷含量并分析它们的镇痛效果得出,酒白芍、醋白芍的镇痛作用强于生白芍和炒白芍,白芍中芍药苷的含量并不能直接反映其镇痛作用的强弱。因此可以推断,白芍中芍药苷不是镇痛的唯一有效部位,芍药苷以外的其他化学成分共同作用产生镇痛药效,苯甲酸及其结构类似的羟基化合物也可能是镇痛的有效部位。同时炮制过程使得中药更易被消化吸收,直接发挥药效的是白芍经体内代谢后的化学成分,与原药材成分有所区别。刘陶世等[26]观察芍药甘草汤总苷、甘草总苷和白芍总苷对二甲苯致小鼠耳肿胀、棉球致大鼠肉芽肿、鸡蛋清致大鼠足跖肿胀、小鼠醋酸扭体法和小鼠热板法致痛的影响,得出芍药甘草汤总苷具有明显抗炎和镇痛作用,且优于白芍总苷、甘草总苷,两种总苷作用具有一定的协同效应。由此推测,白芍与其他具有温经止痛、补脾益气等功能的中药配伍,往往可以有调理肠胃、促进吸收、降低毒性的功效,从而加强其抗炎镇痛的效果。同时两种或多种中药中多种化学成分联合作用,也符合中成药多成分、多途径、多靶点的作用特点。

(2) 降温作用:白芍总苷腹腔注射呈剂量依赖性地降低小鼠和大鼠正常体温,作用高峰在 0.5～1 小时,其降温作用受环境影响。但白芍总苷(40mg/kg 腹腔或静脉注射)对正常豚鼠和家兔均无明显降温作用。大鼠侧脑室注射微量的白芍总苷(2.4mg/kg)有明显降温作用。H_1受体阻断剂氯苯那敏(氯苯吡胺)可明显拮抗白芍总苷对大鼠和小鼠的降温作用。有人认为其降温作用与增敏脑内 H_1受体有关[27]。

(3) 抗惊厥作用:白芍总苷呈剂量依赖性对抗小鼠的最大电休克发作惊厥;白芍总苷能对抗士的宁引起的小鼠和大鼠的惊厥;白芍总苷对小鼠的戊四氮最小阈惊厥发作无效,白芍总苷对小鼠最大电休克惊厥的作用高峰时间在 0.5～1.5 小时之间[28]。

(4) 对睡眠节律的影响:白芍总苷连续 7 天灌胃给药,可延长正常大鼠慢波睡眠的持续时间,并能使咖啡因诱导的失眠大鼠的睡眠各参数恢复到接近正常水平。还可明显延长游泳大鼠慢波睡眠和异相睡眠的总时间,提示白芍总苷可改善不同功能状态下的大鼠睡眠[29]。

5. 解痉作用 甘草、白芍水提合剂(0.21g)对在体兔肠管平滑肌运动有明显的抑制作用,二者合用较其单用效果好,并且降频率作用较降幅作用强。给药后 20～50 分钟降低兔肠管收缩频率分别为正常对照组的 64.71% 和 70.59%,并强于阳性对照品阿托品(0.25mg)[30]。杨小军等[31]研究发现 TGP 使豚鼠结肠离体平滑肌收缩积分和时间显著性增加,并具有剂量依赖性,平滑肌中 P 物质(SP)的反应显著性增强,认为 TGP 可通过延长结肠收缩时间,增强结肠收缩幅度而调节结肠运动,SP 是 TGP 作用的递质之一。

6. 耐缺氧作用 实验研究表明,从亳白芍提取出的白芍总苷腹腔注射呈剂量依赖性延长小鼠常压缺氧存活时间;20mg/kg 腹腔注射可延长小鼠减压缺氧存活时间,降低小鼠整体耗氧量,并有降温作用;40mg/kg 腹腔注射可降低小鼠氰化钾中毒性缺氧的死亡率。氯苯吡胺可明显拮抗白芍总苷的耐缺氧作用。白芍总苷少量小鼠侧脑室注射可明显延长小鼠常压缺氧存活时间,此作用可被氯苯吡胺拮抗[32]。认为白芍总苷可能是通过降温作用和直接改善细胞呼吸而提高小鼠耐缺氧的,其主要作用部位在中枢神经系统,可能与 H_1 受体有关。另外,白芍水溶物腹腔注射可明显延长小鼠的常压耐缺氧存活时间。

7. 对心脑血管系统的影响 祝晓兰等[33]研究发现 TGP 能明显延长常压缺氧小鼠存活时间,明显改善垂体后叶素引起家兔缺血心肌的心功能,延长夹闭小鼠气管致心电消失的时间,且剂量依赖性,因此 TGP 能有效对抗心肌缺血。吴华璞等[34]研究认为 TGP 可改善大鼠异常神经症状,对脑梗死有保护作用,此作用可能与抗自由基、减少细胞凋亡有关。

8. 对血液系统的影响 白芍总苷能显著抑制 H_2O_2 引起的红细胞氧化溶血反应,并能抑制 H_2O_2 引起的红细胞还原型谷胱甘肽的消耗和脂质过氧化物的产生[35]。

9. 保肝作用 白芍总苷可抑制 CCl_4 所致小鼠血浆 GPT 和乳酸脱氢酶升高,并对肝脏组织嗜酸性变性、坏死有一定的对抗作用[36];CCl_4 所致肝损伤是因细胞膜结构发生过氧化作用而破坏,使血中谷丙转氨酶和乳酸脱氢酶升高。白芍总苷可能对肝细胞损伤具有保护作用,从而具有降低转氨酶作用。另有研究表明,白芍总苷预防给药可明显对抗 D-半乳糖胺或四氯化碳所致小鼠肝损伤后血清谷丙转氨酶升高、血清白蛋白的下降及肝糖原含量降低,并使形态学上的肝细胞变性和坏死得到明显的改善和恢复。同时超微结构上肝细胞内线粒体的肿胀、内浆网的空泡变性、溶酶体的脱落也得到明显恢复,上述保护作用的机制有待进一步研究[37]。Liu DF 等[38]发现芍药苷能降低小鼠血清 ALT 活性,减轻肝细胞坏死的面积和程度以及降低炎性细胞迁移。郑琳颖等[39]研究发现,白芍总苷能增强脂肪肝大鼠胰岛素敏感性及抗脂肪肝作用。

10. 保护肾脏作用 周登余等[40]研究发现白芍总苷有肾保护作用。采用胃肠道综合免疫方法建立大鼠肾小球肾炎模型,以不同剂量的白芍总苷干预,以雷公藤多苷为对照,结果发现,灌胃给予白芍总苷干预 4 周后,给药组的系膜细胞增生、基质聚积减少,大鼠的蛋白尿减轻,血肌酐和尿素氮下降。Wu Y 等[41]发现 TGP 均能显著减小肾小球体积,并且 100mg/kg 和 200mg/kg 剂量组能显著减少糖尿病小鼠血管间质的损害。并能在很大程度上改善糖尿病引起的肾小球中去氧肾上腺素表达的缺失;同时,TGP 能降低糖尿病大鼠的白蛋白排泄率，其机制可能同肾脏中去氧肾上腺素表达上调相关[42]。

11. 对细胞增殖的影响　吴昊等发现，芍药苷对胃癌 SGC-7901 细胞核 NF-κB 表达有明确的抑制作用，这种抑制存在着时间及剂量依赖现象；对氟尿嘧啶(5-氟尿嘧啶，5-FU)诱导的肿瘤细胞凋亡有明显的促进作用，能抑制细胞内 NF-κB 的表达，并借助这种作用增强 5-FU 诱导的细胞凋亡效应[43]。但是，在 Mac QQ 等研究中发现 TGP 1～10mg/L 剂量抑制嗜铬细胞瘤细胞(PC12)凋亡相关蛋白酶 caspase-3 的活性，并呈剂量依赖性上调 bcl-2/bax mRNA 比率。因此他们认为，TGP 可能通过抑制导致细胞凋亡的线粒体途径发挥抗凋亡作用[44]。白芍总苷对细胞增殖的影响不同，可能与它复杂的机制有关。

12. 抗抑郁作用　Mac QQ 等发现 TGP 80～160mg/d 给药组显著减少了强迫游泳和下肢悬吊实验后的静止时间，同时也没有刺激小鼠旷野试验的不自主活动。同时，TGP 还能对抗利血平所致的上睑下垂，以及抑制小鼠大脑的单胺氧化酶的活性[45]。研究发现，TGP 也能缓解慢性未知应激诱导的抑郁症状[46]。

(三) 临床报道

1. 治疗类风湿关节炎(RA)　王芬等[47]应用白芍总苷(TGP)治疗类风湿关节炎 31 例，有效 17 例，改善 5 例，无效 8 例，失访 1 例，总有效率高达 73.3%，且能改善患者的所有临床症状、体征和血沉，不良反应轻微，不良发生率为 3.3%。路世孝[48]应用玻璃酸钠(SH)与 TGP 联合治疗膝骨性关节炎(OA)132 例。结果：治疗后患者临床表现得到明显改善，ESR、CRP 明显下降。轻、中、重度患者的总有效率分别为 94%、86%、60%。

2. 系统性红斑狼疮(SLE)　刘云等[49]应用来氟米特与白芍总苷治疗 SLE，将 56 例 SLE 患者分为 2 组。观察组、对照组各 28 例，结果观察组总有效率为 85.7%，对照组总有效率为 67.9%；观察组治疗后 SLE 活动指数评分和实验室指标较治疗前有显著差异，也优于对照组，因此来氟米特联合白芍总苷治疗优于单独用来氟米特。梁小红[50]观察 TGP 对 SLE 患者血清细胞因子 IL-8、TNF-α 和 INF-α 表达水平的影响，研究结果加用 TGP 能更有效地下调 SLE 患者 IL-8、TNF-α 和 INF-α 表达水平，对 SLE 患者起保护性作用。

3. 强直性脊柱炎(AS)　霍毓平等[51]用 TGP 联合甲氨蝶呤(MTX)治疗强直性脊柱炎(AS)35 例，对照组 32 例使用柳氮磺吡啶(SASP)和甲氨蝶呤。治疗 6 个月后，治疗组患者 ESR、CRP、晨僵持续时间及胸廓扩张度、Schober 试验等较治疗前均明显下降，与对照组相比，两组之间无显著差异性，但治疗组不良反应明显小于对照组。

4. 干燥综合征(SS)　王慧等[52]应用 TGP 治疗 SS。方法：回顾性总结口服 TGP 治疗 1 年以上的患者(TGP 组 39 例)，对照组口服硫酸羟氯喹(HCQs)治疗 1 年以上的患者(对照组 34 例)。观察 2 组患者治疗前后不同时间(1、3、6 及 12 个月)唾液流量、Schirmer 试验、血清 γ-球蛋白及不良反应情况结果表明 TGP 治疗 SS 疗效与 HCQs 相当，且安全性好于 HCQs。

5. 未分化结缔组织病(UCTD)　沈友轩等[53]选择 50 例未分化结缔组织病患者，随机分为治疗组(白芍总苷加胸腺肽、羟氯喹)和对照组(胸腺肽、羟氯喹)，观察治疗 3 个月后免疫球蛋白变化。结果两组均可以使 IgG、IgA 下降，与对照组比较治疗组 IgG 在治疗后 3 个月，IgA 在治疗后 2 个月下降幅度更为明显；治疗后 3 个月治疗组并能降低类风湿因子滴度。结论白芍总苷能改善未分化结缔组织病高球蛋白血症。

6. 银屑病　王玉英等[54]应用白芍总苷胶囊治疗 35 例静止期银屑病患者，治疗痊愈 22

例占63%，显效6例占17%，有效3例占9%，无效4例占11%，愈显率为80%。同时检测发现治疗后血清TNF-α及IL-8较治疗前显著下降。

7. 治疗肌肉性痉挛综合征 杭芍30～60g，炙甘草10～15g，每日1剂，水煎分3次服。上肢肌痛加桂枝、伸筋草；下肢肌痛加续断、牛膝；肩背颈项肌痛加葛根、川芎；胸胁肌痛加柴胡、桔梗；腹部肌痛加佛手、白术。结果：32例患者服药6剂左右临床症状消失[55]。

8. 治疗面肌抽搐 白芍45g，炙甘草10g，水煎服，每日1剂，分2次服，连续服用两个月。治疗32例，控制2例，显效16例，有效5例，无效9例，总有效率71.9%[56]。

9. 口腔扁平苔藓 赵梦明等[57]应用局部注射曲安奈德配合口服帕夫林治疗老年人糜烂型口腔扁平苔藓，患者经治疗后临床有效率91.18%，T淋巴细胞亚群检测$CD3^+$、$CD4^+$ T细胞升高，$CD8^+$ T细胞下降，$CD4^+/CD8^+$治疗后上升。

10. 复发性口疮 苏葵等[58]对343例复发性口疮患者分别给予白芍总苷胶囊（治疗组）、昆明山海棠片剂（对照组）治疗。结果发现，治疗组总有效率达86.71%，优于对照组53.53%。停药一年后治疗组血清一氧化氮及一氧化氮合酶水平显著降低，对照组NO、NOS水平稍降低，因此认为白芍总苷疗效优于昆明山海棠。

11. 治疗牙痛 白芍15g，蒲公英30g，细辛3g，甘草15g，每日1剂，水煎服，适用于各种原因引起的牙痛，也可治疗头痛、痉挛性腹痛等症。共治疗68例，其中牙痛50例，头痛12例，痉挛性腹痛6例，总有效率100%。短者1剂而愈，一般3剂，最多5剂[59]。

12. 治疗病毒性肝炎 白芍21g，甘草14g，按现代工艺制成颗粒冲剂100g。成人口服冲剂30g，每日2次；不满12岁者减半。疗程：急性黄疸型肝炎45天，急性乙型黄疸型肝炎60天，慢性肝炎3～6个月。结果：急性黄疸型肝炎81例，治愈72例，好转5例，无效4例，治愈率88.9%；急性乙型无黄疸型肝炎46例，治愈37例，好转4例，无效5例，治愈率80.4%；慢性迁延性肝炎14例，治愈10例，好转1例，无效2例[60]。

13. 老年特发性血小板性紫癜 罗文丰等[61]让25例患者口服白芍总苷治疗，600mg/次，每日3次，随访时间为6个月。结果发现：显效9例（36%）；良效7例（28%）；进步4例（16%）；无效5例（25%），总有效率为75%。

14. 慢性荨麻疹 石全[62]将116例慢性荨麻疹患者随机分成两组，治疗组口服白芍总苷胶囊和依巴斯汀，对照组口服依巴斯汀，疗程4周。结果表明，治疗组和对照组有效率分别为93.33%和76.79%，治疗4周后两组积分比较，治疗组优于对照组。田美华等[63]进行了相似的研究，认为白芍总苷治疗慢性荨麻疹不仅疗效显著，而且复发率低（10.34%），不良反应少，安全性较高。

15. 治疗眩晕 黄小燕等[64]自拟白芍天麻饮辨证加减治疗高血压及颈椎病引起眩晕。方法：将86例患者随机分为治疗组48例，对照组38例。治疗组用自拟白芍天麻饮加静脉滴注丹参注射液治疗；对照组用常规西药治疗。结果：治疗组总有效率为91.7%，对照组总有效率为73.7%，两组比较，差异有显著意义。

（四）不良反应

小鼠一次口服给药，测得LD_{50}为81.1g（生药）/kg；静注白芍总苷的LD_{50}为159mg/kg，腹腔注射白芍总苷的LD_{50}为230mg/kg，给小鼠灌胃的白芍总苷量大于2500mg/kg，观察1周，亦未见明显中毒症状，也无死亡[65]。家犬慢性毒性实验，灌胃给白芍每天3g/kg，连续6个月动物反应良好，食欲正常，肝肾功能和组织学检查与对照组比较无显著差异。以鼠伤寒沙门菌Ames试验，中国仓鼠肺细胞染色体畸变试验和ICR小鼠骨髓微核试验，检测白芍总苷的遗传毒性。药物浓度为每皿 1～10000μg 时 Ames 试验无论代谢活化与否均为阴性。药物在 12.3～111.1μg/ml 时对中国仓鼠肺细胞呈现可凝染色体畸变；加入代谢活化系统，高至 333.3μg/ml 中国仓鼠肺细胞的染色体畸变率仍在正常范围内。微核试验结果阴性[66]。说明白芍基本无致突变作用，一般剂量也很少出现不良反应。

参考文献

[1] 梁君山，魏伟，周爱武，等. 白细胞介素Ⅰ的检测及白芍总甙对其产生的影响[J]. 中国药理学通报，1989，5(6)：354-357.

[2] 李俊，赵维中. 白芍总甙对大鼠腹腔巨噬细胞产生白三烯 B4 的影响[J]. 中国药理学通报，1992，8(1)：36-39.

[3] 李俊，陈敏珠. 白芍总甙大鼠腹腔巨噬细胞产生前列腺素 E_2 的作用及部分机制研究[J]. 中国药理学通报，1994，10(4)：267-270.

[4] 阮金兰，赵钟祥，曾庆忠，等. 赤芍化学成分和药理作用的研究进展[J]. 中国药理学通报，2003，19(9)：965-970.

[5] 陈光星，全世明，等. 通痹灵总碱对大鼠机体细胞免疫的调节作用[J]. 广州中医药大学学报，2003，20(1)：1-3.

[6] 王璞，张雯，周红娟，等. 芍药甘草汤对 MRL/Lpr 小鼠 $CD4^+CD25^+Foxp3^+$ 调节性 T 细胞的影响[J]. 浙江中医杂志，2009(10)：723-726.

[7] 张泓，魏文树. 白芍总甙的免疫调节作用及机理[J]. 中国药理学与毒理学杂志，1990，4(3)：190-193.

[8] 魏伟，梁君山，周爱武，等. 白芍总甙对白细胞介素-2 产生的影响[J]. 中国药理学通报，1989，5(3)：176.

[9] 郭浩，魏伟. 白芍总甙对 T 细胞调节功能的影响[J]. 中国药理学与毒理学杂志，1993，7(3)：193-196.

[10] 李俊，梁君山. 白芍总甙对 B 淋巴细胞增殖和白介素 1 生成的调节作用[J]. 中国药理学与毒理学杂志，1994，8(1)：53-55.

[11] 葛志东，周爱武. 白芍总甙、芍药甙和白芍总甙去除芍药甙对佐剂性关节炎大鼠的免疫调节作用[J]. 中国药理学通报，1995，11(4)：303-305.

[12] 李俊，汤晓林. 白芍总甙对佐剂性关节炎大鼠的免疫调节机制[J]. 中国药理学通报，1995，11(6)：475-478.

[13] 王兴旺，陈敏珠. 白芍总甙对 T 淋巴细胞亚群的作用[J]. 中国药理学通报，1992，8(5)：340-344.

[14] 王兴旺，陈敏珠. 白芍总甙对免疫系统的影响[J]. 中国病理生理杂志，1991，7(6)：609-611.

[15] 李俊，梁君山. 白芍总甙对 B 淋巴细胞增殖和白介素 1 生成的调节作用[J]. 中国药理学与毒理学杂志，1994，8(1)：53-55.

[16] 梁君山，陈敏珠. 白芍总甙对大鼠佐剂性关节炎及其免疫功能的影响[J]. 中国药理学与毒理学杂志，1990，4(4)：258-261.

[17] 王志坚，陈敏珠. 白芍总甙治疗类风湿性关节炎的临床药理研究[J]. 中国药理学通报，1994，10(2)：117-122.

[18] 徐叔云，沈玉先. 白芍总甙和丹皮总甙对松果腺调节炎症免疫反应的影响[J]. 中国药理学与毒理学杂志，1994，8(3)：161-165.

[19] 高崇凯，潘华新，等. 白芍总甙粉针剂的抗炎、镇痛作用[J]. 中药新药与临床药理，2002，13(3)：163-165.

[20] 陈露西. 白芍药的抗炎免疫药理作用研究[J]. 新中医，1989，21(3)：51-53.

[21] 卢长安,姚祥珍.芍药提取物CY对豚鼠皮肤疱疹病毒感染的作用[J].中草药,1994,25(12):635-636.

[22] 肖尚喜,张咏南.白芍总甙促干扰素诱生及抗病毒作用的研究[J].中国药理学通报,1993,9(1):58-60.

[23] 王永祥,陈敏珠,徐叔云.白芍总甙的镇痛作用[J].中国药理学与毒理学杂志,1988,2(1):6-10.

[24] 彭智聪,郭宝丽,等.药物炮制后对黄芩汤止痛作用的影响[J].中成药,2000,22(11):772-773.

[25] 刘皈阳,闫旭,李外,等.白芍不同炮制品中芍药苷含量及镇痛作用[J].解放军药学学报,2005,21(3):167-169.

[26] 刘陶世,赵新慧,段金廒,等.芍药甘草汤总苷抗炎镇痛作用的配伍研究[J].中药新药与临床药理,2007,18(6):427-430.

[27] 王永祥,徐叔云,陈鹏.白芍总甙降低小鼠和大鼠体温作用及其机理初步探讨[J].中国药理学通报,1988(3):154-158.

[28] 张艳,明亮,王瑜,等.白芍总甙的抗惊厥作用[J].中国药理学通报,1994,10(5):372.

[29] 张安平,陈敏珠.白芍总甙对大白鼠睡眠节律的影响[J].中国药理学通报,1993,9(6):454-457.

[30] 李怀荆,郑文涛.甘草,白芍及合用对在体兔肠管运动的影响[J].佳木斯医学院学报,1992,15(5):10-12.

[31] 杨小军,李建军,等.白芍总苷对豚鼠结肠平滑肌作用机制的研究[J].中国中西医结合消化杂志,2002,10(3):151-153.

[32] 章家胜,王瑜,王永祥,等.白芍总甙耐缺氧作用的实验研究[J].中国药理学通报,1989,5(3):172-176.

[33] 祝晓光,刘桂兰.白芍总苷对急性心肌缺血的保护作用[J].中国药理学通报,1999,15(3):252-254.

[34] 吴华璞,祝晓光.白芍总苷对大鼠局灶性脑缺血的保护作用[J].中国药理学通报,2001,17(2):223-225.

[35] 梁君山,陈敏珠,徐叔云.白芍总甙对大鼠腹腔巨噬细胞化学发光的影响[J].中国药理学通报,1988,4(4):220-223.

[36] 王永祥,汪为群,陈学广,等.白芍总甙对小鼠四氯化碳肝损伤模型的保护作用[J].1988,4(6):362-366.

[37] 戴俐明,陈学广.白芍总甙对实验性肝炎的保护作用[J].中国药理学通报,1993,9(6):449-453.

[38] Liu DF,Wei W,Song LH. Protective effect of paeoniflorin on immunological liver injury induced by bacillus Calmette-Guerin plus lipopolysaccharide: modulation of tumour necrosis factor-alpha and interleukin-6 MRNA[J]. Clin Exp Pharmacol Physiol,2006,33(4):332-339.

[39] 郑琳颖,潘竞锵,吕俊华.白芍总苷对脂肪肝大鼠增强胰岛素敏感性及抗脂肪肝作用[J].中国中药杂志,2008,33(20):2385-2390.

[40] 周登余,徐星铭,戴宏,等.白芍总苷对大鼠系膜增生性肾小球肾炎的保护作用[J].安徽医科大学学报,2006,41(2):146-149.

[41] Wu Y,Ren K,Liang C,et al. Renoprotective effect of total glucosides of paeony(TGP) and its mechanism in experimental diabetes[J]. J Pharmacol Sci,2009,109(1):78-87.

[42] Zhang P,Zhang JJ,Su J,et al. Effect of total glucosides of peony on the expression of nephron in the kidneys from diabetic rats[J]. Am J Chin Med,2009,37(2):295-307.

[43] Wu H,Li W,Wang T,et al. Paeoniflorin suppress NF-kappaB activation through modulation of I kappaB alpha and enhances 5-fluorouracil-induced apoptosis in human gastric carcinoma cells[J]. Biomed Pharmacother,2008,62(9):659-666.

[44] Mac QQ,Ip SP,Ko KM,et al. Peony glycosides protect against corticosterone-induced neurotoxicity in

PC12 cells[J]. Cell Mol Neurobiol, 2009, 29(5): 643-647.

[45] Mac QQ, Ip SP, Tsai SH, et al. Antidepressant-like effect of peony glycosides in mice[J]. J Ethnopharmacol, 2008, 119(2): 272-275.

[46] Mac QQ, Ip SP, Ko KM, et al. Effects of peony glycosides on mice exposed to chronic unpredictable stress: further evidence for antidepressant-like activity[J]. J Ethnopharmacol, 2009, 124(2): 316-320.

[47] 王芬，徐建华，徐胜前，等. 白芍总苷治疗类风湿关节炎Ⅳ临床试验研究[J]. 安徽医科大学学报，2001，36(4)：282-284.

[48] 路世孝，王轶. 玻璃酸钠与白芍总苷联合治疗 132 例膝骨性关节炎临床观察[J]. 中国医药导报，2007，4(24)：26-27.

[49] 刘云，刘向东. 来氟米特联合白芍总苷治疗系统性红斑狼疮 28 例[J]. 新乡医学院学报，2007，24(3)：295-297.

[50] 梁小红. 白芍总苷对系统性红斑狼疮患者 IL-8、TNF-α 和 INF-α 表达的影响[J]. 中国现代药物应用，2008，2(24)：64-66.

[51] 霍毓平，李中青. 白芍总苷联合甲氨蝶呤治疗强直性脊柱炎临床观察[J]. 长治医学院学报，2007，21(1)：23-24.

[52] 王慧. 白芍总苷治疗干燥综合征的临床观察[J]. 甘肃中医，2008，21(5)：15-16.

[53] 沈友轩，刘晓华. 白芍总苷对未分化结缔组织病高球蛋白血症影响的临床研究[J]. 中华风湿病学杂志，2005，9(1)：39-41.

[54] 王玉英，熊小利，龙剑文. 白芍总苷对静止期银屑病患者血清 TNF-α 及 IL-8 的影响[J]. 现代中西医结合杂志，2009，18(18)：2111-2112.

[55] 吴荣祖. 芍药甘草汤治疗肌肉痛性痉挛综合征 32 例临床观察[J]. 云南中医杂志，1991，12(1)：20-22.

[56] 李华. 熄风化痰中药治疗面肌抽搐 96 例[J]. 中西医结合杂志，1991，11(1)：43.

[57] 赵梦明，郭红. 曲安奈德和帕夫林联合治疗老年糜烂型 OLP 疗效观察[J]. 中华老年口腔医学杂志，2009，7(1)：11-13.

[58] 苏葵，胥红，吴纪楠. 白芍总苷胶囊治疗复发性口疮远期疗效观察[J]. 临床口腔医学杂志，2007，23(6)：377-378.

[59] 霍光磊. 白芍公英细辛甘草汤治疗牙痛[J]. 山东中医杂志，1995，14(6)：276.

[60] 梁炳银，余英宏，范杉，等. 芍药甘草汤治疗 148 例病毒性肝炎的临床观察[J]. 上海中医药杂志，1989(6)：4-6.

[61] 罗文丰，陈静，彭元洪. 白芍总苷治疗老年人慢性特发性血小板减少性紫癜[J]. 川北医学院学报，2009，24(2)：135-137.

[62] 石全. 白芍总苷联合依巴斯汀治疗慢性荨麻疹疗效观察[J]. 中国现代实用医学杂志，2008，7(1)：4-6.

[63] 田美华，刘彦群，黄侃. 白芍总苷治疗慢性荨麻疹临床疗效观察[J]. 中国麻风皮肤病杂志，2009，25(12)：893-894.

[64] 黄小燕，刘文辉，温燕，等. 自拟白芍天麻饮治疗眩晕 48 例临床观察[J]. 湖南中医药导报，2004，10(2)：9-10.

[65] 李俊，李延凤. 白芍总甙的毒性研究[J]. 中国药理学通报，1991，7(1)：53-55.

[66] 佘素贞，王家骥. 白芍总甙致突变研究[J]. 中国医药工业杂志，1990，21(11)：497-498.

阿胶　Ejiao

【别名】傅致胶(《神农本草经》)，盆覆胶(陶弘景)，驴皮胶(《备急千金要方》)。

【来源】阿胶，始载于《神农本草经》，列为上品，历代本草均有收载。陶弘景云："出东阿,故曰阿胶。"为马科动物驴 *Equus asinus* L. 的皮经煎煮、浓缩制成的固体胶。主产于山东、浙江,以山东省东阿县产品最著名,浙江产量最大。此外,河北、河南、江苏等地亦产。

【采收炮制】将驴皮漂泡,去毛,切成小块,再漂泡洗净,分次水煎,滤过,合并滤液,用文火浓煎(或加适量黄酒、冰糖、豆油)至稠膏状,冷凝,切块,阴干。

用时捣成碎块。或先将蛤粉置锅内加热,至轻松时放入切好的骰形小块阿胶,炒至鼓起圆珠状,呈黄白色,立即取出,筛去蛤粉,放凉,即阿胶珠。

【商品规格】按《中国药典》(1995 年版一部)规定:本品水分不得过 15.0%;总灰分不得过 1.0%;此项检查的残渣,含重金属不得过 30/100 万;含砷量不得过 3/100 万;100g 样品中挥发性碱性物质的含量以氮计,不得过 100mg。

【药性】甘,平。归肺、肝、肾经。

【功效】补血滋阴,润燥,止血。

【应用】

1. 心肝血虚　本品甘平滋润,入肝经,乃血肉有情之品,有良好的补血作用。用治心肝血虚之面色皖白或萎黄、头晕目眩、心悸乏力等症,单用黄酒炖服即效;若与当归、白芍、熟地黄等补血药同用,则疗效更佳,如《杂病源流犀烛》阿胶四物汤;若血虚兼气弱者,又当与黄芪、人参等药相配,以养血益气。

2. 诸种出血　本品味甘性平,质滋黏润,除善滋养阴血外,还具有良好的止血作用,为止血要药,用治咯血、吐血、尿血、便血、崩漏下血等多种出血证均效,尤以阴血亏虚者用之为佳。单用即效,如《太平圣惠方》以单味阿胶炒黄为末服,治妊娠尿血;《曜仙乾坤秘韫》以阿胶炒焦为末,酒送服,治月水不止。临证多与他药配伍应用,以增强疗效。如《太平圣惠方》以之与蒲黄、生地汁同用,治大衄,口耳皆出血不止;《千金翼方》生地黄汤,阿胶与生地黄、大枣、甘草同用,治忧恚呕血烦满;若治脾阳不足,中焦虚寒,血失统摄之吐血、便血、崩漏等症,常配灶心土、干地黄、白术、附子等药,以温阳健脾,养血止血,如《金匮要略》黄土汤;若治妇人血虚寒滞之少腹疼痛,月经过多,崩漏,或妊娠下血,胎动不安,或产后下血淋漓不尽等症,又当与艾叶、当归、川芎、熟地黄等药配伍应用,有温经止血、养血活血之效,如《金匮要略》胶艾汤。

3. 热病伤阴,虚风内动　本品味甘质润,入肾滋阴,治阴液亏虚之五心烦热、心烦失眠、虚风内动等症经常选用,常与其他滋阴药同用,以增强疗效。如治阴虚阳热上亢,或热病伤阴,身热心烦不得卧,舌红苔干脉数者,常配黄连、黄芩、白芍、鸡子黄等药,有育阴清热除烦之效,如《伤寒论》黄连阿胶汤;治肾阴耗损,身热不甚,久留不退,手足心热甚于手背,或神倦耳聋,脉虚软或结代者,常配炙甘草、干地黄、麦冬等药滋阴复脉,如《温病条辨》加减复脉汤;治阴血亏虚,水不涵木引起的手足蠕动或瘛疭等虚风内动之证,多与滋阴息风的干地黄、生白芍、生龟甲、生鳖甲同用,如《温病条辨》大定风珠。

4. 虚劳喘咳,阴虚燥咳　本品甘平入肺,质黏滋润,又能滋阴润肺,故常用治肺阴不足之虚劳喘咳,气短乏力;或燥邪伤肺之干咳无痰或痰少而黏、鼻燥咽干等症。因其性黏腻,功专滋养而无化痰之效,故多入复方与化痰止咳之品同用,以标本兼治。如《小儿药证直诀》阿胶散,以之与牛蒡子、杏仁、马兜铃、甘草同用,治小儿阴虚火旺、气粗喘促;若治咳嗽日久,气阴两伤,宜与人参、豆豉、葱白同用,如《圣济总录》阿胶饮;若治久咳不已,咳甚则气喘自汗,证属肺气虚弱者,常配五味子、人参、贝母、罂粟壳等药,有益气养阴、敛肺止咳之效,如《卫生宝鉴》引王子昭方九仙散;若治肺肾阴虚,劳嗽咳血,本品用之尤宜,既能滋阴养血,又能润肺止血，常与天冬、生熟地、百合、百部等滋阴润肺止咳药同用，以增强药力，如《医学心悟》月华丸；若治燥邪伤肺，干咳无痰或痰少而黏，鼻燥咽干者，常与桑叶、石膏、枇杷叶、杏仁等药同用，以清燥润肺止咳，如《医门法律》清燥救肺汤。

5. 肠燥便秘　本品善滋阴养血而润燥，故亦可用治血虚津亏之肠燥便秘，多与润肠通便之品同用以增强疗效。如《仁斋直指方》胶蜜汤，阿胶与蜂蜜、葱白合用，治老人、虚人之大便秘涩；《太平惠民和剂局方》阿胶枳壳丸，配枳壳、飞滑石、炼蜜合用，治产后虚羸之大便秘涩。

另外，阿胶还常与猪苓、滑石、泽泻、茯苓同用，治阴虚津伤，水热内蓄，小便不利者，如《伤寒论》猪苓汤；《卫生宝鉴》阿胶梅连丸治下痢，无问久新赤白青黑疼痛，阿胶与乌梅、黄连、黄柏、当归等配伍应用；治妊娠腹痛，下痢不止，《经效产宝》以之与黄连、石榴皮、当归同用，有清热解毒止痢之功。

【用法用量】3～9g。烊化兑服。

【使用注意】本品性质黏腻，有碍消化。故脾胃虚弱不思饮食，或纳食不消，痰湿呕吐及泄泻者，不宜服。

【鉴别用药】当归、阿胶均为补血良药，但当归味辛，偏行偏散，补中有动，功善补血活血，兼能化瘀止痛；阿胶甘平，偏静偏守，补中寓守，长于补血止血，兼能滋阴润肺。熟地黄味甘微温，与阿胶同为滋阴养血要药，但熟地黄偏补肝肾精血虚亏之证，为生精补髓良药，阿胶长于滋阴润肺，补血止血。

【药论】

1.《神农本草经》："主心腹内崩，劳极洒洒如疟状，腰腹痛，女子下血，安胎。"

2.《本草纲目》："阿胶，大要只是补血与液，故能清肺益阴而治诸证。……成无己曰：阴不足者，补之以味，阿胶之甘，以补阴血。杨士瀛云：凡治喘嗽，不论肺虚肺实，可下可温，须用阿胶以安肺润肺，其性和平，为肺经要药。小儿惊风后瞳人不正者，以阿胶倍人参煎服最良，阿胶育神，人参益气也。又痢疾多因伤暑伏热而成，阿胶乃大肠之要药，有热毒留滞者，则能疏导，无热毒留滞者，则能平安。数说足以发明阿胶之蕴矣。"

3.《本草述》："阿胶，其言化痰，即阴气润下，能逐炎上之火所化者，非概治湿滞之痰也。其言治喘，既治炎上之火，属阴气不守之喘，非概治风寒之外来，湿滞之上壅者也。其言治血痢，如伤暑热痢之血，非概治湿盛化热之痢也。其言治四肢酸痛，乃血涸血污之痛，非概治外淫所伤之痛也。即治吐衄，可徐徐奏功于虚损，而暴热为患者，或外感抑郁为患者，或怒气初盛为患者，亦当审用。"

【现代研究】

（一）化学成分

阿胶是由胶原蛋白等物质的水解产物组成，主要成分是蛋白质，含量约为60%～80%，既有大分子的蛋白质，又有小分子氨基酸和无机盐，也有不溶性物质。阿胶由蛋白质、多肽、氨基酸、硫酸皮肤素、透明质酸、生物碱以及多种微量元素组成。阿胶中的氨基酸来自胶原蛋白的水解，共十七种（包括人体必需的七种氨基酸），含量以甘氨酸、脯氨酸、丙氨酸、谷氨酸和精氨酸为主要氨基酸，均占总氨基酸含量的7.0%以上，阿胶中含有对人体有益的多种微量元素，主要有钾、钠、钙、镁、铁、铜、铝、锰、锌、铬、铂、钼、锶等。

（二）药理作用

1. 对造血系统的作用　王志海[1]认为阿胶对造血系统可能系其含胶原蛋白对造血干

细胞的有益作用，所含糖胺多糖对细胞增生、造血系统的组织分化之间存在着密切关系。潘登善[2]报道，阿胶补浆对小鼠骨髓造血系统的影响，阿胶补浆对环磷酰胺引起的小鼠白细胞减少、网织红细胞减少均有明显升高作用，提示该药对骨髓造血系统的造血功能有促进和保护作用。魏东等[3]用中药阿胶在治疗晚期肿瘤患者化疗后引起的外周血血小板减少症中有明显的刺激 PLT 再生的功能，能刺激骨髓造血干细胞，特别是巨核系祖细胞(CFu-Meg)，并能提高骨髓髓外造血功能，尤以大剂量阿胶作用强。

2. 对血液系统的作用　李宗铎等[4]报道，阿胶具有抗贫血作用，用放血法使犬贫血。随后每犬分期轮流接受不给药对照期、铁剂治疗期和阿胶治疗期实验，观察各犬在不同给药时期，血红蛋白和红细胞的增长速度。结果证明阿胶有强大的补血作用，疗效优于铁剂。用同法致家兔贫血，灌服阿胶补血冲剂，结果使贫血家兔血红蛋白、红细胞、白细胞等项均增加非常显著，血小板亦有明显增加。小鼠实验，应用阿胶补血冲剂同样使血红蛋白、血细胞比容显著增加。李宗铎[5]等进一步观察了复方阿胶膏对贫血动物模型的作用。采用失血性贫血、2%苯肼致贫血、环磷酰胺致贫血、顺铂致贫血等动物模型，通过灌胃复方阿胶膏后，测定其对各种贫血动物模型的作用，结果复方阿胶膏对贫血动物模型有明显的治疗作用。

3. 对心血管系统的作用　姚定方等[6]报道，用灵杆菌内毒素复制狗内毒素性休克模型，观察口服阿胶对动物的影响，发现阿胶能使内毒素引起的血压下降、总外周阻力增加、血黏度上升以及球结膜微循环障碍减轻或尽快恢复正常。阿胶对休克时血液黏滞性的增加有明显的抑制作用，使微循环障碍改善，动脉血压较快恢复、稳定。程孝慈等[7]报道，阿胶对兔耳烫伤后的血管通透性能防止烫伤性“渗漏”，对油酸造成的肺损伤有保护作用。另外，阿胶还对血管有扩容作用。

4. 抗疲劳和耐缺氧作用　殷惠等[8]报道，用阿胶等多种中草药配伍制成的口服液对小鼠进行抗疲劳效果的实验研究，显示能明显提高机体有氧和无氧耐力；增强机体对疼痛反应的抑制能力，促进运动性疲劳的消除。张兴岐等[9]报道，阿胶补血膏明显升高失血性贫血小鼠的红细胞和血红蛋白，延长正常小鼠的耐缺氧时间，使小鼠血清中溶血素含量增加，提高“脾虚”模型小鼠的游泳时间和耐高温时间。

5. 对钙代谢的影响　阿胶血钙平(阿胶、生黄芪、川芎等药组成)可使口服维 A 酸(维甲酸)致骨质病变，切除睾丸致骨质疏松、缺乏维生素 D 致骨质疏松的大鼠血清中 Ca、P 含量明显升高，ALP 活力下降，能促进病变骨质愈合[10]。

6. 对免疫功能的影响　李宗锋等[11]报道，阿胶溶液对脾脏有明显的增重作用，对胸腺略有减轻作用，可明显提高小鼠腹腔巨噬细胞的吞噬能力。苗明三等[12]证实阿胶益寿颗粒能提高衰老小鼠血 SOD、CAT、GSH-Px 活力，降低血浆、脑匀浆及肝匀浆 LPO 水平，明显拮抗衰老模型小鼠胸腺及脾脏的萎缩，使皮质厚度增加，皮质细胞数增加，脾小节增大及淋巴细胞数增加，促进脑神经细胞的发育。

7. 增强记忆作用　李茂进等[13]报道了天麻阿胶联合对染铅鼠脑一氧化氮及学习记忆的影响研究，发现二者均可显著提高染铅鼠游泳实验中直线达到平台次数以及小脑一氧化氮，而且合用效果更显著于作任一药物单用。胡俊峰等[14]研究认为天麻、阿胶对铅致海马 CA3 区神经元超微结构及功能的损害均具有保护作用，从而改善学习记忆损伤，且二药有联合增强效应。

8. 对实验性肾炎的治疗作用　吴志英等[15]以 Vassili 改良法造成家兔慢性肾炎模型，服用阿胶后 2 周即获正氮平衡，而对照组织仍为负平衡。从尿氮和粪氮的排出总量来看，服用阿胶组4周时排出氮总量均较2周时明显降低。这是由于蛋白质摄入增加时，体内合成蛋白质能力亦增加时，故机体内贮氮量亦增加，血浆蛋白质提高，血中胶体渗透压升高，有利于利尿消肿。另外，服用阿胶2周后，血肌酐量均较造型时明显下降，但服药4周时，肌酐虽较2周时有明显下降，但不明显，而对照组4周时与2周时比较仍有明显下降。实验结果提示，阿胶含非必需氨基酸为主，故肾功能不全者慎用，不利于肌酐、尿素氮下降。

9. 对骨骼愈合的影响　高云等[16]探讨了阿胶对骨愈合过程中相关基因表达的影响，结果阿胶可加强巨核细胞的聚集及增强其活性，并可促进软骨细胞、成骨细胞的增殖及合成活性，加快软骨内骨化，促进骨愈合作用。

(三) 临床报道

1. 防治放化疗后副反应和并发症　刘展华等[17]观察复方阿胶浆(主要由阿胶、红参、熟地黄、党参、山楂等中药组成)对中药联合顺铂类化疗方案治疗非小细胞肺癌的骨髓保护作用。研究认为复方阿胶浆可以改善患者临床症状，提高生活质量，防治化疗导致的骨髓抑制，缩短骨髓恢复时间，有利于化疗按时完成。

2. 治疗贫血　阿胶补浆(由阿胶、人参、熟地黄、党参、山楂组成)对失血性贫血和白细胞减少症有明显效果，并能增强骨髓造血功能，保护干细胞免受毒害[18]。

3. 治疗失眠　谭斌[19]应用黄连阿胶汤治疗大学生失眠症40例，西药对照组40例给予安定。结果中药组比西药组效果更好更持久，西药组比中药组虽然起效快、用药方便，但失眠症状消失情况要比中药组差而且需要经常服药。

4. 治疗慢性萎缩性胃炎　廖中昶[20]应用阿胶联合胃复春治疗慢性萎缩性胃炎。将60例慢性萎缩性胃炎患者分为治疗组和对照组各30例，两组胃复春片用法相同，治疗组同时加用阿胶治疗，疗程均为12周。结果治疗组症状及胃黏膜病理学改善情况均明显优于对照组；两组不良反应比较，差异无显著性意义。

5. 治疗焦虑症　王新本[21]用Zung症状自评量表(SAS)筛选焦虑症200例，并符合中医心肾不交型诊断，用黄连阿胶汤加味治疗。结果：治愈136例，显效40例，无效24例，总有效率88%。

6. 产后失眠　蔡爱华[22]以阿胶为主组成黄连阿胶汤加味治疗产后失眠36例。服药期间停用西药及其他中成药，1周为1个疗程。治疗结果：经1～3个疗程治疗后20例获显著疗效，睡眠恢复正常，伴随症状消失，且停药后未见复发；15例有效，睡眠时间较前延长，伴随症状亦有改善；仅1例无效，症状无改善。总有效率97.22%。

7. 更年期综合征　陈大蓉等[23]以黄连阿胶汤为基础进行加减治疗更年期综合征，并与尼尔雌醇治疗本病进行对比，治疗组90例，对照组30例。治疗结果：治疗组于服药15天后开始显效，总有效率94%；对照组于服药3个月开始显效，总有效率90%。

参考文献

[1] 王志海，吴斌. 阿胶补血作用机理初探[J]. 山东中医杂志，1992，11(3)：35-38.

[2] 潘登善. 论阿胶的补血效用[J]. 陕西中医，2004，25(11)：1032-1033.

[3] 魏东，王瑛，等. 大剂量阿胶治疗晚期肿瘤化疗后血小板减少症的临床研究[J]. 成都中医药大学学报，2002，25(1)：23-24.

[4] 李宗铎，董玉秀. 阿胶补血晶冲剂的药理研究[J]. 中草药，1990，21(2)：27-29.

[5] 李宗铎，李文超. 复方阿胶膏对贫血动物模型的作用[J]. 河南中医学院学报，2004，19(2)：33-34.

[6] 姚定方，张亚霏．阿胶对内毒素性休克狗血液动力学流变学及微循环的影响[J]．中国中药杂志，1989，14(1)：44-46.

[7] 程孝慈，姚文虎．复方阿胶冲剂治疗乙脑脑水肿的疗效观察[J]．临床神经病学杂志，1995，8(3)：154-156.

[8] 殷惠，葛新发．霸王七、绞股蓝、阿胶等多味中草药配伍抗疲劳效果的实验研究[J]．中国运动医学杂志，1995，14(3)：138-140.

[9] 张兴岐，俞腾飞，彭秀杰，等．阿胶补血膏药效学研究[J]．包头医学院学报，2003，19(4)：265-267.

[10] 刘国华，侯传香．阿胶血钙平的药理作用研究[J]．中成药，1994，16(8)：39-40.

[11] 李宗铎，李天新．阿胶的药理作用[J]．河南中医，1989(6)：27-29.

[12] 苗明三，顾丽亚，方晓艳，等．阿胶益寿颗粒对小鼠衰老模型的影响[J]．中国中药杂志，2004，29(8)：817-818.

[13] 李茂进，胡俊峰，等．天麻阿胶联合对染铅鼠脑一氧化氮及学习记忆的影响[J]．中国公共卫生，2002，18(3)：284-286.

[14] 胡俊峰，李国珍，李茂进．天麻和阿胶对铅所致大鼠海马结构及功能损害的保护作用[J]．中华劳动卫生职业病杂志，2003，21(2)：124-127.

[15] 吴志英，陈梅芳，张庆怡，等．肾病水肿运用阿胶的机理探讨——对实验性肾炎血浆氨基酸与氮平衡的影响[J]．中医杂志，1988(2)：60-62.

[16] 高云，董福慧，郑军．阿胶对骨愈合过程中相关基因表达影响[J]．中国骨伤，2004，17(9)：520-523.

[17] 刘展华，史建文．复方阿胶浆对肺癌化疗增效减毒作用的临床观察[J]．中华中医药学刊，2007，25(11)：2427-2429.

[18] 王永汉，柳树芳，王民，等．阿胶补浆的药理研究[J]．中成药研究，1986(1)：24-27.

[19] 谭斌．黄连阿胶汤与安定治疗大学生失眠的临床观察[J]．四川中医，2006，24(4)：49-50.

[20] 廖中昶．阿胶联合胃复春治疗慢性萎缩性胃炎临床效果观察[J]．实用医院临床杂志，2009，6(6)：95-96.

[21] 王新本，朱志珍．黄连阿胶汤加味治疗焦虑症 200 例临床分析[J]．中医药学报，2003，31(5)：25.

[22] 蔡爱华．黄连阿胶汤加味治疗产后失眠 36 例[J]．中国民间疗法，2001，9(2)：42-43.

[23] 陈大蓉，程积华，唐显著，等．黄连阿胶胶囊对更年期综合征的治疗作用[J]．中国实验方剂学杂志，1997，3(2)：6-9.

龙眼肉 Longyanrou

【别名】益智(《神农本草经》)，蜜脾(《本草纲目》)，龙眼干(《泉州本草》)。

【来源】龙眼肉，始载于《神农本草经》，列为上品，历代本草均有收载，因其形而名。为无患子科常绿乔木植物龙眼 *Dimocarpus longan* Lour. 的假种皮。主产于广西玉林、桂平、岑溪、博白、平南、苍梧，福建莆田、仙游、惠安。以福建所产品质好，广西产量最大。系栽培。

【采收炮制】夏、秋二季采收成熟果实，干燥，除去壳、核，晒至干爽不黏，贮存备用。

【商品规格】商品分为龙眼肉和桂圆两种，龙眼肉以肉厚、质细软、个大、色黄、半透明、味浓甜者为佳。龙眼肉按厚薄大小色泽分为 1～3 等级。桂圆以个大、肉厚、色红者为佳。龙眼肉以福建产者品质为佳。

【药性】甘，温。归心、脾经。

【功效】补益心脾，养血安神。

【应用】

1. 心脾两虚 本品甘温，入心、脾二经，善补益心脾，既不滋腻，又无壅滞之弊，为滋补良药，故可用治思虑过度，劳伤心脾引起的惊悸怔忡、失眠健忘、食少体倦，以及脾气虚弱，统摄无权的崩漏、便血等症。临证常与人参、黄芪、当归、酸枣仁等益气养血安神之品同用，以增强药力，如《校注妇人良方》归脾汤；《泉州本草》中将龙眼肉与生姜水煎服，治脾虚泄泻，若配白术、薏苡仁、山药等则疗效更佳。

2. 气血双亏　本品甘温入脾，又能补后天之源而益气养血，且甘甜平和，宜于久服。故亦可用治气血不足所致倦怠乏力，少气自汗、面色淡白或萎黄，或年老体弱、久病体虚者。用本品 30g 加白糖 3g 隔水炖服即效，其补气血之力不下参、芪；若素体多火，少佐西洋参 3g，则有补气血、清虚火之妙，如《随息居饮食谱》玉灵膏；若气血不足，兼轻度阳虚者，可将龙眼肉泡入上好白酒中，百日后，日饮适量，如《万氏家抄方》龙眼酒。

此外，《泉州本草》将龙眼肉与生姜、大枣同用，治妇人产后气血双亏兼阳浮者。

【用法用量】9～15g。亦可熬膏、浸酒或入丸剂。

【使用注意】内有郁火、痰饮气滞、湿阻中满及外感未清者忌服。

【鉴别用药】龙眼肉、阿胶均为补血良药，且药性平和。阿胶尚具良好的止血作用，能治多种出血之证，并能滋阴、清肺润燥；龙眼肉善益心脾、安神智，又非阿胶所能及。

【药论】

1.《神农本草经》:"主安志，厌食，久服强魂魄，聪明。"

2.《药品化义》:"桂圆，大补阴血。凡上部失血之后，入归脾汤同莲肉、芡实以补脾阴，使脾旺统血归经；如神思劳倦，心经血少，以此助生地、麦冬补养心血；又筋骨过劳，肝脏空虚，以此佐熟地黄、当归，滋肝补血。"

【现代研究】

(一) 化学成分

龙眼肉含有糖类、脂类、皂苷类、多肽类、多酚类、挥发性成分、氨基酸及微量元素等多种效应成分。龙眼肉含水可溶性物质 79.77%，不溶性物质 19.39%，灰分 3.36%，主要营养成分为总糖 12.38%～22.55%，还原糖 3.85%～10.15%。龙眼肉中单糖和寡糖主要为果糖、葡萄糖、蔗糖，龙眼多糖是由鼠李糖、葡萄糖、半乳糖等单糖组成的杂多糖。龙眼肉中的脂类含有溶血磷脂酰胆碱、磷脂酰胆碱、磷脂酰肌醇、磷脂酰丝氨酸等。龙眼肉中含有丰富的氨基酸类成分，主要有天冬氨酸、苏氨酸等多种氨基酸成分。龙眼肉中含有钙、镁、铁、铜、锌、锰等微量元素和胡萝卜素，维生素 K，维生素 C 等。

(二) 药理作用

1. 抗氧化、抗衰老作用　龙眼肉可以抑制体内的一种黄素蛋白酶-脑 B 型单胺氧化酶(MAO-B)的活性，这种酶和机体的衰老有密切的关系，即 MAO-B 的活性升高可加速机体的老化过程[1]。王惠琴等[2]证实龙眼肉提取液在体外可抑制小鼠肝匀浆过氧化脂质(LPO)的生成；体内试验中，高浓度试验组动物血中谷胱甘肽过氧化物酶(GSH-Px)活力显著提高，LPO 及超氧化物歧化酶(SOD)活力未见改变。胸腺及淋巴结组织切片特殊染色(ANAE 测定)显示，该组动物的 T 细胞检出率显著升高。证明龙眼肉提取液有一定的抗自由基及提高细胞免疫功能的作用。

2. 增强免疫功能　20ml/kg 龙眼肉和蛤蚧提取液(ALG，每毫升含桂圆肉 1g、蛤蚧 0.5g)连续灌服 7 日，可明显增加小鼠脾脏重量。15ml/kg 灌服 10 日可提高小鼠对碳粒的廓清指数[3]。

3. 强壮作用　龙眼肉和蛤蚧提取液(ALG，每毫升含桂圆肉 1g、蛤蚧 0.5g)可促进生长，增强体质。15ml/kg ALG 给小鼠连续灌胃 14 日，可明显对抗利血平化小鼠体重下降并减轻利血平化小鼠拱背、毛发疏松、自主活动减少等虚弱症状。20ml/kg ALG 连续灌胃 6 日可明显增加正常小鼠体重[3]。

4. 抗应激作用 龙眼肉和蛤蚧提取液（ALG）给小鼠连续灌胃 10 日，可显著延长小鼠常压耐缺氧存活时间，减少低温（－18～－20℃）下死亡率，并延长动物高温下（48℃±1℃）存活时间，因此对小鼠遭受低温、高温、缺氧刺激有明显的保护作用[3]。

5. 抗肿瘤作用 龙眼肉水浸液对人的子宫颈癌细胞 JTC-26 有 90%以上的抑制率，比对照组博来霉素（抗癌化疗药）要高 25%左右，几乎和常用的抗癌药物长春新碱相当[1]。

6. 对内分泌的影响 许兰芝等[4]研究发现龙眼肉的乙醇提取物无论剂量大小均可明显降低雌性大鼠血清中催乳素的含量，而对雌二醇和睾酮只在大剂量时才显著减少；可明显增加孕酮和促卵胞刺激素的含量，而对促黄体生成素无影响。因此，龙眼肉乙醇提取物可明显影响大鼠垂体-性腺轴的功能，这为临床产妇产后食用较大剂量龙眼肉时乳汁明显减少，而且子宫恢复不好、失血较多提供了理论依据。

（三）临床报道

1. 治疗妇科疾病 龙眼根、二房皮各 30g，盐炒后，与牛肉 250g 共加水炖服，每日 1 次，治疗白带增多 40 例，均获效[5]。

2. 治疗内耳眩晕 龙眼肉、酸枣仁、山药、当归、五味子各 10g。水煎服，日 1 剂。痰涎壅盛者加天竺黄、姜半夏；气虚者加党参、黄芪；血虚者加熟地黄、丹参。共治疗 42 例，临床治愈 15 例，有效 24 例，无效 3 例，总有效率 93%[6]。

3. 治疗心神经官能症 程晓春等[7]应用安魂汤合桂枝甘草汤（龙眼肉、酸枣仁、生龙骨、清半夏、桂枝等）加味治疗心神经官能症 66 例，总有效率 95.45%。

4. 治疗焦虑症 周来兴[8]用归脾汤治疗对抗焦虑药有严重抗药性和依赖性的焦虑症患者 200 例，痊愈 144 例，显效 38 例，有效 12 例，无效 6 例。

（四）不良反应

给小鼠灌服龙眼肉和蛤蚧提取液 25ml/kg（每毫升含桂圆肉 1g、蛤蚧 0.5g），7 日内无不良反应及死亡[3]。

参考文献

[1] 常敏毅. 龙眼肉·何首乌抗衰老功能的新说[J]. 中国食品，1987(2)：4.

[2] 王惠琴，信东. 龙眼肉提取液抗自由基及免疫增强作用的实验研究[J]. 中国老年学杂志，1994，14(4)：227-229.

[3] 农兴旭，李茂. 桂圆肉和蛤蚧提取液的药理作用[J]. 中国中药杂志，1989，14(6)：45-47.

[4] 许兰芝，王洪岗，耿秀芳，等. 龙眼肉乙醇提取物对雌性大鼠垂体-性腺轴的作用[J]. 中医药信息，2002，19(5)：57-58.

[5] 周来兴. 龙眼根二层皮治带下[J]. 福建中医药，1987(4)：40.

[6] 潘嘉珑. 五味子合剂治疗内耳眩晕病 42 例[J]. 陕西中医，1989，10(12)：535.

[7] 程晓春，刘启亮，马彩霞. 安魂汤合桂枝甘草汤治疗心神经官能征 66 例[J]. 陕西中医，2009(6)：663-664.

[8] 黄青松，王秋菊. 归脾汤治疗焦虑症 200 例[J]. 河南中医，2008，28(8)：82-83.

楮实子 Chushizi

【别名】楮实米（河南），构树子、楮实、野杨梅、柘树子（南通），角树子（苏州），谷实。

【来源】始载于《名医别录》,列为上品。历代本草多有收载。为桑科落叶乔木植物构树 *Broussonetia papyrifera*(L.)Vent.的干燥成熟果实。主产于河南商丘、南阳、洛阳,湖北孝感、襄阳,湖南衡阳,山西灵丘、宁武,甘肃西礼等地。此外浙江、四川、山东、安徽、江西等地亦产。多为野生,也有栽培。

【采收炮制】秋季当果实成熟呈红色时采收、晒干,除去外面灰白色膜状宿萼及杂质,晒干即可。

【商品规格】商品以粒饱满、色红、子老、纯净无杂质者为佳。

按《中国药典》(1995年版一部)规定:本品总灰分不得过8.0%。

【药性】甘,寒。归肝、肾经。

【功效】补肾清肝,明目,利尿。

【应用】

1. 腰膝酸软,虚劳骨蒸,头晕目昏　本品甘寒养阴,善补肝肾之阴,对于肝肾不足的腰膝酸软、虚劳骨蒸、盗汗遗精、头晕目昏等症,以黑豆汁浸楮实子,晒干后配枸杞子共研细末,白汤服下以治。

2. 目翳昏花　本品寒能清热,清肝明目。凡肝经有热,目生翳障之症,以楮实子单味研末,蜜汤调下。如《仁斋直指方》之楮实散。若风热上攻的目翳流泪,眼目昏花,则以本品配荆芥穗、地骨皮,炼蜜丸,米汤调服。

3. 水肿胀满　本品入肾经,补肾阴,助生肾气,对气化不利所致水液停滞之臌胀、小便不利等症,以丁香、茯苓相配,研细末,用楮实浸膏为丸,服至小便清利,如《素问病机气宜保命集》之楮实子丸。

外用捣敷,还可治疖疽金疮。因本品甘寒,能清热解毒,祛腐生肌。

【用法用量】6～12g,或入丸、散。外用:捣敷。

【使用注意】虚寒证患者慎用。

【鉴别用药】楮实子、枸杞子皆为甘润之品,善滋补肝肾之阴血。枸杞子性平,功能补肾益精,养肝明目,润肺止咳;楮实子性寒,滋阴血除虚热,清肝明目。二者皆可用于肝肾不足之腰膝酸软、头眩昏花、目暗不明等症;而楮实子功善清热,还可治肝热目翳及风热目疾,兼有利尿之效,用治水肿之症。

【药论】

1.《名医别录》:"主阴痿水肿,益气,充肌肤,明目。"

2.《日华子本草》:"壮筋骨,助阳气,补虚劳,助腰膝。"

3.《本草汇言》:"健脾养肾,补虚劳,明目。"

【现代研究】

(一)化学成分

楮实子中含有脂肪油、氨基酸、矿物元素、生物碱、色素等多种化学成分。楮实子中含有大量的脂肪油,其含量达到31.7%。脂肪油中含有非皂化物2.67%、饱和脂肪酸8.0%、油酸15.0%、亚油酸76.0%,还含有棕榈酸、硬脂酸、亚麻酸等,楮实子中所含的必需脂肪酸明显高于其他常见食用油。楮实子含有天冬氨酸、谷氨酸、精氨酸、缬氨酸、脯氨酸、赖氨酸等多种氨基酸。

(二)药理作用

1. 增强免疫　魏云等[1]研究发现含楮实子的还少丹能使氢化可的松模型小鼠游泳时

间明显延长，能使利血平造模小鼠体温明显升高，具有补肾健脾之功效，并能增加小鼠戊巴比妥钠阈下催眠剂量的睡眠动物数，具有益智安神的作用。

2. 改善记忆作用 戴新民[2]研究小鼠复杂迷宫趋食反应的实验结果表明，楮实子提取液对正常小鼠的学习和记忆功能有显著促进作用，普遍有缩短小鼠走迷宫取食所需时间、减少错误次数的趋势。采用一次训练被动回避性条件反应——跳台法，和 4 种化学药品所致记忆障碍研究楮实子对改善记忆的作用，结果表明，楮实子提取液对东莨菪碱造成的记忆获得障碍、对氯霉素造成的记忆巩固缺损、对亚硝酸钠造成的记忆巩固不良、对低浓度乙醇造成的记忆再现缺损均具有明显的改善作用。

3. 抗氧化作用 庞素秋等[3]研究证实楮实子红色素能显著清除超氧阴离子及羟基自由基，抑制 H_2O_2诱导小鼠红细胞溶血和肝匀浆自氧化，对肝线粒体也有保护作用。

4. 降血脂 张尊祥等[4]发现老年痴呆患者使用楮实子后血清中 LPO、TC 和 TG 水平较用药前显著下降，而 SOD 和 HDL 水平显著升高。

5. 抗肿瘤作用 庞素秋等[5]发现当楮实子总生物碱药物浓度达到 100μg/L 时显示出较为显著的肿瘤细胞（HeLa、BEL-7402、A375、SMM1990、Saos-2）抑制作用。

（三）临床报道

1. 治疗眼科疾病 黄叔仁等[6]应用楮实子、沙苑子、茺蔚子、菟丝子、益智仁、淫羊藿、山萸肉、制首乌各 10kg，丹参、枸杞子、桑椹、女贞子各 15kg，黄柏 6kg，川芎 4.5kg。制颗粒冲剂，每包 12g，每服 1 包，每日 3 次，连用 6 个月后改每日 1 包，服两年。治疗变性近视 57 例，有效 45 例。彭智谋[7]应用楮实子、菟丝子、云苓各 12g，熟地黄、首乌、枸杞子、黄精各 15g，昆布、海藻各 10g。治疗老年性白内障 35 例，总有效率 94%。王健等[8]用楮实子、枸杞子、决明子、丹参、生石决明、柴胡、谷精草、茺蔚子治疗肝肾不足型中心性浆液性脉络膜视网膜病变 52 例，并与西药治疗对照观察，结果：治疗组总有效率为 97.1%；对照组有效率为 80.3%。

2. 治疗不孕不育 朱明达[9]应用楮实子配伍补肾壮阳药为散，治疗 89 例，总有效率 89.8%。陈金娇[10]用知母、黄柏、连翘、楮实子等治疗男性生殖系统感染不育，方中重用淫羊藿、菟丝子、楮实子生精益肾，结果治疗 32 例，治愈 16 例，总有效率为 89%。用楮实子、菟丝子、枸杞子等的中药复方治疗男性不育有较好效果。含楮实等中药的还少丹对男子性功能障碍阳痿有效[11]。

3. 治疗肾病 朱建平等[12]认为楮实子能补益肝肾，调整内分泌失调，取其补阴气，助阳气利水之功，治疗更年期面浮胫肿有特殊效果。应用楮实子、熟地黄、山萸肉等组成的健肾丸用于防治肾病复发；用楮实、茯苓、金樱子、车前子等治疗慢性肾炎及肾气虚型患者有效；采用黄芪伍用楮实子等治疗慢性肾衰竭兼水肿者及泌尿系结石也都有一定的效果。

参考文献

[1] 魏云，姚素华. 还少丹药理作用实验研究[J]. 中国实验方剂学杂志，1996，2(1)：25-28.

[2] 戴新民，张尊祥，等. 楮实对小鼠学习和记忆的促进作用[J]. 中药药理与临床，1997，13(5)：27-29.

[3] 庞素秋，王国权，秦路平，等. 楮实子红色素体外抗氧化作用研究[J]. 中药材，2006，29(3)：262-265.

[4] 张尊祥，戴新民，杨然，等. 楮实对老年痴呆血液 LPO SOD 和脂蛋白的影响[J]. 解放军药学学报，1999，15(4)：5-7.

[5] 庞素秋,王国权,黄宝康,等.楮实子生物碱的细胞毒作用研究[J].中药材,2007,30(7):826-828.

[6] 黄叔仁,张晓峰.九子还睛煎治疗变性近视的临床观察[J].中医杂志,1991,32(12):30-32.

[7] 彭智谋.补消并用治老年性白内障35例报告[J].江西中医药,1992,23(2):39.

[8] 王健,温艳萍.中药治疗中心性浆液性脉络膜视网膜病变52例[J].山西中医,1999,15(2):17-18.

[9] 朱明达.还少丹加味治疗男性不育症89例[J].湖北中医杂志,1993,15(3):25-26.

[10] 陈金娇.清热化瘀益肾汤加减治疗男性生殖系统感染性不育32例[J].浙江中医学院学报,2000,24(4):36.

[11] 林宏洋.徐福松教授治疗男子性功能障碍临床经验及用药特点[J].中医药研究,2001,17(2):32-33.

[12] 朱建平,邱志济.朱良春治疗泌尿系结石"对药"特色[J].辽宁中医杂志,2000,27(12):532.

(李波　刘轩　佟海英)

第四节　补　阴　药

凡能养阴生津,以治疗阴虚证为主要作用的药物称补阴药或养阴药、滋阴药。

本类药物药性多甘寒质润,故有滋养阴液、生津润燥的作用,主入肺、胃、肝、肾经,又分别具有润肺阴、养胃阴、滋肝阴、补肾阴的作用。历代医家相沿以"甘寒养阴"来概括其性用。"阴虚则内热",而补阴药的寒凉性又可以清除阴虚不足之热,故阴虚多热者用之尤宜。

阴虚证多见于热病后期及若干慢性疾病。常见有干咳少痰,痰中带血,咽痛音哑的肺阴虚证;或咽干口渴,舌绛苔剥及胃中嘈杂不饥,大便燥结的胃阴虚证;或两目干涩,昏花眩晕,耳鸣耳聋的肝阴虚证;或腰膝酸痛,五心烦热,盗汗遗精的肾阴虚证等。

补阴药各有其长,可根据阴虚的主要证候,选择应用。但补胃阴者,常可补肺阴,补肾阴者,每能补肝阴,在实际应用时,又常相互为用。同时临床应用时还应随证配伍,如热邪伤阴而邪热未尽者,应配伍清热药;阴虚内热者,应配伍清虚热药;阴虚阳亢者,应配伍潜阳药;阴虚风动者,应配伍息风药;阴血俱虚者,并用补血之品。

补阴药大多甘寒滋腻,凡脾胃虚弱、痰湿内阻、腹满便溏者不宜用之。

北沙参　Beishashen

【别名】海沙参(江苏、河北),银条参、莱阳参(《江苏植药志》),辽沙参(《中药志》),野香菜根(《中药材手册》),珊瑚菜(《中华本草》),白参、铃儿参(《得配本草》),真北沙参(《卫生易简方》),滨防风(《江淮杂记》)。也有白沙参、解沙参,炒北沙参、炙北沙参、醋北沙参等名称。

【来源】北沙参,始载于《本草汇言》。为伞形科多年生草本植物珊瑚菜 *Glehnia littoralis* Fr. Schmidt ex Miq. 的干燥根。本品表面呈白色,宜于沙地生长,前人认为效用之广似于参类,故名。本属植物全世界仅有1种,通常生长于肥沃疏松的沙质土壤。分布于东亚和北美。中国有产,主要分布于沿海各省,主产于山东莱阳、烟台、文登、牟平、蓬莱、崂山,河北秦皇岛、定县、安国,江苏连云港,辽宁旅大等地。以山东莱阳胡城村产品为最著名。野生及栽培品均有,但以栽培品多见。

古代并无南、北沙参之分。明代以前所用沙参主要为桔梗科沙参属植物的根,即今之南沙参,如《神农本草经》所载列为上品之"沙参"即是。至明代晚期始有"真北沙参"之名,后渐趋分明。如《药品化义》注曰:"北地沙土所产,故名沙参。皮淡黄、肉白、中条者佳。南产色苍体匏纯苦；另有粉沙参味甘，俱不可用。”其后《本草逢原》也称：“有南北二种”，“北者质坚性寒，南者体虚力微”，等等。在《增订伪药条辨》中，北沙参按语中言：“按此沙参山东日照、故墩出者次，关东出者更次，其他台湾、福建、广东出者最次不入药用。”可以证明北沙参为伞形科珊瑚菜。

【采收炮制】 于夏、秋两季采挖根部。两年生春参，在第 3 年 7 月收获；一年生秋参，在第 2 年 9 月收获。刨出根，除去地上茎及须根，洗净泥土，稍晾，放开水中烫后剥去外皮，晒干或烘干；或洗净后直接干燥。用时除去残茎及杂质，略润后切段，晒干。

炮制方法主要有净制、切制和炮炙。而炮炙中又分炒制、蜜制、米制 3 种。炒制时，取净北沙参段，置于铁锅中炒至黄色或焦黄色为度；蜜制时，先将蜂蜜置锅内，加热至沸，加入北沙参，用文火炒至黄色不粘手为度，取出晾凉，北沙参每 500g，用炼熟蜂蜜 60～90g；米制时，取沙参段，置锅内先洒水再撒米，沙参每 100g，用米 1000g，米借水力粘在锅上，加热烧至有烟冒出时，放入沙参段轻轻翻动，炒至变黄色，取出晾凉，入库即得。

【商品规格】 商品有海南参、莱阳参、野北沙参及山东 1～2 等级及统装、辽宁 1～3 级、江苏统装等规格。商品现以海南参质优，也有 3 个等级。以上商品均以枝条细长、呈圆柱形、均匀质坚、外皮色白净者为佳。一等：呈细长条状，圆柱形，去净栓皮，表面淡黄白色，质坚而脆，断面皮部淡黄白色，有黄色木质心，微有香气，味微甘，条长 34cm 以上，上中部直径 3～6mm，无芦头、细尾须、油条、虫蛀、霉变等现象；二等：条长 23cm 以上，上中部直径 3～6mm，其余同一等；三等：条长 22cm 以下，粗细不分，间有破碎，其余同二等。

【药性】 甘、微苦，微寒。归肺、胃经。

【功效】 养阴清肺，益胃生津。

【应用】

1. 肺热及肺虚燥咳　本品味甘微苦，性微寒，归肺经，故能养肺阴，清肺热，用于热伤肺阴所致的干咳痰少、口干口渴之症。常与麦冬、天花粉配伍应用，方如《温病条辨》的沙参麦冬汤；《卫生易简方》以本品配知母、贝母、麦冬、鳖甲等同用，治阴虚劳热，咳嗽咳血等证。《林仲先医案》中，治阴虚火炎，似虚似实，逆气不降，清气不升，烦渴咳嗽，胀满不食，以本品单味 15g，水煎服。也可用于肺虚燥咳或劳嗽久咳、干咳少痰、咽干音哑等症，可配伍杏仁、川贝、麦冬、桑叶、天花粉等，方如桑杏汤。

2. 胃阴不足、津伤口渴　本品能入胃经，而性微寒，可养胃阴，生津液，兼能清热，可用于温热病，邪热伤津或胃阴不足，见口燥咽干、烦热口渴等症。常与生地黄、麦冬等配伍应用，方如《温病条辨》的益胃汤。

【用法用量】 入煎剂，5～12g。亦可熬膏或入丸剂。

【使用注意】 感受风寒而致咳嗽及肺胃虚寒者忌服。反藜芦。恶防已。

【鉴别用药】 南沙参与北沙参均具有补肺、胃之阴津的作用，但南沙参兼能化痰，北沙参长于补阴，其鲜品沙参生津之力强。二者皆有甘寒之性，而入肺经，故有清肺热、养肺阴之效，可以治疗热病伤阴、体虚发热、阴虚燥咳之证。然南沙参清肺祛痰之力胜于北沙参，于肺热咳嗽，咳痰不利时多用；北沙参润肺之力较强，于肺阴不足，干咳无痰，或虚劳燥咳，肺虚咯血之症多用。除此之外，鲜沙参，即南沙参之鲜者，质润多液，清热生津作用较佳，热病伤阴口渴者多用。

【药论】

1.《本草纲目》：“沙参甘淡而寒，其体轻虚，专补肺气，因其益脾与肾，故金受火克者宜之。”“清肺火，治久咳肺痿。”

2.《神农本草经》：“主血积气，除寒热，补中，益肺气。”

3.《中药志》：“养肺阴，清肺热，祛痰止咳。治虚劳发热，阴伤燥咳，口渴咽干。”

4.《本草从新》：“专补肺阴，清肺火，治久咳肺痿。”

5.《饮片新参》：“养肺胃阴，治劳咳痰血。”

6.《东北药植志》：“治慢性支气管炎，肺结核，肺膨胀不全，肺脓疡等。”

【现代研究】

（一）化学成分

本品含挥发油、三萜酸、豆甾醇、β-谷甾醇、多糖、桦木醇、羽扇豆醇、胡萝卜苷、人参炔醇、生物碱及多种香豆素类化合物补骨脂素、香柑内酯、花椒毒酚、花椒毒素、异欧前胡素、欧前胡素、蛇床内酯、别欧前胡素、8-(1,1-二甲烯丙基)-5-羟基补骨脂素、异紫花前胡内酯、东莨菪素、氨基酸、微量元素等[1-3]。

（二）药理作用

1. 解热镇痛作用　本品挥发油能降低正常兔体温；其乙醇浸膏对伤寒疫苗发热的兔有解热作用，同时也有一定的镇痛作用。但挥发油及叶的乙醇浸膏则无镇痛作用[3]。

2. 免疫抑制作用　北沙参多糖 500mg/kg 腹腔注射，对 2,4-二硝基氯苯（DNCB）引起的小鼠迟发型超敏反应有抑制作用；5～800mg/kg 腹腔注射也降低小鼠脾细胞溶血空斑及小鼠血清凝集素效价；400～1600μg/kg 对 PHA 诱导的正常人血淋巴细胞增生有抑制作用。对于植物血凝素、刀豆蛋白 A 和美洲商陆分裂原所致的人血淋巴细胞体外增殖均有抑制作用，与氢化可的松、环磷酰胺相似，有免疫抑制作用[4]。北沙参粗多糖对细胞免疫和体液免疫功能有明显增强作用，而对非特异性免疫无明显促进作用[5]。

3. 镇咳祛痰作用　北沙参对氨水致小鼠的咳嗽有抑制作用，并能延长小鼠咳嗽的潜伏期；且小鼠呼吸道酚红法祛痰实验表明北沙参也有较好的祛痰作用[6]。

4. 抑制突变活性及抗肿瘤作用　于体外培养哺乳类细胞中，加入北沙参浸液 0.5g/ml 时，显示较强的抑制突变的作用[7]。北沙参水提乙醇处理后的 3 种提取物对肺癌细胞株（A549）和肝癌细胞株（HEP）在体外均有一定的抑制作用，但对胃癌细胞株（SGC）几乎没有抑制作用[8]。

5. 保肝作用　北沙参乙醇提取物可增加肝脏抗氧化能力，对四氯化碳诱导急性肝损伤有保护作用[9]。

（三）临床报道

1. 治疗食管炎　以沙参、麦冬、桔梗、金银花、连翘、甘草各 100g，胖大海 50g，制成蜜丸，每服 1～2 丸，日服 3～5 次，于两餐之间或空腹含化，缓缓咽下。用于治疗食管炎 12 例。结果：治愈 8 例，好转 3 例，无效 1 例，其中 6 例经 1～6 年随访，均未复发[10]。

2. 治疗小儿口疮　沙参、麦冬、玉竹、天花粉、扁豆各 6～9g，冬桑叶 6g，甘草 3～6g，大青叶、人中白各 9～12g，水煎服，每日 1 剂，治疗小儿口疮 34 例，全部治愈，多在服药 2～5 剂，平均 3 剂后，溃疡面愈合[11]。

3. 治疗声音嘶哑　沙参、石膏各 15g，甘草 9g，杏仁、炙杷叶各 10g，阿胶、麦冬、黑芝麻、冬桑叶、木蝴蝶各 12g，随证加减。治疗 85 例，除 1 例无效外，余均治愈[12]。

4. 治疗迁延性肺炎　沙参、山药各 15g，水煎服，治疗迁延性肺炎 24 例，病程为 1～3 个月，结果 12 例主要症状及体征消失无反复，9 例症状、体征消失，3 例无效[13]。

5. 治疗萎缩性胃炎　沙参、麦冬、玉竹、天花粉各15g，生扁豆、冬桑叶各10g，生甘草6g，随症加减。治疗64例，治疗12例，好转49例，无效3例，总有效率为95.3%[14]。

6. 治疗2型糖尿病　采用中西医结合方法在西药常规降糖的基础上，加用北沙参生脉散（北沙参、麦冬、玉米子、柴胡、姜半夏、黄芩、甘草等），每日1剂，水煎，分2次服。治疗30例，显效16例，有效10例，无效4例，总有效率86.7%[15]。

（四）不良反应

有报道北沙参接触可致过敏性皮炎[16]。

参 考 文 献

[1] Sasaki H, Taguchi H, Yosioka I. The constituents of *Glehnia littoralis* Fr. Schmidt ex Miq Structure of a new coumarin glycoside, osthenol-7-*O*-β-gentiobioside[J]. Chem Pharm Bull, 1980, 28(6): 1847-1852.

[2] 张祥柏，唐旭利，李国强，等. 北沙参的化学成分研究[J]. 中国海洋大学学报，2008，38(5)：757.

[3] 南京药学院《中草药学》编写组. 中草药学（中册）[M]. 南京：江苏人民出版社，1976：775.

[4] 方德新，尤敏，应文斌，等. 北沙参治疗阴虚症的机理探讨之一——北沙参多糖对免疫功能的影响[J]. 中药药理与临床，1987，3(4)：24.

[5] 刘咏梅，刘波，王金凤，等. 北沙参粗多糖的提取对阴虚小鼠的免疫调节作用[J]. 中国生化药物杂志，2005，26(4)：224.

[6] 屠鹏飞，张红彬，徐国钧，等. 中药沙参类研究Ⅴ：镇咳祛痰药理作用比较[J]. 中草药，1995，26(1)：22-23.

[7] 邱佳信，唐莱娣，左建平，等. 中药的反突变作用研究[J]. 上海中医药杂志，1985(9)：46.

[8] 刘西岭，辛华，谭玲玲. 北沙参水提法不同提取物体外抗肿瘤的研究[J]. 安徽农业科学，2009，37(20)：9481-9482，9490.

[9] 金香男，郑明昱. 北沙参乙醇提取物对四氯化碳诱导急性肝损伤的保护作用[J]. 长春中医药大学学报，2010，26(6)：828.

[10] 杨福义. 食道炎丸治疗食道炎12例[J]. 福建中医药，1982(14)：28.

[11] 胡国臣. 中药现代临床应用手册[M]. 北京：学苑出版社，1993：526.

[12] 汤万团. 清燥救肺汤加减治疗失音85例疗效观察[J]. 中医杂志，1984，25(4)：50.

[13] 孙成榆. 骨折兼证的辨证施治[J]. 吉林中医药，1981(2)：45.

[14] 万年青. 沙参麦冬汤治疗萎缩性胃炎64例[J]. 四川中医，1998，16(7)：23.

[15] 雷雯，裴瑞霞. 北沙参生脉散治疗气阴两虚型2型糖尿病临床观察[J]. 湖北中医学院学报，2010，12(4)：50.

[16] 宋伟红，于守连，张丽华. 北沙参致接触过敏性皮炎[J]. 药物不良反应杂志，2005(3)：231.

南沙参　Nanshashen

【别名】 白沙参（《范子计然》），苦心、识美、虎须、白参、志取、文虎（《吴普本草》），文希（《名医别录》），羊婆奶（《本草纲目》），泡参（《中药形性经验鉴别法》），面杆杖（《青海药材》），桔参（《药材资料汇编》），泡沙参（《四川中药志》），稳牙参、保牙参、土人参（《湖南药物志》）。

【来源】 始载于《神农本草经》，列为上品，历代本草均有收载。为桔梗科植物轮叶沙参 *Adenophora tetraphylla*（Thunb.）Fisch. 或沙参 *Adenophora stricta* Miq. 的干燥根。主产于安徽、贵州、江苏、浙江、四川、河南、山东等地，以安徽、江苏所产质量好，贵州产量大。均为野生。

【采收炮制】春秋二季采挖，一般多在秋季采收。以8～9月间苗枯前采者质佳。春季采者浆水不足，干后空虚，质量较差。挖出后除去茎叶及须根，洗净泥土，趁鲜刮去粗皮，再以水洗净，晒干或用文火烘干。用时润透，切厚片，干燥。

【商品规格】商品南沙参以条粗饱满，色黄白无粗皮，产于安徽、江苏者佳。一般不分等级，根短瘦，色黄者质次。

按《中国药典》(2010年版一部)规定：本品水分测定不得过15.0%；总灰分测定不得过6.0%；酸不溶性灰分测定不得过2.2%；醇溶性浸出物测定不得少于30.0%。

【药性】甘，微寒。归肺、胃经。

【功效】养阴清肺，益胃生津，化痰，益气。

【应用】

1. 肺热燥咳　本品味甘微寒，为清热养阴生津之佳品。入肺经，能清肺热，养肺阴，用于热伤肺阴所致的干咳痰少、咽干口渴之症，常与麦冬、天花粉、冬桑叶等配伍应用，方如《温病条辨》的沙参麦冬汤。若风温燥邪侵袭肺卫，灼伤肺阴所致的咳嗽少痰、咽干口渴之症，则与杏仁、桑叶、贝母等同用，如《温病条辨》之桑杏汤。《卫生易简方》，则以本品配知母、贝母、麦冬、鳖甲等同用，治阴虚劳热，咳嗽咯血。

2. 津伤口渴　本品又入胃经，能清胃热、养胃阴而生津液，用于温热病邪热伤津，或胃阴不足，口燥咽干，烦热口渴等症，鲜品药力尤佳。常与生地黄、麦冬等配伍，方如《温病条辨》之益胃汤。若热病伤津较重，症见咽干口渴、舌绛少津者，又常以鲜品配鲜石斛、鲜生地等同用。

【用法用量】煎服，9～15g。

【使用注意】反藜芦。

【鉴别用药】南沙参、北沙参均为清热养阴生津之品。前者为桔梗科植物轮叶沙参或杏叶沙参等的根；后者从明末清初用起，为伞形科植物珊瑚菜的根。二者均具有补肺胃之阴的作用，而南沙参兼能化痰，北沙参长于补阴。

【药论】

1.《神农本草经》:“主血积惊气，除寒热补中益肺气。”

2.《名医别录》:“疗胃痹心腹痛，结热邪气，头痛，皮间邪热，安五脏，补中。”

3.《药性论》:“能去皮肌浮风，疝气下坠，治常欲眠，养肝气，宣五脏风气。”

4.《本草纲目》:“清肺火，治久咳肺痿。”

5.《本经逢原》:“有南北二种，北者坚实性寒，南者体虚力微。”

6.《饮片新参》:“养肺胃阴，治劳嗽痰血。”

7.《中国药植图鉴》:“降低血压。”

【现代研究】

（一）化学成分

南沙参中含有三萜：蒲公英萜酮，三萜皂苷和淀粉；胡萝卜素，胡萝卜苷，β-谷甾醇，廿八酸；磷脂。其他尚含有多糖和元素钙、铅等。

（二）药理作用

1. 祛痰作用　轮叶沙参煎液对家兔的祛痰作用较紫菀等为差，但可持续作用4小时以上[1]。

2. 对免疫功能的影响 杏叶沙参煎剂0.5g/只腹腔注射可使小鼠末梢血中淋巴细胞数和T细胞数明显增高，胸腺内淋巴细胞数和T细胞数亦有增加趋势；可使小鼠腹腔巨噬细胞吞噬百分率明显增高；但沙参可明显增加小鼠脾脏重量，降低小鼠脾脏淋巴细胞数及T细胞数。从而表明沙参可提高细胞免疫和非特异性免疫，且可抑制体液免疫，具有调节免疫平衡的功能[2]。

3. 强心作用 1%沙参浸剂对离体蟾蜍心脏有明显强心作用，离体心振幅增大（比原来高50%以上），作用持续5分钟[3]。

4. 抗真菌作用 沙参水浸剂（1∶2）在试管内对奥杜盎小孢子菌、羊毛状小孢子菌等皮肤真菌有不同程度的抑制作用[3]。

5. 抗突变作用 南沙参多糖可明显抑制小鼠$^{60}Co\gamma$射线诱发的睾丸染色体畸变、精子畸形和骨髓细胞微核率的增加，及外周血白细胞数、血小板数降低，对亚慢性受照小鼠损伤具有明显保护作用[4]。同时对^{60}GY射线照射小鼠的遗传损伤有一定拮抗作用[5]。

6. 保肝作用 南沙参多糖（RAPS）对CCl_4所致小鼠引起的ALT、AST活力的升高有抑制作用，抑制丙二醛的产生及肝细胞损伤造成的SOD活性及GSH-Px活性的降低[6]。同时，RAPS对D-氨基半乳糖所致急性肝损伤也具有显著保护作用[7]。

7. 抗衰老 南沙参多糖1.0g/kg可明显降低老龄小鼠肝、脑脂褐素含量，并增加小鼠血清中睾酮的含量，同时降低小鼠肝、脑中B型单胺氯水酶活性，延缓小鼠衰老[8]。

8. 增强学习记忆作用 南沙参多糖（RAPS）500～2000mg/kg可明显改善小鼠对东莨菪碱、亚硝酸钠、乙醇引起的学习记忆的损害[9]。

（三）临床报道

1. 治疗食管炎 沙参、麦冬、桔梗、金银花、连翘、甘草各100g，胖大海50g，制成蜜丸，每服1～2丸，日服3～5次，于两餐之间或空腹含化，缓缓咽下。治疗12例，治愈8例，好转3例，无效1例，其中6例经1～6年随访，均未复发[10]。

2. 治疗迁延性肺炎 沙参、山药各15g，水煎服，疗程1～3个月。治疗24例，12例主要症状及体征消失无反复，9例症状体征消失，3例无效[11]。

3. 治疗小儿口疮 沙参、麦冬、玉竹、天花粉、扁豆各6～9g，冬桑叶6g，甘草3～6g，大青叶、人中白各9～12g，水煎服，每日1剂。治疗小儿口疮34例，全部治愈。一般服药2～5剂，平均3剂，溃疡面愈合[12]。

4. 治疗声音嘶哑 沙参、石膏各15g，甘草9g，杏仁、蜜炙枇杷叶各10g，阿胶、麦冬、黑芝麻、冬桑叶、木蝴蝶各12g，随证加减。治疗85例声音嘶哑者，除1例无效外，余均治愈[12]。

5. 治疗慢性乙型肝炎 用南沙参多糖200mg，口服，每日3次，治疗慢性乙型肝炎，观察30例，结果显示其对慢性乙型肝炎患者有较好的保肝、降酶、改善肝炎患者临床症状或抑制HBV、调节机体免疫状态等作用，且价廉、不良反应小[13]。

参 考 文 献

[1] 梅全喜. 现代中药药理手册[M]. 北京：中国中医药出版社，1998：590-598.

[2] 黄晓洁，颜耀东，杨正娟，等. 沙参对免疫功能的影响[J]. 沈阳药科大学学报，1991，8(3)：204.

[3] 江苏新医学院. 中药大辞典（下册）[M]. 上海：上海人民出版社，1977：1560.

[4] 梁莉，李梅，李新芳. 南沙参多糖对亚慢性受照小鼠的抗突变作用研究[J]. 中药药理与临床，2003，

19(3):10.

[5] 刘青,李新芳.南沙参多糖对受照射小鼠遗传损伤的拮抗作用[J].中药药理与临床,2001,17(6):21.

[6] 梁莉,王婷,乔华,等.南沙参多糖对四氯化碳损伤原代培养大鼠肝细胞保护作用的研究[J].中国药房,2007,18(24):1853.

[7] 梁莉,乔华,王婷,等.南沙参多糖对 CCl_4 及D-氨基半乳糖致急性肝损伤的保护作用[J].中药药理与临床,2008,24(4):38.

[8] 孙亚捷,李新芳.南沙参多糖对小鼠的抗衰老及清除氯自由基作用研究[J].中国药师,2005,8(9):713.

[9] 张春梅,李新芳.南沙参多糖改善化学品诱导小鼠学习记忆障碍的研究[J].中药药理与临床,2001,17(4):19.

[10] 杨福义.食道炎丸治疗食道炎12例[J].福建中医药,1982(14):28.

[11] 孙成榆.骨折兼证的辨证施治[J].吉林中医药,1981(2):45.

[12] 胡国臣.中药现代临床应用手册[M].北京:学苑出版社,1993:526.

[13] 梁莉,乔华,王婷,等.南沙参多糖治疗慢性乙型肝炎30例疗效观察[J].中国药师,2008,11(3):260.

明党参　Mingdangshen

【别名】土人参、百丈光、天瓠(《证治准绳》),粉沙参、红党参(《本草从新》),金鸡爪(《本草求原》),山花(《中国药植志》),山萝卜(《浙江中药手册》),明沙参(《中药志》),明参(《四川中药志》)。

【来源】本品以明党参之名,始载于《饮片新参》。而以土人参之名始载于《本草纲目拾遗》中,又名明党、明参。其谓土人参各地皆产,钱塘西湖南山尤多,春二三月发苗如蒿艾,而叶细小,本长6～9cm,作石绿色,映日有光,土人俟夏月采其根以入药,俗称粉沙参。红党即将此参去皮净,煮极熟,阴干而成,味淡无用。《证治准绳》劫瘴消毒散用之,呼为百丈光,与今之明党参相符。

生于山野稀疏灌木林下,土壤肥厚的地方,或有岩石的山坡上。为伞形科植物明党参 *Changium smyrnioides* Wolff 的干燥根。分布于江苏、浙江、安徽、江西、湖北、四川等地。野生的及栽培品均有。

另有川明党,也称"明沙参",为同科植物川明党的根,主产于四川,多为栽培,很少野生,销于四川、广东、广西、湖南、湖北、江西、福建、贵州、云南等地。

【采收炮制】4～5月采挖其地下的根,除去须根,洗净泥土,选取肥大长条匀者加工成为明党参。将其置于沸水中煮至无白心,捞出稍凉后取出,刮去外皮,漂洗,晒干或文火烘干即成,商品称"明党参"。在江苏、浙江地区,拣取粗壮者,不经煮沸。直接晒至半干,刮去外皮再晒干,制成"粉沙参",也有用加工余下的大小不匀者刮去外皮,用2%明矾水浸半小时后漂净,不经煮熟,直接晒干或烘干,商品也称"粉沙参"。使用时,可用清水稍润后捞出,浸透切片,晒干。

【商品规格】明党参的商品按产地分为江苏、浙江、四川产等。按加工方法不同,分为明党参和粉沙参两种。明党参按其质量分4等:一等货称为"银牙",长条形,长7.5～15cm,直径通常不超过1cm,粗如象牙,色明亮呈银黄色,质坚实,多销香港;二等货称为"匀条",条较粗大,如中指,长不足15cm,直径一般为1～1.5cm,淡黄色或黄棕色;三等为"粗枝",枝条粗，但完整无碎，直径一般2cm左右，色略深，中心较疏松；四等也称“大头”，枝条粗，大头空心或破裂劈枝，有的充满棕色块状物。明党参以枝条长而粗状均匀、质坚实而重、皮细、断面色淡黄、半透明者为佳。粉水参商品分为浙江、江苏统装等规格，其形状、大小与明党参相似，外表呈淡黄白色，不透明，断面粉性足，不现蜡光，质硬，棕色形成层极明显，气微香，以身干、色白者为佳。本品总以枝条细长均匀、直径7～8mm、色泽明亮、质坚实者为佳，尤以浙江的产品最佳。

按《中国药典》(2010年版一部)规定：照水溶性浸出物测定法项下的冷浸法测定，不得少于20.0%。

【药性】甘、微苦，微寒。入肺、肝、脾经。

【功效】润肺化痰，养阴和胃，平肝，解毒

【应用】

1. 肺燥咳嗽　本品甘能生津、苦能清热，有清肺热、补气生津之功。故可用于肺热伤阴而致咳嗽少痰、喘逆上气之症，可与沙参、玉竹等养阴润肺药同用；也可用于干咳痰少，潮热盗汗者，常与地骨皮、孩儿参、麦冬、川贝母等共用，以益气清热，滋阴止咳。

2. 呕恶反胃　本品能化痰浊，又能安胃腑而和中，可用于痰壅于胃，泛恶呕逆，呕吐反胃之症，或病后虚弱，津液损伤，食少口干。可配伍瓜蒌、竹茹、石斛等，以益胃和中。

3. 疔疮梅毒　本品有解毒之功，可用于杨梅结毒或疔疮的治疗，常以本品单用，如《采药志》中单以其酒煎服，治杨梅疮毒。

【用法用量】6～12g。

【使用注意】本品性寒，脾虚泄泻者慎用。精关不固、孕妇、外感咳嗽无汗、阴虚肝旺内热烦渴者，均应慎用。本品大量服食易引起浮肿(《药材学》)。

本品在刮皮加工过程中，有时发生程度不等的过敏性皮炎。用金钱草或青蒿4g煎剂趁热擦患处，有一定止痒或使水疱消失的作用。

【药论】

1.《饮片新参》：“温脾，化痰湿，平肝风。治头晕泛恶，中风昏仆。”

2.《本草求原》：“养血生津，清热解毒，姜汁炒则补气，生肌，托散疮疡。”

3.《中药志》：“润肺化痰止咳，和胃止呕，治咳嗽、呕吐；又能解毒治疔疮。”

4.《本草从新》：“治咳嗽喘逆，痰壅火升，久疟，淋沥，难产，经闭，泻痢由于肺热，反胃噎膈由于燥涩。”“土人参，性善下降，能伸肺经治节，使清肃下行。凡有升无降之证，每见奇效。”

【现代研究】

本品主要化学成分是多量的淀粉，少量挥发油，此外尚含有机酸、糖类。

玉竹　Yuzhu

【别名】荧、委萎(《尔雅》)，女萎(《神农本草经》)，萎蕤(《说文解字》)，葳蕤、王马、节地、虫蝉、乌萎(《吴普本草》)，青粘、黄芝、地节(《三国志》)，萎蕤、马熏(《名医别录》)，女草、娃草、丽草(《酉阳杂俎》)，葳参、玉术(《滇南本草》)，萎香(《本草纲目》)，小笔管菜(《盛京通志》)，山玉竹(《铁岭县志》)，十样错、竹七根、竹节黄、黄脚鸡、百解药(《贵州民间方药集》)，山铃子草、铃铛菜、灯笼菜、山包米(《东北植物志》)，山姜、黄蔓菁(《山东中药》)，芦莉花(《黑龙江中药》)，尾参(《湖南药物志》)，连竹、西竹(《广东中药》)。

【来源】玉竹，始载于《神农本草经》，称女萎，列为中品。《吴普本草》始称玉竹，历代本草均有收载。本品根茎肉质，有节，色黄白似玉叶片；原植物叶片圆形或卵圆形，先端尖，全缘，微呈革质，平行脉似竹，故名玉竹。为百合科多年生草本植物玉竹 *Polygonatum odoratum*（Mill.）Druce 的干燥根茎。主产于湖南邵东、祁阳，河南嵩县、伊川，江苏海门、南通，浙江新昌、孝丰。此外，河北、安徽、江西、东北等地均产。多为野生，也有栽培品种，尤以湖南、河南、浙江为主栽培区。

【采收炮制】秋季采挖，除去茎叶、须根，洗净，晒至柔软后，反复揉搓，晾晒至无硬心，晒干；或蒸透后，揉至半透明，晒干。使用时，除去杂质，洗净，润透，切厚片或段，干燥备用。

【商品规格】商品有关玉竹、东玉竹、南玉竹、湘玉竹之分。关玉竹系东北产品，东玉竹系江苏产品，南玉竹系安徽产品，湘玉竹系湖南产品。以上均以条长、肥壮、色黄白、体软味甜者为佳。

按《中国药典》（2010 年版一部）规定：本品按干燥品计算，含玉竹多糖以葡萄糖（$C_6H_{12}O_6$）计，不得少于 6.0%。

【药性】甘，微寒。归肺、胃经。

【功效】养阴润燥，生津止渴。

【应用】

1. 燥热咳嗽　本品甘寒质润，入肺经，善于滋肺阴，润肺燥，故常用治燥热伤肺，干咳少痰，咽干口渴，舌赤少津之症，常与沙参、麦冬、桑叶等同用，如《温病条辨》沙参麦门冬汤。若肺经邪热炽盛，伤及肺阴而致热痰咳嗽者，可与川贝母、桔梗、紫菀等同用，以清肺化痰、润肺止咳，如《张氏医通》玉竹饮子。

2. 津伤口渴、消渴　本品甘寒质润，入胃经，又善于滋胃阴，润胃燥，生津止渴，又常用治热病伤阴，津液亏耗，烦热口渴，舌干口燥等症，可与沙参、生地黄、麦冬、冰糖等同用，如《温病条辨》益胃汤。若消渴证，口渴多饮等，可与生地黄、天花粉等同用，以清热养阴，生津止渴。

3. 阴虚外感　本品养阴而不滋腻恋邪，用治阴虚之人，外感风热，发热头痛，微恶风寒，心烦口渴，舌质红，脉浮数等症，常与薄荷、白薇、豆豉、桔梗、葱白等同用，以滋阴解表，扶正祛邪，如《通俗伤寒论》加减葳蕤汤。

此外，玉竹与党参、黄芪、地骨皮同用，可治虚热发热，气阴两虚，形体羸瘦，神疲乏力，自汗盗汗等（方出《新编常用中药手册》）。若眼见昏花，赤痛昏暗者，玉竹可与薄荷、蜜等同煎服，如《圣济总录》甘露汤。

【用法用量】煎服，6～12g。

【使用注意】本品微寒质润，故脾胃虚弱、痰湿内蕴、中寒便溏者不宜服用。

【药论】

1.《本草便读》："萎蕤，质润之品，培养肺、脾之阴，是其所长，而搜风散热诸治，似非质润味甘之物可取效也。如风热风温之属虚者，亦可用之。考玉竹之性味、功用，与黄精相似，自能推想，以风温风热之证，最易伤阴，而养阴之药，又易碍邪，唯玉竹甘平滋润，虽补而不碍邪，故古人立方有取乎此也。"

2.《本草正义》："玉竹，味甘多脂，柔润之品，《本草》虽不言其寒，然所治皆燥热之病，其寒何如（可知）。古人以治风热，盖柔润能息风耳，阴寒之质，非能治外来之风邪。凡热邪燔灼，火盛生风之病最宜。今惟以治肺胃燥热，津液枯涸，口渴嗌干等症，而胃火炽盛，燥渴消谷，多食易饥者，尤有捷效。”

【现代研究】

（一）化学成分

玉竹中主要含有多糖、甾体皂苷、黄酮、挥发油及其他微量元素等。其中多糖含量一般为6.51%～10.27%，玉竹中主要含有铃兰苦苷、铃兰苷、夹竹桃螺旋苷、玉竹糖苷、甾体皂苷POD-Ⅰ～Ⅳ和1个呋喃烷苷等。已知含白屈菜酸、氮杂环丁烷-2-羧酸和山柰酚阿拉伯糖苷；牡荆素2″-*O*-槐糖苷及牡荆素、牡荆素-2″-*O*-葡萄糖苷等是其黄酮类的主要成分。采用GC-MS的方法对玉竹挥发油化学成分进行分析，共检出40种成分，占总检出88.84%。此外，玉竹尚含有多种微量元素，如Cu、Zn、Fe、Mg、Mn、Cd、Ca、P、Na；多种氨基酸生物碱、维生素及其他含氮化合物等。

（二）药理作用

1. 对心血管系统的作用　为心梗后心衰大鼠尾静脉注射不同剂量玉竹乙醇提取物，结果表明：玉竹高、中剂量组用药5分钟后开始心率减慢、左室收缩最大压明显下降，左心室压力最大上升速率、左心室压力最大下降速率减慢，左室舒张末压明显上升，20～30分钟以后基本恢复正常，小剂量组只在10分钟时出现明显改变。结果提示玉竹具有负性肌力、负性频率作用，并随剂量增大呈现出一定的量效关系；小剂量时负性肌力为主，随着剂量增大，负性肌力作用增强，同时出现负性频率作用[1]。

2. 对血压的作用　采用Medlab-u/8c八道生物信号采集处理系统记录静脉注射玉竹总苷后大鼠血流动力学指标的改变，结果表明，静脉注射玉竹总苷后，可剂量依赖性地降低麻醉大鼠的动脉收缩压和动脉舒张压；对麻醉大鼠心肌具有正性肌力作用，并且呈一定的剂量依赖关系。提示其降血压作用可能与降低外周血管阻力有关[2]。

3. 对血脂的影响　玉竹水提物灌胃4周能使实验性糖尿病兼高脂血症SD大鼠甘油三酯显著降低；但对总胆固醇和高密度脂蛋白胆固醇没有明显影响[3]。玉竹多糖能够减缓四氧嘧啶导致的糖尿病大鼠体重负增长，降低血清中甘油三酯、肝脏中丙二醛的含量，升高高密度脂蛋白、超氧化物歧化酶的含量[4]。

4. 对血糖的影响　玉竹水提物灌胃4周，对四氧嘧啶诱发的糖尿病小鼠血糖升高有剂量依赖性抑制作用[3]。玉竹的无水乙醇提取物能明显降低链脲佐菌素诱导的1型糖尿病小鼠的血糖及死亡率，其中5g/kg效果最为显著[5]。玉竹30%乙醇提取物亦能降低链脲佐菌素诱导的1型糖尿病小鼠的血糖[6]。

5. 对免疫系统的作用　玉竹85%酒精提取物可提高烧伤致免疫功能低下小鼠的免疫功能，明显提高其血清溶血素水平，提高腹腔巨噬细胞的吞噬百分数及吞噬指数，改善脾淋巴细胞对刀豆蛋白的增殖反应，使烧伤抑制的免疫功能恢复到正常水平[7]。玉竹提取物对小鼠淋巴细胞转化有抑制作用，说明玉竹多糖对T淋巴细胞介导的细胞免疫有抑制作用。此外，玉竹提取物具有抑制细胞介导的免疫应答，抑制IL-2、TNF-α炎症介子产生的作用[8,9,10]。

6. 抗肿瘤作用　玉竹提取物B对肿瘤细胞株CEM的增殖具有明显的时间-剂量依赖性抑制作用，其中1∶500(v/v)的抑制作用最高达90%以上，但对人的正常T淋巴细胞没有明显影响，说明其在抗肿瘤的同时不会破坏机体的正常细胞。同时，玉竹提取物能增加CEM表面分子MHC-I类分子、CD2和CD3的表达，并能诱导促进CEM的分化，这对于急性白血病的治疗具有明显的意义。另外，玉竹提取物对 S_{180} 移植小鼠足垫所形成的移植瘤有明显的抑制作用，抑制率达 68.5%，延长 S_{180} 腹腔移植荷瘤鼠的存活期，且荷瘤鼠产生细胞因子 IL-1、IL-2 和 TNF-α 的能力增强，提示玉竹提取物通过诱导上述细胞因子，促进小鼠机体的免疫监视功能[11]。

7. 抗氧化作用　玉竹多糖能显著提高 D-半乳糖诱导的亚急性衰老模型小鼠血清中 SOD 活性，降低丙二醛含量[12]，提示玉竹可能通过提高 SOD 活性，增强其对自由基的清除能力、抑制脂质过氧化和降低丙二醛含量，从而减轻对机体组织的损伤以延缓衰老。玉竹可延长小鼠在常压缺氧、亚硝酸钠中毒实验的存活时间，延长急性脑缺血性缺氧实验中断头小鼠的喘气时间，升高血清中 SOD 水平，降低 MDA 含量，作用效应与玉竹浓度存在剂量依从关系[13]。

8. 其他作用　玉竹乙醇提物具有激活酪氨酸酶的作用，其在 5mg/ml 水平对酪氨酸酶的激活率达 29%；可应用于临床上因酪氨酸酶活性降低或减少所造成的色素缺乏性疾病、儿茶酚胺类神经递质合成障碍性疾病的治疗；其对酪氨酸酶的激活作用提示玉竹可能是一个潜在的治疗白癜风的药物[14]。体外实验表明，玉竹提取物可降低与子宫内膜异位关系最密切的多功能细胞因子 IL-6 和子宫内膜上皮细胞特异性蛋白 CA-125 的表达，从而使病灶处新生血管形成减少，加速异位病灶的坏死，促进局部炎症的吸收，减轻盆腔粘连；同时降低异位病灶局部雌激素含量，阻碍异位细胞的生长，有效控制了子宫内膜异位的发展[15]。

（三）临床报道

1. 治疗心力衰竭　玉竹汤配合受体阻滞剂治疗充血性心衰 52 例，连服 3 个月。治疗组 52 例中，显效 42 例，有效 9 例，无效 1 例。无一例因不能耐受美托洛尔而中途停药[16]。

2. 治疗心动过速　以生脉散为主，配以玉竹 10～15g，治疗 15 例心动过速者，其中 1 例心衰，4 例由于发热造成心动过速，1 例不明原因心动过速。一般在 6～10 剂后，基本上控制心衰，心率一般减慢 10～30 次/分[17]。

3. 治疗期前收缩　自拟玉竹生脉汤治疗 43 例各种期前收缩，用药一个疗程的 10 例，二个疗程 15 例，三个疗程 10 例，四个疗程 6 例。结果 25 例显效，占 58.2%，有效 15 例，占 34.8%[18]。

4. 治疗高血压　应用地龙决明饮（玉竹、生山楂、决明子、生地、地龙等）治疗高血压兼高脂血症 58 例，总有效率 91.4%[19]。

5. 治疗糖尿病　高剂量的玉竹提取物胶囊（相当于生药玉竹 30g）有降低 2 型糖尿病患者餐后血糖的趋势，尤其是对气阴两虚兼内热型疗效较明显，玉竹提取物胶囊对健康受试者的血糖基本没有影响[20]。

6. 治疗萎缩性胃炎　采用叶氏养胃汤（沙参、玉竹、麦冬、桑叶、扁豆等）为基础方，辨证化裁治疗慢性萎缩性胃炎，总有效率 96.3%[21]。

7. 治疗小儿麻痹症　采用中药配合针刺的方法，治疗小儿麻痹，其基本方组成玉竹、白芷、黄芪、党参、山药等。因小儿服药不方便，采取小量多次给药，日 3～6 次。两组经 18 天～3 个月的治疗后，中药配针刺组 34 例中，痊愈 25 例；西药配针刺穴位注射组 17 例中，痊愈 9 例，从疗效看前者疗效优于后者，两组比较有显著性差异[22]。

参考文献

[1] 吴美平，熊旭东，董耀荣，等. 玉竹乙醇提取物对心梗后心力衰竭大鼠血流动力学的影响[J]. 中国

实验方剂学杂志,2009,(11):67-69.

[2] 杨立平.玉竹总苷对大鼠血流动力学的影响[J].湖南中医药导报,2004,10(4):68-69.

[3] Chen H,Feng R,Guo Y,et al. Hypoglycemic effects of aqueous extract of Rhizoma Polygonatiodorati in mice and rats[J]. J Ethnopharmacol,2001,74(3):225-229.

[4] 朱欣佚,谢建军,王长松.玉竹多糖对糖尿病模型大鼠糖脂代谢和脂质过氧化作用的影响[J].江苏中医药,2008,(10):114-116.

[5] 陈莹,潘兴瑜,吕雪荣,等.玉竹提取物A对STZ诱导的Ⅰ型糖尿病小鼠血糖及死亡率的影响[J].锦州医学院学报,2004,25(5):28-30,34.

[6] 金艳书,庄晓燕,吴学敏,等.玉竹提取物A对Ⅰ型糖尿病小鼠血糖及细胞因子的调控作用[J].数理医药学杂志,2006,19(1):30-32.

[7] 肖锦松,崔风军,宁廷选,等.玉竹、菟丝子醇提物对烧伤小鼠免疫功能的影响[J].中国中药杂志,1990,15(9):45-47.

[8] 潘兴瑜,吴学敏,付晶京,等.玉竹提取物A对小鼠脾淋巴细胞转化和IL-2产生的影响[J].美国中华医药杂志,2000,6(2):27-28.

[9] 潘兴瑜,吴学敏,李宏伟,等.玉竹提取物对小鼠巨噬细胞IL-1和TNF-α产生的影响[J].美国中华医药杂志,2000,6(3):1-2.

[10] 潘兴瑜,李春满,郭富祥.玉竹提取物A小鼠混合淋巴细胞培养和皮肤移植排斥反应的作用[J].美国中华医药杂志,2000,7(1):3-4.

[11] 李尘远,潘兴瑜,张明策,等.玉竹提取物B抗肿瘤机制的初步研究[J].中国免疫学杂志,2003,19(4):253-254.

[12] 单颖,潘兴瑜,姜东,等.玉竹多糖抗衰老的实验观察[J].中国临床康复,2006,10(3):79-81.

[13] 朱欣佚,王长松,谢建军.玉竹对缺氧模型小鼠抗缺氧作用的实验研究[J].长春中医药大学学报,2007,23(4):13-14.

[14] 罗少华,李新荣.玉竹对酪氨酸酶的激活作用[J].中国生化药物杂志,1996,17(1):25-27.

[15] 杨艳凤,潘兴瑜.玉竹提取物C对子宫内膜异位症在位细胞分泌IL-6、CA-125表达的影响[J].辽宁中医杂志,2006,33(4):496-498.

[16] 张建平,马俊."玉竹汤"合β受体阻滞剂治疗心衰52例[J].江苏中医药,2004(04):23.

[17] 刘晓红.中药玉竹减慢心率的临床观察[J].职业与健康,2002(05):139-140.

[18] 赵玉文,陈改玲.玉竹生脉汤治疗43例早搏临床观察[J].长治医学院学报,1995(01):59-60.

[19] 张玉琴.地龙决明饮治疗高血压合并高脂血症58例[J].陕西中医,1999(08):346.

[20] 梁凡.玉竹提取物胶囊对餐后血糖影响的临床研究[D].北京:北京中医药大学,2008.

[21] 魏丹蕾,李思宁.养胃汤治疗慢性萎缩性胃炎临床疗效观察[J].山西中医,2001(02):14-15.

[22] 袁均奇,袁宇华.重用白芷玉竹治疗小儿麻痹症临床观察[J].中医药研究,1995(02):22-23.

黄精 Huangjing

【别名】鹿竹、重楼(《名医别录》),萎蕤、苟格、马箭、笔菜(《本草图经》),黄芝(《灵芝瑞草经》),笔管菜(《救荒本草》),生姜(《滇南本草》),野生姜(《本草蒙筌》),山生姜(《本草备要》),玉竹黄精、白芨黄精(《本草从新》),土灵芝、老虎姜(《草木便方》),山捣臼(《岭南采药录》)。

【来源】黄精,始载于《名医别录》,列为上品,历代本草均有记载。古人认为乃芝草之类,以其得坤土之精粹,获天地之淳精,故名黄精。为百合科多年生草本植物黄精 *Polygonatum sibiricum* Red.、滇黄精 *Polygonatum kingianum* Coll. et Hemsl. 或多花黄精 *Polygonatum cyrtonema* Hua 的干燥根茎。黄精(*P. sibiricum*)分布于东北、华北各省区,安徽浙江也有分布；滇黄精（*P. kongianum*）主要分布于云南、贵州、四川；多花黄精（*P. cyrtonema*）分布于长江以南各省区，在陕西、湖北也有分布。此外，在江苏、福建、西藏、青海、新疆、山东等地有所谓的黄精替代品生长，例如，二苞黄精（*P. involucratum*）、热河黄精（*P. macropodium*）、新疆黄精（*P. roseum*）、长梗黄精（*P. filipes*）、粗毛黄精（*P. hirtellum*）、互卷黄精（*P. alternioirrhosum*）、轮叶黄精（*P. vertioillatum*）、卷叶黄精（*P. oirrhifolium*）[1]。商品称“鸡头黄精”、“大黄精”、“姜形黄精”。

【采收炮制】春、秋二季采挖，除去杂质，洗净，置沸水中略烫或蒸至透心，干燥。使用时，除去杂质，洗净，略润，切厚片，干燥，生用或酒制用。

【商品规格】商品因性状不同分为鸡头黄精、大黄精、姜形黄精3种。以姜形黄精质最优。均以块大、肥润、色黄白、断面透明者为佳。熟黄精以色黑、块大、油性大者为佳。

按《中国药典》(2010年版一部)规定：本品按干燥品计算，含黄精多糖以无水葡萄糖($C_6H_{12}O_6$)计，不得少于7.0%。

【药性】甘，平。归脾、肺、肾经。

【功效】补气养阴，健脾，润肺，益肾。

【应用】

1. 阴虚肺燥，劳嗽咳血　本品味甘平，既补肺阴、润肺燥，又滋肾阴、益肾气，用治肺阴不足，燥咳少痰，舌红少苔，可单用熬膏服，或配沙参、麦冬、知母、川贝母、地黄等同用；《闽东本草》以本品与冰糖炖服，治肺痨咳血。若肺肾阴虚而致潮热盗汗，劳嗽咯血，虚羸少气等，可配生地、阿胶，三七、天冬、百部等同用；或与枸杞子同用，炼蜜为丸，补虚而益精气，润肺以止咳，如《奇效良方》枸杞丸。

2. 精血亏虚，内热消渴　本品甘平，能补诸虚，填精髓，用治病后虚羸，精血亏虚，眩晕心悸，须发早白，腰膝酸软，常配熟地黄、枸杞子、制首乌、当归等同用。《本草纲目》治肾虚精亏而致须发白，腰膝酸软者，与天冬、柏叶、苍术、地骨皮等同用，以曲和糯米酿酒饮服，具有壮筋骨、益精髓、乌须发之功。若阴虚内热，消渴多饮，每与生黄芪、山药、天花粉、五味子、生地黄、麦冬等益气养阴、生津止渴药同用。

3. 脾胃虚弱，食少倦怠，口干舌红　本品味甘性平，既补脾阴，又益脾气，为平补气阴之良药。用治脾胃气虚，倦怠乏力，食欲不振，脉象虚弱者，可与党参、白术、茯苓等益气健脾药同用。《湖南农村常用中药手册》治脾胃虚弱，体倦无力者，用本品配伍党参、怀山药，蒸鸡食。若脾胃阴虚，口干食少，饮食无味，大便干燥，舌红无苔者，常配伍玉竹、麦冬、石斛、山药、乌梅、五味子等药。

此外，黄精亦可用治目疾、癞痒等症。如《太平圣惠方》蔓菁子散即以本品与蔓菁子同用为散，粥饮调下，能补肝气、明目，以治眼疾。《圣济总录》将黄精蒸服，治荣气不清，久风入脉，因而成癞，鼻坏色败，皮肤痒者。

【用法用量】煎服，9～15g，熬膏或入丸、散服。

【使用注意】本品质地滋腻，可助湿碍胃，故痰湿壅滞，中寒便溏、气滞腹胀者不宜服用。

【鉴别用药】玉竹、黄精均味甘，都能滋阴润肺，用于肺虚燥咳；且都能益胃养阴，用于脾胃阴伤，口干食少，大便干燥，舌红少苔等症。但玉竹性微寒，偏于养阴而生津液，多用于肺胃阴伤，燥热咳嗽，舌干少津之症；且养阴而不滋腻恋邪，又治阴虚外感，发热咳嗽，咽痛口渴等症。而黄精则性平，气阴双补，既补气，又滋阴，为平补肺、脾、肾三经之良药，又用治脾胃气虚之食少倦怠，肾虚精亏之腰膝酸软、眩晕、须发早白等症。

山药、黄精均味甘性平，同归肺、脾、肾三经，均能益气养阴而为平补肺、脾、肾三经之良药，同可用治肺虚咳嗽，脾虚食少倦怠，肾虚腰痛足软及消渴等症。但山药兼涩性，适用于脾虚便溏、肺虚喘咳之症，且能固精缩尿止带，用治肾虚遗精、遗尿尿频及白带过多等症；黄精则滋阴润燥之力胜于山药，脾虚便溏者忌用；而阴虚燥咳及脾胃阴伤之口干食少、大便燥结、舌红无苔者多用之。

【药论】

1.《名医别录》："味甘，平，无毒。主补中益气，除风湿，安五脏。"

2.《日华子本草》："补五劳七伤，助筋骨，止饥，耐寒暑，益脾胃，润心肺。"

3.《本经逢原》："黄精，宽中益气，使五脏调和，肌肉充盛，骨髓强坚，皆是补阴之功。"

4.《本草便读》："黄精，为滋腻之品，久服令人不饥。若脾虚有湿者，不宜服之，恐其腻膈也。此药味甘如饴，性平质润，为补养脾阴之正品。"

【现代研究】

（一）化学成分

黄精的主要化学成分包括糖类、甾体皂苷类、黄酮、蒽醌类化合物、氨基酸和微量元素[2]。黄精中糖类包括多糖和低聚糖，总多糖含量为 11.74%[3]；黄精和滇黄精中都含有多种甾体皂苷，如呋喃甾烷类皂苷（黄精皂苷 A）、螺旋甾烷类皂苷（黄精皂苷 B）等[4,5]。多花黄精叶中含有牡荆素木糖苷和 5,4'-二羟基黄酮的糖苷；其根茎中含有吖啶-2-羧酸、毛地黄精苷以及多种蒽醌类化合物[6]。此外，黄精含有赖氨酸、苏氨酸、异亮氨酸、丝氨酸、亮氨酸、谷氨酸等 11 种氨基酸和人体必需的 Fe、Zn、Sr、Ba、Ge、Mn、Bi、Ca、Na 等微量元素；多花黄精中含有天门冬氨酸、高丝氨酸、二氨基丁酸[7]。

（二）药理作用

1. 对心血管系统的作用　0.15%黄精醇制剂使离体蟾蜍心脏收缩力增强，但对心率无明显影响，而 0.4%黄精醇液或水液则使离体兔心率加快[8]。0.35%黄精水浸膏对离体兔心灌流有明显的增加冠脉流量作用，家兔静注黄精液 1.5g/kg，有对抗垂体后叶素所致急性心肌缺血的作用[9]。黄精的正丁醇萃取物对异丙肾上腺素致大鼠心肌缺血具有保护作用，其作用机制可能与减轻缺血大鼠心脏组织中肌酸激酶、乳酸脱氢酶、谷草转氨酶的释放，防止心肌钙超载，减轻脂质过氧化等作用有关[10]。

2. 对血脂和动脉粥样硬化的作用　黄精多糖溶液能够显著降低实验性高脂血症及动脉粥样硬化家兔模型中血清总胆固醇、甘油三酯、低密度脂蛋白胆固醇的含量，减少实验动物主动脉内膜泡沫细胞和脂质条纹形成的作用，其作用可能与抑制家兔主动脉内膜 VCAM-1 的表达有关[11,12]。黄精能够明显抑制胆固醇生物合成的限速酶羟甲基戊二酰辅酶 A 还原酶活力，从而减少内源性胆固醇的生成，有防治动脉粥样硬化和肝脂肪浸润作用[13]。

3. 调节血糖的作用　黄精甲醇提取物能够降低链脲佐菌素诱发高血糖小鼠（胰岛素依赖型）的血糖升高，但不改变血清胰岛素水平[14]。黄精多糖对正常小鼠血糖水平无明显影响，但可显著降低肾上腺素诱发高血糖小鼠的血糖值，也可降低实验性糖尿病鼠血糖和血清糖化血红蛋白浓度，升高血浆胰岛素及 C 肽水平，提示其可能为糖基化损伤的抑制剂，可通过促进胰岛素及 C 肽的分泌而降低血糖水平[15,16]。

4. 抗衰老作用　黄精口服液能显著降低游泳 90 分钟后心、肝 LPO 生成，增加 SOD 及 GSH-Px 活力，呈剂量依赖性，其作用与西洋参组无明显差异。大剂量组还能降低 CK 值，说明黄精能提高机体抗自由基的能力[17]。黄精水煎剂能减少半乳糖诱导的亚急性衰老小鼠脑组织中MDA的产生，提高机体抗氧化的功能，抑制机体、组织、细胞的过氧化过程，并能明显提高脑细胞 Na^{+}-K^{+}-ATP酶及 Ca^{2+}-ATP酶活性，防止细胞内 Ca^{2+} 超载从而起到抗衰老的作用[18]。近期研究表明，黄精多糖能够提高大鼠海马组织中SOD活性，降低MDA含量，从而起到保护神经细胞的作用[19]。

5. 抗病原微生物作用　体外试验表明，黄精多糖水提液对大肠杆菌、副伤寒杆菌、白葡萄球菌以及金黄色葡萄球菌等均有较强的抑制作用[20]。黄精多糖对非洲绿猴肾细胞在无毒性的浓度作用下，对单纯疱疹病毒1型(Stoker株)和2型(333株和Sav株)均有显著的抑制作用。MTT染色结果表明，黄精多糖能显著提高病毒感染的Vero细胞活力，对细胞有保护作用[21]。0.2%黄精多糖滴眼液、2mg/ml黄精多糖注射液及0.5%黄精多糖口服液3种制剂治疗家兔实验性单纯疱疹病毒性角膜炎，结果黄精多糖滴眼液滴眼配合黄精多糖注射液结膜下注射组和黄精多糖滴眼液滴眼配合黄精多糖口服液组的疗效均优于无环鸟苷组($P<0.05$)[22]。

6. 对免疫功能的影响　黄精多糖能够增强小鼠体液免疫和细胞免疫的功能[23]。免疫活性筛选表明，黄精可提高受环磷酰胺处理小鼠的骨髓造血功能，使其白细胞和红细胞数量上升，骨髓嗜多染红细胞微核率下降，小鼠腹腔巨噬细胞的吞噬功能提高。黄精水煎液可使正常小鼠血浆cAMP、环磷酸鸟苷cGMP含量降低，尤以cGMP降低显著，cAMP/cGMP比值略有升高(与对照组比较无显著差异)；正常小鼠脾组织cGMP的含量却明显升高[24]。

7. 抗肿瘤作用　体内实验表明，黄精多糖能抑制H22荷瘤小鼠实体瘤的增长，并可以显著延长 S_{180} 腹水型荷瘤小鼠的存活时间，显著增加脾脏指数和胸腺指数[25]。体外实验表明，湖北黄精根茎中分离的甾体皂苷能够显著抑制人白血病HL-60细胞、人宫颈癌HeLa细胞、人乳腺癌MDA-MB-435细胞及人肺癌H14细胞的增殖，并具有良好的剂量依赖关系。甾体皂苷Dioscin可以诱导HL-60细胞的分化和凋亡，在1～8μmol/L下还可诱导HeLa细胞凋亡。Dioscin也可以下调存活蛋白Bcl-2表达，增强Caspase-9酶活性，其机制可能与线粒体途径诱导了HeLa细胞的凋亡有关[26,27]。

8. 改善学习记忆作用　采用跳台法和避暗法对黄精改善学习记忆的作用进行研究。结果表明，黄精的乙醇提取物对东莨菪碱所致小鼠记忆获得障碍有明显改善作用，可使小鼠避暗错误次数明显减少[28]。给血管性痴呆模型大鼠灌服黄精口服液，持续给药1.5个月和2.5个月，结果表明黄精口服液具有重塑突触结构与功能、改善血管性痴呆雌性大鼠学习记忆能力的作用[29]。体外实验表明，缺氧前加入黄精多糖500μg/ml～1.5mg/ml，对于缺氧复氧培养诱导的新生大鼠大脑皮质神经细胞缺氧性凋亡起到保护作用，其机制可能通过上调缺氧神经细胞Bcl-2表达、下调Bax表达和提高Bcl-2/Bax的比值以避免缺氧神经细胞的凋亡，从而改善脑缺血引起的脑组织代谢活动，减轻机体在应激状态下自由基损伤而保护脑细胞膜结构，维持大脑正常功能[30]。

(三)临床报道

1. 治疗慢性支气管炎　用固本止咳夏治片治疗慢性支气管炎1018例，有效率82.9%[31]。又以黄精、百部、虫草、贝母、白及等用白酒浸泡1周，每次5～10ml，每日3次，治疗本病134例，有效率90.2%[32]。

2. 治疗肺结核　制黄精枯草膏，同时服异烟肼、利福平和乙胺丁醇，部分患者肌注链霉素治疗53例肺结核患者，总有效率98.2%[33]。黄精鳖甲不出林汤加减配合西药(异烟肼、乙胺丁醇、利福平)治疗肺痨 87 例,总有效率达 100%[34]。

3. 治疗骨结核 用黄精百部合剂对 66 例骨结核病人进行治疗,平均治疗时间 190 天,总有效率为 98.5%[35]。

4. 治疗糖尿病 应用黄精地黄汤治疗 2 型糖尿病 187 例,总有效率 95.7%[36]。用中药益气养阴复方治疗 50 例气阴两虚型 2 型糖尿病患者,治疗后空腹血糖、糖化血红蛋白和胰高血糖素较治疗前明显下降,血浆胰岛素和 C 肽值较治疗前明显升高,提示该方治疗气阴两虚型 2 型糖尿病患者疗效较好,疗效机制与其能调整机体的内分泌紊乱和血糖等营养物质代谢异常有关[37]。

5. 调节血压作用 应用黄精升压汤临床治疗原发性低血压 67 例,治愈 43 例,有效 21 例[38]。黄精四草汤为主,治疗高血压 200 例,有效率为 92.5%[39]。

6. 治疗冠心病 黄精为主的益精宁心方能够缓解心绞痛,总有效率为 99.3%;对胸痹心痛症状疗效总有效率 90.0%;心电图改善总有效率为 73.3%[40]。

7. 治疗缺血性脑血管疾病 用黄精四草汤随证加减治疗 40 例缺血性脑血管疾病患者,治疗 3 个疗程后,总有效率为 90%,且全部患者均无不良反应。早期应用黄精四草汤加味治疗缺血性脑血管疾病,可减轻患者脑缺血再灌注损伤,改善局部血液供应,促进血液循环,提高临床治愈率,降低病死率[41]。

8. 治疗神经官能症 用宁神酊治疗神经官能症 175 例,94.9%患者自觉症状减轻或消失,睡眠改善,多梦减轻或消除[42]。

9. 治疗老年痴呆病 采用由黄精、熟地黄、丹参、远志等组成的脑力康制剂治疗老年痴呆病,在 31 例患者中,脑力康有改善智能、恢复生活自理能力、减轻精神症状等作用。脑力康对 Alzheimer 病和血管性痴呆均有效,前者总有效率为 40.0%,后者为 85.7%[43]。

10. 治疗消化系统疾病 采用益气活血解毒汤配合西医治疗慢性乙型肝炎 98 例,有效率为 94.9%[44]。

11. 治疗白细胞减少症 自拟黄精二至煎治疗白细胞减少症 64 例,显效 46 例(占 72%),好转 16 例(占 25%)。半年后随访 40 例,38 例临床治愈。以对营血亏损、气阴两虚者效果较好,而对兼阳虚者效果较差[45]。

12. 治疗近视 以黄精、黑豆、白糖制成每毫升含黄精 1g 的糖浆,治疗近视度不深的学生 75 名 150 只眼睛。每次 20ml 口服,每日 2 次,经 12~25 天治疗,有效率为 81.5%,与对照组具有显著差异[46]。

13. 治疗药物中毒性耳聋 应用补肾益气、活血化瘀的中药(黄精、山楂、丹参、骨碎补、麦冬等)治疗耳聋,总有效率治疗组为 76.7%,明显优于单纯西药治疗[47]。

14. 治疗男性不育症 用黄精赞育胶囊(黄精、何首乌、枸杞子、败酱草等)治疗肾虚精亏兼湿热证型弱精子症、少精子症引起的男性不育 302 例,总有效率 84.4%,与对照药五子衍宗丸相比具有显著性差异。该药在提高精子浓度、改善精子存活率和精子活动力,提高精子穿透能力,减少畸型精子及改善肾虚精亏兼湿热证候等方面具有较好的疗效。随访未发现药物引起的妊娠期异常,新生儿体格、智力发育均正常[48]。

15. 治疗足癣甲癣 用黄精、生首乌各 50g,压碎加入陈醋 300g,放置 60~80℃热水中加温备用。用时先以淡盐水洗脚,早、中、晚各涂患处 1 次。共治疗足癣 55 例,糜烂型痊愈 5 例,好转 8 例;水疱型痊愈 20 例,好转 10 例;银屑型痊愈 7 例,好转 3 例[49]。单用黄精 100g,用 75%乙醇 250ml 浸泡半月,滤液,再入米醋 250ml,同时将患处洗净拭干涂之,治疗甲癣，效果亦佳[50]。

16. 治疗蛲虫病　用黄精、冰糖各 60g（小儿减半），水煎黄精滤液，调入冰糖每日 1 剂，连服 3 天，疗效显著[51]。

参 考 文 献

[1] 林琳，林寿全. 黄精与玉竹的生药性状及组织特征比较[J]. 中草药，1994，25(5)：261.

[2] 胡敏，王琴，周晓东，等. 黄精药理作用研究进展及其临床应用[J]. 现代食品与药品杂志，2005(05)：68-71.

[3] 徐世忱，李淑惠，纪耀华，等. 黄精炮制前后总多糖含量的比较分析[J]. 中国中药杂志，1993，18(10)：600-601.

[4] Kun Ho Son，Jae CHul Do. Steroidal Saponins from the Rhizomes of Polygonatum Sibiricum[J]. J. Nat. Prod，1990，53(2)：333.

[5] Li Xing-Cong，Yang Chong-Ren. Steroid Saponins from Polygonatum Kingianum[J]. J. Phytohemistry，1992，31(10)：3559-3563.

[6] 袁昌齐. 天然药物资源开发利用[M]. 南京：江苏科学技术出版社，2000：372-375.

[7] 郑虎占，董泽宏，佘靖. 中药现代研究与应用(第 5 卷)[M]. 北京：学苑出版社，1998：4071-4074.

[8] 四军大冠心病药理研究小组. 黄精对冠脉流量等药理作用的初步观察[J]. 四川中草药通讯，1974(2)：24.

[9] 陶静仪，陈兴坚，阮于平，等. 黄精、生脉液扩冠等作用的实验研究[J]. 陕西医学杂志，1981(3)：56.

[10] 龚莉，向大雄，隋艳华. 黄精醇提物对心肌缺血大鼠心脏组织中 AST、CK、LDH 等活性及心肌坏死病理变化的影响[J]. 中医药导报，2007(06)：99-101.

[11] 李友元，邓洪波，向大雄，等. 黄精多糖的降血脂及抗动脉粥样硬化作用[J]. 中国动脉硬化杂志，2005(04)：429-431.

[12] 李友元，张萍，邓洪波，等. 动脉粥样硬化家兔 VCAM-1 表达及黄精多糖对其表达的影响[J]. 医学临床研究，2005(09)：1287-1288.

[13] 陈晔，孙晓生. 黄精的药理研究进展[J]. 中药新药与临床药理，2010(3)：328-330.

[14] Kato A，Miura T. Hypoglycemic Activity of Polygonati Rhizoma in Normal and Diabetic Mice[J]. Biol Pharm Bull，1993，16：1118.

[15] 王红玲，张渝侯，洪艳，等. 黄精多糖对小鼠血糖水平的影响及机理初探[J]. 儿科药学杂志，2002，8(1)：14-15.

[16] 李友元，邓洪波，张萍，等. 黄精多糖对糖尿病模型小鼠糖代谢的影响[J]. 中国临床康复，2005，9(27)：90-91.

[17] 陈松苍，王耀华. 黄精口服液对剧烈运动小鼠氧自由基代谢及肌酸激酶影响[J]. 中医研究，1996(4)：6.

[18] 王爱梅，周建辉，欧阳静萍. 黄精对 D-半乳糖所致衰老小鼠的抗衰老作用研究[J]. 长春中医药大学学报，2008，24(2)：137-138.

[19] 马凤巧，王爱梅，欧阳静萍. 黄精对衰老大鼠海马组织 SOD 活性及 MDA 含量影响的研究[J]. 中国现代药物应用，2010(02)：149-150

[20] 郑春艳，汪好芬，张庭廷. 黄精多糖的抑菌和抗炎作用研究[J]. 安徽师范大学学报：自然科学版，2010(03)：272-275.

[21] 辜红梅，蒙义文，蒲蔷. 黄精多糖的抗单纯疱疹病毒作用[J]. 应用与环境生物学报，2003(01)：21-23.

[22] 曾庆毕，于晓林. 黄精多糖制剂治疗家兔单纯疱疹病毒性角膜炎的实验观察[J]. 成都中医眼科杂

志,1998,8(1):7.

[23] 张庭廷,夏晓凯,陈传平,等.黄精多糖的生物活性研究[J].中国实验方剂学杂志,2006,12(7):42-45.

[24] 黄瑶,石林.黄精的药理研究及其开发利用[J].华西药学杂志,2002,17(4):278-279.

[25] 张峰,高群,孔令雷,等.黄精多糖抗肿瘤作用的实验研究[J].中国实用医药,2007,21(2):95-96.

[26] WANG Z,ZHOU JB,JU Y,et al. Effects of two saponins extracted from the Polygonatum *zanlanscianense* pamp on the human leukemia(HL-60)cells[J]. Biol Pharm Bull,2001,24(2):159-162.

[27] CAI J,LIU MJ,WAG Z,et al. Apoptosis induced by dioscin in Hela cells[J]. Biol Pharm Bull,2002,25(2):193-196.

[28] 孙隆儒,李铣,郭月英,等.黄精改善小鼠学习记忆障碍等作用的研究[J].沈阳药科大学学报,2001,18(4):286-289.

[29] 赵小贞,王玮,康仲涵,等.黄精口服液对血管性痴呆大鼠学习记忆与海马突触可塑性的影响[J].神经解剖学杂志,2005,21(2):147-153.

[30] 胡国柱,聂荣庆,肖移生,等.黄精多糖对新生大鼠大脑皮层神经细胞缺氧性凋亡的影响[J].中药药理与临床,2005(04):37-39.

[31] 晁恩祥,高世静,吴群,等.固本止咳夏治片防治慢性支气管炎[J].吉林中医药,1985(04):7.

[32] 张振廷.黄精组方对慢性支气管炎的治疗[J].吉林中医药,1986,26(2):35.

[33] 张光新,宋中午.黄精枯草膏加抗痨药治疗肺结核 53 例[J].河南预防医学杂志,1997,8(6):349.

[34] 黄能.中西医结合治疗肺痨 87 例[J].广西中医学院学报,1999,16(1):33.

[35] 史巧英,赵兴无.黄精百部合剂治疗骨结核 66 例临床体会[J].中医正骨,2000,12(5):39.

[36] 王相才,王吉亮,王广.黄精地黄汤治疗 2 型糖尿病 187 例[J].实用中医内科杂志,2004(03):232.

[37] 李小州,丁学屏.中药益气养阴复方治疗气阴两虚型 2 型糖尿病的临床和实验观察[J].中国自然医学杂志,2001,3(1):29-31.

[38] 张威茂.黄精升压汤[J].实用中西医结合杂志,1998,11(10):36.

[39] 林高荣.黄精四草汤治疗高血压 200 例临床观察[J].北京中医,1989,18(2):38.

[40] 颜培光.益精宁心方治疗冠心病心绞痛 60 例临床研究[J].中国医药报,2009(14):81-82.

[41] 李世昌,范金凤,李世平,等.黄精四草汤加味治疗缺血性脑血管疾病疗效观察[J].中国中西医结合急救杂志,2001(11),8(6):376-377.

[42] 何筱仙,肖镇祥."宁神酊"治疗植物神经功能失调 175 例[J].中医杂志,1981(06):53.

[43] 廖方正,李青.脑力康对老年痴呆病的疗效观察——附:31 例病例报告[J].成都中医药大学学报,1996(01):20-25.

[44] 徐小舟,陆电恒.中西医结合治疗慢性乙型肝炎 98 例[J].陕西中医,1997(11):490.

[45] 张德超,张荣春.黄精二至煎治疗白细胞减少症 64 例疗效观察[J].新中医,1993(12):25.

[46] 黄叶.定志丸、黄精糖浆治疗学生近视的初步报告[J].新医学,1982(08):37.

[47] 梁巧瑾,吕建刚.中西医结合治疗突发性耳聋 30 例疗效观察[J].新中医,2003(08):48-49.

[48] 杨南松,孙照普,张亚强.黄精赞育胶囊治疗男性不育症的临床观察[J].江苏药学与临床研究,2003(01):31-33.

[49] 黄骏生.黄精治疗足癣的疗效观察[J].中医杂志,1984,25(9):29.

[50] 窦钦鸿.黄精的保健治疗作用[J].陕西中医,1998,19(3):139.

[51] 冯玉龙.黄精膏治疗肺结核 193 例临床观察[J].浙江中医药,1960,23(4):163.

石斛 Shihu

【别名】林兰、禁生(《神农本草经》),杜兰、石罘(《名医别录》),金钗花、千年润(《本草纲目》），黄草（《药物出产辨》），吊兰花（《中国药植志》），枫斗、黑节草、石斗、千年润（《中国药材商品学》），扁草（《中药志》）。

【来源】石斛，始载于《神农本草经》，列为上品，历代本草均有记载。本品附石而生，花大，唇瓣矩圆形，茎部有短爪，形似斛状，故名石斛。为兰科多年生草本植物金钗石斛 *Dendrobium nobile* Lindl. 鼓槌石斛 *Dendrobium chrysotoxum* Lindl.、流苏石斛 *Dendrobium fimbriatum* Hook. 的栽培品以及同属植物近似种的新鲜或干燥茎。主产于四川凉山、甘孜、西昌、雅安，贵州罗甸、兴仁、安顺、都匀，广西靖西、凌乐、田林、睦边，安徽霍山，云南砚山、巍山、师宗等地。野生与栽培均有。

【采收炮制】全年均可采收，以秋季采收为佳。鲜者除去根和泥沙，可栽于砂石内，以备随时取用。干者采收后，除去杂质，用开水略烫或烘软，边搓边烘晒，至叶鞘搓净，干燥。使用时，干石斛除去残根，洗净，切段，干燥。鲜石斛洗净，切段备用。

【商品规格】石斛因品种及加工方法不同，商品规格十分复杂。一种商品分类方法分为金钗石斛、大黄草石斛、中黄草石斛、小黄草石斛、细草石斛、霍石斛、枫石斛、斛金石斛等商品。另一种分为细黄草广西统装（片）；云、贵统装（片）；粗黄草统装（片）；石斛统装（干、圆、扁形或片）；解石斛（片）；鸡爪兰解（片）；金钗统装、次统装等规格。按《中国药典》（2010 年版一部）规定，可按来源品种分为：金钗石斛、鼓槌石斛、流苏石斛、鲜石斛 4 种。鲜石斛以青绿色、肥满多叶、嚼之发黏者为佳。干品以色金黄、有光泽、质柔者为佳；耳环石斛（系铁皮石斛剪去部分须根后，边炒边扭成螺旋形或弹簧状，烘干而成）以色黄绿、饱满、结实者为佳。习惯认为金钗石斛主产于广西靖西者为最著，黄草石斛产于安徽霍山者最著，耳环石斛产于湖北老河口者为最著。

按《中国药典》（2010 年版一部）规定：干石斛水分不得超过 12.0%。金钗石斛，按干燥品计算，含石斛碱（$C_{16}H_{25}NO_2$）不得少于 0.40%。鼓槌石斛，按干燥品计算，含毛兰素（$C_{18}H_{22}O_5$）不得少于 0.030%。

【药性】甘，微寒。归胃、肾经。

【功效】益胃生津，滋阴清热。

【应用】

1. 津伤烦渴，内热消渴　本品味甘性寒，入胃经，善于养胃阴，生津液，止烦渴，故可用治热病伤津，低热烦渴，咽干口燥，舌红少苔等症，常与生地黄、麦冬、天花粉、参叶等同用，以养阴生津，清热除烦，如《时病论》清热保津汤。若杂病胃阴不足，饮食不香，胃中嘈杂，胃脘隐痛或灼痛，干呕或呃逆，舌光少苔者，可配伍沙参、扁豆、麦冬、白芍、竹茹等。若胃热不清，胃阴不足，呕吐不食者，可与陈皮、枳壳、藿香、牡丹皮、赤芍、茯苓、扁豆等同用，如《张氏医通》石斛清胃散。若胃水炽盛，胃阴不足，消谷善饥的中消证，本品可与天花粉、南沙参、麦冬、玉竹、山药、甘蔗等同用，如《医醇賸义》祛烦养胃汤。

2. 阴虚发热　本品甘寒，入肾经，能滋肾阴，退虚热，故可用治肾阴不足，阴虚津亏，虚热不退，咽干而痛，舌红少津之症，常配生地、麦冬、玄参等同用；若气阴不足，低热不退，心烦口渴，倦怠乏力者，可再加黄芪，如《证治准绳》石斛汤。

3. 肝肾阴虚，目暗昏花　本品入肾经能补肾益精明目，用治肝肾阴虚，眼目失养而致神水宽大渐散，目暗昏花者，常与枸杞子、菊花、熟地黄、生地黄、菟丝子、麦冬、草决明等同用，如《原机启微》石斛夜光丸。若肝肾亏虚夹湿之雀目，症见眼目昼视精明，暮夜昏暗，视不见物者，可与淫羊藿、苍术配伍，如《圣济总录》石斛散。

4. 肾虚痿痹，腰脚软弱　本品能补肝肾，强筋骨，用于肝肾不足，筋骨痿软，腰膝无力者，可配熟地黄、牛膝、杜仲、续断、桑寄生、五加皮等同用。若产后肝肾不足，阴血亏虚，腰腿酸痛者，本品又可与牛膝、地黄、枸杞子、木瓜、白芍、酸枣仁等同用，如《妇科玉尺》石斛牛膝汤。

5. 吐血，咳喘　本品能清热养阴生津，用治肺脾两伤，营卫亏虚而致吐血、咳逆喘急、舌色光红者，可与北沙参、玉竹、川贝母、麦冬等配伍，如《柳选四家医案》、《环溪草堂医案》即用此配伍以治此证。《新编常用中药手册》治肺气久虚，燥咳不止，低热不退者，则与沙参、玉竹、瓜蒌皮等同用。

【用法用量】煎服，6～12g，鲜品 15～30g。

【使用注意】本品能敛邪，故温热病不宜早用；又能助湿，若湿温病尚未化燥伤津者，以及脾胃虚寒，大便溏薄，舌苔厚腻者均忌用之。

【鉴别用药】不同品种的石斛作用不同。铁皮石斛滋阴生津除热之力最佳；金钗石斛作用较弱；霍山石斛适用于虚人老人津液不足、不宜大寒者；耳环石斛生津而不寒凉，可以代茶。

沙参、玉竹、石斛均入胃经，皆能清热养阴生津，同可用治热病伤津或胃阴不足，舌干口渴、消渴等症。沙参、玉竹又入肺经，能养肺阴、润肺燥，用治阴虚燥咳或劳嗽咯血。但沙参长于清肺润燥止咳，治热伤肺阴之干咳痰少、咳痰、久咳声哑、痰中带血等症。玉竹则滋润作用好，养阴而不滋腻恋邪，用于阴虚之人，外感风热，发热头痛、咳嗽、咽痛口渴等症。石斛则清热作用较好，热病伤阴多用；又能滋肾阴、退虚热，用于阴虚津亏，虚热不退；兼能明目、强筋骨，又治肝肾不足，眼目昏花、筋骨痿软、腰膝无力之症。

【药论】

1.《本草通玄》："石斛，甘可悦脾，咸能益肾，故多功于水土二脏。但气性宽缓，无捷奏之功，古人以此代茶，甚清膈上。"

2.《本草正》："石斛……用除脾胃之火，去嘈杂善饥及营中蕴热，其性轻清和缓，有从容分解之妙，故能退火、养阴、除烦、清肺下气，亦止消渴热汗。而诸家谓其厚肠胃、健阳道、暖水脏，岂苦凉之性味所能也？不可不辨。"

3. 徐究仁："石斛功能清胃生津，胃肾虚热者最宜。夫肺胃为温邪必犯之地，热郁灼津，胃液本易被劫。如欲清胃救津，自非用石斛之甘滋轻灵不为功。然有不可徒恃石斛为治者，若温邪延久，伤及下焦，劫灼真阴，则鞠通吴氏有三甲复脉、大小定风珠等法，原为挽救真阴而设，石斛未免嫌其轻浮耳。盖真阴非气液之谓，救真阴者宜浓厚，救气液者宜清淡，苟以浓厚救气液，则转滋转燥，而固邪愈深，以清淡救真阴，则杯水车薪，势必不济。抑有不可滥用石斛者，如湿温尚未化燥，每见口燥欲漱，苔厚皮干，理宜辛之法，若误用石斛，则舌苔立转黑燥，湿遏热蒸，渐入昏谵者有之，是又不可不谛审者也。"

【现代研究】

（一）化学成分

石斛中主要含有多糖、生物碱、菲类和联苄类化合物、氨基酸及人体所必需的微量元素。发现凡达到传统标准"质重，嚼之粘牙，口甜，无渣者为优"的样品种类中多糖含量均高于 30%。可见，多糖是石斛中一种重要的有效成分。由于种植地域与种属的不同，多糖的含量也不尽相同。生物碱包括石斛碱、石斛次碱、石斛星碱、石斛因碱、6-羟基石斛星碱、石斛宁碱、石斛宁定以及季铵盐 *N*-甲基石斛碱等。此外，尚有黏液质、淀粉和石斛酚等。菲类和联苄类这两类化合物是近年来从石斛属植物中分离得到的化合物，包括铁皮石斛中分离出的鼓槌菲和毛兰素，马鞭石斛中分离并鉴定了鼓槌联苄、流苏菲、毛兰菲等。此外，石斛中含有除色氨酸以外的所有人体必须的氨基酸和几乎含有所有的人体必需元素，其中 Ca、Mg、K 含量都较高。石斛中的其他成分还包括大黄酚、三十二烷酸、对羟基反式肉桂酸三十烷基酯、对羟基顺式肉桂酸三十烷基酯、β-谷固醇、鼓槌联苄、大黄素、芦荟大黄素、芴酮类化合物等。

（二）药理作用

1. 对消化系统的影响　金钗石斛浸膏能兴奋豚鼠离体肠管，使收缩幅度增加，但对小鼠胃肠推进运动无明显影响；而铁皮石斛和马鞭石斛可先使肠管抑制，几分钟后恢复到给药前的水平[1]。铁皮石斛能对抗阿托品对唾液分泌的抑制作用，与西洋参有协同作用，合用后还能促进正常家兔的唾液分泌[2]。

2. 对免疫系统的影响　铁皮石斛多糖能够提升小鼠外周白细胞数，促进淋巴细胞产生移动抑制因子，消除环磷酰胺所引起的不良反应；还能提高 S_{180} 肉瘤小鼠 T 淋巴细胞转化功能、NK 活性、巨噬细胞吞噬功能及溶血素值[3,4]。金钗石斛具有免疫调节作用，不仅可以增强免疫，还能抑制过高的免疫[5]。石斛水煎剂还可促进小鼠腹腔巨噬细胞的吞噬功能，但不能改善激素造成的巨噬细胞功能低下[6]。

3. 抗肿瘤作用　金钗石斛的醋酸乙酯提取物对肿瘤细胞株 A549（人体肺癌细胞）、SK-OV-3（人体卵巢腺癌细胞）和 HL-60（人体早幼粒细胞白血病）具有显著的细胞毒性作用。从粗提物中分离鉴定出的 2 个化合物 Lusianthridin 和 denbinobin 具有与粗提物同样的药理作用，且前者对移植肉瘤 S_{180} 也有抑制作用[7]。石斛多糖与 rIL-2 联合作用显著增强 CB-LAK 和 PB-LAK 在体外对肿瘤细胞的杀伤活性[8]。

4. 抗衰老作用　家兔实验表明，石斛能显著提高超氧化物歧化酶（SOD）水平，从而起到降低 LPO（过氧化脂质）的作用；还能升高血中游离 HYP（羟脯氨酸）水平，具有抗氧化作用；从调节脑单胺类神经递质水平的角度，作为类似单胺氧化酶（MAO）的抑制剂而起到抗衰老作用[9]。

5. 降血糖作用　铁皮石斛对于正常小鼠血糖及血清胰岛素水平无明显影响，但可降低链脲佐菌素性糖尿病（STZDM）大鼠的血糖、胰高血糖素水平，提高血清胰岛素水平。给药大鼠胰岛 β 细胞数量增多，α 细胞数量减少。它还可使肾上腺素性高血糖小鼠血糖降低、肝糖原含量增高。其降血糖的胰内机制是促进胰岛 β 细胞分泌胰岛素，抑制胰岛 α 细胞分泌胰高血糖素，胰外机制可能是抑制肝糖原分解和促进肝糖原合成[10]。细茎石斛多糖具有降低肾上腺素、四氧嘧啶引起的糖尿病小鼠血糖水平的作用，能提高四氧嘧啶糖尿病小鼠的葡萄糖耐量，但对正常小鼠的血糖水平无影响[11]。

6. 治疗白内障　金钗石斛对眼科疾病有明显的治疗作用，体外研究表明金钗石斛的总生物碱和粗多糖均有一定的抗白内障作用，而总生物碱的作用优于粗多糖[12]，其中生物碱可下调 iNOS 基因表达，抑制 NOS 活性，减少 NO 产生，从而减轻氧化损伤，达到抗白内障作用[13]。

7. 抗诱变作用　金钗石斛的甲醇提取物和从中分离出的化合物 gigantol 具有抗诱变活性，在 Salmonella typhimurium TA1513/Psk1002 中能抑制由诱变剂呋喃糖酰胺（furylfuramide）引发的 SOS 反应 umu 基因高表达，还能抑制由诱变剂 3-氨基-1，4-二甲氧基-5H-吡啶并吲哚和紫外线照射引发的 SOS 反应 umu 基因高表达[14,15]。

8. 其他作用 石斛具有明显的拮抗苯肾上腺素和5-HT收缩肠系膜血管的作用，与异丙肾上腺素一样可以扩张肠系膜血管[16]。金钗石斛的水蒸气蒸馏液对大肠杆菌、枯草杆菌和金葡球菌有抑制作用[17]。

（三）临床报道

1. 治疗慢性胃炎 将185例患者随机分为铁皮枫斗颗粒组(73例)、铁皮枫斗胶囊组(76例)和生脉胶囊组(36例)，铁皮枫斗颗粒内含铁皮石斛、西洋参，结果表明，铁皮枫斗颗粒组症状改善总有效率为98.6%，铁皮枫斗胶囊组总有效率为98.7%，生脉胶囊对照组总有效率为88.6%。铁皮枫斗颗粒(胶囊)对慢性萎缩性胃炎气阴两虚证疗效显著[18]。

2. 治疗白内障 用石斛、麦冬等组成的处方中药"清睛粉"联合翼状胬肉切除、羊膜移植手术对62例81只眼进行治疗，经5～23个月的观察，除1例复发外，其余均取得了较好效果。对54例(64只眼)因外伤晶体破裂，皮质溢于瞳孔区，前房及白内障术后晶体皮质仍有残存的患者，口服石斛、菊花等7味中药的煎液，促使皮质吸收，获得了较好效果[19]。

3. 治疗咽炎 金钗石斛提取物精制的金石斛含片，随机选取40例年龄在18～65岁的慢性咽炎患者进行清咽润喉功效的人体试食试验。结果表明，受试者在连续含服金石斛含片15天后咽部症状改善明显，31例有效，有效率为77.5%；血常规、尿常规、血生化无明显改变。金石斛含片能有效改善慢性咽炎患者咽部症状及体征并且对患者的身体健康状况无任何不良反应[20]。

4. 治疗糖尿病 选择中医辨证属阴虚热盛、气阴两虚证型的非糖尿病者30例和2型糖尿病患者75例，将75例患者分为3组，石斛合剂组15例(单纯服用石斛合剂)，中西药治疗组30例(石斛合剂＋原有西药)，格列齐特缓释片(达美康)对照组(达美康＋其他降糖西药)，结果表明，石斛合剂在改善中医临床症状，降低血糖、血脂以及升高SOD，降低LPO等方面有显著疗效($P<0.05\sim0.001$)，且石斛合剂组及中西药治疗组疗效优于达美康对照组[21]。

5. 手术后恢复 恶性肿瘤手术、化疗伤及人体正气，晚期肿瘤患者由于邪毒壅盛，常常有气阴两虚的症状出现，如消瘦、乏力、口干、潮热、盗汗、干呕、大便不畅、舌红少苔，脉细数等，出现口干咽痛等阴虚津亏表现，予养阴生津清热，药用石斛与生地、麦冬、天冬、天花粉、及金银花、山豆根等配合使用，可以取得较好的疗效[22]。

（四）不良反应

金钗石斛对雌、雄小鼠和大鼠经口LD_{50}均大于20.0g/kg，属无毒级；对小鼠微核实验、小鼠精子畸形实验、Ames实验均未见致突变作用；对大鼠30天喂养实验各项指标均未见明显毒性反应，得出其无毒性作用剂量为5.00g/kg，提示金钗石斛对大鼠进食量有一定的影响，但不影响大鼠体重增长。金钗石斛2个阶段的毒性试验结果未见毒性反应，其在受试剂量范围内是安全的[23]。金钗石斛流浸膏对血压和呼吸有抑制作用，中毒剂量可引起惊厥，巴比妥类可解毒[24]。

参 考 文 献

[1] 徐国钧，杭秉茜，李满飞. 11种石斛对豚鼠离体肠管和小鼠胃肠道蠕动的影响[J]. 中草药，1998，19(1)：21.

[2] 徐建华，李莉，陈立钻. 铁皮石斛与西洋参的养阴生津作用研究[J]. 中草药，1995，26(2)：79.

[3] 黄民权，蔡体育，刘庆伦. 铁皮石斛多糖对小白鼠白细胞数和淋巴细胞移动抑制因子的影响[J]. 天

然产物研究与开发,1996,8(3):39

[4] 张红玉,戴关海,马翠,等.铁皮石斛多糖对S180肉瘤小鼠免疫功能的影响[J].浙江中医杂志,2009,44(5):380-381.

[5] 张雪.金钗石斛的化学成分与生物活性研究[D].沈阳:沈阳药科大学,2004.

[6] HUANG MQ,CAI TY,LIU QL. Effects of polysaccharides from Dendrobium candidum on white blood cells and lymphcell moving inhibition factor of mice[J]. Nat Prod Res Dev,1996,8(3):39-41.

[7] Lee YH,Park JD,Baek NI,et al. in vitro and in vivo antitumoral phenanthrenes from the aerial parts of Dendrobium nobile[J]. PlantaMed,1995,61(2):178-180.

[8] 罗慧玲,蔡体育,陈巧论,等.石斛多糖增强脐带血和肿瘤病人外周血LAK细胞体外杀伤作用的研究[J].癌症,2000(12):1124-1126.

[9] 施红,黄玲.石斛抗衰老作用的实验研究[J].中华老年医学杂志,1994,13(2):104.

[10] 吴昊姝,徐建华,陈立钻,等.铁皮石斛降血糖作用及其机制的研究[J].中国中药杂志,2004(02):160-163.

[11] 陈云龙,何国庆,张铭,等.细茎石斛多糖的降血糖活性作用[J].浙江大学学报:理学版,2003,30(6):693.

[12] 魏小勇,龙艳,詹宇坚,等.金钗石斛提取物抗白内障的体外实验研究[J].现代中药研究与实践,2008,22(2):27-31.

[13] 魏小勇,龙艳.金钗石斛生物碱对糖性白内障大鼠诱导型一氧化氮合酶基因的调控[J].解剖学研究,2008,30(3):177-180.

[14] 邓银华,徐康平,谭桂山.石斛属植物化学成分与药理活性研究进展[J].中药材,2002,25(9):677-680.

[15] Miyazawa M,Shimamura H,Nakamura S,et al. Antimutagenic activity of gogantol from Dendrobium nobile[J]. J Agric Food Chem,1997,45(8):2849-2853.

[16] 方泰惠.石斛对大鼠肠系膜的动脉血管的作用[J].南京中医学院学报,1991,7(2):100.

[17] 李满飞,徐国钧,吴厚铭,等.金钗石斛精油化学成份研究[J].有机化学,1991,11(2):219.

[18] 吴人照,陈军贤,夏亮,等.铁皮枫斗颗粒(胶囊)治疗慢性萎缩性胃炎气阴两虚证临床研究[J].上海中医药杂志,2004(10):28-29.

[19] 左岫勤,富强,王茹玲,等.中药清睛粉联合手术治疗翼状胬肉疗效观察[J].中国中医眼科杂志,1994,4(4):212-213.

[20] 虞泓,屈燕,陈心启.金石斛含片清咽润喉功效的研究(英文)[J].云南大学学报:自然科学版,2005(05):440-445.

[21] 施红,林求诚,陈国强,等.石斛合剂对2型糖尿病的临床疗效观察[J].中药新药与临床药理,2002,13(06):348-350.

[22] 郭勇,程晓磊.石斛在恶性肿瘤治疗中的作用[J].浙江中西医结合杂志,2007,17(7):454-459.

[23] 陈建国,王茵,来伟旗,等.金钗石斛的安全性毒理学评价[J].中国卫生检验杂志,2002,12(1):42-44.

[24] 肖培根.新编中药志(第三卷)[M].北京:化学工业出版社,2001:42-54.

麦冬 Maidong

【别名】虋冬(《尔雅》),沿阶草根(江西),寸冬,地麦冬(四川),麦韭、羊蓍、禹葭(《名医别录》),阶前草、门冬(《本草纲目》),马鬃草、羊胡子草(《中华本草》),仆垒、随脂(《吴普本草》),羊韭、马韭、羊荠、爱韭、禹韭、忍陵、韭叶麦冬、家边草、书带草(《中药大辞典》)。

【来源】麦冬,始载于《神农本草经》,列为中品。历代本草均有收载。因其根似麦而有须，麦须曰门，其叶如韭，凌冬不凋，故名。为百合科植物麦冬 Ophiopogon japonicus(L. f.) KerGawl. 的干燥块根。生长于海拔 2000 米以下的山坡阴湿处、林下或溪旁，或栽培。主产于浙江杭州、余姚、浒山、块墩、肖山等地以及四川绵阳、三台地区，贵州、云南、广西、安徽、湖北、福建等地亦产，浙江、四川、广西大量栽培。

【采收炮制】浙江于栽培后第 3 年立夏时采挖，称“杭麦冬”；四川于栽培第 2 年清明后采挖，称“川麦冬”。野麦冬多在清明后挖取，习称“土麦冬”。洗净，反复曝晒，堆置，至块根干燥度达 70%，除去须根，干燥。炮制时将原药除去杂质，快洗润透，轧扁，干燥，除去灰屑。朱砂拌麦冬：取净麦冬，喷水闷润，加入朱砂细粉拌匀，取出，晾干，每 10kg 麦冬，用朱砂粉 0.2kg。

【商品规格】商品有杭麦冬、川麦冬、土麦冬三种。杭麦冬、川麦冬按大小各分为 1、2、3 等。土麦冬尚有大叶麦冬、阔叶麦冬、小麦冬、甘肃麦冬之分。以上均以表面淡黄白色、身干、个肥大、质软、半透明、有香气、嚼之发黏者为佳；瘦子、色棕黄、嚼之黏性小者为次。尤以浙江笕桥、慈溪所产为佳。

按《中国药典》(2010 年版一部)规定：以干燥品计算，含麦冬总皂苷以鲁斯可皂苷元($C_{27}H_{42}O_4$)计，不得少于 0.12%。

【药性】甘、微苦，微寒。归肺、胃、心经。

【功效】养阴生津，润肺清心。

【应用】

1. 燥咳痰黏，劳嗽咯血　本品甘寒质润，入肺经，善清热养阴，润肺止咳，常用于燥热伤肺，干咳痰黏，多与桑叶、阿胶、石膏配伍应用，如《医门法律》清燥救肺汤；若肺肾阴虚，劳嗽咯血，每与天冬伍用，如《张氏医通》二冬膏；若用于阴虚火旺咳嗽，午后为甚者，宜滋阴降火，常以本品配黄柏、生地、知母、五味子等，如《古今医统》麦门冬饮；若阴虚燥咳较重，少动则喘，咳嗽吐痰不已，皮肤不泽，又可重用本品，配五味子、天冬、生地、桔梗、桑白皮等，如《辨证录》宁嗽丹；若因肺阴不足致喉痒，咳嗽无痰，口渴咽干者，多配玄参、桔梗、甘草，开水冲泡代茶饮，如《中药制剂手册》玄参甘桔茶；燥咳初起，咽干口燥，咳嗽不已，痰黏难咯者，当配桔梗、天花粉、玄参、百部等，如《石室秘录》宁肺汤；若劳嗽咯血，气阴两伤，四肢倦怠，腰膝无力者，常配黄芪、熟地黄、桔梗、人参等，如《卫生宝鉴》五味黄芪散；若燥热伤肺，咳嗽喘逆，痰黏难咯，胸中烦满者，可配天冬、知母、川贝母治疗，如《症因脉治》二冬二母汤；若燥热较甚，灼伤肺阴，喘逆咳嗽，吐痰难出，口渴身热，面赤唇焦，二便赤涩者，当配天花粉、知母、石膏、甘草，如《症因脉治》瓜蒌根汤；若肺痨较重，肺气大虚，身热气短，咳嗽吐血，可配阿胶、五味子、地骨皮、天冬、百合等，如《医醇賸义》益气补肺汤；若用于妊娠四五月，阴虚火旺，咳嗽或痰中带血，或鼻衄，五心烦热，胎动不安者，常配生地、当归、阿胶、白芍、续断等，如《大生要旨》宜胎饮。

2. 肺痈、肺痿、鼻渊、鼻衄　本品养阴清热，归于肺，故可用于肺痈初起，气阴两虚，咳嗽气急，胸中隐痛，呕吐脓痰者，常配人参、赤芍、陈皮、桔梗等，如《外科正宗》麦冬平肺饮；若用于肺胃津伤，虚火上炎之肺痿，咳唾涎沫，气逆而喘，舌干红少苔者，以本品养阴润肺，益胃生津，配半夏、人参、甘草、粳米等同用，如《金匮要略》麦门冬汤；肺开窍于鼻，麦冬清肺，故可用于鼻渊，可配辛夷、当归、白芍、黄芩、桔梗等，如《辨证录》探渊丹；若用治阴虚火旺，损伤鼻络而见鼻衄者，多配生地、蒲黄、白药、白蜜等，如《仁斋直指方》麦门冬散；若见阴虚血热鼻衄日久，反复发作不止者，可以本品配生地、玄参水煎服，如《辨证录》止衄汤。

3. 音哑、咽痛、白喉　本品甘寒质润，滋肺润喉，清热开音，故可用于肺阴不足，肺焦叶涸，肺金不鸣、肺失宣肃之音哑、咽痛、白喉等症。若肺经咳喘日久，气阴两伤，痰黏难咯，口燥声嘶者，可以本品配人参、五味子、天冬、黄芪、百合等，如《症因脉治》人参补肺饮；若用于肺肾阴亏，劳损虚怯，喘嗽不宁，渐现音哑，气息低微者，应配熟地黄、五味子、天冬、贝母、苏子等，如《辨证录》助音汤；若用于痨瘵痰嗽声哑者，与竹叶、竹茹、竹沥、桔梗等伍用，如《古今医统》竹衣麦冬汤；若用于风热上壅咽喉肿痛者，多与山豆根、牛蒡子、玄参、桔梗等配伍，如《赤水玄珠》利咽解毒汤；若用于阴虚火炎，壅滞于咽喉所致的白喉、急性咽峡炎、急性扁桃体炎及猩红热等，常配生地、玄参、黄芩、连翘同用，如《古今名方》抗白喉合剂。

4. 津伤呕逆烦渴，内热消渴，肠燥便秘　本品甘寒质润，入胃经，益胃生津止渴，润肠通便。常与沙参、玉竹、天花粉等配合，如《温病条辨》沙参麦冬汤，用于燥伤肺胃阴分，咽干口渴之症；若用于小儿疳渴，形体消瘦，面黄发枯，不时大渴引饮，心胸烦热者，常配生地、石斛、知母、石膏、枇杷叶等，如《医宗金鉴》清热甘露饮；若用于胃气阴两伤，虚热烦渴，呕逆不欲食者，常配人参、小麦、茯苓、竹茹等，如《医学入门》人参门冬汤；妇人妊娠三四月，阴虚有热，口干舌燥，咽喉微痛，无津以润，以致胎动不安，当养阴生津，清热安胎，可以本品配熟地黄、山茱萸、阿胶、生地等，如《辨证录》润燥安胎汤；妇人产后阴虚火旺之发热，或血热妄行，口干舌燥，以本品配芍药、牡丹皮、黄芩、生地等治之，如《景岳全书》清化饮；若见麻疹收后，大热不退，热毒未尽解者，以本品配柴胡、人参、北沙参、玄参等，如《幼幼集成》柴胡麦冬散；若见麻疹热甚口渴者，常配玄参、黄芩、天花粉、连翘等，如《张氏医通》门冬甘露饮；若用于产妇阴伤，痢后大渴引饮者，配乌梅肉研末为散，米饮送服，如《医略六书》必效散；若用于霍乱愈后，烦热不解，多渴，小便不利者，又当与陈皮、半夏、茯苓、白术等相配，健脾化湿，生津止渴，如《重订严氏济生方》麦门冬汤；若用于热伤元气，肢体倦怠，气短懒言，口干作渴，汗出不止者，配人参、五味子，为生脉散(《医学启源》)，现代做成生脉饮及生脉注射液(《药典》)，可用于中暑、小儿夏季热、功能性低热及其他发热性疾病而见气阴两伤者；若用于老弱之人之大渴，宜配知母、五味子、生地黄、人参、葛根等，如《杏苑生春》门冬饮；本品益胃生津降逆，故可用于气阴两虚之呕哕反胃，烦热口渴，可配半夏、陈皮、枇杷叶等治疗，如《太平圣惠方》麦门冬散；若用于妊娠反胃，呕逆不下食者，还可配粳米、薏苡仁、生地、生姜汁同用，如《圣济总录》麦门冬粥；若因热壅于胃，胃痈痰气上壅，呕恶不止者，可配甘草、桔梗同用，以清热化痰，养阴排脓；若用于消渴口干，气阴不足者，常配人参、黄芪、天花粉、葛根等，如《仁斋直指方》玉泉丸，或配以天花粉、知母、人参、苦参、土瓜根，如《普济方》六物丸；若见消渴不止，烦渴引饮，小便数，四肢无力者，当配泽泻、车前子、黄连、牡蛎、桑螵蛸等，如《太平圣惠方》泽泻丸；若消渴病见大渴引饮，易于饥饿，得食渴减，不食则渴尤甚之胃热津枯，肾水亏乏之证，配以石膏、玄参、熟地黄、青蒿，如《辨证录》闭关止渴汤；本品还可用于阳明温病，热结阴亏，燥屎不行，下之不通，津液不足，无水舟停之证，常配玄参、生地、大黄、芒硝，如《温病条辨》增液承气汤；若用于疟伤胃阴，便结潮热，得食则烦热愈加，津液不复者，又可配火麻仁、生白芍、何首乌、乌梅、知母同用，如《温病条辨》麦冬麻仁汤。

5. 心烦失眠，惊悸健忘，白浊遗精　本品甘寒，入心经，清心除烦，安神定悸，既可用于阴虚火旺，心肾不交，心烦失眠，惊悸神疲，梦遗健忘，如《摄生秘剖》天王补心丹，以本品配生地、玄参、柏子仁、远志等滋阴安神、交通心肾药同用；还可用治外感热病，温邪入营，神昏谵语，心烦不寐，如《温病条辨》清营汤，以本品配犀角(水牛角代)、生地、丹参等，清营凉血、安神定惊药同用；亦可与天冬、黄连、知母、朱砂配合，用于心阴不足，心经有热之烦躁口苦，胆怯心惊，如《丹台玉案》除烦清心丸；若用于心气不足，气短神疲，惊悸多忘，常自汗出者，常配远志、菖蒲、熟地黄、人参等同用，补气养血，安神益智，如《圣济总录》养神丸；若用于心之气血不足，心悸，口舌干燥，脉结代者，可配生地、炙甘草、西洋参等同用，如《医门补要》复脉汤；若心之气阴两亏，肢体倦怠，气短懒言，心悸眠差，汗多口渴，口干思饮，脉结或代，舌淡红少津，可以本品配人参、五味子，即生脉散（或今之生脉饮或生脉注射液）治疗，现可用于心力衰竭、休克等危重病证；若用于劳心过度，气阴两虚，但心火偏亢见心烦易怒，唇口赤甚，面色无华者，又当以本品配远志、人参、黄芩、石膏、生地等同用，以益气养阴，清心泻火，如《重订严氏济生方》麦门冬汤；若见心阴不足，失眠少寐，心烦易怒，舌中苔少者，可以本品配玄参同用，见《辨证录》玄冬汤；若用于心肾两亏，以健忘为主症者，可以本品配人参、巴戟天、柏子仁、山药等同用，如《辨证录》神交汤；若见肾虚水火不济，心火独亢，症以白浊遗精、腰脚无力，日渐羸弱为主者，当配天冬、泽泻、桑螵蛸、海螵蛸、牡蛎、龙骨等共用，以滋肾清心，涩精止遗，如《普济方》既济丹；若用于孕妇怀妊期间，心惊胆怯，终日烦闷不安之气阴不足，心火浮越之证，常配人参、茯苓、黄芩、知母等，如《万氏女科》人参麦冬散。

6. 小便不利，频数涩痛及小便频多　本品甘、微苦、微寒，归心经，具有养阴清心之功，故既可用于心移热于小肠之小便不利，又可用于阴伤消渴之饮一溲一，饮水不止，小便频多。若用治心火亢盛，心烦口渴，小便不利者，常配茯神、莲子心、车前子，见《辨证录》凉心利水汤；若用于消渴病小便频多者，常配黄连、冬瓜，如《圣济总录》麦门冬汤；阳明温病，邪热伤阴，无汗，小便不利，缘邪热未尽，阴津已伤，热壅小肠而致，可以本品配黄连、芦根汁、黄芩、黄柏、生地等同用，养阴生津，清热泻火，如《温病条辨》冬地三黄汤；若见心经虚热，小便短赤，茎中疼痛，尿道口时有脓样分泌物，淋沥不断，可配生地、黄芪、地骨皮、淡竹叶等，如《杂病源流犀烛》地骨皮汤；若用于大病之后，阴伤小便不通，胀甚欲死者，以本品配生地、车前子、刘寄奴，如《辨证录》广泽汤；若用于妊娠心火独亢，小便涩痛频数者，则配赤茯苓、大腹皮、木通、淡竹叶、甘草同用，如《古今医鉴》子淋散。

7. 多汗，脉痿，阳强　本品养阴润肺，滋肺生津，故可用于气虚不同，遍体汗出淋漓，需配黄芪、五味子、桑叶同用，奏益气养阴、敛汗固表之功，见《辨证录》敛汗汤；本品清心养阴，助心血濡养血脉，故常配伍人参、五味子、天冬、当归、牛膝等，用于心热脉痿，胫纵不任地之病证，如《赤水玄珠》大生脉汤；本品甘寒，清金润肺，故可用治虚火炎上，肺金失主治节，以致阳强不倒之症，常配玄参、肉桂，如《石室秘录》倒阳汤。

8. 肺风疮，盐卤中毒　本品甘寒归于肺，养阴润肺，以助肺之宣发肃降，配橘红用于面上肺风疮；本品养阴生津力强，故可用治盐卤中毒，口咸作渴，腹中疼痛，常配生甘草、当归、地榆同用，以生津止渴，调血解毒，如《辨证录》归麦榆草汤。

【用法用量】6～12g。作煎剂服用；或入丸、散、饮。

【使用注意】凡脾虚便溏、肺胃有痰饮湿浊及初感风寒咳嗽者忌服。

【鉴别用药】麦冬、沙参性味甘、微寒，均入肺、胃二经，均可清肺热、养肺阴、润肺燥、益胃生津止渴，常配伍同用于肺热阴虚之燥咳痰黏、劳嗽咯血；亦可同用于胃阴不足，津伤口渴，食欲不振，甚则呕逆之症。然麦冬还能清心除烦安神，可用于阴虚有热之心烦失眠、惊悸健忘及邪热入营之身热夜甚、烦躁不安等症，此外还可用于热病津伤，肠燥便秘。沙参中的南沙参尚有祛痰之功，用于津伤燥咳痰黏者尤宜。

【药论】

1.《神农本草经》："主心腹结气，伤中伤饱，胃络脉绝，羸瘦补气。"

2.《本草拾遗》:“去心热,止烦热”。

3.《本草汇言》:“麦门冬,清心润肺之药也。主心气不足,惊悸怔忡,健忘恍惚,精神失守;或肺热肺燥,咳声连发,肺痿叶焦,短气虚喘,火伏肺中,咯血或咳血;或虚劳客热,津液干少;或脾胃燥涸,虚秘便难;此皆心肺肾脾元虚火郁之证也。然而味甘气平,能益肺金,味苦性寒,能降心火,体润质补,能养骨髓,专治劳损虚热之功居多。如前古主心腹结气,伤中伤饱,胃络脉绝,羸瘦短气等疾,则属劳损明矣。”

4.《本草新编》:“麦门冬,泻肺中之伏火,清胃中之热邪,补心气之劳伤,止血家之呕吐,益精强阴,解烦止渴,美颜色,悦肌肤,退虚热,解肺燥,定咳嗽,真可持之为君而又可借之为臣使也。但世人未知麦冬之妙用,往往少用之而不能成功为可惜也。不知麦冬必须多用,力量始大,盖火伏于肺中,烁干内液,不用麦冬之多,则火不能制矣;热炽于胃中,熬尽其阴,不用麦冬之多,则火不能制矣;热炽于胃中,熬尽其阴,不用麦冬之多,则火不能息矣。更有膀胱之火,上逆于心胸,小便点滴不能出,人以为小便火闭,由于膀胱之热也,用通水之药不效,用降火之剂不效,此又何用乎? 盖膀胱之气,必得上焦清肃之令行,而火乃下降,而水乃下通。夫上焦清肃之令禀于肺也,肺气热,则肺清肃之令不行,而膀胱火闭,水亦闭矣。故欲通膀胱者,必须清肺金之气,清肺之药甚多,皆有损无益,终不若麦冬清中有补,能泻膀胱之火,而又不损膀胱之气,然而少用之,亦不能成功,盖麦冬气味甘寒,必多用之而始有济也。”

5.《本草正义》:“麦冬,其味大甘,膏脂浓郁,故专补胃阴,滋津液,本是甘药补益之上品。凡胃火偏盛,阴液渐枯,及热病伤阴,病后虚羸,津液未复,或炎暑燥津,短气倦怠,秋燥逼人,肺胃液耗等证,麦冬寒润,补阴解渴,皆为必用之药。但偏于阴寒,则惟热炽液枯者,最为恰当,而脾胃虚寒,清阳不振者,亦非阴柔之品所能助其发育生长。”

【现代研究】

(一) 化学成分

麦冬的主要成分为甾体皂苷,各种类型的多聚糖、高异黄酮类化合物,以及单萜糖苷、色原酮等多种类型的化合物。其中甾体皂苷有麦冬皂苷 A、B、C、D、B′、C′、D′,β-谷甾醇、豆甾醇、菜油甾醇及葡萄糖苷等;糖类中葡萄糖含量为 9.1%,D-半乳糖 6.7%,蔗糖 4.8%,其他寡糖 56.7%;高异黄酮类有甲基沿阶草酮甲、乙,甲基麦冬酮甲、乙,麦冬酮甲、乙,异麦冬酮甲等。

(二) 药理作用

1. 对心血管系统的作用

(1) 改善心肌收缩力和心脏泵功能:麦冬注射液能显著提高心肌收缩力和心脏泵功能,改善心脏血流动力学效应,临床静脉注射麦冬后,SVI、SWI 及 CI、PEP/LVEP 比值均明显提高[1];小剂量的麦冬煎剂既能使离体兔冠脉流量增加,心率减慢,心肌收缩力抑制,同时还能使心舒张期增加[2];麦冬皂苷能明显增强离体蟾蜍心脏的心肌收缩力并增加心排出量,麦冬总皂苷和总氨基酸小剂量均可使离体豚鼠心肌收缩力增加,冠脉血流量增加,大剂量则抑制心肌,减少冠脉流量,但二者对心率无影响,其机理尚待探讨[3]。

(2) 对心肌的保护和抗实验性心律失常作用:腹腔注射麦冬能明显减轻小鼠长时间游泳后心肌细胞缺氧性损害,并且能使已显著受损的心肌细胞(梗死后造成的损害)较快地得到修复[4];以麦冬注射液给家兔静脉注射,能明显抑制冠脉前降支结扎造成实验性心肌梗死血浆中 cAMP 和 cGMP 的上升,表明其有保护心肌细胞的作用[5];麦冬注射液静注对垂体后叶素引起清醒与麻醉大鼠急性心肌缺血的初期 T 波增高及其后期 T 波低平均有保护作用，并可对抗肾上腺素诱发的缺血性在体兔心的心律失常[6]；麦冬注射液静注能使氯化钡所致大鼠的双向性心动过速迅速转为正常窦性心律，其作用迅速而短暂，同时也对乌头碱引起的心律失常具有防止发生的作用。麦冬对心肌的保护和抗心律失常作用可能与其能明显增加心肌营养性血流量有关[7]。

(3) 保护血管内皮细胞：麦冬亚丁醇提取部分可拮抗过氧化氢所致血管内皮细胞 NO 平的升高和前列环素水平的降低，从而保护 H_2O_2 所致血管内皮细胞的损伤[8]。

2. 抗休克作用　麦冬注射液静注能使失血性休克大鼠血压迅速回升，3 分钟达最高峰，5 分钟开始逐渐下降。再次追加麦冬半量，血压回升可维持 15 分钟左右，同时左心室内压及左室内压变化速率、心力环及心肌最大收缩值均明显增大，可见麦冬有改善左心室功能与抗休克作用，但作用短暂，再次给少量麦冬可明显延长作用时间；实验证明麦冬可稳定细胞膜，减少胞浆酶 LDH 外漏[9]，因此麦冬逆转心脏功能的抑制，可能是通过阻止某些抑制心肌因子的释放而产生的。

3. 抗缺氧作用　麦冬水煎液腹腔注射或麦冬多糖腹腔注射，均能显著延长常压缺氧小鼠的存活时间，而麦冬多糖腹腔注射能显著提高皮下注射异丙肾上腺素小鼠在减压下(负压 460mmHg)的存活率[10-12]。麦冬多糖对脑缺血损伤的抗缺氧实验结果表明，400mg/kg 和 200mg/kg 的麦冬多糖对脑内乳酸含量均有显著降低作用，提示麦冬多糖对实验性脑缺血有抗缺氧作用[13]。麦冬对吸烟所致的气管内膜上皮出现的光镜及扫描电镜下的病理改变有保护作用[14]。

4. 增强免疫作用　麦冬和湖北麦冬腹腔注射均能显著增加小鼠的脾脏重量，显著增加小鼠的碳粒廓清作用，对抗环磷酰胺引起的小鼠白细胞数的下降[15]。

5. 降血糖作用　用 50%麦冬煎剂给家兔肌内注射，能升高血糖，但正常兔口服麦冬的水、醇提取物 0.2g/kg，则有降血糖作用；0.5g/(kg·d)连续 4 日对四氧嘧啶性糖尿病兔亦有降血糖作用，并促使胰岛细胞恢复，肝糖原较对照组有增加趋势[16]。麦冬多糖 100mg/kg 对正常小鼠有明显降血糖作用，给药后第 11 小时血糖浓度降低 54%，剂量为 200mg/kg 能明显降低四氧嘧啶糖尿病小鼠血糖水平，口服麦冬多糖后 4～11 小时，降血糖作用最明显，24 小时仍有降糖作用。麦冬根茎的正丁醇提取物(Bn)对正常小鼠血糖浓度有降低作用，且呈剂量依赖，但对胰岛素浓度未有明显影响；Bn 以 100mg/kg 给药，4 小时后明显降低血糖浓度($P<0.05$)，而胰岛素(5U/kg)在给药 2 小时后也显著降低血糖浓度($P<0.05$)；口服葡萄糖耐量试验中，同对照组相比，Bn(100mg/kg 腹腔注射)未能降低血糖浓度；Bn 能降低肾上腺素引起的糖尿病小鼠的血糖浓度，并且增加肝脏中糖原含量[17]。

6. 抗脂质过氧化作用　麦冬水提物和醇提物对肝微粒体脂质过氧化有对抗作用，提示此作用可能是麦冬补益作用机制的一个方面[18]。

7. 胃肠道推进作用　服用 20ml 麦冬口服液即能明显加快钡剂在胃肠道中的推进运动，效果优于服用甲氧氯普胺(胃复安)组[19]。

8. 保护遗传物质　麦冬对小鼠生殖细胞遗传物质具有保护作用。睾丸注射麦冬能明显抑制对甲基硝酸甲酯诱导的小鼠非程序 DNA 合成，且随浓度增加，抑制作用逐渐增强，超过一定剂量，抑制作用不再增强[20]。

9. 其他作用　麦冬多糖对乙酰胆碱和组胺混合液引起的豚鼠支气管收缩有显著的抑制作用，对氨雾引起的小鼠咳嗽无明显影响。另外，麦冬多糖具有较显著的抗被动皮肤过敏作用[21]。

(三) 临床报道

1. 治疗肝炎后综合征　麦冬、北沙参、当归、生地、枸杞子等随症加减,治疗肝炎后综合征,病情好转后改隔日 1 剂。共治疗 49 例,总有效率 91.7%。最多者服 25 剂,最少者 5 剂[22]。

2. 治疗肺炎　用沙参麦冬饮治疗 3 例间质性肺炎,效果满意[23];以沙参麦冬汤加味用于治疗肿瘤患者术前术后接受放射治疗时常出现的放射性肺炎。共观察 18 例,痊愈 9 例(占 50%),显效 4 例(占 22.2%),有效 2 例(占 11.1%),无效 3 例(占 16.6%)[24];以百合麦冬汤加减联合激素及抗生素治疗放射性肺炎,结果好转率为 100%,提高稳定率为 92.8%。激素及抗生素对照组相比,临床疗效明显[25]。有人用参麦注射液静脉滴注辅助治疗小儿肺炎,共观察 86 例,结果表明可缩短疗程,减少并发症的出现[26]。

3. 治疗咳嗽　麦冬、沙参、玉竹、天花粉、扁豆、冬桑叶等随症加减,治疗燥咳 154 例,总有效率 96%[27]。

4. 治疗咽炎　以山豆根麦冬汤治疗慢性咽炎 60 例,总有效率 95.0%[28];以沙参麦冬汤加减治疗慢性咽炎 80 例,总有效率达 100%[29];以自拟参冬饮(丹参、麦冬、乌梅、胆南星、黄芩、浙贝母等)加减治疗慢性咽喉炎 75 例,总有效率为 91%[30]。

5. 治疗慢性喉炎　以千金麦冬汤加减治疗慢性喉炎 100 例,结果症状消失 73 例(占 73%),显效 20 例(占 20%),好转 6 例(占 6%),无效 1 例[31]。

6. 治疗乳头皲裂　取麦冬 50g 研末装瓶内备用。用生理盐水洗患处,取适量麦冬末,用食醋调成糊状,均匀敷于患处,每隔 5 小时换药 1 次,3 天 1 个疗程,共治疗 31 例,全部奏效。治疗期间忌辛辣、哺乳[32]。

7. 治疗低血压症　以自拟加味生脉散泡剂(党参、麦冬、五味子、茯苓、当归等)治疗低血压 80 例,总有效率 100%[33];另以调脾升压汤治疗低血压 52 例,总有效率 96.2%[34];又以参苓麦冬五味汤治疗低血压患者 68 例,取得满意疗效[35]。

8. 治疗镜面舌　有人以沙参麦冬汤治愈镜面舌 2 例[36]。

9. 治疗充血性心力衰竭　对充血性心力衰竭病人,在常规强心、利尿、扩张血管等治疗的基础上,加用参麦注射液静滴,治疗 1 个疗程后与对照组比较,总有效率明显提高($P<0.05$)[37]。

10. 治疗慢性肺心病　用参麦注射液治疗慢性肺心病 47 例,总有效率 93.6%。与对照组比较有显著差异($P<0.01$ 或 <0.05)[38]。

11. 治疗急性缺血性中风　参麦注射液治疗急性缺血性中风,治疗组和尼莫地平缓释胶囊(尼立苏)对照组各 60 例,结果表明,治疗组与对照组神经功能改善情况及临床总有效率分别为 54%、90%和 42%、73%,参麦组血液流变学指标有明显改善,提示参麦注射液能减轻中风急性期患者神经功能缺损程度,改善血液流变性,疗效优于对照组[39]。

12. 治疗口干　有人观察了五苓散、麦门冬汤对精神治疗药物引起的口渴、口干的疗效,结果二者均有效,无显著差异,其中麦门冬汤对口干疗效更好;以参芪麦梅汤治疗老年口干症,结果症状消失者 84 例,好转 12 例,总有效率 96%[40,41]。

13. 治疗冠心病　参麦注射液治疗冠心病患者 82 例,显效 8 例,明显改善 52 例,基本改善 19 例,无效 3 例,总有效率 96.34%;3 例无效中 1 例广泛性前壁心肌梗死病情稳定后转上级医院治疗,2 例改用其他药物治疗[42]。

14. 治疗病毒性心肌炎　采用自拟心肌炎Ⅰ号(金银花、枣仁、麦冬、连翘、重楼、炙甘草)，Ⅱ号(黄芪、党参、麦冬、阿胶、黄连、炙甘草)，治疗病毒性心肌炎35例，总有效率89%[43]。

15. 治疗期前收缩 采用益心口服液(人参、麦冬、五味子、知母、全当归、石菖蒲等)临床治疗57例期前收缩，总有效率84.2%。其中室性期前收缩有效率88%，室上性期前收缩有效率为63.6%[44]。

16. 治疗心脏病急症 用参麦注射液治疗心脏病急症患者32例，并进行Holter监测、床边动态血压和心电监护及血气分析对照。结果显示该药具有改善心肌缺血缺氧，兴奋窦房结功能作用，同时具有抗休克、改善外周循环和机体缺氧状态作用，还可能具有抗室性期前收缩和改善心室起搏的功能[45]。

17. 治疗病态窦房结综合征 采用中药(制附子、黄芪、党参、玄参、麦冬、炙草等)，西药低分子右旋糖酐、地塞米松、654-2联合治疗病态窦房结综合征(病窦综合征)88例，和单纯中药组、单纯西药组对照，结果表明，前者疗效显著优于后两组[46]。

18. 治疗慢性萎缩性胃炎 自拟加味麦冬饮治疗慢性萎缩性胃炎68例，与西药治疗组对照，中药治疗组显效33例，有效29例，无效6例，总有效率91.18%[47]；另采用甘凉养胃、益气健脾之法，自制护灵胶囊(拳参、麦冬、太白黄精、太白黄芪、太白米等)治疗慢性萎缩性胃炎100例，总有效率98%[48]。

19. 治疗非溃疡性消化不良 以自拟纳达合剂(黄连、黄芩、蒲公英、北沙参、麦冬、天花粉等)为基本方治疗62例非溃疡性消化不良患者，结果62例，总有效率为95.2%[49]。

20. 治疗小儿溃疡性口炎 采用自拟养阴托毒汤(沙参、麦冬、玉竹、生黄芪等)治疗小儿溃疡性口炎50例，总有效率96%[50]。

21. 治疗呃逆、妊娠重症恶阻 以沙参麦冬汤化裁用于治疗胃阴不足型顽固性呃逆，疗效肯定[51]；以自拟益气养阴汤治疗妊娠重症恶阻32例，总有效率94%[52]。

22. 治疗消渴病 采用沙参麦冬汤加减治疗糖尿病186例，总有效率89.2%[53]；抑糖汤(麦冬、天花粉、熟地黄、生石膏、生山药等)随症加减，治疗消渴215例，总有效率70%[54]；以麦冬、天花粉、鸡内金、山药、黄芪等随症加味，治疗糖尿病25例，结果显效18例，有效5例，无效2例[55]；有报道鲜麦冬全草治疗糖尿病疗效优于麦冬块根[56]。

23. 治疗小儿高热 麦冬、山药、沙参、茯苓、乌梅、牡丹皮等每日1剂，重者2剂，水煎代茶饮，随症加减，治疗小儿夏季高热130例，总有效率93.1%[57]。

24. 对抗维A酸(维甲酸)不良反应 用砂仁麦冬汤代茶饮，用于对抗维甲酸不良反应，结果无1例出现肝脏毒性反应，且对维甲酸疗效无任何不良反应[58]。

25. 救治山道年中毒 山道年为治疗肠道蛔虫病药，有中枢抑制等不良反应，过服后可致血压下降、中枢抑制及消化道反应。用参麦注射液静脉滴注，取得良好效果，中毒体征完全消失[59]。

26. 治疗痤疮 以加味沙参麦冬汤随症加减，治疗寻常型痤疮50例，总有效率为94.0%。且与口服四环素治疗对照组(62.9%)相比，临床治疗效果显著[60]。

27. 治疗干燥综合征 以麦冬地芍汤治疗干燥综合征20例，总有效率80%。与服用羟氯喹对照组相比，疗效显著[61]。

28. 治疗口腔溃疡 自制麦冬合剂(麦冬、金银花、桔梗各10g，冲泡)治疗化疗后口腔溃疡，观察30例患者的43处溃疡，总有效率为93.0%。且与使用维生素C、甲硝唑对照组相比，疗效明显[62]。

29. 2 型糖尿病合并高血压　采用麦冬汤合牛膝饮加味治疗 2 型糖尿病合并高血压患者 56 例，总有效率为 85.71%[63]。

30. 慢性支气管炎　以沙参麦冬汤治疗慢性支气管炎 56 例，10 天为 1 个疗程。总有效率 92.9%[64]。

31. 甲型 H_1N_1 流行性感冒　以沙参麦冬汤加味配合西药奥司他韦胶囊。治疗甲型 H_1N_1 流行性感冒 31 例，总有效率 96.8%[65]。

（四）不良反应

麦冬乙醇提取液给小鼠灌胃，剂量达 0.45g/只，小鼠活动减少，0.5 小时后恢复正常[68]。小鼠尾静脉注射麦冬注射液 1ml（相当于生药量 2g），未发现死亡与其他不良反应（此剂量相当于成人最大用量的 100 倍）[12]。麦冬注射液小鼠腹腔注射的 LD_{50} 为（20.606±7.075）g/kg。

参考文献

[1] 虞天锡，顾双林，许迺珊. 麦冬对心肌缺血时心脏血液动力学影响的临床和实验研究[J]. 上海中医药杂志，1985(12):3.

[2] 李秀挺，廖惠芳，李学慧，等. 麦冬三种粗提物对耐缺氧及心血管系统药理作用的研究[J]. 广州中医学院学报，1985，2(1):9.

[3] 莫正纪，江光池，冉兰，等. 麦冬有效成份的药理研究[J]. 华西药学杂志，1991，6(1):12.

[4] 顾双林，许迺珊，纪克，等. 麦冬对实验性心肌梗塞及心肌缺氧时亚微结构的影响[J]. 上海中医药杂志，1983(7):44.

[5] 李文萍，方军. 麦冬注射液对实验性心肌梗塞时环核苷酸代谢的影响[J]. 中西医结合杂志，1989，9(2):100.

[6] 韦德慧，杨淑琴，刘菊芳，等. 麦冬注射液的抗实验性心律失常和对离体心脏的作用[J]. 第一军医大学学报，1984，4(1/2):41.

[7] 董杰德，夏洪印，于修平，等. 中草药和铬对心肌细胞生长代谢及其抗病毒的实验研究[J]. 中国病毒学，1995，10(2):104-110.

[8] 范俊，张小燕，龚婕宁，等. 麦冬正丁醇提取部位对血管内皮细胞损伤的影响[J]. 中医药学刊，2006，24(5):816.

[9] 韦德蕙，曹维，杨淑琴. 麦冬注射液对失血性休克大鼠血压及左心室功能的影响[J]. 第一军医大学学报，1989，9(1):7-9.

[10] 余伯阳，殷霞，徐国钧，等. 短葶山麦冬的药理活性研究[J]. 中药材，1991，14(4):37.

[11] 余伯阳，殷霞，张春红，等. 麦冬多糖的免疫活性研究[J]. 中国药科大学学报，1991，22(5):286.

[12] 吴志荣，刘重芳，冯菊妹，等. 麦冬注射液的研究[J]. 中成药研究，1981(11):12.

[13] 许燕萍，陈琪. 麦冬多糖对大鼠脑缺血损伤的抗缺氧作用[J]. 镇江医学院学报，1996，6(3):217-218.

[14] 余书勤，单世明，安鲁凡，等. 四味润肺中药对小鼠被动吸烟的保护作用[J]. 科技通报，1995，11(5):324-328.

[15] 余伯阳，殷霞，徐国钧，等. 湖北麦冬与浙麦冬质量的研究——免疫活性比较[J]. 中国中药杂志，1991，16(10):584.

[16] 江苏新医学院. 中药大辞典(上册)[M]. 上海：上海人民出版社，1975:1024.

[17] 蔡幼清. 中药麦冬对正常和糖尿病小鼠血糖的影响[J]. 国外医学：中医中药分册，1996，18(4):49.

[18] 裘月，杜冠华，屈志炜，等. 常用补益中药抗脂质过氧化作用比较[J]. 中国药学杂志，1996，31(2):

83-86.

[19] 张卫星,王宗德.麦冬口服液用于钡剂胃肠道推进剂的药理作用[J].中成药,1995,17(1):35.

[20] 朱玉琢,庞慧民,刘念稚.麦冬对甲基磺酸甲酯诱发的小鼠精子非程序DNA合成的抑制作用[J].吉林大学学报,2002,28(5):461.

[21] 汤军,钱华,黄琦,等.麦冬多糖平喘和抗过敏作用研究[J].中国现代应用药学杂志,1999,16(2):16.

[22] 刘浩东.治疗肝炎后综合征49例[J].四川中医,1988,6(1):20.

[23] 孙定隆.沙参麦冬饮治疗间质性肺炎3例[J].贵阳中医学院学报,1995,17(3):32.

[24] 山广志.沙参麦冬汤加味治疗放射性肺炎的临床观察[J].实用中医内科杂志,1996,10(4):37-38.

[25] 郝静,郑国宝,张建国,等.百合麦冬汤加减联合激素及抗生素治疗放射性肺炎的临床观察[J].中国医学指南,2010,8(34):251.

[26] 林玲,余仲平.参麦注射液治疗小儿肺炎86例疗效观察[J].浙江中医学院学报,1994,18(2):34.

[27] 赵棣华,赵希庆.沙参麦冬汤治疗燥咳154例[J].四川中医,1987(4):32.

[28] 刘帮好,张成伟,刘钢.自拟山豆根麦冬汤治疗慢性咽炎60例[J].安徽中医临床杂志,1996,8(4):155.

[29] 顾爱善,刘清本.沙参麦冬汤加减治疗慢性咽炎80例[J].中国中西医结合杂志,1994(1):61-62.

[30] 傅晓东,邱洪贵,俞军.参冬饮治疗慢性咽喉炎75例疗效观察[J].浙江中医学院学报,1996,20(2):12-13.

[31] 马宪庆,公方正,刘玉莲,等.增损千金麦冬汤治疗慢性喉炎100例[J].中医药信息,1996,13(1):33-34.

[32] 宋淑卿,徐尚华.麦冬治疗乳头皲裂[J].山东中医杂志,1995,14(1):34.

[33] 刘安祥,乔志刚,韩德林,等.加味生脉散泡剂治疗低血压80例[J].陕西中医,1994,15(9):396.

[34] 杨泉虎.调脾升压汤治疗低血压52例[J].陕西中医,1994,15(3):106.

[35] 汪宗发.参苓麦冬五味汤治疗68例低血压疗效观察[J].四川中医,1995,13(9):28.

[36] 裴乃嘉.沙参麦门冬汤加味治愈镜面舌二例[J].天津中医,1993(6):11.

[37] 胡有志,艾陵,石杰.参麦注射液治疗充血性心力衰竭临床观察[J].湖北中医杂志,1995,17(3):29-30.

[38] 冯晓平.参麦注射液治疗慢性肺心病47例疗效分析[J].河南医科大学学报,1995,30(2):241-243.

[39] 张根明,高颖,邹忆怀,等.参麦注射液治疗急性缺血性中风120例临床观察[J].中华实用中西医杂志,2004,4(17):953-545.

[40] 崔昕(摘译).五苓散、麦门冬汤对于精神治疗药物引起的口渴、口干的疗效[J].国外医学:中医中药分册,1996,18(3):42.

[41] 梁召松.参芪麦梅汤治疗老年口干症[J].山东中医杂志,1995,14(10):470.

[42] 程建华,陈静.参麦注射液治疗冠心病82例体会[J].实用临床医学,2009,10(9):16.

[43] 赵景梅.中药治疗病毒性心肌炎35例[J].陕西中医,1996,17(3):102.

[44] 张宁宁,蔡爱华.益心口服液治疗过早搏动的动态心电图观察[J].中成药,1994,16(9):27.

[45] 吴文焰,郭燕.参麦注射液在心脏病急症中的应用[J].中西医结合实用临床急救,1996,3(1):8-9.

[46] 胡正本,刘宪思,刘东武,等.中西医结合治疗病态窦房结综合征88例[J].陕西中医,1996,17(3):97-98.

[47] 沈永顺.自拟加味麦冬饮治疗慢性萎缩性胃炎68例[J].中国中医药信息杂志,2002,9(4):52.

[48] 冯宗林,王东平,庄树桐.护胃灵胶囊治疗慢性萎缩性胃炎100例[J].陕西中医,1995,16

(7):296.

[49] 余莉芳.纳达合剂治疗非溃疡性消化不良 62 例临床观察[J].中国中西医结合消化杂志,1995,3(2):92-93.

[50] 王忠全,石桂花.养阴托毒汤治疗小儿溃疡性口炎 50 例[J].陕西中医,1996,17(8):351.

[51] 范荣康.辨证治疗顽固性呃逆 60 例[J].陕西中医,1994,15(11):483.

[52] 秦泗明,秦旭丽.益气养阴汤治疗妊娠重症恶阻 32 例[J].陕西中医,1996,17(12):537.

[53] 祁松强.沙参麦冬汤治疗糖尿病 186 例[J].陕西中医,1995,16(11):482.

[54] 田永淑,刘洪裕,张淑婷,等.抑糖汤对 215 例糖尿病的治疗[J].吉林中医药,1983(5):22.

[55] 王永标.中药治疗无症状型糖尿病 51 例[J].陕西中医,1996,17(11):484.

[56] 丁仰宪.单味麦冬全草治疗糖尿病[J].中草药,1994,25(9):478.

[57] 罗明察,董鸣,肖美珍.自拟滋阴八味汤治疗小儿夏季热 130 例[J].广西中医药,1985,8(3):21.

[58] 展昭民,马军,刘正贤,等.砂仁麦冬汤对抗维甲酸副作用[J].中医杂志,1992(8):40.

[59] 郑勇.参麦注射液救治山道年中毒[J].浙江中医杂志,1994,29(3):101.

[60] 邓燕.加味沙参麦冬汤治疗寻常型痤疮 50 例疗效观察[J].新中医,2007,39(1):73.

[61] 晏婷婷,汪悦,等.麦冬地芍汤治疗干燥综合征 20 例临床观察[J].南京中医药大学学报,2008,24(1):63.

[62] 陈静云,彭爱莲,郝国珍,等.麦冬合剂治疗化疗后口腔溃疡效果观察[J].护理学杂志,2005,20(20):76.

[63] 康小明.麦冬汤合牛膝饮加味治疗 2 型糖尿病合并高血压 56 例[J].陕西中医,2007,28(2):153.

[64] 万桂芹.沙参麦冬汤加减治疗慢性支气管炎 56 例临床观察[J].中国全科医学,2010,13(16):1813.

[65] 杨春,李本珍,杨世武.沙参麦冬汤联合奥司他韦治疗甲型 H_1N_1 流行性感冒热退咳嗽 31 例效果观察[J].社区医学杂志,2010,8(11):69.

天冬 Tiandong

【别名】 大当门根(《石药尔雅》),颠勒(《神农本草经》),万岁藤、波罗树(《救荒本草》),天棘(《本草纲目》),白罗杉(《植物名实图考》),天冬(《药品化义》),三百棒(湖南)。

【来源】 天冬,始载于《神农本草经》,列为上品,历代本草均有收载。因本品草蔓茂,俗作门,而功效似麦冬,故名。为百合科植物天冬 *Asparagus cochinchinensis*(Lour.)Merr. 的干燥块根。主产于贵州湄潭、赤水、望漠,四川涪陵、泸州、乐山,广西百色、罗城,浙江平阳、景宁,云南巍山彝族自治县、宾川等地。陕西、甘肃、湖北、湖南、安徽、江西、河南亦产。其中贵州产量最大,品质亦佳。多为野生,亦有栽培。

【采收炮制】 秋冬二季采挖,通常在秋末至初春植株未萌发前采收。以冬季块根部浆足、水分少者质量为佳。唯福建省则在春末采收。除去茎基及须根,洗净后置沸水中煮或蒸至透心,趁热剥去外皮,洗净,烘干至八成时用硫黄熏 10 小时,晒至全干,用竹篓装好置阴凉干燥处。使用时,除去杂质,迅速洗净,切薄片,干燥。

【商品规格】 商品按产地分川天冬、温天冬、湖天冬。各地所产天冬,按根条粗细分为 1~3 等,以贵州产量大而品质优。以个大、饱满、半透明、淡黄色、体糯者为佳。

按《中国药典》(2010 年版)规定:醇溶性浸出物(用 50% 的乙醇为溶剂),不得少于 80.0%。

【药性】 甘、苦,寒。归肺、肾经。

【功效】 养阴润燥,清肺生津。

【应用】

1. 燥咳痰黏，劳嗽咳血　本品甘苦寒凉，入肺、肾二经，苦泄降火，寒能清热，善滋肺肾之阴而化痰热，故可用于阴伤肺燥，痰稠难咯，咳痰带血，劳嗽咳血，久咳肺痿等症。常配麦冬，如《张氏医通》二冬膏；亦常与百合、贝母、桔梗、桑白皮等配合，用于痰热壅肺，伤津耗液，痰黏难咯之症，如《医门法律》清金润燥天门冬丸；若与阿胶、沙参、桔梗等配伍，滋阴降火，润肺止咳，化痰止血，可用于肺痿久咳，阴虚内热，咳痰带血之症，如《杂病源流犀烛》举肺汤；本品清肺火、泄痰热之力颇佳，故可用于热邪壅肺，肺失宣肃之咳嗽稠痰，咽膈气塞，头目不清之症，常配桔梗、紫菀、麦冬、款冬花等，如《杨氏家藏方》天门冬煎；本品还可与葶苈子、大黄、桑白皮等配合，加强清肺泻火之力，用于小儿肺热，咳喘胸高之症，如《片玉心书》加减葶苈丸；若与麦冬、杏仁、贝母、诃子、沙参配伍，养阴润肺，敛肺止咳，可用于肺受火刑，咳嗽不止，声音嘶哑，如《医级》清宁膏；若用于肺痿劳嗽，唾成五色，喘息渐急，食少羸瘦之阴液不足，痰邪壅滞之症，可配桔梗、火麻仁、五味子、诃子、大黄等，既养阴敛肺止咳，又宣降肺与大肠之气，如《太平圣惠方》天门冬丸；若见久咳劳嗽之气阴两虚之证者，常以本品配人参、熟干地黄，如《儒门事亲》三才丸；若见肺痨咳嗽重症，肺肾两伤，气阴不足，咳嗽气促，四肢羸瘦者，常配麦冬、牛膝、人参、黄芪、熟地黄等同用，双补气阴，滋阴润肺止咳，如《太平圣惠方》天门冬丸；若肺痨咳嗽，或邪阻于肺，久咳肺肾阴虚，潮热盗汗，气短乏力，或痰中带血者，当与生地、麦冬、熟地黄、山药、川贝母等滋阴润肺之品同用，共奏滋肺养阴、消痰止咳作用，如《医学心悟》月华丸。

此外，临床上还可见到妊娠外感风寒，咳嗽不已，甚则胎动不安者，缘外感风寒，内有痰热，肺失宣肃，气逆而成，宜宣肺化痰，清肺止咳，以本品配知母、桑白皮、桔梗、紫菀等，如《医学正传》天门冬饮。

2. 内热消渴，遗精盗汗　本品甘寒滋阴降火，生津润燥止渴。故可用治外感热病，津伤烦渴，或暑温日久，气阴两伤，寝卧不安，不思饮食者，常与人参、干地黄同用，气阴双补，生津止渴，如《温病条辨》三才汤；若治口渴多饮之上消之证，常与麦冬、天花粉、知母、黄芩等相配，如《医学心悟》二冬汤；若用于消渴之证以下消为主，肾阴久亏，孤阳无托，不安其宅，饮一溲一，类有浊淋，四肢枯瘦，筋骨痿软者，常配生地、龟甲、蛤粉、山药等，如《医醇賸义》乌龙汤；若用于阴亏血少，血不荣筋，肌肤失养，口舌干燥者，常配麦冬、当归、白芍、桃仁、红花等，如《医方集解》活血润燥生津汤；若用于阴虚火旺，潮热盗汗，梦遗滑精，头晕目眩，腰膝无力，咽干口燥，舌红苔少者，可配熟地黄、人参、黄柏等，如《医学发明》三才封髓丹。

3. 心神不安，健忘少寐　本品甘苦寒，功可苦泄降火，清热化痰，常与麦冬、胆南星、橘红、远志、石菖蒲等配伍，用于痰热扰心所致的心神不宁，或见癫、狂、痫等，如《医学心悟》生铁落饮；本品甘寒质润，滋阴而清虚火，与麦冬、玄参、生地、五味子、酸枣仁、柏子仁等同用，滋阴泻火，养心安神，可用于阴虚火旺，心神失养，惊悸怔忡，健忘失眠，夜梦遗精之症，如《万病回春》天王补心丹；若用于肾阴不足，心火独亢，体热盗汗，健忘遗精，或过服热药，心火下移小肠，小便赤白稠浊不清者，可配熟地黄、麦冬、山药、茯苓、远志等，如《太平惠民和剂局方》降心丹；若用于心阴血虚少，口干咽燥，心烦喜冷，怔忡恍惚，小便黄赤，或生疮疡者，常配熟地黄同用，如《世医得效方》天地煎。

4. 阴虚火旺之口舌生疮、齿龈肿痛及血证　本品甘寒，滋阴降火，故可用于虚火上炎，火郁化毒之目赤肿痛，口舌生疮，咽喉肿痛，齿龈肿烂等症，常配枇杷叶、熟地黄、生地黄、黄芩、茵陈等，如《太平惠民和剂局方》甘露饮，现用于口腔炎、咽炎、慢性扁桃体炎、工业性眼灼伤、角膜实质炎等辨证属阴虚有湿热者；若用于小儿惊热、胎毒、口舌生疮、木舌、重舌等，可配玄参、生地、青黛等同用，如《摄生众妙方》五福化毒丹；若见阴虚火旺，口舌生疮，经久不愈者，可以本品配玄参、麦冬做丸，含化，如《圣济总录》玄参丸；若用于阴虚火旺之齿痛，常配知母、黄柏、生地黄同用，如《症因脉治》知柏天地煎；若见阴虚火旺，迫血妄行之吐血、咳血、呕血者，可以本品配麦冬、生地、牡丹皮、赤芍等治疗，如《万病回春》清火滋阴汤。

5. 目疾、虚劳　本品甘寒质润，能滋肾阴，治虚损，降虚火，故可用治脾肾不足，虚劳早衰，须发早白，常配生地黄、熟地黄、麦冬、人参、茯苓泡酒饮用，如《摄生众妙方》固本酒；亦可用于肝肾不足，阴虚火旺之内障目暗，瞳神散大，常配生、熟地黄，麦冬、山药、枸杞子、草决明（决明子）、石斛等，如《原机启微》石斛夜光丸。

6. 阴伤便秘、妇人不孕　本品甘寒质润，功可滋阴润燥，生津止渴，故可用于热病津伤，甚则阴亏血少之大便秘结，数日不行者，常配当归、地黄、白芍、肉苁蓉、麦冬，如《温疫论》六成汤；若用于肝肾不足，精亏血枯之肠燥便秘者，可配白茯苓、黑脂麻、白术、桃仁、黄精同用，如《圣济总录》灵仙散；若用于妇人阴亏血少不能受孕者，配麦冬、菖蒲、茯苓、人参、枸杞子等，如《医宗金鉴》大补丸；若用于女子虚寒不受孕者，以本品滋肾配紫石英、当归、桂心、乌头、地黄等，补肾益血暖宫，如《备急千金要方》紫石门冬丸。

【用法用量】 6～12g。作煎剂服用。

【使用注意】 脾虚便溏、虚寒泄泻者忌用。

【鉴别用药】 麦冬、天冬、百合均为百合科植物，都能滋补阴液为补阴药，尤善补肺阴，功可清热养阴、润燥生津，均可用于肺阴不足之燥咳咯血，热病伤津之咽干口渴、肠燥便秘及内热消渴等症。常常配伍使用。然麦冬又能益胃止呕、清心除烦，用治胃阴不足之舌干口渴，温热病邪热入营之身热夜甚，烦躁不安，及阴虚有热之心悸失眠等症。天冬甘苦大寒，清火润燥之力较强，且能滋养肾阴，用治肾阴不足之潮热盗汗、梦遗滑精等症。百合则能清心安神，常用于热病伤阴，气津不足之虚烦惊悸、失眠多梦等症。

【药论】

1.《神农本草经》："主诸暴风湿偏痹，强骨髓，杀三虫。"

2.《本草纲目》："润燥滋阴，清金降火。"

3.《本草蒙筌》："天、麦门冬，并入手太阴经，而能祛烦解渴，止咳消痰，功用似同，实亦有偏胜也。麦门冬兼行手少阴心，每每清心降火，使肺不犯于贼邪，故止咳立效；天门冬复走足少阴肾，屡屡滋肾助元，令肺得全其母气，故消痰殊功。盖痰系津液凝成，肾司津液者也，燥盛则凝，润多则化，天门冬润剂，且复走肾经，津液纵凝，亦能化解。麦门冬虽药剂滋润则一，奈经络兼行相殊，故上而止咳不胜于麦门冬，下而消痰必让于天门冬尔。"

4.《本草汇言》："天门冬，润燥滋阴，降火清肺之药也。统理肺肾火燥为病，如肺热叶焦，发为痿痈，吐血咳嗽，烦渴传为肾消，骨蒸热劳诸证，在所必需者也。前人有谓除偏痹、强骨髓者，因肺热成痿，肾热髓枯，筋槁不荣而成偏痹者也。天门冬阴润寒补，使燥者润，热者清，则骨髓坚强，偏痹可利矣。然必以元虚热胜者宜之。"

【现代研究】

（一）化学成分

本品含有氨基酸类成分，主要为天冬酰胺，另有瓜氨酸、丝氨酸、苏氨酸、脯氨酸、甘氨酸等 19 种氨基酸。寡糖类成分有新酮糖等 7 种。多糖类成分有天冬多糖 A、B、C、D。此外，天冬中还含有多糖蛋白，葡萄糖，果糖，β-谷甾醇，5-甲氧基-甲基糠醛，胡萝卜苷，正-三十二碳酸，棕榈酸，9-二十七碳烯，菝葜皂苷元，异菝葜皂苷元，薯蓣皂苷元，萨尔萨皂苷元，菝葜皂苷元-3-*O*-[α-L-鼠李吡喃糖基(1→4)]-*β*-D-葡萄吡喃糖苷，薯蓣皂苷元-3-*O*-*β*-D-吡喃葡萄糖苷，26-*O*-*β*-D-吡喃葡萄糖基-呋甾-3*β*，22，26-三醇-3-*O*-*β*-D-吡喃葡萄糖基(1→2)-*O*-*β*-D2 吡喃葡萄糖苷等，所含苦味成分为甾体皂苷，包括菝葜皂苷元、鼠李糖、木糖、葡萄糖等。

（二）药理作用

1. 抗菌作用　体外试验证明，天门冬煎剂对炭疽杆菌、甲型及乙型溶血性链球菌、白喉杆菌、类白喉杆菌、肺炎双球菌、金黄色葡萄球菌、柠檬色葡萄球菌、白色葡萄球菌、枯草杆菌等均有不同程度的抗菌作用[1,2]。

2. 抗炎作用　天冬水提物可以通过抑制 IL-1 的分泌从而抑制 TNF-α 的分泌，对中枢神经系统有一定的抗炎活性[3]。天门冬提取液对蛋清所致大鼠足跖肿和棉球所致大鼠肉芽肿均有良好的抑制作用，炎症持续时间明显缩短，症状减轻，浓度为 2500mg/kg 时抗炎效果最佳[4]。

3. 抗衰老作用　天门冬乙醇提取液可显著提高 D-半乳糖衰老模型小鼠脑超氧化物歧化酶(SOD)，丙二醛(MDA)，Na^+、K^+-ATP 酶(Na^+、K^+-ATPase)活力，降低 MDA 含量；可显著提高睾丸线粒体谷胱甘肽过氧化物酶(GSH-Px)，Na^+、K^+-ATPase 活力，降低 MDA 含量[5]。天门冬氯仿、乙醇和水提液均可显著降低小鼠肝细胞膜和红细胞膜自由基代谢产物 MDA 含量[6]。

4. 抗肿瘤作用　天冬水提物使荷瘤 BALB/c 小鼠瘤块(S180、H22)重量减少，对肉瘤生长抑瘤率分别 31.9%和 38.8%，使 S180 腹水型昆明种小鼠平均存活时间延长[7,8]。浓度为 1～100μg/ml 时，能抑制酒精诱导肿瘤坏死因子 α(TNF-α)的分泌，且有剂量依赖性，还能抑制 TNF-α 诱导的人肝癌 Hep G2 细胞凋亡[9]。天冬提取物菝葜皂苷元-3-*O*-[α-L-鼠李吡喃糖基(1→4)]-β-D-葡萄吡喃糖苷，在浓度为 10^{-6}～10^{-5} mol/L 时对人白血病细胞 HL-60 的生长抑制率分别为 40.0%和 100%；浓度为 10^{-5}～10^{-4} mol/L 时，对人乳腺癌细胞 MDA-MB-468 的抑制率分别为 99.3%和 99.4%[10]。

5. 增强机体免疫力　天冬及天冬总多糖能明显增加小鼠胸腺和脾脏重量指数，提示天冬有增强非特异性免疫功能的作用[11]。天门冬还具有升高外周白细胞、增强单核-吞噬细胞系统吞噬功能、有利于抗体形成、增强体液免疫力等功能[2]。

6. 降糖作用　天门冬提取物具有降低四氧嘧啶糖尿病模型动物血糖，减少饮水量和增加体质量的作用[12]。

7. 抗血栓形成作用　连续 3 天灌服天冬 75%醇提物 3g 生药/kg 显著延长电刺激大鼠颈总动脉血栓形成时间，延长率为 48.6%，并使凝血时间延长 41.4%，对凝血酶原时间和白陶土部分凝血活酶时间仅有轻度延长作用[13]。

8. 镇咳、祛痰作用　天冬水提物(20g 生药/kg)能显著减少浓氨水所致的咳嗽次数；天冬水提物(16g 生药/kg)能减轻磷酸组胺诱导的豚鼠哮喘发作症状，但仅能维持 2 小时左右。天冬水煎剂 10 和 20g 生药/kg 都能明显增加呼吸道中酚红排泌量[14]。

9. 杀灭蚊、蝇幼虫作用　将切碎的天门冬根置水中使成 0.5%～1%的浓度，可使其中孑孓于 72～96 小时后全部死亡，2%～5%浓度时，经 3～4 天，可使其中的蛆死亡 70%～100%[15]。

（三）临床报道

1. 治疗小儿急慢性呼吸道感染　百栝天麦汤(百部、栝楼皮、天冬、麦冬、白术等)治疗小儿急性呼吸道感染(ARI)526例。结果表明,观察组的上呼吸道感染、支气管炎、支气管肺炎(简称肺炎)的治疗效果均明显优于对照组[16]。

2. 治疗百日咳 以百日咳糖浆(天冬、麦冬各15g,百部根10g,瓜蒌仁、法半夏、竹茹各6g,猪胆膏1g,制成汤剂,再浓缩至100ml)治疗百日咳504例,结果痊愈412例,减轻90例[1]。"天冬合剂"(方药组成为天冬、麦冬、百部、瓜蒌仁、橘红、姜半夏)治疗百日咳55例,治愈40例,占72.7%,好转13例,占23.6%[17]。

3. 慢性单纯性鼻炎 将生蜂蜜盛于洁净之陶罐中,纳入去皮鲜天冬,蜂蜜量以恰好淹没天冬为宜,罐口密封,20天后启用。每次生食天冬2支,开水冲服浸用蜂蜜20g,早晚各1次,10天为1个疗程,对于慢性单纯性鼻炎有良好疗效[18]。

4. 天冬可用于人流 天冬可用于人流前行宫颈软化扩张,效果较好。天冬扩张宫颈,有效率达90%,由于宫口自然开大,无须强力扩张宫口,避免了机械性扩张所致副损伤,并明显减少疼痛,减少人流综合征的发生,而且方便。天冬可直接打入人流包中消毒,它的作用机制在于其具有滋阴镇静作用,不仅使宫颈平滑肌软化松弛达到宫颈扩张,还可阻断宫颈内口处丰富的感觉神经末梢的传入冲动,从而达到止痛作用[19]。

5. 治疗乳腺小叶增生 自制天冬合剂治疗乳腺增生病200例,临床治愈126例,显效41例,有效26例,无效7例,总有效率为96.5%[20]。

参考文献

[1] 王本祥.新编中药学辞典[M].天津:天津科学技术出版社,1996:161.

[2] 马清钧,王淑玲.常用中药现代研究与临床[M].天津:天津科技翻译出版公司,1995:648.

[3] Hyungmin Kim,Eunhee Lee,Taekgen Lim,et al. Inhibitory effect of Asparagus cochinchinensis on tumor necrosis factor-alpha secretion from astrocytes[J]. International Journal of Immunopharmacology, 1998,20(4-5):153-162.

[4] 李婷欣,李云.天门冬提取液对大鼠的急性和慢性炎症的影响[J].现代预防医学,2005,32(9):1051-1052.

[5] 曲凤玉,魏晓东,李士莉,等.天门冬醇提液对衰老模型小鼠抗衰老作用的实验研究[J].中医药学报,1999,(2):68-70.

[6] 曲凤玉,毛金军,魏晓东,等.天门冬对D-半乳糖衰老模型小鼠红细胞膜、肝细胞膜MDA影响的实验研究[J].中草药,1999,30(10):763-764.

[7] 温晶媛,李颖,丁声颂,等.中国百合科天门冬属九种药用植物作用筛选[J].上海医科大学学报,1993,20(2):107-111.

[8] 罗俊,龙庆德,李诚秀,等.地冬及天冬对荷瘤小鼠的抑瘤作用[J].贵阳医学院学报,2000,25(1):15-16.

[9] Kooa HN,Jeonga HJ,Choi JY,et al. Inhibition of tumor necrosis factor-a-induced apoptosis by Asparagus cochinchinensis in Hep G2 cells[J]. Journal of Ethnopharmacology,2000,73(1,2):137-143.

[10] 徐从立,陈海生,谭兴起,等.中药天冬的化学成分研究[J].天然产物研究与开发,2005,17(2):128-130.

[11] 李敏,王家葵.天冬药材药理实验研究[J].时珍国医国药,2005,16(7):580-582.

[12] 俞发荣,连秀珍,郭红云.天门冬提取物对血糖的调节[J].中国临床康复,2006,10(27):57-59.

[13] 张明发,沈雅琴,朱自平,等.辛温(热)合归脾胃经中药药性研究——抗血栓形成和抗凝作用[J].中国中药杂志,1997,22(11):691-693.

[14] 罗俊,龙庆德,李诚秀,等.地冬与天冬的镇咳、祛痰及平喘作用比较[J].贵阳医学院学报,1998,

23(2):132-134.

[15] 江苏新医学院编. 中药大辞典(上)[M]. 上海:上海人民出版社,1977:318-319.

[16] 程海凤,谢志儒,孙玲玲. 百栝天麦汤治疗小儿急性呼吸道感染 526 例[J]. 中医药学刊,2005(08):174-175.

[17] 江宝玲. 治疗小儿百日咳 88 例[J]. 中国基层医药,1994(04):138.

[18] 卢训丛. 蜂蜜天冬治疗慢性单纯性鼻炎[J]. 中国民间疗法,1997(2):44-45.

[19] 张晓丰,杨燕. 中药天冬在人流中的作用观察[J]. 中医中药,2007,4(23):161.

[20] 钟小军,李亿忠. 天冬合剂治疗乳腺增生病 200 例疗效观察[J]. 云南中医中药杂志,2005,26(4):21.

百合 Baihe

【别名】 蟠(《神农本草经》),重箱、摩罗、强瞿、中逢花(《名医别录》),重迈、重匡、中庭(《吴普本草》),夜合花(《本草崇原》),白花百合(《救生苦海》),白百合(《日华子本草》),蒜脑薯(《本草纲目》),百合蒜(《玉篇》),卷丹、山丹(《中国药材商品学》)。

【来源】 百合,始载于《神农本草经》,列为中品。历代本草均有收载。因由众瓣组合而成,故名百合。为百合科植物卷丹 *Lilium lancifolium* Thund.、百合 *Lilium brownii* F. E. Brown var. *viridulum* Baker 或细叶百合 *Lilium pumilum* DC. 的干燥肉质鳞叶。全国大部分地区均产。主产于湖南黔阳、邵阳、湘西苗族自治州,浙江吴兴、长兴、龙游,以及江苏、陕西、四川、安徽、河南等地。以湖南产品质量最好,浙江产品最大。多为栽培。

【采收炮制】 鳞茎繁殖二年后秋季采挖,洗净,剥取鳞叶,置沸水中略烫后干燥。炮制时去芦,拣去杂质及走油瓣,润透,切薄片,干燥或用时捣碎。蜜百合:取炼蜜加开水适量化开,加净百合片拌匀,稍闷,用文火炒至不粘手,取出。每 100kg 百合,用炼蜜 5kg。

【商品规格】 商品百合常用的有卷丹、百合、山丹,个别省份有渥丹、麝香百合、轮叶百合及川百合等。均以瓣匀、肉厚、质硬、筋少,色白者为佳。野生者瓣小而厚,味较苦者品质优。栽培者瓣大而薄,味微苦,质较逊,多供食用。由于加工方法不同,四川尚有"黑百合"入药。

按《中国药典》(2010 年版一部)规定:本品浸出物不得少于 18.0%。

【药性】 甘,寒。归肺、心经。

【功效】 养阴润肺,清心安神。

【应用】

1. 肺热咳嗽、子嗽　本品甘寒,归肺经,具有清肺润燥止咳作用,故可用治痰热壅肺,热灼津伤,肺失宣肃,咳嗽气喘之症,常与贝母、桑白皮、紫菀、桔梗等配伍,共奏润肺化痰止咳之效,如《圣济总录》贝母饮;若痰热阻肺,肺气壅滞,咳嗽气喘,影响肺主治节,伴见腰膝浮肿,小便淋涩者,当配紫苏、人参、猪苓、茯苓、桑白皮等理肺化痰、利水消肿之品,如《圣济总录》百合汤;若热邪壅肺,喘促咳痰,烦热头痛,外有表证者,当配石膏、麻黄、杏仁、柴胡、贝母等,清热宣肺平喘,润肺止咳,如《太平圣惠方》贝母散;若见小儿咳嗽,胸中痰壅、咽喉不利,以痰多有热、呼吸不利为主症者,以本品清肺止咳配桔梗、款冬花、马兜铃、半夏、杏仁等,清肺化痰,润肺下气止咳,如《太平圣惠方》贝母散;妊娠感受风热,肺卫失宣,咳嗽痰多,心胸满闷,亦可以本品配紫菀、贝母、白芍、前胡、桔梗等,润肺止咳化痰,宣肺和营,以保胎安,如《重订严氏济生方》百合散。

2. 阴伤燥咳、劳嗽咯血　百合甘寒质润,入肺经,功以润肺止咳、滋补肺阴见长,故可用治肺热久咳伤阴,痰中带血之症,常与款冬花同用,炼蜜为膏服,如《重订严氏济生方》百花膏;还可用于肺肾阴虚劳嗽咯血,多与麦冬、玄参、生地等配伍应用,如《慎斋遗书》百合固金汤,现被用于肺结核、气管炎、支气管扩张、肺炎中后期、肺癌、咽炎等中医辨证属肺肾阴虚者;若见干咳少痰,久嗽不已,时有痰中带血者,为燥邪伤肺,以本品配款冬花、百部各等分使用,润肺止咳化痰,如《仙拈集》清咳汤;本品清润肺脏,煮蒸后频食,拌蜜蒸更好,可用于肺痈吐脓的后期辅助治疗,协助肺脏祛邪复正,见《经验广集》百合煎;上方亦可用于肺虚咳嗽者长期服用,见《古今医统》百合粥。

3. 百合病虚烦口渴,失眠多梦　百合归心经,养心阴,益心气,清心热而安心神,故可用于热病伤阴,气津不足,心烦口渴,虚烦惊悸,失眠多梦,甚则神志恍惚,沉默寡言,如寒无寒之证,如《金匮要略》百合知母汤、百合地黄汤等以本品分别配知母、地黄,治疗上述证候;本品还可配鸡子黄,滋阴益胃,降逆除烦,用于百合病误吐之后,虚烦不安者,见《金匮要略》百合鸡子汤;若百合病邪郁日久,心烦口渴,且小便赤涩为主症者,以大量百合、滑石相配,滋阴润肺,清心除烦止渴,清热利尿,如《金匮要略》百合滑石散;《金匮要略》百合洗方则以百合100g,水2000ml,浸渍一宿,洗身,用于治疗百合病一月不解,烦渴不止者(用药期间,禁食盐豉)。

4. 天疱湿疮　《濒湖集简方》载以生百合捣涂,治疗天疱湿疮,盖取其甘寒清凉之性。

5. 耳聋、耳痛　《千金方》载以干百合为末,温水服二钱(6g),日2次,治耳聋、耳痛。

【用法用量】内服6～12g,煎汤,蒸食、煮粥食或拌蜜蒸食。外用:捣敷。

【使用注意】脾肾虚寒便溏者忌用。

【鉴别用药】百合、玉竹二者皆为甘寒之品,均能清肺养阴,清热生津,常相须为用。然百合尚归心经,具清心安神之功,可用于虚烦惊悸、失眠多梦之症,为治百合病之要药;玉竹兼归胃经,功善滋胃阴,润胃燥,生津止渴,常用于热病伤阴,津亏液少,烦热口渴之症。

百合、百部皆归肺经,均能润肺止咳,同可用于阴伤肺燥,久咳劳嗽,干咳少痰或无痰之症。然百合甘寒质润,功可滋阴润肺止咳,兼入心经,可清心安神,多用于虚烦不寐之百合病;百部甘、微温,甘润苦降,润肺降气而止咳,偏温不燥,可用于寒热虚实新久咳嗽,且可杀虫灭虱,用于杀灭头虱、体虱及蛲虫病、阴痒带下之症。

【药论】

1.《神农本草经》:"百合主治,邪气,腹胀心痛,利大小便,补中益气;除浮肿胪胀,痞满寒热,通身疼痛,及乳难喉痹,止涕泪"。

2.《名医别录》:"百邪鬼魅,涕泣不止,除心下急满痛,治脚气热咳。"

3.《本草蒙筌》:"养脏益志,定胆安心。逐惊悸狂叫之邪,消浮肿痞满之气。止遍身痛,利大小便。辟鬼气,除时疫咳逆;杀虫毒,治外科痈疽。乳痈喉痹殊功,发背搭肩立效。"

4.《本草纲目》:"治百合病","温肺止嗽"。

5.《本草述》:"百合之功,在益气而兼之利气,在养正而更能去邪,故李氏谓其为渗利口中之美药也。如伤寒百合病,《要略》言其行住坐卧,皆不能定,如有神灵,此可想见其邪正相干,乱于胸中之故,而此味用之以为主治者,其义可思也。"

6.《本经逢原》:"百合,能补土清金,止嗽,利小便。仲景百合病,兼地黄用之,取其能消瘀血也。《本经》主邪气腹胀心痛,亦是散积蓄之邪。其曰利大小便者,性专降泄耳。其曰补中益气者,邪热去而脾胃安矣。"

7.《本草从新》:"朱二允云:久嗽之人,肺气必虚,虚则宜敛。百合之甘敛,甚于五味子酸收也。"

8.《医林纂要》:“百合,以敛为用,内不足而虚热、虚嗽、虚肿者宜之。与姜之用,正相反也。”

9.《本草正义》:“百合,乃甘寒滑利之品,《本经》虽曰甘平,然古今主治,皆以清热泄降为义,其性可见。《本经》主邪气,《别录》主寒热,皆以蕴结之热邪言之。主腹胀心痛,利大小便,除浮肿胪胀、痞满疼痛、乳难、喉痹,皆滑润开结,通利泄导之功用。《本经》又以为补中益气,《日华》又有安心益志等说,皆谓邪热去而正气自旺,非径以甘寒之品为补益也。仲景《金匮》以主伤寒后之百合病,《外台秘要》中更多此法,则百合病者,本为伤寒病后余热未清之证,所以神志恍惚,莫名所苦,故谓之百脉一宗,悉致其病,百合能清泄肺胃之热,而通调水道,导泄郁热,是以治之。然则凡䐜胀浮肿等症,必系热阻气郁,百合方为正治,而寒湿交滞,脾肾阳衰者,皆当忌之。甄权又主热咳,洁古谓为止嗽,又必以肺热炽甚,气火烁金之证,乃为合法;而风寒外束,肺气不宣之咳,尤为禁品。古方以百合、款冬花同熬成膏,名曰百花膏,治久咳痰血之病,亦以阴虚火旺,上烁燥金,故以百合之清润降火,合之款冬之微温开泄者,宣散气火,滋益肺虚,是为正治。而世俗或以百合通治外感之嗽者,又未免寒降遏抑,反令肺气窒塞,外邪无从宣泄矣。”

【现代研究】

(一)化学成分

百合的主要成分有酚酸甘油酯、甾体糖苷和甾体生物碱、微量元素等。其中有酚酸甘油酯及丙酸酯衍生物,酚酸的糖苷和酚酸甘油酯糖苷如拉哥罗苷A、拉哥罗苷,拉哥罗苷B、D、E、F,麝香百合苷甲等,甾体糖苷如百合苷、去酰基百合苷等,以及β-澳洲茄边碱、澳洲茄边碱苷、多糖、二氧环木质素类化合物、淀粉、蔗糖、蛋白质、脂肪、纤维素、钠、钾、钙、镁、磷、硫等。

(二)药理作用

1. 对呼吸系统的作用

(1)止咳作用:百合水提液给小鼠灌服,可明显延长SO_2的引咳潜伏期,并减少2分钟内动物咳嗽次数[1]。百合煎剂对氨水引起的小鼠咳嗽也有止咳作用。

(2)祛痰作用:用酚红比色法观察百合的祛痰作用,百合水提液可明显增加气管酚红排出量,与对照组比有显著差异。表明百合可通过增加气管分泌起到祛痰作用[1]。

(3)平喘作用:百合可对抗组胺引起的蟾蜍哮喘[2]。

2. 强壮作用 正常小鼠灌服百合水提液可明显延长动物负荷(5%)游泳时间。给肾上腺皮质激素所致“阴虚”小鼠及烟熏所致“肺气虚”小鼠灌服,均可使小鼠负荷(5%)游泳时间明显延长[1]。

3. 耐缺氧作用 百合水提液、水煎醇沉液给小鼠灌胃,均可延长正常小鼠常压耐缺氧存活时间,并延长异丙肾上腺素所致耗氧增加的缺氧存活时间;水提液给小鼠灌胃,还可明显延长甲状腺素所致“甲亢阴虚”动物的常压耐缺氧存活时间[1,3]。

4. 镇静作用 给小鼠灌服百合水提液,可明显延长戊巴比妥钠睡眠时间,并使阈下量戊巴比妥钠睡眠率显著提高,具“清心安神”作用[1]。

5. 抗过敏作用 给小鼠灌服百合水提液,可显著抑制二硝基氯苯(DNCB)所致的迟发型过敏反应[1]。

6. 抑菌作用 百合不同溶剂提取物对细菌和真菌均有一定程度的抑制效果。水溶剂对铜绿假单胞菌效果较好;乙醇溶剂对大肠杆菌、粪肠球菌和藤黄微球菌作用较好;乙酸乙酯溶剂对金黄色葡萄球菌作用较好[4]。

（三）临床报道

1. 治疗糜烂性胃炎　百合、黄芪、蒲公英、半枝莲、白芍、乌药等随证加减，治疗糜烂性胃炎70例，便秘加酒大黄5～10g，泛酸加煅瓦楞20g，日1剂，煎取300ml，每次100ml，每日3次。治疗4周，全部治愈[5]。

2. 治疗胃脘痛　以百合、川楝子、荔枝核、乌药，每剂煎3次，混合，早饭前半小时，晚间睡前各服1次，治疗胃脘隐痛、腹胀、恶心、纳呆、吞酸等症，效果确切；以百合、乌药、白芍、甘草、蒲公英、莪术等用于治疗胃脘痛80例，其中经胃管滴入者50例，口服者30例，结果前者疗效明显优于口服组[6]；百合汤加味治疗胃脘痛82例，总有效率96%。以百合汤为基础方，随症加减，结合推拿疗法治疗以胃脘痛为主要临床症状的消化性溃疡、慢性浅表性胃炎等31例，总有效率为90%[7]。

3. 治疗慢性胃炎　采用自拟滋脾和胃汤治疗慢性胃炎143例，总有效率96%[8]；以百合荔楝乌药汤加减治疗胃窦炎92例，总有效率96.7%。最少6剂，最多40剂[9]；以自拟百合公英汤治疗慢性阴虚型萎缩性胃炎158例，总有效率93.6%[10]。以自拟百合痞宁方随症加减治疗慢性萎缩性胃炎96例，总有效率96.9%[11]。

4. 治疗流行性出血热多尿期　百合、黄精、人参、炙甘草随症加减，3日1个疗程，同时加服黑米稀粥。共治疗流行性出血热多尿期205例，总有效率98%[12]。

5. 治疗消化道溃疡　以百合丹参芍药汤治疗上消化道溃疡200例，总有效率94%[13]；另方以自拟加味柴胡百合汤随证加减治疗胃及十二指肠球部溃疡60例，结果痊愈38例（占63.3%），好转19例（占31.7%），无效3例。疗程为30～49天[14]。肝胃百合汤随症加减，治疗消化性溃疡65例，总有效率93.85%[15]。

6. 治疗神经衰弱　百合、白芍、白薇、白芷为基本方，治疗神经衰弱500例，总有效率96.6%；百合、生地、夜交藤、丹参、五味子，午睡及晚睡前1小时分服，治疗神经衰弱及其他原因引起的失眠患者20例，均获较好疗效[16]；以百合50g浸泡20分钟后入煎，龙齿20g先煎30分钟，煎汁300ml，分2次服，每次送服西洋参丸4粒，服1周后愈1例[17]。以黄连百合汤加减治疗阴虚火旺型失眠60例，总有效率78.3%[18]。

7. 治疗心悸怔忡　以百合地黄汤合生脉散加味治疗心悸怔忡56例，其中5例痊愈。临床表现：心悸怔忡，五心烦热或低热，性急易怒，口舌生疮，咽干口苦，或盗汗，眠卧不宁，舌质红或舌尖红，少苔，脉细数或促、结、代等[19]。

8. 治疗支气管扩张咯血　以百合固金汤加减，日1剂，连服15～20剂，共治疗支气管扩张咯血50例，全部取效[20]。

9. 治疗燥咳　以百合固金汤加减治疗小儿秋季干咳23例，总有效率95.7%[21]；以百合固金汤加减治疗燥热咳嗽30例，总有效率90%[22]。以生地、麦冬、百合、白芍、当归、川贝母等随症加减，治疗燥热伤肺型咳嗽50例，总有效率为96%，且与玄麦甘桔颗粒组比较，疗效明显优于对照组[23]。

10. 治疗鼻衄　以古方百合地黄汤、百合鸡子汤加味，水煎后，每次将1枚鸡子黄（或整个鸡蛋）捣碎用热药冲服，每日3次。一般连服3～5天见效，严重病例需连服半月以上至出血停为止。共治疗鼻衄患者56例，效果满意[24]。

11. 治疗更年期综合征　以百合地黄汤加味，日1剂，日2服，治疗更年期忧郁症20例，总有效率85%，20剂1个疗程[25]；另方以自拟甘地汤治疗妇女更年期综合征256例，总有效率98%[26]；又方以自拟百合龙牡汤治疗肾阴虚型更年期综合征60例，获得满意疗效[27]。

12. 治疗精神分裂症　采用中西医结合方法以百合宁神汤，日 1 剂，水煎成 300ml，顿服，重者一日 2 剂早晚分服，加小剂量抗精神病药氯丙嗪 100～200mg/d、氯氮平 100～200mg/d、奋乃静 4～8mg/d、氟哌啶醇 6～10mg/d，用于治疗精神分裂症 80 例，结果显效率 92.5%，明显高于西药组 82.5%[28]。

13. 治疗老年性皮肤瘙痒症　以百合地黄汤加甘麦大枣汤合方加味，1 日 1 剂，分 3 次服，药渣洗瘙痒部位 1 次，7 剂 1 个疗程（忌辛辣油腻，忌热水烫洗），共治疗老年性皮肤瘙痒症 122 例，总有效率 93.48%[29]。

14. 治疗老年阴痒　自拟百合苦参洗方，煎汤，适温熏洗坐浴 30～40 分钟，每天 2～3 次，共治疗老年妇人阴痒症 22 例，用药 7～12 剂，有效率 86%[30]。

15. 治疗糖尿病　以百合固金汤加减，两天 1 剂，每日 3 次服，每次 100ml，20 天 1 个疗程。共观察治疗糖尿病患者 46 例，最长 4 个疗程，结果有效 38 例（占 82%），无效 8 例（占 17%）[31]。

16. 治疗带状疱疹　以肝胃百合汤治疗带状疱疹 38 例，全部有效[32]。

17. 治疗胆囊切除术后综合征　用丹参百合四逆汤为主治疗胆囊切除术后综合征 34 例，患者症状得到明显改善，经 B 超、X 线等检查，总有效率为 91.18%[33]。

18. 治疗军团菌病　军团菌的主要症状为乏力，气短，低热，咳嗽，咽部不适。运用黄芪、百合为主随症少量加减方（乏力气短甚者，重用黄芪，化裁归脾汤；低热、咳嗽、咽部不适者，重用百合，化裁玉女煎；干咳少痰者，加沙参；痰气交阻，干咳伴胸闷气短者，化裁二陈汤）治疗军团菌病 29 例，结果：痊愈者：10 天 5 例，1 个月 13 例，2 个月 6 例；有效 3 例；无效 2 例。随访未复发[34]。

19. 治疗秋燥　以百合固金汤配山药糊治疗秋燥 20 例，且与单纯使用百合固金汤组对比，结果疗效明显优于对照组[35]。

20. 治疗臁疮、痈肿　野百合的新鲜鳞茎捣细外敷，治疗痈肿疮疔溃后疮口红肿不消，久不收口及臁疮（慢性小腿溃疡），疗效颇佳[36]。

21. 治疗躁狂忧郁症　以用百合安神汤日 1 剂，分 2 次服用，30 天为 1 个疗程，共治 60 例，有效率为 90%[37]。

22. 预防急性放射性肺损伤　以百合固金汤用于预防急性放射性肺损伤，临床观察 20 例，与空白对照组相比，疗效明显优于对照组[38]。

23. 治疗肠易激综合征　以百合汤加四逆散随症加减，治疗便秘型肠易激综合征 36 例，有效率 100%。且与对照组予聚乙醇相比，治疗效果明显优于后者[39]。

参考文献

[1] 李卫民，孟宪纾，俞腾飞，等. 百合的药理作用研究[J]. 中药材，1990，13(6)：31.

[2] 江苏新医学院. 中药大辞典[M]. 上海：上海人民出版社，1977：856.

[3] 俞腾飞，李卫民，孟宪纾，等. 均匀设计在中药药理试验中的应用[J]. 中国中药杂志，1991，16(3)：168.

[4] 周英，段震，王寒，等. 卷丹百合提取物的体外抑菌作用研究[J]. 食品医学，2008，29(02)：94.

[5] 王长洪，周莹，王艳红，等. 中药治疗糜烂性胃炎 124 例的临床及实验研究[J]. 中国医药学报，1989，4(1)：15-17.

[6] 孔祥铁，李晓兰，高振东. 经胃管滴入中药治疗胃脘痛临床观察研究[J]. 中医药学报，1993(1)：

32-33.

[7] 张广平. 百合汤加推拿治疗胃脘痛31例[J]. 现代中医药,2009,29(5):35.

[8] 聂丹丽,刘润霞,孙万森,等. 滋脾和胃汤治疗慢性胃炎143例[J]. 陕西中医,1994,15(1):4.

[9] 王希初,刘爱玲. 百合荔楝乌药汤加减治疗胃窦炎92例[J]. 吉林中医药,1995(6):14.

[10] 黄骏,黄河清. 百合公英汤治疗慢性阴虚型萎缩性胃炎[J]. 新中医,1994,26(6):45-46.

[11] 朱付良,杨晓恒,欧文娥. 百合胃痞宁方治疗慢性萎缩性胃炎96例疗效观察[J]. 中医药导报,2009,15(9):8.

[12] 李正. 人参甘草汤治疗流行性出血热多尿期205例[J]. 陕西中医,1993,14(4):157.

[13] 霍玉芳,于慧卿. 百合丹参芍药汤治疗上消化道溃疡200例临床观察[J]. 河北中医,1996,18(6):11.

[14] 陈雪梅. 加味柴胡百合汤治疗胃及十二指肠球部溃疡60例[J]. 四川中医,1994,12(5):22-23.

[15] 庞崇祥. 肝胃百合汤治疗消化性溃疡65例[J]. 光明中医,2009,24(6):1053.

[16] 张斯特. 温胆汤证补正小议[J]. 辽宁中医杂志,1980(3):16.

[17] 张德才. 重用百合治失眠[J]. 浙江中医杂志,1994,29(7):316.

[18] 张孟列. 黄连百合汤治疗失眠60例[J]. 江西中医药,2009,40(10):40.

[19] 李鲁扬,曹秀珍. 百合生脉汤治疗心悸怔忡56例[J]. 河北中医,1995,17(1):14-15.

[20] 杨国安. 百合固金汤加减治疗支气管扩张咯血50例[J]. 湖北中医杂志,1995,17(5):14.

[21] 李亚涛,张金深,贾大海,等. 百合固金汤加减治疗小儿秋季干咳23例[J]. 内蒙古中医药,1996,15(2):4.

[22] 陈萍. 百合固金汤加减治疗燥热咳嗽30例[J]. 福建中医药,1996,27(1):51.

[23] 龙明照. 百合固金汤加减治疗燥热伤肺型咳嗽50例临床观察[J]. 云南中医中药杂志,2009,30(9):15.

[24] 陶必贤. 古方百合地黄汤、百合鸡子汤加味治疗鼻衄的临床报告[J]. 贵阳中医学院学报,1995,17(3):38.

[25] 白国生. 百合地黄汤加味治疗更年期忧郁症20例[J]. 江苏中医,1995,16(8):13.

[26] 马刚,潘小云. 甘地汤治疗妇女更年期综合征256例[J]. 陕西中医,1994,15(5):203.

[27] 梁爱云,王蓓,刘力拂. 自拟百合龙牡汤治疗肾阴虚型绝经前后诸证60例[J]. 中医药学报,1996(4):29.

[28] 刘京凤,魏庆兰,满学萍. 中西医结合治疗精神分裂症80例[J]. 山东中医杂志,1995,14(7):314-315.

[29] 邹世光. 甘润养阴法治老年性皮肤瘙痒症122例[J]. 江西中医药,1994,25(4):29.

[30] 陈英都. 百合苦参洗方治老年阴痒[J]. 山东中医杂志,1994,13(3):139.

[31] 王雄. 百合固金汤加减治疗糖尿病46例[J]. 云南中医中药杂志,1995,16(4):22.

[32] 欧柏生. 肝胃百合汤治疗带状疱疹38例[J]. 湖南中医杂志,1996,12(3):38.

[33] 张广麒. 丹参百合四逆汤治疗胆囊切除术后综合征[J]. 云南中医学院学报,1995,18(4):46-47.

[34] 孙淑姿,侯明书. 黄芪、百合在治疗军团菌病中的应用[J]. 中国中药杂志,1994,19(8):502-503.

[35] 张财富. 百合固金汤配山药糊治疗秋燥20例[J]. 湖南中医药导报,1996,2(6):50.

[36] 赵云丰. 鲜百合外用能疗疮痈[J]. 中成药研究,1985(1):45.

[37] 傅坤生,胡子毅. 百合安神汤治疗躁狂忧郁症60例[J]. 河南中医,2010,30(3):267.

[38] 房丽,白素芬,丁俊兰. 百合固金汤预防急性放射性肺损伤20例临床观察[J]. 江苏中医药,2009,41(6):34.

[39] 方杰. 百合汤加四逆散治疗便秘型肠易激综合征36例[J]. 中国乡村医药,2009,16(5):53.

枸杞子 Gouqizi

【别名】杞(《诗经》),枸檵(《毛诗传》),枸忌(《神农本草经》),苟杞子(《本草经集注》),

甜菜子(《救荒本草》),羊乳(《吴普本草》),杞子(《藏府药式补正》),红青椒(《河南中药手册》),狗奶子(《江苏植物药志》),枸杞果(《河北药材》),地骨子、狗茄茄(《山西中药志》),红耳坠、血枸子、枸杞头(《中药材手册》),枸地芽子(《四川中药志》),枸杞豆、血杞子(《药材学》),贡果(《新编中药炮制法》),果杞(《中药正别名》)。

【来源】枸杞子,始载于《神农本草经》,列为上品。为茄科落叶灌木植物宁夏枸杞 *Lycium barbarum* L. 的干燥成熟果实。分布于甘肃、宁夏、青海、新疆、内蒙古、河北等地,以甘肃、宁夏、青海产者为佳。野生和栽培均有。

【采收炮制】夏、秋二季果实成熟呈红色时采摘,热风烘干,除去果梗,或晾至果皮起皱纹后,再暴晒至果皮干硬、果肉柔软,除去果梗。遇阴雨可用微火烘干。生用。

【商品规格】商品有西枸杞、津枸杞(血枸杞)、土枸杞等。西枸杞分1~5等,津枸杞分1~3等。以粒大、色红、肉厚、籽少、质柔润、味甜者为佳。习惯认为宁夏回族自治区、甘肃及青海等地栽培者品质最佳;河北、天津地区产者次之;河南野生之土枸杞质量最次。

按《中国药典》(2010年版一部)规定:本品按干燥品计算,含枸杞多糖以葡萄糖($C_6H_{12}O_6$)计,不得少于1.8%,含甜菜碱($C_5H_{11}NO_2$)不得少于0.30%。

【药性】甘,平。归肝、肾经。

【功效】滋补肝肾,益精明目

【应用】

1. 肾虚骨痿,阳痿遗精,久不生育　本品味甘质润,善滋肾阴,益肾精,为补阴之主药,故可用治肾虚骨痿,腰膝酸痛,足不任地者,常与生地、龟甲、川断、牛膝等同用以健骨强筋,如《医醇賸义》之滋阴补髓汤;肾阴不足,精衰血少,腰酸脚软,形容憔悴,阳痿遗精,则与熟地黄、当归、山茱萸、杜仲等药配伍,以滋补肾阴,如《景岳全书》归肾丸;肾虚滑精,精随溲溺而出者,以本品配熟地黄、金樱子、山楂、莲子肉、芡实、当归等,涩精止遗,如《医学正传》九龙丹;肾虚精少,阳痿早泄,遗精精冷,余沥不清,久不生育,配伍菟丝子、北五味子、覆盆子、车前子,以填精益髓,补肾固精,如《摄生众妙方》五子衍宗丸;肝肾阴寒,阴缩不举,常与肉桂、乌药、小茴香、吴茱萸、当归等同用,如《会约医镜》温肝汤;而男子阳痿精衰,虚寒不育者,可与熟地黄、当归、仙茅、淫羊藿、山茱萸等同用,如《景岳全书》赞育丹。本品性平不寒,无伤阳之虞。故虽为补阴主药,亦常以阴中求阳之法,治疗肾阳不足,命门火衰,腰膝酸痛,神疲乏力,畏寒肢冷等症,并常与补肾填精、温肾壮阳之品熟地黄、山萸肉、肉桂、附子等同用,如《景岳全书·新方八阵》右归丸、右归饮;若阴阳精血俱虚,全身瘦弱,遗精阳痿滑泄,常配鹿茸、龟甲、人参同用熬胶服,即《兰台轨范》龟鹿二仙胶,以补肾填精,益阴壮阳。

2. 早老早衰,须发早白　本品甘平性润,入肝肾,能补能养,故可治肝肾精血亏损所致早衰诸症,如头晕眼花,耳鸣健忘,须发早白,夜尿频数,则配伍何首乌、菟丝子、女贞子、生地、黑芝麻等,以补肝肾,益精血,强筋骨,乌须发,如《世补斋医书》首乌延寿丹;若气血俱亏,形体瘦弱,须发早白,阳衰不育,则可选用《景岳全书》赞化血余丹,药以本品与血余、熟地黄、鹿角胶、巴戟天、胡桃肉、杜仲等同用;《圣济总录》枸杞丸以之配菊花、肉桂、茯苓、熟地黄等,可补真气,壮丹田,悦颜色,充肌肤,活血驻颜;本品与苣胜子、覆盆子、白芍、白蒺藜、白芷、荜澄茄等同用,可滋补真元,通流血脉,润泽颜色,延年耐老,如《杨氏家藏方》枸杞子丸;以本品配菊花、肉桂、黄芪、远志、柏子仁、人参等,可平补心肾,延年驻颜,如《圣济总录》枸杞子丸;面皯裂,不得见风日,则常与茯苓、杏仁、细辛、防风、白芷同用,以祛风邪,润肌肤,如《太平圣惠方》枸杞子散;紫白癜风,筋骨疼痛,四肢少力,鼻梁塌陷,皮肤疮疥及手足皲裂,睡卧不稳,步履艰辛者，配伍何首乌、蔓荆子、石菖蒲、荆芥穗、菊花、威灵仙、苦参，以滋补肝肾，祛风除湿，如《卫生宝鉴》加减何首乌散。

3. 血虚萎黄，劳伤虚损，产后乳少　枸杞子既补肝肾之阴，又有养血之功，《重庆堂随笔》谓："枸杞子，专补以血，非他药所能及也。"《补品补药与补益良方》以之与鸡蛋同煮，吃蛋喝汤，治血虚面色萎黄；《延年方》单用枸杞子浸酒，去滓饮酒，可补虚，长肌肉，益颜色，肥健人；若产后风虚劳损，四肢疼痛，心神虚烦，不欲饮食，将之与熟地黄、当归、酸枣仁、人参、黄芪、防风、川芎等同用以养血补虚，活血祛风，如《太平圣惠方》枸杞子丸；若血虚咳嗽，盗汗自汗，骨蒸潮热，五心烦热，则与生地、当归、牡丹皮、知母、地骨皮、人参等同用，以养血益气，滋阴清热，如《症因脉治》归芍地黄汤；若治劳伤虚损，四肢羸瘦乏力，可配伍生地、天冬，如《医心方》枸杞丸；妇人产后气血虚弱，乳汁过少，则与黄芪、当归、人参、王不留行等合用以益气养血，通络催乳，如《医学集成》催乳汤。

4. 目暗不明，内外障眼，漏眼脓出　本品补肾益精，养肝明目，与菊花配伍，加入六味地黄丸中，即《医级》杞菊地黄丸，以治肝肾阴虚，两目不明，视物昏花，头晕目眩者；《长寿药粥谱》以本品与粳米熬粥常服，补肾益血，养阴明目，用治中老年人肝肾不足，腰膝酸软，头晕目眩，久视昏暗；《瑞竹堂经验方》四神丸将枸杞子分别用蜀椒、小茴香、胡芝麻、川楝肉炒后，拣出，再与熟地黄、白术、茯苓共为末，炼蜜丸，用治肾经虚损，眼目昏花，或云翳遮睛。本品与茯苓、当归、菟丝子等同用，治疗肾脏虚耗，阴液不能上升，眼目昏暗，远视不明，渐生内障，如《银海精微》枸苓丸；肝肾风气上攻，眼生黑花者，与巴戟天、旋覆花、蜀椒同用，如《圣济总录》枸杞丸；《太平圣惠方》将本品捣破，纳绢袋中，以酒浸之，每日饮勿醉，可治肝虚或当风流泪；以本品与疏散风热之药同用，尚可祛风明目，《御药院方》以之配菊花、川芎、薄荷叶、苍术治疗内外障眼，有翳晕或无翳，视物不明，如枸菊丸；若风热上冲眼目，或外受风邪，眼目疼痛，视物不明，则与决明子、青葙子、菊花、川芎、白蒺藜等相伍，以祛风明目，如《证治准绳》决明子丸；若外受风热之邪，内有肝火上炎，而致障膜遮睛，以本品配石决明、木贼、荆芥、谷精草、金沸草、蛇蜕等以清泻肝火，祛风散热，如《证治准绳》石决明散；漏眼脓出者，加金沸草、白菊花、黄柏、川椒皮、甘草等，如《审视瑶函》五花丸；若风邪客于睑肤，令眼睑垂缓，甚则眼闭难开者，可用《圣济总录》枸杞汤，以本品配赤芍、升麻、蒺藜子、防风等。

5. 内热消渴，劳热骨蒸，衄血　本品平而不热，有补水制火之能，通过滋补肝肾之阴而生津止渴，用治内热伤津之消渴。如治消渴属肾消，症见小便滑数，口干心烦，皮肤干燥，腿膝消细，渐至无力者，用《太平圣惠方》熟干地黄散，以本品配熟干地黄、鸡内金、黄芪、麦冬、茯苓、人参等；老人虚人患上消，口大渴者，可选用本品与人参、茯苓、五味子、麦冬、甘草同用，如《杂病源流犀烛》人参麦冬汤；本品润而滋补，兼清虚热，与当归、生地、熟地黄、阿胶、青蒿、地骨皮、白芍等同用，用治劳热骨蒸，五心烦热，大便干燥，小便黄涩，妇人血虚发热者尤宜，如《罗氏会约医镜》源泉汤；妇人阴虚血亏，经闭不行，两颧色红，潮热盗汗，心烦不寐，手足心热，口干唇红，与鳖甲、生地、麦冬、地骨皮、牡丹皮等同用，养阴清热，补益肝肾，如《中医妇科治疗学》鳖甲养阴煎；以本品配生地、黄芩、地骨皮、天冬、黄芪等，能清血中之热，以治下血、吐血、溺血，皆属于热者，如《洁古家珍》地黄饮子。

6. 中风头眩　本品能补血生营，血足则风灭，故可治风，如《医醇賸义》滋阴息风汤即以之配熟地黄、当归、菊花、天麻、独活等治疗肾风，头目眩晕，心中悬悬，惊恐畏人，常欲蒙被而卧者；肝肾阴虚，风阳上亢，致头旋脑转，目系急，忽然倒仆，配伍茯苓、麦冬、人参、生地、菊花等滋阴息风。

7. 虚烦失眠，易惊善恐　本品甘平，补肝血，益肾精，精血充足，则神明自安。常以本品与柏子仁、当归、石菖蒲、茯神、熟地黄等同用，以安神定志，养阴育血，主治心血亏损，精神恍惚，失眠多梦，健忘虚烦，如《体仁汇编》柏子养心丸；胆虚常多畏恐，不能独卧，头目不利，则与人参、五味子、山茱萸、茯神、柏子仁、熟地黄等相伍，如《医学入门》仁熟散。

8. 阴虚痨嗽，干咳少痰　本品甘平，兼入肺经，可补可润，故适用于肺阴损伤所致痨嗽之症，如《温病条辨》专翕大生膏，即以之与人参、鳖甲、五味子、白芍、麦冬、鸡子黄、阿胶、芡实等同用，以治燥久伤及肺、肝、肾之阴，上盛下虚，昼凉夜热，干咳少痰，或咳血丝，口干微渴，或颧红盗汗，甚则惊厥者。

9. 风湿痹痛　本品补肝肾，益精血，精充血旺，则筋骨强健，血脉通利，常酌情伍以祛风除湿之品，如《景岳全书》三气饮将之与当归、杜仲、熟地黄、牛膝、细辛、白芷等药配伍，用以治疗血气亏损，风寒湿三气乘虚内侵，筋骨历节痹痛，及痢后鹤膝风痛；若素体虚羸，寒气所加，致体重怠惰，四肢不举，肢节疼痛，坐卧不安，则以本品配黄芪、附子、川芎、羌活、防风、人参等，方如《圣济总录》枸杞汤；肝气攻注，遍身筋脉抽掣疼痛，四肢无力，以本品与海桐皮、白芷、防风、牛膝等同用，如《圣济总录》枸杞汤。

【用法用量】内服：煎汤，6～12g；熬膏、浸酒或入丸、散。

【使用注意】因能滋阴润燥，脾虚便溏者不宜用。

【鉴别用药】枸杞子与山茱萸均为干燥成熟果实，形色相似，而功效殊异，临床应用时当注意鉴别。枸杞子，呈椭圆形、纺锤形或圆柱形，略压扁或两端略尖，长1～2cm，直径3～8mm，表面鲜红色或黯红色，具不规则的皱纹，略拥有光泽，一端有白色果柄痕，肉质柔软滋润，内有多数黄色种子，扁平似肾脏形，无臭，味甜，嚼之唾液染成红黄色，以粒大、肉厚、种子少、色红、质柔软者为佳。山茱萸，肉质，果皮破裂皱缩，不完整或呈扁筒状，长约1.5cm，宽约0.5cm，新货表面为紫红色，陈旧者则多为紫黑色，有光泽，基部有时可见果柄痕，顶端有一圆形宿萼痕迹，质柔润不易碎，无臭，味酸而涩苦，以无核、皮肉厚、色红油润者为佳。

【药论】

1.《神农本草经》："主五内邪气，热中消渴，周痹风湿，久服，坚筋骨，轻身不老，耐寒暑。"

2.《名医别录》："枸杞，生常山平泽及诸丘陵阪岸。冬采根，春、夏采叶，秋采茎，实，阴干。下胸胁气，客热头痛，内伤大劳嘘吸，强阴，利大小肠。补益精气，强盛阴道。"

3. 唐·《药性论》："能补益精诸不足，除风，补益筋骨，易颜色，变白，明目，安神。"

4.《食疗本草》："坚筋耐老，除风，补益筋骨，能益人，去虚劳。"

5.《本草纲目》："滋肾，润肺。"

6.《本草述》："疗肝风血虚，眼赤痛痒昏翳。治中风眩晕，虚劳，诸见血证，咳嗽血，痿，厥，挛，消瘅，伤燥，遗精，赤白浊，脚气，鹤膝风。"

7.《本草经疏》："枸杞子，润而滋补，兼能退热，而专于补肾，润肺，生津，益气，为肝肾真阴不足，劳乏内热补益之要药。老人阴虚者十之七八，故服食家为益精明目之上品。昔人多谓其能生精益气，除阴虚内热明目者，盖热退则阴生，阴生则精血自长，肝开窍于目，黑水神光属肾，二脏之阴气增益，则目自明矣。枸杞虽为益阴除热之上药，若病脾胃薄弱，时时泄泻者勿入，须先治其脾胃，俟泄泻已止，乃可用之。即用，尚须同山药、莲肉、车前、茯苓相兼，则无润肠之患矣。"

8.《本草汇言》："俗云枸杞善能治目，非治目也，能壮精益神，神满精足，故治目有效。

又言治风，非治风也，能补血生营，血足风灭，故治风有验也。世俗但知补气必用参、芪，补血必用归、地，补阳必用桂、附，补阴必用知、柏，降火必用芩、连，散湿必用苍、朴，祛风必用羌、独、防风，不知枸杞能使气可充，血可补，阳可生，阴可长，火可降，风湿可去，有十全之妙用焉。”

9.《景岳全书·本草正》：“枸杞，味重而纯故能补阴，阴中有阳，故能补气。所以滋阴而不致阴衰，助阳而能使阳旺。虽谚云离家千里，勿食枸杞，不过谓其助阳耳，似亦未必然也。此物微助阳而无动性，故用之以助熟地最妙。其功则明耳目，添精固髓，健骨强筋，善补劳伤，尤止消渴，真阴虚而脐腹疼痛不止者，多用神效。”

10.《本草求真》：“枸杞，甘寒性润。据书载祛风明目，强筋健骨，补精化阳，然究因于肾水亏损，服此甘润，阴从阳涨，水至风息，故能明目强筋，是明指为滋水之味，故书目载能治消渴。今人因见色赤，妄谓枸杞能补阳，其失远矣。岂有甘润气寒之品，而尚可言补阳耶？若以色赤为补阳……试以虚寒服此，不惟阳不补，且更有滑脱泄之弊也，可不慎欤。”

11.《重庆堂随笔》：“枸杞子，《圣济》以一味治短气，余谓其专补心血，非他药所能及也。与元参、甘草同用名坎离丹，可以交通心肾。”

【现代研究】

（一）化学成分

甜菜碱，颠茄碱，枸杞多糖，胡萝卜素，类胡萝卜素，硫胺素，硫胺素抑制物，核黄素，烟酸，牛磺酸，抗坏血酸，β-谷甾醇，亚油酸，玉蜀黍黄素，酸浆果红素，隐黄质，阿托品，天仙子胺，莨菪亭，微量元素如锌、铁、铜、锰、镁、钙、钠、钾和氨基酸如天门冬氨酸、谷氨酸、亮氨酸、脯氨酸。

（二）药理作用

1. 对机体免疫功能的影响

（1）对非特异性免疫功能的影响：枸杞子的混悬液可以显著增加单核巨噬细胞的吞噬指数[1]。枸杞多糖可明显增加小鼠腹腔静止巨噬细胞以及硫代乙醇酸钠（TG）活化的巨噬细胞的NO诱生量及胞内溶菌酶与SOD的活性[2]。枸杞多糖液超过50mg/(kg·d)剂量灌胃可明显增强巨噬细胞的吞噬指数，对实验小鼠血清溶血素活性呈显著地增强作用[3]。枸杞多糖能增加小鼠胸腺、脾脏的重量，其中以10mg/kg灌胃的效果最好[4]。另有研究显示枸杞多糖能增强正常小鼠和环磷酰胺（Cy）处理鼠的NK细胞的活性，增强力竭游泳运动小鼠的非特异性免疫功能[5,6]。

（2）对特异性免疫功能的影响

1）调节体液免疫功能：有研究表明枸杞多糖可以通过调节B细胞而提高机体体液免疫功能[7]。另有研究表明，枸杞多糖可以明显地提高T淋巴细胞的增殖，同时对对血清IgG含量有增强作用[3]。枸杞水煎液能增强Balb/c小鼠抗体形成细胞的活性，促进B细胞分化增殖为浆细胞，增加小鼠血清中IgG的含量[8]。枸杞子对于分别经PHA和PMA活化的B淋巴细胞的增殖有显著的促进作用[9]。

2）调节细胞免疫功能：研究表明，枸杞煎剂能明显增加小鼠的脾指数、胸腺指数、淋巴细胞转化率，对小鼠红细胞C3b受体花环率及红细胞免疫复合物（IC）花环率均有显著的增强作用，对小鼠红细胞免疫有促进作用[10,11]。青海枸杞能增加正常小鼠脾脏总T细胞数及辅助性T细胞亚群（Th）百分比，提高淋巴细胞转化率，而且可恢复环磷酰胺诱发的免疫功能低下，使降低的总T细胞数、Th亚群百分比及淋巴细胞转化率恢复到正常或接近正常水平[12]。枸杞多糖能明显促进辐射损伤小鼠免疫功能的恢复，照射 30 天，胸腺指数、脾细胞对 ConA、LPS 的增殖反应，MLR、DTH 及 PFC 均较照射对照组明显增强[13]。枸杞子可激活巨噬细胞产生 IL-1，激活 T 淋巴细胞产生 IL-2、活化 NK 细胞、使 T 淋巴细胞增殖及 CD3、CD4、CD8 表达增高[14]。枸杞多糖与植物凝集素（PHA）协同作用后可使淋巴细胞明显增殖。PHA 是 T 细胞非特异性有丝分裂原，能与 T 细胞表面 CD3/TCR 复合体结合，导致包括 $CD3^+$、$CD4^+$、$CD8^+$ 以及 LAF-1 等细胞表面分子磷酸化，通过激活 PKC 途径引起细胞活化。该结果提示枸杞多糖可能强化这种活化作用，促进淋巴细胞进入增殖周期而发生增殖[15]。

3）对细胞因子及 LAK 细胞的影响：研究表明，枸杞可使 ConA 激发的 T 淋巴细胞增殖反应明显增强，同时对 B 细胞免疫功能也具有明显增强作用，还可明显促进小鼠脾细胞产生 IL-2 水平，间接增强体液免疫应答[16]。枸杞子提取物（LBr）对 PHA 活化扁桃体单个核细胞（TMNC）作用 3 天，发现合适浓度的 LBr（1.9～7.18μg/ml）可促进 IL-2R 的表达。对 a 链表达的促进作用于第 1 天即出现，第 3 天达高峰，第 5 天始明显下降以至消失[17]。枸杞子提取物（LBr）可单独诱导 IL-6 产生，不能诱导 TNF 产生，但 0.5μg/ml LBr 可明显促进 LPS 诱导的 TNF 和 IL-6 产生，但 10μg/ml 则无明显作用[18]。枸杞多糖（LBPs）能够促进体外培养的树突状细胞（DC）的分化、成熟，提高其表面表达 MHC-Ⅱ、CD83、CD86（B7-2）以及 CD11a（LFA-1）的水平，还能够促进 DC 分泌 IL-12P40，增强 T 细胞的增殖的能力，并促使 T 淋巴细胞转化为杀伤性 T 细胞，提高 T 细胞的杀伤活性[19,20]。

另有研究表明，50～100μg/ml LBPs 能明显增强 PHA 活化的人外周血淋巴细胞的增殖；80、100μg/ml 的 LBPs 能使淋巴细胞 IFN-γ mRNA 的表达水平明显升高；LBPs 还能促进淋巴细胞产生 IL-2 和 TNF-α，并呈现浓度依赖性[21]。同时对正常人外周血巨噬细胞免疫功能具有调节作用，用 LBP 处理后的巨噬细胞吞噬作用明显增强，对肿瘤细胞的杀伤功能增强，从而发挥抗肿瘤作用[22,23]。

2. 抗肿瘤作用　枸杞多糖（LBP）对实验性食管癌大鼠的肿瘤生长呈浓度及时间依赖性抑制，肿瘤生长抑制率达 64.1%，与对照组比较，差异有统计学意义[24]。LBP 还可明显抑制人食管癌细胞 Eca-109 的生长，并能诱导 Eca-109 细胞凋亡，各剂量药物处理组的肿瘤细胞 SurVivin mRNA 表达水平均明显降低，说明 LBP 抗肿瘤作用，可能与下调细胞 Survivin 表达有关[25]。也有结果表明，LBP 单独对 T 细胞无明显的增殖能力，但能促进人外周血单核细胞中树突状细胞的成熟并且能增强效应 T 细胞的增殖能力和杀瘤活性[26]。一定剂量的 LBP 还能显著抑制移植性肿瘤 S_{180} 的生长，且能明显增强荷瘤鼠巨噬细胞率和吞噬指数，增加脾细胞抗体生成，提高荷瘤鼠的脾细胞转化功能和 CTL 的杀伤能力[27]。LBP 尚具有抗实验性肝癌的作用，研究显示其可以降低肝癌小鼠肿瘤细胞核分裂计数、肿瘤细胞 FasL 阳性表达指数以及肿瘤组织和血清中 VEGF 因子的产生，从而减少免疫活性细胞凋亡以及肿瘤间质中微血管的形成，达到抗肿瘤的效用[28,29]。LBP 亦能对抗人前列腺癌 PC-3 细胞和肿瘤生长，其抑制作用的机制可能与其损伤人前列腺癌 PC-3 细胞 DNA 链，诱导 PC-3 细胞凋亡，降低 PC-3 细胞 Bcl-2/Bax 蛋白比值有关，并呈明显的剂量-效应关系[30,31]。用枸杞多糖（LBP）联合 LAK/IL-2 疗法临床试验治疗 79 例晚期肿瘤患者，其中 75 例可评估病人资料分析提示，LBP 联合 LAK/IL-2 疗法组疗效（40.9%）显著优于 LAK/IL-2 疗法组（16.1%），两种治疗方案对恶性黑色素瘤、肾癌、直结肠癌、肺癌、恶性胸水和鼻咽癌有一定的疗效，LBP 联合 LAK/IL-2 治疗组的缓解持续时间显著长于 LAK/IL-2 治疗组，LBP 联合 LAK/IL-2 治疗组治疗前后外周血淋巴细胞（PBL）的 NK、LAK 活性增高程度均显著大于 LAK/IL-2 治疗组，说明 LBP 能够提高 LAK/IL-2 疗法对晚期肿瘤的治疗效果[32]。

3. 抗氧化、抗衰老作用　枸杞叶（LBL）可使自然衰老小鼠力竭游泳时间增加，降低 MAO 含量，增加 GSH-Px 活性；枸杞多糖亦可延长小鼠力竭游泳时间，提高抗疲劳能力，同时枸杞多糖组小鼠血中 SOD 活性明显升高、MDA 含量明显降低，提示枸杞叶及枸杞多糖均具有增强老年小鼠运动耐力、提高机体抗氧化的作用[33,34]。枸杞子煎剂可使老年大鼠降低的 SOD 活力、血浆 T_3、T_4、皮质醇含量显著升高，使升高的 LPO 含量降低，有抗衰老的作用[35]。宁夏枸杞及其提取物 AA-2βG 对过氧化氢（H_2O_2）的清除能力优于 Vc，对羟自由基（·OH）的清除能力与 Vc 相近，而对超氧阴离子自由基（O_2^-）几乎不具有清除作用，对血清抗活性氧能力大于 Vc，能减少红细胞溶血的发生，效果优于 Vc，因此 AA-2βG 是枸杞子中的一个重要抗氧化成分，可能具有与 Vc 相似但又不完全相同的抗氧化机制[36,37]。宁夏枸杞（FL）全果能够改善自然衰老 ICR 小鼠的学习记忆能力，增加血清 SOD 活性，降低 MDA 水平，上调脑组织中 α7nAChR 表达，提示 FL 改善衰老小鼠的学习记忆能力，可能与其抗氧化和上调脑组织中 α7nAChR 表达有关[38]。枸杞多肽可提高 D-gal 诱导衰老模型小鼠血清、心脏、肝脏和脑组织 SOD 活性，减少 MDA 含量，还可提高血清和心脏端粒酶活性[39]。枸杞多糖对衰老小鼠肾小球形态学、肾小球硬化率、肾小球平均细胞数、肾小球内微血管指标、肾小球基底膜厚度均较老年对照组有显著差异，说明枸杞多糖具有较好的预防或延缓小鼠肾脏衰老的作用[40]。枸杞多糖可使衰老模型小鼠皮肤中 SOD 活力增强、MDA 含量降低，且枸杞多糖效果较维生素 E 显著，说明枸杞多糖与维生素 E 都有显著的抗小鼠皮肤衰老作用，枸杞多糖效果优于维生素 E[41]。枸杞子可增强 D-半乳糖致衰老动物模型小鼠胸腺初始 T 细胞生成和输出功能，枸杞多糖能降低衰老大鼠羰基蛋白含量，增加 GSH 含量，增强 GST 活性，提示枸杞具有免疫保护和延缓衰老的作用[42,43]。枸杞子还可减少老年大鼠心、脑、骨骼肌组织线粒体 DNA 缺失，提高心、脑线粒体三磷酸腺苷（ATP）的合成和心、骨骼肌线粒体呼吸链复合酶Ⅳ活力及脑线粒体呼吸链复合酶Ⅰ活力[44]。用 H_2O_2 致大鼠 RBC 膜发生脂质过氧化，观察加入宁夏枸杞不同组分及甜菜碱后 RBC 膜的保护作用。结果显示各受试物对 RBC 膜脂质过氧化均有不同程度抑制作用；它们抗氧化效能的大小顺序为：枸杞干果＞枸杞多糖＞枸杞渣＞甜菜碱。此结果提示宁夏枸杞抗氧化作用是由其所含有的多种抗氧化活性物质共同作用的结果，而枸杞多糖是宁夏枸杞中重要的抗氧化有效成分[45]。枸杞子粗多糖能明显降低 CCl_4 中毒小鼠肝组织丙二醛（MDA）含量，亦可对抗肝微粒体脂质过氧化的作用[46,47]。

4. 对细胞内遗传物质的影响　5-FU 和 FT-207 在 1/5～1/10 LD_{50} 剂量均可致小鼠骨髓细胞染色体畸变率增高，畸变类型以断裂、断片为主，亦可见粉碎性断片，提示 5-FU 和 FT-207 均可引起小鼠骨髓细胞染色体损伤。采用枸杞子对小鼠预防性给药后，再给 5-FU 和 FT-207，发现经枸杞子治疗组，染色体畸变率较单纯给药组明显降低，粉碎性断裂显著减少。因此认为枸杞子对染色体有一定的保护作用[48]。枸杞多糖可明显抑制人类慢性髓系白血病 K562 细胞的生长，凋亡率呈时间和剂量依赖性，LBP-X 作用 48 小时后，荧光显微镜下可见细胞核不规则，浓缩成大小不等的团块，核碎裂呈新月形改变，琼脂糖凝胶电泳可见 DNA 梯带，流式细胞仪分析图上可见明显的凋亡，由此说明 LBP-X 能诱导 K562 细胞的凋亡，并呈一定的时间浓度依赖关系[49]。

5. 降血糖、降血脂及保肝、抗脂肪肝作用　有研究表明枸杞籽油能改善2型糖尿病C57BL/6小鼠的抗氧化能力，能提高SOD、GSH活性，降低MDA含量，可能是其降低血糖水平的机制[50]。枸杞多糖能降低2型糖尿病大鼠血糖水平及血清胆固醇及甘油三酯含量，且能显著增加胰岛素的敏感性，说明枸杞多糖可能通过保护胰岛β细胞及增加胰岛素敏感性双重作用起到降糖效果[51]。另有研究显示LBP能够降低高脂血症大鼠及非酒精性脂肪肝大鼠的血脂TG、TC及LDL水平，提高超氧化物歧化酶(SOD)活性、还原型谷胱甘肽(GSH)活性，降低丙二醛(MDA)含量，改善实验动物的氧化应激状态，延缓动脉粥样硬化的发生；且能降低非酒精性脂肪肝大鼠血清ALT、AST活性，改善肝组织脂肪变性和炎症病理形态学变化[52,53]。枸杞水煎剂可明显抑制对乙酰氨基酚(醋氨酚)所致肝损伤小鼠血清GPT和肝组织LPO含量，LBP也可明显抑制CCl_4引起的小鼠AST、ALT、AKP的升高，降低血清TNF-α、IL-6、IL-8水平，且能使肝小叶损伤区域缩小，肝细胞中脂滴减少，细胞核增大，RNA及核仁增多，糖原增加，SDH、G-6-Pase活性增强，粗面内质网恢复平行排列，线粒体形态结构恢复，数量增加，提示枸杞多糖能促进蛋白质合成及解毒作用，恢复肝细胞的功能，并促进肝细胞的再生[54-57]。

6. 对造血系统的影响　枸杞及枸杞多糖(LBP)能明显提高放疗所致的骨髓抑制小鼠的外周血WBC数目、RBC数目以及PLT数目，提示LBP能够促进放疗及化疗引起的小鼠骨髓抑制小鼠的造血功能的恢复，促进骨髓细胞增殖[58,59]。

7. 生长刺激作用　枸杞能促进断乳幼鼠的身高及体重的增长，枸杞多糖-4(LBP-4)可以明显促进幼鼠骨中锌元素、铁元素以及肌肉中锌元素的蓄积，其促进作用与LBP-4摄入量有关；还可提高食物转化率，降低体重[60,61]。

8. 其他药理作用　枸杞多糖能提高缺血再灌注大鼠海马SOD活性，降低IL-6的含量，对缺血再灌注损伤有保护作用[62]。枸杞子可提高26月龄大鼠心肌β受体B_{max}，还可使衰老大鼠降低的β受体密度升高[63]。用254.75CD的荧光灯作为光源，照射大鼠视网膜，建立光损伤动物模型，对照组大鼠视网膜光镜下见锥体、杆体细胞层破坏严重，外核层紊乱，细胞核数目明显减少，电镜下，外切破坏溶解、空泡形成、内切肿胀，视网膜色素上皮(RPE)坏死，口服枸杞的治疗组则表现为锥体、杆体层轻度破坏，外核层排列较整齐，细胞数目接近正常，表明枸杞对大鼠视网膜锥体、杆体层、外核层和RPE有明显的保护作用[64]。以DEX诱导小鼠胸腺细胞凋亡为模型，应用LBP可抑制DEX诱导的DNA片断化，其抑制作用具有剂量依赖性，以1g/L最明显；LBP(1g/L)尚可阻止DEX诱导的胸腺细胞内Ca^{2+}升高。因此LBP可抑制DEX诱导的小鼠胸腺细胞凋亡[65]。枸杞子浸出液对金黄色葡萄球菌等17种细菌有较强的抑菌作用，对婴儿双歧杆菌则有明显的促进作用[66,67]。

(三) 临床报道

1. 治疗不孕、不育症　采用中药制剂生精丹(鹿茸、红参、熟地黄、山萸、枸杞等)治疗男性不育104例，1个月为1个疗程。服本药最长者7个疗程，最短者1个疗程，平均服药69.6日，经治疗后104例中，痊愈92例，占88.45%，有效8例，无效4例，总有效率96.15%[68]。采用中西医结合治疗精液异常不育症400例，基本方菟丝子，枸杞各18g，杜仲、淫羊藿、覆盆子、车前子(包煎)各12g，党参30g，黄芪、当归、白术、茯苓各10g，五味子、甘草各6g，每日1剂，水煎分早晚2次空腹服，治愈248例，显效84例，有效52例，无效16例，服药时间最短16天，最长80天，总有效率为96%[69]。采用中西医结合，自拟加味五子衍宗丸(枸杞、五味子、覆盆子、川断、巴戟天等)配合西药治疗少精子症39例，总有效率

89%，提示本方对本病有提高精子数目和精子活力的作用[70]。采用由菟丝子、覆盆子、枸杞子、山药、山萸肉、女贞子等药组成的自拟方，治疗黄体功能不健性不孕 36 例，治疗组总有效率 83.33%，治愈率 55.56%，西药对照组总有效率 81.25%，治愈率 37.50%[71]。

2. 延缓衰老　通过 32 例老年前期和老年期肾虚症患者的观察表明，口服乌杞方（首乌、女贞子、枸杞）治疗后对改善肾虚衰老症状总有效率达 78.1%，并能显著降低患者血浆 LPO 含量，提高红细胞 SOD 活性，调整维生素 E 等的代谢，说明乌杞方可能是通过降低体内脂质过氧化产物水平，提高超氧化物歧化酶活性，及调整维生素 E 等抗氧化剂的代谢，而发挥延缓衰老的作用[72]。

3. 治疗妊娠呕吐　枸杞子 50g，黄芩 50g，置带盖瓷缸内，以沸水冲洗，待温时频频饮服，喝完后可再用沸水冲，以愈为度。治疗妊娠呕吐 200 例，有效率达 95%[73]。

4. 治疗糖尿病　应用左归降糖灵（生地、枸杞子、山茱萸、当归等）治疗糖尿病 33 例，结果表明，左归降糖灵辨证加减能明显降低血糖，改善临床症状，与治疗前相比较，差异有显著性差异[74]。将 60 例患者随机分为两组，治疗组 30 例，服用固本降消汤（由黄芪、生地黄、山药、石斛、天花粉、葛根、牡丹皮、檀香、枸杞叶、黄连、黄柏组成）治疗；对照组 30 例，服用盐酸二甲双胍片治疗，两组均以 30 天为 1 个疗程，记录治疗前后 FBG 及 PBG、主要症状改善情况，观察疗效，两组比较，差异有显著性意义，说明固本降消汤治疗 2 型糖尿病，临床综合疗效满意[75]。

5. 治疗慢性肝炎、肝硬化　采用红宝（枸杞多糖）联合干扰素治疗慢性活动性乙型肝炎，随机分为两组：治疗组 25 例，每次服红宝 2 粒，每日 2 次，干扰素 α-2b，每次 300 万 U，每周 3 次，连用 16 周；对照组 26 例，每次服肝必复 140mg，每日 3 次，连用 16 周。治毕 6 个月后随访，结果显示，治疗组 HBV DNA 和 HBeAg 的阴转率明显高于对照组，分别为 72%和 26%，11.5%和 15.4%（$P<0.001$），总有效率达 68%，不良反应轻[76]。采用益气养阴、柔肝化瘀解毒法，基本方为南沙参、黄精、枸杞子、赤白芍、虎杖、牡丹皮、生山楂等，治疗慢性乙型肝炎肝肾阴虚及气阴两虚型者 60 例，近期有效率为 78.1%及 75%，对改善肝功能有一定作用[77]。以清热解毒、活血化瘀、补肾健脾为治法组成二仙转阴汤（仙鹤草、白花蛇舌草、枸杞子、薏苡仁、丹参、大黄等），并以市售"准字号"复方树舌片作对照，治疗 HBV 携带共 162 例，结果 HBsAg 阴转率治疗组为 34%，对照组为 17%；HBeAg 阴转率治疗组为 71%，对照组为 49%，两组疗效经统计学处理有显著差异[78]。观察健脾、补肾、活血祛瘀类中药配伍治疗慢性活动性乙型肝炎的疗效，将 80 例患者按完全随机非盲法分为 2 组，观察组给予口服壮肝逐瘀煎（灵芝、黄精、绞股蓝、枸杞、当归等），设常规治疗对照组，3 个月为 1 个疗程，2 组均观察 1 个疗程，观察两组治疗前后症状、肝功能及 HBV 血清标志物的变化，两组部分病例还观察了治疗前后血清透明质酸（HA）、层黏蛋白（LN）、Ⅳ型胶原（ⅣC）的变化，观察组总有效率显著优于对照组（$P<0.05$）；观察肝功能、HBV 血清标志物阴率及 HA、LN、ⅣC 的疗效均优于对照组（$P<0.05$ 及 $P<0.01$），说明采用壮肝逐瘀治疗慢性活动性乙型肝炎 HBV 血清标志物及肝炎后肝纤维化有一定的疗效[79]。观察养阴利水法治疗肝肾阴虚型顽固性肝硬化腹水的临床疗效，随机分为治疗组 32 例，对照组 30 例，治疗组采用养阴利水中药（生地黄、枸杞、北沙参等）配合大量放腹水输注白蛋白的方法，对照组采用单纯的大量放腹水输注白蛋白的治疗，治疗组在改善临床症状，改善肝功能分级，改善 ALT、AST、TB、ALB、PTA 方面优于对照组[80]。应用一贯煎加味治疗慢性迁延性肝炎、慢性活动性肝炎、肝硬化、脂肪肝、血吸虫肝病等多与阴虚有关者。96 例均为住院病人，其中男性 57 例，女性

39例，年龄5～70岁，病程4个月～12年。药用生地、沙参、川楝子、枸杞子、柴胡、赤芍、香附、贯众、板蓝根等加减，治疗3个月为1个疗程，可连续治疗2个疗程，用药期间禁止饮酒。结果：96例中，基本治愈34例(35.4％)，好转49例(51％)，无效12例(13％)，总有效率86.4％，其中1例肝恶变[81]。

6. 治疗血液病　用益气填精法治疗难治性特发性血小板减少性紫癜，方用多子合剂(生黄芪、补骨脂、枸杞子等组成)，逐步递减原服泼尼松、达那唑剂量。治疗后获良效8例，进步3例，无效1例。治疗后血小板明显上升，血小板抗体滴度多数下降，疗效尚属满意[82]。小儿缺铁性贫血50例(男性26例，女性24例；年龄19岁±1岁)，用维血冲剂(每包10g，内含血红素铁3～6mg及何首乌、枸杞子、大枣)治疗，不足1岁每次0.5包，1日2次；1～3岁每次0.5包，1日3次；4～7岁每次1包，1日2次；＞7岁每次1包，1日3次。服药4周后，患儿精神好转，面色变红润者42例，食欲改善者35例。总有效率为94％。该药不良反应小[83]。采用再障生血丸(由生地、熟地黄、枸杞子、当归、女贞子、三七、黄精、莪术、阿胶、黄芪、陈皮等药组成)治疗肾阴虚型再生障碍性贫血248例，结果1个疗程(3个月)基本治愈12例，缓解16例，明显进步174例，无效46例；2个疗程基本治愈64例，缓解76例，明显进步86例，无效22例；3个疗程以上基本治愈148例，缓解34例，明显进步54例，无效12例。总有效率为95.2％，治疗时间最短146天，最长578天[84]。

7. 辅助治疗恶性肿瘤　观察补血益肾汤治疗肿瘤病人化疗后白细胞减少症的疗效，将103例患者随机分成两组，治疗组58例用自拟补血益肾汤治疗(熟地黄、当归、白芍、黄芪、枸杞等)；对照组45例用利血生、维生素B_4治疗，观察两组治疗前后白细胞数并比较治疗效果，结果显示近期总有效率治疗组为91.4％，对照组62.2％；临床治愈患者远期总有效率治疗组为89.1％，对照组52.0％，差异均有显著性[85]。以扶正固本之法，采用长安升白冲剂(黄芪、白术、枸杞子、穿山甲、紫河车)治疗恶性肿瘤化疗所致白细胞减少症47例，显效44例，有效率为93.6％，与对照组比较，有统计学差异。提示本法有升高白细胞、血红蛋白、血小板数和增强免疫功能的作用[86]。观察养阴清热、活血化瘀类中药治疗肺癌的疗效，采用加味一贯煎(沙参、麦冬、枸杞、龙葵、僵蚕、浙贝、蜈蚣等)治疗肺癌106例，总有效率56.6％[87]。自拟中药益气养血保元胶囊(人参、黄芪、枸杞子、沙苑子等)合并使用抗癌药物如顺铂、氟尿嘧啶等，共观察69例，并设对照组，总有效率为82.6％。提示本药对恶性肿瘤患者改善生活质量，延长生存期有一定作用[88]。运用补肾健脾法自拟方(熟地黄、补骨脂、枸杞、女贞子、山药、茯苓、桑椹、白术、黄芪、牡丹皮、党参、甘草)治疗恶性肿瘤患者放、化疗所致骨髓抑制98例，总有效率为82.6％，提示本方有补肾益精、健脾养血作用，对造血修复及免疫功能具有保护作用[89]。

8. 治疗高脂血症　采用降脂饮治疗高脂血症，基本方为枸杞、山楂、泽泻各15g，女贞子、草决明各12g，何首乌、菊花各10g，水煎服，30天为1个疗程，以2个月为疗效判断极限，76例经治疗后临床控制34例，显效18例，有效14例，无效10例，总有效率为86.84％[90]。选择高脂血症患者88例，随机分为治疗组和对照组，其中治疗组48例用自拟参芪五子降脂汤治疗，方药组成为丹参30g、黄芪30g、决明子20g、枸杞子20g、沙苑子15g、菟丝子10g、白芥子10g、泽泻15g、山楂30g；对照组口服多烯康胶丸，结果显示，治疗组疗效优于对照组，差异有显著性($P<0.05$)[91]。另外有人观察了枸杞果液对老年男性高脂血症伴有性激素代谢障碍的治疗作用。结果显示：枸杞果液有较好的降脂作用及升高血中T值和降低E-2值的作用，其药理作用与中医辨证分型密切相关[92]。

9. 治疗眼病　采用自拟夜明颗粒剂治疗视网膜色素变性(RP)46例,药物组成:黄芪20g、丹参20g、枸杞子10g、当归10g、白芍10g、制首乌10g、山萸肉10g、熟地黄10g、灵芝6g、枳壳6g,30天为1个疗程,连续服用2个疗程,对照组予杞菊地黄丸,治疗组92只眼中,好转69只眼,未愈23只,有效率75.0%;对照组20只眼中,好转4只眼,未愈16只眼,有效率20.0%[93]。采用中药自拟方(黄芪、枸杞子、白芍、当归、蝉衣等药)加减配合西药10%脑活素加10%葡萄糖静脉滴注,治疗老年性眼底黄斑变性46例,治愈率78.2%[94]。72例青少年近视眼患者,裸眼视力均在1.0以下,其中男性33例,女性39例。用视力宝胶囊(枸杞子30g,何首乌、山茱萸、菟丝子、女贞子、丹参、赤芍各15g,淫羊藿12g,草决明10g,谷精草9g,研末装胶囊,每粒含生药0.5g)进行治疗。总有效率达88.9%[95]。观察中成药杞菊地黄丸对老年性白内障发展的控制,设口服杞菊地黄丸为主药,并局部点吡诺克辛钠滴眼液的患者为治疗组;单纯眼局部点吡诺克辛钠滴眼液的患者为对照组,观察两组在一定的时间内视力改变情况,结果显示治疗组视力下降速度明显减缓,而对照组视力下降较快、较明显,说明中药杞菊地黄丸对老年性白内障的发展有一定的控制作用[96]。

10. 治疗骨质增生　用自制骨质增生丸治疗75例骨质增生患者,药用青风藤100g,海风藤50g,雷公藤50g,枸杞子50g,白花蛇10条,豨莶草100g,威灵仙100g。上药为末,炼蜜制成药丸,每粒5g。病情轻者每次服5g,每日3次;病情重者每次服15g,每日3次,1个月为1个疗程。结果治愈65例,好转6例,无效4例,总有效率为95%[97]。

11. 治疗慢性肾功能不全　用黄芪、大黄、枸杞子、丹参等组方,加工成益气补肾冲剂,治疗气虚肾亏之慢性肾功能不全Ⅱ、Ⅲ期患者30例,结果证明该冲剂具有改善气虚肾亏之症状,降低血尿素氮、血肌酐的作用,并有改善肾性贫血,降低血脂和尿蛋白的作用。观察组30例,显效4例,有效20例,无效6例,总有效率为80%[98]。采用慢肾平(穿山甲、王不留行、地龙、丹参、大黄、黄芪、枸杞、山萸肉等)治疗慢性肾衰竭42例,结果显示治疗组降低尿蛋白、血肌酐、尿素氮,升高内生肌酐清除率均优于对照组,说明慢肾平对本病具有活血补肾、解毒化浊的功效,能减少尿蛋白,改善肾功能的作用[99]。

12. 治疗萎缩性胃炎、胃及十二指肠溃疡　采用滋阴疏肝,清热化瘀法治疗萎缩性胃炎伴肠上皮化生或异常增生56例,基本方为生地、北沙参、麦冬、枸杞子、赤白芍各10g,蒲公英、白花蛇舌草各15g,当归、丹参各10g,吴茱萸2g,川黄连3g,生甘草5g,其中治愈12例,显效30例,有效12例,无效2例,总有效率96.9%[100]。以一贯煎加减治疗萎缩性胃炎患者40例,男性28例,女性12例,年龄20～56岁,病史1～15年。药用北沙参、麦冬、枸杞子、当归、生地、川楝子、石斛、玉竹、白芍为基础方,1日1剂,半月为1个疗程,连服2～3个月,忌辛热油炸物,结果总有效率为92.5%[101]。

13. 治疗功能失调性子宫出血　以益母左归饮(方由山茱萸、山药、枸杞子、菟丝子、女贞子、旱莲草、当归、益母草组成)为主,在卵巢发育的不同阶段,进行相对应的辨证论治,治疗58例功能失调性子宫出血患者,结果痊愈37例,好转18例,无效3例,总有效率为94.82%;与对照组采用宫血宁、云南白药、已烯雌酚(乙烯雌酚)、黄体酮治疗37例,痊愈1例,好转18例,无效8例,总有效率为78.39%,二者有显著性差异($P<0.005$)[102]。

14. 治疗经前期紧张综合征　治疗36例患者(年龄25～40岁),用西药对症处理后效果不理想,改用中药治疗。生地、当归各20g,枸杞子、麦冬各15g,北沙参、川楝子各12g,随证加减。水煎服,1日2次。结果:显效26例(72.2%),好转10例(27.8%),全部有效[103]。

15. 治疗前列腺肥大　采用火针刺激关元、中极、曲骨、会阴、阴陵泉、太溪、三阴交穴,配合内服中药熟地黄、枸杞子、菟丝子、虎杖、海金沙等，治疗前列腺肥大 36 例，痊愈 7 例，有效 9 例[104]。观察中药配合气化电切术治疗前列腺增生的疗效，治疗组：术前根据患者情况，在适当给予抗生素的同时，嘱患者服用益肾活血汤Ⅰ号 5～7 天，方药组成：黄芪、山药、益母草各 30g，枸杞子、丹参、王不留行、冬葵子各 20g，熟地黄、白术各 15g，盐黄柏、桃仁、红花各 12g，甘草 6g，待肛门自行排气后，给予中药益肾活血汤Ⅱ号，方药组成：黄芪、仙鹤草、山药、金银花、白茅根各 30g，熟地黄、茜草根各 20g，当归、枸杞子各 15g，盐黄柏 12g，西洋参、甘草各 10g，三七粉 4g，每日 1 剂，连续服用 10～15 天，对照组：单纯采用气化电切术治疗，治疗组：排尿通畅，膀胱冲洗时间平均在 36 小时以内，且无 1 例感染，无 1 例出血，尿常规检查仅 2 例白细胞“＋＋”，对照组：术后 5 例发生前列腺再出血，膀胱冲洗时间平均 48～72 小时，3 例拔管 1 周后出现排尿不利，1 周内感染者 4 例，尿常规检查白细胞＋＋～＋＋＋者 7 例[105]。

16. 治疗小儿顽固遗尿　采用 CZT-9 型经皮导药治疗机及经皮给药遗尿贴片（党参、白术、菟丝子、枸杞、桑螵蛸等），置于肾俞、关元或气海穴 30 分钟；对照组用西药对乙酰氨基酚（氯酯醒）口服，结果：治疗组 42 例，总有效率 92.9％；对照组 38 例，总有效率 71.1％，$P<0.05$，差异有显著性[106]。

17. 治疗脱发　观察生发汤治疗脱发的疗效，生发汤处方：炙龟板（先煎）、熟地黄、白芍各 20g，枸杞、制首乌各 30g，当归 15g；伴阴虚火旺者加女贞子 20g，旱莲草 30g；疗程 3 个月，结果显示治愈 37 例，好转 18 例，无效 5 例，总有效率 91.7％[107]。

18. 治疗老年颜面黧黑　采用滋肾养肝、养血调血、扶正固本法，自拟滋肾养肝汤（枸杞子、菊花、山萸肉、茯苓、当归、红花、桃仁等）治疗老年颜面黧黑 30 例，结果痊愈 15 例，好转 9 例，无效 6 例，总有效率为 80％。病程最短 30 天，最长 90 天，平均 45 天。病程长者见效慢，疗效差[108]。

此外，还可治疗皮肤病，枸杞子粗提物胶囊按每次 50mg、每日 2 次给皮肤病患者服用，2 个月为 1 个疗程。发现对银屑病的疗效较明显，27 人的有效率为 73.5％；对带状疱疹、湿疹、斑秃、神经性皮炎也有不同程度的效果[109]。治疗链霉素毒副作用：本组 55 例，全部有链霉素药物使用史，症见头晕痛，眼花，面部、口唇和舌尖麻木，恶心欲吐，耳鸣耳聋，行走摇晃，腰酸膝软而冷。用骨碎补 20g，枸杞子 10g，水煎服，1 日 1 剂。结果显示痊愈 47 例，显效 7 例，好转 1 例。疗程最短 5 天，最长超过 1 个月[110]。

（四）不良反应

1. 毒性　甜菜碱进入人体内以原形排出，大鼠静注 2.4g/kg，未见毒性反应；小鼠腹腔注射 25g/kg，10 分钟内出现全身痉挛，呼吸停止。枸杞水提取物小鼠皮下注射的 LD_{50} 为 8.32g/kg，而甜菜碱为 18.74g/kg，说明前者毒性较后者大一倍多[111]。

2. 不良反应　曾有用枸杞子引起过敏反应的报道，应适当注意[112]。

参 考 文 献

[1] 潘京一，杨隽，潘喜华，等. 枸杞子抗疲劳与增强免疫作用的实验研究[J]. 上海预防医学杂志，2003，15(8)：377-379.

[2] 周娅，佟书娟，王宁萍，等. 枸杞多糖对小鼠巨噬细胞内酶活性及 NO 诱生的影响[J]. 山东中医杂志，2000，19(6)：361-362.

[3] 汪积慧，李鸿梅. 枸杞多糖免疫调节作用的研究[J]. 齐齐哈尔医学院学报，2002，23(11)：1204.

[4] 罗琼,阎俊,李瑾玮,等.纯品枸杞多糖对小鼠免疫功能的影响[J].中国老年学杂志,1999,19(1):38-41.

[5] 徐月红,何岚,徐莲英,等.枸杞的免疫药理研究进展[J].中药材,2000,23(5):295-298.

[6] 周晶,刘宏鹏,周旭,等.枸杞多糖对力竭游泳运动小鼠免疫功能的影响[J].辽宁中医药大学学报,2009,11(8):234-236.

[7] 李若刚.枸杞多糖对烧伤大鼠免疫功能的影响[J].中国实用神经疾病杂志,2009,12(15):58-59.

[8] 邱世翠,高法彬,彭启海,等.枸杞对抗体形成细胞的作用研究[J].时珍国医国药,2001,12(7):585-586.

[9] 胡国俊,白惠卿,杜守英,等.枸杞对T、B淋巴细胞增殖和T细胞亚群变化的调节作用[J].中国免疫学杂志,1995,11(3):163-166.

[10] 王辉,白秀珍,包品.枸杞煎剂对小白鼠免疫功能的作用[J].锦州医学院学报,2006,27(1):47-49.

[11] 金治萃,贾彦彬,王晓立.山楂、枸杞煎剂对红细胞免疫功能的影响[J].包头医学院学报,1997,13(1):8-9.

[12] 刘彦平,毛辉青,李萍,等.枸杞多糖对小鼠T淋巴细胞亚群和淋巴细胞转化作用的研究[J].青海医学院学报,2000,21(4):4-5,10.

[13] 王玲,李俊,李欣.枸杞多糖2对辐射损伤小鼠免疫功能恢复的影响[J].上海免疫学杂志,1995,15(4):209-211.

[14] 沈敬华,杨丽敏,吕炳,等.五种中药提取物对正常小鼠细胞免疫的影响[J].中国实验方剂学杂志,2006,12(2):57-59.

[15] 董永杰,单铁英,岳峰.枸杞多糖对淋巴细胞功能的影响[J].现代中西医结合杂志,2010,19(19):2362-2363.

[16] 邱世翠,李海滨,彭启海.枸杞对小鼠淋巴细胞增殖和IL-2产生的影响[J].中国中医药科技,2001,8(3):166.

[17] 杜守英,钱玉昆.枸杞子提取物对人淋巴细胞表面IL-2R表达的影响[J].中华微生物学和免疫学杂志,1995,15(3):176-178.

[18] 杜守英,张新楼,黎明,等.枸杞子水提取物对白细胞介素6和肿瘤坏死因子产生的影响[J].中国免疫学杂志,1994,10(6):356-358.

[19] 郝习,赵明耀.枸杞多糖对树突状细胞的成熟及免疫学功能的影响[J].中医研究,2010,23(11):24-27.

[20] 单铁英,刘晓霞,苏安英,等.枸杞多糖对人树突状细胞成熟的影响[J].四川中医,2009.27(3):44-45.

[21] 单铁英,关华,苏安英,等.枸杞多糖对人外周血淋巴细胞免疫调节功能的影响[J].实用医学杂志,2010,26(3):361-363.

[22] 董永杰,单铁英,许忠新.枸杞多糖对人外周血巨噬细胞抗肿瘤作用的影响[J].现代中西医结合杂志,2009,18(35):4328-4329.

[23] 甘璐,张声华.枸杞多糖对人单核细胞细胞因子表达的影响[J].营养学报,2002,24(1):67-69.

[24] 郝玉栓,袁征,单铁英.枸杞多糖对实验性食管癌大鼠食管癌细胞的生长抑制作用[J].职业与健康,2010,26(22):2601-2602.

[25] 杨书良,单铁英,栗志英.枸杞多糖对人食管癌细胞Eca-109的抑制作用及凋亡的研究[J].职业与健康,2010,26(21):2407-2409.

[26] 王晓华,单铁英,侯永超.枸杞多糖增强效应T细胞增殖和杀瘤活性机制的研究[J].中国实验诊断学,2010,14(5):699-701.

[27] 李海波,梅之南,朱帆.枸杞多糖抗肿瘤作用免疫学机理的探讨[J].中国医院药学杂志,2005,25

(2):115-117.

[28] 何彦丽,杜标炎,王慧锋.枸杞多糖对实验性肝癌小鼠肿瘤细胞FasL表达的影响及其抗肿瘤作用机制[J].广州中医药大学学报,2010,27(2):126-129.

[29] 何彦丽,应逸,苏宁,等.枸杞多糖抗实验性肝癌作用及对VEGF表达与分泌的影响[J].广东医学,2006,27(7):950-952.

[30] 罗琼,李卓能,杨明亮.枸杞多糖对人前列腺癌PC-3细胞的影响及其抑瘤效应[J].营养学报,2008,30(1):78-81.

[31] 崔晓燕,罗琼,杨明亮.枸杞多糖对人前列腺癌PC-3细胞凋亡的影响[J].毒理学杂志,2006,24(4):221-223.

[32] 曹广文,杨文国,杜平,等.枸杞多糖联合LAK/IL-2疗法对75例晚期肿瘤的疗效观察[J].中华肿瘤杂志,1994,16(6):428-431.

[33] 孙伟,苗珍花,王亚玲,等.宁夏枸杞叶对自然衰老小鼠的抗疲劳作用[J].宁夏医科大学学报,2011,33(3):204-205.

[34] 邵鸿娥,刘斌钰,邢雁霞,等.枸杞多糖对小鼠体内抗氧化酶活性及耐力的影响[J].中国自然医学杂志,2010,12(2):133-134.

[35] 刘艳红,赵胜利,石瑞如,等.黄芪、枸杞对衰老大鼠血浆LPO、SOD及某些激素的影响[J].中药药理与临床,1996,12(2):20-22.

[36] 张自萍,张立平,郝艳芳.枸杞子中AA-2βG体外抗氧化作用研究[J].实用医学杂志,2011,27(1):11-13.

[37] 李国莉,任彬彬,黄元庆.宁夏枸杞抗氧化效能的研究[J].卫生研究,1994,23(4):234-235.

[38] 孙伟,苗珍花,王亚娜,等.宁夏枸杞全果对自然衰老小鼠认知及其脑组织中α7nAChR表达的影响[J].山东医药,2010,50(3):31-33.

[39] 蒋万志,张洪泉.枸杞多肽对D-半乳糖诱导小鼠的抗衰老作用及其可能机制[J].国际药学研究杂志,2010,37(1):47-50.

[40] 刘晓梅,陈尚.枸杞多糖对衰老小鼠肾小球形态学指标的影响[J].中国老年学杂志,2009,29(18):2354-2355.

[41] 李响,梁杰.枸杞多糖与维生素E延缓小鼠皮肤衰老的实验研究[J].现代中西医结合杂志,2009,18(13):1465-1466.

[42] 张华华,梁朋.枸杞子对D-半乳糖致免疫衰老小鼠胸腺功能的作用[J].中国医药导报,2008,5(21):13-14.

[43] 李晶,欧芹,孙洁.枸杞多糖对衰老大鼠蛋白质氧化损伤影响的实验研究[J].中国老年学杂志,2007,27(24):2384-2385.

[44] 王学美,富宏,刘庚信.淫羊藿、枸杞子对老年大鼠线粒体DNA缺失、线粒体呼吸链酶复合体和ATP合成的影响[J].北京大学学报,2002,34(1):68-71.

[45] 任彬彬,马永萍,沈泳,等.宁夏枸杞及甜菜碱对HZO:诱发RBC膜脂质过氧化的影响[J].中国中药杂志,1995,20(5):302-304.

[46] 睢大员,于晓凤,吕忠智,等.枸杞子、北五味子和黄精三种粗多糖的增强免疫与抗脂质过氧化作用[J].白求恩医科大学学报,1996,22(6):606-607.

[47] 裘月,杜冠华,屈志炜,等.常用补益中药抗脂质过氧化作用比较[J].中国药学杂志,1996,31(2):83.

[48] 王蕊,陶玉珍,刘永霞,等.枸杞子预防氟尿嘧啶、呋氟尿嘧啶对小鼠遗传毒性的观察[J].职业医学,1995,22(1):51-52.

[49] 崔涛,李梅君,赵艳春.枸杞多糖对K562白血病细胞抑制作用及凋亡的研究[J].锦州医学院学报,2006,27(1):30-34.

[50] 朱明星,张婵,杨文博.枸杞籽油对 2 型糖尿病 C57BL/6J 小鼠血清 SOD、MDA 及 GSH 的影响[J].宁夏医科大学学报,2011,33(3):201-203.

[51] 刘萍,何兰杰.枸杞多糖对糖尿病大鼠糖脂代谢的影响[J].宁夏医学院学报,2008,30(4):427-428.

[52] 罗琼,李珑玮,张声华.枸杞及其多糖对家兔血脂的影响[J].食品科学,1997,18(4):5-7.

[53] 宋育林,曾民德,陆伦.枸杞多糖对高脂饮食诱导的脂肪肝大鼠模型的影响[J].安徽医药,2007,11(3):202-205.

[54] 黄培池,王娟.枸杞多糖对小白鼠肝损伤的保护作用研究[J].海峡药学,2009,21(10):29-31.

[55] 唐艳梅,白秀珍.枸杞水煎剂对醋氨酚所致小鼠肝损伤保护作用的研究[J].锦州医学院学报,2003,24(6):47-48.

[56] 边纶,沈新生,王燕蓉.枸杞多糖对四氯化碳所致小鼠肝损伤修复作用的形态学研究[J].宁夏医学杂志,1996,18(4):196-198.

[57] 邵鸿娥,李丽芬,刘斌焰.枸杞对实验性肝损伤血清肿瘤坏死因子-α 与白细胞介素-6 白细胞介素-8 的影响[J].中国药物与临床,2010,10(6):659-660.

[58] 龚海洋,申萍,金莉,等.枸杞多糖对放疗及化疗引起的小鼠骨髓抑制的影响[J].中国中医药信息杂志,2005,12(7):26-28.

[59] 邱世翠,李宗山,王运平,等.枸杞对辐射损伤小鼠造血功能恢复的影响[J].滨州医学院学报,2000,23(5):435-436.

[60] 詹杰,李延龙,曹红旭,等.党参等 10 味中药对断乳幼鼠生长发育指标的对比研究[J].辽宁中医药大学学报,2011,13(3):94-96.

[61] 张民,王建华,张声华.枸杞多糖-4 的组成成分及对断乳幼鼠生长的影响[J].卫生研究,2002,31(2):118-119.

[62] 卢佳怡,胡景鑫,刘家鹏,等.枸杞多糖对大鼠海马缺血再灌注损伤的干预作用[J].医学理论与实践,2009,22(9):1025-1026.

[63] 刘艳红,赵胜利,刘洁,等.黄芪、枸杞子对老龄大鼠心肌 β 受体的影响[J].中国老年学杂志,1996,16(3):165-167.

[64] 刘娜,李子良,曹安民.枸杞在保护大鼠视网膜光损伤中作用的研究[J].中华眼底病杂志,1995,11(1):31-33.

[65] 刘玉涛,周禾,白小薇.枸杞多糖对小鼠胸腺细胞凋亡的调节[J].北京医科大学学报,1996,28(2):111-113.

[66] 金治萃,贾彦彬,王陆一,等.中药枸杞子浸出液抑菌作用的实验研究[J].内蒙古医学杂志,1995,15(4):203-204.

[67] 田碧文,胡宏.阿胶、五味子、刺五加、枸杞对双歧杆菌生长的影响[J].中国微生态学杂志,1996,8(2):11-13.

[68] 刘筱茂.生精丹治疗男性不育 104 例[J].陕西中医学院学报,2000,23(2):35-36.

[69] 李天升,李秀云,蒋协矩.中西医结合治疗不育症 400 例临床观察[J].实用中医药杂志,1994(5):25.

[70] 陈筠.中西医结合治疗少精症 39 例[J].陕西中医,1996,17(10):444.

[71] 毕焕英.补肾养肝法治疗黄体功能不健性不孕临床观察[J].北京中医药大学学报,2003,10(1):11-12.

[72] 尹兆宝.乌杞方延缓衰老作用的临床研究[J].上海中医药大学上海市中医药研究院学报,1998,12(2):29-31.

[73] 许梦森.黄芩杞果冲剂治疗恶阻[J].吉林中医药,1988(1):28.

[74] 易法银,陈大舜,葛金文,等.左归降糖灵治疗糖尿病 33 例[J].湖南中医学院学报,1996,16(2):

21-22.

[75] 王国义. 固本降消汤治疗 2 型糖尿病 30 例[J]. 光明中医,2011,26(3):498-499.

[76] 丁民谋,王裕发,邵力. 红宝联合干扰素治疗慢性乙型活动性肝炎的研究[J]. 中国中西医结合脾胃杂志,1995,3(2):84-86.

[77] 庄克莹. 养阴化瘀解毒法治疗慢性乙型肝炎 60 例[J]. 陕西中医,1994,15(1):9-10.

[78] 杨环. 二仙转阴汤治疗 HBV 携带者 83 例[J]. 新中医,1996(2):51.

[79] 林寿宁,黄彬,朱永苹,等. 壮肝逐瘀煎治疗慢性活动性乙型肝炎 40 例[J]. 陕西中医,2003,24(1):25-27.

[80] 李自强. 养阴利水法治疗肝肾阴虚型顽固性肝硬化腹水 32 例[J]. 陕西中医,2009,30(9):1119-1120.

[81] 张宁. 中药一贯煎治疗肝病的临床观察[J]. 北京中医,1994(3):45.

[82] 万丽娟,祝冰,姚乃中. 益气填精法治疗难治性特发性血小板减少性紫癜的临床研究[J]. 中医杂志,1995,36(8):478-480.

[83] 吴长根,蒋桂英,张公惠. 维血冲剂治疗小儿缺铁性贫血[J]. 新药与临床,1994,13(2):110-111.

[84] 查锦屏,梁开敦. 再障生血丸治疗肾阴虚型"再障"248 例疗效观察[J]. 浙江中医学院学报,1997,21(2):12-13.

[85] 张立春,许玉萍,林乃龙. 补血益肾汤治疗肿瘤化疗白细胞减少症疗效观察[J]. 内蒙古中医药,2006(5):1 2.

[86] 李钟瑞. 长安升白冲剂治疗肿瘤化疗致白细胞减少症 47 例[J]. 陕西中医,1994,15(2):51.

[87] 谢远明,张长富. 加味一贯煎治疗肺癌症 106 例[J]. 陕西中医,2002,23(4):302-303.

[88] 周小娟,梦琳花,肖菊香,等. 中西医结合治疗恶性肿瘤化疗后毒副反应 69 例[J]. 陕西中医,1996,17(5):208-209.

[89] 苗文红. 补肾健脾法治疗肿瘤放、化疗所致骨髓抑制 98 例[J]. 陕西中医,2000,21(7):289.

[90] 王钢,常建国. 降脂饮治疗高脂血症 76 例[J]. 陕西中医,2002,23(8):701-702.

[91] 何光向,郑宋明. 参芪五子降脂汤治疗高脂血症临床观察[J]. 中华中医药学刊,2007,25(1):182-183.

[92] 王德山,肖玉芳,许亚杰. 枸杞子对老年性高脂血症降脂作用的临床研究[J]. 辽宁中医杂志,1996,23(10):475-476.

[93] 曹国凡,丁淑华."夜明颗粒剂"治疗视网膜色素变性 46 例临床观察[J]. 江苏中医药,2008,40(10):67-68.

[94] 张弦,党永庆. 中西医结合治疗老年眼底黄斑变性 46 例[J]. 陕西中医,1996,17(2):60.

[95] 吴锡强,刘莉. 视力宝治疗青少年近视 72 例[J]. 陕西中医,1996,17(2):62-63.

[96] 黄江丽. 杞菊地黄丸对老年性白内障发展的控制观察[J]. 亚太传统医药,2007,3(9):40-41.

[97] 邹齐,邹华中,邹秋明. 自制骨质增生丸治疗骨质增生 75 例[J]. 国医论坛,1996(6):31.

[98] 熊国良. 益气补肾冲剂治疗慢性肾功能不全 30 例临床观察[J]. 湖南中医杂志,1995,11(4):14-15.

[99] 贾晓莉,陈国常,张健. 慢肾平对慢性肾功能衰竭患者尿蛋白的影响[J]. 陕西中医,2007,28(12):1603-1604.

[100] 牛金仓,蔡玉荣. 滋阴疏肝清热化瘀法治疗萎缩性胃炎伴肠化 56 例[J]. 陕西中医,1998,19(3):106.

[101] 杨红卫. 一贯煎加味治疗萎缩性胃炎 40 例[J]. 江西中医药,1995,26(1):26.

[102] 顾文平. 中药人工周期疗法治疗"功血"58 例[J]. 浙江中医学院学报,1997,21(2):19-20.

[103] 华明珍. 一贯煎加减治疗经前期紧张综合征 36 例[J]. 陕西中医,1992,13(5):201-202.

[104] 张志荣,成润娣. 针药治疗前列腺肥大 36 例[J]. 陕西中医,1994,15(4):174.

[105] 孙天平，李克强，马龙安. 气化电切术前后配合中药治疗前列腺增生症 89 例[J]. 陕西中医，2002，23(10)：895-896.

[106] 丁黎，杜东玲，韩丽. 经皮给药治疗小儿遗尿 42 例疗效观察[J]. 中国民康医学，2007，19(3)：181-182.

[107] 刘德林. 生发汤治疗脱发 60 例[J]. 山西中医，2004，20(4)：21.

[108] 姬云海. 滋肾养肝汤治疗老年颜面黧黑症 30 例[J]. 陕西中医，1994，15(2)：542.

[109] 李习舜，杜华，孙后荣. 枸杞子对银屑病等皮肤病患者免疫功能的影响[J]. 中药药理与临床，1988，4(2)：45-47.

[110] 钟以元. 骨碎补枸杞汤治疗链霉素毒副反应 55 例[J]. 湖南中医杂志，1995，11(4)：51.

[111] 冉先德. 中华药海(上册)[M]. 哈尔滨：哈尔滨出版社，1993：1655.

[112] 郝敏. 枸杞所致不良反应 2 例报告[J]. 实用中医药杂志，2003，19(9)：500.

桑椹 Sangshen

【别名】桑实《五十二病方》、桑枣《生草药性备要》、桑粒《东北药用植物志》、桑果(江苏)，桑葚子《本草再新》、黑椹《本草蒙筌》、葚《尔雅》、乌椹《本草衍义》。

【来源】始载于《新修本草》，历代本草多有收载。为桑科植物桑 *Morus alba* L. 的干燥果穗。全国大部分地区均产，主产于四川南充、合川、涪陵，江苏南通、镇江，浙江淳安、开化，山东临朐、菏泽，安徽阜阳、芜湖、蚌埠，辽宁彰武、绥中、风城，河南商丘、许昌，山西太原等地。

【采收炮制】4～6 月果实变红时采收，晒干，或略蒸后再晒干。

【商品规格】商品以个大、完整、肉厚、色紫红、糖质多、无杂质者为佳。

《中国药典》(2010 年版)规定：醇溶性浸出物不得少于 15.0%。

【药性】甘、酸，寒。归心、肝、肾经。

【功效】滋阴补血，生津润燥。

【应用】

1. 眩晕耳鸣，须发早白，心悸失眠　本品甘寒质润，善滋补阴血，故可用治肝肾不足，阴血亏虚之腰膝酸软、眩晕耳鸣、目暗昏花、须发早白等症，常配伍首乌、女贞子、旱莲草、杜仲等同用，如《世补斋医书》首乌延寿丹。还可用于营血不足、心神失养之心悸失眠，常配伍当归、龙眼肉、黄芪等同用以滋养阴血，宁心安神。因其甜美可口，药力平和，故可常用久服，单用水煎过滤取汁加蜂蜜熬膏服，或用干品研末蜜丸服，均可取效。

2. 津伤口渴，内热消渴　本品甘寒滋润，生津止渴，对各种原因所致的津伤口渴和内热消渴，多与滋阴生津的生地、熟地黄、石斛、麦冬、玉竹、沙参等同用；热甚者，酌加天花粉、生石膏、知母、天冬等清热生津之品；兼气虚者，又当与西洋参、太子参、生芪等补气生津之品相伍。

3. 肠燥便秘　本品滋阴养血，生津润燥，治大肠津亏之大便秘结可用。对于轻症，单用大量水煎取汁，并酌加适量冰糖服即可。若症较重者，可与生首乌、肉苁蓉、黑芝麻、火麻仁等配伍。若兼气滞腹胀，或体弱肠运无力者，可于方中少加枳壳等行气之品。

【用法用量】9～15g，煎汤，熬膏，浸酒，入丸、散，或生用。桑椹膏 10～30g，温开水送服。

【使用注意】脾胃虚寒腹泻者勿服。

【鉴别用药】桑椹与当归皆为补血之要药，皆能润肠通便。但前者性味甘寒，长于滋阴补血，常用于阴虚血亏之口干、消渴及肝阴不足、肝阳上亢之眩晕、失眠、目暗昏花，肝肾不足之须发早白；当归性味辛、甘、苦、温，长于温通血脉，既补血，又活血，适用于血虚有寒之证。

【药论】

1.《新修本草》："单食，主消渴。"

2.《本草拾遗》："利五脏关节，通血气。"

3.《本草衍义》："治热渴，生精神及小肠热。"

4.《滇南本草》："益肾脏而固精，久服黑发明目。"

5.《随息居饮食谱》："滋肝肾，充血液，祛风湿，健步履，息虚风，清虚火。"

【现代研究】

（一）化学成分

桑椹中含有人体必需的18种氨基酸及丰富的维生素（胡萝卜素，维生素B_1、B_2、C，硫胺素，核黄素，抗坏血酸，叶酸等）及矿物质。尚含挥发性油类成分，经GC-MS分析发现还有20多种挥发性油成分，主要有1，2-苯二甲酸，二（2-乙基已基）酯，二乙酯-1，2-间苯二羧酸，2-十六烷醇，3-甲基-2，6-二氧代-4-己烯酸，顺式二十三碳烯，廿二烷，6-环己基十二烷，二十烷，十七烷，2，6，10，15-四甲基十七烷，8-十七碳烯-1-碳酸，二十六烷，棕榈酸，三十六烷，十九烷，硬脂酸，十八烷基磷酸酯，4-环己基十三烷等[1]；黄酮类物质，如芸香苷、花青素、芦丁、胡萝卜苷、桑色素等；还含有脂类，主要的脂肪酸有亚油酸、棕榈酸、硬脂酸、油酸、亚麻酸、肉豆蔻酸、棕榈油酸，以及磷脂、粗纤维、蛋白质、糖类等[2]。

（二）药理作用

1. 抗疲劳的作用　桑椹粉可延长小鼠负重游泳的时间，降低运动后小鼠血清尿素含量，增加小鼠肝糖原，降低运动小鼠血乳酸的作用[3]。

2. 调整机体免疫力　桑椹混悬液能够提高阴虚小鼠的淋巴细胞增殖能力、IL-2诱生活性和NK细胞杀伤率[4]。100%桑椹水煎液能增加氢化可的松诱导免疫功能低下小鼠的体重、脾脏和胸腺重量及血清碳粒廓清速率，还可增加血清溶血素水平[5]。桑椹水煎液对小鼠巨噬细胞百分率和吞噬指数均有明显的提高作用，并有防止地塞米松抑制白细胞和吞噬细胞非特异性免疫功能的作用[6]。10%的山西黑桑椹鲜果或原汁鲜果饲喂小鼠30天，可有效拮抗氢化可的松对小鼠的免疫抑制作用，提高免疫低下小鼠的脾脏系数，使血清溶血素含量、巨噬细胞吞噬率和吞噬指数（$P<0.05\sim0.01$）恢复正常水平[7]。

3. 促进红细胞生长　桑椹能够将注射乙酰苯肼后下降的小鼠红细胞及血红蛋白恢复至正常水平[8]。

4. 降低血脂作用　黑桑椹能够降低高脂血症大鼠血清和肝脏的胆固醇、甘油三酯、低密度脂蛋白含量，降低动脉粥样硬化指数，升高高密度脂蛋白胆固醇含量[9]。

5. 抗氧化作用　黑桑椹提取液能降低肝脏过氧化脂质（LPO）及心肌脂褐素含量，提高全血谷胱甘肽过氧化物酶（GSH-Px）和过氧化氢酶（CAT）活性[10]。桑椹可降低红细胞膜上Na^+-K^+-ATP酶活性[11]。

6. 抗突变作用　新鲜桑椹汁具有抑制环磷酰胺诱发骨髓微核率和染色体畸变率升高的作用[12]。

7. 抗炎作用　桑椹花青素可抑制弗氏完全佐剂所致的大鼠继发性足肿胀，且能降低血清及关节浸液中IL-1和TNF-α的水平[13]。

8. 抑菌作用　桑椹水煎液在体外对金黄色葡萄球菌、金黄色葡萄球菌耐药株、大肠杆菌、铜绿假单胞菌、甲型溶血性链球菌、乙型溶血性链球菌有一定的抗菌作用[14]。

（三）不良反应[15]

1. 中毒症状与机理　表现为出血性肠炎，症见腹痛、发热、呕吐、大便呈果酱样，伴烦躁不安、精神疲倦等，严重者可致中毒性休克，多发于小儿。

有人测定，桑椹含有胰蛋白酶抑制物。小儿多吃后，肠道内各种消化酶因受到抑制而活性明显降低，致使不能破坏C型产气荚膜杆菌B毒素。一旦食入污染有C型产气荚膜杆菌B毒素的食物，即可引起出血性肠炎。

2. 中毒救治　解救时对症处理。除了输液使用抗生素、止血药外，并要口服大剂量胰蛋白酶来解救，1次2g，1日3次。

参考文献

[1] 陈智毅，张友胜，徐玉娟，等. 桑椹挥发性成分的分析研究[J]. 天然产物研究与开发，2006，18(增刊)：67-68.

[2] 黄勇，张林，赵卫国，等. 桑椹的化学成分及药理作用研究进展[J]. 广西蚕业，2006，43(3)：15-19.

[3] 陶曙，江月仙. 桑椹抗疲劳作用的实验研究[J]. 浙江中医杂志，2007，42(11)：674-675.

[4] 顾洪安，胡游月. 桑椹对阴虚小鼠免疫功能的影响[J]. 中国实验方剂学杂志，2001，7(4)：40-41.

[5] 段泾云. 桑椹对小鼠免疫功能的影响[J]. 西北药学杂志，1991，6(3)：9-10.

[6] 杨晓宇，马岩松，车芙蓉. 桑椹资源的开发利用[J]. 食品科技，1999(4)：25-26.

[7] 杨小兰. 桑椹对小鼠免疫功能和果蝇衰老过程的影响[J]. 山西食品工业，2001(3)：2-3.

[8] 褚伟，徐洁. 桑椹子对血虚瘀血及免疫功能的影响[J]. 中医杂志，1994(6)：46-47.

[9] 杨小兰，毛立新，张晓云. 黑桑椹对高脂血症大鼠的降脂作用研究[J]. 食品科学，2005，26(9)：509-510.

[10] 施洪飞，杨立坤，曹晖，等. 黑桑椹提取液对小鼠过氧化脂质含量等影响[J]. 河南中医药学刊，2001，16(2)：24-25.

[11] 杨小兰，杜青平，高应. 黑桑椹对大鼠红细胞膜脂质过氧化作用的影响[J]. 营养学报，2002，24(4)：428-430.

[12] 姜声扬，庄勋. 桑椹对小鼠骨髓细胞诱发突变的抑制作用[J]. 癌变·畸变·突变，1998，10(2)：104-106.

[13] 王振江，肖更生，刘学铭，等. 桑椹花青素对大鼠佐剂性关节炎抑制作用[J]. 中国公共卫生，2009，25(2)：181-183.

[14] 肖艳芬，黄燕，甄汉深，等. 桑椹、桑叶水煎液体外抗菌作用的实验研究[J]. 广西中医学院学报，2009，12(3)：48-49.

[15] 蒋庆雨，齐永茂. 中药不良反应[M]. 北京：中国中医药出版社，1995.

黑芝麻　Heizhima

【别名】 胡麻、巨胜（《神农本草经》），狗虱（《吴普本草》），鸿藏（《名医别录》），乌麻、乌麻子（《千金方》），黑脂麻（《本草纲目》），油麻（《食疗本草》），交麻（《大业拾遗录》），巨胜子（《本草品汇精要》），小胡麻（《中国药学大辞典》）。

【来源】 本品始载于《神农本草经》，列为上品。为脂麻科一年生草本植物脂麻 *Sesamum indicum* L. 的干燥成熟种子。我国各地均有栽培。

【采收炮制】 8～9月间果实成熟呈黄黑色时采收，割取全草，捆成小把，顶端向上，晒干，打下种子，除去杂质，再晒干。

【商品规格】商品一般不分等级，均为统货。以色黑、饱满、粒匀、味香浓、无杂质者为佳。

按《中国药典》(2010年版)规定：本品含杂质不得过3%，水分不得过6.0%，总灰分不得过8.0%。

【药性】甘，平。归肝、肾、大肠经。

【功效】补肝肾，益精血，润肠燥。

【应用】

1. 须发早白，耳鸣耳聋　本品甘润而平，能补肝肾，益精血，故常用治肝肾亏虚，精血不足引起的须发早白、头晕眼花、耳鸣耳聋之症，单用本品即可。因其药力平和，寒热适中，香美可口，不伤脾胃，可作为食疗药久服。单味蒸熟或炒香研末服，或与枣膏及蜂蜜为丸服，或与粳米煮粥及白面烙饼均可。如《本草纲目》以本品九蒸九曝，水煎和粳米煮粥食之，可益气力，坚筋骨，治疗五脏虚损；肝肾不足而致时发目疾，皮肤燥涩，可以本品与霜桑叶等分为末，以糯米饮捣丸或炼蜜为丸，如《医级》桑麻丸；治疗因肝肾亏虚引起的须发早白，头晕眼花，腰膝无力，夜尿频数者，可用本品与何首乌、菟丝子、生地、杜仲、牛膝、女贞子等相配伍，以补肝肾、益精血、乌须发，如《世补斋医书》首乌延寿丹。

2. 血虚眩晕　本品滋阴养血，可止晕定眩。常用于因失血、热病灼伤营血、虚火炽盛或心脾两虚等引起的眩晕，动则加剧，劳累即发，面色皖白，发色不泽等症。

3. 风痹　本品能补益精血，可使血行而风自灭，故有祛风除痹之功而用于风湿痹证，尤以风痹为佳。如《方氏脉症正宗》用本药与白术、威灵仙同用，治疗一切风湿，腰脚疼痛，游风行止不定；也可以本品与薏苡仁、生地同用，浸酒服治疗老人风痹虚弱，四肢无力，腰膝疼痛，如《寿亲养老新书》巨胜酒。

4. 肠燥便秘　本品油润多脂，能润燥滑肠，故多用于血虚津亏之肠燥便秘，且常与生首乌、当归、肉苁蓉、火麻仁等滋阴养血润肠药同用，以增强疗效。还可用于产后肠燥便秘，常配伍当归、川芎、肉苁蓉、桃仁等同用，如养正通幽汤。

另外，本品外用尚可消肿敛疮。如《肘后方》以本品水煎取汁，含漱吐之，治疗牙齿痛肿；又以本品生者捣烂如泥，外敷治疗沸汤煎膏所烧火烂疮；《谭氏小儿方》用油麻炒焦趁热捣烂外敷治疗小儿软疖；《普济方》以本药生品捣敷治浸淫恶疮，《补缺肘后方》则以之治阴痒生疮；《圣济总录》之胡麻涂敷方用本品烧灰并针砂各半两，研细末，用醋调如糊，外涂治疗肿；《千金方》将本品炒黑，捣敷治脓溃后疮不合；《本草纲目》则用本品煎汤外洗以治疗痔疮风肿作痛；《经验后方》还用本品研烂外敷，治疗蜘蛛及诸虫蛟伤。《惠直堂经验方》用本品与黑豆同用，治疗大便下血。将黑芝麻炒焦为末，用猪蹄汤冲服，治疗产后乳少。

【用法用量】9～15g，煎汤，或入丸、散。外用适量，捣敷或煎水洗浴。内服宜炒熟用。

【使用注意】脾虚大便溏泄者忌用。

【药论】

1.《神农本草经》："主伤中虚羸，补五内，益气力，长肌肉，填髓脑。"

2.《抱朴子》："耐风湿，补衰老。"

3.《名医别录》："坚筋骨，疗金疮，止痛……大吐血后虚热羸困，明耳目。"

4.《食疗本草》："润五脏，主火灼。"

5.《食性本草》："疗妇人阴疮，初食利大小肠。"

6.《日华子本草》："补中益气，养五脏……逐风湿气、游风、头风。"

7.《本草经疏》："胡麻，气味和平，不寒不热，益配伍，补肝肾之佳谷也。金刃伤血，则瘀而作痛，甘平益而润燥，故疗金疮止痛也。"

8.《本草求真》："胡麻，本属润品，故书载能填精益髓。又属味甘，故书载能补血，暖脾，耐饥。凡因血枯而见大便艰涩，须发不乌，风湿内乘发为疮疥，并小儿痘疹变黑归肾，见有燥象者，宜以甘缓滑利之味以投。"

【现代研究】

（一）化学成分

黑芝麻含脂肪油约55%，主要成分为油酸，亚油酸，棕榈酸，花生酸，硬脂酸等；含植物蛋白类约22%，有α-球蛋白，β-球蛋白，13S球蛋白，白蛋白，及谷蛋白等；含氨基酸类主要有精氨酸，组氨酸，亮氨酸，异亮氨酸，赖氨酸，蛋氨酸，半胱氨酸，色氨酸，天门冬氨酸，谷氨酸，酪氨酸等；还含有芝麻素、芝麻林素、4-甲基甾醇、谷甾醇、豆甾醇、D-葡萄糖，D-半乳糖、D-果糖、蔗糖、芝麻糖、磷脂酸、磷脂酰乙醇胺、磷脂酰胆碱、锰、铁等十余种微量元素以及烟酸、核黄素、维生素B_6、维生素E等。

（二）药理作用

1. 抗衰老作用　黑芝麻能提高D-半乳糖所致衰老小鼠的超氧化物歧化酶活性，降低丙二醛含量[1]。

2. 促进黑色素生成作用　黑芝麻水提取物可以剂量依赖性地促进B16细胞中酪氨酸酶的活性以及黑色素的生成[2]。

3. 抑制肾上腺皮质功能　给大鼠灌服黑芝麻油0.2mg/100g，连续10日，可增加大鼠肾上腺中维生素C及胆固醇的含量，组织化学检查也证明肾上腺皮质功能受到某种程度的抑制。特别是妊娠后期，抗坏血酸含量的增加更明显[3]。

4. 降血糖作用　给大鼠灌服黑芝麻种子提取物，可降低血糖，并增加肝糖原及肌糖原含量，但大剂量应用则降低糖原含量[3]。

5. 降血脂作用　黑芝麻油可降低高脂血症家兔的总胆固醇、低密度胆固醇含量，改善主动脉病理改变和血管壁斑块组织免疫着色，减轻主动脉中膜厚度及主动脉壁VCAM-1表达水平，具有预防和减轻动脉粥样硬化发生和发展的作用[4-6]。

6. 抗肿瘤作用　脂麻花醇提取物对S180和H22小鼠瘤株均有抑制作用，抑瘤率分别为25.2%～53.6%和27.1%～40.1%[7]。

7. 对肾性高血压的影响　芝麻木酚素能降低肾性高血压大鼠动脉收缩压和心率，提高血清、心肌、主动脉中超氧化物歧化酶的活性及一氧化氮浓度，降低丙二醛及内皮素含量[8]。芝麻素能降低肾性高血压伴高血脂大鼠的心肌左室重量指数、心肌羟脯氨酸和C-fos蛋白表达，改善肌丝排列紊乱、胶原纤维增生等病理变化[9]。

8. 对代谢综合征的影响　芝麻素能降低高糖、高脂诱导的代谢综合征大鼠的血糖、血脂和血压水平，下调诱导型一氧化氮合酶和硝基酪氨酸，减轻肾小球与肾间质胶原沉积，逆转肾小球硬化和肾间质纤维化，提高主动脉环对乙酰胆碱诱导的舒张反应，改善肾功能及内皮功能障碍[10,11]。

9. 保肝作用　黑芝麻黑色提取物能降低乙醇诱导急性肝损伤小鼠血清转氨酶活性[12]。芝麻素可抑制对乙酰氨基酚(扑热息痛)、酒精及四氯化碳所致肝损伤小鼠谷胱甘肽S-转移酶、丙氨酸氨基转移酶水平的升高，降低丙二醛含量，增加肝匀浆谷胱甘肽含量，增强超氧化物歧化酶活性，改善肝细胞肿胀、脂肪变性及炎性浸润，抑制或延缓肝纤维化[13]。

10. 其他作用 黑芝麻全草水提取物对离体豚鼠子宫有兴奋作用；黑芝麻油给正常或去势大鼠，有增加血细胞容积倾向[3]；芝麻对维生素 D_3 造成的大鼠血管钙化具有防治作用[14]。

（三）临床报道

1. 治疗中风 采用桑麻地黄汤（桑叶、黑芝麻、生地、何首乌、菖蒲、南星、全蝎等），治疗中风患者36例，总有效率达97.2%[15]。

2. 治疗便秘 以中药食疗方胡桃黑芝麻蜜，治疗虚性便秘患者87例，总有效率为94.25%[16]。

3. 治疗胆结石 用黑芝麻排石汤（黑芝麻、金钱草、当归、郁金、鸡内金）治疗结石直径在1cm以下的胆石症，重用黑芝麻，用量少则60g，多至120g。疗效佳。除少数病人出现大便稀外未见其他不良反应[17]。

4. 治疗荨麻疹 用黑芝麻泡黄酒（黑芝麻300g微炒，研末，加入黄酒400ml中，浸泡2小时，每次服用前取一汤匙，混匀加糖适量，置锅中蒸10～15分钟），治疗顽固性荨麻疹52例，总有效率约96%[18]。

5. 治疗白癜风 用蒺藜、黑芝麻等量烘干，研末内服，外搽复方补骨脂酊（补骨脂200g、爬岩姜10g、乌梅50g、白芷30g，95%乙醇加至2000ml，浸泡10天，2层纱布过滤）治疗白癜风67例，疗程3个月，其中皮肤损害单发而且于暴露部位的24例中，治愈10例，显效5例，有效6例，无效3例。多发的39例中有2例治愈，显效10例，有效12例，无效15例。泛发的4例中只有1例有效，无效3例[19]。

6. 治疗鼻出血 黑芝麻五两，每天随时嚼服，或早晚嚼服，治疗鼻出血患者20余例，7天一个疗程，一般两个疗程可治愈[20]。

7. 治疗腹痛 用黑芝麻研末，香油调敷神阙穴治疗腹痛，效果显著[21]。

8. 治疗呃逆 用黑芝麻炒熟，杵碎，拌入白砂糖治愈单纯顽固性呃逆1例[22]。

9. 治疗脱发 用自拟黑芝麻饮（黑芝麻30g，熟地黄15g，何首乌15g，桑椹子15g，鹿角霜15g，菟丝子15g，当归10g，川芎9g，党参15g，黄芪15g，白术10g，枸杞子15g），治疗脱发病68例，痊愈38例，显效17例，有效7例，无效6例[23]。

（四）不良反应

黑芝麻种子有致泻作用，榨油后的饼对家畜有毒，可引起绞痛、震颤、胀气、咳嗽、呼吸困难乃至呼吸抑制。给小牛喂食过多黑芝麻则引起湿疹、脱毛及瘙痒。黑芝麻内服宜炒熟后用，有生食大量黑芝麻引起不完全性肠梗阻的报道[24,25]。

参 考 文 献

[1] 黄万元，陈洪玉，李文静，等. 核桃、黑芝麻对D-半乳糖衰老模型小鼠的抗衰老作用研究[J]. 右江民族医学院学报，2009(5)：778-779.

[2] 姜泽群，徐继敏，吴琼，等. 黑芝麻提取物促B16黑素瘤细胞黑素合成及其机制的研究[J]. 时珍国医国药，2009，20(9)：2143-2145.

[3] 江苏新医学院. 中药大辞典[M]. 上海：上海人民出版社，1977：2388.

[4] 关立克，王淑兰. 芝麻素对动脉粥样硬化斑块及主动脉壁VCAM-1表达的影响[J]. 山东医药，2009，49(36)：18-20.

[5] 关立克，王淑兰. 黑芝麻油对兔实验性动脉粥样硬化血管壁的影响[J]. 山东医药，2007，47(32)：47-48.

[6] 张锦玉，关立克. 黑芝麻油对大白耳兔血脂的调节作用[J]. 吉林医学，2007，28(1)：19-21.

[7] 许华，杨晓明，杨锦南，等. 脂麻花醇提物对 S180 和 H22 小鼠的抗肿瘤作用研究[J]. 中药材，2003，26(4)：272-273.

[8] 李先伟，杨解人. 芝麻木酚素对肾性高血压大鼠降压作用及其机制的实验研究[J]. 中国中医药科技，2006，13(5)：330-332.

[9] 孔祥，杨解人，郭莉群，等. 芝麻素对肾性高血压伴高血脂大鼠心肌肥厚的影响[J]. 中国实验方剂学杂志，2008，14(12)：44-46.

[10] 吴向起，杨解人. 芝麻素的抗氧化作用及其对代谢综合征大鼠肾病的影响[J]. 中国药理学通报，2008，24(8)：1065-1068.

[11] 杨解人，周勇，黄凯，等. 芝麻素对代谢综合征大鼠主动脉内皮功能损伤的保护作用及机制[J]. 中国实验方剂学杂志，2009，15(3)：48-51.

[12] 刘晓芳，徐利，刘娜，等. 黑芝麻和黑豆色素提取物对急性肝损伤的保护作用[J]. 中国实验方剂学杂志，2008，14(5)：68-70.

[13] 汪五三，宋建国. 芝麻素保肝作用实验研究[J]. 中药药理与临床，2006，22(3)：27-32.

[14] 李琴，吴铁，崔燎. 芝麻对大剂量维生素 D3 致大鼠动脉钙化的治疗作用[J]. 广东医学院学报，2008，26(4)：381-383，386.

[15] 王立琴，孙恩润. 桑麻地黄汤治疗中风 36 例[J]. 山东中医杂志，1996，17(3)：105.

[16] 徐秀芝. 胡桃黑芝麻蜜治疗虚性便秘 87 例临床疗效观察[J]. 武汉大学学报，1996，42(6)：783.

[17] 高汉义. 重用黑芝麻利胆排石[J]. 山东中医杂志，1996，15(6)：266.

[18] 何艳华，周艳萍. 黑芝麻泡黄酒治疗顽固性荨麻疹 52 例[J]. 黑龙江中医药，2000(1)：45.

[19] 文茂杰. 蒺藜黑芝麻冲剂治疗白癜风 67 例[J]. 内蒙古中医药，1998(2)：9.

[20] 胡定绥. 黑芝麻嚼服治疗鼻出血[J]. 贵州医药，1985，9(5)：42.

[21] 栾丛. 黑脂麻敷脐疗法治腹痛[J]. 中国民间疗法，1997(5)：9.

[22] 姚永年. 用黑芝麻治呃逆[J]. 上海中医药杂志，1982(9)：34.

[23] 郑旭愉. 自拟黑芝麻饮治疗脱发病 68 例[J]. 福建中医药，2007，38(5)：41.

[24] 俞春生，陈少琳，陈子江. 黑芝麻致肠梗阻治验[J]. 浙江中医学院学报，1996，20(4)：54.

[25] 邵淑莲. 服黑芝麻致不完全性肠梗阻误诊为急性菌痢一例报告[J]. 临床误诊误治，1991(1)：36.

墨旱莲　Mohanlian

【别名】 莲子草(《新修本草》)，金陵草、旱莲草、旱莲子(《本草图经》)，白旱莲(《履巉岩本草》)，猢狲头(《居家必用事类全集》)，莲草(《滇南本草》)，墨斗草(《医学正传》)，墨烟草、墨头草、墨菜、猪芽草(《本草纲目》)，白花草、白花蟛蜞菊(《岭南采药录》)，墨记菜(《现代实用中药》)，野水凤仙(《药材资料汇编》)，摘头乌、滴落乌(《浙江中药手册》)，水凤仙草(《江苏植物志》)，黑墨草、古城墨(《广西中药志》)，水旱莲、冰冻草(《湖南药物志》)，节节乌、跳鱼草，假日头花仔、绕莲花、火炭草(《闽东本草》)，金丝麻(《贵州植药调查》)，墨汁草(《江西民间草药验方》)，麦兜草(《中草药手册》)，水葵花、老鸪筋、蓬子草(《中药志》)。

【来源】 本品始载于《新修本草》。为菊科一年生草本植物鳢肠 *Eclipta prostrata* L. 的干燥地上部分。我国各省均有出产，主产于江苏、江西、浙江等地。

【采收炮制】 夏、秋开花时采割，除净泥沙，晒干或阴干。生用。使用时，除去杂质，略洗，切段，干燥。

【商品规格】 不分等级，均为统货，以身干、无杂、色绿、有香气者为佳。

按《中国药典》(2010 年版一部)规定：本品按干燥品计算，含蟛蜞菊内酯($C_{16}H_{12}O_7$)不得少于0.040%。

【药性】甘、酸，寒。归肝、肾经。

【功效】滋补肝肾，凉血止血。

【应用】

1. 头晕目眩，须发早白，肾虚齿疼 本品甘酸性寒，善滋阴益肾养肝，故常用于肝肾阴虚，头晕目眩，视物昏花，须发早白，腰膝酸软等症，并多与补益肝肾的女贞子相须为用，以增强药力。如《医方集解》二至丸；《滇南本草》以本品为末，搽齿龈上，以治肾虚齿疼。

2. 衄血 本品性寒，入肝经血分而善凉血止血，为治血热出血之要药。又因其味甘酸而善滋阴，更宜用于阴虚血热之吐血、尿血、便血、崩漏及皮下出血等症。单用鲜品捣汁服，或干品水煎服均有效。情志过极则火动于内，气逆于上，肝气郁结，木火刑金，则致鼻衄或咳血、咯血，头痛目赤，烦躁易怒，如《江西民间草药验方》用鲜旱莲草一握，洗净后捣烂绞汁，每次取5酒杯炖热，饭后温服，日服2次，以治鼻衄；《江西民间草药验方》用鲜旱莲草60g，捣烂绞汁，开水冲服，治疗咳嗽咯血；《中华药海》载以旱莲草白茅根注射液治疗肺结核大咳血。若郁怒伤肝，肝气横逆犯胃，胃络受损则引起吐血，可选《生草药性备要》方，用本品和童便、徽墨舂汁，藕节汤兑服，治吐血成盆；也可以《岭南采药录》之方，用鲜旱莲草120g，捣烂冲童便服；或加生柏叶同用尤效。若膀胱蕴热，血热妄行，或肾阴虚，虚火迫血妄行而致尿血，小便短赤带血，可用墨旱莲凉血止血，滋补肾阴。如《圣济总录》旱莲子汤用本品伍以芭蕉根各60g，水煎服，治血淋最佳；而《沈氏尊生》以本品和车前草捣汁，空腹饮服，治疗小便溺血，如二草丹。若素体阴虚，感邪而病痢，或久痢伤阴，而致痢下赤白脓血，或下鲜血黏稠，脐腹灼痛，虚坐努责，心烦口干，宜选用墨旱莲养阴收敛，凉血止痢。如《湖南药物志》以本品30g，水煎服，治疗热痢；《家藏经验方》则以旱莲草子，瓦上焙，研末，以米饮下，治疗肠风脏毒，下血不止。今人杜痾生以本品125g，糖31g(白痢用红糖，赤痢用白糖，赤白兼下者则红白糖对半)，水煎温服。另外，《湖南药物志》记载以本品鲜者捣烂或晒干研末，涂敷伤处，还可止外伤出血。

3. 治疗阴痒、白浊、赤白带下 本品味酸能收敛杀虫，消肿止痒，对由于禀赋不足，风、湿、热阻于肌肤所致的浸淫湿疮、阴痒带下等症均有较明显的疗效。如《重庆草药》以本品120g，水煎服；或另加钩藤根少许，并煎汁，加白矾少许外洗，治疗妇女阴道瘙痒；《陆川本草》以本品与车前子、银花、土茯苓同用，治疗白浊；《江西民间草药验方》用本品30g，同鸡汤或肉汤煎服，治疗赤白带下。

此外，《岭南草药志》用本品鲜者捣烂，加盐少许，开水冲去渣服，治疗白喉；《圣济总录》以鲜品捣汁滴鼻，治疗偏正头痛。

【用法用量】内服：煎汤，6～12g，熬膏，捣汁或入丸、散。外用：研末撒或捣汁滴鼻，适量。

【使用注意】脾胃虚寒者忌用。

【鉴别用药】墨旱莲和女贞子均能补肝肾之阴，治疗肝肾阴虚之头晕目眩、腰酸膝软、须发早白等症效佳。然而墨旱莲性寒，又善凉血止血，治阴虚血热之多种出血证；女贞子性凉，补而不腻，兼能明目，肝肾亏虚致视物昏花者多用；还能退虚热，治阴虚发热。

【药论】

1.《新修本草》："主血痢。针灸疮发，洪血不可止者敷之；汁涂发眉，速生而繁。"

2.《日华子本草》："排脓、止血、通血、通小肠，敷一切疮"。

3.《滇南本草》:“固齿,乌须,洗九种痔疮。”

4.《本草纲目》:“乌髭发,益肾阴。”

5.《分类草药性》:“止血,补肾,退火,消肿,治淋,崩。”

6.《本草经疏》:“鳢肠善凉血,须发白者,血热也,齿不固者,肾虚有热也;凉血益血,则须发变黑,而齿亦因之而固矣。故古今变白之草,当以兹为胜。《本经》为血痢及针灸疮发,洪血不止者,敷之立已,涂眉发生速而繁,萧炳又谓能止血排脓,通小肠,敷一切疮者,盖以血痢由于血分为湿热所伤,针灸疮发,洪血不止,亦缘病人素有血热,及加艾火则益炽矣,血凉则不出,营血热壅则生脓,凉血则自散;小肠属丙火,有热则不通,营血热解,则一切疮自愈。之数者,何非凉血益血之工也。”“鳢肠性冷,阴寒之质,虽善凉血,不益脾胃。病人虽有血热,一见脾胃虚败,饮食难消,及易溏薄作泻者,勿轻与服。孙真人方用姜汁和剂,盖防其冷而不利于肠胃故也。不用姜汁椒红相兼修事,服智者必腹痛作泻,宜详审之。”

7.《本草正义》:“鳢肠,入肾补阴而生长毛发,又能入血,为凉血止血至此品,又消热病痈肿。但纯阴用事,非阳盛之体,不应多用,脾虚泄泻尤忌,凡劳怯诸症,阴虚火旺者,不可以此等阴药专治其标,须与补中健脾之剂,相辅成功,乃为万全无弊之策。”

【现代研究】

(一)化学成分

旱莲草中分离出的化学成分主要有三萜皂苷类、黄酮类、香豆草醚类、噻吩类、挥发油及甾体类。三萜皂苷类成分主要有 eclalbasaponins(Ⅰ-Ⅺ、Ⅷ),旱莲皂苷 A、旱莲皂苷 B、旱莲皂苷 C、旱莲皂苷 D、刺囊酸、齐墩果酸、熊果酸等。墨旱莲黄酮类成分主要有芹菜素,木犀草素、槲皮素以及芹菜素-7-氧-葡萄糖苷,木犀草素-7-氧-葡萄糖苷等,3′-hydroxybiochanin A、3′-*O*-methylorobol。从旱莲草中已分离得到蟛蜞菊内酯,去甲蟛蜞菊内酯,异去甲蟛蜞菊内酯,去甲蟛蜞菊内酯葡萄糖苷及 coumestan。噻吩类成分为墨旱莲中的脂溶性成分,分为噻吩、二联噻吩和三联噻吩化合物,主要有 5-(丁烯-3-炔-1-基)2,2-二联噻吩、α-三联噻吩、α-醛基三聚噻吩等。挥发油类成分主要类型为单萜及倍半萜,其主要成分是:1,5,5,8-四甲基-12-氧双环[9,1,0]十五炭-3,7-双烯,6,10,14-三甲基-2-十五酮,δ-愈创木烯,新二氢香芹醇,3,7,11,15-四甲基-2-十六烯-1-醇,十六烷酸,环氧石竹烯及十七烷。此外墨旱莲中还含有胡萝卜苷、豆甾醇-3-氧葡萄糖苷 *O* 和β-谷甾醇等甾体化合物,还有鞣质、维生素 A 等。

(二)药理作用

1. 对免疫系统的影响　分别以 375、750、1500mg/kg BW 剂量的墨旱莲提取物经口给予小鼠连续灌胃 30～38 天后,进行各项免疫指标的测定,结果墨旱莲提取物能刺激小鼠脾淋巴细胞增殖、转化作用,提高小鼠的血清溶血素水平,促进小鼠的迟发型变态反应,增强小鼠的单核-腹腔巨噬细胞吞噬能力,提高小鼠的 NK 细胞活性,因此说墨旱莲提取物具有免疫调节作用[1]。另有实验研究墨旱莲多糖对正常小鼠免疫功能的影响,将昆明种小鼠,分为墨旱莲多糖高、中、低 3 个剂量组、正常对照组和阳性药香菇多糖组,ig 14 天后观测小鼠腹腔巨噬细胞吞噬率和吞噬指数以及溶血素和溶血空斑的形成情况,结果显示与正常对照组相比,墨旱莲多糖高、中、低 3 个剂量组均能显著增加小鼠腹腔巨噬细胞的吞噬百分率和吞噬指数,显著增加血清中溶血素含量和溶血空斑的形成,其中以墨旱莲多糖低剂量组作用为强,由此说明墨旱莲多糖对正常小鼠免疫功能有良好的增强作用[2]。

2. 保肝作用　墨旱莲提取物能上调正常小鼠和 CY 诱导的免疫低下小鼠的胸腺指数

和碳粒廓清指数;能促进小鼠淋巴细胞增殖以及ConA诱导的T淋巴细胞转化增殖;能降低肝损伤小鼠的血清ALT、MDA值;能增强原代培养肝细胞的活力,说明中药墨旱莲具有扶正固本作用和保肝作用[3]。另有研究表明墨旱莲提取物能降低肝损伤小鼠ALT水平,对抗刀豆蛋白A诱导的小鼠肝细胞凋亡[4]。也有研究表明墨旱莲乙酸乙酯提取物与50%乙醇提取物均能显著地抑制对乙酰氨基酚(醋氨酚)诱发的小鼠sALT、sAST升高,对肝脏起到保护作用[5]。

3. 抗诱变作用 以墨旱莲水煎剂给小鼠灌胃,发现小鼠多染红细胞的微核率或有核细胞微核率未见明显升高,故初步判定墨旱莲对染色体无损伤性、诱变性[6]。而且墨旱莲给小鼠灌胃或腹腔注射,对环磷酰胺诱发的小鼠PCE微核有明显的抑制作用[7]。

4. 抗缺氧作用 墨旱莲水提物能降低异丙肾上腺素所致心肌低氧小鼠的耗氧量,延长低氧存活时间,增加离体鼠头的张口呼吸次数,结果显示旱莲草水提物对异丙肾上腺素所致心肌低氧小鼠具有保护作用,具有抗缺氧作用[8]。

5. 止血作用 有研究表明墨旱莲水煎剂对热盛胃出血小鼠模型有明显止血作用[9]。另有研究将墨旱莲提取物溶液与抗凝兔血混合,测定凝血时间,结果表明墨旱莲叶水提取物有显著的止血和促凝血活性[10]。

6. 降血脂 墨旱莲醇提物能够有效地平衡脂类代谢,有效地降低总脂质、总胆固醇、甘油三酯、磷酯和游离酸的含量,结果显示墨旱莲具有较好的降血脂作用[11]。

7. 抗氧化与抗衰老作用 有研究表明墨旱莲的醇提取物、水提物、水提物乙酸乙酯部位和水提物正丁醇部位,四种提取物的抗氧化活性在3种测定方法中均显示良好的抗氧化能力[12]。

(三)临床报道

1. 治疗大出血症 墨旱莲可用于治疗多种血证,用旱莲草30g,人参、黑姜各6g,黄芪、白术、熟地黄、当归、陈棕炭各15g,煎服,可用于治疗崩漏;热伤胃所致的吐血以旱莲草30g,乌贼骨、白及各15g,大黄10g,黄连5g,煎服[13]。

2. 治疗血尿 用六味地黄丸合二至丸加减治疗肾阴亏虚所致的血尿,药物组成为生地、熟地黄、牡丹皮、山茱萸、女贞子、墨旱莲、藕节、白茅根、三七、赤白芍、小蓟、虎杖、桑寄生等,症见尿血色鲜红或淡红,腰腿酸软,手足心热,目眩耳鸣,小便短赤,舌红少苔,脉细弦;用补中益气汤加减来治疗脾肾两虚型血尿,一般症见久病尿血,神倦乏力,气短声低,腰脊酸痛,纳少便溏,头晕耳鸣,舌淡苔薄,脉细数或沉细,药物组成包括党参、黄芪、白术、当归、陈皮、柴胡、升麻、山茱萸、枸杞子、墨旱莲、藕节、三七粉、杜仲等[14]。

参 考 文 献

[1] 王彦武,李凤文,黄超培,等.墨旱莲提取物对小鼠免疫调节作用的研究[J].应用预防医学,2008,14(6):354-356.

[2] 许小华,郝鹏飞,杨云,等.墨旱莲多糖对正常小鼠免疫功能的实验研究[J].中国实验方剂学杂志,2010,16(5):181-182.

[3] 徐汝明,邓克敏,陆阳.中药墨旱莲扶正固本和保肝作用的研究[J].上海交通大学学报,2009,29(10):1200-1204.

[4] 徐汝明,邓克敏,陆阳.墨旱莲活性成分对刀豆蛋白A诱导的小鼠肝损伤的作用[J].上海交通大学学报,2010,30(1):50-54.

[5] 李春洋,白秀珍,杨学东.墨旱莲提取物对肝保护作用的影响[J].数理医药杂志,2004,17(3):

249-250.

[6] 翁玉芳,唐政英,陈丽丽.墨旱莲对小鼠骨髓细胞微核的影响[J].中国中药杂志,1992,17(3):181.

[7] 翁玉芳,唐政英,陈丽丽,等.墨旱莲对环磷酰胺引起染色体损伤的保护作用研究[J].中医药研究,1993(1):51-52.

[8] 朱玉云,允生,张峰,等.旱莲草水提物对低氧模型小鼠的影响[J].医药导报,2006,25(1):12-15.

[9] 庄晓燕,杨菁,李华侃,等.热盛胃出血小鼠模型的制作及墨旱莲对其止血作用机制的研究[J].数理医学杂志,2010,23(1):31-32.

[10] 刘世旺,徐艳霞,徐霞玲,等.墨旱莲叶水提取物止血活性初探[J].安徽农业科学,2008,36(31):13673-13674.

[11] Santhosh Kumari C,Govindasamy S,E Sukumar E. Lipid lowering activity of Eclipta prostrata in experimental hyperlipidemia[J]. Journal of Ethnopharmacology,2006,105:332-335.

[12] 施嫣嫣,姚卫峰,张丽.墨旱莲不同提取物的体外抗氧化活性比较[J].陕西中医学院学报,2011,34(3):69-70.

[13] 贾美华.墨旱莲在血证中的运用[J].辽宁中医杂志,1994,21(1):43-44.

[14] 严晓华,袁莹,马居里.马居里治疗血尿的思路与经验[J].辽宁中医杂志,2007,34(11):1524-1525.

女贞子 Nüzhenzi

【别名】女贞实(《神农本草经》),冬青子(《济急仙方》),爆格蚤(《分类草药性》),白蜡树子(《中药形性经验鉴别法》),鼠梓子(《广西中药志》),冬青、蜡树(《本草纲目》),小叶冻青(《医林纂要》),水蜡树(《植物名实图考》)。

【来源】女贞子,始载于《神农本草经》,列为上品。历代本草均有收载。《本草纲目》云:"此木凌冬青翠,有贞守之操,故以女贞状之",故名。为木犀科常绿乔木植物女贞 *Ligustrum lucidum* Ait. 的干燥成熟果实。主产于浙江金华,江苏淮阳、镇江,湖南衡阳、邵东、东安,福建浦城、莆田、闽候,广西桂林、柳州,江西萍乡以及四川、河南等地均产。大多野生于山林中。

【采收炮制】冬季10～12月果实成熟时采收。将果实摘下,除去枝叶,晒干即可。或将果实摘下后稍蒸或置于沸水中略烫后,晒干。使用时,除去杂质,洗净,干燥。

【商品规格】商品女贞子一般不分等级,均系统货。以粒大、饱满、色灰黑、质坚实者为佳。

按《中国药典》(2010年版一部)规定:本品按干燥品计算,含特女贞苷($C_{31}H_{42}O_{17}$)不得少于0.70%。

【药性】甘、苦,凉。归肝、肾经。

【功效】滋补肝肾,明目乌发。

【应用】

1. 腰膝酸软,须发早白 本品甘而能补,性凉而不温燥,药性缓和。《本草新编》云:"用之缓,实能延生于永久。"药力持久,用治久病虚损,腰酸膝软,肝肾不足,精亏早衰,须发早白之症。常与墨旱莲配伍应用,增强药效,如《医方集解》二至丸;或与何首乌、黑芝麻、杜仲等同用,补益肝肾,延年益寿,如《世补斋医书》延寿丹。

2. 骨蒸劳热,盗汗遗精 本品甘苦性凉,补益兼能清解,治疗肝肾不足,阴虚发热,骨蒸劳热,盗汗遗精,甚或心烦口渴,面赤颧红等症,有标本兼治之功。常与墨旱莲、熟地黄、秦艽、鳖甲等同用，以增强药力。《现代实用中药》还以本品与地骨皮、青蒿、夏枯草同煎，治疗结核性潮热。

3. 头晕目暗，健忘耳鸣　本品滋补肝肾，益阴培本，并能上荣头面，而收明目之能。每与墨旱莲、珍珠母、菟丝子等同用，治疗阴血不足，肝阳上亢，心神不安，头晕目眩，耳鸣健忘等症，如《中药知识手册》安神补心丸；《济急仙方》单用本品，治风热赤眼；《浙江民间常用草药》以本品配伍青葙子、草决明治疗视神经炎。

【用法用量】 煎服，6～12g。或入丸、散。外用熬膏点眼。

【使用注意】 脾胃虚寒泄泻者忌用。

【药论】

1.《神农本草经》："主补中，安五脏，养精神，除百疾。久服肥健。"

2.《本草蒙筌》："黑发黑须，强筋强力，多服补血祛风。"

3.《景岳全书》："养阴气，平阴火，解烦热骨蒸，止虚汗，消渴……亦清肝火，可以明目止泪。"

【现代研究】

（一）化学成分

女贞子含植物蜡、D-甘露醇、齐墩果酸，葡萄糖，右旋甘露醇，软脂酸，硬脂酸，油酸及亚麻酸，熊果酸，棕榈酸，蚂蚁醛苷，橄榄苦苷，4-羟基-β-苯乙基-β-D-葡萄糖苷，3，4-二羟基-苯乙基-β-D 葡萄糖苷等环烯醚萜苷类，木樨蚂蚁醛苷酸，橄榄苦苷酸。饱和脂肪酸 5 种：十四烷酸甲酯、十六烷酸甲酯、十七烷酸甲酯、十八烷酸甲酯、二十烷酸甲酯；不饱和脂肪酸 4 种：9，12-十八碳二烯酸甲酯、9-十八烯酸甲酯、十八烯酸甲酯、11-二十烯酸甲酯；对羟基苯乙醇、对羟基苯乙醇-β-D-葡萄糖苷、对羟基苯乙醇-α-D 葡萄糖苷、β-谷甾醇、齐墩果酸、乙酰齐墩果酸、2α-羟基齐墩果酸、19α-羟基-3-乙酰乌索酸（为一新天然产物）、芹菜素-7-O-β-D-葡萄糖苷，此外，女贞子中含磷脂约 0.39%，分别为磷脂酯胆碱、磷脂酰乙醇胺、磷脂酰甘油、磷脂酸、磷脂酰肌醇等，白桦酯醇，羽扇豆醇。女贞子的挥发油成分主要为大量酯、醇及醛类，其次是硫酮和烃类，少量胺和醛，不含萜烃类。女贞子果实含有 15 种氨基酸，其中谷氨酸的含量最高。女贞子及其炮制品水煎液中含有 11 种无机元素，其中 4 种为宏量元素，5 种为人体必需元素。

（二）药理作用

1. 提高机体免疫功能　女贞子提取物对正常小鼠体重和胸腺、脾指数无影响，但能明显增加免疫抑制小鼠免疫器官重量，并能抑制其体重的降低，具有剂量依赖性的增加淋巴细胞转化功能和巨噬细胞吞噬功能[1]。女贞子多糖（LAPS）能显著促进小鼠腹腔巨噬细胞吞噬功能，对抗 CY 的免疫抑制作用，促进淋巴细胞转化，表明 LAPS 能提高机体的非特异性免疫功能及对抗原刺激的反应[2]。女贞子煎剂、蒸女贞子煎剂均可增强非特异性免疫功能并对抗泼尼松龙免疫抑制作用[3]。通过女贞子多糖体外刺激和体内灌胃两种途径发现，在体内外女贞子多糖在一定浓度范围内能直接刺激小鼠脾 T 淋巴细胞的增殖，或协同刺激有丝分裂原 PHA 或 ConA 促进小鼠脾 T 淋巴细胞的增殖，但是多糖的作用呈现为剂量依赖的双向调节作用，即低浓度下激活增殖，高浓度时抑制作用增强[4]。另有实验表明，156～125μg/ml 的女贞子多糖对正常小鼠脾淋巴细胞、Balb/c 裸鼠脾淋巴细胞（B 细胞）及通过尼龙毛柱的脾细胞（T 细胞）均有直接的刺激增殖作用，且量效关系明显[5]。女贞子可使正常小鼠血清 IgG 含量增加，反映出女贞子可以增强体液免疫[6]。

2. 抗癌作用　女贞子多糖对小鼠肝癌 H22 有抑制作用，并可提高小鼠机体的免疫力[7]。也有研究报道，女贞子中熊果酸和齐墩果酸粗提物有抗肝癌作用[8]。

3. 抗炎作用　女贞子水煎剂对二甲苯、乙酸、角叉菜胶致炎物引起的毛细血管通透性增高、炎症渗出增加和组织水肿以及甲醛所致慢性炎症损伤等均有抑制作用，亦明显抑制炎症后期肉芽组织的增生，增加大鼠肾上腺重量，降低大鼠炎性组织 PGE 含量[9]。

4. 对血液系统的影响

(1) 升高白细胞：女贞子乙醇提取物(Ea)和其有效成分齐墩果酸(Eb)分别按 40g/kg 和 100mg/kg 口服给药，对环磷酰胺所致的小鼠白细胞下降有治疗作用。但相同剂量的 Ea 和 Eb 对 ^{60}Co γ-射线照射引起的小鼠白细胞下降无明显影响[10]。

(2) 抗血小板聚集：给大鼠静脉注射女贞子液(2.5g/kg)可抑制血小板聚集，聚集抑制率为 30%～50%，强度中等[11]。

(3) 促进造血功能：小鼠皮下注射女贞子液能明显促进(FU-E)生长，对红系增殖大于粒系[12]。

5. 降低血糖　观察女贞子三萜酸对实验性糖尿病大鼠的治疗作用，建立大鼠糖尿病模型观察该药对空腹血糖、血清胰岛素、胆固醇、甘油三酯、糖化血清蛋白的影响，以及对正常大鼠糖耐量、血糖的影响，结果显示女贞子三萜酸能明显降低血糖($P<0.01$)和甘油三酯含量($P<0.01$)，改善糖耐量[13]。

6. 降血脂　通过实验来观察女贞子对血脂的影响，实验表明女贞子可明显降低家兔血清甘油三酯和总胆固醇含量，并可以升高高密度脂蛋白含量[14]。

7. 降低眼压作用　四子汤(车前子、牛蒡子、女贞子、青葙子)及单味女贞子 2.5g/kg 灌胃给药，可使正常家兔眼压轻微下降，但不能阻止水负荷所致兔眼压升高[15]。

8. 抗衰老作用　探讨女贞子对实验性衰老小鼠的抗衰老作用及其机制，结果在跳台实验中，女贞子高、中、低浓度组的潜伏期(S)(208.7±92.33、205.9±86.5、188.8±90.1)均明显长于衰老对照组(110.2±88.5，$P<0.01$)，高、中浓度组的错误次数(0.9±0.6、1.4±0.7)均明显少于衰老对照组(2.3±0.8，$P<0.01$，$P<0.05$)，与衰老对照组比较，女贞子组小鼠脑组织中的 SOD、GSH-Px、Na^+-K^+-ATP 酶活性增加，MDA 含量减少，由此说明女贞子能明显地改善 D-半乳糖致衰老小鼠的学习与记忆能力[16]。另有研究表明，女贞子多糖具有抗衰老作用，其机制可能与其增强免疫功能，清除氧自由基和活性氧，提高机体抗氧化酶活力有关[17]。

9. 保肝作用　齐墩果酸具有消炎、抗肿瘤和抗高血脂等多方面的药理作用，在中国已作为常用保肝药物治疗急性化学性肝损伤、慢性肝硬化和肝纤维化[18]。大白鼠在注射四氯化碳(CCl_4)后，给齐墩果酸 20mg/d，皮下注射 7 天，结果表明，齐墩果酸对 CCl_4 引起的大鼠急性肝损伤有明显的保护作用，使血清 GPD 含量明显下降，肝脏脂肪变性减轻，肝内甘油三酯蓄积减少；肝细胞变性、坏死明显减轻[19]。

(三) 临床报道

1. 治疗慢性肾炎　采用滋肾化瘀止血汤治疗慢性肾炎血尿 40 例，治疗组以滋肾化瘀止血汤为基本方，药物组成：女贞子 25g，旱莲草 25g，三七粉(冲服)3g，当归 15g，生地黄 20g，牡丹皮 15g，小蓟 20g，阿胶(烊化)5g，地榆 20g，白茅根 30g，每日 1 剂，水煎早晚分服，对照组口服肾炎灵胶囊(吉林省抚松制药股份有限公司生产)每次 6 粒，每日 3 次，两组均以 1 个月为 1 个疗程，均接受 3 个疗程治疗，治疗期间停用其他相关治疗药物[20]。

2. 治疗糖尿病　观察益气滋阴、活血通络类中药芪贞降糖方(黄芪、女贞子、葛根等)治疗2型糖尿病(气阴两虚型)患者30例,并设对照组,结果显示治疗组疗效优于对照组[21]。观察中西医结合治疗2型糖尿病的疗效,将120例患者随机分为对照组和治疗组各60例,两组均用格列吡嗪片(美吡达)治疗,治疗组加服补肾健脾滋阴方,基本方为熟地黄20g,当归10g,菟丝子20g,桑寄生20g,佛手10g,川芎15g,女贞子20g,麦冬15g,天冬15g,玉竹15g,枸杞20g,白术10g,茯苓10g,黄连10g,山药30g,牛膝12g,并逐渐减小西药用量,直至部分停药,与治疗前比较,治疗组FPG、FINS明显降低($P<0.01$),ISI明显提高($P<0.05$),TC、TG、LDL-C下降($P<0.05$),与对照组比较有显著性差异($P<0.05$或$P<0.01$),说明补肾健脾滋阴方可能通过提高机体对胰岛素的敏感性、减轻胰岛素抵抗而达到降低血糖的目的[22]。

3. 治疗血小板减少症　以自拟复方中药汤剂为主方,辨证加减治疗成人特发性血小板减少性紫癜60例,方剂组成:生地黄24g、牡丹皮18g、生黄芪30g、党参24g、旱莲草30g、女贞子30g、黄精20g、赤芍12g、紫草12g、茜草根20g、仙鹤草30g、槐米20g、甘草6g,3个月后评定疗效,60例成人患者,显效14例(23.33%),有效25例(41.67%),好转13例(21.67%),无效8例(13.33%),总有效率为86.67%[23]。探讨益气补阴类中药配合西药治疗慢性血小板减少性紫癜的疗效,分为治疗组和对照组,两组均采用泼尼松1mg/(kg·d)分2次口服,待血小板升至正常或接近正常后逐步减量,最后以5~10mg/d维持治疗3周,同时应用酚磺乙胺2.0g,维生素C 3.0g静滴,氨肽素1.0分3次口服,治疗组在上述基础上加用中成药贞芪扶正胶囊(黄芪、女贞子),每日3次,每次6粒(相当于生药12.5g)口服,疗程6周,治疗组32例中显效23例,良效5例,进步2例,无效2例,总有效率93.7%,对照组32例中显效15例,良效6例,进步3例,无效8例,总效率75%,二者相比有统计学差异($P<0.01$),其中治疗组骨髓巨核细胞正常者12例,显效7例,占58.3%;对照组骨髓巨核细胞正常者9例,显效2例,占22.2%,二者比较有统计学差异($P<0.01$)[24]。

4. 治疗高脂血症　健脾补肾化痰活血汤治疗82例高脂血症患者,随机分为治疗组42例与对照组40例,两组均予常规基础治疗,治疗组加用健脾补肾化痰活血汤,方药组成:茯苓10g,白术10g,陈皮10g,泽泻10g,薏苡仁20g,何首乌15g,枸杞子12g,桑寄生15g,女贞子15g,莱菔子15g,丹参30g,红花15g,姜黄15g,三七3g,虎杖10g,生山楂50g,两组均以2个月为1个疗程,服药期间不加用其他降脂药,结果治疗组总有效率显著高于对照组[25]。用自拟清脂汤治疗脾肾阳虚型高脂血症48例,药物组成:葛根40g、丹参30g、生山楂30g、何首乌20g、决明子20g、菟丝子30g、女贞子30g、枸杞子30g、柴胡15g、枳壳15g、茯苓25g、泽泻15g、白术25g、党参20g,疗程2个月,治疗前后检测血脂水平,治疗结果显示48例中,临床控制7例,显效25例,有效13例,无效3例,总有效率93.8%[26]。

5. 治疗急慢性肝炎　采用慢肝Ⅰ号、Ⅱ号配合西药保肝措施治疗慢性乙型肝炎72例,并与单纯西药治疗60例作对照,采用中西医结合疗法,对肝郁脾虚兼湿热型,用慢肝Ⅰ号(自拟方):柴胡10g,藿香6g,黄芩9g,炒白芍12g,郁金12g,黄芪15g,白术6g,陈皮10g,当归10g,女贞子12g,山豆根12g,白花蛇舌草12g,生山楂12g,生甘草6g。肝肾阴虚兼气滞血瘀型,用慢肝Ⅱ号(自拟方):丹参12g,陈皮10g,黄精12g,生黄芪10g,当归12g,桑寄生12g,枸杞子12g,何首乌10g,女贞子12g,生地6g,生甘草6g,白花蛇舌草12g,每日1剂,水煎分早晚服,连用4周为1个疗程,一般用3~4个疗程,同时口服西药维生素C 0.2g,复合维生素B_2片,齐墩果酸20mg,均日服3次;甘利欣20~30ml,加入10%葡萄糖注射液

500ml 中静滴，每日 1 次；对照组：只用上述西药护肝治疗，药物、剂量、疗程同治疗组，结果显示治疗组显效 31 例，有效 39 例，无效 2 例，总有效率为 97.22%；对照组显效 24 例，有效 25 例，无效 11 例，总有效率为 81.67%[27]。

参考文献

[1] 吴喜凤，韩淑英，朱丽莎，等. 女贞子提取物对小鼠免疫功能的影响[J]. 华北煤炭医学院学报，2008,10(3):303-304.

[2] 李璘，丁安伟，孟丽. 女贞子多糖的免疫调节作用研究[J]. 中药药理与临床，2001,17(2):11-12.

[3] 丁安伟，王苏玲，孔令东. 二至丸及其处方炮制品的药理作用研究[J]. 中国中药杂志，1992,17(9):531-534.

[4] 阮红，吕志良. 女贞子多糖免疫调节作用研究[J]. 中国中药杂志，1999,24(11):691-693.

[5] 马学清，周勇，严宣佐. 女贞子多糖免疫增强作用的体外实验研究[J]. 中国免疫学杂志，1996,12(2):101-103.

[6] 李蜀眉，塔娜. 几味中药免疫作用的研究近况[J]. 内蒙古中医药，1999(3):40-41.

[7] 李璘，邱蓉丽，程革，等. 女贞子多糖抗肿瘤作用研究[J]. 中国药理学通报，2008,24(12):1619-1622.

[8] 向敏，顾振纶，梁中琴，等. 女贞子提取物的体内抗肿瘤作用[J]. 江苏药学与临床研究，2002,10(1):13-15.

[9] 戴岳，杭秉茜，孟庆玉，等. 女贞子的抗炎作用[J]. 中国中药杂志，1989,14(7):47-49.

[10] 戴培兴，陈玲，蓝树彬. 女贞子中的升白细胞有效成分的实验研究[J]. 中成药，1982(1):47-48.

[11] 乐兆升，刘娴芳，孙颖立等. 53 种中草药抗血小板聚集作用的初步观察[J]. 中国中药杂志，1985,10(1):44-45.

[12] 谢仁敷，麻柔，廖军鲜. 补脾肾中药对小鼠红细胞造血作用探讨[J]. 中国中药杂志，1983,8(6):35-38.

[13] 洪晓华，于魏林，李艳荣. 女贞子提取物总三萜酸降血糖作用的实验研究[J]. 中国中西医结合杂志，2003,13(1):121-123.

[14] 孙玉文，张英杰，边学义，等. 女贞子治疗高脂血症及其实验研究[J]. 中医杂志，1993,34(8):493-494.

[15] 李文明，蒋家雄，淤泽溥，等. 四子汤对家兔瞳孔和眼压影响的拆方研究[J]. 云南中医杂志，1990,11(4):27-28,36.

[16] 丁玉琴，徐持华. 女贞子对 D-半乳糖致衰老小鼠学习和记忆的影响[J]. 解放军预防医学杂志，2006,24(4):247-249.

[17] 张振明，葛斌，许爱霞. 女贞子多糖的抗衰老作用[J]. 中国药理学与毒理学杂志，2006,20(2):108-111.

[18] 席佳，唐海谊，郑颖. 齐墩果酸口服制剂及其体内药动学研究进展[J]. 中国新药杂志，2009,18(6):507-510.

[19] 张乐芝，李新芳. 齐墩果酸对大鼠实验性肝损伤作用机理的研究[J]. 中药药理与临床，1992,8(2):2.

[20] 袁太友，史耀勋，田谧. 滋肾化瘀止血汤治疗慢性肾炎血尿 40 例[J]. 吉林中医药，2008,28(10):729.

[21] 张丹，杨宏杰，詹可一. 芪贞降糖方治疗 2 型糖尿病 30 例[J]. 陕西中医，2009,30(8):992-993.

[22] 裴占须. 中西医结合治疗 2 型糖尿病 60 例观察[J]. 实用中医杂志，2010,26(11):780.

[23] 丁振学. 中药治疗成人特发性血小板减少性紫癜 60 例临床观察[J]. 中国中医药科技，2009,16

(1):29.

[24] 封青海. 贞芪扶正胶囊治疗慢性血小板减少性紫癜 32 例[J]. 陕西中医,2005,26(12):1312-1313.

[25] 王桂芹,王艳芳. 健脾补肾化痰活血汤治疗高脂血症临床观察[J]. 中国中医急症,2009,8(10):1578,1600.

[26] 肖艳华,吴勃力. 自拟清脂汤治疗脾肾阳虚型高脂血症 48 例临床观察[J]. 中国中医药科技,2009,16(3):173.

[27] 顾月珍,张月铭,苑富莲. 中西医结合治疗慢性乙型肝炎 72 例疗效观察[J]. 山西中医,2001,17(5):19-20.

鳖甲 Biejia

【别名】上甲(《证治要诀》),鳖壳(《医林纂要》),团鱼甲(《河北药材》),鳖盖子(《山西中药志》),脚鱼壳(《全国中草药汇编》),水鱼壳(《中药材手册》),九肋鳖甲(《中药处方名辨义》),团鱼壳、鳖盖、王八盖子(《中药志》),别甲(《中药正别名》),必甲(《中药材商品知识》)。

【来源】鳖甲,始载于《神农本草经》,列为上品,历代本草均有收载。为鳖科动物鳖 *Trionyx sinensis* Wiegmann 的背甲。我国各地江河、湖泊均产。以湖北荆州地区,湖南澧县、汉寿,江苏扬州、镇江等地较多。野生与家养均有。

【采收炮制】全年均可捕捉,以秋、冬二季为多,捕捉后杀死,把鳖全体放于沸水中烫至背甲上的硬皮能剥落时,取出,剥去背甲,除去残肉刮净盖上肉皮,晒干即成。使用时,将鳖甲置于蒸锅内,沸水蒸 45 分钟,取出,放入热水中,立即用硬刷除去皮肉,洗净,干燥。醋鳖甲,将净鳖甲按照烫法(2010 年版《中国药典》附录ⅡD)用砂烫至表面淡黄色,取出,醋淬,干燥。用时捣碎。每 100kg 鳖甲,用醋 20kg。

【商品规格】均为统装,一般不分等级。以个大、甲厚、无残肉、无腥臭味者为佳。

按《中国药典》(2010 年版)规定:醇溶性浸出物不得少于 5.0%。

【药性】咸,微寒。归肝、肾经。

【功效】滋阴潜阳,退热除蒸,软坚散结。

【应用】

1. 阴虚发热,骨蒸盗汗 本品咸寒益阴,培补肝肾,有滋阴清热之能。故可用治肝肾阴虚,低热不退;或邪热炽盛,盗汗骨蒸,形削骨立,遗精滑泄等症。每与地骨皮、当归、知母等养阴清热药同用,如《圣济总录》地骨皮汤;或与人参、赤茯苓、黄芩等同用,治疗小儿骨蒸潮热,有滋阴泻火之能,如《幼科释谜》地骨皮饮。

2. 热病伤阴,夜热早凉 本品咸寒质重,善能养阴清热,潜降入里,治疗温病后期,气阴两虚,低热不退,五心烦热等症,每与龟甲、牡蛎、白薇等养阴益气,镇冲降逆药同用,如《重订广温热论》三甲白薇汤;或与青蒿、知母、生地等同用,治疗热病伤阴,夜热早凉,形瘦舌红等症,有"先入后出"之妙,如《温病条辨》青蒿鳖甲汤。

3. 虚风内动,手足瘈疭 本品味咸质重入肝,为血肉有情之品,长于滋补阴液,治疗久病阴伤欲竭,虚风内动,手足瘈疭,脉虚欲脱等症,常与龟甲、生地、白芍等滋阴息风药配伍,以增强药力,如《温病条辨》大定风珠及三甲复脉汤等。

4. 里有郁热,寒热如疟 本品质重潜降,善入血分,通利血脉,破结泄热。用治小儿表证未解,里有郁火,午后热甚,大便不畅等症,每与秦艽、竹茹、大黄等配伍,如《中医大辞典》秦艽汤;或与桃仁、焦白术、槟榔等药配伍,治疗饮食停积,内有蓄血蕴热,寒热如疟,日久不退等症,如《本草汇言》桃术汤。

5. 疟疾寒热，久疟疟母　本品清热滋阴，软坚散结，用治疟疾寒热，日久不愈，胁下痞硬成块，发为疟母之症。常与炒白术、黄芪、槟榔等同用，以扶正截疟，消坚去积，如《济生方》鳖甲饮；或与蜣螂虫、䗪虫、大黄等配伍，以化瘀消痞，如《金匮要略》鳖甲煎丸，亦每与知母、常山、地骨皮等清热养阴、祛痰截疟之品同用，治疗温疟壮热，如《外台秘要》知母鳖甲汤。

6. 胸腹痞块，癥瘕积聚　本品味咸软坚，质重下潜，长于破坚积，消癥瘕，为治疗胸腹痞块、癥瘕积聚常用之品。每与白芍、白术、当归身等配伍，以疏肝理气，软坚散结，治疗肝脾肿大，癥块痞积，如《辨证录》平肝消瘕汤；或与吴茱萸、法半夏、荆三棱等同用，温里活血破坚积，治疗胸痹，如《证治准绳》吴茱萸汤；或与大黄、前胡、郁李仁等同用，治疗小儿腹内痞结，大便不通，如《太平圣惠方》前胡散；或与干漆、附子、三棱等同用，治疗腹中癥块，如《太平圣惠方》鳖甲煎丸。

7. 月经不调，经闭带下　本品滋阴清热，用治阴虚血热，经期超前，经色紫黑等症，常与熟地黄、阿胶、黄芩等同用，如《苏药标准》女经膏。软坚散结，用治瘀血阻滞，经闭痛经，带下疝瘕，每与人参、白术、神曲等配伍，温补奇脉，散瘕止痛，如《傅青主女科》升带汤；《肘后方》单用本品烧令黄，为末酒调方寸匕，治疗妇人漏下五色。

8. 面赤阳毒，痈肿疮疡　本品咸寒潜降，清热泻火，软坚散结，滋阴潜阳，故可用治热毒伤阴，面赤如锦纹之阳毒症，每与升麻、当归、川椒等同用，即《金匮要略》升麻鳖甲汤；亦可用治热毒壅盛，气血腐溃，痈肿疮疡，《传信方》单用烧灰，治疗肠痈内痈；《怪证奇方》亦单用研掺，治疗痈疽不敛；《千金翼方》以本品与鸡子白和敷丈夫阴头痈肿；《太平圣惠方》鳖甲散则以本品与槟榔同服，治疗痔疮疼痛。

9. 阴虚肺痨，梦泄遗精　本品滋阴潜阳，标本同治，常用治肺痨阴伤，灼伤肺络，咯血吐血，潮热盗汗及咳嗽失溺，梦泄遗精等，《医垒元戎》以本品佐以童尿、葱白治梦泄；《太平圣惠方》鳖甲散则以本品与款冬、乌梅、桑皮等同用，滋阴润肺，止咳化痰，治疗肺痿咳唾；《杂病源流犀烛》鳖甲散以本品与柴胡、青蒿、知母等同用，治疗虚劳潮热，肺痨咯血等。

【用量用法】煎服，9～24g。先煎。滋阴潜阳宜生用，软坚散结宜醋炙用。

【使用注意】孕妇及脾胃虚寒者忌用。

【鉴别用药】龟甲、鳖甲均为滋阴潜阳要药，常同用于阴虚阳亢之证。但龟甲滋阴力强，且能益肾健骨，养血补心，虽本草记载兼可软坚去瘀，然仍可用于血热之崩漏经多之症；鳖甲退热功胜，而软坚散瘀之力亦大于龟甲，多用治癥瘕、久疟、经闭等症。

【药论】

1.《神农本草经》："主心腹癥瘕坚积、寒热，去痞息肉，阴蚀痔恶肉。"

2.《本草纲目》："除老疟疟母"。

3.《本草衍义》："经中不言治劳，惟《蜀本·药性论》云，'治劳瘦，除骨热'，后人遂用之，然甚有据，亦不可过剂。"

4.《本草新编》："善能攻坚，又不损气，阴阳上下有痞滞不除者，皆宜用之。"

5.《本经逢原》："凡骨蒸劳热自汗皆用之，为其能泻肝经之火也。然究竟是削肝之剂，非补肝药也。妊娠忌用，以其能伐肝破血也。肝虚无热禁之。"

【现代研究】

（一）化学成分

鳖甲中主含动物胶，其中的骨胶原为主成分，其余尚有角蛋白、碘质、维生素 D、磷酸钙、碳酸钙、多糖等，还富含 17 种氨基酸及多种微量元素。

(二) 药理作用

1. 抗癌作用　鳖甲散明显抑制 L1210、HL-60、胃癌 803 细胞生长。鳖甲多糖能抑制 S180 荷瘤小鼠的生长[1,2]。

2. 强壮作用　鳖甲多糖 0.5、1.0、2.0g/kg 灌胃 15～20 天，能明显提高小鼠耐缺氧能力和抗冷冻作用，能降低小鼠游泳后血乳酸水平，提高血乳酸恢复速率，延长小鼠游泳时间[3]。

3. 免疫促进作用　鳖甲多糖能显著提高小鼠空斑形成细胞的溶血能力，促进溶血素抗体生成；并增强小鼠迟发型超敏反应[4]。还能增加免疫抑制小鼠的胸腺指数和脾脏指数，改善被羊红细胞致敏的免疫抑制小鼠半数溶血值，提高 T 淋巴细胞 CD4 亚群的比例，可显著增强小鼠迟发性超敏反应，从而增强免疫抑制小鼠体液免疫和细胞免疫功能[5]。

4. 抗肝纤维化作用　鳖甲对大鼠肝纤维化具有保护作用，能减轻纤维化程度，羟脯氨酸含量降低。鳖甲蛋白提取物具有直接刺激肝星状细胞增殖的作用[6,7]。

5. 增加骨密度作用　鳖甲超微粉具有增加低钙饲料饲养大鼠的股骨长度、股骨干重、股骨骨密度及股骨骨含量的作用[8]。

(三) 临床报道

1. 治疗肋软骨炎　用鳖甲汤(鳖甲、龟甲、穿山甲、三棱、枳壳、丁香、甘草)结合临床辨证加减治疗肋软骨炎 30 例，并与西药治疗组 18 例进行对照，中药组有效 29 例(96.67%)，对照组有效 10 例(55.56%)[9]。

2. 治疗结核性溃疡　用鳖甲 50g，研粉做成鳖甲油纱条，外用填塞结核性溃疡病灶底部，隔日换药 1 次，效果显著[10]。

3. 治疗病毒性肝炎　生鳖甲 0.5～1kg，浸水中 1～2 日，洗净，煎煮浓缩成膏，早晚各 1 次温水调服。治疗慢性乙型肝炎 48 例，9 例基本治愈，15 例显效，11 例有效，13 例无效甚至恶化[11]。

4. 治疗肝炎性肝硬化　运用单味鳖甲粉治疗肝炎性肝硬化 30 例，治疗组患者胁痛、腹胀、舌象、脉象治疗前后改善率分别为 76.9%、75.9%、50%、50.7%[12]。

5. 治疗肝纤维化　用复方鳖甲软肝片治疗慢性乙型肝炎肝纤维化 30 例，治疗 3 个月后，总有效率为 70%。治疗 6 个月后，总有效率为 76.2%[13]。

6. 治疗肺结核发热　用青蒿鳖甲汤(青蒿 15g，鳖甲 20g，生地 15g，知母 12g，牡丹皮 10g)治疗肺结核午后发热 60 例，结果显效 50 例，有效 6 例，无效 4 例[14]。

(四) 不良反应

鳖甲多糖口服 100g/kg，给药后 14 天，未见有死亡，解剖动物，肉眼未见病理变化[15]。

参 考 文 献

[1] 张英华. 几种中药及复方抗肿瘤作用(体外)的实验研究[J]. 中药药理与临床，1992，8(4)：7.

[2] 王慧铭，潘宏铭，项伟岚，等. 鳖甲多糖对小鼠抗肿瘤作用及其机理的研究[J]. 中华现代内科学杂志，2005，2(7)：634-635.

[3] 胡建英，李八方，李志军，等. 八种海岸生物药抗疲劳作用的初步研究[J]. 中国海洋药物，2000，19(2)：56-58.

[4] 郑宝灿，陈忠科. 中华鳖多糖的药理作用研究[J]. 中国药学杂志，1991，26(5)：275.

[5] 王慧铭，孙炜，项伟岚，等. 鳖甲多糖对小鼠免疫调节作用的研究[J]. 中国中药杂志，2007，32(12)：1245-1247.

[6] 曹銮，李信梅，王玉芹.鳖甲两种不同取法对实验大鼠肝纤维化预防保护作用的比较[J].南通医学院学报，2003，23(1)：46.

[7] 高建蓉，张赤志，邵志华，等.鳖甲对肝星状细胞增殖影响的研究[J].实用医学杂志，2007，23(11)：1618-1620.

[8] 杨瑁，邹全明.鳖甲超微细粉增加大鼠骨密度的研究[J].食品科学，2001，22(3)：86-88.

[9] 王长江，刘胜.中药治疗肋软骨炎30例[J].中西医结合杂志，1989，9(3)：179.

[10] 张茵洲，郝政华.鳖甲油纱条治疗结核性溃疡[J].辽宁中医杂志，1982(3)：48.

[11] 柯干.鳖甲膏治疗慢性乙型肝炎48例[J].浙江中医杂志，1996，31(1)：14.

[12] 姜宏伟.单味鳖甲治疗肝炎肝硬化30例[J].临床医学，2007，27(6)：93-94.

[13] 周平，张木森，司慧远，等.复方鳖甲软肝片治疗慢性乙型肝炎肝纤维化30例临床小结[J].空军总医院学报，2001，17(3)：172-174.

[14] 丘健明.青蒿鳖甲汤治疗肺结核午后发热60例[J].实用中医内科杂志，2000，14(3)：18.

[15] 郑宝灿，陈忠科.中华鳖多糖的药理作用研究[J].中国药学杂志，1991，26(5)：275.

龟甲 Guijia

【别名】龟甲、神屋(《神农本草经》)，龟壳(《淮南子》)，龟版、败将、败龟版(《日华子本草》)，败龟甲(《小品方》)，龟筒(《本草衍义》)，龟底甲(《药品化义》)，龟腹甲(《医林纂要》)，元武版、坎版、拖泥版(《药材学》)，下甲、乌龟板(《中药材手册》)，乌龟壳(《中药志》)，龟底板(《中药正别名》)。

【来源】龟板，始载于《神农本草经》，列为上品，历代本草均有收载。为龟科动物乌龟 *Chinemys reevesii* (Gray)的背甲及腹甲。全国各地均产，以浙江嘉兴地区，湖南汉寿、沣县、华容、常德及安徽等长江流域较多。野生与家养均有。

【采收炮制】全年均可捕捉。以秋、冬二季为多，捕捉后将龟杀死，剥去筋肉，取其腹甲，洗净后晒干或晾干即成"血板"，江苏南通采用特制木质工具自乌龟尾部插入，使肉及内脏一起冲出，敲出上壳及边墙经沸水煮过以能去净残肉为度，取腹甲晒干后即成"烫板"。炮制时，将龟甲原药材置蒸锅内，沸水蒸45分钟，取出，放入热水中，立即用硬刷除净皮肉，洗净，晒干备用，即生龟甲。或取净砂置锅中炒热，将生龟甲倒入拌炒，烫至表面淡黄色，取出，醋淬(龟甲每100kg，用醋20kg)，干燥备用，即醋龟甲。用时捣碎。

【商品规格】商品因加工不同有血板、烫板之分，均为统装，不分等级。以块大、完整、洁净无残肉者为佳，习惯认为血板质优。

按《中国药典》(2010年版)规定：水溶性浸出物不得少于4.5%。

【药性】咸、甘，微寒。归肝、肾、心经。

【功效】滋阴潜阳，益肾强骨，养血补心，固经止崩。

【应用】

1. 阴虚发热，骨蒸盗汗　本品甘能养阴，咸寒清热，善能滋阴清热，为治疗阴虚内热、盗汗遗精、骨蒸劳损常用之品。每与鹿角胶、人参等同用，以补气养阴，清热止遗，如《杂病源流犀烛》二仙胶；或与熟地黄、山茱萸、山药等同用，滋肾补水，如《景岳全书》左归丸；亦每与知母、黄柏等配伍，以养阴清热，如《丹溪心法》大补阴丸。

2. 热病后期，低热不退　本品既能滋阴液，又能入血分清解血分邪热，故可用治热病后期，邪热未尽，低热不退，夜热早凉之症。每与鳖甲、白薇、西洋参等同用，以养阴益气清热，如《重订广温热论》三甲白薇汤。

3. 阴虚劳嗽，咳血衄血 本品长于滋阴，兼能清热，每与知母、侧柏叶、地黄等配伍应用，以坚阴泻火，凉血宁络，治疗虚火上炎，肺络受损，咳血心烦等症，如《丹溪心法》补阴丸；或与羚羊角、白芍、生地黄等同用，滋阴潜阳，凉血清热，治疗午后低热，鼻衄齿衄，眼底出血等症，如《良方注》苍王潜龙汤。

4. 头晕目眩，急躁易怒 本品甘寒滋润，咸寒沉降，有滋阴潜阳之能。每用治阴虚阳亢，肝阳上扰，头晕目眩、面红目赤、急躁易怒等症。常与白芍、玄参、赭石等滋补肝肾，平肝潜阳之品同用，以增强药力，如《医学衷中参西录》镇肝熄风汤。

5. 虚风内动，手足瘈疭 本品甘寒质重，既善补肝肾之阴，又善镇潜上越之浮阳，且咸寒沉降，凉血息风，为治疗阴虚液亏，筋脉失养，手足瘈疭证常用之品。每与鳖甲、牡蛎，以及滋阴养血的白芍、地黄、阿胶等同用，如《温病条辨》三甲复脉汤、大定风珠等。

6. 筋骨痿软，足膝痿痹 本品滋补肝肾而有强筋健骨之能，用治肝肾不足，筋骨痿弱，足膝痿痹，甚则步履全废，大肉渐脱者。每与高丽参、桑寄生、骨碎补等同用，治疗中风瘫痪，半身不遂，如《常用中成药》人参再造丸；或与当归、菟丝子等同用，脾肾双补，振颓起废，治疗大肉渐脱，步履全废，如《成方切用》补益丸；亦每与苍术、黄柏等清热燥湿之品同用，治疗阴亏足痿，染湿热之邪者，如《杂病源流犀烛》苍龟丸。

7. 囟门晚闭，行迟齿迟 本品长于滋肾水，强筋骨，有培补先天，促助发育之能。每与鹿茸、西洋参、紫河车、熟地黄等填精益髓、补益肝肾、强筋壮骨之品同用，治疗小儿先天不足，后天失养，囟门晚闭，行迟齿迟等症。

8. 肝肾阴虚，目暗不明 本品滋养肝肾，培补真阴，肝受补而能视，肾水旺则目明。故可用治肝肾阴虚，视力减退，目暗不明等症。常配伍杜仲、牛膝、五味子等补益肝肾之品同用，如《审视瑶函》补肾丸；或与鹿角、人参、枸杞子同用，大补肝肾，治梦泄遗精，瘦削少气，目视不明等症，如《摄生秘剖》龟鹿二仙膏。

9. 心虚惊悸，失眠健忘 本品滋阴养血，补心安神，故可用治劳伤阴血，心虚惊悸，失眠健忘等症，常配伍菖蒲、远志、龙骨等安神定志之品同用，如《备急千金要方》孔圣枕中丹。

10. 阴虚火旺，月经不调 本品滋阴养血，凉血止血，治疗妇人阴虚血热，血不归经所致月经不调、崩漏经多及经行腹痛等症。常与乌骨鸡、鹿茸、阿胶等补气血、调冲任之品同用，如《上药标准》乌鸡白凤丸；亦每与黄柏、黄芩、白芍等同用，滋阴降火，燥湿清热，如《杂病源流犀烛》龟板丸。

11. 冲任不固，赤白带下 本品善养血滋阴，固冲任而止崩带。每与黄柏、栀子、干姜同用，滋阴潜阳，燥湿清热而止赤白带下、腰酸腹痛等症，如《医学入门》龟柏姜栀丸；《千金方》还以本品与牡蛎同用，治疗崩中漏下、赤白不止等症。

12. 杨梅大疮，痈疽肿毒 本品甘寒滋阴养血，咸寒清热凉血，气血平和则痈疽自平，疮毒自清。故每用治杨梅大疮、痈疽肿毒等症。如《本草纲目》白花蛇丸即以本品与白花蛇、穿山甲、朱砂等同用内服，治疗杨梅疮毒，毒侵骨髓者；《急救方》则以本品与轻粉、麝香外用搽敷，治疗臁疮朽臭；《梅氏验方新编》龟蜡丹以龟甲与白蜡同用，治疗无名肿毒、对口疔疮、发背流注等症。

【用量用法】煎服，9～24g。入汤剂宜打碎先煎。外用适量，烧灰研末敷。

【使用注意】孕妇及胃有寒湿者忌用。

【药论】

1.《神农本草经》："主漏下赤白，破癥瘕，痎疟，五痔，阴蚀，湿痹，四肢重弱，小儿囟门不合。"

2.《本草纲目》:"治腰脚酸痛,补心肾,益大肠,止久痢久泄,主难产,消痈肿,烧灰敷臁疮。"

3.《本草通玄》:"龟甲咸平,肾经药也。大有补水制火之功,故能强筋骨,益心智,止咳嗽,截久疟,去瘀血,生新血。大凡滋阴降火之药,多是寒凉损胃,惟龟甲益大肠,止泄泻,使人进食。"

4.《药品化义》:"龟底甲纯阴,气味厚浊,为浊中浊品,专入肾脏。主治咽痛口燥,气喘咳嗽,或劳热骨蒸,四肢发热,产妇阴脱发躁,病系肾水虚,致相火无依,此非气柔贞静者,不能息其炎上之火。"

【现代研究】

(一) 化学成分

龟甲含蛋白质(约32%)、骨胶原,其中含有天冬氨酸、苏氨酸、蛋氨酸、苯丙氨酸、亮氨酸等多种氨基酸。另含碳酸钙约50%及多种微量元素,如铬、锰、铜、锌、铁、硒、铝等。

(二) 药理作用

1. 滋阴作用　龟甲煎液能抑制甲状腺片联合利血平致阴虚小鼠的体重减轻、自主活动减少的趋势,增强耐缺氧能力,抑制甲状腺、胸腺、肾上腺和脾脏萎缩。还能降低阴虚动物细胞膜 Na^+,K^+-ATP 酶活性、血浆 c-AMP 含量。龟甲能降低阴虚大鼠血清中铜元素的含量及铜/锌比值,而对元素影响不大[1-3]。

2. 对甲状腺的影响　龟甲煎剂 1g/ml 灌胃 6 天,可使三碘甲状腺尿氨酸(T_3)造成的甲亢阴虚模型大鼠的体重减轻,尿量减少,血浆黏度增高,血清中 T_3 和甲状腺素(T_4)值增高均有明显改善,对耗氧量、心率、痛阈、血糖及血浆皮质醇的变化也有不同程度改善[4,5]。

3. 对肾上腺的影响　龟甲能纠正甲亢大鼠肾脏β-受体数量的增加,能促使肾上腺皮质恢复生长,皮质球状带增厚,增加肾上腺的重量,使血浆皮质醇及尿中17-羟类固醇含量降低[6]。

4. 提高机体免疫力的作用　龟甲水煎液能提高 T_3 所致阴虚大鼠的淋巴细胞转化能力及血清 IgG 含量,使阴虚动物降低了的体液免疫和细胞免疫得到一定程度的恢复,促进小鼠单核吞噬系统功能及绵羊红细胞所致的小鼠迟发超敏反应[7,8]。

5. 对骨质疏松症的影响　龟甲水提、醇提取液能提高成年雌性去势骨质疏松症大鼠的骨灰重、骨钙含量及骨断裂力。体内、外实验表明,龟甲提取物能时效、量效依赖性地促进骨髓间充质干细胞(MSC)的 RARa 以及 VDR 的表达,从而促使 MSC 的增殖;并能诱导 MSC 分化为神经元样细胞,经过较长时间诱导后 MSC 还能向成骨方向分化,使体内碱性磷酸酶、钙化结节、骨钙素水平提高[9-13]。

6. 对帕金森病的影响　龟板能减少6-羟基多巴胺诱导的帕金森病大鼠旋转圈数,提高纹状体内多巴胺及其代谢产物3,4-二羟苯乙酸、高香草酸含量,上调黑质神经生长因子、酪氨酸受体激酶A、磷酸化的糖原合成酶激酶3β的表达,使黑质致密部的 TH 染色阳性神经元增多,DIG-dUTP 染色阳性率降低,Bcl-2 蛋白表达增加和 Bax 蛋白表达减少,提示对多巴胺能神经元细胞凋亡有保护作用[14,15]。

7. 对缺血性脑血管疾病的影响　龟板能部分下调大脑中动脉线栓法所致局灶性脑缺血大鼠 nNOS、iNOS 的异常表达,上调 eNOS 表达,上调脑局灶性缺血再灌注大鼠缺血侧室管膜、室管膜下区、皮质和纹状体 Nestin 的表达,提示龟板对局灶性脑缺血再灌注后神经干细胞有促进增殖作用，对缺血性脑损伤有保护作用[16,17]。

8. 对脊髓神经损伤的影响　龟板可减轻脊髓损伤大鼠的后肢瘫痪症状，促进骨形态发生蛋白4的表达，上调脊髓雌激素α受体及其基因的表达，增加脊髓中nestin阳性细胞数量，具有促进脊髓损伤后神经干细胞的增殖，保护神经损伤的作用[18-20]。

9. 其他作用　龟甲煎剂，高浓度对大鼠离体子宫有一定的收缩作用，对人型结核杆菌有抑制作用。2mg/ml的龟甲提取液能促进体外培养第35代人胚肺二倍体成纤维细胞(2Bs细胞)的生长增殖。龟板在体外可诱导K562细胞珠蛋白的合成水平增高，从而使血红蛋白F增加。龟板有效成分S8具有较好的抗紫外线损伤所致的胎鼠表皮干细胞凋亡的作用[21-24]。

(三) 临床报道

1. 治疗无名肿毒　取龟甲1个，置炉上烘热，将白蜡渐渐撒上，撒完龟甲炙枯，即移下退火气，研为细末。每服9g，日服3次，黄酒调下，以醉为度。服后必卧，得大汗一身[25]。

2. 治疗烧伤　龟榆散糊剂(龟甲炭、地榆炭各等量)外涂治疗烧伤53例，效果显著[26]。

3. 治疗鸡胸　龟百壮骨剂(龟甲、百合、条参等)治疗鸡胸148例，有效率98%[27]。

4. 治疗小儿急性泄泻　龟板炒至微黄研粉治疗小儿急性泄泻64例，显效58例，有效6例[28]。

5. 治疗神经衰弱　龟板酒(龟板、黄芪各30g，肉桂10g，当归40g，生地、熟地黄、茯神、党参、白术、麦冬、陈皮、山萸肉、枸杞、川芎、防风各15g，五味子、羌活各12g，研末装入布袋内，用酒浸泡，封闭半天，早晚各一杯，连服2剂)治疗神经衰弱56例，治愈35例，显效20例，无效1例，无不良反应发生[29]。

6. 治疗膝骨性关节炎　重用龟板(龟板50g，黄芪20g，补骨脂、怀牛膝、白芍、仙鹤草、当归、女贞子、山茱萸、威灵仙各12g，川芎、枳壳、甘草各10g)治疗左膝关节炎患者1例，上方服7剂后，去山茱萸，加丹参、泽泻各12g，继续服药37剂，疼痛消失，随访2年未复发[30]。

7. 治疗绝经前后诸证　用龟板安老汤加减(基本方：人参12g，白术12g，黄芪20g，阿胶15g，熟地黄30g，山茱萸15g，茯苓15g，生龟板12g，鹿角霜20g，当归15g，香附12g，黑芥穗10g，木耳炭10g)治疗绝经前后诸证100例，痊愈65例，显效31例，无效4例，复发率8.3%[31]。另有报道，用龙牡龟板汤(龟板30g，生龙牡各30g，生熟地黄各15g，女贞子10g，旱莲草10g，五味子9g，怀山药15g，枸杞子12g，酸枣仁10g，杭白芍10g)治疗更年期综合征36例，痊愈21例，显效8例，有效4例，无效3例[32]。

8. 治疗慢性肾炎蛋白尿　用龟板地黄汤(龟板30～60g，生地30g，牡丹皮20g，泽泻12g，山药20g，山萸肉12g，云苓12g)治疗慢性肾炎蛋白尿18例，治疗前尿蛋白(＋＋＋＋)3例、(＋＋＋)6例、(＋＋)8例、(＋)1例、(±)0例。治疗后分别为0例、0例、2例、3例、10例、转阴3例[33]。

9. 治疗习惯性流产　用龟板保胎饮[龟板20g(先煎)、当归身20g、枸杞子15g、炒白芍12g、黄精15g、山药20g、砂仁12g、川芎10g、菟丝子15g、杜仲10g、桑寄生15g、续断15g、白术15g、羌活12g]，治疗习惯性流产59例，治愈56例，保胎成功者服药最少16剂，最多38剂[34]。

10. 治疗脑动脉硬化　用熟地龟板方(熟地黄30g，龟板10g，牡蛎30g，天冬15g，山萸肉10g，五味子10g，茯神20g，牛膝15g，远志15g，灵磁石30g，葛根20g，丹参20g，菖蒲10g，郁金15g，焦三仙各15g)加减，治疗脑动脉硬化症128例，眩晕128例消失，烦躁103例消失，失眠 50 例改善，嗜睡 28 例改善，耳鸣耳聋 48 例消失[35]。

（四）不良反应

龟甲毒性极低，LD_{50}测不出，MTD 为 250g/kg，为成人临床用量的 500 倍[36]。

参考文献

[1] 顾迎寒，卢先明，蒋桂华，等. 不同品种龟甲滋阴作用的对比研究[J]. 时珍国医国药，2007，18(6)：1417-1418.

[2] 乔亭祥，赵立山，臧笑松. 龟上、下甲滋阴作用的比较研究[J]. 药学通报，1988，23(3)：141.

[3] 孙恩亭，薛庆海，杨梅香，等. 龟甲的滋阴作用及与微量元素铜锌关系初探[J]. 吉林中医药，1987(3)：33-34.

[4] 杨梅香，杨勇，乔亭祥，等. 龟板对"甲亢型阴虚证"大鼠的影响[J]. 中药药理与临床，1987，4(4)：7-13.

[5] 杨梅香，杨勇. 龟上、下甲对甲亢型阴虚大鼠体重、饮水量、尿量、血浆粘度等的影响[J]. 中药通报，1988，13(2)：41-43.

[6] 冯国平，荣征星，杨晴，等. 滋阴药生地龟板对甲亢大鼠肾脏β-肾上腺素能受体的调整作用[J]. 上海第二医科大学学报，1985，(2)：33-36，89.

[7] 谢仰洲，王迺琪，徐淑玲，等. 龟上、下甲滋阴作用的免疫功能研究[J]. 云南中医杂志，1988，9(1)：31-32.

[8] 龚海洋，王红，许哲，等. 二十一种中药对小鼠免疫药理作用的初步研究[J]. 中药药理与临床，1995(2)：30-32.

[9] 孙苏亚，王锦，刘铮，等. 龟板提取液对去势大鼠骨质疏松的作用[J]. 中药药理与临床，1998，14(5)：20-22.

[10] 宋述财，许华，周健洪，等. 龟甲提取物对骨髓间充质干细胞增殖过程中核受体的影响[J]. 广州中医药大学学报，2006，2(2)：95-99.

[11] 杜少辉，陈东风，李伊为，等. 龟板对脑缺血大鼠骨髓间充质干细胞移植后转分化为神经元的影响[J]. 中华医学杂志，2005，85(3)：205.

[12] 周健洪，陈东风，黎晖，等. 龟板含药血清对大鼠骨髓间充质干细胞体外增殖的影响[J]. 广州中医药大学学报，2005，22(1)：40.

[13] 黎晖，周健洪，陈东风，等. 龟板对大鼠骨髓间充质干细胞向成骨分化的影响[J]. 中药新药与临床药理，2005，16(3)：159-161.

[14] 李伊为，周健洪，陈东风，等. 龟板对帕金森病大鼠行为和脑内多巴胺水平的影响[J]. 解剖学研究，2004，26(1)：17-21.

[15] 吴静，易香华，侯秋科，等. 龟板促进帕金森病大鼠黑质神经生长因子信号分子的表达[J]. 解剖学杂志，2009，32(5)：647-670.

[16] 陈东风，杜少辉，李伊为，等. 龟板对大鼠局灶性脑缺血模型 3 种 NOS 亚型的作用[J]. 中药新药与临床药理，2009，13(5)：278-280.

[17] 陈东风，杜少辉，李伊为，等. 龟板对局灶性脑缺血再灌注后 Nestin 表达的影响[J]. 解剖学杂志，2002，25(4)：315-318.

[18] 陈东风，李伊为，杜少辉，等. 龟板对脊髓损伤后大鼠功能和骨形态发生蛋白 4 表达的影响[J]. 解剖学研究，2003，25(3)：172-174.

[19] 郑雨，陈东风，周健洪，等. 龟板对脊髓损伤后脊髓雌激素α受体及其基因表达的影响[J]. 中国药房，2004，15(5)：271-273.

[20] 李伊为，崔晓军，陈东风，等. 龟板对脊髓损伤大鼠神经干细胞的作用[J]. 神经解剖学杂志，2003，

19(3):321-324.

[21] 潘毅生，邬立光，罗桂香，等.龟板对子宫的兴奋作用[J].中国药学杂志，1991，26(10)：594.

[22] 王淑兰，李淑莲，董崇田，等.枸杞子等八种中药提取液对体外培养细胞和小鼠腹腔巨噬细胞影响的实验研究[J].白求恩医科大学学报，1990，16(4)：325-328.

[23] 郭志梅，李海军，钱新华.龟板、黄芪、丹参和党参诱导K562细胞合成珠蛋白的实验研究[J].中国实验血液学杂志，2008，16(3)：520-524.

[24] 李春，陈兰，黎晖，等.龟板有效成分抗紫外线损伤所致的胎鼠表皮肝细胞的凋亡[J].解剖学研究，2010，32(3)：165-168.

[25] 李世文.一味中药祛顽疾[M].北京：人民军医出版社，1995：242.

[26] 姚弭乱."龟榆散"治疗烧伤[J].赤脚医生杂志，1974(4)：44.

[27] 李永年.龟百壮骨冲剂治疗鸡胸148例[J].湖南中医杂志，1989(4)：43.

[28] 申作青，管勤世.龟版治疗小儿急性泄泻64例[J].时珍国医国药，2001，12(10)：931.

[29] 郭霞，郭芳云.龟板酒治疗神经衰弱56例体会[J].现代中医，2001(1)：25-26.

[30] 梁祖建，潘伟军，陈希，等.重用龟板治疗膝骨性关节炎[J].新中医，2008，40(3)：23.

[31] 王改敏，冯冬兰.龟板安老汤加减治疗绝经前后诸证100例[J].实用中医药杂志，2007，28(3)：503.

[32] 窦丽红，张炅.龙牡龟板汤治疗更年期综合征36例[J].河南中医学院学报，2006，21(4)：50-51.

[33] 黄向群，马吉城.龟板地黄汤对慢性肾炎尿蛋白含量的影响[J].实用中西医结合杂志，1997，10(5)：476-476.

[34] 张彩.龟版保胎饮治疗习惯性流产59例[J].内蒙古中医药，2004，23(1)：4.

[35] 刘洪波，郝玲.熟地龟板方加味治疗脑动脉硬化症128例[J].中医研究，2000，13(1)：45-46.

[36] 杨梅香.龟上、下甲药理作用的比较研究[J].中西医结合杂志，1988，8(5)：279.

银耳 Yin'er

【别名】白木耳(《酉阳杂俎》)，桑鹅(《清异录》)。

【来源】银耳，古代本草学著作少有收载，《本草纲目》引陶弘景注："惟老桑生桑耳，有……白者。"为担子菌纲银耳科白木耳 *Tremella fuciformis Berk*. 的干燥子实体。野生品多寄生于阴湿山地的枯死树木上；人工培植品多以青杠木为培养基进行繁殖。主产于四川、湖北、云南、贵州、福建、江西、浙江、江苏、陕西等地，现东北地区也有培殖。

【采收炮制】4～9月间采收，以5月与8月为盛产期。采时宜在早、晚或阴雨天，用竹刀将银耳刮入竹笼中，淘净，拣出杂质，晒干或烘干。

【商品规格】银耳商品一般分为4等。以身干、黄白色、朵大、体轻、有光泽、胶质体厚者为佳。

【药性】甘、淡，平。归肺、胃经。

【功效】滋阴润肺，益胃生津。

【应用】

1. 虚劳咳嗽，阴伤燥咳　本品甘淡性平，质润多液，善能滋阴润肺，润燥止咳。用治肺肾阴伤，虚劳咳嗽，咯血红痰等，每与人参、贝母等同用，以增强药力；《贵州民间方药集》以本品与竹参、淫羊藿同用，以润肺止咳，滋补强壮，每收佳效。食疗中，常以本品与大枣、冰糖、莲肉等为羹久服，有益肺胃、养气阴、强身壮体、延年益寿之能。

2. 虚热口渴　本品质润多液，长于益胃生津。用治阴伤口渴，咽干舌燥，可与冰糖、大枣等做羹服用；或与山药、天花粉、西洋参、百合、麦冬等益气生津之品同用。

【用法用量】 煎服，3～10g。

【使用注意】 咳嗽因于风寒外感者慎用。

【药论】

1.《本草再新》："润肺滋阴。"

2.《本草问答》："治口干肺痿，痰郁咳逆。"

3.《饮片新参》："清补肺阴，滋液，治劳咳。"

【现代研究】

（一）化学成分

银耳的化学成分可分为3大类，即多糖类、脂类和酶、蛋白质、氨基酸类。多糖类有：酸性杂多糖（多糖A、B、C、AC、BC、TP、TP-I、TF-A、TF-B、TF-C、Remellan、Tremellan Ⅰ等）、中性杂多糖（多糖LCS）、胞壁多糖和胞外多糖。其所含类脂中各固醇含量分别为：麦角固醇16.8%，麦角甾-5,7-二烯-3β-醇28.5%，麦角甾-7-烯-3β-醇54.7%，在脂肪酸中各脂肪酸含量分别为十一烷酸1.32%、十二烷酸2.37%、十三烷酸1.28%、十四烷酸0.09%、十五烷酸5.43%、十六烷酸17.2%、十八烷酸3.11%、十六碳烯-[9]-酸2.37%、十八碳烯-[9]-酸38.83%、十八碳烯-[9,12]-酸27.98%。酶类有两种：甘露糖苷酶和β-*N*-乙酰基-D-己糖胺酶。蛋白质水解后，含近20种氨基酸，其中脯氨酸含量最高。此外有无机盐4%～6.7%，维生素B等。灰分中含S、P、Fe、Mg、Ca、K、Na等成分。

（二）药理作用

1. 提高机体免疫功能　银耳孢糖在体外能明显促进LPS对小鼠脾细胞的增殖反应，药物本身对脾细胞具有丝裂原作用，能明显增强NK细胞和ADCC活性。浓度为25～250μg/ml时，能提高刀豆蛋白(ConA)诱导脾细胞产生IL-2；当浓度大于25μg/ml时，它可抑制ConA诱导的T淋巴细胞增殖反应及胸腺细胞^{3}H-TdR自发掺入率，抑制程度随药量增加而更明显[1]。银耳菌丝体多糖可明显促进小鼠特异性抗体的形成，亦可明显促进小鼠腹腔巨噬细胞吞噬功能，增加外周血T淋巴细胞数，延缓胸腺萎缩，并可对抗由环磷酰胺所致的细胞免疫和体液免疫低下的作用[2]。复方银耳糖浆可提高小鼠吞噬细胞吞噬率和吞噬指数，且较强对抗醋酸泼尼松所致吞噬功能损伤，对脾细胞总数无明显影响，但对小鼠IgM PFC数有所增高[3]。

2. 抗肿瘤作用　银耳制剂对荷腹水型或荷实体瘤小鼠肿瘤的生长有明显抑制作用。正常小鼠给银耳制剂后，其腹腔巨噬细胞(Mφ)数量与功能、形态有明显变化，此Mφ可吞噬和杀伤肿瘤细胞[4]。银耳多糖(TF)在体外对S180、K562两种细胞的增殖无抑制作用[5]。银耳多糖(BIL-1-4)对离体HeLa细胞有一定杀伤作用[6]。银耳孢糖(TSP)对肿瘤生长的抑制可能与TSP增强机体免疫功能有关[7]。银耳孢多糖低剂量能明显降低肿瘤瘤重，降低肿瘤组织中VEGF-CmRNA和survivin、VEGFc蛋白含量，中、高剂量能明显降低肿瘤瘤重，降低肿瘤组织中VEGF-CmRNA和survivin、VEGFc蛋白含量[8]。银耳孢糖(25、50、100mg/kg)单独使用对小鼠肝瘤H_{22}和Lewis肺癌肿瘤有明显的抑制作用，抑癌率大于35%，50mg/kg与环磷酰胺(5、10、20mg/kg)合用时，抑瘤率分别为58.2%、70.5%和76.0%[9]

3. 抗氧化　银耳多糖能清除羟自由基及超氧自由基，保护细胞免受自由基的破坏，抑制组织脂质过氧化，可有效提高人体免疫力，延缓衰老。另有报道银耳多糖对于衰老模型小鼠抗氧化能力具有一定性调节作用，对D-半乳糖所致衰老有一定改善作用[10,11,12]。

4. 抗疲劳 适量浓度银耳多糖对离体骨骼肌的疲劳具有延缓作用[13]。

5. 抗辐射 银耳多糖注射剂对辐射损伤小鼠造血功能具有保护作用。照射前连续3天用药，照后第9天受照射小鼠的股骨有核细胞数、脾结节和脾指数与对照组相比明显增高[14]。

6. 其他作用 大鼠对银耳多糖-Fe(Ⅲ)配合物中铁的吸收率高，消除速率常数小，铁在血清中维持较高浓度的时间长，并测得其生物利用度为72%[15]。此配合物对细胞膜无损伤作用，而且具保护作用，可为无损伤性补铁化合物。

(三) 临床报道

1. 治疗支原体肺炎 以银耳孢糖肠溶胶囊与阿奇霉素合用治疗支原体肺炎34例。结果显效23例，有效8例，无效3例，总有效率为91.18%，且与单纯使用阿奇霉素对照组相比，治疗效果明显优于后者[16]。

2. 肝炎 银耳孢糖肠溶胶囊治疗慢性活动性肝炎能抑制体液免疫，促进细胞免疫，并有一定的抗病毒疗效。临床观察61例，结果显效21例，有效28例，无效12例，总有效率为83.3%[17]。

3. 十二指肠溃疡 以银耳多糖治疗十二指肠溃疡124例，有效率为98.6%，与服用雷尼替丁对照组90.1%相比，具有明显疗效[18]。

参考文献

[1] 郑仕中，李志旺，王汝勤. 银耳孢糖对离体小鼠免疫细胞功能的影响[J]. 南京医学院学报，1994，4(1)：5.

[2] 郑宝灿，马桂荣. 银耳菌丝体多糖对小鼠免疫功能的影响[J]. 中国食用菌，1991，10(2)：9.

[3] 顾本清，步瑞兰. 复方银耳糖浆对小鼠免疫功能的影响[J]. 山东中医学院学报，1991，15(5)：40.

[4] 刘淑华，杨凤桐，崔惠爽，等. 银耳制剂对小鼠移植性肿瘤预防及其机理的实验研究[J]. 中国肿瘤临床，1994(2)：68.

[5] 佟丽，黄添友，李吉来，等. 植物多糖对S180、K562细胞增殖和唾液酸、磷脂、胆固醇含量的影响[J]. 中国中西医结合杂志，1994，14(8)：482.

[6] 高其品，张大军，刘平，等. 银耳多糖及其抗肿瘤活性的研究(Ⅰ)[J]. 天然产物研究与开发，1991，3(3)：43.

[7] 郑仕中，李志旺，王汝勤. 银耳孢糖对离体小鼠免疫细胞功能的影响[J]. 中国实验临床免疫学杂志，1994，6(5)：39.

[8] 解方为，欧阳学农，彭永海，等. 银耳孢多糖对小鼠大肠癌的抑制作用及机理研究[J]. 中药药理与临床，2009，25(2)：54.

[9] 马恩龙，李艳春，伍佳，等. 银耳孢糖的抗肿瘤作用[J]. 沈阳药科大学学报，2007，24(7)：426.

[10] 颜军，郭晓强，邬晓勇，等. 银耳多糖的提取及其清除自由基作用[J]. 成都大学学报，2006，25(1)：35.

[11] 蔡东联，沈卫，曲丹，等. 银耳多糖对D-半乳糖致衰老模型小鼠抗氧化能力的影响[J]. 氨基酸和生物资源，2008，30(4)：52.

[12] 李燕，蔡东联，胡同杰，等. 银耳多糖对实验性衰老小鼠的保护作用[J]. 第二军医大学学报，2004，25(10)：1104.

[13] 辛晓林，史亚丽，杨立红. 银耳多糖对离体骨骼肌疲劳的影响[J]. 西北农业学报，2006，15(2)：128.

[14] 徐文清，高文远，沈秀，等. 银耳多糖注射剂保护辐射损伤小鼠造血功能的研究[J]. 国际放射医学

核医学杂志,2006,30(2):114

[15] 王桥,曾昭晖.大鼠对银耳多糖铁(Ⅲ)配合物中铁吸收的初步研究[J].首都医学院学报,1992,13(3):177.

[16] 赵晓慧.银耳孢糖肠溶胶囊与阿奇霉素合用治疗支原体肺炎临床观察[J].中国中医药现代远程教育,2009,7(6):111.

[17] 李强忠,黄成君,娇立华,等.银耳孢糖肠溶胶囊治疗慢性活动性肝炎的临床研究[J].传染病信息,2006,19(4):201.

[18] 侯建明,翁维权.银耳多糖治疗十二指肠溃疡124例疗效观察[J].中国疗养医学,2008,17(10):613.

燕窝 Yanwo

【别名】燕蔬菜(《本草纲目拾遗》),燕窝菜(《闽部疏》),燕根、燕菜(《药材学》)。

【来源】燕窝,始载于《本草逢原》。为雨燕科(Apodidae)金丝燕属(*Collocalia*)的几种鸟类(爪哇金丝燕 *Collocalia thunbergi*、灰腰金丝燕 *C. inexpeetata Hume*、单色金丝燕 *C. unicolor Jordon*、南海金丝燕 *C. linchi affinis Bearan*、褐腰金丝燕 *C. vestita*、短嘴金丝燕 *C. brevirostris* 等)吞食海中小鱼或海藻等水生物后,用吐出的唾液凝结于悬崖峭壁而形成的窝巢。主产于泰国、印度尼西亚、爪哇、苏门答腊、西伊里安、马达加斯加岛及我国闽、广、漳、泉沿海等,短嘴金丝燕则在中国西南部及西藏东南部有产。

【采收炮制】2、4、8、12月间攀登绝壁采集。本品不经炮制,将原药用水发后,绢包加冰糖煎煮入药。

【商品规格】在商品上又称燕窝菜、燕蔬菜、燕菜、燕根等,根据性状不同,有白燕、毛燕、血燕之分。白燕(又名官燕)为色灰白或灰黄,偶带少数绒羽,多经人工加工去毛,用硫黄熏白而成,多为金丝燕第1次或第2次所筑之巢,毛少,质白光洁或稍黄,气味清香,落水则柔软而膨大,膨胀力甚强。毛燕色灰黑,内有较多的灰黑色羽毛。血燕则含有赤褐色的血丝,亦可见杂有较多的灰黑色羽毛。官燕品质佳,毛燕较差,以带红紫色完整无碎者为上品。另外,常将加工过程中的边角料称为散燕或制成燕球。传统认为白燕的品质最佳。市场上还可见燕窝制品散燕、燕球、燕窝丝等。

【药性】甘,平。入肺、胃、肾经。

【功效】养阴润燥,益气补中。

【应用】

1. 虚劳咳嗽,痰嗽失血　本品甘平养益,兼入肺肾,长于补养肺肾之阴。《本经逢原》云:“能使金水相生,肾气上滋于肺,而胃气亦得以安,食品中之最驯良者。”每与冰糖同用,治疗虚劳百损,咳嗽咯血,每获良效,有“大补元气,润肺滋阴”之能。亦每与人参、山药等同用,以增强其培补气阴之力,如《不居集》中和理阴汤;《文堂集验方》则以本品与秋白梨、冰糖同蒸,治疗老年痰喘,共收清养气阴之功。

2. 噎膈反胃,呕吐泻痢　本品益气养阴,和中开胃,为“药中至平至美之味者也”(《本草求真》语)。用治中焦不畅,气机逆乱,噎膈反胃之症,《本草纲目拾遗》云服人乳,多吃燕窝,效佳;或与人参同服,治疗胃气大败,泻泄痢疾,不能饮食之噤口痢,如《救生苦海》方。

3. 体虚神衰,久疟虚疟　本品养阴益气,添精补髓,有良好补虚起羸之能。与冰糖久服,即有良效;或与人参、陈米等同用,治疗年老体虚或劳累过度、失眠健忘、形容枯槁等症。亦可与冰糖顿食,治疗久疟虚疟,正气虚惫者,如《内经类编试效方》。

【用法用量】绢包煎汤，隔汤炖，5～9g，或入膏剂。

【使用注意】肺胃虚寒，湿痰停滞及有表邪者忌用。

【药论】

1.《本经逢原》："调补虚劳，治咳吐红痰。"

2.《本草从新》："大养肺阴，化痰止嗽，补而能清，为调理虚损痨瘵之圣药，一切病之由于肺虚，不能清肃下行者，用此皆可治之。"

3.《本草再新》："大补元气，润肺滋阴，治虚劳咳嗽，咯血吐血，引火归原，滑肠开胃。"

【现代研究】

（一）化学成分

天然燕窝中含水分10.40%，含氮物质为57.40%，脂肪微量，无氮提取物22.00%，纤维1.40%，灰分8.70%。去净毛的燕窝，其灰分为2.52%，可完全溶解于盐酸，内含有磷0.035%，硫1.10%；燕窝水解，得还原糖至少17.36%（以葡萄糖计）；蛋白质含量达49.85%，含有组氨酸2.7%，精氨酸2.7%，胱氨酸2.4%，色氨酸1.4%，酪氨酸5.6%等。氮的分布为酰胺氮10.08%，腐黑物氮6.68%，精氨酸氮为19.35%，胱氨酸氮3.39%，组氨酸氮为6.22%，赖氨酸氮为2.46%，单氨氮50.19%，非氨氮为7.22%。燕窝又含氨基己糖及类似黏蛋白的物质。灰分6.19%，以钙、磷、钾、硫为多。

（二）药理作用

1. 抑制血凝反应作用　燕窝60～65℃的提取物可抑制由指示病毒引起的鸡红细胞凝集[1]。雨燕类黏蛋白是一种流感病毒致血凝反应抑制剂，这种血凝抑制活性可被神经氨酸苷酶破坏并伴随释放唾液酸[2]。

2. 抑制花生凝集素凝集　燕窝中的唾液酸糖蛋白可与花生中的凝集素结合，从而抑制花生凝集素的凝集，在去除糖蛋白中的唾液酸后，这一抑制作用更强[3]。

3. 增强凝集素对淋巴细胞的促有丝分裂作用　燕窝水提物对人外周单核细胞在凝集素刺激下有丝分裂的促进作用，这种促有丝分裂作用在凝集素未达最适宜浓度时尤为显著。其活性物质经胰蛋白酶解后其作用不变，且该物质并不是通过与ConA结合起作用的，可能是直接作用于细胞。SDS-PAGE显示此活性物质为多种异源蛋白的混合物[4]。

4. 促细胞分裂作用　白腰雨燕燕窝水提物纯化得一具有EGF活性的成分EGF-2，其对3T3成纤维细胞有着强的促细胞分裂作用。放射性受体分析法测定EGF-2所获得的剂量曲线与小鼠EGF的标准曲线接近平行，表明怀集燕窝EGF-2和小鼠肝细胞的EGF受体之间有高度特异的亲和力[5]。

5. 提高免疫功能、延缓脑组织衰老和消除氧自由基的作用　珍珠燕窝提取液能提高T淋巴细胞转化以及提高小鼠血液IgM含量，说明该提取液可增强细胞免疫和体液免疫。该提取液还能降低小鼠脑脂质过氧化作用以及提高小鼠红细胞内超氧化物歧化酶水平，表明其有延缓脑组织衰老和消除氧自由基的作用[6]。

6. 强心作用　燕窝提取物对心率没有影响，但可显著增强心收缩力。燕窝提取物从1mg/kg(iv)开始显示剂量依赖性降压作用，并特异性作用于舒张期血压。十二指肠内给予燕窝水提取物也有同样的作用[7]。

7. 抗病毒作用　燕窝提取物除了对H5型阳性抗原的血凝有抑制作用外，对H7和H9两型阳性抗原的血凝也有抑制作用，但均对N1型的神经氨酸酶(NA)没有抑制作用，提示燕窝提取物抗病毒的作用可能通过抑制包膜蛋白上血凝素的活性而实现，即血凝素可能是燕窝提取物抗病毒的作用靶点[8]。

参考文献

[1] Howe, et al. Influenz virus sialidase[J]. Nature, 1960, 188: 251-252.

[2] Biddle F, et al. The hemagglutination inhibitor in edible bird nest; its biological and physical properties[J]. Journal of General Microbiology, 1963, 31: 31-44.

[3] Flashner, et al. Properties of an inducible extracellular neuraminidase from an Arthrobacter isolate [J]. Journal of Bacteriology, 1977, 129(3): 1457-1465.

[4] Ng MH, et al. Potentiation of mitogenic response by extracts of the swiftlet's(Collocalia) nest[J]. Biochemistry International, 1986, 13(3): 521-531.

[5] 江润祥,吴文瀚. 怀集石燕燕窝促细胞分裂活性的研究[J]. 动物学报,1989,35(4):429-435.

[6] 张玫,王道生. 珍珠燕窝提取液的功效试验[J]. 药物生物技术,1994,1(2):49-51.

[7] 藤冈睦. 燕窝提取物的药理作用:强心作用[J]. 国外医学:中医中药分册,1998,20(3):58.

[8] 林洁茹. 燕窝DNA基原鉴定及抗病毒作用研究[D]. 广州:广州中医药大学,2010.

鱼鳔胶 Yubiaojiao

【别名】 鱼白、鳔(《本草拾遗》),鱼胶(《三因方》),白鳔(《普济方》),鱼脬、鱁胶(《本草纲目》),鱼肚(《医林纂要》)。

【来源】 始载于《本草拾遗》。为石首鱼科动物大黄鱼 *Pseudosciaena crocea* (Rich.)、小黄鱼 *P. polyactis Bleeker* 或鲟科动物中华鲟 *Acipenser sinensis Gray*、鳇鱼 *Huso dauricus Georgi* 等的鱼鳔。主产于浙江、福建、上海等地。

【采收炮制】 取得鱼鳔后,剖开,除去鱼管及黏膜,洗净,压扁,晒干。溶化后,冷凝成的冻胶。将蛤粉放锅内炒热,再将切断的鱼胶倒入,文火拌炒至松泡为度,取出筛去蛤粉即成。

【商品规格】 商品统称为鱼肚。鲟鱼、鳇鱼的鳔称为"黄唇肚"或"黄鲟胶"。有切成线条的称为线鱼胶。

【药性】 甘,平。归肾经。

【功效】 补肾益精,柔筋止血,散瘀消肿。

【应用】

1. 肾虚滑精 本品味甘质稠,入肾补精,主治肾虚封藏不固,梦遗滑泄之症。用鱼鳔胶500g,沙苑蒺藜240g,五味子60g,共研细末,炼白蜜为丸,如绿豆大,空腹时温酒或盐汤送服。如《证治准绳》聚精丸。

2. 产后风痉,破伤风证 本品味甘,能补能缓,可滋养筋脉,柔筋止痉。对于产后阴血亏虚,风入子脏所致的抽搦强直,以鳔胶研末,煎蝉蜕汤调下,见《经效产宝》。用治口噤强直,角弓反张的破伤风证,与麝香共研细末,酒调下或米汤送服,见《三因方》。

3. 吐血血崩,创伤出血 本品烧炒存性,可入血止血且能滋养精血。故善治各类出血,如呕血、崩漏、经血逆行、创伤、痔疮出血等。用治呕血,以甘蔗节绞汁调服鱼鳔胶,见《经验方》;治赤白崩中,用鱼鳔胶100cm,焙黄研末,同鸡子煎饼,好酒食之,为《本草纲目》方。单味本品尚可治经血逆行、产后血晕、折伤血出及痔疮,均有良效。

4. 痔疮肿痛 本品入血分,能散瘀去热,消肿止痛。治毒蕴大肠之痔疮肿痛,以本品热汤或醋煎软,乘热研烂贴之,如《仁斋直指方》所载。

【用法用量】 内服煎汤,9~15g;熬膏或研末入丸散,适量。外用:溶化涂敷。

【使用注意】胃呆痰多者忌服。

【药论】

1.《海药本草》:“主月蚀疮,阴疮,痔疮,并烧灰用。”

2.《饮膳正要》:“与酒化服之,消破伤风。”

3.《本草纲目》:“鳔,止折伤血出不止;鳔胶,烧存性,治妇人难产,产后风搐,破伤风痉,止呕血,散瘀血,消肿毒。”

4.《本草新编》:“补精益血。”

5.《本草求原》:“养筋脉,定手战,固精。”

【现代研究】

化学成分:鱼鳔胶主要含骨胶原,加水煮沸,则水解变为明胶。

(王茜　李怡文　柳海艳　刘佳)

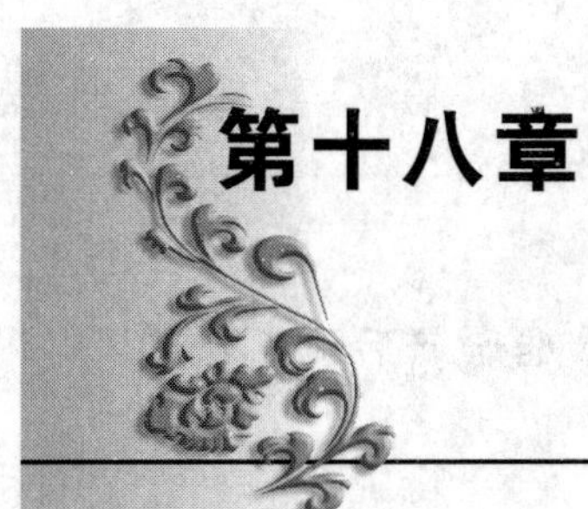

第十八章 收 涩 药

凡以收敛固涩为主要作用的药物，称为收涩药，又称固涩药。

本类药物味多酸涩，性温或平，主入肺、脾、肾、大肠经，主要是取其收敛固涩之性敛耗散，固滑脱，以治滑脱病证。适用于久病体虚，正气不固，脏腑功能衰退所致的自汗、盗汗、久咳虚喘、久泻、久痢、遗精、滑精、遗尿、尿频、崩带不止等滑脱不禁的病证。即陈藏器谓："涩可固脱。"李时珍指出："脱则散而不收，故用酸涩药，以敛其耗散。"

本类药物，根据其作用特点，大致上分为固表止汗药、敛肺止咳药、涩肠止泻药、涩精止遗药、固崩止带药5个部分。但在药物作用方面，某些药物往往表现出多种功用，故须进一步予以综合比较。

滑脱病证的根本原因是正气虚弱，故应用收涩药治疗滑脱之证仍属于治标用药。为此临床应用本类药物时，须与相应的补虚药配伍同用，以标本兼顾。治气虚自汗、阴虚盗汗，宜分别配伍补气药、补阴药同用；脾肾阳虚久泻、久痢，宜配伍温补脾肾药同用；治肾虚遗精、滑精、遗尿、尿频，宜视其属于肾阳虚或肾阴虚，分别与补肾阳或补肾阴药配伍同用；治崩漏下血，日久不愈，宜视其属于气虚不摄或肝肾亏损、冲任不固，分别与补气摄血或补肝肾、固冲任药配伍同用；治肺肾两虚，久咳虚喘，宜与补益肺肾、纳气平喘药配伍同用等等。总之，应根据具体证候，寻求根本，适当配伍，标本兼治，才能收到较好的疗效。

收涩药性敛涩，易于敛邪，故凡表邪未解，湿热所致之泻痢、带下，血热出血，以及郁热未清者，均不宜用，误用有"闭门留寇"之弊。但有些收涩药除收涩作用之外，兼有清湿热、解毒等功效，则又当分别对待。

现代药理研究表明，本类药物多含大量鞣质。鞣质味涩，是收敛作用的主要成分。由于它与黏膜接触后，能与组织蛋白结合，并在黏膜表面形成保护层，减少有毒物质对肠黏膜的激惹而止泻。若鞣质与创伤面接触，则促使血液凝固，堵塞出血口而奏止血作用；可与蛋白质形成保护膜，覆盖患部；对分泌细胞亦有同样作用，可使其干燥。此外，尚有抑菌、消炎、防腐、吸收肠内有毒物质等作用。以上作用，与收涩药的疗效有很大关系。

第一节　固表止汗药

本类药物能行肌表，调节卫分，固护腠理，而有固表敛肺止汗之功。临床常用于肺脾气虚，卫阳不固，腠理不密，津液外泄的自汗证及肺肾阴虚，阳盛则生内热，热迫津液外泄的盗汗证。

麻黄根　*Mahuanggen*

【别名】 苦椿根（《大同府志》）。

【来源】麻黄根始载于《名医别录》。之后，历代本草均有收载，因用麻黄之地下根及根茎入药，故名。为麻黄科多年生草本状小灌木植物草麻黄 *Ephedra sinica Stapf* 或中麻黄 *Ephedra intermedia Schrenk et C. A. Mey.* 的根及根茎。主产于甘肃天水、定西、平凉、酒泉，内蒙古呼伦贝尔盟突泉、昭达盟敖汉、哲里木盟扎旗等地。均为野生。

【采收炮制】于秋末采挖，采得后除去残茎、须根及泥沙，干燥。切段生用。

【商品规格】均为统货，本品以身干、质坚、外皮红棕色、断面黄白色者为佳。

按《中国药典》(2010年版一部)规定：水分不得过10.0%；总灰分不得过8.0%；照水溶性浸出物不得少于8.0%。

【药性】甘、涩，平。归心、肺经。

【功效】固表止汗。

【应用】

自汗，盗汗：本品甘平性涩，入肺经，能行周身之表而固卫气，敛肌腠，闭毛窍，为敛肺固表止汗之要药。《本草正义》曰“其根专于止汗”。故不论自汗、盗汗者，皆可用之。对气虚不能卫外，肌表不固，少气乏力而自汗出者，本品常与益气固表之黄芪同用，如《太平惠民和剂局方》之牡蛎散。治阴虚有热，迫津外出之潮热盗汗者，本品常与生地黄、黄连等同用，共奏滋阴清热、固表止汗之功，如《临床心得医案选》之加减当归六黄汤。若治产后气随血脱，气血不足而虚汗不止者本品，配以益气养血之当归、黄芪等，如《太平圣惠方》麻黄根散。治肾劳热，阴囊生疮者，本品与石硫黄、米粉下筛外用，如《千金方》麻黄根粉。

此外，本品尚可外用。治虚汗，配牡蛎共研细末，外扑身上以止汗；治脚汗，配滑石、牡蛎，共研粉外用。

【用法用量】3～9g。外用适量，研粉撒扑。

【使用注意】本品性敛，有表邪者忌用。

【药论】

1.《本草纲目》：“麻黄发汗之气，驶不能御，而根节止汗，效如响应。自汗有风湿、伤风、风温、血虚、脾虚、阴虚、胃热、痰饮、中暑、亡阳、柔痉诸症，皆可随证加而用之。当归六黄汤加麻黄根治盗汗尤捷，盖其性能行周身肌表，故能引诸药外至卫分而固腠理也。《本草》但知补之之法，而不知服饵之功尤良也。”

2.《本草经读》：“麻黄根节，古云止汗，是引止汗之药，以达于表而速效，非麻黄根节自能止汗，旧解多误。”

3.《本草正义》：“麻黄发汗，而其根专于止汗，昔人每谓为物理之奇异。不知麻黄轻扬，故表而发汗，其根则深入土中，自不能同其升发之性。况苗则轻扬，根则重坠，一升一降，理有固然。然正惟其同是一本，则轻扬走表之性犹在，所以能从表分而收其散越、敛其轻浮，以还归于里。是固根荄收束之本性，则不特不能发汗，而并能使外发之汗敛而不出，此则麻黄根所以有止汗之功力，投之辄效者也。凡止汗如糯稻根、桃干、小麦、枣仁之类，皆取其坚凝定静之意，以收散失之气，其旨皆同，夫岂麻黄与根同出一本，而其性顾乃背道相驰耶？防风发汗，其根止汗，亦是此义。”

【现代研究】

(一) 化学成分

从麻黄根中分得多种生物碱，包括麻根素，即1-酪氨甜菜碱、大环精胺类生物碱麻黄根碱A、B、C、D及阿魏酰组胺等。麻黄根尚含麻黄宁A、B、C、D和麻黄酚等双黄酮类成分。

此外尚含一些微量元素，如 Cu、Zn、Mo、Cr、Fe、Sn、Co、Mn、Ni 等。

（二）药理作用

1. 降压作用　采用自发性高血压大鼠 56 只随机分为空白对照组、阳性对照组（给予复方罗布麻片水溶液）、总提物组（给予麻黄根乙醇提取物）、石油醚部位组、乙酸乙酯部位组、正丁醇部位组、水液组。灌胃给药后检测受试大鼠的收缩压和舒张压。结果乙酸乙酯部位组、正丁醇部位组与空白对照组比较差异有显著性。与阳性对照组比较，乙酸乙酯部位组、正丁醇部位组的舒张压差异无显著性，而三者之间收缩压差异有显著性，乙酸乙酯部位、正丁醇部位对 SHR 舒张压的作用与阳性对照药的药效相当，而对收缩压的作用不及阳性对照药。乙酸乙酯部位组与正丁醇部位组抗高血压活性相当，差异无显著性。结论乙酸乙酯部位、正丁醇部位均为麻黄根抗高血压作用活性部位[1]。

2. 降低心率作用　静脉注射麻黄根碱 A、B、C、D 不仅能明显降低大鼠的血压，而且也能降低大鼠的心率。在麻黄根碱 A、B、C、D 中，麻黄根碱 B 降低心率作用也是最强的。麻黄根碱 B(0.1～3mg/kg)对大鼠和自发性高血压大鼠降低心率作用也呈现量效关系，静脉注射 3mg/kg 麻黄根碱 B 可使大鼠心率每分钟降低(73±14)次脉搏。麻黄根碱 A 和麻黄根碱 B 对狗也表现出相似的降低心率活性[1]。

3. 升压作用　酪氨酸甜菜碱首次由日本学者 Tamada Mitsuru 从麻黄根中分离得到，药理实验显示酪氨酸甜菜碱对大鼠有升高血压作用，对大鼠血压升高的作用与麻黄碱相似[2]。

4. 其他药理作用　麻黄根提取物还具有兴奋呼吸、抑制离体蛙心、扩张蛙后肢血管等作用[2]。

（三）临床报道

1. 治疗小儿遗尿　自拟遗尿方制成颗粒剂（党参、益智仁、山药、山茱萸、五味子、麻黄根、炙甘草各 500g），每包 10g（相当于原药材 10g），7 岁以下儿童每次 1 包，7 岁以上儿童每次 2 包，温开水冲服，日 1 次[3]。

2. 治疗直肠黏液外溢　自拟固摄止溢汤（苦参、黄柏各 60g，硼砂、乌梅、五倍子、龙骨各 30g，明矾、麻黄根各 15g）熏洗和灌肠[4]。

参考文献

[1] 杨艳芳，陆毅，吴高峰. 麻黄根抗高血压活性部位药理筛选研究[J]. 医药导报，2010，29(7)：860.

[2] 吴和珍，陆毅，艾伦强，等. 麻黄根化学成分与药理作用研究进展[J]. 亚太传统医药，2008，11(4)：114-115.

[3] 李卫斌，张建华. 遗尿颗粒治疗小儿遗尿[J]. 山东中医杂志，2005，3(24)：157.

[4] 赵宝林. 固摄止溢汤治疗直肠粘液外溢 62 例[J]. 河南中医，2002，22(5)：39.

浮小麦 Fuxiaomai

（附：小麦）

【别名】 麦来（《广雅》），浮水麦（《本草蒙筌》），浮麦（《本草纲目》）等。

【来源】 浮小麦，始载于《本草蒙筌》，其后，历代本草均有收载，以其颖果干瘪轻浮，易浮在水面上，故名。为禾本科一年生草本植物小麦 *Triticum aestivum* L. 未成熟的颖果。全国产麦地区均有栽培。

【采收炮制】于小麦收获时，扬起其轻浮干瘪者；或以水淘之，收集浮起者，晒干。生用或炒用。

【商品规格】均为统货，本品以身干、粒干瘪、大小均匀、无杂质者为佳。

【药性】甘，凉。归心经。

【功效】敛汗，益气，除热。

【应用】

1. 自汗，盗汗　汗为心之液，由表而发。浮小麦甘凉轻浮，气味俱薄，入心经能益心气，敛心液，善于走表实腠理，固皮毛，为养心敛汗、固表实卫之佳品。《本草蒙筌》曰其“敛虚汗”，可用于自汗、盗汗等症。治气虚肌表不固，腠理疏松，脉虚自汗者，常炒香，水煎服；若气虚甚者，常与益气固表、收敛止汗之黄芪、煅牡蛎等同用，如《太平惠民和剂局方》之牡蛎散。治阴虚热扰，迫津外泄之烦热、盗汗者，常与五味子、麦冬、地骨皮等同用，或与滋阴清热之生地黄、知母、煅牡蛎配伍，如《三因极一病证方论》之牡蛎散。

2. 骨蒸劳热　浮小麦甘凉并济，善益气阴，敛浮火，除虚热。《本草纲目》曰其能“益气除热”，又曰治“骨蒸虚热，妇人劳热”。《本草备要》曰其治“劳热骨蒸”。常用于阴虚阳气偏盛之阴虚发热、骨蒸劳热等症，常与玄参、麦冬、生地黄等养阴清热之品配伍同用，共奏养阴清热、敛汗除蒸之效。

3. 血淋　如《奇方类编》以浮小麦加童便炒为末，砂糖煎水调服，治男子血淋不止。

【用法用量】煎服，15～30g；研末服，3～5g。

【使用注意】表邪汗出者不宜用。

【药论】

1.《本草纲目》：“气味甘、咸，寒，无毒。主治益气除热，止自汗盗汗，骨蒸虚热，妇人劳热。”

2.《本草汇言》：“卓登山云，浮小麦系小麦之皮，枯浮无肉，体轻性燥，善除一切风湿在脾胃中。如湿胜多汗，以一、二合炒燥煎汤饮。倘属阴阳两虚，以致自汗盗汗，非其宜也。”

3.《本经逢原》：“浮麦，能敛盗汗，取其散皮腠之热也。”

【现代研究】

（一）化学成分

含丰富的淀粉及酶类蛋白质、脂肪、钙、磷、铁、维生素等。

（二）药理作用

参与体内三大营养物质的代谢过程，有抑制汗腺分泌的作用[1]。

（三）临床报道

1. 治疗顽固性失眠　内服解郁安神汤（柴胡、当归、白术、茯苓、酸枣仁、浮小麦、柏子仁、龙骨等）治疗[2]。

2. 治疗缓慢性心律失常　黄芪、浮小麦各30g，附子、党参、葛根、丹参各15g，川芎、桂枝、炙甘草各10g，薤白9g，肉桂5g，研末冲服[3]。

3. 治疗女性围绝经期失眠　炒酸枣仁60g，龙齿30g，夜交藤30g，浮小麦20g，茯苓20g，党参15g，生地黄10g，当归10g，远志10g，五味子10g，黄连5g，大枣5g，水煎日1剂，连服15天[4]。

4. 治疗慢性荨麻疹　采用补气祛风方（黄芪、白术、防风、刺蒺藜、浮小麦、五味子）治疗[5]。

5. 治疗抑郁症　柴胡、当归、白术、茯苓、炙甘草、大枣各10g，白芍20g，小麦30g，薄荷6g。上药水煎服，每日1剂，早晚口服，30天为1个疗程，配合心理疗法[6]。

6. 治疗习惯性便秘　浮小麦30g，大红枣10枚，炙甘草15g。若气虚加黄芪30g；血虚加当归25g，熟地黄30g；气滞加厚朴、莱菔子各15g；阴虚加何首乌15g。连服6剂为1个疗程[7]。

7. 治疗肠易激综合征　白芍、浮小麦、大枣各30g，炙甘草、丹参各15g，川芎10g[8]。

参考文献

[1] 冉先德. 中华药海[M]. 哈尔滨：哈尔滨出版社，1993：1785.

[2] 于晨媛. 解郁安神汤治疗顽固性失眠48例[J]. 陕西中医，2005，6(26)：503.

[3] 陈和，李爱杰，巫娇静. 温阳益气法治疗缓慢性心律失常41例疗效观察[J]. 新中医，2010，42(6)：86.

[4] 董敏阶，高建忠. 酸枣安神汤治疗女性围绝经期失眠[J]. 山东中医杂志，2007(12)：16.

[5] 沈明，叶秋华，周文彬. 补气祛风法治疗慢性荨麻疹120例疗效观察[J]. 中国中西医结合皮肤性病学杂志，2006，5(4)：217.

[6] 王兰珍. 逍遥散甘麦大枣汤配以心理疗法治疗抑郁症36例[J]. 实用中医内科杂志，2004，18(3)：239.

[7] 贺福春，刘佳伟，潘赤旗. 甘麦大枣汤加味治疗习惯性便秘20例[J]. 中医药信息，2000(1)：37.

[8] 章红玲. 调肠安神汤治疗肠易激综合征56例[J]. 四川中医，1999. 17(7)：28.

附：小麦

为小麦的成熟颖果。味甘，性微寒。功效养心气，除虚烦。适用于心神不宁，烦躁失眠，如治妇女脏躁，悲伤欲哭者，常与甘草、大枣同用，即《金匮要略》之甘麦大枣汤。用量30～60g。

糯稻根须　Nuodaogenxu

【别名】稻根须（《药材资料汇编》），糯稻根（《江苏植药志》），糯谷根、糯稻草根（《全国中草药汇编》）等。

【来源】糯稻根须，始载于《本草再新》，其后，主要本草文献均有收载。因以糯稻的根茎及根入药，故名。为禾本科一年生草本植物糯稻 *Oryza sativa* L. *var*. *glutinosa Matsum*. 的根茎及根。我国水稻产地均有栽培。

【采收炮制】于10月间糯稻收割后采收，采收后除去残茎，洗净，晒干。切段生用。

【商品规格】均以统货，本品以干燥、根长、黄棕色、无茎叶者为佳。

【药性】甘，凉。归心、肝、肺经。

【功效】止虚汗，退虚热。

【应用】

1. 自汗，盗汗　糯稻根须甘凉，入肺经能补肺气，益卫气；入心经能养心阴，敛心液，故有较好的固表止汗之功。治表虚卫阳不固之自汗者，可单用水煎服；亦可与益气固表止汗之黄芪等同用。治阴虚热扰，迫津外泄之盗汗者，可与生地黄、地骨皮、浮小麦等同用。治病后自汗食少者，如《全国中草药汇编》以本品配伍莲子肉水煎服。

2. 虚热不退，骨蒸潮热　本品甘凉清淡，清退虚热而不苦泄，可用于病后阴虚汗多，虚热不退及骨蒸潮热等症。常与沙参、麦冬、地骨皮等养阴清虚热药同用。

【用法用量】煎服，15～30g。

【药论】

1.《本草再新》:"补气化痰,滋阴壮胃,除风湿。治阴寒,安胎和血,疗冻疮、金疮。"

2.《中国医学百科全书·中药学》:"功能敛汗,益胃,退虚热。为治气虚自汗、阴虚盗汗的常用药。"

【现代研究】

(一) 化学成分

采用薄层扫描仪和氨基酸分析仪测定。结果:从糯稻根须中测得15种氨基酸的总含量为4.215mg/g。首次从糯稻根须中测得门冬氨酸、苏氨酸、丝氨酸、谷氨酸、脯氨酸、甘氨酸、丙氨酸、缬氨酸、蛋氨酸、异亮氨酸、亮氨酸、酪氨酸、苯丙氨酸、赖氨酸和精氨酸的含量分别为0.7412mg/g、0.2698mg/g、0.2678mg/g、0.3282mg/g、0.2188mg/g、0.2546mg/g、0.4754mg/g、0.3225mg/g、0.0287mg/g、0.1658mg/g、0.4733mg/g、0.1943mg/g、0.1336mg/g、0.1354mg/g、0.2056mg/g[1]。

(二) 临床报道

1. 治疗应用抗生素或合用糖皮质激素后汗证　糯稻根须150g,加冷水2500ml同煎(以小儿15kg计算,每增加2kg,须增加糯稻根50g,冷水500ml),水沸开始计时,20分钟后去渣取汁备用[2]。

2. 治疗慢性乙型肝炎　慢肝六味饮(太子参18g,黄皮树叶、茯苓各15g,白术12g,甘草5g,萆薢10g,糯稻根须30g)加减治疗[3]。

参考文献

[1] 唐桂兴,罗朝晖.糯稻根须中游离氨基酸的含量测定[J].华夏医学,2006,6(29):1179-1180.

[2] 陈佩仪.糯稻根须煎剂沐浴治疗小儿虚汗27例[J].新中医,2003,2(35):51.

[3] 余志波,邵在勤.扶土抑木法治疗慢性乙型肝炎63例疗效观察[J].新中医,2005,37(2):48.

第二节　敛肺止咳药

本类药物酸涩收敛,主入肺经,具有收敛肺气、止咳平喘之功。临床主要用于咳喘久治不愈,肺虚喘咳,动则气促,或肺肾两虚,摄纳无权,呼多吸少的肺肾虚喘等。部分药物兼能清肺降火或滋阴润燥,还可用治痰火郁肺,气逆喘咳及阴虚劳嗽等。本类药物有的又入大肠,兼能涩肠止泻,治久泻、久痢,肠滑不禁等症。

五味子　Wuweizi

【别名】菋、荎藸(《尔雅》),玄及(《吴普本草》),会及(《名医别录》),五梅子(《辽宁主要药材》),辽五味、山花椒(黑龙江),香苏、红铃子(浙江)等。

【来源】五味子,始载于《神农本草经》。列为上品,历代本草均有收载。因其果实五味具有,故名。为木兰科多年生落叶木质藤本植物五味子 *Schisandra chinensis* (*Turcz.*) *Baill.* 或华中五味子 *Schisandra sphenanthera Rehd. et Wils.* 的成熟果实。前者习称"北五味子",主产于辽宁本溪、桓仁、延北,黑龙江阿城、宁安、虎林、富绵等地;后者习称"南五味子",主产于陕西、湖北、山西、河南、云南等地。多为野生,也有栽培。

【采收炮制】于秋季果实成熟时采摘,晒干或蒸后晒干,除去果梗及杂质。生用或经醋、蜜拌蒸后晒干用。

【商品规格】 商品有北五味子(辽五味)和南五味子(山五味子)两种。均以粒大、肉厚、色泽红润、具有油润光泽者为佳。北五味子商品中分一、二等,一等干瘪率不超过2%,二等干瘪率不超过20%,南五味子系统货。习惯认为以辽宁产者油性大、紫红色、肉厚、气味浓,质量最佳,故有“辽五味”之称。

按《中国药典》(2010年版一部)规定:杂质不得过1%;水分不得过16.0%;总灰分不得过7.0%;含五味子醇甲($C_{24}H_{32}O_7$)不得少于0.40%。

【药性】 酸、甘,温。归肺、心、肾经。

【功效】 收敛固涩,益气生津,补肾宁心。

【应用】

1. 久咳虚喘　《本草备要》曰其“专收肺气而滋肾水”。五味子酸能收敛,性温而润,上能敛肺气,下能滋肾阴,常用于肺虚咳嗽及肺肾两虚之喘咳。治肺虚久咳少痰者,常与罂粟壳同用,如《卫生家宝方》之五味子丸;治肺虚喘咳者,可与人参、干姜、紫菀等同用,如《千金翼方》之补肺汤;治肺肾两虚喘咳者,常与山茱萸、熟地黄、山药等同用,如《医宗己任编》之都气丸。若治肺经受寒,咳嗽不已者,可与干姜、细辛、甘草等同用,如《鸡峰普济方》之五味细辛汤;治寒饮咳喘者,亦可与辛温宣散、温肺化饮之麻黄、细辛、干姜等同用,如《伤寒论》之小青龙汤。

2. 津伤口渴,阴虚消渴　《神农本草经》曰能“主益气……补不足”。《本草备要》曰能“益气生津……除烦渴”。五味子甘以益气,酸能生津,有良好的益气生津止渴的功效。治热伤气阴,心悸脉虚,口渴汗多者,常与人参、麦冬同用,以益气养阴生津,如《内外伤辨惑论》之生脉散;治阴虚内热,口渴多饮之消渴者,常与山药、知母、天花粉等益气生津药同用,如《医学衷中参西录》之玉液汤;治消渴及热病伤津,口渴多饮者,亦可与人参、麦冬、天花粉、乌梅、黄芪等同用,如《沈氏尊生书》之玉泉丸。

3. 自汗,盗汗　《本草通玄》曰其能“敛汗”。五味子味酸敛汗之力强,既能益气固表敛肺止汗,又能滋阴生津、敛汗止汗。治气虚自汗者,常与黄芪、白术、牡蛎等同用;治阴虚盗汗者,宜与麦冬、山茱萸、生牡蛎等配伍。成方柏子仁丸,以之配伍柏子仁、人参、麻黄根等,用治阴虚盗汗及阳虚自汗证。

4. 遗精,滑精　《本草备要》曰其能“强阴涩精”。本品酸涩性温,能补肾涩精止遗,治阴虚火旺,梦遗泄精者,常与麦冬、山茱萸、熟地黄等滋阴降火、涩精止遗药同用,如《医宗金鉴》之麦味地黄丸;若治肾失固藏,阳虚滑精者,常与桑螵蛸、龙骨、附子等补火助阳、固肾收涩药同用,如《世医得效方》之桑螵蛸丸,或与菟丝子、蛇床子同用,如《千金方》之三子丸。

5. 久泻不止　五味子又能涩肠止泻,治脾肾虚寒久泻不止者,可与吴茱萸同炒香研末,米汤送服,如《本事方》之五味子散;或与补骨脂、肉豆蔻、吴茱萸等温脾肾、止泄泻药同用,如《内科摘要》之四神丸。

6. 心悸,失眠,多梦　五味子既能收敛心气,滋肾补阴,又能宁心安神,治阴血亏损,心神失养,或心肾不交之虚烦心悸、失眠多梦者,常与丹参、麦冬、酸枣仁等同用,如《摄生秘剖》之天王补心丹。此外,其他原因之失眠者,亦可选用。

【用法用量】 煎汤,3~6g;研末服,每次1~3g。

【使用注意】 凡表邪未解,内有实热,咳嗽初起,均不宜用。

【药论】

1.《本草经疏》:“五味子主益气者,气虚则上壅而不归元,酸以收之,摄气归元,则咳逆上气自除矣。劳伤羸瘦，补不足，强阴，益男子精。《别录》养五脏，除热，生阴中肌者，五味子专补肾，兼补五脏，肾藏精，精盛则阴强，收摄则真气归元，而丹田暖，腐熟水谷，蒸糟粕而化精微，则精自生，精生则阴长，故主如上诸疾也。”

2.《本草汇言》：“五味子敛气生津之药也。故《唐本草》主收敛肺虚久嗽耗散之气。凡气虚喘急，咳逆劳损，精神不足，脉势空虚，或劳伤阳气，肢体羸瘦，或虚气上乘，自汗频来，或精元耗竭，阴虚火炎，或亡阴亡阳，神散脉脱，以五味子治之，咸用其酸敛生津，保固元气而无遗泄也。然在上入肺，在下入肾，入肺有生津济源之益，入肾有固精养髓之功。故孙真人用生脉散，以五味配人参、麦门冬，夏月调理元虚不足之人，意在其中矣。”“五味子，酸辛之味，重于甘味，《本草》虽言补肺、补肾，敛气、敛津；(然)余因奔走山中，忽吐血碗许，血止后，即加咳嗽，竟至下午发热，六脉空数。金华叶正华，教服沙参。生脉散，人、沙二参，麦门冬，已用二钱余，五味子少加 7 粒，即觉酸辛戟咽，不惟咳热有加，而血亦复吐，随减去五味子，服之安妥，服 1 个月后，血咳俱止，热亦不发。可见五味子治虚损有咳嗽者，虽无外邪，亦宜少用，酸能引痰，辛能引咳故也。”

3.《本经疏证》：“五味子所治之证，《伤寒》仅言咳逆，《金匮要略》则兼言上气，如射干麻黄汤之咳而上气，喉中水鸡声；小青龙加石膏汤之肺胀咳逆上气，烦躁而喘也。夫伤寒有伤寒之关键，无论其为太阳、少阳、少阴，凡咳者均可加入五味子、干姜；杂证自有杂证之体裁，即咳而脉浮，厚朴麻黄汤主之一语，已通概全书大旨，试观《金匮要略》中有脉沉而用五味子者否？盖五味子原只能收阳中之阴气，余则皆非所宜。”“或曰：子言咳逆上气而不渴，为用五味子的据，颇似近理，特《千金方》治消渴，偏有用五味子者，其说遂不可通矣。曰：《千金方》论消渴，其源有四：一曰渴利，后人谓之上消；二曰内消，后人谓之中消；三曰强中；四曰消渴，此二种后人谓之下消。五味子之用，在强中者一方，曰治肾气不足，消渴，小便多，腰痛，增损肾沥汤。在消渴者二方，曰治虚劳渴无不效，骨填煎；曰治虚热四肢羸乏，渴热不止，消渴，补虚茯神散。渴利内消者，绝不用及，亦可以知与治咳逆在上者，风马牛不相及矣。”

【现代研究】

（一）化学成分

五味子主要成分为挥发性成分和木脂素类。挥发性成分主要含α-蒎烯，莰烯，β-蒎烯，月桂烯，α-萜品烯，柠檬烯，γ-萜品烯，乙酸冰片酯，芳樟醇，苯甲酸，2,2-二甲基-3-亚甲基-二环[2,2,1]庚烷，苯基丙三酮等多种烯醇酯类。木脂素类包括五味子素，五味子乙素，五味子丙素，去氧五味子素，前五味子素，戈米辛 A、B、C、F、G，前戈米辛，五味子酚，环五味子烯醇等等。五味子还含有有机酸等其他成分，如枸橼酸、苹果酸、酒石酸、琥珀酸、叶绿素、固醇、柠檬醛、多糖、维生素 C 和 E，树脂及鞣质等。

（二）药理作用

1. 保肝作用　五味子甲素对 CCM 所致肝损亦具有一定的保护作用，这种作用很可能与其涉及对肝细胞色素 P-450 的影响有关[1]。用不同剂量的五味子甲素处理大鼠，然后取肝组织制备肝微粒体孵育反应体系。以 CYP3A 对其经典底物—睾酮的羟化能力来判断五味子甲素对 CYP3A 活性是否有影响。结果发现随给药剂量的增加，CYP3A 的最大反应速率逐步明显降低，以 22.5mg/kg 组最为显著，结果提示五味子甲素对 CYP3A 存在剂量依赖性的抑制作用[2]。临床实践观察 12 例健康受试者在服用免疫抑制药他克莫司(FK506)的同时再服用五酯胶囊(主要成分为五味子甲素)，血液中他克莫司的浓度是单独服用此药的 1.30～3.37 倍[3,4]。五味子乙素能在早期影响热休克蛋 70 的表达，提高 Caspase-3 活性，抑制肝细胞瘤 SMMC-7721 增殖，并诱导其凋亡[5,6]。

2. 抗氧化和抗衰老作用　甘肃产华中五味子对实验性肾阴虚型小鼠血清中超氧化物歧化酶(SOD)的升高与 OFR 的降低有显著的作用[7]。五味子多糖可使荷瘤小鼠血浆 SOD 水平明显升高，丙二醛水平明显下降，说明五味子多糖可以抑制自由基的产生，有一定的抗脂质过氧化作用[8]。五味子多糖可使衰老小鼠已萎缩的胸腺及脾脏明显增大增厚，胸腺皮质细胞数及脾淋巴细胞数明显增加，可明显促进衰老小鼠神经细胞的发育[9]。五味子乙素能抑制实验性氧化损伤大鼠晶状体上皮细胞凋亡[10]。

3. 免疫促进作用　五味子多糖主要通过对淋巴细胞、巨噬细胞、单核-吞噬细胞系统等的作用调节机体的免疫功能[11]。南五味子粗多糖大剂量组能增强腹腔巨噬细胞吞噬功能，并呈一定的量效关系；南五味子粗多糖大、小剂量组能显著提高小鼠血清溶血素水平，说明五味子醇提残渣中粗多糖具有较好的免疫增强作用[12]。

4. 镇静催眠作用　南五味子的醚提物和醇提物能显著减少小鼠自主活动次数，增加阈下剂量戊巴比妥钠致小鼠睡眠只数，延长阈上剂量戊巴比妥钠致小鼠睡眠时间[13]。

5. 抗疲劳作用　通过小鼠游泳和耐缺氧实验，得出五味子粗多糖能显著提高小鼠游泳和耐缺氧时间，具有一定的抗疲劳作用[14]。

6. 抗癌作用　五味子乙素能有效逆转转染多药耐药 1(MDR1)基因的 MCF-7 细胞的多药耐药，逆转倍数达 6.03～23.94 倍，显著减少多柔比星(阿霉素)、长春新碱、紫杉醇和高三尖杉酯对 MCF-7/MD R 细胞的 IC_{50}，还能使 MCF-7/MDR 细胞对若丹明 123 内积聚增加约 5 倍，效果与维拉帕米 10pmol/L 浓度相当，有利于多药耐药肿瘤的化学治疗[15]。而且五味子多糖具有一定的抑瘤作用，其抑瘤作用可能不是直接杀死瘤细胞，而与细胞凋亡、活化免疫细胞有关[16]。华中五味子酮能够抑制 AD 诱导的氧化应激和炎性反应，在阿尔茨海默病发病中可能具有保护作用[17]。五味子乙素还能抑制转染人类阿尔茨海默病 B 淀粉样前体(APP)基因和突变型早老素 1(PS1)基因的 CHO 细胞系(M146L)分泌 B 淀粉样蛋白 42，有望研制成治疗 AD 的药物[18]。从其对氧自由基的消除及抗脂质过氧化作用方面来探讨五味子多糖的抗癌功效，测定荷瘤小鼠血液总超氧化物歧化酶(T-SOD)、丙二醛(MDA)，结果显示五味子多糖各组与肿瘤对照组比较，超氧化物歧化酶作用显著增高，丙二醛显著降低，但五味子多糖各组间无明显差异[8,28]。

7. 对成骨细胞作用　体外研究表明，五味子乙素在 0.75×10^{-4} mol/L 浓度范围内 24 小时、48 小时、72 小时，及 0.75×10mol/L 范围内 24 小时促进成骨细胞增殖，在 0.75×10^{-5} mol/L 范围内 24 小时提高成骨细胞内碱性磷酸酶的活性[19]。甘肃产华中五味子 75% 醇提物不仅有刺激成骨细胞增殖作用，对 ALP 活性和矿化结节形成也有较好刺激作用[20]。二论说明五味子在促进细胞增殖的同时，也能促进细胞进一步分化成熟，因而提高成骨细胞的成骨能力。

8. 抗菌作用　五味子乙醇浸液对金黄色葡萄球菌、痢疾杆菌、霍乱弧菌、铜绿假单胞菌、伤寒杆菌、产气、变形及铜绿假单胞菌都具有抑菌作用，对多种真菌如白色念珠菌、红色毛菌、石膏样毛菌、大小孢子菌、猪小孢子菌等也有抑菌和杀菌作用[21]。五味子水煎液还可以抗龋齿病原菌，对变形链球菌的生长、繁殖有较强的抑制作用，且随着药物浓度提高，抑菌效果亦增强[22]。其机理可能与所含有机酸有关。

9. 保护神经作用　研究表明 6-OHDA 能抑制 PC12 细胞汲取谷氨酸，提高胞外谷氨酸的浓度，降低细胞的存活率；SCE 能增强 PC12 细胞对谷氨酸的汲取，降低胞外谷氨酸的浓度，并拮抗 6-OHDA 对 PC12 细胞摄取谷氨酸的抑制作用和对细胞存活率的影响。这就说明五味子酯甲对 PC12 细胞有保护作用[23]。

10. 降低血糖作用 从五味子中分离得到 α-葡萄糖苷酶抑制剂，药理实验表明具有良好的降糖作用，它能明显降低正常及四氧嘧啶糖尿病小鼠的血糖，降低肾上腺素引起的高血糖，提高正常小鼠的糖耐量[24]。

11. 对心血管系统的作用 五味子素及 gomisin A、B、C、D、G、H、J、N 等木脂素成分对由 $PGF_{2\alpha}$ 和 $CaCl_2$ 引起的离体狗肠系膜动脉收缩具有缓解作用[25]。五味子有增高心肌细胞内核糖核酸的作用，能提高心肌细胞、心脏小动脉和肾脏小动脉的 ATP、5'N 和碱性磷酸酶及心肌细胞线粒体内琥珀酸脱氢酶、葡萄糖-6-磷酸酶的活性。上述对动物心血管组织酶的生化研究表明，五味子有加强和调节心肌细胞和心脏、肾小动脉的能量代谢、改善心肌营养和功能等作用[26]。

12. 影响胃肠平滑肌及胃液、胆汁分泌作用 大鼠静脉注射醇乙和五味子素可抑制胃的自发运动，并减少其紧张度。亦可对抗毛果芸香碱所引起的胃蠕动亢进，口服对大鼠应激性溃疡有预防作用。醇乙、五味子素可使大鼠胆汁分泌增加。对幽门结扎大鼠可抑制胃液分泌，并有降低胃液总酸度的倾向。对离体回肠有抗乙酰胆碱、抗组胺作用[27]。

13. 对呼吸系统的作用 五味了可直接兴奋呼吸中枢，煎剂可使呼吸频率及振幅显著增加，其改善呼吸衰竭作用明显优于尼可刹米注射液。以五味子为主组成的煎剂对咳嗽变异型哮喘的治疗具有显著的效果[28]。五味子对二氧化硅引起的肺组织损伤有保护作用，它可能通过提高机体抗氧化能力，减弱脂质过氧化损伤，直接或间接地抑制胶原代谢，维护肺组织的正常结构与功能等来发挥作用[29]。

14. 对肾脏和生殖系统的作用 实验表明五味子有抗肾病变作用，其木质素对免疫性肾炎呈抑制作用[30]。取五味子 2～3g/kg 腹腔注射，可以显著增加小鼠睾丸的重量，提示了对小鼠性功能具有一定的促进作用。五味子水提液使成年小鼠睾丸重量增加了 57.1%，使曲细精管直径增加 41%，且光镜下生精细胞的层数及精子的数量有所增加，证明五味子有促进精子发生的作用[31]。

（三）临床报道

1. 治疗女子青春期月经过多或崩漏 旱莲草 20g，生地、熟地黄各 15g，山茱萸、女贞子各 13g，茯苓、白术、白芍各 10g，五味子、当归各 6g。

2. 治疗焦虑 栀子 15g，淡豆豉 15g，柴胡 10g，枳壳 10g，陈皮 10g，半夏 10g，茯苓 10g，石菖蒲 10g，郁金 10g，五味子 10g，酸枣仁 15g，甘草 10g[32]。

3. 治疗高血压之眩晕 五味子 15g，杞果 15g，菊花 15g，洗净泡水代茶饮，每日 1 剂，连服 2 周[33]。

4. 治疗慢性肝炎 五味子 15g，麦冬 15g，白芍 15g，研末，每次 10g，日服 2 次[33]。

5. 治疗更年期综合征 以五味子 60g，煎汤代茶饮，每日 1 剂[34]。

6. 治疗顽固性慢性麻疹 五味子 10～15g，黄芪 30g，白术 15g，防风 15g，桂枝 9g，白芍 15g，甘草 5g，生姜 5g，大枣 4 枚[34,228]。

7. 治疗潜在型克山病 取五味子 750g 加水 20kg，煮沸，待凉后用以浸泡鲜红松枝（4000g，切碎），1 周后过滤，滤液分装入瓶。每次口服 25～50ml，1 日 2～3 次，儿童酌减，连服 15 天[35]。

(四) 不良反应

毒理实验证明五味子有一定的毒副作用。五味子脂肪油 10～15g/kg 灌喂小鼠,15～60 分钟后出现呼吸困难、运动减少,1～2 日后死亡。小鼠服用其种子挥发油 0.28g/kg 后,呈抑制状态,呼吸困难,1～3 小时内死亡。临床上个别病人服用五味子煎剂后有舌干、异味、发热、恶心等不适感。另有报道,服用五味子糖浆引起过敏反应的病例,病人出现瘙痒、皮肤潮红、面部和全身出现荨麻疹。

参考文献

[1] 张明华,陈虹.李灵芝,等.五味子甲素和五味子醇甲对四氯化碳所致肝脏损伤的保护作用[J].武警医学,2002,13(7):395-396.

[2] 裴彬,蔡雄,缪晓辉,等.五味子甲素对大鼠肝细胞色素 P4503A 影响的研究[J].肝脏,2006.11(4):261-263.

[3] Xinhw,wu XC,Q,et al. Effects of Schisandra sphenanthera extract on the pharmacokinetics of tacrolimus in healthy volunteers[J]. British Journal of Clinical Pharmacology,2007,64(4):469-475.

[4] 吴笑春,辛华雯,李磬,等.五酯胶囊对健康受试者他克莫司药动学的影响[J].中国新药杂志,2007,16(8):647-650.

[5] 高晔,徐美术,顾文涛.五味子提取物对小鼠免疫性肝损伤保护作用的实验研究[J].中国中医药科技,2003,10(3):133.

[6] wata H,Tezuka Y,Kadota S,et al. Identification and characterization of potent CYP3A4 inhibitors in Schisandra fruit extract[J]. Drug Metab Dispos,2004,32:1351.

[7] 姚凝.甘肃产华中五味子对实验性肾阴虚型小鼠血清超氧化物歧化酶、活性氧的影响[J].中国中医药信息杂志,2005,12(5):33.

[8] 黄玲,陈华,张捷平.五味子多糖对荷瘤小鼠血液 SOD 和 MDA 的影响[J].福建中医学院学报,2005,15(1):28-29.

[9] 苗明三.五味子多糖对衰老模型小鼠的影响[J].中国医学学报,2002,17(3):187-188.

[10] 黄秀榕,祁明信,汪朝阳,等.五味子乙素对氧化损伤的晶状体上皮细胞凋亡的影响[J].中国病理生理杂志,2002,18(12):1502-1504.

[11] 苗明三,方晓艳.五味子多糖对正常小鼠免疫功能的影响[J].中国中医药科技,2003,10(2):100.

[12] 仰榴青,陈荣华,吴向阳,等.五味子醇提残渣中粗多糖的免疫活性研究[J].食品科学,2008,29(6):392-394.

[13] 王雯雯,仰榴青,李永金,等.南、北五味子提取物对小鼠镇静、催眠作用的影响[J].江苏大学学报:医学版,2008,18(2):122-126.

[14] 栗爽,李慧婷,等.五味子粗多糖抗疲劳药理作用的研究[J].实用中医内科杂志,2009,23(4):27-28.

[15] 李凌,王韬,许志良,等.五味子乙素对转染多药耐药基因的 MCF-7 细胞的多药耐药逆转作用[J].中华医学杂志,2005,85(23):1633-1637.

[16] 黄玲,陈玲,张振林,等.五味子多糖对荷瘤鼠瘤体抑制作用的病理学观察[J].中药材,2004,27(3):202-203.

[17] 贾丽艳,拓西平,朱嘉琦,等.华中五味子酮对阿尔茨海默病样大鼠海马内 IL-18 及 iNOS 表达的影响[J].第二军医大学学报,2005,26(2):161-163.

[18] 肖飞,罗焕敏,李晓光,等.五味子乙素对 M146 L 细胞分泌 B 淀粉样蛋白的影响[J].中国新药杂志,2005,14(3):290-293.

[19] 王建华,李力更,李恩.五味子乙素对大鼠成骨细胞增殖分化的影响[J].天然产物研究与开发,

2003,15(5):446-448.

[20] 赵文君,樊秦,孙少伯.甘肃产华中五味子对成骨细胞成骨能力的影响[J].中国中医药信息杂志,2009,16(2):32-34.

[21] 边才苗,杨云斌,费杰,等.五味子提取物体外抑菌作用初探[J].浙江中医药大学学报,2009,33(1):122-123.

[22] 马廉兰,李娟,刘志春,等.五味子等中草药对肠道致病菌和条件致病菌的抗菌作用[J].赣南医学院学报,2003,23(3):241-243.

[23] 李海涛,胡刚.五味子醇甲抑制6-羟基多巴胺诱导PC12细胞凋亡的研究[J].南京中医药大学学报,2004,20(2):96-98.

[24] 袁海波,沈忠明,殷建伟,等.五味子中α-葡萄糖苷酶抑制剂对小鼠的降血糖作用[J].中国生化药物杂志,2002,23(3):112.

[25] 末川守.五味子对动物药理作用的实验观察[J].药学杂志,1987,107(9):720.

[26] 曾祥国,许志奇,彭国瑞,等.五味子对家兔心血管酶组织化的药理作用研究[J].四川中医,1990,8(4):10.

[27] 王文燕,陈建光.五味子的药理作用及开发研究[J].北华大学学报:自然科学版,2007,8(2):128-131.

[28] 蔡治国,刘伟.咳嗽变异型哮喘的中医研究进展[J].中医药信息,2008,25(5):12-14.

[29] 李曙芳,刘田福,郭民,等.五味子乙素对二氧化硅致大鼠肺损伤的保护作用[J].中国比较医学杂志,2009,19(5):30-33.

[30] 关亚会,贾洪文,王巍.五味子木脂素类药理作用的研究[J].黑龙江中医药,2008,15(6):44-45.

[31] 郭冷秋,张鹏,黄莉莉,等.五味子药理作用研究进展[J].中医药学报,2006,34(4):51-53.

[32] 孙世君.五味子的药理学分析以及临床应用[J].中国医药指南,2010,32(8):190-191.

[33] 张云凤,五味子的临床应用[J].中国社区医师,2008,21(10):18-19.

[34] 王毅强,李晓萍,五味子临床应用探讨[J].长治医学院学报,2000,3(4):227-228.

[35] 范毅然.松枝五味子汤治疗潜在型克山病疗效观察[J].吉林中医药,1985(4):21.

乌梅 Wumei

【别名】梅实(《神农本草经》),熏梅、桔梅实、桔梅肉(《现代实用中药》),黄仔、千枝梅、合汉梅(《全国中草药汇编》),酸梅、红梅(《中药材手册》)等。

【来源】乌梅始载于《神农本草经》,列为中品,历代本草均有收载,为梅之果实,因熏成乌黑色,故名。为蔷薇科落叶乔木植物梅 *Prunus mume*(Sieb.)*Sieb. et Zucc*. 的近成熟果实。主产于四川江津、綦江、邛崃、岳池,福建永泰、上杭、崇安、莆田、清流,贵州修文、息峰、威宁,湖南常德、郴县、衡阳,浙江长兴、肖山,湖北襄阳、房县,广东番昌、增城等地。多为栽培。

【采收炮制】于夏季果实近成熟时采收。采收后以低温烘干后闷至皱皮,色变黑时即成;或将梅子直接放入焙炉中,以粗糠及草或用柴烟烤至乌黑。去核生用或炒炭用。

【商品规格】有统装、去核两种,以个大、肉厚、核小、外皮色乌黑、味酸者为佳。

按《中国药典》(2010年版一部)规定:水分不得过16.0%;总灰分不得过5.0%;本品按干燥品计算,含枸橼酸($C_6H_8O_7$)不得少于12.0%。

【药性】酸、涩,平。归肝、脾、肺、大肠经。

【功效】敛肺,涩肠,生津,安蛔。

【应用】

1. 肺虚久咳　本品味酸而涩,气厚善敛。《用药心法》曰其能"收肺气"。其上入肺经能敛肺气，止咳嗽，可用于肺虚久咳少痰或干咳无痰之症，常与罂粟壳相须而用，以增强其敛肺止咳之功，如《本草纲目》治久咳不已方；又如《肘后方》以乌梅、罂粟壳等分蜜炒为末，睡前蜜汤送服；或与杏仁、半夏、阿胶等同用，如《世医得效方》之一服散。

2. 久泻，久痢　本品酸涩，入大肠能涩肠止泻。《名医别录》曰其能“止下痢”，可用于正气虚弱，久泻、久痢之症。如《证治准绳》之固肠丸，以本品与肉豆蔻、人参、诃子等同用，治中焦虚寒或脾肾阳虚之久泻不止，甚则完谷不化者。治泻痢脓血者，可与清热解毒止痢之黄连同用，如《太平圣惠方》之乌梅丸。治下痢阴伤口渴者，本品既可涩肠止痢，又可生津止渴，如孟诜《必效方》则以本品与养阴生津之麦冬配伍同用。

3. 虚热消渴　本品味酸性平，善能生津液，止烦渴，可用于虚热消渴之证。可单用本品煎服，或与天花粉、麦冬、人参等益气养阴、生津止渴药同用，如《沈氏尊生书》之玉泉丸。近代以本品与生地、山药、山茱萸、泽泻等同用，治糖尿病有较好治疗作用。

4. 蛔厥腹痛，呕吐　虫得酸则伏，乌梅味极酸，具有安蛔止痛、和胃止呕之功，常用于蛔虫所致的蛔厥腹痛、呕吐，常与花椒、细辛、干姜等同用，以温脏安蛔，如《伤寒论》之乌梅丸。近代用于胆道蛔虫症，有较好的治疗作用。

5. 崩漏，便血，尿血　本品炒后应用，善能收敛止血，固冲涩漏。《本草求原》曰其“治溲血，下血，诸血证”。临床上多用于身体下部出血证，如《妇人良方》治崩漏下血者，以本品炒炭为末送服。《济生方》治大便下血不止者，以本品为末，醋糊为丸，空心米饮送服。《本草纲目》治尿血，以本品烧存性，以醋糊丸送服。对以上述各种出血证，亦可配伍槐花、侧柏叶、小蓟、藕节炭等止血药同用。

此外，本品亦可外用，如用乌梅肉擦牙龈，可治牙关紧闭；《刘涓子鬼遗方》用乌梅烧炭存性，研末外敷，治疗疮疡脓净，胬肉外翻，久溃不敛；《太平圣惠方》以乌梅肉烧灰细研，生油调敷，治小儿头疮，积年不差；《草医草药简便验方汇编》以乌梅肉加适量食醋研烂，或用乌梅2份，凡士林1份，制成乌梅软膏，治化脓性指头炎及脉管炎引起的指头溃疡有效。

【用法用量】煎汤，3～9g，大剂量可用至30g。外用适量，捣烂或烧炭研末调敷。止泻止血宜炒炭用。

【使用注意】本品性收敛，故外有表证，或内有实热积滞者不宜用。

【鉴别用药】乌梅、五味子二药味酸，均有敛肺止咳、涩肠止泻、生津止渴作用，可用于肺虚久咳、久泻、久痢、虚热消渴及津伤口渴等症。然乌梅味极酸，善能安蛔止痛，并有收敛止血、消疮毒之功，可用于蛔厥腹痛、崩漏、便血、尿血，以及胬肉、头疮等症；而五味子则又能滋肾、固精、敛汗、益气及宁心安神，又可用于肺肾两虚之喘咳，肾虚遗精、滑精，体虚自汗、盗汗，以及心神不安之心悸、失眠、多梦等症。

【药论】

1.《本草纲目》：“乌梅、白梅所主诸病，皆取其酸收之义。惟张仲景治蛔厥乌梅丸及虫逆(方中用者，取虫得酸即止之义，稍有不同耳。医说载：曾鲁公痢血百余日，国医不能疗，陈应之用盐水梅肉一枚研烂，合腊茶，入醋服之，一啜而安。大丞梁庄肃公亦痢血，应之用乌梅、胡黄连、灶下土等分为末，茶调服，亦效。盖血得酸则敛，得寒则止，得苦则涩故也。其蚀恶疮胬肉，虽是酸收，却有物理之妙。”

2.《本经逢原》：“乌梅酸收，益精开胃，能敛肺涩肠，止呕敛汗，定喘安蛔……今治血痢必用之。……血痢不止，以乌梅烧存性，米汤服之渐止。恶疮胬肉，亦烧灰研敷，恶胬自消，此即《本经》去死肌恶肉之验。”

3.《本草求真》:“乌梅,酸涩而温,似有类于木瓜,但此入肺则收,入肠则涩,入筋与骨则软,入虫则伏,入于死肌、恶肉、恶痣则除,刺入肉中则拔,故于久泻久痢,气逆烦满,反胃骨蒸,无不因其收涩之性,而使下脱上逆皆治。且于痈毒可敷,中风牙关紧闭可开,蛔虫上攻眩仆可治,口渴可止,宁不为酸涩收敛之一验乎。不似木瓜功专疏泄脾胃筋骨湿热,收敛脾肺耗散之元,而于他症则不及也。但肝散恶收,久服酸味亦伐生气,且于诸症初起切忌。”

【现代研究】

(一) 化学成分

乌梅未成熟果实含苹果酸、枸橼酸、琥珀酸、酒石酸、齐墩果酸、谷甾酸,种子含苦杏仁苷,尚含脂肪油。含挥发油,油中含苯甲醛、苯甲酸。成熟的果仁中含氢氰酸。

(二) 药理作用

1. 驱虫作用 实验证实,乌梅可使蛔虫活动增强且可使大部分蛔虫从引流胆囊中后退。这与乌梅具有收缩胆囊作用,并可增加胆汁分泌、使胆汁趋于酸性和松弛胆道口括约肌的作用有关[1]。

2. 对平滑肌的作用 乌梅煎液能增强豚鼠离体膀胱逼尿肌肌条的张力,增加膀胱逼尿肌肌条的收缩频率和收缩波平均振幅,可能与兴奋细胞膜膜上 L 型 Ca 通道作用有关。乌梅对豚鼠离体胆囊的作用表现为双向性反应,即低浓度的乌梅对胆囊肌条表现为抑制作用,当乌梅累积至一定浓度时,对胆囊肌条的张力呈现为先降低后增高的双向性反应[2]。

3. 抗菌作用 乌梅及其制剂在体外对大肠杆菌、痢疾杆菌、伤寒杆菌、副伤寒杆菌、霍乱杆菌、百日咳杆菌、变形杆菌、炭疽杆菌、白喉杆菌、类白喉杆菌、脑膜炎杆菌、金黄色葡萄球菌、肺炎球菌、溶血性链球菌、人形结核杆菌、铜绿假单胞菌均有抑制作用,而且对苍须癣菌等真菌也有一定的抑制作用。其醇浸渍液对沙门菌、铜绿假单胞菌作用敏感,其 MBC 为 0.015g/ml[3]。其中对金黄色葡萄球菌的抑制效果定量报道为:MICS0 为 1∶320,MIC_{90} 为 1∶160[4]。体外抑菌实验证实,乌梅所含有机酸的抑制作用确实强于有机酸盐,但从乌梅水溶液总的作用来看,乌梅的总酸度只是影响抑菌作用的一个方面,可能还有别的化学成分相协同,如 5-羟基-2-呋喃醛、苦味酸等。乌梅的抑菌作用强弱受采收、加工、植物基原的影响,以核仁、果肉均成熟时采收加工的乌梅比其他时期采收加工的乌梅抑菌作用强;烫晒法与烘干法的加工成的乌梅抑菌效应相同,熏法制成的乌梅对某些菌的作用略优于烫晒、烘法,松木或杂木熏制的乌梅,对痢疾、伤寒杆菌的敏感度稍有不同,但差异不明显;比较了不同基原的乌梅,对肠道致病菌均有一定的作用,但对某一细菌的作用程度稍有差异[5]。

4. 抗肿瘤作用 乌梅煎剂对小鼠肉瘤 S_{180} 艾氏腹水瘤有抑制作用,体外试验对人子宫颈瘤 JTC-26 株的抑制率在 90%以上[6]。乌梅水提液、醇提液具有抑制人原始巨核白血病细胞和人早幼粒白血病细胞生长的作用,对这两种细胞的克隆形成都有不同程度的抑制作用,呈一定的量效关系。乌梅对 HL-40 细胞的作用机制之一是抑制了细胞 DNA 合成,并使细胞停滞于 G/M 期。低浓度乌梅水提液和醇提液对小鼠免疫器官和体液免疫无明显影响,而高浓度(10g/kg)乌梅水提液则能明显减轻小鼠胸腺、脾脏、肝脏的重量。但对体液免疫影响不明显。提示乌梅抗肿瘤作用通过整体免疫调节而达到的可能性较小,可能以对肿瘤的直接作用为主,乌梅的抗肿瘤作用与其 pH 值无关,所含熊果酸具有一定作用,但非主要成分。

5. 抗生育作用 乌梅煎液对末孕和早孕大鼠子宫平滑肌均有兴奋作用,妊娠子宫对其尤为敏感,有明显的抗着床、抗早孕作用。乌梅有较强的杀精子作用,其主要有效成分为乌梅-枸橼酸，其杀精子机理为破坏精子的顶体、线粒体及膜结构，最低有效浓度为 0.09%。同时乌梅-枸橼酸具有良好的阻抑精子穿透宫颈黏液的作用，精子经不同浓度乌梅-枸橼酸作用后，运动能力明显减弱，精子穿透宫颈黏液管的距离与精子受乌梅-枸橼酸作用的浓度呈负相关。

6. 抗过敏作用　乌梅对豚鼠的蛋白质过敏性及组胺休克，具有对抗作用，但对组胺性哮喘则无对抗作用。体外试验中亦发现乌梅有降抗作用，可作为过敏性疾病风湿病的作用机制之一。

7. 抗氧化作用　乌梅对邻苯三酚及肾上腺素氧化系统产生的氧自由基有很强的清除能力，并在垂直凝胶电泳中表现出抑制氮蓝四唑（NBT）光化还原的能力。乌梅果浆有明显抗氧化溶血和抗肝匀浆脂质过氧化作用，且抑制率和剂量呈正相关。

8. 解毒作用　乌梅所含琥珀酸是重金属及巴比妥类药物中毒的解毒剂，枸橼酸可做碱中毒的解毒剂。

9. 镇咳作用　镇咳实验表明，乌梅核壳、种仁与净乌梅作用一致，有明显的镇咳作用，而果肉则无镇咳作用，且核壳和种仁的镇咳作用均强于净乌梅。表明乌梅镇咳的有效入药部位为核壳和种仁，单用核壳或种仁可以增强疗效或减少服药量[7]。

10. 其他作用　乌梅提取物体外具有抑凝血抗纤溶活性、抗衰老和保肝等作用[8]。

（三）临床报道

1. 治疗荨麻疹　潘氏用自拟乌梅汤加减治疗[9]；于海平用以乌梅为主与祛风燥湿凉血药配伍治疗[10]。

2. 治疗湿疹　过敏煎（防风、柴胡、乌梅、五味子、甘草）辅佐防治[11]。

3. 治疗过敏性紫癜性肾炎　血尿停（生地黄、牡丹皮、旱莲草、女贞子、小蓟、茜草、石韦、金银花、荆芥、乌梅、三七参面）加减治疗[12]。曲玉香等用自拟中药脱敏消斑汤（银柴胡、乌梅、五味子、防风、黄芪、紫草）[13]。

4. 治疗胆囊炎、胆石症　乌梅 6g，川楝子 12g，虎杖 20g，金钱草 60g，土大黄 30g。随症治疗[14]。

5. 治疗病毒性肝炎　乌梅 40～50g（小儿酌减），同时口服维生素 B、维生素 C 等[15]。

6. 治疗重症恶阻　乌梅 20g 为主，配以炒苏子、枇杷叶等药[16]。

7. 治疗白癜风　用鲜乌梅 50g，加酒精浸泡 1～2 周，过滤去渣，再加二甲基亚砜适量制成乌梅酊，擦患处[17]。乌梅 60%，补骨脂 30%，毛姜 10%，放入 80%～85%的酒精（药物与酒精为 1∶3 配制）内浸泡 2 周后，过滤去渣即为消斑酊，药涂擦患处[18]。

8. 治疗皮肤划痕症　乌梅 15g，公丁香 3g，白芍 12g，地骨皮 30g，上药煎服，每日 1 剂，连服 5～7 剂可愈[19]。

9. 治疗牛皮癣　乌梅 2500g，水煎去核浓缩成膏，约 500g，每服 9g，每日 3 次[20]。

10. 治疗脚癣　乌梅煎剂（乌梅 100g 为主），外擦患处[21]。

11. 治疗寻常疣、鸡眼　乌梅 4～6g，醋 20～30ml，浸泡 1 周，取皮肉敷患处[22]。乌梅、藜芦、千金子、急性子各 30g，加入 75%酒精 500ml，浸泡 1 周，制成复方乌梅酊，擦患处[23]。

12. 治疗乳头皲裂　煨乌梅、制乳香、马勃各 15g，配三七、浙贝母、蜈蚣等制成乳风散，将药粉扑于患处[24]。

13. 治疗宫颈癌　乌梅、轻粉、红升丹、硇砂等，研末外用；或用七品酊栓（含乌梅、轻粉等），治早期宫颈癌[25]。

参考文献

[1] 梁开虎,张敏敏.乌梅汤加减治疗胆道蛔虫病58例体会[J].中华实用医学,2005,7(2):68.

[2] 陈鸿平,陈林,刘友平,等.乌梅各入药部位脂肪油成分分析比较[J].时珍国医国药,2007,8(9):2106-2107.

[3] 李仲兴,王秀华,张立志,等.应用M-H琼脂进行五倍子等5种中药对28株肠球菌的体外抗菌活性观察[J].中草药,2001,32(12):1101.

[4] 张友菊,周邦靖,熊素华.120种中药对脑膜炎球菌抑菌作用的实验观察[J].中医药研究,2001,17(2):40-41.

[5] 任少红,付丽娜,王红,等.乌梅中生物碱的分离与鉴定[J].中药材,2004,27(12):2.

[6] 杨东焱,丁永辉.乌梅对未孕和早孕大鼠子宫平滑肌电活动的影响及其机理探讨[J].中成药,2000,22(12):85.

[7] 陈林,陈鸿平,刘友平,等.乌梅不同部位药理作用研究[J].中国药房,2007,18(27):2089-2090.

[8] 邢湘臣.乌梅的食疗与药用[J].东方药膳,2007(2):43-44.

[9] 潘颖萍,刘民.乌梅汤治疗慢性荨麻疹32例[J].吉林中医药,2002,22(2):38.

[10] 于海平.乌梅治疗荨麻疹[J].中医杂志,2002,43(9):652.

[11] 刘继贤,徐荣华,毛晨梅,等.过敏煎防治婴幼儿湿疹临床研究[J].中国中医药信息杂志,2006,13(4):14-15.

[12] 李宜放,高继宁,米彩云,等.辨证治疗过敏性紫癜性肾炎82例临床观察[J].中医药研究,2001,17(5):22.

[13] 曲玉香,关文奇,迟金华,等.中西医结合治疗过敏性紫癜肾炎临床观察[J].中国中西医结合杂志,2006,26(5):422.

[14] 朱鼎山,朱靖.虎金汤治疗胆囊炎胆石症82例临床观察[J].甘肃中医学院学报,1993,10(4):16.

[15] 徐泉,哈中英.乌梅治疗病毒性肝炎疗效观察-附74例临床分析[J].中西医结合杂志,1986,6(11):694.

[16] 任清文.安冲降逆汤治疗重症恶阻[J].四川中医,1989(12):28.

[17] 金洪慈,乌梅酊治疗白癜疯245例[J].上海中医药杂志,1983(9):19.

[18] 金洪慈.中药治疗白癜风235例疗效观察[J].辽宁中医杂志,1983(6):35.

[19] 孙步云.祛风二乌汤治疗皮肤划痕症95例临床观察[J].江苏中医药,1987,17(1):17.

[20] 江苏新医学院.中药大辞典(上册)[M].上海:上海人民出版社,1975.

[21] 吴鎏桢.乌梅煎剂外治脚癣109例的疗效观察[J].河南中医,1986(3):32.

[22] 雷振永.醋浸乌梅肉的应用[J].陕西中医,1984,5(1):12.

[23] 乔成林.复方乌梅酊治疗寻常疣[J].河南中医,1989,9(1):41.

[24] 李生安.乳风散治疗乳头皲裂症35例[J].中医杂志,1980,37(11):78.

[25]《实用肿瘤学》编委会.实用肿瘤学(第二册)[M].北京:人民卫生出版社,1979:49.

诃子　Hezi

【别名】 诃黎勒(《金匮要略》),诃黎(《千金方》),随风子(刘禹锡《传信方》),涩翁(《药性大字典》)等。

【来源】 诃子,始载于《药性论》,之后,历代本草均有收载,因以其果实入药,故名。为使君子科落叶乔木植物诃子 *Terminalia chebula Retz*. 或绒毛诃子 *Terminalia chebula Retz. var. tomentella Kurt*. 的干燥成熟果实。过去均系由印度进口,现我国已有生产。主产于云南镇康、保山、龙陵、昌宁、滕冲,广东番昌、博罗、增城,广西邕宁等地。多为野生,也有栽培。

【采收炮制】于秋、冬二季果实成熟时采收，采得后除杂质，晒干。生用或煨用。

【商品规格】商品按诃子大小分一、二等级，大的名大诃子，小的名小诃子。以肉厚、质坚实、个大、表面黄棕色有光泽、味酸涩者为佳。

按《中国药典》(2010 年版一部)规定：水分不得过 13.0%；总灰分不得过 5.0%；照水溶性浸出物不得少于 30.0%。

【药性】苦、酸、涩，平。归肺、大肠经。

【功效】涩肠止泻，敛肺止咳，降火利咽。

【应用】

1. 久泻，久痢，脱肛　《本经逢原》曰："诃子，苦涩降敛……煨熟固脾止泻……涩以固滑泄。"本品苦酸涩，善能涩肠止泻，涩肠固脱。治脾气虚亏或脾肾虚寒之正虚邪恋久泻久痢者，可单用本品为散，粥饮送服，如《金匮要略》之诃黎勒散；若治久泻夹湿热者，常与清热燥湿、行气化滞之黄连、木香、甘草同用，如《保命集》之诃子散；若治虚寒性泄泻者，可以与温中行气、收敛固涩之干姜、陈皮、罂粟壳同用，如《兰室秘藏》之诃子皮散。治泻痢日久，正气大伤，滑脱不禁，甚则中气下陷之脱肛者，本品常与补中益气、温中止泻之人参、白术、肉豆蔻等药同用，如《太平惠民和剂局方》之真人养脏汤。

2. 肠风下血　《日华子本草》曰本品治"肠风下血"。诃子酸涩入于阳明，能涩大肠，止下血，治风火交迫，阴络受损，下血如溅，血色鲜红之肠风下血者，可与祛风散邪之防风、白芷、秦艽等同用，如《本草汇言》之治肠风泻血丸。

3. 肺虚咳嗽　本品酸涩，入于肺经，能敛肺气，止咳嗽，治肺气虚弱，经久咳嗽，短气脉弱者，可单用本品，如《经验方》以生诃子一枚含之咽汁，亦可与人参、五味子等同用，共奏敛肺补气之功。

4. 久咳失音　本品酸涩性收，其性偏凉，既能敛肺止咳，又具清肺利咽开音之功，可用于肺虚金破失音者，常与桔梗、甘草同用，以增强其利咽开音之功效，如《宣明论方》之诃子汤；亦可与杏仁、通草等同用，治久咳语声不出，如《济生方》之诃子散；若治气阴两虚所致之失音者，可借其苦泄酸收之力，配人参、生地、乌梅，以收养阴润肺、补肺亮音之功，如《中医临床备要》之清音汤；若治声音嘶哑，兼见咽喉肿痛者，可与清热解毒、消肿利咽之硼砂、青黛、冰片等蜜丸噙化，如《医学统旨》之清音丸；若治久咳不止，复感外邪而咽痛失音者，本品常与宣散外邪、利咽开音之薄荷、牛蒡子、蝉蜕等同用。

此外，取其酸收固涩的作用，本品尚可用于肝肾亏虚之崩漏、带下、小便不禁等症。如《医林集要》治虚寒白带之白淫丸，即以本品配白术、杜仲、山萸肉等同用。《本草汇言》以本品单用嚼服，治老人气虚不能收之小便频行，自遗下等症。

【用法用量】煎服，3～8g。涩肠止泻宜煨用，敛肺利咽开音宜生用。

【使用注意】本品性收敛，凡外有表邪，内有湿热积滞者不宜用。

【药论】

1.《本草衍义》："诃黎勒，气虚人亦宜，缓缓煨熟，少服。此物虽涩肠，而又泄气，盖其味苦涩。"

2.《本经逢原》："诃子，苦涩降敛，生用清金止嗽，煨熟固脾止泻，古方取苦以化。痰涎，涩以固滑泄也。殊不知降敛之性，虽云涩能固脱，终非甘温益脾之比。然此仅可施之于久嗽喘乏，真气未艾者，庶有劫截之能。又久嗽阴火上炎，久痢虚热下迫，愈劫愈滞，岂特风寒暴嗽、湿热下痢为禁剂乎?”

3.《日华子本草》:消痰,下气,除烦,治水,调中,止泻痢,霍乱,奔豚肾气,肺气喘急,消食开胃,肠风泻血,崩中带下,五膈气。怀孕未足月漏胎及胎动欲生,胀闷气喘。并患痢人后分急痛,产后阴痛,和蜡烧熏及热煎汤熏洗。

【现代研究】

(一) 化学成分

果实含诃子鞣质约30%~40%,去核果肉较全果含鞣质为高,嫩的果实较成熟的果含鞣质多,其主要成分为诃子酸、诃黎勒1,3,6-三没食子酰葡萄糖及1,2,3,4,6-五没食子酰葡萄糖、鞣云实精、原诃子酸、葡萄糖没食子鞣苷、并没食子酸及没食子酸等。又含莽草酸、去氢莽草酸、奎宁酸、阿拉伯糖、果糖、葡萄糖、蔗糖、鼠李糖和氨基酸。还含番泻苷A、诃子素、鞣酸酶、多酚氧化酶、过氧化物酶、抗坏血酸氧化酶等。

(二) 药理作用

1. 抗氧化作用　从诃子中分离得到6种粗提物和4种甲体化合物,并对它们进行抗脂质过氧化实验、抗超氧离子自由基形成实验、氧自由基清除实验,证明所有的粗提物和单体化合物均具有下同程度的抗氧化活性[1]。诃子提取物能抑制由于辐射造成的肝微粒体脂质过氧化作用,恢复由于辐射造成的肝损伤和超氧化物歧化酶的活性[2]。对产于巴基斯坦的37种植物提取物进行研究,证明诃子果实丙酮提取物的抗氧化能力很强,超过维生素E。诃子的醇提取物10~20μg/ml,水提取物200~400μg/ml能显著抑制维生素(合并硫酸亚铁诱发的小鼠肝及肺匀浆及线粒体膜脂质过氧化[3]。诃子醇提取物25μg/ml,水提取物100μg/ml能显著清除核黄素加光引起的过氧阴离子和对抗H_2O_2引起的溶血[4]。

2. 抗菌作用　诃子的水提取物在121℃高压30分钟仍然具有活性,浓度1~2mg/ml的水提取物能够抑制幽门螺杆菌的生长[5]。没食子酸及其乙酯对耐甲氧西林的金黄色葡萄球菌具有很强的抑制作用;10%的诃子提取物能明显抑制口腔链球菌等微生物的生长和微生物引起的黏附现象以及糖酵解作用;诃子的酸性乙醚提取物比乙醇提取物具有更强的抗菌作用,并有一定的抗真菌活性[6]。

3. 抗动脉粥样硬化作用　家兔连续给予诃子醇提取物16周,能明显降低饲以胆固醇的家兔的血液、肝及其动脉中胆固醇含量明显降低,减轻胆固醇诱发的家兔动脉粥样硬化。诃子树皮提取物对心绞痛具有显著疗效,口服诃子醇提取物可明显降低心绞痛的发病率,还可明显提高心绞痛病人的运动能力。经实验动物每天喂饲100μg/kg的诃子树皮粉,连续给药30天,可使血脂下降,高密度脂蛋白含量上升,表明它具有良好的调血脂能力。诃子树皮粉及其提取物均具有减少冠状动脉中脂肪堆积物、增加血流量和降低心肌梗死发作次数的作用。

4. 抗病毒作用　没食子酸及其衍生物对人免疫缺陷病毒HIV整合酶有抑制作用[7]。在无毒浓度下,诃子醇提物在2.2.15细胞上有显著的体外抗HBV作用;含诃子中药在体外及体内对阿昔洛韦耐药的Ⅰ型单纯性疱疹病毒和U型单纯性疱疹病毒均起作用[8]。

5. 抗肿瘤作用　研究诃子的70%乙醇提取物对人乳腺癌细胞(MCF-7)、鼠乳腺癌细胞(SB5)、人骨瘤细胞(HOS-1)、人前列腺癌细胞(PC-3)等细胞系的生长影响,发现70%乙醇提取物对它们的生长有抑制作用[9]。通过体外Ames试验显示干燥诃子的水提物能抑制化学诱变剂[叠氮化物、4-硝基-O-苯烯二胺(NPD)]产生的诱变作用[10]。用蒙药阿如拉(诃子)对S_{180}荷瘤小鼠肿瘤生长及血清IL-2、IL-6的影响进行研究,结果表明:①在诃子作用下，S_{180}瘤细胞、细胞器与细胞核发生改变，细胞表面微绒毛消失或减少。其机理主要是抑制瘤细胞的生长，降低了瘤细胞的代谢活性，损伤或破坏了瘤细胞线粒体结构，干扰了瘤细胞的功能，影响了细胞内 ATP 的合成。②诃子能提高带瘤宿主及免疫受抑小鼠血清 IL-2 水平，可拮抗荷瘤机体 IL-6 的过度产生。这说明诃子是一种较好的免疫增强药物，在抗肿瘤方面具有较好的应用前景[11]。此外，诃子的甲醇提取物对 MCF-7、HOS-1、PC-3 等肿瘤细胞具有生长抑制作用[12]，含诃子的中药复方还具有抗艾滋病毒的活性[13]。

6. 强心作用　离体猪心实验证明，诃子果皮提取物具有强心作用。大剂量诃子的苯及氯仿提取物具有中等强心作用，乙酸乙酯、丁酮、正丁醇和水的提取物具有很强的强心作用。醋酸乙酯提取物 100、300、500ttg/kg 使心脏收缩力增加 3%～20%。心排出量增加 2%～10%，而心率不变；0.33～3mg/kg 剂量使收缩力过低的小鼠心脏收缩增加 4%～36%。丁酮和正丁醇提取物也有相似作用，且这些作用不被普萘洛尔阻断，提示提取物的作用不是通过心脏的β受体所致，而是直接作用于心脏所致[2]。马丽杰等用诃子醇提物对离体豚鼠心房肌电生理特性的影响进行研究，结果证实诃子醇提物在正常台氏液和低钙台氏液中均可使带窦房结的豚鼠右心房肌收缩频率加快，收缩幅度加大，使右心房肌的收缩功能加强，显示正性肌力作用[14]。诃子醇提物可以缩短左心房肌的有效不应期，降低左心房肌的最大驱动频率，提高左心房肌细胞的兴奋性。

7. 解毒作用　诃子有较强的解毒功效，既能解邪气聚于脏腑的内源性毒症，也可以解除因食物中毒、药物中毒、虫蛇咬伤等外源性毒症。对草乌、草乌配伍诃子水煎液中双酯型二萜类生物碱的含量进行测定，结果证明诃子可以解除乌头毒。从超微结构水平证实了诃子对心脏的直接保护作用，进而研究抗乌头碱对心的毒性[16]。诃子能保护细胞膜，防止膜上类脂质双分子层排列紊乱，从而达到了阻止因乌头碱中毒引起的心肌细胞损伤[17]。另外，诃子对乌头碱引起的心肌细胞内 Ca^{2+} 增多有恢复作用，并有一定剂量依赖关系，表明诃子解毒的作用则与影响心肌酶的变化有关[18]。诃子 95%乙醇提取物能有效地抑制利福平、异烟肼、吡嗪酰胺这 3 种药物对肝脏的损伤[19]。

8. 促进气管平滑肌收缩作用　生诃子对乙酰胆碱和氰化钾诱发的气管平滑肌收缩无明显作用，炙诃子对乙酰胆碱诱发的气管平滑肌收缩有明显的抑制作用。这种抑制作用可能与一氧化氮和前列腺素类物质的释放、cGMP 及肾上腺素受体无关，是非上皮依赖性的。炙诃子对氰化钾诱发的气管平滑肌收缩无明显作用[20]。

9. 其他作用　诃子果实含有大量的鞣质，具有收敛、止泻、解痉挛等作用；在蒙医、藏医中，诃子还用于生肌长骨、消除病邪等[21]。近年来研究发现，诃子的提取物具有抗溃疡性结肠炎[22]等功效。

（三）临床报道

1. 治疗痔疮　治疗组给蒙药“诃子消痔九”，该药由诃子、三七、麝香等优质蒙药材组成，传统组方新工艺研制[23]。药用诃子、五倍子、地榆炭、槐花、三七粉、枯矾、黄连、大黄炭各等份，研末敷脐[24]。

2. 治疗肛乳头大、直肠息肉、肛裂　取诃子散在肛门镜下便后直接敷洒患处，同时配用诃子散煎熏洗，每日 1～2 次[25]。

3. 治疗烧、烫伤　诃子 100g，乌梅、石榴皮、黄柏各 50g，白矾（煅）30g，冰片 6g，研末外敷[26]。

4. 治疗胃痉挛　藏药五味金色诃子散，金色诃子 80g，塞知 50g，塞卖 17g，黑冰片 74g，五灵芝 20.5g，研末制成散剂[27]。

5. 治疗慢性甲沟炎 大黄 100g，诃子 50g，丹参 50g，天花粉 50g。热盛肉腐型加银花 50g、皂角刺 50g；余毒未尽型加生黄芪 50g、乌梅 50g[28]。

6. 治疗大叶性肺炎 自拟诃子三红汤（诃子肉 10g、茜草 5g、紫草 7g）治疗[29]。

参 考 文 献

[1] Hua-Yew CHENGHY，Ta-Chen Lin TC，Kuo-Hua Yu KH，et al. Antioxidant and Free Radical Scavenging Activities of Teminalia chebula Biol[J]. Pham Bull. 2003(26)：1331-1335.

[2] 吴士云，张晓伟，姚丽娅，等. 诃子抗氧化活性的研究[J]. 江苏农业科学，2001(1)：368-369.

[3] Saleem，A；Ahotupa M，Pihlaja K. Total phenolics concentration and antioxidant potential of extracts of medicinal plants of Pakistan[J]. Naturforsch，2001，56(11/12)：973.

[4] 傅乃武，全兰萍，黄磊，等. 诃子提取物对活性氧的清除和对抗 TPA 对人白细胞 DNA 的损伤[J]. 中草药，1992，23(1)：26-29.

[5] F. Malekazadeh，H. E hsasnifar，M，Antibacterial activity of black myrobalan(Terminalia chebula Retz)against Helicobacter pylori[J]. International journal of antimicrobial Agents，2001，18：85-88.

[6] 王金华，孙芳云，杜冠华. 诃子的药理作用研究进展[J]. 中国民族医药杂志，2006，12(6)：45-46.

[7] EL-Mekkawy S，Meselhy MR，Kusumoto IT，et al. Inhibitory effects of Egyptian，folk medicines on human immunodeficiency virus(HIV)reverse transcriptase[J]. Chen Pharm Bull，1995，43：641-648.

[8] Ahn MJ，Kim CY，Lee JS，et al. Inhibition of HIV-1 intergrase by galloyl glucose from Terminalia chebula and flavonol glycoside gallates from Euphorbia pekinensis[J]. Planta Med，2002，68(5)：457-459.

[9] 张燕明，刘妮，朱宇同，等. 诃子醇提物抗 HBV 的体外实施研究[J]. 中医药学刊，2003，21(3)：384-385.

[10] Ammar S，Michael H. Pirkko H，et al. Inhibition of Cancer Cell growth by crude extract and the phenolics of terminalia chebula retz[J]. Fruit Journal of Ethnopharmcology，2002，81：327-336.

[11] 白桦，包狄，刘法. 蒙药阿如拉对 S180 荷瘤小鼠肿瘤生长及血清 IL-2、IL-6 的影响[J]. 中国民族医药杂志，2001，7(1)：36-37.

[12] 陈翠花，刘爱学. 中药在肿瘤治疗中的应用[J]. 河南中医，2004，24(3)：74-75.

[13] SALEEM A，HUSHEEM M，HARKONEN P，et al. Inhibition of cell growth by crude of extract and the phenolics of Tebula Retz[J]. fruit Journal of Ethnophamacology，2002，81：327-336.

[14] 马丽杰，马渊，张述禹，等. 诃子醇提物对离体豚鼠心房肌电生理特性的影响[J]. 中国民族医药杂志，2006(5)：55-56.

[15] 王梦德，张述禹，包存刚，等. 诃子对草乌水煎液双酯型二萜类生物碱溶出率的影响[J]. 中国民族医药杂志，2001，7(3)：29-30.

[16] 潘燕，张连禹，侯金凤. 诃子对乌头碱致心肌细胞损伤的影响[J]. 中国民族医药杂志，2002，8(1)：32-33.

[17] 王梦德，张述禹，翟海燕. 诃子对草乌煎剂毒动学影响的研究[J]. 内蒙古医学院学报，2002，2(4)：219-222.

[18] 潘燕，张述禹，侯金凤，等. 诃子对大鼠心肌酶的影响[J]. 中国中药杂志，2004，29(4)：382-383.

[19] Tasduq SA，Singh K，Satti NK，et al. Terminalia chebula(fruit)prevents liver toxicity caused by sub-chronic administration of rifampicin，isoniazid and pyrazinamide in combination[J]. Human&Experimental Toxicology，2006，25：111-118.

[20] 庞锦江，郑天珍，张小郁，等. 生、炙诃子对气管平滑肌收缩活动的影响[J]. 中药材，2001，24(2)：120-122.

[21] 张海龙，裴月湖，华会明. 诃子化学成分与药理活性的研究进展[J]. 沈阳药科大学学报，2001，18：452-455.

[22] 王虹,陈凯.溃结宁汤治疗溃疡性结肠炎 65 例[J].陕西中医,2005,26(9):914-915.

[23] 马额尔敦,龙梅,那仁满都拉,等.蒙药诃子消痔丸临床应用研究[J].时珍国医国药,2007,3(18):690-691.

[24] 杜娟,韩吉华,孙继芬.愈痔散敷脐治疗内痔出血 30 例[J].中国民间疗法,2003,5(11):21.

[25] 周灵.蒙药诃子在肛肠疾病的临床运用[J].中国民族医药杂志,2000,3(6):46.

[26] 汪传主.复方诃子合剂治疗烧烫伤 50 例[J].实用中医药杂志,2003,8(19):429.

[27] 白树军.藏药 5 味金色诃子散治疗胃痉挛 20 例小结[J].甘肃中医,2002,3(15):73.

[28] 凌立君,贡国英.大黄诃子合剂治疗慢性甲沟炎 56 例[J].江苏中医,2009,20(9):24.

[29] 马双全.蒙药诃子三红汤治疗大叶性肺炎疗效观察[J].中国民族医药杂志,1997,4(3):25.

罂粟壳 Yingsuqiao

【别名】 御米壳(《医学启源》),粟壳(《简易方》),烟斗斗、鸦片烟果果(《中药志》),罂子粟壳(《全国中草药汇编》)等。

【来源】 罂粟壳,始载于《本草发挥》。之后,历代本草均有收载,因其果实状如罂子,子形似粟米,药用其果壳,故名。为罂粟科一年或二年生草本植物罂粟 *Papaver somniferum L.* 的干燥成熟果壳。原产于欧洲南部及亚洲,我国部分地区的药物种植场有少量栽培。

【采收炮制】 于夏季采摘已除去浆汁的果实,破开,除去蒂及种子,晒干。醋炙或蜜炙用。

【商品规格】 商品以个大、质坚、果皮厚、无虫蛀、色浅棕色、气味清香者为佳。

按《中国药典》(2010 年版一部)规定:杂质(枝梗、种子)不得过 2%;水分不得过 12.0%;照醇溶性浸出物测不得少于 13.0%;按干燥品计算,含吗啡($C_{17}H_{19}O_3N$)应为 0.06%～0.40%。

【药性】 酸、涩,平。有毒。归肺、大肠、肾经。

【功效】 涩肠止泻,敛肺止咳,止痛。

【应用】

1. 泄泻,痢疾 罂粟壳性平和,味酸涩,能固肠道,涩滑脱,《本草纲目》曰其“为涩肠止泻之圣药”。治脾胃虚弱,健运失常,久泻不止者,取其固肠止泻,常与行气运脾、收敛止泻之陈皮、砂仁、诃子等同用,如《普济方》之罂粟散;若脾湿下注而水泻不止者,如《经验方》即以本品与乌梅肉等同用,以增强其涩肠止泻之功。治脾虚中寒,寒邪留滞肠中之久痢不止者,可与肉豆蔻等同用,如《太平惠民和剂局方》之真人养脏汤;若痢疾初起,壅滞甚者,可与厚朴同用,如《百一选方》之百中散;或与黄连、木香等同用,如《本事方》之木香散。

2. 肺虚久咳 本品酸收,入于肺经,能敛肺经虚耗之气而止咳逆,可用于肺虚气无所主而久咳不止,痰少声弱,伴喘促短气者,如《世医得效方》以单用本品为末,蜜丸服;或与乌梅肉同用,以增强敛肺止咳之功,如《宣明论方》之小百劳散。

3. 胃痛,腹痛及筋骨疼痛 本品性平,有良好麻醉止痛作用,《本草纲目》曰其能“止心腹、筋骨诸痛”。可用于胃痛、腹痛及筋骨疼痛诸症,近代报道可用于恶性肿瘤之疼痛,可单用或配入复方中使用。

此外,取其收敛固涩的作用,本品尚可用于遗精滑泄、女子崩带及便血等症。

【用法用量】 煎服,3～6g,或入丸、散。

【使用注意】 本品易成瘾,不宜常服;孕妇及儿童禁用;运动员慎用。

【药论】

1.《丹溪心法》:“治嗽多用粟壳,不必疑,但要先去病根,此乃收后药也。治痢亦同。”

2.《本草纲目》:“罂子粟壳,酸主收涩,故初病不可用之,泄泻下痢既久,则气散不固而肠滑肛脱;咳嗽诸病既久,则气散不收而肺胀痛剧,故俱宜此涩之、固之、收之、敛之。按杨氏《直指方》云,粟壳治痢,人皆薄之,固矣,然下痢日久,腹中无积痛,当止涩者,岂容不涩,不有此剂,何以对治乎?但要有辅佐耳。又王硕《易简方》云,粟壳治痢如神,但性紧涩,多令呕逆,故人畏而不敢服,若用醋制,加以乌梅,则用得法矣。”

3.《本草经疏》:“罂粟壳,古方治嗽及泻痢、脱肛、遗精多用之,今人亦效尤辄用,殊为未妥。不知咳嗽惟肺虚无火或邪尽嗽不止者,用此敛其虚耗之气;若肺家火热盛,与夫风寒外邪未散者,误用则咳愈增而难治。泻痢脱肛,由于下久滑脱肠虚不禁,遗精由于虚寒滑泄者,借其酸涩收敛之气,以固虚脱,如肠胃积滞尚多,湿热方炽,命门火盛,湿热下流为遗精者,误用之则邪气无从而泄,或腹痛不可当,或攻入手足骨节,肿痛不能动,或遍身发肿,或呕吐不下食,或头面俱肿,或精窍闭塞,水道不通,变证百出而淹延不起矣,可不慎哉!”

【现代研究】

(一)化学成分

含吗啡 0.015%,那可汀 0.004%,那碎因 0.002%,罂粟碱 0.0002%,可待因 0.002%,罂粟壳碱约 0.05%;另含多糖(约 2.4%,水解可得乳糖 10%、阿拉伯糖 6%、木糖 6%、鼠李糖 4%、乳糖醛酸 60%、4-*O*-甲基葡萄醛糖 4%,微量果糖及 2-*O*-甲基岩藻糖、2-*O*-甲基木糖及葡萄糖醛酸),景天庚糖,D-甘露庚酮糖,D-α 甘油基-D-甘露辛酮糖等,以及内消旋肌醇,赤癣醇等。由愈合组织中得到:血根碱,二氢血根碱,氧化血根碱,去甲血根碱,木兰花碱,胆碱,隐品碱,原阿片碱。

(二)药理作用

1. 镇痛作用　罂粟壳水煎液可以提高小鼠对高温的痛阈值,与盐酸吗啡片组、盐酸吗啡注射液组无显著性差异[1]。

2. 对心血管系统的作用　罂粟碱能松弛各种平滑肌,尤其是大动脉平滑肌(包括冠状动脉、脑动脉、外周动脉及肺动脉),当存在痉挛时,松弛作用更加显著。

3. 对消化道及其他平滑肌的作用　吗啡可致便秘,主要由于胃肠道及其括约肌张力提高,加上消化液分泌减少和便意迟钝,使胃肠道内容物向前推进的运动大大延缓。与之相比,罂粟碱能抑制肠平滑肌,但作用很弱。

(三)临床报道

1. 误用致痿证　徐定平[2]报道,用罂粟壳后发为痿证。

2. 救治罂粟壳煎剂中毒　柴宗斌[3]发现罂粟壳煎剂中毒临床表现:轻度中毒 16 例,表现为恶心、呕吐、口干、出汗、烦躁不安;中度 12 例,除以上症状外,还伴有嗜睡、呼吸浅慢、瞳孔缩小。重度有呼吸、循环衰竭者 4 例。其中单纯呼衰 1 例,呼吸并循环衰竭者 3 例,窦性心动过缓者 8 例,房室传导阻滞 1 例。治疗方法:①全部病例均给予 1 : 5000 高锰酸钾溶液洗胃,洗胃后注 20%甘露醇导泻,吸氧;②应用阿片受体拮抗剂解毒;③保暖。

3. 罂粟壳引起咯血　何俊清[4]治疗患者咳嗽日久,加用粟壳 10g,1 剂后出现咯血。

4. 罂粟壳致呕　张林平[5]服用罂粟壳 9g 后呕吐。

5. 治疗脑血栓形成、肺栓塞、肢端动脉痉挛及动脉栓塞性疼痛　口服罂粟碱,每次 30～60mg,每日 3 次,皮下注射、肌内注射或静脉滴注,每次 30～60mg,日量不宜超过 300mg[6]。

6. 治疗烫伤　罂粟壳 200g,当归 200g,轻粉 20g,银珠 20g,冰片 20g,香油 3000g,白蜡 300g,制成膏,敷患处,3～4 天换药 1 次[7]。

(四)不良反应[8]

1. 毒性　吗啡对小鼠 LD_{50}(mg/kg):皮下注射为 531,腹腔注射为 500,小鼠皮下注射

盐酸可待因的 LD_{50} 为 300mg/kg。罂粟碱小鼠口服的 LD_{50} 为 2500mg/kg。那可汀对小鼠的 LD_{50}（mg/kg）：口服为 1090，皮下注射为 725，静脉注射为 47 及 83。罂粟壳的毒性主要为所含吗啡、可待因、罂粟碱等成分所致。

2. 中毒机理及症状　吗啡对呼吸中枢有抑制作用，并可增加支气管平滑肌的张力，呼吸可慢至每分钟 2～4 次，并可见潮式呼吸，待产妇和哺乳期妇女可通过胎盘及乳汁引起新生儿窒息。吗啡能扩张脑膜小血管，使颅内压升高，可加重延髓生命中枢的抑制，故颅内压增高者忌用。其慢性中毒主要为成瘾。中毒症状：中毒初起见烦躁不安，谵妄，呕吐，全身乏力等；继而头晕，嗜睡，脉搏开始快，逐渐变为慢而弱，瞳孔极度缩小可如针尖大，呼吸浅表而不规则。一般每分钟仅 8～10 次，甚至每分钟 2～4 次。伴发绀，可能出现肺水肿，出汗，体温下降，血压下降，手脚发冷，肌肉松弛。因为毒理作用主要发生在中枢，故昏迷时脊髓反射仍存在，最后呼吸中枢麻痹而死亡。死亡前瞳孔散大。慢性中毒时可见厌食、便秘、早衰、阳痿、消瘦、贫血等症状，但不影响工作能力和记忆力。

3. 中毒预防　①要严格控制用药剂量；②避免长期使用；③新生儿、孕妇、哺乳期妇女及患有肺气肿、支气管哮喘、脑外伤、甲状腺功能不足者等，禁用本品。

4. 中毒救治　急性中毒时，先用黄酒 20～30 滴，加入温开水中，让病人饮服。然后用 1∶4000高锰酸钾溶液洗胃，不论是口服或肌内注射，中毒时间长短，均应反复洗胃，能将吗啡、可待因等多种生物碱氧化成无毒的化合物。已昏睡的应用鼻胃管吸引法。洗胃后再用 20%药用炭混悬液及 50%硫酸镁溶液各 50ml，注入胃内。静脉注射 50%葡萄糖溶液 60ml 或静脉滴入 10%葡萄糖 1000～1500ml。必要时，输入血浆。呼吸抑制的用山梗茶碱、尼可刹米、苯甲酸钠咖啡因、苯丙胺、二甲弗林（回苏灵）、麻黄碱等注射，直至呼吸好转，意识恢复为止。呼吸衰竭，给吸入含 5%二氧化碳的氧气，施行人工呼吸。也可用阿托品兴奋呼吸中枢。必要时皮下或肌内注射盐酸纳洛酮（盐酸丙烯吗啡）及丙烯左吗喃等，可以消除吗啡及其有关镇痛剂所引起的呼吸及循环的抑制，并能升高血压。膀胱充盈括约肌收缩者，应导尿，注意保护肾功能。其他症状可对症治疗。对慢性中毒者，应逐步减量戒除，同时给予镇静剂。

参 考 文 献

[1] 王华伟，王文萍，高晶晶. 罂粟壳与吗啡镇痛作用对比的实验研究[J]. 辽宁中医杂志，2008，35(6)：941-942.

[2] 徐定平. 误用罂粟壳致痿证拾遗[J]. 实用中医药杂志，2003，8(19)：443.

[3] 柴宗斌. 小儿罂粟壳煎剂中毒 32 例救治分析[J]. 中国社区医师，2002，12(18)：31.

[4] 何俊清. 罂粟壳引起咯血 1 例报告[J]. 湖北中医杂志，2003，1(25)：15.

[5] 张林平. 中药罂粟壳致不良反应 1 例[J]. 医药产业资讯，2006，3(3)：111.

[6] 陈新谦. 新编药物学[M]. 12 版. 北京：人民卫生出版社，1985：385.

[7] 沈国茹，张晓伟. 罂粟膏治疗 242 例烫伤疗效观察[J]. 中医药学报，1988(3)：35.

[8] 柴宗斌. 小儿罂粟壳煎剂中毒 32 例救治分析[J]. 中国社区医师，2002，12(18)：31.

五倍子　Wubeizi

【别名】文蛤、百虫仓（《开宝本草》），木附子（《现代实用中药》），花倍（角倍）、独角倍（肚倍）（《中药材手册》）等。

【来源】五倍子，始载于《开宝本草》，名文蛤，李时珍曰："其形似海中文蛤，故亦同名。"历代本草均有收载。为漆树科落叶灌木或小乔木植物盐肤木 *Rhus chinensis Mill.*、青麸杨

Rhus potaninii Maxim. 或红麸杨 Rhus punjabensis stew. var. sinica(Diels)Rehd. et Wils. 叶上的虫瘿，主要由五倍子蚜 *Melaphis chinensis*(*Bell*)*Baker* 寄生而形成。主产于四川涪陵、石柱、巫溪、屏山、乐山、峨眉、叙永，贵州毕节、遵义，云南昭通、巧窍、维西，陕西安康、石泉、洵县、洋县，湖北恩施、宜昌、襄阳，广西融安、宜山等地。均为野生。

【采收炮制】 于秋季摘下虫瘿，置沸水中略煮或蒸至表面呈灰色，杀灭蚜虫，取出，干燥，按外形不同分"肚倍"和"角倍"。生用。

【商品规格】 按商品分"肚倍"和"角倍"，均以个大、完整、壁厚、色灰褐者为佳。

按《中国药典》(2010 年版一部)规定：水分不得过 12.0%；总灰分不得过 3.5%；按干燥品计算，含鞣质以没食子酸($C_7H_6O_5$)计，不得少于 50.0%。

【药性】 酸、涩，寒。归肺、大肠、肾经。

【功效】 敛肺降火，涩肠止泻，敛汗，止血，收湿敛疮。

【应用】

1. 肺虚久咳，肺热咳嗽　本品酸涩收敛，性寒清热，入于肺经，既能敛肺止咳，又能清热降火，治肺虚久咳者，常与五味子、罂粟壳等敛肺止咳药同用；治肺热咳嗽者，可与瓜蒌、黄芩、贝母等清热化痰药同用。

2. 久泻，久痢　五倍子酸涩，入于大肠经，又能涩肠止泻，治泻痢不止者，如《本草纲目》单用本品半生半烧，研末为丸服；若治久泻便血者，常与诃子、五味子等同用，如《景岳全书》之玉关丸。

3. 遗精，滑精　本品又能收涩固精止遗，可用于肾虚遗精、滑精，常与龙骨、茯苓等同用，如《太平惠民和剂局方》之玉锁丹。

4. 自汗，盗汗　五倍子又能敛肺止汗，《本草纲目》以单用本品研末，与荞麦面等分作饼，煨熟食之，治盗汗；又方以本品研末，用冷开水调敷脐窝，止自汗、盗汗有良效。

5. 崩漏下血，便血，尿血，牙龈出血，外伤出血　本品又能收敛止血，治崩漏下血，可单用，亦可与棕榈炭、血余炭、莲房炭等同用；若用于妊娠胎漏，如《朱氏集验医方》以本品研末送服。治痔疮便后下血者，《全幼心鉴》以五倍子研末，艾叶汤送服；或以本品煎汤熏洗，亦可配槐花、地榆等煎服。治尿血者，如《濒湖集简方》以五倍子、盐梅捣和丸服。治牙龈出血者，如《卫生易简方》以本品烧存性，研末敷之。此外，本品亦治刀伤出血及鼻出血。治刀伤出血者，如《圣济总录》之五倍散，以本品生用研末，干贴之；治鼻出血者，如《本草纲目》以五倍子为末吹之。

此外，本品外用，还有解毒、消肿、收涩敛疮等功效，可用于疮疖肿毒、湿疮流水、溃疡不敛、脱肛不收、子宫下垂等，可单用研末外敷或煎汤熏洗，也可配合枯矾同用。

【用法用量】 煎服，3～9g；入丸散每次 1～1.5g。外用适量，研末外敷或煎汤熏洗。

【使用注意】 湿热泻痢者忌用。

【鉴别用药】 五倍子、五味子，均味酸收敛，均具有敛肺止咳、敛汗止汗、涩精止遗、涩肠止泻的作用，均可用于肺虚久咳、自汗盗汗、遗精滑精、久泻不止等病证。然五倍子又具清肺降火及收敛止血之功，又治肺热咳嗽、崩漏下血、便血、尿血、外伤出血；其外用能解毒、消肿、收涩敛疮；而五味子又能滋肾益气及宁心安神，亦治肺肾虚喘、津伤口渴、消渴及心悸、失眠等症。

【药论】

1.《本草纲目》："其味酸咸，能敛肺止血，化痰，止渴，收汗；其气寒，能散热毒疮肿；其性收，能除泄痢湿烂。"

2.《本草经疏》:"五倍子,《本经》主齿宣疳虫,风湿癣疮,及小儿面鼻疳疮者,皆从外治,取其苦能杀虫,酸平能敛浮热,性燥能主风湿、疮痒脓水。五痔下血者,大肠积热也。大肠与肺为表里,肺得敛肃,则大肠亦自清宁也。藏器疗肠虚泄利;《日华子》主生津液,消酒毒;李时珍谓其敛肺降火,化痰饮,止咳嗽、消渴、盗汗,敛溃疮、金疮,收脱肛、子肠坠下者,悉假其入肺清金,收敛固脱之功耳。"

3.《本草求真》:"五倍子,按书既载味酸而涩,气寒能敛肺经浮热,为化痰渗湿、降火收涩之剂;又言主于风湿,凡风癣痒瘙,目赤眼痛,用之亦能效。得非又收又散,又升又降之味乎?讵知火浮肺中,无处不形,在上则有痰结、咳嗽、汗出、口干、吐衄等症;在下则有泄痢、五痔、下血、脱肛、脓水湿烂、子肠坠下等症;溢于皮肤,感冒寒邪,则必见有风癣痒瘙,疮口不敛;攻于眼目,则必见有赤肿翳障。用此内以治脏,则能敛肺止嗽,固脱住汗,外以治肤熏洗,则能祛风除湿杀虫。药虽一味,而分治内外,用各不同。非谓既能入肺收敛,又能浮溢于表,而为驱逐外邪之药耳。书载外感勿用,义实基此。"

【现代研究】

(一)化学成分

五倍子中含五倍子鞣质,含量约为60%~70%,有的达78%以上。五倍子鞣质主要由6~8个分子的没食子酸和1分子葡萄糖缩合而成。另含没食子酸2%~4%、脂肪、树脂及蜡质等。还有若干缩合没食子鞣质。

(二)药理作用

1. 抑菌抗病毒作用　五倍子提取物对100株凝固酶阴性葡萄球菌具有较强的抑菌力[1]。五倍子水提取物能够减少牙龈卟啉菌内毒素诱导人单核细胞膜表面CD14的表达,提示五倍子具有一定的抗炎作用,有助于对牙周病的防治[2]。五倍子水、乙醇提取物对变形链球菌Ingbritt株、茸毛链球菌均有较强作用[3]。

2. 抑制瘢痕形成作用　用MTT法和^{3}H-脯氨酸掺入法检测,发现五倍子能明显抑制体外培养的瘢痕成纤维细胞增殖和胶原蛋白的合成[4]。

3. 清除自由基和抗氧化作用　鞣质分子中众多的酚羟基,具有很强的还原性,对各种氧自由基、脂质自由基、含氮自由基都有很强的清除能力[5]。研究表明五倍子的有效成分9201能够抑制Fe^{2+}/半胱氨酸诱发的大鼠肝微粒体脂质过氧化,ESR自旋捕捉试验证明9201能明显清除DPPH、氧自由基,但对羟自由基无明显清除作用[6]。

4. 抑突变作用　五倍子提取物浓度在75~600μg浓度范围内,对黄曲霉素B1诱发的V79细胞染色体畸变和细胞突变中有明显的抑制作用,剂量增加,细胞突变和染色体畸变的明显减少,呈现一定的量效关系[7]。有效成分9201通过影响细胞癌基因,抑制癌基因的表达水平,维持细胞的增殖、分化调控机制的平衡而发挥其抗始发突变的作用[6]。

5. 收敛作用　五倍子鞣质对蛋白具有沉淀作用,皮肤溃疡面、黏膜与鞣酸接触后,组织蛋白即被凝固引起分泌抑制使黏膜干燥,形成保护膜而起收敛作用[8]。

6. 其他作用　五倍子鞣质能使许多金属离子、生物碱及苷类形成不溶性复合物,故可作为化学解毒剂,没食子酸及其脂类能抑制徐缓激肽(Bradykinin)对豚鼠回肠的收缩作用[9]。

(三)临床报道

1. 治疗口腔溃疡　用五倍子外敷、芪酱汤内服治疗[11]。

2. 治疗单纯性肾囊肿　在B超定位下经皮肾穿刺,抽净肾囊肿内液体后将白矾、五倍子注射液注入肾囊肿内[12]。

3. 治疗带状疱疹 大黄五倍子膏配合西药治疗[13]

4. 治疗鞘膜积液 五倍子涂膜剂治疗[14]。

5. 治疗痔疮 五倍子、朴硝、荆芥、防风、乌梅、穿心莲水煎，先熏洗后坐浴15分钟，每天早晚各1次[15]。

6. 治疗牙痛 用一味五倍子煎液噙漱，稍停片刻吐出[16]。

7. 治疗阴囊湿疹 五倍子20g，枯矾6g，共研细末，香油调搽，内服龙胆泻肝汤加减[17]。

8. 治疗顽固性慢性麻疹 五味子10g～15g，黄芪30g，白术15g，防风15g，桂枝9g，白芍15g，甘草5g，生姜5g，大枣4枚[18]。

（四）不良反应

小鼠腹腔注射100％五倍子煎剂0.25ml，均于12小时内死亡，减少为1/10量时则未见异常。豚鼠口服20g/kg，未见异常，皮下注射后发生局部腐烂、坏死，动物表现不安、行动迟缓、精神委靡、不思饮食、呼吸急促，24小时后死亡。五倍子鞣酸进入机体后几乎完全被分解为棓酸与焦棓酸，极大量则可引起灶性肝细胞坏死。

参 考 文 献

[1] 李仲兴.五倍子提取物对100株溶血葡萄球菌等凝固酶阴性葡萄球菌的体外抗菌活性观察[J].中国抗生素杂志，2004，29(10)：622.

[2] 岳晓红.五倍子水提取物对牙龈卟啉菌内毒素诱导人单核细胞CD14表达改变的影响[J].牙体牙髓牙周病学杂志，2004，19(4)：500.

[3] 王少虎.五倍子对致龋菌抑制作用的实验研究[J].口腔医学研究，2004，20(3)：246.

[4] 任丽虹.五倍子、蜈蚣对瘢痕疙瘩成纤维细胞增殖和胶原合成的影响[J].实用美容整形外科杂志，2003，14(6)：324.

[5] 胡博路，等.30种中草药清除自由基的研究[J].青岛大学学报，2000(13)：26.

[6] 陈晓光，等.五倍子有效成分9201的癌化学预防作用及其机理的研究[J].医学研究通讯，2000，29(3)：15.

[7] 吴力克.五倍子的药理作用及临床研究[J].中医药学刊，2001，18(1)：88.

[8] 江苏新医学院.中药大辞典[M].上册.上海：上海人民出版社，1975：391.

[9]《中草药学》编写组.中草药学[M].中册.南京：江苏人民出版社，1976：319.

[10] 熊芬霞.五倍子膏按摩并用治疗新生儿腹泻临床观察[J].实用中医内科杂志，2004，18(5)：469.

[11] 战学验.五倍子外敷芪酱汤内服治疗复发性口腔溃疡15例[J].中国中医药科技，2004，11(5)：202.

[12] 孙永恒.B超定位经皮肾穿刺注射白矾五倍子液治疗肾囊肿[J].新医学，2004，35(9)：550.

[13] 皇甫丽.大黄五倍子膏配合西药治疗带状疱疹临床观察[J].中国皮肤性病学杂志，2004，18(7)：436.

[14] 吕仁柱.五倍子涂膜剂治疗小儿鞘膜积液[J].中医外治杂志，2004，13(2)：15.

[15] 谢锦生.五倍子洗剂治疗痔疮[J].河南中医，2003，23(5)：10.

[16] 王艳.中药五倍子防龋齿的动物实验研究[J].牙体牙髓牙周病学杂志，2001，11(3)：172.

[17] 彭德本.单味五倍子临床外用体会[J].中医外治杂志，2000，9(6)：31.

[18] 于帮国，王锡彬，戴林艳，等.五倍子硬化剂B超介入治疗卵巢囊肿23例[J].中医药信息，2000(3)：28.

第三节 涩肠止泻药

本类药物酸涩收敛，主入大肠经，有涩肠止泻止痢作用，临床上主要用于脾肾虚寒，久泻久痢，肠滑不禁，腹痛喜按喜温，舌淡苔白等症。若属大肠湿热积滞，泻痢初起者不宜用。本类部分药物，还兼有固崩止带、涩精止遗作用，可用于崩漏下血、带下、遗精、遗尿等症。

赤石脂　Chishizhi

【别名】赤符(《吴普本草》)，红高岭(《增订伪药条辨》)，赤石土(《中药形性经验鉴别法》)，吃油脂(《中药志》)，红土(《药材学》)等。

【来源】赤石脂，始载于《神农本草经》，列为上品，历代本草均有收载，《本草纲目》曰："膏之凝者为脂。"因其色赤，细如脂粉，故名。为硅酸盐类矿物多水高岭石族多水高岭石，主含含水硅酸铝[$Al_4(Si_4O_{10})(OH)_8 \cdot 4H_2O$]。主产于福建永春、德化、连城，河南禹县、济源，江苏镇江、无锡、苏州，陕西延安，湖北孝感等地。

【采收炮制】全年均可采挖，采得后选择红色滑腻如脂的块状体，拣去杂质、泥土。研末水飞或火煅水飞用。

【商品规格】均为统货。本品以色红、光滑细腻、易碎、用舌舔之黏性强者为佳。

【药性】甘、酸、涩，温。归脾、胃、大肠经。

【功效】涩肠，止血，生肌敛疮。

【应用】

1. 久泻，久痢　赤石脂甘涩性温，入中焦能温中和胃，入大肠能涩肠止泻，常用于脾胃虚弱，健运失常，或因命门火衰，脾土失其温煦而致大便稀薄，久泄，甚则完谷不化者，常与禹余粮相须而用，如《伤寒论》之赤石脂禹余粮汤；若中寒者，可与干姜、粳米同用，如《伤寒论》之桃花汤；若脾气虚弱者，常与人参、甘草同用，如《温病条辨》之桃花粥。

2. 气陷脱肛　赤石脂酸涩收敛，能涩肠固脱，常用于中气不足，气虚下陷之脱肛，如《小儿药证直诀》之赤石脂散，即以本品与温中敛涩之灶心土各等分，同研细末外敷，治小儿泻痢后之脱肛；或与补中益气、升阳举陷之人参、黄芪、升麻等同用，水煎服。

3. 崩漏，便血　《日华子本草》曰：本品"治血崩带下，吐血衄血"。赤石脂味涩收敛，固崩止血，因质重入于下焦，以下部出血证为多用。治妇女崩漏下血，常与乌贼骨、侧柏叶等同用，如《太平惠民和剂局方》之滋血汤。治饮酒或辛辣过度以致湿热蕴结，下迫大肠而致血痔出血者，可与白矾、龙骨等同用，如《圣济总录》之赤石脂丸。治便血者，常与槐花、地榆等同用。此外，本品外用，亦治外伤出血。

4. 寒湿带下　本品尚能收敛固涩止带，可用于素体肾气不足，带脉失约之带下清稀或日久赤白带下者，治如《太平圣惠方》以本品与白芍、干姜捣细为散，食前以粥饮调服；或与鹿角霜、芡实、煅龙骨等温肾止带之品配伍同用。

5. 疮疡不敛　赤石脂味涩，既具收敛之功，又有收湿之效，《本草汇言》曰其"渗停水，去湿气，敛疮口"。其外用有收湿敛疮、生肌收口之功效，可用于疮疡溃烂，久不收口，以及湿疹、湿疮脓水浸淫等症，常与龙骨、炉甘石、血竭等研末，掺于疮口；《全国中草药汇编》以本品配合白芷、红丹、冰片等研末外用，治皮肤溃疡及疖肿疔疽等症。

【用法用量】煎服，10～20g，外用适量，研细末撒患处或调敷。

【使用注意】本品性收涩，湿热积滞泻痢者不宜用。孕妇慎用。畏官桂。

【药论】

1.《本草纲目》："五色脂，涩而重，故能收湿止血而固下。甘而温，故能益气生肌而调中。中者，肠胃肌肉惊悸黄疸是也。下者，肠澼泄痢崩带失精是也。五种主疗，大抵相同，故《本经》不分条目。《别录》虽分五种，而性味主治亦甚相远，但以五味配五色为异，亦是强分尔。赤白二种，一入气分，一入血分，故时用尚之。”“仲景桃花汤，治下利便脓血者，取石脂之重涩，入下焦血分而固脱，干姜之辛温，暖下焦气分而补虚，粳米之甘温，佐石脂而固肠胃也。”

2.《本经逢原》:“赤石脂功专止血固下。《本经》养心气，明目益精，是指精血脱泄之病而言，用以固敛其脱，则目明精益矣。疗腹痛肠僻等疾，以其开泄无度，日久不止，故取涩以固之也。治产难胞衣不出，乃指日久去血过多，无力迸下，故以重以镇之也。东垣所谓胞衣不出，涩济可以下之，设血气壅滞，而胞衣不出，又非石脂所宜也。”

3.《本草求真》:“赤石脂与禹余、粟壳皆属收涩固脱之剂，但粟壳体轻微寒，其功止入气分敛肺，此则甘温质重色赤，能入下焦血分固脱，及兼溃疡收口，长肉生肌也。禹余粮甘平性涩，其重过于石脂，此则功专主涩，其曰镇坠，终逊余粮之力耳。是以石脂之温，则能益气生肌；石脂之酸，则能止血固下。至云能以明目益精，亦是精血既脱，得此固敛，始见目明而精益矣。催生下胎，亦是味兼辛温，化其恶血，恶血去则胞与胎自无阻耳。故曰：固肠有收敛之能，下胎无推荡之峻。”

【现代研究】

(一) 化学成分

主要成分为水化硅酸铝，尚含相当多的氧化铁等物质，其组成如下：硅 42.93%，铝 36.58%，氧化铁及锰 4.85%，镁及钙 0.94%，水分 14.75%。赤石脂与高岭土本属相似，事实上赤石脂在 150～200℃，尚余二分子的水时，即成高岭土。普通的赤石脂是带红色的，但由于它所含氧化铁、氧化锰的多寡，故颜色可呈白、灰，以至青、绿、黄、红、褐等色；而高岭土则比较纯粹，故多为白、灰色。

(二) 药理作用

1. 抗炎作用　赤石脂研末外用有吸湿作用，能使创面皮肤干燥，防止细菌生成，减轻炎症，促进溃疡愈合[1]。

2. 止泻作用　赤石脂口服进入肠道后，能形成硅酸盐和水合氧化铝的胶体溶液，吸附胃肠中的污染食物，清洁肠道而达到止泻作用[1]。

3. 对血液系统的影响　赤石脂水煎浓缩液(2g 生药/ml)能显著缩短凝血时间和血浆复钙时间；体外、体内均能显著抑制 ADP 诱导的血小板聚集；对 ADP 引起的体内血小板血栓形成也有显著对抗作用，对全血黏度影响不明显，对家兔实验性胃溃疡出血时间也有缩短作用，表现出较好的止血效果，这说明赤石脂既能止血，又能抗血栓形成[2]。

4. 保护消化道黏膜作用　赤石脂内服可以吸附消化道内的毒物，减少异物刺激；吸附炎性渗出物，使炎性得以缓解，对发炎的胃黏膜有保护作用，同时对胃肠出血也有止血作用[3]。

5. 促进尿磷排泄作用　家兔应用 80%黄磷 1ml，烧伤面积 7cm×12cm，烧伤 30 秒后，立即用 2%硫酸铜湿纱布灭火，此模型造成家兔的急性死亡率为 50%，伴血磷升高和肝肾损害。创面应用赤石脂吸附磷，全身应用绿豆汤治疗，可降低血磷，促进尿磷排泄，预防磷中毒，从而降低磷烧伤家兔的急性死亡率[4]。

(三) 临床报道

1. 治疗烧伤、烫伤　赤石脂配伍当归、白芷等制成的冰黄油膏治疗烧伤、烫伤、电击伤及跌打损伤[5]。

2. 治疗坐骨神经痛　金匮乌头赤石脂丸加减方(制川乌、制草乌、川椒、赤石脂等)水煎服[6]。

3. 治疗急性心肌梗死　经方乌头赤石脂汤合丹参注射液静脉滴注[7]。

4. 治疗顽固性头痛　制川乌(先煎)、制草乌(先煎)、熟附片各10g(先煎),干姜10g,赤石脂、葛根各30g,川芎15g,蜈蚣2条(研吞)。日1剂,水煎,分2次服[8]。

5. 治疗肩关节周围炎　制川乌(先煎)、制草乌(先煎)、熟附片(先煎)、川芎各10g,赤石脂30g,羌活、王不留行、桑枝各15g,蜈蚣2条。日1剂,水煎,分2次服[9]。

6. 治疗病态窦房结综合征　制川乌、川椒、干姜各10g,附子12g,赤石脂20g。每日1剂,水煎服,15天为1个疗程[10]。

(四) 不良反应

用赤石脂以及赤石脂肉桂合煎液1次口服,给药小鼠7天内的体重增长率分别为26.1%±16.9%和39.1%±8.4%,与对照组相比无明显差异,说明一次口服给药无明显毒性。赤石脂组连续7天给药体重增长率与对照组相比无明显毒性反应。腹腔注射或静脉给药72小时后,赤石脂和赤石脂配伍肉桂组小白鼠无一只死亡[11]。

参考文献

[1] 梅全喜.现代中药药理与临床应用手册[M].北京:中国中医药出版社,2008:993-994.

[2] 孙文君,周灵君,丁安伟.矿物药赤石脂的研究进展[J].广州化工,2010,11(38):39.

[3]《全国中草药汇编》编写组.全国中草约汇编[M].北京:人民卫生出版社,1973:414.

[4] 王韦,王新兰,张巍,等.赤石脂和绿汤豆治疗家兔磷烧伤疗效初步观察[J].第二军医大学学报,1989,10(5):454.

[5] 刘春农,刘瑞贵,高恩东,等.冰黄油膏制备与临床观察[J].时珍国医国药,2001,12(3):263.

[6] 董恒星,吕长青.《金匮》乌头赤石脂丸治疗坐骨神经痛60例[J].四川中医,2001,19(9):30.

[7] 徐光华,张学山,黄展新,等.乌头赤石脂汤丹参注射液治疗急性心肌梗死的疗效观察[J].新中医,2001,33(9):30-31.

[8] 陈慧.乌头赤石脂丸治疗痛证临床体会[J].实用中医药杂志,2005,11(21):694.

[9] 傅强,吕长青,李华.乌头赤石脂丸治疗病态窦房结综合征20例[J].浙江中医杂志,2006,8(41):452.

[10] 张玉岭.乌头赤石脂汤临床应用举隅[J].河北中医,2010,32(5):691.

[11] 禹志领,张广钦,戴岳,等.肉桂与赤石脂配伍的药理研究[J].中国中药杂志,1997,22(5):309-312.

禹余粮　Yuyuliang

【别名】 太一余粮、石脑(《神农本草经》),禹哀、太一禹余粮(《吴普本草》),白余粮(陶弘景),禹粮石(《中药志》)等。

【来源】 禹余粮,始载于《神农本草经》,列为上品,历代本草均有收载,李时珍谓:"石中有细粉如面,故曰余粮。"为氢氧化物类矿物褐铁矿,主含碱式氧化铁[FeO·(OH)]。主产于河南、江苏、浙江、广东、四川等地。

【采收炮制】 全年均可采挖,采得后拣去杂质,洗净泥土,干燥。醋煅用。

【商品规格】 均为统货。本品以整齐不碎、棕褐色、断面显层纹、无碎石者为佳。

【药性】 甘、涩、微寒。归胃、大肠经。

【功效】 涩肠止泻,收敛止血。

【应用】

1. 久泻,久痢　禹余粮甘涩,入胃、大肠经。《本草纲目》谓其"固大肠"。本品能实脾胃而涩大肠，固下焦滑脱失禁以治标，培中宫阳气以治本，可用于中焦虚弱，运化失常，或脾肾阳虚，固摄无权之久泻、久痢。如《伤寒论》赤石脂禹余粮汤，即以本品与赤石脂相须为用，治伤寒误下，下利不止之症。上二药配伍同用，为涩肠止泻之要剂。若正气虚弱者，如《伤寒附翼》以二药为末，参汤调服；若脾肾阳虚老人滑泄者，如《本草汇言》治脾肾阳虚滑泄方，以本品配伍补肾健脾之补骨脂、人参、白术同用；若下焦虚寒之滑泄，如《澹寮方》以本品配伍温阳散寒、收敛止泻之干姜、附子、肉豆蔻等同用；若久泻久痢而伤阴者，如《临证指南医案》则本品配伍补阴药熟地黄等同用。

2. 崩漏，便血　禹余粮甘涩性平，又能入血分收敛止血，其质重入于下焦，主下部慢性出血证。《药性本草》曰本品“主崩中”。取之收敛固涩以固崩止血，可用于冲任失摄而致崩漏下血者，常与乌贼骨、赤石脂、龙骨等固摄止血之品同用，如《千金方》之治妇人漏下方。禹余粮入大肠经，功擅固肠止脱，收敛止血，可用于气虚不固肛门下脱，气不摄血而下，如喻嘉言治肠风下血，气虚脱肛者，以本品与人参、白术等补中益气之品同用；叶天士治便血而见气阴两虚者，以本品与人参、木瓜、乌梅等益气敛阴药同用，上均取其固涩之功。

3. 虚寒带下　禹余粮质重而涩，功专收敛，入下焦又能固涩止带，可用于下元不足，带脉不固之带下量多清稀者，常与乌贼骨、煅牡蛎、白果等同用。或如《胜金方》治妇人带下方，则以本品主治妇人赤白带下，白下者，禹余粮、干姜各等分；赤下者，禹余粮、干姜 2∶1，共研末，均空腹温酒调服。

此外，本品研末外敷，可用于皮肤溃疡等症。

【用法用量】煎服，9～15g。先煎或入丸散剂。外用适量，研末外敷。

【使用注意】本品质重性坠，孕妇慎用；其性涩敛，暴病邪实者，不宜使用。

【鉴别用药】禹余粮与赤石脂，均系矿物药，其味甘涩，都具有涩肠止泻、收敛止血、固崩止带作用，主治下焦不固之久泻久痢、便血脱肛、崩漏、带下等症，并常相须为用。然赤石脂外用还有敛疮生肌之功，亦主疮疡不敛、湿疮流水，以及外伤出血等；而禹余粮功专收涩，主下焦滑脱之证。

【药论】

1.《注解伤寒论》：“重可去怯，余粮之重以镇固。”

2.《本草纲目》：“禹余粮，手、足阳明血分重剂也。其性涩，故主下焦前后诸病。李知先诗曰，下焦有病人难会，须用余粮赤石脂。《抱朴子》云，禹余粮丸日再服，三日后令人多气力。”

3.《长沙药解》：“禹余粮止小便之痛涩，收大肠之滑泄。《伤寒》禹余粮丸，治汗家重发汗，恍惚心乱，小便已阴痛者，以发汗太多，亡阳神败，湿动木郁，水道不利，便后滞气梗涩，尿孔作痛，禹余粮甘寒收涩，秘精敛神，心火归根，坎阳续复，则乙木发达，滞开而痛止矣。赤石脂禹余粮汤用之治大肠滑脱，利在下焦者，以其收湿而敛肠也。”

【现代研究】

（一）化学成分

本品主含[FeO·(OH)]。常又含多量的磷酸盐，以及 Al、Ca、Mg、K、Na、PO_4、SiO_4 和黏土杂质。

（二）药理作用

1. 抗衰老作用　对抗衰延年有一定免疫学基础，能促进胸腺增生，提高细胞免疫功能[1]。

2. 抗肿瘤作用　禹余粮体内外均有明显的抑瘤作用，并提高机体总状况和促进非特异性抗肿瘤功能如 NK 细胞活性。禹余粮富含多种元素如铁、锰、硒、锌等均为机体所必需的微量元素，可能是其具有抗肿瘤作用的原因[2]。

参考文献

[1] 冉先德. 中华药海[M]. 上册. 哈尔滨：哈尔滨出版社，1993：1780.

[2] 侯琦，陈维，张薇. 禹余粮抗肿瘤作用的实验研究[J]. 肿瘤，1997，5(17)：285.

肉豆蔻　Roudoukou

【别名】迦拘勒(《本草拾遗》)，豆蔻(《续传信方》)，肉果(《本草纲目》)，玉果(《药材学》)等。

【来源】肉豆蔻，始载于《名医别录》，列为上品，历代本草均有收载，因其花实皆似豆蔻而无核，故名。寇宗奭曰："肉豆蔻对草豆蔻为名，去壳只用肉。"为肉豆蔻科高大乔木植物肉豆蔻 *Myristica fragrans Houtt* 的成熟种仁。主产于印度尼西亚的马鲁吉岛、爪哇、苏门答腊及新加坡、西印度；我国广东、广西、云南等地亦有栽培。

【采收炮制】于冬、春二季果实成熟时采收。果实采得后，剖开果皮，剥去假种皮，再敲脱壳状的种皮，取出种仁用石灰乳浸一天后，缓火焙干。煨制去油用。

【商品规格】商品经香港进货，加工后分玉果面、顶玉果、上玉果、中玉果。肉豆蔻原果以个大、体实、表面光滑、气芳香者为佳。

按《中国药典》(2010 年版一部)规定：含挥发油不得少于 4.0%(ml/g)；水分不得过 10.0%；按干燥品计算，含去氢二异丁香酚($C_{20}H_{22}O_4$)不得少于 0.08%。

【药性】辛，温。归脾、胃、大肠经。

【功效】涩肠止泻，温中行气。

【应用】

1. 虚泻，冷痢　肉豆蔻辛温而涩，温通而降，能暖脾胃，降浊气，固大肠，止泄痢，《本草纲目》谓其能"暖脾胃，固大肠"。可用于久泻、久痢等症。治脾胃虚寒之泻痢，兼见腹胀满，喜温喜按，纳呆者，常与诃子、四君子汤同用，共奏健脾补气、涩肠止泻之功，如《世医得效方》之加味四君子汤，或酌加温中散寒之干姜、肉桂同用；若治脾虚泄泻，肠鸣不食者，可与行气止痛之乳香为末，米饮送服，如《杨氏家藏方》之肉豆蔻散；若治水泻无度，肠鸣腹痛者，可与辛温散寒之生姜汁同用，白面作饼服，如《圣济总录》之肉豆蔻散；若治脾肾虚寒，大便稀溏，甚则完谷不化或五更泄泻者，本品常与吴茱萸、补骨脂、五味同用，共奏温补脾肾、固肠止泻之效，如《证治准绳》之四神丸；亦可与人参、白术、肉桂、罂粟壳等同用，以温中补虚，涩肠止泻，和《太平惠民和剂局方》之真人养脏汤。现代临床，多以本品治疗慢性结肠炎、小肠营养不良、肠结核等所引起的慢性腹泻，如《中国中医秘方大全》以本品配伍五味子、煨木香、诃子肉、吴茱萸，治慢性腹泻，若阳虚甚者可加炒补骨脂、炮姜炭；若肠鸣腹痛者，加炒防风、炒白芍；若食滞者加鸡内金、山楂炭等同用。

2. 胃寒胀痛，食少呕吐　肉豆蔻气温，能温中土之阳；气味辛香，能醒脾胃之气，具有温中理脾、行气止痛、除寒燥湿、开胃消食之功，李时珍曰其为"调中下气，开胃"之品。可用于寒郁中焦、气机不畅之脘腹胀痛、食少反胃者，常与温中行气止痛之木香、大枣同用，如《百一选方》之肉豆蔻丸；若兼呕吐者，常与行气降逆止呕之半夏、木香同用，如《普济方》之肉蔻丸；若水湿壅滞，腹胀如鼓，食之不下者，本品可温中行气，燥湿运脾，常与黑丑、槟榔等同用，如《宣明论方》之肉豆蔻丸。取本品开胃消食之功，可与砂仁、楂肉合用，治食欲不振，消化不良证，如古方之"仔登筵散"。

【用法用量】煎服，3～9g；入丸散，每次0.5～1g。内服须煨熟去油用。

【使用注意】湿热泻痢及胃热疼痛者忌用。

【药论】

1.《本草经疏》："肉豆蔻，辛味能散能消，温气能和中通畅。其气芬芳，香气先入脾，脾主消化，温和而辛香，故开胃，胃喜暖故也。故为理脾开胃、消宿食、止泄泻之要药。"

2.《本草汇言》："肉豆蔻，为和平中正之品，运宿食而不伤，非若枳实、莱菔子之有损真气也；下滞气而不峻，非若香附、大腹皮之有泄真气也；止泄泻而不涩，非若诃子、罂粟壳之有兜塞掩伏而内闭邪气也。"

3.《本草正义》："肉豆蔻，除寒燥湿，解结行气，专理脾胃，颇与草蔻相近，则辛温之功效本同，惟涩味较甚，并能固及大肠之滑脱，四神丸中有之。温脾即以温肾，是为中下两焦之药，与草果之专主中焦者微别。大明谓温中下气，开胃，解酒毒。甄权谓治宿食痰饮，止小儿吐逆不下乳，腹痛。李珣谓主心腹虫痛。皆专就寒湿一边着想者。若湿热郁滞而为此诸症，则必不可一例论治。故李珣又谓主脾胃虚冷虚泄。濒湖谓暖脾胃、固大肠。要言不烦，最为精切。惟珣又谓治赤白痢，则湿热者多，虚寒者少，不当泛泛言之矣。香、砂、蔻仁之类，温煦芳香，足以振动阳气，故醒脾健运，最有近功，则所谓消食下气，已胀泄满者，皆其助消化之力，固不可与克削破气作一例观。"

【现代研究】

（一）化学成分

肉豆蔻种仁含挥发油、脂肪油、淀粉、蛋白质及少量蔗糖、多缩木糖、色素、解脂酶、果酸及一种皂苷。挥发油存于胚乳中，主含*a*-蒎烯、*d*-莰烯，另含肉豆蔻醚、二戊烯、*d*-芳樟醇、*d*-龙脑、香茅醇、肉豆蔻酸、丁香酚、异丁香酚、黄樟油脑、肉豆蔻甘油酯、液体的油酸甘油酯等。此外含齐墩果酸。据报道种子含双芳丙烷类化合物Ⅰ、Ⅳ、Ⅴ、Ⅷ和Ⅹ。

（二）药理作用

1. 止泻作用　肉豆蔻各炮制品都明显抑制小鼠体内小肠推进功能，对新斯的明所致的小鼠推进功能亢进有明显抑制作用，其涩肠止泻作用可能与对抗M受体兴奋和直接抑制肠蠕动有关[1]。止泻作用是面煨＞麸煨＞生品＞滑石粉煨；毒性则是生品＞滑石粉煨＞麸煨＞面煨[2]。

2. 对心血管系统的作用　肉豆蔻挥发油大、中、小剂量组可明显减慢心率，降低心律失常的发生率，同时降低心肌细胞损伤所释放的GOT、CK、LDH的含量、降低MDA和升高SOD的活性，对大鼠心肌缺血再灌注损伤具有保护作用[3]。

3. 对神经中枢的作用　肉豆蔻提取物对BV2细胞无毒性，且抑制了谷氨酸的细胞毒性作用和脂多糖所诱导的iNOS的表达，在体外对鼠性BV2小胶质细胞具有抗氧化及神经保护作用[4]。

4. 抗肿瘤及免疫调节作用　体外抗肿瘤试验表明，圆形和长形肉豆蔻挥发油对 HepG-2、SGC-7901、KB 细胞的体外增殖均具有一定的抑制作用，抑制强度呈一定的剂量依赖性[5]。维药肉豆蔻维醇提物对 S_{180} 肉瘤生长有一定抑制作用，各剂量组均可以提高免疫器官脏器指数，能够提高 S_{180} 荷瘤小鼠 T 淋巴细胞的百分数[6]。

5. 抗炎镇痛及抗菌作用　肉豆蔻中甲基丁香酚具有明显镇咳、祛痰、镇静、镇痛作用[7]。生、制肉豆蔻均有较好的抗炎作用，尤其对蛋清致炎者更为明显[2]。肉豆蔻挥发油成分有明显的抗真菌作用，且对 5 种真菌的最低抑菌浓度和最低杀菌浓度相等[8]。

6. 保肝作用　肉豆蔻木脂素通过激活促细胞分裂剂激活蛋白激酶信号通路，尤其是 JNK 和 c-Jun 及其底物，发挥肝保护作用[9]。肉豆蔻中、高剂量组大鼠血清丙氨酸氨基转移酶、天门冬氨酸氨基转移酶活性，血清及肝组织脂质过氧化物 MDA 含量明显低于损伤组，而 SOD 活性明显高于损伤组。肉豆蔻乙醇提取物对 D-氨基半乳糖中毒大鼠急性肝损伤具有呈量效关系的保护作用[10]。

7. 抗氧化清除自由基作用　肉豆蔻精油（NEO）具有良好的抗氧化效果，在一定浓度范围内，NEO 的抗氧化活性比合成抗氧化剂 BHT 和 PG 大，其清除羟自由基、DPPH 自由基和超氧阴离子自由基能力优于 BHT 和 PG[11]。王莹等[12]研究亦证实肉豆蔻中的木质素类化合物有较好的捕捉自由基活性。

（三）临床报道

1. 治疗痛经　当归 30g，醋炒川郁金 10g，北沙参 20g，醋炒延胡 15g，苦参 15g，醋炒山楂核 15g，官桂 10g，怀牛膝 15g，木香 10g，制香附 15g，肉豆蔻 10g，醋炒川断 15g，益母草 15g，甘草 15g，泡水服用[13]。

2. 治疗非酒精性脂肪肝　口服调肝降脂（青蒿、柴胡、山楂、茯苓、泽泻、法半夏、白芍、肉豆蔻、韭菜汁）[14]。

3. 治疗冠心病　自拟蒙药益心散（肉豆蔻、广枣、沉香、白檀香、蜈蚣、甲珠）早晚各服 2～5g，45 天 1 个疗程[15]。

4. 治疗心绞痛　以沉香八味丸为主剂，赫依性刺痛在主剂上加用肉豆蔻三味汤、沉香三十五味散，用黑云香独味汤送服[16]。

5. 治疗肛门周围脓肿　采用清热解毒方（连翘、黄连、紫花地丁、黄柏、薏苡仁、红花、肉豆蔻等）配合西医治疗[17]。

6. 治疗小儿遗尿　桑螵蛸、菟丝子各 15g，益智仁、太子参、补骨脂、芡实、覆盆子、五味子、巴戟天各 9g，5 剂为 1 个疗程[18]。

7. 治疗小儿神经性尿频　肉豆蔻、吴茱萸、补骨脂、五味子等份共为细末，取穴为神阙、关元、中极和双侧肾俞穴，3 次为 1 个疗程[19]。

8. 治疗风湿性心脏病　应用藏药三十五味沉香丸、三味檀香汤散或十一味维命散，主要成分皆含肉豆蔻等[20]。

9. 治疗不完全性肠梗阻　丁香 6g，沉香 3g，人参 6g，白术 12g，炙甘草 6g，木香 9g，砂仁 6g，厚朴 9g，草果 6g，肉豆蔻 9g，青陈皮 9g，制半夏 6g，藿香 6g，神曲 9g，麦芽 6g，香附 6g。日 1 剂，鼻饲[21]。

（四）不良反应

1. 毒性　肉豆蔻生品、滑石粉煨、麦麸煨、面煨 4 种样品提取挥发油制成的乳剂给小鼠

腹腔注射的 LD_{50} 分别为 0.30、0.31、0.35、0.48ml/kg[22]。肉豆蔻粉给猫口服，可引起半昏睡状态，并于 24 日内死亡，肝脂肪变性。肉豆蔻醚给猫口服的致死量为 0.5～1.0ml/kg，皮下注射 0.12ml 即可引起广泛的肝脏变性，故其为肉豆蔻的主要毒性成分。肉豆蔻挥发油具有明显的毒性（主要表现为中枢神经系统毒性），提示肉豆蔻中主要的毒性成分可能是挥发性成分[23]。

2. 中毒机理及症状　轻者出现幻觉，或恶心、眩晕；重者则谵语，昏迷，瞳孔散大，呼吸变慢，反射消失，甚至死亡[24]。人服 7.5g 肉豆蔻粉可引起眩晕、谵妄、昏睡，大量致死。猫服 1.9g/kg 可引起半昏睡状态并引起死亡。

3. 中毒原因及预防　肉豆蔻未经炮制去油，或用量过大，可引起中毒。一般不用生品。

参考文献

[1] 郭惠玲，侯建平，赵勤，等. 肉豆蔻不同炮制品对小鼠肠推进及药物性腹泻的影响[J]. 陕西中医学院学报，2001，24(4)：46.

[2] 贾天柱. 再论中药生熟的变化与作用[J]. 中成药，2006，28(7)：984-986.

[3] 王阳，马瑞莲，马睿婷，等. 蒙药肉豆蔻挥发油对大鼠心肌缺血再灌注损伤的保护作用[J]. 内蒙古医学院学报，2010，32(2)：124-128.

[4] 姜美子，李莉，毛翘，等. 肉豆蔻提取物对鼠性小胶质细胞的作用机制[J]. 中国老年学杂志，2010，30(9)：1259-1261.

[5] 王远志，李宏志. 两种肉豆蔻挥发油对人癌细胞体外增殖影响的比较研究[J]. 辽宁中医杂志，2008，35(6)：847-848.

[6] 裴凌鹏，崔箭. 维药肉豆蔻体内抗肿瘤及其免疫调节作用的实验研究[J]. 中国民族民间医药杂志，2009，18(3)：23-24.

[7] 周慧秋，于滨，乔婉红，等. 甲基丁香酚药理作用研究[J]. 中医药学报，2000(2)：79-80.

[8] 谢小梅，陈姿文，陈和力，等. 花椒、肉豆蔻防霉作用实验研究[J]. 时珍国医国药，2001，12(2)：100-101.

[9] Sohn JH. 肉豆蔻木脂素对顺铂所致肝毒性的保护作用与 JNK 激活有关[J]. Biol Pharm Bull，2008，31(2)：273-277.

[10] 李德志，昌友权，昌喜涛，等. 肉豆蔻乙醇提取物对 D-氨基半乳糖中毒大鼠急性肝损伤的保护作用[J]. 吉林工程技术师范学院学报，2003，19(6)：41-45.

[11] 李荣，孙健平，姜子涛. 肉豆蔻精油抗氧化性能及清除自由基能力的研究[J]. 食品研究与开发，2009，30(11)：75-80.

[12] 王莹，杨秀伟，陶海燕，等. 商品肉豆蔻挥发油成分的 GC-MS 分析[J]. 中国中药杂志，2004，29(4)：339-342.

[13] 孙晖. 妇圣汤治疗痛经疗效观察[J]. 中国社区医师，2010，12(3)：87.

[14] 姜国贤，喻国华，余传友. 调肝降脂法治疗非酒精性脂肪肝 32 例[J]. 陕西中医，2010，31(5)：528.

[15] 白金龙. 自拟蒙药“益心散”治疗冠心病 98 例[J]. 中国民族民间医药，2009(18)：12.

[16] 包海霞，郭秀颖. 蒙医药治疗心绞痛 46 例临床观察[J]. 中国民族民间医药，2009(18)：6.

[17] 黄继承，钱海华. 清热解毒方配合手术治疗肛门周围脓肿 94 例[J]. 陕西中医，2008，29(12)：1640.

[18] 李先锋，李爱丽. 温肾固涩法治疗小儿遗尿 39 例[J]. 中国社区医师，2008，10(9)：94.

[19] 刘克奇，寇军. 四神丸外敷治疗小儿神经性尿频 60 例[J]. 内蒙古中医药，2005(S1)：26.

[20] 卡先加.藏药治疗风湿性心脏病50例[J].中国民族医药杂志,2005(4):27.

[21] 杨志斌.丁沉透膈散治疗不完全性肠梗阻1例[J].宁夏医学杂志,2004,26(11):698.

[22] 江苏新医学院.中药大辞典[M].上海:上海科学技术出版社,1977:894-895.

[23] 贾天柱.肉豆蔻的研究进展[J].中草药,1996,27(11):692.

[24] 韩蕾,马颖芳,袁子民,等.肉豆蔻挥发油的药理毒理研究[J].中华中医药学刊,2007,5(25):901-902.

石榴皮　Shiliupi

【别名】石榴壳(《雷公炮炙论》),酸石榴皮(《肘后方》),安石榴酸实壳(《名医别录》),酸榴皮(《本草纲目》),西榴皮(《闽东本草》)等。

【来源】石榴皮,始载于《雷公炮炙论》,之后,历代本草均有收载,因昔以汉使张骞出使西域,得携林安国石榴种而归,其皮入药,故名。为石榴科落叶灌木或小乔木植物石榴 *Punica granatum* L. 的果皮。全国大部分地区均有栽培。

【采收炮制】于秋季果实成熟后采集果皮,晒干。生用或炒炭用。

【商品规格】均为统货,一般不分等级。本品以个大、皮厚实、棕黄色、外表整洁者为佳。

按《中国药典》(2010年版一部)规定:杂质不得过6%;水分不得过17.0%;总灰分不得过7.0%;按干燥品计算,含鞣质不得少于10.0%。

【药性】酸、涩,温。归大肠经。

【功效】涩肠止泻,止血,驱虫。

【应用】

1. 气虚久泻、久痢、脱肛　石榴皮酸涩收敛,入大肠经,能涩肠止泻痢,《药性论》谓其"主涩肠,止赤白下痢"。常用于中气虚弱之久泻久痢之症,可单用或配伍用,如《普济方》之神授散,即以单味陈石榴皮焙研细末,米饮下,治久痢不瘥;《滇南本草》以本品炒砂糖煨服,治日久水泻;本品又可配伍黄连、黄柏等清热燥湿之品,治湿热痢疾,久延不愈者,如《千金方》之黄连汤。治久泻久痢而致中气下陷之脱肛者,本品有涩肠固脱之功,如《医钞类编》以石榴皮合东壁土、白矾煎成浓汁熏洗,并以五倍子炒研细粉外敷局部,托入;或与补中益气之党参、黄芪、升麻等煎服。

2. 虫积腹痛　虫得酸则静,喜暖恶寒。石榴皮酸涩而温,入于大肠,能安蛔杀虫止痛,《本草拾遗》曰其"主蛔虫,煎服"。本品可用于蛔虫、钩虫、绦虫等多种肠道寄生虫病,常与槟榔、使君子等驱虫药同用,如《太平圣惠方》之石榴皮散,即以本品配伍胡粉、槟榔等,治诸虫心痛不可忍,多吐酸水。

3. 便血,崩漏　本品酸涩,尚能收敛止血,《本草纲目》曰其治"下血脱肛,崩中带下"。治便血,如《千金要方》以单用本品炙研末服,茄子枝煎汤送服。治崩漏及妊娠下血不止者,可与当归、阿胶、艾叶炭等浓煎服,如《产经方》之石榴皮汤。此外,与乌贼骨、椿根皮等同用,治妇女赤白带下。

【用法用量】煎服,3~9g。入汤剂生用,入丸、散炒用,止血宜炒炭用。

【使用注意】对于实证、湿热泻痢初起者不宜用。

【药论】

1.《本草纲目》:"止泻痢,下血脱肛,崩中带下。"

2.《名医别录》:“疗下痢,止漏精。”

3.《药性论》:“治筋骨风,腰脚不遂,步行挛急疼痛。主涩肠,止赤白下痢。取汁止目泪下,治漏精。”

【现代研究】

(一) 化学成分

石榴果皮含没食子酸、苹果酸、熊果酸、异槲皮苷、石榴皮素、安石榴苷与安石榴林。尚含鞣质10.4%~21.3%,树脂4.5%,甘露醇1.8%,糖2.7%。

(二) 药理作用

1. 抗菌作用 石榴皮的鞣质因其能凝固微生物体的原生质及多种酶,对各种细菌和真菌有抑制作用。周本宏[1]等证明石榴皮对淋球菌有明显的抑制作用。

2. 对免疫系统的调节作用 石榴皮悬浮液能加强白细胞移动抑制,口服石榴皮的悬浮液能刺激兔子的细胞介导和体液成分免疫系统,能引起抗体效价的极大增加[2]。

3. 对心血管系统的作用 在氧化应激状态下,石榴皮提取物可使人脐静脉内皮细胞存活率显著性升高;乳酸脱氢酶释放减少,一氧化氮分泌有所恢复;并可防止细胞膜微黏度的升高;对细胞抗氧化力值与超氧化物歧化酶活性有显著保护作用;可抑制血管内皮细胞与单核细胞黏附率升高和细胞凋亡发生,并具有一定的剂量依赖关系。因此石榴皮提取物具有防治人脐静脉内皮细胞氧化应激损伤的作用[3]。

4. 对消化系统的作用 石榴皮对幽门螺杆菌有良好的抑菌效果,并且HP甲硝唑耐药株及敏感株都对其敏感[4]。石榴皮水提物能显著缓解DNCB复合乙酸法所致慢性溃疡性结肠炎的症状,治疗作用明显,其中IL-1、TNF、MDA含量和MPO活力显著降低;病理学检查或尸检可见结肠组织溃疡面积明显缩小,水肿缓解,组织坏死减轻,未见肠壁增厚[5]。

5. 驱绦虫作用 石榴皮中的石榴碱能使绦虫体肌肉呈异常持续收缩而致死,达到杀虫作用。富含多种生物碱,不但能抗菌抗病毒、增强动物机体免疫力,还可导致肿瘤细胞的生长抑制或凋亡,同时还具有较强的抗氧化作用[6]。低剂量石榴皮对犬绦虫有比较强的驱虫效果,但使绦虫产生了一定抗药性,故驱虫效果不够理想;中剂量石榴皮在第14天药效才开始显现,但转阴率比较理想,适合作为兽医临床的驱虫药;高剂量驱除绦虫疗效非常强,但出现胃肠蠕动、呕吐、精神委靡等临床不良反应,对犬的健康危害比较大,所以少次使用高剂量的石榴皮来治疗或者与阿托品等药配合使用,减少不良反应[7]。

6. 保护肾功能作用 石榴皮鞣质对实验性糖尿病肾病大鼠有良好的稳定降低血糖、清除胆固醇、甘油三酯及减轻肾体重、保护肾功能的作用,可能是石榴皮鞣质通过对高脂血症的调节,减少对肾脏的损伤而保护了肾功能[8]。

7. 抑制精子活力作用 石榴皮各洗脱组分均可不同程度地体外抑制精子活动,且这种抑制作用存在明显的量效关系。低浓度药液对精子的运动功能产生抑制,随着药物浓度的提高或药物与精子接触时间延长,抑制作用逐渐增强,以致使精子完全失去活动能力[9]。

8. 抗氧化和保护细胞膜作用 石榴皮提取液及其冻干粉可以显著抑制MDA的生成,这表明它们有阻止自由基生成或是清除自由基的作用。同时石榴皮提取物冻干粉较提取液有更强的抗氧化活性。这可能是因为冻干粉中的鞣质含量较高的原因[10]。

9. 具有植物雌激素样活性作用 酵母双杂交系统实验结果表明,鹰嘴豆、石榴皮水提取物均能使酵母系统中的β-半乳糖苷酶的活性增强，提示它们具有植物雌激素样活性[11]。

（三）临床报道

石榴皮500g煎液，用药液浸湿的纱布贴于创面治疗烧伤[12]。

参考文献

[1] 周本宏，刘春，陈雷，等. 石榴皮对淋球菌敏感性研究[J]. 中国药学杂志，2006，41(19)：1510.

[2] R Gracilus Ross. Immunomodulatory activity of Punica granatum in rabbits a preliminary study [J]. Journal of Ethnopharmacology，2001(78)：85.

[3] 李云峰，郭长江，杨继军，等. 石榴提取物对氧化应激血管内皮细胞保护作用的比较[J]. 中国临床康复，2006，33(10)：81.

[4] 胡伟，代薇，杨宇梅，等. 石榴皮对幽门螺杆菌的体外抑菌实验研究[J]. 昆明医学院学报，2006，27(4)：25.

[5] 连军，丁玮，孙建新，等. 石榴皮水提物治疗溃疡性结肠炎模型大鼠的实验研究[J]. 药学服务与研究，2009，9(2)：107-108.

[6] 肖啸，肖焰，沈学文，等. 槟榔驱除犬绦虫试验效果观察[J]. 中国畜牧医学，2009，36(2)：135.

[7] 马荣安，程玮，沈学文，等. 石榴皮驱除犬绦虫试验效果观察[J]. 山东畜牧兽医，2009(30)：12-13.

[8] 杨林，谭红军，胡华明，等. 石榴皮鞣质对糖尿病肾病大鼠血脂及肾功能的影响[J]. 中国医学创新，2010，7(31)：153-154.

[9] 周本宏，石榴皮鞣质体外抑精活性部位的筛选[J]. 广东药学院学报，2006，6(22)：632.

[10] 周本宏，王慧媛，吴玥，等. 石榴皮对红细胞膜脂质过氧化的保护作用[J]. 广东药学院学报，2007，5(23)：547-548.

[11] 帕丽达·阿不力孜，王晓文，热娜·卡斯木. 新疆石榴皮等9种天然药物植物雌激素活性的实验研究[J]. 时珍国医国药，2010，1(21)：112-113.

[12] 徐红伟，周光. 石榴皮外用治疗烧伤[J]. 中国民间疗法，2010，11(18)：42.

芡实 Qianshi

【别名】 卯蔆（《管子》）、鸡瘫（《庄子》），鸡头实、雁喙实（《神农本草经》），鸡头、雁头、乌头（《方言》），芀子（陶弘景），鸿头（韩愈），水流黄（《东坡杂论》），水鸡头（《经验方》），肇实、刺莲藕（《广西中兽医药植》），刀芡实、鸡头果、苏黄、黄实（《江苏植药志》），鸡嘴莲（《民间常用草药汇编》），鸡头苞（《江西中药》），刺莲蓬实（《药材学》）等。

【来源】 芡实，始载于《神农本草经》，列为上品，历代本草均有收载。李时珍谓："芡可济俭歉，故谓之芡。"因用其果仁入药，故名芡实。为睡莲科一年生水生草本植物芡 *Euryale ferox Salisb*. 的成熟种仁。主产于山东济宁，江苏高淳、宝应，安徽明光，湖南常德、临湘，湖北荆州地区、孝感、黄冈，四川华阳、简阳、金堂等地。此外，福建、河北、河南、江西等地亦产。野生或栽培均有。

【采收炮制】 于秋末冬初采收成熟果实，除去果皮，取出种仁，再除去硬壳，晒干。捣碎生用或炒用。

【商品规格】 商品有北芡实、南芡实之分，药用以南芡实为佳。南芡实以江苏所产白色者为佳，故又有"苏芡实"之称。本品均以粒完整、饱满、断面白色、粉性足、无碎末者为佳。

按《中国药典》(2010年版一部)规定：水分不得过14.0%；总灰分不得过1.0%；麸炒芡

实水分不得过10.0%。

【药性】 甘、涩，平。归脾、肾经。

【功效】 益肾固精，补脾止泻，除湿止带。

【应用】

1. 脾虚泄泻 《本草求真》曰:“惟其味甘补脾，故能利湿，而泄泻腹痛可治。”芡实善能健脾除湿，涩肠止泻，常用于脾气虚弱，湿盛下注，久泻不愈之症，多与白术、茯苓、莲子等同用；或与白扁豆、山药、莲子等同用。

2. 肾虚遗精、白浊、小便不禁 本品甘涩收敛，入足少阴肾经，善能益肾固精。《本草求真》曰:“芡实如何固肾，以其味涩之故。”《本草从新》曰能“补脾固肾，治梦遗滑精”。常用于肾气不固之腰膝酸软，遗精滑精者，每与金樱子相须为用，如《仁存堂经验方》之水陆二仙丹；亦可与沙苑子、龙骨、莲须等同用，以增强固肾涩精之功，如《医方集解》之金锁固精丸。治肾气不足之白浊者，《本草纲目》曰:“芡实益肾而治白浊。”常与茯苓同用，如《摘元方》之分清丸；或与沙苑子、桑螵蛸、萆薢等配伍同用。取本品甘补而涩，固肾而摄之功，亦用于肾元不固之小便不禁或小儿遗尿之症，常与菟丝子、益智仁、桑螵蛸等温肾缩尿之品配伍同用。

3. 带下证 芡实甘淡敛涩，能益肾健脾，收敛固涩，除湿止带，为治带下证常用之品。治脾虚湿热带下色黄，质稠腥臭者，常与清热利湿之黄柏、车前子等同用，如《傅青主女科》之易黄汤；若治脾肾两虚，下元虚冷，带脉失约，任脉不固而带下清稀如注者，常与山茱萸、菟丝子、金樱子等补肾固涩之品同用，如《验方》之萃仙丸。

【用法用量】 煎服，10～15g。

【使用注意】 本品性涩敛，大小便不利者不宜用。

【药论】

1.《本草新编》:“芡实，佐使者也，其功全在补肾去湿。夫补肾之药，大多润泽者居多，润泽者则未免少湿矣。芡实补中去湿，性又不燥，故能去邪水而补真水，与诸补阴药同用，尤能助之以添精，不虑多投以增湿也。芡实不特益精，且能涩精补肾。与山药并用，各为末，日日米饭调服。”

2.《本草经百种录》:“鸡头实，甘淡，得土之正味，乃脾肾之药也。脾恶湿而肾恶燥，鸡头实淡渗甘香，则不伤于湿，质粘而涩，而又滑泽肥润，则不伤于燥，凡脾肾之药，往往相反，而此则相成，故尤足贵也。”

3.《本草求真》:“芡实如何补脾，以其味甘之故；芡实如何固肾，以其味涩之故。惟其味甘补脾，故能利湿，而泄泻腹痛可治；惟其味涩固肾，故能闭气，而使遗带小便不禁皆愈。功与山药相似，然山药之阴，本有过于芡实，而芡实之涩，更有甚于山药；且山药兼补肺阴，而芡实则止脾肾而不及于肺。”

【现代研究】

(一) 化学成分

芡实中含3个葡萄糖固醇苷类化合物:24-甲基胆甾-5-乙基-3β-O-吡喃葡萄苷、24-乙基胆固醇-5-乙基-3β-O-吡喃葡萄糖苷、24-乙基胆甾-5,22-二乙基-3β-O-吡喃葡萄糖苷。含元素18种:Al,Ba,Ca,Co,Cr,Cu,Fe,K,Mg,Mn,Na,Ni,P,Pb,Sr,Ti,V,Zn。种仁含多量淀粉，每100g中含蛋白质4.4g，脂肪0.2g，碳水化合物32g，粗纤维0.4g，炭分0.5g，Ca 9mg，

Fe 0.4mg，硫胺素 0.4mg，核黄素 0.08mg，烟酸 2.5mg，维生素 C(丙种维生素)6mg 及微量胡萝卜素。其种子蛋白质含有 16 种氨基酸，色氨酸，半胱氨酸，胱氨酸和羟基-辅氨酸。其种子淀粉可分为直链淀粉和支链淀粉两种，直链淀粉占 25%，链长 22 个葡萄糖单位，支链淀粉链长 380 个葡萄糖单位。

（二）药理作用

1. 抗氧化活性作用　用 70%甲醇 80℃条件下 3 小时得到的芡实总提物对中国仓鼠肺成纤维细胞起明显的抗氧化活性作用，并有随剂量增长的趋势，证实了芡实的抗氧化作用并认为芡实的高自由基清除活性与 1，1-二苯基苦基苯肼有关[1]。芡实可减轻缺血再灌注心脏的损伤，认为此功能与芡实的活性物质能诱导 TRP-32 和 Trx-1 有关[2]。用烘箱法和 OSI 法测定 30 种中药提取物的抗氧化活性，其中芡实提取物具有明显的抗氧化活性[3]。

2. 降血糖作用　在同样使用降糖药物的情况下，发现每日服用 30g 胡芦巴粉并以芡实、薏苡仁、山药粥作为早晚主餐的研究组比采用常规主食但控制主食量的普通对照组相比，降糖效果更显著[4]。

3. 对中风后遗症的康复影响作用　芡实在中风后遗症康复治疗中具有重要的作用，并认为芡实在中风后遗症康复治疗中的作用机理可能与芡实中某种物质能促进神经干细胞的增殖、分化、迁移有关[5]。

4. 保护肾功能作用　慢性肾功能不全患者治疗组在对照组的基础上结合中药芡实合剂治疗，治疗组 Cys-C、Scr、TC、Hb、HDL 水平与对照组相比有显著性差异[6]。

5. 其他作用　具有滋养、滋润及收敛作用[7]。

（三）临床报道

1. 治疗乳糜尿　党参、煅龙骨、煅牡蛎各 20g，黄芪 30g，生地、金樱子、芡实、白茅根各 15g[8]。

2. 治疗早期糖尿病肾病　黄芪 15g、太子参 15g、生地黄 10g、茯苓 15g、芡实 10g、金樱子 10g、丹参 15g、红花 6g、生大黄 6g[9]。

参考文献

[1] SIEL，EUMM J，JEONGH K. Antioxidant activity of extracts from Euryale Ferox seed[J]. Experimental and Molecular Medicine，2002，34：100-106.

[2] SAMARJIT D. ETER D，UTPAL R. The effect of Euryale ferox(makhana)，all herbof aquatic origin，on myocardial ischemia reperfusion injury[J]. Molecular and Cellular Biochemistry，2006，289：55-63.

[3] 刘玉鹏，刘梅，刘俊英，等. 30 种中草药的抗氧化活性研究[J]. 烟台大学学报，2000，13(1)：70-71.

[4] 朱振海. 胡芦巴粉合薏苡芡实山药粥治疗糖尿病 80 例[J]. 四川中医，2000，8(11)：20-21.

[5] 王婉钢，张晓平，古青，等. 芡实对中风后遗症康复的影响[J]. 湖北中医杂志，2010，2(32)：16-17.

[6] 程锦国，董飞侠，黄蔚霞，等. 芡实合剂治疗慢性肾功能不全胱抑素-C 改变的临床观察[J]. 浙江中医杂志，2003(1)：24-25.

[7] 冉先德. 中华药海[M]. 上册. 哈尔滨：哈尔滨出版社，1993：1764.

[8] 金芃. 治乳糜尿五方[J]. 家庭中医药，2007(7)：56.

[9] 韩立新. 自拟糖肾汤治疗早期糖尿病肾病 42 例疗效观察[J]. 中国实用乡村医生杂志，2004，11(7)：48.

莲子　Lianzi

（附：石莲子、莲子心、莲须、荷叶、荷梗、莲房）

【别名】的、薂(《尔雅》)，藕实、水芝丹(《神农本草经》)，莲实(《尔雅》郭璞注)，泽芝(《本草纲目》)，莲蓬子(《山西中药志》)，莲肉、莲米(《中药材手册》)等。

【来源】莲子，始载于《神农本草经》，列为上品，历代本草均有收载。李时珍曰："莲者连也，花实相连而出也。"以其莲之种子入药，故名。为睡莲科多年生水生草本植物莲 *Nelumbo nucifera* Gaertn. 的成熟种子。主产于湖南常德、衡阳、华谷、沅江、岳阳，湖北江陵、公安、松滋、洪湖，福建建阳、建宁、浦城、龙岩，江苏宝应、镇江，浙江龙游、丽水，江西广昌等地。多为栽培。

【采收炮制】于秋季果实成熟时采割莲房，取出果实，除去果皮，晒干。去心生用。

【商品规格】商品因产地分湘莲、建莲、湖莲。本品均以个大饱满、无抽皱、无破碎、色棕黄、质坚实者为佳。

按《中国药典》(2010 年版一部)规定：水分不得过 14.0%；总灰分不得过 5.0%。

【药性】甘、涩，平。归脾、肾、心经。

【功效】补脾止泻，止带，益肾涩精，养心安神。

【应用】

1. 脾虚泄泻　《本草纲目》曰："莲之味甘，气温而性涩，禀清香之气，得稼穑之味，乃脾之果也。"本品甘可补脾，涩能止泻，常用于脾虚久泻，食欲不振等，常与人参、茯苓、白术等同用，如《太平惠民和剂局方》之参苓白术散；若治脾肾两虚，久泻不止者，可与温补脾肾、涩肠止泻之肉豆蔻、补骨脂等同用。

2. 遗精滑精　《日华子本草》曰："治腰痛，泄精。"《本草纲目》曰其能"固精气"。本品味甘而涩，入于肾经，能益肾固精，常用于肾气不足、精关不固之遗精、滑精，常与龙骨、山茱萸、覆盆子等同用，共奏益肾固精之功，如《证治准绳》之莲实丸；亦可与沙苑子、芡实、龙骨等同用，如《医方集解》之金锁固精丸。治心肾不足之小便白浊，梦遗滑精者，亦常与益智仁、龙骨等同用，如《奇效良方》之莲肉散。

3. 带下证　本品入于脾肾，既能补脾益肾，又能固涩止带，为脾虚、肾虚带下常用之品。治脾虚失运，水湿下注之带下量多色白、身倦纳少者，常与健脾之白术、茯苓等同用；若脾肾虚弱，带脉失约之带下清稀、腰膝酸软者，常与芡实、山药、山茱萸等同用。

4. 心肾不交、虚烦失眠　《神农本草经》曰本品能"养心，益气力"。《本草备要》曰莲子能"清心除烦"。莲子入心、肾二经，能补心血，安心神，益肾气，交心肾，可用于心肾不交而见虚烦、心悸、失眠者，常与酸枣仁、茯苓、远志等养心安神之品同用。

此外，本品还可用于淋证，如《太平惠民和剂局方》之清心莲子饮，即以本品与黄芩、麦冬、车前子等同用，治心火上炎，湿热下盛而小便淋涩赤痛者；又如《仁斋直指方》之莲子六一汤，即以本品与甘草、灯心草等同用，治心经虚热，小便赤浊者。

【用法用量】煎汤，6～15g。

【使用注意】大便燥结者不宜用。

【药论】

1.《本草纲目》："莲之味甘，气温而性涩，禀清芳之气，得稼穑之味，乃脾之果也。土为元气之母，母气既和，津液相成，神乃自生，久视耐老，此其权舆也。昔人治心肾不交，劳伤白浊，有清心莲子饮；补心肾，益精血，有瑞莲丸，皆得此理。”

2.《王楸药解》：“莲子甘平，甚益脾胃，而固涩之性，最宜滑泄之家，遗精便溏，极为良效。”

3.《医林纂要》：“莲子，去心连皮生嚼，最益人，能除烦、止渴、涩精、和血、止梦遗、调寒热。煮食仅治脾泄、久痢，厚肠胃，而交心肾之功减矣。更去皮，则无涩味，其功止于补脾而已。”

【现代研究】

（一）化学成分

含多量的淀粉和棉子糖，蛋白质占16.6%，脂肪占2.0%，碳水化合物占62%，钙0.089%，磷0.285%，铁0.0064%。子荚含荷叶碱，*N*-去甲基荷叶碱，氧化黄心树宁碱和*N*-去甲亚美罂粟碱。

（二）药理作用

1. 抗氧化活性作用　莲子多酚对O^{2-}的清除能力比对照茶多酚和Vc强，对OH^-的清除能力比茶多酚和Vc弱，莲子多酚具有一定的抗油脂氧化活性[1]。

2. 增强免疫使用　莲子多糖可提高免疫抑制小鼠腹腔巨噬细胞和脾细胞分泌的白细胞介素α、白细胞介素活性，促进经刀豆素或脂多糖刺激的脾细胞增殖，并降低血清可溶性白细胞介素受体水平，具有较好的增强免疫效果[2]。

3. 对双歧杆菌增殖作用　在双歧杆菌基础培养液中添加莲子及莲子淀粉代替原培养基中的葡萄糖，测定培养后双歧杆菌的数量。结果表明莲子淀粉对双歧杆菌具有增殖效应，且增殖效果接近异麦芽低聚糖；而以不同处理方法制备的3种莲子样品对双歧杆菌不具有增殖效应[3]。

4. 双向调节胃肠功能作用　24例受试者每天进食30g煮熟白莲子，连续服食七天，每天服后翌日填写问卷，记录每天排便、睡眠及肠胃状况等方面。结果受试对象中，排便有66.7%人士由原来的每天溏便改善为成条状，66.5%由每天一次排便改为二次，而便秘者则能每天排便，便秘和便溏同时出现的受试者更有88.3%的改善，可见莲子能充分改善消化系统，具有双向调节作用，除了收涩止泻，又能增加肠胃蠕动能力[4]。

5. 改善睡眠作用　80%以上的受试者感到睡眠质量改善，对心神的调养46%有作用[4]。

6. 改善精神体力作用　96%的受试者在服食莲子期间能感到精神和体力均有明显改进，其中66.7%人士能改善疲劳状态，足见莲子从动物实验中证明能增加生命力[4]。

7. 降压作用　莲心碱有短暂降压之效，改变为季铵盐，则出现强而持久的降压作用。氧位甲基-莲心碱硫酸甲酯季铵盐对迷走神经节阻滞作用强而持久，脊髓猫和狗头交叉循环试验都指出其降压机理主要是外周作用。莲子心非结晶生物碱Nn-9具有较强降压作用，但有快速耐受性，主要因释放组胺，使外周血管扩张，其次也与神经因素有关[5]。

8. 抗心律失常作用　莲子心生物碱具有抗心律失常作用，对心肌慢反应动作电位及慢反应内向电流有影响，可浓度依赖性地降低离体兔窦房结起搏细胞慢反应跨膜电位0相幅度和最大上升速度，延长窦性心动周期，增大离体兔窦房结起搏细胞及高钾诱发的豚鼠乳头肌慢反应跨膜电位0相幅度和最大上升速度，还可浓度依赖地抑制犬蒲氏纤维慢内向电流，使慢内向电流下降[6]。

9. 抗癌作用　甲基莲心碱能逆转MCF-7/Adr细胞的凋亡抗性，其作用机制可能与抑制PgP的功能和表达、增加ADR在MCF-7/Adr细胞内的积累有关[7]；还能增强长春新碱诱导人胃癌细胞凋亡，推测其为低毒高效的化疗增敏剂[8]。

10. 镇静作用　分别给予雄性小鼠进行腹腔内注射甲基莲心碱和地西泮。发现地西泮与甲基莲心碱均可减少小鼠的自发运动量，且明显延长硫喷妥所致持续睡眠的时间，并有降低体温的作用。但是地西泮可引起运动协调障碍，对士的宁及印防己毒素诱发的痉挛有抗痉挛作用，而甲基莲心碱则未观察到上述作用。结果显示，甲基莲心碱具有中枢抑制作用，且其作用机制可能与地西泮不同[9]。

11. 降血糖作用　对药材莲子心提取分离后给四氧嘧啶造模的糖尿病小鼠灌胃，结果显示，乙醇提取物组与总生物碱组对四氧嘧啶造成的小鼠血糖值升高有明显的拮抗作用，总黄酮组作用不明显，提示莲子心中降血糖的活性部位为生物碱类成分[10]。

12. 促进脂肪分解作用　通过对莲叶、莲须、莲子及莲子心促进脂肪分解作用进行比较，发现莲子心的作用最强。莲子心提取物可浓度依赖性增加脂肪细胞内cAMP的生成量，且介导β-肾上腺素受体使脂肪细胞内的cAMP生成量增加，从而促进脂肪分解[11]。

13. 抗病毒和抑菌作用　将莲子心水煎剂(1.00g/ml)按原液、0.50g/ml、0.25g/ml，用挖孔击剥定其对大肠埃希菌、无乳链球菌、金黄色葡萄球菌、鼠伤寒沙门菌、巴氏杆菌的抑菌直径。结果该水煎剂对以上菌株均有不同程度的抑菌作用，其中浓度为1.00g/ml的水煎剂对大肠埃希菌、金黄色葡萄球菌的抑菌直径分别为18、20mm[12]。

(三) 临床报道

1. 治疗胃、十二指肠球部溃疡　丁香5g，木香9g，藿香6g，莲子肉15g，陈皮、半夏、神曲、砂仁、炒麦芽各10g，党参12g，厚朴18g，炒白术30g，白及20g，炙甘草8g[13]。

2. 治疗小儿外感高热　金银花15g，沙参10g，石斛8g，石莲子8g，藿香5g[14]。

3. 治疗麦粒肿　50g莲子心泡饮30ml，每日2～3次[15]。

参考文献

[1] 黄素英，郑宝东. 莲子多酚的抗氧化活性[J]. 福建农林大学学报，2010，1(39)：94-95.

[2] 苗明三，杨亚蕾，方晓艳. 莲子多糖增强环磷酰胺致免疫抑制小鼠机体免疫功能[J]. 中国组织工程研究与临床康复，2008，53(12)：10477-10478.

[3] 曾绍校，林鸳缘，郑宝东. 莲子及莲子淀粉对双歧杆菌增殖作用的影响[J]. 福建农林大学学报，2009，7(38)：417-418.

[4] 王淑然. 莲子具双向调节肠胃功能有效治疗便秘失眠之研究[J]. 医学信息，2009，11(1)：128.

[5] 胡文淑，郭莲军，冯秀玲，等. 甲基莲心碱对正常及高血压大鼠血流动力学的影响[J]. 中国药理学与毒理学杂志，1989，3(1)：43.

[6] 王嘉陵，农艺，姚伟星，等. 莲心碱对豚鼠心室肌细胞动作电位及钠与钙电流的影响[J]. 中草药，2000，31(3)：193.

[7] 唐小卿，曾建国，冯鉴强. 甲基莲心碱对耐阿霉素人乳腺癌细胞凋亡抗性的影响[J]. 中国药理学通报，2003，19(4)：462.

[8] 石书红，庄英帜，曹建国. 甲基莲心碱对长春新碱诱导人胃癌细胞凋亡的影响[J]. 中国药理学通

报,2003,19(8):928.

[9] 古谷祥子.莲子心甲基莲心碱的中枢作用[J].国际中医中药杂志,2006,28(2):113.

[10] 潘扬,蔡宝昌,杨光明,等.莲子心降血糖活性部位的筛选研究[J].南京中医药大学学报,2005,21(4):243.

[11] 岸正孝.莲子心的促进脂肪分解作用[M].国外医学:中医中药分册,2005,27(3):18.

[12] 张为民,张淑霞,邢福珊,等.莲子芯水煎剂抗新城疫病毒和抑菌作用观察[J].中国兽医科技,2002,1(32):18-19.

[13] 王庆虎,王志辉,马艳.开胃进食汤治疗胃、十二指肠球部溃疡 240 例[J].陕西中医,2009,30(9):1148.

[14] 余明秀.银花沙参汤治疗小儿外感高热 78 例[J].中国现代药物应用,2008,2(14):76.

[15] 郝华.服莲子芯水可消麦粒肿[J].祝您健康,2007(12):29.

附：石莲子、莲子心、莲须、荷叶、荷梗、莲房

1. 石莲子　为莲子老熟坠于淤泥,经久坚黑如石者,又称甜石莲。性味苦寒。功效除湿热,清心开胃。专治热毒噤口痢疾,常与菖蒲、黄连等同用,如《医学心悟》之开噤散。用量 3～10g。

2. 莲子心　为莲子中的青嫩胚芽。性味苦寒。功效清心除热。治温热病烦热神昏,常与麦冬、竹叶卷心、连翘等同用,如《温病条辨》之清宫汤。又治心火亢盛之证。用量 2～5g。

3. 莲须　为莲花中的花蕊。性味甘涩平。功效清心固肾,涩精止遗。主治遗精、滑精、遗尿、带下等,常与沙苑子、芡实、龙骨等同用,如《医方集解》之金锁固精丸。用量 2～5g。

4. 荷叶　为莲的叶片。性味苦涩平。功效清暑利湿,升阳止血。主治暑热病证、脾虚泄泻和多种出血证。暑病常与银花、扁豆花、西瓜翠衣等同用,如《温病条辨》之清络饮。治出血证常与生地、侧柏叶等同用,如《妇人良方》之四生丸。用量 3～10g。

5. 荷梗　为莲的叶柄及花柄。性味苦平。功效通气宽胸,和胃安胎,止崩止带。主治外感暑湿,胸闷不畅,多与藿香、厚朴、扁豆等同用。治妊娠呕吐,胎动不安,可与藿梗、苏梗等同用。治吐血,可与荷叶同用。用量 30～60cm。

6. 莲房　为莲的成熟花托。性味苦涩温。功效消瘀止血。主治崩漏、尿血、便血、产后恶露不尽。常炒炭单用,常与凉血、活血、止血药同用。用量 5～10g。

第四节　涩精止遗药

本类药物酸敛收涩,甘温补虚,主入肾、膀胱经,具固肾涩精、缩尿止遗作用,主要用于肾虚失藏,下焦不固或肾虚不摄,膀胱失约所致的遗精滑精、遗尿尿频等。

山茱萸　Shanzhuyu

【别名】蜀枣(《神农本草经》),鼠矢、鸡足(《吴普本草》),山萸肉(《小儿药证直诀》),实枣儿(《救荒本草》),肉枣(《本草纲目》),枣皮(《会约医镜》),枣肉(《医学衷中参西录》),药枣(《四川中药志》)等。

【来源】山茱萸,始载于《神农本草经》,列为中品,历代本草均有收载,李时珍谓:"本经一名蜀酸枣,今人呼为肉枣,皆象形也。"为山茱萸科落叶小乔木植物山茱萸 *Cornus officinalis Sieb. et Zucc.* 的成熟果肉。主产于浙江淳安、昌化,河南南召、嵩县、西峡、内乡、济源,安徽歙县、石埭。此外,陕西、山西、四川亦产。多为野生,也有栽培。

【采收炮制】于 10～11 月间果皮变红时采收果实。果实采得用文火焙烘或置沸水中略烫后，及时除去果核，晒干或烘干。生用。

【商品规格】商品分为一～三等，现多为统货，但含核量不得超过3%。本品以块大、肉厚质柔软、色紫红、无核者为佳。习惯认为以浙江淳安产的质量较优，习称“杭萸肉”。

按《中国药典》(2010年版一部)规定：含马钱苷($C_{17}H_{26}O_{10}$)不得少于0.60%；杂质(果核、果梗)不得过3%；水分不得过16.0%；总灰分不得过6.0%；照水溶性浸出物不得少于50.0%；按干燥品计算，含马钱苷($C_{17}H_{26}O_{10}$)不得少于0.60%。

【药性】酸、涩，微温。归肝、肾经。

【功效】补益肝肾，涩精缩尿，固经止血，敛汗固脱。

【应用】

1. 腰膝酸软，头晕耳鸣，阳痿不举 本品酸温质润，入肝、肾经，善能补益肝肾，其性温而不燥，补而不腻，既能补肾益精，又能温肾助阳。《药性论》曰其能“补肾气，兴阳道，添精髓，疗耳鸣”。治肝肾不足，精血亏虚之腰膝酸软，头晕耳鸣者，常与滋阴补肾之熟地黄、山药等药同用，如《小儿药证直诀》之六味地黄丸；若治肾阳不足之腰膝冷痛者，可与附子、肉桂、熟地黄等同用，如《金匮要略》之肾气丸；若用于肾阳不足，畏寒肢冷，阳痿不举者，常与肉桂、附子、鹿角胶、熟地黄等配伍，如《景岳全书》之右归丸、赞育丹等。

2. 遗精滑精，遗尿尿频 《本草新编》曰：“山茱萸补肾水，而性又兼涩，一物二用而成功也，推之而精滑可止也，小便可缩也。”本品味酸而涩，既能补肾益精，又能温肾助阳，补中又可固肾涩精缩尿，治肾阳不足，下元不固之遗精、滑精、腰酸者，常与补骨脂、当归等同用，如《扶寿精方》之草还丹；治肾失封藏，真阴亏损而遗精、梦遗者，可与熟地黄、枸杞子、菟丝子等同用，如《景岳全书》之左归丸，《鲍氏验方》之十补丸等；治肾虚、心脾不足而致遗尿，形体消瘦者，本品可补肾益心，缩尿止遗，常与桑螵蛸、黄芪、茯神等同用，如《沈氏尊生书》之固脬汤；治老人肾气虚小水不节，或自遗不禁者，可与益智仁、人参、白术同煎服，如《方龙潭家秘》之治遗尿方。

3. 崩漏下血，月经过多 《药性论》曰本品能“止月水不定”，此乃取其补肾固涩之功。山茱萸入于下焦，能补肝肾，固冲任，固经止血，可用于妇人肝肾不足，冲任亏损而崩漏下血，或月经过多者，常与熟地黄、当归、白芍等同用，以养肝血，补肾固经，如《傅青主女科》之加味四物汤；若脾气虚弱，冲任不固之漏下不止者，常与黄芪、白术、龙骨等同用，以益气摄血，固冲止漏，如《医学衷中参西录》之固冲汤。

4. 大汗不止，体虚欲脱 本品气薄味厚，酸涩收敛，又能收敛止汗，补虚固脱，张锡纯谓“萸肉既能敛汗，又善补肝，是以肝虚极而元气将脱者，服之最效”。可用于久病虚脱或大汗、误汗之大汗淋漓、肢冷、脉微阳气欲绝者，常与人参、附子、龙骨等同用，如《医学衷中参西录》之来复汤。

此外，本品与养阴生津之生地黄、天花粉等同用，可用治消渴病。本品与五味子等同用，以滋阴纳气，可用于肾虚不能纳气之虚喘，如《医宗己任编》之都气丸。

【用法用量】煎服，6～10g，急救固脱20～30g，或入丸剂。

【使用注意】本品温补收敛，故命门火炽、素有湿热、小便淋涩者，不宜使用。

【药论】

1.《渑水燕谈录》：“山茱萸能补骨髓者，取其温涩能秘精气，精气不泄，乃所以补骨髓。”

2.《药品化义》：“山茱萸，滋阴益血，主治目昏耳鸣，口苦舌干，面青色脱，汗出振寒，为补肝助胆良品。夫心乃肝之子，心苦散乱而喜收敛，敛则宁静，静则清和，以此收其涣散，治心虚气弱，惊悸怔忡，即虚则补母之义也。肾乃肝之母，肾喜润恶燥，司藏精气，借此酸能收脱，敛水生津，治遗精，白浊，阳道不兴，小水无节，腰膝软弱，足酸疼，即子令母实之义也。”

3.《医学衷中参西录》：“山茱萸，大能收敛元气，振作精神，固涩滑脱。收涩之中兼具条畅之性，故又通利九窍，流通血脉，治肝虚自汗，肝虚肝疼腰疼，肝虚内风萌动，且敛正气而不敛邪气，与其他酸敛之药不同，是以《本经》谓其逐寒湿痹也。其核与肉之性相反，用时务须将去净。近阅医报有言核味涩，性亦主收敛，服之恒使小便不利，锥破尝之，果肉有涩味者，其说或可信。”“凡人元气之脱，皆脱在肝。故人虚极者，其肝风必先动，肝风动，即元气欲脱之兆也。又肝与胆，脏腑相依，胆为少阳，有病主寒热往来；肝为厥阴，虚极亦为寒热往来，为有寒热，故多出汗。萸肉既能敛汗，又善补肝，是以肝虚极而元气将脱者，服之最效。愚初试出此药之能力，以为一己之创见，及详观《神农本经》山茱萸原主寒热，其所主之寒热，即肝经虚极之寒热往来也。”

【现代研究】

（一）化学成分

果实含山茱萸苷（即马鞭草）、乌索酸、莫罗忍冬苷、7-*O*-甲基莫忍冬苷、獐牙菜苷、番木鳖苷，此外，还有没食子酸、苹果酸、酒石酸、原维生素 A，以及皂苷（约 13%）、鞣质等。种子含脂肪油，油中主要成分为棕榈酸、油酸及亚油酸等。

（二）药理作用

1. 免疫调节作用　山茱萸免疫抑制的活性成分主要为山茱萸总苷[1]，其体内外均能抑制小鼠和人的混合淋巴细胞反应，体外能抑制细胞毒性 T 细胞的诱导和增殖，且抑制浓度随剂量而增加；还能抑制白细胞介素-2 受体的表达；在淋转、混合淋巴细胞反应、细胞毒性 T 细胞增殖等方面和环孢霉素 A 有协同抑制作用；对类风湿关节炎有明显的防治作用，能特异性抑制免疫大鼠抗 CⅡ 抗体的产生、腹股沟淋巴结 Th1 型细胞因子（IFN-γ）的分泌及细胞增殖[2]。山茱萸多糖无论大、小剂量均可显著提高小鼠腹腔巨噬细胞的吞噬百分率及吞噬指数，显著促进溶血素的形成及淋巴细胞转化，明显促进溶血空斑的形成[3]。

2. 降血糖作用　用不同极性的溶剂逐级提取山茱萸，发现乙酸乙酯提取部位和正丁醇提取部位能降低正常小鼠的血糖和四氧嘧啶糖尿病小鼠血糖，无水乙醇提取部位和蒸馏水提取部位也能降低四氧嘧啶高血糖[4]。山茱萸对链脲佐菌素所致的糖尿病大鼠有降血糖作用，且主要有效成分为熊果酸。山茱萸醇提物对正常大鼠的血糖无明显影响，但对由肾上腺素或四氧嘧啶诱发的糖尿病模型动物有明显的降血糖作用，并能降低高血糖动物的全血黏度和血小板聚集性，认为山茱萸可能对 1 型糖尿病有治疗作用。山茱萸有胰岛素样作用，其鞣酸能抑制脂质过氧化，环烯醚萜总苷能显著降低糖尿病血管并发症模型大鼠血清可溶性细胞间黏附分子（sICAM-1），肿瘤坏死因子（TNF-α）水平[5]，部分恢复一氧化氮（NO）和内皮素（ET）的动态平衡，保护血管内皮细胞，有利于控制糖尿病血管并发症的发生发展[6]。从山茱萸水提液中分离出的一种糖蛋白，在底物淀粉的存在下，能抑制淀粉酶的活性，从而抑制糖类在消化道内的吸收，被认为是一种潜在的治疗糖尿病的药物[7]。山茱萸环烯醚萜总苷能抑制糖尿病大鼠肾皮质糖化终产物（AGEs）的形成，使其受体 mRNA 表达水平下降，具有减轻糖尿病肾病变的作用[8]。

3. 抗心律失常作用　山茱萸提取液具有十分明显的抗心律失常活性，其作用机制可能与降低心肌组织的自律性、兴奋性和延长动作电位时程有关[9]。山茱萸高、低剂量均能明显延长乌头碱诱发大鼠心律失常的潜伏期，降低氯化钙致大鼠室颤的发生率和死亡率，明显提高乌头碱诱发大鼠离体左室乳头肌节律失常的阈剂量，且对乌头碱和氯化钙诱发的大鼠左室乳头肌收缩节律失常有明显的逆转作用[10]。山茱萸富含 K，用药后 K 向细胞内转运也是山茱萸抗心律失常的作用机制之一。

4. 抗氧化作用 山茱萸多糖无论大、小剂量均可显著提高小鼠腹腔巨噬细胞的吞噬百分率及吞噬指数，显著促进溶血素的形成及淋巴细胞转化，明显促进溶血空斑的形成。同时可显著提高衰老小鼠血液超氧化物歧化酶、过氧化化氢酶及谷胱甘肽过氧化物酶活力，显著降低血浆、脑匀浆及肝匀浆中过氧化脂质水平，有很好的抗衰老和抗氧化作用[11]。

5. 抗病毒与抑菌作用 山茱萸提取液对细菌和部分酵母的抑菌效果显著，对真菌抑制效果不明显[12]；对大肠杆菌、金黄色葡萄球菌和苏云金杆菌的最低抑菌浓度均为 12.5%，对蜡样芽胞杆菌的最低抑菌浓度为 25%，对枯草芽胞杆菌的最低抑菌浓度为 50%。抑菌 pH 值范围为 3～5，且热稳定性好。山茱萸还能抗艾滋病毒[13]。

6. 抗肿瘤作用 山茱萸的有效成分熊果酸、齐墩果酸、没食子酸均具有抗癌作用，其中齐墩果酸能抑制肿瘤的生成、诱发以及诱导细胞的分化，能有效地抑制肿瘤的血管生成、肿瘤细胞的侵袭和转移等；但对人肿瘤细胞株（OSCC、HSC-2、HSC-3、HSC-4、Ca9-22 和 NA）仅具有较弱的细胞毒作用（$CC_{50}>4641\mu g/ml$）[14]；而山茱萸水提物在 100ml 时以剂量依赖方式对肝肿瘤细胞表现出抑制作用，可能通过抗氧化作用产生[15]。

7. 改善认知能力作用 采用被动回避实验发现给予山茱萸甲醇提取物的小鼠可显著减轻东莨菪碱诱发小鼠的记忆缺失[16]。山茱萸提取物马钱素在体内有抗遗忘作用，该作用可能是通过抑制体内乙酰胆碱酯酶实现的。这种作用可能有利于治疗老年痴呆病。

8. 对氧化应激所致神经损伤的防护作用 莫罗忍冬苷减轻了 H_2O_2 造成的细胞内 Ca 蓄积以及线粒体膜电位的下降，并可抑制使用 H_2O_2 孵育细胞造成的超氧化物歧化酶 SOD 显著下降，提示莫罗忍冬苷具有抗氧化应激诱导的神经损伤进程，从而保护神经细胞[17]。

9. 对皮质神经元细胞的保护作用 山茱萸新碱处理可以提高细胞存活率，提高线粒体呼吸酶活性、线粒体呼吸控制率及 ATP 容量；降低线粒体丙二醛容量、乳酸脱氢酶溢出率、细胞内 Ca^{2+} 水平及胞凋亡蛋白酶-3 的活性从而显著减弱大鼠皮质神经元的凋亡，改善线粒体能量代谢。提示山茱萸新碱对大脑缺血性损伤具有潜在的保护作用，该作用可能是由于其抑制细胞内 Ca^{2+}、隆凸细胞凋亡蛋白酶活性，改善线粒体能量代谢及抗氧化特性实现的[18]。

10. 对局灶性脑缺血的治疗作用 对于脑局部缺血的大鼠山茱萸环烯醚萜苷处理可以促进神经和血管的发生，改善神经系统功能，其机制也许与其提高脑中血管内皮生长因子及受体相关[19]。给予大鼠主要成分为环烯醚萜苷类的山茱萸提取物 7 天后，实施大鼠脑梗死模型。与模型组相比，山茱萸提取物可以使梗死面积、NO 容量、NOS 活力及 NF-κB 阳性细胞数目下降。山茱萸提取物环烯醚萜苷治疗脑梗死的作用可能是通过调节 NO 及 NF-κB 的含量实现的[20]。

11. 防治骨质疏松作用 测定骨质疏松模型小鼠（SAM-P/6）抗疲劳能力，骨钙、骨磷含量，甲状旁腺素含量，骨密度等指标，结果表明山茱萸水提液治疗组在各项指标中相对空白对照组均有显著性差异[21]。山茱萸水提液高、中剂量组能显著增加 SAM-P/6 小鼠骨皮质厚度及骨细胞数目；且高、中、低 3 个剂量组均能显著增加 SAM-P/6 小鼠的骨小梁面积[22]。

12. 对心功能及血流动力学的影响作用 给猫静滴山萸肉注射液 28g/kg，结果表明该注射液能增强心肌收缩性，提高心脏效率，扩张外周血管，明显增强心脏泵血功能，使血压升高[23]。

13. 其他作用　山茱萸水煎剂有抗失血性休克作用、抑制血小板聚集作用、保肝作用[24]。

(三) 临床报道

1. 治疗慢性原发性血小板减少性紫癜　黄芪、熟地黄各20g,党参、当归各18g,旱莲草、山茱萸、菟丝子、玄参各12g,仙鹤草、生地各15g,阿胶、茜草、赤芍、牡丹皮各10g,甘草6g[25]。

2. 治疗口咸　熟地黄15g,山药15g,山茱萸15g,茯苓15g,泽泻15g,附子10g,肉桂10g,海螵蛸15g,苍术15g,白术15g,萆薢15g,芡实15g[26]。

3. 治疗冻结肩　内治用山茱萸煎服或以山茱萸为主加味煎服。外治法用手法对患部进行松解理筋治疗[27]。

4. 治疗脱发　熟地黄、山药、制首乌、黑芝麻、夜交藤各20g,丹参30g,泽泻、川芎各12g,茯苓、山茱萸、旱莲草、菊花各15g[28]。

5. 治疗黄褐斑　生地30g,山药、茯苓、山茱萸、牡丹皮、女贞子、知母各15g,泽泻、赤芍各12g,旱莲草20g,炮山甲6g(冲服),白僵蚕10g[28]。

6. 治疗高血脂　生地、泽泻、决明子各30g,山药、茯苓、牡丹皮、菊花、钩藤、制首乌、生首乌各15g,山茱萸12g,太子参、桑寄生各20g[28]。

7. 治疗眩晕　生地、石决明各30g,山药20g,泽泻、牡丹皮、钩藤、菊花、白蒺藜、山茱萸各15g[28]。

参考文献

[1] 吕晓东,张永祥,茹祥斌,等. 山茱萸体液免疫抑制活性成分的药理学导向评价分离[J]. 解放军药学学报,2002,18(6):357-359.

[2] 郭丽丽,周勇,王旭丹,等. 山茱萸总苷抗类风湿关节炎免疫作用机理的初步研究[J]. 中国免疫学杂志,2002,18(3):197-199.

[3] 舒晓燕,侯大斌,阮期平. 山茱萸的研究进展[J]. 中国药业,2007,10(16):60-61.

[4] 陈霞,沈爱宝,钱东升. 山茱萸不同提取部位对小鼠血糖的影响[J]. 南通医学院学报,2004,24(2):365-366.

[5] 郝海平,许惠琴,朱荃,等. 山茱萸环烯醚萜总苷对由链脲佐菌素诱导的糖尿病血管并发症大鼠血清 sICAM-1、TNF-α 的影响[J]. 中药药理与临床,2002,18(4):13-14.

[6] 郝海平,许惠琴,朱荃,等. 环烯醚萜总苷对糖尿病血管并发症大鼠 NO、NOS 和 ET 的影响[J]. 南京中医药大学学报,2003,19(3):157-158.

[7] 唐成康,高小平,徐大勇,等. 山茱萸糖蛋白的纯化及部分理化性质的研究[J]. 天然产物研究与开发,2005,17(2):147-151.

[8] 许惠琴,郝海平,皮文霞,等. 山茱萸环烯醚萜总苷对糖尿病大鼠肾皮质糖化终产物及其受体 mRNA 表达的影响[J]. 中药药理与临床,2003,19(4):9-12.

[9] Zhang LT, Ren LM, Wen JK. Studies on antiarrhythmic portion in Comus officinalis extract [J]. China Tradit Herb Drugs, 2001, 32(11):1004-1007.

[10] 闫润红,任晋斌,刘必旺,等. 山茱萸抗心律失常作用的实验研究[J]. 山西中医,2001,17(5):52-54.

[11] 苗明三,杨云. 山茱萸多糖抗氧化作用研究[J]. 河南中医,2002,22(1):66-67.

[12] 黄钰铃,王斌. 山茱萸果肉抑菌物质的提取及抑菌作用研究[J]. 食品科学,2004,25(5):40-43.

[13] Ma Chaomei, Nakamura Norio, Hattori Masao, et al. Inhibitory effects on HIV-1 protease of constituents from the wood of Xanthoceras sorbifolia[J]. Nat Prod, 2000, 63(2): 238.

[14] Chu Q, Satoh K, Kanamoto T, et al. Antitumor potential of three herbal extracts against human oral squamous cell lines[J]. Anticancer Res, 2009, 29(8): 3211-3219.

[15] Chang JS, Chiang LC, Hsu FF, et al. chem. prevention against hepatocellular carcinoma of Comus officinalis in vitro[J]. Am J Chin Med, 2004, 32(5): 717-725.

[16] Lee KY, Sung SH, Kim SH, et al. Cognitive-enhancing activity of loganin isolated from comus officinalis in scopolamine-induced amnesic mice[J]. Arch Pharm Res, 2009, 32(5): 677-683.

[17] Wang W, Sun F, An Y, et al. Morroniside protects human neuroblastoma SH-SY5Y cells against hydrogen peroxide induced cytotoxicity[J]. Eur J Pharmacol, 2009, 6(13): 19-23.

[18] Jiang WL, Chen XG, Zhu HB, et al. Cornuside attenuates apoptosis and ameliorates mitochondrial energy metabolism in rat cortical neurons[J]. Pharmacology, 2009, 84(3): 162-170.

[19] Yao RQ, Zhang L, Wang W, et al. Cornel iridoid glycoside promotes neurogenesis and angiogenesis and improves neurological function after focal cerebral ischemia in rats[J]. Brain Res Bull, 2009, 79(1): 69-76.

[20] 李春阳，李林，李宇航，等. 山茱萸提取物对脑梗死大鼠大脑皮层一氧化氮与核转录因子-κB表达的影响[J]. 中国中药杂志，2005，30(21)：1667-1670.

[21] 崔维利，陈涛. 山茱萸水提液防治骨质疏松的药效学研究[J]. 时珍国医国药，2007(18)：1123-1124.

[22] 陈涛. 山茱萸水提液对骨质疏松模型小鼠骨形态学影响[J]. 天津药学，2003，15(4)：5.

[23] 钱东生，罗琳，何敏，等. 山茱萸乙醇提取液对Ⅱ型糖尿病大鼠的治疗效应[J]. 南通医学院学报，2000，20(4)：337.

[24] 李满郁，王艳铭，杨立伟. 山茱萸药理作用研究[J]. 中医药信息，2005，4(22)：33-34.

[25] 邱健行. 紫癜康治疗慢性原发性血小板减少性紫癜100例临床观察[J]. 中国医学文摘，2002，2(15)：718.

[26] 刘君. 中药治口咸1例[J]. 中国民间疗法，2007，11(15)：52.

[27] 靳玉萍，许长江. 山茱萸汤配合外治法治疗冻结肩29例[J]. 光明中医，2006，6(21)：58.

[28] 陈智慧. 六味地黄汤临床应用举隅[J]. 实用中医药杂志，2006，2(22)：109.

桑螵蛸 Sangpiaoxiao

【别名】蜱蛸(《尔雅》)，桑蛸(《吴普本草》)，鸟洟、冒焦、螵蛸(《广雅》)，致神、螳螂子(《名医别录》)，桑上螳螂窠(《伤寒总病论》)、赖尿郎(《本草便读》)，刀螂子、老鸹苾脐(《河北药材》)，螳螂蛋、尿唧唧(《山东中药》)，流尿狗(《中药志》)，猴儿包(《四川中药志》)，螳螂壳(《江苏药材志》)等。

【来源】桑螵蛸，始载于《神农本草经》，列为上品，历代本草均有收载。李时珍曰："其子房名螵蛸者，其状轻飘如绡也。"本品为螳螂之卵鞘，其轻如绡，采自桑树，故名。为螳螂科昆虫大刀螂 *Tenodera sinensis Saussure*、小刀螂 *Statilia maculata*(*Thunberg*)或巨斧螳螂 *Hierodula patellifera*(*Serville*)的卵鞘。分别习称"团螵蛸"、"长螵蛸"及"黑螵蛸"。主产于江苏苏州、徐州，浙江宁波、兰溪、金华，山东烟台等地，全国大部分地区亦产。均为野生。

【采收炮制】于深秋至次春采收。采得后置沸水浸杀其卵，或蒸杀虫卵后，干燥。生用或盐水炒制用。

【商品规格】商品因形状和来源的不同，分团螵蛸、长螵蛸、黑螵蛸3种，本品均以个大体轻、质松而韧、色黄者为佳。

按《中国药典》(2010年版一部)规定:水分不得过15.0%;总灰分不得过8.0%;酸不溶性灰分不得过3.0%。

【药性】 甘、咸,平。归肝、肾经。

【功效】 固精缩尿,补肾助阳。

【应用】

1. 肾虚遗精、滑精、白浊　《药性论》曰本品主"男子肾衰漏精,精自出"。桑螵蛸甘咸入于肾,善能补肾固精止浊,治下元不足,精关不固之遗精、白浊者,如《外台秘要》常以本品与收敛固涩之龙骨相须为用;或与龙骨、五味子、制附子同用,如《世医得效方》之桑螵蛸丸,亦可与山茱萸、菟丝子、覆盆子等配伍同用,以增强补肾固精之功用。若治肾阳不足,膀胱虚冷,小便如泔淀者,可与萆薢、补骨脂、龙骨等同用,如《太平圣惠方》之桑螵蛸散。

2. 遗尿尿频　本品能补肾助阳,缩尿止遗,可用于肾阳不足,膀胱虚冷之遗尿尿频之症,本品可单用,或配方用。治心肾双虚遗尿尿频者,常与龙骨、人参、龟甲等同用,如《本草衍义》之桑螵蛸散;治妊娠肾气不足,小便频数而不禁者,如《产后方》即单用本品捣散服;治兼中气不足而遗尿、尿频者,宜与益气升提之黄芪、升麻等同用,如《杂病源流犀烛》之沈氏固脬汤;若治老人肾阳不足,摄纳无权之小便频数或不禁者,可与山茱萸、菟丝子等配伍同用。

3. 肾虚阳痿　本品又具补肾助阳之功,常与鹿茸、肉苁蓉、补骨脂等补肾壮阳之品同用,用于肾阳不足之阳痿。

【用法用量】 煎服,5～10g。

【使用注意】 本品助阳固涩,故阴虚多火,膀胱有热而小便频数者忌用。

【药论】

1.《本草衍义》:"男女虚损,肾衰阴痿,梦中失精,遗尿,白浊疝瘕,不可缺也。"

2.《本经逢原》:"桑螵蛸,肝肾命门药也。功专收涩,故男子虚损,肾虚阳痿,梦中失精,遗溺白浊方多用之。《本经》又言通五淋,利小便水道,盖取以泄下焦虚滞也。"

【现代研究】

(一) 化学成分

含蛋白质、脂肪、粗纤维,并有铁、钙及胡萝卜素样的色素。另外,团螵蛸外层与内层均含有17种氨基酸,外层含量高于内层。各种氨基酸的含量:谷氨酸>门冬氨酸>丙氨酸>亮氨酸>精氨酸>赖氨酸,且含量均较高,而胱氨酸和蛋氨酸较少。团螵蛸脂类含量内层高于外层(约16倍)。所以氨基酸总量为0.423%。用薄层层析由桑螵蛸检出了7种磷脂成分。以薄层比色测定了各组分的含量,总磷脂含量为0.43%,其中磷脂酰胆碱及溶血磷脂酰胆碱占总磷脂的78%。

(二) 药理作用

1. 常压耐缺氧作用　团螵蛸、长螵蛸和黑螵蛸70%乙醇提取物,灌胃剂量为9、18g/kg,连续10天,结果长螵蛸18剂量可延长小鼠常压耐缺氧时间。上述样品,灌胃给小鼠5、10g/kg,连续8天,长螵蛸10g/kg组可延长小鼠游泳时间,表明具有抗疲劳作用[1]。

2. 抗利尿作用　团螵蛸和长螵蛸18g/kg剂量灌胃,在末次给药后1小时有抗利尿作用。离体实验还发现,桑螵蛸复方制剂缩泉固尿合剂在25mg/ml时能显著增强家兔尿道括约肌收缩力,并能抑制膀胱平滑肌的自动节律性收缩,同时可使平滑肌松弛,基础张力降低;对KCl引起的离体膀胱平滑肌的收缩具有一定的抑制作用[2]。

3. 对免疫器官影响作用 桑螵蛸纤维中的木质素可使具有吞噬致病细菌和癌细胞的巨噬细胞活动提高23倍，从而抑制癌症发生发展[3]。

4. 抗过氧化脂质作用 喂高脂饲料大鼠同时灌胃给予桑螵蛸9、18g/kg，连续21天，长螵蛸和黑螵蛸能明显降低肝中丙二醛含量，表明具有抗氧化作用[2]。

5. 促进食物消化作用 桑螵蛸能增加食物在胃中的排空时间，促进消化液的分泌，有助于食物消化[3]。

6. 降血糖作用 桑螵蛸高、中、低剂量组都能降低四氧嘧啶致糖尿病小鼠的血糖水平，改善其“三多一少”的糖尿病症状；桑螵蛸的石油醚提取物、水提物和醇提物均能降低四氧嘧啶致糖尿病小鼠的血糖水平，但石油醚提取物的作用最为显著，其次是水提物，醇提物的作用最不明显。得出结论，桑螵蛸对四氧嘧啶糖尿病小鼠具有良好的治疗作用，且其活性成分主要存在于石油醚提取物中[4]。

7. 其他作用 桑螵蛸所含的磷脂是构成神经组织，特别是脑脊髓的主要成分，同时也是构成血细胞及其他细胞膜的重要物质，可用来治疗急慢性肝炎、肝硬化及脂肪肝，减轻动脉粥样硬化的作用，也可用来治疗神经衰弱、消瘦、贫血等，并有促进代谢和红细胞发育的作用。

（三）临床报道

1. 治疗肾结石 桑螵蛸、海金沙各30g，川牛膝、金钱草、车前子各10g[5]。

2. 治疗咳嗽变异性哮喘 桑螵蛸10g，炙远志10g，石菖蒲10g，炙龟板15g，煅龙骨15g，潞党参10g，当归10g，诃子10g，五味子10g，白芍30g，炙甘草10g[6]。

3. 治疗冠心病 桑螵蛸10g，煅龙骨15g，炙龟板15g，当归10g，石菖蒲15g，远志10g，茯苓10g，党参10g，生地15g，丹参30g，三七粉(包)3g，炙甘草3g[6]。

4. 治疗高血压 煅龙骨15g，炙龟板15g，当归10g，茯苓10g，西洋参6g，石菖蒲10g，远志10g，肉桂3g，黄连3g，何首乌15g，枸杞子15g，炙甘草3g[6]。

5. 治疗老年糖尿病性便秘 桑螵蛸、当归、肉苁蓉、枳壳、枳实各10g，生地黄15g，煅龟板20g[7]。

（四）不良反应

小鼠灌胃能接受的最大浓度(400％)下的最大体积(0.4ml/10g)，1日2次，2次之间间隔2小时，日总剂量为320g/kg，观察7天，未见各组动物死亡，各组动物的食欲、体重、外观行为、毛发等均未发现明显异常。处死动物，解剖后肉眼观察主要脏器，亦未发现明显异常，测得其LD_{50}大于320g/kg[8]。

参 考 文 献

[1] 王本祥.现代中药药理与临床[M].天津:天津科技翻译出版社,2004:1343.

[2] 魏亚东.缩泉固尿合剂治疗压力性尿失禁的实验与临床研究[D].福建中医学院,2003:49-50.

[3] 胡长效,朱静.中药桑螵蛸的研究进展[J].农业与技术,2007,5(22):77-78.

[4] 林璐璐,牛长缨,雷朝亮.桑螵蛸及其粗提物对四氧嘧啶糖尿病小鼠的影响[J].时珍国医国药,2009,8(20):1901-1902.

[5] 贾春森.桑螵蛸临床应用3则[J].山西中医,2009,2(25):46.

[6] 许永铭.桑螵蛸散临床新用[J].中国民间疗法,2003,12(11):43.

[7] 仲建刚.桑螵蛸散治疗老年糖尿病性便秘54例临床观察[J].河北中医,2008,30(5):384.

[8] 谭正怀,雷玉兰,张白嘉.桑螵蛸的药理比较研究[J].中国中药杂志,1997,22(8):479-480.

金樱子 Jinyingzi

【别名】刺榆子(《蜀本草》),刺梨子(《开宝本草》),金罂子(《梦溪笔谈》),山石榴(《奇效良方》),山鸡头子(《本草纲目》),糖莺子(《生草药性备要》),棠球、糖罐(《植物名实图考长编》),糖果(《分类草药性》),黄刺果(《中药形性经验鉴别法》),蜂糖罐、槟榔果(《贵州民间方药集》),金壶瓶(《浙江中药手册》),野石榴、糖橘子(《江苏植药志》),黄茶瓶、藤勾子、螳螂果、糖刺果(《广西中药志》),灯笼果(《药材学》)等。

【来源】金樱子,始载于《名医别录》,之后,历代本草均有收载,因其形似马缨,色黄红,故名金樱子。为蔷薇科常绿攀缘植物金樱子 *Rosa laevigate Michx*. 的成熟果实。主产于广东从化、增城、番禺,湖南常德、邵阳、黔阳、江西瑞昌、修水、武宁,浙江金华、兰溪,安徽芜湖、安庆,广西兴安、南丹,江苏镇江、吴县等地。均为野生。

【采收炮制】于 10~11 月果实成熟变红时采收。采得后除去毛刺,纵切两瓣,晒干。生用。

【商品规格】商品有金樱子和金樱子肉之分。以个大、色红黄、去净毛刺者为佳。

按《中国药典》(2010 年版一部)规定:水分不得过 18.0%;总灰分不得过 5.0%;金樱子肉按干燥品计算,含金樱子多糖以无水葡萄糖($C_6H_{12}O_6$)计,不得少于 25.0%。

【药性】酸、甘、涩,平。归肾、膀胱、大肠经。

【功效】固精缩尿,固崩止带,涩肠止泻。

【应用】

1. 遗精,滑精 金樱子味酸而涩,功专固敛,《名医别录》曰其“涩精气”。金樱子善能固精止遗,常用于肾气不足,精关不固之遗精、滑精,可单用本品熬膏服,如《明医指掌》之金樱子膏;或与菟丝子、补骨脂等同用,以益肾固精。

2. 遗尿,尿频 《泉州本草》曰本品“治小便频数,多尿小便不禁”。金樱子酸涩,入肾、膀胱经,能固肾缩尿止遗,治肾气不足,膀胱失约之遗尿、尿频者,如《泉州本草》以本品与猪小肚煎服;或与桑螵蛸、益智仁、山药等同用,以补肾缩尿止遗。

3. 带下证 本品能固涩止带,《滇南本草》曰“金樱子,治血崩带下”。本品可用于肾气亏虚,带脉失约,带下清稀之症,《闽东本草》单用本品与猪膀胱、冰糖炖服;亦可与椿皮、鸡冠花、芡实等同用,以增强固涩止带之功。

4. 肾虚白浊 本品尚可用于肾气不固,清浊不分,小便浑浊之白浊者,常与益肾固精之芡实同用,如《仁存堂经验方》之水陆二仙丹。

5. 久泻,久痢 本品味酸收敛,涩以固脱,善能涩肠止泻,《蜀本草》曰金樱子“治脾泄下痢”。故常用于脾虚失运,气虚而陷之久泻久痢者,如《寿亲养老新书》之金樱子煎,即单用本品煎汤服,治脾虚下利;《泉州本草》以之与党参煎服,治久虚泄泻下痢;《景岳全书》之秘元煎,以本品与健脾止泻之党参、白术、芡实等同用,治脾虚泻痢;《中药大全》以本品配莲子、芡实、罂粟壳,治慢性痢疾有良好作用。

此外,本品亦可用于脱肛及阴挺,临床上亦多与党参、黄芪、升麻等益气举陷之品配伍同用。

【用法用量】煎服,6~12g,单用可 15~30g。

【使用注意】本品功专收涩,故有实火、邪实者,不宜使用。

【鉴别用药】覆盆子、金樱子均为收涩药,善能固精缩尿,主治肾气不足之遗精、滑精、遗尿、尿频以及带下等症。然覆盆子，又能于固精之中益肝肾、明目，对肾虚或肝肾不足者尤为多用，又主肾虚阳痿、不育，肝肾不足之目暗不明；而金樱子主收涩，又具涩肠止泻之功，亦可用于久泻、久痢等症。

【药论】

1.《梦溪笔谈》："金樱子，止遗泄，取其温且涩也。世之用金樱者，待其红熟时，取汁熬膏用之，大误也。红则味甘，熬膏则全断涩味，都失本性。今当取半黄时采，干捣末用之。"

2.《本草经疏》："《十剂》云，涩可去脱。脾虚滑泄不禁，非涩剂无以固之。膀胱虚寒则小便不禁，肾与膀胱为表里，肾虚则精滑，时从小便出，此药(金樱子)气温，味酸涩，入三经而收敛虚脱之气，故能主诸证也。"

3.《本草新编》："金樱子，世人竟采以涩精，谁知精滑非止涩之药可止也。遗精梦遗之症，皆尿窍闭而精窍开，不兼用利水之药以开尿窍，而仅用涩精之味以固精门，故愈涩而愈遗也。所以用金樱子，必须兼用芡实、山药、莲子、薏仁之类，不单止遗精而精滑反涩，用涩于利之中，用补于遗之内，此用药之秘，而实知药之深也。"

【现代研究】

(一) 化学成分

金樱子含苹果酸、枸橼酸、鞣酸及树脂，尚含皂苷、维生素 C。另含丰富糖类，其中有还原糖 60％(果糖 33％)，蔗糖 1.9％，以及少量淀粉。

(二) 药理作用

1. 抗氧化作用　金樱子多糖能显著清除超氧阴离子自由基、抑制羟自由基对细胞膜的破坏而引起的溶血和脂质过氧化产物的形成[1]。

2. 免疫活性作用　金樱子多糖可提高小鼠巨噬细胞对血中刚果红的吞噬能力，能增加小鼠溶血素的生成，能显著恢复免疫功能低下小鼠的迟发型超敏反应，降低血中转氨酶活性，逆转肝、脾指数。可见金樱子多糖具有增强小鼠非特异性免疫、体液免疫和细胞免疫作用[2]。

3. 抑菌抗炎作用　金樱子多糖具有一定的抑菌活性，如对大肠杆菌、副伤寒杆菌、白葡萄球菌以及金黄色葡萄球菌等均有较强的抑制作用；能抑制二甲苯引起小鼠的耳肿胀，具有一定的抗炎作用[3]。

4. 抑脂作用　金樱子多糖对实验性小鼠的高胆固醇血症具有明显的预防和治疗作用，其抑制高胆固醇血症可能是通过在肠道抑制了胆固醇的吸收，但对高甘油三酯血症的作用略显下降，但无显著性差异[4]。

5. 保护糖尿病肝作用　金樱子能降低糖尿病大鼠肝脏单核细胞趋化因子-1、肿瘤坏死因子和核转录因子蛋白的表达[5]。金樱子干果可以降低糖尿病大鼠血清中 TC、TG、LDL 含量，增加血清中 HDL 的含量；降低糖尿病大鼠肝脏中 TG、FFA 含量，减少脂质的堆积，可见金樱子干果可以降低糖尿病时出现的肝脏的脂变以及血液中的脂质水平[6]。

6. 保护肾脏作用　金樱子可以从基因表达水平降低单核细胞趋化蛋白-1(MCP-1)、组织炎症保护因子(TGF-p)在肾脏局部的产生，从而抑制单核细胞向肾小球炎症部位的迁移和黏附，或通过减少 MCP-1 的产生进而抵制巨噬细胞释放溶酶体和一些促炎因子，减轻组织的炎症反应，从而达到延缓 IgA 肾病的进展，保护肾功能的作用[7,8]。即金樱子醇提物显著降低血清病型肾炎模型大鼠尿蛋白、血清肌酐和尿素氮水平，升高血清总蛋白含量，减轻肾组织的病理变化[9]。

7. 抗动脉粥样硬化作用　家兔喂食胆固醇并加适量甲硫氧嘧啶(甲基硫氧嘧啶)以产生实验性动脉粥样硬化,用金樱子治疗两周及三周,血清胆固醇及β-脂蛋白含量显著降低,肝脏与心脏脂肪沉着及主动脉粥样硬化程度明显减轻[10]。

8. 其他作用　口服能促进胃液分泌,又可使肠黏膜分泌减少,而有收敛止泻作用[11]。

(三) 临床报道

1. 治疗阳痿　九香虫、仙茅、川芎、三棱各 9g,淫羊藿 20g,肉桂 3g,巴戟天、熟地黄、金樱子、川牛膝各 15g,蜈蚣 2 条,鹿茸 1.5g,甘草 6g[12]。

2. 治疗妇女崩漏　人参 10g、黄芪 30g、白术 15g、茯苓 15g、熟地黄 30g、阿胶 10g、元肉 20g、女贞子 15g、旱莲草 15g、白芍 15g、白茭 20g、棕榈炭 20g、血余炭 30g、仙鹤草 15g、侧柏叶 15g、煅龙骨 30g、煅牡蛎 30g、白果 15g、金樱子 20g、海螵蛸 15g、乌药 15g、厚朴 15g、砂仁 15g、木香 15g[13]。

3. 治疗带下　乌梅丸为基本方加桑螵蛸、金樱子内服[14]。

(四) 不良反应

通过小鼠骨髓微核试验、小鼠精子畸形试验、金樱子不能引起小鼠骨髓微核和小鼠精子畸形频率增高,对雄性小鼠生殖细胞 UDS 亦无诱导作用。说明金樱子对小鼠无遗传损伤作用,是一种较为安全的中草药[15]。

参考文献

[1] 赵云涛,国兴明,李付振. 金樱子多糖的抗氧化作用[J]. 生物学杂志,2003,2(20):43-44.

[2] 张庭廷,聂刘旺,刘爱民,等. 金樱子多糖的免疫活性研究[J]. 中国实验方剂学杂志,2005,4(11):55-56.

[3] 张庭廷,潘继红,聂刘旺,等. 金樱子多糖的抑菌和抗炎作用研究[J]. 生物学杂志,2005,2(22):41-42.

[4] 张庭廷,聂刘旺,吴宝军,等. 金樱子多糖的抑脂作用[J]. 中国公共卫生,2004,7(20):829-830.

[5] 许金华,秦振启,周钰娟,等. 金樱子对糖尿病大鼠肝 MCP-1、TNF-α 和 NF-κB 表达的影响[J]. 南华大学学报,2010,3(38):318-319.

[6] 秦振启,周钰娟,张秋菊,等. 金樱子对实验性糖尿病大鼠肝脏和血液中脂质的影响[J]. 云南中医中药杂志,2009,1(30):46-47.

[7] 黄艳明,舒雨雁,韦玉兰,等. 金樱子对实验性 IgA 肾病大鼠 MCP-1 mRNA 表达的影响[J]. 时珍国医国药,2007,9(18):2154-2155.

[8] 韦玉兰,黄艳明,王坤,等. 金樱子对 IgA 肾病大鼠肾脏组织 TGF-β 基因表达的影响[J]. 陕西中医,2008,11(28):1566-1567.

[9] 陈敬民,李友娣. 金樱子醇提物对血清病型肾炎大鼠的药理作用[J]. 时珍国医国药,2006,8(17):1404-1405.

[10] 江苏新医学院. 中药大辞典[M]. 上册. 上海:上海人民出版社,1977:1406.

[11] 中国医学科学院药物研究所编. 中药志(Ⅲ)[M]. 北京:人民卫生出版社,1993:461.

[12] 黄清春,陈铭伦. 温阳通络汤治疗阳痿 83 例[J]. 安徽中医学院学报,1999,18(4):29.

[13] 周丽贤,王安明,宋桂英. 宫血停汤治疗崩漏 30 例[J]. 中国实用医药,2009,4(2):124.

[14] 牛玉凤. 加味乌梅丸治疗带下过多 47 例[J]. 四川中医,2005,23(8):82.

[15] 庞慧民,朱玉琢,高久春. 金樱子对小鼠的致突变作用[J]. 毒理学杂志,2006,5(20):545-546.

覆盆子　Fupenzi

【别名】 覆盆(《名医别录》),乌藨子(《本草纲目》),小托盘(《中药材手册》),竻藨子(《江西中药》)等。

【来源】覆盆子,始载于《名医别录》。之后,历代本草均有收载,因其为聚合果,子似覆盆之形,故名之。为蔷薇科落叶灌木植物华东覆盆子 *Rubus chingii Hu* 的干燥果实。主产于浙江建德、永康、淳安、临海、青田、金华、兰溪,四川连县、万县、涪陵,陕西安康、平利、紫阳、镇巴,安徽芜湖、六安、阜阳等地。均为野生。

【采收炮制】于夏初果实由绿变绿黄时采收。采收后除去梗、叶,置沸水中略烫或略蒸,取出,干燥。生用。

【商品规格】商品分大、小两种,均以个大、饱满、粒整、结实、色灰绿、无杂质者为佳。

【药性】甘、酸,微温。归肝、肾、膀胱经。

【功效】益肾固精缩尿,养肝明目。

【应用】

1. 遗尿,尿频 覆盆子甘温可助阳,酸涩以缩尿,其入肾、膀胱经,能温补肾阳而固涩缩尿,《本草经疏》曰其能"益肾脏,缩小便"。可用于肾气不足,下元虚冷,膀胱失约而致遗尿,小便余沥,尿频等,常与海螵蛸、益智仁、金樱子等固肾缩尿之品同用。

2. 遗精,滑精 《本草通玄》曰本品"强肾而无燥热之偏,固精无凝涩之害"。入肾经,善能补肾益精,固涩止遗,常与菟丝子、金樱子、芡实等固肾涩精之品同用。

3. 阳痿,不孕 《药性论》曰本品"主阴痿",《本品通玄》谓其能"起阳治痿",《本草述》曰其"或补肾元阳,或益肾阴气,或专滋精血,随其所宜之主,皆能助阳为理也"。覆盆子甘酸微温,可补可收,能补阴益精气,敛耗散之气而生精液,起阳事,固精关,常用于肾阳不足,精寒精清,阳痿不举,遗泄不育及妇女宫冷不孕等,可单用,如《濒湖集简方》以本品浸酒服;或常与枸杞子、菟丝子、五味子等配伍,如《丹溪心法》之五子衍宗丸;或与鹿茸、巴戟天、肉苁蓉等温肾壮阳、益精补髓之品配伍同用。

4. 肝肾不足,目暗不明 覆盆子酸甘能化阴,入肝肾,有益肝肾明目作用,久服能改善视力,《本草从新》曰其能"补肝虚而能明目"。可用于肝肾不足,两目昏花,视物不清等,可单用或与枸杞子、熟地黄、桑椹子、菟丝子等补肝肾药同用。

【用法用量】煎服,6～12g。

【使用注意】肾虚有火,小便短涩者慎用。

【药论】

1.《本草经疏》:"覆盆子,其主益气者,言益精气也。肾藏精,肾纳气,精气充足,则身自轻,发不白也。苏恭主补虚续绝,强阴建阳,悦泽肌肤,安和五脏,益颜色,养精气,长发,强志。皆取其益肾添精,甘酸收敛之义耳。"

2.《本草通玄》:"覆盆子,甘平入肾,起阳治痿,固精摄溺,强肾而无燥热之偏,固精而无凝涩之害,金玉之品也。"

3.《本草正义》:"覆盆,为滋养真阴之药,味带微酸,能收摄耗散之阴气而生精液,故寇宗奭谓益肾缩小便,服之当覆其溺器,语虽附会,尚为有理。《本经》主安五脏,脏者阴也。凡子皆坚实,多能补中,况有酸收之力,自能补五脏之阴而益精气。凡子皆重,多能益肾,而此又专入肾阴,能坚肾气,强志倍力有子,皆补益肾阴之效也。《别录》益气轻身,令发不白,仍即《本经》之意。惟此专养阴,非以助阳,《本经》、《别录》并未言温,其以微温微热者,皆后人臆测之辞,一似凡补肾者皆属温药,不知肾阴肾阳,药物各有专主,滋养真阴者,必非温药。"

【现代研究】

（一）化学成分

覆盆子含有机酸、糖类及少量维生素C，果实中还含有三萜成分、覆盆子酸、鞣花酸及β-谷固醇。

（二）药理作用

1. 增强生殖功能作用　锰元素能够促进性激素的合成和性器官的发育，缺锰可致性腺变化与功能紊乱，出现不孕症。缺锌影响垂体分泌促性腺激素，性腺功能减退，第二性征及生殖器官发育不全，停经[1,2]。覆盆子富含锰、锌，其增强生殖功能的作用是否和内含的微量元素有关，值得进一步研究。

2. 对免疫系统的作用　覆盆子粗多糖具有促进淋巴细胞转化的作用[3]。覆盆子的水提取液、醇提取液、粗多糖和正丁醇组分具有明显的淋巴细胞增殖作用，其中水醇提取液具有类似植物血凝素的作用，从而能提高细胞免疫功能，达到防癌的作用[4]。

3. 对生殖系统的调节作用　覆盆子水提取液能降低下丘脑的LHRH，垂体LH、FSH及性腺E_2的水平，升高睾酮水平[5]。药理实验研究表明，覆盆子具有抑菌和类雌激素作用[6]，其煎剂对葡萄球菌有抑制作用，对霍乱弧菌也有抑制作用。以阴道涂片及内膜切片作观察指标，覆盆子似有雌激素样作用。

4. 对睾丸素的分泌与血液中胆固醇的影响作用　覆盆子男性荷尔蒙的增加在投药后立即显示出增加，第3小时增加至195%。4小时后减少到135%，血清胆固醇也随时间减少，第3小时减至84.1%，4小时后增至94.2%。显示男性荷尔蒙的增加与血清胆固醇减少相互关联性[7]。

5. 抗衰老作用　覆盆子可明显缩短衰老模型小鼠的游泳潜伏期，降低脑单胺氧化酶B活性。提示覆盆子具有改善学习记忆能力，延缓衰老的作用[8]。

6. 降血脂作用　湖北掌叶覆盆子1.0、2.0g/(kg·bw)剂量组大鼠血清总胆固醇(TC)、甘油三酯(TG)显著低于高脂模型组。人群试验中，试验组试验结束时的TC、TG与试验前以及对照比较，差异均有显著性；试验组降血脂的总有效率为80.4%，有显著的降血脂作用[9]。

7. 清除超氧自由基作用　利用邻苯三酚自氧化体系生产超氧自由基，用单扫描示波极谱法进行检测。结果：覆盆子、炙首乌、槐米、生蒲黄、红花、炙黄芪、苡米、生首乌抑制率为50时的相应浓度分别为0.0467、0.1640、0.7730、1.3570、1.4100、2.5370、3.0830、3.2180mg/ml。此8种中药都能不同程度地清除超氧自由基，其中覆盆子、炙首乌的效果最好[10]。

（三）临床报道

1. 治疗妇女白带　党参20g、苡仁10g、覆盆子20g、白芍15g、白术15g、车前仁15g、柴胡6g、陈皮8g、甘草3g制成糖浆剂[11]。

2. 治疗痘疮　黄连、金银花、黄芩、覆盆子、板蓝根等药物，制成外用水剂，涂于患处[12]。

参考文献

[1] 袁悦明. 中西结合治疗输卵管阻塞临床观察[J]. 江西中医药，2001，32(6)：53.

[2] 赵凯. 抗免一号片治疗女性血清抗精子抗体阳性不孕疗效观察[J]. 四川中医，2002，19(4)：57-58.

[3] 赵武述，张玉琴，李洁，等. 植物多糖提取物致有丝分裂反应的分析[J]. 中华微生物学和免疫学杂

志,1991(11):318.

[4] 陈坤华,方军,宫斌,等.覆盆子提取成分促进淋巴细胞增殖作用及与环核苷酸的关系[J].上海免疫学杂志,1995,15(5):302-304.

[5] 陈坤华,方军,匡兴伟,等.覆盆子水提取液对大鼠下丘脑-垂体-性腺轴功能的作用[J].中国中药杂志,1996,21(9):560-562.

[6] 蔡永敏,任玉让,王黎,等.最新中药药理与临床应用[M].北京:华夏出版社,1999.

[7] 王殷成.中药制剂中的补阳药对睾丸激素的分泌与血液中胆固醇的影响[J].天津中医,2002,19(2):59-63.

[8] 朱树森,张炳烈,李文彬,等.覆盆子对衰老小鼠模型脑功能的影响[J].中医药学报,1998,26(4):42-43.

[9] 樊柏林,龚晨睿,孙凡中,等.湖北掌叶覆盆子叶降血脂作用的动物实验和人群研究[J].食品科学,2007,11(28):526.

[10] 周晔,李一峻,陈强,等.覆盆子等8味中药的抗超氧阴离子自由基作用研究[J].时珍国医国药,2004,2(15):68-69.

[11] 高平义,华满堂,吕鸿彬,等.纯中药擦剂治疗痤疮42例[J].西北国防医学杂志,1997,18(1):59.

[12] 秦正光,贺叔梅.妇炎消糖浆临床188例疗效观察[J].中成药,1994,16(3):3.

刺猬皮 Ciweipi

【别名】 毛刺(《尔雅》),猬皮(《神农本草经》),猬鼠皮、刺鼠皮(《本草纲目》),仙人衣(《山东中药》),刺子子皮(《全国中草药汇编》),刺球子、刺鱼(《中药材手册》)等。

【来源】 刺猬皮,始载于《神农本草经》,列为中品,因药用动物刺猬之外皮,故名。为刺猬科动物刺猬 Erinaceus europaeus L. 或短刺猬 *Hemiechinus dauuricus Sundevall* 的干燥外皮。刺猬全国大部地区均有分布,短刺猬主产于辽宁西部、河北北部、内蒙古东部草原等地。多为野生,也有人工养殖。

【采收炮制】 全年均可捕捉。捕捉后将皮剥下,置通风处阴干。切片炒用。

【商品规格】 均为统货,本品以身干、张大、不泛油、肉脂刮净、刺毛整洁者为佳。

【药性】 苦,平。归胃、大肠、肾经。

【功效】 固精缩尿,收敛止血,化瘀止痛。

【应用】

1. 遗精滑精,遗尿尿频　刺猬皮为血肉有情之品,其炒制后,性味苦涩,善具收敛之性,入于肾经,能固精缩尿止遗。《随息居饮食谱》曰其“治遗精”。本品可用于肾虚精关不固之遗精滑精及肾气不固、膀胱失约之遗尿尿频等症。可单用,如《吉林中草药》以炒刺猬皮研末冲服;亦可配伍益智仁、龙骨、金樱子等固精缩尿之品同用。

2. 便血,痔血　本品苦以降泄,收涩为用,入血分能收敛止血。《名医别录》曰:“主肠风下血,痔病有头,多年不瘥者。”本品以用于便血、痔血等下焦出血证为见长。治风邪夹热伤及肠道血络而引起肠风下血,血色鲜红者,可与疏肝清肝之木贼同用,如《杨氏家藏方》之猬皮散。治湿热下注,痔漏下血者,可与槐花等同用,如《寿世保元》之猬皮丸。治肠痔下部虫啮者,如《简要济众方》以猬皮烧末,生油和敷局部。此外,取之收敛止血作用,亦可用于鼻衄,如《太平圣惠方》之塞鼻散,即以本品烧灰研末,绵裹纳鼻,治鼻衄。

3. 胃痛,反胃　孟诜谓本品“治胃逆……反胃”。本品苦泄性降,入于胃经,能化瘀止痛,降逆和胃,可用于气滞血瘀,胃脘疼痛,或胃气上逆,反胃吐食等症。可单用焙干研末黄酒送服,或与延胡索、香附等配伍同用。

此外,取本品收敛固脱作用,尚可用于久痢及脱肛等症。如《寿域神方》以本品烧灰米酒送服，治久痢；《千金方》以本品与磁石、桂心为末服，治疗脱肛。

【用法用量】 煎服，3～9g；研末服1.5～3g。外用适量，研末撒或调敷。

【药论】

1.《本草经疏》："猬皮治大肠湿热血热为病，及五痔阴蚀下血，赤白五色血汁不止也。阴肿痛引腰背，腹痛疝积，皆下焦湿热邪气留结所致，辛以散之，苦以泄之，故主之也。"

2.《本经逢原》："猬皮，《本经》主五痔阴蚀，取其锐利破血也，酒煮治阴肿痛引腰背，取其筋脉能收纵也。"

【现代研究】

（一）化学成分

上层的刺，由角蛋白所组成，为主要成分。下层的真皮质，主要为胶原与其他蛋白质如弹性硬蛋白之类和脂肪等组成。

（二）药理作用

具有收敛、止血作用[1]。

（三）临床报道

1. 治疗前列腺肥大　刺猬皮10g水煎；或焙干研末，入胶囊3g吞服[2]。

2. 治疗带状疱疹　将刺猬皮50g烘干研成细末，加香油适量调成糊状，外敷于患处[3]。

3. 治疗消化性溃疡　乌贼骨20g，炙刺猬皮10g，炒九香虫、延胡索各15g，炒五灵脂、川楝子、制乳香、制没药、香橼、佛手、香附各10g[4]。

4. 治疗溃疡性结肠炎　土茯苓15～30g，刺猬皮15g，赤石脂30g，甘草5g[5]。

参考文献

[1] 刘一民，等.中药临床新编[M].黑龙江科学技术出版社，1993：265.

[2] 谢麦棉.刺猬皮治疗前列腺肥大[J].浙江中医杂志，2000，35(8)：356.

[3] 张琳，张晓妮.内外合治带状疱疹20例[J].中国民间疗法，2006，6(14)：26.

[4] 邢本香.自拟乌贼猬皮香虫汤治疗瘀血阻络型消化性溃疡66例[J].中国民族民间医药，2007(6)：359.

[5] 严试.中药治疗溃疡性结肠炎35例[J].实用中医药杂志，2001，17(9)：22.

第五节　固崩止带药

本类药物酸敛收涩，具有收敛止血止带作用，主要用于冲任不固、带脉失约所致的崩漏下血、带下等症。

海螵蛸　Haipiaoxiao

【别名】 乌鲗骨(《素问》)，乌贼鱼骨(《神农本草经》)，墨鱼盖(《中药志》)，乌贼骨、墨鱼骨(《中药材手册》)等。

【来源】 海螵蛸，始载于《神农本草经》，列为中品，历代本草均有收载，因其生于海中，形似螵蛸，故名。李时珍曰："骨名海螵蛸，象形也。"为乌贼科动物无针乌贼 *Sepiella maindroni de Rochebrune* 或金乌贼 *Sepia esculenta Hoyle* 的内壳。主产于浙江嵊泗、定海、瑞安，江苏赣榆、新海连，广东阳江、雷东，福建莆田、平潭、漳浦，以及山东日照、胶县、青岛，辽宁旅大、安东、锦西等地。多为野生。

【采收炮制】收集其骨状内壳，洗净，干燥。生用。

【商品规格】商品按其来源分无针乌贼和金乌贼两种，均为统货。以块大、色白、完整、无杂质者为佳。

【药性】咸、涩，微温。归肝、肾经。

【功效】收敛止血，固精止带，制酸止痛，收湿敛疮。

【应用】

1. 崩漏下血，肺胃出血，创伤出血　海螵蛸咸温敛涩，入肝经血分，有收敛止血之功，可用于崩漏下血等多种出血证。《本草纲目》曰其“诸血病皆治”。治妇女冲任不固，崩漏下血者，常与茜草同用，以本品收敛止血，茜草活血化瘀，二者一收一散，相反相成，功在止血不留瘀，瘀化而血归常道，张锡纯称二者配伍治崩漏“洵有确实经验”。若劳倦伤脾，冲任不固而崩漏下血者，亦常与黄芪、山萸肉等同用，以益气健脾，固冲止血，如《医学衷中参西录》之固冲汤。治肺胃出血者，常与白及等分为末服，如《中医方剂手册新编》之乌及散。治外伤出血者，可单用本品研末外敷，加压包扎，有止血之效。

2. 遗精滑精，赤白带下　本品温涩收敛，又能固精止带，治肾失固藏而遗精滑精者，常与山茱萸、菟丝子、沙苑子、龙骨等同用，共奏益肾固精之效。治肝肾不足，任带受损，带下清稀，腰膝酸软，可与山药、牡蛎、续断等同用；若脾虚湿聚，带脉失约而带下色白量多，常与党参、白术、芡实等同用；若湿浊下注而赤白带下者，可与燥湿止带、止血之白芷、血余炭等同用，如《妇人良方》之白芷散。

3. 胃痛吐酸　本品具制酸止痛作用，可用于脾胃虚寒，胃痛吐酸之症，制酸止痛常与浙贝母同用，如《中药文献研究摘要》之乌贝散，并与温中健脾之品配伍同用。

4. 湿疮湿疹，溃疡不敛　本品外用能收湿敛疮，治湿疮湿疹，常配黄连、黄柏、青黛、煅石膏等研末外用。治小儿脐疮出脓血，如《太平圣惠方》用本品配胭脂为末涂擦。治阴囊湿痒者，《医宗三法》用本品配蒲黄为末外扑局部。《景岳全书》之螵蛸散，以本品同人中白研细末外掺，治湿热溃烂，毒水淋漓及下疳溃疡。

此外，本品尚可用于眼疾。如《杨氏家藏方》以本品同猪肝煮食，治雀目；《太平圣惠方》以本品研细末加冰片少许点眼，治目翳；现代用海螵蛸棒（削成铅笔头状，消毒）浸蘸治沙眼药物，摩擦眼结膜，治疗沙眼滤泡性结膜炎。

【用法用量】5～10g。外用适量，研末敷患处。

【使用注意】本品性收涩，久服易致便秘，必要时宜适当配润肠药同用；阴虚多热者不宜多用。

【鉴别用药】桑螵蛸与海螵蛸，二药均有固精缩尿、止带止浊作用，均可用于遗精、滑精、遗尿、尿频、白浊、带下等症。但桑螵蛸又能补肾助阳，亦治肾虚阳痿，并尤用于肾阳不足所致的上述病证；而海螵蛸固涩力较强，又具收敛止血、收湿敛疮及制酸止痛的作用，故又主崩漏下血、肺胃出血、外伤出血、胃痛吐酸；以及湿疮湿疹、溃疡不敛等症。

【药论】

1.《本草纲目》：“乌贼骨，厥阴血分药也，其味咸而走血也，故血枯、血瘕、经闭、崩带、下痢、疳疾，厥阴本病也；寒热疟疾、聋、瘿、少腹痛、阴痛，厥阴经病也；目翳、流泪，厥阴窍病也。厥阴属肝，肝主血，故诸血病皆治之。按《素问》云：有病胸胁支满者，妨于食，病至则先闻腥臊臭，出清液，先唾血，四肢清，目眩，时时前后血，病名曰血枯，得之年少时，有所大脱血，或醉入房中，气竭肝伤，故月事衰少不来，治之以四乌鲗骨、一藘茹……所以利肠中及肝伤也。观此，则其入厥阴血分无疑矣。”

2.《本草经疏》:"乌贼鱼骨,味咸,气微温无毒,入足厥阴、少阴经。厥阴为藏血之脏,女人以血为主,虚则漏下赤白,或经汁血闭,寒热癥瘕;少阴为藏精之脏,主隐曲之地,虚而有湿,则阴蚀肿痛,虚而寒客之则阴中寒肿;男子肾虚,则精竭无子,女子肝伤,则血枯无孕;咸温入肝肾,通血脉而祛寒湿,则诸证除,精血足,令人有子也。其主惊气入腹,腹痛环脐者,盖肝属木主惊,惊入肝胆,则营气不和,故腹痛环脐也。入肝胆,舒营气,故亦主之。温而燥湿,故又主疮多脓汁也。"

【现代研究】

(一)化学成分

海螵蛸主要含碳酸钙87.3%~91.7%,壳角质6%~7%,黏液质10%~15%,还含17种水解氨基酸,包括蛋氨酸,天冬氨酸,谷氨酸,丙氨酸,脯氨酸,丝氨酸,甘氨酸,赖氨酸,酪氨酸,壳氨酸,缬氨酸,组氨酸,异亮氨酸,精氨酸,苏氨酸,苯丙氨酸,胱氨酸。尚含多种元素,其中有大量钙,少量钠、锶、镁、铁,以及微量硅、铝、钛、锰、钡、铜。

(二)药理作用

1. 中和胃酸作用　海螵蛸主要含碳酸钙,尚含壳角质、黏液质、磷酸钙等。通常认为,碳酸钙中和盐酸是制止胃酸过多的作用机理。金玲等[1]实验证实碳酸钙是中和胃酸的有效成分。但郭一峰等[2]认为海螵蛸多糖具有提高胃酸pH的作用。

2. 护黏膜、抗溃疡作用　海螵蛸多糖CPS-1能够明显提高UC小鼠血液中表皮细胞生长因子(EGF)和血小板衍生生长因子(PDGF)的含量,加速溃疡组织的愈合,同时可降低肿瘤坏死因子(TNF-α)的表达,从而缓解炎症[3]。

3. 成骨作用　用海螵蛸结合自体骨髓细胞,经过孵育后植入兔股部肌肉内,发现海螵蛸成骨能力很弱。表明其在无骨膜存在的情况下,不具有促进骨折愈合的能力[4]。通过对胫骨打孔SD的小鼠进行海螵蛸灌胃,用原位杂交法对各类mRNA的变化进行动态观察骨愈合过程中Ⅰ、Ⅱ、Ⅲ型前胶原mRNA、转化生长因子(TGG)-B-mRNA、骨形态发生蛋白(BMP)-2mRNA、血管内皮生长因子(VEGF)mRNA表达在骨愈的各时相表达量有所变化,表明海螵蛸与血管形成有关,对骨折软骨形成早期具有促进骨诱导的作用,并对成骨细胞的增殖及合成活性有较大影响[5]。

4. 降磷作用　应用降磷散粉(海螵蛸)治疗腹膜透析患者高磷血症,结果表明降磷散粉能有效降低血磷、钙磷乘积、血乙内酰苯硫脲水平,但对血钙的影响不明显[6]。

5. 抗肿瘤作用　海螵蛸依地酸提取液给S_{180}肿瘤小鼠腹腔注射150ml或于瘤体内给予100mg/kg,抑制率均为82%;对患腹水型肉瘤的小鼠,腹腔注射该物质100mg/kg,生命比对照组延长2.85倍[7]。

6. 抗放射作用　海螵蛸水提液5g/ml灌胃可明显提高^{60}Co射线辐射大鼠的存活率及血中5-HT含量[8]。

7. 止血作用　以家兔为实验对象,实验结果海螵蛸粉组和复凝粉组结果相似,体外凝血时间与其他各组相比有显著性差异,止血实验效果显著[9]。

(三)临床报道

1. 治疗宫颈糜烂　乌贼骨、蛇床子、制大黄配成1∶1∶3的比例,研末;取3g敷于患处,每晚1次,7天一疗程[10]。

2. 治疗齿衄　海螵蛸60g,五倍子60g,用以含漱[11]。

3. 治疗男性不育　菟丝子60g,当归80g,蛇床子80g,覆盆子60g,熟地黄80g,五味子60g,仙灵脾80g,桑椹子60g,何首乌100g,车前子60g,党参100g,陈皮60g,枸杞100g,黄芪 100g，海螵蛸 50g[12]。

4. 治疗肝纤维化 自拟化纤汤（生黄芪、炙鳖甲、海螵蛸、地龙、桃仁、茜草、桑椹、鸡内金等）治疗[13]。

5. 治疗慢性哮喘 海螵蛸焙干加冰糖捣末，每次服 20～25g[14]。

参考文献

[1] 金玲，居明秋，居明乔．海螵蛸制胃酸量测定[J]．中成药，2000，2(6)：454-455.

[2] 郭一峰，周文丽，张建鹏，等．海螵蛸多糖对小鼠胃黏膜保护作用的研究[J]．第二军医大学学报，2008，29(11)：1328-1332.

[3] 魏江洲，张建鹏，刘军华，等．海螵蛸多糖 CPS-1 对小鼠实验性溃疡性结肠炎作用的初步观察[J]．第二军医大学学报，2006，27(1)：28-30.

[4] 练克俭，翟文亮．四种载体吸附自体骨髓细胞移植成骨作用的实验研究[J]．骨与关节损伤杂志，2000，15(2)：118-120.

[5] 高云，董福慧，郑军．海螵蛸对骨愈合相关基因表达的影响[J]．中医正骨，2004，16(7)：1231.

[6] 郭艳香．降磷散粉（海螵蛸）治疗腹膜透析患者高磷血症的研究[J]．浙江临床医学，2008，10(9)：1236-1237.

[7] 高明乾，刘毅．日本发现乌贼骨具有抗肿瘤作用[J]．河南中医，1984(2)：43.

[8] 肖培根．新编中药学（第四卷）[M]．北京：化学工业出版社，2003：170.

[9] 景冬樱，张文仁，卞俊，等．复凝粉止血作用实验研究[J]．解放军药学学报，2004，20(6)：445-447.

[10] 王宝．乌贼骨散外敷治疗宫颈糜烂[J]．江苏中医药，2003，24(1)：48.

[11] 明双，周兆香．海螵蛸五倍子煎液漱口治疗齿衄 80 例[J]．中国民间疗法，2005，13(8)：20.

[12] 凌耀生，范强，李红梅，等．复方补肾益精胶囊的研制[J]．中药材，2003，26(8)：588-589.

[13] 郝建梅，高红梅，杨彤，等．化纤汤治疗肝纤维化 30 例[J]．陕西中医，2003，24(1)：33.

[14] 高淑琴．海螵蛸治疗慢性哮喘 26 例[J]．中国民间疗法，2007，5(15)：25.

鸡冠花 Jiguanhua

【别名】 鸡冠（《本草纲目》），鸡髻花、鸡公花（《闽东本草》），鸡角枪（《福建中草药》）等。

【来源】 鸡冠花，始载于《滇南本草》，其后，历代本草均有收载，李时珍曰："以花状命名。"为苋科一年生草本植物鸡冠花 *Celosia cristata L.* 的干燥花序。主产于河北天津郊区、北京郊区、保定、安国，山东济南、青岛郊区，江苏苏州，南京、镇江，上海郊区，湖北孝感，河南郑州、禹县，辽宁绥中、锦西、风城、桓仁等地。多为栽培，也有野生。

【采收炮制】 于秋季花盛开时采收，晒干。剪块生用，或炒炭用。

【商品规格】 商品有红、白、紫、黄等多种颜色，但以红、白色为主体商品。习惯上认为白色者质优。不管何种颜色，本品均以朵大而扁、鸡冠状花柄短、颜色鲜明不变者为佳。

按《中国药典》（2010 年版一部）规定：水分不得过 13.0%；总灰分不得过 13.0%；酸不溶性灰分不得过 3.0%；照水溶性浸出物不得少于 16.0%。

【药性】 甘、涩，凉。归肝、大肠经。

【功效】 收敛止血，止带，止痢。

【应用】

1. 崩漏下血 本品甘涩性凉，具收敛凉血止血之功，用治崩漏下血，偏于血热妄行者，常与牡丹皮、赤芍、苎麻根、茜草等凉血止崩之品同用；若治冲任虚寒，气不摄血者，宜与党参、山茱萸、炮姜等同用；若治经水不止者；可单用，如《孙天仁集效方》以红鸡冠花为末，空腹米酒调服。

2. 便血痔血　取之收敛止血之功，可用于便血痔血者，常与地榆、槐花、防风炭、黄芩炭等同用；若治痔漏脓血者，可与凤眼草共蒸汤外洗，如《卫生宝鉴》之淋渫鸡冠散。

3. 带下证　本品性凉而涩，既能收涩止带，又能清热除湿，治湿热带下者，常与黄柏、车前子等配伍同用；若脾湿带下者，宜与白术、茯苓、芡实等配伍同用，亦可单用，如《孙天仁集效方》即以本品研末，空腹米酒送服。

4. 赤白下痢，久痢不止　本品既能凉血收敛止血，又能清热涩肠止痢，治湿热赤白下痢者，可单用，如《濒湖集简方》以本品煎酒服，或配黄连、秦皮、黄柏、白头翁等清热燥湿止痢之品同用；治久痢不止者，可与椿根皮、石榴皮、罂粟壳等涩肠止泻之品同用。

【用法用量】 煎服，6～15g。

【使用注意】 瘀血阻滞的崩漏下血及湿热下痢初起兼有寒热表证者不宜使用。

【药论】

1.《滇南本草》："止肠风下血，妇人崩中带下，赤痢。"

2.《本草纲目》："主治痔漏下血，赤白下痢，崩中，赤白带下，分赤白用。"

3.《玉楸药解》："清风退热，止衄敛营，治吐血、血崩、血淋诸失血证。"

【现代研究】

（一）化学成分

鸡冠花含山柰苷、苋菜红素、松醇及多量硝酸钾。黄色花序中含微量苋菜红素，红色花序中主要含苋菜红素。种子含脂肪油。

（二）药理作用

1. 抗衰老作用　鸡冠花具有较强的抗氧化能力，并且存在一定的剂量-效应关系[1]，通过清除和消灭自由基而起到抗衰老作用。此论与姜秀梅相同[2]。

2. 增强免疫功能　鸡冠花可有效增强机体特异和非特异免疫功能，对环磷酰胺所致的免疫损伤具有恢复和保护作用[3]。这些作用除与鸡冠花中所含的免疫活性蛋白多肽和氨基酸、免疫增强物质维生素 E、维生素 C 和 β-胡萝卜素、促进免疫细胞增殖分化的 Zn、Cu、Se 等营养成分有关外，可能还与鸡冠花中所含的抗氧化、提高机体免疫力的类黄酮生物活性因子有关[4]。

3. 预防骨质疏松　鸡冠花黄酮类化合物可调节去卵巢大鼠无机盐代谢表达，增加骨形成蛋白(BMP_2)表达，提高巨噬细胞吞噬功能的作用[5]，同时可增强新生大鼠成骨细胞矿化和胰岛素生长因子-1(IGF-1)的表达[6]，促进分泌成骨细胞增殖、分化和转化生长因子-β[7]，预防骨质疏松。

4. 止血作用　鸡冠花具有较强的止血作用和增加机体血中 Vit C、钙离子质量浓度的作用。其止血作用可能与促凝血因子生成和纤溶系统活性抑制有关[8]。

5. 增强机体耐受力作用　鸡冠花混合液可明显延长小鼠游泳、耐高温、耐缺氧的死亡时间，具有增强机体耐受力的作用，主要是提高小鼠机体肌糖原、肝糖原储备的作用[9]。

6. 抑瘤作用　鸡冠花具有增加 S_{180} 荷瘤鼠免疫器官胸腺和脾脏质量的作用，证实其能抑瘤，同时不同浓度鸡冠花液的抑瘤作用不同[10]。

7. 其他作用　本品 10%注射液对孕鼠、孕豚鼠、家兔等宫腔内给药有中期引产作用[11]。

（三）临床报道

1. 治疗支原体阴道炎　给予黄鹤止痒方（黄柏、仙鹤草、鸡冠花、苦参、白鲜皮等）治疗[12]。

2. 治疗宫颈糜烂　黄柏 15g、苍术 10g、芡实 15g、白果 10g、茯苓 15g、龙胆 10g、车前子 15g、鸡冠花 10g、薏苡仁 30g、三七粉(冲)3g、茵陈 30g、公英 15g、当归 12g、黄芪 18g、升麻 6g[13]。

3. 治疗酒渣鼻　白茅根 10g，红花 10g，鸡冠花 10g，玫瑰花 10g，生槐花 15g，金银花 15g，栀子 10g，黄芩 10g，焦三仙 30g[14]。

4. 治疗急性冠周炎　花椒 8g，艾叶 20g，蚯蚓 10g，鸡冠花 15g，细辛 20g，制成 30503 板药膜[15]。

参考文献

[1] 赫连胜，姜莹. 鸡冠花对机体抗衰老作用的研究[J]. 医药与保健，2010，2(18)：20-21.

[2] 姜秀梅. 鸡冠花对衰老动物模型作用的研究[J]. 云南中医中药杂志，2005，1(26)：33-34.

[3] 陈静，吴凤兰，张明珠，等. 鸡冠花对小鼠免疫功能的影响[J]. 中国公共卫生，2003，10(19)：1225-1226.

[4] 翁德宝，汪海峰. 普通鸡冠花序中黄酮类化合物的研究[J]. 植物学通报，2000，17(6)：565.

[5] 李万里，赵辉，陈正跃，等. 鸡冠花黄酮对去卵巢大鼠预防骨质疏松作用[J]. 中国公共卫生，2006，2(22)：65-66.

[6] 李万里，田玉慧，沈关心. 鸡冠花黄酮类对成骨细胞矿化和 IGF-1 的作用[J]. 中国公共卫生，2003，11(19)：1392-1393.

[7] 李万里，田玉慧，沈关心，等. 鸡冠花黄酮类对成骨细胞增殖和 $TGF\beta_1$ 的作用[J]. 中国公共卫生，2003，11(19)：1059-1060.

[8] 陈静，姜秀梅，李坦，等. 鸡冠花止血作用机制研究[J]. 北华大学学报：自然科学版，2001，2(1)：39-40.

[9] 陈静，李坦，姜秀梅，等. 鸡冠花对小鼠耐力影响的实验研究[J]. 预防医学文献信息，2000，6(2)：109-110.

[10] 姜秀梅，郭虹，孙雏琦，等. 鸡冠花提高 S_{180} 荷瘤鼠免疫功能及抑瘤作用的研究[J]. 北华大学学报：自然科学版，2003，4(2)：123-124.

[11] 秦百宣，严义，李萍，等. 鸡冠花中期引产的实验研究[J]. 中成药，1987(8)：39.

[12] 田虹利，冯洪声，张淑杰. 黄鹤止痒方治疗支原体阴道炎 80 例[J]. 陕西中医，2009，30(11)：1462.

[13] 吴玉娥，成敏锐，李爱华. 中西医结合治疗宫颈糜烂的临床观察[J]. 中国民康医学，2007，19(10)：881.

[14] 张淑霞，魏武杰. 凉血汤治疗酒渣鼻[J]. 中国中西医结合皮肤性病学杂志，2002，1(1)：57.

[15] 丁继芬，张书平. 中西药膜剂治疗急性冠周炎的疗效观察[J]. 口腔医学杂志，2002，22(3)：166.

(杨素芳　邱颂平)

第十九章

涌 吐 药

凡以促进呕吐为主要作用，治疗毒物、宿食、痰涎等停滞在胃脘或胸膈以上所致病证为主的药物，称为涌吐药，又称催吐药。

本类药物药性多为酸苦，具有涌吐毒物、宿食、痰涎的作用。适用于误食毒物，停留胃中，未被吸收；或宿食停滞不化，尚未入肠，胃脘胀痛；或痰涎壅盛，阻于胸膈或咽喉，呼吸喘促；以及痰浊上涌，蒙蔽清窍，癫痫发狂等症。使用涌吐药，旨在因势利导，祛邪外出，以达祛邪治病的目的。此即《内经》“其高者，因而越之”、“在上者涌之”之意。

涌吐药作用强烈，大都具有毒性，易损伤正气，使用不当，会产生不良后果。故本类药物只适用于体壮邪实之证，对体质虚弱，或老人、小儿、妇女胎前产后，以及素患失血、头晕、心悸、劳嗽喘咳等症者，均当忌用。

使用涌吐药时，应当注意用量和用法。一般用涌吐药，宜以小量渐增的方法，防其中毒或涌吐太过；且服药后宜多饮热开水，以助药力，或用翎毛探喉以助涌吐；若呕吐不止，当采取措施及时解救。张子和在《儒门事亲》中说：“吐至昏眩，慎勿惊疑……如发头眩，可饮冰立解，如无冰时，新汲水亦可。”

本类药物只可暂投，中病则止，不可连服、久服。吐后当休息，不宜马上进食，俟胃肠功能恢复后，再进流质或易消化的食物，以养胃气。

因本类药物作用峻猛，药后患者反应强烈而痛苦，故现临床已较少运用。

药理研究表明，本类药物具有催吐作用，主要是刺激胃黏膜的感受器，反射性地引起呕吐中枢兴奋所致。

瓜蒂 Guadi

【别名】甜瓜蒂(《本草经集注》)，瓜丁(《千金翼方》)，苦丁香(《本草衍义补遗》)，甜瓜把(《山东中药》)。

【来源】瓜蒂，始载于《神农本草经》，列为下品。为葫芦科一年生草质藤本植物甜瓜 *Cucumis melo* L. 的果蒂。全国各地均产。多为栽培。

【采收炮制】夏季甜瓜盛产时，将尚未老熟的果实摘下，切取果蒂，阴干。生用。

【商品规格】以干燥、色黄、稍带果柄者为佳。

【药性】苦，寒。有毒。归胃经。

【功效】涌吐痰食，祛湿退黄。

【应用】

1. 宿食毒物　本品味苦涌泄，具有涌吐宿食、毒物之功。用于宿食停滞胃脘，胸脘痞硬，气逆上冲，或误食毒物等，可单用本品取吐；或与赤小豆为末，香豉煎汤送服，如《伤寒论》

瓜蒂散。

2. 痰热壅塞，癫痫发狂，胸闷欲吐　本品味苦涌泄，性寒泄热，善吐风热痰涎。用于痰热内扰，上蒙清窍，发为癫痫，发狂欲走者，《太平圣惠方》单用本品研末吞服取吐；若痰涎涌喉，喉痹喘息者，亦可单用本品为末取吐；若瘟疫，痰涎留于上焦，胸膈烦闷欲吐者，可与赤小豆、山栀子同用，如《瘟疫论》瓜蒂散。

3. 湿热黄疸，湿家头痛　本品又有行水湿、退黄疸的功效。用于湿热黄疸，目黄不除，可单用研末吹鼻，令鼻中黄水出，引去湿热之邪，而达退黄之效，如《千金翼方》瓜丁散；或与丁香、赤小豆、秫米共研末，纳鼻中，令黄水出亦可，如《近效方》瓜蒂散。用于湿家头痛，头目昏眩，鼻塞而烦，《类证活人书》单用本品为末，搐入鼻中，令黄水出；亦可与川芎、苍耳子、薄荷等共为末，搐鼻中，如《宣明论方》瓜蒂神妙散。

【用法用量】煎服，2.5～5g；入丸、散服，每次0.3～1g。外用适量；研末搐鼻，待鼻中流出黄水即停药。

【使用注意】体虚、吐血、咯血及上部无实邪者忌服。若剧烈呕吐不止，用麝香0.01～0.015g，开水冲服以解之。

【药论】

1.《本草纲目》："瓜蒂，乃阳明经除湿热之药，故能引去胸脘痰涎，头目湿气，皮肤水气，黄疸湿热诸证。凡胃弱人及病后、产后用吐药，皆宜加慎，何独瓜蒂为然。"

2.《本草正》："甜瓜蒂，能升能降，其升则吐，善涌湿热顽痰积饮，去风热头痛、癫痫、喉痹、头目眩晕、胸膈胀满，并诸恶毒在上焦者，皆可除之。其降则泻，善逐水湿痰饮，消浮肿水鼓，杀蛊毒虫毒，凡积聚在下焦者，皆能下之。盖其性峻而急，不从上出，即从下出也。"

3.《本草求真》："甜瓜蒂，味苦气寒有毒，盖此气味纯阴，功专涌泄。凡因热痰聚膈，而见面目浮肿，咳逆上气，皮肤水气，黄疸湿热诸症，则当用此调治，或兼它药同入涌吐。如仲景合赤小豆之酸甘，以吐胸中寒邪，《金匮要略》瓜蒂汤，以治中暍无汗之症。若不因其高而越，则为喘为嗽，势所必至。"

【现代研究】

（一）化学成分

瓜蒂主要含有葫芦苦素B、D、E，异葫芦苦素B、葫芦素B苷、葫芦苦素B-β-2-O-β-D-吡喃葡萄糖苷以及α-菠菜甾醇。

（二）药理作用

1. 保肝作用　大鼠实验表明，葫芦素B、E、B苷，以及含葫芦素B和E的粗制剂，经皮下注射或口服，对CCl_4所致急性和亚急性肝损害有明显的保护作用，可明显降低ALT，减少动物的肝细胞疏松变性、气球样变性和脂肪性变的数目，大大减轻病变程度，迅速修复肝小叶中央坏死区，明显降低血清转氨酶活性，使肝糖原蓄积增多。经组织学观察和羟脯氨酸测定证明，葫芦素B明显抑制受损肝脏纤维增生。在肝脂肪减轻的同时，血清β-脂蛋白增多，似乎提示葫芦素B能改善肝细胞合成载脂蛋白质的功能，使脂肪能以β-脂蛋白的形式排出肝外[1]。甜瓜蒂注射液（含有葫芦素B、E）按照3.6mg/kg、2.6mg/kg的剂量水平皮下注射，对大白鼠CCl_4中毒引起的血清ALT升高均有非常明显的降酶作用[2]。

2. 增强细胞免疫功能的作用　临床观察证明，以瓜蒂散喷鼻，在2～3周内迁延性、慢性肝炎患者淋巴细胞转化率由平均36.3%上升至60.6%，周围血中淋巴细胞绝对数增加。与此同时，肝功能逐渐好转，黄疸消退。由此认为，瓜蒂散能提高机体的细胞免疫功能[3]。

3. 抗肿瘤作用　体外试验证明，几种葫芦素对人鼻咽癌细胞及子宫颈癌细胞均有细胞毒作用，可使艾氏腹水癌、固体黑瘤及腹水黑瘤细胞变性。动物体内实验也证明其有抗肿瘤作用[4]。葫芦素类化合物还可用于胰腺癌、胃癌、贲门癌等消化道肿瘤[5]。

4. 催吐作用　实验动物内服甜瓜素后，可致吐。但皮下或静脉注射时，催吐效果不确实。此乃甜瓜素刺激胃感觉神经后，反射地兴奋呕吐中枢而致[6,7]。

(三) 临床报道

1. 治疗中毒　以甜瓜蒂为主，佐以升麻、甘草制成瓜蒂升麻汤，临床选择172例门诊确诊为口服毒(药)物中毒早期病人，随机分为口服瓜蒂升麻汤组、洗胃组、口服温开水引吐组。结果：瓜蒂升麻汤组催吐效果优于其他2组[8]。也有用瓜蒂3～6g煎服，或0.6～1.8g研末吞服，适用于误食毒物或药物，尚在胃中未被吸收，病人神志清醒情况下的急救[9]。

2. 治疗黄疸及急慢性肝炎　对慢性乙型肝炎，经常规治疗4周后，黄疸无明显消退，总胆红素＞100μmol/L的顽固性黄疸患者，给予甜瓜蒂，由一侧鼻腔吸入到鼻黏膜上，每周1～2次，一般使用4周，瓜蒂组患者血总胆红素水平明显下降，优于思美泰对照组[10]。也有用瓜蒂胆栀散(甜瓜蒂、龙胆、生栀子)搐鼻治疗急慢性肝炎有效，尤以治疗黄疸型肝炎效果最为显著[11]。还有用瓜蒂散喷鼻治疗慢性乙型肝炎60例，近期临床治愈41例，好转14例，无效5例，总有效率为91.67%[12]。

3. 治疗原发性肝癌　用瓜蒂提取的葫芦素B、E片0.2mg渐增至饱和量0.6mg，每日3次。治疗Ⅱ、Ⅲ期普通型和硬化型原发性肝癌33例，服药1～3周后，一般肿瘤缩小2～6cm，质变软，肝痛明显减轻，食欲增加。服药1个月后，为防止肿块再次增大，加用小剂量放疗或化疗，可延长晚期患者的生存期。治后半年的生存率为40%左右。有1例于服药4个月后肿块消失[4]。

4. 用于戒酒　研究认为小剂量的瓜蒂对酒欲起抑制作用。治疗方法：选用饮酒者原来习惯饮用的白酒(使饮酒者易于接受)，将瓜蒂0.3～0.45g浸泡于500ml白酒中，7～15天后饮用。选择103例饮酒5～28年，每日饮酒量500～1200g的嗜酒者(以50度酒为标准折算)，结果：所有治疗者，每日饮酒量均能逐渐减小，达到每日饮酒量100g以下者85例，总有效率97.3%。对酒量无明显减少者，可将瓜蒂剂量增加到0.5～0.7g[13]。

(四) 不良反应

1. 毒性　小鼠口服葫芦素B的LD_{50}为(14±3.0)mg/kg，皮下注射LD_{50}为(1.0±0.07)mg/kg[6,7]。葫芦素B、E混合物小鼠一次皮下注射的LD_{50}为(6.6±1.0)mg/kg[1]。葫芦素D小鼠灌胃的LD_{50}为1mg/kg[14]。有报道9g煎服致死者，应引为注意[15]。用甜瓜蒂的乙醇回流提取液制成注射液，小白鼠一次尾静脉给药LD_{50}=(6.87±0.2)mg/kg，家兔急性毒性实验8只家兔分别给3.5mg/kg(2只)、3.0mg/kg(4只)、2.5mg/kg(2只)，死亡率分别为2/2、3/4、0/2[2]。

2. 中毒机理及症状　瓜蒂含毒性成分甜瓜蒂毒素，内服可刺激胃黏膜感觉神经末梢，反射性兴奋呕吐中枢，引起呕吐[16]，并能直接作用于延髓中枢引起循环、呼吸中枢麻痹而死亡。瓜蒂的毒性成分为氰苷类植物毒，氰离子可迅速与细胞色素氧化酶的铁结合，造成所谓“细胞内窒息”状态，导致组织缺氧[18]。中毒时主要表现为胃部灼痛，剧烈呕吐，呕吐物可含血及胆汁；继而出现腹泻，粪便呈水样；甚者脉搏细弱，血压下降，头痛，头昏，心跳气短，发绀，呼吸困难，抽搐，昏迷，终至呼吸及循环衰竭而死亡[17,18]。多在服瓜蒂后30分钟左右出现症状。

3. 中毒原因及预防 瓜蒂中毒多因用量过大或药不对证导致。因此，应用瓜蒂制剂，要掌握好适应证，并严格控制用量。

4. 中毒救治

(1) 一般疗法：用高锰酸钾溶液洗胃，服药用炭末；大量补液，皮下注射阿托品；呼吸抑制者，给予尼可刹米、咖啡因等，吸氧，必要时进行人工呼吸；昏迷抽搐时，用20%甘露醇或25%山梨醇，快速静脉滴入；血压下降时，可用升压药；酌情使用细胞色素C、ATP、辅酶A等。

(2) 中医疗法：剧烈呕吐时，可喝冷稀粥，或取生姜自然汁5ml，开水冲服；也可用半夏10g，甘草6g，水煎两次，合在一起，每3小时服1次，两次服完。呼吸困难者，可用开水灌服麝香0.06g，再用生姜500g捣烂，分成两半，用布包好，放在笼内蒸熟后，用两块布包裹，互相替换着在患者胸背部用力摩擦。大汗淋漓、四肢厥冷、面色苍白、舌淡苔润、脉象迟弱、血压下降时，可用高丽参10g，干姜20g，炙甘草20g，肉桂6g，水煎服，以回阳救脱。

参考文献

[1] 杨仓良. 有毒本草[M]. 北京：中国中医药出版社，1993：561.

[2] 史汉华. 甜瓜蒂注射液的药理实验[J]. 中国医院药学杂志，1985，5(7)：27-28.

[3] 上海市传染病总院. 中药甜瓜蒂喷鼻治疗病毒性肝炎免疫学机理的初步观察[J]. 新医药学杂志，1976(9)：426.

[4] 邱菊坪. 甜瓜蒂制剂的药理和临床应用[J]. 新医药通讯，1979(3)：41.

[5] 骆和生，等. 常用抗肿瘤中草药[M]. 广州：广东科技出版社，1981：183.

[6] 刘寿山. 中药研究文献摘要[M]. 北京：科学出版社，1979：681.

[7] 王浴生. 中药的药理与应用[M]. 北京：人民卫生出版社，1983：203.

[8] 吕瑞秀，刘秀丽. 瓜蒂升麻汤催吐的临床应用[J]. 护理学杂志，1995，10(3)：160.

[9] 吴葆杰. 中草药药理学[M]. 北京：人民卫生出版社，1983：145.

[10] 贾建伟，杨积明，袁桂玉，等. 甜瓜蒂经鼻黏膜给药治疗顽固性黄疸[J]. 天津医药，2004，32(6)：345-346.

[11] 王必昌. 瓜蒂胆栀散搐鼻治疗肝炎[J]. 中国民间疗法，2005，10(5)：10.

[12] 郑传运. 瓜蒂散喷鼻治疗慢性乙型肝炎60例[J]. 中医外治杂志，2002，11(1)：15.

[13] 窦建军，高海江，刘炳书. 瓜蒂酒的戒酒作用[J]. 中国医刊，2001，36(2)：48.

[14] 吉宏. 葫芦素及其药理学研究[J]. 国际中医中药杂志，1996，18(6)：13-14.

[15] 朱天忠. 单味植物药的中毒死亡及其研究概况[J]. 江西中医药，1988(2)：59.

[16] 高学敏. 中药学[M]. 北京：中国中医药出版社，2002：590-591.

[17] 抚顺矿务局医院内科. 瓜蒂中毒五例报告[J]. 辽宁医药，1976(4)：60-61.

[18] 周凤梧. 中药学[M]. 济南：山东科学技术出版社，1983：689.

常山 Changshan

(附：蜀漆)

【别名】互草（《神农本草经》），鸡骨常山（《本草经集注》），恒山、七叶（《吴普本草》），翻胃木（《药谱》），黄常山（《中药材手册》）。

【来源】常山，始载于《神农本草经》，列为下品。本药始产于恒山，恒有常义，故名常山。为虎耳草科落叶小灌木植物常山 *Dichroa febrifuga* Lour. 的干燥根。主产于四川、贵州等地，湖南、湖北、广西等地亦产。野生与栽培均有。

【采收炮制】 秋季采挖，除去须根，洗净，晒干。切片，生用或炒用。

【商品规格】 以身干、质坚体重、条均匀光滑、断面淡黄色者为佳。

【药性】 苦、辛，寒。有毒。归肺、肝、心经。

【功效】 涌吐痰涎，截疟。

【应用】

1. 胸中痰饮　本品辛开苦泄，宣可去壅，善开痰结，能上行引吐胸中痰饮。用于痰饮停聚，胸膈壅塞，不欲饮食，欲吐而不能吐者，《备急千金要方》以本品配甘草，水煎和蜜温服，以涌吐胸中痰饮。然此法今已少用。

2. 疟疾寒热　古有"无痰不成疟"之说。本品性寒，有清热、开痰、截疟之功，为治疟的要药。用于各种疟疾，尤其治疗间日疟和三日疟效果明显。常与草果、厚朴、槟榔等同用，如《杨氏家藏方》截疟七宝饮；亦可与青蒿、冬青叶、马鞭草等配用，如《金匮钩玄》截疟青蒿丸；若虚人久疟不止，可与黄芪、人参、乌梅等配伍，如《医宗必读》截疟饮；若疟久不愈，而成疟母，则与鳖甲、三棱、青皮等同用，如《丹溪心法》截疟常山饮。

【用法用量】 煎服，4.5～9g；入丸、散剂酌减。涌吐生用；截疟炒用。治疟宜在发作前半天或2小时服用。

【使用注意】 因能催吐，用量不宜过大。体虚者慎用；孕妇忌用。

【药论】

1.《神农本草经》："主伤寒寒热，温疟，胸中痰结吐逆。"

2.《本草纲目》："常山、蜀漆，有劫痰截疟之功，须在发散表邪及提出阳分之后，用之相宜，神效立见。用失其法，真气必伤。……常山、蜀漆，生用则上行必吐，酒蒸炒熟用则气稍缓，少用亦不致吐也。"

3.《药品化义》："常山……宣可去壅，善开结痰，凡痰滞于经络，悉能从下涌上。取味甘色黄，专入脾经而祛痰疟，盖脾虚则生痰，肝虚则发热，若三日一发者，为三阴疟，俗名三日疟是也，以此同人参小柴胡汤，去痰平肝，少用一钱，必不致于吐，即吐亦为解散，使风散食消，一二剂自愈。若不速治，因循延久，则风暑与食合为痰涎，流滞经络，名为老疟，则风暑入阴在脏，宜用血药引出阳分，而后以此截疟。第因常山气味薄而性升上，上必须吐，恐为暴悍，特酒制助其味厚，又佐以槟榔为使，沉降逐痰下行，加知母益阴，贝母清痰，共此四味为截疟神方。世嫌其性暴，不能善用，任疟至经年累月，则太愚矣，但勿多用及久用耳。"

【现代研究】

（一）化学成分

常山主要含有常山碱甲、乙及丙，三者为互变异构体，是抗疟的有效成分。此外，还含有常山次碱、4-喹唑酮、伞形花内酯、常山素B、黄常山定碱。

（二）药理作用

1. 抗疟作用　常山对实验性疟疾感染有显著疗效，有效成分为常山碱。常山碱甲(20mg/kg)、乙(0.4mg/kg)、丙(0.2mg/kg)对感染鸡疟原虫的小鸡均有抗疟作用。其中以常山丙的抗疟作用最强，约为盐酸奎宁的98～152倍；常山碱乙次之，约为盐酸奎宁的50～100倍；常山碱甲最弱，与奎宁作用大致相同。常山根水浸膏对鸡疟有显著疗效，醇提液亦有效。常山碱不但对鸡疟有显著疗效，而且，对鸭疟、猴疟、金丝雀疟、鼠疟都有作用。常山叶(蜀漆)抗疟效价为根的5倍，但不能防止复发。以常山不同炮制品水煎液给小鼠灌胃，其抗疟效价为：生常山＞浸常山＞酒常山＞炒常山[1,2]。

2. 催吐作用　常山碱甲、乙、丙给鸽静脉注射，均可引起呕吐。狗和猫出现呕吐反应的剂量分别为 0.04mg/kg 和 0.15mg/kg。切除实验狗两侧迷走神经后，呕吐大为减弱；切除胃肠道迷走神经与交感神经则能完全阻断。由此推断，常山碱乙的催吐作用原理，主要是通过刺激胃肠道迷走神经和交感神经末梢反射性地引起呕吐，而与延脑催吐化学感受区(CTZ)无关[3]。

3. 对心血管系统的作用　麻醉狗静脉注射常山碱甲、乙、丙均能降低血压，并使心脏收缩振幅减小。对离体兔心，3 种常山碱都有明显抑制作用。常山碱甲对离体蛙心，低浓度多呈现兴奋，高浓度则常呈现抑制作用。以上结果表明，常山碱的降压作用是由于心脏抑制和内脏血管扩张所致[4]。常咯啉是由常山碱乙结构所研制成功的一种新药。实验证明具有明显的抗心律失常作用[3]。

4. 抗阿米巴原虫作用　常山碱乙体外抗阿米巴原虫的作用较依米丁为强；对幼大鼠感染阿米巴原虫后的疗效较依米丁高，治疗指数也比依米丁大一倍[5]。

5. 解热作用　常山煎剂口服，对伤寒混合菌苗所致发热有退热作用，醇提液 0.3g/kg 给兔皮下注射，退热作用与 100mg/kg 安替比林相当；0.7g/kg 时，降温程度和维持时间都超过安替比林。给大鼠口服常山碱丙，其退热作用强于阿司匹林[6]。

6. 抗肿瘤作用　常山总碱对小鼠艾氏腹水癌、肉瘤 S_{180} 及腹水型肝癌有抑制作用。常山碱乙对小鼠的抑瘤率，对艾氏腹水癌的为 50%～100%，对艾氏腹水癌实体型的为 45%，对肉瘤 S_{180} 的为 45%，对小鼠黑色素瘤的为 75%，对大鼠腹水肝癌的为 55%，对大鼠肉瘤-45 的为 30%，对大鼠瓦克癌的为 45%。常山碱丙体外实验对艾氏腹水癌细胞也有一定杀伤作用[7]。

7. 对子宫和肠管平滑肌的作用　3 种常山碱对离体兔小肠都能引起运动抑制。常山碱甲对离体狗小肠也有抑制作用。常山碱甲与乙对离体豚鼠小肠低浓度时抑制，高浓度时往往呈现兴奋[4]。常山碱甲和乙对离体未孕兔与豚鼠子宫一般作用不明显；对大鼠离体子宫，未孕者多为抑制，已孕者多为兴奋作用。3 种常山碱对离体已孕兔子宫与在体未孕犬子宫均有兴奋作用[5]。常山总碱能抑制大鼠离体肠平滑肌的自发性收缩及乙酰胆碱引起的收缩，对非妊娠子宫、妊娠早期子宫的自发性收缩以及缩宫素诱发妊娠子宫的收缩，均呈现显著舒张作用[8]。

（三）临床报道

1. 治疗疟疾　用常山藿香片(每片含常山 0.08g)，每日 3 次，第 1 天每次 0.024g，第 2～5 天每次 0.16g，均于饭前 1 小时用冷开水吞服。治疗 1926 例，结果第 1 天控制率为 59.1%，第 7 天控制率为 91.6%，血中疟原虫消失，常山较白乐君与米帕林(阿的平)为快[9]。用常山注射液对 5984 例 10 岁以下疟原虫带虫者进行治疗，给药 2 次(间隔 25 天)后，疟原虫阳性率由 41.4%降至 6.3%[10]。用常山总生物碱肠溶胶囊(每粒含常山总生物碱 30mg)，成人每天 2 次，每次口服 1 粒(首次加倍)，连服五天 9 次，每次间隔 8～12 小时，共治疗疟疾患者 12 例，其中恶性疟 8 例，间日疟 4 例。在 12 例中，有一例服 3 次药后，因病情恶化，另一例因剧烈呕吐而中途改用有效药治疗终止观察外，其余 10 例坚持服足疗程，获得一定的即时疗效，平均退热时间为 42.2 小时，平均原虫无性体转阴时间为 57.8 小时，药后 24、48 小时平均原虫下降率分别为 61.7%和 83.3%[11]。

2. 治疗心律失常　用常山碱乙制成的“常咯啉”对不同病因引起的室性期前收缩有明显疗效，总有效率达 83%，对于其他药物无效的顽固性期前收缩，本品亦常有效；对房性期前收缩的作用同室性期前收缩的一样显著;对阵发性室上性心动过速及阵发性心房颤动也有一定疗效。但对结性期前收缩和心房扑动效果差,对持久性心房颤动几乎无效[12]。

(四) 不良反应

1. 毒性　小鼠口服各种常山碱的急性 LD_{50} 分别为:甲,570mg/kg;乙,6.57mg/kg;丙,6.45mg/kg;总生物碱 7.79mg/kg;各种常山碱静脉给药对小鼠的急性 LD_{50} 分别为:甲,18.5mg/kg;乙,6.5mg/kg;丙,5mg/kg。说明口服毒性比静脉注射毒性大。常山碱乙的毒性比奎宁约大 150 倍,总碱的毒性约为奎宁的 123 倍。常山碱乙和丙各每日 0.75mg/kg、0.25mg/kg、0.075mg/kg 给小鼠连续灌胃 14 天,可使其生长受到抑制。小鼠口服常山碱一般均可引起腹泻,甚至便血,剖检发现胃肠黏膜充血或出血,肝、肾呈黄色。幼龄大鼠口服常山碱乙的急性 MLD 为 20mg/kg。小鼠腹腔注射常咯啉的急性 LD_{50} 为 377mg/kg[3,13]。

2. 中毒机理及症状　常山碱甲、乙、丙主要刺激胃肠道的迷走及交感神经末梢反射性地引起呕吐,或谓作用于呕吐中枢而引起呕吐,并可致肝、肾的病理损害。中毒时主要表现为:恶心呕吐、腹痛腹泻、便血;严重时能破坏毛细血管而导致胃肠黏膜充血或出血;并能引起心悸、心律不齐、发绀及血压下降,最终可因循环衰竭而死亡[14]。

3. 中毒原因及预防　常山中毒多因口服用量较大所致。所以,在应用时一定要掌握好用量,而且制后再服,以免中毒。

4. 中毒救治

(1) 一般疗法:大量呕吐时,肌注氯丙嗪 25～50mg,每日 2 次。静脉注射葡萄糖盐水 1500～2000ml,以稀释毒素。口服维生素 B_1、C、K 等。血压下降者,静脉滴注去甲基肾上腺素 2mg;心功能不全者,酌情给予强心药物。

(2) 中医疗法:用甘草、生姜各 30g,黄芩 9g,大枣 10 枚,水煎,分 2 次服,每 4 小时服一次,连服 2～3 剂;或用明矾 3g,大黄、甘草各 15g,水煎分 2 次服,每日 1 剂,连服 2 剂;或用甘草 45g,绿豆 60g,水煎频服。大量呕吐,伴有恶心时,用陈皮、甘草各 9g,水煎分 2 次服,每 6 小时服一次。

参考文献

[1] 王本祥. 现代中药药理学[M]. 天津:天津科学技术出版社,1997:764-767.

[2] 赵灿熙. 常山提取物对氯喹敏感株和抗氯喹株鼠疟原虫的效应观察[J]. 同济医科大学学报,1986,15(2):129.

[3] 郭晓庄. 有毒中草药大辞典[M]. 天津:天津科技翻译出版公司,1992:485-488.

[4] 张昌绍,黄琪章. 常山碱的药理[J]. 生理学报,1956,20(1):30.

[5] 张覃沐. 几种抗疟药(常山碱乙氯胍和环氯胍)及黄芩素等的抗阿米巴作用[J]. 武汉医学院学报,1958(1):11.

[6] 李广勋. 中药药理毒理与临床[M]. 天津:天津科技翻译出版公司,1992:135-136.

[7] 中国医学科学院药用植物资源开发研究所. 中药志[M]. 第二册. 北京:人民卫生出版社,1982:515.

[8] 赵灿熙. 常山总碱对大白鼠肠及子宫平滑肌的影响[J]. 海南医学,1991,2(3):41-43.

[9] 郑玲才. 常山与针灸对 2917 例疟疾患者的疗效观察[J]. 云南医学杂志,1961(3):8.

[10] 柳坚,黄在松,庞启滨,等. 常山对抗氯喹株伯氏疟原虫疗效的初步观察[J]. 中国寄生虫病防治杂志,1995(2):155.

[11] 王光泽,庞学坚,陈昆. 常山总生物碱治疗疟疾 12 例的效果[J]. 海南医学,1995,6(2):75-77.

[12] 张晓萌,张颖.常咯啉的药理及临床应用[J].基层医学论坛,2005,9(3):275.
[13] 高渌纹.实用有毒中药临床手册[M].3版,北京:学苑出版社,1995:87.
[14] 杨仓良.有毒本草[M].北京:中国中医药出版社,1993:574.

附：蜀漆

始载于《神农本草经》,列为下品。为常山的苗叶。味辛,性寒;有毒。功效应用与常山略同,而涌吐功效较常山为强。《金匮要略》用本品与云母、龙骨同用(即蜀漆散),可治寒多热少的牡疟;《备急千金要方》以本品与牡蛎配伍,煎汤服,能涌吐痰涎,治小儿暴惊昏厥。煎服,3～6g。使用注意与常山同。

胆矾 Danfan

【别名】石胆、毕石、君石(《神农本草经》),基石(《名医别录》),立制石(《本草经集注》),鸭咀胆矾(《济生方》),翠胆矾(《本草蒙筌》),蓝矾、云胆矾(《中药材手册》)。

【来源】胆矾,始载于《神农本草经》,列为上品。为天然的硫酸盐类矿物胆矾的晶体或人工制成的含水硫酸铜($CuSO_4 \cdot 5H_2O$)。主产于云南昆明、会泽,山西绛县等地;此外,江西、广东、陕西、甘肃等省亦产。

【采收炮制】可于铜矿中挖得,选择蓝色透明的结晶,即得。人工制造者,可用硫酸作用于铜片或氧化铜而制得。研末或煅后研末用。

【商品规格】均为统装。以块大、色深蓝、质脆、半透明者为佳。

【药性】酸、涩、辛,寒。有毒。归肝、胆经。

【功效】涌吐痰涎,解毒收湿,祛腐蚀疮。

【应用】

1. 喉痹癫痫,误食毒物　本品有强烈的涌吐痰涎的作用。用于风热痰涎壅盛,喉痹肿痛,可与白僵蚕同用,研末吹喉,如《济生方》二圣散;用于风痰所致的癫痫惊狂,《谭氏小儿方》单用本品为末,温醋汤调下取吐;用于误食毒物,可单服本品催吐,服药时宜饮入适量温水,吐即再饮,令胃中毒物完全排出。

2. 风眼赤烂,口疮,牙疳　本品少量外用能解毒收湿。用于风眼赤烂,《明目经验方》用本品煅研,泡汤洗目;用于口疮牙疳,可与胡黄连、儿茶同用,研末外敷,如《杂病源流犀烛》胆矾散。

3. 肿毒不溃,胬肉疼痛　本品外用有祛腐蚀疮作用。用于肿毒不溃,《仁斋直指方》与雀屎同用,研末点疮;用于胬肉疼痛,亦可单用本品煅研,外敷患处,如《圣济总录》石胆散。

【用法用量】温水化服,0.3～0.6g。外用适量,研末撒或调敷,或以水溶化后外洗。

【使用注意】体虚者忌服。

【药论】

1.《神农本草经》:"主明目,目痛,金疮,诸痫痉,女子阴蚀痛,石淋,寒热,崩中下血,诸邪毒气。"

2.《本草纲目》:"石胆,其性收敛上行,能涌风热痰涎,发散风木相火,又能杀虫,故治咽喉口齿疮毒有奇功也。"

3.《本草述》:"娄全善有云:喉痹恶寒者,皆是寒折热,寒闭于外,热郁于内,切忌胆矾酸寒等剂点喉,反使其阳郁不伸,为患反剧。"

【现代研究】

(一) 化学成分

胆矾主要含有含水硫酸铜($CuSO_4 \cdot 5H_2O$)。在某些铜矿中,有天然产生者,名为蓝矾,但它常存于矿水中,蒸去水分,也得蓝矾。

(二) 药理作用

1. 催吐作用　内服后能刺激胃壁知觉神经反射至延髓呕吐中枢,会引起反射性呕吐[1]。

2. 腐蚀作用　胆矾的浓溶液能引起局部黏膜、充血、水肿、糜烂、溃疡,可退翳[1]。

3. 抑菌作用　胆矾对常见的化脓性球菌,肠道伤寒、副伤寒、痢疾杆菌和沙门菌等均有较强的抑菌作用[1]。

4. 利胆作用　胆矾对实验大鼠有较明显的利胆作用[2]。

5. 其他作用　胆矾外用时,可溶性铜能与蛋白质结合,生成不溶性的蛋白质化合物而沉淀,因此其浓溶液对局部黏膜有腐蚀作用。此外,由于黏膜的吸收,可补充体内铜的不足[1]。

(三) 临床报道

1. 治疗皮肤肿瘤　取胆矾、磁石、丹砂、白砂、雄黄各 30g,用升华法煅烧 72 小时,外用治疗 16 例各种皮肤肿瘤(除 3 例为癌前期病变外,余皆为癌瘤),临床治愈 10 例,好转 6 例[3]。

2. 治疗口腔溃疡　用胆矾霜直接外涂于溃疡面上,治疗复发性口腔溃疡 87 例。同时以冰硼散局部外涂作为对照组。结果:平均治疗时间 3.4 天,疼痛指数 4.2 分,愈合率为 100%;对照组平均治疗时间 7.6 天,疼痛指数 9.9 分,愈合率为 62.9%。两组比较有明显差异[4]。

3. 治疗疮痈初起　胆矾、藤黄、朱砂各等分研细,醋调涂,每天 7~8 次,治疗疮痈初起者疗效显著[5]。

4. 治疗喉闭(白喉、咽部脓肿)　用胆矾研极细末,和入酽醋中漱口漱喉。也可用三圣散(鸭嘴胆矾 1 份,炒制僵蚕 2 份,共研细末)吹喉,治疗喉闭疗效较佳[5]。

(四) 不良反应

1. 毒性　大鼠口服的 LD_{50} 为 0.3~0.96g/kg,小鼠静脉注射的 LD_{50} 为 50~650mg/kg,家兔静脉注射的 LD_{50} 为 5mg/kg,狗静脉注射的 LD_{50} 为 27mg/kg。成人口服最小致死量 10g[6]。

2. 中毒机理及症状　胆矾内服可刺激消化道黏膜引起反射性呕吐。误服过量胆矾可导致急性溶血性贫血、酸中毒、急性肾衰、中毒性肝炎、窦性心动过速,甚至可因呼吸、循环衰竭而死亡[7]。胆矾的腐蚀作用可引起局部黏膜充血、水肿、糜烂、溃疡。此药为多亲和性毒物,是一种神经肌肉毒素,超量服用时,可损伤全身各系统。胆矾中毒者多在 15 分钟内(快者 5 分钟)发病,初见恶心流涎,呕吐频繁(吐出物初为蓝色水样,继而为血样液体),腹痛泄泻(泻下水样稀便,呈蓝色或血样便),口腔有特殊金属味;伴出汗,视力不佳,血压下降,大量失水,虚脱,昏迷不醒,呼吸困难等。1~2 天后,可出现寒战发热(38~39℃),全身发黄,小便呈酱油样,心动过速,心律失常,面色苍白,肝区疼痛,嗜睡状态;实验室检查:均有不同程度的贫血(溶血性贫血),红细胞减少(可减少至 66 万/mm^3),血红蛋白下降(可降至 4g%),肝功能异常(主要是谷丙转氨酶升高,可升至 500U)。出现血尿、少尿,甚则无尿。严重者,可有血管麻痹,血压下降,脉搏增快,狂躁谵妄,或昏迷抽搐,常于中毒后 5~7 天死于循环衰竭。偶有在一日内因心力衰竭、血压下降而危及生命者。

3. 中毒原因及预防　胆矾属有毒之品,口服极易出现中毒症状,一般多外用。所以,内服时须谨慎小心，掌握好剂量，注意用法，并防止与皂矾混淆，以防中毒。

4. 中毒救治 立即用1%亚铁氰化钾（黄血盐）洗胃，服用氧化镁、药用炭末等导泻。解毒剂首选依地酸二钠钙，每次1g，1日4次口服，或每次0.25～0.5g，1日2次肌注，或每次0.5～1g（用5%葡萄糖注射液稀释成0.25%～0.5%），1日2次静滴，每疗程3～5次；也可用青霉胺或二巯丁二钠（二巯基丁二酸钠）。如有酸中毒可适当补充碳酸氢钠溶液；若有溶血现象时，可用氢化可的松，必要时输新鲜血液及对症治疗。

参考文献

[1] 全国中草药汇编编写组.全国中草药汇编[M].北京：人民卫生出版社，1975：459.
[2] 陈向明，何功倍.明矾、胆矾和皂矾利胆作用的比较研究[J].中药通报，1988，13(12)：48.
[3] 李长信.五烟丹治疗皮肤肿瘤[J].中西医结合杂志，1984(11)：26.
[4] 姜路美.胆矾霜治疗复发性口腔溃疡87例疗效观察[J].山东医药，2004，44(4)：28.
[5] 李仁众.谈胆矾[J].四川中医，1985(3)：33.
[6] 高渌纹.实用有毒中药临床手册[M].3版.北京：学苑出版社，1995：366.
[7] 孙士斌.胆矾中毒致急性溶血1例报告[J].中华内科杂志，1983，22(2)：99.

藜芦 Lilu

【别名】葱苒（《神农本草经》），葱菼（《名医别录》），葱白藜芦、鹿葱（《本草图经》），梨卢（《本草经集注》），葱葵、山葱（《吴普本草》），憨葱（《儒门事亲》），旱葱（《山东中药》），芦莲（《辽宁经济植物志》），黑藜芦、观音帚（《中药材手册》）。

【来源】藜芦，始载于《神农本草经》，列为下品。李时珍谓："黑色曰黎"，其芦有黑皮裹之，故名。为百合科多年生草本植物黑藜芦 *Veratrum nigrum* L. 的干燥根茎。主产于山西、河南、山东、辽宁等地。均为野生。

【采收炮制】夏季抽花茎前采挖根部，洗净，晒干。生用。

【商品规格】以条粗壮、外皮色土黄、质轻脆、断面粉性者为佳。

【药性】辛、苦，寒。有毒。归肺、胃、肝经。

【功效】涌吐风痰，杀虫疗癣。

【应用】

1. 中风癫痫，喉痹不通 本品宣壅导滞，善吐风痰，内服催吐作用较强。用于中风闭证脉滑实，癫痫痰浊壅塞胸中，误食毒物停于上脘者，常与防风、瓜蒂配伍，如《儒门事亲》三圣散；用于咽喉肿痛，喉痹不通，多与雄黄、猪牙皂角、白矾等同用，如《朱氏集验方》藜芦散。

2. 疥癣秃疮 本品功能杀虫疗癣止痒。用于疥癣秃疮，瘙痒难忍，可与黄连、黄芩、松脂等同用，如《备急千金要方》藜芦膏；或与苦参、雄黄、白矾等配伍，如《太平圣惠方》藜芦散。

【用法用量】入丸、散剂服，0.3～0.9g。外用适量，油调外涂。

【使用注意】本品毒性强烈，内服宜慎。体虚气弱及孕妇忌服。反细辛、白芍、赤芍及诸参。如服后呕吐不止，可用葱白汤解救。

【鉴别用药】《本草纲目》："吐药不一，常山吐疟痰，瓜蒂吐热痰，乌附尖吐湿痰，莱菔子吐气痰，藜芦则吐风痰也。"

【药论】

1.《神农本草经》："主蛊毒，咳逆，泄痢，肠澼，头疡，疥瘙，恶疮，杀诸虫毒，去死肌。"

2.《名医别录》:“疗哕逆,喉痹不通,鼻中息肉,马刀,烂疮。”

3.《本草经疏》:“藜芦,《本经》主蛊毒、咳逆及《别录》疗哕逆、喉痹不通者,皆取其宣壅导滞之力。苦为涌剂,故能使邪气痰热,胸膈部分之病,悉皆吐出也。辛能散结,故主鼻中息肉;若能泄热杀虫,故主泄痢肠澼,头疡,疥瘙,杀诸虫毒也。疮疡皆湿热所生,湿热不去,则肌肉溃烂,苦寒能泻湿热,则马刀、恶疮、烂疮、死肌皆愈也。味至苦,入口即吐,故不入汤(剂)。”

【现代研究】

(一) 化学成分

藜芦主要含多种甾体生物碱:原藜芦碱、藜芦碱(介芬碱)、伪藜芦碱(伪介芬碱)、红藜芦碱、计末林碱等。总生物碱含量约1%~2%。近年来有人从藜芦中分离出15种生物碱,其中3种鉴定为藜芦嗪、藜芦碱和新计巴丁。

(二) 药理作用

1. 催吐作用　介芬碱与藜芦碱对黏膜有强烈刺激作用,吹入鼻内可引起喷嚏和咳嗽,口服致恶心呕吐[1]。藜芦所含的总生物碱口服可引起呕吐,本品为强力催吐剂[2]。

2. 降压作用　麻醉猫静脉注射天目藜芦碱乙0.45~0.6mg/kg,能使血压降低至原水平的32%~75%,历时15~60分钟可恢复。降压时伴有心跳变慢、呼吸暂停。降压作用与迷走神经传入纤维颇有关系,而传出纤维并不重要[3]。麻醉猫静脉注射蒙白藜芦0.1g/kg后血压立即下降,最低降压率为52%~72%,降压维持时间在1~2小时以上。反复给药无快速耐受现象。降压机制主要是作用于颈动脉窦及心肺感受区,反射性地引起血压下降。所含的主要降压成分可能为原藜芦因型结构的酯类生物碱[1]。对慢性肾性高血压狗灌服国产藜芦1~2.5g/kg,连服14天,有降压作用[4]。麻醉猫静脉注射马氏藜芦碱、毛叶藜芦碱、邢氏藜芦碱能使血压降低20%~70%,历时5~80分钟,降压时伴有心率减慢、呼吸抑制或暂停。此3种藜芦碱离体兔耳及猫后肢灌流无直接扩张血管作用[2]。藜芦酸异丙胺静注对麻醉大鼠有显著的降压作用,并呈剂量依赖关系。在降压的同时伴有心率减慢,且在兔主动脉肌条上证明了其无直接扩张血管平滑肌作用[5]。光脉藜芦碱的降压作用可能与其中枢作用及直接的扩血管作用有关,对常压麻醉大鼠、家兔、猫及肾型高血压大鼠均有不同程度的降压作用,作用快而强,呈剂量依赖性[6]。狭叶藜芦碱甲可能具有扩张脑血管和冠脉的作用,降压作用起效迅速,无快速耐受性,不反射性兴奋心脏。藜芦酸异丙胺5mg/kg和10mg/kg静脉注射对麻醉大鼠均有显著的降压作用,同时伴有心率减慢,且在兔主动脉条上证明藜芦酸异丙胺无直接舒张血管平滑肌作用[7]。

3. 强心作用　藜芦碱类引起的心血管效应在1867年由Bezoldand Hirt首次提出,藜芦碱具有延长钠通道开放时间、延长动作电位时程和增强心肌收缩的作用[7]。大鼠离体心脏灌流藜芦碱,发现4.0~40.0mg/L能剂量依赖性地提高心泵功能,且无明显的心律失常发生。但大于40.0mg/L后,期前收缩的次数明显增多,有时还出现短暂的心动过速[8]。

4. 对神经肌肉的作用　藜芦碱已经被证实能抑制浅度氯醛糖——乌拉坦麻醉猫的自发性活动,能使轻度麻醉猫产生全身的γ-运动神经元活性降低。藜芦碱能对去大脑僵直的动物产生舒张效应,能使松弛的螯虾的牵张感受器去极化并放电。同时,低浓度藜芦生物碱即可诱发单蛙的郎飞(氏)结产生去极化后电位,在高浓度下可阻滞极化[9]。

5. 抗血吸虫、抗真菌及杀螨等作用　藜芦对血吸虫成虫和幼虫均有杀灭作用。藜芦的杀虫作用机制是经虫体表皮或吸食进入消化系统后,造成局部刺激,引起反射性虫体兴奋,先抑制虫体感觉神经末梢，后抑制中枢神经而致虫死亡[10]。藜芦有抗真菌作用，其水浸剂(1∶4)在试管内对蔓色毛癣菌、同心性毛癣菌、许兰黄癣菌、奥杜盎小孢子菌、腹股沟表皮癣菌、星形诺卡菌等皮肤真菌均有不同程度的抑制作用。藜芦对结核菌也有较强的抑制作用[11]。用藜芦制成的乳膏具有明显的体外杀螨作用，可以治疗疥疮、毛囊蠕形螨感染引起的酒渣鼻、痤疮、毛囊炎及脂溢性皮炎，而且较为安全[10]。另外，藜芦具有抗肿瘤、镇痛作用[11]。

(三) 临床报道

1. 用于催吐 藜芦粉1.5～3g口服，可以催吐(排出胃中毒物)，但毒性较大[12]。

2. 治疗疟疾 取天目藜芦3根(长度适当)，插入鸡蛋(1个)内烧熟，去药吃蛋。于发作前1～2小时服。忌油腥；孕妇及溃疡病患者忌服。治疗现症病人120例，痊愈100例，好转15例，无效5例；休止期患者36例，痊愈33例，无效3例[13]。

3. 治疗精神分裂症 取藜芦球茎部分和根磨成粉，成人2.5～4.5g/次(儿童量酌减)，以糯米酒100～150g(文火烧开)冲药并搅拌均匀。上午10时空腹给药，当日中午禁食，隔1～3天服1剂，连服3～5剂。药后1～4小时吐出大量痰液和胃内容物。呕吐时出现呼吸、脉搏减缓，血压下降及头晕、汗出等副反应，一般能自行缓解。治疗77例躁狂型精神分裂症，痊愈43例，显效9例，进步5例，无效20例，有效率为91.9%[14]。

4. 治疗寻常疣 藜芦、乌梅、千金子、急性子各30g，加入75%酒精500ml浸泡1周。同时以药液涂患处，一般3～5天疣体消失。若一次未愈则继续应用。治疗100例，治愈92例，无效8例，治愈率为92%[15]。

5. 治疗足癣 瘙疮散：藜芦、蜀椒、蛇床子、白附子、煅明矾、水银各10g。将上药共研细末过筛，瓶装备用。将瘙疮散撒布于患处(水疱挑破)，反复加药用手指揉搓。治疗93例，治愈88例，好转5例[16]。

6. 治疗慢性鼻炎、鼻窦炎 用辛藜滴鼻剂(主要含辛夷花、细辛、藜芦、白芷、牛黄、青黛、珍珠等11味药)，治疗慢性鼻炎、慢性鼻窦炎近1000例患者，有效率为97.7%，治愈率为47.35%，治疗后患者鼻塞、头痛、流涕、记忆力减退、失眠等症状大部分消失，抗病能力明显增强[17]。

7. 治疗骨折 取藜芦、牛膝、血余炭各等量，研粉，加白酒调匀，外敷正骨后的伤处，再用小夹板固定，有较好的促进骨折愈合作用[18]。

8. 治疗斑秃 藜芦、蛇床子、黄柏、百部、五倍子各4.5g，斑蝥3g，用95%酒精100ml浸泡1周后，用棉签蘸药酒涂擦皮损处。1日1～2次。一般搽药后大多出现红斑、水疱，出现水疱者疗效较好，但应暂停使用，并进行处理，待新皮长好后再继续搽用。水疱干燥结痂、脱落后，局部瘙痒，毳毛逐渐长出[19]。

(四) 不良反应

1. 毒性 黑藜芦浸出液给小鼠皮下注射的LD_{50}为(1.78±0.38)g/kg[16]，小鼠口服生藜芦1.8g/kg有少量动物死亡，增至3.6g/kg时死亡率为60%；注射1%藜芦液0.5ml，15分钟内全部死亡。猫口服藜芦0.66g/kg，即有死亡可能；1.39g/kg，可有半数死亡。天目藜芦毒性甚大，但无蓄积中毒现象。也有报道，藜芦地上部分的半数致死量(LD_{50})为124.45g/kg，根茎为6.7g/kg。小鼠皮下注射黑藜芦浸出液LD_{50}为1.78g/kg。小鼠皮下注射天目藜芦碱LD_{50}为26mg/kg，静脉注射LD_{50}为3.2mg/kg[20]。

2. 中毒机理及症状 藜芦全株有毒，毒素主要为其所含有的生物碱类。其中原藜芦碱毒性最强，绿藜芦碱及日藜芦碱次之。藜芦的中毒通常是急性中毒。主要中毒机制：①藜芦碱对消化道黏膜有强烈的刺激作用，引起恶心、呕吐以及食道和胃肠炎症。②藜芦碱作用于中枢神经系统，使大脑先兴奋后抑制，出现痉挛、抽搐以及昏睡昏迷等意识障碍症状。③藜芦碱刺激延脑迷走神经核，使迷走神经兴奋性增高，导致血压下降，心率变慢，心律不齐，大量出汗，肠蠕动增强，呼吸抑制[11]。中毒时表现为初起舌及咽喉部有针刺样感觉，胃部灼热，疼痛流涎，恶心呕吐，头痛，眩晕，汗出。口周围麻木，口及手指刺痛，视力模糊，严重时出现便血，血压下降，心律不齐，虚脱，痉挛，瘫痪，谵语，呼吸困难，心率减慢，最后多因呼吸中枢麻痹而死亡。外用可引起皮肤黏膜灼痛、喷嚏、流泪等。

3. 中毒原因及预防　藜芦毒性极大，且治疗量与中毒量十分接近，庞俊忠等近代医家认为："藜芦的涌吐作用，实际上是引起严重中毒的表现之一。……其作为涌吐药内服是不安全的。"故在使用时宜慎之，并勿与羊肉同服，以免中毒。

4. 中毒救治

(1) 一般疗法：用高锰酸钾溶液洗胃，并可给予药用炭口服，大量补液以促进毒物排泄并纠正脱水及电解质紊乱现象。心率明显减慢者，应肌注阿托品 0.5～1mg。心率慢于 40 次/分，用阿托品 1～2mg 静脉滴注，若仍无效，可用异丙肾上腺素 1mg 于 100ml 液体中滴注，以防心律失常的发生。呼吸困难者，可注射呼吸中枢兴奋药并配合吸氧。

(2) 中医疗法：久吐不止时，取肉桂 3g 水煎服，或取银花、甘草、黑豆、绿豆、赤小豆、蜂蜜水煎服。

参考文献

[1] 赵伟杰，陈均，郭永沺，等. 藜芦生物碱的化学研究[J]. 中药通报，1987，12(1)：34.

[2] 国家中医药管理局《中华本草》编委会. 中华本草(第 8 卷)[M]. 上海：上海科学技术出版社，1998：186.

[3] 杨仓良. 有毒本草[M]. 北京：中国中医药出版社，1993：561.

[4] 吴葆杰. 中草药药理学[M]. 北京：人民卫生出版社，1983：147.

[5] 夏国瑾，姚伟星，黄枕亚，等. 藜芦酸异丙胺的降压作用[J]. 中国药理学与毒理学杂志，1987，1(3)：213.

[6] 李华，高广猷，李淑媛. 乌苏里藜芦碱对肾性高血压大鼠中枢儿茶酚胺能神经元的作用[J]. 中国药理学报，2000，21(1)：23.

[7] 徐暾海，徐雅红. 藜芦属植物化学成分和药理作用[J]. 国外医药：植物药分册，2002，17(5)：185-189.

[8] 赵录英，赵画晨，吴博威. 藜芦混碱对离体心泵功能的效应及其与洋地黄类药物的对比[J]. 山西医科大学学报，2002，33(3)：231-232.

[9] J Ginzel KH.，Muscle relaxation by drugs which stimulate sensory nerve endings-I. The effect of veratrum alkaloids phenyldiguanide and 5-hydroxytryptamine[J]. Neuropharmacology，1973，12(2)：133.

[10] 郑善子，崔春权. 藜芦乳膏对毛囊蠕形螨的体外杀虫作用[J]. 延边大学医学学报，2004，27(1)：31-32.

[11] 徐国钧，徐珞珊，王峥涛. 常用中药材品种整理和质量研究(第 4 册)[M]. 福建：福建科学技术出版社，2001：121.

[12] 吴葆杰. 中草药药理学[M]. 北京：人民卫生出版社，1983：16.

[13] 徐树楠. 中药临床应用大全[M]. 石家庄：河北科学技术出版社，1999：708-709.

[14] 连达沂，陈美珍，林海松，等. 藜芦治疗躁狂症、精神分裂症 77 例[J]. 新医学，1986(6)：295.

[15] 乔成林.复方乌梅酊治疗寻常疣[J].河南中医,1989(1):41.

[16] 黄惠安,黄年高.瘙疮散治疗足癣93例疗效观察[J].湖南中医学院学报,1989(1):38-39.

[17] 马代林,董现明.辛藜滴鼻剂治疗慢性鼻炎及慢性鼻窦炎的疗效观察[J].现代中西医结合杂志,2003,1(3):291.

[18] 浙江药用植物杂志编写组.浙江药用植物志(下册)[M].杭州:浙江科学技术出版社,1980:1549-1551.

[19] 杜贵友,方文贤.有毒中药的现代研究与合理应用[M].北京:人民卫生出版社,2003:952.

[20] 夏丽英.现代中药毒理学[M].天津:天津科技翻译出版公司,2005:716-718.

(张一昕 徐晶)

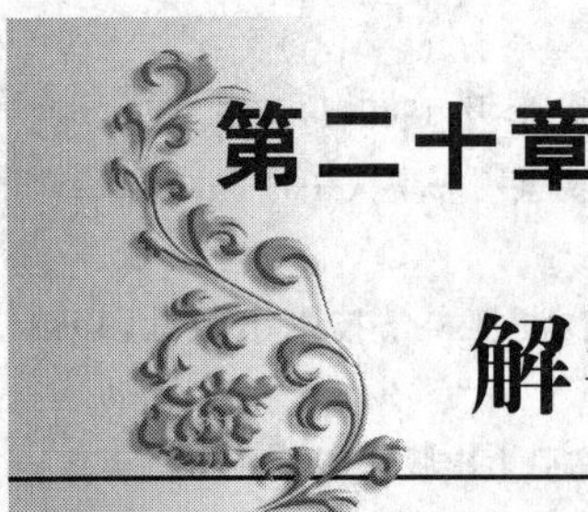

第二十章

解毒杀虫燥湿止痒药

凡以解毒疗疮、攻毒杀虫、燥湿止痒为主要作用的药物，称为解毒杀虫燥湿止痒药。

本类药物，以外用为主，兼可内服。主要适用于疥癣、湿疹、痈疮疔毒、麻风、梅毒、毒蛇咬伤等病证。

本类药物外用方法分别有：研末外撒；或用香油及茶水调敷；或制成软膏涂抹；或做成药捻、栓剂栓塞；或煎汤洗渍及热敷等等，因病因药而异。本类药物作内服使用时，除无毒副作用的药物外，宜作丸剂使用，以便其缓慢溶解吸收。

本类药物大都具有不同程度的毒性，无论外用或内服，均应严格控制剂量和用法，不宜过量或持续使用，以防发生中毒。制剂时，应严格遵守炮制及制剂法度，以减轻其毒性，确保临床用药安全。

现代药理研究证明，本类药物大都具有杀菌消炎作用，包括对皮肤致病性真菌、病毒、疥虫等有较好的治疗作用；在局部外用后能形成薄膜，从而保护创面，减轻炎症与刺激；部分药物能收敛，使表面蛋白质凝固，局部血管收缩，减少充血与渗出，促进伤口愈合。但个别药物毒副作用剧烈，临床应用尤当注意。

雄黄 Xionghuang

【别名】黄金石(《神农本草经》)，石黄(《新修本草》)，天阳石(《石药尔雅》)，黄石(《本草品汇精要》)，鸡冠石(《石雅》)等。

【来源】雄黄，始载于《神农本草经》，列为中品，历代本草均有收载。吴普谓："雄黄生山之阳，是丹之雄，所以名雄黄也。"为硫化物矿物雄黄的矿石。主含二硫化二砷(As_2S_2)。主产于湖南慈利、石门、泲县、津市，湖北鹤峰、五峰，贵州郎岱、思南、印江，甘肃武都、临复、敦煌，云南风仪以及四川等地。属天然矿物。

【采收炮制】随时可采，除去杂质。研成细粉或水飞用。切忌火煅。

【商品规格】商品分为雄黄和腰黄二类。其中雄黄又分天、地、元、黄四等。天字雄黄为不规则的块状物，长至6cm，厚至3cm，外表为橙红色间夹黯红，有玻璃闪光，质脆而酥；地字雄黄为块状或粒状，较小，以色红透熟者；元字雄黄为大小约2～3cm不规则的小块，外表与天字雄黄相似，但质较坚；黄字雄黄为上述品种之粉末或碎末。腰黄质量较佳，均按大小分1～3等。本品以块大、质脆、色红、有光泽者为佳。

按《中国药典》(2010版一部)规定：本品含砷量以二硫化二砷(As_2S_2)计，不得少于90.0%。

【药性】辛，温。有毒。归大肠、肝。

【功效】解毒杀虫，燥湿祛痰，截疟。

【应用】

1. 痈肿疔疮　雄黄辛散温，有毒，《本草纲目》谓其“治疮杀毒要药也”。本品有良好的解毒杀虫疗疮作用。治风热湿毒壅遏而致疮痈疔毒，红肿疼痛者，可单用，如《千金方》以雄黄末涂之；亦可配伍清热解毒、散瘀消肿之天花粉、珍珠等同用，研末外撒，如《中国药物大全》之化毒散。治疮痈硬肿疼痛者，常与活血化瘀、消肿止痛之乳香、没药、麝香等同用，如《外科全生集》之醒消丸。治痈疽坏烂不敛者，可与清热收湿敛疮的滑石为末掺之，如《世医得效方》之生肉神异膏。治疮痈溃烂，红肿痛痒者，常与燥湿敛疮止痒之白矾为末，茶水调敷患处，如《医宗金鉴》之二味拔毒散。治疮疡积年冷瘘，出黄水不瘥者，常与温阳散寒、收湿敛疮之硫黄、血余炭同用，以香油、黄蜡熬膏敷之，如《太平圣惠方》之雄黄膏。以本品与琥珀、白矾、朱砂等配伍之《外科正宗》的琥珀蜡矾丸，治疮痈疔毒诸证，既能消肿止痛，又可防止毒气内攻。

2. 喉风喉痹，走马牙疳　本品有良好的解毒消肿疗疮作用，治喉风喉痹，双蛾肿痛，痰涎壅塞者，以本品配伍祛痰、解郁之巴豆霜、郁金等为末，醋和为丸服，如《丹溪心法》之雄黄解毒丸。治走马牙疳，牙龈肿烂者，以本品用枣肉包裹烧煅为末，掺敷患处(勿咽下)，如《全幼心鉴》之走马牙疳方。

3. 疥癣，白秃疮，缠腰火丹　雄黄具有祛风邪、燥湿浊、杀疥虫、疗湿癣、解疮毒的作用。治风湿热虫，郁于皮肤而生疥疮，症见皮皱褶处瘙痒难忍，夜间为甚，搔破后流脓水，甚则起脓疱，治如《补缺肘后方》以之与清热燥湿止痒之黄连、松脂为丸服；《姜月峰家传方》以本品配伍杀虫止痒之蛇床子、水银为末，以猪油调膏涂擦。治癣症皮肤瘙痒者，《千金翼方》以雄黄粉涂擦之；或与白矾共研末外用。治白秃头疮者，《圣济总录》则以本品配合猪胆汁调敷；或与硫黄、氧化锌、凡士林调膏外用，如《中医外科临床手册》之雄黄膏，本品除用于白秃疮外，尚可外用治疗湿脚气、鹅掌风、肥疮等癣菌感染。治因情志内伤，肝郁化火，火毒外迫肌肤；或脾胃蕴热，湿热搏结于皮肤而见簇集性水疱，呈带状分布，痛如火燎之缠腰火丹，本品能解疮毒，《世医得效方》以单用本品为末，醋调外涂；亦可与酒精等配制成雄黄酊外涂。

此外，取本品祛风燥湿、解毒杀虫作用，亦可用于麻风、杨梅恶疮、腋臭、狐惑病等。如《疡医大全》之雄漆丸，即以本品配真漆、牙皂为丸服，治麻风；《积德堂经验方》以本品配伍轻粉、杏仁为末，雄猪胆汁调涂，治杨梅疮；《全展选编·皮肤疾病》之腋臭方，以本品配石膏、白矾为末外用，治腋臭或汗液过多；《太平圣惠方》以雄黄烧烟熏之，治伤寒狐惑病，毒蚀下部，肛门如䘌，痛痒不止者。

4. 虫积腹痛　雄黄具有杀虫作用，可用于蛔虫等肠道寄生虫引起的虫积腹痛。如《沈氏尊生书》之牵牛丸，即以本品配伍驱虫泻下之槟榔、大黄等同用；其他验方如雄槟丸、扫虫煎等，均用本品杀虫治虫积腹痛。

5. 癫痫　因痰浊蒙蔽心窍而致神志失常之癫痫者，本品能祛痰定惊，常与朱砂同用，等量研末，调水服，如《仁斋直指方》之治癫痫方；亦可配伍胆南星、蓖麻仁研末为丸服。

6. 破伤风　因风温毒从伤口而入，壅阻脉络，肝风内动，拘挛抽搐，角弓反张之破伤风，雄黄入肝经，能祛风搜邪，并有解毒、祛痰、定惊之功，常与祛风止痉之防风、草乌等同用，如《素问病机气宜保命集》之发表雄黄散。

7. 疟疾 雄黄苦燥温通，能燥湿祛痰截疟，《本草纲目》谓其能“治疟疾寒热”。《普济方》之大效疟丹，即以本品与淡豆豉、乳香、黄丹等为末，独头蒜捣和，于疟疾发作前服；《太平圣惠方》则以本品与芳香辟秽之麝香、朱砂、牛胆，醋煮，面粉为丸，外用塞鼻以治疟疾。

8. 哮喘 本品性温苦燥，能温肺祛痰，如《证治准绳》之雄黄丹，以雄黄与祛痰平喘之杏仁及巴豆同用，治小儿喘满咳嗽。

9. 虫蛇咬伤 雄黄有较好的解毒作用，治虫毒咬伤，以雄黄粉用猪脂或香油调涂；治毒蛇伤，《中药大辞典》引方，以雄黄配生五灵脂，共研细末，开水送服；《世医得效方》治蛇伤及蜂、蜈蚣、毒虫、颠犬所伤，以雄黄为末，醋调涂患处，并适量用酒送服。

【用法用量】入丸散服，0.05～0.1g。外用适量，研末敷，调敷或烧烟熏。

【使用注意】阴虚血亏者及孕妇忌用；切忌火煅，烧煅后即分解氧化为三氧化二砷（As_2O_3），有剧毒；雄黄能从皮肤吸收，局部外用，不宜大面积涂搽及长期持续使用，以防中毒。

【鉴别用药】雄黄、硫黄皆为以毒攻毒的解毒杀虫药，常外用于疥癣恶疮等症。但雄黄解毒疗疮力强，又主痈肿疔疮及虫蛇咬伤；内服能杀虫、燥湿祛痰、截疟、定惊，用于虫积腹痛、疟疾、癫痫、破伤风、哮喘等症。硫黄则外用杀虫止痒力强，多用于疥癣、湿疹、皮肤瘙痒等症；内服能助阳、通便，用于肾火衰微，下元虚冷之寒喘、阳痿、冷泄、便秘等症。

【药论】

1.《本草纲目》：“雄黄，乃治疮杀毒要药也，而入肝经气分，故肝风、肝气、惊痫、痰涎、头痛眩晕、暑疟泄痢、积聚诸病，用之有殊功；又能化血为水。而方士乃炼治服饵，神异其说，被其毒者多矣。”

2.《本草经疏》：“雄黄，味苦平，气寒有毒。《别录》味甘、大温，甄权言辛、大毒，察其功用，应是辛苦温之药，而甘寒则非也。其主寒热，鼠瘘，恶疮，死肌，疥虫，恶疮诸证，皆湿热留滞肌肉所致，久则浸淫而生虫，此药苦辛，能燥湿杀虫，故为疮家要药。其主鼻中息肉者，肺气结也，癖气者，大肠积滞也，筋骨断绝者，气血不续也，辛能散结滞，温能通行气血，辛温相合而杀虫，故能搜剔百节中大风积聚也。雄黄性热有毒，外用亦见其所见，内服难免其无害，凡在服饵，中病乃已，毋尽剂也。”

【现代研究】

（一）化学成分

雄黄主含二硫化二砷，约含砷75%、硫24.9%，并夹杂少量砒霜及其他重金属盐。

（二）药理作用

1. 抗菌、抗病毒作用 雄黄具有广泛的抗菌谱，如对金黄色葡萄球菌、链球菌、白色链珠菌、痢疾杆菌、结核杆菌等有较强的抗菌作用。对雄黄体外抑菌效果进行研究发现雄黄对金黄色葡萄球菌有非常明显的抑制作用。同时进行了雄黄对白细胞及单核-吞噬细胞系统的吞噬功能影响的研究，表明雄黄能增强内皮系统（RES）的吞噬能力，且不影响白细胞总数及分类，提高机体非特异性免疫功能。[1]另外，雄黄及含雄黄复方治疗带状疱疹等病毒性皮肤感染与其具有解疫毒、燥湿祛风等作用有关。一过性细胞凋亡可能是控制细胞中病毒复制的普遍机制[2]。

2. 抗肿瘤作用 ①诱导细胞凋亡，有实验证明雄黄制剂能诱导Siha，HL-60和K562等细胞凋亡及坏死[3,4]。②促进肿瘤细胞成熟、分化。研究发现，雄黄对NB4细胞有不完全的分化诱导作用。表现为部分细胞出现核凹陷、核浆比例减少，酷似中、晚幼粒细胞，但细胞不向末端分化。[5,6]③抑制肿瘤细胞核酸的合成、抑制血管内皮细胞的生长及直接杀瘤作用[7]。④增加细胞膜 HSP70 及 MT 蛋白表达[8]。

（三）临床报道

1. 治疗疮疡 雄黄 25g，冰片 5g，轻粉 5g，明矾 25g，草河车 20g，白蔹 15g，蟾酥 5g 组成。如缺蟾酥，可用生大黄 30g 代替。上药共研为细末，瓶装密封备用。[9]

2. 治疗银屑病 雄黄 9g，青黛 9g，血竭 9g，五灵脂 15g，石决明 15g，白僵蚕 15g，大黄 15g，冰片 3g，麝香 1g。共为细末，分成 30 包（或装入胶囊）。服药方法每晚临睡前口服 1 包，黄酒为引，白开水送服。服药期间忌食辛辣之品，30 日为 1 个疗程。[10]

3. 治疗宫颈糜烂 雄黄 0.25g，黄连 5g，白矾 1g，冰片 0.05g，胡粉 0.5g。按比例取上药轧细过 120 目筛，共研极细末。于月经干净 2～3 天后开始用药。取膀胱截石位，常规消毒外阴、阴道，阴道窥器充分暴露宫颈，干棉球拭净阴道及宫颈分泌物，而后视糜烂面大小取不同量的二黄散药粉喷敷于宫颈糜烂面上，敷药后卧床休息 1～2 小时。隔天 1 次，7 次为 1 个疗程，连用 1～3 个疗程；月经期停用，下月月经干净 2～3 天后复查。[11]

4. 治疗蛔虫腹痛 雄黄适量，调鸡蛋煎饼贴脐。用上法，贴于疼痛区，治疗胆道蛔虫病 30 例，有效率达 90%。[11]

5. 治疗多发性骨髓瘤 餐后口服雄黄 2g，并口服六味地黄丸 6g，每天 3 次。一疗程 20 天，有一定疗效。[12]

6. 治疗蛲虫病 雄黄 15g，加凡士林 60g 调膏，睡前涂于肛周，效果明显。[13]

7. 治疗慢性支气管炎及支气管哮喘 明雄黄 500g，白糊为丸 1000 粒，成人每服 1 丸；10～15 岁，每次 1/2 丸；5～9 岁，每次 1/3 丸；2～4 岁，每次 1/4 丸，每日 3 次。[14]

8. 治疗流行性腮腺炎 雄黄 45g，明矾 50g，冰片 3～5g，共研细末，每次 2～3g，75%酒精调成糊状，涂于局部，治疗 16 例，3 天内症状完全消失。[15]

9. 治疗带状疱疹 外用雄蒜泥膏（雄黄 30g、独蒜 60g，将雄黄粉碎过 100 目筛，独蒜捣烂如泥，二药拌匀，以白纸包裹搓成指状条形，阴干备用。使用方法：将雄蒜泥条以少量冷沸水或新鲜纯净水磨成浆汁外涂敷患处。每天 2 次，7 日为 1 个疗程。[16]

10. 治疗癌症 明矾 60g，雄黄 60g，血竭 30g，冰片 100g，乳香、没药各 60g，青黛 60g，皮硝 60g，蒜汁、米醋、猪胆汁各 100g，氮酮 10g，乳膏基质 1000g。将上述药共同研粉，过 7 号筛，细粉加入蒜汁、氮酮、米醋、猪胆汁拌匀，然后用乳膏基质研磨均匀，在 9cm×9cm 的麝香镇痛膏上摊涂抹 2.5g 药膏，摊涂面积为 4cm×4cm，上覆一层纱布，即成。[17]

11. 治疗癫痫 明雄黄、双钩藤、制乳香各 25g，琥珀、天竺黄、天麻、全蝎、胆南星、郁金、黄连、木香各 19g，芥穗、明矾、甘草各 13g，朱砂 5g，珍珠、冰片各 2g，绿豆 200 粒。上药除雄黄、朱砂外，余药共研细末，制成水丸如绿豆大，雄黄、朱砂研细末为衣，日 2 次，分早晚温开水冲服，成人每次 4～6g。1 周岁儿童每次 1～1.5g。儿童 1 个月、成人 3 个月为 1 个疗程。[18]

12. 治疗血吸虫 用雄黄丸（雄黄 6g，枯矾 10g，雷丸 11g，阿魏 25g。先化阿魏，再将前 3 味共研细末，放阿魏汁内为丸），每服 4.8g。[19]又治疗鞭虫病，用雄黄丸 0.6g 装胶囊，吴茱萸、槟榔各 10g，煎汤送服雄黄丸，连服 3～4 天。[19]

13. 治疗毒蛇咬伤　雄黄、白芷、五灵脂各15g，碾细末，带根叶重楼1株，杵烂（如无此药取半枝莲代用），上药和匀后，加白酒30ml，水加至100ml，摇匀后即成。以上为成人1日1次量，如酒量小可分2～3次服完。药之余渣立即外敷伤口，以布裹扎。在停内服药后，用原方药，酒调外敷，以肿胀全消为度。[20]

（四）不良反应

1. 毒性　雄黄有剧毒，硫化砷进行家兔静脉注射，LD_{50}为80mg/kg[21]。外用可致接触性皮炎[22]。

2. 中毒机理及症状　雄黄的毒性，主要来自雄黄中的As_2O_3。砷是一种全身原浆毒物，与含巯基酶结合，影响酶的活性，从而严重干扰细胞代谢，引起血管、肝、肾、大脑、神经、胃肠等组织器官的损害；砷化氢尚有溶血作用，可致溶血性贫血。[23]有关其毒性的文献报道[24-26]。砷是一种细胞原浆毒，进入机体后作用于酶系统，可抑制含巯基酶的活性，阻止细胞的氧化和呼吸，严重干扰细胞代谢、染色体结构、核分裂等。受影响的重要酶系统有丙酮酸氧化酶、丙酮酸脱氢酶、磷酸酯酶、细胞色素氧化酶、脱氧核糖核酸聚合酶、白介素等。砷可致中枢神经系统缺氧和功能紊乱，引起恶心、呕吐、腹胀、腹泻；砷对肾脏也有损害作用，李国明等[27]用雄黄给小鼠灌胃5周，发现低剂量组对肾脏损害不明显，而高剂量组对肾脏损害较为严重，肾小球充血较明显，细胞数增多，肾小囊腔明显狭窄，囊壁增厚，并有少量新月体形成。另外，砷可引发贫血及砷角化病等[28]，长期大量使用雄黄可致突变、致癌、致畸。[29]

中毒时主要表现为发病迅速，可见恶心呕吐、腹痛和腹泻，急性肠胃症状，重则尿血，血水便，发热，烦躁，甚则呼吸、循环衰竭而死亡。[30]

3. 中毒原因及预防　雄黄中毒的主要原因：一是炮制不当，一是煎服或超量服用所致。因为雄黄在采挖时多混杂有砒石、雌黄、铅石等有毒的杂质，如未经过净选易造成中毒。另"雄黄见火毒如砒"，雄黄加热在180～200℃时，随温度的升高，As_2O_3含量急骤增加，故不宜用火煅的方法炮制及炒制、煎服等。最适宜的应首选"水飞法"来进行处理。预防雄黄中毒的措施是：①严格控制用法，入丸、散服，每次0.15～0.3g，外用时不宜大面积涂擦；②不可长期应用（以防蓄积中毒）；③采挖后要净选；④炮制方法要合理；⑤不可高温加热。

4. 中毒的救治　口服中毒者，立即饮米醋2碗引吐，吐尽后服5～6只鸡蛋清或2碗豆浆以护胃解毒；轻者可用防己10g，甘草10g，绿豆100g，水煎顿服，每天服2剂，其余治疗方法可参考砒石中毒救治。

参考文献

[1] 康永，李先荣，程霞，等. 雄黄药理作用的实验研究及其毒性观察[J]. 时珍国医国药，1998，9(4)：322.

[2] 虞红，赵小东. 程序化细胞死亡和艾滋病[J]. 医学综述，1998，4(6)：314.

[3] 刘嵘，濮德敏，赵立波，等. 纳米雄黄混悬液诱导Siha细胞凋亡及对HPV16E6/E7表达的影响[J]. 中国中药杂志，2008，33(1)：55-57.

[4] 于凝，彭作富，袁兰，等. 雄黄纳米微粒对白血病细胞的诱导凋亡及坏死作用[J]. 中国中药杂志，2005，30(2)：136.

[5] 陈思宇，刘陕西，李倍民. 雄黄对急性早幼粒细胞诱导凋亡和促进分化的双重作用[J]. 西安交通大

学学报:医学版,2002,23(2):401.

[6] 周霭祥,姚宝森,郑金福,等. 青黄散治疗慢粒 25 例近期疗效观察[J]. 中西医结合杂志,1981,1(1):16.

[7] Deng Y,et al. Size effects of realgar particles on apoptosis in a human umbilical vein endothelial cell line:ECV-304[J]. Pharmacological Research,2001,44(6):513.

[8] Romach EH,et al. Studies on the mechanisms of arsenic-induced self tolerance developed in liver epithelial cells through continuous low-level arsenite exposure[J]. Toxicol Sci,2000,54:500.

[9] 袁顺保. 复方雄黄散外治疮疡的临床体会[J]. 中医外治杂志,2008,17(2):18.

[10] 陈平. 中医综合疗法治疗银屑病 30 例[J]. 河北中医,1999,21(1):23.

[11] 徐又先,姚冬梅,濮德敏,等. 中药二黄散治疗宫颈糜烂的临床疗效观察[J]. 新中医,2007,39(3):47-48.

[12] 李新成. 雄黄联合六味地黄丸治疗多发性骨髓瘤临床观察[J]. 湖北中医杂志,2007,29(3):33.

[13] 杨启照. 治疗蛲虫病验方一则[J]. 赤脚医生杂志,1978(4):38.

[14] 江苏新医学院. 中药大辞典[M]. 上海:上海科学技术出版社,1986:2337-2339.

[15] 江苏新医学院. 中药大辞典[M]. 上海:上海科学技术出版社,1986:2336.

[16] 杜仕君. 雄黄蒜泥外用治疗带状疱疹疗效观察[J]. 皮肤病与性病,2009,31(1):35.

[17] 吴心力,杨淑范. 明黄止痛膏外敷治疗晚期癌痛的疗效观察[J]. 中医药学报,2005,(33)4:57-58.

[18] 张洪海."雄黄停痫丸"治疗 87 例癫痫的疗效观察[J]. 上海中医药杂志,1987(10):27.

[19] 李焕. 矿物药浅说[M]. 济南:山东科学技术出版社,1985:25.

[20] 方元义. 中药雄芷散治疗毒蛇咬伤[J]. 江西医药,1965(9):1006.

[21] 高渌纹. 实用有毒中药临床手册[M]. 北京:学苑出版社,1993:347.

[22] 张琼,刘晓铮,曹俊. 雄黄致接触性皮炎 1 例[J]. 中国医学文摘:皮肤科学,2010,27(4):225.

[23] 杨仑良,等. 毒剧中药古今用[M]. 北京:中国医药科技出版社,1991:345.

[24] 乔香德. 服中药解毒片过敏反应 1 例[J]. 中药通报,1986,11(7):60.

[25] 庄国康. 中药引起的药物反应[J]. 中级医刊,1983(10):55.

[26] 宝国章. 牛黄解毒片引起血小板减少 1 例[J]. 中医杂志,1983,24(3):56.

[27] 李国明,刘新清,张雪艳,等. 雄黄对小鼠肾脏形态学的影响[J]. 河北医药,2002,24(1):60.

[28] 赵涣琴,赵琼瑶,王培中,等. 中药雄黄引起的砷角化病及砷黑变病 4 例报告[J]. 中华皮肤科杂志,1983,14(2):132.

[29] 史国兵. 中药雄黄的临床应用及其毒副作用[J]. 药学实践杂志,2002,20(5):267.

[30] 郭晓庄. 有毒中草药大辞典[M]. 天津:天津科技翻译出版公司,1992:555.

硫黄 Liuhuang

【别名】石流黄(《范子计然》),石留黄(《吴普本草》),昆仑黄(陶弘景),黄牙(《丹房鉴源》),黄硇砂(《海药本草》)等。

【来源】硫黄最早记载于《神农本草经》,列为中品,历代本草均有收载,因其性质通流,色赋中黄,故名。为硫磺矿或含硫矿物的提炼加工品。主产于内蒙古赤峰,陕西南部,四川甘孜之观音阁,河南洛阳及江苏、山西、湖南、广东等地。

【采收炮制】全年均可采挖。采后经加热熔化,除去杂质,取出上层溶液,冷却后即得。生硫黄只作外用。若内服,则须与豆腐同煮,至豆腐呈黑绿色时,取出漂净,阴干。用时研末。

【商品规格】 商品按加工程度不同，分为倭硫黄、石硫黄、天生黄三种。倭硫黄为加工后不规则大小块状物，具有光泽、半透明，嫩黄色。石硫黄为未加工的块状物。天生黄为硫黄提炼以后生成的黄色粉末。以色黄、光亮、质松脆的倭硫黄为佳品。

按《中国药典》(2010 版一部)规定：本品含硫(S)不得少于 98.5%。

【药性】 酸、温；有毒。归肾、大肠经。

【功效】 外用解毒杀虫疗疮，内服补火助阳通便。

【应用】

1. 疥疮顽癣、湿疹瘙痒　硫黄外用能解毒杀虫，燥湿止痒。《本草求真》谓“能外杀疮疥一切虫蛊恶毒”。为皮肤科外用之佳品。尤为疥疮之要药。治疥疮皮肤奇痒难忍者，如《肘后方》取此为末，麻油调涂。亦可配大风子、轻粉、黄丹等祛风、杀虫、止痒之品同用，如《串雅》扫疥方；亦可配油胡桃仁及水银少许，生猪油同捣为膏，搽擦患处，如《医宗金鉴·外科心法要诀》之臭灵丹。治顽癣瘙痒者，其可与疗癣杀虫止痒之轻粉、斑蝥、冰片为末，同香油、面粉为膏，涂敷患处，如《证治准绳》之硫黄散；或以本品配风化石灰、铅丹、腻粉研末，生油调涂，如《圣济总录》之如圣散。治阴部湿疮瘙痒，除单用硫黄研粉外敷外，亦可与蛇床子、枯矾同用，以增强祛湿止痒之效果。此外，现代亦有用本品烧烟熏，治阴囊、阴唇湿疹；硫黄配枯矾、煅石膏、青黛、冰片等研末，香油调搽治湿疹瘙痒，亦可用硫黄粉扑于肛门周围，治疗蛲虫肛门瘙痒。

2. 痈疽恶疮　硫黄酸温有毒，外用能解毒杀虫，收敛疗疮。治毒热内蕴，气血凝滞，而憎寒壮热，红肿焮痛的疮痈证，可与甘凉之荞麦合用，贴敷，如《仁斋直指方》治痈疽发背方；若阳虚寒凝散漫不作脓，或皮破肉流湿烂之顽硬恶疮者，可与荞麦面、白面为末，贴敷，如《外科正宗》真君妙贴散；若治溃疡白色成片，如《姚僧坦集验方》疬疡外用方，以布拭醋，磨硫黄、附子粉末涂之。而《梅师集验方》用本品研粉外敷治疗阴生湿疱疮。

3. 肾虚寒喘，阳痿精冷　硫黄乃纯阳之品，入于肾经，能大补命门真火而助元阳，故《本草求真》云：“命门火衰，服附、桂不能补者，须服硫黄补之。为补虚助阳圣药。”本品常用于肾阳衰微，下元虚冷诸证。治肾阳衰微，摄纳失司，气不归元而见喘促日久、呼多吸少、腰膝冷痛、面青肢冷之肾虚寒喘者，取硫黄温肾纳气，配镇降浮阳之黑锡合用，如《成方切用》二味黑锡丹；亦可与附子、肉桂等温肾助阳药同用，以补火助阳，纳气平喘，如《太平惠民和剂局方》之黑锡丹。治肾阳不足命门火衰，性机能衰退而见阳痿精冷、早泄、小便频数、腰膝冷痛者，可与鹿茸、补骨脂等同用，以增强温肾壮阳之功。

4. 冷泄、便秘　硫黄纯阳，其性温热，善能温补命火而生土，暖脏腑化阴气而祛寒，治元脏虚寒，火不暖土而致虚极冷泄腹痛，或五更泄泻者，以硫黄补火益土，暖脾止泻，如《普济方》单用本品为末，溶黄蜡拌丸服；而《圣济总录》之黄蜡丸，亦以本品合黄蜡为丸服；又如《方氏脉症正宗》用本品配人参、白术、丁香等，治下元不足，脾胃虚寒之久泻病证。硫黄为补火温脾之品，既能用于虚寒久泻，又可治疗虚冷便秘。故李时珍云：“其性另热，而又能疏利大肠。”治阳气虚衰，阴寒内盛，凝滞肠胃，阳气不行，大肠传导无力而致虚冷便秘者，取硫黄温肾散寒，通阳开秘，疏利肠道，并常与散结消痞之半夏同用，如《太平惠民和剂局方》之半硫丸。

此外，硫黄还可用于阴寒内盛，凝滞冷痛诸症，如《本事方》还阳散，单用本品治疗阴毒、面青肢冷、腹痛；《太平惠民和剂局方》金液丹，以之配赤石脂治男子腰肾久冷，心腹积聚，胁下冷癖。《杨氏护命方》以本品一两（研末），炒面一分，同研。滴冷热水丸梧桐大。每米汤下五十丸治脾胃虚冷，停水滞气，凝成白涕下出之脾虚下白证。而《经验广集》剪根丸，以本品配合延胡索、五灵脂、木香治胃寒冷痛。

【用法用量】外用：适量，研末撒敷或香油调涂。内服：研末，1.5～3g，入丸散剂。

【使用注意】孕妇慎用。不宜与芒硝、玄明粉同用。

【鉴别用药】硫黄和雄黄均能解毒杀虫，常外用于疥癣恶疮湿疹等症。然雄黄解毒疗疮力强，主治痈疽恶疮及虫蛇咬伤，内服又能杀虫燥湿祛痰，截疟，亦治虫积腹痛、哮喘、疟疾及惊痫等症。硫黄则杀虫止痒力强，多用于疥癣、湿疹及皮肤瘙痒，并具补火助阳通便之效，内服可疗寒喘、阳痿、虚寒便秘等症。

【药论】

1.《本草蒙筌》："体系至阳之精，能化五金奇物。壮兴阳道，若下焦虚冷，元阳将绝者殊功；禁止寒泻或脾胃衰微，垂命欲死者立效。中病便已，过剂不宜。塞痔血，杀疥虫，坚筋骨，除头秃，去心腹痃癖，却脚膝冷疼，仍除格拒之寒，亦有将军之号。"

2.《本草纲目》："主虚寒久痢滑泄、霍乱，补命门不足、阳气绝、阴毒伤寒、小儿慢惊。"又曰："硫黄秉纯阳之精，赋大热之性，能补命门真火不足，且其性虽热而疏利大肠，又与燥涩者不同，盖亦救危妙药也。"

3.《本草求真》："命门火衰，服附桂不能补者，须用硫黄补之。按硫黄纯阳。与大黄一寒一热，并号将军。凡阳气暴绝，阴毒伤寒，久患寒泻，脾胃虚寒，命欲垂绝者，须用此主之。又治老人一切风秘冷秘气秘，为补虚助阳圣药。且能外杀疮疥一切虫蛊恶毒，并小儿慢惊、妇人阴蚀，皆能有效。但必制造得宜，始可以服，余用法制。凡遇一切虚痨中寒，冷痢冷痛，四肢厥逆，并面赤戴阳，六脉无力或细数无伦，烦躁欲卧井口，口苦咽燥，漱水而不欲咽，审属虚火上浮，阳被阴格者，服无不效。"

【现代研究】

（一）化学成分

主要含硫(S)，尚含碲与砷，商品中常有杂质。

（二）药理作用

1. 抗菌杀虫　硫黄与皮肤接触，产生硫化氢及五硫黄酸，具有杀虫、杀真菌作用。升华硫对皮肤有溶解角质、软化表皮及脱毛等作用。

2. 缓泻作用　硫黄在胃内不起变化，在肠中形成硫化物及硫化氢，能刺激肠管，促进蠕动，软化粪便而发生缓下。此过程需要碱性环境、大肠杆菌，特别是脂肪分解酶的参与，肠容物中，脂肪性物质越多，硫化氢产生就越多。[1]

3. 祛痰发汗　一部分硫化物及硫化氢经吸收，从肺及皮肤排出，而有祛痰发汗之效。

（三）临床报道

1. 治疗疥疮　升华硫 10.0g，硫酸锌 3.0g，樟脑 2.5g，卡波姆-940 2.0g，甘油 20ml，95%乙醇适量，纯化水加至 100g。取硫酸锌溶于适量纯化水中，滤过、备用；取卡波姆用适量纯化水浸泡，使其充分溶胀，备用；取樟脑加入适量 95%乙醇中溶解，备用。取过 80 目筛的升华硫置研钵中，少量分次加入甘油研匀，使其充分湿润、细腻，再少量分次加入卡波姆胶浆继续研匀，将硫酸锌滤液缓缓加入上述混合物中充分研匀，再缓缓细流加入樟脑酯，并不断研磨，最后加纯化水至全量，研匀使成凝胶，分装，即得。[2]

2. 治疗癣病　用治癣合剂[硫黄 30g、明矾、大蒜各 10g、炉甘石、氧化锌各 6g、食醋适量。将硫黄、明矾、大蒜(须隔年者)三味研细末，加后三味药于前药中]，置一搪瓷碗内加食醋调匀，用火煮沸 10 分钟，待冷后即可涂擦患处，每天 2 次。[3]

3. 治疗湿疹　治疗组采用自拟祛湿止痒汤熏洗：苦参、苍术各 30g，黄柏、蛇床子、地肤子各 20g，当归 15g，明矾、硫黄、花椒、红花各 10g 等。将中药放在沙锅中，加水 2000ml，煮沸约 15 分钟左右，将药液倒入盆中，熏洗后坐浴约 20 分钟，擦干局部，每日便后使用，连用 5～7 天，治疗期间避免刺激(禁食辛辣刺激性食品)。对照组用 1∶5000 高锰酸钾液熏洗 20 分钟，擦干后用皮炎平软膏外涂，每日 2 次。[4]

4. 治疗白癜风　密陀僧 15g，樟脑 15g，硫黄 15g，煅硼砂 15g，枯矾 15g，冰片 3g，轻粉 15g。配制时先将前 6 种药物研细后，再加入轻粉，充分调匀备用。先将皮损处用清水洗净、揩干，而后将生姜切成片蘸药粉稍加力涂擦患处，每日 1～2 次，连用 2 周以后，每隔 2 天外用药 1 次，连用 10 天即可。[5]

5. 治疗痤疮　10%磺胺醋酰钠硫黄洗剂、1%氯霉素硫黄洗剂、5%硫黄洗剂外用治疗Ⅱ度寻常性痤疮，总有效率分别为 92.5%、79.8%、60.7%。[6]以卡波姆为凝胶材料制备硫黄克林霉素凝胶剂，治疗 300 例寻常性痤疮患者，总有效率 90.6%。[7]

6. 治疗头皮脂溢性皮炎　用颠倒散(大黄、硫黄各等份，研细末备用)，先用温水洗湿头发，然后把颠倒散搓到头皮上，2～3 分钟后用温水洗去药粉，每隔 3～5 天用 1 次。[8]

7. 治疗溃疡不收口　用新鲜鸡蛋 1 个，硫黄(研细末)30g，用筷子把鸡蛋捣一口，搅匀蛋内清、黄，一边搅一边下硫黄末，药搅匀后，用黄泥包裹封闭严密，投入黄豆秆火内，烧熟为止，取出鸡蛋、硫黄研极细末，装瓶备用。用时疮面清洗后撒上药粉，用敷料胶布包扎，每天 1 次或 2 天 1 次换药。本方治疗疮溃疡后久不收口，效果良好。对外伤或肛肠手术后创口外渗亦有效。[9]

8. 治疗慢性泄泻　治疗虚证之久泻，硫黄 1g，合四神丸，分 2 次冲服；治疗虚实夹杂之久泻，合保和丸，硫黄可增到 1.5～3g 分 2 次冲服。[10]慢性结肠炎(五更泻)用生硫黄 2g，每日 2 次，半个月腹泻止，改为每日 1 次，每次 2g，晚饭前服以巩固疗效。[11]成人每次服硫黄 5g，儿童减量，每日 2 次，治疗由消化不良、肠道功能紊乱及急性胃肠炎所致之腹泻 49 例，有效率 88%[12]。

9. 治疗便秘　用半硫丸(硫黄、半夏)早晚各服 3g，治阳虚冷秘，获良效。[13]

10. 治疗慢阻塞性肺病　采用以硫黄为主药的复方中药片剂治疗 1462 例慢阻塞性肺病，其中 1131 例以肾阳虚为主，197 例以脾阳虚为主，134 例以肺气虚为主，取得良好效果。[14]

11. 治疗内痔出血　用枣炭散(硫黄 30g、大枣 90 g 置锅内共炒，至大枣成炭后离火，凉后研末备用)治疗内痔出血 120 例，成人每日 3g，分 3 次饭前半小时用开水送服，儿童酌情减量，6 天为 1 个疗程。[15]

12. 治疗“水源性排尿症”　内服硫黄治疗该病 5 例，全部治愈，疗程 18～43 天。[16]

13. 治疗红皮病　2%的硫黄悬液做臀部肌内注射，治红皮病(Wilson-Broog)及续发性红皮病有效。[17]

14. 治疗高血压　硫黄100g(打碎清水煮2小时，干燥后研粉过筛)，酒制大黄粉20g，制片。每片0.3g，每次4片，1日2次开水送服。[18]

15. 治疗神经性皮炎　硫黄12g，研极细末，医用凡士林88g，将凡士林微微加温后兑入硫黄粉，搅拌均匀后装瓶后备用。治疗时，先将皮损处用0.9%生理盐水棉球清洗后，涂敷包扎，每日换药1次，2周为1个疗程。[19]

16. 治疗顽固性皮肤瘙痒　硫黄烟熏法治疗顽固性皮肤瘙痒症，有迅速祛风止痒的疗效，具有疗效好、见效快的特点。[20]

17. 治疗寒性病症　内服生硫黄对治疗各类寒性病症具有独特功效。[21]

18. 治疗痱疖　硫黄软膏，将患处用温水洗净后，直接将药膏敷抹于患处，每天3～4次，2～3天为1个疗程。[22]

19. 治疗脾肾阳虚型肾炎　生硫黄末1～2g，每日口服一次，中药以"苓术桂甘汤"加味：茯苓、桂枝、白术、黄芪、党参、仙灵脾、巴戟天、菟丝子、制附子、郁金。西药：泼尼松50mg，隔日早8点服用，每日一次，连服3周，病情稳定后递减，直至停服。水肿甚者，初期予以呋塞米(速尿)或氨苯蝶啶，尿量增加即停用，仅用中药。[23]

(四) 不良反应

1. 毒性　硫黄给小鼠灌胃的LD_{50}约为20g/kg。升华硫小鼠急性毒性LD_{50}为0.266g/kg[24]。内服中毒量为10～20g。

2. 中毒机理及症状　硫黄在肠道中形成硫化氢。硫化氢是一种剧烈的神经毒物，其可抑制某些酶的活性，主要是与氧化型细胞色素氧化酶中三价铁结合，使之失去活性，同时亦可抑制其他氧化酶(黄酶除外)，而阻碍了整个生物氧化反应，引起组织细胞内窒息。中枢神经系统对缺氧最为敏感，故最先受到影响。另外，硫化氢与组织内钠离子形成具有强烈刺激性的硫化钠，对局部黏膜产生刺激作用，其中毒后的病理变化为，硫化血红蛋白形成，脑组织充血、变性，以及局部黏膜坏死。在小鼠急性毒性LD_{50}试验中，小鼠拒食，肝肿大，肠腔内有大量黄色积液。[25]临床上可出现消化道症状：恶心呕吐，腹胀腹泻，腹痛便血。神经系统症状：头晕头痛，全身无力，耳鸣耳聋，心悸气短；体温升高，瞳孔缩小，对光反应迟钝，意识模糊，继而出现昏迷。尚可合并肺炎、肺水肿之呼吸浅快、呼吸中枢抑制等症状。此外如果应用未纯化和炮制的石硫黄，亦可引起砷中毒(见雄黄)。

3. 中毒的原因及预防　硫黄一般多外用，及入丸散剂，故中毒现象少有发生。其中毒的主要原因：一是误服、久服过量的硫黄；一是服用未经炮制含杂质之生硫黄。故预防硫黄中毒的措施在于掌握用量。现代一些临床报道对硫黄用量的认识悬殊较大，因本药为有毒之品，故内服宜掌握在5g之内，另一就是硫黄内服，宜选用制硫黄并注意炮制，以免引起砷中毒。

4. 中毒救治

(1) 一般疗法：早期应催吐、洗胃，如刚服入可皮下注射阿扑吗啡催吐，服用蛋白水、牛奶或药用炭等保护肠黏膜；口服铁剂，提高血液的氧化能力；给氧、补液及维生素C；对昏迷患者给予0.25%～0.5%亚甲蓝高渗葡萄糖注射液，肌注亚硝酸钠，静脉缓注25%～50%硫代硫酸钠以使体内的硫化氢活性离子(HS^-)及砷金属离子结合成无毒的硫化物排出体外，呼吸抑制时可给予尼可刹米、洛贝林等。血压下降给予去甲肾上腺素等升压药。如患者处于中枢抑制状态，可给予甘油磷酸钠。

(2) 中医疗法：中毒初期可用瓜蒂散研末，每次0.5～1.5g冷开水调服以催吐，同时可用生绿豆粉15g，温水冲服。或黑豆30g、甘草15g水煎服。

参考文献

[1] 杨仓良. 毒药本草[M]. 北京：中国中医药出版社，1993：1004.

[2] 姜芳宁，李金贵. 复方硫磺凝胶的制备及临床应用[J]. 中国实用医药，2011，6(2)：46-48.

[3] 何毅. 中药内外合治牛皮癣[J]. 四川中医，1990(12)：27.

[4] 王中良. 祛湿止痒汤熏洗治疗肛门湿疹66例[J]. 陕西中医 2007，28(4)：454-455.

[5] 李红，徐兵，宋丽丽，等. 消斑散外用治疗紫白癜风88例[J]. 中医外治杂志，1998，7(5)：21.

[6] 杨挺，浦洁，施和建. 三种硫磺洗剂治疗Ⅱ度寻常性痤疮疗效观察[J]. 中国美容医学，2010，19(5)：710-712.

[7] 李森，李世德，邓德选. 硫磺克林霉素凝胶剂的研制及临床应用[J]. 中国药师，2007，10(7)：721-722.

[8] 广东省中医院皮肤科. 颠倒散治头皮脂溢性皮炎100例临床观察[J]. 新中医，1986(11)：29.

[9] 李留纪. 蛋硫磺治疗溃疡不收口[J]. 浙江中医杂志，1987，22(11)：499.

[10] 丁正康. 硫黄在内科疾病中的应用[J]. 黑龙江中医药，1990(6)：23.

[11] 陈荣辉. 硫黄内服治疗慢性腹泻[J]. 湖北中医杂志，1991，13(1)：19.

[12] 杨仓良. 毒药本草[M]. 北京：中国中医药出版社，1993：1004.

[13] 叶秉仁. 杂谈偶记[J]. 中医杂志，1980(11)：25.

[14] 刘克明. 硫黄对慢性阻塞性肺病疗效观察[J]. 辽宁中医杂志，1985，9(1)：17.

[15] 郭晓庄. 有毒中药大辞典[M]. 天津：天津科技翻译出版公司，1992：557.

[16] 严强. 内服硫黄治疗"水源性排尿症"[J]. 浙江中医杂志，1995，30(11)：514.

[17] 江苏新医学院. 中药大辞典[M]. 上海：上海科学技术出版社，1986：618.

[18] 郭晓庄. 有毒中药大辞典[M]. 天津：天津科技翻译出版公司，1992：325.

[19] 冯章巧. 硫黄软膏治疗神经性皮炎22例[J]. 中国民间疗法，1998，27(1)：61.

[20] 冯章巧. 硫黄烟熏法治疗顽固性皮肤瘙痒症[J]. 中国民间疗法，1996，20(6)：36.

[21] 耿丙政. 生硫黄治疗久寒痼冷之顽疾的独特功效[J]. 中医药研究，1997，13(1)：37.

[22] 余善薪. 硫磺软膏治疗痱疖196例[J]. 中国民间疗法，1998，28(2)：55.

[23] 张峰. 硫磺末治疗脾肾阳虚型肾炎60例疗效观察[J]. 光明中医，2007，22(2)106.

[24] 高渌纹. 实用有毒中药临床手册[M]. 北京：学苑出版社，1995：371.

[25] 岳旺. 中国矿物药的急性毒性(LD_{50})测定[J]. 中国中药杂志，1989(2)：44.

白矾 Baifan

【别名】 石涅(《山海经》)，矾石、羽涅(《神农本草经》)，羽泽(《吴普本草》)，理石(《药性论》)，白君、明矾、雪矾、云母矾、生矾(《本草纲目》)等。

【来源】 白矾，始载于《神农本草经》，列为上品，历代本草均有收载。为硫酸盐类矿物明矾石经加工提炼而成的结晶。主含含水硫酸铝钾[$KAl(SO_4)_2 \cdot 12H_2O$]。主产于安徽无为、卢江，浙江平阳，福建福鼎，以及山西、河北、湖北等地。本品为天然矿物加工品。

【采收炮制】 全年均可采挖。将采得的明矾石用水溶解，过滤，滤液加热浓缩，放冷后所得结晶即为白矾。可生用或煅用。本品煅后称之为枯矾。

【商品规格】 均为统装。本品以无色、透明者为佳。

按《中国药典》(2010 版一部)规定:本品含含水硫酸铝钾[$KAl(SO_4)_2 \cdot 12H_2O$]不得少于 99.0%。

【药性】 酸、涩,寒。归肺、肝、脾、大肠经。

【功效】 外用解毒杀虫,燥湿止痒;内服止血止泻,祛除风痰。

【应用】

1. 疥癣,湿疹瘙痒　本品性燥急,功收敛,气寒,能燥湿热,敛水湿,杀疥虫,疗顽癣,止瘙痒,为皮肤科常用之品。主治风热湿毒,凝滞于肌肤之湿疹瘙痒,抓破后黄水淋沥者,可与雄黄为末,浓茶调敷,共收燥湿清热、收敛止痒之功,如《医宗金鉴》之二味拔毒散;亦可与收湿敛疮之松香、黄丹为末,香油调搽,如《本草原始》之黄水疮方。治疥虫而致皮肤瘙痒之疥疮者,可与硫黄、轻粉等同用,以解毒杀虫止痒,如《证治准绳》之白矾散。治湿热或风邪郁滞皮肤之顽癣瘙痒者,可配伍除湿疗癣、杀虫止痒之樟脑同用。治妇人湿热下注,带多阴痒者,可单用本品研末分服,如《千金翼方》之妇人阴痒方;亦可配伍燥湿杀虫之黄柏、苦参、蛇床子等煎汤坐浴。此外,用枯矾混悬液,消毒纱布浸敷疮面,可治大面积烧伤,有控制铜绿假单胞菌感染的作用。而《新疆中草药单方验方选编》以本品与五倍子研末,麻油调敷患处,治烫伤。

2. 疮疡　白矾酸涩气寒,性收敛,能蚀腐肉,生好肉,燥湿浊,清热毒,解疮肿,且有收湿敛疮作用。《本草纲目》曰其能"治痈疽疔肿,恶疮"。临床上多用于邪毒壅聚,致使营卫不和,经络阻塞,气血凝滞之疮痈肿毒等外科疾患,以外用为主,但亦可内服。治疔肿恶疮者,可以本品与蚀疮排脓之黄丹为末外敷,如《卫生宝鉴》之二仙散。治痈疽发背,可与黄蜡熔化为丸服,能使痈疽未溃破者内消,已溃破者排脓愈口,如《医方集解》之蜡矾丸;若痈疽溃后,腐肉不脱,可以枯矾配朴硝研末掺于疮面,可共奏祛腐生肌之功。治冷疮成瘘,脓水不尽者,可与五灵脂等分为末,制成药捻,插入瘘管,每日换药,脓尽自愈。治溃疡日久,臭烂不止,可以本品合解毒消疮之雄黄,开水冲化冲洗,或与黄连、血竭研末外敷,有解毒消肿、收湿生肌之功。本品还常用于五官科疮疡疾患。治小儿鹅口疮,可与清热祛腐之朱砂研末搽,如《太平圣惠方》之白矾散;治口舌生疮,可配青黛、冰片为散剂,涂于溃疡面,以清热解毒,生新敛疮,如《经验方》之口腔溃疡散;治肝胆郁火或三焦湿热之聤耳流脓,可合胭脂为散,吹入耳内,以清热排脓,收湿敛疮,如《本事方》之红棉散;治肝火上炎之目赤肿痛,《濒湖集简方》以甘草水磨明矾,涂搽眼胞;治脾胃湿热,复感风邪之烂弦风眼,《永类钤方》以煅白矾配伍明目敛疮之铜绿研末汤泡,取澄清液点眼;治鼻息肉,《备急千金要方》单用枯矾为末,猪脂调和,绵裹塞鼻。

3. 久泻,久痢　《本草经疏》云:"矾性过涩,涩可止脱。"本品入大肠经,能涩肠道,固滑脱,常用于年老体弱,脾肾亏损,中气衰微之倦怠神疲,久泻不止者,可以本品配收涩止泻之诃子同用,如《太平圣惠方》之诃黎勒散;治痢疾迁延,正虚邪恋,下痢时作时止,日久难愈者,可与硫黄、硝石等同用,以燥湿解毒,固涩止痢,如《太平圣惠方》之白矾丸。

4. 吐衄下血　本品酸涩性寒,酸涩可收敛,性寒能清热,入肝经血分,既能收敛止血,又能凉血,可用于多种出血证。治衄血不止,如《圣济总录》即以本品煅用研末吹鼻;治牙龈出血者，《千金方》以白矾煎汤含漱；治金疮出血者，可以生矾、枯矾配松香研末撒敷患处，如《外科正宗》之圣金刀散；治便血，妇女崩漏下血者，可配伍收敛止血之五倍子、地榆等药，以增强止血之功。

5. 中风痰厥，癫狂痫证　本品酸苦涌泄，其性燥急，善收脏腑之水湿，化一切痰涎，能涌吐痰涎，祛痰开闭。主治中风痰厥，痰涎壅盛，喉中痰声辘辘，神昏失语，脉滑实，可以本品与豁痰开窍之皂荚为散，温开水灌服，以奏开关催吐之效，如《圣济总录》之救急稀涎散；若痰甚者，可再加入半夏、甘草等，以增强其涌吐痰涎之功，如《医宗金鉴·删补名医方论》之稀涎千缗汤。治忧郁过度而致痰气壅滞，郁而化热，闭塞心窍，神明失用，发为癫狂痫证者，可配伍凉血清心、行气开郁之郁金同用，如《本事方》之白金丸；亦可与细茶为末炼蜜为丸，久服则痰自出，如《卫生杂兴》之化痰丸。治风痰上涌，壅滞于喉而致咽喉肿痛，呼吸困难，声如拽锯之急喉风痹者，可配涌吐痰涎之胆矾为末吹喉，可使痰消闭开，如《普济方》之吹喉散。

此外，单用白矾研末内服，有去湿退黄之功，治湿热黄疸。《金匮要略》以本品配伍硝石之硝石矾石散，用于治疗女劳疸。

【用法用量】煎服，0.6～1.5g，或入丸散；外用适量，研末撒或调敷或化水洗。

【使用注意】体虚胃弱及无湿热痰火者忌用。

【鉴别用药】白矾、皂矾、胆矾均以矾而命名，但三者来源不同，功用有异。白矾为硫酸盐类矿物明矾石提炼的加工品，别名明矾，其经煅制后称为枯矾，功能外用解毒杀虫，燥湿止痒；内服止血止泻，祛痰开闭，用于疥癣、湿疹瘙痒、疮疡、久泻久痢、吐衄下血以及中风痰厥、癫痫发狂等症。皂矾为硫酸盐类矿物水绿矾的矿石或化学合成品，别名青矾、绛矾、绿矾，功能解毒燥湿，杀虫补血，用于疮毒疥癣、黄肿病、钩虫病。胆矾为硫化铜矿石氧化分解形成或人工制成的含水硫酸铜，别名鸭嘴绿胆矾，功能内服涌吐风痰、毒物；外用解毒收湿，蚀疮祛腐，用于风痰壅塞、喉痹、癫痫、误食毒物、肿毒不破或胬肉疼痛等。

【药论】

1.《本草纲目》："矾石之用有四：吐利风热之痰涎，取其酸苦涌泄也；治诸血痛，脱肛，阴挺，疮疡，取其酸涩而收也；治痰饮泄痢，崩、带，风眼，取其收而燥湿也；治喉痹痈疽，蛇虫伤螫，取其解毒。"

2.《本草经疏》："矾石，味酸气寒而无毒，其性燥急收涩，解毒清热坠浊。盖寒热泄泻，皆湿热所为，妇人白沃，多由虚脱，涩以止脱故也。阴蚀恶疮，亦缘湿火，目痛多由风热。除固热在骨髓坚齿者，髓为热所劫则空，故骨痿而齿浮，矾性入骨除热，故亦主之。去鼻中息肉者，消毒除热燥湿之功也。""白矾，《本经》主寒热泄痢，此盖指泄痢久不止，虚脱滑泄，因发寒热。矾性过涩，涩以止脱，故能主之。假令湿热方炽，积滞正多，误用收涩，为害不一，慎之。妇人白沃多由虚脱，故用收涩以固其标，终非根本之治。目痛不由胬肉及有外障，亦非所宜。除固热在骨髓，仅可资其引导，若谓其独用，反有损之。矾性燥急，而能劫水，故不利齿骨，齿者骨之余故也。"

3.《长沙药解》："矾石，入足太阴脾、足太阳膀胱经，善收湿淫，最化瘀浊，黑疸可消，白带能除。《金匮》矾石丸治妇人带下经水闭不利，藏坚癖不止，中有干血，下血物。矾石化败血而消痞硬，收湿淫而敛精液，杏仁破其郁陷之滞气也。硝矾散治女劳黑疸，以其燥湿而利水也。《千金》矾石丸治脚气冲心，以其燥湿也。矾石酸涩燥烈，最收湿气而化瘀腐，善吐下老痰宿饮，缘痰涎凝结，粘滞于上下窍隧之间，牢不可动，矾石收罗而扫荡之，离根失据，藏府不容，高者自吐，低者自下，实非吐下之物也。其善治痈疽者，以中气未败，痈疽外发，肉腐脓泄，而新肌生长，自无余事，阳衰土湿，中气颓败，痈疽不能外发，内陷而伤府藏，是以死也，矾石收藏府之水湿，土燥而气达，是以自愈也。”

【现代研究】

（一）化学成分

明矾石为碱性硫酸铝钾。其中 K_2O 11.37%，Al_2O_3 36.92%，SO_2 38.66%，H_2O 13.05%。白矾为硫酸铝钾。本品含硫酸铝钾晶体不得少于 99.0%。枯矾为脱水的硫酸铝钾。

（二）药理作用

1. 收敛消炎　白矾可从细胞中吸收水分，使细胞发生脱水收缩，减少腺体分泌，减少炎症渗出物；又可与血清蛋白结合成难溶于水的蛋白化合物而沉淀，使组织或创面呈现干燥，因而有收敛燥湿的作用，并有助于消炎。

2. 止泻　白矾可抑制小肠黏膜分泌而起止泻作用。

3. 止血　白矾可使局部小血管收缩，并可使血液凝固，因而有局部止血的作用。

4. 涌吐祛痰　白矾内服后能刺激胃黏膜，发生反射性呕吐，促进痰液排出。[1]

5. 抑制癌细胞　体外实验显示，对子宫颈癌（JTC-26）的抑制率为 90% 以上[2]；以白矾为主，配伍五倍子等中药组方提取有效成分为 FA867，将 FA867 在人体直肠癌的组织周围注射，0.5～1 个月后手术切除肿块。病理切片发现，本药可促使纤维结缔组织大量增生，并分割包围癌组织，使其周围组织纤维化，血管壁增厚，内膜增生，血栓形成，并可产生明显的无菌性炎症，有大量的中性粒细胞、单核细胞、吞噬细胞及淋巴细胞聚集，癌组织呈灶状、片状坏死，从而起到抑制癌细胞的生长和转移的作用，抗癌活性可达 70%～90%。[3]

6. 抑菌　1%白矾及枯矾溶液对大肠杆菌、痢疾杆菌、白色葡萄球菌、金黄色葡萄球菌、变形杆菌、炭疽杆菌、甲副伤寒沙门菌、伤寒杆菌均有明显的抑菌作用[4]；另有报道，白矾有抗阴道滴虫作用[5]；复方明矾散对多种常见病原菌有一定的抑菌作用，对念珠菌有很强的抑菌作用，特别适合于女性外阴阴道念珠菌病的治疗[6]；用明矾液（10%的明矾水溶液）作需氧菌与厌氧菌抑菌试验，结果表明对口腔需氧菌及厌氧菌都高度敏感，对组织的固定及防腐作用与甲醛溶液（福尔马林）相似。[7]

（三）临床报道

1. 治疗癫痫　愈痫灵新散（主要成分：白矾、白胡椒等）3g，口服，每日 2 次；儿童 1～2g，口服，每日 2 次。连用 3 个月为 1 个疗程，停药 10 天，再开始第 2 个疗程。[8]

2. 治疗腹泻　白矾块 0.5～1.5g，内服每日 1～2 次，治疗急、慢腹泻，均取得满意效果。[9]

3. 治疗肾囊肿　取俯卧位，采用 B 超定位，在无菌操作下对肾上极囊肿选择第 11 肋间腋后线为穿刺点，肾中、下极囊肿则选肋脊角为穿刺点；用 2%利多卡因局部浸润麻醉，用塑料套管穿刺针（长 150mm，直径 1mm）在 B 超监视下沿穿刺探头刺入肾囊肿内，抽出囊液后注入白矾、五倍子注射液，注药量为囊液量的 1/10。术后嘱患者平卧 1 小时，观察无特殊不适后才下床活动。[10]

4. 治疗湿疹　用白矾散加味方（白矾、硫黄、黄连、雄黄、蛇床子、马齿苋、蜀椒）煎液，浓度10%～30%，每日洗浴1次，每次半小时。对急性期湿疹即湿热浸淫型疗效最佳，总有效率达98%。[11]

5. 治疗小儿口疮　治疗方法：以1岁左右的幼儿为例，取白矾15g(根据年龄大小可适当增减白矾的用量)，先打成小块，放入铁锅内炒20分钟左右，目的为下一步易研成粉末做准备，因白矾不用铁锅炒不易研碎。然后，把炒好的白矾研成粉末。晚饭后，把研细的白矾粉末加上鸡蛋清调成糊状涂到纱布上，包在婴幼儿的左脚心处4～5小时，到半夜12时取下弃之。接着，用同样方法，取相同量包于右脚心处4～5小时即可。一般2～3次即痊愈。[12]

6. 治疗阴道炎、子宫颈炎　蛇床子50g，百部15g，苦参15g，白矾15g。水煎2次，混匀，待药液温度适宜时灌洗阴道。每日早晚各1次。[13]二黄散(雄黄、黄连、白矾、冰片、铅粉)各成分按不同的要求碾细过不同目筛，然后按要求的比例配好置于避光干燥阴凉处备用。患者取膀胱截石位，清洗外阴，用窥阴器扩张阴道，暴露宫颈，碘伏严格消毒擦净宫颈表面分泌物，酒精再次消毒宫颈面，将二黄散粉剂敷涂于宫颈糜烂面，然后取带线棉球蘸取药粉，顶塞于子宫颈上。嘱患者12小时后自行取出棉球，月经干净3天后上药，隔天1次，每个月经周期治疗6次为1个疗程，重复3个月经周期即连用3个疗程，于停药后第3次和第6次月经中期复查，评价症状消失情况、观察宫颈局部变化、复查hrHPV负荷量；CIN患者于停药后第6次月经中期复查阴道镜，同时取活检观察病理逆转情况。经期和妊娠期禁止使用，用药期间禁行房事，保持外阴部的清洁卫生。[14]

7. 治疗直肠脱垂、子宫脱垂　用10%明矾甘油溶液，注射于子宫双侧韧带处，每侧5ml，如1次未见好转，可在1～2周后再注射1次，最多3次，注射时按常规消毒，选择距宫颈口0.5～1cm的3点及9点处进行(呈25°角度)，朝两侧阴道壁刺入1～1.5cm，待回抽无回血后徐徐注入。[15]药物蝉蜕适量，白矾适量，将蝉蜕洗净泥沙，去头足翘，只留后截，研成细面备用。用白矾水洗净肛门及脱出物，撒上蝉蜕面，将脱出部分推回肛门内，令患者侧卧1～2小时可。[16]

8. 治疗内痔　用“消痔灵注射液”(以明矾、五倍子为主)与等量0.5%利多卡因配成1∶1的“消痔灵”液，按“右前→右后→左侧→其他痔核”的顺序对痔核逐一进行四步注射。[17]

9. 治疗传染性肝炎　90例患者随机分为治疗组65例，对照组25例，均常规予门冬氨酸钾镁注射液、甘草酸二铵注射液、苦黄注射液、血浆、白蛋白等对症支持、核苷类药物抗病毒，中药辨证作为基础治疗，治疗组65例在基础治疗同时给予舒清丸(组成：赤芍、五灵脂、白矾、茵陈、郁金、黑大豆、白术等)治疗。观察2组治疗前后TBIL、ALT的变化。总有效率治疗组为93.8%，对照组为72%，治疗后2组均能降低TBIL、ALT，但治疗组降低TBIL、ALT较对照组更明显，2组比较差异有非常显著性意义。[18]

10. 治疗腮腺炎　取新鲜马齿苋全草60～80g，去根、另取白矾2～3g，放入研钵中混合、捣烂制成糊状以备用。用温开水清洁双侧面颊部皮肤，将配制好的糊状马齿苋均匀涂布于无菌纱布块上，涂布直径要大于腮腺肿大的范围，将涂布好中药的无菌纱布覆盖于肿大的腮腺上，胶布固定即可。对于一侧腮腺肿大者，给予双侧同时外敷。换药次数为每天3～4次，也可根据病情增加外敷次数，直至腮腺恢复正常。[19]

11. 治疗卵巢巧克力囊肿　按抽出囊液总量的1/3～1/2向囊腔内注射复方白矾溶液

(蒸馏水 100ml,白矾 3g、地塞米松磷酸钠 Smg、硫酸庆大霉素 80 000U,2%盐酸利多卡因 5ml,枸橼酸钠(0.5g),反复冲洗数次,复方白矾溶液在囊腔内保留时间约为 30 分钟,冲洗完毕后囊腔内一般不保留冲洗液,若囊肿较大,可保留复方白矾溶液 5~10ml。穿刺后静脉滴注抗生素和止血剂 3 天,7 天后 B 超复查。囊肿直径>4cm 者一行第 2、3 次穿刺治疗。[20]

12. 治疗尿潴留 白矾、生白盐各一钱半(约为 7.5g)共研匀,以纸圈围脐,填药以内,上覆一毛巾,取温水从毛巾上向脐中,逐渐滴入,使白矾徐徐熔化后,敷脐 20~30 分钟。[21]

(四)不良反应

1. 毒性 以白矾进行小鼠急性测定 LD_{50} 为 2.153g/kg。大剂量明矾内服刺激性很大,可引起口腔、喉头烧伤,呕吐腹泻,虚脱甚至死亡等。[22]

2. 中毒机理及症状 白矾对局部刺激性大,内服可引起出血性胃炎;有实验提示肾功能差者,长期及大剂量服用本品,可引起肾功能损害。也可影响实验小鼠的记忆能力,[23]中毒时症状为:牙龈溃烂,恶心呕吐,腹痛腹泻,亦可出现蛋白尿或血尿,甚至虚脱而死亡等。

3. 中毒原因及预防 引起白矾中毒的原因乃是由于内服过量及作为饮水净化剂浓度过高,或用未经提炼含砷的白矾,故预防其中毒的措施为控制内服常用量(入丸、散服 1~3g),在作为食物膨化剂及饮水净化剂时应注意其用量、浓度,以及是否为经加工提炼后的纯品。

4. 中毒的救治

(1) 一般疗法:清水洗胃或给牛奶、鸡蛋清、米汤等以保护消化道黏膜,口服 25~30g 硫酸钠或硫酸镁,使之成为难吸收的硫酸盐;静滴 5%葡萄糖生理盐水以促进排毒,以及对症治疗等。

(2) 中医疗法:陈皮 10g,半夏 10g,茯苓 10g,甘草 6g,白及 15g,水煎,早、晚服;或地榆炭 15g,白及 30g,藕节 15g,黄连 10g,共研为末,每 4 小时冲服 6g。[24]

参 考 文 献

[1] 崔树德. 中药大全[M]. 哈尔滨:黑龙江科学技术出版社,1989:726.

[2] 夏光成,李德华. 抗癌动、植、矿物彩色图鉴及其应用[M]. 天津:天津科技翻译出版公司,2000:246.

[3] 严梅桢. 白矾对小鼠肠道微生态平衡的影响[J]. 中国中西医结合杂志,1999,19(9):54.

[4] 乌恩,杨丽敏,白文明. 白矾及其炮制品枯矾体外抑菌作用研究[J]. 内蒙古医学院学报,2007,29(4):259-260.

[5] 侯士良. 中药八百种详解[M]. 郑州:河南科学技术出版社,1999:1053.

[6] 朱家馨,麦海燕,黄静,等. 复方明矾散对妇科阴道炎病原菌的抑菌作用研究[J]. 中国微生态学杂志,2005,17(4):272-273.

[7] 杨光中,朱如荣,唐海源,等. 中药干髓剂的研究及临床应用[J]. 实用口腔医学杂志,1992,8(1):49-50.

[8] 曲宏民,李艳. 愈痫灵新散治疗难治性癫痫 12 例[J]. 河南中医,2005,25(12):46-47.

[9] 李鸿超,等. 中国矿物药[M]. 北京:地质出版社,1988:259.

[10] 孙永恒. B超定位经皮肾穿刺注射白矾五倍子液治疗肾囊肿[J]. 新医学,2004,35(9):550-551.

[11] 林绍琼,张世宇,陈敬康,等. 白矾散加味药浴治疗小儿湿疹 100 例[J]. 四川中医,2002,20(5):

57-58.

[12] 潘桂光,高文平.白矾加鸡蛋清治疗婴幼儿口疮[J].中国民间疗法,2007,15(11):65.

[13] 王惠.中药外洗治疗霉菌性阴道炎87例临床观察[J].甘肃中医,2005,18(7):45-46.

[14] 程艳香,濮德敏,刘嵘,等.含砷复方中药对慢性宫颈炎的治疗作用及其对HPV负荷量的影响[J].新中医,200,39(10):45-47.

[15] 江苏新医学院.中药大辞典[M].上海:上海科学技术出版社,1986:682.

[16] 高景芳.中医方法治疗直肠脱垂100例体会[J].黑龙江医药科学,2004,27(3):112.

[17] 付冬瑞."消痔灵"液注射治疗三期内痔300例[J].中国实验方剂学杂志,2010,16(11):226-227.

[18] 李维昌,杨军,沈丽贤,等.舒清丸治疗肝炎肝硬化黄疸65例疗效观察[J].临床合理用药,2008,1(1):18-19.

[19] 李云.马齿苋和白矾外敷治疗小儿腮腺炎[J].基层医学论坛,2008,12(9月中旬刊):823.

[20] 廖辉,彭吉军,李丽,等.经皮穿刺卵巢巧克力囊肿内注射复方白矾溶液远期疗效观察[J].中国中医急症,2008,17(12):1693-1394.

[21] 李英杰,董俊平.白矾敷脐治疗前列腺增生尿潴留疗效观察[J].中医学报,2009,24(5):61.

[22] 岳旺.中国矿物药的急性毒性(LD_{50})测定[J].中国中药杂志,1989(2):44.

[23] 伍迎红,周钟鸣,熊玉兰,等.白矾、氢氧化铝和氯化铝对小鼠学习、记忆及肝肾功能影响的比较研究[J].中国中医药信息杂志,2004,11(11):971-972.

[24] 郭晓庄.有毒中草药大辞典[M].天津:天津科学技术出版公司,1992:174.

蛇床子　Shechuangzi

【别名】 蛇米(《神农本草经》),蛇珠(《吴普本草》),蛇粟(《广雅》),蛇床仁(《药性论》),蛇床实(《千金方》),双肾子(《分类草药性》),野茴香(江西《草药手册》),野胡萝卜子(《中药材手册》)等。

【来源】 蛇床子最早记载于《神农本草经》,列为上品,历代本草均有收载。《本草纲目》谓:"蛇虺善卧其下,故有蛇床、蛇粟诸名。"为伞形科一年生草本植物蛇床 *Cnidium monnieri*(L.)Cuss. 的成熟果实。主产于河北保定、邯郸、沧县,山东沾化,浙江金华、兰溪,江苏扬州、镇江、盐城、徐州,四川温江、金堂、崇庆,以及陕西、山西、内蒙古等地。均为野生。

【采收炮制】 于夏、秋二季果实成熟时采收,除去杂质,晒干。生用。

【商品规格】 均为统货。以黄绿色、手搓之有辛辣香气、颗粒饱满者为佳。

按《中国药典》(2010版一部)规定:本品含蛇床子素不得少于1.0%。

【药性】 辛、苦,温,有小毒。归肾经。

【功效】 杀虫止痒,祛风燥湿,温肾壮阳。

【应用】

1. 阴部湿痒,湿疹,疥癣　《本草正义》云蛇床子主"外疡湿热痛痒,浸淫诸疮"。本品能祛风燥湿,杀虫止痒,故为皮肤科疾病所常用。治寒湿下注,风毒侵袭之阴部瘙痒者,《濒湖集简方》以本品合白矾煎汤频洗;若阴道内痒者,《经验方》之蛇床子栓,则以本品与清热燥湿止痒之黄柏、苦参、蜀椒、枯矾等同用,制成栓剂纳于阴中;又《中草药新医疗法资料选编》用本品30g,黄柏9g,以甘油明胶为基质做成2g重的栓剂,每日1枚置放阴道中,治滴虫性阴道炎及阴内瘙痒难忍者。治男子阴囊湿痒者,可以本品配威灵仙、当归尾、土大黄、苦参、砂仁壳、葱头等煎汤外洗,如《医宗金鉴》之蛇床子汤。蛇床子又能温肾助阳,治阳虚阴痿,湿痒生疮者，本品可与附子、续断、菟丝子、肉苁蓉、莨菪子等同用，炼蜜为丸，温酒送服，如《太平圣惠方》之蛇床子丸。又《千金方》以本品研粉，猪脂调之外涂，治疥癣瘙痒。《太平圣惠方》以蛇床子配伍腻粉、黄连同研细末，生油调涂，治小儿恶疮。《江西草药手册》以蛇床子与桉树叶、苦楝皮、鸭脚木、苦参、地肤子等配伍，煎水泡洗患处，治湿疹、过敏性皮炎、漆树过敏、手足癣等。

2. 寒湿带下　本品辛苦温，既能助阳散寒，又能燥湿浊，善治寒湿为患之疾病，常用于肾阳不足，带脉失约，带下清稀，腰膝冷痛之寒湿带下病证，常与山茱萸、山药、鹿角胶、五味子等配伍，以达温肾散寒、燥湿止带之功，如《方氏脉症正宗》之治寒湿带下方。

3. 湿痹腰痛　本品辛温苦燥，能祛风散寒燥湿，通行经络，疏利关节而止痹痛，可用于寒湿之邪留滞于督、肾之经脉而见腰痛，伴有尻尾及下肢疼痛，时轻时重，得暖则舒，遇寒冷或阴雨天则加剧之湿痹腰痛，而尤以用于兼有肾阳不足者最为适宜，常与杜仲、续断、桑寄生、牛膝、秦艽、威灵仙等补肝肾、强腰膝、祛风湿药物同用。

4. 肾虚阳痿，宫冷不孕　本品辛润而不燥，性温能助阳，入肾经而温润肾气，补肾助阳而强阴。《名医别录》曰其能“令妇人子脏热，男子阴强”，故适用于肾阳虚衰所致之男子阳痿，女子宫冷不孕之症，常与五味子、菟丝子共末为丸服，如《千金方》之三子丸；亦可与熟地黄、杜仲、白术、当归等配伍，以共奏补肾壮阳、益气养血之功，如《景岳全书》之赞育丹；亦可与巴戟天、肉苁蓉、菟丝子、熟地黄、杜仲等同用，以补肾益精壮阳，如《太平圣惠方》治虚劳阴痿，四肢乏力之蛇床子散。

【用法用量】煎服，3～10g，或入丸散；外用，适量，煎汤熏洗，或研末调敷，或研末作为坐药及制成栓剂使用。

【使用注意】湿热带下，肾阴不足，相火易动；以及精关不固者忌服。

【鉴别用药】蛇床子与苦参，均有较好的燥湿祛风、杀虫止痒作用。对于阴痒带下及周身皮肤风痒、疥疮顽癣等症，均可配伍应用。然蛇床子内服善能温肾助阳，可用于阳痿不孕之症；苦参善能清热燥湿，并兼有利尿作用，可用于湿热痢疾、黄疸及湿热蕴结小便不利之症。

【药论】

1.《本草经疏》：“蛇床子，味苦平；《别录》辛甘无毒；今详其气味，当必兼温燥，阳也。故主妇人阴中肿痛，男子阴痿湿痒，除痹气，利关节，恶疮。《别录》温中下气，令妇人子脏热，男子阴强，令人有子。盖以苦能除湿，温能散寒，辛能润肾，甘能益脾，故能除妇人男子一切虚寒湿所生病。寒湿既除，则病去，性能益阳，故能已疾，而又有补益也。”

2.《本草新编》：“蛇床子，功用颇奇，内外俱可施治，而外治尤良。若欲修合丸散，用之于参、芪、归、地、山萸之中，实有利益，然亦宜阴寒无火之人，倘阴虚火动者，服之非宜。”

3.《本草正义》：“蛇床子，温暴刚烈之品，《本经》虽称其苦辛。然主治妇人阴中肿痛，男子阴痿湿痒，则主寒湿言之，必也肾阳不振，寒水弥漫，始可以为内服之品。甄权已谓其有毒，濒湖且谓蛇虺喜卧其下，食其子，盖产卑湿汙下之地，本系湿热之气所钟，其含毒质可知。观雷敩制法，以浓蓝汁同浸，再以生地黄汁拌蒸，无非监制其燥烈之性。故近今医籍，绝少用为内服之药，况市肆中以为贱品，皆不炮制，而可妄用以入煎剂乎。《本经》又谓除痹气，利关节，癫痫，则燥烈之性，本能通行经络，疏通关节，然非寒湿，及未经法制者，慎弗轻投。《本经》又主恶疮，则外治之药也。外疡湿热痛痒，浸淫诸疮，可作汤洗，可为末敷，收效甚捷，不得以贱品而忽之。”

【现代研究】

（一）化学成分

果实含挥发油 1.3%，主要成分为蒎烯、莰烯、异戊酸龙脑酯、异龙脑。又含甲氧基欧芹酚、蛇床明素、异虎耳草素、佛手柑内酯、二氢山芹醇及其当归酸酯、乙酸酯及异戊酸酯、蛇床定、异丁酯酰氧基二氢山芹醇乙酸酯。

从朝鲜产蛇床子提取挥发油，分离和鉴定所得 66 个化合物中，已鉴定出 43 个化合物：丁烯-[2]、戊酸异丙酯、α-蒎烯、β-蒎烯、莰烯、月桂烯、柠檬烯、聚伞花烃、γ-萜品醇里哪醇、龙脑、桃金娘烯醛、二氢香芹酮、马鞭烯酮、反香芹烯醇、醋酸龙脑酯、反丁香烯、β-甜没药烯、异丁酸牻牛儿醇酯等及 β-桉叶醇。

蛇床子果实的醇提物中主要为香豆素类成分及其他成分。已分得 8 个化合物：蛇床子素、佛手柑内酯、异虎耳草素、花椒毒酚、花椒毒素、欧芹属素乙、棕榈酸和 β-谷甾醇。蛇床子素是香豆素中的主要成分。

（二）药理作用

1. 对心血管系统的作用　①抑制心脏：蛇床子素显著抑制豚鼠离体心脏收缩力和收缩频率，明显降低离体心房肌的兴奋性和自律性，延长有效不应期，这些作用并呈一定的浓度依赖关系。[1,2]②扩张血管：蛇床子素能使去甲肾上腺素，$CaCl_2$ 和高 K^+ 除极化所致的家兔主动脉条收缩抑制，量效曲线右移，最大反应降低。[3]③抗心律失常作用：蛇床子总香豆素降低氯仿诱发的小鼠和 $CaCl_2$ 诱发的大鼠室颤发生率，显著对抗乌头碱诱发的大鼠心律失常，并能明显延长家兔心律失常开始时间和缩短心律失常持续时间，但对肾上腺素（家兔）和氯化钡（大鼠）诱发的心律失常无效，认为这种抗心律失常作用可能与阻断受体无关，而可能是通过抑制心肌细胞膜上的 Na^+、Ca^{2+} 内流起作用。[4]

2. 对中枢神经系统的作用　①镇静作用：实验研究结果表明，蛇床子素显著增强阈下催眠剂量戊巴比妥钠对小鼠的催眠作用，且此作用与剂量相关。[5]②促进学习记忆：沈丽霞等通过小鼠避暗实验和跳台、血浆和脑组织超氧物歧化酶（SOD）活性及全血谷胱甘肽过氧化物酶（GSH-Px）活性测定，观察蛇床子素对 $AlCl_3$ 造成小鼠记忆障碍模型的保护作用，结果发现蛇床子素能明显改善 $AlCl_3$ 所致被动回避性记忆障碍，增强抗氧化酶 GSH-Px 和 SOD 活性。[6]

3. 对内分泌的作用　①性激素样作用：研究发现，蛇床子本身既有雌激素样物质，也有雄激素样物质的存在，蛇床子有机溶剂提取物中，含有睾酮及雌二醇样激素类物质，将其命名为激素样双相调节物质。[7]②拮抗激素引起的骨质疏松作用：蛇床子素能有效地拮抗激素引起的骨质疏松。以地塞米松诱导的大鼠实验性骨质疏松，蛇床子素能抑制地塞米松引起的血清 Ca^{2+} 下降、血清 P^{3+} 升高以及血清 ALP 活性的增强。与模型组比较，蛇床子素组股骨骨小梁明显宽厚，数目也显著增加，骨小梁断裂与脂肪细胞少见。[8]

4. 抗菌作用　蛇床子的水蒸馏液对金黄色葡萄球菌、耐药性金黄色葡萄球菌、铜绿假单胞菌均有抑制作用，并发现不同产地的蛇床子对细菌和真菌的抑制作用有一定的差异。[9]

5. 抗诱变、抗癌作用　殷学军等进行了抗诱发变性研究，整体动物抗染色体损伤试验结果显示，蛇床子素、佛手柑内脂、异虎耳草素、欧芹属素乙对 CPP（环磷酰胺）诱发的骨髓细胞染色体畸变和多染红细胞微核具有较高的抑制效应，且随着剂量的增加，抑制作用增强[10]。张庆林等从蛇床子中分离得到欧芹属素乙、爱得尔庭、9-异丁酰氧基哥伦比亚苷元三种活性成分，体外实验表明 3 种化合物对耐药的肿瘤细胞 KBV200 具有明显的逆转作用。[11]

6. 抗变态反应　应用接触性湿疹模型，实验证明，大黄、苦参、蛇床子煎剂外用组，豚鼠两耳肿胀差值与哈西奈德（乐肤液）组接近，与生理盐水组亦无显著性差异（$P>0.05$），从表皮朗格汉斯细胞数、真皮浸润炎性细胞数方面显示，中药外用组与生理盐水空白对照组均有显著性差异（$P<0.01$），从而说明中药大黄、苦参、蛇床子外用能显著抑制豚鼠的接触性迟发型过敏反应。[12]

（三）临床报道

1. 治疗滴虫性阴道炎　严申彪等根据传统中医理论，研制了纯中药制剂“复方蛇床子洗剂”，治疗滴虫性阴道炎取得了较好的效果。[13]

2. 治疗湿疹　治疗组 60 例用复方蛇床子洗液外洗（蛇床子、苦参、黄芩、黄连等），对照组 45 例用丁酸氢化可的松软膏治疗，结果显示，两组疗效比较无显著性差异（$P>0.05$）。[14]用中药蛇床子散（蛇床子、地肤子、苦参、百部等）外洗，治疗湿疹 358 例取得了良好临床疗效。[15]提取蛇床子素制成 10%软膏，局部外用治疗婴儿湿疹，疗程 3 周，每周随访观察 1 次。结果显示，蛇床子素软膏治疗婴儿湿疹安全、有效。16]

3. 治疗寻常型银屑病　治银汤（蛇床子、荆芥、防风、柴胡、葛根、连翘等）治疗寻常型银屑病 50 例。[17]

4. 治疗手足癣感染　中药方剂由苦参、蛇床子等组成，临床治愈率达 100%。[18]一种新型的治癣药“复方蛇床子洗剂”，治愈率达 83.3%，有效率达 100%。[19]

5. 治疗龟头、包皮念珠菌病　龟头、包皮念珠菌病是由白色念珠菌所致之急性或亚急性真菌病。利用蛇床子散加减治疗，总有效率达 96%，近期疗效显著，但有复发的可能[20]

6. 治疗子宫颈糜烂　用消糜栓（硼砂、蛇床子、川椒等）阴道用药，每次 1 粒，5～8 次为一疗程，治疗 524 例，总有效率为 94%。[21]

7. 治疗外阴瘙痒症　由蛇床子、地肤子、苦参等煎剂外洗，治疗外阴瘙痒症 500 例，总有效率 94%；用蛇黄洗剂（蛇床子、黄柏、松矾、没食子）外洗，治疗 82 例，总有效率 100%。[22]

8. 治疗脓疱疹　临床上使用由蛇床子、苍术、黄柏、川椒、苦参和轻粉配成的方剂，熏洗脓疱疹患处，治疗均有较好的效果。[22]

9. 治疗疥疮，黄水疮　蛇床子、百部各 250g，研碎，75%乙醇浸渍 15 天，取上清液外涂患处，治疗疥疮 152 例，总有效率 90.1%。[23]

10. 治疗湿疹　利用湿疹散（蛇床子、密陀僧、白矾、大黄等研末外敷）配合四黄三子汤局部外洗治疗湿疹 512 例，治愈率达 91.6%。[22]利用苦蛇椒矾煎治疗湿疹 104 例，亦取得了较好疗效。[24]

11. 治疗不育、不孕症　三宝振雄丹（验方）是由蛇床子、当归、巴戟天等 18 种中药组成，治疗不育不孕症有效率达 90%以上；由方剂十子六君汤（蛇床子、菟丝子、五味子等配

成)治疗缺、无精子症10例,均痊愈[22]

12. 治疗支气管炎哮喘及喘息性支气管炎　蛇床子总香豆素治疗支气管炎哮喘及喘息性支气管炎患者200例,取得良好疗效[25]

(四) 不良反应

果实中含挥发油,对胃肠道有轻微刺激作用。

参考文献

[1] 李乐,庄斐尔,赵更生.蛇床子家对豚鼠心房肌生理特性的影响[J].西安医科大学学报,1992,13(3):227-230.

[2] 李乐,庄斐尔,赵更生.蛇床子素对离体豚鼠心房肌的作用[J].中国药理通讯,1994,11(3):28.

[3] 李乐,庄斐尔,赵更生,等.蛇床子素对麻醉开胸犬心电图和血流动力学的影响[J].中国药学与毒理学杂志,1994,8(2):119-121.

[4] 张志祖,连其深,曾靖,等.蛇床子总香豆素的抗心律失常作用[J].中国中药杂志,1995(2):15.

[5] 连其深.蛇床子素镇静作用的研究[J].中药新药与临床药理,2000,11(4):244-245.

[6] 沈丽霞,金乐群,张丹参,等.蛇床子素对 $AlCl_3$ 致急性衰老模型小鼠记忆障碍的保护作用[J].药学学报,2002,37(3):178-180.

[7] 刘名彦.从含雌、雄激素类似物的中药看中医的双相调节的作用[J].北京中医学院学报,1988,11(6):41-42.

[8] 汤群芳,孔令军,顾振纶,等.蛇床子素抑制大鼠骨质疏松的实验研究[J].中草药,2006,27(11):1700-1702.

[9] 余伯阳.生脉散皂苷部位对大鼠培养心肌细胞内游离钙的调节作用[J].中国中药杂志,1991,16(8):451.

[10] 殷学军,向仁德,刘德祥,等.中药蛇床子水溶性提取物中化学成分的诱变性研究[J].癌变·畸变·突变,1999,11(2):65.

[11] 张庆林,赵精华,毕建进,等.蛇床子中3种逆转肿瘤细胞多耐药火星香豆素[J].中草药,2003,34(2):104-106.

[12] 余其斌,张汝芝.大黄、苦参、蛇床子实验治疗接触性湿疹模型[J].蚌埠医学院学报,2001,26(3):197-198.

[13] 严申彪,张继民.复方蛇床子洗剂的制备及应用[J].中国医院药学杂志,1998,18(8):374..

[14] 郭汉香,廖镜云.复方蛇床子洗液治疗湿疹60例观察[J].实用中医药杂志,2006,22(6):365-366.

[15] 杨洪军,于振兰,贾艳丽.蛇床子散治疗湿疹358例[J].黑龙江中医药,2006,11(3):24-25.

[16] 柯昌毅,薛茂,夏雨.蛇床子素软膏治疗婴儿湿疹38例[J].临床药学,2003,12(5):67.

[17] 张鹏.自拟治银汤治疗寻常型银屑病50例[J].皮肤病与性病,2003,25(4):29.

[18] 周莲友,李少明,詹重明,等.复方蛇床子洗剂的研制和临床应用[J].中药材,1996,19(8):427-428.

[19] 郭煜.中药熏洗治疗手足癣感染[J].吉林中医药,1999(3):35.

[20] 冯桥.蛇床子散加减治疗龟头、包皮念珠菌25例[J].广西中医药,1999(3):35.

[21] 刘淑琴.消糜栓治疗子宫颈糜烂542例临床观察[J].北京中医,1986(5):36.

[22] 翁维良,房书亭.临床中药学[M].郑州:河南科学技术出版社,1998.

[23] 邹明祥.蛇床子百部酊治疗成人疥疮280例[J].浙江中医杂志,1990(1):18.

[24] 杨承先.苦蛇椒矾煎治湿疹104例[J].四川中医,1986(7):52.

[25] 秦路平，张卫东，张汉明. 蛇床子生物学及其应用[M]. 四川：成都科技大学出版社，1996.

大风子　Dafengzi

【别名】大枫子(《本草品汇精要》)，麻风子(《全国中草药汇编》)等。

【来源】大风子，始载于《本草衍义补遗》，系进口中药，以后诸家本草多有收载。《本草纲目》谓："能治大风疾，故名。"为大风科常绿乔木植物大风子 *Hydnocarpus anthelmintica* Pierre. 的成熟种子。主产于越南、柬埔寨、泰国、马来西亚、印度尼西亚、印度等国，我国台湾、海南岛、云南南部有栽培。多为栽培，也有野生。

【采收炮制】于夏、秋二季果实成熟时采收。取出种仁，晒干。研末用，或制霜用，或取油用。

【商品规格】有统装、净肉两种。以个大、肉仁饱满、色白润、含油足者为佳；色黄者质次。

【药性】辛，热。有毒。归肝、脾、肾经。

【功效】攻毒杀虫，祛风燥湿。

【应用】

1. 麻风　大风子善能攻毒祛风，为专治麻风之要药，如《解围元薮》之大风丸，即以本品与祛风止痒、燥湿杀虫之防风、蝉蜕、苦参、全蝎等药研末为丸服，治疗风邪疠毒，内侵血脉而致肌肤麻木，大疯眉目遍身秽烂者；亦可与轻粉研末外用，麻油调涂患处。现代临床用治瘤型麻风，常与苦参、苍耳子、白花蛇、防风等祛风燥湿、攻毒杀虫药同用，制成丸剂服用。

2. 杨梅疮　《本草纲目》曰："大风子主杨梅诸疮，攻毒杀虫。"如《岭南卫生方》以本品烧灰存性，与攻毒杀虫的轻粉研末，麻油调涂，并以其壳煎汤洗之，治杨梅恶疮。

3. 疥疮　本品能燥湿杀虫，可用于疥虫引起皮肤皱褶部位，甚则全身皮肤瘙痒及粟粒状丘疹之疥疮。如《疠疡机要》之大风子膏，即以本品与杀虫止痒之轻粉、枯矾等为末，乌桕油调涂；或与硫黄、轻粉、樟脑等配制成散剂或软膏剂外用。

4. 癣疮　大风子外用，具有祛风燥湿、杀虫疗癣之功，治湿热留滞，致生肌肤圆形或椭圆形淡红色斑块，表面干燥上附白色糠秕样鳞屑，伴皮肤瘙痒之癣疮。如《血证论》之大风丹，即以本品配伍燥湿止痒疗癣之硫黄、雄黄、枯矾等研末，香油调涂，用治癣疮；又如《外科正宗》以本品与斑蝥、土槿皮、轻粉等浸酒或煎汁外涂；再如《中国药物大全》之除湿止痒油，用大风子配白鲜皮、花椒、黄柏等制成油剂外涂，不但可治疥癣，且又可用于脓疱疮、坐板疮、黄水疮等。

5. 酒渣鼻　肺胃积热上蒸，复遇风邪交阻，迫鼻部肌肤之酒渣鼻，大风子功能祛风燥湿杀虫。如《本草纲目》以大风子配木鳖子仁、轻粉、硫黄为末，水调涂之；近代有以本品配伍樟脑粉、冰片、防风等研末，纱布包裹，局部扑擦，治螨虫引起的酒渣鼻。又如《中国药物大全》之润肌皮肤膏，即以本品与红粉、蓖麻油、樟脑制成软膏，具有燥湿消斑作用，除用于酒渣鼻之外，尚可用于粉刺、疙瘩、汗斑、白癜风、狐臭等。

此外，治手足皲裂，可用本品捣敷局部；治荨麻疹，可用本品与大蒜捣烂，煎水涂擦。

【用法用量】入丸散，0.3～1g。外用适量，捣敷或烧煅存性研末调敷。

【使用注意】本品毒性烈，内服宜慎，不可过量或持续服用，以免中毒。凡孕妇、体虚及肝肾功能不全者忌用。

【药论】

1.《本草纲目》:“风癣疥癞,杨梅诸疮,攻毒杀虫。”又曰:“大风油治疮,有杀虫劫毒之功,盖不可多服,用之外涂,其功不可没也。”

2.《本草经疏》:“味辛、苦,气热有毒。辛能散风,苦能杀虫燥湿,温热能行经络,世人用以治大风疠疾,及风癣疥癞诸疮,悉此意耳。”

【现代研究】

(一) 化学成分

大风子仁约含油 50%,其主要成分有大风子油酸、次大风子油酸、去氢大风子油的甘油酯,大风子烯酸及少量油酸甘油酯和软脂酸甘油酯。

(二) 药理作用

抗菌作用:大风子水浸剂用平板稀释法 1∶5 对奥杜盎小孢子菌有抑制作用(大风子油不易穿透细胞壁,故对抗酸杆菌作用较弱),比酚强 100 倍以上,并对感染结核杆菌的鼠有保护作用。大风子油可用于治疗麻风病,但毒性大,疗效又不显著,现较少用。[1]苦参、百部、土模皮、大风子、白鲜皮、蛇床子、黄柏、地肤子各单味药间时多株马拉色菌有相互协同作用,对合轴马拉色菌有拮抗作用。[2]

(三) 临床报道

1. 治疗荨麻疹　用大风子 30g,大蒜 15g,捣烂并加水 100ml,煮沸 5 分钟。用时涂患部。治疗 50 例,其中多数病例经 1 次用药即见效。[3]

2. 治疗酒渣鼻　大风子油 200 两,麝香 1 分,冰片 1 两,硼酸 10 两。将麝香、冰片研为细粉,与大风子油、硼酸混合均匀,装瓶重 1 两,封固。功能主治:除风湿,润皮肤。主治皮肤诸疮,粉刺疥癣,面部雀斑,白癜风,酒渣鼻,皮肤扁平苔藓。擦患处。[4]

3. 治疗老年阴道炎　运用妇洁洗液(由蛇床子、白鲜皮、苦参、黄柏、龙胆、大风子、冰片等组成。取妇洁洗液,每次 10～20ml,用温水稀释至 3～5 倍,2～3 次/日,浸洗患处或以冲洗器冲洗阴道,10 天为 1 个疗程。[5]

4. 治疗神经性皮炎　大风子、苍术、黄柏、苦参、防风、独活、五倍子、白鲜皮各等量。上药拌匀后分装两布袋,放蒸笼内蒸熟,敷于皮损上,冷即换另一热袋,交替热敷 1 小时左右,日 1 次,直至痊愈。[6]

5. 治疗肛门湿疹　大风子、苦参各 50g,苍耳子 30g,蛇床子、浮萍、豨莶草各 15g,加水 2000～3000ml,煮沸 15～20 分钟,倒入面盆,患部对准盆中热气熏蒸;待药液转温时局部湿敷 3～5 分钟;待药液冷后坐浴。每日 2～3 次。[7]

6. 治疗足癣　三黄四子土参汤:黄连、大黄、黄柏各 15g,苍耳子(打碎)、大风子(打碎)、蛇床子、地肤子、土槿皮、苦参各 30g。加减:水疱或糜烂严重者加白矾 15g;瘙痒甚者加冰片 15g。将上药加水适量,煎煮 2 遍,滤渣后倒入盆中,待药液温度适宜时浸泡患处,每次 40 分钟左右,下次用时应再煮沸,每日 2 次,2 天 1 剂,10 天 1 个疗程。[8]

7. 治疗重症痤疮　无瘢痕残留,沉着之色素亦在停药后 1 个月左右消失。[9]

8. 治疗掌跖角化性皮肤病　黑豆 60g,大风子 30g,白及 30g,白蔹 30g,当归 30g,白术 30g,扁豆 30g,紫草 30g,黄精 30g,大黄 30g。先将诸药浸泡 1 小时,煮沸后再文火煮半小时,过滤取液 2500ml。待水温度适中,将病损区浸入药液浸泡半小时。每日 1～2 次,连用 6

周。显效率 87.2%。[10]

（四）不良反应

1. 毒性及症状　口服大风子油可引起呕吐，继续应用则可逐渐耐受；肌注大风子油会产生严重刺激和疼痛，易发生坏死（大风子酸乙酯反应轻微）。家兔和狗皮下及静脉注射大风子酸钠或其乙酯，则可引起溶血性贫血、肾炎、蛋白尿、血尿、肝脂肪变性等病理变化。中毒时可表现为：早期出现头痛头晕，恶心呕吐，软弱无力，全身发热；严重者可出现溶血、蛋白尿及管型，甚至导致急性肾衰竭。[1]

2. 中毒原因及预防　大风子毒性成分主要在油中，临床应用时宜去油制霜用。引起中毒的原因系服用过量及未经炮制的大风子。预防其中毒的措施：内服时宜严格掌握适应证，控制好用量并注意炮制，非必须则不宜内服。

3. 中毒救治

（1）一般疗法：催吐，洗胃，导泻，内服药用炭，输液，利尿。溶血者可服硫酸亚铁及注射复方卡古地铁，必要时输血。[11]

（2）中医疗法：轻症者用白菜或萝卜捣烂取汁灌服，用手指或匙柄刺激咽部催吐；或选用蕹菜根 500g，捣烂，加开水浸泡两小时，过滤去渣，顿服；或以绿豆 60g，黑豆、赤小豆、白菜根、车前子（布包）各 30g，甘草 9g，水煎服；或以甘草 60g，红糖 15g，加水两碗，煎至多半碗，去渣，一次服完。[12]

参 考 文 献

[1] 江苏新医学院. 中药大辞典（上册）[M]. 上海：上海人民出版社，1977：119.

[2] 刘涛峰，刘小平，张虹亚，等. 中药水煎剂对马拉色菌分离株的体外抑菌实验[J]. 中国皮肤性病学杂志，2001，25（1）：62-63.

[3] 李克权，谢丽，李亭亭. 妇洁洗液治疗 36 例老年阴道炎的疗效观察[J]. 中国民康医学，2011，23（3）：329.

[4] 北京市公共卫生局. 北京市中药成方选集[M]. 北京：人民卫生出版社，1961：255.

[5] 马浩岑. 除湿汤治疗绣球风[J]. 河南中医，1984（5）：50.

[6] 黄宗勖. 常用中草药外治疗法. 福州：福建科学技术出版社，1986：109.

[7] 陈震生. 坐浴法治疗肛门湿疹[J]. 福建中医药，1983（5）：42.

[8] 邓存国，施学平. 三黄四子土参汤治疗脚癣 300 例[J]. 四川中医，2007，25（4）：92.

[9] 张新荣. 中药内服外用配合自血疗法治疗重症痤疮 1 例[J]. 中国民间疗法，2009，17（1）：22.

[10] 翟晓翔. 复方黑豆汤外用治疗掌跖角化性皮肤病 39 例[J]. 中医杂志，2002，43（7）：529.

[11] 郭晓庄，等. 有毒中草药大辞典[M]. 天津：天津科技翻译出版公司，1992：36.

[12] 杨仓良，等. 毒剧中药古今用[M]. 北京：中国医药科技出版社，1991：368.

土荆皮　Tujingpi

【别名】土荆皮《药材资料汇编》，土槿皮[中药通报，1957，3（4）：156]，荆树皮《中国药植志》、金钱松皮《药材学》等。

【来源】土荆皮始载于《本草纲目拾遗》，其卷六・木部引“汪连仕采药录，罗汉松一名金钱松，又名经松，其皮治一切血，杀虫瘴癣，合芦荟香油调搽”。自赵学敏之后，诸本草鲜有记载，近代中药专著及药典均有收载。为松科落叶乔木植物金钱松 *Pseudolarix kaempferi*

Gord. 的根皮或近树根皮。主产于江苏、浙江、安徽、江西等地。多为栽培。

【采收炮制】 于立夏前后采收根皮或近树根皮，除去杂质，晒干。切段生用或制成外用药使用。

【商品规格】 均以统货。以皮片大、黄棕色、有纤维质、无栓皮者为佳。

【药性】 辛，温。有毒。归肺、脾经。

【功效】 杀虫止痒疗癣。

【应用】

用于各种癣症、湿疹、皮肤瘙痒：本品辛温有毒，具有较好的祛湿止痒、杀虫疗癣功效，一般只供外用。治各种癣症，可单用浸酒涂擦，或研末用醋调敷，现代多制成10%～50%土槿皮酊，或与水杨酸、苯甲酸等合制成复方土槿皮酊使用。《中国药物大全》之鹅掌风药水，即以本品与祛风燥湿疗癣之蛇床子、大风子、斑蝥等同用，制成酊剂外用，治疗鹅掌风、灰指甲、湿癣、脚癣等。《全国中草药汇编》以本品与解毒收敛之地榆末浸酒外搽治头癣。治阴囊湿疹，可单用本品浸酒外涂；亦可与清热燥湿、祛风止痒之白鲜皮、苦参制成止痒酊，治疗湿热蕴毒之风疹，周身刺痒及各种瘙痒性皮肤病。治肛门瘙痒症，可以本品配伍乌梅、乌蛇肉、珍珠母等水煎先熏后坐浴，若血虚偏甚者，加生黄芪、当归、白芍；若风热湿毒偏盛者，加大黄、苦参、黄柏。

此外，本品可与密陀僧、轻粉、百部等攻毒杀虫，祛风止痒之品共研末，先以皂角水洗患处，后用醋调药粉成糊，涂敷患处，治局限性神经性皮炎。

【用法用量】 外用适量，浸酒涂擦，或研末醋调涂患处，或制成酊剂涂擦患处。

【使用注意】 不可内服使用。

【现代研究】

（一）化学成分

土荆皮中含多种新二萜酸，有土荆甲酸、土荆乙酸、土荆丙酸、土荆丙二酸、土荆丁酸、土荆戊酸、土荆甲酸苷和土荆乙酸苷。从土荆皮的醚溶部分还分得两个三萜成分，其中一个为具有羊毛甾烷母核的新三萜，命名为金钱松呋喃酸，另一个为白桦脂酸，此外还有β-谷甾醇-β-D-葡萄糖苷，有报道本品还含鞣质和挥发油。

（二）药理作用

1. 抗真菌作用　本品的有机酸、乙醇浸膏及苯浸膏，对我国常见的致病真菌，如奥杜盎小孢子菌、铁锈色小孢子菌、红色癣菌、玫瑰色癣菌、紫色癣菌、许兰黄癣菌、絮状表皮癣菌、石膏样癣菌、白色念珠菌、念珠菌和球拟酵母菌有显著效果，对白色念珠菌有杀菌作用。实验表明土荆皮抗真菌的主要成分为土荆甲酸、土荆乙酸、土荆丙酸。[1]

2. 抗血管生成作用　MTT 法检测发现土槿皮乙酸（0.625～5μmol/L）明显抑制体外初级血管的形成。[2,3]

3. 抗生育作用　皮下、肌注、灌胃或静脉给予土槿皮乙酸的碳酸氢钠溶液对大鼠和家兔都能产生明显的抗早孕作用。[4]土槿皮乙酸（50μg/ml）对培养的人蜕皮细胞有杀伤作用。给予土槿皮乙酸，妊娠大鼠血浆和子宫中的 PGE 和 PGF 的含量没有明显的变化[5]。妊娠大鼠，在给妊娠 7～9 天的大鼠灌胃土槿皮乙酸 20mg/kg 或 30mg/kg，发现大鼠子宫肌层和内膜层的血流量显著低于对照组[6]。

4. 抗肿瘤作用　土槿皮乙酸对多种肿瘤细胞株有明显的细胞毒作用。[7,8] 土槿皮乙酸对 K562[9]、LiBr[10]、HT1080[11] 和 HL60[12] 等肿瘤细胞的生长也有明显的抑制作用。采用荧光双染法观察到：浓度为 10^{-6}mol/L 的土槿皮乙酸可使 70%K562 细胞发生凋亡，凋亡细胞核内 DNA 纠聚集，凋亡小体增加。土槿皮乙酸对 HeLa 细胞的杀伤作用主要通过诱导细胞凋亡，其中的机制是通过降低 Bcl-2 蛋白的表达和增加 Bax 和 P53 蛋白来实现的。[13,14] 土槿皮乙酸通过降低 Bcl-2、降低 Bcl-xL 和 ICAD 蛋白的表达来增加 Bax 蛋白作用，来促进细胞的凋亡。[15]

（三）临床报道

1. 治疗神经性皮炎　百部 30g，花椒 30g，苦参 50g，冰片 15g，土槿皮 30g，蛇床子 50g，白鲜皮 50g，大黄 50g，加入 75%的乙醇 2500ml 浸泡 2 周，滤液后分瓶装，每 20ml 为一瓶，每瓶加入泼尼松龙针(125mg)1 支，医用甘油 5ml 备用。直接搽患处，以稍擦红为度，每日 2～3 次，5 天为一疗程。痊愈 45 例；显效 25 例；有效 16 例；无效 4 例。有效病例随访 3 个月，12 例复发，复发者继用本药仍有效，所有病例未见任何不良反应。[16]

2. 治疗花斑癣　以土槿皮为主，配以花椒、蝉衣、百部、槟榔、全虫、木通、樟脑、芒硝等药物，用 50%酒精浸泡制成酊剂，装瓶后再加适量的硫黄、雄黄、水杨酸、苯甲酸即成。将酊剂振荡摇匀后用药棉沾药涂患处，每天早、晚各 1 次，7 天为一疗程。[17]

3. 治疗脚癣　蛇床子 20g、苦参 20g、木槿皮 10g、土荆皮 10g、白花蛇舌草 15g、白矾 20g。水疱成簇，痒而难耐加黄柏、苦楝皮、黄连等，如水疱溃破红肿热痛加鱼腥草或加重白花蛇舌草用量。煎液去渣，热泡患足，泡洗 30 分钟左右为宜，泡洗患足后，用此液清洗袜子，鞋垫，将鞋子次日在阳光下暴晒，一天一次，三剂为一疗程，一般 2～3 个疗程可愈。[18]

4. 治疗肛周湿疹　土槿皮、艾叶、蛇床子各 25g；防风、荆芥各 15g；黄连、黄柏、黄芩各 20g。每日 1 剂，水煎早晚熏洗。7 天为 1 个疗程，连用 3 个疗程停用。[19]

（四）不良反应

1. 毒性　毒性试验结果，土荆皮甲酸和乙酸对小鼠静脉给药 LD_{50} 分别为 486mg/kg 和 423mg/kg，小鼠的腹腔注射给药 LD_{50} 分别为 397mg/kg 和 316mg/kg。小鼠静脉给药后，出现痉挛，头颈部强直，5 分钟左右痉挛缓解，呈无力弛缓状态、张口呼吸等中毒症状，3 小时后逐渐恢复，死亡多在 24 小时内。[20] 土荆皮甲酸对大鼠及狗的中毒作用主要表现为消化系统的证候，有厌食、呕吐、稀便、便血，病理检查所见肠壁血管高度扩张，肠黏膜破坏出血。但对狗的心、肝、肾、脑及其他脏器未见有显著的病理变化，对胃肠黏膜的损害随剂量增大而加重。土荆皮乙酸给猴的总剂量达 0.882g 时，除骨髓象检查可见粒细胞增生及轻度核左移倾向外，未见其他脏器的功能及组织学的异常变化。

2. 中毒的救治　由于本药只做外用，其毒性只是在实验动物的症状表现，故目前尚缺乏有关中毒报道及其救治。

参考文献

[1] Tan WF, Zhang XW, Li MH, et al. Pseudolarix acid B inhibits angiogenesis by antagonizing the vascular endothelial growth factor-mediated antiapoptotic effect [J]. Eur J Pharmacol, 2004, 499(3):219-228.

[2] 王伟成，顾芝萍，顾克仁，等. 土槿皮乙酸对妊娠大鼠子宫内膜及肌层血流量的影响[J]. 中国药理学报，1991，12(5):423-425.

[3] 谭文福,李美红,陈弈,等.土槿皮乙酸抑制血管生成及 VEGF 诱导的促内皮细胞生存作用[J].中国药理通讯,2003,20(1):59-60.

[4] 王伟成,陈荣发,赵世兴,等.土槿皮乙酸的抗生育作用[J].中国药理学报,1982,3(3):185-188.

[5] 陈浩洪,顾芝萍,游根娣,等.人蜕皮细胞培养作为抗早孕药物筛选模型的研究[J].上海铁道大学学报,1998,19(11):1-3.

[6] 王伟成,游根娣,蒋秀娟,等.土槿皮甲酸和土槿皮乙酸的内分泌活性和它们对性激素、前列腺素、子宫、胎儿的影响[J].中国药理学报,1991,12(2):187-190.

[7] Pan DJ, Li ZL, Hu CQ, et al. The cytotoxic principles of *Pseudolarix kaempferi*: Pseudolaric acid-A and B and related derivatives[J]. PlantaMed, 1990, 56(4): 383-385.

[8] Li E, Clark AM, Hufford CD. Antifungal evaluation of pseudolaric acid B, a major constituent of *Pseudolarix kaempferi*[J]. J Nat Prod, 1995, 58(1): 57-67.

[9] 张敏,买霞,陈小义,等.土槿乙酸体外诱导 K562 细胞凋亡的研究[J].中草药,2002,33(6):533-535.

[10] 姜孟臣,陈虹,张敏,等.土槿皮乙酸对人黑素瘤细胞增殖抑制作用研究[J].中草药,2003,34(6):532-534.

[11] 姜孟臣,陈虹,张敏,等.土槿皮乙酸对人 HT1080 细胞系增殖抑制的体外研究[J].天津药学,2002,14(2):36-38.

[12] 徐瑞成,刘艳青,买霞,等.土槿皮乙酸诱导 HL60 细胞凋亡及其与半胱氨酸蛋白酶-3 活化的关系[J].实用癌症杂志,2004,19(4):344-346.

[13] 龚显峰,王敏伟,吴振,等.土槿皮乙酸体外诱导 HeLa 细胞凋亡[J].中国药学杂志,2005,40(8):589-591.

[14] 胡云,吴效科,侯丽辉.土荆皮酸诱导宫颈癌细胞系 HeLa 凋亡的实验研究[J].中国中西医结合杂志,2010,30(7)720-722.

[15] 龚显峰,王敏伟,田代真一,等.土槿皮乙酸体外诱导 A375-S2 细胞凋亡[J].中国中药杂志,2005,30(1):55-57.

[16] 刘静萍.复方止痒酊治疗神经性皮炎 90 例[J].中医外治杂志,2001,10(5):46.

[17] 吴碧娣,黄香娇.自制复方土槿皮酊治疗花斑癣 251 例[J].中国中医药信息杂志,1999,6(8):64.

[18] 李子阳.舒郁清腑液治疗足癣 30 例报告[J].贵阳中医学院学报,2008,30(4):35.

[19] 段春艳,李淑春.槿黄汤治疗肛周湿疹 5 例[J].吉林中医药,2005,25(8):41.

[20] 王伟成,陆荣发,赵世兴,等.土槿皮甲酸和乙酸抗早孕作用和毒性的比较[J].中国药理学报,1988,9(5):445-448.

蜂房 Fengfang

【别名】蜂肠(《神农本草经》),蜂盍(《名医别录》),大黄蜂窠(《蜀本草》),露蜂房(《本草纲目》),马蜂窝(《河南中药手册》),野蜂房(《民间常用草药汇编》),纸蜂房(《河北药材》),长脚蜂窝、草蜂子窝(《山东中药》),蜂巢(《中药材手册》)等。

【来源】蜂房,始载于《神农本草经》,列为中品,历代本草均有收载。由于蜂多营巢于树枝、岩石或屋檐下,习惯认为露天的蜂房为佳,故有“露蜂房”之称。为胡蜂科昆虫果马蜂 *Polistes olivaceous*(DeGeer)、日本长脚胡蜂 *Polistes japonicus* Saussure 或异腹胡蜂 *Parapolybia varia* Fabricius 的巢。全国大部分地区均产。均为野生。

【采收炮制】全年可采,但以冬季为多。采得后晒干或略蒸,除去死蜂死蛹再晒干。除去杂质，剪块，生用或炒用。

【商品规格】均以统货。本品身干、整齐、不蛀、灰白色、孔小、体轻、内无死蛹者为佳。

按《中国药典》(2010 版一部)规定：本品质酥脆或坚硬者不可供药用。

【药性】甘，平。有小毒。归胃经。

【功效】攻毒杀虫，祛风止痛。

【应用】

1. 痈疽，疔疮，瘰疬　本品味甘有毒，其质轻扬，善走表达里，外拢内攻，能祛风邪，拢疮毒，攻坚积，消壅滞，以毒攻毒，为外科常用之品。治邪毒壅结，营气郁滞，逆于肉理。发为痈疽者，以本品以毒攻毒，消肿止痛。治痈疽初起，局部焮红，坚硬肿痛者，可与南星、赤小豆、生草乌、明矾为末，米醋调涂，如《证治准绳》之寒毒散。治肝气郁结，胃热壅滞而致乳房红肿硬痛之乳痈初起者，可单用本品拔毒攻坚，消肿止痛，如《日华子本草》用之煎水洗，《简要济众方》以之烧灰为末服；若热甚者，可与清热解毒、消肿散结之蒲公英、连翘等水煎服。治气滞血瘀或热毒痰凝而致的恶疽或附骨疽者，以本品消肿散结，拢毒止痛，可与血余、蛇皮烧灰冲酒服，如《名医别录》之恶疽方。治火热之毒蓄结，局部坚硬而根深，形如钉状，红肿焮痛之疔疮，本品能攻毒消肿，可烧灰存性与清热解毒之黄柏、黄连、黄芩等末调匀，茶油调患处；若毒疮生于手指，赤肿坚硬，疼痛难忍者，以本品研末配乳香末少许，以醋调敷患处，能拢毒止痛。治风热血燥，气滞痰凝而致颈项结核，推之不移，按之不痛之瘰疬，本品能导滞消壅，攻坚散结，可与软坚散结之玄参、蛇蜕等药配伍，熬膏外贴患处，如《太平圣惠方》之蜂房膏；若瘰疬成瘘，脓水不干者，《补缺肘后方》以本品为末，猪油调膏外涂。

2. 疥癣　风热湿毒蕴结而致瘙痒难忍，遇热加剧之疥癣者，用之以解毒杀虫，祛风止痒，如《太平圣惠方》以此为末，调猪脂涂擦，治头上癣疮；《医宗金鉴》之苦参酒，以本品与苦参、刺猬皮煎汤浸曲，炊黍米酿酒饮，治乌白癞；《实用毒性中药学》以新鲜露蜂房烧灰存性，配伍明矾、樟脑、米酒调糊外涂，治疗牛皮癣(神经性皮炎)；《河南省秘验单方集锦》以本品与白矾共焙焦研末加少许冰片，香油调涂，治发际疮；《实用毒性中药学》以本品配伍熟地黄、首乌、当归、白鲜皮等药水煎服，治疗属于慢性期血燥证之白疕(银屑病)；《全展选编・皮肤科》以本品配伍蜈蚣、明矾共置瓦片上文火烤焦研末，油调外擦，用治头癣。

3. 瘾疹瘙痒　风热客于皮肤而烦痒者，本品可祛风止痒，如《梅师方》以本品取汁溶芒硝内，涂擦，治瘾疹瘙痒；《姚僧坦集验方》以本品与蝉蜕为末，酒送服，治风气客于皮肤瘙痒不止。

4. 风湿痹痛，牙痛　本品性善走窜，通经入骨，能祛风、杀虫、除痹、止痛。风湿之邪，留滞经络关节而致关节疼痛，屈伸不利之风湿痹痛，以之祛风除痹止痛，如《乾坤生意秘韫》以本品与独头蒜、百草霜同捣烂外敷；《虫类药的临床应用》以本品与川乌、草乌同用，酒精浸泡外涂疼痛局部；《中国医学百科全书・中药学》以本品与祛风通络、除痹止痛之蜈蚣、地鳖虫、鸡血藤等配服，治疗痛风历节，风湿性或类风湿关节疼痛、强直之症。治风邪虫蛀而致的牙齿疼痛，本品能祛风杀虫止痛。如《十便良方》以此烧存性研末，酒调，口含漱之，治风热牙痛。《日华子本草》以之煎水漱口，治风虫牙痛；亦可与乳香、细辛煎水含漱，如《普济方》之牙痛方。治虚火牙痛者，可与玄参、骨碎补配伍，煎汤内服。

此外，治喉痹肿痛，本品可与僵蚕等分为末吹之。《食医心镜》以蜂房烧灰与乳汁和服，治小儿喉痹肿痛。治疗鼻炎鼻塞头痛者,可以本品为末服;或配辛夷、白蒺藜、藿香水煎服。

【用法用量】煎服,3～5g。外用适量,研末油调敷,或煎水漱、洗患处。

【使用注意】气血虚弱者慎用;肾功能差者忌用。

【药论】

《本草纲目》:"露蜂房,阴阳药也。外科、齿科及他病用之者,亦皆取其以毒攻毒,兼杀虫之功耳。"

【现代研究】

(一) 化学成分

主要含蜂蜡、蜂胶和房油三种物质,其成分含水分10.3%、灰分11.3%、钙0.13%、铁0.013%、氨7.51%(相当于蛋白质46.94%)。蜂房中有丰富的锌、铁、硅、锰、铜等微量元素。[1]另外蜂房中含有8-羟基喹啉242酮、对苯二酚、原儿茶酸、对羟基苯甲酸、咖啡酸、胸腺嘧啶脱氧核苷。[2]

(二) 药理作用

1. 对消化系统的作用　蜂胶水醇提取物可加速硫酸钡通过消化道的过程,显示其可促进胃肠平滑肌蠕动,并有轻泻作用。[3]

2. 抗炎作用　蜂房水提物(LEF)能明显抑制由豆油诱发小鼠耳的急性渗出性炎症,此种作用于切除实验动物两侧肾上腺后仍然出现。说明其抗炎作用可能是通过直接的作用机制,而不是通过垂体-肾上腺系统。LEF对大鼠脚掌皮内注射蛋清诱发的急性炎症水肿,也有明显抑制作用。LEF也具有与氢化可的松相似的作用,能显著抑制大、小鼠皮下埋藏棉球所诱发的肉芽组织增生的慢性炎症。[4]近年来有学者对蜂房抗炎、免疫活性蛋白粗品(NV3)进行分离、纯化,得到酸性多肽NV-PP-1和酸性蛋白NV-PP-4,为蜂房的抗炎作用提供了科学依据。[5,6]

3. 抑菌作用　蜂胶有较强的抑菌、防腐作用,其有机酸、黄酮、β-桉叶油醇类,对金黄色葡萄球菌、链球菌、沙门菌等20种细菌都有抗菌作用,尤其对金黄色葡萄球菌最为敏感,最小抑菌浓度为0.0625%[7]。对牙周致病菌亦有明显的抑菌作用,尤其对主要致病菌ATCC(产黑色素杆菌)的抑菌作用较强[8],其抗菌成分是黄酮化合物、黄良姜素、松属素、咖啡酸酯等。[9]蜂胶中的黄酮类可抗真菌,蜂胶制剂在低浓度时能抑制阴道滴虫[3]。

4. 抗肿瘤作用　美蓝(亚甲蓝)法对胃癌细胞有效,能抑制人肝癌细胞,还可用于子宫颈癌等。[10]蜂房提取物对S_{180}的生长有一定抑制作用,推测其抗肿瘤成分可能是其所含的多糖。[11]蜂胶丙二醇溶液对S_{180}、EC体外细胞的生长均有明显抑制作用。[12]促进白血病细胞凋亡,经露蜂房作用后,人红白血病K562细胞Bcl-2蛋白表达明显减弱,而Bax蛋白表达明显增强,表明露蜂房可促进白血病细胞凋亡。[13]影响急性髓细胞白血病患者骨髓单个核细胞超微结构,露蜂房蛋白处理组白血病细胞质内线粒体出现空泡样变及髓样变;核染色质浓缩、边集,呈新月形或环状;细胞核固缩碎裂呈块状,与杨怡等报道的细胞凋亡特征类同。细胞质内大部分细胞器已失去原有结构,大多数细胞超微结构呈现典型的细胞凋亡形态学改变。[14]抑制大鼠支气管平滑肌细胞增殖,露蜂房蛋白NVP(1)对大鼠支气管平滑肌细胞增殖具有抑制作用。[15]

5. 抑制实验性致龋反应　蜂房在较低浓度下,对于体外生物膜的表面结构及其组成均有一定影响，并可抑制实验性致龋反应。[16]

6. 抗病毒作用　蜂胶体外抗病毒实验证明蜂胶对单纯性疱疹病毒和疱疹性口腔炎病毒的外壳有杀灭作用，还证明蜂胶对脊髓灰质炎病毒的繁殖有较强抑制作用。[17]

7. 麻醉镇静作用　蜂胶有一定的麻醉镇静作用，并能维持一定时间。0.25％蜂胶酊的麻醉镇静作用略低于1％普鲁卡因，但蜂胶浓度高于0.25％时，其麻醉镇静作用并不递增。[7]王氏实验研究发现蜂胶丙二醇提取液能迅速有效地阻滞神经的兴奋性传导，说明蜂胶有较强的传导麻醉作用。[18]

（三）临床报道

1. 治疗化脓性感染　将蜂房50g置于2000ml水中，于瓷盆中煮沸5分钟，待温度降至30～40℃时，用以冲洗感染20～30分钟，每日2次。172例患者全部患者经上法治疗10～18日后渗出明显减少，创面长出新鲜肉芽。[19]

2. 治疗急性乳腺炎　全蝎、露蜂房。药量为1∶2。用法：将露蜂房撕碎于铁锅中，以文火焙至焦黄，与全蝎共研细末，装入胶囊内吞服，每次3g，日服3次，3天为1个疗程。[20]

3. 治疗乳腺癌　汤剂：黄芪50g，甘草10g、大枣5枚，煎汁100ml，早晚分服；散剂：全蝎、蜈蚣、僵蚕、土虫各等分为末，每次5g，日两剂以汤剂送服；膏剂：独角莲、山慈菇、露蜂房熬成糊状，入香油、樟丹收汁成膏，外敷于癌肿所在，日二次换药。内外合用，3个月为一疗程。[21]

4. 治疗银屑病　108例口服蜂房消银汤：蜂房、银花各15g，土茯苓30g，白鲜皮、生地、蛇舌草各20g，威灵仙、牡丹皮、赤芍、虎杖、重楼各12g。加减：血热型加仙鹤草、白茅根各30g，紫草10g；血瘀型加三棱、莪术各10g，丹参20g；血燥型去银花、灵仙加当归、白芍各20g，首乌、黄精各15g；肝肾阴虚者原方去银花、灵仙、牡丹皮、赤芍，加女贞子、菟丝子、天冬各15g；病程长、皮损难以恢复者加全蝎6g，皂刺15g。每日1剂，煎3次。头煎、二煎口服，三煎外洗。服药期间忌食腥臭及辛辣刺激食物，30天为1个疗程，并停用一切其他药物，总有效率为92.6％。[22]

5. 治疗尖锐湿疣　CO_2激光术后用阿昔洛韦软膏涂抹，并配合中药局部治疗：露蜂房10g、马齿苋45g、蛇床子30g、苦参30g、白花蛇舌草50g、土茯苓30g、荆芥穗20g、枯矾粉15g，加水至3000ml，煮30分钟后去渣，趁热先熏洗患处，待温度适宜时用纱布蘸药水擦洗患处局部，每次熏洗约30分钟，每日1次，直至创面愈合。激光术后1～3天创面有轻度水肿反应，一般在7～14天创面愈合。术后3个月复查。[23]

6. 治疗神经性皮炎　蜂房1个，明矾30g，甜酒250g。将蜂房烧存性与明矾共研末，甜酒煮糊，洗净患处，刮去皮屑，外涂，效佳。[24]

7. 治疗百日咳　露蜂房1个，开水浸泡，清水漂洗至无红汤为止，煎沸加冰糖，温服；[25]用蜂房7个，文冰250g，水煎去渣热饮，睡卧发汗，治疗慢性气管炎，效佳。[26]

8. 治疗鼻炎　基础方由苍耳子10g，辛夷12g，薄荷6g，藿香15g，露蜂房6g，防风12g，蝉蜕5g，丹参10g，黄芩10g，鱼腥草30g组成(由于苍耳子有小毒，过量易导致中毒，一般2周岁以下的儿童去掉苍耳子)。[27]

9. 治疗痛证　①牙痛：用露蜂房煎醋热漱。又方：用蜂房1枚，孔内以盐填实，烧后研为末，擦患处，待一会，盐汤漱或取一块咬齿间。又方：用露蜂房1个、乳香3块，煎水含漱。

又方：用露蜂房同细辛煎水含漱。[28]②关节痛：用露蜂房 500g、松香 500g、苍术 250g、食用醋 500g。先将露蜂房连外壳搓揉成粗末，再将松香去除泥沙、树皮及松针等杂质，与苍术共碾成粗末。将三药共入锅内以文火炒至松香熔化后，迅速投入食醋(边拌炒边喷醋)至湿润状态(手握可成团，手松开时即散)，趁热装入已备好的布袋内。立即用以熨贴痛处。每次 30 分钟左右，每日 2～3 次。药物可以反复多次应用，再熨贴时先行炒热。[29]关节红肿热痛，屈伸受限，可用蜂房焙黄研粉，黄酒送服，每次 2g，每日 3 次。[30]③淋巴结肿大之红肿热痛：用蜂房 1 个焙干研末，与蜂蜜调匀，加入少量冰片，撒布外贴患处，隔日换 1 次。数日即愈。[30]④乳痈：露蜂房单味应用可使坚硬的乳房肿块变软，并可直接缓解疼痛，消除肿胀。如有溃烂可用蜂房 15g、蒲公英 30g 煎服，明显缓解症状，有托毒生肌消炎止痛，并明显促进新的肉芽生成的特殊功效。[30]

10. 治疗阳痿早泄　药物灸脐：淫羊藿 12g，巴戟天、花椒、蜂房、韭菜子各 10g，蜈蚣 1 条，共研细末，先用温开水将适量面粉调湿，搓成面条，将面条围脐一圈(内径约 4～6cm)，然后将食盐填满脐窝，高出 1～2cm，接着取艾炷放于盐上点燃灸之，连灸 7 壮，去盐，再取麝香末 0.1g 纳入脐中，再取上药末填满脐窝，上铺生姜片，姜片上艾灸 14 壮。每隔 3 天灸 1 次，7 次为 1 个疗程。露蜂房、白芷各 10g，烘干研末，醋调面团状，临睡前敷于神阙穴上。[31]

11. 治疗痢疾　郭某，男，30 岁，身体健壮，因食不洁瓜果致细菌性痢疾，嘱其自采得马蜂窝一个，将其烘干后研末服用，每次取 6～10g，日服 3 次，温开水送下，4 天痊愈如初。[32]

12. 治疗遗尿　露蜂房单味研末，每次 4g，开水送服，每天 2 次，治疗遗尿，4～7 天即可奏效。[33]

13. 治疗哮喘　药用露蜂房、射干、桔梗、白前、百部。上药各取等份烤干研末备用。5～9 岁者每次口服 15g，10～14 岁者每次口服 20g，14 岁以上者每次口服 30g，每日 2 次，5～7 天为 1 个疗程。第 1 个疗程服完后，停药 3～5 天，继续第 2 个疗程。总有效率为 97.5%。[34]

(四) 不良反应

1. 毒性　露蜂房水提取液给小鼠静脉注射，LD_{50} 为 12.00g/kg，皮下注射为 32.33g/kg。中毒剂量，煎剂 30g 以上，散剂 10g 以上。

2. 中毒机理及症状　蜂房油人体吸收后经肾脏排泄，代谢产物刺激肾小球毛细血管引起急性肾炎。中毒主要表现为：头痛，腰痛，面目及四肢浮肿，尿少，乏力倦怠，食欲不振及恶心呕吐。

3. 中毒原因及预防　中毒的主要原因是直接吞服单方的散剂用量过大，或用提取物露蜂房油治疗。因蜂房油可驱杀蛔虫、绦虫，但其毒性强，故现不宜应用，以免发生中毒。

4. 中毒的救治　早期静脉滴注低分子右旋糖酐；以罂粟碱肌内注射，或稀释后静脉滴注；可给予 20%甘露醇或 25%山梨醇于 30 分钟内快速静脉输入；用青霉素或红霉素等抗感染；其他对症治疗。[35]

参考文献

[1] 匡邦郁. 蜜蜂产品成分及其在医疗上的应用[J]. 浙江中医学院学报，1979(5)：38.

[2] 王伟，赵庆春，安晔，等. 中药蜂房的化学成分研究[J]. 中国药物化学杂志，2008，18(1)：54-57.

[3] 高士贤. 中国动物药志[M]. 长春：吉林科学技术出版社，1996：319-322.

[4] 孟海琴. 露蜂房的抗炎症作用[J]. 中草药,1983,14(9):21.

[5] 李琳,柳雪枚. 露蜂房抗炎蛋白中多肽成分的分离、纯化及性质研究[J]. 中国药学杂志,1999,34(4):233.

[6] 徐伟,肖宣,柳雪枚. 中药露蜂房水溶性蛋白 NV-PP-4 的分离纯化及部分理化性质鉴定[J]. 药学实践杂志,2000,18(5):284.

[7] 沈胜利,王素文,呼云之,等. 天然蜂胶对口疮治疗的实验与临床观察[J]. 中华口腔科学杂志,1986,21(4):209.

[8] 王银龙. 蜂胶对牙周致病菌的抑制作用[J]. 安徽中医学院学报,1996,15(4):58.

[9] 徐叔云. 临床药理学[M]. 合肥:安徽科学技术出版社,1986:615-617.

[10] 李军德. 我国抗癌动物药概述[J]. 中成药,1992,14(2):40.

[11] 于立坚,朱娟莉,冯润娣,等. 露蜂房提取物的抗肿瘤作用[J]. 陕西中医,1981(4):34.

[12] 任峻峨. 蜂胶抗癌作用实验研究[J]. 蜜蜂杂志,1992(9):3.

[13] 李香群,等. 中药露蜂房醇提取物对人红白血病 K562 细胞的生长抑制及凋亡诱导作用[J]. 解剖学杂志,2004,27(1):18-22.

[14] 辛先贵,张圣明,张春燕,等. 露蜂房蛋白对急性髓细胞白血病患者骨髓单个核细胞超微结构的影响[J]. 电子显微学报,2005,24(1):65-67.

[15] 江长东,陈鹏,闫旭,等. 露蜂房蛋白抑制大鼠支气管平滑肌细胞体外增殖的可能机制[J]. 基础医学与临床,2009,29(7):683-687.

[16] 黄正蔚,李继遥,周学东,等. 中药蜂房对口腔常驻菌形成人工致龋生物膜影响的实验研究[J]. 华西口腔医学杂志,2003,21(4)304-306.

[17] 房柱. 蜂胶体外抗病毒作用的实验研究[J]. 养蜂科技,1998(2):26.

[18] 王南舟. 蜂胶提取液对神经传导的作用[J]. 中国养蜂,1991(5):5.

[19] 张新,祝萍. 蜂房治疗顽固性外伤感染[J]. 中国民间疗法,2003,11(4):28.

[20] 张扬. 消痈散治疗乳腺炎 125 例[J]. 辽宁中医杂志 2000,27(12):554.

[21] 李晓璐,胡志敏. 胡志敏教授治疗晚期乳腺癌 46 例经验总结[J]. 黑龙江中医药,2008(2):32-33.

[22] 张风华,李和. 蜂房消银汤治疗银屑病 108 例[J]. 四川中医,1999,17(8):42-43.

[23] 丘纯. CO_2激光配合中药熏洗治疗尖锐湿疣 58 例[J]. 中国性科学,2007,16(5):29.

[24] 安徽省卫生厅. 安徽单验方选集[M]. 1972:297.

[25] 全国中草药汇编编写组. 全国中草药汇编(上册)[M]. 北京:人民卫生出版社,1975:944.

[26] 上海市卫生局. 中医研究工作资料汇编[M]. 上海:科技卫生出版社,958:213.

[27] 张新平. 通窍解毒活血汤治疗儿童鼻炎、鼻窦炎 169 例[J]. 中国中西医结合耳鼻咽喉科杂志,2005,13(6):347-348.

[28] 单味露蜂房验方[J]. 中国社区医师,2004,20(17):37.

[29] 谭力. 露蜂房药袋熨贴治疗关节痛[J]. 中国民间疗法,2004,12(2):25.

[30] 贾霞英. 露蜂房临床应用体会[J]. 中医药研究,2000,16(1):31.

[31] 吴震西. 阳痿有哪些外治方法[J]. 中医杂志,2002,43(2):154.

[32] 王跃兰. 露蜂房临床应用举隅[J]. 中医药研究,2002,18(4):39.

[33] 辛悦华,辛月花. 露蜂房的妙用[J]. 中国民间疗法,2007,15(2):61.

[34] 范杰,付萍,付绪梅. 蜂房射干散治疗哮喘的临床观察[J]. 湖北中医杂志,2004,26(1):32.

[35] 高渌纹. 实用有毒中药临床手册[M]. 北京:学苑出版社,1995:319.

大蒜　*Dasuan*

【别名】胡蒜(崔豹《古今注》),葫(《名医别录》),独蒜(《普济方》),独头蒜(《补缺肘后方》）。

【来源】 大蒜，始载于《名医别录》，历代本草均有收载，《本草纲目》引孙愐唐韵云：“张骞使西域，始得大蒜……而大蒜出胡地，故有胡名。”《名医别录》始称之为葫。为百合科多年生草本植物大蒜 *Allium sativum* L. 的鳞茎。全国各地均有栽培。

【采收炮制】 于5月间叶枯时采挖，晾干。生用。

【商品规格】 不分等级。以个大、肥厚、味辛辣者为佳。

按《中国药典》(2010版一部)规定：本品含大蒜素不得少于0.15%。

【药性】 辛，温。归脾、胃、肺经。

【功效】 解毒消肿，杀虫，止痢。

【应用】

1. 痈肿疮毒　大蒜辛散温通，具有散痈消肿解毒功效，《名医别录》谓：“大蒜散痈䘌疮，除风邪，杀毒气。”为外科内外痈疡之要药。单用大蒜捣烂外敷，治疗痈肿初起有消散作用，《食物本草会纂》以大蒜三四枚，捣烂，入麻油合研，厚贴肿处，可消一切痈肿疮毒。

2. 癣疮瘙痒　大蒜辛散走表，解毒杀虫，《食疗本草》曰其能“除风，杀虫”。《本草拾遗》曰能“疗疮癣”。治头癣、体癣等，可单用大蒜切片外擦或捣烂外敷，或制成外用制剂外用。

3. 痢疾，泄泻　大蒜辛散温通，气熏烈，入中焦，能温胃健脾，行气消滞，解毒止泻痢。治暑湿疫毒与饮食搏结于大肠所致之痢疾、泄泻者，可单用大蒜生食或用10～15g大蒜捣烂，用白糖冲服；若湿热偏盛者，可与黄连配伍同用，如《本事方》之蒜连丸；若寒气客于肠胃之腹冷痛、泄泻者，如《濒湖集简方》以本品浸醋常食。

4. 肺痨，顿咳　大蒜具有杀痨虫、止顿咳作用，治痨虫犯肺，骨蒸潮热之肺痨咳嗽者，可单用紫皮大蒜捣泥，吸入蒜气，或每餐饭后嚼食2～3粒大蒜，亦可以大蒜煮粥送服白及粉治之。治顿咳(百日咳)，可用紫皮大蒜30g，捣烂，加冷水，浸泡5～6小时，取液加白糖调服；《贵州中医验方》以大蒜加生姜、红糖水煎服，每日数次。

5. 钩虫、蛲虫病　大蒜有杀虫作用，可用于钩虫、蛲虫病，并常与槟榔、鹤虱、苦楝皮等驱虫药同用，以增强驱虫疗效。下田前将大蒜捣烂涂于四肢，有预防钩虫病的作用；又用5%～10%大蒜浸液做保留灌肠或用大蒜捣烂，加少许菜油于睡前涂于肛门周围，治蛲虫病有效。

此外，本品生食或切片口含或制成10%大蒜汁滴鼻，有治疗及预防流行性感冒、麻疹及白喉的作用；《简要济众方》以大蒜摊贴两足心，具有引热下行作用，用治鼻衄、咯血、呕吐等上部出血证；《稗史》以大蒜加田螺、车前子各等分，熬膏，敷脐，能使水湿下走而治水气肿满及鼓胀等病。

【用法用量】 煎服，9～15g，或生食、或制成糖浆内服。外用适量，捣敷，切片外擦，或隔蒜灸。

【使用注意】 阴虚火旺及有目、舌、喉、口齿诸疾者，均不宜服用。外敷能引起皮肤发红、灼热，甚则起疱，故不可敷之过久。

【药论】

1.《本草衍义补遗》：“大蒜，性热善散，善化肉，故人喜食，多用于暑月。其伤脾伤气之祸，积久自见，化肉之功，不足言也。”

2.《本草纲目》:“葫蒜入太阴、阳明,其气熏烈,能通五脏,达诸窍,去寒湿,辟邪恶,消痈肿,化癥结肉食,此其功也。故王祯称之云:味久不变,可以资生,可以致远,化臭腐为神奇,调鼎俎,代醯酱。携之旅涂,则类风瘴再不能加,食餲腊毒不能害。夏月食之解暑气。北方食肉面尤不可无,化臭腐之上品,日用之多助者也。盖不知其辛能散气,热能助火,伤肺损目,昏神伐性之害,荏苒受之而不悟也。”又曰:“久服伤损眼。”

3.《本草经疏》:“葫,大蒜也。辛温能辟恶散邪,故主除风邪,杀毒气,及外治散痈肿䘌疮也。辛温走窜,无处不到,故主归五脏。脾胃之气最喜芳香,熏臭损神耗气,故久食则伤人。肝开窍于目,目得血而能视,辛温太过,则血耗而目损矣。总之,其功长于通达走窍,去寒湿,辟邪恶,散痈肿,化积聚,暖脾胃,行诸气。”

【现代研究】

(一) 化学成分

大蒜挥发油中含多种硫醚类化合物,包括甲基烯丙基硫醚,二烯丙基硫醚,6-甲基-1-硫杂-2,4-环已二烯,二甲基硫醚,二乙烯基硫醚,二甲基二硫醚,甲基烯丙基二硫醚,二硫杂环戊烯,5-甲基-1,2-二硫杂-3-环戊烯,丙烯基丙基二硫醚,4-甲基-1,2-二硫杂-3-环戊烯,3-乙烯基-1,2-二硫杂-4-环已烯,3-乙烯基-1,2-二硫杂-5-环已烯,二甲基三硫醚,甲基烯丙基三硫醚,4-乙烯基-1,2,3-三硫杂-5-环已烯,二烯丙基三硫醚,烯丙基丙基三硫醚,二烯丙基四硫醚,二丙基二硫醚,甲基丙基三硫醚,甲基烯丙基四硫醚,甲基烯丙基五硫醚。

另外,挥发性成分中还包括蒜辣素、二氧化硫、2-羟基丙烯、聚伞花烯(cymen)、反式大蒜烯、顺式大蒜烯、2-乙烯基-4-氢-1,3-二噻烯-、3-乙烯基-4-氢-1,2-二噻烯。还含葡萄糖、果糖、半乳糖、蔗糖、棉子糖、淀粉、大蒜糊精、大蒜糖。含4种多聚糖:D-半乳聚糖,D-果聚糖,D-葡聚糖,D-阿聚糖。分离出5种多糖:分别为GF-Ⅰ、Ⅱ、Ⅲ、Ⅳa、Ⅳ。还含多种氨基酸,其中胱氨酸、组氨酸和赖氨酸含量较高。分离出含硫氨基酸蒜氨酸,酶解后生成蒜辣素。还分离出A、B、C、D、E、F6种多肽。大蒜中含多种酶,主要有蒜酶,在它作用下蒜氨酸很容易转变为蒜辣素;还含有过氧化酶、水解酶、多元酚氧化酶、己糖激酶以及聚果糖苷酶、转化酶、磷酸酯酶、果胶酯酶、胰蛋白酶等。还分离到胡蒜素A1、A2、A3、B1、B2、B3等多种硫苷化合物。还含有甾体苷类R1、R2等。

(二) 药理作用

1. 降血脂作用　观测其对胆固醇合成的影响。结果显示:大蒜水溶性成分烷(烯)基半胱氨酸类如SAC,SEC(乙基半脱氨酸)和SPC(丙基半脱氨酸)对胆固醇合成的最大抑制率为40%~60%;烷基半胱氨酸谷氨酸盐衍生物如GSAC(谷氨酰氨烯丙基半脱氨酸),GSMC(谷氨酰氨甲基半胱氨酸)和GSPC(谷氨酰氨丙基半脱氨酸)抑制率为20%~35%;蒜氮酸、SAAC(烯丙基乙酰半胱氨酸)和SASA(烯丙基硫酰丙氨酸)则无作用。脂溶性成分DAS、DADS、DATS、DPS和DPDS对胆固醇合成的抑制率为10%~15%。[1]大蒜中皂苷类成分能抑制胆固醇在小肠的吸收,降低胆固醇的血浆水平,而且能显著降低高胆固醇血症动物模型血中低密度脂蛋白胆固醇(LDL-C)含量(40%~57%),一般对高密度脂蛋白胆固醇(HDL-C)则无影响(极少数能增高HDL-C)。[2]大蒜素可明显降低喂以高脂饲料小鼠的血清TC、TG和LDL-C水平及提高HDL-C含量,其作用与剂量呈正相关。[3]中华大蒜油可明显降低高脂血症模型大鼠血清TG、TC、LDL-C、VLDL-C,并能明显降低AI。[4]以大蒜和生姜为主要原料加工制成姜蒜片，能明显降低高脂血症大鼠血清总 TC、TG 含量。[5]

2. 抗血栓形成 大蒜素表现出抗血小板聚集的活性。[6]蒜烯能抑制由 AA，ADP 和肾上腺素、胶原、腺苷、钙离子导入剂 A23187 诱导的血小板聚集。[7]此外，烯丙基三硫化物、杂苯类也有良好的抗血栓形成的作用。[8]大蒜素抑制 SIPA 不仅直接作用于血小板，同时影响血管内皮细胞分泌血管性血友病因子。[9]

3. 抗氧化 大蒜素为强效抗氧化剂，对肝细胞具有保护作用，并认为大蒜素可能是通过抑制 TGF-β_1 和 TNF-α，而抑制星状细胞转化成肌纤维细胞，从而拮抗肝纤维化的发生。[10]大蒜素能明显降低实验性肝纤维化大鼠的血清谷丙氨酸转氨酶（ALT）和谷草转氨酶（AST）水平，表明大蒜素对 DMN 所致肝损伤具有保护作用。[11]

4. 降血糖作用 大蒜素能够降低糖尿病大鼠的血糖、尿量，降糖效果与给药剂量呈正相关。[12,13]

5. 降血压与扩张血管 大蒜素可增加一氧化氮合酶（iNOS）活性，提高体内一氧化氮（NO）水平，并认为大蒜素舒张血管的效应正是通过激活 iNOS 及增加 NO 水平而实现。[14]体外研究发现，大蒜素可通过 NO 产生舒血管作用，并提高血小板内及胎盘绒毛膜组织和绒毛膜癌组织中 iNOS 和 NO 水平。[15,16]

6. 抗肿瘤作用 大蒜的多种水溶性成分和脂溶性成分均具有一定抗肿瘤细胞增生的效应。[17]大蒜中的含硫有机化合物抗增生作用依赖于烯丙基和巯基团，硫原子数目增加，其抗肿瘤增生作用增强。[18]大蒜素对胃癌、结肠癌、肝癌、肺癌、前列腺癌、乳腺癌、卵巢癌、胃腺癌、白血病等多种肿瘤均有明显抑制作用。[19]大蒜素能下调人早幼白血病 HL-60 细胞的端粒酶活性，且呈时间和浓度依赖性。[20]用不同浓度的大蒜素作用于端粒酶 48 小时，可抑制其活性，并呈时间和浓度依赖性。[21]大蒜素能诱导多种肿瘤细胞凋亡。[22]

7. 抗微生物的作用 ①抗菌作用：大蒜素被誉为天然广谱抗生素药物，[23,24]能抑制多种细菌，其抗菌原理是分子中的巯基可抑制与微生物生长繁殖有关的含巯基酶。头孢唑林或苯唑西林与大蒜素联合作用于革兰阳性球菌，基本上表现为协同和相加的抗菌效应。[25]大蒜素对解脲脲原体有较强的抑杀作用。[26]紫皮蒜的抗菌作用较白皮蒜的作用强。[27]②抗病毒作用：大蒜素能明显抑制 HCMV IE 72 和 IE 86 的表达；[28]大蒜素还能明显降低肝组织中 HCMV DNA 负荷量。[29]③抗真菌作用：大蒜素对多种真菌，如白色念珠（酵母）菌、隐球菌、烟曲真菌、喉真菌、白色假丝酵母菌、热带假丝酵母菌及近平滑假丝酵母菌等具有明显的抑杀作用；[30]大大降低寄主生物体内谷氨酸的摄入量、甘氨酸的含量、氧气的消耗量及酸性和碱性磷酸酯酶的相对活性；[31]与真菌中含巯基的酶（如脱氢酶、硫氧还蛋白还原酶、聚合酶等）结合而抑制其活性。[32]

8. 抗心律失常 大蒜素对大鼠心室肌细胞膜钙通道有明显的抑制作用，并呈浓度依赖性。[33]大蒜素能使心肌细胞钙通道电流-电压曲线明显上移和失活曲线明显左移。[34]大蒜素对心房肌细胞内钙荧光强度和光密度值无明显的直接影响，但可显著减轻血管紧张素Ⅱ诱导的人心房肌细胞内 Ca^{2+} 超载，推测大蒜素可能是通过其抗氧化活性而抑制人心房肌细胞内 Ca^{2+} 超载。[35]大蒜素在低浓度下，能增强心肌收缩力，但随着浓度的升高，当达 0.05mg/ml 时，可使心肌收缩抑制，且在浓度高于 0.05mg/ml 时，它的心肌收缩抑制作用更加明显，表现出剂量依赖性。[36]

(三) 临床报道

1. 治疗痢疾 以10%大蒜悬浮液给病人口服和灌肠治疗细菌性痢疾,获良好效果。[37]静滴大蒜素液治疗成人急性细菌性腹泻有效,而且与抗生素联合应用可缩短治疗时间。[38]

2. 治疗高血压 应用大蒜素治疗后收缩压、舒张压比治疗前明显下降。[39]

3. 治疗真菌性感染 对20例老年肺部真菌感染患者使用大蒜素雾化治疗有效。[40]应用大蒜素治疗小儿真菌性肠炎有效。[41]用大蒜素治疗念珠菌性阴道炎有满意的临床疗效。[42]

4. 治疗结核病 大蒜注射液联合抗结核药物治疗肺结核能显著降低肺结核患者血清中炎性因子水平。[43]

5. 治疗期前收缩 大蒜素能治疗不同病因、不同类型的期前收缩。[44]

6. 治疗高脂血症 总胆固醇(TC)、低密度脂蛋白(LDL-C)和载脂蛋白B水平在治疗后均比治疗前降低。[45]

7. 治疗脑梗死 大蒜素组优于川芎嗪组。[46]

8. 治疗急性阑尾炎及阑尾脓肿 大蒜、芒硝各150g,将大蒜捣碎与芒硝混合均匀后将其糊状置于6~8层纱布上备用,嘱患者排空大便后平卧于床上,暴露出右下腹麦氏区,在将准备好的油纱布置于右下腹,可加以TDP烤灯照射,以促进药物渗透吸收,30~40分/次,1次/日,3天为1个疗程。疗效满意。[47]

9. 治疗慢性结肠炎 用米雅BM片(主要含酪酸菌)和大蒜素联合治疗52例慢性结肠炎患者(腹泻型),米雅BM片1g/次,3次/日,口服。大蒜素胶囊40mg/次,4次/日,口服,疗程20天。[48]

10. 治疗牙菌斑 大蒜素对于大部分口腔兼性或专性厌氧菌包括9株链球菌、4株消化球菌、6株乳酸杆菌、3株放线菌、10株韦荣球菌、12株卟啉单胞菌、3株普氏菌和11株梭杆菌,大蒜素都表现出强大的抑菌作用。[49]大蒜油漱口液大蒜油浓度(有效大蒜素浓度)为100mg/L,每天2次,于早晚进食前各含漱1分钟,每次20ml,有明显的效果。[50]

11. 治疗沙眼衣原体感染 大蒜素治疗沙眼衣原体感染的非淋菌性尿道炎有效。[51]

12. 治疗复发性口腔溃疡 用0.1%大蒜素软膏涂于口腔溃疡处,总有效率达100%。[52]

13. 治疗癌肿 检测30例肿瘤患者服用大蒜素前、后1、2、3个月的红细胞免疫功能和淋巴细胞免疫功能及30例正常对照组的红细胞免疫功能和淋巴细胞免疫功能,结果提示大蒜素能提高肿瘤者的细胞免疫功能。[53]

14. 对重金属中毒的防治作用 给接触汞的工人口服大蒜素片,每次350mg,3次/日,共服4周,观察情绪和简单反应时变化。参加复查的服药者2g/m汞蒸气环境中的某金矿工人47例及无接触汞经历的45例工人采用WHO神经行为为核心检测8例,服药天数为(25.2±3.4)天。结果触汞工人情感状态、简单反应时、视觉持留及数字译码、手提转捷度、目标追击Ⅱ等项均有显著变化。服药后情绪状态及简单反应时各项得分均优于服药前。[54]

15. 治疗脂肪肝 用大蒜素胶丸结合一般疗法治疗42例脂肪肝患者,结果显效28例,有效8例,总有效率85.7%,与仅予一般治疗的对照组42例比较,有显著性差异。[55]

(四) 不良反应

大蒜油小鼠静脉注射的LD_{50}为134.9mg/kg,天然或合成的大蒜素(三硫二丙烯)小鼠

静脉注射的 LD_{50} 为 70mg/kg，口服为 600mg/kg[56]，皮内注射为 120mg/kg。大鼠口服大蒜素 LD_{50} 为 265.3mg/kg。用雄性白兔进行亚急性毒性试验表明 1mg/kg、5mg/kg、10mg/kg 不同剂量对实验动物未见有不良影响，心、脑、肝、肾、肺等病理检验，均无异常发现。小鼠腹腔注射大蒜硫苷 CB，LD_{50} 为 12.5g/kg，口服为 15.1g/kg。大蒜汁局部应用有较强刺激性，[56]口服大蒜由于直接刺激胃黏膜，反射性地引起胃液中 HCl 量上升，使胃蠕动增强。大蒜注射液长期在某一部位静滴易导致静脉炎[56]。高浓度大蒜汁可引起红细胞溶解，给家兔静注大蒜的水溶性成分或挥发油，可使血中红细胞、血红蛋白减少。[57]多食大蒜会造成贫血，大蒜注射液可能引起冠状动脉收缩，加重心肌缺血。

在服用大蒜及大蒜制剂时，对于胃及十二指肠溃疡，急慢性胃炎要注意观察，当有胃肠道反应时应停用。对于冠心病患者用蒜或大蒜新素制剂时，要严格观察，如见心绞痛加重或频繁发作时应立即停药。

参 考 文 献

[1] Yeh YY，Liu L. Cholesterol-lowering effect of garlic extracts and organosulfur compounds：human end animal studies[J]. J Nutr，2001，131(3 Suppl)：5989-5993.

[2] Matsuura H. Saponins in garlic as modifiers of the risk of cardiovascular disease [J]. J Nutr，2001，131(3 Suppl)：S1000-S1005.

[3] 张庭廷，童希琼，刘锡云. 大蒜素降血脂作用及其机理研究[J]. 中国实验方剂学杂志，2007，13(2)：32-35.

[4] 乔海灵，张莉蓉，贾琳静，等. 中华大蒜油对大鼠实验性高脂血症的防治作用[J]. 郑州大学学报：医学版，2002，37(3)：318-320.

[5] 游剑，胡余明，范玫玫，等. 姜蒜片对高脂大鼠血脂水平的影响[J]. 实用预防医学，2008，15(5)：1582-1583.

[6] Ariga T，Tsuj K，Seki T，et al. Antithrombotic and antineoplastic effects of phyto-organosulfur compounds [J]. Biofactors，2000，13(1-4)251-255.

[7] Srivastava KC，Tyagi OD. Effects of a garlic-derived principle (ajoene) on aggregation and arachidonic acid metabolism in human blood platelets [J]. Prostaglandins Leukotrienes Essential Fatty Acids，1993，49(2)：587-595.

[8] MacDonald JA，Langler RF. Structure-activity relationships for selected sulfur-rich antithrombotic compounds [J]. Biochem Biophys Res Commun，2000，273(2)：421-424.

[9] 廖福龙，游云，韩东. 川芎嗪及大蒜素对剪应力诱导的内皮细胞分泌血管性血友病因子与血小板聚集的影响[J]. 中华医学杂志，2001，81(8)：508-509.

[10] 朱兰香，陈卫昌，许春芳. 大蒜素对大鼠肝纤维化模型细胞因子变化的影响[J]. 江苏医药，2004，30(7)：535.

[11] 朱兰香，陈卫昌，许春芳. 大蒜素对二甲基亚硝胺诱发的肝纤维化大鼠的保护作用[J]. 中草药，2004，35(12)：1384-1387.

[12] 刘浩，崔美芝，李春艳. 大蒜素对糖尿病大鼠血糖的影响[J]. 中国临床康复，2004，8(21)：4264-4265.

[13] 刘浩，崔美芝，李春艳. 大蒜素对 2 型糖尿病大鼠血糖的干预效应[J]. 中国临床康复，2006，10(31)：73-75.

[14] 聂晓敏，周玉杰，谢英，等. 二烯丙基三硫化物涂层支架对冠状动脉损伤后血管壁内 iNOS 蛋白表

达及 NO 水平的影响[J]. 第四军医大学学报,2006,2(11):975-977.

[15] Mousa AS,Mousa SA. Anti-angiogenesis efficacy of the garlic ingredient allicin and antioxidants: role of nitric oxide and p53[J]. Nutr Cancer,2005,53(1):104-110.

[16] Chang HP,Chen YH. Differential effects of organosulfur compounds from garlic oil on nitric oxide and prostaglandin E2 in stimulated macrophages[J]. Nutrition,2005,21(4):530-536.

[17] Lirditti FD,Rabinkov A,Miron T,et al. Apoptotic kiling of Bchronic lymphocytic leukemia tumor cells by allicin generated in situ using a rituximab alliinase conjugate[J]. Mol Cancer Ther,2005,4(2):325-332.

[18] Bole C,Guo J,Zinmiak L,et al. Critical role of allyl groups and disulfide chain in induction of Pi class glutathione transferase in mouse tissues in vivo by diallyl disulfide,a naturally occurring chemopreventive agent in garlic [J]. Carcinogertesis,2002,23(10):1661-1665.

[19] 兰泓,吕有勇. 大蒜素对人胃癌细胞 BGC2823 cyclin D1 和 p27kip1 表达的影响[J]. 癌症,2003,22(2):1268-1271.

[20] 王旭光,陈根殷,方琦. 大蒜素对 HL-60 细胞端粒酶活性的影响[J]. 贵州医药,2004,28(4):303-305.

[21] Sun L,Wang X. Effects of allicin on both telomerase activity and apoptosis in gastric cancer SGC27901 cells[J]. World J Gastroenterol,2003,9(9):1930-1934.

[22] 张敏,奚杰,孙大伟等. 大蒜素对宫颈癌细胞生长的影响及作用机制[J]. 中国实用妇科与产科杂志,2011,27(1):39-41.

[23] Bakri IM,Douglas CW. Inhibitory effect of garlic extract on oral bacteria[J]. Arch Oral Biol,2005,50(7):645-651.

[24] Motsei ML,Lindsey KL,Staden J,et al. Screening of traditionally used South African plants for antifungal against Candida albicans[J]. J Ethnopharmacol,2003,86(223):235-241.

[25] 蔡芸,裴斐,郑砚君,等. 大蒜素联合头孢唑林或苯唑西林对葡萄球菌的抗菌作用[J]. 中国临床药理学与治疗学,2006,11(8):925-928.

[26] 闻平,郭月芳,陈蕾. 大蒜素对解脲脲原体的体外抗菌作用[J]. 中国中西医结合皮肤性病学,2006,5(2):99-100.

[27] 江苏新医学院. 中药大辞典[M]. 上海:上海人民出版社,1975:112.

[28] 甄宏,方峰,刘志峰,等. 大蒜新素对 HCMV 主要即刻早期抗原 IE72 和 IE86 在人胚肺成纤维细胞中表达的影响[J]. 中国中药杂志,2005,30(1):47-49.

[29] Liu ZF,Fang F,Dong YS,et al. Experimental study on the prevention and treatment of murine cytomegalovirus hepatitis by using allitridin[J]. Antiviral Res,2004,61(2):125-128.

[30] Miron T,Rabinkov A,Mirelman D,et al. The mode of action of allicin: its ready permeability through phospholipids membranes may contribute to its biological activity[J]. Biochim Biophys Acta,2000,1463(1):20-30.

[31] Singh K. Studies on the anthelmintic activity of Allium sativum(garlic)oil on common poultry worms Ascaridia galli and Heterakis gallinae[J]. J Parasitol Appl Anim Biol,2000,9(1):47-52.

[32] Lin MC,Wang EJ,Lee C,et al. Garlic inhibits microsomal triglyceride transfer protein gene expression in human liver and intestinal cell lines and in rat intestine[J]. J Nutr,2002,132(6):1165-1168.

[33] 邓春玉,庄宁宁,单志新,等. 大蒜素对大鼠心室肌细胞 L2 型钙通道的影响[J]. 中药药理与临床,2005,21(3):18-20.

[34] Yadav RK,Verma NS. Effects of garlic(Alliumsativum)extract on the heart rate,rhythm and

force of contraction in frog:a dose-dependent study[J]. Indian J Exp Biol,2004,42(6):628-631.

[35] 王玉英,程何祥,张殿新,等. AngⅡ对人心房细胞内游离钙浓度的影响及大蒜素的拮抗作用[J]. 心电学杂志,2005,24(2):84-86.

[36] 曹立军,王进,李应全. 大蒜素对离体蛙心心肌收缩力的影响[J]. 齐鲁药事,2005,24(11):591-593.

[37] 王浴生. 中药药理与应用[M]. 北京:人民卫生出版社,1983:78.

[38] 蔡玲,张玫,牛小羽. 静滴大蒜素液治疗成人急性细菌性腹泻疗效观察[J]. 山东医药,2010,50(16)55-56.

[39] 贾海忠,鞠建伟,史载祥,等. 大蒜素对不稳定心绞痛血压影响的临床研究[J]. 北京中医药大学学报,1998,21(2):53.

[40] 黄煦霞. 大蒜素注射液雾化吸入治疗老年肺部真菌感染 20 例疗效观察[J]. 时珍国医国药 2007,18(5):1202.

[41] 刘才银,熊顺军,王红玲,等. 大蒜素治疗小儿霉菌性肠炎临床探讨[J]. 现代中西医结合杂志,2001,10(8):701.

[42] 柳潍秦. 念珠菌性阴道炎合并宫颈糜烂 93 例治疗体会[J]. 临床医学,2005,14(7):18.

[43] 陈志,梁建琴,王金河,等. 联用大蒜素注射液治疗肺结核临床疗效及对血清炎性因子的影响[J]. 西南国防医药,2007,17(4):414.

[44] 黎启华,吴继雄,金红霞,等. 大蒜素注射液治疗早搏 132 例临床观察[J]. 心血管康复医学杂志,2002,11(1):63.

[45] 聂晓敏,李庚山,江洪. 大蒜素治疗冠心病心绞痛及对血浆 GMP、D-二聚体、NO、NOS 的影响[J]. 上海中医药杂志,2002,36(4):7.

[46] 张久亮,刘鑫,毛建生,等. 大蒜素治疗急性脑梗塞的临床观察[J]. 北京中医药大学学报,2003,10(2):23.

[47] 王萍. 大蒜加芒硝治疗阑尾脓肿的临床研究[J]. 实用心脑肺血管病杂志,2011,19(2):222-223.

[48] 王德立,张郁,陈贵明. 米雅 BM 与大蒜素合用治疗慢性结肠炎[J]. 贵州医药,2000,24(6):366.

[49] 李德懿,赵隽隽,朱彩莲. 大蒜的 13 腔抑菌和根面解毒作用[J]. 上海口腔医学,2007,16(6):614-617.

[50] 王露霏,惠甜倩,景欢,等. 大蒜油漱口液对牙菌斑抑制效果的临床研究[J]. 临床合理用药,2011,4(1A):12-13.

[51] 王学军,王楷,于夏,等. 大蒜素治疗沙眼衣原体致非淋菌性尿道炎的临床疗效观察[J]. 中国中西医结合皮肤性病学杂志,2003,2(4):235.

[52] 谢晓莉,唐瞻贵,袁解洪. 佳力克(大蒜素)治疗口腔溃疡的临床疗效观察[J]. 临床口腔医学杂志,2004,20(2):113-114.

[53] 张志勉,高海青,魏瑗. 大蒜素对肿瘤患者细胞免疫功能的影响[J]. 山东大学学报:医学版,2003,41(2):148-150.

[54] 吴敌,赵节绪,林世和. 职业性汞接触对人机体神经行为的影响及大蒜素片的防治作用[J]. 中风与神经疾病杂志,2002,17(1):31.

[55] 刘进,卢杰夫. 大蒜素软胶丸综合治疗脂肪肝疗效观察[J]. 广西医学,2004,26(6):862-863.

[56] 王洛生,等. 中药药理与应用[M]. 北京:人民卫生出版社,1983:84.

[57] 周金黄. 中药药理学[M]. 上海:上海科学技术出版社,1986:284.

木鳖子 Mubiezi

【别名】木蟹《开宝本草》,土木鳖《医宗金鉴》,壳木鳖(《药材资料汇编》),漏苓子《中药志》，地桐子、藤桐子《中药材手册》，鸭屎瓜子《药材学》，木鳖瓜《广州空军常用中草药手册》。

【来源】木鳖子，始载于《开宝本草》，历代本草均有收载，因核似鳖、蟹状，故名。为胡芦科藤本植物木鳖 *Mom ordica cochinchinensis*（Lour.）Spreng. 的干燥成熟种子。主产于广西南宁、桂平、靖西、博白、凌乐、贵县，四川丹棱、夹江、灌县，湖北恩施、孝感等。多为野生，也有栽培。

【采收炮制】于九～十一月果实成熟时采摘，剖开果实，晒至半干，剥取种子；或装入盆钵内，待果皮近于腐败时将果皮弄烂，用清水洗后除去瓤肉及外膜，取出种子，晒干或烘干。使用时去壳取仁捣碎用，或制霜用。

【商品规格】均为统货，一般不分等级。木鳖子以籽粒饱满、不破裂、外皮坚硬、体重、内仁黄白色、不泛油者为佳。

【药性】苦、微甘，凉。有毒。归肝、脾、胃经。

【功效】消肿散结，攻毒疗疮。

【应用】

1. 疮痈肿痛　木鳖子善能通行经络，消肿散结，攻毒疗疮，《本草经疏》曰其“为散血热、除痈毒之要药”。可用于火毒壅聚，营卫不和，经络阻塞，气血凝滞而发疮肿毒者，可单用木鳖子以醋磨汁外涂或研末醋调敷于患处；《医宗金鉴》之乌龙膏，则以本品配消肿散结之草乌、半夏等炒焦研细，水调外敷，治痈肿诸毒，红肿不消者。本品亦可用以内服，如《本草汇言》治恶疮肿毒，以木鳖子仁与金银花、紫花地丁、乳香、没药等清热解毒，消肿止痛之品同用，水酒各半煎服。治疮疡成脓而不易溃破者，《中医外科学》之经验方，则以本品配伍蚀疮排脓之巴豆、白矾、乳香、没药、铜绿等药同捣为膏，贴于疮疡中心部位。本品入肝又走脾胃，故肝气郁结，胃热壅滞，局部红肿热痛之乳痈，可与蒲公英、金银花、乳香、没药、瓜蒌等散结消肿、清热解毒之品同煎服。治肠腑湿热郁蒸，气血凝滞之少腹肿痛，按之痛甚之肠痈者，本品可与清热泻下、消痈排脓之大黄、皂角刺、穿山甲等同煎服。

木鳖子性散疏利，其用于肿痛之症，重在散郁热，消肿结，倪朱谟曰其“乃疏结泄壅之物”。故除了用于疮痈肿痛之外，尚可用于：喉痹肿痛，如《本草正》用醋磨木鳖子，以棉花湿敷；痔疮肿痛，《普济方》以本品配伍荆芥、朴硝等分煎汤，趁热先熏后洗；阴疝偏坠疼痛，《寿域神方》以木鳖子醋磨，调黄柏、芙蓉末敷之；脚气肿痛，《永类钤方》以木鳖仁麸炒，去油尽为度，每两入厚桂半两，为末，热酒送服二钱，令醉得汗；两耳猝肿热痛，《太平圣惠方》以木鳖子一两，赤小豆、川大黄末各半两，同研，水、生油调涂之；跌打损伤，瘀血肿痛，《圣济总录》以本品配肉桂、芸台子、丁香等研末，生姜汁煮米粥调糊外敷。以上应用均取之攻毒疗疮、散结止痛之功。

2. 瘰疬痰核　《本草纲目》曰本品治“痔瘤瘰疬”。木鳖子既能攻毒疗疮，又能通行经络，消肿散结，可用于痰火郁结之瘰疬痰核等症。以本品研末用醋调涂，或以本品研碎，去油，以乌鸡子调和蒸熟，饭后服之，如《仁斋直指方》之木鳖膏。

3. 疳积痞块，疟母　取木鳖子消肿散结之功，尚可用治气血凝滞之痞结肿块之症。治小儿疳积痞块，食少腹胀，面黄肌瘦者，《孙天仁集效方》以本品配伍杀虫消积之使君子捣泥，米饮为丸服；治疟母，《医方摘要》以木鳖子配伍炮山甲等分，为末，空腹温酒送服。

4. 筋脉拘挛　木鳖子性温，能温经通络并可散寒，可用治寒湿郁热之痛风瘫痪、风寒湿痹、挛症、鹤膝等之筋脉拘挛。以本品与活血伸筋蠲痹之乳香为末，清油、黄蜡为膏，每用少许搓擦患处，不住手以热为度，如《百一选方》之木鳖子膏。

【用法用量】 入丸、散，0.9～1.2g；外用适量，研末用醋、油调敷，或磨汁涂，或煎汤熏洗。

【使用注意】 孕妇及体虚忌用。

【鉴别用药】 木鳖子、马钱子皆为有毒之品，均能消肿散结，通络止痛，可用疮痈肿痛，跌打伤痛等症。木鳖子为胡芦科植物，长于攻毒疗疮，临床上多用于恶疮肿毒、乳痈、痔疮、喉痹等症；而马钱子为马钱科植物，又名番木鳖，有大毒，应用宜慎，长于通经络，祛风湿，消结肿，止疼痛，临床上多用于跌打损伤肿痛，风湿痹痛，麻木不遂等症，并有治疗恶性肿瘤作用。

【药论】

1.《本草经疏》："木鳖子，为散血热、除痈毒之要药。夫结肿恶疮，粉刺皯黯，肛门肿痛，妇人乳痈等证，皆血热所致。折伤则血亦瘀而发热。甘温能通行经络，则血热散，血热散则诸证无不瘳矣。其止腰痛者，盖指湿热客于下部所致，而非肾虚为病之比也，用者详之。""味虽甘而气则大温，《本经》虽云无毒，然亦未免有毒，但宜外用，勿宜内服。"

2.《本草正》："木鳖子，有大毒，《本草》言其甘温无毒，谬也，今见毒狗者，能毙之顷刻，使非大毒而有如是乎？人若食之，则中寒发噤，不可解救。若其功用，则惟以醋磨，用敷肿毒乳痈，痔漏肿痛及喉痹肿痛，因此醋漱于喉间，引痰吐出，以解热毒，不可咽下。或同朱砂、艾叶卷筒熏疥，杀虫最效。或用熬麻油，擦癣亦佳。"

【现代研究】

（一）化学成分

种子含甾醇，齐墩果酸，木鳖子酸、木棉皂苷元(Gypsogenin)所组成的多种皂苷，α-桐酸，栝楼酸。另含油35.72%，蛋白质30.59%，并含海藻糖。

（二）药理作用

1. 降压作用　木鳖子提取物对麻醉狗、猫及兔等有降压作用，大鼠静注木鳖子皂苷，可使血压暂时下降，心搏加快，呼吸短暂兴奋。注射于狗股动脉可暂时增加下肢血流量，其作用强度约为罂粟碱的1/8[1,2]。

2. 具有抗炎镇痛及溶血作用。[3]

3. 抗氧化作用　木鳖子提取液有一定的抗氧化活性。[4]

（三）临床报道

1 治疗神经性皮炎　生川乌20g，木鳖子5g，细辛5g，川椒5g，醋18ml。将生川乌、细辛、川椒三种药研为细末，把醋倒入勺中，再放入木鳖子(去外壳)，用中火加热醋煎5分钟，然后把木鳖子取出，再把上述药粉慢慢放入热醋中，调成糊状，等稍凉后，外敷于患处(用量根据患处大小而加减)，此方用于病灶范围2cm×2cm，外盖粗布，范围大于病灶部位2cm，再用胶布固定，每2天换药1次，直至痊愈，未见不良反应。[5]

2. 治疗淤积性乳腺炎　取木鳖子200g去壳，捣碎后加食醋100ml调成糊状，均匀涂布于无菌纱布上，厚3～5mm，外敷于患处。外敷时需暴露乳头，以利乳汁排出，8～10小时后取下。如乳汁分泌不畅，2～3小时后进行乳房按摩，护理人员首先用40℃～43℃热毛巾外敷患者乳房，再以双手示指、中指、无名指指腹从乳房根部向乳晕部按顺时针和逆时针方向进行交替按摩后逐渐加压并挤出乳汁，每次20～30分钟，每2～3小时重复1次。[6]

3. 治疗小儿腹泻　木鳖子一个取仁与丁香三粒捣烂研细，加数粒熟大米，调成丸状，直接敷在脐窝上包扎24小时更换。[7]用等份的木鳖子与母丁香研细末，每次用药1.5g，敷贴于小儿脐窝，每日换药一次。[8]

4. 治疗神经根型颈椎病　附子、肉桂、木鳖子、血竭、胆南星等制成膏药治疗神经根型颈椎病100例，经用药3个疗程，总有效率达99%。[9]

5. 治疗癣　木鳖子制成软膏治癣40例，有效率为100%，与疗程和病程长短成正比。[10]用木鳖子和米醋研成糊状，外涂治癣28例，全部治愈。[11]木鳖子肉研磨成细泥，另将甘油、羟苯乙酯(尼泊金乙酯)混合缓缓加到80℃左右的白凡士林中，在不断搅拌下加入木鳖子细泥，搅拌至凝固成膏状。将膏涂于患处。[12]

6. 治疗扁平疣　用木鳖子、食用醋研成糊状，每日点涂疣体。[13]

7. 用木鳖子、冰片、孩儿茶制成溶液，外用治疗痔疮出血期病人，以便中不带血为标准，有效率百分之百。[14]去外层壳木鳖子仁加到适量醋酸和少许冰片中磨成糊汁，取糊汁搽敷整个痔疮，疗效显著。[15]

8. 治疗食道癌　常和地龙、威灵仙合用治疗食道癌。[16]

(四)不良反应

1. 毒性　木鳖子毒性较大，无论动脉或静脉给药，动物均于数天内死亡，小鼠静注的LD_{50}为32.35mg/kg，腹腔注射则为37.34mg/kg[1]。

2. 中毒机理及症状　中毒表现为：恶心，呕吐，头痛，头晕，耳鸣，腹痛，腹泻，四肢乏力，便血，烦躁不安，意识障碍，休克等。[17]

3. 中毒救治

(1) 用1∶5000高锰酸钾溶液或0.5%药用炭洗胃，服蛋清，灌肠，硫酸镁导泻。

(2) 静脉输入葡萄糖盐水。

(3) 对症治疗，烦躁不安者，可给人工冬眠或其他镇静药。积极抢救休克及呼吸、循环衰竭。[17]

参考文献

[1] 江苏新医学院. 中药大辞典(上册)[M]. 上海：上海人民出版社，1975:369.

[2] 郭晓庄. 有毒中草药大辞典[M]. 天津：天津科技翻译出版公司出版社，1992:100.

[3] 孙付军，路俊仙，崔璐，等. 不同含油量木鳖子霜抗炎镇痛作用比较[J]. 时珍国医国药 2010，21(5) 1084-1085.

[4] 张丹，潘乐，江峥，等. 木鳖子提取液抗氧化活性的分析[J]. 复旦学报：医学版，2010，37(3)：321-324.

[5] 王富宽. 中药醋剂外敷治疗局限性神经性皮炎[J]. 中医外治杂志，2004，13(6)：51.

[6] 扈菊英. 木鳖子仁加食醋外敷治疗乳汁淤积性乳腺炎患者的护理[J]. 护理学杂志 2007，12(6)：51.

[7] 王辉. 木鳖子、丁香、熟大米敷脐治疗幼儿腹泻80例[J]. 中国乡村医药，1999，6(4)：151.

[8] 吴瑜. 封脐静治疗小儿泄泻[J]. 江苏中医，1999，20(9)：341.

[9] 何新伟. 中药外敷治疗神经根型颈椎病100例[J]. 陕西中医，1999，20(12)：547.

[10] 毛焕彬，毛宏丽. 木鳖子软膏的制备及其疗效[J]. 吉林中医药，1998(1)：15.

[11] 伍国健. 木鳖子治癣有良效[J]. 新中医，1994(12)：48.

[12] 焦新彩，时淑华. 木鳖子软膏的制备及应用[J]. 中国医院药学杂志，1997，17(7)：325.

[13] 张好生，王庆杰，牟忠良. 木鳖子食用醋治疗扁平疣 40 例[J]. 中国皮肤性病学杂志，1999，13(2)：114.

[14] 秦秋芳. 中药外敷治疗痔疮出血期临床观察[J]. 黑龙江中医药，1999(5)：49.

[15] 罗顺红. 木鳖子外治痔疮[J]. 中医外治杂志，1997(5)：46.

[16] 唐武军，王笑民. 郁仁存教授治疗食道癌的经验[J]. 中国实验方剂学杂志，2008，14(9)：67-68.

[17] 郭晓庄. 有毒中草药大辞典[M]. 天津：天津科技翻译出版公司出版社，1992：100.

（刘清华　邱颂平）

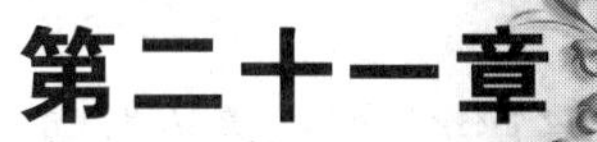

第二十一章 拔毒化腐生肌药

凡以拔毒化腐、生肌敛疮为其主要作用的药物，称为拔毒化腐生肌药。因本类药物多以外用为主，故以往都称为外用药。一些具有促使溃疡脓毒排出的作用的药物，称为拔毒药，亦称提脓拔毒药；对具有腐蚀作用的药物，称为化腐药；将能促进疮疡肌肉生长或疮口愈合的药物，称为生肌药。

本类药物多为矿石、金属类药物，或经炼制而成。味以辛、甘为主，性有寒热之分。多具剧毒，但亦有平和之品。功能拔毒攻毒、排脓化腐、敛疮生肌，部分药物分别兼有杀虫、收湿、止痒、止血、止痛及明目退翳等功效。

本类药物，主要用于外科的痈疽疮疡，其中长于拔毒化腐者，多用于溃疡初期，腐肉未脱，或脓水不净，新肉未生之症；长于生肌敛疮者，多用于溃疡后期，腐肉已脱，新肉不生，疮口难敛之症；兼有杀虫、收湿、止痒等作用者还可用于皮肤湿疹、疥癣瘙痒、酒渣鼻等症；部分药物尚可用治五官科的口疮咽痛、目赤肿痛、目生翳膜及耳疮等。

在应用此类药物时，应根据病情选择相应的药物。在疮疡溃破之初，必须先用拔毒化腐药物以提脓祛腐，但也应根据疡面脓腐多少和拔毒化腐药的力量强弱加以选择使用；若腐肉已脱，脓水将尽，或腐脱新生之时，则应用生肌敛疮之药，以促进溃疡早日愈合。疮疡发病，多与热毒、火毒有关，故拔毒祛腐生肌药常与清热解毒药配伍。疮疡多属因气血壅滞所致，故拔毒化腐生肌药常与活血药配伍，以促进疮口早日愈合。溃疡脓水流漓，疮口不敛，及皮肤病糜烂流滋，多有湿邪阻滞，常用拔毒化腐生肌药与燥湿收脓之品配伍。此外，在疮疡的治疗中，也应从整体观念出发，内外同治，除外用拔毒化腐生肌药外，还需同时配合适当的内服药物治疗以提高疗效。

本类药物以外用为主，其使用方法，应根据病情和用途而定。疮疡外用，可研末外撒，或研末后香油调敷，或制成膏药敷贴。若作五官科用，可制成散剂、膏剂、滴剂、水溶剂等不同剂型应用，供点眼、吹喉、搐鼻、滴耳等外用。内服则多入丸散剂服用。

本类药物多数具有毒副作用，有些药物毒性甚为剧烈。因此，应用本类药物时，应严格控制药物的剂量和注意使用方法。尤其是用做内服剂时，更应严格掌握。即使作为外用，有些药物，因其可经创面吸收，或产生积蓄现象，故亦不宜过量和持续使用。对疮口创面较大者，或患处生于险要部位者，尤须特别注意。一些重金属类剧毒药物，如升药、轻粉、砒石等腐蚀性强烈的药物，不宜在头面等皮薄部位使用，以免伤及筋骨，有损容貌。用做制剂时，亦应严格遵守炮制及制剂规程，以控制和减轻其毒性和烈性，而确保临床用药的安全。

现代研究表明本类药物有抑制或杀灭细菌的作用，部分药物具有防腐、收敛、保护和促进创口愈合等作用。其中砷、汞、铅类药物毒性甚强，应用时应严加注意。

轻粉 Qingfen

【别名】水银粉(《嘉祐本草》),汞粉(《本草拾遗》),峭粉(《日华子本草》),腻粉(《传家秘宝方》),银粉(《本草述》)。

【来源】为水银、白矾、食盐等经升华法制成的氯化亚汞(Hg_2Cl_2)结晶性粉末。主产于湖南、山西、湖北、四川等地。

【采收炮制】取水银180g,食盐90g,胆矾105g,红土1碗。先把食盐、胆矾放在乳钵内研细,加水适量混合,倾入水银调匀后,倒在铁锅当中,上覆一只瓷碗,碗锅交接处用红土搅拌成糊状封固填满,使不泄气。将铁锅移置生好炭火的炉上。开始时火力不宜太大,但要均匀,待炉中水银与食盐等起化学反应,至炉中木炭烧尽时,将锅取下,待冷,揭开瓷碗,取下碗底的白色片状结晶体,即是轻粉。避光保存。研细末用。

【商品规格】商品以片大、质轻、雪花状、色白而有亮光者为佳。

按《中国药典》(2010年版一部)规定:本品炽灼残渣不得过0.1%(附录Ⅸ J)。

【药性】辛,寒。有大毒。归大肠、小肠经。

【功效】外用:杀虫,攻毒,敛疮;内服祛痰消积,逐水通便。

【应用】

1. 疮疡溃烂 本品辛寒有毒,其性燥烈,外用有较强的攻毒杀虫、生肌敛疮作用。用治疮疡久溃不敛,可配当归、血竭、白蜡、紫草等制成膏药外贴,如《外科正宗》生肌玉红膏;用治臁疮,可配雄黄、大风子、煅石膏同用外敷。若兼有红肿热痛者,则应配伍石膏、冰片、乳香等,外用以清热解毒,生肌敛疮,如《医宗金鉴》之轻乳生肌散。治湿毒流注、疳疮、臁疮等蚀臭腐烂,疼痛难忍者,可配伍清热解毒、祛腐定痛之黄柏、密陀僧、乳香等研末外掺,如《郭氏方》轻粉散。治皮肤疮疡,如黄水疮、脓窠疮等浸淫糜烂者,可配伍收湿敛疮,清热解毒之青黛、蛤粉、黄柏等同用,如《医宗金鉴》之青蛤散。

2. 梅毒下疳 本品具攻毒杀虫之效,为传统治疗梅毒恶疮的有效药物,外用治梅毒,可配大风子肉等分为末外涂;治下疳腐烂作痛,可以本品与青黛、珍珠同用,共研细末,外掺患处,如《外科正宗》月白散;又《岭南卫生方》则以本品配伍大风子肉,等分为末,涂之。本品内服亦可用治梅毒,可单用轻粉,以枣泥为丸,每丸含轻粉10mg,即驱梅丸,每服1粒,日服3次;亦可以之配胡桃肉、炒槐花、红枣肉各6g,捣丸分作3服,初日鸡汤下,次日酒下,三日茶下。但因其性烈有毒,故不可久服。

3. 疥癣瘙痒 本品能攻毒杀虫,又有收湿止痒。用治疥疮,可以轻粉1.5g,狼毒、细辛、水银各3g,油蜡和作丸,绵裹擦患处。本品配风化石灰、铅丹、硫黄,共研细末,生油调涂,即《圣济总录》如圣散,可治一切干湿癣痒。

4. 痤疮、酒渣鼻 本品杀虫止痒之功,亦可用治痤疮、酒渣鼻等,古方多以之配成面药用。亦可配入复方中应用,如《疮疡外用本草》加味颠倒散,以轻粉6g,配大黄、硫黄各60g,研为细末,以治上症。用时以凉水调为稀糊,临睡前薄涂患处,晨起即洗去,扑以干药粉。

5. 水肿实证,二便不利 本品内服,能通利二便,逐水退肿。治水肿便秘,形气俱实者,可与大戟、芫花、牵牛子等药合用制成丸散剂,如《宣明论方》三花神佑丸;若再加青皮、槟榔等行气利水之品,其效更速,如《景岳全书》舟车丸。

此外,用轻粉或经适当配伍治疗疥疮、神经性皮炎、哮喘、早期宫颈癌、瘘管、慢性泪囊炎等等多种疾病,疗效满意。

【用法用量】外用适量,研末调涂或干掺,或制膏外贴。内服多入丸散,或装入胶囊服,每次0.1～0.2g,1日不得超过2次。与水共煮则分解而生成氯化汞及金属汞,后二者都有剧毒,故忌入汤剂。

【使用注意】

1. 本品毒性甚烈,以外用为主,但亦不可过量和持续使用;对药物易于过敏者,应避免使用。

2. 内服宜慎用,以防中毒,因其对黏膜有一定刺激,服后要及时漱口,以免口腔糜烂及损伤牙齿。孕妇忌服。

【药论】

1.《本草拾遗》:"通大肠,转小儿疳并瘰疬,杀疮疥癣虫及鼻上酒齄,风痒。"

2.《本草图经》:"其气燥烈……若服之过剂及用之失宜,则毒气被逼窜入经络筋骨,莫之能出,变为筋挛骨痛,发为痈肿疳漏,经年累月,遂成废疾。因而夭枉,用者慎之。"

3.《本草纲目》:"治痰涎积滞,水肿臌胀,疮毒。"

4.《本草正》:"治瘰疬诸疮毒,去腐肉,生新肉。"

【现代研究】

(一)化学成分

本品主含氯化亚汞(Hg_2Cl_2)[1]。

(二)药理作用

1. 轻粉外用有杀菌作用,内服适量能抑制肠内异常发酵,并能通利大便[2]。水浸剂(1∶3)在试管内对皮肤真菌有抑制作用[3]。

2. 甘汞口服后在肠中遇碱及胆汁,小部分变成易溶的二价汞离子。二价汞离子能抑制肠壁细胞代谢与功能活动,阻碍肠中电解质与水分的吸收而导致泻下;且可抑制肠中细菌将胆绿素变为胆红素,又因肠内容物迅速排出,影响了胆绿素的转变,故服药后大便可成绿色。二价汞离子吸收后,还可与肾小管巯基酶结合,抑制酶的活性,影响其再吸收功能而有利尿作用[4]。本品服后经肾脏排泄,刺激肾脏而促进排尿,过量能引起急性肾炎。

(三)临床报道

1. 治狐臭　将轻粉5g研极细,加滑石粉5g混匀,开始每晚涂擦腋窝1次,数日后隔日1次。1个月后可数日1次,治100余例,疗效满意[5]。

2. 治疗肝硬化腹水　轻粉1.5g,巴豆霜3g,放在4～5层纱布上敷脐,经1～2小时后感刺痒时取下,待水泻[6]。

3. 治疗无名肿毒、疖肿　轻粉、黄连各50g,蜈蚣1条,以75%酒精200ml浸泡1周,涂于患处,每日2～3次,治60余例,一般1～3次痛减肿消,4～6次即愈[7]。

4. 治疗汗斑　汗斑散(轻粉、海螵蛸各等分,研匀),先洗局部后扑药适量(微汗后搽药更好),观察31例,初发者,1次可愈,最多3次取效,无复发病例[8]。

5. 治疗幼儿湿疹　轻粉、樟丹、枯矾、松香、烟粉各等量,研末以香油制混悬液,治疗26例,痊愈24例,好转及无效各1例[9]。

6. 治疗痔疮　轻粉、红粉各0.3g,雄黄、黄连各4.5g,赭石、血竭各9g,朱砂、冰片各3g,枯矾21g,制成注射剂。治疗200例,痊愈192例,有效8例[10]。

7. 治疗阴茎癌　用红粉9g,轻粉6g,水银3g,红枣适量,共研末为丸,丸如绿豆大,每日10丸,不可超过2次[11]。

8. 治蜂窝组织炎　三粉膏(轻粉、官粉、红粉加冰片各等份)外敷,如感染较深时,则用纱布条调药膏插入每个蜂窝内,效佳[12]。

(四) 不良反应

1. 毒性　小鼠半数致死量为 410mg/kg,大鼠为 1740mg/kg[13]。

2. 中毒机理及症状　是一种原浆毒,毒性作用由汞离子引起,汞离子与各器官的组织蛋白,结合生成汞蛋白,从而使细胞发生各种营养不良性改变,甚至坏死。汞离子在体内与各种酶的巯基具有特异的亲和力,能抑制许多酶的活性,引起中枢神经和自主神经(植物神经)功能紊乱。汞可通过肾脏、肝脏、结肠黏膜排泄,其中以肾脏为主要排泄器官,约占汞全部吸收量的75%。汞由肾脏排泄时,可以抑制实质细胞巯基酶系统的活动,故急性中毒者可见肾肿大,皮质增厚,肾小管上皮肿大坏死。中毒症状:主要为急性腐蚀性胃肠炎、坏死性肾病、周围循环衰竭。口服中毒者,即出现口有金属味及辛辣感,黏膜红肿,口渴呕吐,吐出带有黏膜碎片的血糊样物,继则泻血便,尿少,呼吸困难,虚脱或中毒性肾病,以致死亡。

慢性中毒,大多为职业性汞中毒者,以神经衰竭证候群为主。口中亦有金属味,流涎,牙龈肿胀,出血,牙齿松动脱落,牙根部牙龈上有黑色汞线,常有恶心、呕吐、食欲差、腹痛、腹泻等。精神方面,可见不安、兴奋、易怒、消极、胆小、幻觉、缺乏自信,甚至行为怪癖。还见汞毒性震颤,先见于手指、眼睑、舌、腕部,重者累及手臂、下肢和头部,甚至全身。震颤呈对称性,紧张时加重,从事熟练工作或睡时消失。此外,尚有肝功能损害,性功能减退。

3. 中毒解救　①口服中毒者,给予2%碳酸氢钠溶液或温开水洗胃;②给予牛奶、鸡蛋清等,使与汞结成汞的蛋白质络合物,减少对汞的吸收,并保护消化道黏膜;③禁食盐,因盐能增加升汞的溶解;④应用对抗剂,每 0.06g 汞,用磷酸钠 0.324～0.65g,再加醋酸钠 0.324g,溶于半杯温水中,每小时 1 次,连用 4～6 次,可使氯化高汞还原成毒性较低的甘汞;⑤应用解毒剂二巯基丙磺酸钠等,亦可用硫代硫酸钠;⑥根据出现症状采取对症处理及支持疗法;⑦可用中药金银花、甘草、绿豆、土茯苓等煎汤内服以解毒[14]。

参 考 文 献

[1] 中国医学科学院药物研究所,等. 中药志[M]. 北京:人民卫生出版社,1961.
[2] 朱颜. 中药的药理与应用[M]. 北京:人民卫生出版社,1954:32.
[3] 曹仁烈. 中药水浸剂对试管内抗皮肤真菌的观察[J]. 中华皮肤科杂志,1957(5):286.
[4] 张昌绍. 药理学[M]. 北京:人民卫生出版社,1965:186-201.
[5] 孙长新,等. 腋臭散[J]. 中成药研究[J],1982(7):45.
[6] 张清旺. 轻硫酒治疗酒渣鼻 37 例[J]. 陕西中医,1992(2):80 .
[7] 雷载权,张廷模. 中华临床中药学(下卷)[M]. 北京:人民卫生出版社,1998:1938.
[8] 陈华. "汗斑散"治汗斑[J]. 新中医,1988(10):11.
[9] 郭继禹. 自制枯痔液治疗痔疮 200 例[J]. 河南中医,1987,7(2):12.
[10] 张谷才. 中药的妙用[M]. 南京:南京出版社,1990:300.
[11] 徐应坤,等. 三粉膏治疗蜂窝组织炎[J]. 四川中医,1990(7):42.
[12] 雷载权,张廷模. 中华临床中药学(下卷)[M]. 北京:人民卫生出版社,1998:1938.
[13] 北京市生理科学会. 1964 年学术年会论文摘要. 1964:149.
[14] 颜正华. 中药学[M]. 北京:人民卫生出版社,1991:917-918.

升药　Shengyao

【别名】 灵药(《外科大成》),三白丹(《张氏医通》),小升丹、三仙丹(《疡医大全》),升丹

(《药蔹启秘》)。

【来源】本品始载于《外科图说》。为水银、火硝、白矾各等分混合升华而成。红色者称红升，黄色者称黄升。还有多种别名，但多只见于方书，未收入本草。以升药作为正名的药学专著，当为近代的《药材资料汇编》(下集)(上海科学技术出版社，1959.60)。各地均有生产，以河北、湖南、湖北、江苏等地产量较大。

【采收炮制】取水银、火硝、明矾各60g(或水银30g、火硝21g、明矾24g)。先将火硝、白矾研细拌匀，置铁锅中，用文火加热至完全熔化，放冷，使凝结。然后将水银洒于表面，用瓷碗覆盖锅上，碗锅交接处用桑皮纸封固，四周用黄土封至接近碗底，碗底上放白米数粒。将锅移至火上加热，先用文火，后用武火，至白米变黄，再用文火继续炼至米变黑色。去火，放冷，除去泥土，将碗取下，碗壁上的红色升华物称为红升，碗底黄色升华物称为黄升，锅底的结块即升药底。用刀铲下后，密封避光贮存。研细末入药，陈久者良。

【商品规格】根据制造时成品在容器内部的部位不同，颜色亦异，分为红升(红粉)、黄升(黄升丹)、升药底3种规格。红升以色红、块片不碎、有光泽者为佳。黄升以色橙黄、块片不碎、有光泽者为佳。升药底以淡黄色、纯净者为佳。

【药性】辛，热。有大毒。归肺、脾经。

【功效】外用拔毒化腐，排脓生肌；内服攻毒。

【应用】

1. 痈疽溃后，脓出不畅　本品有良好的拔毒化腐排脓作用，为外科要药。用治痈疽溃后，脓出不畅，常配煅石膏研末外用。随病情之不同，而配伍比例亦不同。治痈疽初溃，脓毒盛，腐肉不去者，煅石膏与升药之比为1∶9，称九转丹，其拔毒化腐排脓力最强，可将药物撒于患处，也可将药物黏附棉纸上，插入脓腔中；脓毒较盛者，煅石膏与升药之比为5∶5，称五五丹，其拔毒排脓力较强。

2. 疮疡久溃，不能收口　本品既能拔毒提脓，少量使用又能祛腐生肌，对疮疡后期，脓毒较轻，腐肉不去，新肉难生，不能收口者，可用煅石膏9份配升药1份，称为九一丹，研匀备用。用时，清洗创面后，以干粉撒于患处，可收拔毒生肌之效。

3. 梅毒恶疮，下疳腐烂　本品内服亦有攻毒之功，可用治梅毒恶疮，多入丸散服用，如《消灭梅毒的好方法》(河南人民出版社1958年版)书中，用三仙丹配轻粉、玄明粉、僵蚕、珍珠等制成三仙丹合剂口服，同时配服清血搜毒丸(血竭、广木香、青木香、巴豆霜、儿茶、丁香)，并用土茯苓、金银花、青黛、薄荷、冰片等煎水漱口；用治下疳腐烂，可用升丹0.9g，橄榄炭0.9g，冰片0.3g，研极细末，用麻油调敷或干掺患处。《实用中医外科学》治梅毒，用《经验方》升丹合剂：小升丹2.56g，黄柏5.12g，甘草2.56g。先将各药分别研成细末后，充分和匀，水泛为丸成40粒，再用滑石粉为衣。每次服1粒，每日服2次，每早晚饭后用土茯苓30g煎汤2碗，代茶送下。《青囊立效秘方》大提毒丹，治梅毒。用红升3g，陈降丹9g，朱砂3g，生石膏45g。上药研至无声备用。掺疮上，隔六日即可上生肌收口药。

此外，随着不同的配伍还可用治腋臭、痤疮、白癜风、酒渣鼻、痈疽疔疖、瘘管、顽癣、银屑病、化脓性骨髓炎等多种疾病。

【用法用量】外用微量，研极细末，干掺或调敷，或以捻蘸药粉用。为便于掌握剂量，多与煅石膏配伍研末外用。内服入丸、散剂，每次0.3～0.6g。

【使用注意】

1. 本品有大毒，一般不作内服，只作外用。孕妇及体弱之人忌用。

2. 本品与脓水接触后，能生成汞离子，通过皮肤创面亦可被人体吸收而引起汞中毒。因此，外用亦不可大量持续使用。

3. 本品拔毒化腐作用强烈，外疡腐肉已去或脓水已尽者，不宜用；凡溃疡接近口、目、乳头、脐中者，亦应慎用。

【药论】

1.《外科大成》："治一切顽疮及杨梅粉毒、喉疳、下疳、痘子。"

2.《疡科心得集》："治一切疮疡溃后，拔毒去腐，生新长肉。"

3.《沈氏经验方》："治痈疽烂肉未清，脓水未净。"

4.《疡医大全》："提脓长肉，治疮口坚硬，肉黯紫黑，或有脓不尽者。"

【现代研究】

（一）化学成分

本品主含氧化汞（HgO），另含少量硝酸汞［$Hg(NO_3)_2$］[1]。

（二）药理作用

其溶液在试管中对铜绿假单胞菌、乙型溶血性链球菌、大肠杆菌及金黄色葡萄球菌均有抑制作用。对铜绿假单胞菌在平板上的抑菌圈与多黏菌素E相似[2]。但因升药的组方配伍和炼制方法不尽相同，致使其成分、杀菌力和疗效也有差别；实验表明，升丹制剂可促进和改善创面微循环，减少微血栓，增加创面营养和血供，有利于创面愈合。

（三）临床报道

1. 治头颈部瘘管　先按水银30g、白矾24g、火硝21g，混匀，升华制成小升丹。用前将瘘管周围消毒，再用棉球裹药粉少许涂入瘘管中，或做成药捻（线）送入瘘管。隔日1次，一般换药2～3次后，瘘管脱落。共治20余例，均愈[3]。

2. 疗阑尾炎及肠梗阻术后切口感染　升药外用每日换药1次，治疗阑尾炎及肠梗阻术后切口感染32例，结果平均伤口愈合时间为13.3日[4]。

3. 胬肉　用平胬新（升药、枯矾等量研细末）外用，并盖贴黑膏药治疗胬肉85例，均获痊愈[5]。

4. 皮肤溃疡　单用升丹或将其制成八二丹剂型（即升丹与煅石膏2∶8比例组成）外用，治疗皮肤溃疡105例，有效率98.9%[6]。

（四）不良反应

升药有大毒，一般只供外用，不可内服。氧化汞对人的致死量为0.1～0.7g[7]。

（五）中毒与解救

与水银同，见水银条。

参考文献

［1］中国医学科学院药物研究所等．中药志［M］．北京：人民卫生出版社，1961.

［2］重庆医学院第一附属医院．192种中药及草药抗菌作用研究［J］．微生物学报，1960，8(1)：52-58.

［3］蔡航翔，等．小升丹治疗头颈部瘘管［J］．新中医，1975(1)：42.

［4］严德春．红升丹治疗术后切口感染34例疗效观察［J］．吉林中医药，1983(3)：16.

［5］李加坤．平胬新治疗胬肉85例临床观察［J］．湖南中医杂志，1997(6)：16.

［6］阎念斌．"升丹"在体表急慢性溃疡治疗中的应用［J］．新中医，1991(9)：30.

［7］郭晓庄．有毒中药大辞典［M］．天津：天津科技翻译出版公司，1992：242.

砒石　Pishi

【别名】黄砒(《日华子本草》),信砒(孙用和),人言(《本事方》),信石(《救急易方》)。

【来源】砒石,始载于《日华子本草》。为天然产含砷矿物砷华、毒砂或雄黄等矿石的加工制成品。主产于江西、湖南、广东、贵州等地。砒石升华之精制品为白色粉末,即砒霜,毒性更剧。

【采收炮制】采集天然的砷华矿石,除去杂质,研细粉或砸碎,装入砂罐内,用泥将口封严,置炉火中煅红,取出放凉,研细粉用。或与绿豆同煮以减其毒。目前多以雄黄或毒砂烧炼升华而成。其制法:以雄黄为原料,砸成约10cm小块,将其点燃,使之生成三氧化二砷及二氧化硫,通过冷凝管道,使三氧化二砷充分冷凝即为砒石,其二氧化硫则从烟道排出。砒石升华而得的精制品,即为砒霜。

【商品规格】商品按其性状分红砒和白砒两种,但白砒极少见,故主要为红砒,其加工制品为砒霜。红砒以块状、淡红色、有晶莹直纹、无滓者为佳。白砒以块状、色白、有晶莹直纹、无滓者为佳。

【药性】辛,大热。有大毒。归肺、肝经。

【功效】外用:蚀疮祛腐、攻毒杀虫;内服:劫痰平喘、攻毒抑癌。

【应用】

1. 瘰疬、牙疳、痔疮、疮疡腐肉不脱　本品外用有攻毒、蚀疮、祛腐作用。治瘰疬,以本品为末,合浓墨汁为丸用针刺破患处贴之,至蚀尽为度;治牙疳,用去核大枣包裹砒石,煅炭研末,外敷患处;治痔疮,配白矾、硼砂、雄黄等制成外用药,如枯痔散。

2. 疥癣瘙痒　本品有攻毒杀虫作用,治疥癣瘙痒,可用砒石少许,研细末,米汤调涂患处;或以红砒配硫黄、密陀僧、轻粉同为末,湿者以末掺之,干者以生油调涂,如《太平圣惠方》砒霜散。又《外科证治全生集》用红砒3g,敲细如碎米,以麻油30g,煎至砒枯烟绝为度,去砒留油,谓之"红油",用治鹅掌风(手癣),于患处每日烘油擦2～3次;《本草汇言》治遍身生云头癣,作圈如画,或大如钱,或小如笔管文印。用砒石0.3～0.6g,研极细,以米汤五六匙稀调,用新毫笔以癣圈涂之。

3. 寒痰哮喘　本品味辛大热,内服能祛寒劫痰平喘。可用于寒痰哮喘久治不愈之症。多与淡豆豉配合以解其毒,如《本事方》以之配淡豆豉为丸服,名紫金丹。用治寒哮,疗效迅捷可靠。《万病回音》紫金丹,系在上方的基础上加入明矾。方用白砒3g,生用另研,白矾煅枯9g另研,淡豆豉30g,水润去皮。蒸研如泥。各末和合,撚作丸,如绿豆大。冷茶送下5丸,甚者9丸。以不喘为愈,不必多服。用治"凡遇天气欲作雨,便发齁喘"。

4. 疟疾、痢疾　本品有祛痰截疟之功,又能止痢。用治疟疾,内服外用均可取效。如《本事方》用砒石一钱,绿豆末一两,水泛为丸,绿豆大,以黄丹为衣,疟发日五更服,冷水送下3～7丸。又《卫生宝鉴》用治疟疾方,以醋煮砒石、硫黄、绿豆等分为末,每服一豆许。外敷多入复方,可以砒石研细末,每用0.3g置于膏药中心,于发作前24小时内,贴背部第3椎上,以治间日疟。用治休息痢,经一二年不愈,羸瘦衰弱,取砒石(成块好者,乳细)、黄蜡各半两。将黄蜡溶开,下砒,以柳条七个,逐个搅,头焦即换,取起收之,每旋丸如梧桐子大,每服1丸,冷水送下。

此外,本品还可用治癌肿、汗斑、湿疹、酒渣鼻等多种病症,以及作牙髓失活剂。

【用法用量】外用适量。研末撒敷,或调敷,但直接撒于创面,引起剧痛,故宜制作复方散、钉、棍、条或油剂使用，或入膏药中贴之。内服：入丸散服，每次 0.01～0.04g。

【使用注意】本品剧毒，内服宜慎用，须掌握好用法用量，不可持续服用，不能做酒剂服。单用要加赋形剂。体虚及孕妇、哺乳妇女禁服，肝肾功能损害者禁服。外用也不宜过量，外敷面积不宜过大。以防局部吸收中毒。

【药论】

1.《日华子本草》："治疟疾、肾气。带辟蚤虱。".

2.《本草别说》："以冷水磨，解热毒，治痰壅。"

3.《本草衍义》："治辟积气。"

4.《本草纲目》："除齁喘积痢，烂肉，蚀瘀腐瘰疬。（砒石）蚀痈疽败肉，枯痔杀虫。（砒霜）"又曰："砒乃大热大毒之药，而砒霜之毒尤烈。鼠雀食少许即死，猫犬食鼠雀亦殆，人服至一钱许亦死。……若得酒及烧酒，则腐烂肠胃，顷刻杀人，虽绿豆冷水亦难解矣。……此物不入汤饮，惟入丹丸。凡痰疟及齁喘用此，真有劫病立地之效。但须冷水吞之，不可饮食杯勺之物，静卧一日或一夜，亦不作吐，少物引发，即作吐也。其燥烈纯热之性，与烧酒、焰消同气，寒疾湿痰被其动而怫郁顿开故也。"

【现代研究】

（一）化学成分

本品主含三氧化二砷（As_2O_3），尚含硫、铁等杂质。红砒则含少量硫化砷等[1]。人工砒石主要含三氧化二砷。红砒含三氧化二砷 96%，此外尚含少量硫化砷等红色矿物质；白砒较纯，含三氧化二砷 99%。砒霜为燃烧砒石，使三氧化二砷升华制得的精制品，其成分仍为三氧化二砷。

（二）药理作用

1. 抗组胺、平喘作用　本品能显著延长由组胺致喘的潜伏期，能明显缩短由组胺所致的肺支气管灌流量的恢复时间。能使由组胺所致的豚鼠支气管痉挛得以缓解，能降低支气管平滑肌张力，而收平喘作用[2]。

2. 杀菌作用　本品对疟原虫、阿米巴原虫及其他微生物均有杀灭作用[3]。

3. 造血作用　本品长期少量吸收，同化作用加强，促进蛋白合成，脂肪组织增厚，皮肤营养改善，加速骨骼生长，促进骨髓造血功能等[4]。

4. 腐蚀作用　本品外用对皮肤黏膜有强烈的腐蚀作用[5]。

（三）临床报道

1. 治早期宫颈癌　以白砒 45g、明矾 60g、雄黄 7.2g、没药 3.6g 混合，经研、压、干燥制成饼或杆状剂型，外敷于患处，共治 210 例，近期治愈率达 97.15%，且能保持青、壮年患者的生理和生育功能[6]。又方以白砒、明矾混合煅制，加雄黄、没药压制成饼或杆状（经紫外线消毒后用），外贴或插入患处，辅用"双紫粉"（紫草、紫花地丁、草河车、黄柏、旱莲草各 30g，冰片 3g，共研末，消毒后外用），共治 190 例，远期疗效是：经 3～5 年后，188 例痊愈未复发，1 例 3 年后死于尿中毒，1 例 4.5 年后死于脑出血[7]。

2. 治皮肤癌　白砒 10g、淀粉 50g，加水适量，揉和后捻线条状，自然干燥。患处局部消毒后，于肿瘤周围，每间隔 0.5～1cm 处插入白砒条，深达肿瘤基底部，形成环状，外敷一效膏（朱砂 50g、制炉甘石 150g、冰片 50g、滑石粉 500g、淀粉 100g，加麻油适量调成糊）。共治各种皮肤癌 22 例，经 4～90 天治疗，全部治愈。随访 17 例，时间 1～5 年以上，除 4 例因其他疾病死亡外，余均健在[8]。

3. 治肛瘘　用四品散(白砒 500g、白矾 625g、雄黄 75g、乳香 1875g 共为末)为主,用时将患处常规消毒后,手术切开瘘管,迅即压迫止血,另蘸取适量四品散填塞疮面,外垫消毒药棉和胶布固定,以后每天或隔天换生肌散或八宝丹 1 次,直至痊愈。共治 153 例,均痊愈而无复发[9]。

4. 治哮喘　用砒霜 3g,淡豆豉 30g,加工制成紫金丹 1000 粒,每晚临睡前服 1～6 粒。开始先用 1～2 粒,如无明显反应,再逐渐增至足量。治疗 11 例,除 1 例合并有肺门淋巴结核效果不满意外,其余均能基本控制症状[10]。

5. 治淋巴结核　水煮砒石熏蒸劳宫穴,将砒石研极细粉末,每次用 1～2g,加白开水 60～80ml 放入烧瓶内,置酒精灯上加热,待水煮沸,瓶口冒出蒸气时,手心向下,放于离瓶口 5cm 处熏劳宫穴,先熏患侧,每手心熏蒸 15～20 分钟。每日 1 次,10 天为 1 个疗程。疗程之间停药 7 天。治疗淋巴结核 10 例。治愈 7 例,显效 3 例,总有效率 100%[11]。

6. 治疗瘰疬　用砒霜 22.5g,蟾酥、巴豆、白胡椒各 15g,分别研细,和匀,再加红枣 11 枚(去核),葱白 24g,共捣,制丸 400 粒,晾干备用。布包药丸 1 粒,并用线牵引,塞入患侧鼻道。每次塞 8～10 小时。每周 2 次为 1 个疗程。已溃者,可取丸药 10 粒,加麻油 20ml,制成药油外搽患处。瘘管形成者,可用纱条浸药油后,塞入管腔。治疗瘰疬 33 例。均在 3～4 个疗程内治愈[12]。

7. 治疗膝关节炎(鹤膝风)及阴寒凝结之各种关节疾患　砒霜外贴,每次用独头蒜 1 个捣烂,调砒霜 0.6g,轻粉、冰片各 1.5g,千夫土(即行人经常践踏过的泥土)1 小撮,做成两个小圆饼,敷在肿起的内外膝眼上,用纱布盖好固定。敷药 24 小时可见起疱,肿势随之减退。水疱可用针挑破,再敷以消炎粉。不挑破亦可,一周后可自行消退[13]。

8. 治疗疟疾　用白砒研细末,瓶贮备用。临用时,用中号膏药 1 张,取上药 0.3mg 置于膏药中心,于疟疾发作前 24 小时内贴于背部第三胸椎上,疟止后将药揭下。治疗以间日疟为主的疟疾患者 94 例,痊愈 59 例,减轻 12 例,无效 23 例。痊愈率 63%,总有效率 76%[14]。

9. 治疗疝气　用巴砒散(巴豆霜 3 份,白砒粉 1 份)少许,装入小布袋内,固定于患侧涌泉穴(脚可着地),连续数天,配合内服疝气汤,治疗 86 例,全部治愈[15]。

(四) 不良反应

1. 毒性　口服砒霜 5～50mg 即可中毒,致死量为 20～200mg。又本品对皮肤、黏膜有强烈的腐蚀作用[16]。

2. 中毒机理及症状

(1) 中毒机理:砒是一种原浆毒物,对机体直接接触部位有腐蚀作用。它对组织细胞的损害是亚砷酸离子(AsO_3^{3-})的作用。亚砷酸离子对细胞中的巯基具有极强的亲和力,因此抑制了细胞的氧化过程。在正常情况下,自由巯基是体内很多重要酶系统的酶活性不可缺少的条件,现被亚砷酸离子结合,因此重要的氧化过程不能进行,如丙酸氧化酶的活性被抑制,组织代谢发生严重的紊乱,而引起细胞死亡。

亚砷酸离子能使动脉及毛细血管壁扩张,血管壁渗透性增高,因此,在胃黏膜及各脏器中均可见到瘀血及出血,这种损伤是逐渐进行的,血管广泛地发生坏死。

砒中毒可对重要器官造成损害:可导致口腔、食管及胃肠道腐蚀糜烂,以及黏膜肿胀出血;引起急性或亚急性的黄色肝萎缩,中毒性肝炎;心脏有脂肪浸润;在整个中毒过程中,中枢缺氧状态明显,这是由于砒抑制了红细胞对氧的利用和毛细血管对缺氧的敏感造成的。

砒由胃肠道进入体内后,可很快引起局部的病理改变,并通过血液循环而造成全身中毒。它主要由尿液、粪便排出，也能从乳汁和汗液中排泄。各内脏如肝、肾及骨组织、毛发内均可贮存砷，但这往往多见于慢性中毒者。

剂量的大小，机体的耐受性，空腹还是饱食下进入，是直接决定砒中毒症状出现早晚的因素。最快者从进食至出现中毒症状不过10分钟，一般常在食后30分钟、数小时、一天或更久出现症状。

(2) 中毒表现

1) 急性中毒：病人首先感到咽喉干辣、烧灼。此时常伴有剧烈的恶心、呕吐。呕吐物先为食物，以后可吐出绿色苦水(胆汁)，严重者可见到血性物。因胃酸大部分已被吐出，且因呕吐频繁，胃部出血未及酸化即被吐出，故吐出的血性分泌物不一定呈咖啡色，有时可能是颜色较鲜的血液。

随恶心、呕吐后，病人感到腹部胀闷、烧灼、疼痛。进一步可引起整个腹部痉挛性绞痛，颇似痢疾的里急后重。此时病人出现腹泻，逐渐变成水样便，甚至出现类似霍乱的米汤样大便(大便由肠腔糜烂渗出的血液，脱落的肠黏膜上皮细胞及黏液混掺形成)。腹泻与呕吐同时并存。由于剧烈的吐泻引起机体脱水。肝脏受损后，解毒功能显著下降。中枢缺氧程度增高，造成机体衰竭，血压下降，发生休克。血压下降的程度往往标志着机体受害的轻重程度。血压的演变可说明整个病程的沉重情况。血压的恢复多不稳定，当下降的血压恢复或接近正常后，仍可再度下降，反复无常，这往往是由于残留砒粒在体内被继续吸收，造成中毒的缘故。

急性中毒病人黏膜受损明显，眼结膜可见红丝密布，犹如数日未眠；鼻中隔糜烂充血；口腔糜烂并发出恶臭味；齿龈肿胀充血。当黏膜高度充血时，可引起出血。我国古代对砒霜中毒表现就有“七窍流血”的描述。皮肤可因呼吸困难缺氧而出现青紫；如于中毒后1～2日死亡，常可见到皮肤黄染，也可见到皮疹。

急性中毒病人神志常常是清楚的。其中枢性的损害主要表现为皮质细胞内的改变及皮质神经细胞的变化。病人一般表现为剧烈的头痛、头晕、四肢疼痛、麻木，以至不能行走。也有少数病例吐泻等胃肠道症状并不显著，主要表现神志兴奋，躁狂，最后陷入昏迷，因呼吸及血管运动中枢麻痹而在数小时内死亡，称为“麻痹型”。

就整个急性中毒的病程来说，其演变颇为迅速。中毒极严重者，往往在食后数小时或更短的时间内发生死亡。一般中毒严重者，如未能及时救治，亦多在1～2日内死亡。早期死亡的原因是呼吸、循环衰竭及急性肝坏死，中枢中毒的麻痹。如果一二日内未死亡，一般多能恢复，也有少数可引起慢性中毒性肝炎。

中毒者愈是年幼，其预后愈为恶劣。另外，也有病人早期自觉症状不重，甚至若无其事，但可突然出现严重中毒症状，血压下降，昏迷，这常常是由于残留砒粒大量地被吸收所致。

2) 慢性中毒：长期接触和少量服用砒石(霜)可致慢性中毒。其主要临床表现有：皮肤黏膜方面，接触部位皮肤粗糙、干燥、毛发脱落、手心和足底皮肤增厚，口角、眼睑、手指、足趾、腋窝、阴囊等处发生丘疹、疱疹、脓疱、湿疹、痤疮等；或发生难以愈合的溃疡；少数发生剥脱性皮炎；指趾甲无光泽，不平整，脆薄易损，脱落等；长期接触，皮肤见青铜色色素沉着。可发生结膜炎，角膜混浊，鼻咽干燥，鼻炎，喉炎，鼻衄，甚则鼻中隔溃疡、穿孔，口腔炎，牙龈炎，结肠炎等。

神经方面，病变部位呈对称性。初期肢体感觉异常，痛觉敏感，可有麻木、刺痛、灼痛、压痛等；继而肌肉无力，行走困难，运动失调；四肢远端的感觉消失及膝反射消失，直至完全麻痹；膈神经麻痹可致呼吸停止；以后肌肉迅速萎缩，神经疼痛剧烈，病人常蜷曲而卧，伴有大小关节挛缩的后遗症。

全身状况方面，出现营养不良，再生障碍性贫血；性欲低下或缺乏，男子见阳痿，女子月经不调，闭经，不孕，流产等[15]。

3. 中毒解救　①排除毒物：可用1：2000～1：5000高锰酸钾或1%硫代硫酸钠或用开水洗胃，洗胃毕，服新沉淀的氢氧化铁30mg，该药可与三氧化二砷结合，成为不溶性的砷酸铁，阻止砷被吸收。再给硫酸镁30g导泻，然后服药用炭末20～30g，以吸收残留于胃内的毒物。②特效解毒药物：按常规给予二巯基丙磺酸钠、二巯丁二钠（二巯基丁二酸钠）等。③其他：可给予大量维生素C，补充体液，对症处理等[16]。

参考文献

[1] 化学大辞典编集委员会. 化学大辞典（日）[M]. 东京：共立出版株式会社，1960：640.

[2] 谢建军. 砷类矿物药平喘功效及应用概况[J]. 中成药研究，1986(11)：39.

[3] 杨仓良，等. 毒剧中药古今用[M]. 北京：中国医药科技出版社，1991：342.

[4] 周克昌，等. 42例急性信石（砷）中毒临床分析[J]. 山东医刊，1965，9(2)：24.

[5] 张昌绍. 药理学[M]. 北京：人民卫生出版社，1965：322.

[6] 李敏民. 中药“三品”治疗早期宫颈癌[J]. 中成药研究，1981(8)：27.

[7] 杨学志，等. 中药锥切疗法治疗早期宫颈癌远期疗效观察[J]. 中西医结合杂志，1983(3)：156.

[8] 田素琴. 白砒条一效膏治疗皮肤癌22例[J]. 中医杂志，1986(2)：40.

[9] 周玉祥，等. 切腐生肌法治疗低位肛瘘153例的临床观察与外用生肌药物的实验研究[J]. 中医杂志，1984(8)：31.

[10] 广东省韶关市人民医院. 紫金丹治疗顽固性哮喘11例[J]. 新医学，1972(1)：32.

[11] 周风翔. 砒石熏蒸疗法治疗淋巴结核10例[J]. 内蒙古中医药，1989(3)：23.

[12] 吴又忠. 验方壳木鳖治疗瘰疬[J]. 浙江中医杂志，1988(8)：352.

[13] 黄宗勖. 常见病中草药外治疗法[M]. 福州：福建科学技术出版社，1986：28.

[14] 顾绍名. 外贴截疟膏治疗疟疾94例的疗效初步观察[J]. 上海中医药杂志，1965，(6)：9.

[15] 雷载权，张廷模. 中华临床中药学（下卷）[M]. 北京：人民卫生出版社，1998：1994.

[16] 颜正华. 中药学[M]. 北京：人民卫生出版社，1991：913-914.

铅丹　*Qiandan*

【别名】黄丹（《抱朴子》），真丹（《肘后备急方》），铅华（《名医别录》），丹粉（《新修本草》），国丹（《秘传外科方》），朱粉（《本草纲目》），松丹、东丹（《现代实用中药》），朱丹、陶丹、铅黄（《药材学》）。

【来源】铅丹，始载于《神农本草经》。为纯铅经加工炼制的氧化物（Pb_3O_4）。主产于河南、广东、福建、云南等地。

【采收炮制】将纯铅放在铁锅中加热，炒动，利用空气使之氧化，待冷后，放入石臼中研成粉末。用水漂洗，将粗细粉末分开，漂出之细粉，再经氧化24小时，研成细粉过筛即得。生用或炒用。

【商品规格】药材为橙红色或橙黄色粉末，光泽黯淡，不透明。以色橙红，细腻光滑，无粗粒，见水不成疙瘩者为佳。

【药性】 辛，微寒。有毒。归心、肝经。

【功效】 外用：拔毒生肌，杀虫止痒；内服：坠痰镇惊，攻毒截疟。

【应用】

1. 痈疽疮疡　本品辛寒，能拔毒防腐，生肌敛疮，为治疗疮疡的常用药物。用治多种疮疡病证。初起红肿或脓成未溃者，可用《普济本事方》敛疮内消方，即以黄明胶30g，入水半升中加热熔化，再入黄丹30g，煮三五沸，放冷后，涂敷疮上，即可使之消散；疮疡溃后，脓水淋漓者，可与煅石膏、轻粉、冰片同用，研为细末，即《马氏方》桃花散，外掺疮上，有收湿敛疮之效；若疮疡久溃，不能收口，又可与煅石膏、乳香、没药等生肌敛疮之品同用，如《中医伤科学讲义》（上海中医学院编）八宝生肌散；若疮疡溃烂，腐肉已去，新肉已生而久不敛口者，亦可与当归、血竭、紫草等制成药膏外贴，如《外科正宗》之生肌玉红膏；若湿毒流注、疳疮、臁疮等蚀臭腐烂，疼痛难忍者，可配伍清热解毒、祛腐定痛之黄柏、密陀僧、乳香等研末外掺，如《郭氏方》轻粉散；用治皮肤黄水疮、脓窠疮等浸淫糜烂者，可配伍收湿敛疮、清热解毒之青黛、蛤粉、黄柏等同用，如《医宗金鉴》之青蛤散。

2. 湿疹癣疮　本品有攻毒杀虫、收湿止痒之功，可用治皮肤湿痒之症。如《婴童百问》金华散，即以本品与轻粉、黄柏，黄连、麝香配合，共研细末，外用治一切湿疹癣疮。干性者以猪脂调敷，湿性者以干粉掺之。亦可用治鹅掌风，如《疮疡外用本草》东矾散，即以本品配明矾（黄丹1份、明矾10份）而成，每用24g，加入煮沸的米醋500ml中，搅匀离火，先用纱布蘸擦患掌，待温后将手浸泡其中约50分钟，冷则加热，每日3次，连用4～5天，用药期间不可洗手。民间亦单用本品干掺，以治脚癣趾缝湿烂。

3. 惊痫癫狂　本品内服，能镇惊坠痰。古时多与祛痰安神之品同用。如《伤寒论》柴胡加龙骨牡蛎汤，即以小柴胡汤加铅丹、龙骨、牡蛎、茯苓等而成，用治伤寒误治，邪热弥漫，烦惊谵语等症。《普济方》更单用本品，以治癫痫并风狂久不瘥者，黄丹不拘多少，以水飞过，蒸饼为丸如梧子大。每服50粒，人参汤下，日3～4服。

4. 疟疾　本品内服，还能祛痰截疟。用治疟疾，可以单用，但多入复方中用，可与常山、青蒿、大蒜等同用。如《肘后备急方》以本品30g、常山90g，研末蜜丸如梧子大，每服3丸，日3服；《仁存堂方》则以之与青蒿共为散剂，寒多则用酒服，热多则用茶送。

此外，用本品或经适当配伍还可用于治疗黄水疮、皮肤皲裂、褥疮、臁疮、化脓性骨髓炎、骨结核、痹证等多种疾病，疗效满意。

又本品入油熬制后，具有胶黏之性，可紧附于皮肤之上，故为制备外用膏药的重要原料，以供外贴之用；或以此为基础，配入解毒、活血、止痛、生肌作用的药物，制成各种不同的膏药。

【用法用量】 外用适量。研末撒，或熬膏药用。入丸散服，每次0.3～0.6g。

【使用注意】 本品有毒，不可持续服用，以防蓄积中毒。

【药论】

1.《神农本草经》："主吐逆胃反，惊痫癫疾，除热下气。"

2.《日华子本草》："镇心安神……止吐血及嗽，敷金疮，长肉，及汤火疮，染须发，可煎膏。"

3.《本草衍义》："治疟及久积。"

4.《本草纲目》："能坠痰去怯，故治惊痫癫狂、吐逆反胃有奇功。能消积杀虫，故治疳疾下痢疟疾有实绩。能解热拔毒，长肉去瘀，故治恶疮肿毒，及入膏药，为外科必用之物也。"

【现代研究】

（一）化学成分

本品主含四氧化三铅（Pb_3O_4或 $2PbO \cdot PbO_2$）[1]。

（二）药理作用

能直接杀灭细菌、寄生虫，并有制止黏液分泌的作用[2]。

（三）临床报道

1. 治皮肤皲裂　用黄丹不拘多少，加入醋中磨成糊状，涂擦患处，日 3 次，连用 1 周，疗效满意[3]。

2. 治小儿鹅口疮　先用干净纱布蘸二道淘米水洗口，再用纱布蘸广丹少许，轻擦患处，日 2～3 次，共治 28 例，疗效显著，一般 2～4 日即愈[4]。

3. 治湿疹皮炎　以黄丹、铅粉、密陀僧分别制成 3 种不同的霜剂外用，日 3 次，约 2～12 周，治疗湿疹及神经性皮炎 82 例，总有效率 91.5%，证明 3 组药物组成的复方有清热除湿、敛疮止痒作用[5]。又用铅丹、黄柏等量研细和匀，制丹黄散，撒于疮面，渗出物较少者加香油调敷，治疗湿疹 100 例，全部有效[6]。

（四）不良反应

1. 毒性　铅的中毒量为 0.04g，可溶性铅盐（如醋酸铅）的致死量为 20g，而微溶性铅盐（如碳酸铅）的致死量为 30g，口服少于 2mg，连服数周后，将出现慢性中毒。

2. 中毒机理及症状　铅为多亲和性毒物，作用于全身各系统，主要损害神经、造血、消化及心血管系统。铅被人体吸收后，首先聚集于肝内，然后分布到全身各组织，部分可经胃肠道、肾脏排泄。体内的铅绝大部分（95%）以三铅磷酸盐形式沉积于骨中，并随着血液酸度升高而重新溶解，再由血液进入肝、肺、神经系统，引起急性中毒。血内铅的浓度过高，能抑制人体活性酶，阻碍卟啉与二价铁的结合，使血红蛋白的合成受到障碍，而致贫血；直接作用于红细胞，使细胞内钾离子渗出，而引起贫血；损伤血管而致脑、肺血管充血、出血，及眼底出血，还可以引起脑水肿、神经胶质变性及局部坏死，引起一系列神经系统症状。铅对组织有刺激和损伤作用，引起胃肠炎症变化（急性中毒），肾小管上皮坏死，肝细胞变性。慢性中毒者，齿龈和大肠黏膜有硫化铅所组成的铅线等。

中毒症状：①急性中毒症状：首先是局部刺激现象，口腔、咽喉干燥，口渴，上消化道灼痛，口有金属味，流涎，恶心呕吐，吐出物常含氯化铅，呈白色奶块状，阵发性肠绞痛，可有便秘或腹泻，粪便中可有黑色硫化铅，重者休克死亡；如拖延日久，可引起腓肠肌疼痛、痉挛、麻木瘫痪，血红蛋白尿等。②慢性中毒：早期可无明显症状，慢性中毒的典型症状表现，以多发性神经炎、腹绞痛、贫血、严重的铅中毒性脑病为特点。神经系统症状：早期均表现为神经衰弱症候群，以后可有多发性神经炎，症见四肢及关节疼痛痉挛，继而肌肉瘫痪，日常活动较多的肌肉最易受累，表现为腕垂或足垂症。消化系统症状：早期牙龈出现蓝色铅线，食欲不振，腹胀、腹痛等，继而由于肠道平滑肌受铅化物的刺激，出现典型中毒性腹绞痛。疼痛位于脐附近，呈阵发性，可甚剧烈；用手按压，痛可减轻。伴有呕吐、出汗，但不发烧。血液系统症状：轻度中毒者，可无明显贫血；中度及重度中毒者，常有贫血。患者呈铅容（面色呈灰色），伴有心悸、气短、乏力等。周围血内可发现网织红细胞、嗜碱性点彩红细胞。其他可见肝稍大，轻度压痛。少数可见蛋白尿、月经不调。

3. 中毒救治　急性口服中毒者，以 1%硫酸钠或硫酸镁溶液内服，以形成不溶性硫化铅，再以清水洗胃，导泻。静注 10%葡萄糖酸钙溶液 10ml，每日 1～2 次，或口服乳酸钙 1g，

1日3次持续2～3天。急慢性中毒者均可用依地酸钙钠(EDTA Ca-Na)、二巯基丁二酸钠(二巯琥珀)、促排灵等行驱铅疗法。对症处理及支持疗法，注意营养，给予维生素B_1。

中药解毒，可用昆布、海藻煎汤频服，或用金银花30g、菊花15g、甘草15g共煎汤内服，或大量选服生蛋清、牛奶、豆浆、绿豆汤等食品，均有解毒作用[7]。

参考文献

[1] Thorpe, Jocelyn Field. Dictionary of applied. Chemistry[M]. 4ed. London: Longmans, 1948.

[2] 全国中草药汇编编写组. 全国中草药汇编(下册)[M]. 北京：人民卫生出版社，1978：519.

[3] 雷载权，张廷模. 中华临床中药学(下卷)[M]. 北京：人民卫生出版社，1998：2005.

[4] 张道诚. 广丹治疗鹅口疮28例[J]. 河南中医，1985(5)：6.

[5] 刘瓦利，等. 外用含铅方剂治疗湿疹皮炎临床观察及血尿铅测定[J]. 中药杂志，1987(5)：42.

[6] 任义，等. 丹黄散治疗湿疹100例[J]. 四川中医，1984(3)：50.

[7] 颜正华. 中药学[M]. 北京：人民卫生出版社，1991：922-923.

炉甘石 Luganshi

【别名】甘石(《本草品汇精要》)，卢甘石(《医学入门》)，羊甘石(《现代实用中药》)，浮水甘石(《中药志》)。

【来源】炉甘石，始载于《外丹本草》。为碳酸盐类矿物菱锌矿石。主含碳酸锌($ZnCO_3$)。主产于广西、四川、云南、湖南等地。

【采收炮制】采挖后除去泥土、杂石，打碎，即炉甘石。制用，则称为"制炉甘石"，有火煅、醋淬及火煅后用三黄汤(黄连、黄柏、大黄)淬等制法。即取净炉甘石，打碎，置坩埚内，在无烟的炉火中煅烧至微红，取出，立即倒入水盆中浸淬，搅拌，倾出混悬液，将石渣晾干，再煅烧3～4次，最后将石渣弃去；取混悬液澄清，倾去清水，将滤出的细粉干燥，即煅炉甘石。或再取黄连煎汤，加入上述煅炉甘石细粉(每煅炉甘石细粉50kg，用黄连6.4kg)，拌匀，并使吸尽，烘干，即黄连水拌炉甘石。

【商品规格】商品分浮水甘石与生甘石两种。浮水甘石为不规则之方块和圆块，质轻松，外白色，内土白色。又以夹面多少、体质轻重、色白黯而分等级，以入水可浮起者为佳。生甘石为不规则的方块状或圆状，微黄色、体硬，均以体轻、质松、色白为佳。

按《中国药典》(2010年版一部)规定：本品按干燥品计算，含氧化锌(ZnO)不得少于40.0%。

【药性】甘，平。归肝、胃经。

【功效】解毒，明目退翳，收湿止痒，生肌敛疮。

【应用】

1. 目赤翳障、烂弦风眼　炉甘石甘平无毒，既能解毒明目退翳，又能收湿止泪止痒，为眼科外用要药。用治目暴赤肿，以炉甘石配风化硝等分研末，化水点眼，如《御药院方》神应散；《宣明论方》则以之配青矾、朴硝等分，沸水化开，温洗，以治目生翳膜。《证治准绳》以本品配伍黄连等为散，用治眼眶破烂，畏日羞明，如黄连炉甘石散；近代以之与十大功劳制成眼膏外用，以治各种眼缘炎；又取乌梅、铜绿、归尾、炉甘石各30g，苦参、胆矾、冰片各15g，新针14个，配制成光明眼药水，用做点眼，可治多种目疾。

2. 溃疡不敛、皮肤湿疮　本品既能解毒生肌敛疮，又能收湿止痒。治溃疡不敛，脓水淋漓，单用有效，如《疡医大全》单用本品，入银罐内煅赤，水淬七次，研细外擦，用治无名肿毒久不收口；又如《御药院方》以本品配龙骨同用，研极细末，干掺患处，谓之平肌散，用治疮疡不敛。又有治臁疮方，亦单用本品火煅，醋淬七次，研细，麻油调涂；现代用治疮疡久溃，常配寒水石、白蜡、煅石膏、铅丹、轻粉等同用；脓水淋漓、皮肤湿疮、湿疹瘙痒，则多与青黛、黄柏、煅石膏等研末外用。

3. 下疳阴疮、阴汗湿痒　本品解毒收湿，善治阴部疮痒。用治下疳阴疮，可用炉甘石（火煅，醋淬五次）30g、儿茶 10g，研为细末，麻油调敷；《青囊秘传》则以制炉甘石 9g，轻粉 3g，五倍子 3g，青黛 1.5g。共研细末掺患处，以解毒、收湿、消疳，称下疳八宝丹，用治下疳（初期梅毒）；又《实用中医外科学》用外科名家顾筱岩的青八宝，以治急性女阴溃疡腐烂者。即方由飞炉甘石、煅石膏各 30g，轻粉、青黛各 4.5g 组成，研细外掺。用时先以苦参汤熏洗，再用青八宝掺患处。《仁斋直指方》用治阴汗湿痒，则用炉甘石 30g、真蚌粉 15g，研粉扑之。

此外，还有报道，用炉甘石或经适当配伍治疗湿疹、黄水疮、漆疮、药物性皮炎、肛门瘙痒症、睑缘炎、泪囊炎等多种疾病，疗效满意。

【用法用量】外用适量。研末撒或油调敷；点眼需水飞过后用。

【使用注意】

1. 本品专作外用，一般不作内服。误服过量易中毒。

2. 中毒与解救。

(1) 毒理作用：炉甘石主要含锌化合物（生炉甘石含碳酸锌，煅炉甘石含氧化锌），易溶于酸，口服后在胃中可生成氯化锌。氯化锌溶液有较强的腐蚀作用，会刺激、腐蚀胃肠道。

(2) 中毒表现：恶心呕吐，吐出紫蓝色物，腹泻，大便带血；喉头发紧，呼吸急促；电解质紊乱，血压升高，心动过速，脉数；头晕，瞳孔散大，抽搐，昏迷，休克；肾区疼痛，蛋白尿，血尿，管型尿等。

(3) 中毒解救：在早期急救处理的同时，应用驱锌药物，如二巯丁二钠（二巯基丁二酸钠）（其水溶液不稳定，放置过久，毒性增大。用时新配，不可加热），肌内注射，每次 0.5g，每日 2 次；静脉注射，每次 1g，每日 1 次。溶于注射用水或生理盐水中，或溶于 25%葡萄糖溶液 10～20ml 中，以 10～15 分钟时间缓慢注射。用药 3 日，休息 4 天为 1 个疗程，可用 2 个疗程。

【药论】

1.《本草品汇精要》："主风热赤眼，或痒或痛，渐生翳膜，及下部湿疮。"

2.《本草纲目》："止血，消肿毒，生肌，明目，去翳退赤，收湿除烂。""同龙脑点，治目中一切诸病。"

3.《本经逢原》："点眼皮湿烂及阴囊湿疹。"

4.《玉楸药解》："医痔瘘下疳。"

【现代研究】

(一) 化学成分

本品主含碳酸锌（$ZnCO_3$），尚含铁、钙、镁、锰、钴的碳酸盐，在有的炉甘石品种中，尚含少量钴、铜、镉、铅和痕量的锗与铟。煅炉甘石主含氧化锌。

(二) 药理作用

有一定抑菌作用，有收敛、防腐、保护创面的作用[1]。

（三）临床报道

1. 治乳头皲裂　用炉甘石、花蕊石、寒水石各 10g，研极细末，加冰片少许，和匀，以菜油调敷患处，每日 2～3 次，共治数十例，均愈[2]。

2. 治肛门瘙痒症　以炉甘石粉 30g，青黛粉 3g，混匀。双层纱布包之，外扑患处，一日 3～5 次。治疗肛门瘙痒症 20 例，治愈率 100%。其中 15 天内痊愈 13 例，1 个月内痊愈 6 例，2 个月内痊愈 1 例[3]。

3. 皮肤溃疡　用炉甘石、甘草、冰片，制成炉甘散。外用治疗皮肤溃疡 154 例，有效率 96.75%[4]。

4. 烧伤残余创面　用炉甘石 100g，煅后淬于三黄汤内，取出晒干研极细末，再加冰片 5g 共研，取适量撒于创面，治疗烧伤残余创面 78 例，治愈率 97.4%[5]。

参考文献

[1] Sollmann，T. A Manaual of Pharmacology. 8ed. Philadelphia：Saunders，1957：1302.

[2] 王宏海. 三石散治疗乳头皲裂[J]. 新中医，1974(6)：53.

[3] 雷载权，张廷模. 中华临床中药学(下卷)[M]. 北京：人民卫生出版社，1998：2040.

[4] 路绪文. 炉甘散的药效学毒理学研究及临床疗效评价[J]. 时珍国药研究，1997(2)：148.

[5] 庄廷芳，林定周. 炉甘石散对烧伤残余创面的疗效观察[J]. 辽宁中医杂志，1994(11)：507.

硼砂　Pengsha

【别名】大朋砂（《丹房鉴源》），蓬砂、鹏砂（《日华子本草》），月石（《三因方》），盆砂（《本草纲目》）。

【来源】硼砂，始载于《日华子本草》。为天然矿物硼砂的矿石，经提炼精制而成的结晶体。主产于青海、西藏等地，须置于密闭容器中防止风化。生用或煅用。

【采收炮制】一般于 8～11 月间采挖矿砂，将矿砂溶于沸水中，滤净，倒入缸内，在缸口上放数条横棍，棍上系数条麻绳，绳下端吊一铁钉，使绳垂直沉于溶液中。冷却后在绳上与缸底都有结晶析出，取出干燥。结在绳上者名“月石坠”，结在缸底者称“月石块”。

炮制时将干净原药材碾成细粉，即硼砂。或将干净药材块砸成小块，置铁锅内加热，炒至鼓起小泡成雪白色结晶块，放凉，即煅硼砂。用时研细或水飞。

【商品规格】商品因产地有西月石和川月石之分，以色青白、纯洁、半透明者为佳。习惯上认为西月石质佳。

【药性】甘、咸，凉。归肺、胃经。

【功效】外用清热解毒，解毒消肿；内服清肺化痰。

【应用】

1. 咽喉肿痛、口舌生疮　硼砂外用能清热解毒、消肿、防腐，为口腔咽喉疾病的常用要药。用治咽喉肿痛，口舌生疮，以本品配元明粉各 15g，朱砂 1.8g、冰片 1.5g，共研，吹敷患处，以解毒消肿止痛，即《外科正宗》冰硼散；治鹅口疮，可与雄黄、甘草等配伍，共研细末，干掺患处或用蜜水调敷，如《疡医大全》四宝丹；亦可单用本品搽洗口腔患处。还可用治走马牙疳，多与牛黄配伍，如《外科大成》的牛黄生肌散。

2. 目赤翳障　本品的解毒消肿之效，亦为眼科所常用。治目赤肿痛，可单用本品水溶液洗眼；治头目风热，目赤肿痛，可配龙脑（冰片），研极细末，用少许吹鼻内，如《御药院方》龙脑硼砂散；又《证治准绳》白龙丹，以之配炉甘石、冰片、元明粉同用，共为细末，点眼，用治一切火眼及翳膜胬肉。

3. 痰热咳嗽　本品内服有清肺化痰功效。可用治痰热壅滞之痰黄黏稠、咳吐不利、咽喉疼痛等症，如《本草衍义》单用本品，口中含化咽津，以治上焦痰热之证；亦可与沙参、贝母、瓜蒌等清热化痰药配伍同用；若与天冬、麦冬、玄参、柿霜等养阴清肺之品同用，即柿霜丸，又可用治阴虚内热，咳嗽痰稠之症。

此外，硼砂性凉，还能清解热毒，祛湿止痒。对湿疹瘙痒，皮肤潮红、肿胀，密集成片；甚者可见水疱破裂形成糜烂，流滋水，结痂等症。可以本品外敷兼内服同时应用。

【用法用量】外用适量，研细末撒布或调敷患处，或沸水溶解，待温后，冲洗创面；或配制眼科药剂外用。入丸散服每次 1.5～3g。

【使用注意】多作外用，内服宜慎。化痰可生用，外敷宜煅用。

【药论】

1.《日华子本草》："消痰止嗽，破癥结喉痹。"

2.《本草纲目》："治上焦痰热，生津液，去口气，消障翳，除噎膈反胃，积块结瘀肉，阴溃，骨鲠，恶疮及口齿诸病。"

3.《本草汇言》："化痰结，通喉痹，去目中翳障之药也。此剂清淡，如诸病属气闭而呼吸不利，痰结火结者，用此立清。"

4.《本草求原》："生则化腐，煅枯则生肌。"

【现代研究】

（一）化学成分

硼砂主要成分为四硼酸钠（$Na_2B_4O_7 \cdot 10H_2O$）[1]。

（二）药理作用

有一定抑菌作用，对大肠杆菌、铜绿假单胞菌、炭疽杆菌、弗氏痢疾杆菌、伤寒杆菌、副伤寒杆菌、变形杆菌、葡萄球菌、白色念珠菌及白喉杆菌、牛型布氏杆菌、肺炎双球菌、脑膜炎球菌、溶血性链球菌等均有抑制作用；煅硼砂对羊毛状小孢子菌有较强的抑制作用[2]。硼砂为弱碱性，其溶液内服可使其尿变为弱碱性，可用于防止尿路感染[3]。硼砂对皮肤黏膜有收敛保护作用。

（三）临床报道

1. 治汗斑　取鲜黄瓜捣烂取汁，根据汗斑面积取汁适量，将硼砂研细后徐徐投入黄瓜汁内，直至饱和为止。用时先以温水洗净患处，将药液均匀涂于患处，每日 1 次。共治 18 例，痊愈 17 例，无效 1 例[4]。

2. 治癫痫　根据发作频率，次数稀者每服硼砂 0.3g，1 日 3 次；次数频者，每服 0.5g，1 日 3 次，大发作或持续发作者，每服 1g，1 日 4 次；同时服用苯妥英钠、维生素 B、钙剂等。共治 10 例，取得较好疗效[5]。

3. 治疗腰部扭伤　将硼砂研成极细末，或配制成 3%的眼药水点眼。用时令患者仰卧，取药粉少许或眼药水数滴；点于两目内、外眦，药粉每日点 1 次，眼药水每日点 2 次。点后嘱患者闭眼，静卧 3～5 分钟，然后让患者站立，双手撑腰，两脚分开站立，做腰部前后、左右适度活动。对不能站立的重病人，可让卧床，由医者帮助作两下肢伸屈活动，20 分钟左右即可。共治 50 例，其中腰骶部扭伤 23 例，左侧腰肌扭伤 19 例，右侧腰肌扭伤 8 例。病程在 3 天以内者 33 例，4 天以上者 12 例，7 天以上者 5 例。结果：经治疗 1 次后，症状明显减轻或基本消失者 46 例，略有好转、无效者各 2 例[6]。

4. 治氟骨病　以复方硼砂片（主要成分为硼砂，加工精制成每片 0.3g 的糖衣片）服用，1 日 3 次，每次 5 片，疗程 3～6 个月，治疗 31 例，结果 30 例的症状和体征均有不同程度的改善[7]。

5. 治真菌性阴道炎　取 97％的硼砂与 3％的冰片混合后，再加入约占总药量 50％～60％的冷霜调匀备用。用时取窥阴器扩张阴道，将冰硼霜均匀涂抹于阴道壁四周及外阴，每天 1 次，5 天为一疗程，治疗 144 例，总治愈率为 84.1％[8]。

参 考 文 献

[1] 中国医学科学院药物研究所，等. 中药志[M]. 北京：人民卫生出版社，1961：290.

[2] 微生物教研室. 110 中药抗菌谱试验的初步结果[J]. 山东医学院学报，1959(8)：42.

[3] 朱润衡，等. 局部应用硼砂霜治疗皮肤真菌病 573 例疗效观察[J]. 中华皮肤科杂志，1983，16(4)：221

[4] 刘孝敏. 硼砂黄瓜饱和液治疗皮肤汗斑[J]. 河南中医，1985(4)：30.

[5] 冯楷南. 硼砂治疗癫痫 10 例[J]. 中国医刊，1966(5)：299.

[6] 周志东. 月石点眼治闪腰[J]. 上海中医药杂志，1986(11)：31.

[7] 樊继援，藏增元. 复方硼砂片治疗地方性氟骨症的疗效观察和机制研究[J]. 天津医药，1987(1)：3.

[8] 重庆医学院. 复方硼砂治疗霉菌性阴道炎 144 例疗效观察[J]. 新医药学，1972(增刊)：39.

（李钟文　李卫真）

附　录

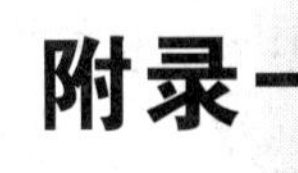

附录一

临床常见百种病证用药简介

本书是按药物功效不同分章论述的，本附录则是以常见病证为纲，打破章节界限，介绍临床用药，这样正文以药物功效主治纵向归纳，本文以病证用药横向综合，纵横交错，融会贯通，以期使学生打下辨证用药的坚实药性基本功，同时为学习方剂学、临床课，搞好辨证论治和遣药组方创造条件。

1. 感冒常用药

(1) 风寒表证：麻黄　桂枝　紫苏　荆芥　防风　羌活　白芷　细辛　藁本　香薷　辛夷　苍耳子　生姜　葱白　川芎　淡豆豉

(2) 风热表证：薄荷　牛蒡子　蝉衣　浮萍　桑叶　菊花　金银花　连翘　蔓荆子　葛根　升麻　柴胡　淡豆豉

(3) 暑湿表证：藿香　佩兰　紫苏　大腹皮　香薷　白扁豆　厚朴

(4) 暑热表证：青蒿　滑石　金银花露　通草　连翘　绿豆　荷叶　白扁豆　西瓜翠衣　淡竹叶　香薷

2. 气分实热证常用药：石膏　知母　寒水石　栀子　黄芩　黄连　黄柏　竹叶　芦根　天花粉　鸭跖草

3. 营分血分实热证常用药(包括热入心包证)：水牛角　生地　玄参　金银花　黄连　连翘　赤芍　牡丹皮　丹参　莲子心　连翘心　连心麦冬　竹叶卷心

4. 温毒发斑证常用药：水牛角　玄参　生地　赤芍　牡丹皮　大青叶　板蓝根　青黛　羚羊角　升麻　紫草　番红花

5. 湿温暑温证常用药：白豆蔻　薏苡仁　杏仁　藿香　佩兰　青蒿　黄芩　滑石　通草　香薷　茵陈　厚朴　清水豆卷　黄连　金银花露　绿豆　荷叶

6. 温邪发热、骨蒸劳热证常用药：青蒿　白薇　地骨皮　银柴胡　胡黄连　秦艽　龟甲　鳖甲　女贞子　牡蛎　玄参　泽泻　牡丹皮　熟地黄　生地黄　知母　黄柏

7. 咳嗽常用药

(1) 寒痰阻肺证：白芥子　苏子　莱菔子　生姜　皂角子　半夏　天南星　白果

(2) 湿痰阻肺证：半夏　天南星　白前　旋覆花　陈皮　枳壳　茯苓　苍术　厚朴　白术　香橼　佛手　桔梗

(3) 热痰阻肺证：瓜蒌　浙贝母　知母　青黛　海蛤壳　胆南星　竹茹　竹沥　瓦楞子　海浮石　车前子　石韦　冬瓜子　芦根　天花粉　前胡　四季青　鸡矢藤

(4) 燥痰阻肺证：知母　贝母　桑叶　沙参　杏仁　天花粉　阿胶　百合　麦冬　天冬　玉竹　百部　紫菀　款冬花　梨皮　荸荠

8. 肺痨常用药：百合　地黄　天冬　麦冬　阿胶　西洋参　知母　五味子　川贝　百部　沙参　紫菀　款冬花　冬虫夏草　枸杞子　黄柏　龟板　鳖甲　仙鹤草　白及　三七　牡丹皮　紫珠　血余炭　花蕊石　郁金　地骨皮

9. 喘证常用药

(1) 肺热壅遏证:石膏　麻黄　杏仁　黄芩　桑白皮　地骨皮　葶苈子　牛蒡子　前胡　地龙　鱼腥草　马兜铃　枇杷叶　金荞麦　瓜蒌　海蛤壳　旋覆花　白前　羚羊角

(2) 寒饮涉肺证:麻黄　干姜　细辛　桂枝　苏子　沉香　五味子　厚朴　肉桂　磁石

(3) 痰浊阻肺证:陈皮　半夏　茯苓　紫苏子　白芥子　莱菔子　旋覆花　皂荚　白前

(4) 肺肾虚喘证:蛤蚧　冬虫夏草　胡桃仁　人参　五味子　补骨脂　紫河车　山萸肉　沉香　磁石　钟乳石　诃子　硫黄　黑锡

10. 痞证常用药

(1) 脾胃气滞证:陈皮　枳实　枳壳　木香　苏梗　乌药　砂仁　白豆蔻　厚朴　沉香　檀香　降香　柿蒂　大腹皮　槟榔　甘松　薤白

(2) 湿滞伤中证:藿香　佩兰　苍术　白术　茯苓　厚朴　白豆蔻　砂仁　白扁豆　草豆蔻　香薷　陈皮　大腹皮

11. 胃脘痛常用药

(1) 寒邪客胃证:高良姜　干姜　吴茱萸　生姜　小茴香　胡椒　乌药　丁香　砂仁　荜茇　荜澄茄　白豆蔻

(2) 脾胃虚寒证:黄芪　党参　茯苓　白术　山药　白扁豆　干姜　桂枝　蜂蜜　大枣　饴糖

(3) 肝胃气滞证:香附　青木香　半夏　吴茱萸　佛手　香橼　木香　乌药

12. 呕吐常用药

(1) 胃寒呕吐证:半夏　生姜　吴茱萸　砂仁　木香　丁香　陈皮　柿蒂　刀豆　灶心土　旋覆花　藿香　佩兰　赭石

(2) 胃热呕吐证:竹茹　黄连　芦根　枇杷叶　黄芩　生石膏　栀子

13. 呃逆常用药:丁香　柿蒂　刀豆　沉香　荜茇　荜澄茄

14. 腹痛常用药

(1) 寒邪内阻证:高良姜　吴茱萸　荜茇　荜澄茄　乌药　丁香　小茴香　花椒　胡椒　白芷　檀香　草豆蔻

(2) 脾肾虚寒证:黄芪　干姜　桂枝　益智仁　乌头　附子　肉桂　蜂蜜　饴糖

15. 便秘常用药

(1) 热结肠燥证:大黄　芒硝　番泻叶　芦荟　牵牛子　枳实

(2) 津枯肠燥证:火麻仁　郁李仁　蜂蜜　杏仁　桃仁　柏子仁　松子仁　瓜蒌仁　决明子　冬葵子　苏子　知母　生地黄　天冬　麦冬　玄参

(3) 血虚肠燥证:桑椹　黑芝麻　当归　生首乌　胡桃肉　锁阳　肉苁蓉

(4) 气滞肠燥证:槟榔　枳实　木香　厚朴　青皮　郁李仁

(5) 阳虚寒凝证:巴豆　干姜　硫黄　半夏　肉苁蓉　锁阳

16. 泄泻常用药

(1) 暑湿蕴结证:葛根　黄芩　黄连　茯苓　木通　车前子　滑石　藿香　香薷　白扁豆　荷叶　穿心莲　地锦草　拳参　鸡矢藤

(2) 食滞肠胃证:山楂　神曲　莱菔子　鸡矢藤　枳实　青皮　槟榔

(3) 脾胃虚弱证:党参　茯苓　白术　白扁豆　山药　莲子　芡实　薏苡仁　砂仁

苍术　厚朴

(4) 脾肾阳虚证:补骨脂　五味子　肉豆蔻　吴茱萸　干姜　白术　菟丝子　仙茅　益智仁　附子　肉桂　胡芦巴

17. 痢疾常用药

(1) 湿热壅滞证:黄连　黄芩　黄柏　苦参　胡黄连　马尾连　三颗针　拳参　鸡矢藤　马齿苋　椿根皮　穿心莲　地锦草

(2) 疫毒蕴结证:白头翁　秦皮　黄连　黄柏　地榆　马齿苋　鸦胆子　银花炭　山楂炭　鸡冠花　拳参

18. 久泻久痢常用药:罂粟壳　乌梅　五倍子　诃子肉　赤石脂　禹余粮　肉豆蔻　菟丝子　金樱子　石榴皮　五味子　椿根皮　芡实　莲子　灶心土

19. 蛔虫蛲虫病常用药:使君子　苦楝皮　苦楝子　鹤虱　芜荑　榧子　槟榔　雷丸　川椒　乌梅　牵牛子　萹蓄　石榴皮　百部

20. 绦虫病常用药:槟榔　南瓜子　雷丸　鹤草芽　贯众　山楂　干漆　雄黄　穿山甲

21. 钩虫病常用药:榧子　雷丸　槟榔　百部　鹤虱　贯众　大蒜

22. 胁痛常用药

(1) 肝郁气滞证:柴胡　白芍　郁金　川芎　香附　乌药　青皮　白蒺藜　延胡索　佛手　香橼　枸橘　川楝子　荔枝核　娑罗子　八月札　玫瑰花　绿萼梅　九香虫　橘叶　橘核

(2) 肝胃气滞证:佛手　枳壳　香橼　甘松　娑罗子　八月札　玫瑰花　绿萼梅

(3) 瘀血阻滞证:延胡索　川芎　郁金　姜黄　五灵脂　三棱　莪术　丹参　红花　牡蛎　鳖甲

23. 黄疸常用药

(1) 湿热蕴蒸证(阳黄):茵陈　栀子　黄柏　黄连　大黄　虎杖　金钱草　秦艽　苦参　白鲜皮　猪胆汁　大青叶　板蓝根　垂盆草　地耳草　龙胆　蒲公英　柴胡　黄芩　郁金　珍珠草　水飞蓟　熊胆　半边莲

(2) 寒湿阻遏证(阴黄):茵陈　茯苓　苍术　白术　泽泻　桂枝　猪苓　附子　干姜　金钱草

24. 癥瘕积聚常用药:丹参　红花　桃仁　郁金　乳香　没药　三棱　莪术　鳖甲　生牡蛎　昆布　鸡内金　山楂　干漆　穿山甲　大黄　土鳖虫　水蛭　虻虫　麝香　凌霄花　山慈菇　黄药子

25. 梅核气常用药:紫苏　半夏　厚朴　茯苓　柴胡　郁金　绿萼梅　旋覆花　八月札　全瓜蒌　大贝母

26. 眩晕常用药

(1) 肝阳上亢证:羚羊角　钩藤　天麻　石决明　珍珠母　磁石　赭石　白蒺藜　生龙骨　生牡蛎　罗布麻　紫石英　紫贝齿　菊花　桑叶　桑白皮　夏枯草　青葙子　白芍　玳瑁　决明子　黄芩

(2) 肝肾阴虚证:龟板　鳖甲　牛膝　杜仲　桑寄生　女贞子　枸杞子　沙苑子　菟丝子　玄参　生地黄　熟地黄　山茱萸

(3) 痰浊中阻证:半夏　白术　天麻　陈皮　茯苓　生姜　枳实　竹茹

27. 痉证常用药

(1) 肝风实证:羚羊角　牛黄　钩藤　天麻　地龙　僵蚕　全蝎　蜈蚣　玳瑁　紫石

英　菊花　青黛　重楼　水牛角　龙胆　熊胆

(2) 肝风虚证:龟板　鳖甲　阿胶　牡蛎　白芍　生地黄　鸡子黄　麦冬　五味子　天麻

28. 破伤风证常用药:白附子　天麻　天南星　防风　蝉衣　白芷　拳参　僵蚕　全蝎　蜈蚣　守宫

29. 中风中经络常用药

(1) 脉络空虚,风痰阻络证:羌活　秦艽　防风　川芎　当归　地龙　黄芪　全蝎　蜈蚣　白附子　半夏　天南星　皂荚　远志　菖蒲　生姜汁

(2) 肝阳化风,痰瘀阻络证:龙骨　牡蛎　龟甲　赭石　天麻　钩藤　菊花　白芍　牛膝　石决明　羚羊角　牛黄　天竺黄　竹沥　竹茹　胆南星　猴枣　礞石　沉香　大黄　菖蒲　郁金

30. 中脏腑闭证常用药

(1) 寒闭证:麝香　苏合香　安息香　皂荚　细辛　樟脑　菖蒲　生姜汁

(2) 热闭证:麝香　冰片　牛黄　羚羊角　竹沥　礞石　大黄　郁金　白矾　猴枣

31. 中脏腑脱证常用药

(1) 亡阳证:附子　人参　干姜　肉桂　甘草　葱白　山茱萸　龙骨　牡蛎

(2) 亡阴证:人参　麦冬　五味子　西洋参

32. 郁证常用药

(1) 肝气郁滞证:柴胡　枳壳　香附　川芎　白芍　青皮　郁金　合欢皮　合欢花　远志　菖蒲　薄荷

(2) 气郁化火证:牡丹皮　栀子　赤芍　柴胡　当归　龙胆　川楝子　延胡索　郁金　菖蒲　远志

(3) 心肝血虚证:酸枣仁　柏子仁　合欢皮　合欢花　龙眼肉　茯神　郁金　菖蒲　远志　小麦　大枣　甘草

33. 痫证常用药

(1) 风痰闭阻证:白附子　半夏　天南星　皂荚　远志　菖蒲　生姜汁　天麻　钩藤　全蝎　蜈蚣　僵蚕

(2) 痰火阻窍证:牛黄　天竺黄　竹沥　竹茹　枳实　胆南星　大贝母　猴枣　礞石　沉香　大黄　黄芩　菖蒲　郁金　白矾　天麻　钩藤　羚羊角　僵蚕　全蝎　蜈蚣　地龙

34. 癫证常用药

痰气郁结证:半夏　陈皮　天南星　白附子　白芥子　皂荚　茯苓　厚朴　远志　菖蒲　郁金　木香　香附　檀香　沉香　苏合香　麝香　安息香

35. 狂证常用药

痰火上扰证:牛黄　竹沥　天竺黄　大贝母　胆南星　郁金　白矾　茯神　远志　菖蒲　竹茹　礞石　丹参　朱砂　黄芩　黄连　冰片　麝香　珍珠　生铁落　大黄

36. 自汗证常用药

(1) 肺气不足证:生黄芪　白术　浮小麦　糯稻根须　人参　牡蛎　麻黄根　五味子　山萸肉　五倍子　冬虫夏草

(2) 营卫不和证:桂枝　白芍　生姜　大枣　龙骨　牡蛎

37. 盗汗证常用药

阴虚火旺证:知母　黄柏　生地黄　熟地黄　五味子　五倍子　山萸肉　白芍　龟板

鳖甲　天门冬　酸枣仁　柏子仁　牡丹皮　地骨皮　牡蛎　龙骨　浮小麦　麻黄根　糯稻根须

38. 鼻衄常用药

(1) 邪热犯肺证:桑叶　菊花　薄荷　连翘　杏仁　白茅根　牡丹皮　侧柏叶　槐花　生地　大蓟　小蓟　藕节　鲜艾叶

(2) 胃火炽盛证:石膏　知母　黄连　栀子　黄芩　牡丹皮　牛膝　白茅根　侧柏叶　槐花　羊蹄　大蓟　小蓟　藕节　茜草　大黄

(3) 肝火上炎证:龙胆　柴胡　栀子　桑白皮　黄芩　郁金　牡丹皮　赤芍　白茅根　侧柏叶　大蓟　小蓟　荷叶　藕节　茜草　蒲黄　槐花　旱莲草　青黛　夏枯草

39. 齿衄常用药

(1) 胃火炽盛证:黄连　大黄　黄芩　白茅根　大蓟　小蓟　侧柏叶　牡丹皮　赤芍　槐花　地榆　羊蹄　茜草　蒲黄　紫珠　仙鹤草　石膏

(2) 阴虚火旺证:生地　麦冬　玄参　知母　黄柏　牛膝　牡丹皮　赤芍　水牛角屑　大蓟　小蓟　侧柏叶　槐花　藕节　地榆　羊蹄　茜草　蒲黄　紫珠　仙鹤草　阿胶

40. 咳血常用药

(1) 燥热伤肺证:桑叶　沙参　杏仁　玉竹　麦冬　贝母　栀子　牡丹皮　黄芩　桑白皮　鱼腥草　白茅根　大蓟　小蓟　侧柏叶　槐花　藕节　茜草　仙鹤草　生地　阿胶　白及

(2) 肝火犯肺证:青黛　海蛤壳　栀子　海浮石　桑白皮　地骨皮　黄芩　白茅根　大蓟　小蓟　侧柏叶　槐花　藕节　茜草　血余炭　蒲黄　仙鹤草　生地　紫珠草　阿胶　鳖甲　白薇

41. 吐血常用药

(1) 胃热壅盛证:黄芩　黄连　大黄　赭石　竹茹　白茅根　侧柏叶　大蓟　小蓟　槐花　地榆　荷叶　羊蹄　三七　茜草　蒲黄　花蕊石　降香　白及　仙鹤草　紫珠　棕榈　血余炭　藕节

(2) 肝火犯胃证:龙胆　栀子　柴胡　黄芩　郁金　川楝子　牡丹皮　赤芍　白茅根　侧柏叶　大蓟　小蓟　槐花　地榆　羊蹄　三七　茜草　蒲黄　花蕊石　降香　白及　仙鹤草　紫珠　棕榈　血余炭　藕节

(3) 气不摄血,阳虚失血证:人参　白术　黄芪　附子　灶心土　炮姜　鹿角胶　艾叶　阿胶　仙鹤草　棕榈炭　藕节

42. 便血常用药

(1) 大肠湿热证:地榆　槐花　槐角　黄芩　黄连　黄柏　防风炭　枳壳　赤石脂　三七　花蕊石　茜草　降香　拳参

(2) 脾胃虚寒证:灶心土　党参　白术　附子　炮姜　鹿角胶　艾叶　阿胶　白及　乌贼骨　棕榈炭　仙鹤草　三七　花蕊石

43. 紫斑常用药

(1) 血热妄行证:生地　水牛角　赤芍　牡丹皮　紫草　白茅根　侧柏叶　大蓟　小蓟　槐花　地榆　羊蹄　大黄　茜草　青黛　大青叶

(2) 阴虚火旺证:生地　玄参　女贞子　旱莲草　棕榈炭　藕节　蒲黄　茜草　紫珠

(3) 气不摄血证:人参　白术　黄芪　仙鹤草　棕榈炭　藕节　茜草　紫珠

44. 胸痹常用药

（1）瘀血痹阻证：丹参　川芎　桃仁　红花　苏木　赤芍　降香　蒲黄　五灵脂　山楂　益母草　三七　郁金　羊红膻　银杏叶　葛根

（2）气滞血瘀证：川芎　延胡索　郁金　姜黄　降香　檀香　丹参　红花　陈皮　青木香　莪术　三棱

（3）痰浊痹阻证：瓜蒌　薤白　半夏　枳实　桂枝　陈皮　生姜

（4）阴寒凝滞证：附子　乌头　干姜　桂枝　高良姜　荜茇　檀香　延胡索　苏合香　麝香　冰片　细辛

（5）气阴两虚证：人参　西洋参　太子参　黄芪　白术　茯苓　甘草　麦冬　五味子　地黄　当归　丹参　山楂　红花　降香　延胡索

45. 心悸常用药

（1）心胆气虚证：人参　茯苓　茯神　白术　远志　菖蒲　五灵脂　磁石　朱砂　珍珠　珍珠母　龙齿　龙骨　牡蛎　紫贝齿

（2）心脾两虚证：人参　黄芪　白术　茯苓　炙甘草　当归　龙眼肉　酸枣仁　柏子仁　灵芝　景天三七　五味子

（3）阴虚火旺证：生地　玄参　麦冬　天冬　五味子　知母　黄柏　西洋参　当归　酸枣仁　柏子仁　丹参　远志　朱砂　龙骨　牡蛎　珍珠母

（4）心阳不振证：桂枝　甘草　人参　附子　龙骨　牡蛎　珍珠母　紫贝齿　琥珀

（5）水气凌心证：茯苓　桂枝　白术　泽泻　甘草　附子　干姜　白芍　生姜　葶苈子　龙骨　牡蛎

（6）心血瘀阻证：丹参　桃仁　红花　赤芍　川芎　延胡索　郁金　当归　桂枝　龙骨　牡蛎

46. 不寐常用药

（1）肝郁化火证：龙胆　柴胡　黄芩　栀子　郁金　赤芍　泽泻　车前子　朱砂　磁石　龙骨　牡蛎　珍珠母　合欢皮　合欢花　夜交藤　芦荟

（2）痰热内扰证：黄芩　黄连　栀子　郁金　胆南星　大贝母　茯苓　陈皮　竹茹　半夏　莪术　珍珠母　龙骨　牡蛎　朱砂　磁石　枳实

（3）阴虚火旺证：生地　玄参　麦冬　五味子　阿胶　鸡子黄　当归　郁金　黄连　丹参　朱砂　牡蛎　龟板　磁石　柏子仁　酸枣仁　合欢花　夜交藤

（4）心脾两虚证：人参　黄芪　白术　灵芝　甘草　当归　熟地黄　白芍　阿胶　五味子　柏子仁　酸枣仁　龙眼肉　合欢花　夜交藤　龙骨　牡蛎

（5）心胆气虚证：人参　茯苓　茯神　菖蒲　远志　酸枣仁　龙骨　牡蛎

47. 健忘常用药

（1）心脾两虚证：人参　黄芪　白术　茯苓　甘草　当归　白芍　龙眼肉　酸枣仁　柏子仁　远志　菖蒲　龟板

（2）肾精亏耗证：熟地黄　山萸肉　山药　枸杞子　黄精　补骨脂　阿胶　菟丝子　紫河车　鹿角胶　酸枣仁　五味子　远志　菖蒲　龟板

48. 水肿常用药

（1）肺失宣降证：麻黄　杏仁　浮萍　桑白皮　葶苈子　槟榔　生姜皮　桂枝　防己　桔梗

（2）脾虚湿盛证：茯苓　黄芪　党参　白术　薏苡仁　赤小豆　猪苓　泽泻　大腹皮　苍术　厚朴　葫芦　玉米须　泽漆　荠菜

(3) 脾肾阳虚证:附子　肉桂　干姜　桂枝　茯苓　黄芪　白术　泽泻　车前子

(4) 湿热壅遏证:车前子　滑石　泽泻　猪苓　木通　通草　防己　萆薢　冬瓜皮　葶苈子　桑白皮　椒目　大黄　灯心草　白茅根　半边莲　栀子　淡竹叶　益母草　泽漆　赤小豆　冬葵子　土茯苓

(5) 阳实水肿证:甘遂　大戟　芫花　葶苈子　番泻叶　商陆　乌桕根皮　牵牛子　千金子　巴豆

49. 脚气常用药

(1) 湿热下注证:黄柏　苍术　牛膝　防己　萆薢　滑石　薏苡仁　木瓜　槟榔　木通　土茯苓

(2) 寒湿下注证:薏苡仁　木瓜　赤小豆　蚕砂　吴茱萸　生姜　紫苏　胡芦巴　槟榔　白术　茯苓

50. 淋证常用药

(1) 热淋证:车前子　木通　萹蓄　萆薢　连翘　淡竹叶　灯心草　黄柏　栀子　土茯苓　地肤子　龙胆　苦参　鸭跖草　瞿麦　石韦　大蓟　小蓟　四季青　旱莲草　白薇　琥珀　白茅根　蒲公英　滑石　海金沙　冬葵子　鸡内金　金钱草　苎麻根　穿心莲　白花蛇舌草　蝼蛄

(2) 血淋证:小蓟　藕节　蒲黄　石韦　瞿麦　木通　琥珀　旱莲草　白茅根　生地　牛膝　阿胶　侧柏叶　血余炭　茜草　白薇　地锦草　栀子

(3) 石淋证:滑石　海金沙　冬葵子　金钱草　鱼首石　鸡内金

51. 尿浊证常用药:萆薢　芡实　莲子　白果　菖蒲　益智仁　桑螵蛸　菟丝子　土茯苓　乌药

52. 遗精证常用药:鹿茸　巴戟天　淫羊藿　锁阳　肉苁蓉　韭菜子　金樱子　菟丝子　山萸肉　沙苑子　五味子　龙骨　牡蛎　芡实　莲子肉　莲须　桑螵蛸　覆盆子　刺猬皮　山药　补骨脂

53. 遗尿证常用药:益智仁　补骨脂　菟丝子　鹿茸　巴戟天　淫羊藿　仙茅　山药　乌药　桑螵蛸　金樱子　覆盆子　山萸肉　龙骨　牡蛎　刺猬皮　鸡内金　白果

54. 阳痿常用药:鹿茸　海狗肾　黄狗肾　紫河车　淫羊藿　仙茅　巴戟天　肉苁蓉　锁阳　枸杞子　菟丝子　冬虫夏草　蛇床子　阳起石　九香虫　附子　肉桂　人参　丁香　蛤蚧　海马　海龙

55. 痹证常用药

(1) 风湿寒痹证:羌活　独活　防风　桂枝　麻黄　桑枝　细辛　藁本　海风藤　松节　川芎　当归　乳香　没药　姜黄　川乌　草乌　附子　肉桂　秦艽　木瓜　蚕砂　苍术　老鹳草　臭梧桐　钻地风　徐长卿　威灵仙　寻骨风　伸筋草　路路通　枫香脂　雪莲　雪上一枝蒿　丁公藤　雷公藤　蕲蛇　金钱白花蛇　乌梢蛇　白芥子

(2) 风湿热痹证:忍冬藤　络石藤　穿山龙　苍术　黄柏　牛膝　秦艽　防己　白鲜皮　桑枝　地龙　木瓜　薏苡仁　萆薢　土茯苓　赤小豆　赤芍　牡丹皮　熟大黄　木通

(3) 风湿顽痹证:白花蛇　乌梢蛇　全蝎　蜈蚣　地龙　穿山甲　川乌　草乌　威灵仙　乳香　没药　马钱子　丁公藤　雷公藤　昆明山海棠

(4) 肝肾不足证:桑寄生　五加皮　千年健　鹿衔草　石楠叶　牛膝　杜仲　续断　狗脊　淫羊藿　仙茅　巴戟天　鹿茸　锁阳　补骨脂　肉苁蓉　附子　肉桂

56. 痿证常用药

（1）湿热浸淫证：黄柏　苍术　萆薢　防己　木通　薏苡仁　蚕砂　木瓜　北五加　知母　穿山龙　牛膝　白鲜皮　土茯苓

（2）肝肾亏损证：虎骨　牛膝　锁阳　当归　白芍　熟地黄　龟板　枸杞子　鹿角胶　补骨脂　鸡血藤　巴戟天　淫羊藿　骨碎补　杜仲　续断　桑寄生

57. 腰痛常用药

（1）肾虚腰痛证：五加皮　桑寄生　狗脊　杜仲　续断　怀牛膝　菟丝子　锁阳　肉苁蓉　淫羊藿　补骨脂　鹿茸　巴戟天　仙茅　海狗肾　海马　沙苑子　韭子　阳起石　核桃仁　冬虫夏草　紫河车　黄精　枸杞子　墨旱莲　女贞子

（2）瘀血腰痛证：川牛膝　桃仁　红花　川芎　当归　延胡索　姜黄　乳香　没药　五灵脂　鸡血藤　土鳖虫　自然铜　莪术　骨碎补　血竭　刘寄奴

（3）寒湿腰痛证：麻黄　桂枝　独活　羌活　白术　苍术　干姜　细辛　川乌　附子　肉桂　川芎　威灵仙

（4）湿热腰痛证：黄柏　苍术　怀牛膝　川牛膝　薏苡仁　蚕砂　木瓜　秦艽　川木通　防己　白鲜皮

58. 虚劳常用药

（1）肺气虚证：人参　黄芪　党参　山药　太子参　西洋参

（2）脾气虚证：人参　党参　黄芪　白术　茯苓　山药　黄精　扁豆　莲子肉　芡实　龙眼肉　薏苡仁　大枣　饴糖　甘草

（3）中气下陷证：人参　黄芪　白术　升麻　柴胡　葛根　桔梗

（4）肾阳虚证：附子　肉桂　鹿茸　鹿角胶　鹿角霜　淫羊藿　仙茅　补骨脂　益智仁　海狗肾　海马　肉苁蓉　锁阳　菟丝子　沙苑子　杜仲　续断　韭菜子　阳起石　胡芦巴　核桃仁　蛤蚧　冬虫夏草　紫河车

（5）心肝血虚证：熟地黄　何首乌　当归　白芍　阿胶　桑椹　龙眼肉　大枣　鸡血藤　枸杞子　山萸肉　鹿角胶　紫河车　黑芝麻　党参　黄芪　人参　肉桂　皂矾

（6）肺胃阴虚证：北沙参　南沙参　麦冬　天冬　石斛　玉竹　黄精　芦根　天花粉　知母　生地　太子参　西洋参　白茅根　五味子

（7）肝肾阴虚证：熟地黄　白芍　何首乌　阿胶　天冬　玄参　石斛　枸杞子　墨旱莲　女贞子　桑椹　龟板　鳖甲　知母　黄柏　山茱萸　菟丝子　沙苑子　杜仲　续断　桑寄生　五加皮　狗脊　千年健　石楠叶　鹿衔草

（8）精血亏虚证：鹿茸　鹿角胶　龟甲　龟甲胶　淫羊藿　巴戟天　海狗肾　黄狗肾　海马　肉苁蓉　锁阳　蛤蚧　冬虫夏草　紫河车　熟地黄　何首乌　黄精　枸杞子　山茱萸

59. 消渴常用药

（1）肺热津伤证：天花粉　生地　藕汁　桑叶　麦冬　天冬　葛根　知母　黄芩　桑白皮　人参　五味子

（2）胃热炽盛证：石膏　知母　麦冬　生地　石斛　牛膝　玄参　黄连　栀子　芒硝　大黄

（3）气阴不足证：黄芪　人参　西洋参　太子参　黄精　玉竹　枸杞子　乌梅　熟地黄　山药　山茱萸　牡丹皮　泽泻　茯苓　知母　黄柏

60. 疟疾常用药

（1）热疟证：常山　青蒿　柴胡　黄芩　知母　槟榔　仙鹤草　生何首乌　鸦胆子

（2）寒疟证：常山　草果　胡椒　青皮　槟榔　仙鹤草　鸦胆子

61. 头痛常用药

（1）风寒头痛证：防风　荆芥　白芷　细辛　羌活　苍耳子　辛夷　川芎　独活　川乌　吴茱萸　半夏　藁本

（2）风热头痛证：薄荷　桑叶　菊花　蔓荆子　升麻　葛根　谷精草　白僵蚕　川芎　大青叶

（3）寒湿头痛证：羌活　独活　半夏　藁本　蔓荆子　防风　苍术　白术　天麻　生姜

（4）肝火头痛证：龙胆　黄芩　柴胡　夏枯草　决明子　菊花　钩藤　牛膝　大青叶

（5）肝风头痛证：石决明　珍珠母　罗布麻　羚羊角　钩藤　菊花　白芍　天麻　牛膝　全蝎　蜈蚣　僵蚕

（6）痰浊头痛证：半夏　白术　天麻　茯苓　陈皮　生姜　天南星　白附子　川芎　泽泻　苍术

（7）瘀血头痛证：川芎　赤芍　当归　红花　桃仁　麝香　生姜　葱白　牛膝　延胡索　全蝎　蜈蚣　䗪虫　虻虫　水蛭

附引经药：太阳头痛用羌活、藁本；阳明头痛用葛根、白芷；少阳头痛用柴胡、黄芩、川芎；厥阴头痛用吴茱萸；少阴头痛用细辛。

62. 月经不调常用药

（1）肝血不足证：当归　熟地黄　白芍　川芎　丹参　鸡血藤　阿胶

（2）气滞血瘀证：川芎　当归　益母草　泽兰　桃仁　红花　苏木　凌霄花　月季花　牛膝　刘寄奴　五灵脂　蒲黄　延胡索　乳香　没药　穿山甲　王不留行　马鞭草　赤芍　鸡血藤　茜草　香附　乌药　柴胡　玫瑰花　姜黄　郁金　山楂　干漆　三棱　莪术　水蛭　虻虫　土鳖虫

（3）阴虚血热证：生地　熟地黄　地骨皮　玄参　麦冬　阿胶　牡丹皮　白芍　栀子　茜草　女贞子　旱莲草　椿根皮　川断　生牡蛎　乌贼骨　龟甲

（4）下焦虚寒证：肉桂　吴茱萸　小茴香　艾叶　乌药　川芎　当归　熟地黄　白芍

63. 痛经常用药

（1）气滞血瘀证：当归　川芎　赤芍　桃仁　红花　枳壳　延胡索　五灵脂　牡丹皮　乌药　香附　甘草　益母草　川楝子　柴胡　三七　没药　苏木　郁金

（2）阳虚内寒证：吴茱萸　乌药　当归　赤芍　川芎　人参　生姜　阿胶　附子　艾叶　小茴香　肉桂　巴戟天

（3）寒湿凝滞证：小茴香　干姜　延胡索　没药　当归　川芎　肉桂　附子　赤芍　蒲黄　灵脂　苍术　茯苓

（4）湿热下注证：牡丹皮　黄连　生地　当归　赤芍　川芎　桃仁　红花　莪术　香附　延胡索　红藤　败酱草　白鲜皮　龙胆　川楝子　三七　黄柏

（5）气血虚弱证：人参　黄芪　当归　川芎　熟地黄　生地　白芍　香附　延胡索

（6）肝肾虚损证：熟地黄　当归　白芍　山萸肉　阿胶　巴戟天　山药　枸杞子　龙眼肉　鸡血藤　延胡索　香附

64. 闭经常用药：川芎　丹参　益母草　泽兰　桃仁　红花　苏木　凌霄花　月季花　玫瑰花　牛膝　刘寄奴　五灵脂　蒲黄　延胡索　乳香　没药　穿山甲　王不留行　赤芍　山楂　鸡血藤　茜草　姜黄　郁金　干漆　三棱　莪术　水蛭　虻虫　土鳖虫　大黄

65. 崩漏常用药

(1) 阴虚血热证:生地黄　熟地黄　白芍　山药　麦冬　五味子　女贞子　旱莲草　阿胶　黄芩　黄柏　牡丹皮　地骨皮　龟板　大蓟　小蓟　地榆炭　苎麻根　羊蹄　荷叶

(2) 血热妄行证:黄芩　栀子　生地　地骨皮　地榆炭　阿胶　藕节　棕榈炭　龟板　牡蛎　大蓟　小蓟　侧柏叶　地榆炭　苎麻根　羊蹄

(3) 心脾两虚证:人参　黄芪　熟地黄　白术　当归　龙眼肉　大枣　升麻　柴胡　炮姜炭　黑荆芥　仙鹤草　灶心土　紫珠

(4) 肾阳不足证:附子　肉桂　熟地黄　山药　山茱萸　枸杞子　菟丝子　杜仲　鹿角胶　紫河车　仙灵脾　艾叶　炮姜炭　阿胶

(5) 瘀血阻络证:熟地黄　当归　川芎　白芍　五灵脂　蒲黄　桃仁　红花　益母草　仙鹤草　地榆　茜草根　三七　血余炭　延胡索　泽兰

66. 带下病常用药

(1) 湿热带下证:黄柏　苍术　秦皮　苦参　鸡冠花　椿根皮　车前子　龙胆　土茯苓　山药　芡实　山萸肉　茯苓　扁豆　莲子肉　龙骨　牡蛎　乌贼骨　白果　白蔹　大血藤　败酱草

(2) 寒湿带下证:制首乌　鹿茸　补骨脂　菟丝子　沙苑子　狗脊　蛇床子　山药　芡实　山茱萸　茯苓　扁豆　莲子肉　龙骨　牡蛎　乌贼骨　韭菜子　金樱子　白蔹　白术

67. 不孕常用药:人参　鹿茸　巴戟天　淫羊藿　海马　肉苁蓉　鹿角胶　锁阳　紫河车　枸杞子

68. 阴痒常用药

(1) 肝经湿热证:龙胆　柴胡　生地　栀子　黄芩　木通　车前子　苍术　薏苡仁　黄柏　萆薢　茯苓　牡丹皮　泽泻　通草　滑石　苦参　百部　明矾　川椒　蛇床子

(2) 肝肾阴虚证:知母　黄柏　熟地黄　山茱萸　山药　茯苓　牡丹皮　泽泻　当归　首乌　白鲜皮　苦参　蛇床子　百部

69. 胎动不安常用药:紫苏　香附　砂仁　藿香　佩兰　竹茹　半夏　灶心土　陈皮　白术　黄芪　桑寄生　菟丝子　杜仲　续断　阿胶　黄芩炭　艾叶炭　苎麻根

70. 产后瘀阻常用药:川芎　当归　丹参　益母草　泽兰　桃仁　红花　赤芍　苏木　牛膝　刘寄奴　蒲黄　五灵脂　延胡索　姜黄　土鳖虫　血竭　三棱　莪术

71. 乳少常用药:穿山甲　王不留行　漏芦　木通　通草　冬葵子　白蒺藜　生麦芽　猪蹄甲

72. 乳癖常用药

(1) 肝郁痰凝证:柴胡　郁金　香附　青皮　枳实　川芎　白芍　当归　大贝母　皂刺　半夏　南星　白芥子　夏枯草　玄参　远志　猫爪草　山慈菇　穿山甲　漏芦　三棱　莪术　鳖甲　丹参　鸡内金　海藻　昆布　牡蛎

(2) 冲任失调证:熟地黄　怀山药　山萸肉　枸杞子　知母　黄柏　菟丝子　鹿角胶　当归　仙茅　淫羊藿　巴戟天　大贝母　牡蛎　夏枯草　玄参　鳖甲

73. 麻疹常用药:薄荷　蝉蜕　牛蒡子　葛根　升麻　荆芥　浮萍　柽柳　胡荽　芦根　红花　钩藤　紫草

74. 急惊风常用药:蝉衣　菊花　重楼　青黛　拳参　羚羊角　牛黄　天麻　钩藤　地龙　紫贝齿　珍珠　僵蚕　全蝎　蜈蚣　天竺黄　竹沥　胆南星　礞石　熊胆

75. 慢惊风常用药:人参　白术　茯苓　甘草　山药　黄芪　附子　肉桂　白芍　天

麻　钩藤　白僵蚕　蜈蚣　全蝎　防风

76. 食积常用药:莱菔子　麦芽　神曲　谷芽　山楂　鸡内金　陈皮　青皮　枳实　槟榔　大黄　郁李仁　芦荟　三棱　莪术　鸡矢藤　隔山消

77. 疳积常用药:胡黄连　银柴胡　秦艽　使君子　芜荑　芦荟　鸡内金　鸡矢藤

78. 痈肿疔疮常用药:金银花　连翘　蒲公英　紫花地丁　野菊花　紫背天葵　七叶一枝花　黄芩　黄连　黄柏　栀子　赤芍　牡丹皮　冰片　牛黄　拳参　络石藤　大黄　虎杖　四季青　益母草　穿心莲　鸭跖草　金荞麦　绿豆　地锦草　白花蛇舌草　半边莲　山慈菇　漏芦　垂盆草　乳香　没药　雄黄　麝香　青黛　鱼腥草　败酱草

79. 脓成不溃常用药:砒霜　轻粉　升药　雄黄　松香　斑蝥　巴豆　穿山甲　皂角刺

80. 疮疡不敛常用药:血竭　儿茶　铅丹　炉甘石　象皮　乳香　没药　白蔹　地榆　乌贼骨　煅石膏　赤石脂　血余炭　冰片　生黄芪　鹿角霜

81. 乳痈常用药:全瓜蒌　牛蒡子　白芷　大贝母　蒲公英　金银花　连翘　牡丹皮　赤芍　丹参　当归　青皮　陈皮　橘叶　白蒺藜　夏枯草　乳香　没药　皂角刺　穿山甲　柴胡　黄芩　路路通　王不留行　漏芦　芒硝　半边莲

82. 肺痈常用药:芦根　桃仁　冬瓜仁　薏苡仁　鱼腥草　金荞麦　蒲公英　合欢皮　金银花　地耳草　大贝母　全瓜蒌　桔梗　甘草

83. 肠痈常用药:大黄　牡丹皮　芒硝　冬瓜仁　败酱草　红藤　蒲公英　瓜蒌仁　地榆　赤芍　延胡索　桃仁　薏苡仁　地耳草

84. 疝气常用药:小茴香　吴茱萸　荜澄茄　乌药　木香　香附　青皮　延胡索　高良姜　橘核　山楂　荔枝核　胡芦巴　乌头　附子　肉桂

85. 痔疮常用药:地榆　槐角　防风炭　荆芥炭　黄芩炭　马兜铃　木贼草　熊胆　白蔹　胡黄连　地锦草　刺猬皮　砒石　芒硝

86. 瘰疬瘿瘤常用药:夏枯草　玄参　大贝母　土贝母　牡蛎　山慈菇　黄药子　海蛤壳　瓦楞子　海浮石　海藻　昆布　地龙　穿山甲　白附子　连翘　全蝎　蜈蚣　守宫　牛黄　僵蚕　乳香　没药　雄黄　麝香　金荞麦　拳参　重楼

87. 阴疽流注常用药:白芥子　鹿茸　鹿角　远志　白附子　天南星　麻黄　肉桂　黄芪

88. 蛇虫咬伤常用药:紫花地丁　重楼　蒲公英　半枝莲　白芷　蜈蚣　半边莲　白花蛇舌草　雄黄　穿心莲　金荞麦　拳参　地锦草　垂盆草　五灵脂　白芷

89. 风疹常用药:荆芥　防风　蝉衣　白蒺藜　白僵蚕　浮萍　地肤子　白鲜皮　苦参　生姜皮　茯苓皮　桑白皮　防己　苏木　姜黄　凌霄花　牡丹皮　赤芍　生首乌　首乌藤　露蜂房　蛇蜕　全蝎　薄荷　牛蒡子

90. 湿疹常用药:黄柏　黄连　苦参　白鲜皮　四季青　地耳草　鸡矢藤　苍术　枯矾　土茯苓　地肤子　秦皮　龙胆　白芷　冬葵子　萆薢　蜀椒　蛇床子　百部　艾叶　白鲜皮

91. 疥癣常用药:硫黄　雄黄　轻粉　明矾　皂矾　大蒜　露蜂房　大风子　木槿皮　松香　苦参　白鲜皮　地肤子　白花蛇　乌蛇　蛇蜕　苦楝根皮　苦楝子　藜芦　蛇床子　樟脑　石榴皮

92. 麻风常用药:大风子　苦参　苍耳子　白花蛇　乌梢蛇　雷公藤

93. 梅毒常用药:土茯苓　轻粉　大风子　升药　水银

94. 水火烫伤常用药:大黄 地榆 四季青 白蔹 垂盆草 羊蹄 侧柏叶 紫珠 煅石膏 虎杖 紫草 冰片

95. 筋伤常用药:红花 桃仁 川芎 当归尾 赤芍 牡丹皮 姜黄 郁金 大黄 穿山甲 威灵仙 三七 延胡索 苏木 乳香 没药 自然铜 血竭 麝香 续断 儿茶 骨碎补 土鳖虫 刘寄奴 五灵脂 凌霄花 牛膝 虎杖 松节 徐长卿

96. 骨折常用药:骨碎补 续断 自然铜 土鳖虫 血竭 苏木 乳香 没药 儿茶 麝香 三七

97. 目赤翳障常用药

(1) 风热上扰证:桑叶 菊花 蝉衣 蔓荆子 谷精草 白蒺藜 蛇蜕 白僵蚕 薄荷 牛蒡子

(2) 肝热上攻证:青葙子 决明子 密蒙花 夏枯草 夜明砂 熊胆 龙胆 黄芩 黄连 槐角 车前子 秦皮 钩藤 羚羊角 紫贝齿 珍珠母 石决明 珍珠 白僵蚕 益母草子 野菊花 蒲公英 冰片 炉甘石 硼砂

98. 目暗昏花常用药:枸杞子 菊花 熟地黄 生地黄 菟丝子 沙苑子 女贞子 石斛 黑芝麻 桑叶 密蒙花 白芍 石决明 苍术

99. 鼻塞鼻渊常用药:薄荷 辛夷 白芷 苍耳子 鹅不食草 细辛 鱼腥草 黄芩 冰片 藿香 猪胆汁

100. 牙痛常用药

(1) 胃火牙痛证:石膏 黄连 升麻 山豆根 谷精草 牡丹皮 牛黄 生地 知母 玄参

(2) 风冷虫蛀牙痛证:细辛 白芷 荜茇 徐长卿 川椒 蜂房

101. 口疮常用药

(1) 脾胃积热证:石膏 知母 黄芩 栀子 黄连 牡丹皮 天花粉 藿香 佩兰 木通 生地 大黄 芒硝

(2) 虚火上炎证:知母 黄柏 熟地黄 山药 山茱萸 牡丹皮 泽泻 玄参 牛膝 麦冬 地骨皮

102. 喉痹乳蛾常用药

(1) 风热上犯证:金银花 连翘 荆芥 牛蒡子 薄荷 蝉衣 僵蚕 牛黄 西瓜霜 冰片 玄明粉 硼砂 蟾酥

(2) 肺胃火盛证:板蓝根 黄芩 山豆根 大青叶 射干 马勃 金果榄 胖大海 玄参 麦冬 鸭跖草 锦灯笼 木蝴蝶 青果 金荞麦 野菊花 桔梗 生甘草 牛黄 西瓜霜 冰片 玄明粉 硼砂 蟾酥 栀子

(3) 肺肾阴虚证:玄参 麦冬 生地 玉竹 百合 牡丹皮 知母 黄柏 熟地黄 山药 山萸肉 牛膝 白芍 石斛 桔梗 甘草 锦灯笼

103. 耳鸣耳聋常用药

(1) 肝火上攻证:龙胆 柴胡 黄芩 栀子 细辛 石菖蒲 黄柏 牡蛎

(2) 清阳不升证:黄芪 升麻 葛根 细辛 石菖蒲

(3) 肾虚证:熟地黄 山萸肉 茯苓 泽泻 牡丹皮 黄柏 五味子 骨碎补 珍珠母 石菖蒲 牡蛎 磁石

(高学敏 王淳)

附录二

中药药名笔画索引

六画

七画

八画

九画

十画

十一画

十二画

十三画

十四画及十四画以上

附录三

中药药名汉语拼音索引

《中医药学高级丛书·中医外科学》（第2版）

《中医药学高级丛书·中医妇产科学》（上、下册）（第2版）

《中医药学高级丛书·中医儿科学》（第2版）

《中医药学高级丛书·中医眼科学》（第2版）

《中医药学高级丛书·中医耳鼻咽喉口腔科学》（第2版）

《中医药学高级丛书·中医骨伤科学》（上、下册）（第2版）

《中医药学高级丛书·中医急诊学》

《中医药学高级丛书·针灸学》（第2版）

《中医药学高级丛书·针灸治疗学》（第2版）

《中医药学高级丛书·中药炮制学》（第2版）

《中医药学高级丛书·中药药理学》（第2版）